Immunologie

Immunologie
Le cours de Janis Kuby

Avec questions de révision

Richard A. Goldsby
Professeur à Amherst College

Thomas J. Kindt
Directeur de recherches aux National Institutes of Health

Barbara A. Osborne
Professeur à l'université du Massachusetts (Amherst)

Traduit de l'américain par
Serge Weinman
Professeur à la faculté de médecine Saint Antoine (Paris 6)

DUNOD

First published in the United States
by
W.H. Freeman and Company, New York, New York and Basingstoke

L'édition originale de cet ouvrage a été publiée
par
W.H. Freeman and Company, New York, New York and Basingstoke
sous le titre *Immunology, 4th edition*

Nous avons fait tout ce qui était en notre pouvoir pour obtenir les autorisations de reproduction nécessaires pour cet ouvrage. Toute omission qui nous sera signalée se verra rectifiée dans le prochain tirage.

Isabelle Turquois a assuré la révision et la mise au point du manuscrit.

Illustration de couverture : De D. Philips, Science Source/Photo Researchers. Cette microphotographie à balayage électronique montre un macrophage dans une alvéole pulmonaire, l'une des barrières critiques entre l'intérieur du corps et l'environnement.

ISBN 2 10 005380 9

Ce livre est dédicacé à quatre brillants enseignants :

Janis Kuby, dont la conception de l'enseignement a inspiré et guidé la préparation de cette édition.

Jeremiah Cameron, dont l'intelligence supérieure et la vaste culture ont inspiré des générations d'étudiants américains d'origine africaine.

Charles Todd, pour sa profonde connaissance de l'immunologie et sa capacité à transmettre à d'autres sa passion pour cette discipline.

James Mitchell, qui détecte les potentialités des étudiants et est un maître pour leur faire partager son amour de la recherche scientifique.

ICÔNES UTILISÉES DANS CE LIVRE

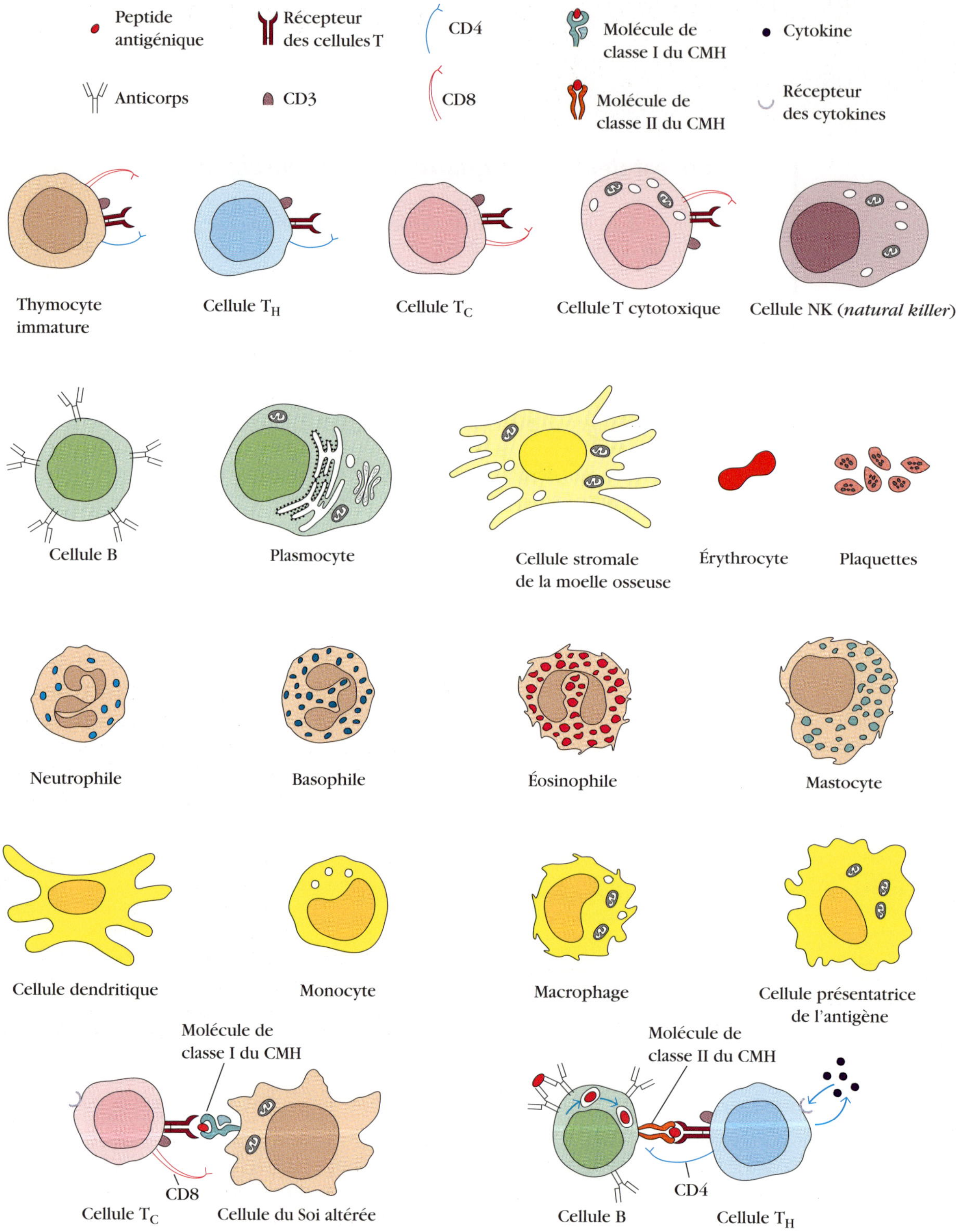

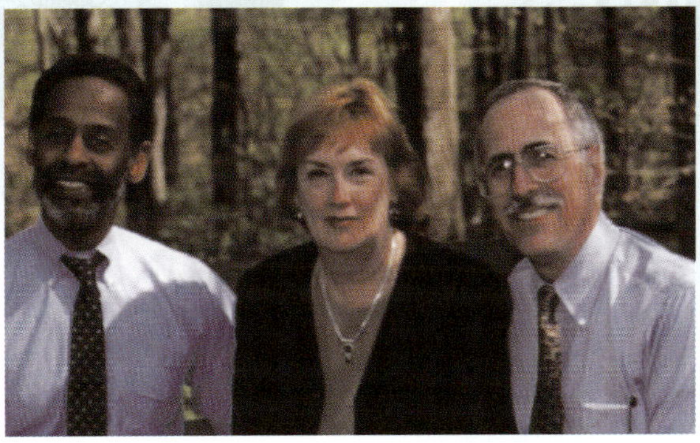

De gauche à droite : Richard A. Goldsby, Barbara A. Osborne, et Thomas J. Kindt.

À PROPOS DES AUTEURS

La quatrième édition du *Kuby Immunology* est due à trois auteurs Richard A. Goldsby, Thomas J. Kindt et Barbara A. Osborne. Les connaissances diversifiées et les talents complémentaires de cette nouvelle équipe d'auteurs va faire progresser la tradition de l'admirable enseignement et de l'excellence scientifique que feu le Docteur Janis Kuby a établis dans les trois premières éditions de son livre.

RICHARD GOLDSBY, le pilier de l'équipe, est un enseignant et un chercheur doué qui passe la plupart de son temps à enseigner l'immunologie et d'autres sciences biomédicales aux étudiants du Amherst College. Le sujet de recherche du Dr Goldsby est la mutation somatique des gènes des anticorps lors de la création de la diversité des anticorps. Depuis les années 1980, il a aussi joué le rôle de Directeur de Programme dans le *National Science Foundation-Chautauqua Short Course Program for the education of college teachers*, qui présente annuellement un cours sur les progrès récents en immunologie.

THOMAS J. KINDT a 30 ans d'expérience dans le domaine de l'immunologie et a apporté des contributions théoriques ou expérimentales à cette science. Il dirige actuellement le programme de recherche interne du *National Institute of Allergy and Infectious Diseases*, situation qui le place en permanence à la frontière entre l'immunologie expérimentale et l'immunologie clinique. En tant que chef de la Section de Recherche Immunogénétique, le Dr Kindt étudie les infections rétrovirales dans des modèles animaux, afin de déterminer l'influence de l'hôte et des facteurs viraux sur la réponse à l'infection.

BARBARA A. OSBORNE est chercheur en immunologie ; elle a apporté une contribution reconnue au domaine très évolutif de l'apoptose, ou mort cellulaire programmée. Son laboratoire étudie l'induction de l'apoptose dans le thymus de souris. Le Dr Osborne, chercheur très actif et assidue aux congrès nationaux et internationaux, enseigne aussi l'immunologie aux étudiants des divers niveaux à l'Université du Massachussets à Amherst.

Les Drs. Goldsby, Kindt et Osborne ont des liens d'amitié qui datent d'une vingtaine d'années. Au cours de cette période, ils ont collaboré à toute une série de projets, à commencer par une série de séminaires sur la technologie des anticorps monoclonaux, qu'ils ont organisés et où ils ont enseigné tous les trois en 1981.

À PROPOS DES AUTEURS

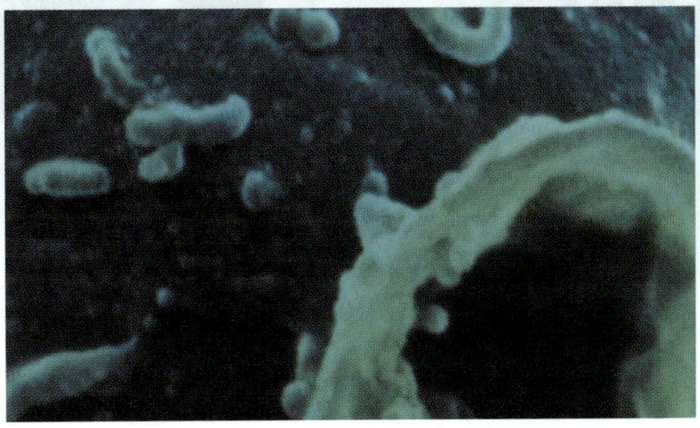

SOMMAIRE

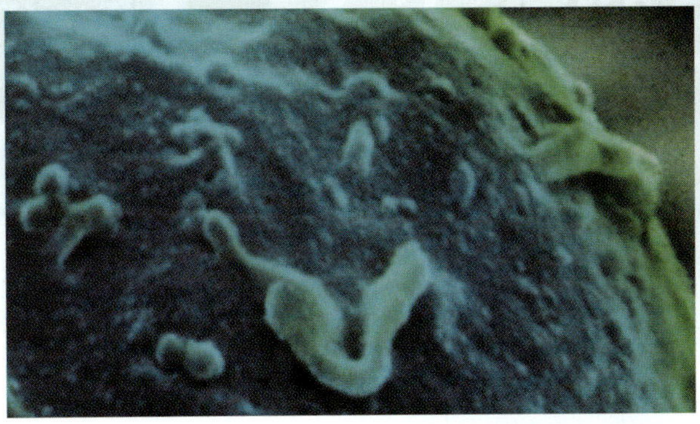

TABLE DES MATIÈRES

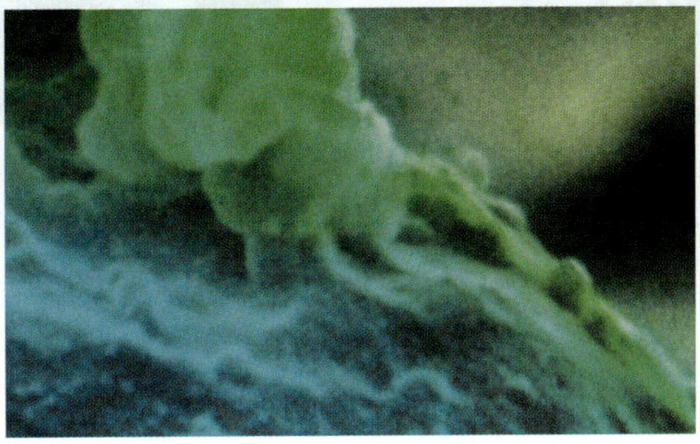

PRÉFACE

« En ma qualité de professeur d'immunologie, j'ai eu le plaisir d'observer l'explosion de cette discipline due à l'apport d'informations nouvelles lors de la dernière décennie. Chaque jour, des journaux et des magazines présentent des articles sur les remarquables avancées que la recherche en immunologie apporte à la médecine clinique. » C'est par ces mots que Janis Kuby commençait la préface de la première édition de son ouvrage. Dans ce livre, elle présentait les principes et les travaux expérimentaux créateurs qui sont à l'origine de la croissance rapide, et en fait explosive, de cet excitant domaine. Au cours d'un enseignement de huit années, elle a donné trois remarquables éditions de ce livre, éditions qui ont présenté à des dizaines de milliers d'étudiants, y compris aux nôtres, les principes de l'immunologie et la passion qu'ils suscitent. La facilité de lecture, l'organisation logique et la forte orientation vers les exemples expérimentaux ont fait du texte de Janis Kuby un ouvrage différent des autres. En 1997, peu après avoir terminé la troisième édition, Janis Kuby décédait d'un cancer. Ceux qui enseignent, tout comme ceux qui étudient, regretteront sa vision claire et ses explications. Lorsque nous avons entrepris la préparation de cette quatrième édition, nous avons pris la décision de continuer la tradition établie par Janis Kuby pour ce livre, maintenant appelé de façon appropriée *Kuby Immunology*, en hommage à sa contribution permanente à l'enseignement de l'immunologie.

Notre révision de ce texte classique maintient l'organisation générale et le ton des éditions précédentes. Il présente une introduction mise à jour et exhaustive des principes et des découvertes de la discipline. Depuis la troisième édition, les progrès continus de la recherche ont approfondi notre compréhension des domaines importants de l'immunologie et l'abord de nombreux sujets traités dans ce texte a été révisé pour refléter ces avancées. Ces sujets comprennent la mort de la cellule, le développement des cellules T, la présentation de l'antigène, le mécanisme de la cytotoxicité médiée par les cellules T ou les cellules NK, la transduction du signal, l'hypermutation somatique des cellules B et la biologie des cytokines. Une autre voie d'activation du complément a été fermement établie et les cytokines sont en train de prendre leur place d'acteurs essentiels en immunophysiologie. Comme dans les éditions précédentes, nous avons continué à exploiter la possibilité d'utiliser une approche expérimentale de l'immunologie. Cette édition, comme les précédentes, présente aux étudiants les expérimentations décisives à partir desquelles a été formé le cadre théorique de l'immunologie.

Bien que l'organisation d'ensemble de l'édition précédente ait été maintenue, nous avons apporté certains compléments et introduit certaines modifications qui renforcent cette nouvelle édition. L'impact sans cesse croissant de l'immunologie dans la pratique médicale moderne est reflété dans les « Regards sur la clinique » qui ont été introduits pour mettre en lumière l'utilisation clinique ou les implications de divers aspects de l'immunologie. Afin de reconnaître les immenses ressources disponibles grâce à la connexion à Internet, la liste des références de chaque chapitre a été étendue aux adresses de sites Web sélectionnés ; un commentaire aide les étudiants à choisir les sites correspondants à leurs préoccupations. Comme il est exposé en détail dans les quelques pages qui suivent, l'ordre et le contenu des différents chapitres a changé dans cette édition. Le déplacement du chapitre consacré aux méthodes, de la seconde à la dernière place dans le livre, est peut-être la modification la plus remarquable ; ceci permet de discuter des systèmes expérimentaux dans ce chapitre, qui sert de référence pour les étudiants, sans interrompre l'évolution de la présentation des concepts. Un changement moins important, mais très significatif, est la réorganisation des cinq chapitres qui traitent du CMH, de la présentation de l'antigène, du récepteur des cellules T et de la maturation et de l'activation des cellules T et des cellules B (chapitres 7 à 11). Dans cette édition, le chapitre sur la cellule B a été déplacé du commencement à la fin de la séquence, ce qui permet aux concepts moléculaires de se construire de façon séquentielle et place les chapitres consacrés aux cellules T et aux cellules B l'un près de l'autre afin de metttre l'accent sur les similitudes des mécanismes d'activation de ces cellules. Dans ce changement, le chapitre sur la maturation et l'activation des cellules B comporte maintenant une présentation unifiée de l'activité des cellules B grâce à l'apport d'informations sur la réponse immunitaire et sa régulation qui étaient précédemment associées aux réponses effectrices à médiation cellulaire dans un chapitre séparé (chapitre 16 de la troisième édition). Dans cette nouvelle édition, le chapitre consacré aux mécanismes effecteurs (chapitre 14) peut alors se focaliser sur les mécanismes à médiation cellulaire, y compris la discussion sur le rôle du système Fas-Fas ligand dans la cytotoxicité des cellules T. De même, pour unifier des sujets apparentés, nous avons choisi de réunir en un seul chapitre (chapitre 19) la présentation des maladies par immunodéficience et celle du SIDA, qui se trouvaient dans des chapitres séparés de la troisième édition. Bien que cela ne soit pas immédiatement évident à une lecture rapide de la table des matières, la discussion des interactions antigène-anticorps du chapitre 6 a déplacé son intérêt principal des réactions de précipitation vers des procédés d'une utilisation plus actuelle, tels que les diverses méthodes d'ELISA, de radio-immunodosage, de dosage par chimioluminescence, de coloration par un anticorps fluorescent ou de cytométrie en flux. Parallèlement aux changements énumérés et à une mise à jour étendue du texte, nous avons aussi amélioré les illustrations par l'utilisation de la couleur et par l'addition de nouvelles figures ou photographies qui reflètent les nouveaux développements. Enfin, nous avons ajouté une table commentée des antigènes CD que nous considérons comme une référence utile (Appendice).

Le développement récent de l'immunologie a été rendu possible par l'application sans cesse croissante de techniques d'investigations puissantes à des questions d'intérêt immunologique. Ces dernières ont été réunies grâce aux améliorations, dues à Internet, de l'accès aux données et de la communication des nouvelles découvertes et des nouveaux concepts. Tout cela a constitué un grand problème pour produire un texte qui soit aussi actuel que possible dans les domaines essentiels de l'immunologie, mais qui demeure accessible à l'étudiant débutant. Nous espérons que cette quatrième édition du *Kuby Immunology* invitera les étudiants d'aujourd'hui à se familiariser avec le système immunitaire, ce qui les conduira à devenir de meilleurs médecins, de meilleurs chercheurs ou de meilleurs enseignants.

ORGANISATION ET CONTENU

L'organisation en quatre parties choisie par Janis Kuby demeure dans cette édition, avec des réarrangements de certains chapitres au sein de ces parties. Les changements dans l'ordre des chapitres sont fondés sur la nécessité de développer les thèmes et les définitions nécessaires à la base de la compréhension des fonctions immunologiques discutées dans les chapitres ultérieurs. Par exemple, placer les chapitres sur le CMH, la présentation de l'antigène et le récepteur des cellules T (chapitres 7, 8 et 9) immédiatement avant ceux concernant le développement, l'activation et la différenciation des cellules T et des cellules B (chapitres 10 et 11), permet d'utiliser les dernières informations concernant les interactions moléculaires dans les événements de signalisation au sein des lymphocytes. Ce changement renforce encore les analogies entre les réponses des cellules T et des cellules B en plaçant les descriptions dans des chapitres adjacents. L'emplacement du chapitre consacré aux méthodes (chapitre 23) à la fin du texte suit notre propre pratique d'enseignement des méthodes où ces dernières sont considérées plus comme des éléments nécessaires à la compréhension des avancées expérimentales, que comme un ensemble d'informations isolées. Tous les chapitres contiennent des données mises à jour afin de donner aux lecteurs la vue la plus actuelle des progrès dans cette discipline en évolution rapide. Les changements de cette édition sont résumés ci-dessous.

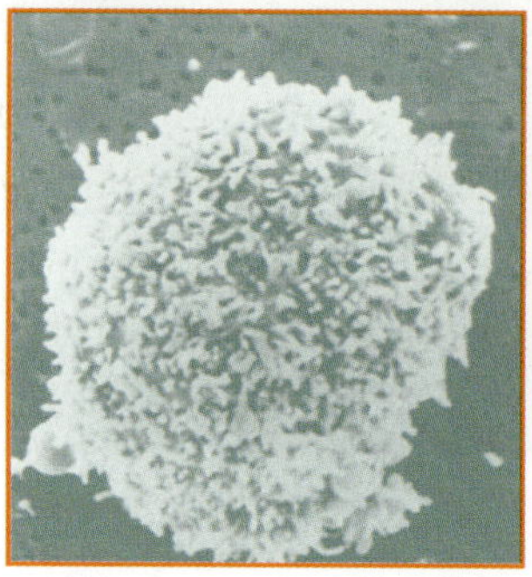

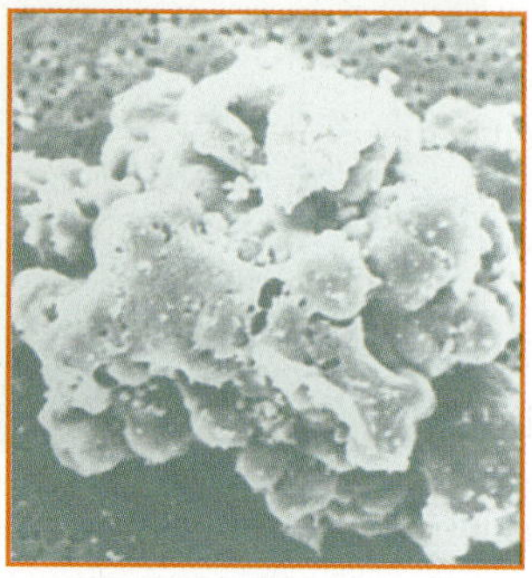

PARTIE I INTRODUCTION

Chapitre 1 | Vue d'ensemble du système immunitaire

Ce chapitre d'introduction inclut certaines considérations supplémentaires sur l'histoire de l'immunologie. Par exemple, les découvertes du complément par Bordet et de l'anaphylaxie par Richet attirent l'attention sur des aspects de l'immunité qui seront développés dans des chapitres ultérieurs. Une nouvelle section sur le dysfonctionnement immunitaire et ses conséquences montre un intérêt accru pour les implications biomédicales de l'immunité tout au long du texte et elle est voulue pour faire la jonction avec les applications biomédicales de l'immunologie. Nouveaux dans cette édition, les « Regards sur la clinique » apportent des documents concernant les graves problèmes de santé publique que sont l'allergie et l'asthme. Pour souligner la découverte de mécanismes de défense naturels dans des espèces autres que celles des mammifères, une section sur l'immunité comparative a été ajoutée ; elle montre l'existence d'alternatives au système immunitaire des mammifères dans d'autres espèces.

Chapitre 2 | Cellules et organes du système immunitaire

La description de base des cellules, des organes et des tissus du système immunitaire a été conservée dans cette édition. Nous avons continué à inclure, nous avons même augmenté, la présentation d'expérimentations qui apportent une preuve définitive des aspects clé des origines des cellules et du rôle des divers organes et tissus. Certaines sections, en particulier celles qui traitent du domaine en rapide mutation de la mort cellulaire programmée, ont été mises à jour pour refléter de nouvelles découvertes importantes. De plus, la section sur les cellules T est modifiée pour reconnaître l'existence des cellules NK1-T. La transplantation des cellules souche hématopoïétiques, qui constitue un traitement important pour les patients dont le système hématopoïétique doit être remplacé, est discutée et un « Regards sur la clinique » décrit des applications de cette technologie qui peut sauver des vies.

PARTIE II CRÉATION DES RÉPONSES DES CELLULES B ET DES CELLULES T

Chapitre 3 | Antigènes

Comme dans la troisième édition, ce chapitre apporte une compréhension de la nature des antigènes et clarifie les différences entre antigénicité et immunogénicité. Le texte de cette révision a maintenu la combinaison des schémas conceptuels explicatifs et les modèles tridimensionnels basés sur l'analyse cristallographique par rayons X des antigènes et des anticorps, telle qu'elle avait été présentée dans la troisième édition. La capacité de certains médicaments, tels que la pénicilline, à induire des réactions allergiques chez certains patients est le sujet du « Regards sur la clinique ».

Chapitre 4 | Immunoglobulines : structure et fonction

Le plan de base de ce chapitre est largement maintenu. La section sur les anticorps monoclonaux a été raccourcie par le déplacement vers le chapitre 5 des données sur l'utilisation des techniques du DNA recombinant pour la fabrication des anticorps. Un tel déplacement permet la présentation de la manipulation des anticorps et de ses utilisations possibles après que les étudiants aient acquis les connaissances de biologie moléculaire sur le réarrangement et l'expression des gènes des anticorps dans le chapitre 5. La section sur les anticorps monoclonaux catalytiques (abzymes) a été mise à jour. Un « Regards sur la clinique » explore l'utilisation des injections d'anticorps pour le traitement des maladies infectieuses et le support thérapeutique de patients qui ont perdu la capacité à produire des taux adéquats d'anticorps.

Chapitre 5 | Organisation et expression des gènes des immunoglobulines

À l'exception de la mise à jour de la présentation de sujets tels que les gènes qui activent la recombinase, la plupart du contenu de la troisième édition a été conservé dans cette révision. Une importante addition explique l'impact qu'a la connaissance précise du nombre des segments géniques des régions V des chaînes lourdes et des chaînes légères sur le calcul de la création de la diversité des antigènes par réarrangement génique. Ce chapitre apporte les bases de la compréhension des applications des récentes avancées dans la manipulation des anticorps. En effet, le chapitre se termine par une description de la manipulation des anticorps et, dans les « Regards sur la clinique », considère l'utilisation pour la conception d'un nouveau traitement des lymphomes non hodgkiniens.

Chapitre 6 | Interactions antigène-anticorps

Ce chapitre retient les informations importantes pour la compréhension de la nature et pour l'application pratique des interactions antigène-anticorps. Cependant, nous avons opéré des changements afin d'apporter un équilibre dans la présentation qui soit en accord avec la pratique

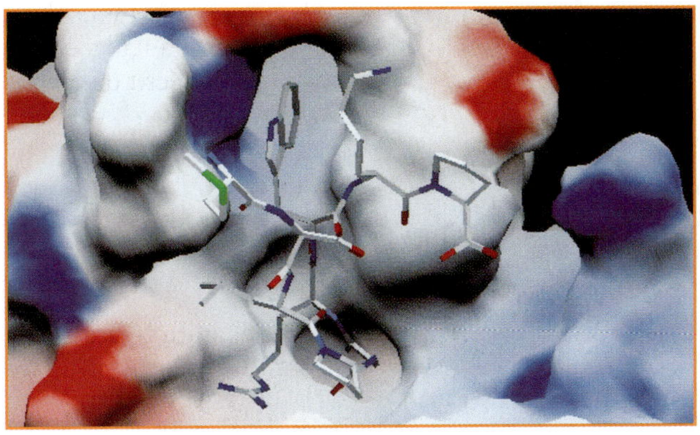

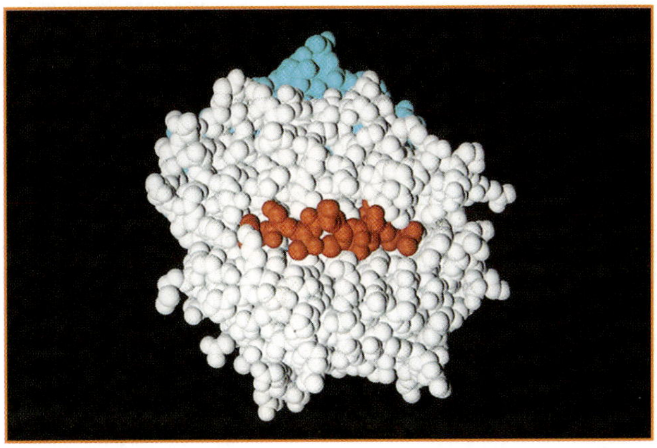

immunologique moderne. La présentation des réactions de précipitation a été écourtée pour donner plus de place à des procédés plus couramment utilisés, tels que les radioimmunodosages, l'ELISA et les techniques fondées sur la fluorescence, largement utilisées, telles que le marquage par un anticorps fluorescent et la cytométrie en flux. L'utilisation de techniques de dosage extrêmement sensibles par chimioluminescence est introduite et expliquée dans cette révision. De même, étant donné que beaucoup d'étudiants qui suivent un cours d'introduction à l'immunologie ont un fort intérêt pour la médecine, la présentation des applications des immunodosages, importantes en médecine, a été renforcée. Un « Regards sur la clinique » consacré à l'application de la cytométrie en flux pour la caractérisation des divers types de leucémie apporte des exemples de l'utilisation médicale de cette puissante technologie.

Chapitre 7 | Complexe majeur d'histocompatibilité

Dans cette édition, nous avons changé l'emplacement de ce chapitre ainsi que celui des deux chapitres suivants afin de donner aux lecteurs des informations sur les événements moléculaires qui interviennent dans l'apprêtement de l'antigène et la reconnaissance par les cellules T avant que n'intervienne la discussion sur la fonction des cellules T et des cellules B. La transplantation, qui a joué un grand rôle dans la découverte du CMH, est introduite ici. Un tableau donnant la liste des associations de l'HLA et de certaines maladies a été placé ici ; il provient du chapitre ultérieur sur l'auto-immunité. Un « Regards sur la clinique » met en évidence la découverte récente d'un lien entre l'hémochromatose héréditaire et l'HLA-H. Des adjonctions au texte et aux figures mettent l'accent sur le CMH humain.

Chapitre 8 | Apprêtement et présentation de l'antigène

Ce chapitre est mis à jour grâce à de nouvelles données sur les voies d'apprêtement de l'antigène. Les fonctions de molécules récemment décrites, telles que la tapasine et la calréticuline, sont ajoutées et les molécules correspondantes sont disposées de façon appropriée dans les figures qui ont été revues. Le rôle de la molécule DO du CMH comme inhibiteur de la fonction de DM est décrit, et DO est ajoutée aux figures correspondantes. De nouvelles informations clarifiant le rôle du CLIP (fragment de la chaîne invariante) ont été ajoutées à la structure tridimensionnelle qui compare la présentation par les molécules de classe II du CMH du CLIP et de divers peptides étrangers.

Chapitre 9 | Récepteur des cellules T

Des données récentes sur la structure tridimensionnelle du complexe ternaire TCR-peptide-CMH sont décrites dans des modèles en couleur de complexes TCR/CMH humains ou de souris. L'approche prise et les méthodes utilisées pour arriver à ces impressionnants modèles permettront aux étudiants d'apprécier la façon dont les technologies modernes ont conduit à ces avancées. Ces études terminent la description du CMH et la présentation de l'antigène des chapitres 7 et 8. Elles plantent le décor pour la description de l'activation des cellules T. Des comparaisons entre la structure du TCR et celle des immunoglobulines présentées dans le chapitre 4 sont ajoutées pour montrer la similitude entre ces molécules de reconnaissance. Une description générale des constantes d'affinité des systèmes biologiques avec une comparaison illustrée place le TCR dans le contexte d'un récepteur de faible affinité. Un « Regards sur la clinique » décrit l'utilisation des réarrangements des segments géniques des récepteurs des cellules T comme marqueurs des cancers des cellules lymphoïdes.

Chapitre 10 | Maturation, activation et différenciation des cellules T

Cette nouvelle édition apporte une présentation claire de ce sujet central de l'immunobiologie. L'organisation logique du chapitre dans la troisième édition contribuait significativement à cette clarté ; elle a été retenue dans cette révision. Cependant, étant donné que de nombreux aspects traités dans ce chapitre sont parmi ceux qui évoluent le plus rapidement en immunologie, des mises à jour importantes, tant dans les données que dans les concepts, ont été nécessaires. En particulier, la présentation de nombreux aspects de la transduction du signal et des voies de signalisation couplées au TCR a été largement révisée. La description du développement et de la sélection des cellules T a été mise à jour pour refléter des découvertes nouvelles et des concepts en évolution. Le rôle de l'apoptose dans le maintien de taux approprié des populations de lymphocytes est illustré dans les « Regards sur la clinique » qui traitent du syndrome de Canale-Smith, maladie provoquée par un déficit de mort cellulaire médiée par le Fas.

Chapitre 11 | Développement, activation et différenciation des cellules B

Bien que l'organisation d'ensemble de ce chapitre et le fort intérêt pour les mécanismes de base aient été préservés, le chapitre inclut maintenant des données sur l'induction de la réponse anticorps qui, jadis, faisait partie du chapitre ultérieur sur les réponses effectrices à médiation cellulaire ou humorale (chapitre 16 de la troisième édition). Ainsi, les réponses primaire et secondaire, de même que la réponse anticorps aux conjugués haptène-porteur, sont maintenant prises en considération dans ce chapitre. La présentation de la transduction du signal dans les cellules B a été significativement mise à jour et un « Regards sur la clinique » présente les conséquences médicales d'un déficit d'une étape essentielle de la transduction du signal dans les cellules B. La section consacrée à la différenciation des cellules B dans la troisième édition couvrait la réaction du centre germinatif. Dans cette édition, une mise à jour conceptuelle importante reflète les intenses recherches menées dans ce domaine. Comme support expérimental de cette présentation, on a inclus les expériences qui ont démontré directement l'hypermutation somatique au sein des centres germinatifs.

PARTIE III MÉCANISMES EFFECTEURS DE L'IMMUNITÉ

Chapitre 12 | Cytokines

L'organisation de ce chapitre apporte un cadre à la pléthore des cytokines et à leur réseau labyrinthique de fonctions interconnectées. En dépit de la corne d'abondance apparemment inépuisable des effets et des interactions des cytokines, de l'isolement continuel de nouvelles cytokines et de la découverte occasionnelle que des cytokines déjà bien connues ont des fonctions antérieurement non reconnues, chaque année passée semble aussi apporter une compréhension plus approfondie des voies intracellulaires responsables de la transduction des signaux émis par les cytokines. Ce chapitre a été considérablement mis à jour pour refléter ces avancées de la connaissance. Les cytokines trouvent de plus larges applications en médecine et un « Regards sur la clinique » consacré aux utilisations de l'interféron a été ajouté à ce chapitre afin d'apporter des exemples de traitements par les cytokines couronnés de succès.

Chapitre 13 | Système du complément

Une brève description des expériences, qui ont conduit à la découverte du complément, a été ajoutée de façon à renforcer l'idée que le complément est un système effecteur. Les mises à jour incluent des informations sur la voie lectine de l'activation du complément et sur les protéines

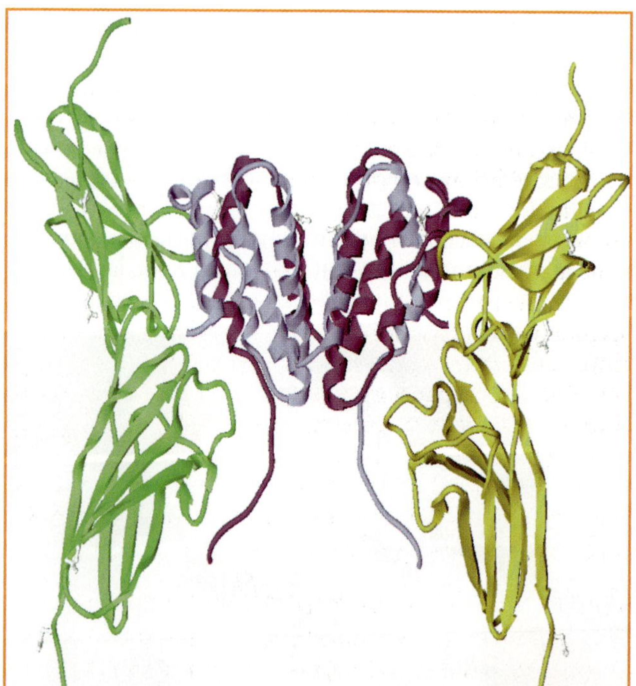

impliquées. Ce chapitre montre qu'il faut maintenant prendre en considération trois voies d'activation du complément et non pas deux. Des preuves expérimentales venant de souris knock-out de gènes présentant divers déficits en complément ont été ajoutées pour définir le rôle des différents composés de façon plus complète et illustrer la redondance de ce système. Un effort est fait pour définir plus avant le système du complément en tenant compte de ses rôles multiples ; une liste des diverses fonctions et une figure d'ensemble qui les présente apparaissent au début du chapitre. Le rôle essentiel du complément dans l'élimination des complexes immuns du sérum et l'implication de ce processus dans le développement du lupus érythémateux disséminé sont maintenant des sujets qui mettent en évidence l'importance clinique du système du complément.

Chapitre 14 | Réponses effectrices à médiation cellulaire

Dans la troisième édition, ce chapitre incluait les réponses effectrices à médiation cellulaire et les réponses effectrices humorales. Cependant, afin d'intégrer la réponse anticorps à l'immunisation et la discussion sur l'activation et la différenciation des cellules B, nous avons placé la section correspondant à la réponse immunitaire dans le chapitre 11 (Développement, activation et différenciation des cellules B). De plus, la description de la cytotoxicité à médiation cellulaire, qui présente les rôles de la perforine et des granzymes dans la destruction, a été mise à jour pour inclure la participation nouvellement reconnue du système Fas-Fas ligand dans la destruction médiée par les cellules T. Les expérimentations qui démontrent ce point sont incluses dans cette révision parce qu'elles clarifient notre conception de la destruction par les cellules T et peuvent être assimilées facilement par les étudiants débutants.

Chapitre 15 | Migration des leucocytes et inflammation

La troisième édition apportait une présentation claire, bien organisée et intéressante de l'inflammation et de son rôle central dans l'organisation et la focalisation des réponses immunitaires. Bien que cette organisation ait été largement maintenue, l'importance des cytokines et de leurs récepteurs dans la régulation du trafic des leucocytes a été largement prise en compte depuis la rédaction de la troisième édition et notre chapitre révisé le reflète. De plus, il a été établi que les récepteurs des chémokines sont les « seconds récepteurs », longtemps recherchés, de l'infection par l'HIV. Par conséquent, il y a eu une explosion des recherches et de l'intérêt dans ce domaine. La révision inclut certaines des nouvelles découvertes importantes et certains concepts en évolution concernant ce domaine en expansion rapide. Un « Regards sur la clinique » décrit la maladie du déficit d'adhésion leucocytaire, syndrome dans lequel des patients souffrent de nombreuses infections en raison de l'incapacité de leurs leucocytes à effectuer une migration dépendante de l'adhésion vers les sites d'inflammation.

Chapitre 16 | Réactions d'hypersensibilité

La vue complète de toute une variété de réactions d'hypersensibilité et la description appronfondie des réactions médiées par l'IgE ont été maintenues de l'édition précédente. Les hypersensibilités de type I, II, III ou IV sont décrites en détail. La révision inclut un « Regards sur la clinique » avec une présentation approfondie de l'accroissement de la fréquence de l'asthme, particulièrement chez les enfants des quartiers déshérités que leurs conditions de vie placent dans des groupes à risque pour cette maladie.

PARTIE IV LE SYSTÈME IMMUNITAIRE CHEZ L'HOMME SAIN ET CHEZ L'HOMME MALADE

Chapitre 17 | Réponse immunitaire aux maladies infectieuses

Le chapitre contient une présentation systématique des réponses immunitaires aux quatre groupes essentiels de pathogènes : les virus, les bactéries, les protozoaires et les vers ronds. Bien que certains mécanismes de réponse immunitaire ou d'évasion aux pathogènes puissent s'appliquer à plus d'un de ces groupes, la présentation par catégorie de pathogène a été maintenue dans cette révision parce qu'elle apporte une description claire au lecteur débutant. La révision inclut une nouvelle section dévolue aux maladies émergentes qui décrit à la fois l'émergence de nouvelles maladies et la réémergence de maladies qu'on pensait sous contrôle.

Chapitre 18 | Vaccins

Ce chapitre inclut davantage d'informations sur les aspects pratiques du développement des vaccins. L'intérêt a été redirigé des approches qui n'ont pas progressé (telles que celles des vaccins anti-idiotypes) vers des domaines d'investigation actuellement prometteurs, tels que les vaccins utilisant le DNA. L'immunisation passive, qui a été l'un des premiers traitements contre diverses maladies majeures, est revue à la lumière des nouvelles possibilités offertes par les anticorps génétiquement manipulés. Un « Regards sur la clinique » décrivant le nouveau vaccin contre le rotavirus, qui est l'agent des diarrhées infantiles,

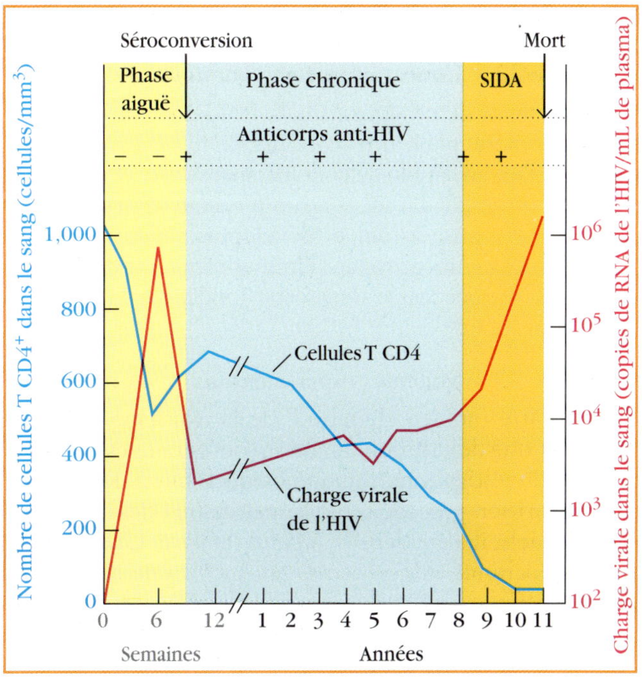

a été ajouté. Ce vaccin est le dernier ajouté à la liste des vaccins recommandés pour tous les enfants et l'historique de son développement illustre une stratégie imaginative pour le développement d'un vaccin.

Chapitre 19 | *SIDA et autres immunodéficiences*

Ce chapitre incorpore et met à jour le contenu de l'ancien chapitre 21 (Maladies par immunodéficience) et du chapitre 22 (Le système immunitaire dans le SIDA). Ce chapitre combiné commence par une description des divers types d'immunodéficience primaire et de leurs rapports avec les constituants du système immunitaire décrits dans les chapitres précédents. La description de l'immunodéficience acquise met en lumière le SIDA et l'infection par l'HIV, avec les récentes conceptions sur le développement de vaccins contre le SIDA et de médicaments qui ont prouvé leur efficacité dans la diminution de la charge virale. Les statistiques concernant l'infection et la maladie dans le monde ont été mises à jour et les progrès récents dans la compréhension de la nature de la maladie et du virus ont été revus. Des hypothèses concernant la maladie qui n'ont pas été prouvées ont été éliminées.

Chapitre 20 | *Auto-immunité*

Ce chapitre apporte une description détaillée de la plupart des maladies auto-immunes prévalentes et décrit des thèmes communs. Certains des facteurs qui contribuent à l'auto-immunité sont décrits et des avancées dans le traitement de l'auto-immunité sont présentées. Un « Regards sur la clinique » décrit les problèmes liés au sexe dans la sensibilité aux maladies auto-immunes.

Chapitre 21 | *Immunologie des transplantations*

Des additions incluent la description de nouvelles techniques de prévention des rejets d'organe. Ces techniques sont fondées sur des principes immunologiques développés dans les chapitres antérieurs concernant l'induction d'une tolérance spécifique plutôt que d'une immunosuppression totale. Les progrès, mais aussi les limitations dans l'utilisation des xénotransplantations chez l'Homme sont considérés. La description de transplantations d'organes spécifiques et les états pathologiques pour lesquels elles offrent un traitement possible ont été développés.

Chapitre 22 | *Cancer et système immunitaire*

Le traitement de ce sujet dans la troisième édition reste un bon cadre pour une considération nécessairement abrégée d'un ensemble de connaissances vaste et en développement rapide. La section sur la vaccination contre le cancer a été mise à jour et développée. D'autres développements significatifs dans l'immunothérapie du cancer et dans les procédés de diagnostic fondés sur l'immunologie sont inclus.

Chapitre 23 | *Systèmes expérimentaux*

Ce chapitre (ancien chapitre 2 de la troisième édition) contient une description des méthodes générales utilisées dans les investigations immunologiques. Étant donné que son apparition précoce interrompait le flux des chapitres conceptuels, il a été déplacé à la fin du livre. Une section sur la biochimie des protéines qui inclut une discussion non technique sur l'analyse par la diffraction des rayons X a été ajoutée, de même qu'une section sur l'expression ciblée utilisant Cre/*lox*.

Appendice | *Antigènes CD*

Un tableau complet commenté des marqueurs CD est inclus.

OUTILS PÉDAGOGIQUES

REGARDS SUR LA CLINIQUE

Une différence importante avec l'édition précédente est la présentation accrue de l'immunologie humaine et des applications de l'immunologie à la pratique clinique. Nous pensons que des exemples rencontrés dans la vie de tous les jours apportent une motivation pour apprendre les principes de base et pour démontrer la valeur pratique immédiate de cette connaissance. Bien que de nombreux chapitres, particulièrement ceux de la dernière section du livre, aient des applications claires pour la santé ou la maladie chez l'Homme, des exemples particulièrement démonstratifs de l'importance clinique dérivent aussi des sujets traités dans les chapitres qui décrivent des concepts plus fondamentaux. Certains de ces derniers sont mis en lumière dans les « Regards sur la clinique » nouvellement ajoutés.

VISUALISATION DES CONCEPTS

De nombreux concepts sont essentiels pour que les étudiants développent une ferme compréhension de l'immunologie. Ces concepts sont illustrés dans des schémas clé, appelés « Visualisation des concepts ». Ces figures résument les idées et les processus importants d'une façon qu'un texte écrit seul ne peut pas apporter.

ILLUSTRATIONS EN COULEUR

L'utilisation accrue de la couleur et de figures supplémentaires sera évidente pour les lecteurs de l'édition précédente. Des figures bien choisies et soigneusement colorées accroissent la compréhension du texte. Des éléments récurrents, tels que les diverses cellules du système immunitaire ou les molécules membranaires importantes, sont décrits constamment par des icônes, ce qui facilite la reconnaissance de ces éléments dans les différents contextes. Ces icônes ressemblent plus à des formes réelles qu'à des formes simples, stylisées, et apportent aux étudiants un instrument intuitif supplémentaire pour les aider à se construire une vue plus complète de l'immunologie. La cohérence de l'utilisation des icônes et des couleurs devrait aider l'étudiant à assimiler des concepts de plus en plus vastes au fur et à mesure de la description du système immunitaire. Un tableau représentant ces éléments apparaît maintenant au début du livre (p. vi), sous la forme d'un guide facilement accessible.

QUESTIONS À L'USAGE DES ÉTUDIANTS

Les questions à l'usage des étudiants des anciennes éditions étaient appréciées, tant par les professeurs que par les étudiants. Elles continuent à constituer un outil d'enseignement utile qui apporte une revue stimulante et bien pensée pour les étudiants ; des questions supplémentaires en rapport avec les nouveaux sujets sont incluses dans la quatrième édition. Comme précédemment, les réponses aux questions à l'usage des étudiants sont données à la fin du livre.

AIDE À L'USAGE DES ÉTUDIANTS

Les termes clé apparaissent en caractères gras dans le texte. Les définitions de ces termes apparaissent à la fin du livre dans un glossaire révisé et mis à jour.

Les résumés des chapitres présentent non seulement une revue concise des sujets, mais incluent aussi des références aux illustrations clé et aux tableaux ; ils apportent une vue d'ensemble des concepts les plus importants présentés dans chaque chapitre.

Des références mises à jour à la fin de chaque chapitre permettent aux étudiants d'accéder à une littérature importante en rapport avec les sujets traités.

Les sites Web utiles sont aussi donnés dans la section Références, ce qui constitue un caractère nouveau de cette édition. Les adresses Web mises à jour peuvent être trouvées sur le site Web *Kuby Immunology* au niveau de www.whfreeman.com/immunology.

SUPPLÉMENT

SITE WEB

Le site Web des éditions Freeman apporte aux étudiants qui lisent l'américain un guide d'étude en ligne, chapitre par chapitre, qui inclut toute une variété d'exercices et de documentations. Les étudiants peuvent mettrent en pratique leurs connaissances de l'immunologie dans un contexte médical en analysant les ***Clinical Case Studies*** (études de cas cliniques). Les ***Animations*** des concepts clé facilitent la compréhension des processus immunologiques complexes en ajoutant une dimension à la page imprimée. Dans les ***Molecular Visualizations*** (visualisations moléculaires) de David Marcy, *Kenyon College/California Lutheran University*, des visites guidées dynamiques de modèles moléculaires tridimensionnels permettent à la relation entre la structure moléculaire et la fonction d'être plus facilement assimilée. Des ***Flashcards*** (schémas) permettent aux étudiants de réviser, puis de s'interroger et de se noter eux-mêmes sur les définitions des termes clé de ce texte. Pour une exploration plus approndie, la section ***News and Notes*** (nouvelles et notes) apporte des liens Web apparentés et des mises à jour concernant les nouveaux développements dans le monde de l'immunologie.

REMERCIEMENTS

Nous remercions les relecteurs suivants qui nous ont apporté leurs commentaires ou suggestions concernant le manuscrit lors de la préparation de cette quatrième édition. Leur expertise et leurs vues ont largement contribué à ce livre : James Allison, Howard Hughes Medical Institute, University of California, Berkeley ; David Allman, College of General Studies, University of Pennsylvania ; Cynthia Baldwin, University of Massachusetts, Amherst ; Karyl Barron, NIAID, National Institutes of Health ; Amer A. Beg, Columbia University ; Gilbert Boissoneault, University of Kentucky ; A. Malcolm Campbell, Davidson College ; Sheldon Cohen, NIAID, National Institutes of Health ; Phillip Danielson, University of Denver ; Cheryl Davis, Western Kentucky University ; Michael Dennis, Montana State University ; Betty Diamond, Albert Einstein College of Medicine ; Peter Diffley, Notre Dame University ; David Drath, California State University, Fullerton ; Laurel Eckhardt, Hunter College, City University of New York ; Soldano Ferrone, Roswell Park Cancer Institute ; Valerie Flechtner, John Carrol University ; Juan Gea-Banacloche, NIAID Clinical Center, National Institutes of Health ; Richard Hardy, Fox Chase Cancer Center ; James Hartman, Florida Atlantic University ; Joseph S. Heilig, University of Colorado, Boulder ; Pierre Henkart, NCI, National Institutes of Health ; Jeffrey L. Henriksen, Bellevue University ; Dorothy Hudig, University of Nevada, Reno ; Susan H. Jackman, Marshall University School of Medicine ; Laura Jenski, Indiana University-Purdue University at Indianapolis ; Paul Kincade, Oklahoma Medical Research Foundation ; Richard Krause, NIAID, National Institutes of Health ; Douglas Lake, University of Arizona ; H. Clifford Lane, NIAID, National Institutes of Health ; D. H. Lewis, Texas A&M University ; Tom Lint, Rush Medical College ; Eric Long, NIAID, National Institutes of Health ; David H. Margulies, NIAID, National Institutes of Health ; Arm Marshak-Rothstein, Boston University School of Medicine ; Andrea M. Mastro, Pennsylvania State University ; Kathleen McGuire, San Diego State University ; Frederick Miller, State University of New York at Stony Brook ; Robert Miller, University of New Mexico ; Michael Minnick, University of Montana, Larry Pease, Mayo Clinic ; Lakshmi Pulakat, Bowling Green State University ; Jennifer Punt, Haverford College ; Carol Reiss, New York University ; Robert C. Rickert, University of California, San Diego ; Paul Robbins, NCI, National Institutes of Health ; Stephen Rose, NIAID, National Institutes of Health ; Tobili Sarn-Yellowe, Cleveland State University ; Rachel Shefner, Roosevelt University ; S. Srikumaran, University of Nebraska ; Lisa Steiner, Massachusetts Institute of Technology ; Jeff Stott, University of California, Davis ; Robert D. Stout, University of Louisville ; Douglas Swartzendruber, University of Colorado ; James Thompson, LSU Medical Center ; Kathryn Vogel, University of New Mexico ; Fred Volkert, State University of New York Health Science Center, Brooklyn ; Christopher J. Woolverton, Kent State University ; Martha Zuniga, University of California, Santa Cruz.

Nous avons été les heureux bénéficiaires de l'aide de l'équipe expérimentée et talentueuse de W.H. Freeman and Company. Nous remercions particulièrement Nicole Folchetti, Janet Tannenbaum, Georgia Lee Hadler, Andrew Kudlacik, Blake Logan, Jennifer MacMillan, Bill Page, Paul Rohloff, Bridget O'Lavin, et Michelle Julet.

PARTIE 1 | INTRODUCTION

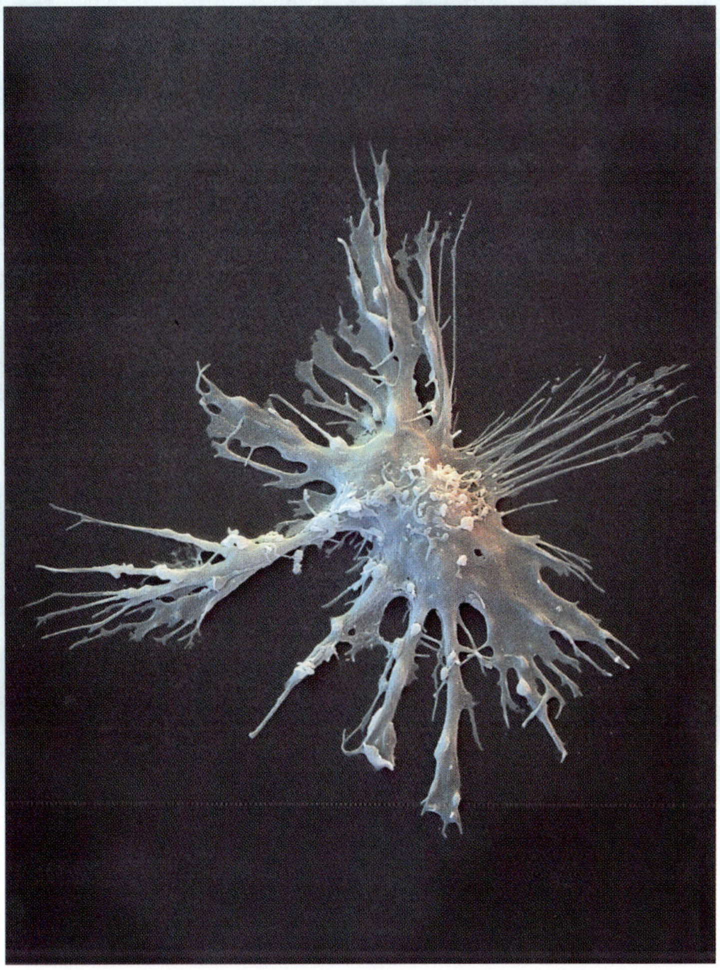

Une cellule présentatrice de l'antigène, la cellule dendritique. [David Scharf/Peter Arnold]

Dès la naissance, nous sommes exposés à un flux continu de micro-organismes qui ont le pouvoir de provoquer des ravages dans les fonctions de notre organisme. Sans mécanismes de protection efficaces, chacun de nous succomberait rapidement à des maladies causées par des micro-organismes ou par les effets délétères de substances étrangères (par exemple, de toxines) produites par diverses plantes ou bactéries. Dans la bataille contre les envahisseurs microbiens, les Humains, ainsi que les autres vertébrés, se protègent par un réseau complexe de mesures défensives dénommées collectivement système immunitaire. La partie I donne un cadre qui permet de comprendre les mécanismes qui constituent le système immunitaire.

Le chapitre 1 décrit les propriétés générales et le développement de l'immunité, condition grâce à laquelle un être est protégé contre les infections par les micro-organismes ou contre les effets des molécules étrangères. L'immunité naturelle (ou innée) dépend de nombreuses barrières qui sont efficaces contre une grande variété de pathogènes. Cette forme non spécifique d'immunité est renforcée et largement étendue par l'immunité adaptative (ou acquise) qui, elle, est spécifique de micro-organismes particuliers ou de molécules étrangères. Les cellules clé de l'immunité adaptative sont les lymphocytes B (ou cellules B) et les lymphocytes T (ou cellules T). Il y a deux populations essentielles de cellules T : les cellules T auxiliaires et les cellules T cytotoxiques. Les cellules T auxiliaires expriment une glycoprotéine membranaire appelée CD4; lorsqu'elles sont activées, ces cellules sécrètent un grand nombre de protéines de faible poids moléculaire appelées cytokines, qui exercent divers effets sur d'autres cellules du système immunitaire. Les cellules T cytotoxiques expriment une glycoprotéine membranaire appelée CD8; lorsqu'elles sont activées, ces cellules se différencient en cellules effectrices qui peuvent détruire les cellules du Soi altérées, y compris les cellules infectées par des virus et les cellules tumorales.

Un individu porte un grand nombre de clones immunocompétents de lymphocytes B et de lymphocytes T. Dans chaque clone, les cellules sont capables de reconnaître une molécule étrangère particulière, ou antigène. Les cellules B entrent en interaction avec l'antigène par leur immunoglobuline membranaire (anticorps) et les cellules T interagissent avec l'antigène par l'intermédiaire de récepteurs appelés récepteurs des cellules T. Après avoir reconnu l'antigène, les lymphocytes prolifèrent et se différencient, ce qui les conduit à produire des anticorps secrétés qui se lient à l'antigène et aident à l'éliminer (réponse humorale), ainsi qu'à générer des cellules capables de détruire le pathogène envahisseur (réponse à médiation cellulaire). Lorsque nous sommes exposés pour la première fois à un pathogène envahisseur, nous ressentons normalement certains des premiers symptômes de l'infection, parce que le système immunitaire a besoin de quelques temps pour répondre et détruire le pathogène. Cependant, une fois que nous avons été exposés à un pathogène particulier, notre système immunitaire « met en mémoire » (ou mémorise) cette première rencontre et peut répondre beaucoup plus rapidement lors de rencontres ultérieures avec ce même pathogène.

Bien qu'aucune preuve d'immunité adaptative n'ait été apportée chez les invertébrés, différentes formes d'immunité peuvent être rencontrées dans diverses espèces d'invertébrés, tels que les insectes, et même chez les végétaux. Ces mécanismes, qui utilisent souvent des éléments communs aux systèmes immunitaires naturels des vertébrés, les protègent contre les agents bactériens ou fongiques nocifs.

Bien que le système immunitaire, dans sa fonction normale, protège contre des attaques dommageables venues de l'extérieur, il arrive qu'il se retourne contre son propre hôte, où il provoque des symptômes qui vont du simple désagrément à la maladie invalidante ou même à la mort. Parmi les causes de ce dysfonctionnement immunitaire, il y a des défauts génétiques et certains agents infectieux, ainsi que la destruction de cellules ou de tissus du système immunitaire par des agents chimiques ou des agressions physiques, telles que les radiations. Une partie importante de l'étude de l'immunologie est constituée par l'effort de compréhension des dysfonctionnements immunitaires et par le développement de moyens destinés à corriger ces défauts et à alléger les souffrances qu'ils provoquent.

Le chapitre 2 couvre les propriétés fondamentales des cellules, tissus et organes qui constituent le système immunitaire. Après avoir présenté l'hématopoïèse (qui est le développement des cellules sanguines dans la moelle osseuse), il examine les fonctions générales des cellules du système immunitaire : lymphocytes, macrophages, granulocytes, mastocytes et cellules dendritiques. (Les détails sur la façon dont ces cellules participent aux réponses immunitaires et les mécanismes par lesquels elles coopèrent les unes avec les autres sont décrits dans des chapitres ultérieurs.) Enfin, ce chapitre considère la structure des organes lymphoïdes primaires, secondaires et tertiaires, qui sont les sites de maturation des lymphocytes et de leur activation par l'antigène.

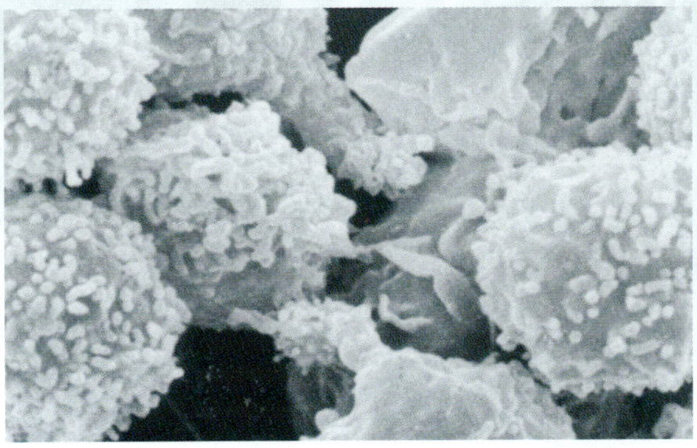

CHAPITRE 1

VUE D'ENSEMBLE DU SYSTÈME IMMUNITAIRE

Le système immunitaire est un système de défense remarquablement adaptatif qui a évolué chez les vertébrés pour les protéger des micro-organismes pathogènes envahisseurs et du cancer. Il est capable de créer une très grande variété de cellules et de molécules susceptibles de reconnaître et d'éliminer spécifiquement un nombre pratiquement illimité d'envahisseurs étrangers. Ces cellules et ces molécules interviennent ensemble dans un réseau dynamique très précisément adaptable, dont la complexité rivalise avec celle du système nerveux.

D'un point de vue fonctionnel, une réponse immunitaire peut être partagée entre deux activités apparentées : la *reconnaissance* et la *réponse*. La reconnaissance immunitaire est remarquable par sa spécificité. Le système immunitaire est capable de reconnaître les subtiles différences chimiques qui distinguent un pathogène étranger d'un autre. De plus, il peut faire la discrimination entre les molécules étrangères et les cellules ou les protéines de l'organisme qui le possède. Lorsqu'un organisme étranger a été reconnu, le système immunitaire fait appel à la participation de cellules et de molécules très diverses pour mettre en place une réponse appropriée, appelée **réponse effectrice**, en vue d'éliminer ou de neutraliser cet organisme étranger. Dans une telle réponse, le système immunitaire est capable de convertir l'événement de reconnaissance initial en différentes réponses effectrices, conçues chacune spécifiquement pour éliminer un type particulier de pathogène. Une exposition ultérieure au même organisme étranger induit une **réponse mémorisée**, caractérisée par une réaction immunitaire plus rapide et plus intense qui sert à éliminer le pathogène et à prévenir la maladie.

Ce chapitre présente une large vue d'ensemble des cellules et des molécules qui constituent le système immunitaire, ainsi que les mécanismes par lesquels ces dernières protègent l'organisme contre les envahisseurs étrangers. La mise en évidence de la présence de systèmes immunitaires très simples chez certains invertébrés apporte ensuite un éclairage évolutionniste sur le système immunitaire des mammifères, qui est le sujet essentiel de ce livre. Enfin, dans certaines circonstances, le système immunitaire faillit à sa fonction de protection en raison d'un défaut de l'un de ses constituants; en d'autres circonstances, il devient un agresseur et retourne ses terribles pouvoirs contre son propre hôte.

Tout comme les chapitres ultérieurs consacrés aux notions fondamentales de l'immunologie, le présent chapitre comporte une section (appelée « Regards sur la clinique ») qui décrit certaines maladies humaines et leurs relations avec l'immunité. Ces sections décrivent les causes, les conséquences et les traitements des maladies dont l'origine réside dans une fonction immunitaire diminuée ou hyperactive.

Perspective historique

L'immunologie, en tant que discipline, s'est développée à partir de l'observation montrant que des individus guéris de certaines maladies infectieuses étaient par la suite protégés contre ces mêmes maladies. Le terme latin *immunis*, qui signifie « dispensé de, exempté de », est à l'origine du mot **immunité** qui indique un état de protection contre telle ou telle maladie infectieuse.

Il est probable que la plus ancienne référence au phénomène de l'immunité remonte à Thucydide, le grand historien de la guerre du Péloponnèse. Dans sa description d'une épidémie de peste sévissant à Athènes, il écrivait en 430 avant J.-C. que seuls ceux qui avaient guéri de cette peste pouvaient prendre soin des malades, parce qu'ils ne contracteraient pas la maladie une seconde fois. Bien que le phénomène de l'immunité ait déjà été reconnu par les sociétés de l'antiquité, il aura fallu attendre presque deux millénaires pour que ce concept soit converti avec succès en une pratique médicale efficace.

Les premières tentatives rudimentaires connues pour induire délibérément l'immunité ont été effectuées par les Chinois et par les Turcs, au XVe siècle. Différents rapports suggèrent que des croûtes desséchées de pustules de variole étaient inhalées par les narines ou incluses dans de petites scarifications de la peau (cette technique était appelée

variolisation). En 1718, Lady Mary Wortley Montagu, épouse de l'ambassadeur britannique à Constantinople, a observé les effets positifs de la variolisation sur la population locale et l'a appliquée à ses propres enfants. Cette technique a été considérablement améliorée par le médecin anglais Edward Jenner, en 1798. Intrigué par le fait que les trayeuses qui avaient contracté la variole de la vache, ou vaccine, (qui est une maladie bénigne) étaient par la suite immunisées contre la variole (qui est une maladie défigurante et souvent mortelle), Jenner à pensé que l'injection (l'inoculation) du liquide d'une pustule de vaccine à l'Homme pouvait protéger contre la variole. Pour tester cette idée, il a inoculé le liquide d'une pustule de vaccine à un jeune garçon de huit ans qu'il a, par la suite, infecté volontairement avec la variole. Comme prévu, l'enfant n'a pas contracté la variole. Néanmoins, on ne peut s'empêcher de s'interroger sur les implications éthiques d'une telle expérimentation !

La technique de Jenner consistant à inoculer la vaccine pour protéger contre la variole se répandit rapidement à travers l'Europe, mais il aura fallu presqu'un siècle avant qu'elle ne soit appliquée à d'autres maladies. Comme il arrive souvent dans le domaine scientifique, le don de faire des découvertes, associé à une fine observation, a conduit à l'avancée essentielle suivante de l'immunologie, l'induction de l'immunité contre le choléra. Louis Pasteur a réussi à cultiver la bactérie qu'il pensait être responsable du choléra de la poule; il a ensuite montré que les poulets auxquels il avait injecté la bactérie cultivée contractaient le choléra. À son retour de vacances d'été, Pasteur a injecté à quelques poulets une culture ancienne. Ces derniers ont contracté la maladie mais, à sa surprise, ils en ont guéri. Pasteur a préparé ensuite une culture fraîche de bactéries avec l'intention de l'injecter à quelques nouveaux poulets. Mais, selon l'histoire, son élevage de poulet était limité et, pour cette raison, il a utilisé les poulets précédemment injectés. À sa surprise, les poulets ont survécu; ils étaient complètement protégés contre la maladie. Pasteur a alors reconnu que le vieillissement avait affaibli la virulence du pathogène et qu'une souche ainsi atténuée pouvait être administrée pour protéger contre la maladie. Il a appelé cette souche atténuée **vaccin** (du mot latin *vacca*, qui signifie « vache »), en l'honneur du travail de Jenner sur l'inoculation de la vaccine.

Pasteur a étendu ces découvertes à d'autres maladies, démontrant ainsi qu'il était possible d'atténuer, ou d'affaiblir, un pathogène et d'administrer la souche atténuée comme vaccin. Dans une expérimentation désormais classique, à Pouilly-le-Fort, en 1881, Pasteur a vacciné pour la première fois un troupeau de moutons avec du bacille du charbon (*Bacillus anthracis*) atténué par la chaleur; il a ensuite testé les moutons vaccinés et un certain nombre de moutons non vaccinés en leur injectant une culture virulente du bacille. Tous les moutons vaccinés ont survécu, tandis que tous les animaux non vaccinés sont morts. Ces expérimentations ont marqué les débuts de la discipline de l'immunologie. En 1885, Pasteur a administré le premier vaccin à un être humain, un jeune garçon qui avait été mordu à plusieurs reprises par un chien enragé (figure 1.1). Le garçon, Joseph Meister, a survécu; par la suite, il est devenu gardien de l'Institut Pasteur. En 1940, lors de l'occupation de Paris, les Nazis ont demandé à Meister de leur donner les clés de la crypte de Pasteur. Plutôt que de livrer ces dernières, Meister offrit sa propre vie.

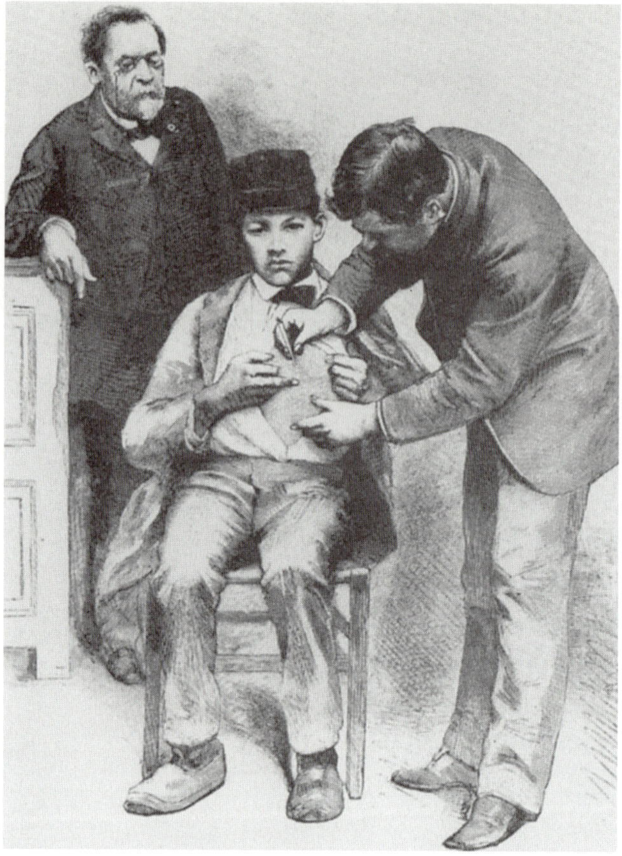

FIGURE 1.1 Gravure de Louis Pasteur regardant Joseph Meister alors qu'on administrait à ce dernier le vaccin contre la rage. (Extrait de *Harper's Weekly* **29**:836 ; avec l'autorisation de la *National Library of Medicine*.)

Découverte de l'immunité humorale et de l'immunité cellulaire

Bien que Pasteur ait prouvé que la vaccination était efficace, il n'en a pas compris le mécanisme. Le travail expérimental d'Emil von Behring et de Shibasaburo Kitasato, en 1890, a donné le premier aperçu sur le mécanisme de l'immunité, ce qui a valu à von Behring de recevoir le Prix Nobel de médecine en 1901 (tableau 1.1). Von Behring et Kitasato ont démontré que le **sérum** (le constituant liquide acellulaire du sang coagulé) d'animaux antérieurement immunisés contre la diphtérie pouvait transférer l'état d'immunité à des animaux non immunisés. En recherchant l'agent protecteur, différents chercheurs ont démontré, lors de la décennie suivante, qu'un constituant actif du sérum immun pouvait neutraliser les toxines, précipiter ces dernières et agglutiner les bactéries. Dans chacun de ces cas, l'agent actif a été dénommé en fonction de l'activité qu'il présentait : antitoxine, précipitine ou agglutinine, respectivement. Au début, on a pensé qu'un constituant sérique différent était responsable de chacune de ces activités, mais dans les années 1930, essentiellement grâce aux efforts d'Elvin Kabat, on a montré qu'une fraction de sérum, tout d'abord dénommée gamma-globuline (maintenant **immunoglobuline**) était responsable de toutes ces activités. Les molécules actives de la fraction immunoglobulinique sont appelées **anti-**

TABLEAU 1.1 Prix Nobel attribués pour des recherches en immunologie

Année	Récipiendaire	Pays	Recherche
1901	Emil von Behring	Allemagne	Antitoxines sériques
1905	Robert Koch	Allemagne	Immunité cellulaire contre la tuberculose
1908	Elie Metchnikoff Paul Ehrlich	Russie Allemagne	Rôle de la phagocytose (Metchnikoff) et des antitoxines (Ehrlich) dans l'immunité
1913	Charles Richet	France	Anaphylaxie
1919	Jules Bordet	Belgique	Bactériolyse médiée par le complément
1930	Karl Landsteiner	État-Unis	Découverte des groupes sanguins humains
1951	Max Theiler	Afrique du Sud	Développement du vaccin contre la fièvre jaune
1957	Daniel Bovet	Suisse	Antihistaminiques
1960	F. Macfarlane Burnet Peter Medawar	Australie Grande-Bretagne	Découverte de la tolérance immunitaire acquise
1972	Rodney R. Porter Gerald M. Edelman	Grande-Bretagne États-Unis	Structure chimique des anticorps
1977	Rosalyn R. Yalow	États-Unis	Développement des radioimmunodosages
1980	George Snell Jean Dausset Baruj Benacerraf	États-Unis France États-Unis	Complexe majeur d'histocompatibilité
1984	Cesar Milstein Georges F. Köhler Niels K. Jerne	Grande-Bretagne Allemagne Danemark	Anticorps monoclonaux Théories sur la régulation de l'immunité
1987	Susumu Tonegawa	Japon	Réarrangement des gènes dans la production des anticorps
1991	E. Donnall Thomas Joseph Murray	États-Unis États-Unis	Immunologie des transplantations
1996	Peter C. Doherty Rolf M. Zinkernagel	Australie Suisse	Spécificité de la réponse immunitaire à médiation cellulaire

corps. Étant donné que l'immunité était médiée par les anticorps contenus dans les fluides corporels (connus à l'époque sous le nom de *humors*, *humeurs*), elle a été appelée **immunité humorale**.

En 1883, avant la découverte selon laquelle un composant du sérum pouvait transférer l'immunité, Elie Metchnikoff avait démontré que des cellules contribuaient aussi à l'immunité d'un animal. Il avait observé que certaines cellules blanches du sang, qu'il avait appelées phagocytes, étaient capables d'ingérer des microorganismes, ainsi que d'autres matériaux étrangers. En remarquant que ces cellules phagocytaires étaient plus actives chez les animaux immunisés que chez les animaux non immunisés, Metchnikoff avait émis l'hypothèse que des cellules, et non pas des composants du sérum, étaient l'effecteur essentiel de l'immunité. Les cellules phagocytaires actives identifiées par Metchnikoff étaient, vraisemblablement, les monocytes et les neutrophiles du sang (voir le chapitre 2).

Il s'est alors développé une controverse entre ceux qui soutenaient le concept d'une immunité humorale et ceux qui étaient d'accord avec le concept de Metchikoff d'une immunité à médiation cellulaire. Il était difficile d'étudier les activités des cellules du système immunitaire avant le développement des techniques modernes de culture de tissu, tandis que l'étude du sérum tirait avantage des techniques biochimiques établies. En raison de ces problèmes techniques, les informations sur l'immunité cellulaire ont pris du retard par rapport aux découvertes concernant l'immunité humorale.

Dans une expérience clé des années 1940, Merril Chase a réussi à transférer l'immunité contre la tuberculose par transfert de cellules blanches entre des cobayes. Cette démonstration a contribué à ranimer l'intérêt pour l'immunité cellulaire. Avec l'apparition de techniques de culture plus élaborées dans les années 1950, le **lymphocyte** a été identifié comme cellule responsable à la fois de l'immunité cellulaire et de l'immunité humorale. Peu de temps après, des expérimentations avec des poulets, réalisées pour la première fois par Bruce Glick, à l'Université d'État du Mississippi, ont indiqué qu'il y avait deux types de lymphocytes : les lymphocytes T, dérivés du thymus, qui médiaient l'immunité cellulaire, et les lymphocytes B, de la bourse de Fabricius, qui étaient responsables de l'immunité humorale. La controverse au sujet des rôles respectifs de l'immunité humorale et de l'immunité cellulaire a été résolue lorsqu'on a montré que ces derniers étaient interdépendants et que les deux systèmes étaient nécessaires à la réponse immunitaire.

Premières théories de l'immunité

Une des plus grandes énigmes concernant la molécule d'anticorps auxquelles ont dû faire face les premiers immunologistes a été la spécificité de cette dernière pour le matériel étranger, ou **antigène** (terme général utilisé pour désigner une substance qui se lie à un anticorps spécifique). Dans les années 1900, Jules Bordet, à l'Institut Pasteur, a élargi le concept d'immunité en démontrant une réactivité immunitaire spécifique envers des substances non pathogènes. Le sérum d'un animal, auquel avait été inoculé un matériel ne provoquant pas d'infection, réagissait avec ce matériel d'une façon spécifique et cette réactivité pouvait être transférée à d'autres animaux par le sérum du premier. Le travail de Karl Landsteiner, puis de ceux qui lui ont succédé, a montré que l'injection à un animal de pratiquement n'importe quel composé organique pouvait induire la production d'anticorps qui se lient spécifiquement à ce dernier. Ces études ont démontré que les anticorps sont doués d'une capacité presqu'illimitée de réactivité, celle-ci incluant même des réponses à des composés qui n'avaient été synthétisés que récemment au laboratoire et n'avaient donc pas existé antérieurement dans la nature. De plus, il a été démontré que des molécules ne différant que par un infime détail pouvaient être distinguées grâce à leur réactivité vis-à-vis d'anticorps différents. Essentiellement, deux théories ont été proposées pour expliquer cette spécificité : la théorie sélective et la théorie instructive.

La plus ancienne conception de la *théorie sélective* date de Paul Ehrlich, en 1900. Afin d'expliquer l'origine des anticorps sériques, Ehrlich a émis l'hypothèse selon laquelle des cellules du sang expriment toute une série de récepteurs, formés de « chaînes latérales », susceptibles de réagir avec les agents infectieux et d'inactiver ces derniers. Empruntant un concept déjà utilisé par Emil Fischer pour expliquer l'interaction entre un enzyme et son substrat, Ehrlich a émis l'hypothèse selon laquelle la liaison d'un récepteur et d'un agent infectieux est semblable à l'adaptation d'une serrure et d'une clé. Ehrlich a suggéré que l'interaction entre un agent infectieux et un récepteur lié à une cellule conduit à la libération de chaînes latérales (anticorps) et induit la cellule à en produire et à en sécréter plus, toutes de la même spécificité. D'après la théorie de Ehrlich, la spécificité de la chaîne latérale est déterminée avant son exposition à l'antigène et ce dernier sélectionne le récepteur approprié.

Dans les années 1930 et 1940, la théorie sélective a été concurrencée par différentes *théories instructives* dans lesquelles l'antigène joue un rôle central dans la détermination de la spécificité de la molécule d'anticorps. Selon les théories instructives, un antigène donné sert de matrice autour de laquelle un anticorps se replie. La molécule d'anticorps adopte ainsi une configuration complémentaire de celle de la matrice antigénique. Ce concept a tout d'abord été émis par Friedrich Breinl et Félix Haurowitz, aux environs des années 1930, puis redéfini dans les années 1940 en terme de repliement des protéines par Linus Pauling. Les théories instructives ont été définitivement réfutées dans les années 1960, époque à laquelle des informations sur la structure du DNA, du RNA et des protéines ont commençé à être disponibles; ces informations ont apporté un éclairage nouveau sur l'épineux problème de la façon dont un individu peut élaborer des anticorps contre presque tout.

Dans les années 1950, les théories sélectives ont réapparu et, grâce aux idées de Niels Jerne, David Talmadge et F. Macfarlane Burnet, elles ont été affinées en une théorie connue actuellement sous le nom de **théorie de la sélection clonale**. Selon cette théorie, un lymphocyte donné exprime des récepteurs membranaires spécifiques d'un antigène particulier. Cette spécificité unique du récepteur est déterminée avant que les lymphocytes n'aient été exposés à l'antigène. La liaison d'un antigène à son récepteur spécifique active la cellule, ce qui a pour effet de la faire proliférer en un **clone** de cellules qui ont toutes la même spécificité immunologique que la cellule mère. Par la suite, la théorie de la sélection clonale a été affinée et elle est maintenant acceptée comme le paradigme fondamental de l'immunologie moderne. Cette théorie qui s'est montrée remarquablement bien adaptée, sera examinée de façon plus approfondie ultérieurement dans ce chapitre.

Composantes de l'immunité

L'immunité, état de protection contre les maladies infectieuses, a deux composantes : l'une est non spécifique et l'autre spécifique. La composante non spécifique, l'**immunité naturelle** (ou **innée**) est un ensemble de mécanismes de résistance aux maladies qui ne sont pas spécifiques d'un pathogène particulier. Les phagocytes, tels que les macrophages, jouent un rôle important dans de nombreux aspects de l'immunité naturelle. En revanche, la composante spécifique, l'**immunité acquise** (ou **adaptative**), a un haut degré de spécificité, ainsi que la remarquable propriété de « mémoire ». Typiquement, il y a une réponse immunitaire acquise contre un antigène dans les cinq ou six jours qui suivent l'exposition initiale à ce dernier. L'exposition à ce même antigène quelques temps après a pour conséquence une réponse mnémonique : la réponse immunitaire au second défi apparaît plus rapidement que la première; elle est plus forte et souvent plus efficace pour neutraliser et éliminer le pathogène. Les principaux agents cellulaires de l'immunité adaptative sont les lymphocytes ainsi que les anticorps et les autres molécules que produisent ces cellules.

Étant donné que les réponses immunitaires acquises demandent quelque délai pour être efficaces, l'immunité naturelle apporte la première ligne de défense lors de la période critique qui se situe juste après l'exposition de l'hôte à un pathogène. En général, la plupart des micro-organismes rencontrés par un individu sain sont aisément éliminés en quelques jours par les mécanismes de défense non spécifiques, avant qu'ils n'aient activé le système immunitaire adaptatif. Si un micro-organisme envahisseur échappe aux mécanismes naturels, ou s'il n'est pas éliminé par ces derniers, la réponse immunitaire spécifique de l'immunité acquise est déclenchée. L'immunité acquise et l'immunité naturelle n'opèrent pas indépendamment l'une de l'autre; elles fonctionnent comme un système hautement interactif et coopératif; elles produisent ainsi une réponse totale plus efficace que si chacune d'elles était mise en œuvre séparément.

Immunité naturelle (non spécifique)

L'immunité naturelle peut être considérée comme constituée de quatre types de barrières défensives : anatomiques, physiologiques, phagocytaires et inflammatoires (tableau 1.2).

Barrières anatomiques

Les barrières physiques et anatomiques qui tendent à prévenir l'entrée des pathogènes constituent la première ligne de défense d'un organisme contre l'infection. La peau et la surface des muqueuses sont incluses dans cette catégorie parce qu'elles sont des barrières efficaces contre l'entrée de la plupart des micro-organismes. La peau est constituée de deux couches distinctes : une couche externe fine, l'**épiderme**, et une couche plus épaisse, le **derme**. L'épiderme contient plusieurs couches de cellules épithéliales étroitement associées. La couche épidermique externe est constituée de cellules mortes et elle est remplie par une protéine appelée kératine qui la rend imperméable à l'eau. Le derme, qui est constitué de tissu conjonctif, contient des vaisseaux sanguins, des follicules pileux, des glandes sébacées et des glandes sudoripares. Les glandes sébacées sont associées aux follicules pileux et produisent une sécrétion huileuse appelée **sébum**. Le sébum est constitué d'acide lactique et d'acides gras qui maintiennent le pH de la peau entre 3 et 5; un tel pH inhibe la croissance de la plupart des micro-organismes. Quelques bactéries qui métabolisent le sébum vivent en commensales sur la peau et sont parfois à l'origine d'une forme grave d'acné. Un médicament contre l'acné, l'isotrétinoïne (Accutane), est un dérivé de la vitamine A qui prévient la formation de sébum.

La peau intacte n'empêche pas uniquement la pénétration de la plupart des pathogènes; son pH acide inhibe aussi la croissance de la plupart des bactéries. Des excoriations de la peau, même minimes, résultant de blessures ou d'écorchures sont des voies ouvertes à l'infection. La peau est aussi traversée par les insectes piqueurs (par exemple les moustiques, les mites, les tiques, les puces et les chiques); lorsque ces derniers hébergent des pathogènes, ils peuvent les introduire dans l'organisme lorsqu'ils se nourrissent. Le protozoaire qui est à l'origine du paludisme (malaria), par exemple, est transporté par les moustiques qui l'inoculent à l'Homme lorsqu'ils sucent son sang pour se nourrir. De même, la peste bubonique est disséminée par la morsure de puces et la maladie de Lyme par celle de tiques.

La conjonctive et les tractus digestif, respiratoire et génito-urinaire sont bordés par des muqueuses et non pas par la peau sèche et protectrice qui recouvre l'extérieur du corps. Ces muqueuses sont constituées d'une couche épithéliale externe et d'une couche sous-jacente de tissu conjonctif. Bien que la plupart des pathogènes entrent dans l'organisme par liaison à des muqueuses puis pénétration à travers ces dernières, de nombreux mécanismes de défense non spécifiques tendent à prévenir cette entrée. Par exemple, la salive, les larmes et les sécrétions muqueuses agissent par élimination d'envahisseurs potentiels; elles contiennent aussi des substances antibactériennes ou antivirales. Le fluide visqueux, appelé mucus, sécrété par les cellules épithéliales des muqueuses, enrobe les micro-organismes étrangers. Dans les voies respira-

TABLEAU 1.2 Résumé des défenses non spécifiques de l'hôte

Type	Mécanisme
Barrières anatomiques	
Peau	La barrière mécanique retarde l'entrée des microbes. L'environnement acide (pH 3-5) retarde la croissance des microbes.
Muqueuses	La flore normale entre en compétition avec les microbes pour les sites de fixation et pour les nutriments. Le mucus enrobe les micro-organismes étrangers. Les cils rejettent les micro-organismes hors du corps.
Barrières physiologiques	
Température	La température corporelle normale inhibe la croissance de certains pathogènes. La fièvre inhibe la croissance de certains pathogènes.
pH acide	L'acidité du contenu stomacal tue la plupart des micro-organismes ingérés.
Médiateurs chimiques	Le lysozyme clive la paroi cellulaire des bactéries. L'interféron induit un état antiviral dans les cellules non infectées. Le complément lyse les micro-organismes ou facilite la phagocytose.
Barrières phagocytaires ou endocytaires	Certaines cellules internalisent (endocytosent) et fragmentent les macromolécules étrangères. Des cellules spécialisées (monocytes du sang, neutrophiles, macrophages tissulaires) internalisent (phagocytosent), tuent et digèrent des micro-organismes entiers.
Barrières inflammatoires	L'atteinte cellulaire et l'infection induisent une fuite du fluide vasculaire qui contient des protéines sériques douées d'une activité antibactérienne; elles induisent aussi un influx de cellules phagocytaires dans la zone affectée.

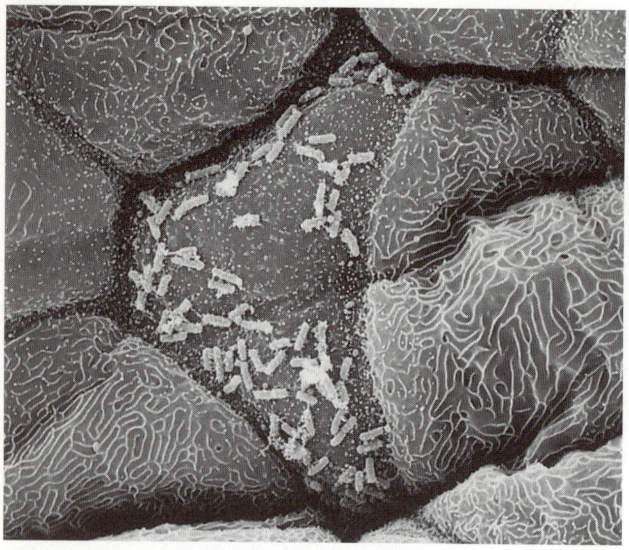

FIGURE 1.2 Micrographie électronique de bactéries *Escherichia coli*, en forme de bâtonnets, adhérentes à la surface des cellules épithéliales du tractus urinaire. (D'après N Sharon et H Lis, 1993, *Sci. Am.* **268**(1):85.)

toires basses et dans le tractus gastro-intestinal, la muqueuse est recouverte de **cils**, qui sont des protrusions, en forme de poils, des membranes des cellules épithéliales. Le mouvement synchronisé des cils expulse les micro-organismes dans le mucus hors de ces tractus. De plus, des organismes non pathogènes tendent à coloniser les cellules épithéliales des muqueuses. Ces *flores normales* entrent habituellement en compétition avec les pathogènes pour les sites de liaison de la surface des cellules épithéliales, ainsi que pour les nutriments nécessaires.

Certains organismes ont développé des stratégies pour échapper à ces mécanismes de défense et sont ainsi susceptibles d'envahir l'organisme en passant à travers les muqueuses. Par exemple, le virus de la grippe possède une molécule de surface capable de le fixer étroitement aux cellules des muqueuses; cette molécule empêche le virus d'être éliminé par les cellules épithéliales ciliées. De même, le pathogène qui est à l'origine de la gonococcie a des projections de surface qui lui permettent de se lier aux cellules épithéliales de la muqueuse du tractus génito-urinaire. L'adhérence des bactéries aux muqueuses est due aux interactions entre des protrusions en forme de cils de la surface bactérienne, appelée **fimbriae** ou **pili**, et certaines glycoprotéines ou certains lipides exprimés uniquement par les cellules épithéliales des muqueuses de certains tissus (figure 1.2). C'est pourquoi certains d'entre eux sont susceptibles d'être envahis par des bactéries, tandis que d'autres ne le sont pas.

Barrières physiologiques

Parmi les barrières physiologiques qui contribuent à l'immunité naturelle figurent la température, le pH et différents facteurs solubles. De nombreuses espèces ne sont pas sensibles à certaines maladies, tout simplement parce que leur température corporelle normale inhibe la croissance des pathogènes. Les poulets, par exemple, ont une immunité naturelle pour le charbon parce que leur température corporelle élevée inhibe la croissance de la bactérie. L'acidité gastrique est une barrière physiologique naturelle contre l'infection parce que très peu de micro-organismes ingérés peuvent survivre au pH acide du contenu stomacal. Une raison pour laquelle les nouveau-nés sont sensibles à certaines maladies qui n'affectent pas les adultes est que le contenu de leur estomac est moins acide que celui de ces derniers.

De nombreux facteurs solubles contribuent à l'immunité non spécifique; parmi eux figurent des protéines solubles, telles que le lysozyme, l'interféron et le complément. Le **lysozyme**, enzyme hydrolytique trouvé dans les sécrétions des muqueuses et les larmes, est capable de cliver la couche peptidoglycannique de la paroi des cellules bactériennes. L'**interféron** est un groupe de protéines produites par les cellules infectées par un virus. Parmi les nombreuses fonctions des interférons, il y a la capacité qu'ont ces derniers à se lier aux cellules voisines et d'induire un état antiviral généralisé. Le **complément** est un groupe de protéines sériques qui circulent sous forme inactive. Toute une série de mécanismes immunologiques spécifiques ou non spécifiques peuvent convertir les formes inactives des protéines du complément en une forme active susceptible de léser les membranes des pathogènes, soit pour détruire ces derniers, soit pour faciliter leur élimination.

Barrières phagocytaires

Un autre mécanisme important de défense naturelle est l'ingestion du matériel extracellulaire particulaire par **phagocytose**. La phagocytose est un type **d'endocytose**, terme général utilisé pour désigner la capture par une cellule de matériaux présents dans son environnement. La phagocytose est l'ingestion d'un matériel particulaire qui peut inclure l'ensemble des micro-organismes pathogènes (figure 1.3). Dans la phagocytose, la membrane plasmique d'une cellule s'enroule autour du matériel particulaire pour former de grosses vésicules appelées **phagosomes**.

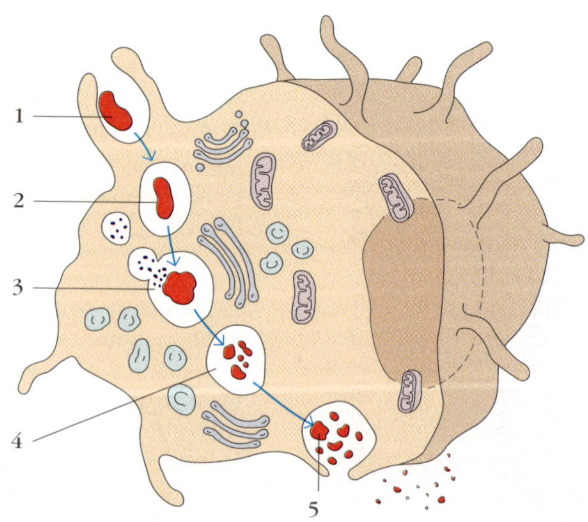

FIGURE 1.3 Phagocytose des bactéries. Représentation schématique des étapes de la phagocytose : (1) fixation d'une bactérie (rouge) à de longues évaginations de la membrane, appelées pseudopodes; (2) ingestion de la bactérie, formation d'un phagosome qui migre vers un lysosome; (3) fusion du phagosome et du lysosome, libération des enzymes du lysosome dans le phagosome; (4) digestion du matériel ingéré et (5) libération des produits venant de la digestion de la cellule.

L'essentiel de la phagocytose est assumé par des cellules spécialisées, telles que les monocytes du sang, les neutrophiles et les macrophages des tissus (voir chapitre 2). La plupart des types cellulaires sont capables d'autres formes d'endocytose, telles que l'*endocytose médiée par un récepteur*, où des molécules extracellulaires sont internalisées après liaison à des récepteurs cellulaires spécifiques, et la *pinocytose*, par laquelle les cellules captent le liquide du milieu environnant et les molécules qu'il contient.

Barrières inflammatoires

Un dommage tissulaire provoqué par une blessure ou par un micro-organisme pathogène envahisseur induit une séquence complexe d'événements dénommés collectivement **réponse inflammatoire**. La plupart des caractéristiques classiques de la réponse inflammatoire ont été décrites dès 1600 avant J.-C., dans des écrits consignés dans des papyrus égyptiens. Au cours du premier siècle après J.-C., le médecin romain Celsus a décrit les « quatre signes cardinaux de l'inflammation » : *rubor* (rougeur), *tumor* (gonflement), *calor* (chaleur) et *dolor* (douleur). Au deuxième siècle après J.-C., un autre médecin, Galien, a ajouté un cinquième signe : *functio laesa* (perte de fonction). Les signes cardinaux de l'inflammation reflètent les trois événements majeurs d'une réponse inflammatoire (figure 1.4) :

1. Il apparaît une vasodilatation (une augmentation du diamètre des vaisseaux sanguins) des capillaires environnants lorsque les vaisseaux sanguins efférents de la zone affectée se contractent, avec pour résultat un engorgement du réseau capillaire. Les capillaires engorgés sont responsables de la rougeur (érythème) et de l'augmentation de la température du tissu.
2. Une augmentation de la perméabilité capillaire facilite un influx de liquide et de cellules venant des capillaires engorgés dans le tissu. Le fluide qui s'accumule (**exsudat**) a un contenu en protéines plus grand que le fluide normalement libéré des vaisseaux. L'accumulation de l'exsudat contribue au gonflement du tissu (**œdème**).
3. L'influx des phagocytes des capillaires vers le tissu est facilité par l'augmentation de la perméabilité capillaire. L'émigration des phagocytes est une série complexe d'événements, incluant l'adhérence des cellules à la paroi endothéliale des vaisseaux sanguins (**margination**), suivie de leur passage entre les cellules endothéliales capillaires en direction du tissu (**diapédèse** ou **extravasation**) et, finalement, leur migration à travers le tissu vers le site de la réponse inflammatoire (**chimiotaxie**). Lorsque les cellules phagocytaires s'accumulent au niveau du site de l'inflammation et commencent à phagocyter les bactéries, elles libèrent des enzymes lytiques qui peuvent léser les cellules saines avoisinantes. Les cellules mortes accumulées, le matériel digéré et les fluides forment une substance appelée pus.

Les événements de la réponse inflammatoire sont eux-mêmes initiés par une série complexe d'événements impliquant de nombreux médiateurs chimiques dont les interactions ne sont encore que partiellement comprises.

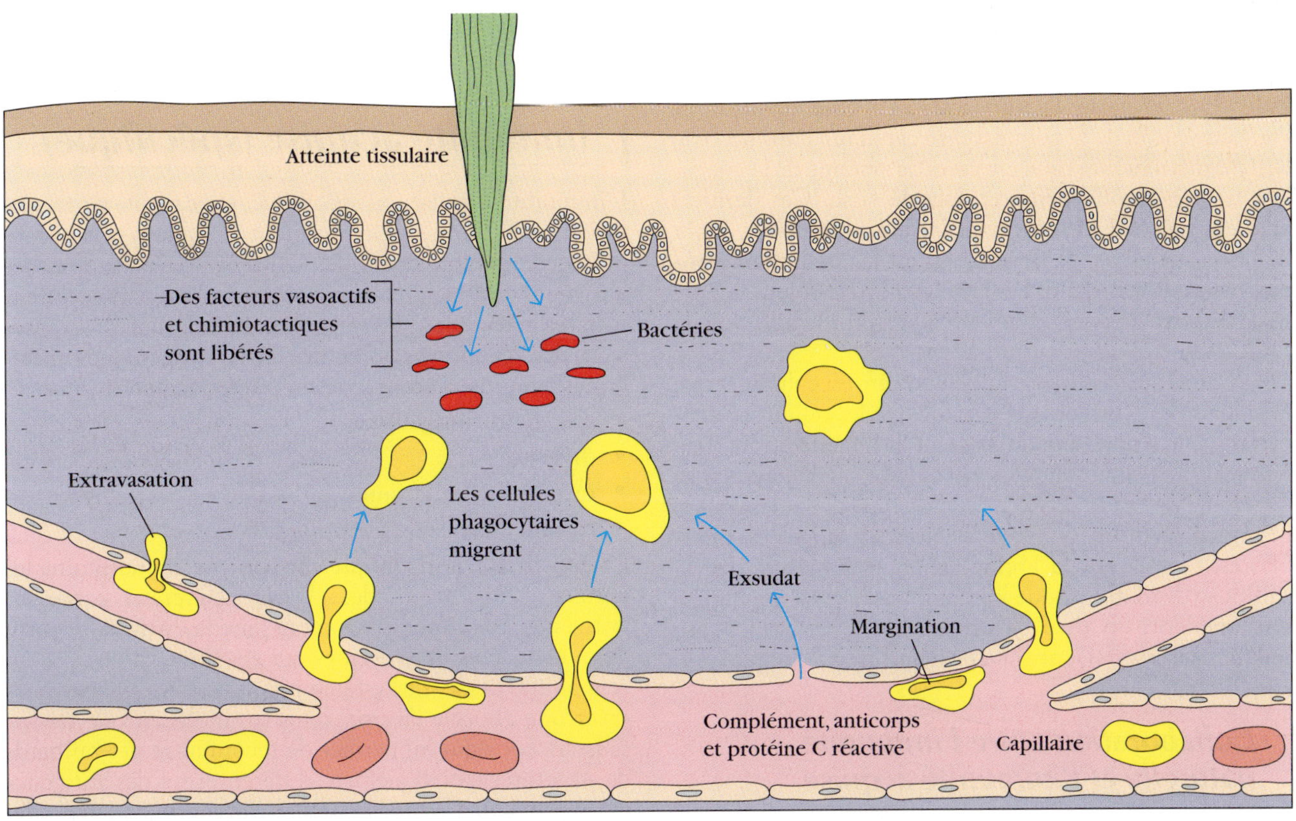

FIGURE 1.4 Événements majeurs de la réponse inflammatoire. Une infection bactérienne provoque des lésions tissulaires avec libération de divers facteurs impliqués dans la vasodilatation et le chimiotactisme. Ces facteurs induisent une augmentation du flux sanguin vers la zone endommagée, ainsi que de la perméabilité capillaire; ils provoquent aussi un influx de cellules blanches sanguines, y compris de phagocytes et de lymphocytes, du sang vers les tissus. Les protéines sériques présentes dans l'exsudat ont des propriétés antibactériennes et les phagocytes commencent à capter les bactéries, comme il est montré dans la figure 1.3.

Certains de ces médiateurs viennent des micro-organismes envahisseurs, d'autres sont libérés par les cellules endommagées en réponse à la lésion du tissu, d'autres sont créés par différents systèmes enzymatiques plasmatiques et d'autres encore sont produits par diverses cellules blanches du sang participant à la réponse inflammatoire. Parmi les médiateurs chimiques libérés en réponse à la lésion cellulaire, il y a différentes protéines sériques appelées **protéines de la phase aiguë**. La concentration de ces protéines augmente considérablement au cours des infections endommageant les tissus. La protéine C-réactive est une protéine essentielle de la phase aiguë produite par le foie en réponse à la lésion tissulaire. Son nom dérive du fait qu'elle se lie au composant C-polysaccharidique de la paroi cellulaire trouvé dans toute une série de bactéries et de champignons. Cette liaison active le système du complément, ce dont il résulte une élimination accrue du pathogène, soit par lyse médiée par le complément, soit par augmentation de la phagocytose, elle aussi médiée par le complément.

Un des principaux médiateurs de la réponse inflammatoire est l'**histamine**, composé chimique libéré par de nombreuses cellules en réponse à une lésion tissulaire. L'histamine se lie à des récepteurs des capillaires et des vénules avoisinants, ce qui provoque une vasodilatation et une augmentation de la perméabilité. Un autre groupe important de médiateurs de l'inflammation, qui sont de petits peptides appelés **kinines**, sont normalement présents dans le plasma sanguin sous une forme inactive. La lésion tissulaire active ces peptides qui ensuite provoquent la vasodilatation et l'augmentation de la perméabilité capillaire. Une kinine particulière, appelée bradykinine, stimule aussi les récepteurs de la douleur au niveau de la peau. Cet effet a vraisemblablement un rôle protecteur, parce que la douleur conduit normalement un individu à protéger la zone lésée. La vasodilatation et l'augmentation de la perméabilité capillaire dans un tissu lésé permettent aussi aux enzymes du système de la coagulation sanguine de pénétrer dans le tissu. Ces derniers activent une cascade enzymatique dont il résulte le dépôt de brins insolubles de **fibrine**, qui est le composant principal du caillot sanguin. Les brins de fibrine isolent la zone lésée du reste du corps et servent à prévenir la diffusion de l'infection.

Une fois que la réponse inflammatoire est calmée et que la plupart des débris ont été éliminés par les cellules phagocytaires, la réparation du tissu et la régénération d'un nouveau tissu commencent. Des capillaires se développent dans la fibrine du caillot sanguin. De nouvelles cellules du tissu conjonctif, appelées fibroblastes, remplacent la fibrine au fur et à mesure que le caillot se dissout. Lorsque les fibroblastes et les capillaires s'accumulent, un tissu cicatriciel se forme. La réponse inflammatoire est décrite plus en détail dans le chapitre 15.

Collaboration entre l'immunité naturelle et l'immunité acquise

L'immunité naturelle et l'immunité acquise n'opèrent pas en totale indépendance l'une de l'autre. Elles coopèrent en de nombreux points pour produire une immunité plus efficace. Par exemple, la rencontre entre macrophages et microbes peut créer des signaux de « danger » ou « d'avertissement » qui stimulent et dirigent les réponses immunitaires acquises. De telles rencontres peuvent augmenter la capacité des macrophages à exposer l'antigène à la reconnaissance par les cellules T spécifiques de l'antigène. Ceci facilite la participation du système immunitaire adaptatif à l'élimination du pathogène. En plus de la présentation de l'antigène d'une façon qui permet à ce dernier d'être reconnu par les cellules T, les macrophages stimulés par leur rencontre avec des microbes sécrètent aussi des molécules semblables à des hormones immunorégulatrices, appelées cytokines. Des cytokines particulières produisent des réponses immunitaires acquises directes qui combattent des pathogènes intracellulaires particuliers. Ces signaux, ainsi que d'autres, créés par l'immunité naturelle jouent des rôles importants dans le déclenchement des réponses des lymphocytes.

De façon tout aussi importante, le système immunitaire acquis produit des signaux et des composés qui stimulent et augmentent l'efficacité des réponses naturelles. Lorsqu'elles rencontrent un antigène présenté de façon appropriée, certaines cellules T synthétisent et sécrètent des cytokines qui augmentent la capacité des macrophages à tuer le microbe que ces derniers ont ingérés. La production d'anticorps contre un pathogène envahisseur a aussi des effets importants sur la mise en œuvre du système du complément pour la défense de l'hôte. En se liant au pathogène, les anticorps marquent ce dernier comme cible pour l'attaque par le complément et le complexe de l'anticorps et du pathogène est aussi un activateur puissant de cette attaque. Ainsi, les deux systèmes, l'immunité non spécifique et l'immunité spécifique, forment un réseau interactif et coopératif qui érige une formidable barrière efficace contre l'infection.

Immunité acquise (spécifique)

L'immunité acquise, ou spécifique, est capable de reconnaître et d'éliminer sélectivement des micro-organismes étrangers spécifiques ou des molécules (c'est-à-dire, des antigènes étrangers). Contrairement aux réponses immunitaires naturelles, les réponses immunitaires acquises sont des réactions contre des défis antigéniques spécifiques qui présentent quatre propriétés caractéristiques :

- spécificité antigénique ;
- diversité ;
- mémoire immunitaire ;
- reconnaissance du Soi et du non Soi.

La **spécificité antigénique** du système immunitaire lui permet de distinguer de subtiles différences parmi les antigènes. Les anticorps peuvent faire la distinction entre deux molécules de protéines qui ne diffèrent que par un seul amino acide. Le système immunitaire est capable de créer une énorme *diversité* dans ses molécules de reconnaissance, ce qui lui permet de reconnaître des milliards de structures spécifiquement différentes sur des antigènes étrangers. Une fois que le système immunitaire a reconnu un antigène et répondu à ce dernier, il présente une *mémoire immunitaire*, c'est-à-dire qu'une seconde rencontre avec le même antigène induit un état exalté de réactivité immunitaire. En raison de cette propriété, le système immunitaire peut conférer une immunité qui peut durer toute la vie contre de nombreux agents infectieux, après une rencontre initiale. Enfin, le système immunitaire ne répond normalement qu'aux antigènes étrangers, ce qui indique qu'il est capable de reconnaissance du *Soi* et du *non Soi*. La capacité du système immunitaire à distinguer le Soi du non Soi et à ne répondre qu'aux molécules du non Soi est essentielle car, comme il sera décrit ci-après, la survenue d'une réponse inappropriée aux molécules du Soi peut être fatale.

Comme il a déjà été remarqué, l'immunité acquise n'est pas indépendante de l'immunité naturelle. Les cellules phagocytaires, essentielles pour les réponses immunitaires non spécifiques, sont intimement impliquées dans l'activation de la réponse immunitaire spécifique. Inversement, il a été montré que divers facteurs solubles produits par une réponse immunitaire spécifique augmentent l'activité de ces cellules phagocytaires. Lorsqu'une réponse inflammatoire se développe, par exemple, il est produit des médiateurs solubles qui attirent les cellules du système immunitaire. En retour, la réponse immunitaire servira à réguler l'intensité de la réponse inflammatoire. Grâce à l'interaction soigneusement régulée de l'immunité acquise et de l'immunité naturelle, les deux systèmes travaillent ensemble à l'élimination d'un envahisseur étranger.

Cellules du système immunitaire

Une réponse immune efficace implique deux groupes essentiels de cellules : les *lymphocytes* et les *cellules présentatrices de l'antigène*. Les lymphocytes sont l'un des nombreux types de cellules blanches du sang produites dans la moelle osseuse par le processus de l'hématopoïèse (voir le chapitre 2). Les lymphocytes quittent la moelle osseuse, circulent dans le sang et les systèmes lymphatiques et résident dans différents organes lymphoïdes. Parce qu'ils produisent et exposent à la surface de leur membrane des récepteurs qui fixent l'antigène, les lymphocytes médient les attributs spécifiquement immunologiques de spécificité, de diversité, de mémoire et de reconnaissance du Soi et du non Soi. Les deux populations essentielles de lymphocytes, les **lymphocytes B (cellules B)** et les **lymphocytes T (cellules T)** sont décrites brièvement ici et avec plus de détails dans les chapitres ultérieurs.

Lymphocytes B

Les lymphocytes B arrivent à maturation au sein de la moelle osseuse; lorsqu'ils quittent cette dernière, chacun exprime sur sa membrane un récepteur de liaison à l'antigène spécifique (figure 1.5a). Le récepteur des cellules B est une **molécule d'anticorps** membranaire. Les anticorps sont des glycoprotéines. Une molécule d'anticorps est constituée de deux chaînes polypeptidiques lourdes identiques et de deux chaînes polypeptidiques légères identiques elles aussi. Une chaîne lourde et une chaîne légère sont unies en un couple par des liaisons disulfure; ce sont aussi des liaisons disulfure qui maintiennent ensemble les deux couples de chaînes. Les extrémités amino-terminales de chaque couple constitué d'une chaîne lourde et d'une chaîne légère forment une cavité en forme de Y à l'intérieur de laquelle se fixe l'antigène. Lorsqu'une cellule B naïve (vierge), qui n'a jamais été en contact avec un antigène, rencontre pour la première fois l'antigène qui correspond à son anticorps membranaire, la liaison de l'antigène et de l'anticorps provoque la division rapide de la cellule; les cellules qui en résultent se différencient en **cellules B à mémoire** et en **cellules B effectrices** appelées **plasmocytes**.

Les cellules B à mémoire ont une durée de vie plus longue que les cellules naïves; elles continuent à exprimer le même anticorps membranaire que la cellule B naïve dont elles sont issues. Les plasmocytes n'expriment pas d'anticorps membranaire; en revanche, ils produisent l'anticorps sous une forme qui peut être sécrétée. Bien que les plasmocytes ne vivent que quelques jours, ils sécrètent pendant cette période de très grandes quantités d'anticorps. On a estimé qu'un seul plasmocyte peut sécréter plus de 2 000 molécules d'anticorps par seconde. Les anticorps sécrétés sont les molécules effectrices essentielles de l'immunité humorale.

Lymphocytes T

Les lymphocytes T proviennent eux aussi de la moelle osseuse. Contrairement aux cellules B qui arrivent à maturité au sein de la moelle osseuse, les cellules T migrent vers le thymus pour effectuer leur maturation. Lors de cette maturation dans le thymus, la cellule T en vient à exprimer, à la surface de sa membrane, une molécule de liaison à l'antigène spécifique, appelée **récepteur des cellules T**. Contrairement aux anticorps membranaires

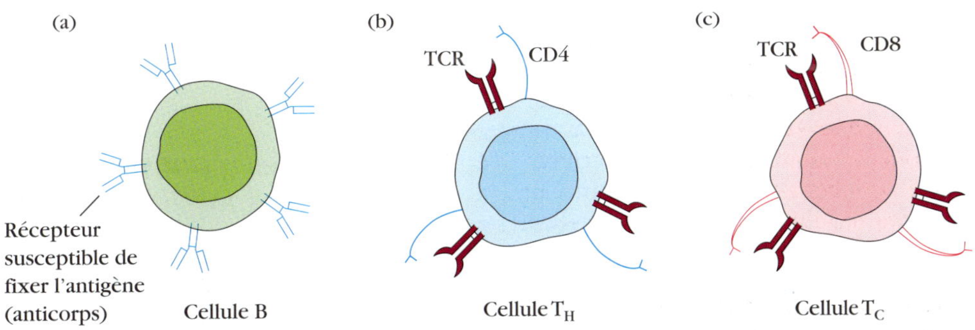

FIGURE 1.5 Molécules membranaires caractéristiques des lymphocytes. (a) Les cellules B ont environ 10^5 molécules d'anticorps membranaire par cellule. Toutes les molécules d'anticorps d'une cellule B donnée ont la même spécificité antigénique et peuvent entrer directement en interaction avec l'antigène. (b) Les cellules T portant le CD4 (cellules $CD4^+$) ne reconnaissent que les antigènes liés à des molécules de classe II du CMH. (c) Les cellules T portant le CD8 (cellules $CD8^+$) ne reconnaissent que l'antigène associé à des molécules de classe I du CMH. En général, les cellules T $CD4^+$ agissent comme cellules auxiliaires et les cellules T $CD8^+$ comme cellules cytotoxiques. Les deux types de cellules T expriment, par cellule, environ 10^5 molécules de récepteur des cellules T (TCR) susceptibles de fixer l'antigène ; ces derniers sont tous identiques et possèdent la même spécificité antigénique.

des cellules B, qui peuvent reconnaître l'antigène seul, les récepteurs des cellules T ne peuvent reconnaître l'antigène que lorsque ce dernier est lié à des protéines de la membrane cellulaire appelées **molécules du complexe majeur d'histocompatibilité (CMH)**. Les molécules du CMH qui interviennent dans cet événement de reconnaissance, appelé « présentation de l'antigène », sont des glycoprotéines polymorphiques (génétiquement diverses) rencontrées sur les membranes cellulaires (voir le chapitre 7). Il y a deux types essentiels de molécules du CMH : les molécules de classe I du CMH, exprimées par pratiquement toutes les cellules nucléées, sont constituées d'une chaîne lourde liée à une petite protéine invariante appelée β_2-microglobuline. Les molécules de classe II du CMH, constituées d'une chaîne glycoprotéique α et d'une chaîne glycoprotéique β, ne sont exprimées que par les cellules présentatrices de l'antigène. Lorsqu'une cellule T naïve rencontre l'antigène combiné à une molécule du CMH à la surface d'une cellule, la cellule T prolifère et se différencie en cellules T à mémoire et en différentes cellules T effectrices.

Il y a deux sous-populations bien définies de cellules T : les **cellules T auxiliaires (T_H**, de *helper*) et les **cellules T cytotoxiques (T_C**, de *cytotoxic*). Bien qu'un troisième type de cellule T, appelée cellule T suppressive (T_S), ait été proposé, des preuves récentes ont suggéré qu'il se pourrait que ce type de cellule T ne soit pas distinct des sous-populations T_H et T_C. Les cellules T auxiliaires et les cellules T cytotoxiques peuvent être distinguées les unes des autres par la présence à leur surface de glycoprotéines membranaires, **CD4** ou **CD8** (figure 1-5b, c). Les cellules T exprimant CD4 fonctionnent généralement comme des cellules T_H, tandis que celles qui expriment CD8 fonctionnent généralement comme des cellules T_C (voir le chapitre 2).

Après qu'une cellule T_H ait reconnu un complexe antigène-molécule de classe II du CMH et soit entrée en interaction avec ce dernier, elle est activée; elle devient une cellule effectrice qui sécrète divers facteurs de croissance connus collectivement sous le nom de cytokines. Les cytokines sécrétées jouent un rôle important dans l'activation des cellules B, des cellules T_C, des macrophages et de divers autres cellules participant à la réponse immunitaire. Des différences dans la composition des cytokines produites par les cellules T_H activées correspondent à des types différents de réponse immunitaire. Sous l'influence des cytokines dérivées des cellules T_H, une cellule T_C, qui reconnaît un complexe constitué d'un antigène et d'une molécule de classe I du CMH, prolifère et se différencie en une cellule effectrice appelée **lymphocyte T cytotoxique (CTL**, de *cytotoxic T lymphocyte*). Contrairement à la cellule T_H, le CTL ne sécrète habituellement pas de nombreuses cytokines, mais par contre montre une activité cytotoxique. Le CTL a une fonction vitale dans le contrôle des cellules de l'organisme et l'élimination de toutes celles qui exposent un antigène, telles que les cellules infectées par un virus, les cellules tumorales et les cellules d'un greffon de tissu étranger. Les cellules qui expriment un antigène étranger complexé à un molécule de classe I du CMH sont appelées *cellules du Soi altérées*.

Cellules présentatrices de l'antigène

L'activation des deux branches du système immunitaire, l'immunité humorale et l'immunité à médiation cellulaire, requiert des cytokines produites par les cellules T_H.

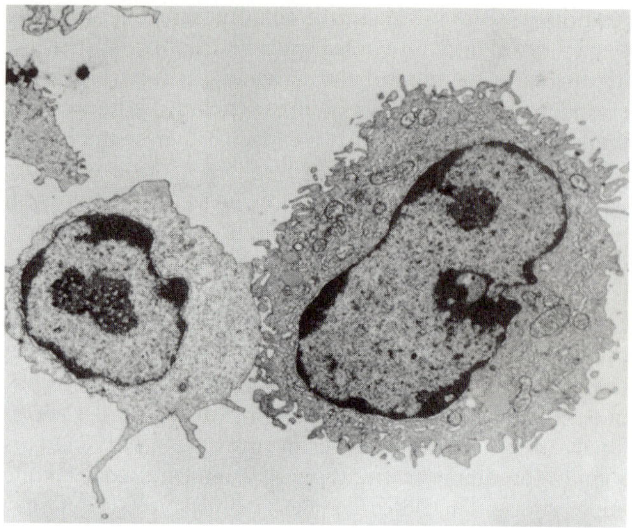

FIGURE 1.6 Micrographie électronique d'un macrophage présentateur de l'antigène (*à droite*) associé à un lymphocyte T. (D'après AS Rosenthal *et al.*, 1982, dans *Phagocytosis — Past and Future*, Academic Press, p. 239.)

Il est essentiel que l'activation des cellules T_H elles-mêmes soit précisément régulée, parce qu'une réponse inappropriée d'une cellule T_H à des composants du Soi peut avoir des conséquences auto-immunes fatales. Pour assurer une activation précisément régulée des cellules T_H, ces dernières ne peuvent reconnaître qu'un antigène exposé en association avec des molécules de classe II du CMH à la surface de cellules présentatrices de l'antigène (APC, de *antigen-presenting cell*). Ces cellules spécialisées, qui incluent les macrophages, les lymphocytes B et les cellules dendritiques, se distinguent par deux propriétés : (1) elles expriment au niveau de leur membrane des molécules de classe II du CMH, et (2) elles sont capables de délivrer un signal de costimulation nécessaire à l'activation des cellules T_H.

Les cellules présentatrices de l'antigène internalisent tout d'abord l'antigène, soit par phagocytose, soit par endocytose, puis elles exposent une partie de l'antigène lié à une molécule de classe II du CMH, au niveau de leur membrane. La cellule T_H reconnaît le complexe antigène-molécule de classe II du CMH et entre en interaction avec ce complexe au niveau de la membrane de la cellule présentatrice de l'antigène (figure 1.6). Un signal de costimulation supplémentaire est ensuite produit par la cellule présentatrice de l'antigène, ce qui conduit à l'activation de la cellule T_H.

Fonctions des réponses immunitaires humorale et à médiation cellulaire

Comme il en a été fait mention ci-dessus, les réponses immunitaires peuvent être divisées en réponse humorale et réponse à médiation cellulaire. L'immunité humorale se réfère à l'immunité qui peut être conférée à un individu non immunisé par administration d'anticorps sériques venant d'un individu immunisé. En revanche, l'immunité à médiation cellulaire ne peut être transférée que par l'administration de cellules T venant d'un individu immunisé.

La branche humorale du système immunitaire travaille par interaction de cellules B avec l'antigène et la prolifération et la différenciation subséquentes de ces cellules en plasmocytes sécréteurs d'anticorps (figure 1.7). L'anticorps intervient comme effecteur de la réponse humorale en se liant à l'antigène et en neutralisant ce dernier ou en facilitant son élimination. Lorsqu'un antigène est recouvert par un anticorps, il peut être éliminé de différentes façons. Par exemple, l'anticorps peut se lier à plusieurs molécules d'antigène, formant alors des agrégats qui peuvent être ingérés par les cellules phagocytaires plus facilement qu'un complexe formé avec un seul antigène.

Visualisation des concepts

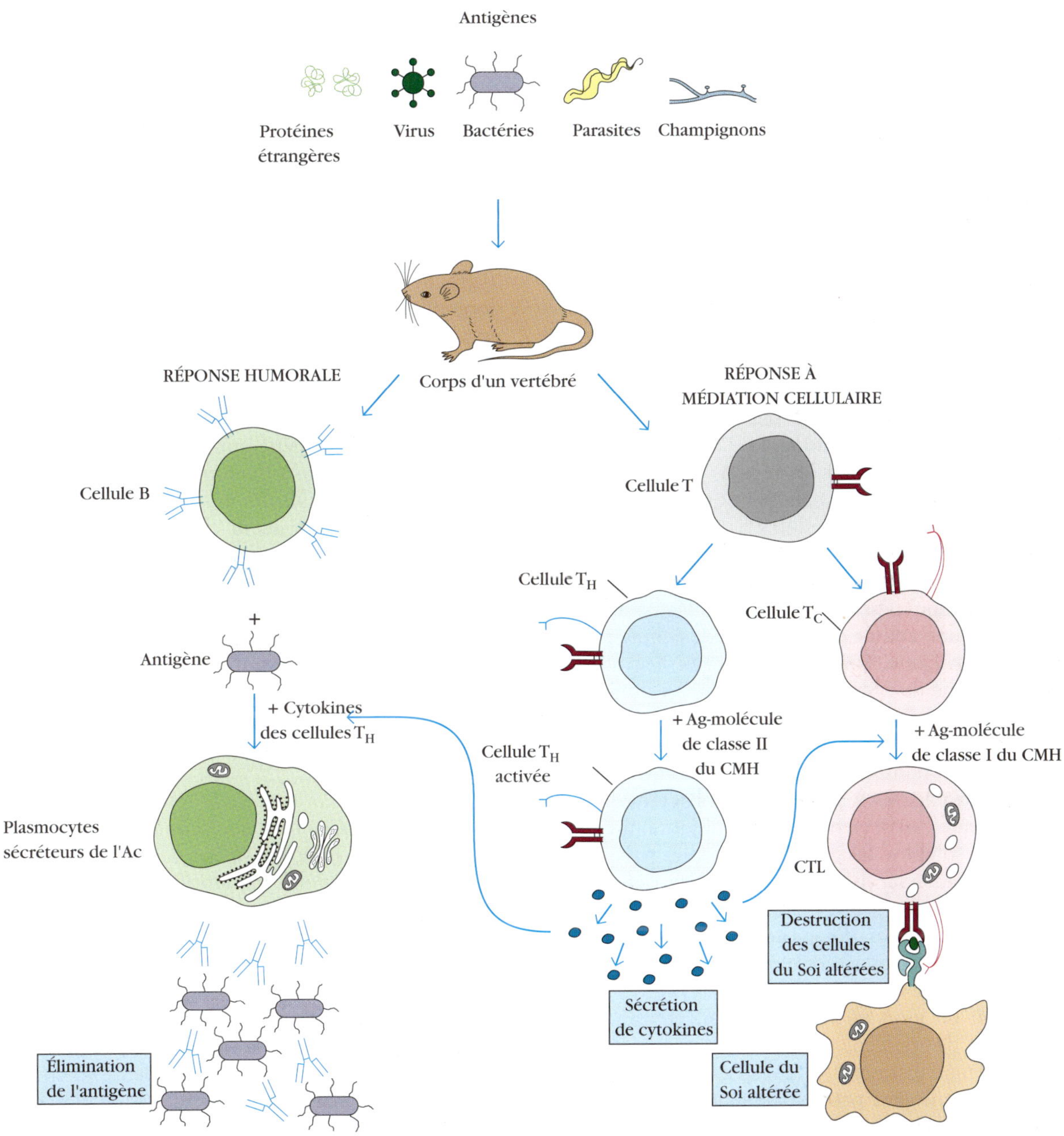

FIGURE 1.7 Vue d'ensemble des branches humorale et à médiation cellulaire du système immunitaire. Dans la réponse humorale, les cellules B entrent en interaction avec l'antigène (Ag) puis se différencient en plasmocytes qui sécrètent des anticorps. L'anticorps sécrété (Ac) se lie à l'antigène et facilite son élimination de l'organisme. Dans la réponse à médiation cellulaire, différentes sous-populations de cellules T reconnaissent l'antigène présenté à la surface des cellules du Soi. Les cellules T_H répondent à l'antigène en produisant des cytokines. Les cellules T_C répondent à l'antigène en se développant en lymphocytes T cytotoxiques (CTL), qui tuent les cellules du Soi altérées (par exemple, des cellules infectées par un virus).

La liaison d'un anticorps à un antigène de la surface d'un micro-organisme peut aussi activer le système du complément, ce dont il résulte la lyse de l'organisme étranger. L'anticorps peut aussi neutraliser les toxines ou les particules virales en les enrobant, ce qui empêche ces dernières de se fixer à des cellules hôte.

Les cellules effectrices T créées en réponse à l'antigène sont responsables de l'immunité à médiation cellulaire (voir la figure 1.7). Les cellules T_H activées et les CTL servent de cellules effectrices dans les réactions immunitaires à médiation cellulaire. Les cytokines sécrétées par les cellules T_H peuvent activer différentes cellules phagocytaires, permettant à ces dernières de phagocyter et de tuer les micro-organismes plus efficacement. Ce type de réponse immunitaire à médiation cellulaire est aussi particulièrement important pour éliminer les nombreuses bactéries ou les protozoaires contenus dans des cellules hôtes infectées. Les lymphocytes T cytotoxiques (CTL) participent aux réactions immunitaires à médiation cellulaire en tuant les cellules du Soi altérées; ils jouent un rôle important dans la destruction des cellules infectées par un virus et des cellules tumorales.

Reconnaissance de l'antigène par les lymphocytes B et les lymphocytes T

Les antigènes, qui sont généralement volumineux et complexes, ne sont pas reconnus dans leur totalité par les lymphocytes. En fait, les lymphocytes B, de même que les lymphocytes T, reconnaissent des sites particuliers de l'antigène appelés **déterminants antigéniques**, ou **épitopes**. Les épitopes sont les régions immunologiquement actives d'un antigène complexe qui se lient effectivement aux récepteurs des cellules B ou des cellules T.

Alors que les cellules B peuvent reconnaître un épitope isolé, les cellules T ne peuvent reconnaître un épitope que lorsqu'il est associé à une molécule du CMH à la surface d'une cellule du Soi (soit une cellule présentatrice de l'antigène, soit une cellule du Soi altérée). Chaque branche du système immunitaire est donc structurée de façon spécifique pour reconnaître un antigène dans une milieu différent. La branche humorale (cellules B) reconnaît un nombre extrêmement grand d'épitopes : ceux qui sont exposés à la surface des bactéries ou des particules virales, aussi bien que ceux qui sont présents sur les protéines solubles, les glycoprotéines, les polysaccharides ou les lipopolysaccharides issus des pathogènes envahisseurs. La branche à médiation cellulaire (cellules T) reconnaît les épitopes des protéines exposées par des molécules CMH de la surface de cellules du Soi, y compris les cellules du Soi altérées, telles que les cellules du Soi infectées par un virus et les cellules cancéreuses. Ainsi, quatre types de molécules de la membrane cellulaire, apparentées mais distinctes, sont responsables de la reconnaissance de l'antigène par le système immunitaire :

- les anticorps membranaires de la surface des cellules B
- les récepteurs des cellules T
- les molécules de classe I du CMH
- les molécules de classe II du CMH

Chacune de ces molécules joue un rôle spécifique dans la reconnaissance de l'antigène, assurant ainsi que le système immunitaire peut reconnaître les différents types d'antigènes qu'il rencontre et leur répondre.

Création de la spécificité et de la diversité des lymphocytes

La spécificité antigénique de chaque cellule B est déterminée par le récepteur membranaire de liaison à l'antigène (par exemple, un anticorps), exprimé par la cellule. L'anticorps de la surface d'une cellule B peut reconnaître les épitopes de la surface des macromolécules avec une incroyable précision. Par exemple, des protéines antigéniques qui ne diffèrent que par un seul amino acide peuvent être distinguées les unes des autres. Étant qu'une cellule B parvient à maturité dans la moelle osseuse, sa spécificité est créée par des réarrangements au hasard d'une série de segments géniques qui codent la molécule d'anticorps (voir le chapitre 5). Il résulte de ce processus que chaque cellule B mature possède un seul gène fonctionnel codant la chaîne lourde de l'anticorps et un seul gène fonctionnel codant la chaîne légère de ce même anticorps; ainsi, la cellule synthétise et expose un anticorps d'une seule spécificité à la surface de sa membrane. Les 10^5 molécules d'anticorps de la surface d'un lymphocyte B donné ont la même spécificité, ce qui confère à chaque lymphocyte B, ainsi qu'au clone de cellules filles auquel il donne naissance, une spécificité distincte pour un seul épitope d'un antigène. On dit donc que le lymphocyte B mature est **antigéniquement engagé**.

L'extrême spécificité de la molécule d'anticorps est couplée à une énorme diversité. Les réarrangements au hasard des gènes lors de la maturation des cellules B dans la moelle osseuse génèrent un nombre extrêmement grand de spécificités antigéniques différentes. La population de cellules B résultantes, constituée de cellules B individuelles qui expriment chacune un anticorps spécifique, est considérée comme présentant collectivement plus de 10^8 spécificités antigéniques différentes. Cette énorme diversité de la population des cellules B matures est, par la suite, réduite par un processus de sélection dans la moelle osseuse qui élimine toutes les cellules B dont l'anticorps membranaire reconnaîtrait des constituants du Soi. Ce processus contribue à assurer que des anticorps autoréactifs (autoanticorps) ne sont pas produits.

Les attributs de spécificité et de diversité caractérisent aussi le récepteur des cellules T (TCR, de *T-cell receptor*) qui se lie à l'antigène à la surface des cellules T. Comme pour la maturation des cellules B, le processus de maturation des cellules T inclut des réarrangements au hasard de toute une série de segments géniques qui codent le récepteur de liaison à l'antigène de ces cellules (voir le chapitre 9). Chaque cellule de lymphocyte T exprime environ 10^5 récepteurs et ces 10^5 récepteurs de la surface d'une cellule et de ses descendants clonaux ont une spécificité identique pour l'antigène. Le réarrangement au hasard des gènes des TCR est capable de créer de l'ordre de 10^9 spécificités antigéniques déterminées. Cet énorme diversité potentielle est, par la suite, diminuée par un processus de sélection dans le thymus qui élimine toutes les cellules T possédant des récepteurs autoréactifs et assure que seules les cellules T possédant des récepteurs capables de reconnaître un antigène associé à des molécules du CMH seront capables de parvenir à maturation (voir le chapitre 10).

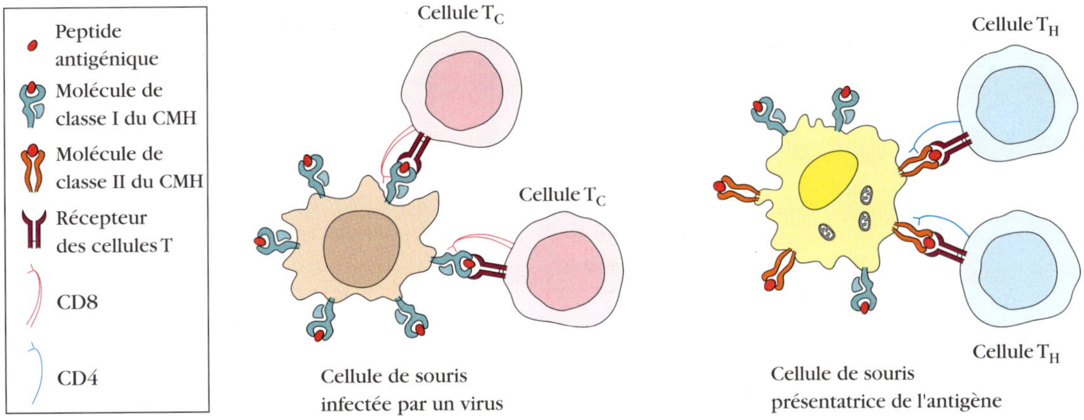

FIGURE 1.8 Rôle des molécules du CMH dans la reconnaissance de l'antigène par les cellules T. Les molécules de classe I du CMH sont exprimées sur pratiquement toutes les cellules nucléées. Les molécules de classe II du CMH ne sont exprimées que sur les cellules présentatrices de l'antigène. Les cellules T $CD4^+$ ne reconnaissent que les peptides antigéniques présentés par une molécule de classe II du CMH; elles fonctionnent habituellement comme cellules T auxiliaires (T_H). Les cellules T $CD8^+$ ne reconnaissent que les peptides antigéniques présentés par une molécule de classe I du CMH; elles fonctionnent généralement comme cellules T cytotoxiques (T_C).

Rôle du complexe majeur d'histocompatibilité

Le complexe majeur d'histocompatibilité (CMH) est un grand complexe de gènes avec de multiples locus. Les locus du CMH codent deux classes essentielles de glycoprotéines membranaires : les **molécules de classe I** et les **molécules de classe II du CMH**. Comme il a été remarqué précédemment, les cellules T_H reconnaissent habituellement l'antigène combiné à des molécules de classe II, tandis que les cellules T_C reconnaissent habituellement l'antigène combiné à des molécules de classe I (figure 1.8).

Les molécules de classe I du CMH s'associent, à la surface de la membrane cellulaire, à une petite protéine appelée β_2-microglobuline. Il y a trois locus génétiques de classe I chez l'Homme (*A*, *B* et *C*) et deux chez la souris (*K* et *D*). Les molécules de classe II du CMH sont des glycoprotéines hétérodimériques, constituées d'une chaîne alpha et d'une chaîne bêta. Il y a trois locus génétiques de classe II chez l'Homme (*DR*, *DP* et *DQ*) et deux chez la souris (*IA* et *IE*). Chaque locus de classe II inclut un gène alpha et un gène bêta, qui codent respectivement les chaînes alpha et bêta de la molécule de classe II du CMH. Les gènes de classe I et de classe II du CMH sont hautement polymorphiques, c'est-à-dire que, dans une espèce, chaque gène existe sous de nombreuses formes différentes, appelées **allèles**. Étant donné qu'un individu hérite d'un allèle de chacun de ces parents pour chaque locus, de multiples molécules de classe I du CMH sont exprimées dans chaque cellule nucléée de l'organisme; de plus, de multiples molécules de classe II sont exprimées sur les cellules présentatrices de l'antigène.

Les molécules du CMH fonctionnent aussi comme des molécules de reconnaissance de l'antigène, mais elles ne possèdent pas la fine spécificité pour l'antigène caractéristique des anticorps et des récepteurs des cellules T. Plus précisément, chaque molécule du CMH peut se lier à un spectre de **peptides antigéniques** dérivés de la dégradation intracellulaire de molécules d'antigènes. Dans les molécules de classe I et de classe II du CMH, les régions distales (les plus éloignées de la membrane) des différents allèles montrent une grande variation dans la séquence de leurs amino acides. Ces régions distales forment une cavité à l'intérieur de laquelle se situe le peptide antigénique qui est présenté aux lymphocytes T (voir la figure 1.8). Les différentes formes alléliques des gènes codant les molécules de classe I ou de classe II confèrent à la cavité de liaison à l'antigène différentes structures qui possèdent chacune une spécificité différente. La capacité de présenter l'antigène aux lymphocytes T est influencée par le groupe particulier d'allèles dont hérite un individu.

Apprêtement et présentation des antigènes

Pour qu'un antigène protéique étranger puisse être reconnu par une cellule T, il doit être dégradé en petits peptides antigéniques qui forment des complexes avec des molécules de classe I ou de classe II du CMH. Cette conversion des protéines en fragments peptidiques associés au CMH est appelée apprêtement et présentation de l'antigène. Qu'un antigène particulier soit apprêté et présenté avec des molécules de classe I ou de classe II du CMH apparaît être déterminé par la voie que prend l'antigène pour pénétrer dans une cellule (figure 1.9).

Un **antigène exogène** est produit hors de la cellule hôte et entre dans la cellule par endocytose ou phagocytose. Les cellules présentatrices de l'antigène (macrophages, cellules dendritiques ou cellules B) dégradent l'antigène exogène ingéré en fragments peptidiques lors de la voie d'apprêtement endocytaire. Des expériences suggèrent que les molécules de classe II du CMH sont exprimées pendant la voie d'apprêtement endocytaire et que les peptides produits par la dégradation de l'antigène dans cette voie se lient à la cavité située à l'intérieur des molécules de classe II du CMH. Les molécules du CMH portant le peptide sont ensuite exportées vers la surface de la cellule. Étant donné que l'expression des molécules de classe II du CMH est limitée aux cellules présentatrice de l'antigène, la présentation de complexes exogènes constitués de peptides et de protéines de classe II du CMH est limitée à ces cellules. Des

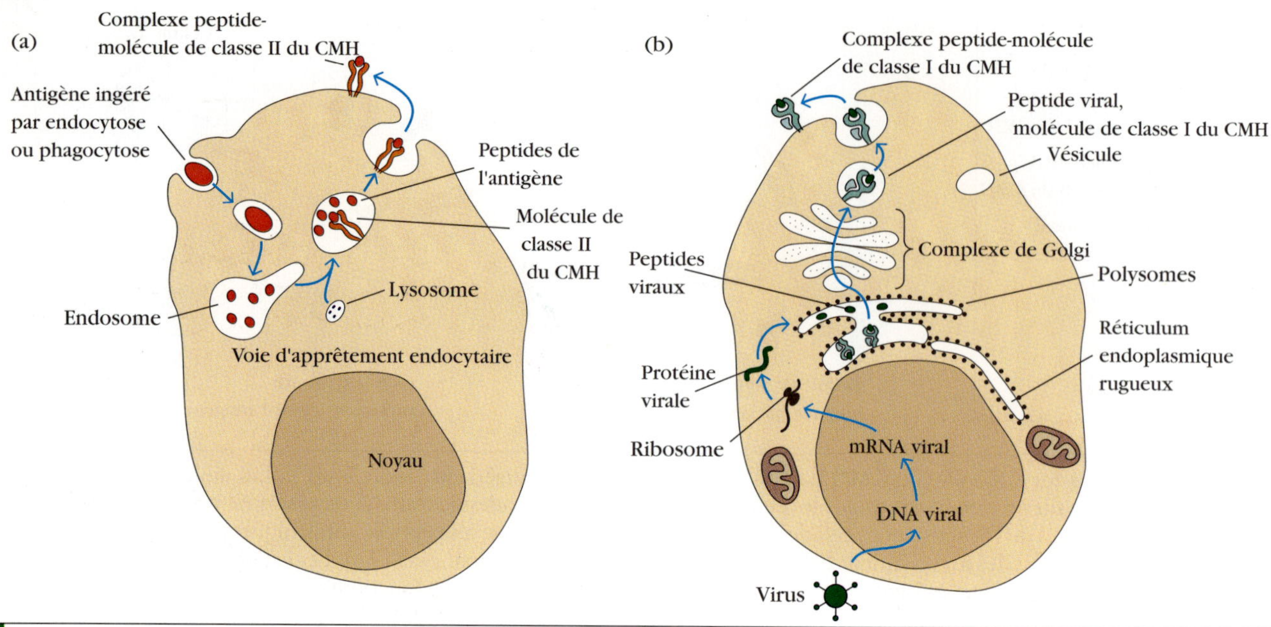

FIGURE 1.9 Apprêtement et présentation des antigènes exogènes ou endogènes. (a) Un antigène exogène est ingéré par endocytose ou phagocytose, puis il entre dans la voie d'apprêtement endocytaire. Là, dans un environnement acide, l'antigène est dégradé en petits peptides qui sont ensuite présentés par des molécules de classe II du CMH sur la membrane de la cellule présentatrice de l'antigène. (b) Un antigène endogène, produit à l'intérieur de la cellule elle-même (par exemple, dans une cellule infectée par un virus), est dégradé à l'intérieur du cytoplasme en peptides qui passent dans le réticulum endoplasmique où ils se lient à des molécules de classe I du CMH. Les complexes peptide-molécule de classe I du CMH vont ensuite vers la surface de la cellule, après être passés par le complexe de Golgi.

cellules T présentant CD4 reconnaissent l'antigène combiné à des molécules de classe II du CMH et sont dites, pour cette raison, restreintes aux molécules de classe II du CMH. Ces cellules se comportent généralement en cellules T auxiliaires.

Un **antigène endogène** est produit à l'intérieur de la cellule hôte elle-même. Deux exemples courants sont les protéines virales synthétisées à l'intérieur des cellules hôtes infectées par un virus et les protéines spécifiques synthétisées par les cellules cancéreuses. On pense que les antigènes endogènes sont dégradés en fragments peptidiques qui se lient aux molécules de classe I du CMH au sein du réticulum endoplasmique. Le complexe peptide-molécule de classe I du CMH est ensuite transporté vers la membrane cellulaire. Étant donné que toutes les cellules nucléées expriment les molécules de classe I du CMH, toutes les cellules produisant des antigènes endogènes utilisent cette voie pour apprêter l'antigène. Les cellules T présentant CD8 reconnaissent l'antigène associé à des molécules de classe I du CMH; elles sont dites restreintes aux molécules de classe I du CMH. Ces cellules T cytotoxiques attaquent et tuent les cellules présentant les complexes antigène-molécule de classe I du CMH pour lesquels leurs récepteurs sont spécifiques.

Sélection clonale des lymphocytes

Un animal mature immunocompétent contient un grand nombre de clones de lymphocytes T et de lymphocytes B réactifs vis-à-vis d'un antigène; la spécificité antigénique de chacun de ces clones est déterminée par la spécificité du récepteur membranaire de liaison à l'antigène des lymphocytes des clones. Comme il a été remarqué précédemment, la spécificité de chaque lymphocyte T et de chaque lymphocyte B est déterminée, avant le contact de ces derniers avec l'antigène, par des réarrangements de gènes au hasard lors de la maturation dans la moelle osseuse ou le thymus. Le rôle de l'antigène devient essentiel lorsqu'il entre en interaction avec des lymphocytes T ou des lymphocytes B matures, déterminés antigéniquement, et qu'il active ces derniers, ce qui a pour conséquence le développement d'une population de cellules d'une spécificité antigénique donnée. Dans ce **processus de sélection clonale**, un antigène se lie à une cellule T ou une cellule B particulière et la stimule afin qu'elle se divise de façon répétitive en un clone de cellules de la même spécificité antigénique que la cellule parentale d'origine (figure 1.10). La sélection clonale apporte un cadre pour la compréhension de la spécificité et de la reconnaissance du Soi et du non Soi caractéristique de l'immunité acquise. La spécificité s'explique si l'on considère que seuls les lymphocytes dont les récepteurs sont spécifiques d'un épitope donné de la surface d'un antigène feront l'objet d'un développement clonal et seront ainsi mobilisés pour une réponse immunitaire. La discrimination entre le Soi et le non Soi est accomplie par l'élimination, lors du développement, des lymphocytes portant des récepteurs autoréactifs ou par la suppression fonctionnelle de ces cellules chez l'adulte.

La mémoire immunitaire est aussi une conséquence de la sélection clonale. Lors de cette dernière, le nombre de lymphocytes spécifiques d'un antigène donné est considérablement amplifié. De plus, beaucoup de ces lymphocytes, appelés cellules à mémoire, semblent avoir une durée de vie plus longue que celles des lymphocytes naïfs dont ils sont issus. La rencontre initiale des lymphocytes immunocompétents naïfs avec un antigène induit une **réponse primaire**; un contact ultérieur de l'hôte avec l'antigène induira une **réponse secondaire** plus rapide et plus forte. La population amplifiée des cellules à mémoire

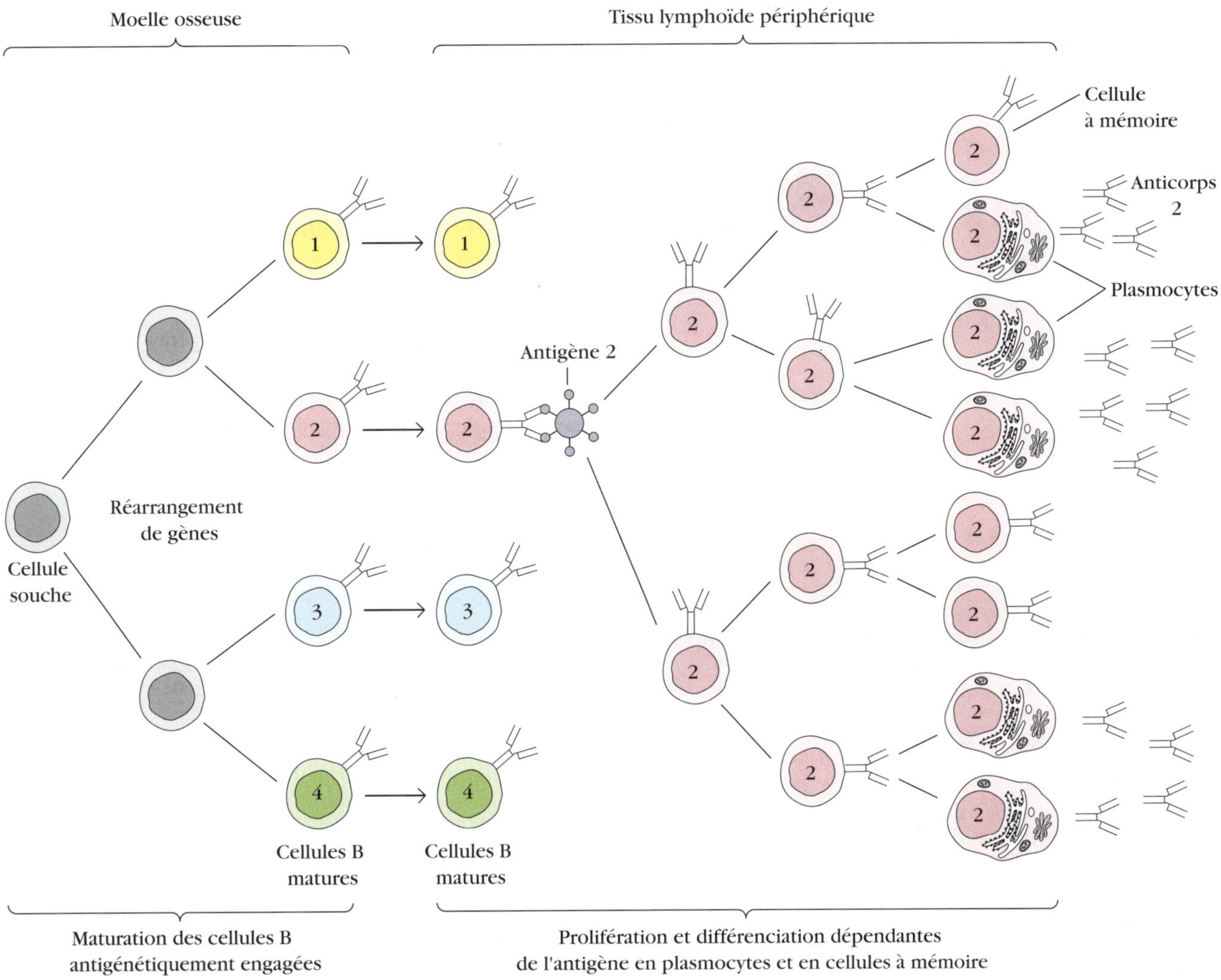

FIGURE 1.10 Maturation et sélection clonale des lymphocytes B. La maturation, qui s'effectue en l'absence d'antigène, produit des cellules B déterminées antigéniquement, chacune exprimant un anticorps d'une spécificité antigénique propre (ces cellules sont repérées par les numéros 1, 2, 3 et 4). La sélection clonale a lieu lorsqu'un antigène se lie à une cellule B dont les molécules d'anticorps membranaires sont spécifiques d'épitopes de cet antigène. L'expansion clonale d'une cellule B activée par l'antigène (la cellule n° 2 dans cet exemple) conduit à un clone de cellules B à mémoire et de cellules B effectrices, appelées plasmocytes; toutes les cellules du clone qui s'est développé sont spécifiques de l'antigène d'origine. Les plasmocytes sécrètent un anticorps qui réagit avec l'antigène activateur. Des processus semblables ont lieu dans la population des lymphocytes T, ce dont il résulte des clones de cellules T à mémoire et de cellules T effectrices; parmi ces dernières, il y a des cellules T_H activées qui sécrètent des cytokines et des lymphocytes T cytotoxiques (CTL).

explique la rapidité et l'intensité qui distingue une réponse secondaire de la réponse primaire.

Dans la branche humorale du système immunitaire, l'antigène induit la prolifération clonale des lymphocytes B en plasmocytes qui sécrètent l'anticorps et en cellules B à mémoire. Comme on peut le voir dans la figure 1.11a, la réponse primaire nécessite un délai d'environ 5 à 7 jours pour que les taux d'anticorps commencent à augmenter. Ce délai est le temps nécessaire à l'activation des cellules B naïves par l'antigène et les cellules T_H, ainsi qu'à la prolifération et à la différenciation subséquentes des cellules B activées en plasmocytes. Lors de la réponse primaire, les taux d'anticorps atteignent leur maximum au 14e jour environ, puis ils commencent à décroître lorsque les plasmocytes arrivent à la fin de leur vie. Lors de la réponse secondaire, le délai est beaucoup plus court (1 à 2 jours seulement), les taux des anticorps sont beaucoup plus élevés et persistent beaucoup plus longtemps. La réponse secondaire reflète l'activité de la population des cellules B à mémoire qui s'est accrue de façon clonale. Ces cellules à mémoire répondent à l'antigène bien plus rapidement que les cellules B naïves; de plus, étant donné qu'il y a beaucoup plus de cellules à mémoire qu'il n'y avait de cellules B naïves pour la réponse primaire, davantage de plasmocytes sont créés lors de la réponse secondaire et les taux d'anticorps sont, par conséquent, 100 à 1 000 fois plus élevés.

Dans la branche à médiation cellulaire, la reconnaissance d'un complexe antigène-CMH par un lymphocyte T mature spécifique induit la prolifération clonale en différentes cellules T douées de fonctions effectrices (cellules T_H et CTL) et en cellules T à mémoire. La

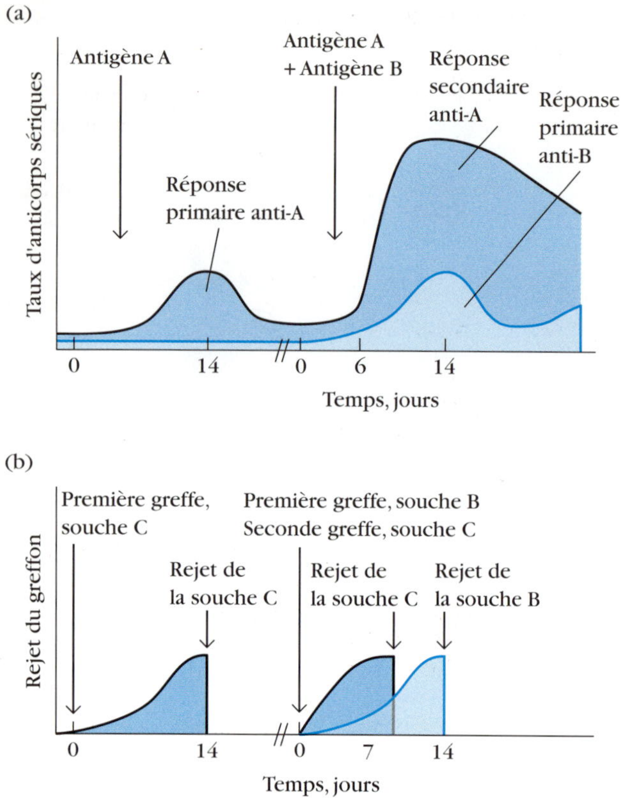

FIGURE 1.11 Des différences dans les réponses primaire et secondaire à un antigène injecté (réponse humorale) ou à une greffe de peau (réponse à médiation cellulaire) traduisent le phénomène de mémoire immunitaire. (a) Lorsqu'un antigène est injecté à un animal, ce dernier répond par la production d'un anticorps sérique primaire; cette réponse, de faible amplitude et de courte durée, atteint son maximum en 10 à 17 jours. Une seconde immunisation avec le même antigène donne une réponse secondaire qui, par rapport à la réponse primaire, est plus importante, atteint son maximum plus rapidement (2 à 7 jours) et dure plus longtemps (de quelques mois à quelques années). Comparer la réponse secondaire à l'antigène A avec la réponse primaire à l'antigène B administré aux mêmes souris. (b) Lorsque des greffons de peau de souris de souche C sont transplantés à des souris de souche A, ils sont rejetés en 12 à 14 jours environ. Lorsque des greffons de souche C sont transplantés à des souris antérieurement exposées à de la peau de souche C, ils sont rejetés beaucoup plus vigoureusement et plus rapidement que les premiers greffons; comparer le rejet du second greffon de souche C à celui du premier greffon de souche B.

réponse à médiation cellulaire à une greffe de peau est décrite dans la figure 1.11b. Lorsque de la peau de souris de souche C est greffée à des souris de souche A, une réponse primaire se développe et tous les greffons sont rejetés en 10 à 14 jours environ. Lorsque de la peau de souche C est greffée une seconde fois aux mêmes souris, elle est rejetée beaucoup plus violemment et rapidement que lors de la première greffe. Lorsque des animaux précédemment greffés avec de la peau de souche C reçoivent ensuite de la peau d'une souche non apparentée, la souche B, la réponse à la souche B est caractéristique d'une réponse primaire et le greffon est rejeté dans les 10 à 14 jours. Ces résultats montrent que le rejet des greffons est une réponse immunitaire spécifique. Les mêmes souris qui présentaient une réponse secondaire à la greffe C auront une réponse primaire à la greffe B. L'augmentation de la vitesse du rejet du greffon C reflète la présence d'une population de cellules T_H et T_C à mémoire, augmentée de façon clonale, spécifique des antigènes de la greffe étrangère. Cette population de cellules à mémoire augmentée génère davantage de cellules effectrices, ce dont il résulte un rejet plus rapide du greffon.

Interactions cellulaires nécessaires à la création des réponses immunitaires

Les branches humorale et à médiation cellulaire du système immunitaire requièrent une interaction entre différents types de cellules pour induire une réponse immunitaire spécifique. Ces cellules incluent les différentes cellules présentatrices de l'antigène, les cellules T_H et soit les cellules B pour l'induction de l'immunité humorale, soit les cellules T_C pour l'induction de l'immunité à médiation cellulaire.

Activation et prolifération des cellules T auxiliaires

La création des réponses immunitaires humorale ou à médiation cellulaire dépend de l'activation des cellules T_H. Ce processus commence lorsque les récepteurs de liaison à l'antigène des cellules T_H se lient aux complexes peptide-molécule de classe II du CMH à la surface des cellules présentatrices de l'antigène (figure 1.12). Cette interaction donne un signal qui, de concert avec un signal indispensable de costimulation, conduit à l'activation et

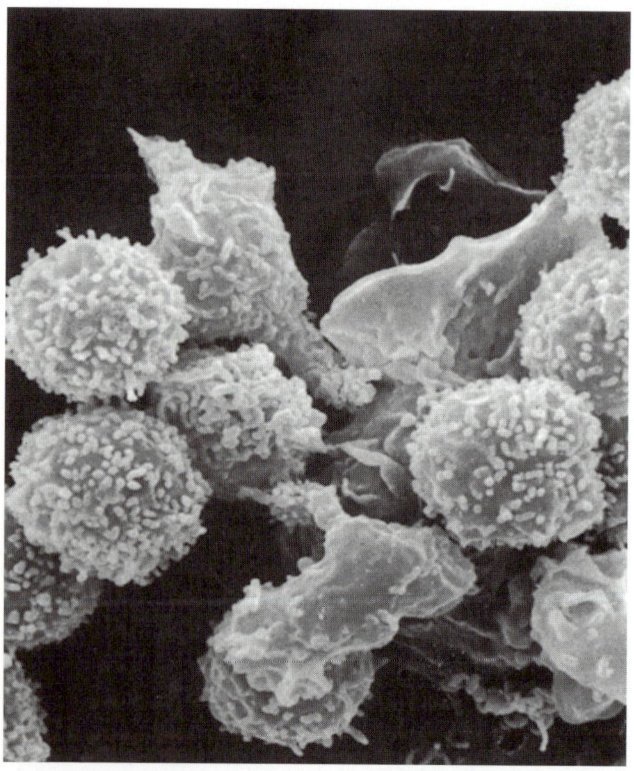

FIGURE 1.12 Cette micrographie électronique à balayage révèle de nombreux lymphocytes T en interaction avec un unique macrophage. Le macrophage présente aux cellules T l'antigène apprêté combiné à des molécules de classe II du CMH. (D'après WE Paul (éd.), 1991, *Immunology : Recognition and Response*, W.H. Freeman and Company, New York; avec l'autorisation de MH Nielsen et O Werdelin.)

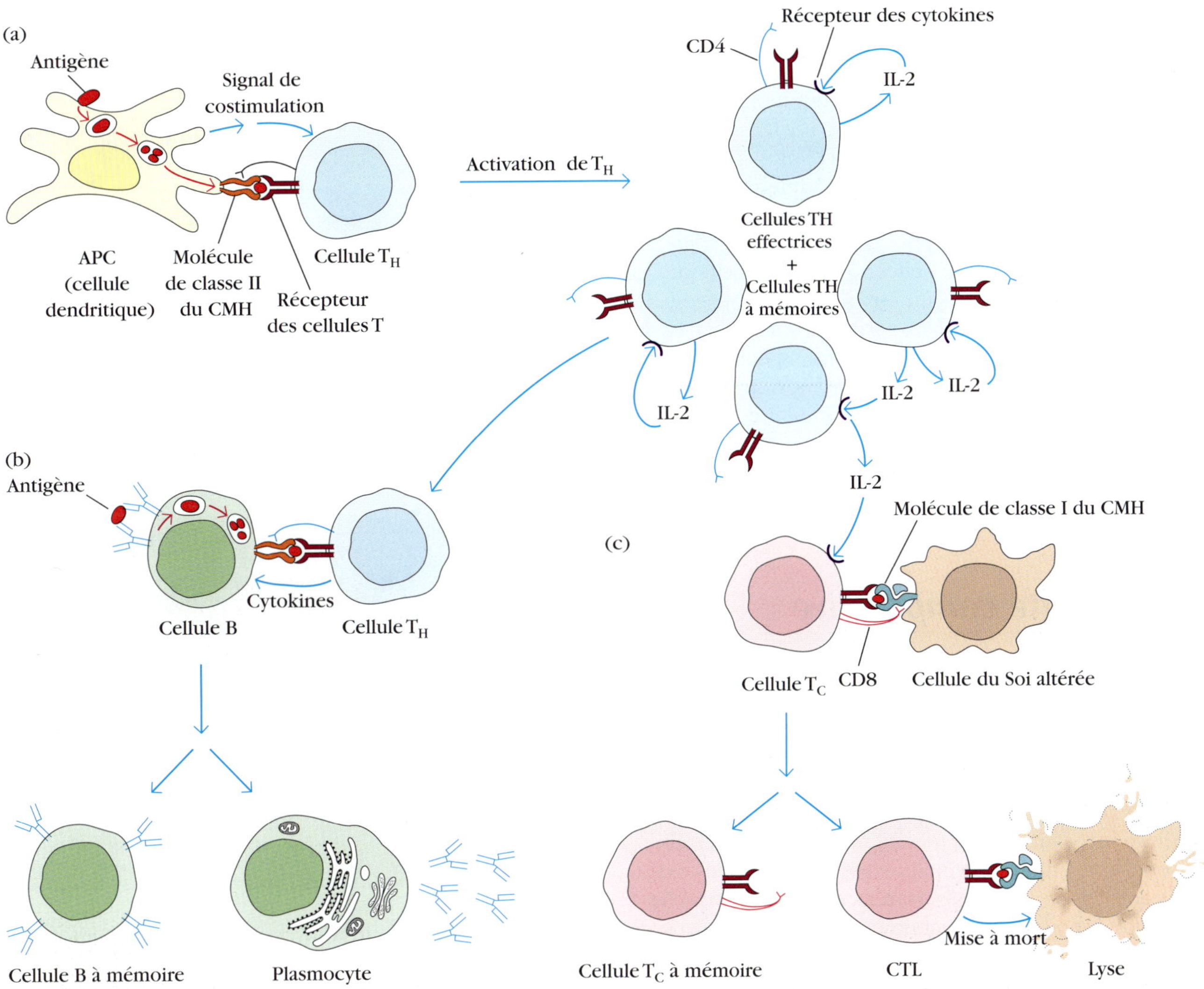

FIGURE 1.13 Interactions cellulaires impliquées dans l'induction des réponses immunitaires. L'activation (APC = cellule présentatrice de l'antigène) et la prolifération des cellules T_H (a) sont nécessaires au déclenchement d'une réponse humorale (b) et d'une réponse à médiation cellulaire contre des cellules du Soi altérées (c).

à la prolifération des cellules T_H (figure 1.13). La population de cellules T_H spécifiques de l'antigène, développée de façon clonale, peut maintenant jouer un rôle dans l'activation des lymphocytes B et des lymphocytes T qui créent les réponses humorale ou à médiation cellulaire, respectivement.

Création de la réponse immunitaire humorale

Les lymphocytes B matures activés par l'antigène passent de la moelle osseuse à la circulation sanguine ou lymphatique ou encore se fixent dans les différents organes lymphoïdes. L'interaction d'une cellule B mature avec l'antigène déclenche son activation, sa prolifération et sa différenciation. Ce processus commence lorsque l'antigène se fixe sur les molécules d'anticorps membranaires de la surface d'une cellule B. Certains des antigènes liés sont internalisés par endocytose médiée par un récepteur. Après apprêtement de l'antigène, la cellule B présente les peptides antigéniques qui en résultent, combinés à des molécules de classe II du CMH, à la surface de sa membrane. Une cellule T_H spécifique du complexe antigène-CMH présenté se lie ensuite à ce dernier; le résultat de cette interaction est la sécrétion par la cellule T_H de cytokines qui stimulent les différentes phases de la division et de la différenciation de la cellule B. La cellule B activée est l'objet de toute une série de divisions cellulaires pendant 5 jours environ, tandis qu'elle se différencie en une population de plasmocytes qui sécrètent l'anticorps et en une population de cellules à mémoire (figure 1.13b).

Création de la réponse à médiation cellulaire

La réponse à médiation cellulaire est créée par différentes sous-populations de lymphocytes T. Comme dans la réponse humorale, une population de cellules T activées par un antigène spécifique, développée de façon clonale, est nécessaire. Les cytokines sécrétées par ces cellules T_H contribuent à l'activation de différentes cellules T effectrices responsables des réponses à médiation cellulaire. Par exemple, après qu'une cellule T_C se soit liée à un antigène apprêté combiné à des molécules de classe I du CMH à la surface de la membrane d'une cellule du Soi altérée, la cytokine interleukine 2 (IL-2), sécrétée par les cellules T_H, stimule la prolifération et la différenciation des cellules T_C. Ce processus crée des lymphocytes T cytotoxiques (CTL) qui provoquent des lésions membranaires sur la cellule du Soi altérée avec pour résultat une lyse cellulaire; ce processus crée aussi des populations de cellules T_H et T_C à mémoire (figure 1.13c).

Les cytokines sécrétées par les cellules T_H activées régulent aussi la prolifération et la différenciation de nombreuses cellules effectrices non spécifiques qui jouent des rôles divers dans les réponses immunitaires à médiation cellulaire. Ces cellules effectrices non spécifiques ne possèdent pas les attributs immunologiques de spécificité et de mémoire; en effet, leur activité est régulée par les cytokines sécrétées par les cellules T_H spécifiques d'un antigène. Parmi les cellules effectrices non spécifiques de la réponse immunitaire à médiation cellulaire, figurent les cellules NK (de *natural killer*) et les macrophages activés. Ces cellules sont décrites dans le chapitre 2, et leur rôle dans l'immunité à médiation cellulaire est envisagé dans le chapitre 14.

Immunité comparative

L'objet de l'immunologie est essentiellement l'étude de la façon dont des mécanismes naturels et des mécanismes adaptatifs collaborent pour protéger les vertébrés des infections. Bien que de nombreux acteurs cellulaires ou moléculaires aient des rôles importants, les anticorps et les lymphocytes sont les agents principaux. Bien qu'ils soient prééminents dans les systèmes immunitaires des vertébrés, ce serait une erreur de conclure que ces molécules extraordinaires et ces cellules versatiles sont indispensables à l'immunité. En fait, une recherche résolue d'anticorps, de cellules T et de cellules B dans des organismes appartenant à de nombreux phylums autres que celui des vertébrés n'a pas réussi à les y trouver. Le milieu intérieur d'organismes aussi divers que les drosophiles, les cafards et les plantes ne contient pas de populations microbiennes non maîtrisées, ce qui implique donc qu'un certain type d'immunité existe dans la plupart, sinon dans tous les organismes multicellulaires. Ainsi, le développement d'un certain système de défense immunitaire semble être un impératif de l'évolution de la vie multicellulaire. Une riche diversité des mécanismes de défense s'est développée, avec une grande variation dans l'utilisation et l'importance de mécanismes particuliers. Bien que ces différents mécanismes d'immunité soient différents, dans de nombreux cas, les voies de transduction du signal utilisées pour susciter l'immunité sont étonnamment similaires. Il a été prouvé que certains des éléments clé de ces voies de signalisation chez les vertébrés, les insectes et même les plantes contiennent des molécules conservées au cours de l'évolution. Si l'on considère que les plantes et les vertébrés ont divergé en des branches évolutives séparées il y a au moins un milliard d'années, ce degré de conservation est remarquable.

Les insectes et les plantes fournissent des exemples particulièrement clairs et spectaculaires d'une immunité naturelle qui ne soit pas fondée sur des lymphocytes. L'invasion de la cavité intérieure du corps de la drosophile, *Drosophila melanogaster*, par des bactéries ou des moisissures déclenche la synthèse de petits peptides qui ont une forte activité antibactérienne ou antifongique. L'efficacité de ces peptides antimicrobiens est démontrée par le devenir des mutants incapables de les produire. Par exemple, une infection fongique emporte un mutant de drosophile incapable de déclencher la synthèse de la drosomycine, qui est un peptide antifongique (figure 1.14).

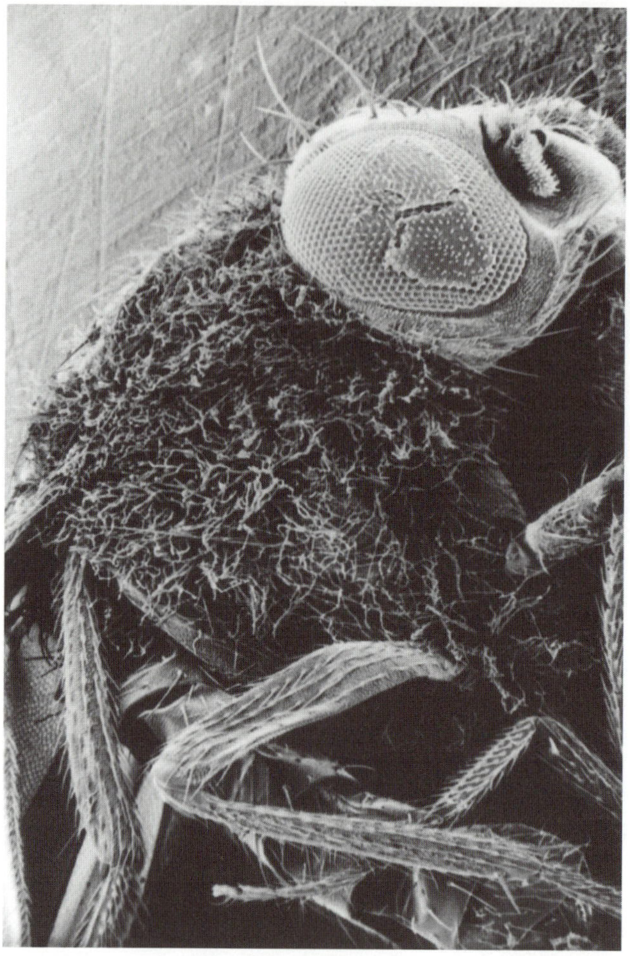

FIGURE 1.14 Infection mycosique grave chez une drosophile (*Drosophila melanogaster*) affectée d'une mutation qui bloque la voie de transduction du signal nécessaire à la synthèse du peptide antifongique drosomycine. (D'après Lemaitre *et al.*, *Cell* **86**:973, 1996 ; © Cell Press, avec l'autorisation de JA Hoffman, Université de Strasbourg.)

Les plantes répondent à une infection en produisant toute une série de protéines et de peptides antimicrobiens, ainsi que des petites molécules organiques non peptidiques douées d'une activité antibiotique. Parmi ces agents, figurent les enzymes qui digèrent les parois des cellules microbiennes, les peptides et les protéines qui provoquent des lésions dans les membranes microbiennes, ainsi que les phytoalexines, qui sont des petites molécules organiques. L'importance des phytoalexines est démontrée par le fait que des mutations qui modifient leurs voies de biosynthèse ont pour conséquence une perte de la résistance à de nombreux agents pathogènes pour les plantes. Dans certains cas, les réponses des plantes aux pathogènes va au-delà de cet assaut chimique pour inclure une réponse architecturale au cours de laquelle la plante développe des cellules qui forment un mur dans la zone infectée en renforçant les parois des cellules avoisinantes. Le tableau 1.3 compare les capacités des systèmes immunitaires dans un large échantillonnage d'organismes multicellulaires, animaux ou végétaux.

TABLEAU 1.3 Immunité dans les organismes multicellulaires

Groupe taxonomique	Immunité naturelle (non spécifique)	Immunité acquise (spécifique)	Enzymes protecteurs et cascades enzymatiques induits par l'invasion	Phagocytose	Peptides anti-microbiens	Récepteurs de reconnais-sance	Rejet du greffon	Cellules T et cellules B	Anticorps
Plantes supérieures	+	–	+	–	+	+	–	–	–
Invertébrés Porifères (éponges)	+	–	?	+	?	?	+	–	–
Annélides (vers de terre)	+	–	?	+	?	?	+	–	–
Arthropodes (insectes, crustacés)	+	–	+	+	+	+	?	–	–
Vertébrés Élasmobranches (poissons cartilagineux; ex. : requins, raies)	+	+	+	+	agents équivalents	+	+	+	+
Poissons téléostéens et poissons osseux (ex : saumons, thons)	+	+	+	+	probable	+	+	+	+
Amphibiens	+	+	+	+	+	+	+	+	+
Reptiles	+	+	+	+	?	+	+	+	+
Oiseaux	+	+	+	+	?	+	+	+	+
Mammifères	+	+	+	+	+	+	+	+	+

Légende : + = démonstration définitive; – = n'a pas été démontré à ce jour; ? = la présence ou l'absence reste à établir.
Sources : Du Pasquier, 1993, « *Evolution of the immune system* », in *Fundamental Immunology*, 3e éd., WE Paul, éd., Raven, New York; B Fritig, T Heitz et M Legrand, 1998, « *Antimicrobial proteins in induced plant defense* », *Curr. Opin. Immunol.* 10:16. K. Soderhall et L Cereniux, 1998 « *Role of the prophenoloxidase-activating system in invertebrate immunity* », *Curr. Opin. Immunol.* 10:23.

Le dysfonctionnement immunitaire et ses conséquences

La vue d'ensemble de l'immunité naturelle et de l'immunité spécifique qui vient d'être présentée dépeint un système interactif à plusieurs composantes qui protège l'hôte des maladies infectieuses et du cancer. Cette vue d'ensemble ne serait pas complète si l'on ne mentionnait pas que le système immunitaire peut fonctionner de façon non appropriée. Parfois, le système immunitaire faillit à sa tâche de protection adéquate de l'hôte ou encore oriente mal ses activités, provoquant un inconfort, une maladie débilitante ou même la mort. Il y a plusieurs manifestations fréquentes d'un dysfonctionnement immunitaire :

- l'allergie et l'asthme
- le rejet des greffons et la maladie du greffon contre l'hôte
- les maladies auto-immunes
- l'immunodéficience

L'allergie et l'asthme résultent de réponses immunitaires inappropriées, souvent contre des antigènes banaux, tels que certains pollens des plantes, des aliments ou des déjections animales. Le fait que certaines substances puissent augmenter une sensibilité plutôt qu'une protection a été reconnu en 1902 par Charles Richet qui tentait d'immuniser des chiens contre les toxines de l'organisme aquatique *Physalia*. Avec son collègue Paul Portier, il a observé que des chiens exposés à des doses sublétales de toxine réagissaient presqu'instantanément, et de façon fatale, à une administration supplémentaire d'une quantité minime de toxine. Richet en a conclu qu'une immunisation fructueuse, ou vaccination, résultait d'une *phylaxie*, ou protection, et que l'effet opposé était une **anaphylaxie**, dans laquelle une exposition initiale à un antigène pouvait conduire à une réaction fatale violente lors d'une exposition ultérieure. Richet a reçu le prix Nobel en 1913 pour sa découverte de la réponse anaphylactique.

Regards sur la clinique

L'allergie et l'asthme sont de graves problèmes de santé publique

Bien que le système immunitaire serve à protéger l'hôte des maladies infectieuses et du cancer, des réponses inappropriées de ce système peuvent conduire à une maladie. Les maladies les plus fréquentes résultant d'un dysfonctionnement du système immunitaire sont les allergies et l'asthme. Ensemble, l'allergie et l'asthme représentent un grave problème de santé publique. Les mécanismes à l'origine des réponses allergiques ou asthmatiques aux antigènes de l'environnement (ou allergènes) seront considérés en détail dans le chapitre 16. Brièvement, les réactions allergiques sont des réponses à des stimuli antigéniques qui conduisent à une immunité fondée essentiellement sur une immunoglobuline de la classe IgE. L'exposition à l'antigène (ou à l'allergène) déclenche une libération, médiée par l'IgE, de substances chimiques qui provoquent des symptômes allant de l'éternuement ou d'une dermatose à l'inflammation des poumons dans la crise d'asthme.

L'inconfort des allergies courantes, telles que l'allergie aux pollens des plantes (souvent appelée aux États-Unis allergie au *ragweed*), consiste en éternuements et écoulements nasaux d'une durée d'une ou deux semaines, ce qui peut sembler bénin comparé aux autres problèmes de santé, tels que le cancer, l'arrêt cardiaque ou les infections qui menaçent le processus vital. Une réaction allergique plus grave est l'asthme, maladie chronique du poumon dans laquelle une inflammation, provoquée par des antigènes de l'environnement ou des infections, entraîne une grave difficulté de respiration. L'importance réelle de l'asthme et de l'allergie est manifeste si l'on se réfère au nombre de visites dans les cabinets médicaux et les centres d'urgence, ou encore aux jours d'hospitalisation qu'occasionnent ces problèmes. Les renseignements sur la fréquence des soins dispensés pour les demandes médicales les plus courantes aux États-Unis montrent que l'asthme et l'allergie en représentent une part importante.

Parmi les causes les plus courantes qui conduisent à une consultation aux services des urgences d'un hôpital, figure la crise d'asthme qui représente un tiers de l'ensemble des consultations. En plus de l'asthme traité aux urgences, il y a eu environ 160 000 hospitalisations pour asthme l'année passée, avec une durée moyenne de trois à quatre jours. Aux États-Unis, environ 14,6 millions de personnes souffrent d'asthme et il y a environ 5 000 décès par an. Dans les 20 dernières années, la fréquence de l'asthme dans le monde occidental a doublé. Bien que tous les âges et toutes les races soient affectés, les décès dus à l'asthme sont 3,5 fois plus fréquents chez les enfants afro-américains. Les raisons de l'augmentation du nombre des cas d'asthme et du taux de décès plus élevé chez ces derniers demeurent inconnues, bien que quelques indices aient pu être découverts grâce à des études récentes des facteurs génétiques des maladies allergiques (voir Regards sur la clinique, chapitre 16).

On estime qu'environ un tiers des personnes qui vivent aux États-Unis souffrent d'une allergie quelconque et que la plupart d'entre elles doivent suivre un traitement. Comme l'indiquent les informations du tableau ci-dessous, l'asthme et l'allergie réunis ont conduit à plus de 28 millions de consultations chez un médecin en 1995. Les résultats comparés de ce tableau incluent les consultations demandées par des personnes de tout âge et, comme on pouvait le prévoir, les pathologies courantes, telles que les infections respiratoires, les problèmes articulaires et de dos, ainsi que les maladies cardiaques, figurent en tête de la liste des raisons qui conduisent à une visite chez un médecin. Un éclairage sur l'importance de l'allergie en tant que problème de santé publique est apporté par le fait que le nombre annuel des consultations chez un médecin pour hypertension, examens médicaux de routine ou grossesse normale est inférieur au nombre de visites pour les trois pathologies d'origine allergique citées.

En plus de la souffrance et de l'anxiété causées par ces réponses immunitaires inappropriées ou par ces allergies aux antigènes de l'environnement, il faut prendre en considération le coût effarant des pertes de temps de travail et des soins. Les informations sur la fréquence des consultations chez un médecin ou dans un hôpital confirment la dimension du problème et justifient pleinement les intenses efforts développés par les immunologistes et les allergologues fondamentalistes ou cliniciens pour alléger la souffrance causée par ces maladies.

Visites annuelles pour des soins ambulatoires pour les symptômes médicaux les plus courants en 1995

Diagnostic	Visites dans un cabinet médical (en milliers)
Infections des bronches, des sinus, des oreilles et de la gorge	101 800
Problèmes articulaires et de dos	56 600
Maladies cardiaques	33 500
Allergies et asthme	28 200
Asthme	12 000
Rhinite allergique	8 500
Dermatose de contact et autres formes d'eczéma	7 700
Hypertension essentielle	25 400
Examen médical général	22 800
Grossesse normale	22 800
Contrôle de la santé d'un jeune enfant ou d'un enfant	21 300
Cancer	17 200
Diabète	15 500
Cataracte	8 100

Source : Ambulatory care visits to physician offices, hospital outpatient departments, and emergency departments : États-Unis, 1995. Centers for Disease Control and Prevention, National Center for Health Statistics, 1997, DHHS Publication No. (PHS)97-1790, juin 1997.

Heureusement, la plupart des réactions allergiques chez l'Homme ne sont pas rapidement fatales. Une allergie spécifique ou une réponse anaphylactique implique habituellement un type d'immunoglobuline appelée IgE. La liaison de l'IgE à un antigène spécifique (allergène) libère des substances qui provoquent irritation et inflammation. Lorsqu'un individu allergique est exposé à un allergène, les symptômes peuvent inclure des éternuements, une respiration sifflante et des difficultés respiratoires (asthme), des dermatoses ou des éruptions cutanées (urticaire) et, dans les cas les plus extrêmes, un étouffement dû au blocage des voies aériennes par l'inflammation. Dans le domaine de la santé, une part significative de nos ressources est dépensée pour soigner des personnes souffrant d'allergie ou d'asthme. La fréquence de l'allergie et de l'asthme aux États-Unis place ces affections parmi les raisons les plus courantes d'une consultation au cabinet d'un médecin ou aux urgences d'un hôpital (voir Regards sur la clinique). Lorsque le système immunitaire rencontre des cellules ou des tissus étrangers, il répond violemment pour éliminer les envahisseurs de l'hôte. Cependant, dans certains cas, la transplantation de cellules ou d'un organe venant d'un autre individu, bien que considérée par le système immunitaire comme une invasion étrangère, pourrait être l'un des traitements possibles d'une maladie. Par exemple, on estime qu'aux États-Unis uniquement, plus de 60 000 personnes pourraient bénéficier d'une transplantation rénale. Étant donné que le système immunitaire attaque ou rejette un organe transplanté qui n'est pas reconnu comme faisant partie du Soi, il y a une sérieuse limitation à ce traitement potentiellement sauveur d'une vie. Un danger supplémentaire de la transplantation est que les cellules transplantées, avec leurs propres fonctions immunitaires, puissent reconnaître le nouvel hôte comme du non Soi et réagir contre lui. Cette réaction, appelée maladie du greffon contre l'hôte, peut être fatale. La réaction de rejet et la maladie du greffon contre l'hôte peuvent être supprimées par des médicaments, mais ce type de traitement supprime toutes les fonctions immunitaires, de telle sorte que l'hôte n'est plus protégé par son système immunitaire et devient sensible aux maladies infectieuses. Les études de transplantation ont joué un rôle majeur dans le développement de l'immunologie. Un Prix Nobel a récompensé Karl Landsteiner, en 1930, pour la découverte des groupes sanguins chez l'Homme, découverte qui a permis que les transfusions de sang soient effectuées de façon sûre. En 1980, G. Snell, J. Dausset et B. Benacerraf ont été récompensés pour la découverte du complexe majeur d'histocompatibilité, et, en 1991, E.D. Thomas et J. Murray ont reçu le Prix Nobel pour des avancées dans l'immunologie de la transplantation. Permettre à un organisme étranger d'être accepté sans supprimer l'immunité contre tous les antigènes demeure un défi pour les immunologistes actuels.

Chez certains individus, le système immunitaire fonctionne mal par perte de son sens du Soi et du non Soi, ce qui permet une attaque immunitaire contre l'hôte. Cette condition, l'**auto-immunité**, peut être à l'origine de nombreuses maladies chroniques invalidantes. Les symptômes de l'auto-immunité diffèrent selon les tissus et les organes attaqués. Par exemple, la sclérose en plaque (*multiple sclerosis*) est due à une attaque auto-immune du cerveau et du système nerveux central. La maladie de Crohn est une attaque des tissus de l'intestin et la polyarthrite rhumatoïde (*rheumatoid arthritis*) une attaque des articulations des bras et des jambes. Les facteurs génétiques et environnementaux qui déclenchent et entretiennent les maladies auto-immunes sont l'objet d'intenses recherches immunologiques, de même que la quête de traitements améliorés.

Lorsque l'une des nombreuses composantes de l'immunité innée ou de l'immunité spécifique est défectueuse en raison d'une anomalie génétique, ou lorsqu'il y a perte de fonction en raison d'un dommage causé par des agents chimiques, physiques ou biologiques, l'hôte souffre d'une **immunodéficience**. La sévérité de la maladie résultant d'une immunodéficience dépend du nombre des composantes affectées. Un type commun d'immunodéficience en Amérique du Nord est une immunodéficience sélective dans laquelle seul l'un des types d'immunoglobulines, l'IgA, est manquant. Les symptômes peuvent être mineurs ou même ignorés. Par contre, dans une immunodéficience plus rare, appelée immunodéficience combinée sévère (SCID, de *severe combine immunodeficiency*), qui affecte les cellules B et les cellules T, conduit, en l'absence de traitement, à une mort par infection dès le jeune âge. Depuis les années 1980, la forme la plus commune d'immunodéficience est le syndrome d'immunodéficience acquise, ou SIDA, qui résulte d'une infection par un rétrovirus humain, le virus de l'immunodéficience humaine, ou HIV. Dans le SIDA, les cellules auxiliaires sont infectées et détruites par l'HIV, ce qui provoque un effondrement du système immunitaire. On estime que 33 millions de personnes dans le monde souffrent de cette maladie, qui est habituellement fatale dans les 8 à 10 années qui suivent l'infection. Bien que certaines thérapeutiques puissent prolonger la vie des patients atteints du SIDA, il n'y a pas de traitement connu de cette maladie.

Ce chapitre a été une brève présentation du système immunitaire et il a donné un croquis sur le vif de la façon dont ce système complexe fonctionne pour protéger l'hôte contre la maladie. Les chapitres suivants concerneront la structure et la fonction des cellules, organes ou molécules qui composent ce système. Ils décriront notre compréhension actuelle de la façon dont les composantes de l'immunité entrent en interaction et ils décriront les expérimentations qui ont permis la découverte de ces mécanismes. Des sujets spécifiques d'immunologie appliquée, tels que l'immunité contre les maladies infectieuses, le cancer et les pratiques actuelles de vaccination, seront le sujet des chapitres ultérieurs. Enfin, pour compléter la description du système immunitaire dans toutes ses activités, un chapitre s'adresse à chacun des types essentiels de dysfonctionnement immunitaire.

Résumé

1. L'immunité est l'état de protection contre des organismes ou des substances (antigènes) étrangers. Les vertébrés possèdent deux types d'immunité, naturelle et acquise. Les composantes et les mécanismes de l'immunité naturelle (non spécifique) ne sont pas spécifiques d'un pathogène. L'immunité acquise présente un haut degré de spécificité. Typiquement, les réponses immunitaires naturelles commencent beaucoup plus rapidement que les réponses adaptatives et constituent,

par conséquent, la première ligne de défense après que l'hôte ait été envahi par un pathogène.

2. L'immunité naturelle et l'immunité acquise n'opèrent pas indépendamment l'une de l'autre. Elles agissent de façon coopérative et interdépendante, ce qui les rend plus efficaces. L'activation des réponses immunitaires naturelles produit des signaux qui stimulent et dirigent les réponses immunitaires adaptatives subséquentes. De plus, le système immunitaire adaptatif crée des signaux et des constituants qui stimulent et augmentent l'efficacité des réponses immunitaires naturelles.
3. Les réponses immunitaires naturelles incluent des barrières anatomiques, physiologiques, endocytaires ou phagocytaires, et inflammatoires, qui contribuent à prévenir l'entrée et l'installation d'agents infectieux (voir les figures 1.3 et 1.4). En coopération avec ces mécanismes non spécifiques, l'organisme développe une réponse immunitaire acquise (spécifique).
4. Les réponses immunitaires acquises présentent quatre attributs immunologiques : spécificité, diversité, mémoire et reconnaissance du Soi et du non Soi. Fonctionnellement, une réponse immunitaire est constituée de deux événements corrélés : la reconnaissance de l'antigène et la réponse à cet antigène (par exemple, la création de cellules et de molécules effectrices). Les cellules présentatrices de l'antigène, les lymphocytes B et les lymphocytes T sont les cellules essentielles des réponses immunitaires.
5. Les membranes cellulaires des lymphocytes B et des lymphocytes T ont des récepteurs qui fixent l'antigène. Les récepteurs de la surface des cellules B sont des molécules d'anticorps qui peuvent reconnaître l'antigène et interagir directement avec lui. Les récepteurs des cellules T, en revanche, ne reconnaissent que l'antigène combiné à des molécules de classe I ou de classe II du complexe majeur d'histocompatibilité (CMH) à la surface d'une cellule. Lorsque les lymphocytes B et les lymphocytes T deviennent matures, chaque cellule exprime des récepteurs qui reconnaissent un déterminant antigénique unique (épitope).
6. Les deux sous-populations essentielles de lymphocytes T sont les cellules T auxiliaires (T_H) et les cellules T cytotoxiques (T_C). En général, les cellules (T_H) expriment le CD4, qui est une glycoprotéine membranaire, et reconnaissent un antigène combiné à des molécules de classe II du CMH, tandis que les cellules T_C expriment le CD8 et reconnaissent l'antigène combiné à des molécules de classe I du CMH (voir figure 1.8).
7. Les antigènes exogènes (extracellulaires) sont internalisés et dégradés par des cellules présentatrices de l'antigène (macrophages, cellules B et cellules dendritiques) ; les peptides antigéniques résultants, complexés à des molécules de classe II du CMH, sont ensuite exposés à la surface de la cellule. Les antigènes endogènes (intracellulaires) (c'est-à-dire les protéines virales ou tumorales produites par des cellules du Soi altérées) sont dégradés dans le cytoplasme puis exposés avec des molécules de classe I du CMH à la surface de la cellule (voir figure 1.9).
8. L'interaction d'un lymphocyte mature immunocompétent avec l'antigène qu'il reconnaît stimule la prolifération et la différenciation de la cellule en cellules effectrices et cellules à mémoire (voir la figure 1.10). Une telle exposition initiale à un antigène particulier induit une réponse primaire; la population augmentée de cellules à mémoire permet une réponse secondaire plus rapide et plus intense lors d'une exposition subséquente au même antigène (voir la figure 1.11).
9. Le système immunitaire produit des réponses humorales et des réponses à médiation cellulaire. La réponse humorale est la mieux adaptée à l'élimination des antigènes exogènes; la réponse à médiation cellulaire correspond mieux à l'élimination d'antigènes endogènes. Les cellules effectrices de la réponse humorale sont les plasmocytes, qui sécrètent un anticorps soluble. Les cellules effectrices de la réponse à médiation cellulaire sont les cellules T_H activées, qui sécrètent diverses cytokines, et les lymphocytes cytotoxiques (CTL) qui peuvent détruire les cellules du Soi altérées. L'activation des cellules T_H est nécessaire dans les deux types de réponse (voir les figures 1.7 et 1.13).
10. Les éléments de la signature de l'immunité acquise, les lymphocytes et les anticorps, ne sont rencontrés que chez les vertébrés. Cependant, un certain type d'immunité naturelle apparaît être une caractéristique des organismes multicellulaires, et il a été démontré une immunité dans des organismes aussi différents que les insectes, les vers et les plantes supérieures. Les mécanismes utilisés par les différents phylums sont très divers et incluent la phagocytose, la synthèse de peptides antimicrobiens et l'induction de cascades enzymatiques protectrices.
11. Le dysfonctionnement du système immunitaire peut provoquer des maladies handicapantes ou fatales. Les dysfonctionnements les plus courants se traduisent par une allergie ou de l'asthme. Si le système immunitaire faillit à sa fonction parce qu'une certaine composante est perdue ou inactivée, l'immunodéficience qui en résulte laisse l'hôte sensible aux infections. Dans l'auto-immunité, le système immunitaire attaque les cellules ou les tissus de l'hôte, ce qui conduit à des maladies graves, telles que la sclérose en plaque ou la polyarthrite rhumatoïde.

RÉFÉRENCES

Ada, GL, et G Nossal. 1987. The clonal selection theory. Sci. *Am.* 257(2):62.

Burnet, FM. 1959. *The Clonal Selection Theory of Acquired Immunity*. Cambridge University Press, Cambridge.

Cohen, SG, et M Samter. 1992. *Excerpts from Classics in Allergy*. Symposia Foundation, Carlsbad, California.

Desour, L. 1922. *Pasteur and His Work* (traduit par AF et BH Wedd). T. Fisher Unwin Ltd., London.

Engelhard, VH. 1994. How cells process antigens. Sci. *Am.* 271(2):54.

Fearon, DT, et RM Locksley. 1996. The instructive role of innate immunity in the acquired immune response. *Science* **272**:50.

Fritig, B, T Heitz, et M Legrand. 1998. Antimicrobial proteins in induced plant defense. *Curr. Opin. Immunol.* **10**:12.

Grey, HM, A Sette, et S Buus. 1989. How T cells see antigen. *Sci. Am.* **261**(5):56.

Kindt, TJ, et JD Capra. 1984. *The Antibody Enigma*. Plenum Press, New York.

Krause, RM. 1981. *The Restless Tide: The Persistent Challenge of the Microbial World*, Foundation for Infectious Disease, Washington, D.C.

Landsteiner, K. 1947. *The Specificity of Serologic Reactions*. Harvard University Press, Cambridge, Massachusetts.

Lemaitre, B, E Nicolas, JM Reichart, et JA Hoffman. 1996. The dorsoventral regulatory gene cassette *spatzle/Toll/cactus* controls the potent antifungal response in *Drosophila* adults. *Cell* **86**:973.

Life, Death, and the Immune System. 1994. Readings from *Scientific American Magazine*. W. H. Freeman and Company, New York.

Medawar, PB. 1958. *The Immunology of Transplantation. The Harvey Lectures 1956-1957*. Academic Press, New York.

Medzhitov, R, et CA Janeway. 1998. An ancient system of host defense. *Curr. Opin. Immunol.* **10**:12.

Metchnikoff, E. 1905. *Immunity in the Infectious Diseases*. MacMillan, New York.

Roitt, IM, et PJ Delves, éds. 1998. *An Encyclopedia of Immunology*, 2e éd., vols. 1-4. Academic Press, London.

Sher, A, et R Ahmed. 1995. Immunity to infection. *Curr. Opin. Immunol.* **7**:471.

Sites Web utiles

http://www.umdnj.edu/~acole/main1.html

Le site Web *Antimicrobial Peptide* fournit une bonne couverture de toute une série de peptides antimicrobiens jouant un rôle dans l'immunité naturelle.

http://www.sciencexchange.com

Le site Web de l'*American Association of Immunologists* contient beaucoup d'informations d'un grand intérêt pour les immunologistes.

http://www.path.ox.ac.uk/sg

La *Macrophage Home Page* fournit une vue approfondie des activités et du travail des macrophages, cellules phagocytaires qui jouent des rôles importants dans l'immunité naturelle.

http://www.ncbi.nlm.nih.gov/PubMed/

PubMed, de la *National Library of Medicine*, qui comprend plus de 9 millions de publications, est la base de données bibliographiques la plus importante au monde pour la littérature biologique ou médicale. C'est aussi un site très convivial.

QUESTIONS À L'USAGE DES ÉTUDIANTS

1. Indiquer à quelle(s) branche(s) du système immunitaire les assertions suivantes s'appliquent, en utilisant **H** pour la branche humorale et **CM** pour la branche à médiation cellulaire. Certaines assertions peuvent s'appliquer aux deux branches.

a. ________ Implique des molécules de classe I du CMH
b. ________ Répond à l'infection virale
c. ________ Implique des cellules T auxiliaires
d. ________ Implique un antigène apprêté
e. ________ Répond plus vraisemblablement à la suite d'une transplantation d'organe
f. ________ Implique des cellules T cytotoxiques
g. ________ Implique des cellules B
h. ________ Implique des cellules T $CD8^+$
i. ________ Répond à une infection bactérienne extracellulaire
j. ________ Implique un anticorps sécrété
k. ________ Tue les cellules du Soi infectées par un virus

2. L'immunité spécifique présente quatre attributs caractéristiques, qui sont médiés par des lymphocytes. Donner la liste de ces quatre attributs et expliquer brièvement comment ils se développent.

3. Donner trois caractères d'une réponse immunitaire secondaire qui distinguent cette dernière d'une réponse immunitaire primaire.

4. Comparer et opposer les quatre types de molécules qui se lient à l'antigène utilisés par le système immunitaire : les anticorps, les récepteurs des cellules T, les molécules de classe I du CMH et les molécules de classe II du CMH, en fonction des caractéristiques suivantes :

a. Spécificité pour l'antigène
b. Expression cellulaire
c. Type d'antigène reconnu

5. Remplir les blancs, dans les phrases ci-après, avec les termes les plus appropriés :

a. ____________, ______________, et ______________ fonctionnent toutes comme cellules présentatrices de l'antigène.

b. Les cellules présentatrices de l'antigène délivrent un signal ____________ aux cellules _______.

c. Seules les cellules présentatrices de l'antigène expriment des molécules de classe __________du CMH, tandis que presque toutes les autres cellules expriment des molécules de classe ____________du CMH.

d. Les antigènes ___________ sont internalisés par les cellules présentatrices de l'antigène, dégradés dans ___________ et exposés avec des molécules de classe _________ du CMH, à la surface de la cellule.

e. Les antigènes ___________ sont produits dans des cellules du Soi altérées, dégradés dans le ____________ et exposés avec des molécules de classe_________ du CMH, à la surface de la cellule.

6. Décrire brièvement les trois événements majeurs de la réponse inflammatoire.

7. La cellule T $CD8^+$ est dite restreinte à la classe I. Qu'est-ce que cela signifie ?

8. Apparier chaque terme en rapport avec l'immunité naturelle (a-p) avec la description la plus appropriée donnée dans la liste ci-après (1-19). Chaque description peut être utilisée une fois, plus d'une fois, ou pas du tout.

Termes

a. ______ Fimbriae ou pili
b. ______ Exsudat
c. ______ Sébum
d. ______ Margination
e. ______ Derme
f. ______ Lysosome
g. ______ Histamine
h. ______ Macrophage
i. ______ Lysozyme
j. ______ Bradykinine
k. ______ Interféron
l. ______ Œdème
m. ______ Complément
n. ______ Extravasation
o. ______ Protéine C-réactive
p. ______ Phagosome

Descriptions

(1) Couche externe mince de la peau

(2) Couche de la peau contenant des vaisseaux sanguins et des glandes sébacées

(3) Une des diverses protéines de la phase aiguë

(4) Enzyme hydrolytique rencontré dans les sécrétions des muqueuses

(5) Migration dans les tissus d'un phagocyte, à travers la paroi endothéliale

(6) Sécrétion antibactérienne acide trouvée sur la peau

(7) Possède une activité antivirale

(8) Induit une vasodilatation

(9) Accumulation de fluide dans l'espace intercellulaire donnant un gonflement

(10) Grande vésicule contenant du matériel particulaire ingéré

(11) Accumulation de cellules mortes, de matériel digéré et de fluide

(12) Adhérence des cellules phagocytaires à la paroi endothéliale

(13) Structures impliquées dans l'adhérence microbienne aux muqueuses

(14) Stimule les récepteurs de la douleur de la peau

(15) Cellule phagocytaire trouvée dans les tissus

(16) Cellule phagocytaire trouvée dans le sang

(17) Groupe de protéines sériques impliquées dans la lyse cellulaire et l'élimination de l'antigène

(18) Vésicule cytoplasmique contenant des enzymes de dégradation

(19) Fluide riche en protéines qui s'écoule des capillaires vers les tissus

9. L'immunité naturelle et l'immunité acquise agissent selon des voies coopératives et interdépendantes pour protéger l'hôte. Discuter la collaboration de ces deux formes d'immunité.

10. Comment un arthropode, tel qu'un cafard ou un scarabée, pourrait-il se protéger d'une infection ? De quelles façons les réponses immunitaires naturelles d'un arthropode pourraient-elles être semblables à celles d'une plante et comment pourraient-elles en différer ?

11. Donner des exemples de conséquences bénignes ou graves d'un dysfonctionnement immunitaire. Quelle est la cause la plus courante de l'immunodéficience dans le monde actuellement ?

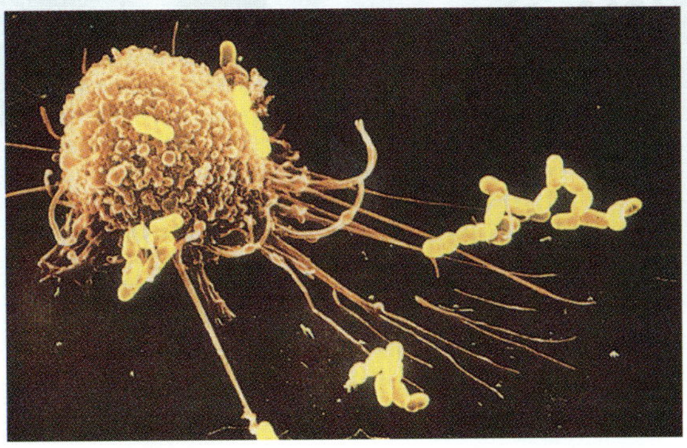

CHAPITRE 2

CELLULES ET ORGANES DU SYSTÈME IMMUNITAIRE

Hématopoïèse
Cellules du système immunitaire
Organes du système immunitaire

Le système immunitaire est constitué de nombreux organes et tissus différents répartis dans tout le corps. Ces organes peuvent être classés selon leurs fonctions en deux groupes principaux. Les *organes lymphoïdes primaires* apportent les micro-environnements appropriés au développement et à la maturation des lymphocytes. Les *organes lymphoïdes secondaires* captent les antigènes provenant de tissus ou d'espaces vasculaires définis et constituent les sites où les lymphocytes matures peuvent efficacement entrer en interaction avec ces antigènes. Les vaisseaux sanguins et les systèmes lymphatiques connectent ces organes, les unifiant en un ensemble fonctionnel.

Transportées par le sang et la lymphe et peuplant les organes lymphoïdes, les différentes cellules blanches du sang, ou **leucocytes**, participent à la réponse immunitaire. Parmi ces dernières, seuls les lymphocytes possèdent les attributs de diversité, de spécificité, de mémoire et de reconnaissance du Soi et du non Soi, qui constituent les caractères propres de la réponse immunitaire adaptative. Toutes les autres cellules jouent des rôles accessoires dans l'immunité adaptative, en activant les lymphocytes, en augmentant l'efficacité de l'élimination de l'antigène par phagocytose, ou en sécrétant différentes molécules effectrices du système immunitaire. Certains lymphocytes, et tout particulièrement les lymphocytes T, sécrètent différentes molécules protéiques appelées cytokines. Ces molécules agissent comme des hormones immunorégulatrices et jouent des rôles importants dans la régulation des réponses immunitaires. Ce chapitre décrit la formation des cellules sanguines, puis les propriétés des différentes cellules du système immunitaire, et enfin les fonctions des organes lymphoïdes.

Hématopoïèse

Toutes les cellules du sang dérivent d'un type de cellule appelée **cellule souche hématopoïétique (CSH)**. Les **cellules souche** sont des cellules qui peuvent se différencier en d'autres types cellulaires ; elles s'autorenouvellent, c'est-à-dire qu'elles maintiennent le niveau de leur population par division cellulaire. Chez l'Homme, l'**hématopoïèse**, qui est la formation et le développement des cellules rouges et des cellules blanches du sang, commence dans le sac vitellin de l'embryon au cours des premières semaines du développement. Là, les cellules souche du sac vitellin se différencient en cellules érythroïdes primitives qui contiennent de l'hémoglobine embryonnaire. Au troisième mois de la gestation, les cellules souche hématopoïétiques migrent du sac vitellin vers le foie fœtal, puis vers la rate ; ces deux organes ont des rôles majeurs dans l'hématopoïèse du troisième au septième mois de la gestation. Par la suite, la différenciation des CSH à lieu dans la moelle osseuse qui devient le siège majeur de l'hématopoïèse et, à partir de la naissance, l'hématopoïèse ne s'effectue que très peu, voire pas du tout, dans le foie ou la rate.

Il est remarquable que chaque cellule du sang mature, spécialisée dans une fonction, soit dérivée du même type de cellule souche. Contrairement à une cellule *unipotente*, qui se différencie en un seul type de cellule, une cellule souche hématopoïétique est *pluripotente*, capable de se différencier de différentes façons et donc de donner des érythrocytes, des granulocytes, des monocytes, des mastocytes, des lymphocytes et des mégacaryocytes. Ces cellules souche sont très peu nombreuses ; normalement, il y a moins d'une CSH pour 5×10^4 cellules dans la moelle osseuse.

L'étude des cellules souche hématopoïétiques est difficile, en raison de leur rareté, mais aussi parce qu'elles sont difficiles à cultiver *in vitro*. Il en résulte qu'on dispose de peu d'informations sur la façon dont leur prolifération et leur différenciation sont régulées. En raison de leur capacité à s'autorenouveler, les cellules souches hématopoïétiques sont maintenues à des niveaux stables tout au long de la vie adulte ; cependant, lorsqu'il y a une demande accrue d'hématopoïèse, les CSH montrent une énorme capacité de prolifération. Cela peut être démontré chez des souris dont les systèmes hématopoïétiques ont été complètement détruits par une dose létale de rayons X (950 rads ; un rad représente l'absorption par une cible irradiée d'une quantité de radiation correspondant à 100 ergs/gramme de cible). Des souris ainsi irradiées meurent dans les 10 jours, sauf si elles bénéficient d'une transplantation de cellules de moelle osseuse normales d'une souris syngénique (génétiquement identique). Bien qu'une souris normale possède 3×10^8 cellules de moelle

Visualisation des concepts

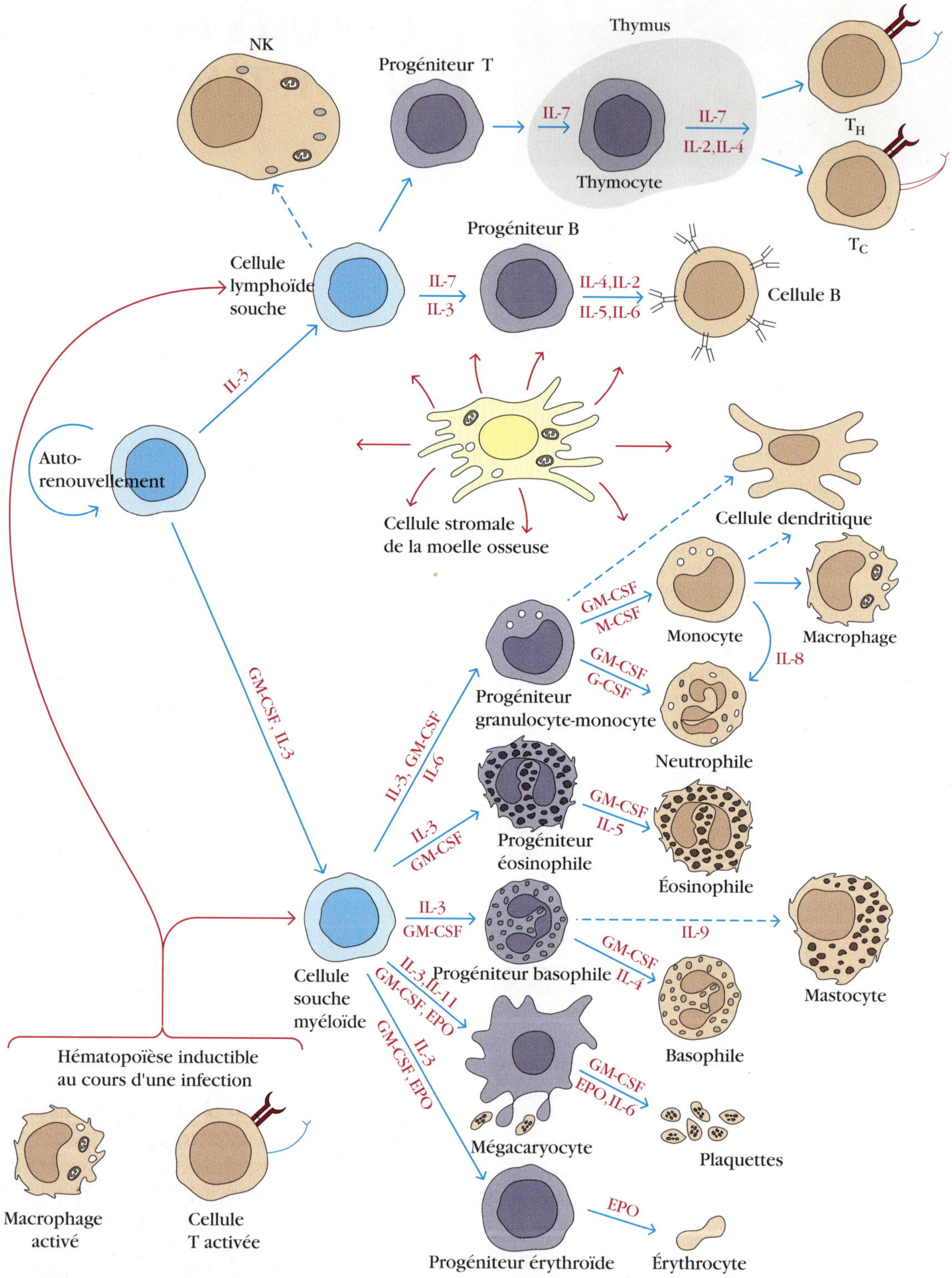

FIGURE 2.1 Régulation de l'hématopoïèse par les cytokines qui stimulent la prolifération et/ou la différenciation des diverses cellules hématopoïétiques. En l'absence d'infection, les cellules stromales de la moelle osseuse sont la source essentielle des cytokines hématopoïétiques (flèches rouges). Dans le cas d'une infection, les cytokines (flèches rouges) produites par les macrophages activés et les cellules T_H induisent une activité hématopoïétique supplémentaire, dont il résulte un rapide accroissement de la population des cellules blanches du sang qui combattent l'infection. IL = interleukine ; CSF = facteur de stimulation des colonies ; EPO = érythropoïétine ; NK = cellule *natural killer*. Les cellules souche sont représentées en bleu, les cellules progénitrices et les cellules immatures en violet, la cellule stromale en jaune et les cellules différenciées matures en brun. Les lignes en pointillé indiquent des voies probables, mais encore hypothétiques.

osseuse, la transplantation de seulement 10^4-10^5 cellules de moelle osseuse (c'est-à-dire 0,01 %-0,1 % de la quantité normale) d'un donneur est suffisante pour restaurer complètement le système hématopoïétique ; ce résultat démontre l'énorme capacité de prolifération et de différenciation des cellules souche.

Tôt dans l'hématopoïèse, une cellule souche pluripotente se différencie selon l'une ou l'autre de deux voies, donnant naissance, soit à une **cellule progénitrice lymphoïde** commune, soit à une **cellule souche myéloïde** (figure 2.1). Les types et les quantités de facteurs de croissance dans le micro-environnement d'une cellule souche particulière ou d'une cellule progénitrice contrôlent sa différenciation. Au cours du développement des lignées lymphoïde ou myéloïde, des cellules souche se différencient en **cellules progénitrices** qui ont perdu la capacité d'autorenouvellement et sont engagées dans une lignée cellulaire particulière. Les cellules progénitrices lymphoïdes communes donnent les cellules B, les cellules T et les cellules NK (*natural killer*). Les cellules souche myéloïdes génèrent les progéniteurs des cellules rouges du sang (érythrocytes), de la plupart des différentes cellules blanches du sang (neutrophiles, éosinophiles, basophiles, monocytes, mastocytes), ainsi que des plaquettes. L'engagement du progéniteur dépend de l'acquisition d'une sensibilité à des facteurs de croissance particuliers et aux **cytokines**. Lorsque les facteurs appropriés et les cytokines sont présents, les cellules progénitrices prolifèrent et se différencient pour donner le type de cellule correspondant, soit un érythrocyte mature, soit un type particulier de leucocyte, soit une cellule génératrice de plaquettes. Les cellules rouges et les cellules blanches du sang passent par les canaux de la moelle osseuse pour pénètrer dans la circulation.

Dans la moelle osseuse adulte, les cellules hématopoïétiques croissent et deviennent matures sur un réseau de **cellules stromales** qui sont des cellules non hématopoïétiques permettant la croissance et la différenciation des cellules hématopoïétiques. Les cellules stromales incluent des adipocytes, des cellules endothéliales, des fibroblastes et des macrophages. Les cellules stromales influencent la différenciation des cellules souche hématopoïétiques en leur apportant un **micro-environnement inducteur de l'hématopoïèse** constitué d'une matrice cellulaire et de facteurs de croissance membranaires ou de facteurs de croissance solubles.

Facteurs de croissance hématopoïétiques

Les systèmes de culture de cellules qui permettent la croissance et la différenciation des cellules souche lymphoïdes ou myéloïdes ont permis d'identifier de nombreux facteurs de croissance hématopoïétiques. Dans ces systèmes *in vitro*, les cellules stromales de la moelle osseuse sont cultivées de façon à former une couche de cellules qui adhèrent à une boîte de Pétri ; les cellules hématopoïétiques de la moelle osseuse fraîchement isolées placées sur cette fine couche vont croître, se diviser et produire de grandes colonies visibles (figure 2.2). Si les cellules ont été cultivées dans de l'agar semi-solide, leurs descendantes seront immobilisées et leur type pourra être analysé. Les colonies qui contiennent des cellules souche peuvent être réensemencées pour produire des colonies mixtes qui contiennent différents types de cellules. Les cellules progénitrices, qui ne peuvent pas être réensemencées, produisent des colonies réduites à une lignée.

Différents facteurs de croissance sont nécessaires pour la survie, la prolifération, la différenciation et la maturation des cellules hématopoïétiques en culture. Ces facteurs de croissance, les cytokines hématopoïétiques, sont identifiés en fonction de leur capacité à stimuler la formation de colonies de cellules hématopoïétiques dans des cultures de moelle osseuse. Parmi les cytokines détectées de cette façon, on trouve une famille de glycoprotéines acides, les **facteurs de stimulation de colonies (CSF,** de *colony-stimulating factors*), dénommées ainsi en raison de leur capacité à induire la formation de lignées de cellules hématopoïétiques distinctes.

Quatre facteurs de stimulation de colonies ont été identifiés : le **CSF multispécifique (multi-CSF)**, connu aussi pour être l'**interleukine 3 (IL-3)**, le **CSF spécifique des macrophages (M-CSF)** ; le **CSF spécifique des granulocytes (G-CSF)** et le **CSF spécifique de la lignée granulocyte-macrophage (GM-CSF)**. Une autre cytokine hématopoïétique importante détectée par cette méthode

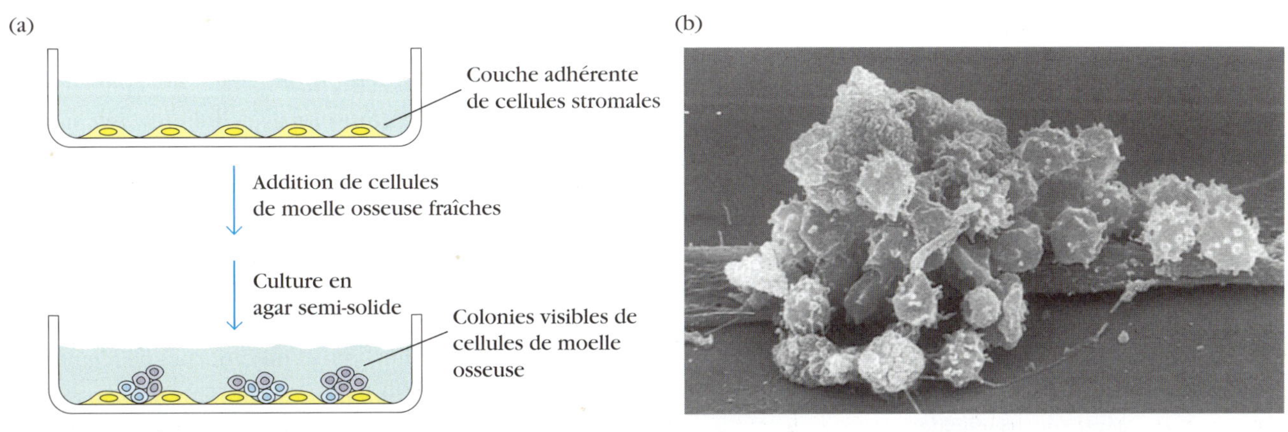

FIGURE 2.2 (a) Schéma expérimental de la culture des cellules hématopoïétiques. Les cellules stromales de la moelle osseuse adhèrent et forment une matrice sur laquelle prolifèrent les cellules hématopoïétiques. Les cellules isolées peuvent être transférées sur de l'agar semi-solide pour y former des colonies qui sont analysées afin d'y mettre en évidence les différents types de cellules différenciées. (b) Micrographie électronique à balayage de cellules dans une culture de longue durée de moelle osseuse humaine. [Photographie de MJ Cline et DW Golde, 1979, *Nature* **277**:180.]

est une glycoprotéine appelée **érythropoïétine (EPO)** ; produite par le rein, cette cytokine induit le développement terminal des érythrocytes et régule la production des cellules rouges du sang. L'engagement d'une cellule progénitrice dans une voie de différenciation particulière est associé à l'expression, à la surface de la cellule, de récepteurs membranaires de cytokines particulières. Un récepteur spécifique d'une cytokine est nécessaire pour que la cellule réponde à la présence de cette cytokine et ce récepteur est donc indispensable pour que la cytokine joue un rôle dans la différenciation cellulaire. De nombreuses cytokines importantes pour l'hématopoïèse sont indiquées dans la figure 2.1. Une série de types cellulaires, incluant les cellules stromales de la moelle osseuse, les cellules T auxiliaires (T_H) activées et les macrophages activés, produisent une ou plusieurs de ces cytokines.

Gènes régulateurs de l'hématopoïèse

Le développement des cellules souche hématopoïétiques pluripotentes en différents types de cellules nécessite l'expression de différents groupes de gènes qui déterminent une lignée et de gènes spécifiques d'une lignée, à des temps appropriés et dans un ordre correct. Les protéines spécifiées par ces gènes sont des constituants essentiels des réseaux de régulation qui dirigent la différenciation de la cellule souche et de ses descendants. La plupart de nos connaissances sur la façon dont l'hématopoïèse est sous la dépendance d'un gène particulier viennent d'études effectuées sur des souris chez lesquelles un gène a été invalidé ou « mis knock-out » par invalidation ciblée, ce qui bloque la production de la protéine qu'il code (voir « Invalidation ciblée des gènes », dans le chapitre 23). Quand des souris ne peuvent plus produire des cellules rouges ou des cellules blanches particulières du sang lorsqu'un gène est knock-out, on en conclut que la protéine spécifiée par le gène est nécessaire au développement de ces cellules.

Bien que beaucoup reste à faire, l'invalidation ciblée, ainsi que d'autres approches, ont permis d'identifier de nombreux facteurs de transcription (tableau 2.1). Certains de ces facteurs de transcription affectent de nombreuses lignées hématopoïétiques différentes, tandis que d'autres n'affectent qu'une seule lignée, par exemple la voie de développement qui conduit aux lymphocytes. Un facteur de transcription qui affecte plusieurs lignées est le facteur GATA-2 ; c'est l'un des membres d'une famille de facteurs de transcription qui reconnaissent la séquence tétranucléotidique GATA, motif nucléotidique présent dans les gènes cible. Un **gène GATA-2** fonctionnel, qui spécifie ce facteur de transcription, est essentiel pour le développement des lignées lymphoïde, érythroïde et myéloïde. Comme on pouvait s'y attendre, les animaux chez lesquels ce gène est invalidé meurent au cours du développement embryonnaire. Contrairement au facteur GATA-2, un autre facteur de transcription, dénommé **Ikaros**, est requis uniquement pour le développement des cellules de la lignée lymphoïde. Bien que les souris knock-out pour le facteur Ikaros ne produisent pas de quantités significatives de cellules B, T et NK, leur production d'érythrocytes, de granulocytes et d'autres cellules de la lignée myéloïde n'est pas affectée. Les souris knock-out d'Ikaros survivent lors du développement embryonnaire, mais elles sont sévèrement compromises sur le plan immunologique et meurent d'infections dans leur jeune âge.

Tableau 2.1 Quelques facteurs de transcription essentiels pour les lignées hématopoïétiques

Facteur	Lignée dépendante
GATA-1	Érythroïde
GATA-2	Érythroïde, myéloïde, lymphoïde
PU.1	Érythroïde (stades de maturation), myéloïde (stades terminaux), lymphoïde
BM11	Myéloïde, lymphoïde
Ikaros	Lymphoïde
Oct-2	Lymphoïde B (différenciation des cellules B en plasmocytes)

Régulation de l'hématopoïèse

L'hématopoïèse est un processus continu qui maintient généralement un état d'équilibre dans lequel la production des cellules du sang matures est égale à la perte de ces dernières (essentiellement en raison de leur vieillissement). Un érythrocyte a une durée de vie moyenne de 120 jours avant qu'il ne soit phagocyté et digéré par les macrophages de la rate. Les différentes cellules blanches du sang ont des durées de vie allant de quelques jours pour les neutrophiles, à 20 à 30 ans pour certains lymphocytes T. Pour maintenir les niveaux de l'état d'équilibre, un être humain moyen doit produire une quantité de cellules blanches du sang estimée à $3{,}7 \times 10^{11}$ par jour.

L'hématopoïèse est régulée par des mécanismes complexes qui affectent tous les types cellulaires d'un individu. Ces mécanismes régulateurs assurent les niveaux des différentes cellules du sang à l'état d'équilibre, bien que ces derniers aient une flexibilité suffisante pour que la production des cellules sanguines puisse augmenter rapidement, de 10 à 20 fois, en réponse à une hémorragie ou à une infection. La régulation de l'hématopoïèse à l'état d'équilibre est assurée par différents mécanismes, parmi lesquels figurent :

- le contrôle des taux et des types de cytokines produites par les cellules stromales de la moelle osseuse ;
- la production de cytokines douées d'activité hématopoïétique par d'autres types cellulaires, tels que les cellules T activées et les macrophages ;
- la régulation de l'expression des récepteurs de cytokines hématopoïétiquement actives dans les cellules souche et les cellules progénitrices ;
- l'élimination de certaines cellules par l'induction contrôlée de la mort cellulaire.

La déficience de l'un de ces mécanismes de régulation, ou d'une combinaison d'un certain nombre d'entre eux, peut avoir des conséquences graves. Par exemple, des anomalies dans l'expression des cytokines hématopoïétiques ou de leurs récepteurs peuvent conduire à une prolifération cellulaire non régulée, ce qui, éventuellement, contribuerait au développement de certaines leucémies. Des preuves qu'une telle autostimulation anormale peut conduire à une prolifération cancéreuse ont été apportées par l'étude des leucémies humaines adultes à cellules T associées au rétrovirus HTLV-1 ; ce dernier infecte les cellules T humaines, les immortalise et, dans certains cas, les transforme en cellules leucémiques. Les cellules T infectées par l'HTLV-1 commencent par augmenter leur expression des formes du récepteur de l'IL-2 qui sont sensibles à de faibles concentrations d'IL-2. La sécrétion d'IL-2 par ces mêmes cellules pourrait être un facteur qui permettrait une prolifération cellulaire non régulée conduisant à une leucémie.

En définitive, le nombre des cellules d'une lignée hématopoïétique est maintenu par un équilibre entre le nombre des cellules éliminées par mort cellulaire et le nombre des cellules résultant de la division et de la différenciation. Un facteur de régulation, ou la combinaison de plusieurs facteurs de régulation, peut affecter la vitesse de la reproduction et de la différenciation cellulaires. Ces facteurs peuvent aussi déterminer si une cellule hématopoïétique est destinée à mourir.

Mort cellulaire programmée

La **mort cellulaire programmée**, processus induit et ordonné dans lequel la cellule participe activement à sa propre disparition, est un facteur essentiel de la régulation homéostatique de nombreux types de populations cellulaires, y compris ceux du système hématopoïétique.

Les cellules qui subissent une mort programmée présentent souvent des modifications morphologiques caractéristiques, dénommées collectivement **apoptose** (figures 2.3 et 2.4). Ces changements incluent une diminution prononcée du volume cellulaire, une modification du cytosquelette dont il résulte une turgescence (*blebbing*) de la membrane plasmique, une condensation de la chromatine et une dégradation du DNA en petits fragments. À la suite de ces changements morphologiques, une cellule apoptotique élimine de minuscules corps apoptotiques, entourés de membrane, qui contiennent des organites intacts. Les macrophages phagocytent rapidement les corps apoptotiques et les cellules parvenues à des stades avancés d'apoptose. Ceci assure que leur contenu intracellulaire, y compris les enzymes protéolytiques et les autres enzymes lytiques, les protéines cationiques et les molécules oxydantes, n'est pas libéré dans le tissu environnant. Ainsi, l'apoptose n'induit pas de réponse inflammatoire locale. L'apoptose diffère considérablement de la **nécrose** ; cette dernière représente les changements associés à une mort cellulaire résultant d'une lésion. Dans la nécrose, la cellule lésée se gonfle et éclate, libérant ainsi

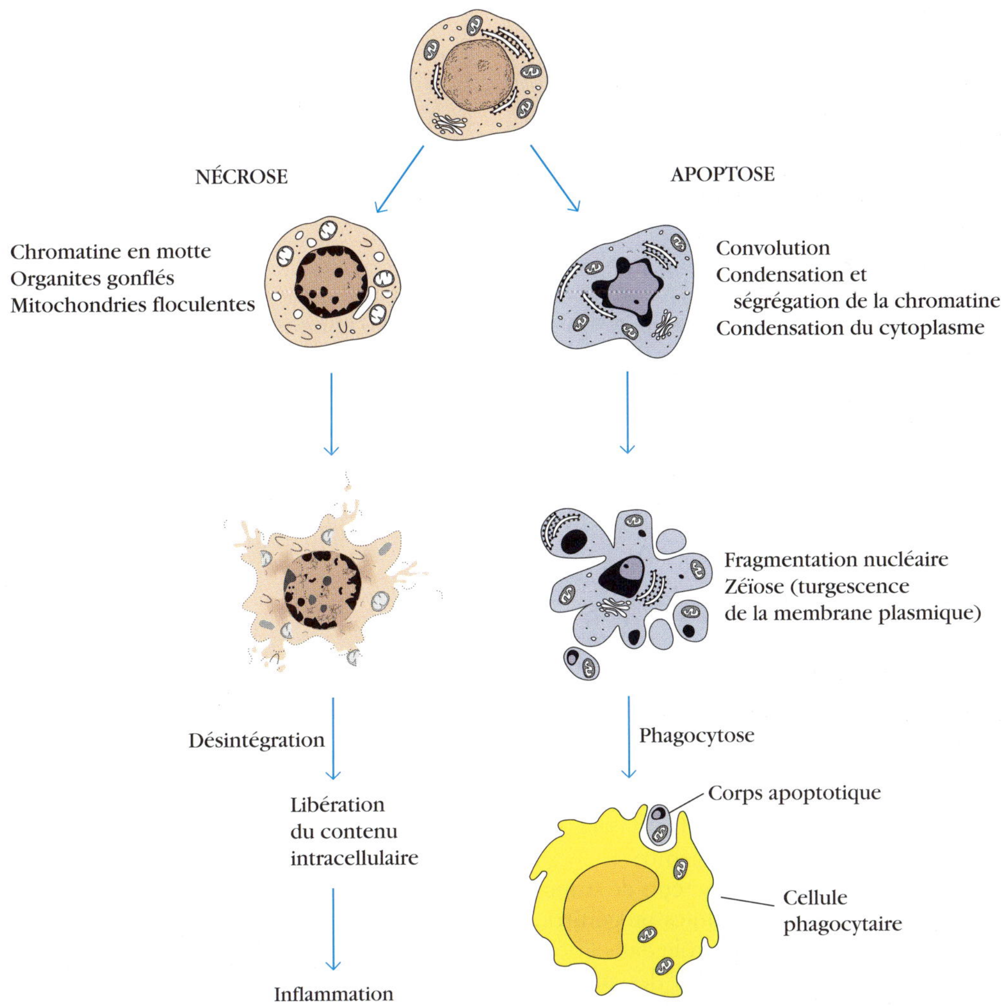

FIGURE 2.3 Comparaison des changements morphologiques qui apparaissent dans l'apoptose et la nécrose. L'apoptose, qui aboutit à la mort cellulaire programmée des cellules hématopoïétiques, n'induit pas de réponse inflammatoire locale. En revanche, la nécrose, processus qui conduit à la mort des cellules lésées, a pour conséquence une libération du contenu des cellules, ce qui peut induire une réponse inflammatoire locale.

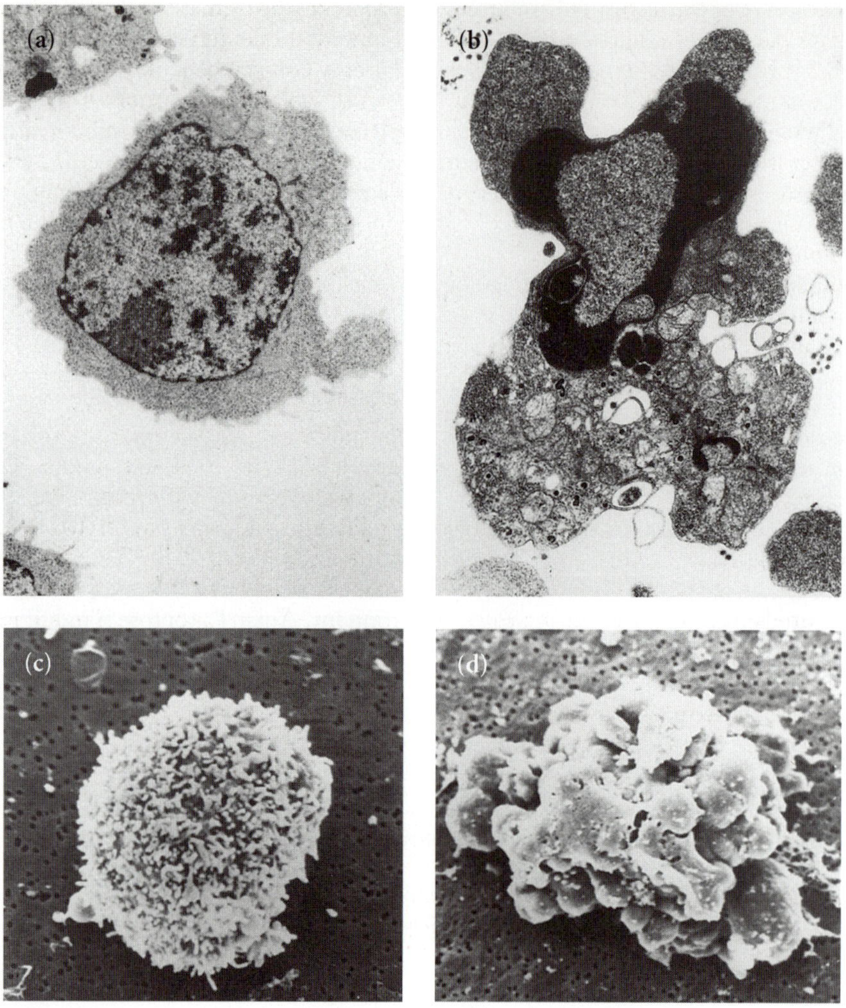

FIGURE 2.4 Apoptose. Micrographie optique de (a) thymocytes normaux (cellules T en cours de développement dans le thymus) et (b) de thymocytes apoptotiques. Micrographie électronique à balayage de (c) thymocytes normaux et (d) thymocytes apoptotiques. [Photographies de BA Osborne et S. Smith, 1997, *Journal of NIH Research* **9**:35 ; avec l'autorisation de BA Osborne, Université du Massachusetts à Amherst.]

son contenu et déclenchant éventuellement une réponse inflammatoire dommageable.

Chaque leucocyte produit par l'hématopoïèse a une durée de vie caractéristique, puis il disparaît par mort cellulaire programmée. Chez l'Homme adulte, par exemple, il y a environ 5×10^{10} neutrophiles dans la circulation. Ces cellules ont une durée de vie de quelques jours seulement, puis elles disparaissent par mort cellulaire programmée. Cette mort, associée à une production constante de neutrophiles, maintient un nombre stable de ces cellules. Lorsque la mort cellulaire programmée ne se produit pas, un état leucémique se développe. La mort cellulaire programmée joue aussi un rôle dans le maintien d'un nombre correct de cellules progénitrices hématopoïétiques. Par exemple, lorsque les facteurs de stimulation de colonies sont éliminés, les cellules progénitrices subissent une apoptose. En plus de son rôle dans l'hématopoïèse, l'apoptose est importante dans des processus immunologiques tels que la tolérance et la destruction des cellules cible par les cellules T cytotoxiques ou les cellules NK. Des détails sur les mécanismes intervenant dans l'apoptose commencent à être disponibles. Le chapitre 14 les décrit en détail.

L'expression de divers gènes accompagne l'apoptose des leucocytes, ainsi que celle d'autres types de cellules (tableau 2.2). Certaines des protéines spécifiées par ces gènes induisent l'apoptose, d'autres sont essentielles

TABLEAU 2.2 Gènes régulateurs de l'apoptose

Gène	Fonction	Rôle dans l'apoptose
bcl-2	Prévient l'apoptose	Inhibe
bax	S'oppose à *bcl-2*	Provoque
bcl-X_L *(bcl-Long)*	Prévient l'apoptose	Inhibe
bcl-X_S *(bcl-Court)*	S'oppose à *bcl-*X_L	Provoque
caspase (différentes sortes de caspases)	Protéase	Provoque
fas	Induit l'apoptose	Initie

pendant l'apoptose, et d'autres enfin inhibent l'apoptose. Par exemple, la mort par apoptose des thymocytes, induite par des radiations, nécessite la protéine p53 ; beaucoup de morts cellulaires sont induites par les signaux issus de Fas, molécule présente à la surface de nombreuses cellules ; des protéases, connues sous le nom de caspases, prennent part à une cascade de réactions conduisant à l'apoptose. Par ailleurs, des membres de la famille de gènes bcl-2 (de *B-cell lymphoma 2*), *bcl-2* et *bcl-*X_L, codent des protéines qui inhibent l'apoptose. Il est intéressant de remarquer que le premier membre de cette famille de gène, *bcl-2*, a été trouvé lors d'études portant non pas sur la mort cellulaire, mais sur le contrôle de la prolifération de cellules B dans un type de cancer connu sous le nom de lymphome B. Dans ce cas, le gène *bcl-2* était situé au niveau du point de cassure d'une translocation chromosomique dans un lymphome humain à cellule B. La translocation déplaçait le gène *bcl-2* dans le locus de la chaîne lourde des immunoglobulines, ce dont il résultait une activation de la transcription du gène *bcl-2* et une surproduction de la protéine bcl-2 codée par ce gène dans les cellules lymphomateuses. On pense que les taux élevés de bcl-2 qui en résultaient aidaient à la transformation des cellules lymphoïdes en cellules lymphomateuses cancéreuses en inhibant des signaux qui, normalement, auraient induits la mort cellulaire par apoptose.

Il a été montré que les taux de bcl-2 jouent un rôle important dans la régulation de la durée de vie normale de nombreuses lignées de cellules hématopoïétiques, y compris de celles des lymphocytes. Un adulte normal a environ 5 L de sang avec quelques 2 000 lymphocytes/mm^3, soit un total d'environ 10^{10} lymphocytes. Au cours d'une infection aiguë, le nombre des lymphocytes augmente de 4 à 15 fois, ce qui donne un nombre total de lymphocytes de $40\text{-}150 \times 10^9$. Étant donné que le système immunitaire ne peut pas maintenir une augmentation aussi massive du nombre de cellules pendant une longue période, il a besoin de moyens d'élimination des lymphocytes activés qui ne sont plus nécessaires lorsque la menace antigénique est passée. On a montré que les lymphocytes activés expriment des taux faibles de bcl-2 et qu'ils sont donc plus sensibles à l'induction de la mort apoptotique que les lymphocytes naïfs ou les cellules à mémoire. Cependant, si les lymphocytes continuent à être activés par l'antigène, les signaux reçus durant l'activation bloquent alors le signal apoptotique. Lorsque les taux d'antigène diminuent, l'activation du blocage diminue elle aussi et les lymphocytes commencent à mourir par apoptose (figure 2.5).

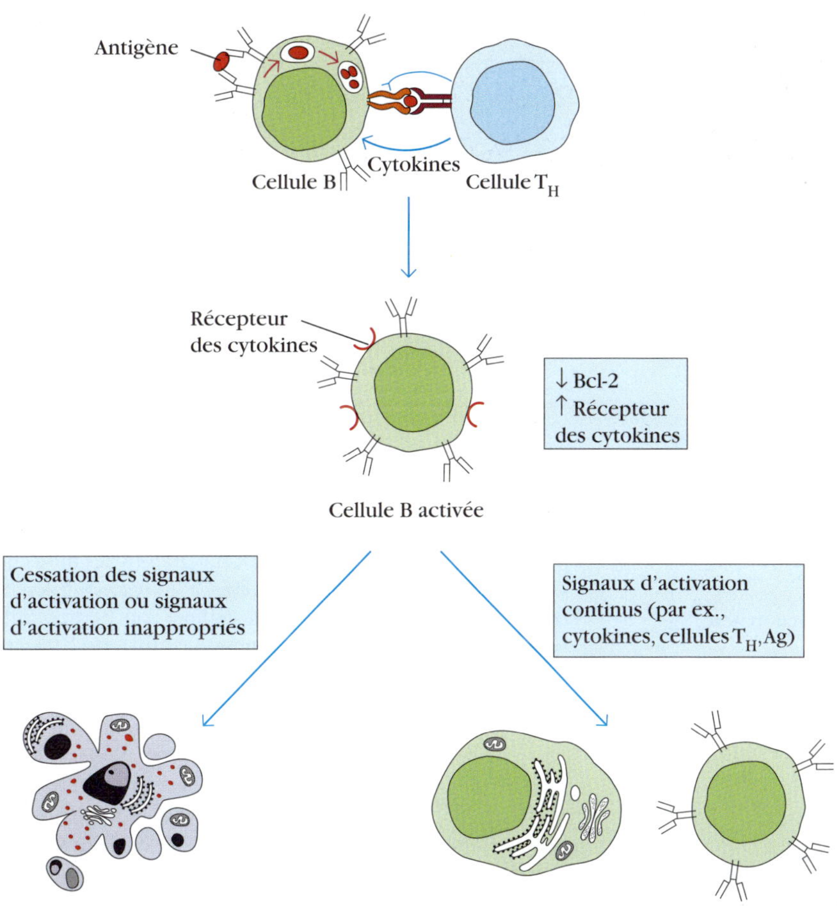

FIGURE 2.5 Régulation du nombre des cellules B activées par apoptose. L'activation des cellules B induit une augmentation de l'expression des récepteurs des cytokines et une diminution de l'expression du *Bcl-2*. Étant donné que le *Bcl-2* prévient l'apoptose, son taux réduit dans les cellules B activées est un facteur important de l'augmentation de leur sensibilité à la mort cellulaire programmée par rapport à la sensibilité des cellules B naïves ou à mémoire. Une réduction des signaux activateurs conduit rapidement à la destruction de l'excès de cellules B activées par apoptose. Des processus semblables ont lieu dans les cellules T.

Enrichissement des cellules souche hématopoïétiques

I.L. Weissmann et ses collaborateurs ont développé une nouvelle voie pour enrichir la concentration des cellules souche pluripotentes de la souris, qui normalement représentent moins de 0,05 % de toutes les cellules de la moelle osseuse chez cet animal. Leur approche s'appuie sur l'utilisation d'anticorps spécifiques de molécules, connues sous le nom d'**antigènes de différenciation**, qui ne sont exprimées que par certains types de cellules. I.L. Weissmann et ses collaborateurs ont mis en présence des échantillons de moelle osseuse et des anticorps marqués par un composé fluorescent et spécifiques des antigènes de différenciation exprimés à la surface des cellules rouges et des cellules blanches du sang matures (figure 2.6). Les cellules marquées étaient ensuite éliminées par cytométrie en flux au moyen d'un trieur de cellules activées par fluorescence (voir le chapitre 6). Après chaque tri, les cellules restantes étaient dosées pour déterminer le nombre nécessaire à la restauration de l'hématopoïèse chez une souris ayant reçu une dose létale de rayons X. Comme les cellules souche pluripotentes devenaient relativement plus nombreuses dans la population restante, de moins en moins de cellules étaient nécessaires pour restaurer l'hématopoïèse dans ce système. Étant donné que les cellules souche n'expriment pas les antigènes de différenciation connus pour être présents sur les cellules hématopoïétiques en développement ou matures, en éliminant les cellules hématopoïétiques qui expriment ces antigènes, les investigateurs étaient capables d'obtenir un enrichissement de 50 à 200 fois en cellules souche pluripotentes. Pour obtenir un enrichissement supplémentaire en cellules souche pluripotentes, les cellules restantes étaient mises en présence de divers anticorps dirigés contre des cellules supposées être dans les premiers stades de l'hématopoïèse. Un de ces

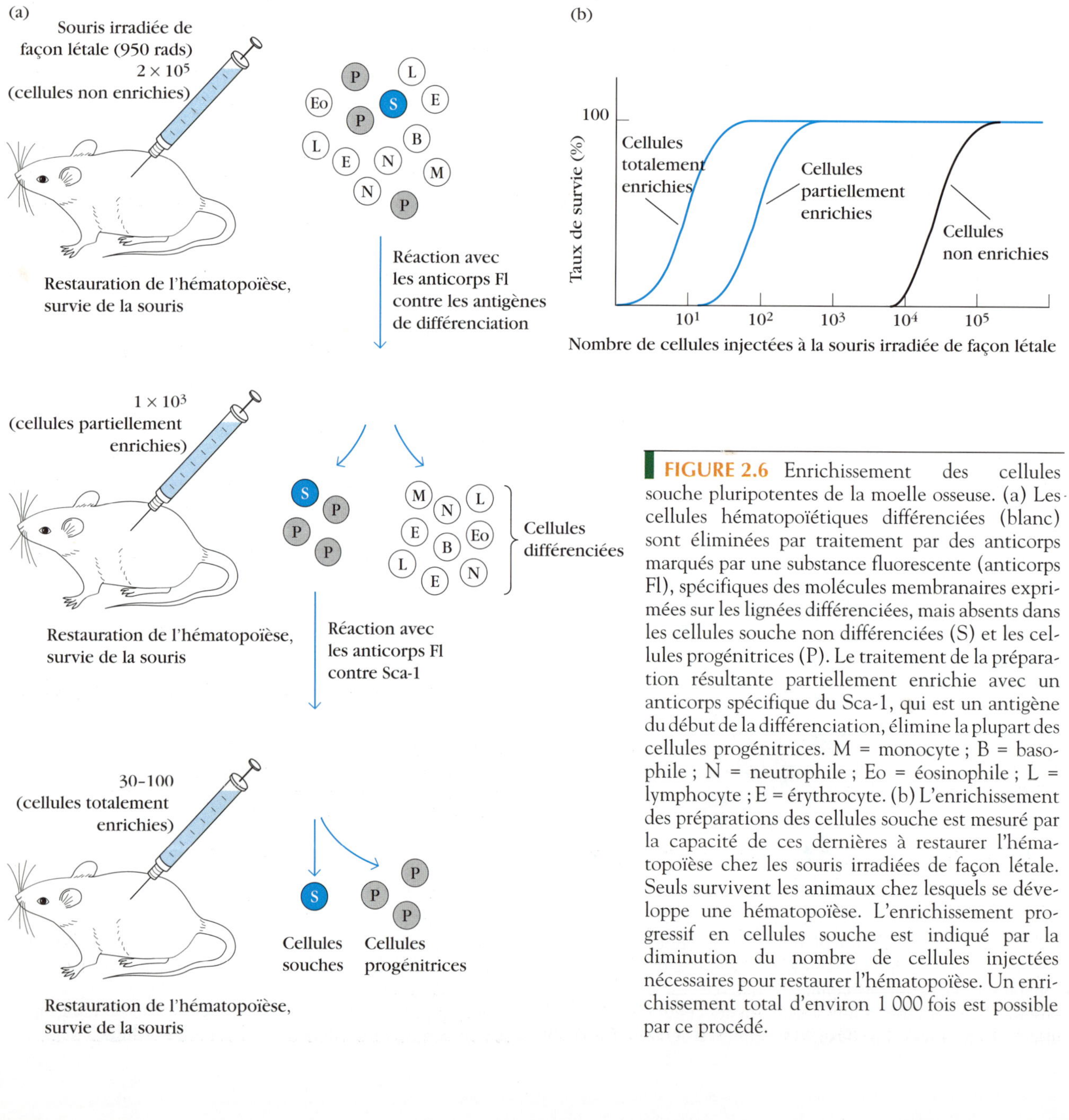

FIGURE 2.6 Enrichissement des cellules souche pluripotentes de la moelle osseuse. (a) Les cellules hématopoïétiques différenciées (blanc) sont éliminées par traitement par des anticorps marqués par une substance fluorescente (anticorps Fl), spécifiques des molécules membranaires exprimées sur les lignées différenciées, mais absents dans les cellules souche non différenciées (S) et les cellules progénitrices (P). Le traitement de la préparation résultante partiellement enrichie avec un anticorps spécifique du Sca-1, qui est un antigène du début de la différenciation, élimine la plupart des cellules progénitrices. M = monocyte ; B = basophile ; N = neutrophile ; Eo = éosinophile ; L = lymphocyte ; E = érythrocyte. (b) L'enrichissement des préparations des cellules souche est mesuré par la capacité de ces dernières à restaurer l'hématopoïèse chez les souris irradiées de façon létale. Seuls survivent les animaux chez lesquels se développe une hématopoïèse. L'enrichissement progressif en cellules souche est indiqué par la diminution du nombre de cellules injectées nécessaires pour restaurer l'hématopoïèse. Un enrichissement total d'environ 1 000 fois est possible par ce procédé.

anticorps reconnaissait un antigène de différenciation appelé antigène de cellule souche 1 (Sca-1, de *stem-cell antigen 1*). Le traitement par cet anticorps aidait à capter les cellules souche indifférenciées et donnait une préparation tellement enrichie en cellules souche pluripotentes qu'un aliquote contenant seulement 30 à 100 cellules pouvait restaurer l'hématopoïèse chez une souris irradiée par un taux mortel de rayons X, alors que plus de 10^4 cellules d'une préparation de moelle osseuse non enrichie étaient nécessaires pour obtenir une telle restauration.

On a constaté que le CD34, qui est un marqueur rencontré dans 1 % des cellules hématopoïétiques environ, bien que n'étant pas réellement spécifique des cellules souche, est trouvé dans une petite population de cellules qui contient les cellules souche. En utilisant ce marqueur associé aux populations de cellules souche, il devenait possible d'enrichir en routine des préparations de cellules souche humaines. L'administration de populations de cellules humaines convenablement enrichies en cellules $CD34^+$ peut reconstituer tout le système hématopoïétique d'un patient (voir « Regards sur la clinique »).

Un des obstacles rencontrés dans l'identification et la caractérisation de la cellule souche pluripotente humaine est le manque d'un système de dosage *in vivo* comparable à celui de la souris irradiée. Un système expérimental utilisé pour étudier la cellule souche pluripotente humaine est l'**immunodéficience combinée grave de la souris** (**SCID**, de *severe combine immunodeficiency*). Les souris SCID n'ont ni lymphocytes B ni lymphocytes T et sont incapables de présenter des réponses immunitaires adaptatives, telles que celles qui agissent dans le rejet normal des tissus ou des organes étrangers. Par conséquent, ces animaux ne rejettent pas les tissus humains transplantés, tels que le thymus ou la moelle osseuse (voir chapitre 23). Les souris SCID chez lesquelles des fragments de thymus ou de moelle osseuse humains ont été implantés permettent la différenciation des cellules souche hématopoïétiques humaines pluripotentes en cellules hématopoïétiques matures. Différentes sous-populations de cellules de moelle osseuse $CD34^+$ sont injectées à ces souris SCID-humanisées puis le développement des différentes lignées de cellules humaines dans le fragment de moelle osseuse est alors mesuré. En l'absence de facteurs de croissance humains, seul un petit nombre de progéniteurs de granulocytes et de macrophages se développe. Cependant, lorsque de l'érythropoïétine, de l'IL-3, du GM-CSF humains ou le facteur de croissance des mastocytes sont administrés en même temps que les cellules $CD34^+$, les cellules progénitrices et les cellules matures des lignées myéloïde, lymphoïde et érythroïde se développent. Ce système a permis d'étudier les sous-populations des cellules $CD34^+$ et l'effet des facteurs de croissance humains sur la différenciation des différentes lignées hématopoïétiques.

Cellules du système immunitaire

Les lymphocytes sont les cellules centrales du système immunitaire, responsables de l'immunité acquise et des attributs immunologiques de diversité, spécificité, mémoire et reconnaissance du Soi et du non Soi. Les autres types de cellules blanches du sang jouent des rôles importants, mais souvent ancillaires, en englobant et détruisant les micro-organismes, en présentant les antigènes ou en sécrétant des cytokines.

Cellules lymphoïdes

Dans un organisme, les lymphocytes représentent 20 à 40 % des cellules blanches du sang et 99 % des cellules de la lymphe (tableau 2.3). Il y a approximativement 10^{11} lymphocytes dans le corps humain (ce chiffre dépend de la taille et de l'âge : entre 10^{10} et 10^{12}). Ces lymphocytes circulent de façon continue dans le sang et la lymphe et sont capables de migrer dans les espaces tissulaires et les organes lymphoïdes, intégrant ainsi à un très haut degré le système immunitaire.

Les lymphocytes peuvent être grossièrement divisés en trois populations : les cellules B, les cellules T et les cellules nulles (non-T, non-B), sur la base de leur fonction et des constituants de leur membrane cellulaire. La population des lymphocytes nuls n'expriment pas les marqueurs de surface typiques des cellules B ou des cellules T. Elle est constituée essentiellement de gros lymphocytes granuleux, qui sont les **cellules NK** (de *natural killer*). Les lymphocytes B et les lymphocytes T au repos sont de petites cellules mobiles non phagocytaires, qui ne peuvent pas être distinguées morphologiquement. Les lymphocytes B et T qui n'ont pas encore interagi avec l'antigène, appelés **naïfs** ou vierges, sont des cellules au repos, en phase G_0 du cycle cellulaire. Connues sous le nom de petits lymphocytes, ces cellules n'ont que 6 µm de diamètre environ ; leur cytoplasme forme, autour du noyau, une bordure difficilement discernable. Les petits lymphocytes possèdent de la chromatine compactée de façon dense, quelques mitochondries, ainsi qu'un réticulum endoplasmique et un appareil de Golgi très faiblement développés. On pense généralement que le lymphocyte naïf a une durée de vie courte. L'interaction des petits lymphocytes avec l'antigène, en présence de certaines cytokines dont il sera discuté ultérieurement, induit ces cellules à entrer dans le cycle cellulaire en progressant de G_0 vers G_1 puis, par la suite, vers S, G_2 et M (figure 2.7a). Au fur et à mesure qu'ils progressent dans le cycle cellulaire, les lymphocytes grossissent et deviennent des cellules blastiques de 15 µm de diamètre, appelées **lymphoblastes** ; ces cellules ont un rapport cytoplasme/noyau plus grand et des organites plus complexes que ceux des petits lymphocytes (figure 2.7b).

TABLEAU 2.3 Nombre de cellules du sang chez l'adulte normal

Type de cellule	Cellules/mm^3	%
Cellules rouges du sang	$5{,}0 \times 10^6$	
Plaquettes	$2{,}5 \times 10^5$	
Leucocytes	$7{,}3 \times 10^3$	
Neutrophile		50-70
Lymphocyte		20-40
Monocyte		1-6
Éosinophile		1-3
Basophile		< 1

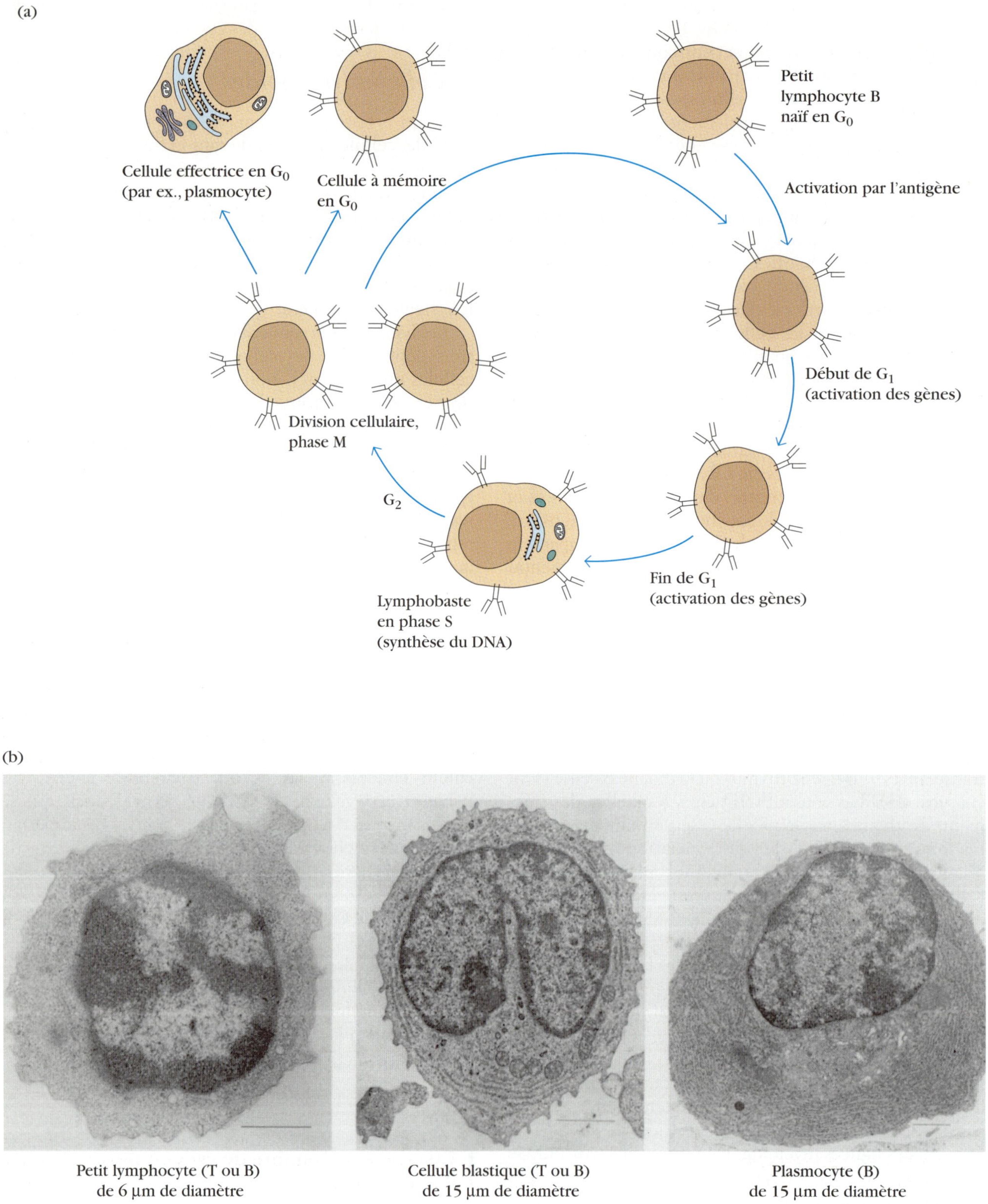

FIGURE 2.7 Destinée des petits lymphocytes activés par l'antigène. (a) Petit lymphocyte au repos (non activé ou naïf) en phase G_0 du cycle cellulaire. À ce stade, les lymphocytes B et les lymphocytes T ne peuvent pas être distingués morphologiquement. Après activation par l'antigène, une cellule B ou une cellule T entre dans le cycle cellulaire et grossit pour donner un lymphoblaste qui subit plusieurs cycles de division cellulaire et, finalement, génère des cellules effectrices et des cellules à mémoire. Des cellules de la lignée B sont représentées ici. (b) Micrographies électroniques d'un petit lymphocyte (*à gauche*) montrant une chromatine condensée, ce qui indique une cellule au repos, un lymphoblaste en cours de grossissement (*au centre*), montrant une chromatine décondensée, et un plasmocyte (*à droite*) présentant un abondant réticulum endoplasmique disposé en cercles concentriques ainsi qu'un noyau volumineux qui a été repoussé dans une position excentrique caractéristique. Les trois cellules sont représentées à des grossissements différents. [La partie (b) est représentée avec l'autorisation du Dr JR Goodman, *Dept. of Pediatrics*, *University of California at San Francisco*.]

Regards sur la clinique
Utilisations cliniques des cellules souche hématopoïétiques

La transplantation des cellules souche hématopoïétiques est un traitement important pour les patients dont le système hématopoïétique doit être remplacé. Il y a trois applications majeures :

1. Apporter un système immunitaire fonctionnel à des individus atteints d'une immunodéficience déterminée génétiquement, telle que l'immunodéficience combinée sévère (SCID, de *severe combined immunodeficiency*).
2. Remplacer un système hématopoïétique défectueux par un système fonctionnel, afin de traiter certains patients atteints d'une maladie de l'hématopoïèse génétique non maligne, mais menaçant le pronostic vital ; on peut donner comme exemple la drépanocytose ou la thalassémie.
3. Restaurer le système hématopoïétique de patients atteints d'un cancer et traités par des doses d'agents cytotoxiques ou de radiations élevées qui ont détruit ce système. Les traitements à fortes doses peuvent être beaucoup plus efficaces pour tuer les cellules tumorales que ceux qui utilisent des doses plus conventionnelles d'agents cytotoxiques. La transplantation de cellules souche rend possible une récupération après un tel traitement drastique, et donc cette technique est maintenant plus fréquemment utilisée dans le traitement du cancer. De même, certains cancers, tels que certaines leucémies myéloïdes aiguës, ne peuvent être traités qu'en détruisant le système hématopoïétique du patient, qui est la source des cellules leucémiques.

La restauration du système hématopoïétique par transplantation de cellules souche est facilitée par plusieurs importantes considérations techniques. Premièrement, les cellules souches hématopoïétiques ont un extraordinaire pouvoir de régénération. Les expériences chez les souris indiquent que très peu de cellules souche, peut-être même à la limite une seule cellule souche, peuvent restaurer complètement la population érythroïde et le système immunitaire. Chez l'Homme, il n'est pas nécessaire d'administrer plus de 10 % de la moelle osseuse d'un donneur pour apporter suffisamment de cellules souche hématopoïétiques permettant de restaurer complètement le système hématopoïétique. Une fois injectées dans une veine, les cellules souche hématopoïétiques pénètrent dans la circulation et trouvent leur propre chemin vers la moelle osseuse où elles initient le processus de greffe. Il n'est nullement besoin d'un chirurgien pour injecter directement les cellules dans l'os. De plus, les cellules souche hématopoïétiques peuvent être conservées congelées. Ceci implique que les cellules hématopoïétiques peuvent faire l'objet d'une « banque ». Après avoir été collectées, les cellules sont traitées par un agent cryoprotecteur, congelées, puis stockées pour une utilisation ultérieure. Lorsqu'elle est nécessaire, la préparation congelée est décongelée et administrée au patient, chez lequel elle reconstitue le système hématopoïétique. Cette technique de congélation des cellules rend même possible, pour certains individus, le stockage de leurs propres cellules hématopoïétiques, en vue d'une transplantation ultérieure à eux-mêmes. Actuellement, ce procédé est utilisé pour permettre à des patients atteints d'un cancer de donner leurs cellules avant de subir une chimiothérapie ou une radiothérapie puis, par la suite, de reconstituer leur système hématopoïétique à partir de leurs propres cellules souche. Les cellules souche hématopoïétiques sont trouvées dans des populations de cellules qui présentent des antigènes de surface distinctifs. Un de ces antigènes est le CD34 qui n'est présent que dans un petit pourcentage (environ 1 %) des cellules de la moelle osseuse adulte. Un anticorps spécifique du CD34 est utilisé pour sélectionner les cellules présentant cet antigène et produire une population enrichie en cellules souche $CD34^+$. Différentes versions de ce procédé de sélection ont été utilisées pour enrichir les populations de cellules souche à partir de toute une série de sources.

La transplantation des populations de cellules souche peut être **autologue** (le receveur est aussi le donneur), **syngénique** (le donneur est un jumeau identique au receveur) ou **allogénique** (le donneur et le receveur ne sont pas génétiquement identiques). Dans tout procédé de transplantation, des différences génétiques entre le donneur et le receveur peuvent conduire à des réactions de rejet d'origine immunitaire. En plus du rejet par l'hôte du tissu transplanté (hôte contre greffon), les lymphocytes du greffon peuvent aussi attaquer les tissus du receveur, provoquant alors la **maladie du greffon contre l'hôte** (**GVHD**, de *graft-versus-host disease*). Afin de supprimer les réactions de rejet, de puissants immunosuppresseurs doivent impérativement être utilisés. Malheureusement, ces derniers ont de graves effets secondaires, et l'immunosuppression augmente le risque d'infection et de développement ultérieur de tumeurs chez le patient. Par conséquent, la transplantation des cellules souche hématopoïétiques entraîne beaucoup moins de complications lorsqu'il y a une identité génétique entre le donneur et le receveur.

Jusqu'à une période récente, la transplantation de moelle osseuse a été le moyen habituel de restauration du système hématopoïétique. Cependant, l'élément essentiel de la transplantation de moelle osseuse est la transplantation de cellules souche et un nombre significatif de cellules souche peut être obtenu à partir d'autres tissus, tels que le sang périphérique ou le sang de cordon ombilical. Ces sources alternatives de cellules souche hématopoïétiques sont intéressantes parce que le donneur n'a à subir ni une anesthésie, ni un processus invasif pour extraire la moelle osseuse. Dans la communauté concernée par la transplantation, beaucoup pensent que le sang périphérique remplacera la moelle comme source majeure de cellules souche hématopoïétiques dans de nombreuses applications. Pour obtenir des préparations enrichies en cellules souche hématopoïétiques à partir du sang périphérique, des agents sont utilisés pour induire une augmentation du nombre de cellules souche hématopoïétiques circulantes ; par la suite, la fraction contenant les cellules souches hématopoïétiques est séparée du plasma et des cellules rouges par un processus appelé leucophérèse. Si nécessaire, une purification ultérieure peut être faite pour éliminer les cellules T et pour enrichir la population $CD34^+$. Le sang de cordon ombilical, qui contient déjà un nombre significatif de cellules, est lui aussi devenu une source pour la transplantation de cellules souche hématopoïétiques. Bien que les

(À suivre)

Regards sur la clinique (suite)

greffes réalisées à partir de cellules souche hématopoïétiques de sang de cordon échouent plus souvent que celles effectuées à partir de cellules de sang périphérique, les greffes de cellules de sang de cordon provoquent une maladie du greffon contre l'hôte moins fréquemment que les greffes de moelle, vraisemblablement parce que le sang de cordon a beaucoup moins de cellules T matures.

Au-delà de ses applications actuelles dans le traitement du cancer, beaucoup de chercheurs pensent que la transplantation des cellules souche autologues sera utile pour la thérapie génique, qui est l'introduction d'un gène normal pour corriger une maladie causée par un gène déficitaire. De rapides avancées dans la manipulation génétique pourraient faire prochainement de la thérapie génique un traitement réaliste pour les maladies génétiques des cellules du sang et les cellules souche hématopoïétiques sont des transporteurs intéressants pour une telle approche. La thérapie entraînerait le prélèvement d'un échantillon de cellules souche hématopoïétiques du patient, l'insertion d'un gène fonctionnel pour compenser le gène déficitaire, puis la réinjection des cellules souche manipulées chez le donneur. L'avantage de l'utilisation des cellules souche dans la thérapie génique est qu'elles s'autorenouvellent. Par conséquent, au moins en théorie, les patients n'auraient à recevoir qu'une seule injection de cellules souche manipulées. En revanche, la thérapie génique effectuée avec des lymphocytes matures ou d'autres cellules du sang manipulées nécessiterait des injections périodiques parce que ces cellules ne sont pas capables d'autorenouvellement.

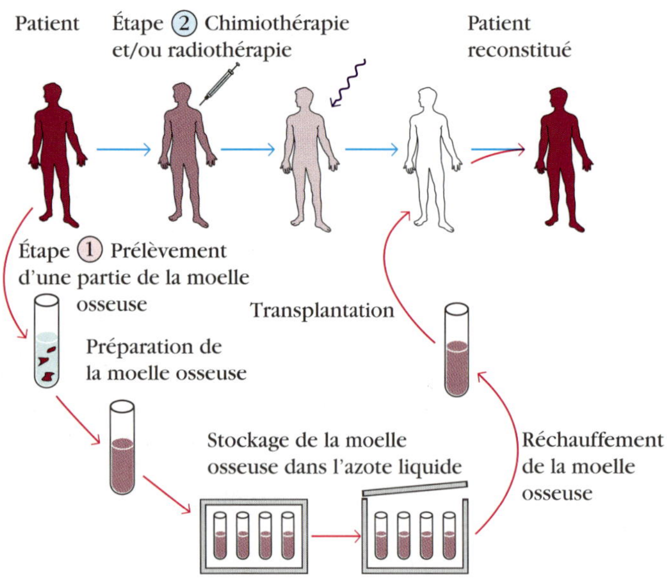

La moelle osseuse peut être utilisée pour reconstituer le système hématopoïétique de patients atteints de cancer dont les cellules souche et d'autres cellules hématopoïétiques ont été tuées par une irradiation ou une chimiothérapie. Dans ce procédé, de la moelle osseuse est prélevée chez le patient avant le traitement, stockée, puis réinjectée ultérieurement.

Les lymphoblastes prolifèrent et, éventuellement, se différencient en **cellules effectrices** ou en **cellules à mémoire**. Les cellules effectrices fonctionnent de différentes façons pour éliminer l'antigène. Elles ont des durées de vie courtes, qui le plus souvent s'échelonnent entre quelques jours et quelques semaines. Les **plasmocytes**, qui sont les cellules effectrices de la lignée des cellules B et qui sécrètent les anticorps, ont un cytoplasme caractéristique qui contient un réticulum endoplasmique abondant (qui leur permet un taux de synthèse protéique élevé), disposé en couches concentriques ; les plasmocytes ont aussi de nombreuses vésicules de Golgi (voir figure 2.7). Les cellules effectrices de la lignée des cellules T incluent les cellules auxiliaires T (cellules T_H), qui sécrètent des cytokines, et les lymphocytes T cytotoxiques (T_C ou, parfois, CTL). Certains progéniteurs des lymphoblastes B et des lymphoblastes T de différencient en cellules à mémoire. La persistance de cette population de cellules est responsable d'une immunité de longue durée contre de nombreux pathogènes. Les cellules à mémoire ressemblent aux petits lymphocytes mais peuvent être distinguées des cellules naïves par la présence ou l'absence de certaines molécules de la membrane cellulaire.

Les différentes lignées et les différentes étapes de maturation des lymphocytes peuvent être distinguées par les molécules membranaires qu'elles expriment et qui peuvent être reconnues par des anticorps monoclonaux particuliers (anticorps spécifiques d'un seul épitope d'un antigène ; voir le chapitre 4 pour une description des anticorps monoclonaux). Tous les anticorps monoclonaux qui réagissent avec une molécule membranaire particulière sont regroupés dans le **système CD** (de *cluster of differentiation*). Chaque nouvel anticorps monoclonal reconnaissant une molécule membranaire d'un leucocyte est analysé pour savoir s'il correspond à un marqueur CD déjà connu ; si ce n'est pas le cas, on lui donne une nouvelle désignation dans le système CD qui traduit une nouvelle molécule membranaire. Bien que la nomenclature CD ait été développée à l'origine pour les molécules membranaires des leucocytes humains, les molécules membra-

Tableau 2.4 Antigènes CD couramment utilisés pour distinguer les sous-populations fonctionnelles de lymphocytes

CD	Fonction	Cellule B	Cellule T T_H	Cellule T T_C	Cellule NK
CD2	Molécule d'adhésion ; transduction du signal	–	+	+	+
CD3	Élément de transduction du signal du récepteur des cellules T	–	+	+	–
CD4	Molécule d'adhésion qui se lie aux molécules de classe II du CMH ; transduction du signal	–	+ (habituellement)	– (habituellement)	–
CD5	Inconnue	+	+ (sous-ensemble)	+	–
CD8	Molécule d'adhésion qui se lie aux molécules de classe I du CMH ; transduction du signal	–	– (habituellement)	+ (habituellement)	+ (variable)
CD16 (FcγRIII)	Récepteur de faible affinité pour la région Fc des IgG	–	–	–	+
CD21 (CR2)	Récepteur du complément (C3d) et du virus d'Epstein-Barr	+	–	–	–
CD28	Récepteur de la molécule B7 de costimulation sur les cellules présentatrices de l'antigène	–	+	+	–
CD32 (FcγRII)	Récepteur de la région Fc des IgG	+	–	–	–
CD35	Récepteur du complément (C3b)	+	–	–	–
CD40	Transduction du signal	+	–	–	–
CD45	Transduction du signal	+	+	+	+
CD56	Molécule d'adhésion	–	–	–	+

naires homologues des autres espèces, telles que la souris, sont habituellement dénommées selon la même nomenclature CD. Le tableau 2.4 donne la liste de certaines des molécules CD (souvent dénommées marqueurs CD) les plus communément rencontrées à la surface des lymphocytes humains. Cependant, il ne s'agit que d'une liste partielle, étant donné que plus de 150 marqueurs CD ont été décrits. Une liste complète et une description des marqueurs CD connus est donnée en appendice à la fin de ce livre. Les caractéristiques et les fonctions générales des lymphocytes B et des lymphocytes T ont été discutées dans le chapitre 1 et seront revues brièvement dans les paragraphes suivants. Ces cellules centrales du système immunitaire seront examinées avec plus de détail dans les chapitres ultérieurs.

Lymphocytes B

Le lymphocyte B tient sa lettre de désignation de son site de maturation, la *b*ourse de Fabricius chez les oiseaux. Il est apparu que ce nom pouvait être conservé, car la moelle osseuse (*b*one marrow, en anglais) est le site essentiel de maturation chez un grand nombre d'espèces de mammifères, y compris l'Homme et la souris. Les cellules B matures sont distinguées de façon précise des autres lymphocytes par leur synthèse et leur présentation de molécules d'immunoglobulines (anticorps) membranaires, qui jouent le rôle de récepteurs de l'antigène. Dans une cellule B, la membrane contient environ $1{,}5 \times 10^5$ molécules d'anticorps ; ces dernières ont toutes le même site de liaison à l'antigène. Parmi les autres molécules membranaires exprimées à la surface des cellules B matures, figurent celles qui sont énumérées ci-après.

- Le **B220** (une forme du CD45, CD45R) est fréquemment utilisé comme marqueur des cellules B et de leurs précurseurs. Cependant, contrairement à l'anticorps, il n'est pas rencontré uniquement dans les cellules de la lignée B.
- Les **molécules de classe II du CMH** permettent à la cellule B de se comporter en cellule présentatrice de l'antigène (APC).
- Le **CR1** (CD35) et le **CR2** (CD21) sont des récepteurs de certains constituants du complément.
- Le **FcγRII** (CD32) est un récepteur de l'IgG, qui est elle-même un type d'anticorps.
- Le **B7-1** (CD80) et le **B7-2** (CD86) sont des molécules qui entrent en interaction avec le CD28 et le CTLA-4, importantes molécules régulatrices de la surface de différents types de cellules T, y compris les cellules T_H.
- Le **CD40** est une molécule qui entre en interaction avec le ligand du CD40 de la surface des cellules T auxiliaires. Dans la plupart des cas, cette interaction est essentielle à la survie des cellules B stimulées par un antigène et à leur développement en plasmocytes sécréteurs d'anticorps ou en cellules B à mémoire.

L'interaction entre un antigène et l'anticorps membranaire d'une cellule B naïve mature, de même que les interactions avec les cellules T et les macrophages, induit sélectivement l'activation et la différenciation de clones de cellules B de la spécificité correspondante. Au cours de ce processus, la cellule B se divise de nombreuses fois et se différencie pendant une période de 4 à 5 jours, créant alors une population de plasmocytes et de cellules à mémoire. Les plasmocytes qui n'ont pas d'anticorps membranaire, synthétisent et sécrètent l'une des cinq classes d'anticorps. Tous les descendants clonaux d'une cellule B donnée sécrètent des molécules d'anticorps de la même spécificité de liaison vis-à-vis de l'antigène. Les plasmocytes sont des cellules qui sont parvenues à une différenciation terminale, et la plupart d'entre eux meurent en une ou deux semaines.

Lymphocytes T

Les lymphocytes T tiennent leur nom de leur site de maturation dans le *t*hymus. Comme les lymphocytes B, ces cellules ont des récepteurs membranaires de l'antigène. Bien que le récepteur des cellules T fixateur de l'antigène soit structuralement distinct d'une immunoglobuline, il partage avec cette dernière certaines caractéristiques structurales communes, tout particulièrement pour la structure de son site de liaison à l'antigène. Cependant, contrairement à l'anticorps membranaire des cellules B, le récepteur des cellules T (TCR) ne reconnaît pas l'antigène libre. En fait, le TCR ne reconnaît que l'antigène lié à des classes particulières de molécules du Soi. La plupart des cellules T ne reconnaissent l'antigène que lorsqu'il est lié à une molécule du Soi codée par les gènes du système majeur d'histocompatibilité (CMH). Ainsi, comme il a été expliqué dans le chapitre 1, une différence fondamentale entre les branches humorale et à médiation cellulaire du système immunitaire est que la cellule B est capable de se lier à un antigène soluble, tandis que la cellule T est limitée à la liaison d'un antigène présenté sur des cellules du Soi. Pour être reconnu par la plupart des cellules T, cet antigène doit être présenté avec des molécules du CMH à la surface des cellules présentatrices de l'antigène ou des cellules infectées par un virus, des cellules cancéreuses ou des greffons. Le système des cellules T s'est développé pour éliminer ces cellules du Soi altérées qui présentent une menace pour le fonctionnement normal de l'organisme.

Tout comme les cellules B, les cellules T expriment des molécules membranaires distinctives. Toutes les sous-populations de cellules T expriment le récepteur des cellules T, qui est un complexe de polypeptides incluant le CD3 ; la plupart de ces sous-populations peuvent être distinguées par la présence de l'une de deux molécules membranaires, le CD4 ou le CD8. De plus, la plupart des cellules T matures expriment les molécules membranaires ci-après :

- Le **CD28**, qui est le récepteur des molécules de costimulation de la famille B7 présentes à la surface des cellules B et d'autres cellules présentatrices de l'antigène.
- Le **CD45**, qui est une molécule de transduction du signal.

Les cellules T qui expriment la molécule glycoprotéique membranaire CD4 sont restreintes à la reconnaissance d'un antigène lié aux molécules de classe II du CMH, tandis que les cellules T exprimant le CD8, qui une glycoprotéine membranaire dimérique, sont restreintes à la reconnaissance de l'antigène lié aux molécules de classe I du CMH. Ainsi, l'expression du CD4 comparée à celle du CD8 correspond à la restriction au CMH de la cellule T. En général, l'expression du CD4 ou du CD8 définit aussi deux sous-populations fonctionnelles majeures de lymphocytes T. Les cellules T $CD4^+$ fonctionnent généralement comme cellules T auxiliaires (T_H) et sont restreintes à la classe II ; les cellules T $CD8^+$ fonctionnent généralement comme cellules T cytotoxiques (T_C) et sont restreintes à la classe I. Ainsi, le rapport des cellules T_H aux cellules T_C dans un échantillon peut être déterminé appoximativement par le dosage du nombre des cellules T $CD4^+$ et T $CD8^+$. Ce rapport est approximativement de 2 pour 1 dans le sang périphérique humain normal, mais il peut être significativement modifié dans les maladies par immunodéficience, dans les maladies auto-immunes, ainsi que dans d'autres affections.

La classification en cellules $CD4^+$, restreintes à la classe II, en tant que cellules T_H, et en cellules $CD8^+$, restreintes à la classe I, en tant que cellules T_C, n'est pas absolue. Certaines cellules $CD4^+$ peuvent se comporter en cellules tueuses. De même, on a montré que certaines cellules T_C sécrètent toute une série de cytokines et exercent sur d'autres cellules un effet comparable à celui des cellules T_H. La distinction entre cellules T_H et cellules T_C n'est donc pas toujours claire ; il peut y avoir des activités fonctionnelles ambiguës. Cependant, étant donné que ces ambiguïtés sont l'exception et non la règle, la généralisation des cellules T auxiliaires (T_H) comme étant des cellules $CD4^+$, restreintes à la classe II, et celle des cellules T cytotoxiques (T_C) comme étant des cellules $CD8^+$, restreintes à la classe I, sera utilisée tout au long de ce texte, à moins qu'il n'en soit spécifié autrement.

Les cellules T_H sont activées par la reconnaissance d'un complexe antigène-molécule de classe II du CMH à la surface d'une cellule présentatrice de l'antigène. Après activation, la cellule T_H commence à se diviser et donne naissance à un clone de cellules effectrices, chacune de ces cellules étant spécifique du même complexe antigène-molécule de classe II du CMH. Ces cellules T_H sécrètent différentes cytokines qui jouent un rôle central dans l'activation des cellules B, des cellules T et d'autres cellules participant à la réaction immunitaire. Des modifications dans le profil des cytokines produites par les cellules T_H peuvent changer le type de réponse immunitaire qui se développe parmi les autres leucocytes. La **réponse T_H1** produit un profil de cytokines qui entretient l'inflammation et active principalement certaines cellules T et certains macrophages, tandis que la **réponse T_H2** active essentiellement les cellules B et les réponses immunitaires qui dépendent des anticorps.

Les cellules T_C sont activées lorsqu'elles entrent en interaction avec un complexe antigène-molécule de classe I du CMH à la surface d'une cellule du Soi altérée (par exemple, une cellule infectée par un virus ou une cellule tumorale), en présence de cytokines appropriées. Cette activation, qui conduit à une prolifération, fait que la cellule T_C se différencie en une cellule effectrice appelée **lymphocyte T cytotoxique** (**CTL**, de *cytotoxic T lymphocyte*). Contrairement aux cellules T_H, la plupart des CTL sécrètent très peu de cytokines. À la place, elles acquièrent la capacité à reconnaître et à éliminer les cellules du Soi altérées.

Une autre sous-population de lymphocytes T, appelés **cellules T suppressives** (**T_S**) a été proposée. Il est clair que certaines cellules T contribuent à supprimer les branches humorale ou à médiation cellulaire du système immunitaire, mais l'isolement effectif et le clonage des cellules T_S normales est sujet à controverse et à discussion parmi les immunologistes. Pour cette raison, il n'est pas certain que les cellules T_S constituent effectivement une sous-population fonctionnelle séparée de cellules T. Certains immunologistes pensent que la suppression médiée par les cellules observée dans certains systèmes est simplement la conséquence des activités de sous-populations de T_H ou de T_C dont les résultats finals sont suppresseurs.

Cellules nulles

Un petit groupe de lymphocytes du sang périphérique, appelés **cellules nulles**, n'expriment pas les molécules membranaires ni les récepteurs qui distinguent les lignées des cellules T et des cellules B. Ces cellules ne synthétisent pas non plus d'immunoglobulines et n'incorporent pas ces dernières dans leur membrane plasmatique. Étant donné que ces cellules ne produisent pas de récepteurs qui se lient à l'antigène, elles manquent d'une spécificité immunologique précise, ainsi que d'une mémoire. La plupart des membres de la population des cellules nulles sont de gros lymphocytes granulaires, appelés cellules NK (de *natural killer*, tueuses naturelles) ; ces cellules constituent 5 à 10 % des lymphocytes du sang périphérique humain.

La cellule NK a été décrite pour la première fois en 1976, lorsqu'on a constaté que certaines cellules nulles montraient une activité cytotoxique contre une large gamme de cellules tumorales, en l'absence de toute immunisation préalable par la tumeur. On a montré par la suite que les cellules NK jouent un rôle important dans la défense de l'hôte, tant contre les cellules tumorales que contre les cellules infectées par certains virus, mais pas par tous. Les cellules NK peuvent reconnaître les cellules cible potentielles de deux façons différentes. Dans certains cas, une cellule NK utilise les récepteurs des cellules NK pour distinguer des anomalies, en particulier une réduction du nombre des molécules de classe I du CMH ou le profil inhabituel des antigènes de surface exposés par des cellules tumorales ou des cellules infectées par certains virus. Une autre voie par laquelle les cellules NK reconnaissent les cellules cible potentielles dépend du fait que des cellules tumorales et des cellules infectées par certains virus exposent des antigènes contre lesquels le système immunitaire a développé une réponse anticorps, de telle façon que des anticorps antitumoraux ou antiviraux soient liés à leur surface. Étant donné que les cellules NK expriment le CD16, qui est un récepteur membranaire pour l'extrémité carboxy-terminale de la molécule d'IgG, appelée Fc, elles peuvent se fixer à ces anticorps et, par la suite, détruire les cellules ainsi marquées. Ceci est un exemple d'un processus connu sous le nom de **cytotoxicité cellulaire dépendante des anticorps** (**ADCC**, de *antibody-dependent cell-mediated cytotoxicity*). Le mécanisme exact de la cytotoxicité des cellules NK, qui est l'objet de nombreuses études expérimentales actuelles, est décrit plus en détail dans le chapitre 14.

Différentes observations suggèrent que les cellules NK jouent un rôle important dans la défense de l'hôte contre les tumeurs. Par exemple, chez l'Homme, le **syndrome de Chediak-Higashi**, maladie autosomique récessive, est associé à une déficience dans la réponse des neutrophiles, des macrophages et des cellules NK, ce dont il résulte une incidence accrue de lymphomes. De même, des souris affectées d'une mutation autosomique, appelées *beige*, manquent de cellules NK ; ces mutants sont plus sensibles que les souris normales au développement d'une tumeur à la suite de l'injection de cellules tumorales vivantes.

Il y a une reconnaissance croissante d'un type de cellule, la **cellule T-NK1**, qui a à la fois certaines caractéristiques des cellules T et des cellules NK. Comme les cellules T, les cellules T-NK1 ont des récepteurs des cellules T (TCR). Contrairement à la plupart des cellules T, les TCR des cellules T-NK1 entrent en interaction avec des molécules semblables à celles du CMH, appelées CD1, et non pas avec les molécules de classe I ou de classe II du CMH. Comme les cellules NK, elles ont des taux variables de CD16 et d'autres récepteurs caractéristiques des cellules NK et elles peuvent tuer les cellules. Une population de cellules T-NK1 activées peut rapidement sécréter de grandes quantités de cytokines nécessaires au maintien de la production d'anticorps par les cellules B et de l'inflammation, ainsi qu'au développement et à la multiplication des cellules T cytotoxiques. Certains immunologistes voient dans ce type de cellule une sorte de système à réponse rapide qui s'est développé pour fournir une première aide, tandis que les réponses conventionnelles par les cellules T_H sont encore en cours de développement.

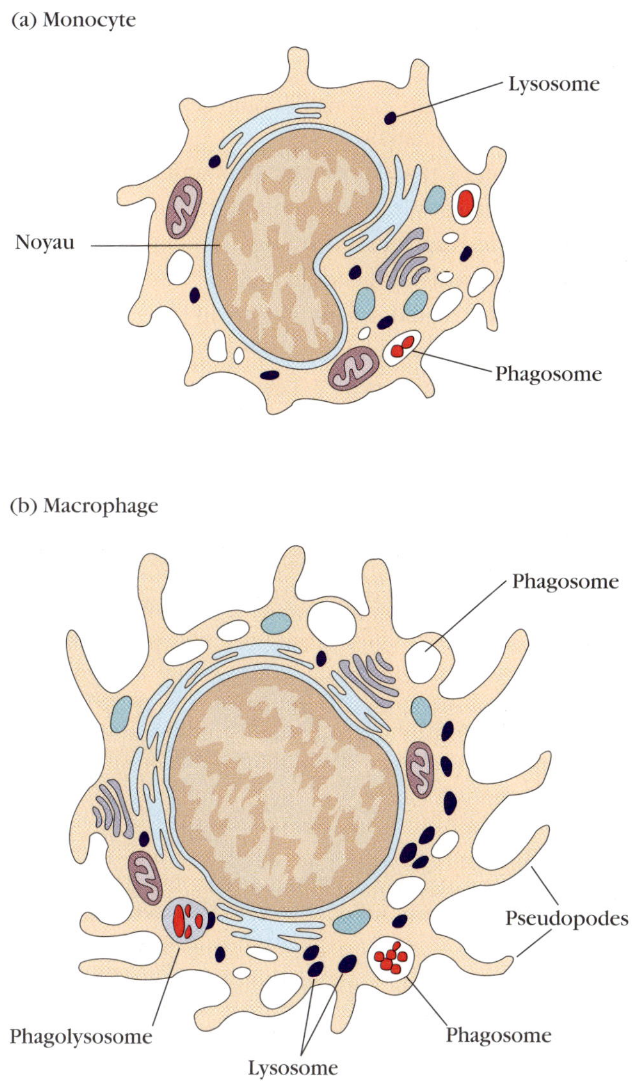

FIGURE 2.8 Morphologie typique d'un monocyte et d'un macrophage. Les macrophages sont cinq à dix fois plus gros que les monocytes et contiennent davantage d'organites, en particulier de lysosomes.

Cellules mononucléées

Le système phagocytaire mononucléé est constitué de **monocytes** circulant dans le sang et de **macrophages** présents dans les tissus (figure 2.8). Au cours de l'hématopoïèse dans la moelle osseuse, les cellules progénitrices des granulocytes et des monocytes se différencient en promonocytes qui quittent la moelle osseuse et passent dans le sang, où ils se différencient plus avant en monocytes matures. Les monocytes circulent dans le sang pendant environ 8 heures, période pendant laquelle ils grossissent ; ils migrent ensuite vers les tissus où ils se différencient en macrophages spécifiques des tissus.

La différenciation d'un monocyte en un macrophage tissulaire implique de nombreux changements : la cellule grossit cinq à dix fois ; ses organites intracellulaires augmentent en nombre et en complexité ; elle acquiert une plus grande capacité phagocytaire, produit des taux plus élevés d'enzymes hydrolytiques et commence à sécréter toute une série de facteurs solubles. Les macrophages sont dispersés dans tout l'organisme. Certains élisent résidence dans des tissus particuliers, où ils deviennent des macrophages résidents, tandis que d'autres demeurent mobiles et sont appelés macrophages libres ou voyageurs. Les macrophages libres se déplacent grâce à des mouvement amiboïdes à travers les tissus. Des cellules semblables aux macrophages assument diverses fonctions dans différents tissus et sont dénommées en fonction de leur localisation tissulaire :

- **macrophages alvéolaires** dans le poumon ;
- **histiocytes** dans les tissus conjonctifs ;
- **cellules de Kupffer** dans le foie ;
- **cellules mésangiales** dans le rein ;
- **cellules microgliales** dans le cerveau ;
- **ostéoclastes** dans l'os.

Bien que normalement à l'état de repos, les macrophages sont activés par toute une série de stimuli au cours d'une réponse immunitaire. La phagocytose d'antigènes particulaires sert de stimulus initial d'activation. Cependant, l'activité des macrophages peut encore être exaltée par des cytokines sécrétées par les cellules T_H activées, par des médiateurs de la réponse inflammatoire et par des constituants des parois cellulaires bactériennes. L'un des plus puissants activateurs des macrophages est l'interféron gamma (IFN-γ), sécrété par les cellules T_H activées.

Les macrophages activés sont plus efficaces que les macrophages au repos dans l'élimination des pathogènes potentiels parce qu'ils montrent une plus grande activité phagocytaire, une capacité accrue à tuer les microbes ingérés, une sécrétion augmentée de médiateurs de l'inflammation et une capacité accrue à activer les cellules T. De plus, les macrophages activés, mais pas les macrophages au repos, sécrètent différentes protéines cytotoxiques qui les aident à éliminer une grande variété de pathogènes, y compris les cellules infectées par un virus, les cellules tumorales et les bactéries intracellulaires. Les macrophages activés expriment aussi des taux plus élevés de molécules de classe II du CMH, ce qui leur permet de fonctionner plus efficacement en tant que cellules présentatrices de l'antigène. Ainsi, lors de la réponse immunitaire, les macrophages et les cellules T_H facilitent réciproquement leur activation.

Phagocytose

Les macrophages sont capables d'ingérer et de digérer des antigènes exogènes, tels que des micro-organismes entiers ou des particules insolubles, ainsi que des produits endogènes, tels que des cellules hôtes lésées ou mortes, des débris cellulaires ou des facteurs de la coagulation activés. Dans la première étape de la phagocytose, les macrophages sont attirés par de nombreuses substances générées par une réponse immunitaire et migrent vers ces dernières ; ce processus est appelé **chimiotaxie**. L'étape suivante de la phagocytose est l'adhérence de l'antigène à la membrane cellulaire du macrophage. (Des antigènes

(a)

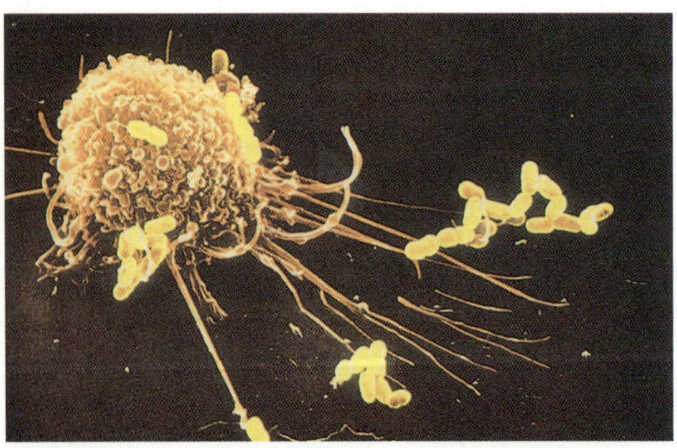

(b)

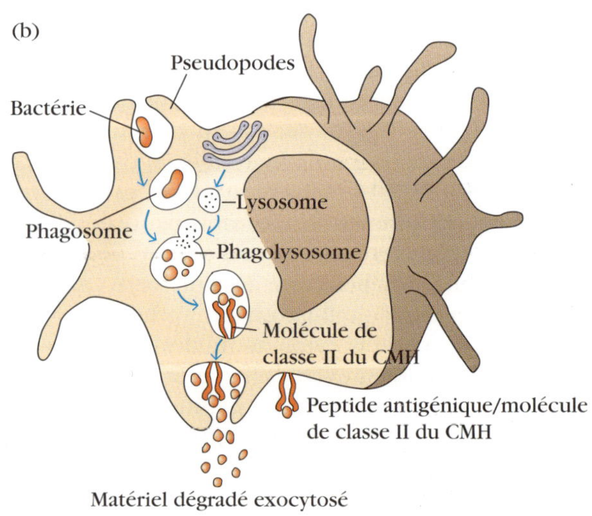

FIGURE 2.9 Les macrophages peuvent ingérer et dégrader des antigènes particulaires, y compris les bactéries. (a) Micrographie électronique à balayage d'un macrophage. Remarquer les longs pseudopodes s'étendant vers les cellules bactériennes et entrant en contact avec ces dernières, ce qui constitue la première étape de la phagocytose. (b) Phagocytose et apprêtement d'un antigène exogène par les macrophages. La plupart des produits résultant de la digestion du matériel ingéré sont exocytosés, mais certains peptides peuvent entrer en interaction avec des molécules de classe II du CMH, pour former des complexes qui se déplacent vers la surface de la cellule où ils sont présentés aux cellules T_H. [Photographie de L Nilsson ; autorisation de Boehringer Ingelheim International GmbH.]

complexes, tels que les cellules bactériennes entières ou les particules virales, ont tendance à adhérer fortement et sont rapidement phagocytés ; les protéines isolées et les bactéries encapsulées tendent à n'adhérer que faiblement et sont moins facilement phagocytées.) L'adhérence induit des protrusions membranaires, appelées **pseudopodes**, qui s'étendent autour du matériel fixé (figure 2.9a). La fusion des pseudopodes inclut le matériel à l'intérieur d'une structure entourée d'une membrane, appelée **phagosome**, qui entre ensuite dans la voie d'apprêtement endocytaire (figure 2.9b). Dans cette voie, un phagosome se déplace vers l'intérieur de la cellule, où il fusionne avec un **lysosome**, pour former un **phagolysosome**. Les lysosomes contiennent du lysozyme et toute une gamme d'autres enzymes hydrolytiques qui digèrent le matériel ingéré. Les constituants digérés du phagolysosome sont ensuite éliminés par un processus appelé **exocytose** (voir la figure 2.9b).

La membrane du macrophage possède des récepteurs pour certaines classes d'anticorps et certains composants du complément, qui eux aussi peuvent se lier à un antigène. Lorsqu'un antigène (par exemple, une bactérie) est recouvert par l'anticorps ou le composant du complément approprié, l'antigène se fixe plus facilement à la membrane du macrophage ; il en résulte que la phagocytose est intensifiée. Par exemple on a observé, dans [illegible] étude, que la vitesse de phagocytose d'un antigène [illegible] 4 000 fois supérieure en présence de l'anticorps spé[illegible] de l'antigène, qu'en son absence. Ainsi, l'antic[illegible] complément fonctionnent comme des **opsonine**[illegible] cules qui se fixent à la fois à l'antigène et aux macr[illegible] et intensifient la phagocytose. Ce processus par lec[illegible] antigènes particulaires sont rendus plus sensible[illegible] phagocytose est appelé **opsonisation**.

Activités antimicrobiennes et cytotoxiques

De nombreuses substances antimicrobiennes et cytotoxiques produites par des macrophages peuvent détruire des organismes phagocytés (tableau 2.5). De nombreux médiateurs de la cytotoxicité listés dans le tableau 2.5 sont des formes réactives de l'oxygène.

TABLEAU 2.5 Médiateurs de l'activité antimicrobienne et cytotoxique des macrophages et des neutrophiles

Microbicidie dépendante de l'oxygène	Microbicidie indépendante de l'oxygène
Intermédiaires réactifs dérivés de l'oxygène	Défensines
$O_2^{\cdot-}$ (anion superoxyde)	Facteur de nécrose tumorale
$OH^{\cdot}$ (radicaux hydroxyle)	α (macrophage seulement)
H_2O_2 (peroxyde d'hydrogène)	Lysozyme
ClO^- (anion hypochlorite)	Enzymes hydrolytiques
Intermédiaires réactifs dérivés de l'azote	
NO (oxyde nitrique)	
NO_2 (dioxyde d'azote)	
HNO_2 (acide nitreux)	
Autres	
NH_2Cl (monochloramine)	

Mécanismes de la microbicidie dépendante de l'oxygène. Les phagocytes activés produisent de nombreux **intermédiaires réactifs dérivés de l'oxygène** (**ROI**, de *reactive oxygen intermediates*), ainsi que des **intermédiaires réactifs dérivés de l'azote,** qui possèdent une puissante activité antimicrobienne. Au cours de la phagocytose, un processus métabolique connu sous le nom de **poussée respiratoire** (***respiratory burst***) apparaît dans les macrophages activés. Ce processus conduit à l'activation d'une oxydase membranaire qui catalyse la réduction de l'oxygène en anion superoxyde, intermédiaire réactif de l'oxygène extrêmement toxique pour les micro-organismes ingérés. L'anion superoxyde génère aussi d'autres agents oxydants puissants, y compris des radicaux hydroxyle et le peroxyde d'hydrogène (eau oxygénée). Lorsque le lysosome fusionne avec le phagosome, l'activité de la myéloperoxydase produit de l'hypochlorite à partir du peroxyde d'hydrogène et des ions chlorure. L'hypochlorite, agent actif du blanchiment ménager, est toxique pour les microbes ingérés.

Lorsque les macrophages sont activés par des composants de la paroi cellulaire bactérienne, tels que le lipopolysaccharide (LPS) ou, dans le cas des mycobactéries, le muramyl dipeptide (MDP), de concert avec une cytokine (IFN-γ) issue d'une cellule T, ils commencent à exprimer des taux élevés d'une **NO-synthétase** (**NOS**, de *nitric* [illegible]*xide synthetase*), enzyme qui oxyde la L-arginine pour [illegible]ner la L-citrulline et l'**oxyde nitrique** (**NO**), qui est un [illegible]

$$[\text{illegible}]O_2 + NADPH \longrightarrow NO + L\text{-citrulline} + NADP$$

[illegible] une activité antimicrobienne [illegible]se combiner avec l'anion supe[illegible] [illegible]ubstances antimicrobiennes [illegible] Des preuves récentes suggèrent qu[illegible]ivité antimicrobienne des macrophag[illegible]athogènes, tels que les bactéries, les champ[illegible]helminthes ou les protozoaires, est due à l'oxyde [illegible]que et aux substances qui en dérivent.

Mécanismes de la microbicidie indépendante de l'oxygène. Les macrophages activés synthétisent aussi du **lysozyme** et divers enzymes hydrolytiques dont les activités de dégradation ne requièrent pas l'oxygène. De plus, les macrophages activés produisent un groupe de peptides antimicrobiens et cytotoxiques, connus habituellement sous le nom de **défensines**. Ces molécules sont des peptides cationiques riches en cystéine contenant 29 à 35 résidus amino acide. Chaque peptide, qui contient six cystéines invariantes, forme une molécule circulaire stabilisée par des liaisons disulfure intramoléculaires. On a montré que ces défensines peptidiques circulaires forment des canaux perméables aux ions dans les membranes cellulaires bactériennes. Les défensines peuvent tuer toutes sortes de bactéries, y compris *Staphylococcus aureus*, *Streptococcus pneumoniae*, *Escherichia coli*, *Pseudomonas aeruginosa* et *Haemophilus influenzae*. Les macrophages activés sécrètent aussi le **facteur de nécrose tumorale α** (**TNF-α**, de *tumor necrosis factor*), cytokine qui a des effets très divers et qui est toxique pour certaines cellules tumorales.

Pathogènes résistants. La plupart des micro-organismes phagocytés sont tués par le contenu des lysosomes déversé dans les phagosomes. Cependant, certains micro-organismes peuvent survivre et se multiplier à l'intérieur des macrophages. Parmi ces **pathogènes intracellulaires** figurent *Listeria monocytogenes*, *Salmonella typhimurium*, *Neisseria gonorrhoeae*, *Mycobacterium avium*, *Mycobacterium tuberculosis*, *Mycobacterium leprae*, *Brucella abortus* et *Candida albicans*.

Certains pathogènes intracellulaires empêchent la fusion des lysosomes et des phagosomes et prolifèrent à l'intérieur des phagosomes, d'autres ont des parois cellulaires résistantes aux substances contenues dans les lysosomes, et enfin d'autres survivent en s'échappant des phagosomes et en proliférant au sein du cytoplasme des macrophages infectés. Ces pathogènes intracellulaires, qui ont développé d'habiles parades contre le système de défense phagocytaire non spécifique, sont protégés contre une réponse immunitaire spécifique. Un mécanisme particulier de défense immunitaire à médiation cellulaire, appelé **hypersensibilité retardée** (**DTH**, de *delayed-type hypersensitivity*), combat de tels pathogènes. Ce mécanisme est décrit dans les chapitres 15 et 16.

Apprêtement et présentation de l'antigène

Bien que la plus grande partie de l'antigène ingéré par les macrophages soit dégradée et éliminée, des expériences menées avec des antigènes marqués par des éléments radioactifs ont démontré la présence de peptides issus de l'antigène à la surface de la membrane des macrophages. Comme il est décrit dans la figure 2.9b, l'antigène phagocyté est digéré dans la voie d'apprêtement endocytaire en peptides qui s'associent à des molécules de classe II du CMH. Ces complexes peptide-molécule de classe II du CMH se déplacent ensuite vers la membrane des macrophages. L'activation des macrophages induit une augmentation de l'expression des molécules de classe II du CMH et de la famille de molécules membranaires de costimulation B7, rendant ainsi les macrophages plus efficaces pour l'activation des cellules T_H. Cet apprêtement et cette présentation de l'antigène, examinés en détail dans le chapitre 8, sont essentiels pour l'activation des cellules T_H, événement central du développement des réponses immunitaires humorale ou à médiation cellulaire.

Sécrétion de facteurs

De nombreuses protéines importantes, essentielles pour le développement des réponses immunitaires, sont sécrétées par les macrophages activés (tableau 2.6). Parmi ces protéines, figurent un ensemble de cytokines, telles que l'**interleukine 1 (IL-1)**, le TNF-α et l'**interleukine 6 (IL-6)**, qui déclenchent les réponses inflammatoires. Typiquement, chacun de ces agents a tout un ensemble d'effets. Par exemple, l'IL-1 active les lymphocytes et l'IL-1, l'IL-6 et le TNF-α provoquent une poussée de fièvre en affectant le centre thermorégulateur de l'hypothalamus.

Les macrophages activés sécrètent un ensemble de facteurs impliqués dans le développement de la réponse inflammatoire. Les **protéines du complément** constituent un groupe de protéines qui participent à l'élimination des pathogènes étrangers et au déclenchement de la réaction inflammatoire qui s'ensuit. Le site majeur de synthèse des

TABLEAU 2.6 Quelques facteurs sécrétés par les macrophages activés

Facteur	Fonction
Interleukine 1 (IL-1)	Provoque les réponses inflammatoires et la fièvre
Interleukine 6 (IL-6) TNF-α	Provoquent l'immunité naturelle et l'élimination des pathogènes
Protéines du complément	Provoquent la réponse inflammatoire et l'élimination des pathogènes
Enzymes hydrolytiques	Provoquent la réponse inflammatoire
Interféron alpha (IFN-α)	Active les gènes cellulaires, ce dont il résulte la production de protéines qui confèrent un état antiviral à la cellule
Facteur de nécrose tumorale (TNF-α)	Tue les cellules tumorales
GM-CSF G-CSF M-CSF	Provoquent l'hématopoïèse inductible

protéines du complément est le foie ; ces protéines sont aussi produites dans des macrophages extérieurs à cet organe. Des enzymes hydrolytiques, à l'intérieur des lysosomes des macrophages, peuvent être aussi sécrétés lorsque ces cellules sont activées. L'accumulation de ces enzymes à l'intérieur des tissus contribue à la réponse inflammatoire et peut, dans certains cas, participer à des lésions tissulaires étendus. Les macrophages activés sécrètent aussi des facteurs solubles, tels que TNF-α, qui peut tuer toutes sortes de cellules. On a montré que la sécrétion de ces facteurs cytotoxiques contribue à la destruction des tumeurs par les macrophages. Finalement, comme il en a été fait mention précédemment, les macrophages activés sécrètent de nombreuses cytokines qui stimulent l'hématopoïèse inductible.

Cellules granulocytaires

Les **granulocytes** sont classés en neutrophiles, éosinophiles ou basophiles, sur la base de leur morphologie cellulaire et de la coloration de leur cytoplasme (figure 2.10). Le **neutrophile** a un noyau multilobé et des granules cytoplasmiques qui prennent les colorants acides et les colorants basiques ; il est souvent appelé leucocyte polynucléaire, en raison de son noyau multilobé. L'**éosinophile** a un noyau bilobé et des granules cytoplasmiques qui prennent l'éosine, qui est un colorant acide rouge (d'où son nom). Le **basophile** a un noyau lobé et contient de nombreux granules cytoplasmiques qui prennent le bleu de méthylène, qui est un colorant basique. Les neutrophiles et les éosinophiles sont des phagocytes, tandis que les basophiles n'en sont pas. Les neutrophiles, qui constituent 50 à 70 % des cellules sanguines blanches circulantes, sont beaucoup plus nombreux que les éosinophiles (1 à 3 %) et les basophiles (< 1 %).

Neutrophiles

Les neutrophiles sont produits par l'hématopoïèse dans la moelle osseuse. Ils sont libérés dans le sang périphérique et circulent pendant 7 à 10 heures avant de passer dans les

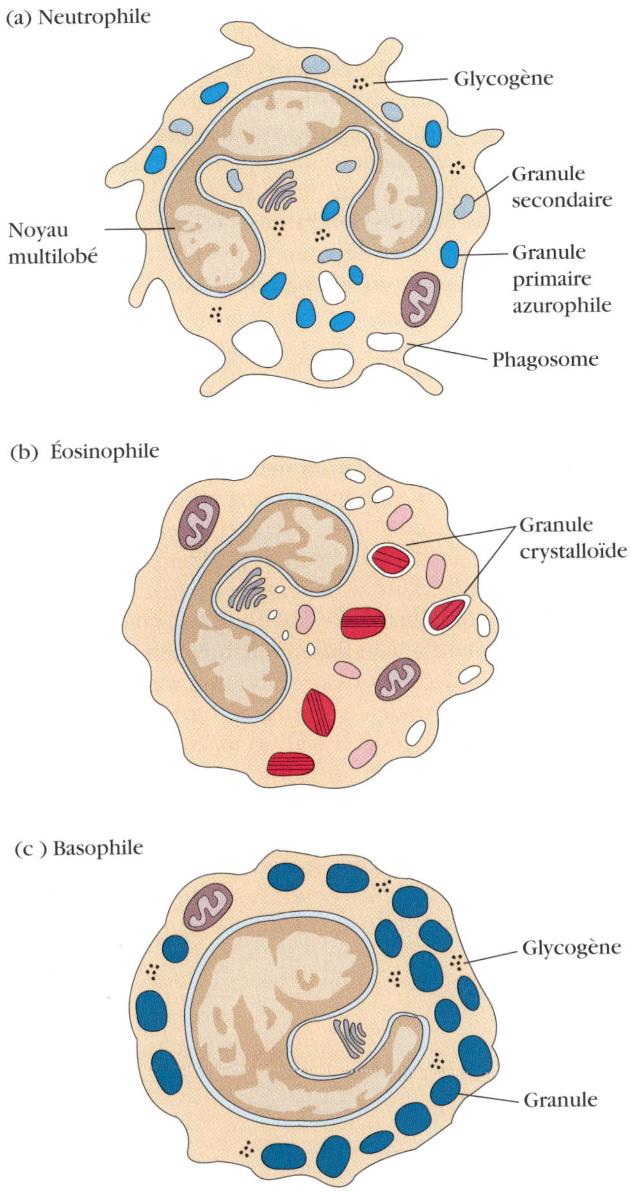

FIGURE 2.10 Schémas montrant la morphologie typique des granulocytes. Remarquer les différences dans la forme du noyau et dans le nombre et la forme des granules cytoplasmiques.

tissus où ils ont une durée de vie de quelques jours seulement. En réponse à de très nombreux types d'infection, la moelle osseuse libère des neutrophiles en nombre plus grand que normalement, et ces cellules sont habituellement les premières à arriver au niveau du site d'inflammation. L'augmentation transitoire du nombre des neutrophiles circulants qui en résulte, appelée **leucocytose**, est utilisée en médecine comme signe d'infection.

Le mouvement des neutrophiles circulant vers les tissus, appelé **extravasation**, s'effectue en plusieurs étapes : tout d'abord, la cellule adhère à l'endothélium vasculaire, puis elle passe dans les espaces entre les cellules endothéliales adjacentes qui bordent la paroi des vaisseaux, et finalement elle pénètre dans la membrane basale vasculaire pour ressortir dans les espaces tissulaires. (Ce processus est décrit en détail dans le chapitre 15.) De nombreuses substances générées dans la réaction inflammatoire servent de **facteurs chimiotactiques** (ou **chémoattractants**) qui sont à l'origine de l'accumulation des neutrophiles au niveau d'un site inflammatoire. Parmi ces facteurs chimiotactiques figurent les composants du complément, certains composants du système de la coagulation sanguine et différentes cytokines sécrétées par les cellules T_H et les macrophages activés.

Comme les macrophages, les neutrophiles sont des cellules phagocytaires actives. La phagocytose par les neutrophiles est semblable à celle qui a été décrite pour les macrophages, à ceci près que les enzymes lytiques et les substances bactéricides des neutrophiles sont contenues dans des granules primaires et des granules secondaires (voir figure 2.10a). Les granules primaires, plus gros et plus denses, représentent un type de lysosomes contenant des peroxydases, du lysozyme et divers enzymes hydrolytiques. Les granules secondaires, plus petits, contiennent de la collagénase, de la lactoferrine et du lysozyme. Les granules primaires et les granules secondaires fusionnent avec les phagosomes, dont les contenus sont ensuite digérés et éliminés comme dans les macrophages.

Les neutrophiles utilisent aussi les deux voies, dépendante ou non-dépendante de l'oxygène, pour générer des substances antimicrobiennes. En fait, il y a beaucoup plus de chances pour que des micro-organismes ingérés soient tués par des neutrophiles que par des macrophages. Les neutrophiles présentent une poussée respiratoire beaucoup plus forte que celle des macrophages et, par conséquent, sont capables de générer davantage d'intermédiaires réactifs dérivés de l'oxygène ou de l'azote (voir tableau 2.5). De plus, les neutrophiles expriment des taux de défensines plus élevés que ceux des macrophages.

Éosinophiles

Les éosinophiles, de même que les neutrophiles, sont des cellules phagocytaires mobiles qui peuvent migrer du sang vers les espaces tissulaires. Leur rôle phagocytaire est significativement moins important que celui des neutrophiles et on pense qu'ils jouent un rôle dans la défense contre les parasites (voir le chapitre 16). Les substances contenues dans les granules éosinophiles pourraient léser la membrane de ces derniers.

Basophiles

Les basophiles sont des granulocytes non phagocytaires qui fonctionnent en libérant de leurs granules cytoplasmiques des substances pharmacologiquement actives. Ces substances jouent un rôle majeur dans certaines réponses allergiques.

Mastocytes

Les précurseurs des mastocytes, formés dans la moelle osseuse par l'hématopoïèse, sont libérés dans le sang sous forme de cellules non différenciées ; ils ne se différencient pas avant de quitter le sang et de pénétrer dans les tissus. Les mastocytes peuvent être trouvés dans de nombreux tissus, y compris la peau, le tissu conjonctif de divers organes et le tissu épithélial des muqueuses des tractus respiratoire, génito-urinaire et digestif. De même que les basophiles circulant, ces cellules possèdent un grand nombre de granules cytoplasmiques qui contiennent de l'histamine et d'autres substances pharmacologiquement actives. Les mastocytes, de concert avec les basophiles du sang, jouent un rôle important dans le développement des allergies.

Cellules dendritiques

La **cellule dendritique** tire son nom du fait qu'elle est couverte d'un écheveau de longues extensions membranaires qui ressemblent aux dendrites des cellules nerveuses. Les cellules dendritiques peuvent être difficiles à isoler parce que les procédés conventionnels d'isolement des cellules tendent à endommager leurs longues extensions. Le développement de techniques mettant en œuvre des enzymes et une dispersion douce a facilité l'isolement de ces cellules en vue de leur étude *in vitro*. La plupart des cellules dendritiques apprêtent l'antigène et le présentent aux cellules T_H. Ces cellules peuvent être classées en fonction de leur localisation :

- **les cellules de Langerhans**, rencontrées dans l'épiderme (peau) et les muqueuses ;
- **les cellules dendritiques interstitielles**, qui peuplent la plupart des organes (par exemple, le cœur, les poumons, le foie, les reins, le tractus gastro-intestinal) ;
- **les cellules dendritiques interdigitées** présentes dans les zones des cellules T du tissu lymphoïde secondaire et de la médullaire du thymus ;
- les **cellules dendritiques circulantes** qui incluent celles du sang, représentant 0,1 % des leucocytes sanguins, et celles de la lymphe (connues sous le nom de **cellules voilées**).

Les cellules dendritiques, dans leurs différentes localisations, ont des formes et des fonctions différentes. En dépit de leurs différences, toutes expriment de façon constitutive des taux élevés de molécules de classe II du CMH et de membres de la famille de costimulation B7. Pour cette raison, ce sont des cellules présentatrices de l'antigène plus puissantes que les macrophages et les cellules B qui nécessitent toutes deux d'être activées avant de fonctionner comme cellules présentatrices de l'antigène (ou APC, de *antigen-presenting cells*). Après avoir capté l'antigène dans les tissus par phagocytose ou endocytose, les cellules dendritiques migrent dans le sang ou la lymphe et circulent en direction des différents organes lymphoïdes où elles présentent l'antigène aux lymphocytes T.

Les cellules dendritiques descendent des cellules souche hématopoïétiques par la lignée myéloïde. La voie ou les voies exactes prises par ces cellules sont encore en cours d'étude. Le problème majeur est de savoir si les cellules dendritiques appartiennent à la lignée monocyte/macrophage ou se développent à partir d'une lignée entièrement séparée. Deux voies de développement possibles sont représentées dans la figure 2.11. Dans l'une d'elles, une cellule dendritique se développe à partir d'un précurseur myéloïde dans la moelle osseuse, puis apparaît dans le sang sous forme d'une cellule immature qui complète sa différenciation dans les tissus. Un autre modèle propose qu'une cellule au stade de monocyte tardif se différencie dans les tissus pour générer soit un macrophage, soit une cellule dendritique. Certaines observations suggèrent que les macrophages matures et les cellules dendritiques pourraient être interconvertibles ; cependant, ceci n'a pas encore été confirmé. On pense que les différences morphologiques et fonctionnelles observées entre les cellules de Langerhans et les cellules dendritiques intestinales, inter-

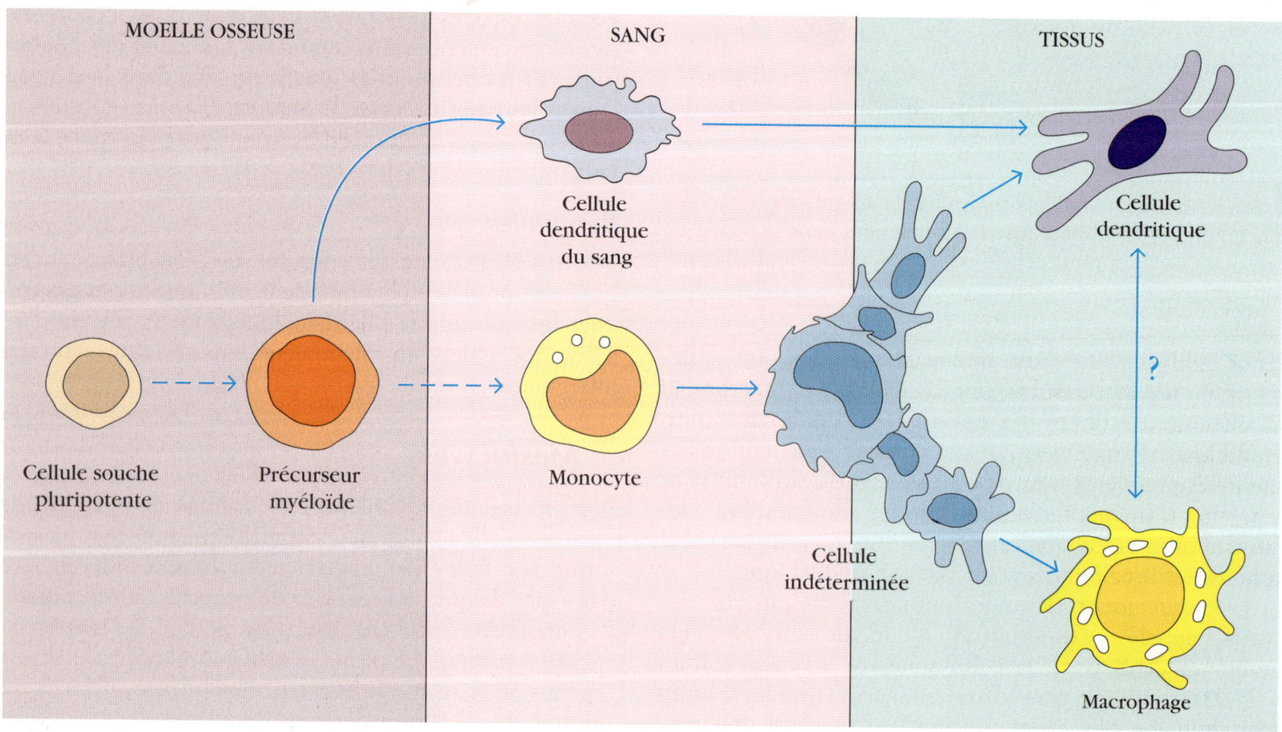

FIGURE 2.11 Les deux voies proposées pour le développement des cellules dendritiques (à l'exclusion des cellules dendritiques folliculaires). La lignée des cellules dendritiques pourrait se brancher sur la lignée monocyte/macrophage au stade du précurseur myéloïde dans la moelle osseuse. De façon alternative, les cellules dendritiques et les macrophages pourraient se développer à partir d'un stade intermédiaire tardif commun (cellule indéterminée). L'interconversion des cellules dendritiques matures et des macrophages est suggérée par certaines constatations, mais elle n'est pas encore confirmée. [Adapté de JH Peter *et al.*, 1996, *Immunol. Today* **17**:273.]

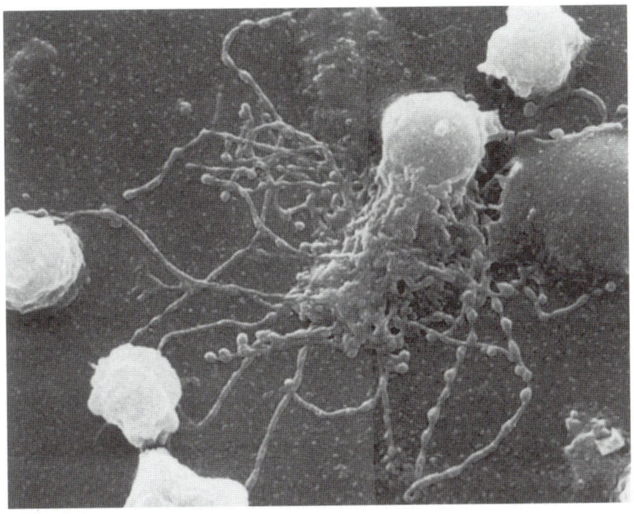

FIGURE 2.12 Micrographie électronique à balayage des cellules dendritiques folliculaires montrant des dendrites, longs et perlés. Les perles sont recouvertes de complexes antigène-anticorps. Les dendrites partent du corps de la cellule [D'après AK Szakal *et al.*, 1985, *J. Immunol.* **134**:1353 ; American Association of Immunologists, reproduit avec autorisation.]

digitées ou circulantes reflètent des états de maturation différents des cellules, ainsi que les micro-environnements différents dans lesquels elles résident.

Un autre type de cellule dendritique, la **cellule dendritique folliculaire**, semble avoir une origine et une fonction différentes des cellules dendritiques présentatrices de l'antigène décrites ci-dessus. Les cellules dendritiques folliculaires n'expriment pas les molécules de classe II du CMH et, par conséquent, ne fonctionnent pas comme cellules présentatrices de l'antigène pour l'activation des cellules T_H. Ces cellules dendritiques ont été dénommées ainsi en raison de leur localisation exclusive dans les structures organisées des ganglions, appelées follicules lymphoïdes, qui sont riches en cellules B. Bien qu'elles n'expriment pas de molécules de classe II, les cellules dendritiques folliculaires expriment des taux élevés de récepteurs membranaires des anticorps et du complément. On pense que la liaison des complexes antigène-anticorps par ces récepteurs facilite l'activation des cellules B dans les ganglions. On a montré que ces complexes sont retenus sur la membrane des cellules dendritiques pendant de longues périodes, allant de quelques semaines à quelques mois, ou parfois même plus longtemps (figure 2.12). On pense que la présence des complexes antigène-anticorps sur la membrane des cellules dendritiques folliculaires joue un rôle dans le développement des cellules B à mémoire dans le follicule.

Organes du système immunitaire

De nombreux organes ou tissus, morphologiquement et fonctionnellement divers, ont des fonctions variées dans le développement des réponses immunitaires. Ces organes et ces tissus peuvent être distingués selon qu'ils fonctionnent en **organes lymphoïdes primaires** ou **secondaires** (figure 2.13). Le thymus et la moelle osseuse constituent les organes lymphoïdes primaires (ou centraux), où prend place la maturation des lymphocytes. Les ganglions, la rate et divers tissus lymphoïdes associés aux muqueuses (MALT, de *mucosal-associated lymphoid tissue*), tels que le tissu lymphoïde associé à l'intestin (GALT, de *gut-associated lymphoid tissue*), représentent les organes lymphoïdes secondaires (ou périphériques), qui captent l'antigène et fournissent des sites où les lymphocytes matures entrent

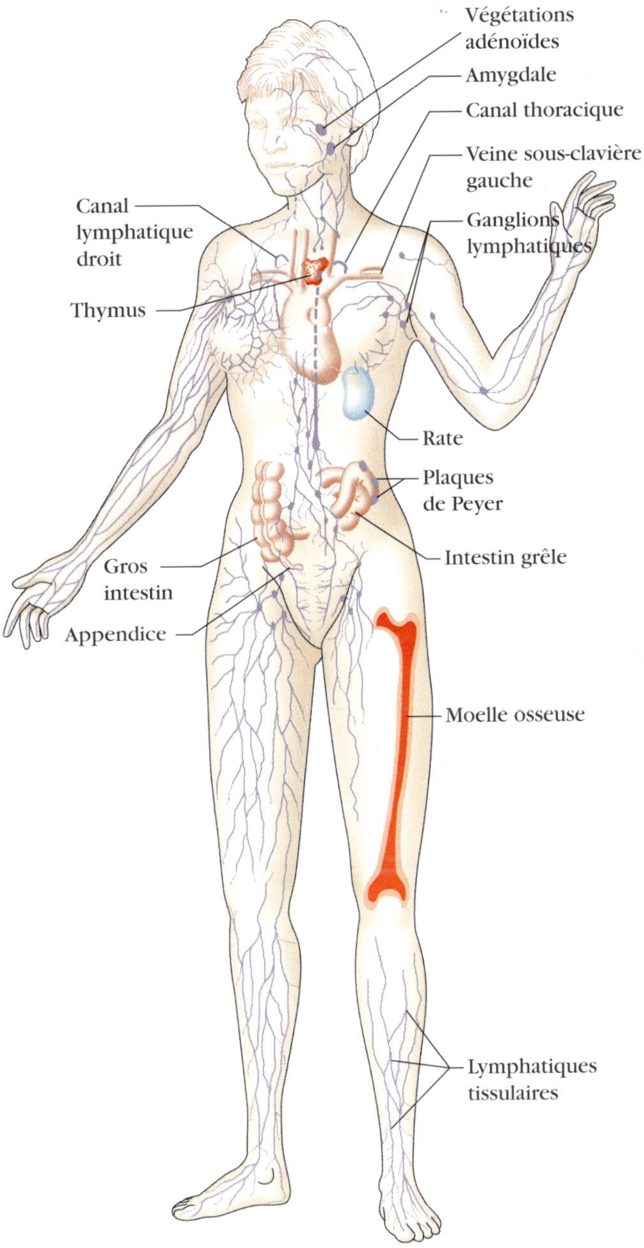

FIGURE 2.13 Le système lymphoïde chez l'Homme. Les organes primaires (moelle osseuse et thymus) sont représentés en rouge ; les organes et les tissus secondaires en bleu. Ces organes et tissus lymphoïdes structuralement et fonctionnellement différents sont interconnectés par les vaisseaux sanguins (non représentés) et les vaisseaux lymphatiques (violet) grâce auxquels les lymphocytes circulent. Un seul os est représenté, mais tous les principaux os contiennent de la moelle et font ainsi partie du système lymphoïde. [Adapté de Lodish *et al.*, 1995, *Molecular Cell Biology*, 3e éd., Scientific American Books.]

en interaction avec ce dernier. De plus, des **tissus lymphoïdes tertiaires**, qui normalement contiennent beaucoup moins de cellules lymphoïdes que les organes lymphoïdes secondaires, peuvent importer des cellules lymphoïdes lors d'une réponse inflammatoire. Les plus importants de ces derniers sont les tissus lymphoïdes associés à la peau. Une fois que des lymphocytes matures ont été générés dans les organes lymphoïdes primaires, ils circulent dans le sang et dans le **système lymphatique**, qui est un réseau de vaisseaux qui collecte les fluides qui se sont échappés des capillaires du système circulatoire pour pénétrer dans les tissus et qui, en fin de compte, ramène ces fluides vers le sang.

Organes lymphoïdes primaires

Les lymphocytes immatures générés par l'hématopoïèse effectuent leur maturation à l'intérieur des organes lymphoïdes primaires où ils acquièrent une spécificité antigénique particulière. Ce n'est qu'après avoir effectué sa maturation à l'intérieur d'un organe lymphoïde primaire qu'un lymphocyte devient une cellule **immunocompétente** (capable de développer une réponse immunitaire). Chez les mammifères, les cellules T effectuent leur maturation dans le **thymus** et les cellules B dans la **moelle osseuse**.

Thymus

Le thymus est un organe plat, bilobé, reposant sur le cœur. Chaque lobe est entouré d'une capsule ; il est divisé en lobules séparés les uns des autres par des travées de tissu conjonctif appelées trabécules. Chaque lobule est organisé en deux compartiments : le compartiment externe, ou *cortex*, contient en abondance des cellules immatures T, appelées thymocytes, tandis que le compartiment interne, ou *médulla* (médullaire), est peuplé de relativement peu de thymocytes.

La séquence de maturation des cellules T au sein du thymus n'est pas entièrement comprise. On pense que les cellules T progénitrices formées lors de l'hématopoïèse, après avoir pénétré dans le thymus, se multiplient rapidement dans le cortex de cet organe ; cette prolifération rapide des thymocytes est couplée à un taux très important de mort cellulaire. On pense qu'ensuite seul un petit groupe de thymocytes plus matures migrent du cortex vers la médulla, où ils continuent leur maturation ; finalement, ces thymocytes quittent le thymus par des veinules postcapillaires. Des exceptions à cette séquence sont apparues ; certaines études ont montré l'existence d'une petite sous-population de thymocytes corticaux qui peuvent devenir matures et quitter le thymus sans même être entrés dans la médulla.

Le cortex et la médulla du thymus sont enchevêtrés avec un réseau tridimensionnel de cellules stromales, composé de cellules épithéliales, de cellules dendritiques interdigitées et de macrophages qui constituent la charpente de l'organe et contribuent à la croissance et à la maturation des thymocytes. Nombre de ces cellules stromales entrent en interaction physique avec les thymocytes en cours de développement (figure 2.14). Certaines

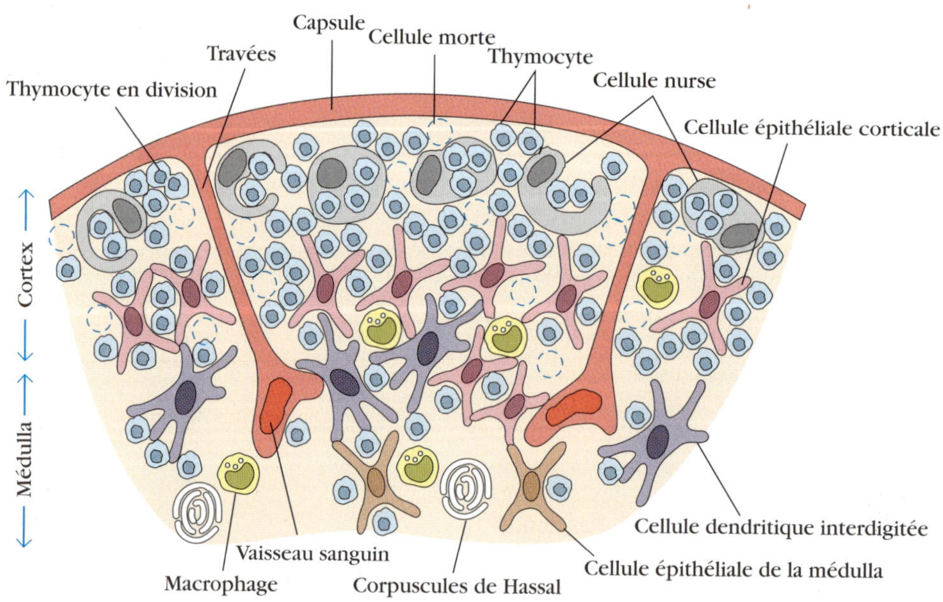

FIGURE 2.14 Coupe schématique d'une partie du thymus, montrant divers lobules séparés par des travées de tissu conjonctif (trabécules). On pense que le cortex superficiel, qui est densément peuplé, contient de nombreux lymphocytes immatures (bleu), qui subissent une prolifération rapide couplée à un énorme taux de mort cellulaire. Sont aussi présentes dans le cortex superficiel les cellules thymiques nurse (gris), qui sont des cellules épithéliales spécialisées avec de longues extensions membranaires qui entourent jusqu'à 50 thymocytes. La médulla (médullaire) est pauvrement peuplée et on pense qu'elle contient des thymocytes plus matures. Au cours de leur séjour dans le thymus, les thymocytes entrent en interaction avec différentes cellules stromales, y compris les cellules épithéliales corticales (rouge clair), les cellules épithéliales médullaires (brun), les cellules dendritiques interdigitées (violet) et les macrophages (jaune). Ces cellules produisent des hormones thymiques et expriment des taux élevés de molécules de classe I et de molécules de classe II du CMH. Les corpuscules de Hassalls, trouvés dans la médulla, contiennent des couches concentriques de cellules épithéliales en cours de dégénérescence. [Adapté de W van Ewijk, 1991, *Annu. Rev. Immunol.* **9**:591.]

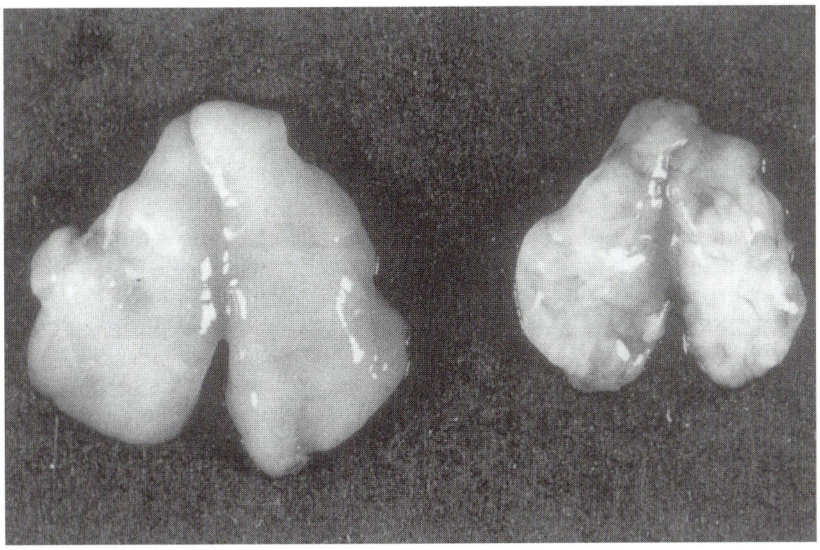

FIGURE 2.15 Effets des corticostéroïdes sur le thymus de rat. Un thymus normal (*à gauche*) comparé à un thymus de rat 48 h après l'injection d'un corticostéroïde (5 mg/kg de poids corporel). [D'après MM Compton et JA Cidlowski, 1992, *Trends endocrinol. Metabol.* **3**:17.]

cellules thymiques du cortex superficiel, appelées **cellules nurse**, possèdent de longues extensions membranaires qui entourent jusqu'à 50 thymocytes, formant ainsi de gros complexes multicellulaires. D'autres cellules épithéliales corticales possèdent de longues expansions cytoplasmiques interconnectées qui forment un réseau et pour lesquelles on a montré qu'elles entraient en interaction avec de nombreux thymocytes lorsqu'elles traversent le cortex. Les cellules dendritiques interdigitées, localisées à la jonction du cortex et de la médulla, ont elles aussi de longues extensions qui interagissent avec les thymocytes en développement.

Maturation et sélection des cellules T. Lorsque les thymocytes effectuent leur maturation dans le thymus, la diversité des récepteurs des cellules T est créée par toute une série de réarrangements au hasard de gènes (voir chapitre 9). Après que les thymocytes en voie de développement aient commencé à exprimer des récepteurs de liaison à l'antigène, ils sont soumis à un processus de sélection en deux étapes. Les cellules stromales du thymus, qui expriment des taux élevés de molécules de classe I ou de classe II du CMH, jouent un rôle dans ce processus. Tous les thymocytes en cours de développement incapables de reconnaître les molécules du CMH du Soi ou qui possèdent une forte affinité pour les autoantigènes associés au CMH du Soi (ou pour le CMH du Soi seul), sont éliminés par mort cellulaire programmée. Ainsi, seules les cellules dont les récepteurs reconnaissent une molécule du CMH du Soi associée à un antigène étranger peuvent devenir matures. Une description détaillée de la sélection thymique est présentée dans le chapitre 10.

On estime que 95 à 99 % des thymocytes subissent une mort cellulaire programmée dans le thymus, avant même d'être parvenus à maturation. Vraisemblablement, ce taux élevé de mort cellulaire résulte essentiellement de l'élimination des thymocytes qui ne peuvent pas reconnaître des peptides antigéniques étrangers présentés par des molécules du CMH du Soi et des thymocytes qui reconnaissent des peptides du Soi présentés par des molécules du CMH du Soi. On ignore si certains signaux externes (par exemple, la présence ou l'absence d'un facteur) initient la mort cellulaire programmée de ces thymocytes. Certains ont suggéré (voir chapitre 10) que la mort de la plupart des thymocytes non sélectionnés pouvait être induite par les glucocorticoïdes endogènes (connus aussi sous le nom de corticostéroïdes). On sait depuis un certain temps que les thymocytes corticaux, particulièrement chez les rongeurs, sont extrêmement sensibles aux glucocorticoïdes, tandis que les cellules T matures ne le sont pas. Par exemple, lorsque des thymocytes de souris sont incubés avec des taux physiologiques élevés de glucocorticoïdes, les cellules commencent à mourir en une à deux heures par apoptose. L'injection de glucocorticoïdes à des rats, ainsi qu'à d'autres animaux d'expérience, conduit à une atrophie importante du thymus (figure 2.15).

Le thymus et la fonction immunitaire. L'importance du thymus dans la fonction immunitaire peut être étudiée chez la souris en examinant les effets d'une thymectomie néonatale, procédé où le thymus est enlevé chirurgicalement chez des souris nouveau-nés. Ces souris thymectomisées présentent une décroissance très importante des lymphocytes circulant de la lignée cellulaire T et une absence d'immunité à médiation cellulaire. Une autre preuve de l'importance du thymus vient de l'étude d'un défaut apparaissant dès la naissance chez l'Homme (**syndrome de DiGeorge**) et chez certaines souris (**souris nude ou nues**) où le thymus ne se développe pas. Dans les deux cas, il y a une absence de cellules T circulantes et d'immunité à médiation cellulaire, avec une augmentation de la fréquence des maladies infectieuses.

Le vieillissement est accompagné d'un déclin de la fonction thymique. Ce dernier pourrait jouer un certain rôle dans la diminution de la fonction immunitaire lors du vieillissement chez l'Homme et la souris. Le thymus atteint sa taille maximale à la puberté, puis il s'atrophie, avec une diminution significative des cellules corticales et médullaires et une augmentation du contenu graisseux total de l'organe. Alors que le poids moyen du thymus est de 70 g chez l'enfant, son involution au cours du vieillissement laisse un organe d'un poids moyen de 3 g seulement chez les personnes âgées.

De nombreuses expériences ont été conçues pour observer l'effet du vieillissement sur la fonction immunitaire du thymus. Dans l'une d'elles, le thymus d'une souris de 1 jour ou d'une souris de 33 mois a été greffé à des adultes thymectomisés. (Pour la plupart des souris de laboratoire, 33 mois correspond à un âge très avancé.) Les souris recevant la greffe de thymus de nouveau-né présentaient une amélioration significativement plus grande de la fonction immunitaire que les souris recevant un thymus de 33 mois.

Moelle osseuse

Chez les oiseaux, un organe lymphoïde appelé bourse de Fabricius, qui est un tissu lymphoïde associé à l'intestin, est le site primaire de maturation de cellules B. Chez les mammifères, tels que les primates ou les rongeurs, il n'y a pas de bourse et pas de contrepartie unique à cette dernière en tant qu'organe lymphoïde primaire. En revanche, chez ces animaux, des régions de la moelle osseuse, et peut-être d'autres tissus lymphoïdes, servent d'équivalents à cette bourse où s'effectue la maturation des cellules B. Cependant, il y a des animaux, par exemple, les bovins et les ovins, chez lesquels la rate fœtale dans ses débuts et une grande (> 10^{11} cellules B) plaque de Peyer spécialisée (volumineux amas de tissu lymphoïde inclus dans la paroi de l'intestin), appelée plaque de Peyer iléale, se comporte en tissu lymphoïde primaire pour la maturation, la prolifération et la diversification des cellules B. Le lapin, lui aussi, utilise des tissus associés à l'intestin, tels que l'appendice, comme tissu lymphoïde primaire pour d'importantes étapes de la prolifération et de la diversification des cellules B.

Chez les animaux où les cellules B immatures prolifèrent et se différencient au sein de la moelle osseuse, les cellules stromales de cette dernière entrent directement en interaction avec les cellules B et sécrètent différentes cytokines requises pour le développement de ces dernières. Comme pour la sélection thymique au cours de la maturation des cellules T, un processus de sélection au sein de la moelle osseuse élimine les cellules B possédant des récepteurs d'anticorps autoréactifs. Ce processus est expliqué en détail dans le chapitre 11.

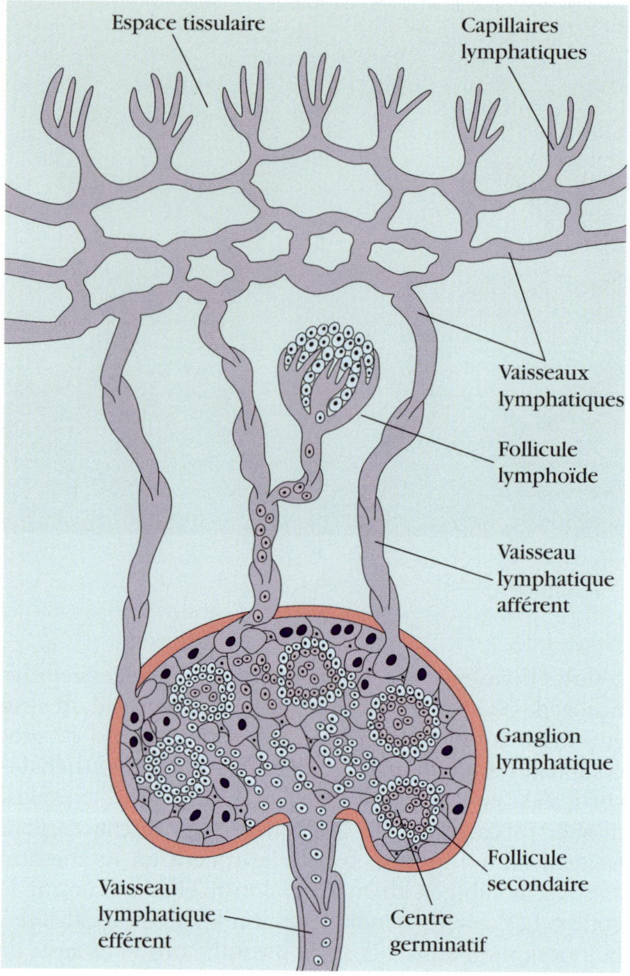

FIGURE 2.16 Les vaisseaux lymphatiques. Les petits capillaires lymphatiques qui s'ouvrent dans les espaces tissulaires prennent le fluide tissulaire interstitiel et le conduisent à des vaisseaux lymphatiques de plus en plus gros qui transportent le fluide, dès lors appelé lymphe, dans les ganglions lymphatiques régionaux. Lorsque la lymphe quitte les ganglions, elle est apportée à des vaisseaux lymphatiques efférents plus gros qui s'écoulent alors dans le système circulatoire par le canal thoracique ou le canal lymphatique droit (voir la figure 2.13).

Système lymphatique

Étant donné que le sang circule sous pression, sa composante liquide (**plasma**) filtre à travers la mince paroi des capillaires et passe dans le tissu environnant. La plus grande partie de ce liquide, appelé **liquide interstitiel**, revient au sang à travers les membranes des capillaires. Le reste du liquide interstitiel, appelé maintenant **lymphe**, s'écoule des espaces du tissu conjonctif dans un réseau de capillaires lymphatiques très resserrés, puis dans une série de vaisseaux collectifs progressivement plus large, appelés **vaisseaux lymphatiques** (figure 2.16).

Le plus gros vaisseau lymphatique, le **canal thoracique**, se déverse dans la veine sous-clavière gauche près du cœur (figure 2.13). Ainsi, le système lymphatique capture le liquide perdu par le sang et le rend au sang, assumant donc un état d'équilibre des fluides dans le système circulatoire. Le cœur ne pompe pas la lymphe contenue dans le système lymphatique. En revanche, l'écoulement de la lymphe est réalisé lorsque les vaisseaux lymphatiques sont comprimés par le mouvement des muscles du corps. Toute une série de valves à sens unique placées le long des vaisseaux lymphatiques assurent que la lymphe ne s'écoule que dans une seule direction.

Lorsqu'un antigène étranger pénètre dans les tissus, il est pris par le système lymphatique (qui baigne tous les tissus de l'organisme) et il est amené à différents tissus lymphoïdes organisés, tels que les ganglions, qui captent l'antigène étranger. Lorsque la lymphe passe des tissus aux vaisseaux lymphatiques, elle s'enrichit progressivement en lymphocytes. Ainsi, le système lymphatique sert aussi de moyen de transport des lymphocytes et des antigènes des tissus conjonctifs aux tissus lymphoïdes organisés où les lymphocytes peuvent entrer en interaction avec l'antigène capté et être alors activés.

Organes lymphoïdes secondaires

Différents types de tissus lymphoïdes organisés sont localisés le long des vaisseaux du système lymphatique. Une partie du tissu lymphoïde, dans le poumon et la lamina propria de la paroi intestinale, est constituée de collections diffuses de lymphocytes et de macrophages. Une autre partie du tissu lymphoïde est organisée en structures appelées follicules lymphoïdes qui sont formés d'agrégats de cellules lymphoïdes et de cellules non lymphoïdes entourées d'un réseau de capillaires lymphatiques qui assurent le drainage. Jusqu'à ce qu'il soit activé par un antigène, un follicule lymphoïde, appelé **follicule primaire**, est constitué d'un réseau de cellules dendritiques folliculaires et de petites cellules B au repos. Après un défi antigénique, un follicule primaire devient un **follicule secondaire** plus gros ; ce dernier est un anneau de lymphocytes B, disposés de façon concentrique, entourant un centre (**centre germinatif**) où l'on trouve un foyer de lymphocytes B en prolifération et une zone contenant des cellules B qui ne se divisent pas et quelques cellules T auxiliaires entremêlées à des macrophages et des cellules dendritiques folliculaires (figure 2.17).

La plupart des cellules B activées par l'antigène se divisent et se différencient en plasmocytes producteurs d'anticorps dans les follicules lymphoïdes, mais uniquement quelques cellules B de la population activée par l'antigène trouvent leur voie dans les centres germinatifs. Celles qui ne pénètrent pas dans un tel centre subissent un ou plusieurs cycles de division cellulaire durant lesquels les gènes qui codent leurs anticorps mutent à une vitesse exceptionnellement élevée. À la suite de cette période de division et de mutation, il y a un processus de sélection rigoureuse au cours duquel plus de 90 % de ces cellules B meurent par apoptose. En général, les cellules B productrices des anticorps qui fixent le plus fortement l'antigène ont une plus grande chance de survie que leurs compagnes plus faibles. Le petit nombre de cellules B qui survivent à la sélection rigoureuse du centre germinatif se différencient en plasmocytes ou en cellules à mémoire et dominent. Le processus de prolifération, de mutation et de sélection des cellules B dans les centres germinatifs est décrit plus complètement dans le chapitre 11.

Les **ganglions** et la **rate** sont les plus organisés des organes lymphoïdes secondaires ; ils comprennent non seulement des follicules lymphoïdes, mais aussi des régions distinctes supplémentaires d'activité de cellules T et de cellules B et ils sont entourés d'une capsule fibreuse. Un tissu lymphoïde moins organisé, appelé collectivement tissu lymphoïde associé aux muqueuses (MALT, de *mucosal associated lymphoid tissue)* est rencontré dans différentes régions du corps. Ce tissu inclut les plaques de Peyer (dans l'intestin grêle), les amygdales et l'appendice, ainsi que les nombreux follicules lymphoïdes de la lamina propria des intestins et des muqueuses qui bordent les voies aériennes supérieures, les bronches et le tractus génital.

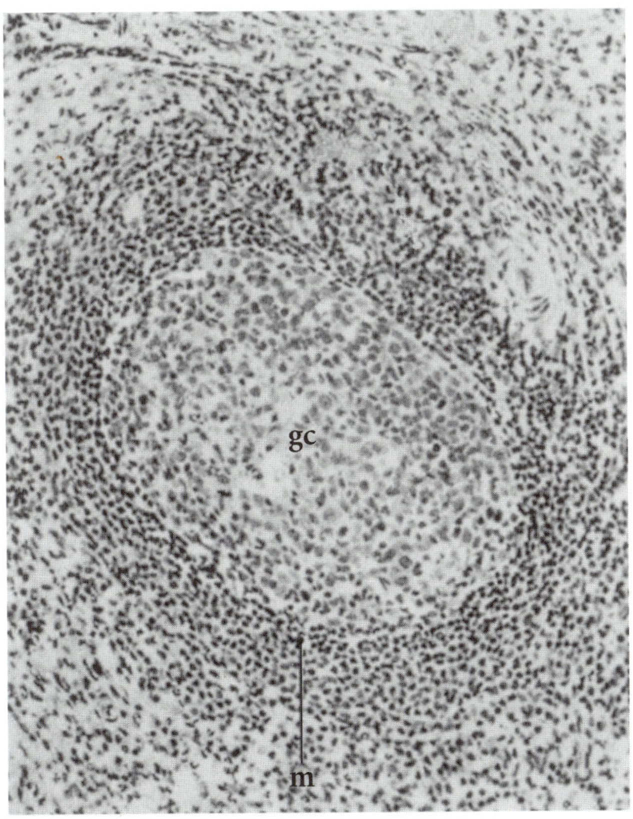

FIGURE 2.17 Follicule lymphoïde secondaire constitué d'un gros centre germinatif (gc) entouré d'un manteau dense (m) de petits lymphocytes. [D'après W Bloom et DW Fawcett, 1975, *Textbook of Histology*, 10e éd., W.B. Saunders Co.]

Ganglions

Les ganglions sont des structures en forme de haricot contenant un réseau réticulé rempli de lymphocytes, de macrophages et de cellules dendritiques. Groupés aux jonctions des vaisseaux lymphatiques, les ganglions sont la première structure lymphoïde organisée à rencontrer les antigènes qui pénètrent dans les espaces tissulaires. Lorsque la lymphe passe à travers un ganglion, un antigène particulaire qui y est apporté par la lymphe sera capté par le réseau de cellules phagocytaires et de cellules dendritiques (folliculaires ou interdigitées). L'architecture d'ensemble d'un ganglion lymphatique permet la réalisation d'un micro-environnement idéal pour que les lymphocytes puissent effectivement rencontrer les antigènes captés et répondre.

D'un point de vue morphologique, un ganglion peut être divisé en trois régions grossièrement concentriques : le cortex, ou zone corticale, le paracortex, ou zone paracorticale et la médulla, ou zone médullaire, chacune permettant la constitution d'un micro-environnement distinct (figure 2.18). La couche la plus externe, le **cortex**, contient des lymphocytes (essentiellement des cellules B), des macrophages et des cellules dendritiques folliculaires disposées en follicules primaires. Après un défi antigénique, les follicules primaires s'élargissent en follicules secondaires, chacun d'eux contenant un centre germinatif. Chez les enfants présentant un déficit en cellules B, le cortex manque de follicules primaires et de centres germinatifs. Sous le cortex, on trouve le **paracortex**, qui est largement peuplé de lymphocytes T, mais qui contient aussi des cellules dendritiques interdigitées dont on pense qu'elles ont migré des tissus vers le ganglion. Ces cellules dendritiques interdigitées expriment des taux élevés de molécules de classe II du CMH,

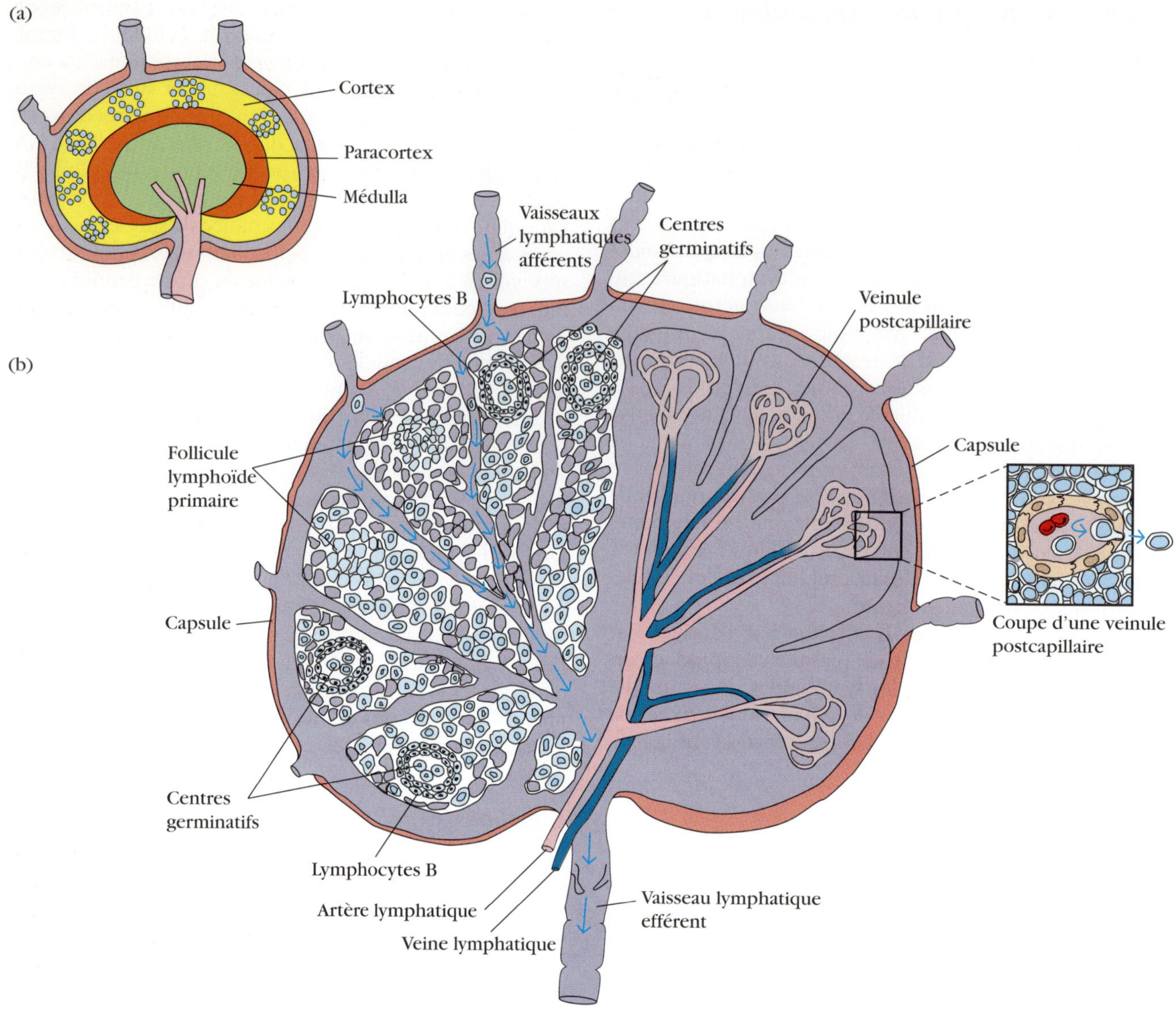

FIGURE 2.18 Structure d'un ganglion lymphatique. (a) Les trois couches d'un ganglion lymphatique correspondent à des microenvironnements distincts. (b) Le côté gauche représente l'arrangement du réticulum et des lymphocytes au sein des différentes régions d'un ganglion lymphatique. Les macrophages et les cellules dendritiques qui captent l'antigène sont présents dans le cortex et le paracortex. Les cellules T_H sont concentrées dans le paracortex ; les cellules B sont localisées essentiellement dans le cortex, au sein des follicules et des centres germinatifs. La médulla (médullaire) est largement peuplée de plasmocytes producteurs d'anticorps. Les lymphocytes circulant dans la lymphe sont amenés aux ganglions par des vaisseaux lymphatiques afférents ; ils pénètrent dans la matrice réticulaire du ganglion ou bien ils passent à travers et quittent ce dernier par le vaisseau lymphatique efférent. Le côté droit de (b) présente l'artère lymphatique et la veine et les veinules postcapillaires. Les lymphocytes de la circulation peuvent passer des veinules postcapillaires aux ganglions par un processus appelé extravasation (*encart*).

qui sont nécessaires à la présentation de l'antigène aux cellules T_H. Les ganglions lymphatiques prélevés sur des souris nouveau-nées thymectomisées n'ont habituellement que peu de cellules dans la région paracorticale ; le paracortex est donc parfois considéré comme une **zone thymodépendante**, par opposition au cortex qui est une **zone thymo-indépendante**. La couche encore plus interne d'un ganglion lymphatique, la **médulla** (médullaire), est plus pauvrement peuplée de cellules de la lignée lymphoïde ; parmi celles qui sont présentes, beaucoup sont des plasmocytes qui sécrètent activement des molécules d'anticorps.

Lorsqu'un antigène est amené par la lymphe dans un ganglion d'une région, il est capté, apprêté et présenté avec des molécules de classe II du CMH par les cellules dendritiques du paracortex, ce dont il résulte l'activation des cellules T_H. On pense aussi que l'activation initiale des cellules B s'effectue à l'intérieur du paracortex riche en cellules T. Une fois qu'elles sont activées, les cellules T_H et les cellules B forment des petits foyers constitués essentiellement de cellules B prolifératives au bord du paracortex. Certaines cellules B des foyers se différencient en plasmocytes sécréteurs d'IgM et d'IgG. Ces foyers atteignent leur taille maximale dans les 4 à 6 jours qui suivent le défi antigénique. Dans les 4 à 7 jours qui suivent ce défi antigénique, quelques cellules B et quelques cellules T_H migrent vers les follicules primaires du cortex. On ignore ce qui fait que ces cellules migrent vers les follicules primaires. Au sein d'un follicule primaire, des interactions cellulaires s'établissent entre les cellules dendritiques folliculaires, les cellules B et les cellules T_H, ce qui conduit au développement d'un follicule secondaire avec un centre germinatif central. Certains plasmocytes générés dans le centre germinatif se déplacent vers les zones médullaires du ganglion lymphatique et beaucoup migrent vers la moelle osseuse.

Des vaisseaux lymphatiques afférents traversent la capsule des ganglions lymphatiques en de nombreux points et déversent de la lymphe dans le sinus sous-capsulaire (voir figure 2.18b). La lymphe venant des tissus s'écoule lentement à travers le cortex, le paracortex et la médulla, ce qui permet aux cellules phagocytaires et aux cellules dendritiques de capter toute bactérie ou tout matériel particulaire (par exemple, des complexes antigène-anticorps) véhiculé par la lymphe. Après une infection ou l'introduction d'autres antigènes dans l'organisme, la lymphe qui quitte un ganglion par son unique vaisseau lymphatique efférent est enrichie d'anticorps nouvellement sécrétés par les plasmocytes médullaires et présente aussi une concentration de lymphocytes 50 fois plus élevée que celle de la lymphe afférente.

L'augmentation des lymphocytes dans la lymphe quittant un ganglion est due pour partie à la prolifération des lymphocytes au sein des ganglions en réponse à l'antigène. Cependant, la plus grande partie de cette augmentation représente des lymphocytes apportés par le sang qui migrent dans le ganglion en passant entre les cellules endothéliales spécialisées qui bordent les **veinules postcapillaires** du ganglion. On estime que 25 % des lymphocytes quittant un ganglion lymphatique ont migré à travers cette couche endothéliale et pénétré dans le ganglion à partir du sang. Étant donné que la stimulation par un antigène au sein d'un ganglion peut multiplier par 10 cette migration, la concentration des lymphocytes au sein d'un ganglion qui répond activement peut augmenter considérablement ; le ganglion se gonfle de façon visible. On pense que des facteurs libérés dans les ganglions lymphatiques au cours de la stimulation par l'antigène facilitent cette migration accrue.

Rate

La rate est un organe lymphoïde secondaire volumineux, ovoïde, situé haut dans la cavité abdominale gauche. Alors que les ganglions lymphatiques sont spécialisés dans la capture d'un antigène venant des tissus environnants, la rate est spécialisée dans la filtration du sang et la capture des antigènes amenés par le sang ; ainsi, elle peut répondre à des infections systémiques. Contrairement aux ganglions lymphatiques, la rate n'est pas alimentée par des vaisseaux lymphatiques. En fait, les antigènes amenés par le sang, ainsi que les lymphocytes, sont apportés à la rate par l'artère splénique. Des expériences réalisées avec des lymphocytes marqués par une substance radioactive montrent qu'il passe chaque jour plus de lymphocytes recirculants par la rate que par l'ensemble des ganglions lymphatiques.

La rate est entourée d'une capsule qui envoie de nombreuses projections (trabécules) vers l'intérieur pour former une structure compartimentée. Les compartiments sont de deux types, la pulpe rouge et la pulpe blanche, séparés par une zone marginale diffuse (figure 2.19). La **pulpe rouge** splénique est constituée d'un réseau de sinus peuplés de macrophages et de nombreuses cellules rouges du sang (érythrocytes) ; c'est le site où les globules rouges du sang vieillis ou défectueux sont détruits ou éliminés. La plupart des macrophages de la pulpe rouge contiennent les cellules rouges du sang qu'ils ont captées ou les pigments contenant du fer venant de l'hémoglobine dégradée. La **pulpe blanche** splénique entoure les branches de l'artère splénique, formant ainsi un **manchon lymphoïde périartériolaire** (**PALS**, de *periarteriolar lymphoid sheath*), peuplé essentiellement de lymphocytes T. La **zone marginale**, localisée de façon périphérique par rapport au PALS, est riche en cellules B organisées en follicules lymphoïdes primaires.

Les antigènes apportés par le sang et les lymphocytes pénètrent dans la rate par l'artère splénique qui se déverse dans la zone marginale. Dans cette zone, l'antigène est capté par les cellules dendritiques interdigitées, qui l'apportent au PALS. Les lymphocytes du sang entrent eux aussi dans les sinus de la zone marginale et migrent vers le PALS.

L'activation initiale des cellules B et des cellules T prend place dans le PALS enrichi en cellules T. Là, les cellules dendritiques interdigitées captent l'antigène et le présentent, combiné à des molécules de classe II du CMH, aux cellules T_H. Une fois activées, ces cellules T_H peuvent ensuite activer des cellules B. Les cellules B activées, de concert avec certaines cellules T_H, migrent alors vers les follicules primaires de la zone marginale. À la suite d'un défi antigénique, ces follicules primaires se développent en follicules secondaires caractéristiques contenant des centres germinatifs (comme ceux des ganglions), où des cellules B en division rapide (centroblastes) et des plasmocytes sont entourés par des groupes denses de lymphocytes disposés de façon concentrique.

Les effets de la splénectomie sur la réponse immunitaire dépendent de l'âge auquel la rate est enlevée. Chez les enfants, la splénectomie conduit souvent à une augmentation de la fréquence des infections bactériennes causées essentiellement par *Streptococcus pneumoniae*, *Neisseria meningitidis*, et *Haemophilus influenzae*. Chez l'adulte, la splénectomie a des effets moins néfastes, bien qu'elle conduise à une augmentation des infections bactériennes véhiculées par le sang (**bactériémie**).

Tissu lymphoïde associé aux muqueuses

Les muqueuses qui bordent les systèmes digestif, respiratoire et urogénital ont une surface totale d'environ 400 m^2 (environ la surface d'une pièce de 65 × 65 pieds) ; elle représente les principaux sites d'entrée pour la plupart des pathogènes. Ces surfaces membranaires vulnérables sont défendues par un groupe de tissus lymphoïdes organisés connus collectivement sous le nom de **tissu lymphoïde associé aux muqueuses** (**MALT**, de *mucosal-associated lymphoid tissue*). D'un point de vue structural, ces tissus vont des groupes de cellules lymphoïdes à peine organisés de la lamina propria des villosités intestinales à des structures bien organisées, telles que les amygdales et l'**appendice**, ou encore les **plaques de Peyer**, qui sont rencontrées dans la couche sous-muqueuse de la bordure intestinale. L'importance

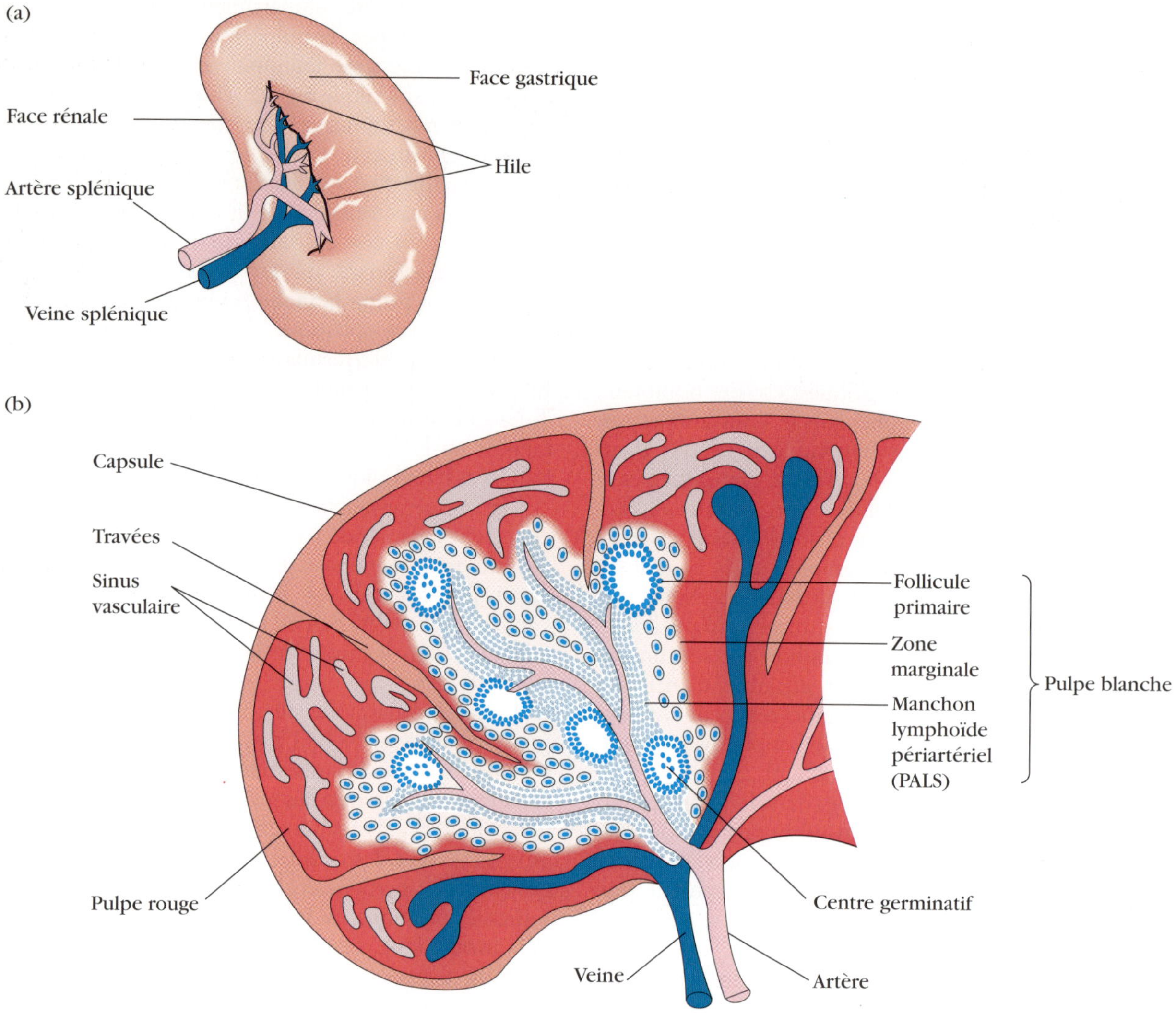

FIGURE 2.19 Structure de la rate. (a) La rate, qui mesure environ 5 pouces (de 12 à 13 cm) de long chez l'adulte, est l'organe lymphoïde secondaire le plus gros. Elle est spécialisée dans la capture des antigènes véhiculés par le sang. (b) Coupe schématique de la rate. L'artère splénique traverse la capsule et se divise en artérioles de plus en plus petites, qui se terminent dans des sinus vasculaires qui s'écoulent dans la veine splénique. La pulpe rouge remplie d'érythrocytes entoure les sinus. La pulpe blanche forme un manchon lymphoïde periartériolaire (PALS) autour des artérioles ; ce manchon contient de nombreuses cellules T. Étroitement associée au PALS, la zone marginale, région riche en cellules B, contient des follicules lymphoïdes qui peuvent se développer en follicules secondaires contenant des centres germinatifs.

fonctionnelle du MALT dans les défenses de l'organisme est attestée par sa grande population de plasmocytes producteurs d'anticorps, dont le nombre excède de beaucoup celui des plasmocytes de la rate, des ganglions et de la moelle osseuse réunis.

Les **amygdales** sont rencontrées dans trois régions : linguale, à la base de la langue, palatine, sur les côtés du fond de la gorge, et nasopharyngée (tissu adénoïde), au niveau de la paroi supérieure du nasopharynx (figure 2.20). Les trois groupes d'amygdales sont des structures nodulaires constituées d'un réseau de cellules réticulaires et de fibres enchevêtrées avec des lymphocytes, des macrophages, des granulocytes et des mastocytes. Les cellules B sont organisées en follicules et en centres germinatifs ; ces derniers sont entourés de régions montrant une activité de cellules T. Les amygdales défendent contre des antigènes entrant par les voies épithéliales nasale ou orale.

La mieux étudiée des muqueuses est celle qui borde le tractus gastro-intestinal. Des cellules lymphoïdes sont rencontrées dans les différentes régions de ce tissu. La couche épithéliale muqueuse externe contient des **lymphocytes** dits **intraépithéliaux** (**IEL**, de *intraepithelial lymphocytes*). La majorité de ces lymphocytes sont des cellules T qui expriment des récepteurs inhabituels (récepteurs des cellules T $\gamma\delta$ ou TCR$\gamma\delta$) qui montrent une diversité limitée pour l'antigène. Bien que cette population de cellules T soit bien située pour rencontrer les antigènes qui pénètrent à travers l'épithélium de la muqueuse intestinale, leurs fonctions réelles demeurent largement inconnues (figure 2.21). La lamina propria, qui se situe sous la couche épithéliale, contient un grand

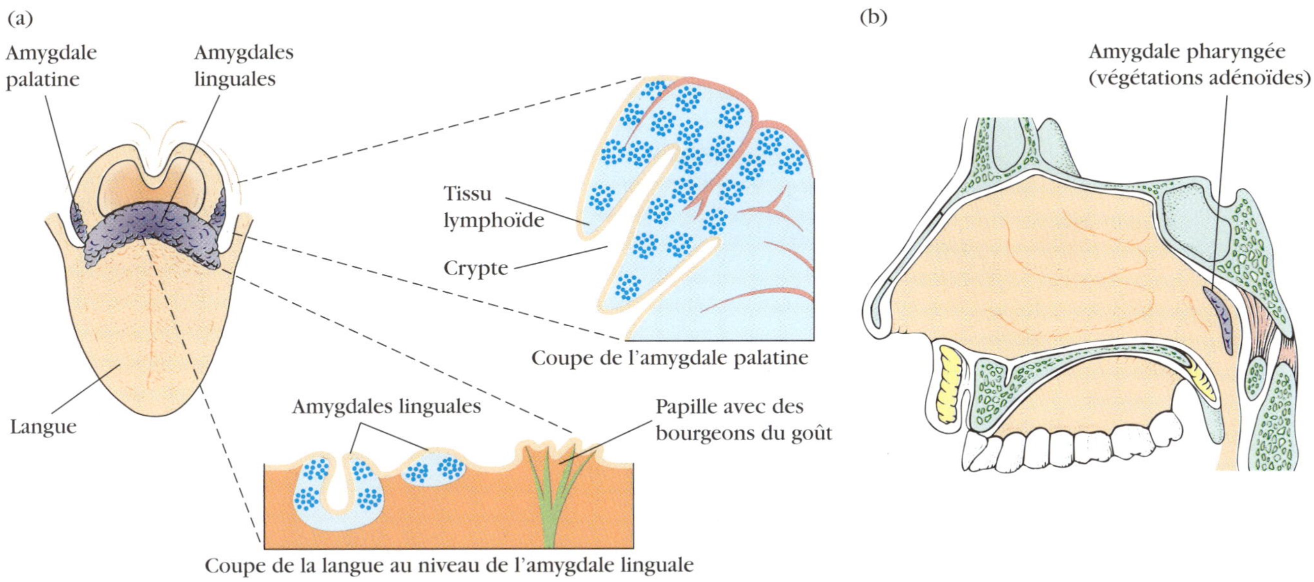

FIGURE 2.20 Les trois types d'amygdales. (a) Position et caractéristiques internes des amygdales palatine et linguale ; (b) vue de la position des amygdales nasopharyngées (adénoïdes).

nombre de cellules B, de plasmocytes, de cellules T_H activées et de macrophages au sein d'amas lâches. Des coupes histologiques ont mis en évidence plus de 15 000 follicules lymphoïdes dans la lamina propria intestinale d'un enfant sain. La couche sous-muqueuse, située sous la lamina propria, contient des plaques de Peyer, qui sont des nodules constitués de 30 à 40 follicules lymphoïdes. Comme les follicules lymphoïdes des autres sites, ceux qui composent les plaques de Peyer peuvent se développer en follicules secondaires avec des centres germinatifs.

Les cellules épithéliales des muqueuses jouent un rôle important dans la promotion de la réponse immunitaire en délivrant de petits échantillons d'antigènes étrangers venant de la lumière des tractus respiratoire, digestif et génito-urinaire au tissu lymphoïde associé aux muqueuses sous-jacent. Ce transport de l'antigène est effectué par des cellules spécialisées, appelées **cellules M**. La structure de la cellule M est étonnante : ce sont des cellules épithéliales aplaties, dépourvues des microvillosités qui caractérisent le reste de l'épithélium de la muqueuse. De plus, les cellules M présentent une profonde invagination, ou poche, dans leur membrane plasmique basolatérale ; cette poche est remplie d'un groupe de cellules B, de cellules T et de macrophages (figure 2.22a). Les antigènes luminaux sont endocytosés dans des vésicules qui sont transportées de la membrane luminale vers la membrane de la poche sous-jacente. Les vésicules fusionnent ensuite avec la membrane de la poche, délivrant ainsi les antigènes activateurs d'une réponse potentielle aux amas de lymphocytes contenus dans la poche.

Les cellules M sont localisées dans des **sites** dits **inductifs**, qui sont de petites régions de la muqueuse se situant sous les follicules lymphoïdes organisés (figure 2.22b). Les antigènes transportés à travers la muqueuse par les cellules M peuvent activer les cellules B au sein de ces follicules lymphoïdes. Les cellules B activées se différencient en plasmocytes, qui quittent les follicules et sécrètent des anticorps de la classe IgA. Ces anticorps sont ensuite

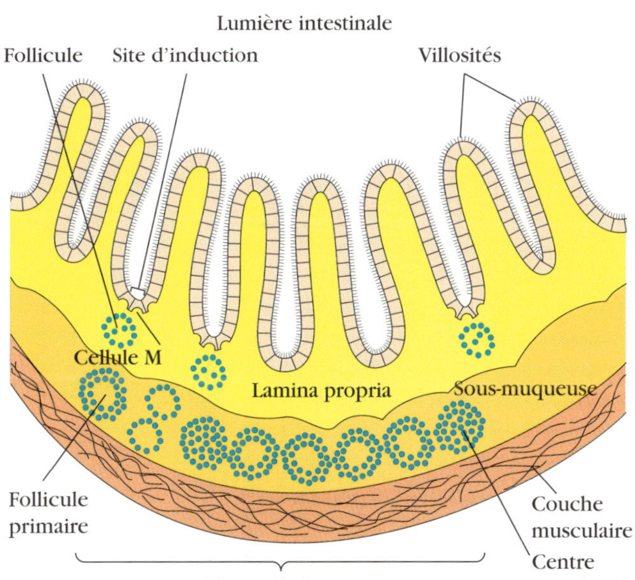

FIGURE 2.21 Coupe schématique de la muqueuse bordant l'intestin montrant un nodule de follicules lymphoïdes qui constitue une plaque de Peyer dans la sous-muqueuse. La lamina propria intestinale contient des amas lâches de cellules lymphoïdes et des follicules diffus.

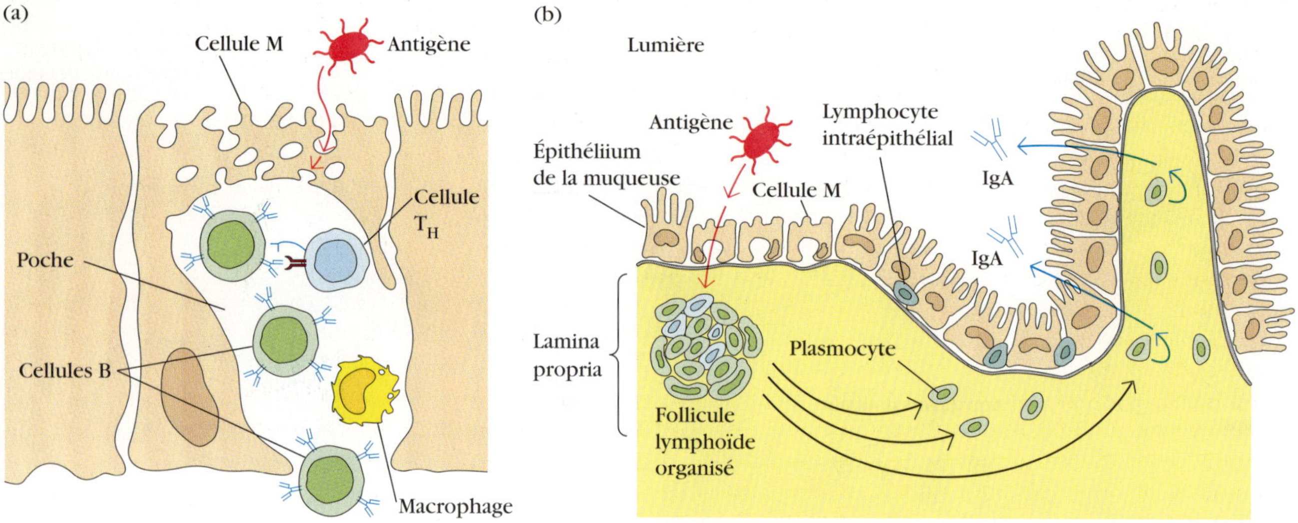

FIGURE 2.22 Structure des cellules M et production d'IgA au niveau des sites inductifs. (a) Les cellules M localisées dans les muqueuses endocytosent l'antigène venant de la lumière des tractus digestif, respiratoire et génito-urinaire. L'antigène est transporté à travers la cellule et libéré dans la grande poche basolatérale. (b) L'antigène transporté à travers la couche épithéliale par les cellules M au niveau d'un site inductif active les cellules B des follicules lymphoïdes sous-jacents. Les cellules B activées se différencient en plasmocytes producteurs d'IgA qui migrent le long de la sous-muqueuse. La couche épithéliale externe de la muqueuse contient des lymphocytes intraépithéliaux dont beaucoup d'entre eux sont des cellules T $CD8^+$ qui expriment des TCR$\gamma\delta$ dont la diversité pour l'antigène est limitée.

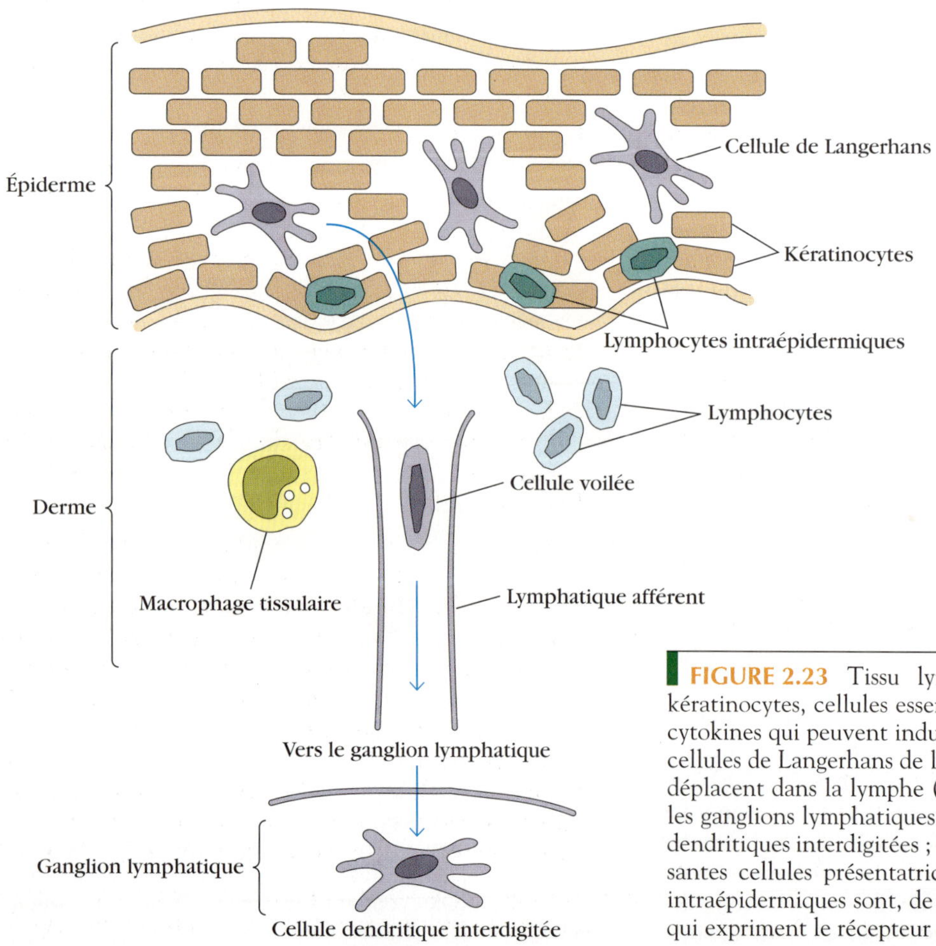

FIGURE 2.23 Tissu lymphoïde associé à la peau. Les kératinocytes, cellules essentielles de l'épiderme, sécrètent des cytokines qui peuvent induire une réaction inflammatoire. Les cellules de Langerhans de la peau internalisent l'antigène et se déplacent dans la lymphe (sous forme de cellules voilées) vers les ganglions lymphatiques où elles se différencient en cellules dendritiques interdigitées ; ces dernières se comportent en puissantes cellules présentatrices de l'antigène. Les lymphocytes intraépidermiques sont, de façon prédominante, des cellules T qui expriment le récepteur des cellules T $\gamma\delta$.

transportés à travers les cellules épithéliales et libérés en tant qu'**IgA sécrétoire** dans la lumière, où ils peuvent entrer en interaction avec des antigènes.

Comme il a été décrit dans le chapitre 1, les muqueuses constituent une barrière efficace contre l'entrée de la plupart des pathogènes ; cette barrière contribue donc à l'immunité non spécifique. Une raison pour cela est que les cellules épithéliales des muqueuses sont unies les unes aux autres par des jonctions serrées, ce qui rend difficile la pénétration des pathogènes. Il est intéressant de remarquer que certains pathogènes intestinaux, y compris les bactéries et les virus, ont exploité la cellule M comme voie d'entrée à travers la barrière de la muqueuse. Dans certains cas, le pathogène est internalisé par la cellule M et transporté dans la poche. Dans d'autres cas, il se lie à la cellule M et rompt cette cellule, ce qui permet son entrée. Parmi les pathogènes qui utilisent les cellules M de cette façon, figurent diverses espèces invasives de *Salmonella*, de *Vibrio cholerae* et le virus de la poliomyélite.

Tissu lymphoïde associé à la peau

La peau est une barrière anatomique fondamentale contre l'environnement externe et sa grande surface fait que ce tissu est important dans les défenses non spécifiques (naturelles). La couche épidermique (externe) de la peau est largement constituée de cellules épithéliales spécialisées appelées kératinocytes. Ces cellules sécrètent de nombreuses cytokines qui peuvent fonctionner en induisant une réaction inflammatoire locale. De plus, les kératinocytes peuvent être amenés à exprimer des molécules de classe II du CMH et fonctionner comme cellules présentatrices de l'antigène. Disséminées dans la matrice des cellules épithéliales de l'épiderme, il y a des cellules de Langerhans, qui sont un type de cellules dendritiques internalisent l'antigène par phagocytose ou endocytose. Les cellules de Langerhans migrent ensuite de l'épiderme vers les ganglions lymphatiques régionaux, où elles se différencient en cellules dendritiques interdigitées (figure 2.23). Ces cellules expriment des taux élevés de molécules de classe II du CMH et fonctionnent comme de puissants activateurs des cellules T_H naïves.

L'épiderme contient aussi des *lymphocytes* dits *intraépidermiques*. Ces derniers sont semblables aux lymphocytes intraépithéliaux du MALT, en ce sens que la plupart d'entre eux sont des cellules T $CD8^+$ dont beaucoup expriment des récepteurs des cellules T $\gamma\delta$ dont la diversité pour l'antigène est limitée. On pense que ces cellules T intraépidermiques pourraient être conçues spécifiquement pour combattre les antigènes qui pénètrent par la peau. La couche dermique sous-jacente de la peau contient des cellules T $CD4^+$ et $CD8^+$ disséminées et des macrophages. La plupart de ces cellules T dermiques sont soit des cellules qui ont été activées antérieurement, soit des cellules à mémoire.

Résumé

1. Les cellules qui participent à la réponse immunitaire sont les cellules blanches du sang ou leucocytes. Le lymphocyte est la seule cellule à posséder les attributs immunologiques de spécificité, de diversité, de mémoire et de reconnaissance du Soi et du non Soi.
2. Toutes les cellules blanches du sang se développent à partir d'une cellule souche pluripotente commune au cours de l'hématopoïèse. Différents facteurs de croissance hématopoïétiques (cytokines) induisent la prolifération et la différenciation des diverses cellules du sang (voir la figure 2.1). La différenciation des cellules souche en différents types de cellules nécessite l'expression de gènes différents qui déterminent la lignée. De nombreux facteurs de transcription (voir le tableau 2.1) jouent des rôles importants à cet égard. L'hématopoïèse est étroitement régulée pour assurer les niveaux d'équilibre de chacun des divers types de cellules du sang. La division cellulaire et la différenciation dans chaque lignée est équilibrée par une mort cellulaire programmée par apoptose (voir les figures 2.3, 2.4 et 2.5).
3. Les cellules lymphoïdes peuvent être sous-divisées en lymphocytes B, lymphocytes T et cellules nulles (par exemple, les cellules NK) ; les cellules nulles sont beaucoup moins abondantes que les cellules B et que les cellules T, et la plupart d'entre elles ne possèdent pas de récepteur spécifique d'un antigène particulier. Cependant, les cellules T NK1 ont à la fois des récepteurs des cellules T et de nombreux marqueurs caractéristiques des cellules NK. Bien qu'ils soient morphologiquement indiscernables, les trois types de cellules lymphoïdes peuvent être distingués sur la base de leur fonction et de la présence de diverses molécules membranaires (voir le tableau 2.4).
4. Les lymphocytes T naïfs, qui n'ont pas rencontré l'antigène, sont des petites cellules au repos, en phase G_0 du cycle cellulaire. Après être entrés en interaction avec l'antigène, ces cellules grossissent et deviennent des lymphoblastes qui prolifèrent et éventuellement se différencient en cellules effectrices et en cellules à mémoire (voir la figure 2.7).
5. Les macrophages et les neutrophiles sont des cellules accessoires du système immunitaire qui phagocytent et dégradent les antigènes (voir la figure 2.9). La phagocytose est facilitée par des opsonines, telles que les anticorps et le complément, qui augmentent la fixation des antigènes à la membrane du phagocyte. Les macrophages activés sécrètent aussi divers facteurs qui régulent le développement des réponses immunitaires et inflammatoires (voir le tableau 2.6). Les basophiles et les mastocytes sont des cellules non phagocytaires qui libèrent toute une série de substances pharmacologiquement actives ; ces cellules sont essentielles dans l'hypersensibilité.
6. Les cellules dendritiques captent l'antigène. À l'exception des cellules dendritiques folliculaires, ces cellules expriment des taux élevés de molécules de classe II du CMH. De concert avec les macrophages et les cellules B, ces cellules dendritiques jouent un rôle important dans l'activation des cellules T_H en apprêtant et en présentant l'antigène lié à des molécules de classe II du CMH et en fournissant le signal de costimulation requis. Les cellules dendritiques folliculaires, contrairement aux autres, facilitent l'activation des cellules B mais n'ont pas de rôle dans l'activation des cellules T.
7. Les organes lymphoïdes primaires fournissent les sites où les lymphocytes deviennent matures et engagés du

point de vue antigénique. Les lymphocytes T effectuent leur maturation dans le thymus (voir la figure 2.14) et les lymphocytes B dans la bourse de Fabricius, chez les oiseaux, ou dans la moelle osseuse, chez la plupart des espèces de mammifères, mais pas chez toutes. Dans les deux cas, un processus de sélection élimine les lymphocytes immatures qui réagissent avec les autoantigènes ; de plus, les thymocytes qui ne reconnaissent pas les molécules du CMH du Soi sont éliminés.

8. Les organes lymphoïdes secondaires ont pour fonction de capter l'antigène et de fournir des sites où les lymphocytes entrent en interaction avec ce dernier et subissent la prolifération clonale et la différenciation en cellules effectrices. Le système lymphatique draine les espaces tissulaires et interconnecte de nombreux tissus lymphoïdes organisés (voir la figure 2.16). Les ganglions lymphatiques sont spécialisés dans la capture d'un antigène venant des espaces tissulaires régionaux (voir la figure 2.12), tandis que la rate capte les antigènes transportés par le sang (voir la figure 2.19). Un tissu lymphoïde moins organisé est trouvé dans les muqueuses ; ces tissus incluent les amas lâches de follicules lymphoïdes de la lamina propria intestinale et les plaques de Peyer (voir la figure 2.21) rencontrées dans la paroi intestinale. Le tissu lymphoïde associé à la peau constitue le plus important tissu lymphoïde tertiaire (voir la figure 2.23).

Références

Appelbaum, FR. 1996. Hematopoietic stem cell transplantation: In *Scientific American Medicine*. D Dale, et D Federman, éds. Scientific American Publishers, New York.

Bendelac, A, MN Rivera, S-H Park, et JH Roark. 1997. Mouse CDI-specific NKI T cells: Development, specificity and function. *Annu. Rev. Immunol.* **15:**535.

Brenner, MK. 1996. Gene transfer to hematopoietic cells. N. *Engl. J. Med.* **335:**337.

Caux, CY, J Liu, et J Banchereau. 1995. Recent advances in the study of dendritic cells and follicular dendritic cells. *Immunol. Today* **16:**2.

Clevers, HC, et R Grosschedl. 1996. Transcriptional control of lymphoid development: lessons from gene targeting. *Immunol. Today* **17:**336.

Cory, S. 1995. Regulation of lymphocyte survival by the BCL-2 gene family. *Annu. Rev. Immunol.* **12:**513.

Golde, DW. 1991. The stem cell. Sci. *Am.* 255 (Dec.):86.

Gordon, S, *et al.* 1995. Molecular immunobiology of macrophages: recent progress. *Curr. Opin. Immunol.* **7:**24.

Henderson, H, et K Calame. 1998. Transcriptional regulation during B cell development. *Annu. Rev. Immunol.* **16:**163.

Jones, B, L Pascopella, et S Falkow. 1995. Entry of microbes into the host: using M cells to break the mucosal barrier. *Curr. Opin. Immunol.* **7:**474.

Knight, SC, et S Patterson. 1998. Bone-marrow-derived dendritic cells, infection with human immunodeficiency virus, and immunopathology. *Annu. Rev. Immunol.* **15:**593.

Lapidot, T, *et al.* 1992. Cytokine stimulation of multilineage hematopoiesis from immature human cells engrafted in SCID mice. *Science* **255:**1137.

Lehrer, RI, AK Lichtenstein, et T Ganz. 1993. Defensins: antimicrobial and cytotoxic peptides of mammalian cells. *Annu. Rm Immunol.* **11:**105.

MacLennan, ICM. 1994. Germinal centers. *Annu. Rev, Immunol.* **12:**117,

Melchers, F, et A Rofink. 1999. B-lymphocyte development and biology. In *Fundamental Immunology*, 4e éd., WE Paul, éd., p. 183. Lippincott-Raven, Philadelphia.

Nathan, C. 1995. Natural resistance and nitric oxide. *Cell* **82:**873.

Russell, DG. 1995. Of microbes and macrophages: entry, survival, and persistence. *Curr. Opin. Immunol.* **7:**479.

Osborne, BA. 1996. Apoptosis and the maintenance of homeostasis in the immune system. *Curr. Opin. Immunol,* **8:**245.

Picker, Lj, et MH Siegelman. 1999. Lymphoid tissues and organs. In *Fundamental Immunology*, 4e éd, WE Paul, éd., p. 145. Lippincott-Raven, Philadelphia.

Schmidt, HH, et U Walter. 1994. NO at work. *Cell* **78:**919.

Spangrude, GJ. 1994. Biological and clinical aspects of hematopoietic stem cells. *Annu. Rev. Med.* 45:93.

Steinman, RM. 1991. The dendritic cell system and its role in immunogenicity. *Annu. Rev. Immunol.* **9:**271.

Sites Web utiles

http://www.ncbi.nlm.nih.gov/prow
Les Guides PROW sont des revues courtes et structurées qui font autorité en ce qui concerne les protéines et les familles de protéines ; elles réunissent les informations les plus significatives sur chaque molécule dans un document unique d'un format standardisé.

http://hms.medweb.harvard.edu/qry/core/setframe.cfm?crs=HSHeme
Cet atlas brillamment illustré de cellules du sang normales ou anormales présente ces dernières sous la forme instructive d'étalements de cellules colorées ; ces derniers ont été réunis pour participer à la formation des étudiants en médecine de la Harvard Medical School, afin que ceux-ci reconnaissent et mémorisent la morphologie des cellules associées à de nombreuses pathologies différentes, y compris les leucémies, les anémies et même le paludisme.

Questions à l'usage des étudiants

1. Expliquer pourquoi chacune des assertions suivantes est fausse.

a. Toutes les cellules T_H expriment le CD4 et ne reconnaissent qu'un seul antigène associé à des molécules de classe II du CMH.

b. La cellule souche pluripotente est l'un des types cellulaires les plus abondants de la moelle osseuse.

c. L'activation des macrophages augmente leur expression des molécules de classe I du CMH, ce qui fait que ces cellules présentent l'antigène de façon plus efficace.

d. Les follicules lymphoïdes ne sont présents que dans la rate et les ganglions lymphatiques.

e. L'infection n'a pas d'influence sur le taux de l'hématopoïèse.

f. Les cellules dendritiques folliculaires peuvent apprêter et présenter l'antigène aux lymphocytes T.

g. Toutes les cellules lymphoïdes ont des récepteurs de liaison à l'antigène sur leur membrane.

h. Tous les vertébrés génèrent les lymphocytes B dans la moelle osseuse.

2. Pour chacune des situations suivantes, indiquer quel est le type (ou quels sont les types) de lymphocyte(s) qu'on pourrait s'attendre à voir proliférer rapidement dans les ganglions et dans quelles régions de ces derniers ils le feraient.

a. Souris normale immunisée avec un antigène protéique soluble.

b. Souris normale atteinte d'une infection virale.

c. Souris nouveau-née thymectomisée immunisée avec un antigène protéique.

d. Souris nouveau-née thymectomisée immunisée avec le lipopolysaccharide (LPS) bactérien, antigène thymo-indépendant, qui ne requière pas l'aide des cellules T_H pour activer les cellules B.

3. Les cellules progénitrices des monocytes sécrètent-elles le M-CSF ? Expriment-elles des récepteurs du M-CSF ? Quelles seraient vraisemblablement les conséquences si une cellule et ses descendantes exprimaient à la fois le M-CSF et le récepteur du M-CSF ?

4. Donner la liste des organes lymphoïdes primaires et résumer leurs fonctions dans la réponse immunitaire.

5. Donner la liste des organes lymphoïdes secondaires et résumer leurs fonctions dans la réponse immunitaire.

6. Quelles sont les deux caractéristiques fondamentales qui distinguent les cellules souche hématopoïétiques et les cellules progénitrices ?

7. Qu'ont en commun les souris nude (nues) et les êtres humains atteints du syndrome de DiGeorge ?

8. Quels types de cellules constituent le stroma du thymus ? Indiquer deux importantes fonctions des cellules stromales du thymus.

9. À quel âge le thymus atteint-il sa taille maximale ?

a. Dans la première année de la vie.

b. À l'adolescence (puberté).

c. Entre 30 et 50 ans.

d. Après 70 ans.

10. Les préparations enrichies en cellules souche pluripotentes seraient utiles pour la recherche et dans la pratique clinique. Dans la méthode d'enrichissement des cellules souche pluripotentes de Weissman, pourquoi est-il nécessaire d'utiliser des souris irradiées par des doses létales ?

11. Quel est l'effet de la thymectomie chez une souris nouveau-née ? Chez une souris adulte ? Expliquer pourquoi ces effets sont différents.

12. Quel est l'effet de l'ablation de la bourse de Fabricius (boursectomie) chez les poulets ?

13. Certains microorganismes (par exemple, *Neisseria gonorrhoeae*, *Mycobacterium tuberculosis* et *Candida albicans*) sont classés comme pathogènes intracellulaires. Définir ce terme et expliquer pourquoi la réponse immunitaire à ces pathogènes diffère de celle des autres pathogènes, tels que *Staphylococcus aureus* et *Streptococcus pneumoniae*.

14. Indiquer si chacune des assertions suivantes concernant la rate est vraie ou fausse. Si vous pensez qu'une assertion est fausse, expliquer pourquoi.

a. Elle élimine les antigènes du sang.

b. La zone marginale est riche en cellules T et le manchon lymphoïde périartériolaire (PALS) est riche en cellules B.

c. Elle contient des centres germinatifs.

d. Sa fonction est d'éliminer les cellules rouges du sang vieillies ou défectueuses.

e. Les vaisseaux lymphatiques qui drainent les espaces cellulaires pénètrent dans la rate.

15. Pour chaque type de cellule indiqué (a-m), choisir la description la plus appropriée (1-16) dans la liste ci-dessous. Chaque description peut être utilisée une fois, plus d'une fois ou pas du tout.

Type de cellules

a. ——— Cellules souche myéloïdes

b. ——— Monocytes

c. ——— Éosinophiles

d. ——— Cellules voilées

e. ——— Cellules NK (*natural killer*)

f. ——— Cellules de Kupffer

g. ——— Cellules de Langerhans

h. ——— Mastocytes

i. ——— Neutrophiles

j. ——— Cellules M

k. ——— Cellules stromales de la moelle osseuse

l. ——— Lymphocytes intraépithéliaux

m. ——— Cellules T NK1

Descriptions

(1) Cellules dendritiques circulantes

(2) Cellules épithéliales spécialisées rencontrées dans le tissu lymphoïde associé aux muqueuses (MALT)

(3) Cellules phagocytaires importantes dans la défense de l'organisme contre les parasites

(4) Macrophages rencontrés dans le foie

(5) Donnent naissance aux cellules rouges du sang

(6) Cellules dendritiques rencontrées exclusivement dans les ganglions lymphatiques

(7) Cellules qui arrivent généralement les premières au niveau d'un site d'inflammation

(8) Sécrètent des facteurs de stimulation de colonies (CSF)

(9) Donnent naissance aux thymocytes

(10) Cellules du sang circulantes qui se différencient en macrophages dans les tissus

(11) Type de cellule nulle impliquée dans la cytotoxicité cellulaire dépendante des anticorps

(12) Cellules dendritiques trouvées dans l'épiderme et les muqueuses

(13) Cellules $CD8^+$ qui pourraient être importantes dans le combat contre les pathogènes au niveau de l'intestin

(14) Granulocytes non phagocytaires qui libèrent différentes substances pharmacologiquement actives

(15) Cellules blanches du sang qui migrent vers les tissus et jouent un rôle important dans le développement des allergies

(16) Ces cellules reconnaissent parfois leurs cibles grâce à l'aide d'un récepteur de la surface cellulaire spécifique d'un antigène et parfois par des mécanismes qui ressemblent à ceux des cellules NK (*natural killer*).

PARTIE 2

CRÉATION DES RÉPONSES DES CELLULES B ET DES CELLULES T

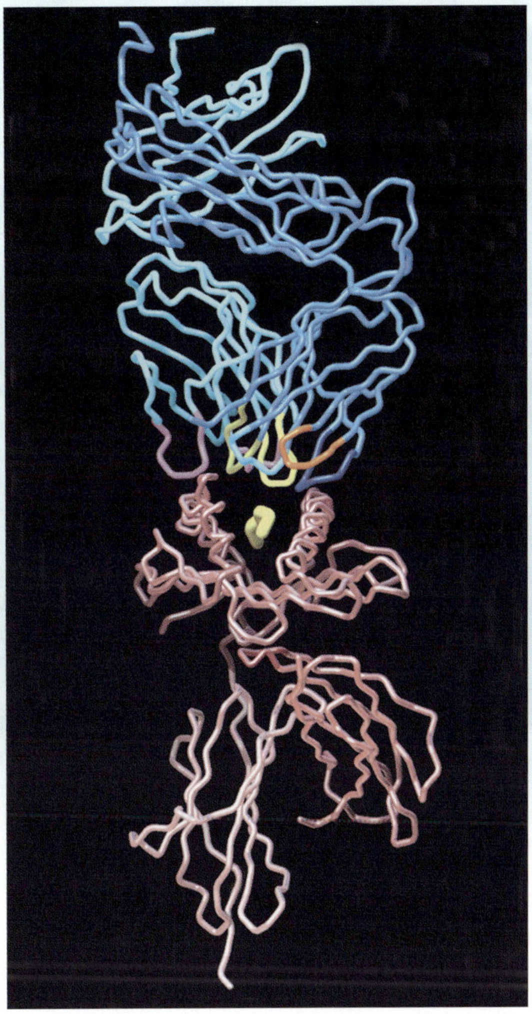

Structure cristalline du récepteur des cellules T (bleu) liée à une molécule du CMH (rouge) et à un peptide antigénique (jaune). Les régions hypervariables du récepteur des cellules T sont représentées en rouge, bleu et jaune. [Reproduit avec l'autorisation de K. Garcia et al., Science, *vol. 274, p. 209. © 1996 American Association for the Advancement of Science. Avec l'autorisation de K. Garcia.]*

Dans la partie II, nous examinons de façon plus approfondie comment les cellules progénitrices des lymphocytes se développent en cellules B ou en cellules T matures, comment ces dernières reconnaissent les substances étrangères et quelles sont les conséquences de cette reconnaissance. Bien qu'il y ait de nombreuses similitudes entre les cellules B et les cellules T, ces dernières diffèrent fondamentalement par la façon dont elles reconnaissent l'antigène.

Le chapitre 3 se focalise sur les propriétés qui contribuent à l'immunogénicité, c'est-à-dire la capacité à induire une réponse immunitaire. Les lymphocytes ne reconnaissent pas une molécule d'antigène entière et donc n'entrent pas en interaction avec cette dernière ; ils ne reconnaissent que des sites définis, plus petits (épitopes), appartenant à l'antigène. Les cellules B et les cellules T reconnaissent des épitopes différents en raison des voies différentes qu'elles empruntent pour cette reconnaissance. Non seulement la nature de l'antigène lui-même, mais aussi certains autres facteurs exercent une influence sur la façon dont un antigène particulier induira une réponse immunitaire.

Le chapitre 4 décrit la structure des immunoglobulines, ou anticorps, qui sont les molécules de reconnaissance et les molécules effectrices de l'immunité humorale. Les cellules B naïves expriment un anticorps membranaire et un complexe de protéines membranaires de transduction du signal associé ; tous deux forment ensemble le récepteur des cellules B capable de se lier à l'antigène. L'anticorps sécrété est produit par les plasmocytes créés à partir des cellules B naïves qui sont entrées en interaction avec l'antigène. La séquence de la région de liaison à l'antigène d'une molécule d'anticorps est très variable, ce qui permet la reconnaissance d'une très grande diversité de molécules d'antigènes. Celle du reste de la molécule d'anticorps, la région constante, appartient à un petit nombre de séquences différentes qui médient les diverses fonctions effectrices. Enfin, le chapitre 4 décrit la production et l'utilisation des anticorps monoclonaux, espèces moléculaires spécifiques qui ne reconnaissent qu'un seul déterminant antigénique.

Nous apprenons dans le chapitre 5 comment le réarrangement et la modification d'un nombre relativement petit de gènes de la lignée germinale permettent la création d'un nombre incroyablement élevé de gènes qui codent les anticorps spécifiques des différents épitopes. Comme il est décrit dans le chapitre 11, lors de la maturation d'une cellule B progénitrice dans la moelle osseuse, le réarrangement du DNA de la lignée germinale crée un gène unique d'une immunoglobuline fonctionnelle. La cellule B mature qui en résulte exprime un anticorps spécifique d'un épitope ou de quelques épitopes étroitement apparentés. Les cellules B matures quittent la moelle osseuse puis circulent dans le sang et la lymphe. La fixation d'un antigène par l'immunoglobuline membranaire de la surface d'une cellule B mature circulante et l'interaction de cette dernière avec une cellule T_H activée peut prendre place dans l'environnement spécialisé des organes lymphoïdes secondaires. Ces événements créent des signaux intracellulaires qui provoquent des changements dans l'expression des gènes, ce qui conduit à l'activation, la prolifération et la différenciation d'une cellule B naïve en cellules B à mémoire et en plasmocytes sécréteurs d'anticorps. Lors de la réponse initiale à un antigène, la classe d'anticorps produite peut changer et l'affinité des anticorps pour l'antigène augmenter.

Les caractéristiques des interactions antigène-anticorps sont décrites dans le chapitre 6. La liaison d'un anticorps à un antigène est due à un grand nombre d'interactions non covalentes et elle est très spécifique. Bien que ces interactions ne produisent pas de changements chimiques ni dans l'antigène, ni dans l'anticorps, elles peuvent conduire à la précipitation d'antigènes solubles ou à l'agglutination (formation d'une masse compacte visible) de particules antigéniques. L'extrême spécificité des réactions antigène-anticorps a permis le développement de tests qualitatifs et de dosages extrêmement spécifiques permettant la détection, soit d'un antigène, soit d'un anticorps.

Les quatre chapitres suivants de la partie II explorent des processus analogues dans les cellules T. Contrairement aux cellules B, les cellules T ne reconnaissent pas un antigène soluble. Tout au contraire, elles ne reconnaissent que des petits peptides dérivés des protéines antigéniques ; ces derniers sont exposés à la surface d'autres cellules de l'organisme, combinés à des molécules membranaires codées par le complexe majeur d'histocompatibilité (CMH) décrit dans le chapitre 7. Ainsi, la reconnaissance de l'antigène par les cellules T est restreinte au CMH du Soi. Le chapitre 8 décrit les deux voies par lesquelles les antigènes endogènes ou exogènes sont apprêtés et présentés par des molécules du CMH, de telle façon qu'ils puissent être reconnus par les cellules T.

Le chapitre 9 examine le récepteur hétérodimérique des cellules T qui reconnaît l'antigène. Contrairement aux anticorps, les récepteurs des cellules T (TCR, de *T-cell receptor*) n'existent que sous la forme de molécules membranaires. Mais, comme la molécule des anticorps, la molécule des TCR contient une région variable, qui entre en interaction avec l'antigène, et une région constante. Tout comme l'anticorps membranaire, le récepteur des cellules T coopère avec un complexe de protéines membranaires de transduction du signal, ainsi qu'avec d'autres molécules accessoires qui renforcent l'association à l'antigène et participent à la transduction du signal. Une similitude supplémentaire entre les cellules B et les cellules T réside dans l'organisation du DNA de la lignée germinale qui code leurs molécules de liaison à l'antigène, ainsi que dans le réarrangement de ce DNA qui permet de créer des gènes fonctionnels.

Le chapitre 10 décrit la maturation, l'activation et la différenciation des cellules T. L'activation des cellules T nécessite la formation d'un complexe ternaire entre le récepteur des cellules T, un peptide antigénique et une molécule du CMH à la surface d'une cellule présentatrice de l'antigène ou d'une cellule du Soi altérée. Cette interaction crée un signal médié par le récepteur des cellules T et un signal de costimulation qui induisent des changements dans l'expression des gènes conduisant à l'activation, la prolifération et la différenciation des cellules T en cellules T effectrices et en cellules T à mémoire. L'immense majorité des cellules T matures expriment un récepteur de type $T\alpha\beta$; elles recirculent largement et sont les premières responsables des réponses immunitaires à médiation cellulaire. Environ 5 à 10 % des cellules T périphériques expriment un autre récepteur, de type $T\gamma\delta$; elles sont essentiellement localisées dans la peau et l'épithélium intestinal, ne recirculent pas et peuvent former un système de surveillance primitif pour la défense des surfaces de l'organisme contre l'invasion par les microorganismes.

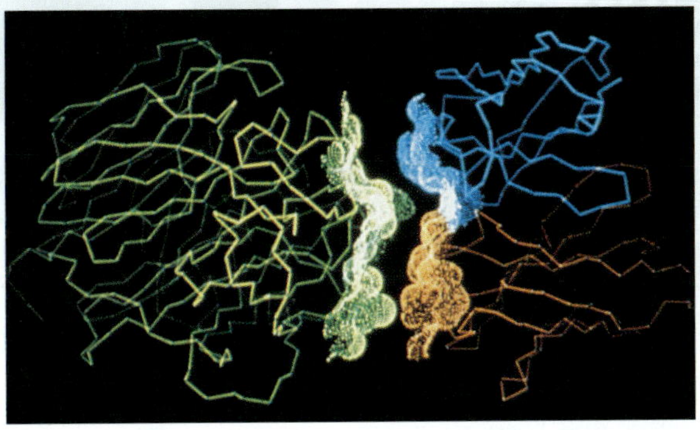

CHAPITRE 3

ANTIGÈNES

Les substances capables d'induire une réponse immunitaire spécifique sont appelées antigènes. Les caractéristiques moléculaires des antigènes et la voie par laquelle ces dernières contribuent finalement à l'activation immunitaire sont essentielles pour notre compréhension du système immunitaire. Ce chapitre décrit quelques-unes des caractéristiques moléculaires des antigènes reconnus par les cellules B ou les cellules T. Il explore aussi la contribution apportée à l'immunogénicité par le système biologique de l'hôte ; en fin de compte, c'est le système biologique qui détermine si une molécule qui se combine au récepteur de l'antigène des cellules B ou des cellules T peut ensuite induire une réponse immunitaire. Les différences fondamentales dans la façon dont les lymphocytes B et les lymphocytes T reconnaissent l'antigène déterminent quelles caractéristiques moléculaires d'un antigène sont reconnues par chaque branche du système immunitaire. Ces différences sont elles aussi examinées dans ce chapitre.

Immunogénicité et antigénicité

L'immunogénicité et l'antigénicité sont des propriétés immunologiques apparentées, mais distinctes, qui sont parfois confondues. **L'immunogénicité** est la capacité à induire une réponse immunitaire humorale et/ou à médiation cellulaire.

$$\text{Cellules B + antigène} \longrightarrow \underset{\substack{\downarrow \\ \text{(plasmocytes)}}}{\text{cellules B effectrices}} + \text{cellules B à mémoire}$$

$$\text{Cellules T + antigène} \longrightarrow \underset{\substack{\downarrow \\ \text{(par exemple, CTL, } T_H)}}{\text{cellules T effectrices}} + \text{cellules T à mémoire}$$

Une substance qui induit une réponse immunitaire spécifique est habituellement appelée antigène ; il serait plus correct de l'appeler **immunogène**.

L'**antigénicité** est la capacité à se combiner spécifiquement avec les produits finals des réponses ci-dessus (c'est-à-dire, les anticorps et/ou les récepteurs de la surface cellulaire). Bien que toutes les molécules qui possèdent la propriété d'immunogénicité aient aussi la propriété d'antigénicité, l'inverse n'est pas vrai. Quelques petites molécules, appelées **haptènes**, sont antigéniques mais sont incapables, par elles-mêmes, de produire une réponse immunitaire spécifique. En d'autres termes, elles manquent d'immunogénicité.

Facteurs influençant l'immunogénicité

Pour protéger contre les maladies infectieuses, le système immunitaire doit être capable de reconnaître comme immunogènes les bactéries, les produits bactériens, les champignons, les parasites et les virus. En fait, le système immunitaire reconnaît des macromolécules particulières d'un agent infectieux ; ce sont habituellement des protéines ou des polysaccharides. Les protéines sont les immunogènes les plus puissants, les polysaccharides n'arrivant qu'en deuxième position. En revanche, les lipides et les acides nucléiques d'un agent infectieux ne servent habituellement pas d'immunogènes, à moins qu'ils ne soient complexés à des protéines ou des polysaccharides. Les immunologistes tendent à utiliser les protéines ou les polysaccharides comme immunogènes dans la plupart des études expérimentales de l'immunité humorale (tableau 3.1). Pour l'immunité à médiation cellulaire, seules les protéines et certains lipides ou glycolipides servent d'immunogènes. Ces molécules ne sont pas reconnues directement. Les protéines doivent tout d'abord être apprêtées en petits peptides puis présentées, associées à des molécules du CMH sur la membrane d'une cellule, avant qu'elles ne puissent être reconnues comme immunogènes. Un travail récent montre que les lipides et les glycolipides qui peuvent susciter une immunité à médiation cellulaire doivent absolument être combinés, eux aussi, à des molécules membranaires semblables à celles du CMH, appelées CD1 (voir le chapitre 8).

TABLEAU 3.1 Masse moléculaire de quelques antigènes expérimentaux habituellement utilisés en immunologie

Antigène	Masse moléculaire approximative (Da)
Gammaglobuline bovine (BGG)	150 000
Albumine sérique bovine (BSA)	69 000
Flagelline (monomère)	40 000
Lysozyme du blanc d'œuf de poule (HEL)	15 000
Hémocyanine de patelle (KLH)	> 2 000 000
Ovalbumine (OVA)	44 000
Myoglobine de cachalot (SWM)	17 000
Toxoïde tétanique (TT)	150 000

L'immunogénicité n'est pas une propriété intrinsèque d'un antigène ; elle dépend bien plutôt des nombreuses propriétés du système biologique particulier que rencontre l'antigène. Les deux sections ci-après décrivent les propriétés que partagent la plupart des immunogènes, ainsi que la contribution qu'apporte le système biologique à l'expression de l'immunogénicité.

Contribution de l'immunogène à l'immunogénicité

L'immunogénicité est déterminée, en partie, par quatre propriétés de l'immunogène : son caractère étranger, sa taille moléculaire, sa composition et sa complexité chimique, et enfin sa capacité à être apprêté et associé à une molécule du CMH à la surface d'une cellule présentatrice de l'antigène ou d'une cellule du Soi altérée.

Caractère étranger

Pour susciter une réponse immunitaire, une molécule doit être reconnue par le système biologique comme ne faisant pas partie du Soi. On pense que la plus grande partie de la capacité à reconnaître les molécules du Soi apparaît au cours du développement des lymphocytes lors de l'exposition des lymphocytes immatures aux composants du Soi. Une molécule qui n'a pas été présentée aux lymphocytes immatures lors de cette période critique peut, par la suite, être reconnue par le système immunitaire comme une molécule du non Soi, ou une molécule étrangère. Lorsqu'un antigène est introduit au sein d'un organisme, le degré de son immunogénicité dépend du degré de son caractère étranger. Généralement, plus la distance phylogénétique entre deux espèces est grande, plus la disparité structurale (et par conséquent la disparité antigénique) entre elles est forte.

Par exemple, l'albumine sérique bovine (BSA, de *bovine serum albumin*), qui est un antigène expérimental courant, n'est pas immunogène lorsqu'elle est injectée à une vache, mais elle est fortement immunogène lorsqu'elle est administrée à un lapin. De plus, on pourrait s'attendre à ce que la BSA présente une plus grande immunogénicité chez le poulet que chez la chèvre qui est plus proche des bovins. Il y a quelques exceptions à cette règle. Certaines molécules (par exemple, le collagène et le cytochrome *c*) sont très conservées tout au long de l'évolution et, par conséquent, ont une très faible immunogénicité chez les diverses espèces. Inversement, certains constituants du Soi (par exemple, la cornée et le sperme) sont efficacement séparés du système immunitaire ; il en résulte que lorsque ces derniers sont injectés à l'animal dont ils sont issus, ils se comportent en immunogènes.

Taille moléculaire

Il existe une corrélation entre la taille d'une macromolécule et son immunogénicité. Les meilleurs immunogènes tendent à avoir une masse moléculaire approchant 100 000 daltons (Da). Généralement, les substances d'une masse moléculaire de 5 000 à 10 000 Da sont de mauvais immunogènes ; cependant, quelques substances d'une masse moléculaire inférieure à 1 000 Da se sont montrées immunogènes.

Composition et hétérogénéité chimique

La taille et le caractère étranger ne sont pas, par eux-mêmes, suffisants pour rendre immunogène une molécule ; d'autres propriétés sont, elles aussi, nécessaires. Par exemple, au regard de leur taille, les homopolymères synthétiques (polymères composés d'un seul amino acide ou d'un seul ose) tendent à manquer d'immunogénicité. Des études réalisées avec des copolymères composés de différents amino acides ont jeté une vive lumière sur la contribution de la complexité chimique à l'immunogénicité. Les copolymères de taille suffisante, lorsqu'ils contiennent deux ou plusieurs amino acides différents, sont immunogènes. L'addition d'amino acides aromatiques, tels que la tyrosine ou la phénylalanine, augmentent considérablement l'immunogénicité des polymères synthétiques. Par exemple, un copolymère synthétique d'acide glutamique et de lysine doit avoir un poids moléculaire minimum de 30 000 à 40 000 pour être immunogène. L'addition de tyrosine à ce copolymère réduit le poids moléculaire minimum requis à 10 000 ou 20 000, et l'addition des deux amino acides tyrosine et phénylalanine amène le poids moléculaire minimum à 4 000. Les quatre niveaux d'organisation des protéines – primaire, secondaire, tertiaire et quaternaire – contribuent à la complexité structurale d'une protéine et par conséquent, affectent son immunogénicité (figure 3.1).

Sensibilité à l'apprêtement et à la présentation de l'antigène

Le développement des réponses immunitaires humorale ou à médiation cellulaire nécessite l'interaction des cellules T et d'un antigène qui a été apprêté et présenté associé à des molécules du CMH. Pour les cellules T_H, l'antigène doit être présenté associé à des molécules de classe II du CMH sur une cellule présentatrice de l'antigène ; pour les cellules T_C, l'antigène doit être présenté associé à des molécules de classe I du CMH sur une cellule du Soi altérée. Les macromolécules qui ne peuvent pas être dégradées et présentées associées à des molécules du CMH sont de mauvais immunogènes. Ceci peut être illustré avec des polymères de D-amino acides, qui sont des stéréoisomères des L-amino acides rencontrés dans la nature. Étant donné que les enzymes de dégradation présents à l'intérieur des cellules présentatrices de

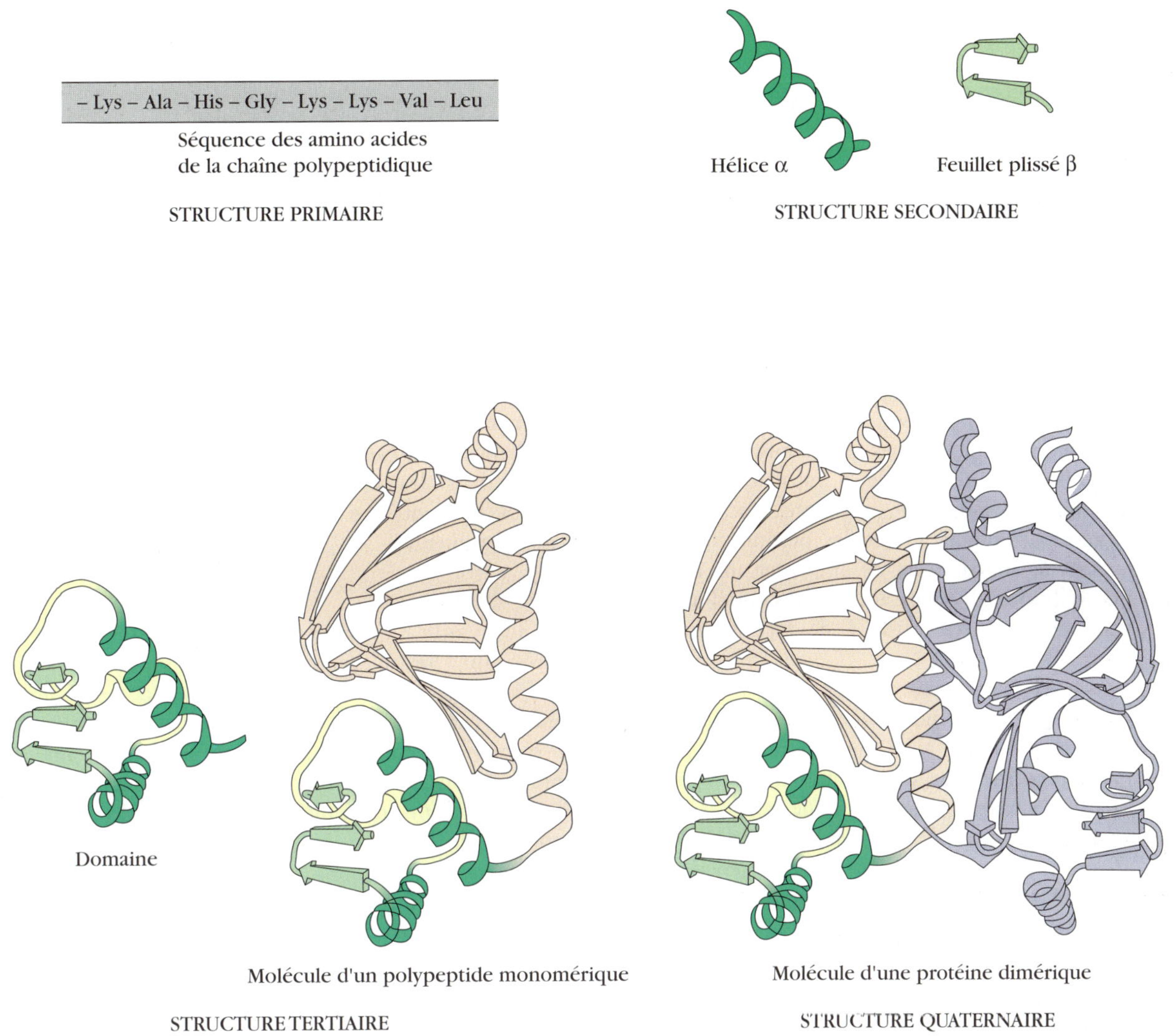

FIGURE 3.1 Les quatre niveaux de la structure des protéines. La disposition linéaire des amino acides constitue la structure primaire. Le repliement de certaines parties de la chaîne polypeptidique en des structures régulières (par exemple, les hélices α et les feuillets plissés β) crée la structure secondaire. La structure tertiaire se réfère au repliement des régions présentant des structures secondaires pour donner la forme d'ensemble de la molécule ou de parties de celles-ci (domaines) présentant des propriétés fonctionnelles spécifiques. La structure quaternaire résulte de l'association d'au moins deux chaînes polypeptidiques en une seule molécule protéique polymérique.

l'antigène ne peuvent dégrader que des protéines contenant des L-amino acides, les polymères de D-amino acides ne peuvent pas être apprêtés et sont donc des immunogènes faibles.

Les grosses molécules insolubles sont généralement plus immunogènes que les petites molécules solubles, parce qu'elles sont plus aisément phagocytées et apprêtées. Les liaisons chimiques intermoléculaires, l'induction d'agrégats par chauffage et la liaison à des matrices insolubles ont été utilisées en routine pour augmenter l'insolubilité des macromolécules, facilitant ainsi leur phagocytose et augmentant leur immunogénicité.

Contribution du système biologique à l'immunogénicité

Même si une macromolécule possède les caractéristiques qui contribuent à l'immunogénicité, sa capacité à induire une réponse immunitaire dépendra de certaines propriétés du système biologique que rencontre l'antigène. Ces propriétés incluent le génotype du receveur, la dose et la voie d'administration de l'antigène, ainsi que l'administration de substances, appelées adjuvants, qui augmentent les réponses immunitaires.

Génotype de l'animal receveur

La constitution génétique (génotype) d'un animal immunisé influe sur le type de réponse immunitaire que manifeste ce dernier, ainsi que sur le degré de cette réponse. Par exemple, Hugh McDevitt a montré que deux souches différentes de souris répondaient très différemment à un immunogène polypeptidique synthétique. Après exposition à l'immunogène, une souche produisait des taux élevés d'anticorps sériques, tandis que l'autre souche n'en produisait de très faibles quantités. Lorsque les deux souches étaient croisées, la génération F_1 montrait une réponse intermédiaire vis-à-vis de l'immunogène. Une analyse par croissement en retour a démontré que le gène contrôlant la capacité de réponse immunitaire est localisé dans une sous-région du complexe majeur d'histocompatibilité (CMH). De nombreuses expériences, où étaient utilisés des immunogènes simples et définis, ont mis en évidence le contrôle génétique de la capacité de réponse immunitaire, qui est largement restreinte aux gènes du CMH. Ces résultats indiquent que les produits des gènes du CMH, dont la fonction est de présenter un antigène apprêté aux cellules T, jouent un rôle essentiel dans la détermination du degré de capacité de réponse immunitaire.

La réponse d'un animal à un antigène est aussi influencée par les gènes qui codent les récepteurs des cellules B et des cellules T, ainsi que par ceux qui codent les différentes protéines des mécanismes de la régulation immunitaire. La variabilité génétique de tous ces gènes affecte l'immunogénicité d'une macromolécule donnée chez les divers animaux. Ces contributions génétiques à l'immunogénicité seront décrites plus complètement dans des chapitres ultérieurs.

Taux et voies d'administration de l'immunogène

Chaque immunogène expérimental montre une courbe dose-réponse propre, qui est déterminée par la mesure de la réponse immunitaire à des doses différentes et selon des voies d'administration différentes. Une combinaison de la dose et de la voie d'administration optimales induira un pic de réponse immunitaire chez un animal donné.

Une dose insuffisante ne stimulera pas la réponse immunitaire, soit parce qu'elle ne peut pas activer un nombre suffisant de lymphocytes, soit parce qu'elle induit un état de non réponse. Inversement, une dose exagérément élevée peut aussi ne pas induire de réponse parce qu'elle oblige les lymphocytes à entrer dans un état de non réponse. La réponse immunitaire des souris aux polysaccharides purifiés de la capsule des pneumocoques illustre l'importance de la dose. Une dose de 0,5 mg d'antigène n'est pas capable d'induire une réponse immunitaire chez la souris, tandis qu'une dose mille fois plus faible du même antigène (5×10^{-4} mg) induit une réponse humorale avec production d'anticorps. Ce phénomène de « non réponse immunologique » ou **tolérance** est discuté dans les chapitres 10 et 21. Une dose unique de la plupart des immunogènes expérimentaux n'induira pas une forte réponse ; en fait, une administration répétitive sur une période de plusieurs semaines est nécessaire pour stimuler une réponse immunitaire forte. De telles administrations répétitives, ou **rappels**, augmentent la prolifération clonale des cellules T ou des cellules B spécifiques de l'antigène.

Les immunogènes expérimentaux sont habituellement administrés par voie parentérale (*para*, autour ; *enteric*, intestin), c'est-à-dire par des voies autres que celle du tube digestif. Les voies d'administration ci-après sont habituelles :

- intraveineuse (iv) : dans une veine
- intradermique (id) : dans la peau
- sous-cutanée (sc) : sous la peau
- intramusculaire (im) : dans un muscle
- intrapéritonéale (ip) : dans la cavité péritonéale

La voie d'administration a une forte influence sur l'organe ou la population cellulaire du système immunitaire qui sera impliqué dans la réponse. Un antigène administré par voie intraveineuse est apporté en premier à la rate, tandis qu'un antigène administré par voie sous-cutanée parvient en premier aux ganglions lymphatiques locaux. Les différences dans les cellules lymphoïdes qui peuplent ces organes peuvent être reflétées dans la réponse immunitaire subséquente.

Adjuvants

Les **adjuvants** (du latin *adjuvare*, aider) sont des substances qui, lorsqu'elles sont mélangées à un antigène, puis injectées avec ce dernier, augmentent son immunogénicité. Les adjuvants sont souvent utilisés pour exalter la réponse immunitaire lorsqu'un antigène a une faible immunogénicité ou lorsque seules de petites quantités d'antigène sont disponibles. Par exemple, la réponse anticorps de la souris à l'immunisation par la BSA peut être augmentée cinq fois, ou même davantage, lorsque la BSA est administrée en mélange avec un adjuvant. On ne sait pas exactement comment les adjuvants augmentent la réponse immunitaire, mais il semble qu'ils exercent au moins un, sinon plusieurs des effets suivants (tableau 3.2) :

- prolongation de la présence de l'antigène ;
- augmentation des signaux de costimulation ;
- induction de la formation de granulomes ;
- stimulation non spécifique de la prolifération des lymphocytes.

Le sulfate de potassium et d'aluminium (alun) prolonge la présence de l'antigène. Lorsqu'un antigène est mélangé à de l'alun, le sel précipite l'antigène. L'injection de ce précipité d'alun se traduit par une libération plus lente de l'antigène à partir du site d'injection, de telle façon que le temps d'exposition effectif à l'antigène passe de quelques jours, en l'absence d'adjuvant, à quelques semaines en sa présence. Le précipité d'alun augmente aussi la taille de l'antigène, ce qui accroît la probabilité de phagocytose.

Les adjuvants de Freund, émulsion d'eau dans l'huile, prolongent eux aussi la présence de l'antigène. L'**adjuvant incomplet de Freund** contient l'antigène en solution aqueuse, de l'huile minérale et un agent émulsifiant, tel que le monooléate de mannide qui disperse l'huile en fines gouttelettes entourant l'antigène. L'antigène est alors libéré très lentement à partir du point d'injection. L'**adjuvant complet de Freund**, qui contient des *Mycobactéries* tuées par la chaleur dans une émulsion eau-huile, a le même effet. Le muramyl dipeptide, qui est un constituant de la paroi cellulaire mycobactérienne, active les macro-

TABLEAU 3.2 Mode d'action hypothétique de certains adjuvants couramment utilisés

Adjuvant	Mode d'action hypothétique: Prolonge la persistance de l'antigène	Augmente le signal de costimulation	Induit la formation d'un granulome	Stimule les lymphocytes de façon non spécifique
Adjuvant incomplet de Freund	+	+	+	–
Adjuvant complet de Freund	+	++	++	–
Sulfate d'aluminium et de potassium (alun)	+	?	+	–
Mycobacterium tuberculosis	–	?	+	–
Bordetella pertussis	–	?	–	+
Lipopolysaccharide bactérien (LPS)	–	+	–	+
Polynucléotides synthétiques (poly IC/poly AU)	–	?	–	+

phages, ce qui rend l'adjuvant complet de Freund plus puissant que la forme incomplète. Les macrophages activés ont une activité phagocytaire plus grande que celle des macrophages inactivés ; ils expriment des taux plus élevés de molécules de classe II du CMH et de la molécule membranaire B7 ; enfin, ils sécrètent des taux accrus de cytokines, telles que l'interleukine-1 (IL-1). Les taux élevés de molécule B7 et de cytokines permettent la **costimulation**, ainsi que l'apparition d'autres signaux qui favorisent une activation maximale des cellules T_H. La costimulation est l'intensification de la réponse immunitaire qui résulte de l'interaction des protéines CD80 et CD86 de la surface cellulaire d'un macrophage avec le CD28 de la surface d'une cellule T en cours de réponse. Ainsi, la présentation de l'antigène et le nécessaire signal de costimulation sont habituellement accrus en présence d'adjuvant.

L'alun et les deux adjuvants de Freund stimulent aussi une réponse inflammatoire locale chronique qui attire les phagocytes et les lymphocytes. Cette infiltration de cellules au point d'injection de l'adjuvant a souvent pour effet la formation d'une masse de cellules dense, riche en macrophages, appelée **granulome**. Étant donné que les macrophages d'un granulome sont activés, ce mécanisme intensifie aussi l'activation des cellules T_H.

D'autres adjuvants (par exemple les polyribonucléotides synthétiques et les liposaccharides bactériens) stimulent la prolifération non spécifique des lymphocytes et augmentent ainsi la probabilité de sélection clonale des lymphocytes induite par l'antigène.

Épitopes

Comme il a été mentionné au chapitre 1, les cellules immunitaires n'interagissent pas avec une molécule entière d'immunogène, pas plus qu'elles ne la reconnaissent ; tout au contraire, les lymphocytes ne reconnaissent que des sites discrets de la macromolécule, appelés **épitopes, ou déterminants antigéniques**. Les épitopes sont les régions immunologiquement actives d'un immunogène qui se lient aux récepteurs membranaires, spécifiques d'un antigène, de la surface des lymphocytes ou encore aux anticorps sécrétés. Des études conduites avec des antigènes de petite taille ont révélé que les cellules B et les cellules T reconnaissent des épitopes différents à la surface d'une même molécule antigénique. Par exemple, lorsque des souris sont immunisées avec du glucagon, hormone humaine de 29 amino acides, un anticorps est suscité contre des épitopes de la région amino-terminale, tandis que les cellules T ne répondent qu'à des épitopes de la région carboxy-terminale.

Les lymphocytes et un antigène complexe peuvent entrer en interaction à plusieurs niveaux de la structure antigénique. Un épitope de la surface d'une protéine antigénique peut impliquer plusieurs éléments de la structure primaire, secondaire, tertiaire ou même quaternaire de la protéine (voir la figure 3.1). Dans les polysaccharides, un branchement important de chaînes latérales par des liaisons glycosidiques affecte la conformation des épitopes.

La reconnaissance des antigènes par les cellules T et les cellules B est fondamentalement différente (tableau 3.3). Les cellules B reconnaissent un antigène soluble lorsqu'il se fixe à leur anticorps membranaire. Étant donné que les cellules B fixent l'antigène libre en solution, les épitopes qu'ils reconnaissent sont le plus souvent des sites très accessibles de la surface libre de l'immunogène. Comme il a été remarqué antérieurement, la plupart des cellules T ne reconnaissent que des peptides combinés à des molécules du CMH à la surface des cellules présentatrices de l'antigène ou des cellules du Soi altérées. Étant donné que la plupart des cellules T ne reconnaissent que les antigènes combinés à des molécules du CMH, les épitopes pour les cellules T, en règle générale, ne peuvent pas être considérés séparément des molécules du CMH auxquelles ils sont associés.

Propriétés des épitopes de cellules B

Plusieurs considérations générales résultent d'études qui ont établi la conformation des épitopes reconnus par les cellules B.

La capacité à se comporter en épitope de cellules B est déterminée par la nature du site de liaison à l'antigène des molécules d'anticorps exprimées par les cellules B. L'anticorps se lie à

TABLEAU 3.3 Comparaison de la reconnaissance des antigènes par les cellules T et par les cellules B

Caractéristique	Cellules B	Cellules T
Interaction avec l'antigène	Implique un complexe binaire formé de l'Ig membranaire et de l'Ag	Implique un complexe ternaire formé du récepteur des cellules T, de l'Ag et d'une molécule du CMH
Fixation d'un antigène soluble	Oui	Non
Implication des molécules du CMH	Pas nécessaire	Nécessaire pour la présentation de l'antigène apprêté
Nature chimique des antigènes	Protéines, polysaccharides, lipides	Essentiellement des protéines, mais aussi certains lipides ou glycolipides présentés sur des molécules semblables à celles du CMH
Propriétés des épitopes	Peptides accessibles, hydrophiles, mobiles contenant des amino acides séquentiels ou non séquentiels	Peptides linéaires internes produits par l'apprêtement de l'antigène et liés à des molécules du CMH

un épitope par des liaisons non covalentes faibles qui n'agissent qu'à de courtes distances. Pour une liaison forte, le site de liaison de l'anticorps et l'épitope doivent avoir des formes complémentaires qui disposent les groupes interactifs l'un à côté de l'autre. Cette nécessité impose des restrictions aux caractéristiques de l'épitope. La taille de l'épitope reconnu par une cellule B ne peut pas être supérieure à celle du site de liaison de l'anticorps. Pour une réaction antigène-anticorps donnée, la forme de l'épitope qui peut être reconnu par l'anticorps est déterminée par celle des séquences des amino acides du site de liaison, ainsi que par l'environnement chimique que ces derniers produisent. Une représentation détaillée de la structure des épitopes des cellules B résulte des analyses cristallographiques par rayons X de complexes formés entre des anticorps monoclonaux et divers antigènes.

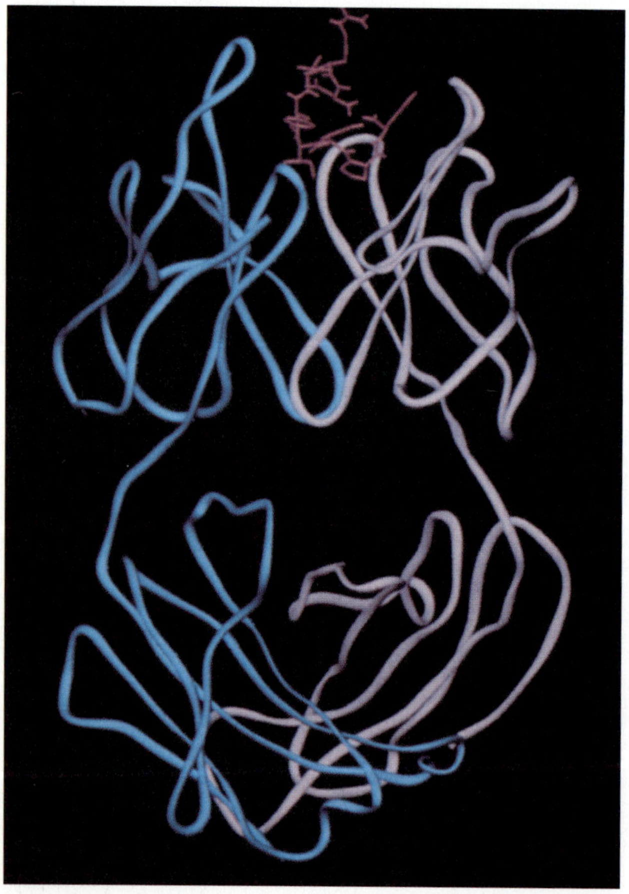

FIGURE 3.2 Structure tridimensionnelle d'une hormone octapeptidique (l'angiotensine II) complexée au fragment Fab d'un anticorps monoclonal, fragment qui est l'unité de liaison à l'antigène de la molécule d'anticorps. Le peptide angiotensine II est représenté en rouge, la chaîne lourde en bleu et la chaîne légère en violet. [D'après KC Garcia *et al.*, 1992, *Science* 257:502.]

Les ligands les plus petits, tels que les carbohydrates, les petits oligonucléotides, les peptides et les haptènes se fixent souvent à l'intérieur d'une poche profonde de l'anticorps. Par exemple, l'angiotensine II, qui est un petit octapeptide hormonal, se fixe dans une cavité profonde et étroite (725 Å^2) d'un anticorps monoclonal spécifique de l'hormone (figure 3.2). A l'intérieur de cette cavité, l'hormone peptidique liée se replie en une structure compacte présentant deux coudes, où les extrémités amino- et carboxy-terminales sont proches l'une de l'autre. Les huit résidus amino acide de l'octapeptide sont en contact de van der Waals avec 14 résidus de la cavité de l'anticorps.

Une représentation complètement différente de la structure d'un épitope résulte de l'analyse cristallographique par rayons X d'anticorps monoclonaux liés à des antigènes constitués par des protéines globulaires, telles que le lysozyme du blanc d'œuf de poule ou la neuraminidase (qui est une glycoprotéine de l'enveloppe du virus de la grippe). Ces anticorps entrent en contact avec l'antigène au niveau d'une large surface plate (figure 3.3). La zone d'interaction entre l'anticorps et l'épitope est une surface plane ou ondulée où les protrusions de l'épitope ou de l'anticorps s'adaptent à des dépressions correspondantes de l'anticorps ou de l'épitope. Ces études ont révélé que 15 à 22 amino acides de la surface de l'antigène entrent en contact avec un nombre égal de résidus du site de liaison de l'anticorps ; la surface de cette large interface complémentaire est comprise entre 650 et 900 Å^2. Pour ces antigènes, qui sont des protéines globulaires, la forme de l'épitope est donc entièrement déterminée par la conformation tertiaire de la protéine native.

Ainsi, les antigènes, selon qu'ils sont des protéines globulaires ou des petits peptides, entrent en interaction avec l'anticorps selon des modes différents (figure 3.4).

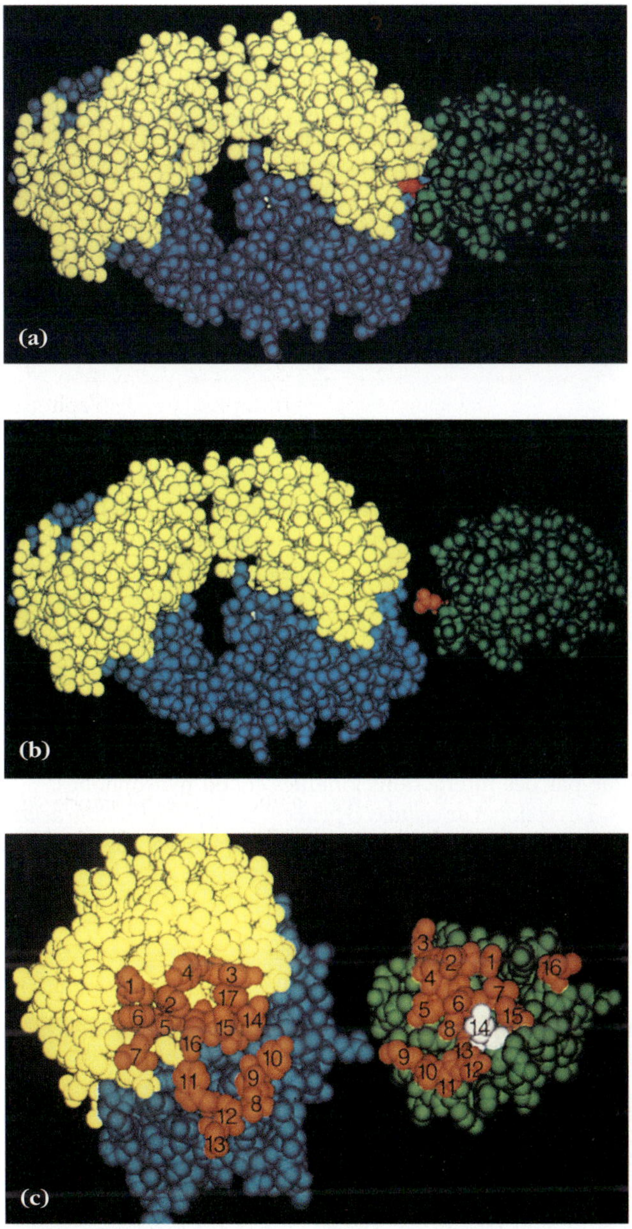

FIGURE 3.3 (a) Modèle de l'interaction entre le lysozyme du blanc d'œuf de poule (HEL) et le fragment Fab d'un anticorps anti-HEL ; ce modèle résulte d'une analyse par diffraction des rayons X. L'HEL est représenté en vert, la chaîne lourde du Fab en bleu et la chaîne légère du Fab en jaune. Un résidu glutamine du lysozyme (rouge) s'adapte à une poche du fragment Fab. (b) Représentation de l'HEL et du fragment Fab écartés l'un de l'autre afin de montrer la complémentarité des surfaces. (c) Vue des surfaces du fragment Fab et de l'HEL qui entrent en interaction ; cette vue a été obtenue en faisant tourner les molécules. Les résidus qui entrent en contact sont numérotés et représentés en rouge avec la glutamine protrusive (#14) de l'HEL représentée maintenant en blanc. [D'après AG Amit *et al.*, 1986, *Science* 233:747.]

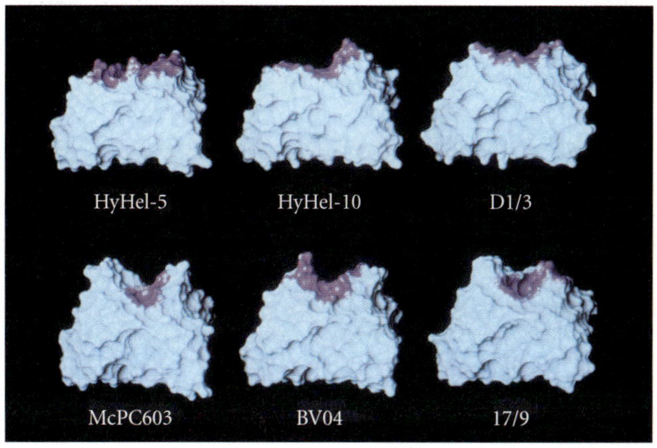

FIGURE 3.4 Modèles des domaines variables de six fragments Fab avec leurs régions de liaison à l'antigène représentées en violet. Les trois anticorps du haut sont spécifiques du lysozyme, qui est une grosse protéine globulaire. Les trois anticorps du bas sont spécifiques de molécules plus petites ou de trois fragments très petits de macromolécules : McPC603 pour la phosphocholine, BV04 pour un petit segment d'une molécule de DNA simple brin et 17/9 pour un peptide de l'hémagglutinine, qui est une protéine de l'enveloppe du virus de la grippe. En général, les sites de liaison des petites molécules sont des poches profondes, tandis que les sites de liaison des grosses protéines sont des surfaces planes et plus ondulées. [D'après JA Wilson et RL Stanfield, 1993, *Curr. Opin. Struc. Biol.* 3:113.]

Typiquement, dans le cas des protéines antigéniques, de plus grandes surfaces sont associées au site de liaison de l'anticorps. En revanche, un petit peptide, tel que l'angiotensine II, peut se replier en une structure compacte qui occupe moins d'espace et s'insère dans une poche ou dans une cavité du site de liaison de l'anticorps. Cette propriété n'est pas spécifique aux petits peptides ; elle s'étend à la liaison des antigènes de faible masse moléculaire appartenant à divers groupes chimiques. Cependant, ces différences entre la liaison des petits et des gros déterminants antigéniques ne reflètent pas de différences fondamentales dans les régions de la molécule d'anticorps qui forment le site de liaison. En dépit des différences dans les modes de liaison des petits haptènes ou des gros antigènes, tous les sites de liaison des anticorps sont assemblés à partir de mêmes régions de la molécule d'anticorps. Le chapitre 4 montrera que tous ces sites de liaison sont formés à partir de mêmes régions de la molécule d'anticorps, en l'occurrence, certaines parties des régions variables de ces chaînes polypeptidiques.

Les épitopes de cellules B de la surface des protéines natives sont généralement constitués d'amino acides hydrophiles de la surface de la protéine ; ces derniers sont topographiquement accessibles aux anticorps membranaires ou libres. Pour être capable de se lier à un anticorps, un épitope de cellules B doit être accessible. Les séquences d'amino acides dissimulées à l'intérieur d'une protéine ne peuvent pas se comporter en épitopes de cellules B, à moins que la protéine n'ait été préalablement dénaturée.

Michael Sela a démontré l'importance de cette accessibilité topographique dans des expériences faites avec des copolymères synthétiques branchés où les amino acides

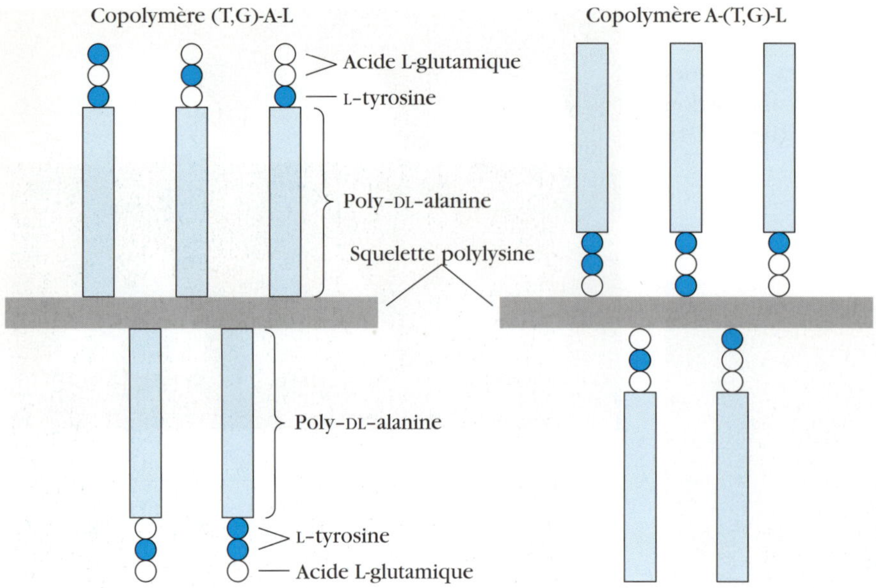

FIGURE 3.5 Les anticorps suscités par l'immunisation par le copolymère (T,G)-A-L (*à gauche*) réagissent largement avec les résidus tyrosine et acide glutamique exposés. Les anticorps anti-(T,G)-A-L ne réagissent pas avec le copolymère A-(T,G)-L (*à droite*) dans lequel les résidus tyrosine et acide glutamique sont enfouis. [Adapté de M Sela, 1969, *Science* **166**:365.]

accessibles liés au squelette de la chaîne polypeptidique variaient. Un copolymère, appelé (T,G)-A-L, était constitué d'un squelette poly-L-lysine où étaient greffées des chaînes latérales poly-D,L-alanine, dont les extrémités N-terminales étaient coiffées par des quantités variables d'acide L-glutamique et/ou de L-tyrosine (figure 3.5). L'anticorps anti-(T,G)-A-L réagissait fortement avec les résidus acide glutamique ou tyrosine accessibles, situés aux extrémités des chaînes latérales. Par ailleurs, le copolymère A-(T,G)-L, où les résidus poly-D,L-alanine étaient situés dans des positions terminales accessibles et où les résidus acide glutamique et tyrosine étaient moins accessibles, ne réagissait pas avec l'anticorps anti-(T,G)-A-L.

On pense que toute la surface des protéines globulaires est potentiellement antigénique. En général, les régions qui font protrusion à la surface de la protéine sont reconnues comme épitopes. Les résidus accessibles sont souvent hydrophiles. Dans les complexes antigène-anticorps cristallisés analysés à ce jour, l'interface entre l'anticorps et l'antigène montre de nombreuses protrusions ou dépressions complémentaires (figure 3.6). De 15 à 22 amino acides de l'antigène entrent en contact avec l'anticorps par 75 à 120 liaisons hydrogène, ainsi que par des interactions ioniques et/ou hydrophobes.

Les épitopes de cellules B peuvent contenir des amino acides séquentiels ou des amino acides non séquentiels. Les épitopes

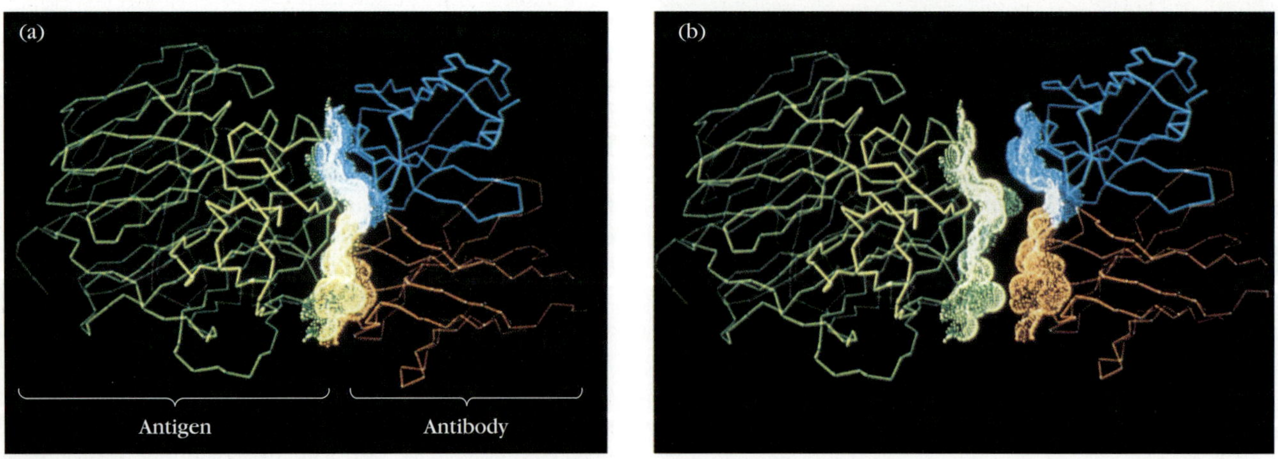

FIGURE 3.6 Simulation sur ordinateur d'une interaction entre un anticorps et un antigène du virus de la grippe, qui est une protéine globulaire. (a). L'antigène (jaune) est montré alors qu'il est entré en interaction avec la molécule d'anticorps ; la région variable de la chaîne lourde est en rouge, et la région variable de la chaîne légère est en bleu. (b). La complémentarité des deux molécules est révélée en écartant l'antigène de l'anticorps de 8 Å. [D'après des données obtenues par cristallographie de rayons X réunis par PM Colman et WR Tulip. Extrait de GJVH Nossal, 1993, *Sci. Am.* **269**(3):22.]

Visualisation des concepts

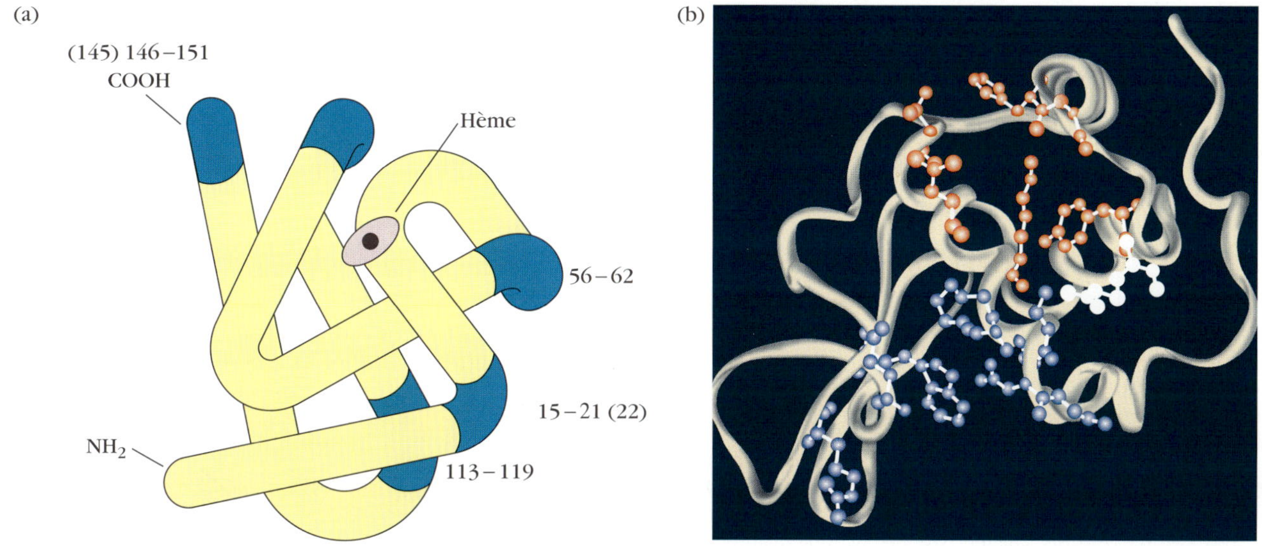

FIGURE 3.7 Les antigènes protéiques contiennent habituellement des épitopes de cellules B séquentiels et des épitopes de cellules B non séquentiels. (a) Représentation schématique de la myoglobine de cachalot montrant la localisation de cinq épitopes de cellules B séquentiels (bleu). (b) Représentation en ruban du lysozyme du blanc d'œuf de poule montrant les résidus qui constituent un épitope non séquentiel (conformationnel). Les résidus, qui entrent en contact avec les chaînes légères ou les chaînes lourdes ou les deux chaînes de l'anticorps, sont représentés en rouge, en bleu et en blanc, respectivement. Ces résidus sont considérablement espacés dans la séquence des amino acides mais sont amenés à proximité les uns des autres par le repliement de la protéine. [La partie (a) est adaptée de MZ Atassi et AL Kazim, 1978, *Adv. Exp. Med. Biol.* 98:9 ; la partie (b) est adaptée de WG Laver *et al.*, 1990, *Cell* 61:554.]

peuvent être constitués de résidus contigus dans la séquence le long de la chaîne polypeptidique, tout autant que de résidus non contigus appartenant à divers segments de la chaîne polypeptidique, mais rapprochés les uns des autres par le repliement de la chaîne d'un antigène. La plupart des anticorps suscités par les protéines globulaires ne se lient à la protéine que lorsque cette dernière est dans sa conformation native. Étant donné que la dénaturation des antigènes modifie le plus souvent la structure de leurs épitopes, les anticorps dirigés contre la protéine native ne se lient pas à la protéine dénaturée.

La myoglobine de cachalot, riche en régions α-hélicoïdales, présente cinq **épitopes séquentiels** distincts, contenant chacun six à huit amino acides contigus. Chacun de ces épitopes se situe à la surface de la molécule, au niveau des coudes localisés entre les régions α-hélicoïdales (figure 3.7a). La myoglobine de cachalot contient aussi plusieurs **épitopes non séquentiels, ou déterminants conformationnels.** Les résidus qui constituent ces derniers sont très éloignés dans la séquence primaire des amino acides, mais proches les uns des autres dans la structure tertiaire de la molécule. De tels épitopes dépendent de la conformation native de la protéine pour leur structure topographique. Un épitope non séquentiel bien caractérisé du lysozyme du blanc d'œuf de poule est représenté dans la figure 3.7b. Bien que les résidus amino acides qui composent cet épitope soient très éloignés dans la séquence primaire des amino acides, ils sont rapprochés l'un de l'autre par le repliement tertiaire de la protéine.

Les épitopes séquentiels et les épitopes non séquentiels se comportent généralement de façon différente lorsqu'une protéine est dénaturée, fragmentée ou réduite. Par exemple, une fragmentation appropriée de la myoglobine de cachalot peut donner cinq fragments, contenant chacun un épitope séquentiel ; ceci a été démontré par la détermination de l'anticorps qui se lie à chaque fragment. D'autre part, la fragmentation d'une protéine ou la réduction de ses liaisons disulfure détruisent souvent l'épitope non séquentiel. Par exemple, le lysozyme du blanc d'œuf de poule possède quatre liaisons disulfure intrachaînes, qui déterminent la conformation finale de la protéine (figure 3.8a). De nombreux anticorps contre le lysozyme du blanc d'œuf de poule reconnaissent huit épitopes différents, dont la plupart sont des déterminants conformationnels dépendants de la structure d'ensemble de la protéine. Lorsque les liaisons disulfure intrachaînes du lysozyme du blanc d'œuf de poule sont réduites par le mercaptoéthanol, les épitopes non séquentiels sont perdus ; pour cette raison, un anticorps contre le lysozyme du blanc d'œuf de poule natif ne se lie pas au lysozyme du blanc d'œuf de poule réduit.

(a) Lysozyme du blanc d'œuf de poule

(b) Peptides synthétiques en boucle

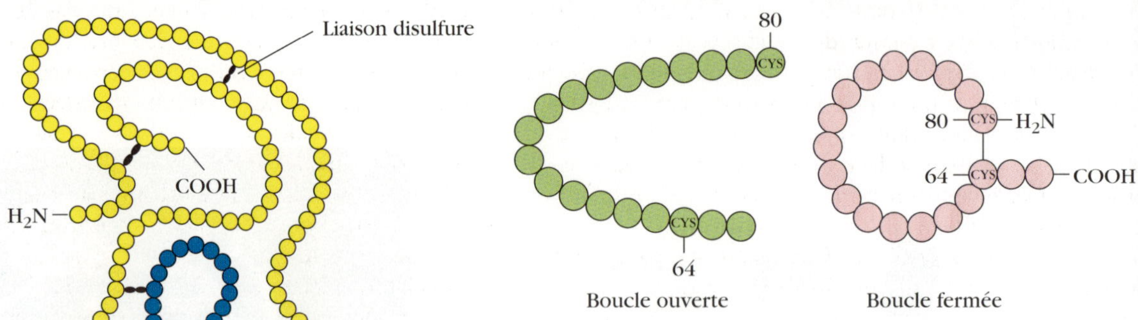

(c) Inhibition de la réaction entre la boucle de l'HEL et l'antisérum anti-boucle

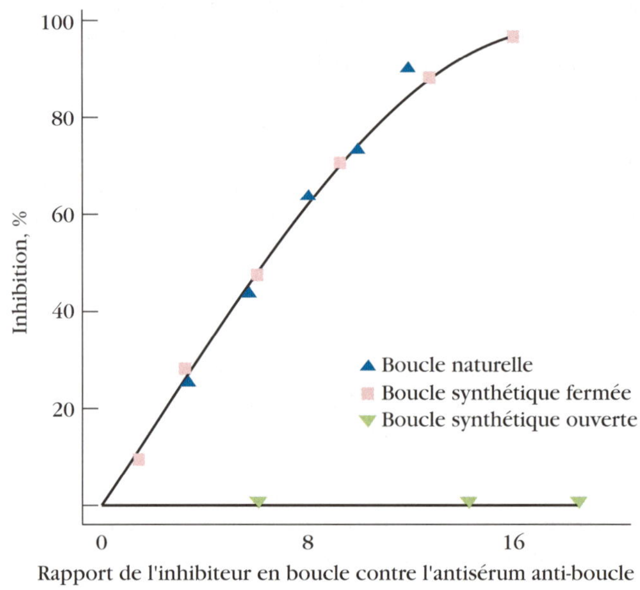

FIGURE 3.8 Démonstration expérimentale selon laquelle la liaison d'un anticorps à des déterminants conformationnels du lysozyme du blanc d'œuf de poule (HEL) dépend du maintien de la structure tertiaire des épitopes par des liaisons disulfure intrachaînes. (a) Schéma de la structure primaire de l'HEL, dans laquelle les cercles représentent les résidus amino acides. La boucle (cercles bleus) formée par la liaison disulfure entre les résidus cystéine 64 et 80 constitue l'un des déterminants conformationnels de l'HEL. (b) Peptides synthétiques formant une boucle ouverte ou une boucle fermée correspondant à l'épitope de la bouche de l'HEL. (c) Inhibition de la liaison entre l'épitope de la boucle de l'HEL et l'antisérum anti-boucle. Ce dernier était tout d'abord incubé avec la séquence de la boucle naturelle, le peptide synthétique en boucle fermée ou le peptide synthétique en boucle ouverte ; la capacité de l'antisérum à se lier à la séquence de la boucle naturelle était ensuite mesurée. L'absence de toute inhibition par le peptide en boucle ouverte indique que ce dernier ne se lie pas à l'antisérum anti-boucle. [Adapté de D Benjamin *et al.*, 1984, *Annu. Rev. Immunol.* 2:67.]

L'expérimentation d'inhibition représentée dans la figure 3.8 démontre parfaitement ce point. Un anticorps contre un déterminant conformationnel, qui dans cet exemple est une boucle peptidique présente dans le lysozyme natif, n'était capable de se lier à l'épitope que lorsque la liaison disulfure maintenant la structure de la boucle était intacte. Des informations sur la structure requise pour que le site de liaison de l'anticorps soit fonctionnel ont été obtenues en examinant la capacité à se lier à cet anticorps d'antigènes structuralement apparentés à l'antigène naturel. Lorsqu'un antigène structuralement apparenté possède les épitopes essentiels présents dans l'antigène naturel, il se lie au site de combinaison de l'anticorps, empêchant ainsi la fixation de l'antigène naturel. La mesure de cette inhibition a révélé la capacité de la boucle fermée à inhiber la liaison de l'antigène naturel, démontrant donc que cette dernière était suffisamment semblable à celle du lysozyme pour être reconnue par l'anticorps dirigé contre le lysozyme natif. Bien qu'ayant la même séquence d'amino acides que la boucle fermée, la boucle ouverte ne possédait pas les épitopes reconnus par l'anticorps et, par conséquent, était incapable de bloquer la liaison du lysozyme.

Les épitopes de cellules B tendent à se localiser dans les régions flexibles d'un immunogène et montrent une mobilité de site. John A. Tainer et ses collaborateurs ont analysé les épitopes de nombreux antigènes protéiques (myohémérythrine, insuline, cytochrome *c*, myoglobine et hémoglobine) en comparant les positions des épitopes de cellules B connues à la mobilité de ces mêmes résidus. Leur analyse a révélé que, dans ces protéines, les déterminants antigéniques majeurs étaient généralement localisés dans les régions les plus mobiles. Ces chercheurs ont émis l'hypothèse selon laquelle la mobilité de site des épitopes optimise la complémentarité au site de liaison des anticorps, ce qui permet à un anticorps de réagir avec un épitope avec lequel il n'aurait peut-être pas réagi si ce dernier avait été rigide. Cependant, en raison de la perte d'entropie due à la liaison à un site flexible, la fixation d'un anticorps à un épitope flexible est généralement de plus faible affinité que celle d'un anticorps à un épitope rigide.

Les protéines complexes contiennent de nombreux épitopes de cellules B qui se recouvrent ; certains d'entre eux sont immunodominants. Pendant de nombreuses années, selon un dogme de l'immunologie, on a pensé que chaque protéine globulaire présentait un petit nombre d'épitopes, chacun d'entre eux étant confiné à une région très accessible et déterminée par la conformation d'ensemble de la protéine. Cependant, on a montré récemment que la plus grande partie de la surface d'une protéine globulaire est potentiellement antigénique. Ceci a été démontré par la comparaison des profils de liaison à l'antigène de divers anticorps monoclonaux contre toute une série de protéines globulaires. Par exemple, lorsqu'on a comparé la capacité de 64 anticorps monoclonaux différents à se lier à 10 albumines de mammifères différentes, on a mis en évidence 25 profils de liaison à l'antigène qui étaient différents mais se recouvraient ; cette constatation suggère que ces 64 anticorps différents reconnaissaient un minimum de 25 épitopes différents sur la BSA. Des résultats identiques ont été obtenus avec d'autres protéines globulaires, telles que la myoglobine et le lysozyme du blanc d'œuf de poule.

Ainsi, la surface d'une protéine présente vraisemblablement un grand nombre de sites antigéniques potentiels. Pour une protéine donnée, le sous-groupe des sites antigéniques reconnus par le système immunitaire d'un animal est bien moins important que le répertoire antigénique potentiel et il varie d'une espèce à l'autre, et même parmi les membres d'une espèce donnée. Chez un animal, certains épitopes d'un antigène sont reconnus comme immunogènes, alors que d'autres ne le sont pas. De plus, certains d'entre eux, appelés **immunodominants**, induisent une réponse immunitaire plus prononcée que d'autres chez un même animal. On pense que les propriétés topographiques intrinsèques de l'épitope, ainsi que les mécanismes de régulation de l'animal, conditionnent l'immunodominance des épitopes.

Propriétés des épitopes de cellules T

En 1959, les études de P.G.H. Gell et Baruj Benacerraf ont suggéré qu'il y avait une différence qualitative dans la réponse des cellules T et des cellules B aux antigènes protéiques. Gell et Benacerraf ont comparé les réponses humorale (cellule B) et à médiation cellulaire (cellule T) à toute une série d'antigènes protéiques natifs ou dénaturés (tableau 3.4). Ils ont trouvé que lorsqu'une immunisation primaire avait été réalisée avec une protéine native, seule la protéine native, mais pas la protéine dénaturée, pouvait susciter une réponse anticorps secondaire (humorale). En revanche, la protéine native et la protéine dénaturée pouvaient susciter toutes deux une réponse à médiation cellulaire secondaire. Au début, les immunologistes ont été intrigués par cette découverte montrant qu'une réponse secondaire médiée par des cellules T était induite par une protéine dénaturée, même lorsque l'immunisation primaire avait été faite avec une protéine native. Cependant, dans les années 1980, il est devenu clair que les cellules T ne reconnaissent pas un antigène natif soluble mais un antigène apprêté en **peptides antigéniques**, présentés combinés à des molécules du CMH. Pour cette raison, la destruction de la conformation d'une protéine par dénaturation n'affecte pas les épitopes de cellules T.

Étant donné que les récepteurs des cellules T ne se lient pas à des peptides libres, les systèmes expérimentaux d'études des épitopes des cellules T doivent nécessairement inclure des cellules présentatrices de l'antigène ou des cellules cible qui peuvent exposer les peptides liés à une molécule du CMH. Dans certains systèmes, des peptides synthétiques sont mis en présence de molécules du CMH de la surface de cellules présentatrices de l'antigène, puis la prolifération des cellules T est mesurée. Seules les cellules T activées se divisent. L'activation nécessite que les TCR des cellules qui répondent reconnaissent les complexes peptide-CMH de la surface des cellules présentatrices de l'antigène. Par conséquent, seuls les peptides contenant des épitopes reconnus par les TCR des populations de cellules T qui répondent peuvent induire la prolifération de ces dernières.

Les peptides antigéniques reconnus par des cellules T forment des complexes trimoléculaires avec un récepteur des cellules T et une molécule du CMH. Avant qu'une cellule T puisse être activée, un complexe trimoléculaire doit obligatoirement se former entre son récepteur de liaison à l'antigène, une molécule du CMH et un peptide antigénique. Les antigènes reconnus par les cellules T doivent, par conséquent, avoir deux sites d'interaction distincts : l'un, l'épitope, interagit avec le récepteur des cellules T, et l'autre, appelé agrétope, interagit avec une molécule du CMH (figure 3.9). Les structures de complexes trimoléculaires, TCR-peptide-CMH ont été déterminées par cristallographie de rayons X et sont décrites dans le chapitre 9.

TABLEAU 3.4 La reconnaissance des antigènes par les lymphocytes T et les lymphocytes B révèle des différences qualitatives

		Réponse immunitaire secondaire	
Immunisation primaire	Immunisation secondaire	Production d'anticorps	Réponse* à médiation cellulaire T_{DTH}
Protéine native	Protéine native	+	+
Protéine dénaturée	Protéine native	–	+

*T_{DTH} est une sous-population de cellules T_H $CD4^+$ qui médient une réponse à médiation cellulaire appelée hypersensibilité retardée (voir le chapitre 14).

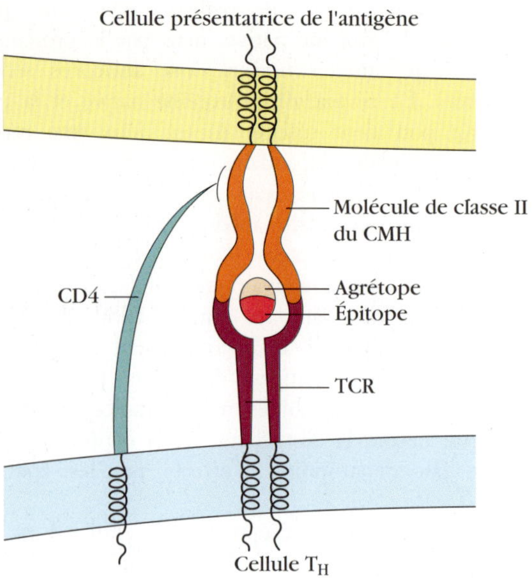

FIGURE 3.9 Représentation schématique du complexe ternaire formé entre un récepteur des cellules T (TCR) d'une cellule T_H, un antigène et une molécule de classe II du CMH. Les antigènes reconnus par les cellules T ont deux sites d'interaction distincts : un agrétope qui entre en interaction avec une molécule du CMH, et un épitope, qui entre en interaction avec le récepteur des cellules T. Comme il est décrit dans les chapitres ultérieurs, le CD4 des cellules T_H interagit aussi avec les molécules du CMH. Les cellules T_C forment des complexes ternaires semblables avec des molécules de classe I du CMH des cellules cible.

La cristallographie par rayons X de molécules de classe I ou de classe II du CMH cristallisées avec des peptides connus, antigéniques pour les cellules T, a montré que le peptide se fixe dans une cavité de la molécule du CMH (voir la figure 7.8). Cette liaison est due tout d'abord à certains résidus clé du peptide, qui font protrusion dans des poches complémentaires de la cavité de la molécule du CMH (figures 7.10 et 7.13). Contrairement aux épitopes de cellules B, qui peuvent être considérées simplement en terme de capacité à interagir avec l'anticorps, les épitopes de cellules T doivent être considérés en terme de capacité à interagir à la fois avec un récepteur des cellules T et une molécule du CMH.

La cavité de fixation à l'antigène d'une molécule du CMH interagit avec divers peptides oligomériques qui se comportent en épitopes de cellules T. La cavité de fixation à l'antigène d'une molécule du CMH détermine la nature et la taille des peptides que la molécule du CMH peut fixer et, par conséquent, la taille maximale de l'épitope de cellules T. Des études de la liaison de peptides à des molécules de classe I du CMH ont révélé que les peptides de neuf résidus amino acide (nonamères) sont ceux qui se lient le plus fortement ; les peptides de 8 à 11 résidus se fixent aussi, mais généralement avec une affinité plus faible que les nonamères. Avec les molécules de classe II du CMH, les peptides de 12 à 25 résidus amino acide sont fixés de façon préférentielle.

La liaison d'une molécule du CMH à un peptide antigénique se semble pas avoir l'extrême spécificité de l'interaction entre un anticorps et son épitope. Tout au contraire, une molécule du CMH donnée peut se lier sélectivement à toute une série de peptides différents. Par exemple, la molécule de CMH de classe II désignée IA^d peut fixer des peptides de l'ovalbumine (résidus 323-339), de l'hémagglutinine (résidus 130-142) et du répresseur lambda (résidus 12-26). Cette interaction large, mais sélective, suggère que les agrétopes de ces différents peptides pourraient partager certaines caractéristiques structurales leur permettant de se lier à la même molécule du CMH. Des études révélant des caractéristiques structurales, ou motifs, communes à divers peptides qui se lient à une seule molécule du CMH sont décrites dans le chapitre 7.

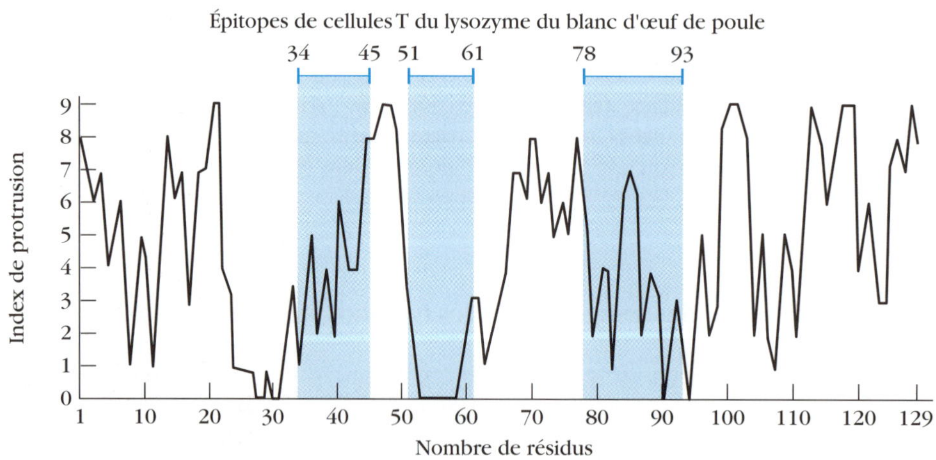

FIGURE 3.10 Preuve expérimentale montrant que les cellules T_H tendent à reconnaître les peptides internes des antigènes. Cette courbe montre la relative protrusion des résidus amino acides de la conformation tertiaire du lysozyme du blanc d'œuf de poule (HEL). Les épitopes de cellules T connus de l'HEL sont indiqués par des barres bleues à la partie supérieure de la figure. Remarquer qu'en général les résidus amino acides qui correspondent aux épitopes de cellules T présentent une protrusion d'ensemble moindre. En revanche, remarquer que l'épitope de cellules B constitué des résidus 64-80, qui forment un déterminant conformationnel de l'HEL natif, reconnu par l'anticorps (voir la figure 3.8), présente une protrusion d'ensemble plus grande. [D'après J Rothbard *et al.*, 1987, *Mod. Trends Hum. Leuk.*, vol.7.]

L'apprêtement des antigènes est nécessaire à la création de peptides qui interagissent spécifiquement avec des molécules du CMH. Comme il a été mentionné dans le chapitre 1, les antigènes endogènes et les antigènes exogènes semblent être apprêtés par des voies intracellulaires différentes (voir la figure 1.9). Les antigènes endogènes sont apprêtés en peptides dans le cytoplasme, tandis que les antigènes exogènes sont apprêtés dans la voie endocytaire. L'apprêtement donne des peptides antigéniques qui se combinent aux molécules de classe I ou de classe II du CMH. Les complexes peptide-CMH résultants sont ensuite présentés à la surface de la cellule, où ils peuvent être reconnus par des cellules T. Les détails de l'apprêtement et de la présentation de l'antigène sont décrits dans le chapitre 8.

Les épitopes reconnus par les cellules T sont souvent internes. Les cellules T tendent à reconnaître des peptides internes qui sont exposés par apprêtement au sein de cellules présentatrices de l'antigène ou de cellules du Soi altérées. J. Rothbard a analysé la conformation tertiaire du lysozyme du blanc d'œuf de poule et de la myoglobine de cachalot pour déterminer quels amino acides faisaient protrusion de la molécule naturelle. Il a ensuite localisé les principaux épitopes de cellules T dans le cas de ces deux protéines et il a trouvé que, dans chaque cas, les épitopes de cellules T tendent à être "à l'intérieur" de la molécule de la protéine (figure 3.10).

Les épitopes de cellules T immunodominants sont déterminés en partie par le groupe de molécules du CMH exprimées par un individu. Différentes expérimentations ont suggéré que le CMH joue un rôle significatif pour déterminer quels épitopes de cellules T d'un antigène donné seront immunodominants chez un individu déterminé. Par exemple, S. Buus et ses collaborateurs ont trouvé une corrélation entre la capacité d'un peptide à se lier à une molécule du CMH particulière et la réponse des cellules T à ce peptide. Ces chercheurs ont analysé 14 peptides synthétiques dont l'ensemble des séquences représentait la longueur totale d'une protéine immunogène ; ces séquence présentaient des chevauchements. Parmi ces 14 peptides, les trois qui activaient les cellules T_H se liaient aussi à une molécule de classe I du CMH exprimée par la même souche de souris (figure 3.11).

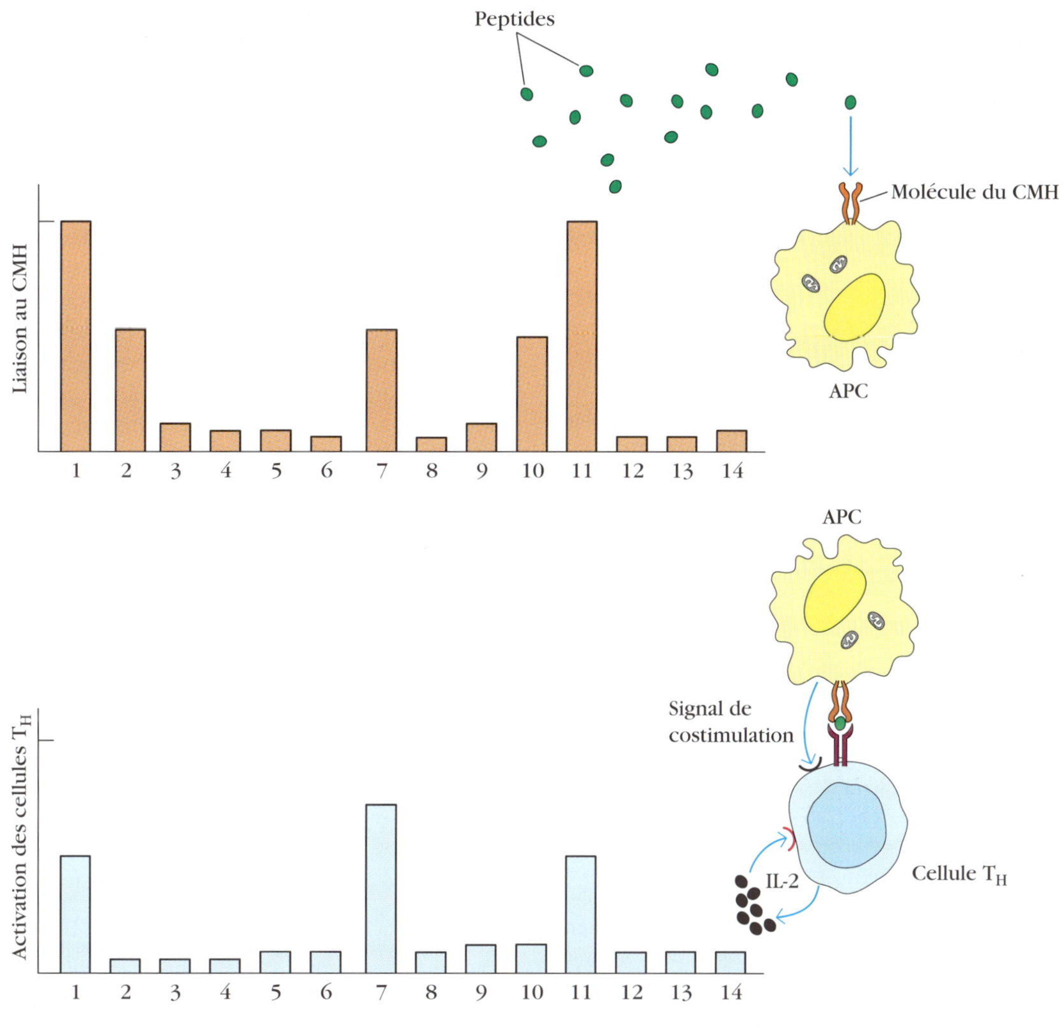

FIGURE 3.11 Corrélation de la capacité de liaison au CMH et de la capacité d'activation des cellules T de 14 peptides synthétiques qui représentent des séquences chevauchantes d'une protéine immunogène. Des cinq peptides qui se lient à des molécules du CMH des cellules présentatrices de l'antigène de souris (*partie supérieure*), trois stimulaient aussi l'activation des cellules T (*partie inférieure*). Ces résultats suggèrent que la liaison d'une molécule du CMH est nécessaire, mais pas suffisante, pour qu'un peptide induise une réponse immunitaire. [Adapté de HM Grey *et al.*, 1989, *Sci. Am.* **261**(5):59.]

Les haptènes et l'étude de l'antigénicité

Le travail de pionnier de Karl Landsteiner dans les années 1920-1930 a créé un système simple, chimiquement défini, qui permet l'étude de la liaison d'un anticorps donné à un épitope spécifique de la surface d'un antigène protéique complexe. Landsteiner utilisait divers **haptènes**, qui étaient des petites molécules organiques antigéniques, mais pas immunogènes. Le couplage chimique d'un haptène à une grosse protéine, appelée **porteur** (*carrier*), donne un **conjugué haptène-porteur** immunogène. Les animaux immunisés avec un tel conjugué produisent des anticorps spécifiques (1) du déterminant hapténique, (2) des épitopes non modifiés de la protéine jouant le rôle de porteur et (3) des nouveaux épitopes formés par des régions combinées de l'haptène et du porteur (figure 3.12). Par lui-même, un haptène ne peut pas se comporter comme un épitope immunogène. Mais, lorsque beaucoup de molécules d'un même haptène sont couplées à une protéine servant de porteur (ou à un homopolymère non immunogène), l'haptène devient accessible au système immunitaire et se comporte souvent comme le déterminant immunodominant.

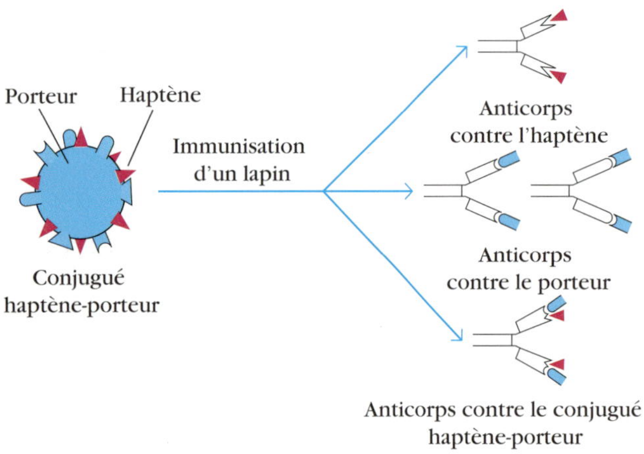

Injection avec	Anticorps formés
Haptène (DNP)	Aucun
Protéine jouant le rôle de porteur (BSA)	Anti-BSA
Conjugué haptène-porteur (DNP-BSA)	Anti-DNA (principal) Anti-BSA (mineur) Anti-DNA/BSA (mineur)

FIGURE 3.12 Un conjugué haptène-porteur contient de nombreuses copies de l'haptène, qui est un composé organique de petite taille non immunogène, tel que le dinitrophénol (DNP) ; l'haptène est lié chimiquement à une grosse protéine, telle que l'albumine sérique bovine (BSA) qui joue le rôle de porteur. Une immunisation par le DNP seul ne suscite aucun anticorps anti-DNP, mais une immunisation avec le conjugué DNP-BSA suscite trois types d'anticorps. L'un deux, l'anticorps anti-DNP, est prédominant, ce qui indique que, dans ce cas, l'haptène est l'épitope immunodominant du conjugué haptène-porteur, comme c'est souvent le cas dans de tels conjugués.

La beauté du système haptène-porteur réside dans le fait qu'il fournit aux immunologistes un déterminant chimiquement déterminé qui peut être finement modifié chimiquement en vue de déterminer l'effet des diverses structures chimiques sur la spécificité immunitaire. Au cours de ces études, Landsteiner a immunisé des lapins avec un conjugué haptène-porteur puis il a testé la réactivité du sérum immun des lapins vis-à-vis de cet haptène, ou d'autres haptènes apparentés, couplés à une protéine différente jouant le rôle de porteur. Il a pu ainsi mesurer spécifiquement la réaction des anticorps anti-haptène du sérum immun, indépendamment des anticorps dirigés contre le porteur original. Landsteiner a cherché à savoir si un anticorps anti-haptène pouvait se lier à d'autres haptènes possédant une structure chimique légèrement différente. Lorsqu'il y avait réaction, cette dernière était appelée **réaction croisée** (*cross-reaction*). En observant quelles modifications de l'haptène prévenaient ou permettaient des réactions croisées, Landsteiner a obtenu des informations sur la spécificité des interactions antigène-anticorps.

En utilisant comme haptènes divers dérivés de l'aminobenzène, Landsteiner a découvert que la configuration d'ensemble d'un haptène joue un rôle majeur dans la détermination de la réactivité de ce dernier vis-à-vis d'un anticorps donné. Par exemple, l'antisérum de lapin immunisé avec l'aminobenzène ou l'un de ses dérivés carboxylés (les acides *o*-aminobenzoïque, *m*-aminobenzoïque ou *p*-aminobenzoïque) couplés à une protéine servant de porteur ne réagissait qu'avec l'haptène ayant servi à l'immunisation mais ne présentait pas de réactions croisées avec les autres haptènes (tableau 3.5, *partie supérieure*). En revanche, lorsque la configuration d'ensemble de l'haptène restait la même, mais que l'haptène était modifié en position para par différents substituants non ioniques, les antisérums montraient alors des degrés différents de réaction croisée (tableau 3.5, *partie inférieure*). Le travail de Landsteiner n'a pas seulement démontré la spécificité du système immunitaire, mais aussi l'extrême diversité des épitopes qu'il est capable de reconnaître.

De nombreuses substances d'importance biologique, y compris des médicaments, des hormones peptidiques et des hormones stéroïdes, peuvent se comporter en haptènes. Des conjugués de tels haptènes et de grosses protéines faisant office de porteur peuvent être utilisés pour produire des anticorps spécifiques des haptènes. Ces derniers servent à mettre en évidence et doser diverses substances dans l'organisme. Par exemple, le premier test de grossesse utilisait des anticorps anti-haptène pour déterminer si l'urine d'une femme contenait de la gonadotrophine chorionique humaine (HCG, de *human chorionic gonadotrophin*), ce qui est un signe de grossesse. Cependant, comme il est montré dans les « Regards sur la Clinique », la formation dans le corps de conjugués médicament-protéine peut créer des allergies médicamenteuses parfois mortelles.

TABLEAU 3.5 Réactivité des antisérums avec divers haptènes

	Réactivité avec			
	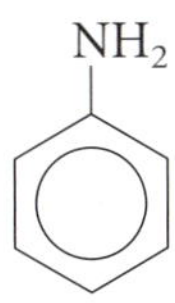	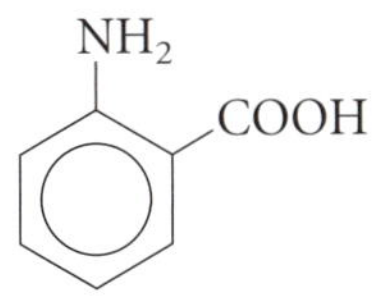	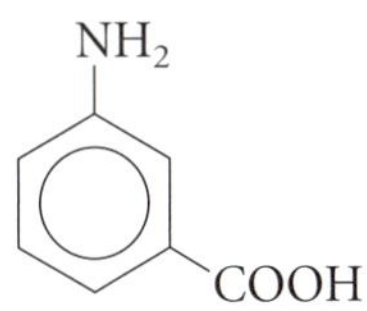	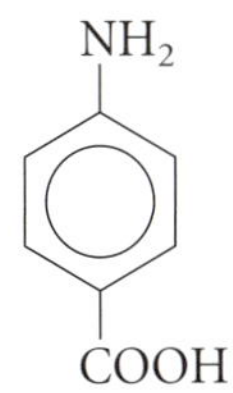
Antisérum contre	Aminobenzène (aniline)	Acide *o*-aminobenzoïque	Acide *m*-aminobenzoïque	Acide *p*-aminobenzoïque
Aminobenzène	+++	0	0	0
Acide *o*-aminobenzoïque	0	+++	0	0
Acide *m*-aminobenzoïque	0	0	++++	0
Acide *p*-aminobenzoïque	0	0	0	+++/++++

	Réactivité avec			
	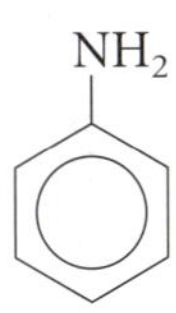	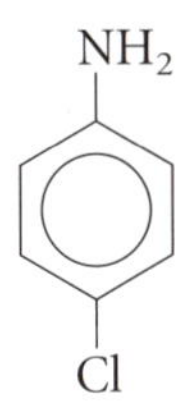	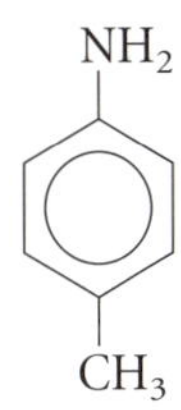	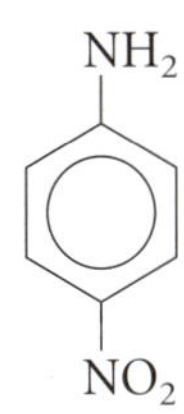
Antisérum contre	Aminobenzène (aniline)	*p*-Chloroaminobenzène	*p*-Toluidine	*p*-Nitroaminobenzène
Aminobenzène	+/++	+	+±	+
p-Chloroaminobenzène	+++	++	++	+/++
p-Toluidine	++/+	++	++	+
p-Nitroaminobenzène	+	++	+/++	+

Légende : 0 = pas de réactivité ; +++ et ++++ = forte réactivité ; ++ et + = plus faibles degrés de réactivité

Source : D'après K Landsteiner, 1962, *The Specificity of Serologic Reactions*, Dover Press, modifié par J Klein, 1982, *Immunology: The Science of Self-Nonself Discrimination*, John Wiley.

Regards sur la clinique
Allergies médicamenteuses - quand les médicaments deviennent immunogènes

Au cours, puis à la suite de la Seconde Guerre mondiale, la pénicilline a été utilisée de façon toujours croissante pour traiter avec succès une large gamme d'infections bactériennes. Bien que les antibiotiques de la famille de la pénicilline soient devenus les piliers de l'arsenal des antibactériens, ces puissantes drogues ne sont pas dépourvues d'inconvénients. L'un de ces derniers est, bien sûr, le rôle des pénicillines et des autres antibiotiques dans l'évolution des souches bactériennes résistantes aux antibiotiques. L'autre est leur capacité à induire des réactions allergiques chez certains patients. La science médicale en a pris conscience lorsqu'un nombre croissant de réactions allergiques sévères, dont certaines mortelles, ont été imputées à la pénicilline. En fait, la pénicilline et ses dérivés sont responsables de la plupart des réactions allergiques aux médicaments enregistrées et de 97 % des décès provoqués chaque année par les allergies médicamenteuses.

Les allergies à la pénicilline, ou à d'autres médicaments, peuvent être induites par de petites doses de ces derniers ; elles ne sont pas la conséquence d'effets pharmacologiques ou physiologiques des médicaments. Typiquement, une réponse allergique se développe environ une semaine après la première administration du médicament au patient. Les symptômes produits sont habituellement légers, incluant souvent de l'urticaire, un peu de fièvre, parfois un gonflement des ganglions et, chez certains patients, des douleurs articulaires. Cependant, les traitements ultérieurs avec le même médicament provoquent habituellement des réactions beaucoup plus rapides et souvent beaucoup plus graves. Les symptômes peuvent apparaître dans les minutes qui suivent l'injection du médicament et peuvent inclure un œdème de la gorge et des paupières. Le plus grand danger est que ces symptômes conduisent à l'anaphylaxie, collapsus physiologique grave qui implique souvent les systèmes respiratoire, circulatoire et digestif. L'urticaire n'est pas inhabituel et il peut y avoir des symptômes gastro-intestinaux, tels que vomissements, douleurs abdominales et diarrhées. Cependant, ce sont les problèmes respiratoires et circulatoires qui font que l'anaphylaxie menace la vie. La respiration est brève et bruyante et, dans certains cas, on observe une obstruction mécanique de la ventilation par gonflement du larynx et de l'épiglotte. Une profonde chute de la pression sanguine provoque un état de choc et souvent une insuffisance cardiaque. Le traitement de l'anaphylaxie requiert donc un intervention médicale immédiate.

L'injection d'adrénaline est le traitement de choix de l'anaphylaxie. L'adrénaline a deux effets essentiels qui interviennent pour arrêter, puis inverser, l'évolution vers une anaphylaxie de plus en plus profonde. L'un d'eux est l'augmentation de la pression sanguine et la décongestion des voies aériennes ; l'autre est l'inhibition de la libération par les mastocytes et les basophiles des substances qui induisent l'anaphylaxie. D'autres médicaments peuvent aussi être utilisés pour traiter l'effondrement de la pression sanguine et renforcer les contractions cardiaques. Pour pallier à la détresse respiratoire, on donne de l'oxygène et on administre parfois d'autres drogues qui libèrent les voies respiratoires. Après un accident anaphylactique induit par un médicament, l'utilisation de l'agent responsable est proscrite et il est conseillé à la personne intéressée de porter sur elle un papier indiquant son allergie à ce médicament.

Tout comme la pénicilline, la plupart des médicaments sont des composés de faible masse moléculaire incapables d'induire une réponse immunitaire, sauf lorsqu'ils sont conjugués à une grosse molécule. Une étude approfondie de l'allergie à la pénicilline a conduit à des conceptions essentielles sur la base des réactions allergiques à cette dernière ou à d'autres médicaments. Comme il est montré dans la figure ci-jointe, la pénicilline peut réagir avec des protéines pour former un dérivé protéique pénicilloylé. La protéine pénicilloylée se comporte comme un conjugué haptène-porteur, où le groupe pénicilloyl agit comme épitope hapténique. Ce dernier est facilement reconnu par le système immunitaire et des anticorps sont produits contre lui. Certains individus répondent à la pénicilline en produisant des quantités significatives d'un type d'anticorps connu pour être une immunoglobuline E (IgE). Lorsqu'ils sont générés, ces anticorps IgE sont dispersés à travers tout le corps et captés par les récepteurs de l'IgE de la surface des mastocytes et des basophiles où ils peuvent demeurer fixés pendant une longue période. Lorsqu'un individu porteur d'anticorps IgE spécifiques de la pénicilline liés aux mastocytes est soumis ultérieurement à un traitement par la

Résumé

1. L'immunogénicité est la capacité d'un antigène à induire une réponse immunitaire, soit par la branche humorale, soit par la branche à médiation cellulaire du système immunitaire. L'antigénicité n'est que la capacité d'un antigène à interagir spécifiquement avec un anticorps libre et/ou des récepteurs de liaison à l'antigène des lymphocytes. Les cellules B et les cellules T reconnaissent des petits sites, appelés déterminants antigéniques ou épitopes, de la surface d'un immunogène complexe.
2. Le caractère étranger, la taille moléculaire, la composition et la complexité chimiques, ainsi que la sensibilité à l'apprêtement et à la présentation de l'antigène influent sur l'immunogénicité d'une substance. En outre, diverses propriétés du système biologique que rencontre un antigène affectent l'immunogénicité de ce dernier. Ces propriétés incluent le génotype de l'animal receveur, et en particulier son groupe de gènes qui codent le CMH, la dose d'immunogène, la voie d'administration et la présence ou non d'adjuvants.
3. La taille des épitopes de cellules B varie largement. Certains épitopes sont très petits (par exemple, les petits peptides ou les petites molécules organiques), tandis que les épitopes de cellules B appartenant à des protéines sont beaucoup plus gros. Les épitopes des cellules B des protéines sont habituellement des

pénicilline, il peut y avoir une réaction allergique. En fait, entre 1 et 5 % des sujets traités par la pénicilline développent, dans une certaine mesure, une allergie à cette dernière.

La pénicilline n'est pas le seul médicament contre lequel les patients peuvent développer une allergie. Parmi ces médicaments, figurent la streptomycine, l'aspirine, les antibiotiques contenant des groupes sulfonés (« sulfamides »), des anesthésiques (par exemple, la succinyl choline) et certains opiacés. Toutes ces petites molécules réagissent d'abord avec des protéines pour former des dérivés médicament-protéine. Lorsque cela se produit, il devient alors possible au système immunitaire de produire une réponse anti-haptène au médicament, tout comme pour la pénicilline. Ce mécanisme est la base du principe général de l'allergie à un médicament. Lorsqu'un médicament de faible masse moléculaire, ou ses métabolites, sont capables de former des conjugués covalents avec des protéines, il existe une certaine probabilité pour que des allergies médicamenteuses surviennent. Par ailleurs, les médicaments (et leurs métabolites) incapables de former des conjugués médicament-protéine suscitent rarement des réactions allergiques.

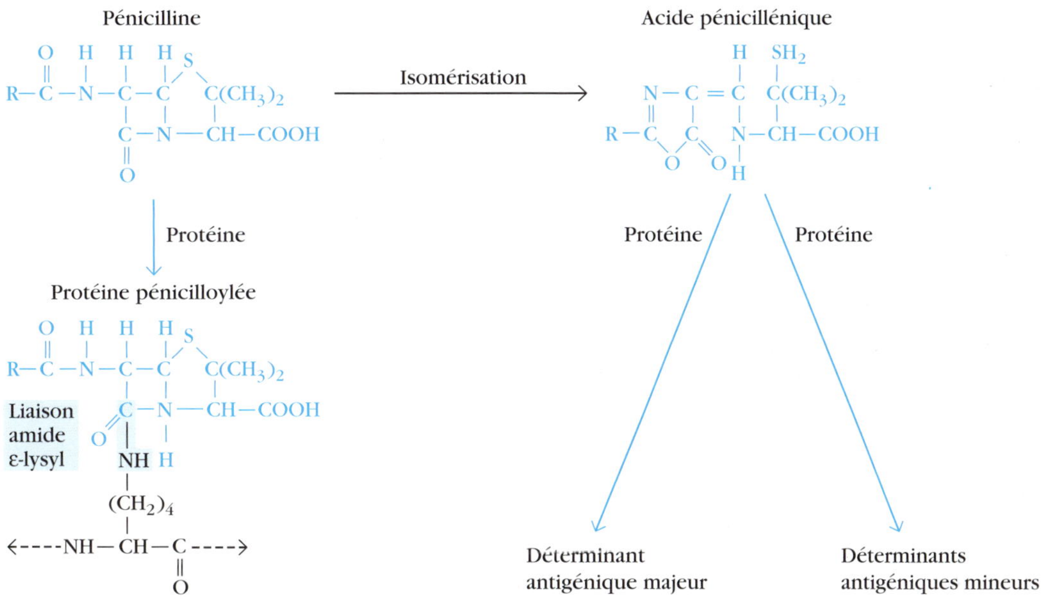

Les groupes amine libres des résidus lysine de certaines protéines peuvent réagir avec la pénicilline (ou ses isomères qui se forment spontanément, tels que l'acide pénicillénique) pour former des dérivés protéiques ; ces derniers représentent les espèces immunogènes majeures qui suscitent les réponses immunitaires à cet antibiotique. Cependant, comme il est indiqué, d'autres conjugués haptène-porteur, de structure quelque peu différente, sont aussi formés et, en raison de leur similitude structurale, peuvent eux aussi induire des réponses immunitaires à la pénicilline. [D'après NF Adkinson, 1995, dans *Manuel of Clinical Laboratory Immunology*, N Rose *et al.*, éds., *American Society for Microbiology*, Washington, D.C.]

séquences d'amino acides accessibles, hydrophiles et mobiles. En général, un épitope d'un petit peptide interagit avec une cavité profonde et étroite de la molécule d'anticorps ; un épitope d'une protéine entre en interaction avec une surface complémentaire plus large et plus plate de la molécule d'anticorps (voir les figures 3.3 à 3.6). Les épitopes de cellules B séquentiels sont constitués de résidus amino acide contigus le long de la chaîne polypeptidique. En revanche, les épitopes de cellules B non séquentiels, appelés aussi déterminants conformationnels, sont formés de segments non contigus de la chaîne polypeptidique qui se trouvent être rapprochés par le repliement de la protéine (voir la figure 3.7).

4. Les épitopes de cellules T, c'est-à-dire ceux qui sont reconnus par les récepteurs des cellules T, sont généralement constitués de séquences d'amino acides internes. Les épitopes de cellules T deviennent accessibles au système immunitaire par apprêtement de l'antigène, processus qui fragmente une protéine en petits peptides qui se combinent aux molécules de classe I ou de classe II du CMH. Les complexes résultants peptide-CMH sont ensuite présentés à la surface des cellules du Soi altérées ou des cellules présentatrices de l'antigène. L'activation des cellules T nécessite la formation d'un complexe ternaire entre le récepteur des cellules T, une molécule du CMH et le peptide antigénique (figure 3.9).

5. Les molécules du CMH ont, pour la liaison de l'antigène, une caviré qui se lie sélectivement à toute une série de peptides antigéniques. Les épitopes de cellules T immunodominants au sein d'un antigène sont déterminés en partie par les molécules du CMH particulières exprimées par un individu.
6. Les haptènes sont des petites molécules qui se lient aux anticorps mais ne peuvent pas, par elles-mêmes, induire une réponse immunitaire. Le conjugué formé par l'accouplement d'un haptène et d'une grosse protéine porteuse est immunogène et suscite la production d'anticorps anti-haptène lorsqu'il est injecté à un animal (voir la figure 3.12). Dans l'organisme, la formation de conjugués haptène-porteur constituent la base des allergies médicamenteuses, telles que l'allergie à la pénicilline. L'étude des haptènes a permis aux immunologistes d'obtenir des informations sur les bases structurales de la spécificité des anticorps. Les anticorps anti-haptène peuvent être utilisés dans les dosages des substances biologiques non immunogènes, y compris les médicaments, les hormones peptidiques et les hormones stéroïdes.

Références

Arevalo, lH, MJ Taussig, et IA Wilson. 1993. Molecular basis of crossreactivity and the limits of antibody-antigen complementarity. *Nature* **365:**859.

Berzofsky, JA, *et al.* 1987. Protein antigenic structures recognized by T cells: potential applications to vaccine design. *Immunol. Ret* **98:**9.

Berzofsky, JA, et JJ Berkower. 1999. Immunogenicity and antigen structure. in *Fundamental Immunology*, 4e éd., WE Paul, ed. Lippincott-Raven, Philadelphia.

Berzofisky, J, S Brett, H Streicher, et H Takahashi. 1988. Antigen processing for presentation to T lymphocytes: function, mechanisms and implications for the T cell repertoire. *Immunol. Rev.* **106:**5.

Buus, S, A Sette, et HM Grey. 1987. The interaction between proteiD-derived immunogenic pepticles and IA. *Immunol.* Rev. **98:**115~

Dale, D, et D Federman, eds, 1997. Drug allergy. In *Scientific American Medicine*. Chapter VIII, Hypersensitivity and allergy, p.27.

Demotz, S, HM Grey, E Appella, et A Sette. 1989. Characterization of a naturally processed MHC class 11-restricted T cell determinant of hen egg lysozyme. *Nature* **342:**682.

Greenspan, NS. 1992, Epitopes, paratopes, and other topes: Do immunologists know what they are talking about? *Bull. Inst. Pasteur* **90:**267.

Grey, HM, A Sette, et S Buus. 1989. How T cells see antigen. *Sci. Am.* **261**(5):56.

Landsteiner, K. 1945. *The* Specificity of *Serological Reactions*. Harvard University Press, Cambridge, Massachusetts.

Laver, WG, GM Air, RG Webster, et SJ Smith-Gill. 1990. Epitopes on protein antigens: misconceptions and realities. Cell **61:**553.

Rothbard, JB, et MI, Gefter. L991. Interactions between immunogenic peptides and MHC proteins. *Annu. Rev. Immunol.* **9:**527,

Silver, ML, HC Guo, JL Strominger, et DC Wiley. 1992. Atomic structure of a human MHC molecule presenting an influenza virus peptide. *Nature* **360:**367.

Stanfield, RL, et IA Wilson. 1995. Protem-peptide interactions. *Curr. Opin. Struc. Biol.* **5:**103.

Tainer, JA, *et al.* 1985. The atomic mobility component of protein antigenicity. *Annu. Rev. Immunol.* **3:**501.

Sites Web utiles

http://www.umass.edu/microbio/rasmol/
RASMOL est un logiciel gratuit qui permet de visualiser sur PC ou sur Macintosh des structures moléculaires. Grâce à ce logiciel, on peut voir la structure tridimensionnelle de nombreux types de molécules, y compris celles de protéines ou d'acides nucléiques.

http://www.expasy.ch/
C'est un excellent site Web, très complet, du *Swiss Institute of Bioinformatics*, qui contient des informations détaillées sur la structure des protéines. On peut y trouver des séquences et des structures tridimensionnelles de protéines.

Questions à l'usage des étudiants

1. Dire si chacune des assertions suivantes est vraie ou fausse. Si vous pensez qu'une assertion est fausse, expliquez pourquoi.

a. La plupart des antigènes induisent une réponse constituée de plus d'un clone.

b. Un antigène constitué par une grosse protéine peut habituellement se combiner à plusieurs molécules d'anticorps différentes.

c. Un haptène peut stimuler la formation d'anticorps, mais il ne peut pas se combiner à des molécules d'anticorps.

d. Les gènes du CMH jouent un rôle majeur dans la détermination du degré de réponse à un antigène.

e. Les épitopes de cellules T sont habituellement des résidus amino acide accessibles qui peuvent se combiner au récepteur des cellules T.

f. De nombreux épitopes de cellules B sont des amino acides non séquentiels rassemblés par la conformation tertiaire d'une protéine antigénique

g. Les cellules T_H et les cellules T_C reconnaissent un antigène qui a été apprêté et qui est présenté par une molécule du CMH.

h. Chaque molécule du CMH se lie à un peptide spécifique.

i. Tous les antigènes sont aussi des immunogènes.

2. Un peptide antigénique dérivé de l'hémagglutinine induit une puissante prolifération des cellules T_H chez les souris qui expriment la molécule de classe II du CMH appelée IA^k. Ce peptide induirait-il aussi une puissante prolifération des cellules T_H chez des souris exprimant l'IA^d ? Expliquez votre réponse.

3. Deux vaccins sont décrits ci-dessous. Vous attendriez-vous à ce que les cellules T_C soient activées par l'un deux seulement ou par les deux ? Expliquez votre réponse.

a. Une préparation virale inactivée par les UV (« tuée »), qui a conservé ses propriétés antigéniques mais, qui ne peut pas se répliquer.

b. Une préparation virale atténuée, qui a une faible virulence, mais qui peut encore se répliquer à l'intérieur des cellules hôte.

4. Pour chaque couple d'antigènes de la liste ci-dessous, indiquez lequel est vraisemblablement le plus immunogène. Expliquez votre réponse.

a. Albumine sérique bovine native (BSA)
BSA dénaturée par la chaleur

b. Lysozyme du blanc d'œuf de poule
Collagène de poule

c. Une protéine d'un poids moléculaire de 30 000
Une protéine d'un poids moléculaire de 150 000

d. Un copolymère synthétique de deux amino acides non aromatiques
Un copolymère semblable comportant aussi des résidus tyrosine

5. Dire si les assertions suivantes, relatives aux haptènes et aux porteurs, sont vraies.

a. Les haptènes sont de grosses molécules protéiques, telles que la BSA.

b. Lorsqu'un complexe haptène-porteur contenant de nombreuses molécules d'haptène est injecté à un animal, la plupart des anticorps induits sont spécifiques de l'haptène.

c. Les porteurs ne sont nécessaires que lorsqu'on veut susciter une réaction à médiation cellulaire.

d. Il est nécessaire d'immuniser par un complexe haptène-porteur pour obtenir des anticorps dirigés contre l'haptène.

e. Les porteurs incluent des petites molécules, telles que le dinitrophénol ou l'acide pénicillinique (dérivé de la pénicilline).

6. Pour chacune des assertions suivantes, indiquer si elle n'est vraie que pour les épitopes de cellules B (B), les épitopes de cellules T (T) ou les deux types d'épitopes au sein d'un gros antigène.

a. Ils sont toujours constitués d'une séquence linéaire de résidus amino acide.

b. Ils sont généralement localisés à l'intérieur de l'antigène protéique.

c. Ils sont généralement localisés à la surface de l'antigène protéique.

d. Ils perdent leur immunogénicité lorsque l'antigène protéique est dénaturé par la chaleur.

e. Les épitopes immunodominants sont déterminés en partie par les molécules du CMH exprimées par un individu.

f. Ils sont présents seulement dans les antigènes protéiques.

g. Des épitopes multiples différents peuvent apparaître dans le même antigène.

h. Leur immunogénicité peut dépendre de la structure tridimensionnelle de l'antigène.

i. La réponse immunitaire à leur encontre peut être intensifiée par la coadministration de l'adjuvant complet de Freund.

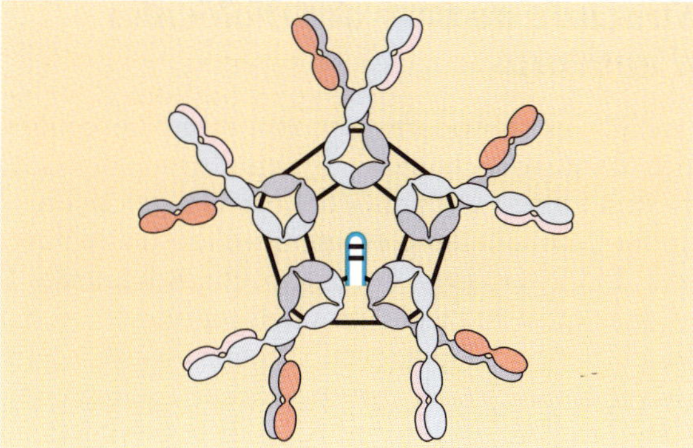

CHAPITRE 4

IMMUNOGLOBULINES : STRUCTURE ET FONCTION

Structure de base des immunoglobulines
Étude de la séquence des immunoglobulines
Structure fine des immunoglobulines
Classes et activités biologiques des immunoglobulines
Déterminants antigéniques des immunoglobulines
Récepteur des cellules B
La superfamille des immunoglobulines
Anticorps monoclonaux

Les immunoglobulines sont des anticorps ; ces derniers sont des protéines présentes sur la membrane des cellules B qui fixent les antigènes ou encore des protéines sécrétées par les plasmocytes. L'anticorps membranaire confère aux cellules B leur spécificité antigénique ; la prolifération des clones de cellules B, dépendante d'un antigène, est provoquée par l'interaction de l'anticorps membranaire et de l'antigène. Les anticorps sécrétés circulent dans le sang ; ils servent d'effecteurs de l'immunité humorale en recherchant et en neutralisant les antigènes ou en marquant ces derniers pour une élimination. Toutes les immunoglobulines partagent certaines caractéristiques structurales, se lient à un antigène et participent à un certain nombre de fonctions effectrices. L'essentiel de ce chapitre est consacré à la façon dont les structures primaire, secondaire et tertiaire des immunoglobulines contribuent à leur spécificité et à leurs fonctions effectrices.

Les anticorps sériques produits en réponse à un antigène donné sont hétérogènes. Étant donné que la plupart des antigènes sont complexes et contiennent de nombreux déterminants antigéniques différents, le système immunitaire répond habituellement par la production d'anticorps spécifiques de certains d'entre eux. Cette réponse nécessite la participation de plusieurs clones de cellules B. Ces derniers produisent des anticorps monoclonaux qui se lient chacun spécifiquement à un seul déterminant antigénique. L'ensemble de ces anticorps monoclonaux constitue la réponse anticorps polyclonale et hétérogène du sérum à un antigène immunisant. Bien que les anticorps polyclonaux produits *in vivo* soient bénéfiques pour l'organisme, ils présentent de nombreux désavantages pour la recherche immunologique et les applications cliniques qui demandent un contrôle précis du taux, des propriétés et de la spécificité des anticorps. La dernière section de ce chapitre décrit une technique de production et d'utilisation des anticorps monoclonaux en recherche. Les anticorps monoclonaux ont aussi de nombreuses applications dans le domaine du diagnostic et de la thérapeutique.

Structure de base des immunoglobulines

On sait depuis le début du siècle que les anticorps, molécules effectrices de l'immunité humorale, se trouvent dans le sérum. La première preuve de la présence des anticorps dans certaines fractions des protéines sériques vient de l'expérience classique de A. Tiselius et de E.A. Kabat, en 1939. Ces derniers immunisaient des lapins avec une protéine, l'ovalbumine (l'albumine du blanc d'œuf), puis ils partageaient le sérum des lapins immunisés en deux aliquotes. L'électrophorèse d'une aliquote présentait quatre pics correspondant à l'albumine et aux globulines alpha (α), bêta (β) et gamma (γ). L'autre aliquote était mise à réagir avec de l'ovalbumine et le précipité qui se formait était éliminé ; les protéines sériques restantes, qui n'avaient pas réagi avec l'antigène, étaient soumises à une électrophorèse. Une comparaison des profils électrophorétiques de ces deux aliquotes de sérum révélait une diminution significative du pic des γ-globulines dans l'aliquote qui avait été mise en présence de l'antigène (figure 4.1). Ainsi, la **fraction γ-globulinique** était identifiée comme celle qui contenait les anticorps sériques ; ces derniers furent appelés **immunoglobulines** pour les distinguer des autres protéines qui auraient pu être contenues dans la fraction γ-globulinique. Des progrès dans la technique de l'électrophorèse permettent maintenant de séparer les protéines sériques en trois pics essentiels non albuminiques, α, β et γ. Nous savons maintenant que bien que l'immunoglobuline G (IgG), classe principale des molécules d'anticorps, soit en fait essentiellement trouvée dans la fraction γ-globulinique, des quantités significatives d'IgG, ainsi que d'autres classes importantes de molécules d'anticorps, sont trouvées dans les fractions α et β du sérum.

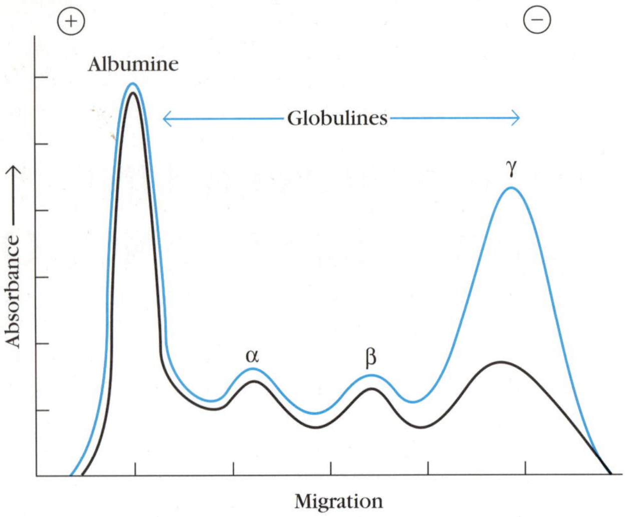

FIGURE 4.1 Démonstration expérimentale de la présence des anticorps dans la fraction γ–globulinique des protéines sériques. Après que des lapins aient été immunisés avec de l'ovalbumine (OVA), leurs antisérums étaient poolés et soumis à une électrophorèse qui séparait les protéines sériques selon leur charge électrique et leur masse. La ligne bleue représente le profil électrophorétique d'un antisérum non traité. La ligne noire montre le profil d'un antisérum incubé avec de l'OVA afin d'éliminer l'anticorps anti-OVA, puis soumis à l'électrophorèse [d'après A Tiselius et EA Kabat, 1939, *J. Exp. Med.* **69**:119.]

Structure de base des molécules d'anticorps

Les molécules d'anticorps ont une structure commune formée de quatre chaînes polypeptidiques (figure 4.2). Cette structure est constituée de deux **chaînes légères (L)** identiques, qui sont des polypeptides d'une masse moléculaire de 25 000 environ, et de deux **chaînes lourdes (H)** identiques, qui sont de plus gros polypeptides d'une masse moléculaire de 50 000 ou plus. Chaque chaîne légère est liée à une chaîne lourde par une liaison disulfure, qui est une liaison covalente forte entre les deux polypeptides, et par un ensemble d'interactions non covalentes telles que les liaisons salines, les liaisons hydrogène et les liaisons hydrophobes. Ces mêmes types d'interaction non covalentes et des liaisons disulfure lient l'une à l'autre les deux combinaisons identiques d'une chaîne lourde et d'une chaîne légère (H-L) pour former la structure immunoglobulinique de base à quatre chaînes, le dimère $(H\text{-}L)_2$. Comme nous le verrons, le nombre exact et les positions précises de ces liaisons disulfure interchaînes diffèrent selon les classes et les sous-classes des immunoglobulines.

Les 110 premiers amino acides environ de la région amino-terminale d'une chaîne légère ou d'une chaîne lourde varient grandement dans les anticorps de spécificité différente. Ces segments de séquence très variable sont appelés **régions V** : V_L dans les chaînes légères et V_H dans les chaînes lourdes. Toutes les différences de spécificité présentées par les différents anticorps peuvent être rapportées à ces différences dans la séquence des

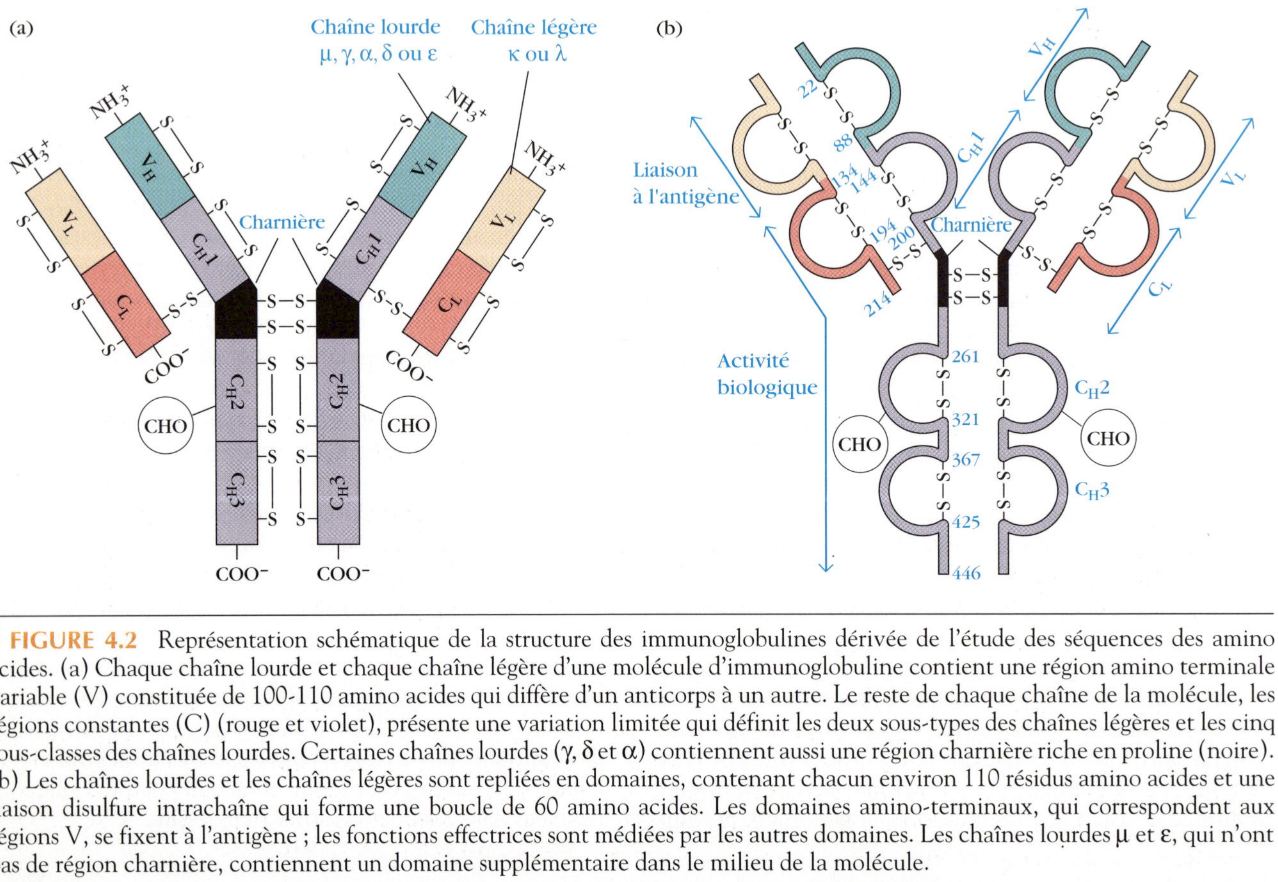

FIGURE 4.2 Représentation schématique de la structure des immunoglobulines dérivée de l'étude des séquences des amino acides. (a) Chaque chaîne lourde et chaque chaîne légère d'une molécule d'immunoglobuline contient une région amino terminale variable (V) constituée de 100-110 amino acides qui diffère d'un anticorps à un autre. Le reste de chaque chaîne de la molécule, les régions constantes (C) (rouge et violet), présente une variation limitée qui définit les deux sous-types des chaînes légères et les cinq sous-classes des chaînes lourdes. Certaines chaînes lourdes (γ, δ et α) contiennent aussi une région charnière riche en proline (noire). (b) Les chaînes lourdes et les chaînes légères sont repliées en domaines, contenant chacun environ 110 résidus amino acides et une liaison disulfure intrachaîne qui forme une boucle de 60 amino acides. Les domaines amino-terminaux, qui correspondent aux régions V, se fixent à l'antigène ; les fonctions effectrices sont médiées par les autres domaines. Les chaînes lourdes μ et ε, qui n'ont pas de région charnière, contiennent un domaine supplémentaire dans le milieu de la molécule.

amino acides des régions V. En fait, la plupart de ces différences entre les anticorps sont situées à l'intérieur de zones appelées régions de complémentarité (CDR, de *complementarity determining region*), et ce sont ces CDR, tant dans les chaînes légères que dans les chaînes lourdes, qui constituent le site de liaison à l'antigène de la molécule d'immunoglobuline. En revanche, dans une même classe d'immunoglobuline, on constate qu'il y a très peu de différences lorsqu'on compare les séquences du reste de la molécule. Les régions de séquence relativement constante qui font suite aux régions variables ont été dénommées régions C, C_L pour les chaînes légères et C_H pour les chaînes lourdes. Les immunoglobulines sont des glycoprotéines ; à quelques exceptions près, les sites de fixation des carbohydrates sont limités à la région constante. On ne comprend pas complètement le rôle joué par la glycosylation des immunoglobines, mais certains effets de la liaison des carbohydrates ont été mis en évidence : la glycosylation affecte la vitesse à laquelle les immunoglobulines sont éliminées du sérum par le foie et elle augmente vraisemblablement la solubilité des immunoglobulines.

Déduction de la structure des anticorps

Notre connaissance de la structure de base des anticorps vient de toute une série d'observations expérimentales. Dans les années 1950 et 1960, des expériences conduites par Rodney Porter et par Gerald Edelman ont élucidé la structure de base de la molécule d'immunoglobuline. (Ces expériences ont été considérées comme tellement importantes que ces deux chercheurs se sont partagés le Prix Nobel en 1972.) Les approches expérimentales d'Edelman et de Porter étaient très différentes. Porter clivait la molécule d'immunoglobuline par des enzymes afin d'en obtenir des fragments, tandis qu'Edelman dissociait la molécule en réduisant les liaisons disulfure interchaînes. Les résultats obtenus par ces deux approches se sont complétés.

Porter et Edelman séparaient tout d'abord la fraction γ-globulinique du sérum en fractions de haut poids moléculaire et de faible poids moléculaire. Tous deux ont étudié la fraction de faible poids moléculaire qui contenait une γ-globuline de 150 000 Da appelée immunoglobuline G (IgG). Porter a soumis l'IgG à une brève digestion par un enzyme, la papaïne, puis en a séparé les fragments. Bien que la papaïne possède une activité protéolytique générale, non spécifique, et puisse à la longue digérer toute la molécule d'IgG, un traitement bref ne clive que les liaisons les plus sensibles. La digestion de l'IgG par la papaïne produisait deux fragments identiques, (chacun d'une masse moléculaire de 45 000), appelés **fragments Fab** (de « *fragment, antigen binding* ») en raison de leur activité de liaison de l'antigène, et un fragment (d'une masse moléculaire de 50 000) appelé **fragment Fc** (de « *fragment, cristallisable* ») parce qu'il s'est avéré qu'il cristallisait à froid (figure 4.3). Une approche expérimentale semblable, mais avec un autre enzyme, la pepsine, a été adoptée par Alfred Nisonoff. Une brève digestion par la pepsine donnait un seul fragment d'une masse moléculaire de 100 000, composé de deux fragments semblables au Fab et désigné $F(ab')_2$. Contrairement aux fragments Fab, le **fragment $(Fab')_2$** était capable de précipiter les antigènes. Cependant, le fragment Fc n'était pas retrouvé après une digestion par la pepsine car il avait été digéré en de multiples fragments (voir la figure 4.3).

La structure multichaîne de l'IgG a tout d'abord été suggérée par les expériences d'Edelman et de ses collègues ; par la suite, elle a été confirmée par Porter. Porter soumettait l'IgG à une réduction par le mercaptoéthanol et à une alkylation, traitement chimique qui clive irréversiblement les liaisons disulfure. L'échantillon était ensuite chromatographié sur une colonne qui séparait les molécules selon leur taille. Cette expérimentation a révélé que la molécule d'IgG, d'une masse moléculaire de 150 000, était composée de deux chaînes polypeptidiques d'une masse moléculaire de 50 000, appelées chaînes lourdes (H), et de deux chaînes d'une masse moléculaire de 25 000, appelées chaînes légères (L) (voir la figure 4.3).

Il restait à déterminer comment les produits des digestions enzymatiques, le Fab, le $F(ab')_2$ et le Fc, pouvaient être corrélés aux produits qui résultaient d'une réduction, les chaînes légères et les chaînes lourdes. Porter a répondu à cette question en utilisant des antisérums de chèvres immunisées soit par des fragments Fab, soit par des fragments Fc d'IgG de lapin. Il a constaté que l'anticorps dirigé contre le fragment Fab pouvait réagir aussi bien avec les chaînes H qu'avec les chaînes L, tandis que l'anticorps dirigé contre le fragment Fc ne réagissait qu'avec les chaînes H. Ces observations ont conduit à la conclusion que le Fab était constitué de parties venant d'une chaîne

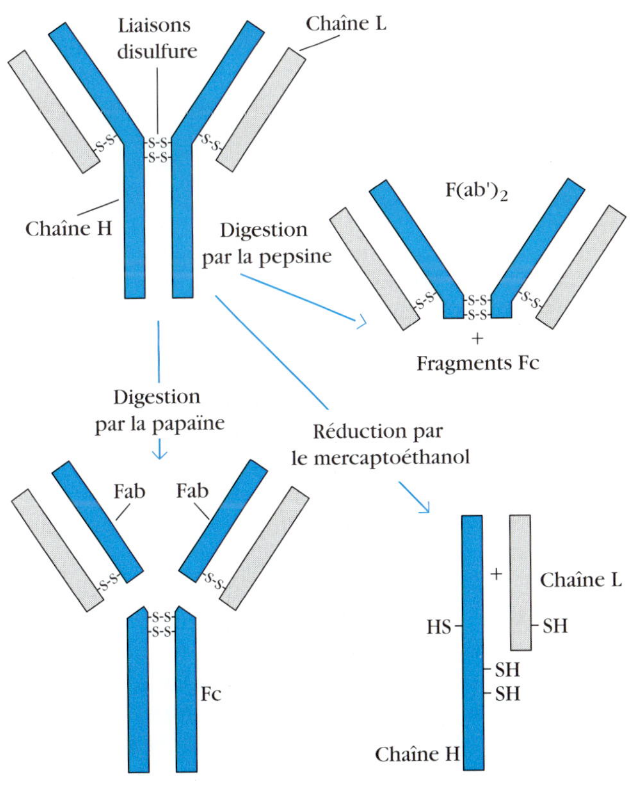

FIGURE 4.3 Prototype de la structure de l'IgG, proposé par Rodney Porter en 1962, montrant la structure en chaîne et les liaisons disulfure interchaînes. Les fragments produits par différents traitements sont aussi indiqués. Les chaînes légères (L) sont en gris et les chaînes lourdes (H) en bleu.

lourde et d'une chaîne légère et que le fragment Fc ne contenait que des constituants des chaînes lourdes. À la suite de ces résultats, Porter et Edelman ont proposé une structure de l'IgG (voir la figure 4.3). Selon ce modèle, la molécule d'IgG est constituée de deux chaînes H identiques et de deux chaînes L identiques, unies par des liaisons disulfure. La papaïne clive juste au-dessus des liaisons disulfure interchaînes qui unissent les chaînes lourdes, tandis que la pepsine clive juste au-dessous de ces liaisons ; les deux enzymes protéolytiques donnent donc des produits de digestion différents. La réduction par le mercaptoéthanol et l'alkylation permettent la séparation des chaînes lourdes et des chaînes légères.

Étude de la séquence des immunoglobulines

Les premières tentatives pour déterminer la séquence des amino acides des chaînes lourdes et des chaînes légères des immunoglobulines n'ont pas pu aboutir parce que des quantités suffisantes de protéines homogènes n'étaient pas disponibles. Bien que la structure de base et les propriétés chimiques des différents anticorps soient semblables, la spécificité de leur liaison à l'antigène, et par conséquent, la séquence exacte de leurs amino acides, sont très différentes. La population des anticorps de la fraction γ-globulinique du sérum est constituée d'un spectre hétérogène d'anticorps qui reflètent l'ensemble des différents antigènes qui ont induit une réponse immunitaire chez un animal. Même lorsque l'immunisation est faite avec un conjugué haptène-porteur, les anticorps formés uniquement contre l'haptène seul sont hétérogènes : ils reconnaissent différents épitopes de l'haptène et ont des affinités de liaison différentes. Cette hétérogénéité des immunoglobulines sériques les rendait inutilisables pour des études de séquence.

Rôle du myélome multiple

Le séquençage est finalement devenu possible à la suite de la découverte du myélome multiple, qui est un cancer des plasmocytes producteurs d'anticorps. Les plasmocytes d'un individu normal sont des cellules parvenues à un stade final qui sécrètent un anticorps spécifique pendant quelques jours, puis meurent. En revanche, les plasmocytes d'un individu atteint d'un myélome multiple échappent aux contrôles normaux qui limitent leur durée de vie et leur prolifération ; ce ne sont pas des cellules parvenues à un stade final ; bien au contraire, les plasmocytes se divisent sans fin, de façon non régulée, en l'absence de toute activation par un antigène induisant une prolifération clonale. Bien qu'un tel plasmocyte cancéreux, appelé **cellule de myélome**, ait été transformé, sa machinerie de synthèse des protéines et ses fonctions de sécrétion ne sont pas modifiées ; ainsi, la cellule continue à sécréter un anticorps spécifique. Cet anticorps ne peut pas être distingué des molécules d'anticorps normales, mais il est dénommé **protéine de myélome,** afin d'attirer l'attention sur son origine.

Chez un patient atteint de myélome multiple, la protéine de myélome représente jusqu'à 95 % des immunoglobulines sériques. Chez la plupart des patients, les cellules de myélome sécrètent aussi des quantités excessives de chaînes légères. Ces dernières, qui sont en excès, ont été tout d'abord trouvées dans l'urine des patients atteints de myélome et ont été dénommées **protéines de Bence-Jones**, du nom de leur découvreur.

Le myélome multiple apparaît aussi chez d'autres animaux. Chez la souris, il peut se produire spontanément, comme chez l'Homme, mais il peut aussi être induit par l'injection d'une huile minérale dans la cavité péritonéale. Les clones de plasmocytes malins qui se développent sont appelés **plasmacytomes**, et beaucoup d'entre eux sont désignés par le terme MOPC (de *mineral-oil induction of plasmocytoma cells*) qui traduit l'induction par une huile minérale des cellules du plasmacytome. Un grand nombre de lignées MOPC de souris, qui sécrètent différentes classes d'immunoglobulines, sont actuellement proposées par l'*american type-culture collection*, qui est un dépôt de lignées cellulaires communément utilisées en recherche.

Séquençage des chaînes légères

Lorsqu'on eût comparé les séquences des amino acides de plusieurs protéines de Bence-Jones (chaînes légères) venant d'individus différents, un profil remarquable s'est dessiné. On a constaté que la moitié amino-terminale de la chaîne, constituée de 100-110 amino acides, varie dans les différentes protéines de Bence-Jones. Cette région a été appelée **région variable (V)**. La moitié carboxy-terminale de la molécule, appelée **région constante (C),** a deux séquences d'amino acide de base. Cette constatation a conduit à reconnaître qu'il y avait deux types de chaînes légères, **kappa (κ)** et **lambda (λ)**. Chez l'Homme, 60 % des chaînes légères sont de type kappa et 40 % de type lambda, tandis que chez la souris, 95 % des chaînes légères sont de type kappa et seulement 5 % de type lambda. Une molécule d'anticorps contient un seul type de chaîne légère, soit des chaînes légères κ, soit des chaîne légères λ, mais jamais les deux.

Les séquences des amino acides des chaînes légères λ présentent de faibles différences, selon lesquelles les chaînes légères λ sont classées en sous-types. Chez la souris, il y a trois sous-types (λ1, λ2 et λ3) ; chez l'Homme, il y en a quatre. Différents amino acides isolés, au niveau de deux ou trois positions, sont responsables des différences de sous-types.

Séquençage des chaînes lourdes

Pour l'étude de la séquence des chaînes lourdes, les protéines de myélome étaient réduites par le mercaptoéthanol, puis alkylées ; les chaînes lourdes étaient ensuite séparées par filtration sur gel dans un solvant dénaturant. Après que les séquences des amino acides des chaînes lourdes de plusieurs protéines de myélome eurent été comparées, un profil semblable à celui des chaînes légères s'est dégagé. La partie amino-terminale de la chaîne, constituée de 100-110 amino acides, a montré de grandes variations dans la séquence des chaînes lourdes myélomateuses et a donc été appelée région variable (V). Le reste de la protéine a révélé cinq profils de séquence de base, correspondant aux cinq régions constantes (C) des différentes chaînes lourdes (μ, δ, γ, ε et α). Chacune de ces différentes chaînes lourdes est appelée **isotype**. Le longueur des régions constantes est approximativement

TABLEAU 4.1 Composition en chaînes des cinq classes d'immunoglobulines chez l'homme

Classe	Chaîne lourde	Sous-classes	Chaîne légère	Formule moléculaire
IgG	γ	γ1, γ2, γ3, γ4	κ ou λ	$\gamma_2\kappa_2$ $\gamma_2\lambda_2$
IgM	μ	Aucune	κ ou λ	$(\mu_2\kappa_2)_n$ $(\mu_2\lambda_2)_n$ n = 1 ou 5
IgA	α	α1, α2	κ ou λ	$(\alpha_2\kappa_2)_n$ $(\alpha_2\lambda_2)_n$ n = 1, 2, 3 ou 4
IgE	ε	Aucune	κ ou λ	$\varepsilon_2\kappa_2$ $\varepsilon_2\lambda_2$
IgD	δ	Aucune	κ ou Λ	$\delta_2\kappa_2$ $\delta_2\lambda_2$

de 330 amino acides pour les chaînes δ, γ et α et de 440 amino acides pour les chaînes μ et ε. Les chaînes lourdes d'une molécule d'anticorps donnée déterminent la classe de cet anticorps : IgM (μ), IgG (γ), IgA (α), IgD (δ) ou IgE (ε). Chaque classe peut posséder des chaînes légères κ ou λ. Une molécule d'anticorps définie a deux chaînes lourdes identiques et deux chaînes légères identiques, H_2L_2 ; elle peut être un multiple $(H_2L_2)_n$ de cette structure de base à quatre chaînes (tableau 4.1).

Des différences minimes dans les séquences des amino acides des chaînes α et γ conduisent à une classification plus approfondie des chaînes lourdes en sous-classes. Chez l'Homme, il y a deux sous-classes de chaînes lourdes α (α1 et α2) et quatre sous-classes de chaînes lourdes γ (γ1, γ2, γ3 et γ4) ; chez les souris, il y a quatre sous-classes (γ1, γ2a, γ2b et γ3).

Structure fine des immunoglobulines

La structure d'une molécule d'immunoglobuline est déterminée par l'organisation primaire, secondaire, tertiaire et quaternaire de la protéine. La structure primaire, qui est la séquence des amino acides, trouve sa traduction dans les régions variables et les régions constantes des chaînes lourdes et des chaînes légères. La structure secondaire est formée par le repliement sur elle-même de la chaîne polypeptidique en un feuillet plissé β antiparallèle (figure 4.4). Les chaînes sont ensuite reployées en une structure tertiaire formée de domaines globulaires compacts connectés aux domaines voisins par des segments de chaîne polypeptidique situés en dehors des feuillets plissés β. Finalement, les domaines globulaires des chaînes polypeptidiques lourdes et légères adjacentes entrent en interaction dans la structure quaternaire (figure 4.5) pour former des domaines fonctionnels qui permettent à la molécule de se lier de façon spécifique à un antigène et, dans le même temps, d'effectuer de nombreuses fonctions biologiques effectrices (figure 4.2b).

Domaines des immunoglobulines

Une analyse attentive des séquences des amino acides des chaînes lourdes et des chaînes légères des immunoglobulines a montré que ces deux chaînes contiennent plusieurs unités homologues d'environ 110 résidus amino acide. Au sein de chaque unité, appelée domaine, une liaison disulfure intrachaîne forme une boucle d'environ 60 amino acides. Les chaînes légères contiennent un domaine variable (V_L) et un domaine constant (C_L) ; les chaînes lourdes ont un domaine variable (V_H), et trois ou quatre domaines constants (C_H1, C_H2, C_H3 et C_H4), selon la classe de l'anticorps (voir la figure 4.2b).

L'analyse cristallographique par rayons X a révélé que les domaines des immunoglobulines sont repliés en une structure compacte caractéristique appelée **repliement immunoglobulinique**. Cette structure est constituée d'un

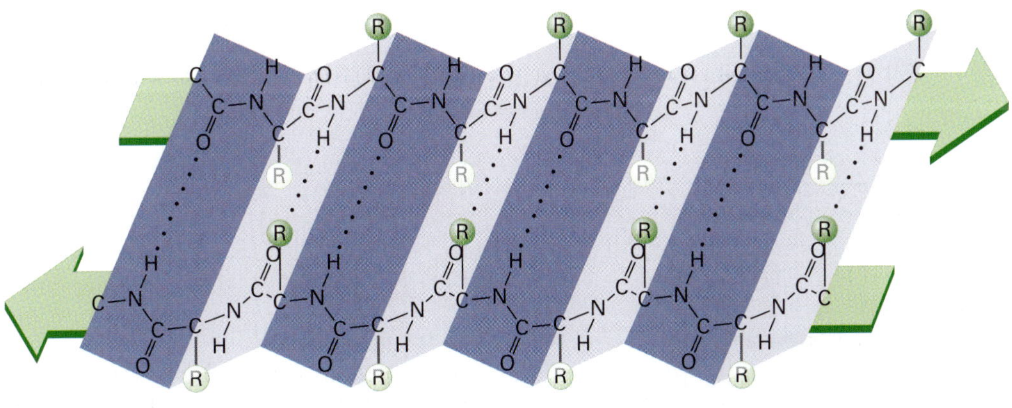

FIGURE 4.4 Formules structurales d'un feuillet plissé β contenant deux brins β anti-parallèles. La structure est assurée par des liaisons hydrogène entre les liaisons peptidiques des segments de chaînes polypeptidiques voisins. Les chaînes latérales (R) des amino acides sont disposées perpendiculairement au plan du feuillet. [D'après H Lodish *et al.*, 1995, *Molecular Cell Biology*, 4e éd., *Scientific American Books*, New York.]

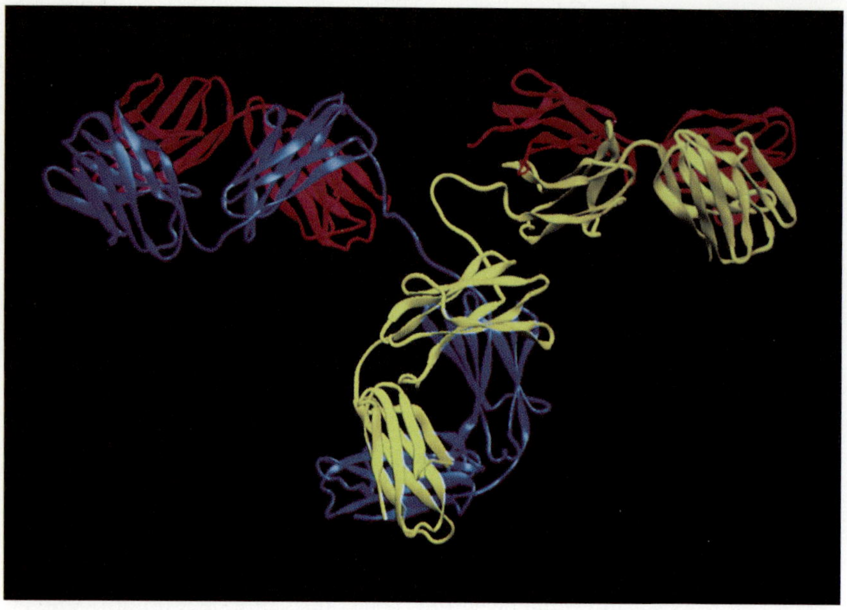

FIGURE 4.5 Représentation en ruban d'un anticorps monoclonal intact montrant les chaînes lourdes (jaune et bleu) et les chaînes légères (rouge). Les domaines de la molécule composés de feuillets plissés β sont facilement visibles, de même que la conformation étirée de la région charnière. [Le laboratoire de A McPherson a fourni cette image qui est basée sur des données cristallographiques de rayons X déterminées par LJ Harris, 1992, *Nature* **360**:369.]

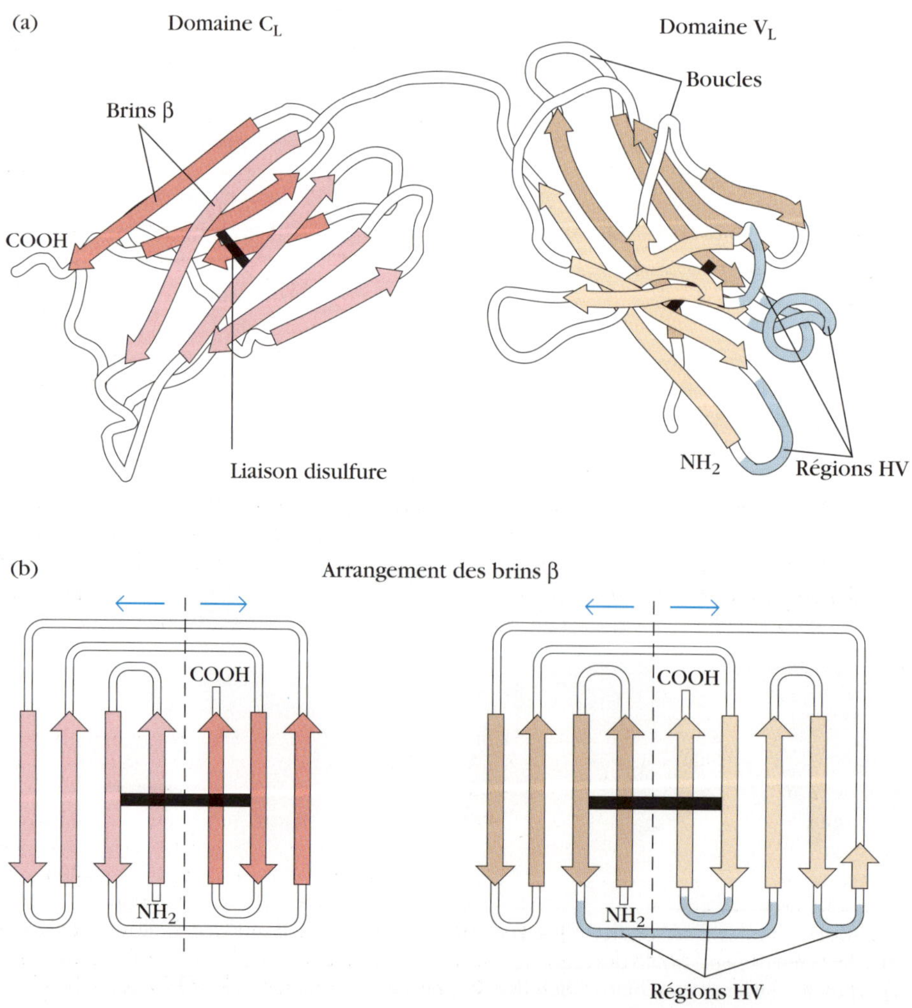

« sandwich » de deux feuillets plissés β, contenant chacun des brins β d'amino acides antiparallèles connectés par des boucles de longueurs variables (figure 4.6). Les brins β au sein d'un feuillet sont stabilisés par des liaisons hydrogène qui connectent les groupes -NH d'un brin et les groupes carbonyle d'un brin adjacent (voir la figure 4.4). Les brins β sont caractérisés par l'alternance d'amino acides hydrophobes et d'amino acides hydrophiles dont les chaînes latérales sont disposées perpendiculairement au plan du feuillet ; les amino acides hydrophobes sont orientés vers l'intérieur du sandwich et les amino acides hydrophiles pointent vers l'extérieur.

Les deux feuillets β d'un repliement immunoglobulinique sont stabilisés par les interactions hydrophobes qui s'établissent entre eux et par une liaison disulfure conservée. On a fait la comparaison avec deux morceaux de pain, le beurre entre eux et un cure-dents tenant les deux parties ensemble. Les tranches de pain représentent les deux feuillets plissés β, le beurre les interactions hydrophobes qui s'établissent entre eux et le cure-dents la liaison disulfure intrachaîne. Bien que les domaines variables et les domaines constants aient une structure semblable, il existe de subtiles différences entre eux. Le domaine V est légèrement plus long que le domaine C et contient une paire supplémentaire de brins β dans la structure du feuillet β, ainsi qu'une boucle supplémentaire qui connecte cette paire de brins β (voir la figure 4.6). La structure de base du repliement immunoglobulinique contribue à la structure quaternaire des immunoglobulines en facilitant les interactions non covalentes entre domaines à travers les faces des feuillets β (figure 4.7). Ces interactions forment des liens entre des domaines identiques (par exemple, C_H2/C_H2, C_H3/C_H3 et C_H4/C_H4), ainsi qu'entre des domaines non identiques (par exemple, V_H/V_L et C_H1/C_L). La structure du repliement immunoglobulinique permet aussi de tenir compte des longueurs et des séquences d'amino acides variables qui forment les boucles connectant les brins β. Comme l'explique le paragraphe suivant, certaines séquences des boucles des domaines V_H et V_L contiennent des amino acides variables et constituent le site de liaison à l'antigène de la molécule.

Domaines des régions variables

Des comparaisons détaillées des séquences des amino acides des domaines V_L et V_H révèlent que la variabilité de la séquence est concentrée dans plusieurs **régions hypervariables (HV)** (figure 4.8). Chez la souris et chez l'Homme, trois régions hypervariables sont présentes dans la chaîne lourde comme dans la chaîne légère, où elles constituent 15 % à 20 % du domaine variable. Le reste des domaines V_L et V_H présente beaucoup moins de variations ; ces segments sont regroupés sous le terme d'**armature (Fr,** de *framework region*). Les régions hypervariables forment le site de liaison à l'antigène de la molécule d'anticorps. Étant donné que le site de liaison à l'antigène est complémentaire de la structure de l'épitope, les régions hypervariables sont aussi dénommées **régions de complémentarité (CDR**, de *complementarity determining region*).

La cristallographie de rayons X à haute résolution a été utilisée pour déterminer la structure tridimensionnelle de l'armature et des régions hypervariables (ou CDR). La séquence la plus conservée de l'armature forme la structure de base des feuillets plissés β des domaines V_H et V_L. Les trois régions de complémentarité des chaînes lourdes et des chaînes légères sont localisées sur les boucles qui connectent les brins β des domaines V_H et V_L (voir la figure 4.6, à droite). La large gamme des spécificités présentées par les anticorps est due aux variations de la longueur et de la séquence des amino acides des six boucles hypervariables présentes dans chaque fragment Fab. L'armature se présente ainsi comme un échafaudage qui supporte ces six boucles. Les structures tridimensionnelles des armatures de pratiquement tous les anticorps analysés à ce jour sont superposables. En revanche, les régions hypervariables (c'est-à-dire les CDR) ont des orientations différentes dans chaque anticorps. La structure tridimensionnelle de la région variable des immunoglobulines fournit ainsi une armature rigide qui est nécessaire à la fonction d'ensemble des anticorps ; simultanément, un immense spectre de spécificités de liaison à l'antigène est réalisé par la diversité des six CDR.

Les CDR et la fixation à l'antigène

La preuve la plus ancienne démontrant le rôle des régions hypervariables dans la fixation à l'antigène a été obtenue par L. Wofsy, H. Metzger et S.J. Singer grâce à une technique expérimentale appelée *marquage d'affinité*. Cette technique utilisait un haptène chimiquement actif comme réactif de marquage susceptible de se lier spécifiquement à un anticorps et de former une liaison covalente avec des résidus voisins au sein du site de liaison de l'anticorps. L'identification des amino acides liés par covalence au marqueur d'affinité révélait quels amino acides des CDR des chaînes lourdes et des chaînes légères constituaient le site de liaison à l'anticorps.

La structure tridimensionnelle du site de liaison à l'antigène et le rôle des CDR dans la fixation de l'antigène ont été aussi étudiés par cristallographie de rayons X à haute résolution. À ce jour, il a été réalisé l'analyse cris-

FIGURE 4.6 (page opposée) (a) Représentation d'une chaîne légère d'immunoglobuline montrant la structure du repliement immunoglobulinique de ses domaines variable et constant. Les deux feuillets plissés β de chaque domaine sont maintenus ensemble par des interactions hydrophobes ainsi que par une liaison disulfure conservée. Les brins β qui composent chaque feuillet sont représentés dans des couleurs différentes. Les séquences des différents amino acides des trois boucles de chaque domaine variable présentent des variations considérables ; ces régions hypervariables (HV) (bleu) forment le site de liaison à l'antigène. Les régions hypervariables sont habituellement appelées CDR (de *complementarity-determining regions*). Les domaines des chaînes lourdes ont la même structure caractéristique. (b) Les feuillets plissés β sont étalés pour révéler les rapports des brins β pris individuellement et des boucles qui les unissent. Remarquer que le domaine variable contient deux brins β de plus que le domaine constant. [La partie (a) est adaptée de M Schiffer *et al.*, 1973, *Biochemistry* **12**:4620 ; la partie (b) est adaptée de Williams et Barclay, 1988, *Annu. Rev. Immunol.* **6**:381.]

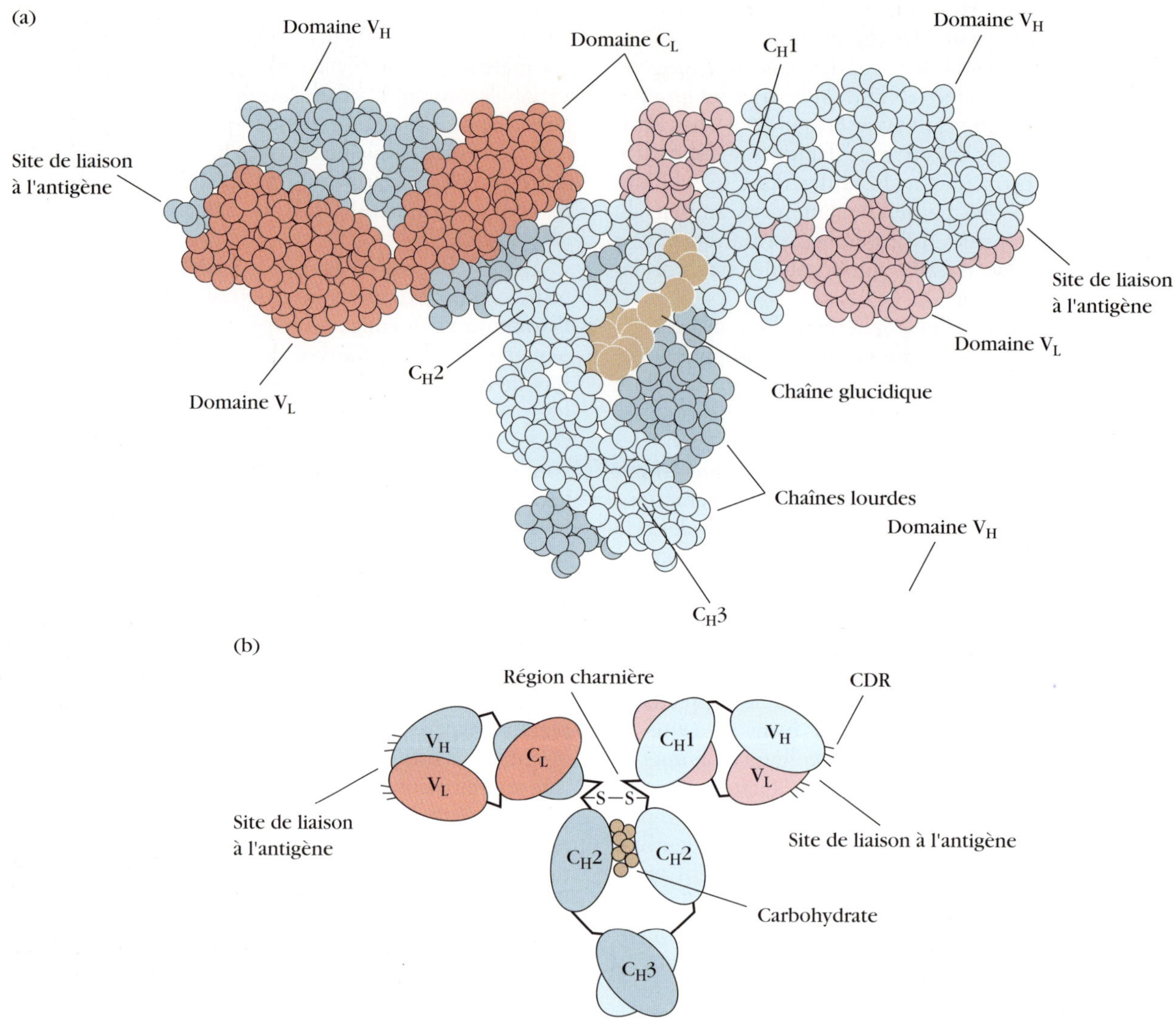

FIGURE 4.7 Les interactions entre les domaines des chaînes séparées d'une molécule d'immunoglobuline sont essentielles pour la structure quaternaire de cette dernière. (a) Modèle de la molécule d'IgG, basé sur une analyse cristallographique par rayons X, montrant les associations entre les domaines. Chaque boule pleine représente un résidu amino acide ; les boules brunes plus grosses sont des carbohydrates (glucides). Les deux chaînes légères sont représentées en rouge clair, les deux chaînes lourdes en bleu. (b) Représentation schématique montrant les interactions entre les domaines des chaînes lourdes et des chaînes légères. Remarquer que les domaines C_H2/C_H2 font protrusion en raison de la présence des carbohydrates (brun) à l'intérieur. La protrusion rend ce domaine plus accessible, ce qui lui permet d'entrer en interaction avec des molécules telles que certains composants du complément. [Partie (a) d'après EW Silverton *et al.*, 1977, *Proc. Nat. Acad. Sci. USA* **74**:514]

tallographique de nombreux fragments Fab d'anticorps monoclonaux complexés, soit à de grosses protéines globulaires antigéniques, soit à de nombreux antigènes plus petits, y compris des carbohydrates, des acides nucléiques, des peptides et des petits haptènes. De plus, les structures complètes de plusieurs anticorps monoclonaux intacts ont été obtenues.

Les résultats de ces études cristallographiques ont donné de précieuses informations sur la structure des domaines V_L et V_H, ainsi que sur les interactions entre un antigène et un anticorps. Comme dans le cas de la liaison du lysozyme à un anticorps anti-lysozyme (chapitre 3), une grosse protéine globulaire antigénique entre en contact avec la molécule d'anticorps par l'intermédiaire d'une surface assez plane, mais ondulée. Dans la zone de contact, on pense que des protrusions ou des dépressions de l'antigène s'adaptent à des dépressions ou des protrusions complémentaires de l'anticorps. La surface de contact de cette large face complémentaire va de 650 $Å^2$ à plus de 900 $Å^2$. Au sein de cette surface, quelques 15-22 amino acides de l'anticorps établissent des contacts avec le même nombre de résidus de la protéine antigénique. Dans les anticorps qui se lient à des antigènes plus petits, tels que les haptènes, le site de liaison à l'antigène est généralement plus restreint et se présente plutôt comme une poche profonde dans laquelle s'enfouit le ligand. Ceci est parfaitement illustré par l'interaction du petit octapeptide hormonal angiotensine II et du site de liaison à l'antigène d'un anticorps anti-angiotensine (figure 4.9).

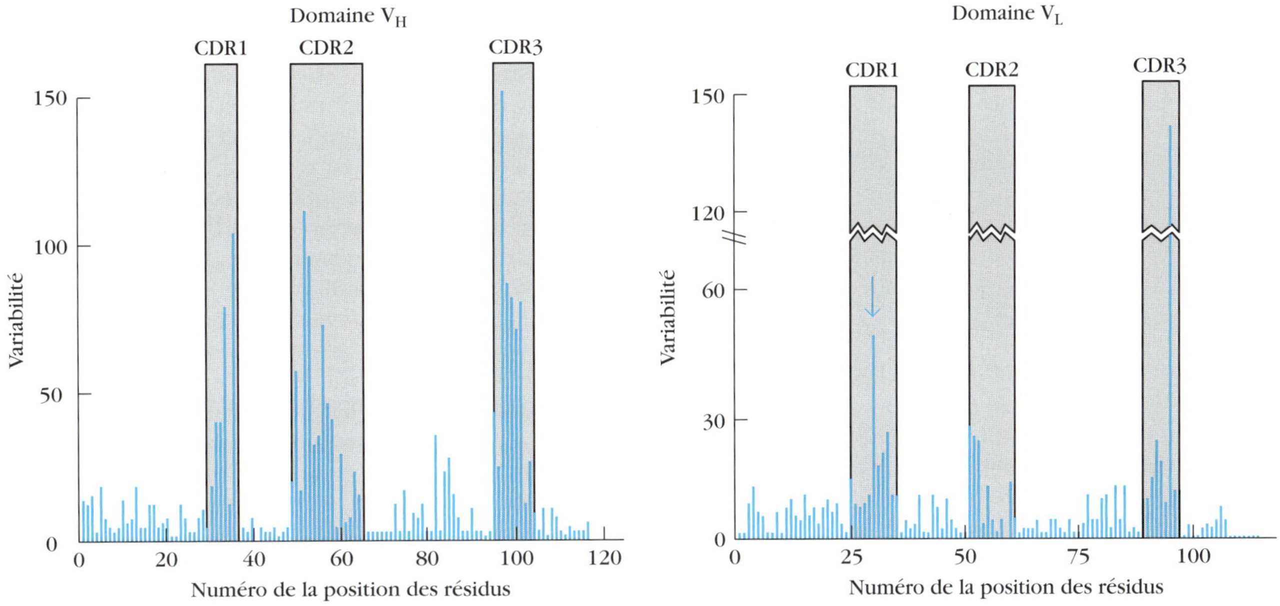

FIGURE 4.8 Variabilité des résidus amino acides dans les domaines V_L et V_H d'anticorps humains de spécificités différentes. Les trois régions hypervariables (HV), appelées aussi régions de complémentarité (CDR, de *complementarity determining region*), sont présentes dans les domaines V des chaînes lourdes aussi bien que des chaînes légères. Comme il est montré dans la figure 4.6 (à droite), les trois régions HV du domaine V de la chaîne légère sont rapprochées les unes des autres par le repliement de la structure. La même constatation peut être faite dans le domaine V de la chaîne lourde. [D'après EA Kabat *et al.*, 1977, *Sequence of Immunoglobulin Chains*, U.S. Dept. of Health, Education, and Welfare.]

L'analyse par diffraction des rayons X de complexes formés entre le Fab d'un anticorps et un antigène a montré que plusieurs CDR entrent en contact avec l'antigène ; de plus, on a observé que de nombreux complexes établissent des rapports avec les six CDR. En général, il apparaît que les résidus des CDR des chaînes lourdes entrent plus en contact avec l'antigène que ne le font les résidus des CDR des chaînes légères. Ainsi, le domaine V_H contribue souvent davantage à la liaison à l'antigène que le domaine V_L. Le rôle dominant de la chaîne lourde dans la fixation

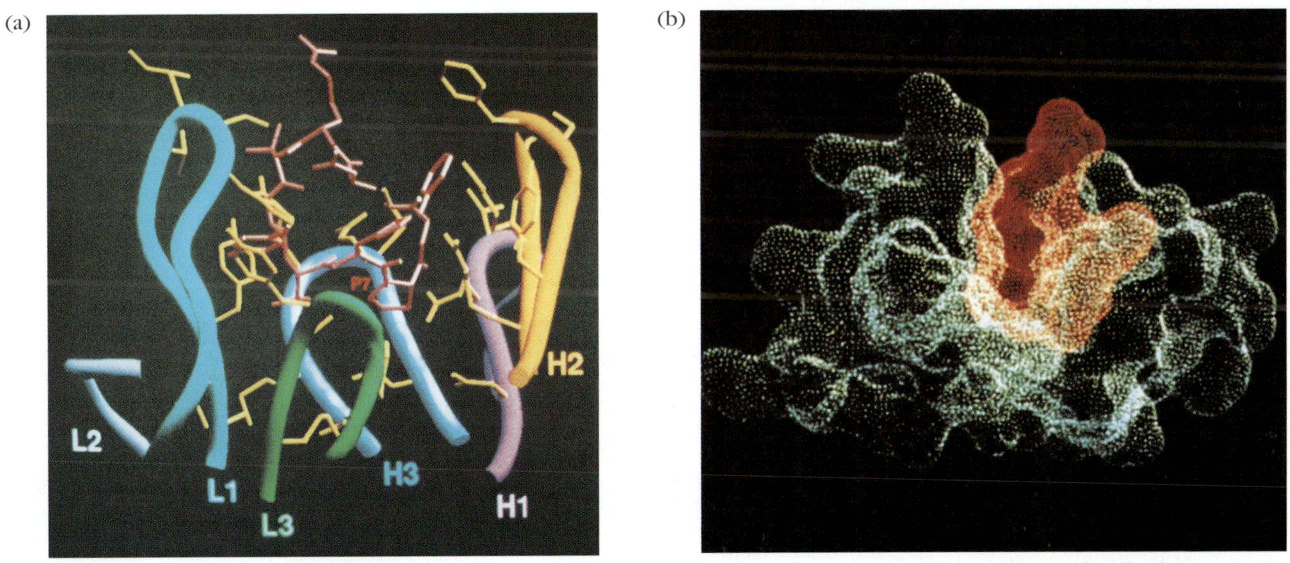

FIGURE 4.9 (a) Vue latérale de la structure tridimensionnelle du site de liaison d'un complexe angiotensine II-Fab. Le peptide est en rouge. Les trois CDR (H1, H2, H3) de la chaîne lourde et les trois CDR (L1, L2, L3) de la chaîne légère sont représentées chacune dans une couleur différente. Les six CDR contiennent des chaînes latérales, représentées en jaune, qui établissent des contacts de van der Waals avec le peptide angiotensine. (b) Vue latérale de la surface de contact de van der Waals entre l'angiotensine II et le fragment Fab. [de KC Garcia *et al.*, 1992, *Science* **257**:502; avec l'autorisation de Mario Amzel, Johns Hopkins University.]

de l'antigène a été démontré dans une étude où une seule chaîne lourde spécifique d'une glycoprotéine antigénique du virus de l'immunodéficience humaine (HIV) était combinée à diverses chaînes légères de spécificité antigénique différente. Tous les anticorps hybrides se liaient à la glycoprotéine antigénique de l'HIV, ce qui indiquait que la chaîne lourde seule était suffisante pour conférer la spécificité. Cependant, on ne doit pas en conclure que la chaîne légère est largement sans effet. Dans certaines réactions anticorps-antigène, la chaîne légère apporte la contribution la plus importante.

Changements conformationnels induits par la fixation de l'antigène

Dès que davantage d'analyses cristallographiques par rayons X de fragments Fab eurent été réalisées, il est devenu clair que, dans certains cas, la fixation de l'antigène induit des changements conformationnels de l'anticorps, de l'antigène, ou des deux. La formation de complexes entre la neuraminidase et un anticorps anti-neuraminidase est accompagnée d'un changement dans l'orientation des chaînes latérales de l'épitope, aussi bien que de celles du site de liaison à l'antigène. Ce changement conformationnel a pour effet une adaptation plus étroite entre l'épitope et le site de liaison à l'anticorps.

Dans un autre exemple, la comparaison d'un fragment Fab anti-hémagglutinine, avant et après la liaison d'un peptide antigénique de l'hémagglutinine, a révélé un changement conformationnel visible de la boucle CDR3 de la chaîne lourde (figure 4.10a) et de la surface accessible du site de liaison (figure 4.10b). Un autre exemple frappant de changement conformationnel a été constaté dans le complexe entre un fragment Fab dérivé d'un anticorps monoclonal contre la protéase de l'HIV et l'épitope d'un peptide de la protéase. Comme il est montré dans la figure 4.11, il y a des changements significatifs du Fab à la suite de la liaison. En fait, à la suite de la fixation de l'antigène, la région CDR1 de la chaîne légère se déplace d'au moins 1 Å et le CDR3 de la chaîne lourde de 2,7 Å. Ainsi, en plus de la variabilité de la longueur et de la composition en amino acides des boucles des CDR, la capacité de ces dernières à changer significativement de conformation à la suite de la fixation de l'antigène permet aux anticorps d'assumer une forme plus efficacement complémentaire de celle de leurs épitopes.

Comme il a déjà été indiqué, les changements conformationnels qui font suite à la fixation de l'antigène ont besoin de ne pas être limités à l'anticorps. Bien que cela ne soit pas représenté dans la figure 4.11, la conformation du peptide de la protéase lié au fragment Fab ne présente

(a)

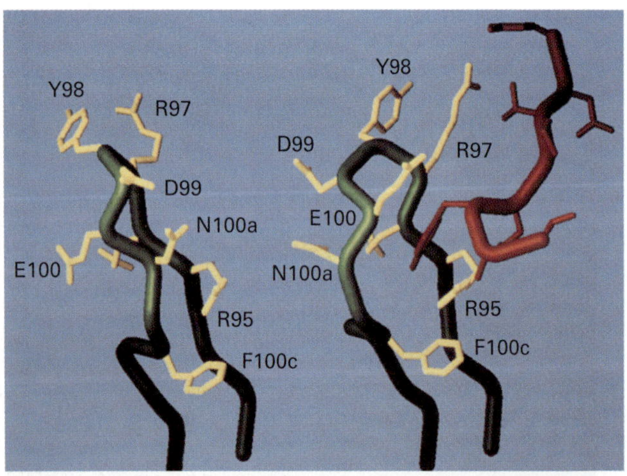

FIGURE 4.10 (a) Modèle des boucles CDR3 de la chaîne lourde dans un fragment Fab anti-hémagglutinine non lié (*à gauche*) et lié (*à droite*). Remarquer l'important réarrangement dans la boucle CDR3 de la chaîne lourde (vert) qui accompagne la liaison du peptide de l'hémagglutinine (rouge). Les chaînes latérales de la boucle CDR3 sont représentées en jaune. (b) Modèle de la surface accessible aux solvants d'un fragment Fab anti-hémagglutinine non lié (*à gauche*) et lié (*à droite*) montrant que la liaison du peptide est accompagnée par une modification de la forme de la poche de liaison de l'anticorps. Dans la figure de gauche, le peptide de l'hémagglutinine libre (bleu clair) est positionné au-dessus d'une poche ouverte en forme de cavité du fragment Fab non lié. Dans la figure de droite, le fragment Fab présente un important canal qui entre en interaction avec le peptide étiré et une poche qui interagit avec le résidu tyrosine (flèche). [D'après JM Rini *et al.*, 1992, *Science* **255**:959.]

(b)

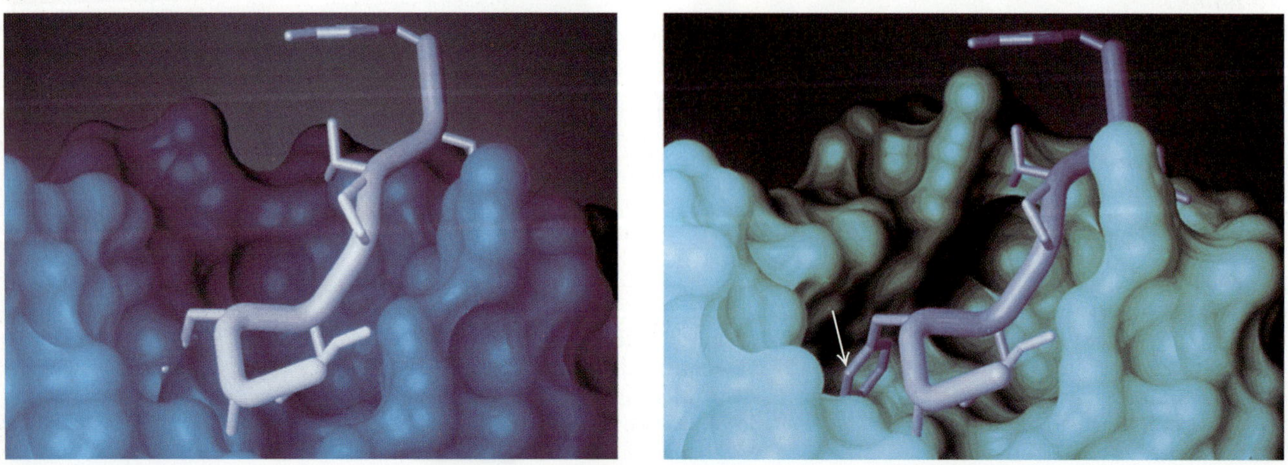

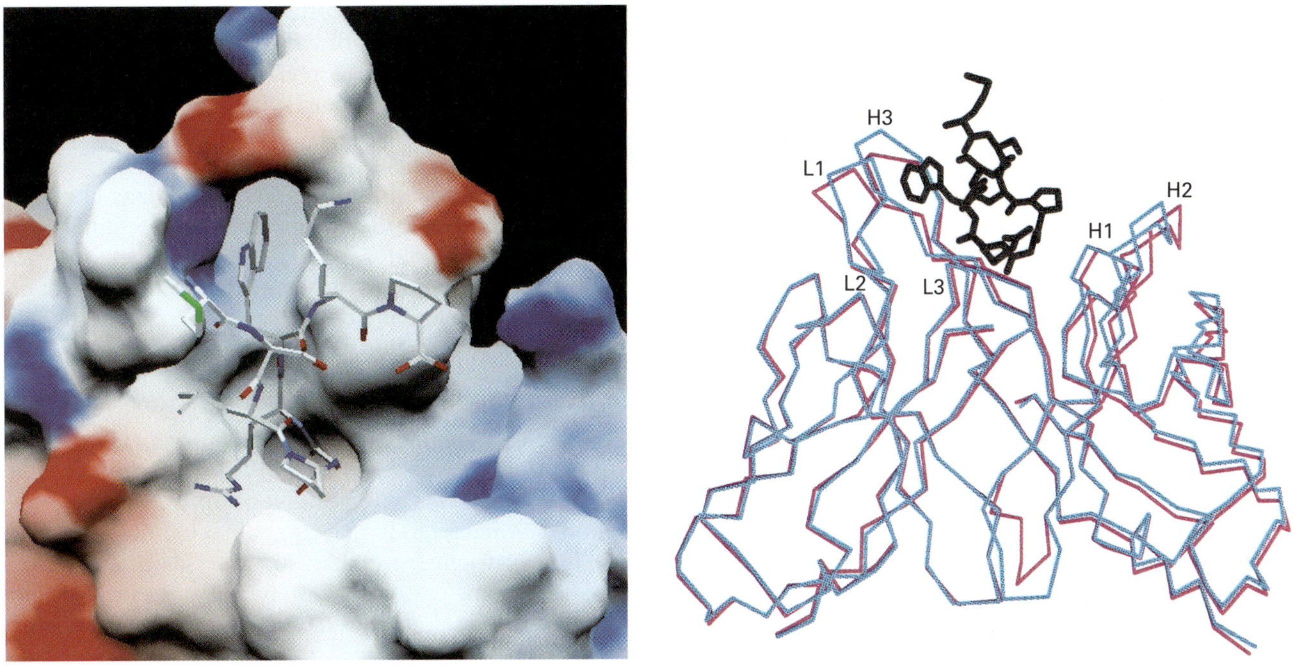

FIGURE 4.11 Structure d'un complexe entre un peptide dérivé de la protéase de l'HIV et un fragment Fab d'un anticorps antiprotéase (*à gauche*) et comparaison de la structure du Fab avant et après la liaison du peptide (*à droite*). Dans la figure de droite, la ligne rouge représente la structure du fragment Fab avant sa liaison au peptide, et la ligne bleue montre sa structure lorsque le peptide est lié. Il y a des changements conformationnels significatifs dans les CDR du Fab à la suite de la liaison de l'antigène. Ces changements sont particulièrement prononcés dans la CDR1 de la chaîne légère (L1) et la CDR3 de la chaîne lourde (H3). [D'après J Lescar *et al.*, 1997, J. *Mol. Biol.* **267**:1207 ; avec l'autorisation de Academic Press Ltd, Londres.]

pas de similitude structurale avec l'épitope correspondant de la protéase native de l'HIV. On a suggéré que l'inhibition de l'activité protéasique par cet anticorps antiprotéase de l'HIV résulte de la distorsion de la conformation native de l'enzyme.

Domaines de la région constante

Les domaines de la région constante des immunoglobulines prennent part à différentes fonctions biologiques déterminées par la séquence des amino acides de chaque domaine.

Domaines C_H1 et C_L

Les domaines C_H1 et C_L servent à étendre les bras du Fab de la molécule d'anticorps, facilitant ainsi l'interaction avec l'antigène et augmentant la rotation maximale des bras du Fab. De plus, en raison de la liaison disulfure interchaîne entre eux (voir la figure 4.2), ces domaines des régions constantes aident à maintenir les domaines V_H et V_L ensemble.

Les domaines C_H1 et C_L pourraient aussi contribuer à la diversité des anticorps en permettant plus d'associations au hasard entre les domaines V_H et V_L qu'il n'y en aurait si cette association était dépendante de l'interaction V_H/V_L seule. Des expériences de réassociation ont apporté quelques éléments en faveur de cette conception. Par exemple, lorsque les domaines V_H et V_L de deux anticorps connus pour avoir des spécificités différentes (*a* et *b*) étaient préparés séparément, puis mélangés, chaque domaine se réassociait presqu'exclusivement avec son partenaire d'origine pour former des complexes homogènes V_La/V_Ha ou V_Lb/V_Hb. Dans une autre expérience, des fragments Fab d'un anticorps *a* et d'un anticorps *b* étaient réduits et dénaturés de façon douce pour obtenir des fragments V_HC_H1 et V_LC_L de chaque anticorps. Le mélange de ces fragments plus longs donnait non seulement des complexes homogènes contenant les chaînes lourdes et les chaînes légères de l'anticorps *a* (V_LaC_La/V_HaC_H1a) ou des chaînes lourdes et des chaînes légères de l'anticorps *b*, mais aussi des complexes hybrides avec une chaîne de l'anticorps *a* et une de l'anticorps *b* (par exemple, V_LaC_La/V_HbC_H1b).

Ces considérations ont d'importantes implications pour la constitution d'un répertoire diversifié d'anticorps. Comme le chapitre 5 le montrera, des réarrangements au hasard des gènes des immunoglobulines génèrent des séquences V_H et V_L spécifiques pour les chaînes lourdes et les chaînes légères exprimées par chaque lymphocyte B ; l'association des séquences de V_H et de V_L crée ensuite un site de liaison de l'antigène spécifique. Il semble que la présence des domaines C_H1 et C_L augmente le nombre possible d'interactions stables entre V_H et V_L, ce qui contribue ainsi à la diversité d'ensemble des molécules d'anticorps qui peuvent être exprimées par un animal.

Régions charnières

Les chaînes lourdes γ, δ et α contiennent entre les domaines C_H1 et C_H2 une séquence peptidique étendue qui n'a pas d'homologie avec les autres domaines (voir la figure 4.7). Cette région, appelée **région charnière** (*hinge region*), est riche en résidus proline et elle est flexible, ce qui confère une flexibilité segmentaire à l'IgG, l'IgD et l'IgA. Il en résulte que les deux bras Fab peuvent prendre l'un par rapport à l'autre des angles variés lorsque l'antigène se fixe. Cette flexibilité de la région charnière peut être vue sur des micrographies électroniques de complexes antigène-anticorps. Par exemple, lorsqu'une molécule contenant deux groupes dinitrophénol (DNP) réagit avec un anticorps anti-DNP et que le complexe est fixé sur une grille, coloré négativement, puis observé par microscopie électronique, de gros complexes (par exemple des dimères, des trimères ou des tétramères) sont vus. L'angle entre les bras de la molécule d'anticorps en forme d'Y diffère dans les différents complexes, ce qui reflète la flexibilité de la région charnière (figure 4.12).

Une analyse cristallographique par rayons X d'un anticorps monoclonal entier, spécifique d'un antigène membranaire d'une cellule de lymphome canin, a révélé que la région charnière joue le rôle d'une sorte de longe qui permet aux composants Fab et Fc de se déplacer l'un par rapport à l'autre. De cette façon, les bras Fab peuvent se mouvoir et subir une torsion pour aligner les CDR et les épitopes exposés à la surface des cellules, et le Fc peut se déplacer pour maximiser différentes fonctions effectrices, telles que celles du système du complément, ou se lier aux récepteurs des surfaces cellulaires spécifiques de la région Fc.

La proline et la cystéine sont deux amino acides importants de la région charnière. Le grand nombre de résidus proline de la région charnière confèrent à cette dernière une conformation polypeptidique étirée qui la rend particulièrement vulnérable au clivage par les enzymes protéolytiques ; c'est cette région qui est clivée par la papaïne ou la pepsine (voir la figure 4.3). Les résidus cystéine forment des liaisons disulfure interchaînes qui maintiennent les deux chaînes lourdes ensemble. Le nombre de liaisons disulfure interchaînes dans la région charnière varie considérablement selon les différentes classes d'anticorps et selon les espèces. Bien que les chaînes μ et ε n'aient pas de région charnière, elles ont un domaine supplémentaire de 110 amino acides (C_H2/C_H2) qui présente les caractéristiques d'une charnière.

Autres domaines des régions constantes

Comme il a été remarqué précédemment, les chaînes lourdes de l'IgA, de l'IgD et de l'IgG contiennent trois domaines dans leurs régions constantes, ainsi qu'une région charnière, tandis que les chaînes lourdes de l'IgE et de l'IgM contiennent quatre domaines dans leur région constante, mais pas de région charnière. Les correspondances entre les domaines des deux groupes s'établissent comme suit :

IgA, IgD, IgG	IgE, IgM
C_H1/C_H1	C_H1/C_H1
Région charnière	C_H2/C_H2
C_H2/C_H2	C_H3/C_H3
C_H3/C_H3	C_H4/C_H4

Les domaines C_H2/C_H2 de l'IgE et de l'IgM occupent la même position dans les chaînes polypeptidiques que la région charnière dans les autres classes d'immunoglobulines. La fonction de ce domaine supplémentaire n'a pas encore été déterminée.

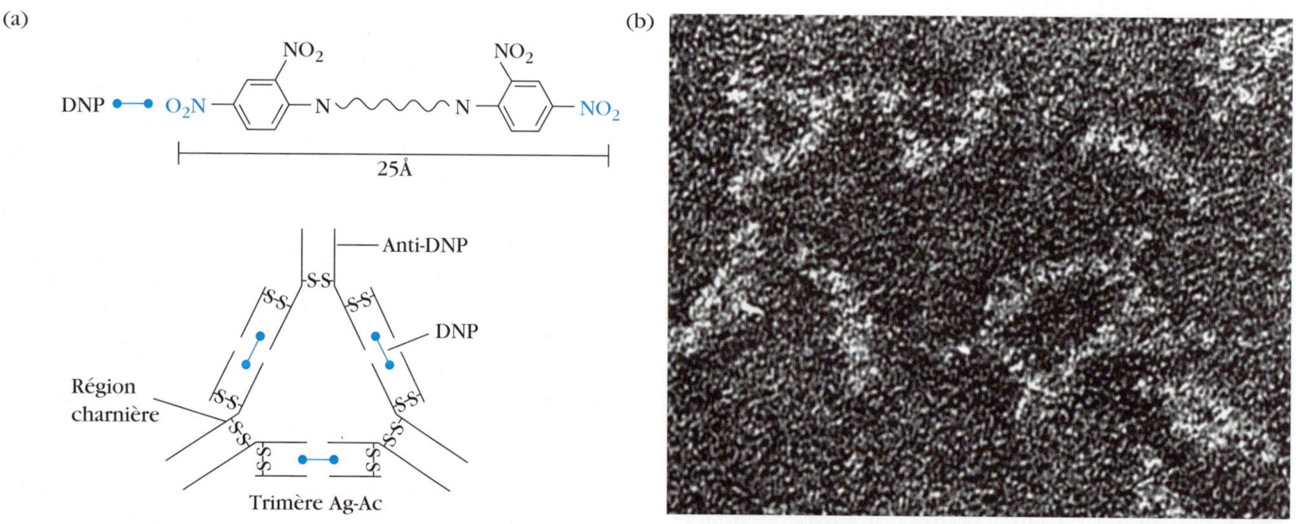

FIGURE 4.12 Démonstration expérimentale de la flexibilité de la région charnière des molécules d'anticorps. (a) Un haptène dinitrophénol divalent (DNP) réagit avec un anticorps anti-DNP pour former des trimères, des tétramères et d'autres complexes antigène-anticorps plus gros. Un trimère est représenté schématiquement. (b) Sur une micrographie électronique d'une préparation de ces complexes colorés négativement, deux structures trimériques triangulaires sont clairement visibles. La protéine anticorps se présente comme une structure légère sur le fond dense aux électrons. En raison de la flexibilité de la région charnière, l'angle entre les bras des molécules d'anticorps varie. [Cliché de RC Valentine et NM Green, 1967, J. *Mol. Biol.* **27**:615.]

Des analyses cristallographiques par rayons X ont révélé que les deux domaines C_H2 de l'IgA, de l'IgD et de l'IgG (et les domaines C_H3 de l'IgE et de l'IgM) sont séparés par des chaînes latérales oligosaccharidiques ; il en résulte que ces deux domaines globulaires sont beaucoup plus accessibles que les autres à l'environnement aqueux (voir la figure 4.7b). Cette accessibilité est l'un des éléments qui contribue à l'activité biologique de ces domaines dans l'activation des composants du complément par l'IgG et l'IgM.

Le domaine carboxy-terminal est appelé C_H3/C_H3 dans l'IgA, l'IgD et l'IgM et C_H4/C_H4 dans l'IgE et l'IgM. Les immunoglobulines des cinq classes et de leurs sous-classes peuvent être exprimées soit comme **immunoglobuline sécrétée (sIg)** soit comme **immunoglobuline membranaire (mIg)**.

Le domaine carboxy-terminal d'une immunoglobuline sécrétée diffère à la fois par sa structure et sa fonction du domaine correspondant d'une immunoglobuline membranaire. L'immunoglobuline sécrétée a une séquence d'amino acides hydrophiles de longueur variable à l'extrémité carboxy-terminale. Les fonctions de ce domaine dans les différentes classes d'anticorps sécrétés seront décrites par la suite. Dans une immunoglobuline membranaire, le domaine carboxy-terminal contient trois régions :

- une séquence extracellulaire, hydrophile, appelée espaceur (« *spacer* ») composée de 26 résidus amino acide ;
- une séquence transmembranaire hydrophobe ;
- une courte queue cytoplasmique.

Bien que la longueur de la séquence transmembranaire soit constante dans tous les isotypes d'immunoglobulines, la longueur de la séquence de l'espaceur extracellulaire, de même que celle de la queue cytoplasmique, est différente.

Les cellules B expriment des classes différentes de mIg aux diverses étapes de leur développement. La cellule B immature, appelée cellule pré-B, n'exprime qu'une mIgM ; une mIgD apparaît plus tard dans la maturation et est coexprimée avec l'IgM à la surface des cellules B matures avant que ces dernières soient activées par un antigène. Une cellule B à mémoire peut exprimer une mIgM, une mIgG, une mIgA ou une mIgE. Même lorsque les différentes classes sont exprimées séquentiellement à la surface d'une cellule, la spécificité antigénique de toutes les molécules d'anticorps membranaires est identique, de telle façon que chaque molécule d'anticorps se lie au même épitope. Le mécanisme génétique qui permet à une cellule B d'exprimer des isotypes d'immunoglobulines multiples, tous de la même spécificité antigénique, est décrit dans le chapitre 5.

Classes et activités biologiques des immunoglobulines

Les différentes classes d'immunoglobulines, ou isotypes, ont déjà été mentionnées brièvement. Chaque classe est distinguée par des séquences d'amino acides spécifiques de la région constante des chaînes lourdes qui confèrent à chaque classe des propriétés structurales et fonctionnelles spécifiques. Dans cette section, la structure et les fonctions effectrices de chaque classe sont décrites avec plus de détail ; les propriétés moléculaires et les activités biologiques des classes d'immunoglobulines sont résumées dans le tableau 4.2. Les structures des cinq classes essentielles sont représentées schématiquement dans la figure 4.13.

Fonctions effectrices médiées par les immunoglobulines

Lorsqu'on considère le rôle des anticorps dans les défenses contre les maladies, il est important de se rappeler qu'en général les anticorps ne tuent pas ou n'éliminent pas les pathogènes uniquement en se liant à ces derniers. Pour être efficaces contre certains pathogènes, les anticorps, non seulement doivent reconnaître l'antigène, mais aussi susciter des réponses, des fonctions effectrices, qui élimineront l'antigène et tueront le pathogène. Alors que les régions variables d'un anticorps sont les seuls agents de liaison à l'antigène, la région constante de la chaîne lourde (C_H) est responsable de toute une série d'interactions synergiques avec d'autres protéines, cellules ou tissus dont résultent les fonctions effectrices de la réponse humorale.

Étant donné que ces fonctions humorales sont le résultat d'interactions entre les régions constantes des chaînes lourdes et d'autres protéines sériques ou des récepteurs membranaires des cellules, toutes les classes d'immunoglobulines n'ont pas les mêmes propriétés fonctionnelles. Une vue générale des quatre fonctions effectrices essentielles médiées par les domaines de la région constante est présentée ici. La quatrième fonction, l'activation des mastocytes, des éosinophiles et des basophiles, qui est spécifique de l'IgE, sera décrite ultérieurement.

Opsonisation

L'opsonisation, qui est la promotion de la phagocytose des antigènes par les macrophages et les neutrophiles, est un facteur important des défenses antibactériennes. Des protéines, appelées **récepteurs du Fc (FcR** de *Fc receptor*), capables de se lier à la région constante des molécules de la plupart des sous-classes d'IgG sont présentes à la surface des macrophages et des neutrophiles. Bien que l'interaction entre un FcR et la région Fc d'une molécule d'IgG donnée soit très faible, la liaison simultanée des Fc de différentes molécules d'anticorps complexées à une même cible, telle qu'une cellule bactérienne, produit une interaction de force significative. Le résultat immédiat est la liaison du pathogène à la membrane du phagocyte par ces longes FcR-anticorps. Cette liaison du FcR par fixation à un réseau de régions Fc d'anticorps initie une voie de transduction d'un signal qui conduit à la phagocytose du complexe antigène-anticorps. À l'intérieur du phagocyte, le pathogène devient la cible de divers processus, tels qu'une digestion enzymatique, un dommage oxydatif et des effets d'altération de la membrane provoqués par des peptides antibactériens. Tous ces processus se combinent pour assumer une mort probable des pathogènes phagocytés à la suite de leur reconnaissance.

TABLEAU 4.2 Propriétés et activités* biologiques des classes et des sous-classes des immunoglobulines sériques humaines

Propriétés/ Activité	IgG1	IgG2	IgG3	IgG4	IgA1	IgA2	IgM‡	IgE	IgD
Poids moléculaire†	150 000	150 000	150 000	150 000	150 000-600 000	150 000-600 000	900 000	190 000	150 000
Composant de la chaîne lourde	γ1	γ2	γ3	γ4	α1	α2	μ	ε	δ
Taux sérique normal (mg/mL)	9	3	1	0,5	3,0	0,5	1,5	0,003	0,03
Demi-vie dans le sérum *in vivo* (jours)	23	23	8	23	6	6	5	2,5	3
Active la voie classique du complément	+	+/–	++	–	–	–	+++	–	–
Passe à travers le placenta	+	+/–	+	+	–	–	–	–	–
Présent sur la membrane des cellules B matures	–	–	–	–	–	–	+	–	+
Se lie aux récepteurs du Fc des phagocytes	++	+/–	++	+	–	–	?	–	–
Transport à travers la muqueuse	–	–	–	–	++	++	+	–	–
Induit la dégranulation des mastocytes	–	–	–	–	–	–	–	–+	–

* Les niveaux d'activité sont indiqués comme suit : ++ = élevée ; + = modérée ; +/– = faible ; – = aucune ; ? = douteuse.
‡ L'IgG, l'IgE et l'IgD existent toujours sous forme de monomères ; l'IgA peut exister sous forme de monomère, de dimère, de trimère ou de tétramère. L'IgM membranaire est un monomère, mais l'IgM sécrétée dans le sérum est un pentamère.
† L'IgM est le premier isotype produit par le nouveau-né et lors d'une réponse immunitaire primaire.

Activation du complément

L'IgM, et chez l'Homme, la plupart des sous-classes d'IgG, peuvent activer un ensemble de glycoprotéines sériques appelé **système du complément**. Le complément inclut un groupe de protéines qui peuvent perforer les membranes cellulaires. Un important produit dérivé de la voie d'activation du complément est le fragment protéique appelé C3b, qui se lie de façon non spécifique aux complexes cellule-anticorps ou antigène-anticorps près du site d'activation. De nombreux types cellulaires, par exemple les cellules rouges du sang ou les macrophages, ont des récepteurs du C3b et se lient donc aux cellules ou complexes auxquels le C3b a adhéré. La fixation aux macrophages du C3b adhérent conduit à la phagocytose des cellules ou des complexes moléculaires attachés au C3b. La liaison des complexes antigène-anticorps aux récepteurs du C3b d'une cellule rouge du sang permet aux érythrocytes d'amener ces complexes au foie ou à la rate, où des macrophages résidants les éliminent sans détruire la cellule rouge. La collaboration entre les anticorps et le système du complément est importante pour l'inactivation et l'élimination des antigènes ainsi que pour la destruction des pathogènes. Le processus de l'activation du complément est décrit en détail dans le chapitre 13.

Cytotoxicité à médiation cellulaire dépendante des anticorps (ADCC)

La liaison d'un anticorps fixé à des cellules cible (cellules de l'hôte infectées par des virus) aux récepteurs du Fc des cellules NK peut provoquer la mort de la cellule. Dans ce processus, appelé ADCC (de *antibody-dependent cell-mediated cytotoxicity*), la cellule NK provoque la mort par apoptose de la cellules cible.

L'apport de l'anticorps aux surfaces des muqueuses des tractus respiratoire, gastro-intestinal et génito-urinaire ou au lait, nécessite le passage de l'immunoglobuline à travers les couches épithéliales. La capacité à être transportée dépend des propriétés de la région constante. Chez l'Homme et chez la souris, bien que l'IgM puisse être transportée vers la surface des muqueuses, l'IgA est le principal type d'anticorps susceptible de subir une telle **transcytose**. Certaines espèces de mammifères, l'Homme et la souris par exemple, transfèrent aussi des quantités significatives de la plupart des sous-classes d'IgG de la

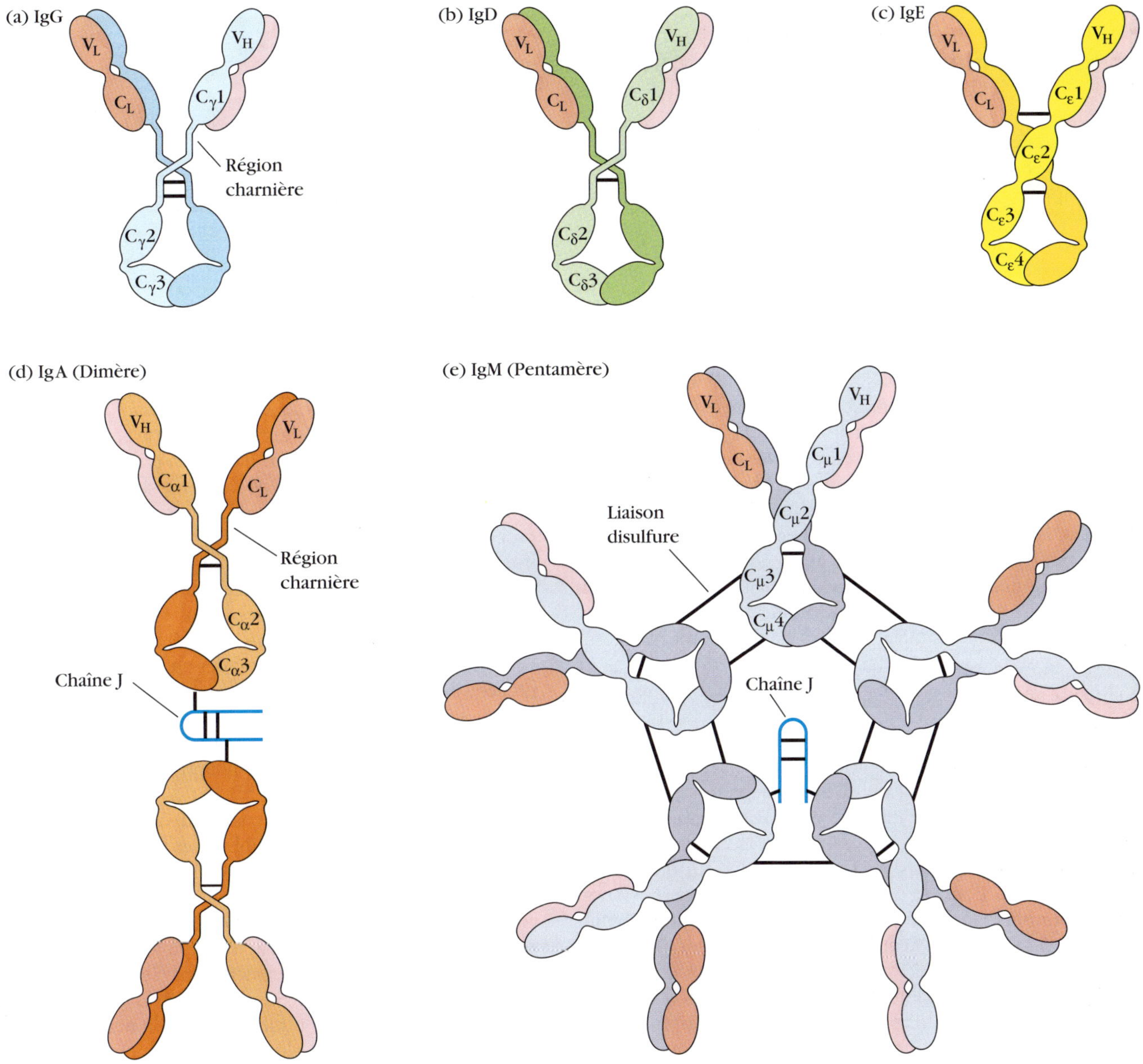

FIGURE 4.13 Structures générales des cinq classes majeures d'anticorps sécrété. Les chaînes légères sont représentées en rose, les ponts disulfure sont indiqués par des lignes noires épaisses. Remarquer que les chaînes lourdes de l'IgG, de l'IgA et de l'IgD (bleu, orange et vert, respectivement) contiennent quatre domaines et une région charnière, tandis que les chaînes lourdes de l'IgM et de l'IgE (violet et jaune, respectivement) contiennent cinq domaines mais pas de région charnière. Les formes polymériques de l'IgM et de l'IgA contiennent un polypeptide, appelé chaîne J, qui est lié par deux liaisons disulfure à la région Fc de deux monomères différents. L'IgM sérique est toujours un pentamère ; la plus grande partie de l'IgA sérique existe sous forme monomère, bien que certains dimères, trimères et même tétramères soient parfois présents. Les liaisons disulfure intrachaînes et les liaisons disulfure reliant les chaînes légères et les chaînes lourdes ne sont pas représentées dans ces figures (voir la figure 4.2).

mère vers le fœtus. Chez l'Homme, ce transfert a lieu lors du troisième trimestre de la grossesse. La conséquence importante en est que le fœtus en cours de développement reçoit un échantillon du répertoire d'anticorps de la mère comme dotation protectrice contre les pathogènes. Comme avec les autres fonctions effectrices décrites ici, la capacité à subir un transport transplacentaire dépend des propriétés de la région constante de la molécule d'anticorps.

Ce transfert de l'IgG de la mère au fœtus est une forme d'**immunisation passive**, qui consiste en l'acquisition de l'immunité par réception d'anticorps préformés, plutôt que par production active d'anticorps après l'exposition à l'antigène. La capacité à transférer l'immunité de cette façon est la base de la thérapeutique passive par les anticorps, qui est un important outil médical (voir les « Regards sur la clinique »).

Regards sur la clinique
Traitement passif par les anticorps

En 1890, Emil Behring et Shibasaburo Kitasato ont publié les résultats d'une extraordinaire expérience. Ils immunisaient des lapins contre le tétanos, puis ils prélevaient le sérum de ces animaux immunisés. Ensuite, ils injectaient 0,2 mL de sérum immun dans la cavité abdominale de six souris. Après 24 heures, ils infectaient les animaux traités, ainsi que des témoins non traités, avec des bactéries du tétanos vivantes et virulentes. Alors que toutes les souris qui servaient de témoins sont mortes dans les 48 heures suivant l'infection, les souris traitées non seulement ont survécu, mais n'ont présenté aucun symptôme d'infection. Cette expérience historique a démontré deux points importants. Tout d'abord, elle a montré qu'à la suite d'une immunisation, il apparaît dans le sérum des substances capables de protéger un animal contre des pathogènes. Deuxièmement, ce travail a démontré que l'immunité peut être acquise de façon passive. L'immunité peut être transférée d'un animal à un autre en prenant le sérum d'un animal immunisé et en l'injectant à un autre non immunisé. Ces expériences, ainsi que celles qui ont suivi, ne passèrent pas inaperçues. Les deux hommes reçurent par la suite des titres (Behring devint von Behring et Kitasato devint le Baron Kitasato). Quelques années plus tard, en 1901, von Behring reçut le Prix Nobel de Médecine.

Ces premières observations, ainsi que d'autres, ont montré la voie pour l'introduction de l'immunisation passive dans la pratique clinique et dans les années 1930 et 1940, l'immunithérapie passive, qui confère une résistance aux pathogènes par transfert de l'agent de l'immunité d'un donneur immunisé à un receveur non immunisé, était utilisée pour prévenir ou modifer l'évolution de la rougeole ou de l'hépatite A. Dans les années qui ont suivi, l'expérience clinique et les progrès de la technologie de préparation des immunoglobulines destinées à une immunisation passive ont fait de cette approche une pratique médicale standard. L'immunisation passive, basée sur le transfert des anticorps, est largement utilisée dans le traitement des maladies par immunodéficience, mais aussi comme protection envers une exposition anticipée à des agents infectieux contre lesquels on ne possède pas d'immunité.

Les immunoglobulines destinées à une immunisation passive sont préparées à partir de pools de plasma de milliers de donneurs. En effet, les receveurs de ces préparations d'anticorps reçoivent un échantillon d'anticorps produit par de nombreux individus contre une large gamme de pathogènes différents. En fait, un gramme de globulines immunes (Ig) en injection intraveineuse contient environ 10^{18} molécules d'anticorps (essentiellement de l'IgG) et pourrait contenir plus de 10^{7} spécificités anticorps différentes. Au cours du traitement, les patients reçoivent des quantités importantes d'Ig, habituellement de l'ordre de 200 à 400 mg par kg de poids corporel. Ceci signifie qu'un patient immunodéficient pesant 70 kg recevrait 14 à 24 g d'Ig toutes les trois ou quatre semaines. Un produit dérivé du sang venant d'un aussi grand nombre de donneurs présente le risque de contenir des pathogènes, et en particulier des virus. Ce risque est minimisé par les processus utilisés pour produire les globulines immunes intraveineuses. La préparation d'Ig implique un traitement par des solvants, tels que l'éthanol, et l'utilisation de détergents qui sont très efficaces dans l'inactivation des virus, tels que l'HIV et le virus de l'hépatite. En plus de l'élimination ou de l'inactivation des agents infectieux, le procédé de production doit impérativement éliminer aussi les agrégats d'immunoglobuline, parce que ces derniers peuvent déclencher une activation massive de la voie du complément, conduisant à une anaphylaxie grave, voire même fatale.

Un anticorps administré passivement manifeste son action protectrice selon de nombreuses façons. L'une des plus importantes peut être la mobilisation de la voie du complément pour la destruction ou l'élimination du pathogène. Dans les infections bactériennes, l'anticorps, en se liant aux surfaces des bactéries, favorise l'opsonisation, la phagocytose et la destruction par les macrophages et les neutrophiles. Les toxines et les virus peuvent être fixés par l'anticorps et neutralisés. Outre la neutralisation de ces agents, les anticorps les marquent pour une élimination de l'organisme par les phagocytes, ainsi que par des organes tels que le foie et les reins. Par initiation de la cytotoxicité cellulaire dépendante des anticorps (ADCC), les anticorps peuvent aussi médier la destruction des cellules cible par des populations de cellules cytotoxiques telles que les cellules NK (*natural killer*).

Immunoglobuline G (IgG)

L'IgG, la classe la plus abondante du sérum, représente environ 80 % des immunoglobulines sériques totales. La molécule d'IgG est constituée de deux chaînes lourdes γ et de deux chaînes légères κ ou λ (voir la figure 4.13a). Il y a quatre sous-classes d'IgG humaines, qui se distinguent par des différences dans la séquence de la chaîne γ et qui sont numerotées en fonction de leurs concentrations sériques moyennes décroissantes : IgG1, IgG2, IgG3 et IgG4 (voir le tableau 4.2).

Les séquences des amino acides qui distinguent les quatre sous-classes d'IgG sont codées par différents gènes C_H des cellules germinales, dont les séquences de leur

DNA sont homologues à 90 %-95 %. Les caractéristiques structurales qui distinguent ces sous-classes les unes des autres sont la forme de la région charnière et le nombre et la position des liaisons disulfure interchaînes entre les deux chaînes lourdes (figure 4.14). Les subtiles différences d'amino acides entre les sous-classes d'IgG affectent l'activité biologique de la molécule :

- L'IgG1, l'IgG3 et l'IgG4 passent facilement la barrière placentaire et jouent un rôle important dans la protection du fœtus au cours de son développement.
- L'IgG3 est l'activateur le plus efficace du complément ; elle est suivie par l'IgG1.
- L'IgG2 est moins efficace et l'IgG4 n'est pas du tout capable d'activer le complément.
- L'IgG1 et l'IgG3 se lient avec une forte affinité aux récepteurs du Fc des cellules phagocytaires et médient ainsi l'opsonisation. L'IgG4 a une affinité intermédiaire et l'IgG2 a une affinité extrêmement faible.

Immunoglobuline M (IgM)

L'IgM représente 5 % à 10 % des immunoglobulines sériques totales, avec une concentration sérique moyenne de 1,5 mg/mL. L'IgM monomérique, d'une masse moléculaire de 180 000, est exprimée sous forme d'anticorps membranaire des cellules B. L'IgM est sécrétée par les plasmocytes sous forme de pentamère où cinq unités monomériques sont maintenues ensemble par des liaisons disulfure qui lient les domaines carboxy-terminaux de leurs chaînes lourdes ($C_\mu 4/C_\mu 4$) et leurs domaines $C_\mu 3/C_\mu 3$ (voir la figure 4.13e). Les cinq sous-unités monomériques sont disposées de telle façon que leurs régions Fc soient au centre du pentamère et que les dix sites de liaison de l'antigène soient à la périphérie de la molécule. Chaque pentamère contient un polypeptide additionnel lié au Fc, appelé **chaîne J** (de *joining*), qui est uni par des liaisons disulfure au résidu cystéine carboxy-terminal de deux des dix chaînes μ. La chaîne J semble être nécessaire à la polymérisation des monomères et à la formation d'une IgM pentamérique ; elle est ajoutée juste avant la sécrétion du pentamère.

L'IgM est la première classe d'immunoglobuline produite lors d'une réponse primaire à un antigène et elle est aussi la première immunoglobuline à être synthétisée par le nouveau-né. En raison de sa structure pentamérique avec dix sites de liaison à l'antigène, l'IgM sérique a une plus grande valence que les autres isotypes. Une molécule d'IgM peut lier dix petites molécules d'haptène ; cependant, pour des raisons d'empêchement stérique, seulement 5 molécules, ou moins, d'un antigène plus gros peuvent se lier simultanément. En raison de sa valence élevée, l'IgM pentamérique est plus efficace que les autres isotypes dans la liaison des antigènes multidimensionnels, tels que les particules virales ou les cellules rouges du sang. Par exemple, lorsque les cellules rouges du sang sont incubées avec un anticorps spécifique, elles se réunissent en gros agrégats au cours d'un processus appelé agglutination. Un phénomène semblable se produit avec les particules virales : pour neutraliser une infection virale, il faut moins d'IgM que d'IgG. L'IgM est aussi plus efficace que l'IgG pour activer le complément. L'activation du complément nécessite deux régions Fc proches et la structure pentamérique d'une seule molécule d'IgM satisfait à cette condition.

En raison de sa grande taille, l'IgM ne diffuse pas bien et, par conséquent, elle est présente à très faible concentration dans les liquides tissulaires intercellulaires. La présence de la chaîne J permet à l'IgM de se lier aux récepteurs des cellules sécrétrices qui la transportent à travers les bordures épithéliales vers les sécrétions externes qui baignent la surface des muqueuses. Bien que l'IgA soit le principal isotype rencontré dans ces sécrétions, l'IgM joue un rôle accessoire important en tant qu'immunoglobuline des sécrétions.

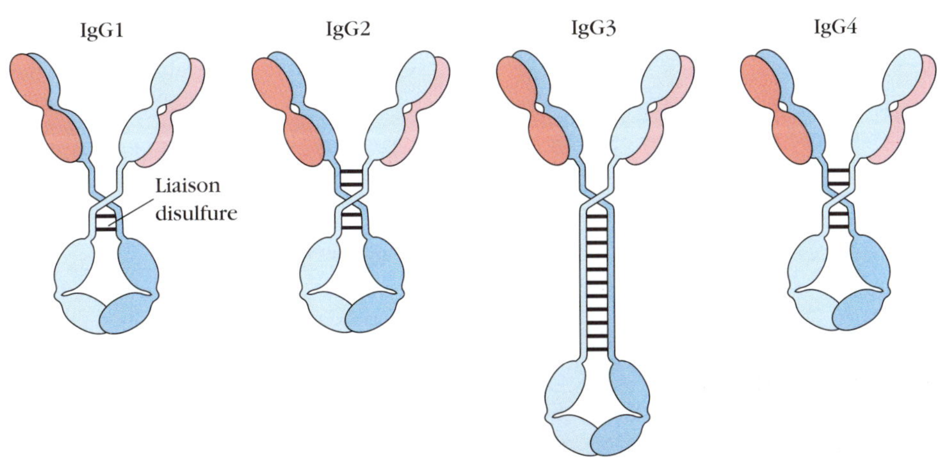

FIGURE 4.14 Structure générale des quatre sous-classes d'IgG humaine, qui diffèrent dans le nombre et l'emplacement des liaisons disulfure interchaînes (lignes noires épaisses) unissant les chaînes lourdes. Une structure remarquable est celle de l'IgG3 humaine avec ses 11 liaisons disulfure interchaînes.

Immunoglobuline A (IgA)

Bien que l'IgA ne représente que 10 % à 15 % des immunoglobulines totales du sérum, elle est la classe d'immunoglobuline prédominante des sécrétions externes, telles que le lait, la salive, les larmes, ainsi que du mucus des tractus bronchique, génito-urinaire et digestif. Dans le sérum, l'IgA existe essentiellement sous forme de monomère, mais des formes polymères, telles que des dimères, des trimères et même des tétramères, qui contiennent toutes une chaîne polypeptidique J, sont parfois rencontrées (voir la figure 4.13d). L'IgA des sécrétions externes, appelée **IgA sécrétoire**, est constituée d'un dimère ou d'un tétramère, d'une chaîne polypeptidique J et d'une chaîne polypeptidique appelée **composant sécrétoire** (figure 4.15a). Comme il est expliqué ci-dessous, le composant sécrétoire est dérivé du récepteur qui est responsable du transport de l'IgA polymérique à travers les membranes cellulaires. La chaîne polypeptidique J de l'IgA est identique à celle qui est rencontrée dans l'IgM pentamérique et elle a une fonction similaire qui est de faciliter la polymérisation de l'IgA sérique et de l'IgA sécrétoire. Le composant sécrétoire est un polypeptide d'une masse moléculaire de 70 000 produit par les cellules épithéliales des muqueuses. Il est constitué de cinq domaines de type immunoglobulinique qui se lient aux domaines de la région Fc de l'IgA dimérique. Cette interaction est stabilisée par une liaison disulfure entre le cinquième domaine du composant sécrétoire et l'une des chaînes de l'IgA dimérique.

La production journalière d'IgA sécrétoire est supérieure à celle de toutes les autres classes d'immunoglobulines. Les plasmocytes sécréteurs d'IgA sont concentrés le long des surfaces des muqueuses. Le long du jéjunum de l'intestin grêle, par exemple, il y a plus de $2{,}5 \times 10^{10}$ plasmocytes sécréteurs d'IgA, nombre qui surpasse celui des populations totales de plasmocytes de la moelle osseuse, de la lymphe et de la rate réunies ! Chaque jour, l'Homme sécrète de 5 à 15 g d'IgA sécrétoire dans ses sécrétions muqueuses.

Les plasmocytes qui produisent l'IgA migrent préférentiellement (*home*) vers le tissu sous-épithélial, où l'IgA sécrétée se lie étroitement à un récepteur des molécules d'immunoglobulines polymérisées (figure 4.15b). Ce **récepteur des Ig polymérisées** (*poly-Ig receptor*) est exprimé au niveau de la surface basolatérale de la plupart

(a) Structure de l'IgA sécrétoire

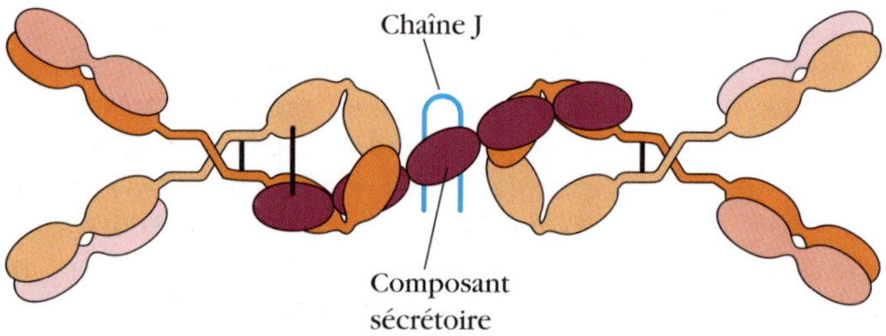

(b) Formation de l'IgA sécrétoire

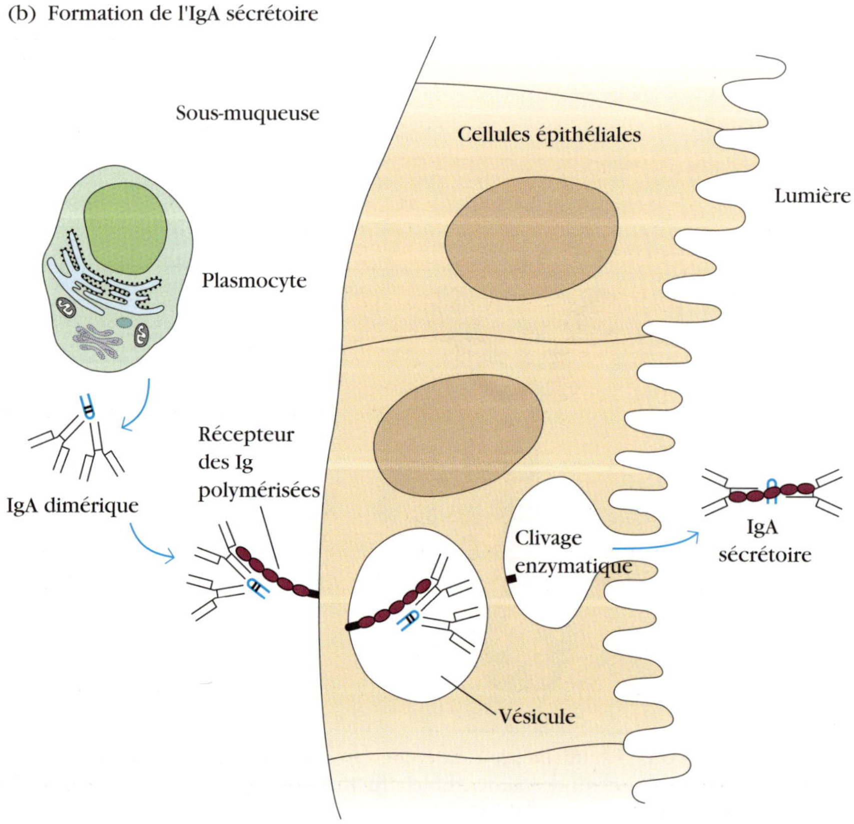

FIGURE 4.15 Structure et formation de l'IgA sécrétoire. (a) L'IgA sécrétoire est constituée d'au moins deux molécules d'IgA qui sont unies par covalence à une chaîne J et au composant sécrétoire. Le composant sécrétoire contient cinq domaines de type immunoglobulinique et il est lié à l'IgA dimérique par une liaison disulfure entre son cinquième domaine et l'une des chaînes lourdes de l'IgA. (b) L'IgA sécrétoire est formée lors du transport à travers les cellules épithéliales des muqueuses. L'IgA dimérique se lie au récepteur des Ig polymérisées sur la membrane basolatérale d'une cellule épithéliale et elle est internalisée par endocytose médiée par un récepteur. Après transport du complexe récepteur-IgA vers la surface luminale, le récepteur des Ig polymérisées est clivé enzymatiquement, ce qui libère le composant sécrétoire lié à l'IgA dimérique.

des épithéliums des muqueuses (par exemple, la bordure des tractus digestif, respiratoire et génital) et sur les épithéliums glandulaires des glandes mammaires, salivaires et lacrymales. Après que l'IgA polymérique se soit liée au récepteur des Ig polymérisées, le complexe récepteur-IgA est transporté à travers la barrière épithéliale vers la lumière. Le transport du complexe récepteur-IgA implique une endocytose médiée par un récepteur dans des puits recouverts (*coated pits*), puis un transport dirigé de la vésicule à travers la cellule épithéliale vers la membrane luminale, où les vésicules fusionnent avec la membrane plasmique. Le récepteur des Ig polymérisées est ensuite séparé enzymatiquement de la membrane et devient le composant sécrétoire lié à l'IgA polymérique, avec laquelle il est libéré dans les sécrétions muqueuses. Le composant sécrétoire masque les sites sensibles au clivage par les protéases de la région charnière de l'IgA sécrétoire, ce qui permet à la molécule polymérique d'exister dans l'environnement muqueux riche en protéases plus longtemps qu'elle ne le ferait sans cela. L'IgM pentamérique est elle aussi transportée par ce mécanisme dans les sécrétions muqueuses, bien qu'elle n'y représente qu'un pourcentage d'anticorps beaucoup plus faible que celui de l'IgA. Le récepteur des Ig polymérisées interagit avec la chaîne J des anticorps polymériques IgA et IgM.

L'IgA sécrétoire assure une importante fonction effectrice au niveau des surfaces des muqueuses qui sont les principaux sites d'entrée de la plupart des pathogènes. Étant donné qu'elle est polymérique, l'IgA sécrétoire peut établir des liaisons croisées avec de gros antigènes possédant de multiples épitopes. La liaison de l'IgA sécrétoire aux antigènes des surfaces bactériennes ou virales empêche la fixation de ces pathogènes aux cellules muqueuses. Une fois cet attachement bloqué, l'infection virale ou la colonisation bactérienne sont inhibées. Les complexes d'IgA sécrétoire et d'antigène sont aisément englobés dans le mucus, puis éliminés par les cellules épithéliales ciliées du tractus respiratoire ou par les mouvements péristaltiques de l'intestin. On a montré que l'IgA sécrétoire apporte une importante ligne de défense contre des bactéries, telles que *Salmonella*, *Vibrio cholerae* et *Neisseria gonorrhoeae* et des virus, tels que ceux de la polyomyélite, de la grippe, et le réovirus.

Le lait contient de l'IgA sécrétoire et nombre d'autres molécules qui aident le nouveau-né à se protéger des infections au cours du premier mois de sa vie (tableau 4.3). Étant donné que le système immunitaire des enfants n'est pas totalement fonctionnel, l'alimentation au sein joue un rôle important dans le maintien de la santé des nouveau-nés.

Immunoglobuline E (IgE)

La puissante activité biologique de l'IgE permet son identification dans le sérum en dépit de sa concentration sérique moyenne extrêmement faible (0,3 µg/mL). Les anticorps IgE médient les réactions d'hypersensibilité immédiate qui sont responsables des symptômes du rhume des foins, de l'asthme, de l'urticaire et du choc anaphylactique. La présence d'un constituant du sérum responsable des réactions allergiques a été démontrée pour la première fois en 1921 par K. Prausnitz et H. Kustner, qui avaient fait une injection intradermique de sérum d'un individu allergique à un individu non allergique. Lorsque l'antigène approprié était injecté par la suite au même endroit, une réaction œdémateuse et érythémateuse (analogue à celle de l'urticaire) s'y développait. Cette réaction, appelée réaction PK, a été la base du premier dosage biologique de l'activité de l'IgE.

TABLEAU 4.3 Bénéfices immunitaires de l'alimentation au sein

Anticorps de la classe de l'IgA sécrétoire	Se lient aux microbes dans le tube digestif de l'enfant et préviennent donc leur fixation sur les parois de l'intestin et leur passage ultérieur dans les tissus de l'organisme
Protéine de liaison de la B_{12}	Réduit la quantité de vitamine B_{12}, vitamine dont ont besoin les bactéries pour leur développement
Facteur bifidus	Favorise la croissance de *Lactobacillus bifidus*, bactérie inoffensive, dans l'intestin de l'enfant. La croissance de telles bactéries non pathogènes contribue à empêcher le développement d'espèces dangereuses.
Acides gras	Rompent les membranes entourant certains virus et détruisent ces derniers
Fibronectine	Augmente l'activité antimicrobienne des macrophages ; aide à la réparation des tissus lésés par les réactions immunitaires de l'intestin de l'enfant
Hormones et facteurs de croissance	Favorisent une maturation plus rapide du tube digestif de l'enfant. Une fois que les membranes initialement « perméables » bordant l'intestin sont devenues matures, les enfants sont moins vulnérables aux micro-organismes
Interféron (IFN-γ)	Augmente l'activité antimicrobienne des cellules immunitaires
Lactoferrine	Se lie au fer, substance minérale dont de nombreuses bactéries ont besoin pour survivre. En réduisant la quantité disponible de fer, la lactoferrine s'oppose à la croissance des bactéries pathogènes
Lysozyme	Tue les bactéries en désagrégeant leurs parois cellulaires
Mucines	Adhèrent aux bactéries et aux virus, empêchant ces micro-organismes de s'attacher aux surfaces des muqueuses
Oligosaccharides	Se lient aux micro-organismes et s'opposent à leur fixation sur les surfaces des muqueuses

Source : Adapté de J Newman, 1995, *How breast milk protects newborns*, *Sci. Am.* **273**(6):76.

L'identification réelle de l'IgE a été réalisée par K. et T. Ishizaka, en 1966. Ils ont pris du sérum d'un individu allergique pour immuniser des lapins et préparer un antisérum anti-isotype. Ensuite, ils ont fait réagir l'antisérum de lapin avec toutes les classes d'anticorps humains connues à l'époque (c'est-à-dire, l'IgG, l'IgA, l'IgM et l'IgD). Ainsi, les anticorps anti-isotypes connus étaient précipités et éliminés de l'antisérum de lapin. Ce qui restait était un anticorps anti-isotype spécifique d'une classe non identifiée d'anticorps. Il s'est avéré que cet anticorps anti-isotype bloquait complètement la réaction PK. Le nouvel anticorps a été appelé IgE (par référence à l'antigène E du pollen d'ambrosie (*ragweed*), qui est un puissant inducteur de cette classe d'anticorps).

L'IgE se lie aux récepteurs du Fc des membranes des basophiles du sang et des mastocytes des tissus. La liaison des molécules d'IgE fixées au récepteur et de l'antigène (allergène) induit la dégranulation des basophiles et des mastocytes ; il en résulte que toute une série de médiateurs pharmacologiquement actifs sont libérés des granules, ce qui est à l'origine du développement des manifestations allergiques (figure 4.16). La dégranulation localisée des mastocytes induite par l'IgE pourrait aussi libérer des médiateurs qui facilitent le développement de diverses cellules nécessaires à la défense anti-parasitaire (voir le chapitre 16).

Immunoglobuline D (IgD)

L'IgD a été découverte pour la première fois chez un patient présentant un myélome multiple dont la protéine myélomateuse ne réagissait pas avec des antisérums anti-isotypes dirigés contre les isotypes alors connus : IgA, IgM et IgG. Lorsque des lapins étaient immunisés par cette protéine de myélome, l'antisérum résultant identifiait cette même classe d'anticorps à de très faibles concentrations dans le sérum humain normal. Cette nouvelle classe, appelée IgD, a une concentration sérique de 30 µg/mL et constitue environ 0,2 % des immunoglobulines totales du sérum. L'IgD, avec l'IgM, est l'immunoglobuline membranaire essentielle exprimée par les cellules B matures, et on pense qu'elle intervient dans l'activation des cellules B par l'antigène. Aucune fonction effectrice biologique de l'IgD n'a été décrite.

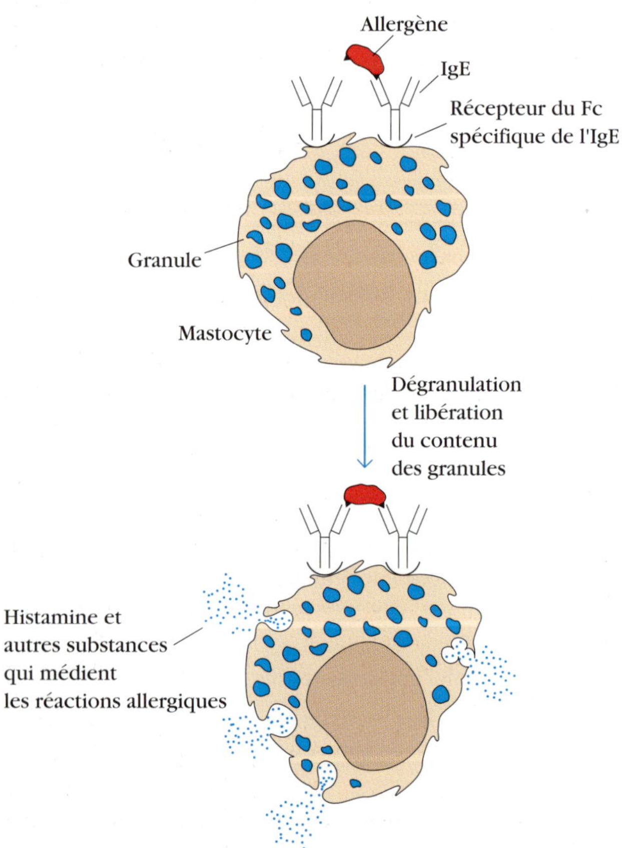

FIGURE 4.16 La liaison de l'allergène à deux IgE fixées à leurs récepteurs de la surface des mastocytes induit la dégranulation de ces derniers et la libération de substances (points bleus) qui médient les manifestations allergiques.

Déterminants antigéniques des immunoglobulines

Étant donné que les anticorps sont des glycoprotéines, ils peuvent se comporter eux-mêmes comme de puissants immunogènes pour induire une réponse anticorps. De tels anticorps anti-Ig sont de puissants outils pour l'étude du développement des cellules B et des réponses immunitaires humorales. Les déterminants antigéniques, ou épitopes, des molécules d'immunoglobulines se classent dans trois catégories essentielles, celles des déterminants isotypique, allotypique ou idiotypique, qui sont localisés dans des régions caractéristiques de la molécule (figure 4.17).

Isotype

Les déterminants isotypiques sont des déterminants de la région constante qui définit collectivement chaque classe et chaque sous-classe des chaînes lourdes, ainsi que chaque type et chaque sous-type des chaînes légères dans une espèce (voir la figure 4.17a). Chaque isotype est codé par un gène de région constante propre et tous les membres d'une espèce possèdent les mêmes gènes de région constante. Au sein d'une espèce, chaque individu normal exprimera dans le sérum tous les isotypes. Les différentes espèces héritent de gènes de région constante différents et, par conséquent, expriment des isotypes différents. Donc, lorsqu'un anticorps d'une espèce est injecté à une autre espèce, les déterminants isotypiques seront reconnus comme étrangers, avec pour conséquence une réponse anticorps aux déterminants isotypiques de l'anticorps étranger. L'anticorps anti-isotype est couramment utilisé dans des buts de recherche pour déterminer la classe ou la sous-classe de l'anticorps sérique produit au cours d'une réponse immunitaire ou pour caractériser la classe de l'anticorps membranaire présent sur les cellules B.

Allotype

Bien que tous les représentants d'une espèce héritent du même groupe de gènes d'isotypes, il existe de nombreux allèles de chacun de ces gènes (voir la figure 4.17b). Ces allèles codent de subtiles différences dans la séquence des amino acides ; ces dernières sont appelées déterminants allotypiques et apparaissent chez certains membres de l'espèce, mais pas chez tous. Chez l'Homme, des allotypes ont été caractérisés dans les quatre sous-classes d'IgG, dans une sous-classe d'IgA et pour la chaîne légère κ. Les allotypes des chaînes γ sont appelés marqueurs Gm. Au moins 25 allotypes Gm différents ont été identifiés ; ils sont désignés par la classe et la sous-classe suivie du numéro de l'allèle, par exemple, G1m(1), G2m(23), G3m(11), G4m(4a). Des deux sous-classes d'IgA, seule la sous-classe IgA2 a des allotypes, A2m(1) et A2m(2). La chaîne légère κ a trois allotypes, désignés κm(1), κm(2) et κm(3). Chacun de ces déterminants allotypiques correspond à des différences de un à quatre amino acides codés par les différents allèles.

Des anticorps dirigés contre les déterminants allotypiques peuvent être produits en injectant des anticorps d'un membre d'une espèce à un autre membre de la même espèce qui porte des déterminants allotypiques différents. Un anticorps contre des déterminants allotypiques est parfois produit par la mère au cours de la grossesse en réponse aux déterminants allotypiques paternels des immunoglobulines fœtales. Des anticorps dirigés contre des déterminants allotypiques peuvent aussi apparaître à la suite d'une transfusion sanguine.

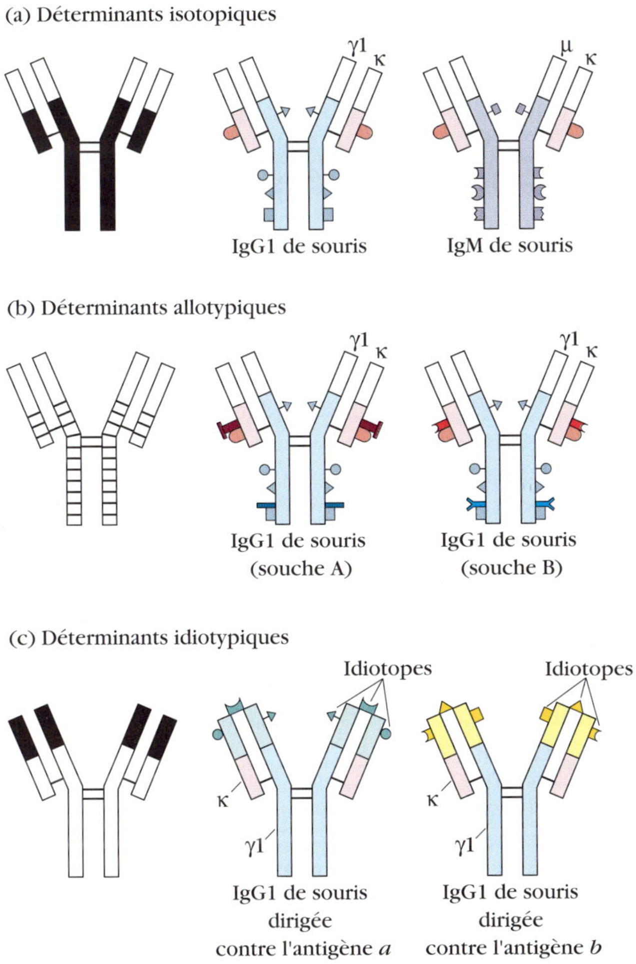

FIGURE 4.17 Déterminants antigéniques des immunoglobulines. Pour chaque type de déterminant, la localisation générale des déterminants au sein de la molécule d'anticorps est représentée (*à gauche*) et deux exemples sont illustrés (*au centre et à droite*). (a) Les déterminants isotopiques sont des déterminants de la région constante qui distinguent chaque classe et chaque sous-classe d'Ig dans une espèce. (b) Les déterminants allotypiques sont de subtiles différences dans les amino acides codés par les différents allèles des gènes des isotypes. Les différences allotypiques peuvent être détectées en comparant la même classe d'anticorps dans différentes souches. (c) Les déterminants idiotypiques sont créés par la conformation des séquences des amino acides dans les régions variables des chaînes lourdes et des chaînes légères, spécifiques de chaque antigène. Chaque déterminant pris individuellement est appelé idiotope, et la somme des idiotopes est l'idiotype.

Idiotype

La séquence d'amino acide spécifique des domaines V_H et V_L d'un anticorps donné peut se comporter non seulement comme un site de liaison à l'antigène, mais aussi comme un groupe de déterminants antigéniques. Les déterminants idiotypiques sont créés par la conformation des régions variables des chaînes lourdes et des chaînes légères. Chaque déterminant antigénique de la région variable est appelé idiotope (voir la figure 4.17c). Dans certains cas, un idiotope pourrait être le site réel de liaison à l'antigène, et dans d'autres cas, un idiotope pourrait correspondre aux séquences de la région variable situées hors du site de liaison à l'antigène. Chaque anticorps présentera de multiples idiotopes. L'ensemble des idiotopes est appelé idiotype de l'anticorps.

Étant donné que les anticorps produits par les cellules B dérivées d'un même clone ont, dans leurs régions variables, des séquences identiques, ils possèdent tous le même idiotype. Un anticorps anti-idiotype est produit en injectant des anticorps présentant les plus faibles variations de leurs isotypes et allotypes, de telle façon que la différence idiotypique puisse être reconnue. On utilise souvent un anticorps homogène, tel qu'un anticorps dirigé contre une protéine de myélome ou un anticorps monoclonal. L'injection d'un tel anticorps à un receveur syngénique aura pour conséquence la formation d'un anticorps anti-idiotype dirigé contre les déterminants idiotypiques.

Récepteur des cellules B

Depuis longtemps, les immunologistes se sont interrogés sur la façon dont l'immunoglobuline membranaire médie un signal activateur à la suite d'un contact avec un antigène. Le dilemme est que tous les isotypes de l'immunoglobuline membranaire ont de très courtes queues cytoplasmiques : les queues cytoplasmiques de l'IgM et de l'IgD membranaires ne contiennent que 3 amino acides, celle de l'IgA membranaire 14 amino acides et celles de l'IgG et de l'IgE membranaires 28 amino acides. Dans chacun de ces cas, la queue cytoplasmique est trop courte pour être capable de s'associer à des molécules qui transmettent un signal intracellulaire (par exemple, des tyrosine kinases ou des protéines G).

La réponse à cette énigme est que l'Ig membranaire ne constitue pas à elle seule la totalité du récepteur de l'antigène des cellules B. Bien au contraire, le **récepteur des cellules B (BCR**, de *B cell receptor*) est un complexe de protéines transmembranaires constitué de l'Ig membranaire et d'hétérodimères unis par une liaison disulfure, appelés Ig-α/Ig-β. Des molécules de cet hétérodimère s'associent à une molécule d'Ig membranaire pour former un BCR (figure 4.18). La chaîne Ig-α a une longue queue cytoplasmique de 61 amino acides. La queue de la chaîne Ig-β contient 48 amino acides. Les queues d'Ig-α et d'Ig-β sont suffisamment longues pour entrer en interaction avec des molécules de signalisation intracellulaire. La

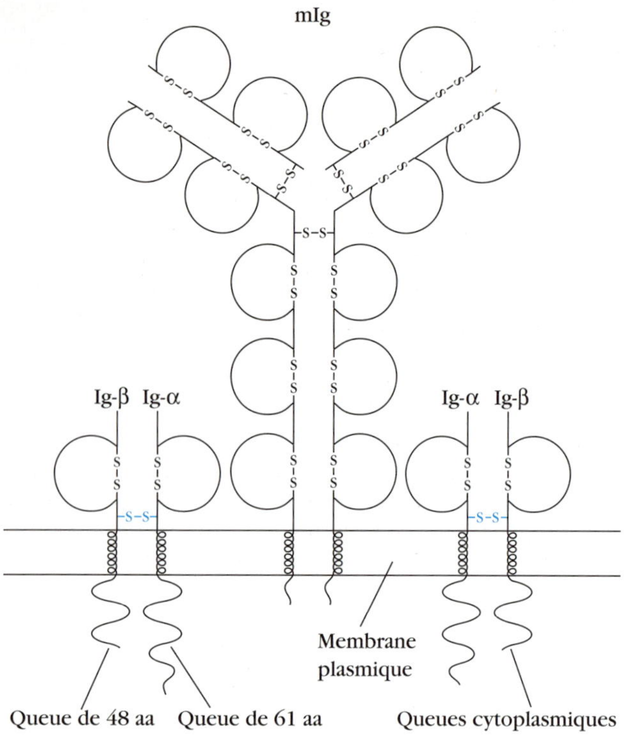

FIGURE 4.18 Structure générale du récepteur des cellules B (BCR). Ce récepteur pour la fixation de l'antigène est constitué d'une immunoglobuline membranaire (mIg) et d'hétérodimères appelés Ig-α/Ig-β. Chaque hétérodimère contient une structure présentant le repliement immunoglobulinique et des queues cytoplasmiques beaucoup plus longues que celles de la mIg. Comme il est représenté, on pense qu'une molécule de mIg est associée à deux molécules d'hétérodimères. [D'après AD Keegan et WE Paul, 1992, *Immunol. Today* **13**:63, et M Reth, 1992, *Annu. Rev. Immunol.* **10**:97.]

découverte de l'hétérodimère Ig-α/Ig-β a considérablement accru la compréhension de l'activation des cellules B ; cette dernière est discutée en détail dans le chapitre 11.

La superfamille des immunoglobulines

Les structures des différentes chaînes lourdes ou légères des immunoglobulines décrites précédemment partagent certaines caractéristiques, ce qui suggère qu'elles ont eu, au cours de l'évolution, un ancêtre commun. En particulier, toutes les classes des chaînes lourdes et des chaînes légères ont une structure en domaines présentant le repliement immunoglobulinique (voir la figure 4.6). La présence de cette structure caractéristique dans toutes les chaînes lourdes ou légères des immunoglobulines suggère que les gènes qui les codent dérivent d'un gène ancestral commun codant un polypeptide d'environ 110 amino acides. La duplication et la divergence ultérieure des gènes pourraient alors avoir créé les différents gènes de chaînes lourdes et de chaînes légères.

On a montré que nombre de protéines membranaires possèdent une ou plusieurs régions homologues au domaine immunoglobulinique. Chacune de ces protéines membranaires est classée comme un membre de la **superfamille des immunoglobulines**. Le terme *superfamille* est utilisé pour caractériser les protéines dont les gènes correspondants dérivent d'un gène ancestral commun codant la structure du domaine de base. Ces gènes ont évolué indépendamment et ne partagent ni lien génétique, ni fonction. Les protéines ci-après, en plus des immunoglobulines elles-mêmes, sont des membres représentatifs de la superfamille des immunoglobulines (figure 4.19) :

- L'hétérodimère Ig-α/Ig-β, qui fait partie du récepteur des cellules B.
- Le récepteur des Ig polymérisées, qui contribue à la constitution du composant sécrétoire de l'IgA et de l'IgM des sécrétions.
- Le récepteur des cellules T.
- Les protéines accessoires des cellules T, y compris le CD1, le CD4, le CD8, le CD28 et les chaînes α, δ et ε du CD3.
- Les molécules de classe I ou de classe II du CMH.
- La β_2-microglobuline, protéine invariante associée aux molécules de classe I du CMH.
- Diverses molécules d'adhésion cellulaire, y compris le VCAM-1, l'ICAM-1, l'ICAM-2 et le LFA-3.
- Le facteur de croissance dérivé des plaquettes.

Nombre d'autres protéines, dont certaines sont étudiées dans d'autres chapitres, appartiennent à la superfamille des immunoglobulines.

La plupart des membres de la superfamille des immunoglobulines n'ont pas été étudiés par cristallographie de rayons X. Néanmoins, la séquence primaire des amino acides de ces protéines suggère qu'elles contiennent toutes des domaines présentant un repliement immunoglobulinique typique, constitués d'environ 110 amino acides disposés en feuillets plissés β anti-parallèles, avec une liaison disulfure intrachaîne invariante unissant des cystéines séparées par 50-70 résidus amino acide.

La plupart des membres de la superfamille des immunoglobulines ne peuvent pas se lier à un antigène. Ainsi, la structure du repliement caractéristique des Ig présentée par de si nombreuses protéines membranaires doit avoir d'autres fonctions que la fixation d'un antigène. Une possibilité serait que le repliement immunoglobulinique facilite les interactions entre les protéines membranaires. Comme il a été décrit précédemment, des interactions peuvent apparaître entre les faces des feuillets plissés β de domaines immunoglobuliniques homologues (par exemple, l'interaction C_H2/C_H2) ou de domaines non homologues (par exemple, les interactions V_H/V_L et C_H1/C_L).

Anticorps monoclonaux

Comme il a été remarqué dans le chapitre 3, la plupart des antigènes possèdent de nombreux épitopes et, par conséquent, induisent la prolifération et la différenciation de toute une série de clones de cellules B, dérivés chacun d'une cellule B qui reconnaît un épitope particulier. Les anticorps sériques résultant sont hétérogènes et sont constitués d'un mélange d'anticorps, chacun d'eux étant spécifique d'un épitope (figure 4.20). Une telle **réponse anticorps polyclonale** facilite la localisation, la phagocytose et la lyse médiée par le complément d'un antigène. Une telle réponse a clairement des avantages pour l'orga-

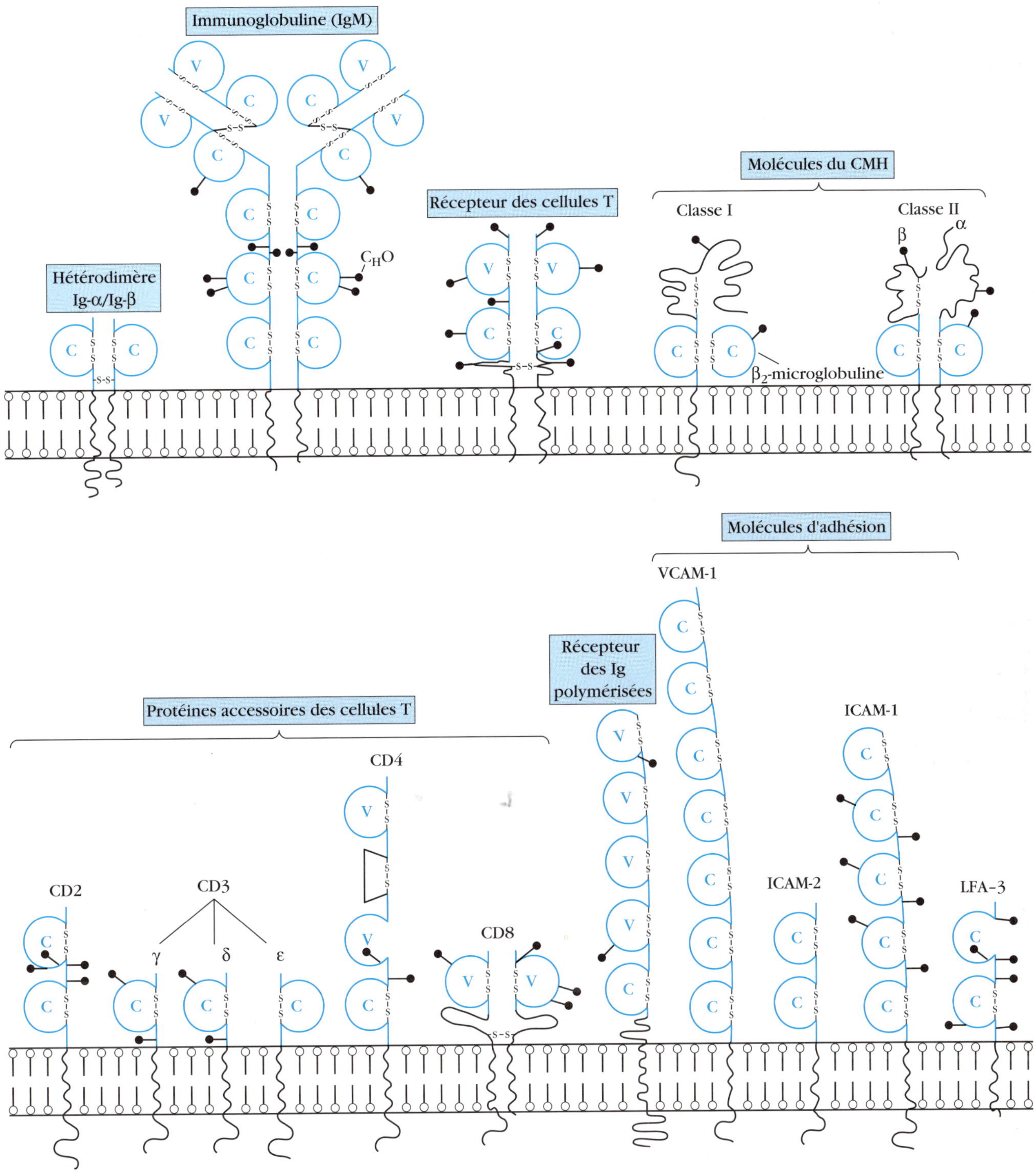

FIGURE 4.19 Quelques membres de la superfamille des immunoglobulines, groupe de glycoprotéines de structure apparentées, habituellement membranaires. Les boucles en bleu représentent les parties de la molécule possédant une structure avec un repliement immunoglobulinique caractéristique. Dans tous les cas représentés ici, à l'exception de la β_2-microglobuline, l'extrémité carboxy-terminale de la molécule est ancrée dans la membrane.

nisme *in vivo*. Malheureusement, l'hétérogénéité des anticorps qui augmente la protection immunitaire *in vivo*, réduit souvent l'efficacité de l'antisérum dans différentes utilisations *in vitro*. Pour la plupart des applications en recherche, en diagnostic et en thérapeutique, les **anticorps monoclonaux**, dérivés d'un unique clone et donc spécifiques d'un seul épitope, sont préférables.

La purification biochimique directe d'un anticorps monoclonal à partir d'une préparation d'anticorps polyclonaux n'est pas réalisable. En 1975, Georges Köhler et Cesar Milstein ont conçu une méthode pour préparer un anticorps monoclonal. Cette méthode est devenue rapidement l'une des technologies clé de l'immunologie. En fusionnant une cellule B productrice d'anticorps normale activée et une cellule de myélome (qui est un plasmocyte cancéreux), ils ont été capables de créer une cellule hybride, appelée **hybridome**, qui possède les propriétés d'immortalité de la cellule de myélome et sécrète l'anti-

Visualisation des concepts

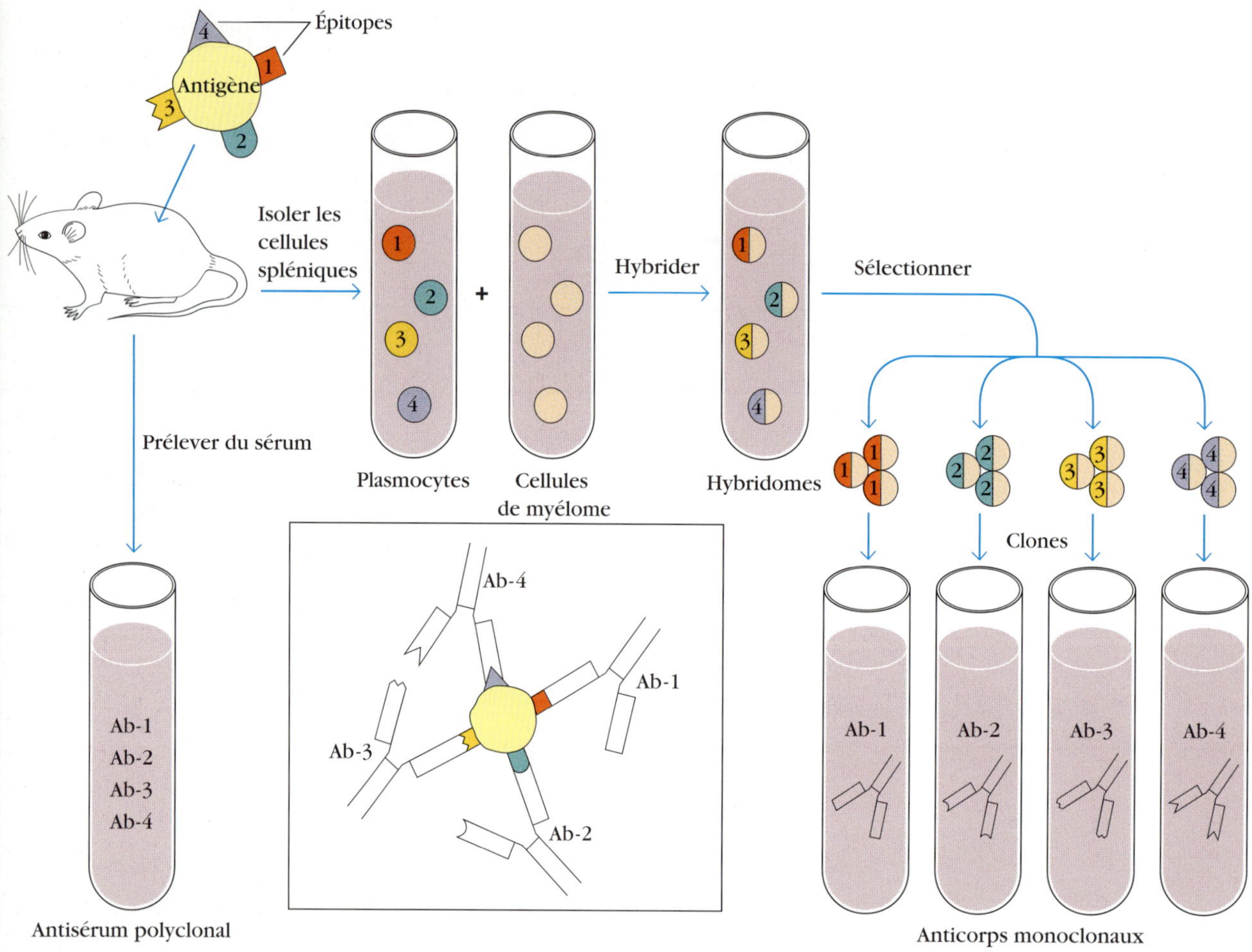

FIGURE 4.20 Le sérum polyclonal conventionnel produit en réponse à un antigène complexe contient un mélange d'anticorps spécifiques chacun d'un des quatre épitopes représentés sur l'antigène. En revanche, un anticorps monoclonal, dérivé d'un seul plasmocyte, est spécifique d'un épitope de l'antigène complexe (encart). Les grandes lignes de la méthode de base pour l'obtention d'un anticorps monoclonal sont illustrées ici.

corps produit par la cellule B (voir la figure 4.20). Les clones de cellules d'hybridome qui en résultent et qui sécrètent de grandes quantités d'un anticorps monoclonal peuvent être cultivés indéfiniment. Le développement des techniques de production des anticorps monoclonaux a donné aux immunologistes (et aux biologistes moléculaires en général) un instrument de recherche puissant et versatile. L'importance du travail de Köhler et de Milstein a été reconnu par la remise à chacun d'eux d'un Prix Nobel en 1984.

Formation et sélection des cellules hybrides

Les hybridomes de cellules B sont produits en utilisant le polyéthylèneglycol pour fusionner des cellules de myélome et des cellules B d'animaux préalablement immunisés avec l'antigène contre lequel on veut faire des anticorps. Les cellules de myélome apportent leur propriété d'immortalité aux cellules fusionnées et les cellules B, qui ne sont capables que d'une croissance limitée *in vitro*, apportent l'information génétique nécessaire à la synthèse de l'anticorps spécifique recherché. En pratique, les cellules ne fusionnent pas toutes et le procédé conduit à un mélange complexe de cellules de myélome et de cellules spléniques (« cellules parentales ») non fusionnées, ainsi que de nombreuses cellules fusionnées. Parmi les cellules fusionnées, il y a trois combinaisons différentes : les fusions non désirées d'une cellule B et d'une autre cellule B ou d'une cellule de myélome et d'une autre cellule de myélome, mais aussi les fusions désirées d'une cellule B et d'une cellule de myélome. Ainsi, les conditions du procédé ne doivent permettre sélectivement que la survie et la croissance des hybridomes cellule B × cellule de myélome. Une méthode courante requière l'utilisation de cellules de myélome déficitaires (en raison d'une mutation préalablement sélectionnée) en l'une des voies de récupération des nucléotides, ce qui les rend incapables de se développer dans le milieu HAT (dénommé ainsi en raison de ses trois composants : hypoxanthine, aminoptérine et thymidine). Lorsque le mélange d'hybridomes et de cellules parentales non fusionnées est placé dans ce milieu, les cellules de myélome parentales ne peuvent pas survivre. Les hybridomes de cellule B × cellule de myélome peuvent survivre parce que la cellule B apporte l'enzyme manquant de la voie de récupération. Bien que les cellules B non fusionnées soient elles aussi capables de survivre dans le milieu HAT, elles ne vivent pas longtemps *in vitro* et meurent.

La sélection par le milieu HAT dépend du fait que les cellules de mammifères peuvent synthétiser les nucléotides par deux voies différentes : la voie *de novo* et la voie de récupération (figure 4.21). La voie *de novo*, dans laquelle un groupe méthyle ou formyle est transféré à partir d'une forme activée du tétrahydrofolate, est bloquée par l'aminoptérine, qui est un analogue de l'acide folique. Lorsque la voie *de novo* est bloquée, les cellules utilisent la voie de récupération, qui contourne le blocage par l'aminoptérine en incorporant directement les purines et les pyrimidines dans les nucléotides nécessaires à la synthèse du DNA et du RNA. Les enzymes qui catalysent la voie de récupération incluent l'hypoxanthine-guanine phosphoribosyl transférase (HGPRT) et la thymidine kinase (TK). Une mutation de l'un ou l'autre de ces deux enzymes bloque la capacité de la cellule à utiliser la voie de récupération. Le milieu HAT contient de l'aminoptérine pour bloquer la voie *de novo* et pour permettre la croissance par la voie de récupération. Par conséquent, les cellules qui n'ont ni HGPRT ni TK meurent dans le milieu HAT en raison de leur incapacité à utiliser la voie de récupération pour acquérir les intermédiaires essentiels à la synthèse des acides nucléiques.

Dans la technologie des hybridomes, les cellules de myélome utilisées sont en fait des doubles mutants.

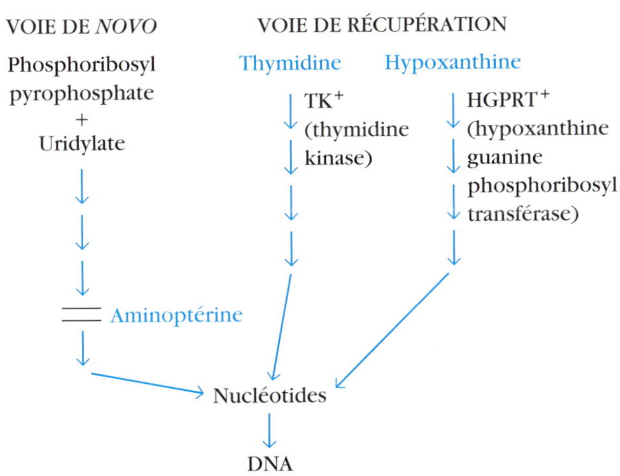

FIGURE 4.21 L'aminoptérine bloque la synthèse du DNA par la voie *de novo*. Elle agit comme analogue de l'acide dihydrofolique et se lie avec une forte affinité à la dihydrofolate réductase, inhibant ainsi la synthèse des purines. En présence d'aminoptérine, les cellules doivent impérativement utiliser la voie de récupération pour produire du DNA.

Comme il a été mentionné précédemment, elles n'ont pas l'enzyme HGPTRase et, par conséquent, sont éliminées dans l'HAT. Elles ont aussi perdu la capacité à produire des immunoglobulines (mutants Ig^-). En utilisant des mutants Ig^-, on s'assure que les anticorps produits par l'hybridome ne sont codés que par les cellules spléniques et que les cellules de myélome n'apportent que leur propriété d'immortalité aux cellules résultant de la fusion. L'autre partenaire de la fusion est habituellement une population de cellules spléniques contenant des cellules B $HGPRT^+$ activées par l'antigène. Ces cellules contribuent à la capacité des hybridomes à utiliser la voie de récupération de l'hypoxanthine, ce qui rend ainsi possible leur survie dans le milieu HAT.

Production des anticorps monoclonaux

La production des anticorps monoclonaux est représentée dans la figure 4.22. Dès que des hybridomes sécrétant l'anticorps sont obtenus, ils doivent être criblés (screenés), en vue d'obtenir la spécificité antigénique recherchée. Bien que certains hybridomes produiront un anticorps spécifique de l'antigène utilisé pour l'immunisation, d'autres seront spécifiques d'antigènes non désirés. Les deux techniques de criblage (screening) les plus courantes sont l'ELISA et le RIA ; elles sont décrites dans le chapitre 6. Après leur identification, les hybridomes de la spécificité désirée sont reclonés pour assurer que la culture est vraiment monoclonale, puis ils sont cultivés par différentes méthodes pour produire l'anticorps monoclonal désiré. Lorsqu'un hybridome est cultivé dans des flacons de culture de tissu, l'anticorps est sécrété dans le milieu, habituellement à de très faibles concentrations (1-20 µg/mL). Un hybridome peut aussi se développer dans la cavité péritonéale d'une souris compatible, où il sécrète l'anticorps monoclonal dans le liquide d'ascite à des concentrations beaucoup plus élevées (habituellement, 1-10 mg/mL environ) ; l'anticorps peut être purifié par chromatographie du liquide d'ascite de souris. Pour répondre à la demande croissante d'anticorps monoclonaux, des techniques de croissance *in vitro* des cellules d'hybridome à de très hautes densités ($> 10^7$/mL) ont été développées.

La production d'anticorps monoclonaux humains a été gênée par de nombreuses difficultés techniques. La plus importante a été le manque de cellules humaines immortelles, sensibles à la sélection par l'HAT, ne sécrétant pas d'anticorps et assumant la production d'anticorps dans les hybridomes réalisés avec elles. Une alternative pour conférer l'immortalité à des cellules B humaines, sans passer par une fusion avec des cellules de myélome, consiste à transformer des lymphocytes B humains normaux par le virus d'Epstein-Barr (EBV). Lorsque des lymphocytes B sont cultivés avec un antigène en présence d'EBV, certains d'entre eux acquièrent la propriété d'immortalité des cellules transformées, tout en continuant à sécréter un anticorps. Le clonage de telles cellules activées transformées a permis la production d'anticorps monoclonaux humains, mais les quantités sécrétées sont généralement faibles.

Un autre problème est la difficulté d'obtenir facilement des cellules B activées par un antigène à partir de tissus lymphoïdes humains équivalents à la rate de souris. Généralement, les hybridomes humains sont préparés à partir

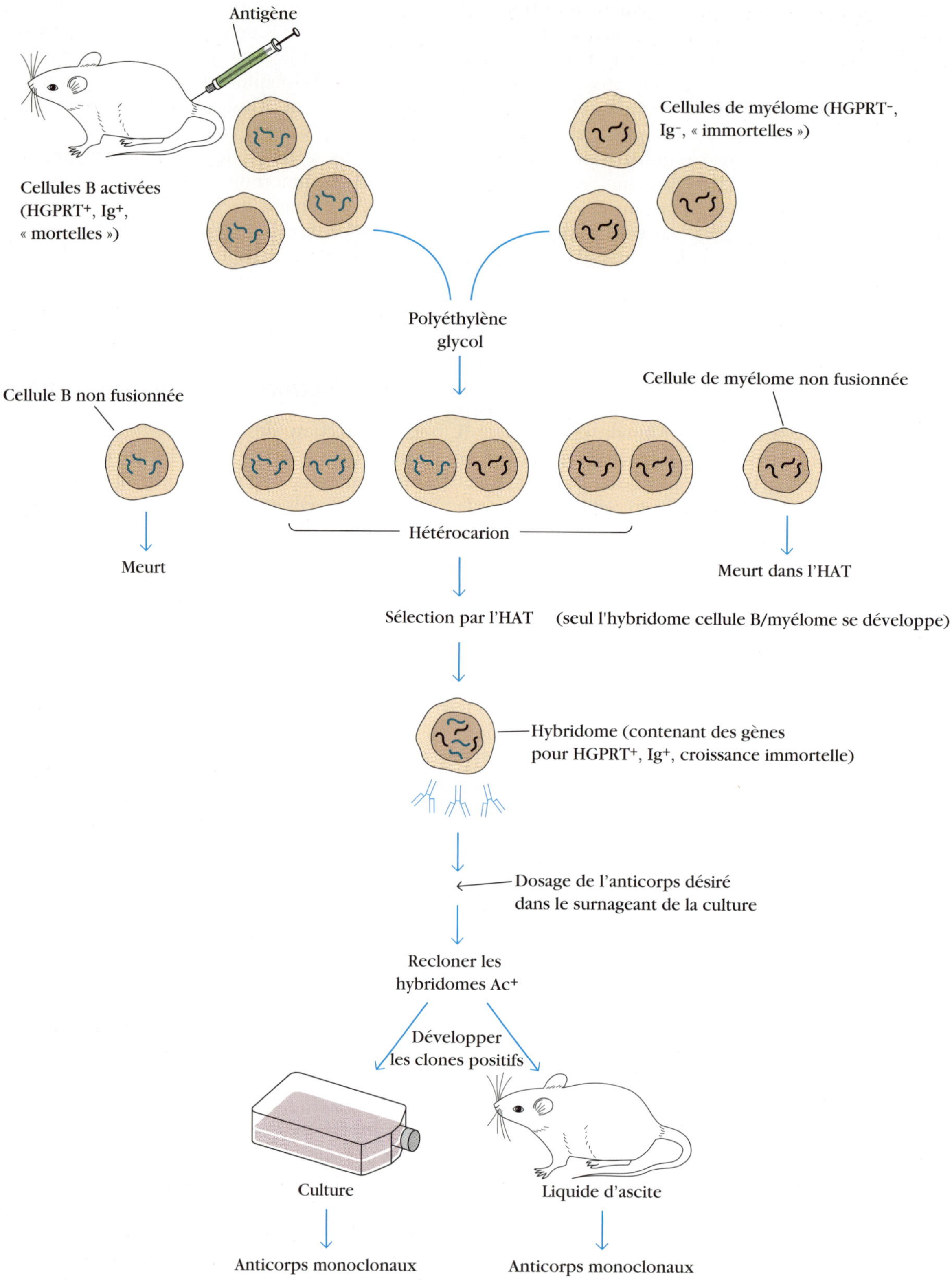

FIGURE 4.22 Procédé de production d'anticorps monoclonaux spécifiques d'un antigène donné développé par G. Kohler et C. Milstein. Des cellules spléniques ($HGPRT^+$ et Ig^+) de souris activées par un antigène sont fusionnées avec des cellules de myélome de souris ($HGPRT^-$ et Ig^-). La cellule splénique fournit les enzymes nécessaires à la croissance dans le milieu HAT, tandis que la cellule de myélome apporte ses propriétés d'immortalité. Les cellules de myélome non fusionnées ou les fusions myélome/myélome ne peuvent pas se développer en raison de leur manque d'HGPRT. Les cellules spléniques non fusionnées ont des capacités de croissance *in vitro* limitées et meurent en quelques jours.

de sang périphérique humain qui contient très peu de cellules B activées engagées dans une réponse immunitaire. Il est possible d'obtenir des cellules B qui aient été activées par des antigènes présents dans des vaccins normalement administrés à des personnes, mais des volontaires ne peuvent pas être immunisés avec toute la gamme des antigènes susceptibles d'être administrés à des souris ou à d'autres animaux. Pour contourner cette difficulté, des cellules humaines cultivées sont parfois activées avec un antigène *in vitro*. Cependant, le système *in vitro* ne peut pas reproduire le micro-environnement normal du tissu lymphoïde ; il en résulte que les cellules B ne produisent habituellement qu'un anticorps IgM de faible affinité.

Une possibilité pour éviter la nécessité d'une activation *in vitro* des cellules B humaines est de transplanter les cellules nécessaires pour susciter une réponse immunitaire humaine de l'Homme à la souris SCID. Bien que les souris normales rejettent de telles transplantations, ces dernières sont facilement effectuées chez la souris SCID, parce que ces animaux n'ont pas de système immunitaire fonctionnel. Par conséquent, on peut faire des souris SCID-humanisées qui contiennent des cellules B et des cellules T humaines. À la suite de l'immunisation de ces souris, des cellules B humaines activées peuvent être isolées de la rate des souris et utilisées pour produire des anticorps monoclonaux humains.

Utilisations cliniques des anticorps monoclonaux

Les anticorps monoclonaux se sont révélés être des réactifs très utiles pour le diagnostic, l'imagerie et la thérapeutique en médecine clinique. Initialement, les anticorps monoclonaux ont été utilisés essentiellement comme réactifs de diagnostic *in vitro*. Parmi les nombreux réactifs de diagnostic utilisant des anticorps monoclonaux disponibles actuellement, figurent des produits pour le diagnostic de la grossesse, la détermination de nombreux micro-organismes pathogènes, le dosage des taux sanguins de divers médicaments, la détermination des antigènes d'histocompatibilité et la détection d'antigènes émis par certaines tumeurs.

Des anticorps monoclonaux marqués par un élément radioactif peuvent aussi être utilisés *in vivo* pour détecter ou localiser des antigènes tumoraux et permettre un diagnostic précoce de certaines tumeurs primaires ou métastatiques chez des patients. Par exemple, un anticorps monoclonal dirigé contre des cellules de cancer du sein, marqué par ^{131}I, est introduit dans le sang pour détecter la dissémination de la tumeur vers des ganglions lymphatiques régionaux. Cette technique d'imagerie monoclonale peut détecter des métastases de cancer du sein qui n'auraient pas été mises en évidence par d'autres techniques moins sensibles.

Des **immunotoxines,** constituées d'anticorps monoclonaux spécifiques d'une tumeur et couplés à des toxines létales, sont des réactifs thérapeutiques potentiellement précieux. Les toxines utilisées dans la préparation des immunotoxines incluent le ricin, la toxine de *Shigella* et la toxine diphtérique, qui toutes inhibent la synthèse des protéines. Ces toxines sont si puissantes qu'on a vu une seule molécule tuer une cellule. Chacune de ces toxines

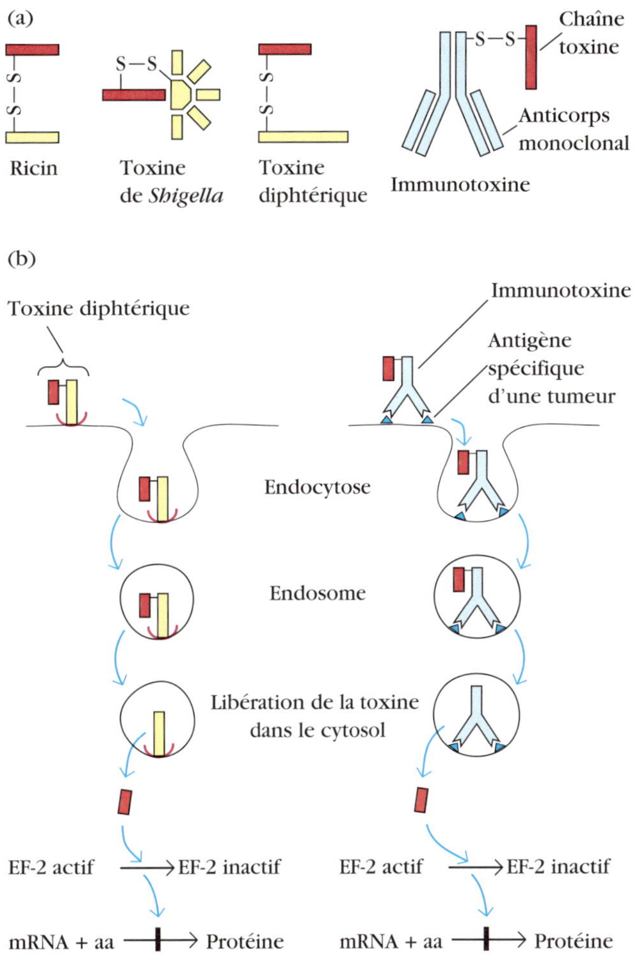

FIGURE 4.23 (a) Les toxines utilisées pour préparer les immunotoxines incluent le ricin, la toxine de *Shigella* et la toxine diphtérique. Chaque toxine contient une chaîne toxine inhibitrice (rouge) et un composant de liaison (jaune). Pour préparer une immunotoxine, le composant de liaison de la toxine est remplacé par un anticorps monoclonal (bleu). (b) La toxine diphtérique se lie à un récepteur de la membrane cellulaire (*à gauche*) et une immunotoxine diphtérique se lie à un antigène associé à une tumeur (*à droite*). Dans chaque cas, la toxine est internalisée dans un endosome. La chaîne toxine est ensuite libérée dans le cytoplasme où elle inhibe la synthèse des protéines en catalysant l'inactivation du facteur 2 d'élongation (EF-2).

est constituée de deux types de composants polypeptidiques foncièrement distincts, une chaîne inhibitrice (toxine) et une ou plusieurs chaînes de liaison qui entrent en interaction avec des récepteurs des surfaces cellulaires. En l'absence de polypeptide(s) de liaison, la toxine ne peut pas entrer dans les cellules et, par conséquent, elle est inoffensive. Une immunotoxine est préparée en remplaçant le(s) polypeptide(s) de liaison par un anticorps monoclonal spécifique d'une cellule tumorale donnée (figure 4.23a). En théorie, l'anticorps monoclonal attaché ne délivrera la chaîne toxique qu'aux cellules tumorales, où cette dernière provoquera la mort par inhibition de la synthèse protéique (figure 4.23b). Les réponses cliniques initiales à de telles immunotoxines chez des patients atteints de leucémie, de lymphome ou d'autres types de cancers se sont montrées prometteuses et des études cliniques pour établir leur faisabilité sont en cours.

Anticorps monoclonaux catalytiques (abzymes)

La liaison d'un anticorps à son antigène est semblable en de nombreux points à la liaison d'un enzyme à son substrat. Dans les deux cas, la liaison implique des interactions faibles, non covalentes, et montre une haute spécificité et souvent une forte affinité. Ce qui distingue une interaction anticorps-antigène d'une interaction enzyme-substrat est le fait que l'anticorps ne modifie pas l'antigène, tandis que l'enzyme catalyse un changement chimique dans son substrat. Cependant, tout comme les enzymes, les anticorps d'une spécificité appropriée peuvent stabiliser l'état de transition d'un substrat lié, réduisant ainsi l'énergie d'activation de la modification chimique du substrat.

En raison des similitudes entre les interactions antigène-anticorps et enzyme-substrat, R.A. Lerner et ses collaborateurs se sont demandés si certains anticorps pouvaient se comporter comme des enzymes et catalyser des réactions chimiques. Pour étudier cette possibilité, ils ont produit un complexe haptène-porteur dans lequel l'haptène ressemblait structuralement à l'état de transition d'un ester en cours d'hydrolyse. En utilisant ce conjugué, ils ont créé des anticorps monoclonaux anti-haptène. Lorsque ces derniers étaient incubés avec un ester, jouant le rôle de substrat, certains d'entre eux accéléraient l'hydrolyse jusqu'à environ 1 000 fois. Ainsi, ils se comportaient comme un enzyme qui catalyse normalement l'hydrolyse du substrat. L'activité catalytique de ces anticorps était hautement spécifique ; ainsi, ils n'hydrolysaient que les esters dont la structure de l'état de transition ressemblait étroitement à celle de l'haptène au sein du conjugué utilisé pour l'immunisation. Ces anticorps catalytiques ont été appelés **abzymes**, par référence à leur rôle double d'anticorps (de l'abrévation anglaise Ab pour anticorps) et d'enzyme.

Un but central de la recherche sur les anticorps catalytiques est la production d'une batterie d'abzymes qui coupent les liaisons peptidiques au niveau de résidus amino acide spécifiques, tout comme les enzymes de restriction coupent le DNA au niveau de sites spécifiques. De tels abzymes seraient de précieux instruments pour l'analyse structurale et fonctionnelle des protéines. De plus, il pourrait être possible de créer des abzymes capables de dissoudre les caillots sanguins ou de cliver les glycoprotéines virales au niveau de sites spécifiques, bloquant ainsi le pouvoir infectieux des virus. Malheureusement, les enzymes catalytiques qui clivent les liaisons peptidiques des protéines sont extrêmement difficiles à produire. Beaucoup de recherches actuellement entreprises dans ce domaine sont consacrées à la solution de cet important, mais difficile problème.

Résumé

1. La structure de base d'une molécule d'anticorps est constituée de deux chaînes légères identiques et de deux chaînes lourdes identiques, unies par des liaisons disulfure (voir la figure 4.2). Les 110 amino acides N-terminaux de chaque chaîne lourde et de chaque chaîne légère constituent un domaine variable (V_H et V_L). Le reste de chaque chaîne légère est constitué d'un seul domaine constant (C_L) ; le reste de chaque chaîne lourde contient trois ou quatre domaines constants (C_H).
2. Dans une molécule d'anticorps donnée, la région constante contient l'une des cinq séquences de base des chaînes lourdes (μ, γ, δ, α ou ε) et l'une des deux séquences de base des chaînes légères (κ ou λ). Ces séquences sont appelées isotypes. Les isotypes des chaînes lourdes déterminent les cinq classes d'anticorps (IgM, IgG, IgD, IgA et IgE) et les fonctions effectrices de la molécule (voir la figure 4.13 et les tableaux 4.1 et 4.2).
3. Chaque domaine de la molécule d'immunoglobuline a une structure tertiaire caractéristique appelée repliement immunoglobulinique (voir la figure 4.6). La structure du repliement immunoglobulinique est aussi présente dans un grand groupe de protéines membranaires (voir la figure 4.19). À l'exception des anticorps et des récepteurs des cellules T, les membres de la superfamille des immunoglobulines ne fixent pas d'antigènes. La structure du repliement immunoglobulinique de base pourrait faciliter les interactions homologues ou non homologues entre les membres de cette famille.
4. À l'intérieur du domaine variable amino-terminal de chaque chaîne lourde et de chaque chaîne légère, il y a trois régions hypervariables, appelées aussi régions de complémentarité (CDR). Ces dernières sont formées par certaines des boucles qui connectent les brins β de ces domaines (voir les figures 4.6 et 4.7). Dans la conformation tridimensionnelle d'une molécule d'anticorps, ces régions sont proches les unes des autres, elles forment le site de liaison et déterminent la spécificité de la molécule d'anticorps.
5. Les immunoglobulines sont exprimées sous deux formes : l'anticorps sécrété produit par les plasmocytes et l'anticorps membranaire présent à la surface des cellules B. L'immunoglobuline membranaire s'associe à un hétérodimère appelé Ig-α/Ig-β pour former le récepteur des cellules B (voir la figure 4.18). La spécificité antigénique d'une cellule B est déterminée par l'anticorps membranaire qu'elle exprime. L'hétérodimère Ig-α/Ig-β du récepteur des cellules B médie les signaux intracellulaires qui conduisent à l'activation des cellules B, à la suite de leur interaction avec l'antigène.
6. Les cinq classes d'anticorps diffèrent par leur capacité à effectuer diverses fonctions effectrices, par leurs concentrations sériques moyennes et par leur demi-vie (voir le tableau 4.2). L'IgG, la classe la plus abondante du sérum, est particulièrement importante pour éliminer les antigènes par divers mécanismes ; elle est aussi la seule classe à pouvoir passer à travers le placenta. L'IgM sérique existe sous forme de pentamère (voir la figure 4.13e) ; en raison de sa valence élevée, l'IgM est plus efficace que les autres classes dans la neutralisation des virus, l'agglutination des bactéries et l'activation du complément. L'IgA est la classe prédominante des sécrétions externes, y compris le lait et le mucus. Dans ces sécrétions, l'IgA sécrétée existe sous forme de dimères ou de tétramères unis par des liaisons disulfure à la chaîne J et au composant sécré-

toire (figure 4.15). L'IgD et l'IgE sont les deux classes les moins abondantes du sérum. L'IgD (de concert avec l'IgM) est l'anticorps membranaire essentiel des cellules B matures et l'IgE médie la dégranulation des mastocytes (voir la figure 4.16).

7. Il existe trois fonctions effectrices essentielles qui permettent aux anticorps d'éliminer les antigènes et de tuer les pathogènes. L'opsonisation provoque la phagocytose des antigènes par les macrophages et les neutrophiles. L'activation du complément par l'IgM et la plupart des sous-classes d'IgG humaines peut activer une voie qui conduit à la création d'un groupe de protéines capables de perforer les membranes cellulaires. La cytotoxicité cellulaire dépendante des anticorps (ADCC) peut provoquer la mort des cellules cible médiée par les cellules NK, lorsque l'anticorps lié aux cellules cible s'associe aux récepteurs du Fc des cellules NK.
8. Contrairement aux anticorps polyclonaux, un anticorps monoclonal est une préparation homogène spécifique d'un unique épitope de la surface d'un antigène complexe (voir la figure 4.20). Dans un procédé habituel de production d'anticorps monoclonaux, des cellules B spléniques activées ($HGPRT^+$, Ig^+) sont fusionnées avec des cellules de myélome de souris ($HGPRT^-$, Ig^-). Ces cellules hybrides, appelées hybridomes de cellules B, continuent à sécréter l'anticorps spécifique de la cellule B activée, mais possèdent les propriétés d'immortalité de la cellule de myélome (voir la figure 4.22).

Références

Arevalo, JH, MI Taussig, et IA Wilson. 1993. Molecular basis of crossreactivity and the limits of antibody-antigen complementarity. *Nature* **365**:859.

Branden, C, et J Tooze. 1991. *Introduction to Protein Structure*. New York, Garland.

Carayannopoulos, L, et JD Capra. 1993. Immunoglobulins: structure and function. In *Fundamental Immunology*, 3e éd., WE Paul, éd., New York, Raven.

Driggers EM, et PG Schultz 1996. Catalytic Antibodies. *Adv. Protein Chem*, **49**:261.

Garcia, KC, *et al.* 1992. Three-dimensional structure of an angiotensin 11-Fab complex at 3 Å: hormone recognition by an anti-idiotypic antibody. *Science* **257**:502.

Greenspan, NS, et CA Bona. 1993. Idiotypes: structure and immunogenicity. *FASEB* **7**:437.

Kohler, G, et C Milstein. 1975. Continuous cultures of fused cells secreting antibody of predefined specificity. *Nature* **256**:495.

Kraehenbuhl, JP, et MR Neutra. 1992. Transepithelial transport and mucosal defence II: secretion of IgA. *Trends Cell Biol.* **2**:134.

Immunology Today, The Immune Receptor Supplement, 2e éd. 1997. Elsevier Trends Journals, Cambridge, UK (ISSN 1365-1218).

Lerner, RA, et A Tramontano. 1988. Catalytic antibodies. *Sci. Am.* **258**(3):58.

Newman, J. 1995. How breast milk protects newborns. *Sci. Am.* **273**(6):76.

Reth, M. 1995. The B-cell antigen receptor complex and coreceptor. *Immunol. Today* **16**:310.

Stanfield, RL, et IA Wilson. 1995. Protein-peptide interactions. *Curr. Opin. Struc. Biol.* 5-103.

Underdown, BJ, et IM Schiff. 1986. Immunoglobulin A: strategic defence initiative at the mucosal surface. *Annu. Rev. Immunol.* **4**:389.

Wedemayer, Gj, PA Patten, LH Wang, IIG Schultz, et RC Stevens. 1997. Structural insights into the evolution of an antibody combining site. *Science*, **276**:1665.

Wilson, IA, et RL Stanfield. 1994. Antibody-antibody interactions: new structures and new conformational changes. *Curr. Opin. Struc. Biol.* **4**:857,

Sites Web utiles

http://immuno.bme.nwu.edu/
The Kabat Database of Sequences of Proteins of Immunological Interest : Ce site donne les séquences des amino acides, ainsi que celles du DNA, de nombreux anticorps et d'autres protéines qui jouent des rôles importants en immunologie.

http://www.biochem.ucl.ac.uk/~martin/abs
Antibodies—Structure and Sequence : Ce site Web résume les informations utiles sur la structure et la séquence des anticorps. Il fournit une information générale sur les anticorps et leurs structures cristallines et il relie cette dernière à d'autres informations concernant les anticorps.

http://www.ncbi.nlm.nih.gov
National Center for Biotechnology Information (NCBI) : Source unique et exhaustive de données informatisées concernant la bibliographie, les séquences des acides nucléiques, les séquences des protéines et les moyens d'analyse des séquences, créée et mise à jour par la *National Library of Medicine*.

http://www.ncbi.nlm.nih.gov/Structure/
The Molecular Modelling Database (MMDB) contient les structures tridimensionnelles déterminées par cristallographie de rayons X et spectroscopie RMN. Les données de la MMDB sont obtenues à partir de la *Protéine Data Bank (PDB)*. Le *National Center for Biotechnology Information (NCBI)* a relié les données structurales aux informations bibliographiques, aux bases de données concernant les séquences des protéines et des acides nucléiques, ainsi qu'à la base de données taxonomique animale du NCBI. Le NCBI a développé un système de visualisation de la structure 3D permettant une visualisation interactive aisée des structures moléculaires à partir de *Entrez Med*.

Questions à l'usage des étudiants

1. Dire si chacune des assertions suivantes est vraie ou fausse. Si vous pensez qu'une assertion est fausse, expliquez pourquoi.

a. Un lapin immunisé par de l'IgG3 humaine produira un anticorps réagissant avec toutes les sous-classes d'IgG humaine.

b. Une cellule de myélome $HGPRT^-$ nécessite de l'hypoxanthine pour croître.

c. Toutes les molécules d'immunoglobuline de la surface d'une cellule B donnée ont le même idiotype.

d. Toutes les molécules d'immunoglobuline de la surface d'une cellule B donnée ont le même isotype.

e. Toutes les molécules de protéine de myélome dérivées d'un seul clone de myélome ont le même idiotype et le même allotype.

f. Lorsqu'un hétérocaryon est initialement formé, il est multinucléé.

g. Les régions hypervariables ont un important contact avec l'épitope.

h. L'IgG est plus efficace que l'IgM dans l'agglutination bactérienne.

i. De l'hypoxanthine est ajoutée au milieu HAT pour prévenir la croissance cellulaire par la voie de récupération.

j. Tous les isotypes sont normalement trouvés chez chaque individu d'une espèce.

k. La région variable des chaînes lourdes (V_H) est deux fois plus longue que celle des chaînes légères (V_L).

l. Une cellule de myélome révertante HGPRT+ serait un bon partenaire de fusion pour la production d'hybridomes de cellules B parce qu'elle ne serait pas capable de croître dans le milieu HAT.

2. Un étudiant en immunologie actif a isolé une protéine X qu'il croit être un nouvel isotype d'immunoglobuline humaine.

a. Quelle caractéristique structurale aurait la protéine X pour être classée comme immunoglobuline ?

b. Vous préparez des antisérums de lapin contre l'IgG humaine totale, la chaîne κ humaine et la chaîne γ humaine. En admettant que la protéine X soit, en fait, un nouvel isotype d'immunoglobuline, auquel de ces antisérums se lierait-il ? Pourquoi ?

c. Imaginez un procédé expérimental pour préparer un antisérum qui soit spécifique de la protéine X.

3. Selon la théorie de la sélection clonale, toutes les molécules d'immunoglobuline d'une unique cellule B ont la même spécificité antigénique. Expliquez pourquoi la présence d'IgM et d'IgD sur la même cellule B ne viole pas cette monospécificité impliquée par la sélection clonale.

4. L'IgG qui contient des chaînes lourdes γ s'est développée beaucoup plus récemment lors de l'évolution que l'IgM qui contient des chaînes lourdes μ. Décrire deux avantages et deux inconvénients de l'IgG, par comparaison à l'IgM.

5. Bien que les cinq isotypes d'immunoglobuline partagent de nombreuses caractéristiques structurales communes, les différences de leur structure affectent leurs activités biologiques.

a. Donnez une représentation schématique d'une molécule d'IgG typique et marquez chacune des parties ci-après : chaînes H, chaînes L, liaisons disulfure interchaînes, liaisons disulfure intrachaînes, régions charnières, Fab, Fc et tous les domaines. Indiquez quels domaines sont impliqués dans la liaison à l'antigène.

b. Comment devriez-vous modifier le schéma de l'IgG pour représenter une molécule d'IgA isolée de la salive ?

c. Comment devriez-vous modifier le schéma de l'IgG pour représenter une IgM sérique ?

6. Remplir le tableau ci-après donnant les propriétés des molécules d'IgG et de leurs différentes parties. Insérer un (+) si la molécule ou une partie de celle-ci présente la propriété, un (–) si elle ne l'a pas et un (+/–) si elle ne la possède que faiblement.

Propriété	IgG totale	Chaîne H	Chaîne L	Fab	F(ab')$_2$	Fc
Se lie à l'antigène						
Liaison divalente à l'antigène						
Se lie aux récepteurs du Fc						
Fixé au complément en présence de l'antigène						
A des domaines V						
A des domaines C						

7. Étant donné que les molécules d'immunoglobuline possèdent des déterminants antigéniques, elles peuvent se comporter elles-mêmes comme des immunogènes, induisant la formation d'un anticorps. Pour chacun des scénarios d'immunisation ci-après, indiquez si des anticorps anti-immunoglobuline seraient formés contre des déterminants isotypique (IS), allotypique (AL) ou idiotypique (ID) :

a. Des anticorps anti-DNP produits chez une souris BALB/c sont injectés à une souris C57BL/6.

b. Des anticorps monoclonaux anti-BGG d'une souris BALB/c sont injectés à une autre souris BALB/c.

c. Des anticorps anti-BGG produits chez une souris BALB/c sont injectés à un lapin.

d. Des anticorps anti-DNP produits chez une souris BALB/c sont injectés à une souris d'une autre souche.

e. Des anticorps anti-BGG produits chez une souris BALB/c sont injectés à la même souris.

8. Écrire OUI ou NON dans le tableau ci-après pour indiquer si les antisérums de lapin listés en haut réagissent avec les composants de l'anticorps de souris listés à gauche.

	Antisérums de lapin contre le composant de l'anticorps de souris				
	Chaîne γ	Chaîne κ	Fragment Fab d'IgG	Fragment Fc d'IgG	Chaîne J
Chaîne γ de souris					
Chaîne κ de souris					
IgM totale de souris					
Fragment Fc d'IgM de souris					

9. Les cellules de myélome utilisées dans la production des hybridomes de cellules B ont trois propriétés qui en font des partenaires de fusion appropriés. Énumérer ces propriétés et expliquer pourquoi elles sont nécessaires à la production d'hybridomes qui sécrètent les anticorps de cellule B.

10. La structure caractéristique des domaines des immunoglobulines, appelée repliement immunoglobulinique, apparaît aussi dans de nombreuses protéines membranaires appartenant à la famille des immunoglobulines.

a. Décrivez les caractéristiques typiques qui définissent la structure des domaines présentant un repliement immunoglobulinique.

b. Donnez trois protéines membranaires qui appartiennent à la superfamille des immunoglobulines. Comment la présence dans ces protéines de la structure en domaines qui présentent un repliement immunoglobulinique pourrait-elle faciliter la fonction de ces protéines ?

11. Où sont localisées les régions hypervariables dans une molécule d'anticorps et quelles sont leurs fonctions ?

12. Si vous omettiez de mettre de l'aminoptérine dans le milieu HAT utilisé pour sélectionner les hybridomes dans le procédé standard de production des anticorps monoclonaux, quelles en seraient les conséquences ?

13. Vous préparez une immunotoxine en conjugant la toxine de la diphtérie à un anticorps monoclonal spécifique d'un antigène tumoral.

a. Si cette immunotoxine est injectée à un animal, des cellules normales seront-elles tuées ? Expliquez.

b. Si la partie anticorps de l'immunotoxine est dégradée de telle façon que la toxine soit libérée, des cellules normales seront-elles tuées ?

14. Une chercheuse voulait préparer un antisérum de lapin spécifique de l'IgG de souris. Elle a injecté un lapin avec de l'IgG de souris purifiée et obtenu un antisérum qui réagissait fortement avec l'IgG de souris. Cependant, à son grand étonnement, l'antisérum réagissait aussi avec chacun des autres isotypes de souris. Expliquez pourquoi elle a obtenu ce résultat. Comment pourrait-elle rendre l'antisérum de lapin spécifique de l'IgG de souris ?

15. Vous fusionnez des cellules spléniques, qui possèdent un génotype normal des chaînes lourdes H et des chaînes légères L d'immunoglobuline, avec trois préparations de cellules de myélome qui diffèrent par leur génotype d'immunoglobuline décrit ci-après : (a) H^+, L^+ ; (b) H^-, L^+ et (c) H^-, L^-. Pour chaque hybridome, prédire comment de nombreux sites de liaison à l'antigène spécifiques, constitués d'une chaîne H et d'une chaîne L, pourraient théoriquement être produits et donner la structure des chaînes des molécules d'anticorps possibles. Pour chaque molécule d'anticorps possible, indiquer si les chaînes viendraient du partenaire de fusion splénique (S) ou du partenaire de fusion myélomateux (M) (par exemple, H_sL_s/H_mL_m).

16. Pour chaque isotype d'immunoglobuline (a-e), choisir la (les) description(s) listée(s) ci-dessous (1-12) qui est (sont) vraie(s) pour chaque isotype. Chaque description peut être utilisée une fois, plus d'une fois ou pas du tout. Plus d'une description pourrait s'appliquer à certains isotypes.

Isotypes

a.— IgA	c. — IgE	c.— IgM
b.— IgD	d.— IgG	

Descriptions

(1) La forme sécrétée est un pentamère de l'unité de base H_2L_2.

(2) Se lie aux récepteurs du Fc des mastocytes.

(3) Les formes multimériques ont une chaîne J.

(4) Présent à la surface des cellules B matures non activées.

(5) Isotype le plus abondant dans le sérum.

(6) Anticorps majeur des sécrétions, telles que la salive, les larmes et le lait.

(7) Présent à la surface des cellules B immatures.

(8) Le premier anticorps sérique à apparaître dans une réponse immunitaire primaire.

(9) Joue un rôle important dans l'hypersensibilité immédiate.

(10) Joue un rôle essentiel dans la protection contre les pathogènes qui passent à travers les muqueuses intestinale ou respiratoire.

(11) Les formes multimériques pourraient contenir un composant sécrétoire.

(12) Isotype le moins abondant du sérum.

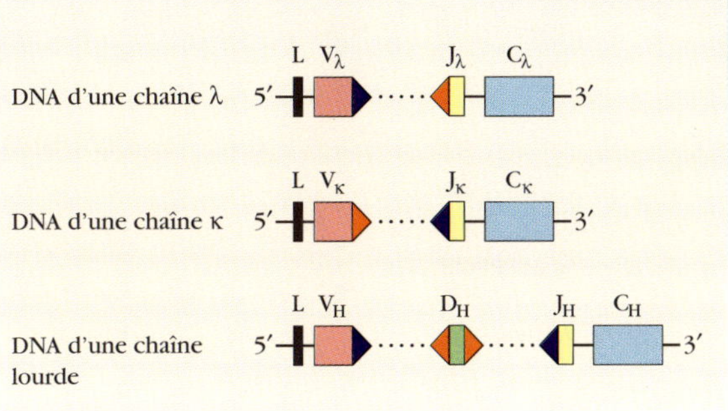

CHAPITRE 5

ORGANISATION ET EXPRESSION DES GÈNES DES IMMUNOGLOBULINES

Modèle génétique compatible avec la structure des Ig

Organisation multigénique des gènes des Ig

Réarrangement des gènes des régions variables

Mécanisme des réarrangements du DNA des régions variables

Création de la diversité des anticorps

Commutation de classe au niveau des gènes des régions constantes

Expression des gènes des Ig

Régulation de la transcription des gènes des Ig

Gènes des anticorps et ingénierie des anticorps

L'une des caractéristiques les plus remarquables du système immunitaire des vertébrés est sa capacité à répondre à un nombre apparemment illimité d'antigènes étrangers. Lorsque les informations sur les séquences des immunoglobulines (Ig) se sont accumulées, on a constaté que pratiquement chaque molécule d'anticorps étudiée contenait une séquence d'amino acides spécifique dans sa région variable, mais seulement une séquence appartenant à un nombre limité de séquences invariantes dans sa région constante. La base génétique d'une si grande variation associée à une telle constance au sein d'une protéine réside dans l'organisation des gènes des immunoglobulines.

Dans le DNA de la lignée germinale, de multiples segments géniques codent des parties d'une même chaîne lourde ou d'une même chaîne légère d'immunoglobuline. Ces segments géniques sont présents dans les cellules germinales, mais ne peuvent pas être transcrits et traduits en chaînes lourdes ou en chaînes légères avant qu'ils n'aient été réarrangés (recombinés) en gènes fonctionnels. Au cours de la maturation des cellules B dans la moelle osseuse, certains de ces segments géniques sont brassés au hasard par un système génétique dynamique capable de créer plus de 10^{10} combinaisons. Ce processus est soigneusement régulé : la maturation d'une cellule B progénitrice progresse selon une séquence ordonnée de réarrangements (recombinaisons) des gènes des Ig. À la fin de ce processus, une cellule B mature immuno-compétente possédera une seule séquence fonctionnelle de la région variable de la chaîne lourde, ainsi qu'une seule séquence fonctionnelle de la région variable de la chaîne légère, de telle façon que chaque cellule B soit antigéniquement engagée contre un épitope spécifique. À la suite de la stimulation antigénique d'une cellule B mature dans les organes lymphoïdes périphériques, un réarrangement ultérieur des segments géniques de la région constante peut créer des changements de l'isotype exprimé, ce qui produit des changements dans les fonctions effectrices biologiques, sans changer la spécificité de la molécule d'immunoglobuline. Ainsi, les cellules B matures contiennent du DNA chromosomique qui n'est plus identique au DNA de la lignée germinale. Bien que nous pensons que le DNA génomique a une structure génétique stable, la lignée cellulaire lymphocytaire ne conserve pas une copie intacte de cette structure. Le réarrangement génomique est une caractéristique essentielle de la différenciation des lymphocytes et, chez les vertébrés, ce processus n'a jamais été observé dans aucun autre type de cellules.

Ce chapitre décrit tout d'abord dans le détail l'organisation des gènes des immunoglobulines, le processus de réarrangement des gènes des Ig, et les mécanismes par lesquels le système génétique dynamique des immunoglobulines crée plus de 10^{10} spécificités antigéniques différentes. Par la suite, il décrit le mécanisme de la commutation de classe, le rôle de l'épissage différentiel (alternatif) du RNA dans l'expression des gènes des immunoglobulines, puis la régulation de la transcription des gènes des immunoglobulines. Le chapitre se termine avec l'application de notre connaissance de la biologie moléculaire des gènes des immunoglobulines à l'ingénierie des molécules d'anticorps en vue d'applications thérapeutiques. Un chapitre ultérieur, le chapitre 11, couvre en détail tout le processus du développement des cellules B, depuis les premiers réarrangements des gènes dans les cellules B progénitrices jusqu'à la différenciation finale en cellules B à mémoire et en plasmocytes sécréteurs d'anticorps. La figure 5.1 expose à grands traits les étapes séquentielles du développement des cellules B, dont la plupart résultent de réarrangements critiques.

Visualisation des concepts

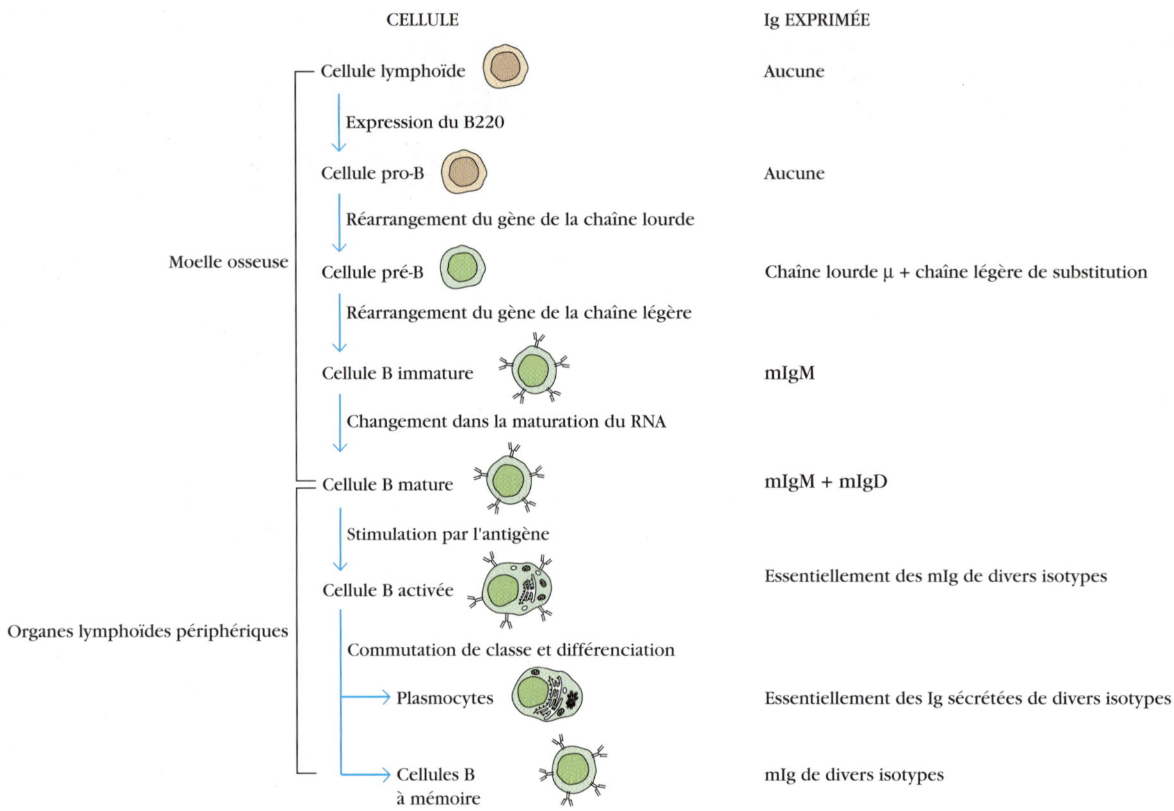

FIGURE 5.1 Vue d'ensemble du développement de la cellule B. Les événements qui se produisent lors de la maturation dans la moelle osseuse ne requièrent pas l'antigène, tandis que l'activation et la différenciation des cellules B matures dans les organes lymphoïdes périphériques nécessitent la présence d'un antigène. Les appellations mIgM, mIgD et mIgG se réfèrent aux Ig membranaires.

Modèle génétique compatible avec la structure des Ig

Les résultats de l'étude des séquences des immunoglobulines discutés dans le chapitre 4 ont révélé de nombreuses caractéristiques de la structure des immunoglobulines qu'il est difficile de concilier avec les modèles génétiques classiques. Tout modèle viable des gènes des immunoglobulines doit expliquer les propriétés ci-après des anticorps :

- La très grande diversité des spécificités des anticorps.
- La présence d'une région variable à l'extrémité amino-terminale et d'une région constante à l'extrémité carboxy-terminale des chaînes lourdes et des chaînes légères.
- L'existence d'isotypes de même spécificité antigénique résultant de l'association d'une région variable donnée et de régions constantes de chaînes lourdes différentes.

Modèles de la lignée germinale et de la variation somatique

On a estimé que le système immunitaire des mammifères peut générer plus de 10^{10} anticorps différents, ce qui permet à un animal de répondre à un très grand nombre d'antigènes potentiels. Étant donné que les anticorps sont des protéines et que les protéines sont codées par des gènes, il s'ensuit que cette énorme diversité de la structure des anticorps doit nécessairement dériver d'un système génétique capable de créer cette formidable diversité. Pendant plusieurs décennies, les immunologistes ont cherché à imaginer un mécanisme génétique qui puisse créer une telle diversité. Deux groupes très différents de théories ont émergé. Les **théories de la lignée germinale** soutenaient que le génome apporté par les cellules germinales, l'œuf et le spermatozoïde, contenait un large répertoire de gènes d'immunoglobulines ; ainsi, ces théories ne faisaient appel à aucun mécanisme génétique particulier pour expliquer la diversité des anticorps. Elles arguaient que la très grande importance du système immunitaire pour la survie justifiait de lui consacrer les 15 % du génome nécessaires au codage des anticorps. En revanche, les **théories de la variation somatique** maintenaient que le génome contenait un petit nombre de gènes d'immunoglobulines à partir desquels le très grand nombre des spécificités des anticorps était généré dans les cellules somatiques par mutation ou recombinaison.

Lorsque les séquences des amino acides d'un nombre de plus en plus grand d'immunoglobulines eurent été déterminées, il est devenu clair qu'il devait y avoir nécessairement des mécanismes, non seulement pour créer la diversité des anticorps, mais aussi pour maintenir leur constance. Que cette diversité soit générée par la lignée germinale ou par des mécanismes somatiques, un paradoxe subsistait : comment la stabilité pouvait-elle être maintenue dans la région constante (C), alors que divers types de mécanismes de diversification créaient la région variable (V) ?

Ni les tenants de la lignée germinale, ni ceux de la variation somatique ne pouvaient donner une explication raisonnable de cette caractéristique essentielle de la structure des immunoglobulines. Les partisans de la lignée germinale trouvaient qu'il était difficile de justifier un mécanisme évolutionniste qui puisse générer la diversité dans la partie variable des nombreux gènes des chaînes lourdes et des chaînes légères tout en laissant inchangée la région constante de ces derniers. Les partisans de la variation somatique pensaient qu'il était difficile de concevoir un mécanisme qui puisse diversifier la région variable d'un gène de chaîne lourde ou de chaîne légère dans les cellules somatiques sans permettre la modification de la séquence des amino acides codée par la région constante.

Une troisième caractéristique structurale nécessitant une explication est apparue lorsque le séquençage des amino acides de la protéine d'un myélome humain, appelée Til, a révélé que des séquences identiques de régions variables étaient associées à des régions constantes de chaînes lourdes γ ou de chaînes lourdes μ. Un phénomène semblable avait été observé chez le lapin par C. Todd, qui avait découvert qu'un marqueur allotypique particulier de la région variable de la chaîne lourde pouvait être associé aux régions constantes des chaînes lourdes α, γ ou μ. De nombreuses preuves supplémentaires ont confirmé qu'une séquence de la région variable, définissant une spécificité antigénique particulière, pouvait être associée à de multiples séquences de la région constante des chaînes lourdes ; en d'autres termes, différentes classes, ou isotypes, d'anticorps (par exemple, l'IgG, l'IgM) peuvent être exprimées avec des séquences de la région variable identiques.

Le modèle à deux gènes de Dryer et Bennett

Dans le but de développer un modèle génétique compatible avec les résultats concernant la structure des immunoglobulines, W. Dryer et J. Bennett ont suggéré, dans leur article théorique classique de 1965, que deux gènes séparés codent une chaîne lourde ou une chaîne légère d'immunoglobuline ; l'un code la région V (région variable), l'autre la région C (région constante). Ils ont suggéré que ces deux gènes doivent nécessairement se réunir, d'une façon ou d'une autre, au niveau du DNA, pour former un message continu qui puisse être transcrit et traduit en une chaîne lourde ou en une chaîne légère d'Ig. De plus, ils ont émis l'hypothèse que des centaines ou des milliers de gènes des régions V étaient présents dans la lignée germinale, tandis qu'une seule copie des gènes des classes et des sous-classes de la région C était nécessaire.

La force de ce type de modèle de recombinaison (qui combinait des éléments de la théorie de la lignée germinale et des éléments de la théorie de la variation somatique) consistait dans le fait qu'il pouvait expliquer l'existence de ces immunoglobulines dans lesquelles une même région V était combinée à diverses régions C. En admettant qu'il n'y avait qu'un seul gène pour la région constante de chaque classe ou de chaque sous-classe d'immunoglobuline, le modèle pouvait aussi expliquer la conservation des fonctions effectrices biologiques nécessaires, tout en permettant la diversification évolutionniste des gènes des régions variables.

Tout d'abord, les éléments en faveur de l'hypothèse de Dryer et de Bennett étaient indirects. Les premières études de la cinétique d'hybridation du DNA utilisant une sonde radioactive du DNA de la région constante ont indiqué que la sonde ne s'hybridait qu'avec un ou deux gènes seulement, ce qui confirmait la prédiction du modèle selon laquelle seulement une ou deux copies du gène de chaque classe ou sous-classe de la région constante existaient. Non seulement les preuves en faveur du modèle de Dryer et Bennett étaient, à l'origine, indirectes, mais il y avait aussi, dans la communauté scientifique, une résistance opiniâtre à l'hypothèse de ces derniers. La suggestion selon laquelle deux gènes codaient un unique polypeptide contredisait le principe alors admis « un gène-un polypeptide », ce qui était sans précédent dans aucun système biologique connu.

Comme c'est souvent le cas en science, la compréhension théorique et intellectuelle de l'organisation des gènes des Ig a progressé avant que la méthodologie ne soit disponible. Bien que le modèle de Dryer et Bennett ait apporté un cadre théorique pour la réconciliation du dilemme entre les données venant de la séquence des Ig et de l'organisation des gènes, la validation réelle de leur hypothèse a dû attendre l'apparition de plusieurs avancées technologiques majeures dans le domaine de la biologie moléculaire. À la longue, l'hypothèse de Dryer et Bennett s'est révélée essentiellement correcte. En fait, les mécanismes génétiques qui produisent les Ig se sont montrés beaucoup plus complexes que ceux qu'on pouvait imaginer lorsque Dryer et Bennett ont publié leur article.

Vérification de l'hypothèse de Dryer et Bennett

En 1976, S. Tonegawa et N. Hozumi ont apporté la première preuve directe de la séparation des gènes codant les régions V et les régions C des immunoglobulines et du réarrangement (de la recombinaison) des gènes lors de la différenciation des cellules B. Ce travail a changé non seulement le domaine de l'immunologie, mais aussi toutes les sciences biologiques. En 1987, Tonegawa a reçu le Prix Nobel pour ce travail.

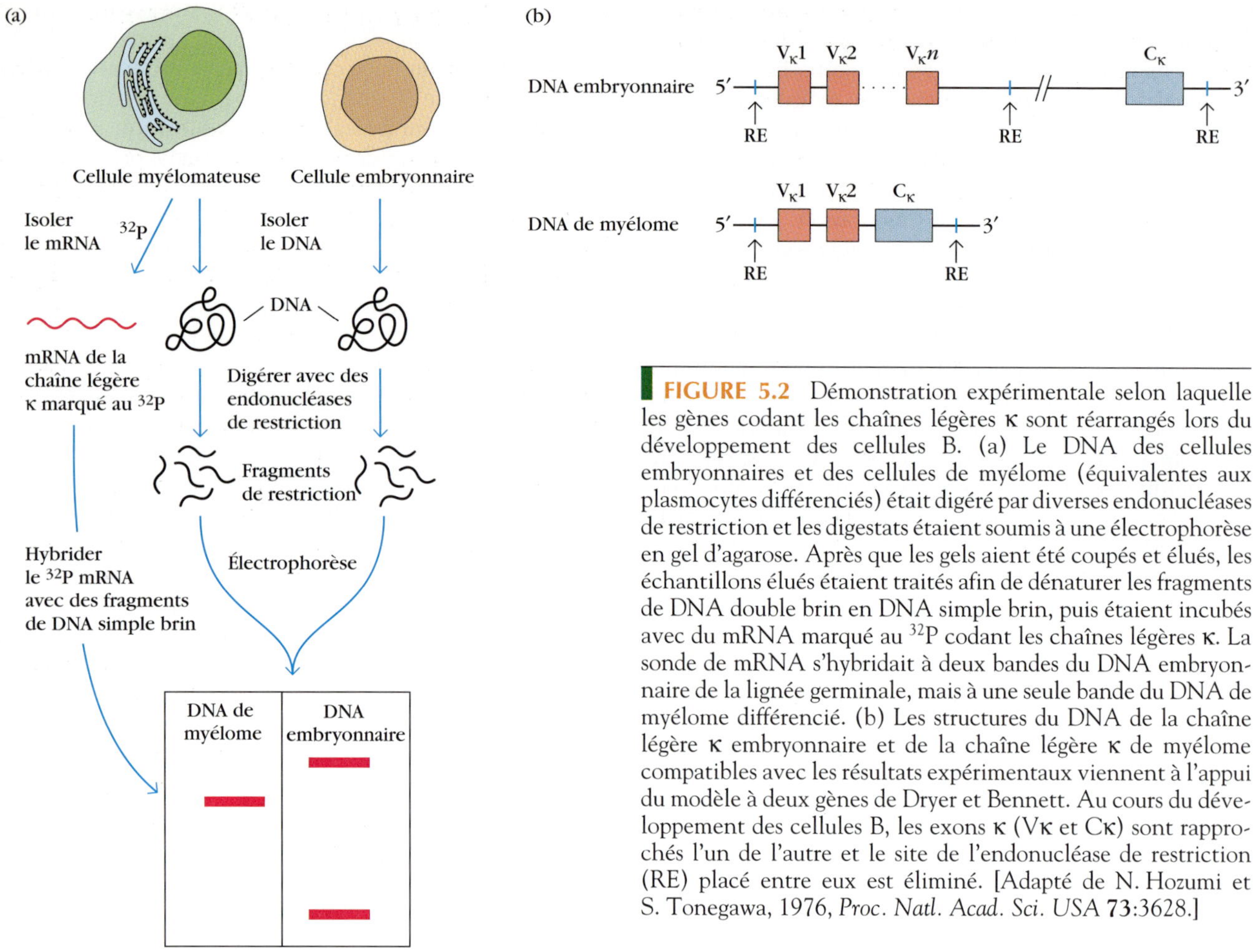

FIGURE 5.2 Démonstration expérimentale selon laquelle les gènes codant les chaînes légères κ sont réarrangés lors du développement des cellules B. (a) Le DNA des cellules embryonnaires et des cellules de myélome (équivalentes aux plasmocytes différenciés) était digéré par diverses endonucléases de restriction et les digestats étaient soumis à une électrophorèse en gel d'agarose. Après que les gels aient été coupés et élués, les échantillons élués étaient traités afin de dénaturer les fragments de DNA double brin en DNA simple brin, puis étaient incubés avec du mRNA marqué au ^{32}P codant les chaînes légères κ. La sonde de mRNA s'hybridait à deux bandes du DNA embryonnaire de la lignée germinale, mais à une seule bande du DNA de myélome différencié. (b) Les structures du DNA de la chaîne légère κ embryonnaire et de la chaîne légère κ de myélome compatibles avec les résultats expérimentaux viennent à l'appui du modèle à deux gènes de Dryer et Bennett. Au cours du développement des cellules B, les exons κ (Vκ et Cκ) sont rapprochés l'un de l'autre et le site de l'endonucléase de restriction (RE) placé entre eux est éliminé. [Adapté de N. Hozumi et S. Tonegawa, 1976, *Proc. Natl. Acad. Sci. USA* **73**:3628.]

En utilisant diverses endonucléases de restriction, Tonegawa et Hozumi ont clivé le DNA des cellules embryonnaires et des cellules adultes de myélome en fragments. Ces derniers étaient séparés selon leur taille et analysés grâce à leur capacité à s'hybrider à une sonde radiomarquée de mRNA de chaîne κ. Deux fragments de restriction séparés du DNA embryonnaire s'hybridaient avec le mRNA, tandis qu'un seul fragment de restriction du DNA de myélome s'hybridait avec la même sonde (figure 5.2a). Tonegawa et Hozumi ont suggéré que lors de la différenciation des lymphocytes de l'état embryonnaire vers le stade plasmocyte totalement différencié (représenté dans leur système par les cellules de myélome), les gènes V et C subissaient un réarrangement. Dans l'embryon, les gènes V et C étaient séparés par un grand segment de DNA qui contenait un site de restriction pour les endonucléases ; au cours de la différenciation, les gènes V et C étaient étroitement associés et la séquence de DNA intercalaire était éliminée (figure 5.2b).

Par la suite, les chercheurs ont adopté une approche semblable à celle de Tonegawa et Hozumi, mais ils ont utilisé la technique nouvellement développée du Southern blotting, éliminant ainsi la nécessité d'éluer des gels les fragments de restriction du DNA avant l'hybridation. Les analyses par Southern blot ont permis de comparer l'arrangement des chaînes légères et des chaînes lourdes dans les cellules non-B (par exemple, les cellules embryonnaires et les cellules du foie) à leur arrangement dans les cellules de myélome, qui représentent des cellules B totalement différenciées. Ces résultats, analogues à ceux de la figure 5.2, ont démontré que le modèle à deux gènes de Dryer et Bennett, un gène codant la région variable et un gène codant la région constante, s'appliquait aux gènes des chaînes lourdes aussi bien qu'à ceux des chaînes légères.

Organisation multigénique des gènes des Ig

Au fur et à mesure que le clonage et le séquençage du DNA des chaînes légères et des chaînes lourdes étaient réalisés, une complexité plus grande que celle prédite par Dryer et Bennett est apparue. Les chaînes légères κ et λ et les chaînes lourdes sont codées par des familles multigéniques séparées situées sur des chromosomes différents (tableau 5.1). Dans le DNA des cellules germinales, chacune de ces familles multigéniques contient plusieurs séquences codantes, appelées **segments géniques** (*gene segments*), séparées par des régions non codantes. Au cours de la maturation des cellules B, ces segments géniques sont réarrangés et réunis pour former les gènes fonctionnels des immunoglobulines.

Les familles des chaînes légères κ et λ contiennent des **segments géniques V, J et C** ; les segments VJ réarrangés codent la région variable des chaînes légères. La famille

TABLEAU 5.1 Localisation chromosomique des gènes des immunoglobulines chez l'Homme et chez la souris

Gène	Chromosome	
	Homme	Souris
Chaîne légère λ	22	16
Chaîne légère κ	2	6
Chaîne lourde	14	12

des chaînes lourdes contient des **segments géniques V, D, J** et **C** ; les segments géniques VDJ réarrangés codent la région variable de la chaîne lourde. Dans chaque famille, les segments géniques C codent les régions constantes. Chaque segment génique V est précédé à son extrémité 5' par un petit exon qui code un court **peptide signal** ou **leader (L)** qui guide la chaîne lourde ou la chaîne légère à travers le réticulum endoplasmique. Le peptide signal est clivé des chaînes légères ou lourdes naissantes avant l'assemblage de la molécule d'immunoglobuline terminée. Ainsi, les amino acides codés par la séquence leader n'apparaissent pas dans la molécule d'immunoglobuline.

Famille multigénique des chaînes λ

La première preuve établissant que la région variable de la chaîne légère était réellement codée par deux segments géniques est apparue lorsque Tonegawa a cloné le DNA de la lignée germinale qui code la région variable de la chaîne légère λ de la souris, puis a déterminé sa séquence nucléotidique complète. Lorsque la séquence nucléotidique était comparée à la séquence connue des amino acides de la région variable de la chaîne λ, une discordance inhabituelle a été observée. Bien que les 97 premiers amino acides de la région variable de la chaîne λ correspondaient à la séquence des codons nucléotidiques, les 13 amino acides C-terminaux restants de la région variable de la protéine ne correspondaient pas à la séquence des nucléotides. Il est apparu alors que de nombreuses paires de bases d'un segment génique de 39 pb séparé, appelé J pour *joining*, codaient les 13 amino acides restants de la région variable de la chaîne λ. Ainsi, un gène fonctionnel de la région variable de la chaîne λ contient deux segments codants, un segment 5'V et un segment 3'J, séparés par une séquence de DNA non codante du DNA non réarrangé de la lignée germinale.

La famille multigénique λ de la lignée germinale de la souris contient deux segments géniques V_λ, quatre segments géniques J_λ et quatre segments géniques C_λ (figure 5.3a). Les segments géniques $J_\lambda 4$ et $C_\lambda 4$ sont des

Visualisation des concepts

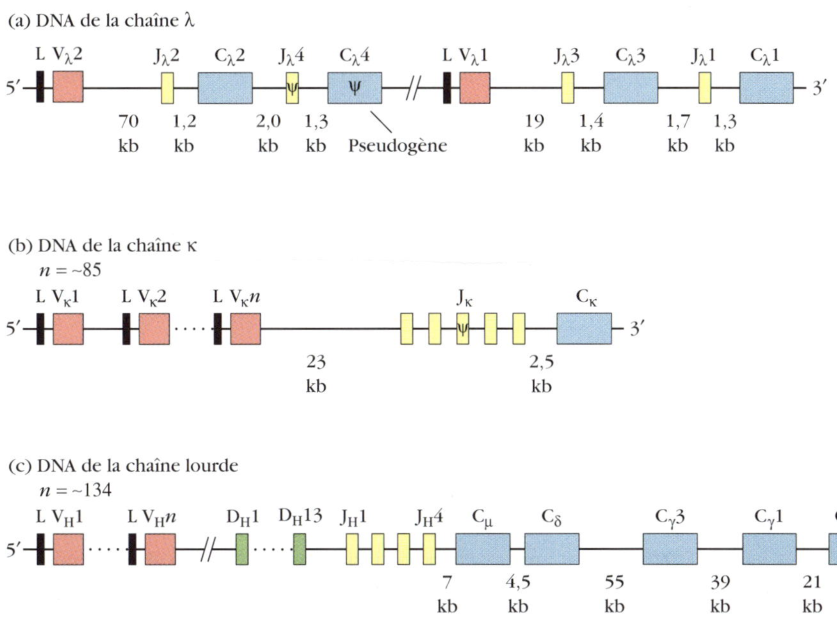

FIGURE 5.3 Organisation des segments géniques des immunoglobulines de la lignée germinale chez la souris : (a) chaîne légère λ, (b) chaîne légère κ et (c) chaîne lourde. Les chaînes légères κ et λ sont codées par les segments géniques V, J et C. La chaîne lourde est codée par les segments géniques V, D, J et C. Les distances en kilobases (kb) séparant les divers segments géniques du DNA de la lignée germinale de la souris sont représentées en dessous du schéma de chaque chaîne.

pseudogènes, qui sont des gènes défectifs, incapables de coder une protéine ; ils sont indiqués par le symbole psi (ψ). Les segments géniques V_λ et les trois segments géniques fonctionnels J_λ codent la région variable de la chaîne légère et chacun des trois segments géniques C_λ fonctionnels code la région constante de l'un des trois sous-types de chaîne λ (λ1, λ2 et λ3). Chez l'Homme, il y a 30 segments géniques V_λ, 4 segments géniques J_λ et 4 segments géniques C_λ.

Famille multigénique des chaînes κ

La famille multigénique des chaînes κ chez la souris contient approximativement 85 segments géniques V_κ, chacun avec une séquence leader adjacente à une courte distance en amont (c'est-à-dire du côté 5'). Il y a cinq segments géniques J_κ (dont l'un deux est un pseudogène non fonctionnel) et un seul segment génique C_κ (figure 5.3b). Comme dans la famille multigénique λ, les segments géniques V_κ et J_κ codent la région variable de la chaîne légère κ et le segment génique C_κ code la région constante. Étant donné qu'il n'y a qu'un seul segment génique C_κ, il n'y a pas de sous-type de chaînes légères κ. La comparaison des parties *a* et *b* de la figure 5.3 montre que l'arrangement des segments géniques est très différent dans les familles des gènes κ et λ. La famille multigénique des chaînes κ chez l'Homme, qui est très semblable à celle de la souris, contient approximativement 40 segments géniques V_κ, 5 segments J_κ et un seul segment C_κ.

Famille multigénique des chaînes lourdes

L'organisation des gènes des chaînes lourdes des immunoglobulines est semblable à celle des gènes des chaînes légères κ et λ, mais elle est plus complexe (figure 5.3c). Un segment génique supplémentaire code une partie de la région variable des chaînes lourdes. L'existence de ce segment génique a été proposée pour la première fois par Leroy Hood et ses collaborateurs qui ont comparé la séquence des amino acides de la région variable des chaînes lourdes et les séquences nucléotidiques V_H et J_H. On a trouvé que le segment génique V_H code les amino acides 1 à 94 et le segment génique J_H les amino acides 98 à 113 ; cependant, aucun de ces segments géniques ne porte l'information qui code les amino acides 95 à 97. Lorsque la séquence nucléotidique a été déterminée dans le DNA réarrangé d'un myélome, puis comparée à la séquence du DNA de la lignée germinale, une séquence nucléotidique supplémentaire a été observée entre les segments géniques V_H et J_H. Cette séquence nucléotidique correspondait aux amino acides 95 à 97 de la chaîne lourde.

À partir de ces résultats, Hood a émis l'hypothèse qu'un troisième segment génique de la lignée germinale devait se joindre aux segments géniques V_H et J_H pour coder l'ensemble de la région variable de la chaîne lourde. Ce segment génique, qui codait des amino acides appartenant à la troisième région de complémentarité (CDR3) a été appelé D, de *diversity* (diversité), en raison de sa contribution à la création de la diversité des anticorps. Tonegawa et ses collaborateurs ont localisé les segments géniques D dans le DNA de la lignée germinale de la souris avec une sonde de cDNA de la région D qui s'hybride avec un fragment de DNA situé entre les segments géniques V_H et J_H.

On a montré par séquençage direct du DNA que la famille multigénique des chaînes lourdes, située sur le chromosome 14 chez l'Homme, contient 51 segments géniques V_H localisés en amont d'un groupe de 27 segments géniques D_H fonctionnels. Comme pour les gènes des chaînes légères, chaque segment génique V_H a une séquence leader à une courte distance en amont. En aval des segments géniques D_H, il y a 6 segments géniques J_H fonctionnels, suivis d'une série de segments géniques C_H. Chaque segment génique C_H code la région constante d'un isotype des chaînes lourdes d'immunoglobulines. Les segments géniques C_H sont constitués d'exons codants et d'introns non codants. Chaque exon code un domaine séparé de la région constante des chaînes lourdes. Une organisation semblable des gènes des chaînes lourdes est retrouvée chez la souris.

La conservation des fonctions effectrices biologiquement importantes des molécules d'anticorps est maintenue par le nombre limité de gènes de la région constante des chaînes lourdes. Chez l'Homme et chez la souris, les segments géniques C_H sont disposés séquentiellement dans l'ordre C_μ, C_δ, C_γ, C_ε et C_α (voir la figure 5.3). Cet arrangement séquentiel n'est pas fortuit ; il est habituellement corrélé à l'expression séquentielle des classes d'immunoglobulines lors du développement des cellules B, ainsi qu'à la réponse IgM initiale d'une cellule B à sa première rencontre avec un antigène.

Réarrangements des gènes de la région variable

Les sections précédentes ont montré que les gènes fonctionnels codant les chaînes légères et les chaînes lourdes des immunoglobulines sont assemblés par des événements de recombinaison au niveau du DNA. Ces événements, ainsi que ceux qui interviennent au niveau des gènes du récepteur des cellules T, sont les seuls réarrangements spécifiques de sites du DNA connus chez les vertébrés. Les réarrangements des gènes de la région variable s'opèrent selon une séquence ordonnée lors de la maturation des cellules B dans la moelle osseuse. Les gènes des régions variables des chaînes lourdes se réarrangent les premiers, puis ce sont ceux des régions variables des chaînes légères. À la fin de ce processus, chaque cellule B contient une unique séquence fonctionnelle du DNA de la région variable de sa chaîne lourde et une unique séquence fonctionnelle du DNA de la région variable de sa chaîne légère.

Ce processus de réarrangement des gènes de la région variable produit des cellules B matures immunocompétentes ; chacune de ces cellules est engagée dans la production d'un anticorps avec un site de liaison codé par la séquence particulière de ses gènes V réarrangés. Comme il est décrit en détail ultérieurement, c'est pour cette raison que même si le réarrangement des gènes des régions constantes des chaînes lourdes crée des changements ultérieurs de la classe (isotype) d'une immunoglobuline exprimée par une cellule B, il le fait sans changer la spécificité antigénique de la cellule. Bien que les étapes du réarrangement des gènes des régions variables se

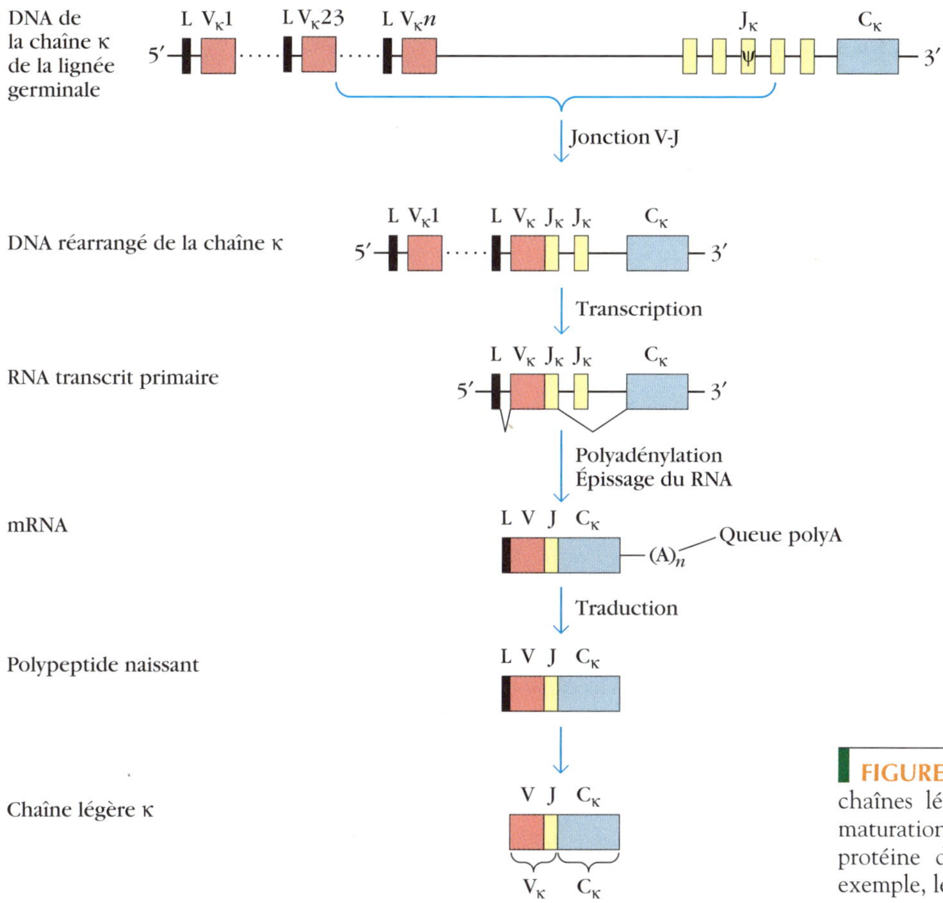

FIGURE 5.4 Réarrangement des gènes des chaînes légères kappa et événements de la maturation du RNA requis pour créer la protéine d'une chaîne légère κ. Dans cet exemple, le réarrangement joint $V_\kappa23$ et $J_\kappa4$.

produisent selon une séquence ordonnée, il y a des événements au hasard qui se traduisent par la détermination au hasard de la spécificité des cellules B. L'ordre, le mécanisme et les conséquences de ces réarrangements sont décrits dans cette section.

Réarrangements V-J dans le DNA des chaînes légères

L'expression des chaînes légères κ et λ nécessite des réarrangements des segments géniques des régions variables V et J. Chez l'Homme, n'importe quel gène fonctionnel V_λ peut se combiner à n'importe laquelle des quatre combinaisons fonctionnelles J_λ-C_λ. Chez la souris, les choses sont légèrement plus compliquées. Le réarrangement du DNA peut joindre le segment génique $V_\lambda1$, soit au segment génique $J_\lambda1$, soit au segment génique $J_\lambda3$, ou encore le segment génique $V_\lambda2$ peut être joint au segment génique $J_\lambda2$. Dans le DNA de la chaîne légère κ, chez l'Homme ou chez la souris, n'importe lequel des segments géniques V_κ peut être joint à n'importe lequel des segments géniques J_κ fonctionnels.

Les gènes κ et λ réarrangés contiennent, dans l'ordre, les régions suivantes, de l'extrémité 5' à l'extrémité 3' : un court exon leader (L), une séquence non codante (intron), un segment génique V-J joint, un second intron et la région constante. En amont de chaque segment génique leader, il y a une séquence promotrice. La séquence de la chaîne légère réarrangée est transcrite par la RNA polymérase de l'exon L, via le segment C, jusqu'au signal stop, générant un RNA transcrit primaire de la chaîne légère (figure 5.4). Les introns du transcrit primaire sont éliminés par les enzymes de maturation du RNA et le RNA messager de la chaîne légère qui en résulte sort alors du noyau. Le mRNA de chaîne légère se lie aux ribosomes puis il est traduit en protéine. La séquence leader de l'extrémité amino-terminale attire la chaîne polypeptidique en cours de formation dans la lumière du réticulum endoplasmique rugueux, puis elle est clivée, de telle façon qu'elle ne soit pas présente dans la chaîne légère terminée.

Réarrangements V-D-J dans le DNA des chaînes lourdes

La création d'un gène fonctionnel de chaîne lourde d'immunoglobuline nécessite deux événements de réarrangement séparés au sein de la région variable. Comme il est représenté dans la figure 5.5, un segment génique D_H se joint tout d'abord à un segment J_H ; le segment D_HJ_H qui en résulte se déplace alors vers un segment V_H auquel il se joint pour créer une unité $V_HD_HJ_H$ qui code toute la région variable. Dans le DNA de la chaîne lourde, le réarrangement de la région variable produit un gène réarrangé constitué des séquences suivantes, à partir de l'extrémité 5' : un court exon L, un intron, un segment VDJ uni, un autre intron et une série de segments géniques C. Comme pour les gènes des chaînes légères, une séquence promotrice est localisée à une courte distance en amont de chaque séquence leader des chaînes lourdes.

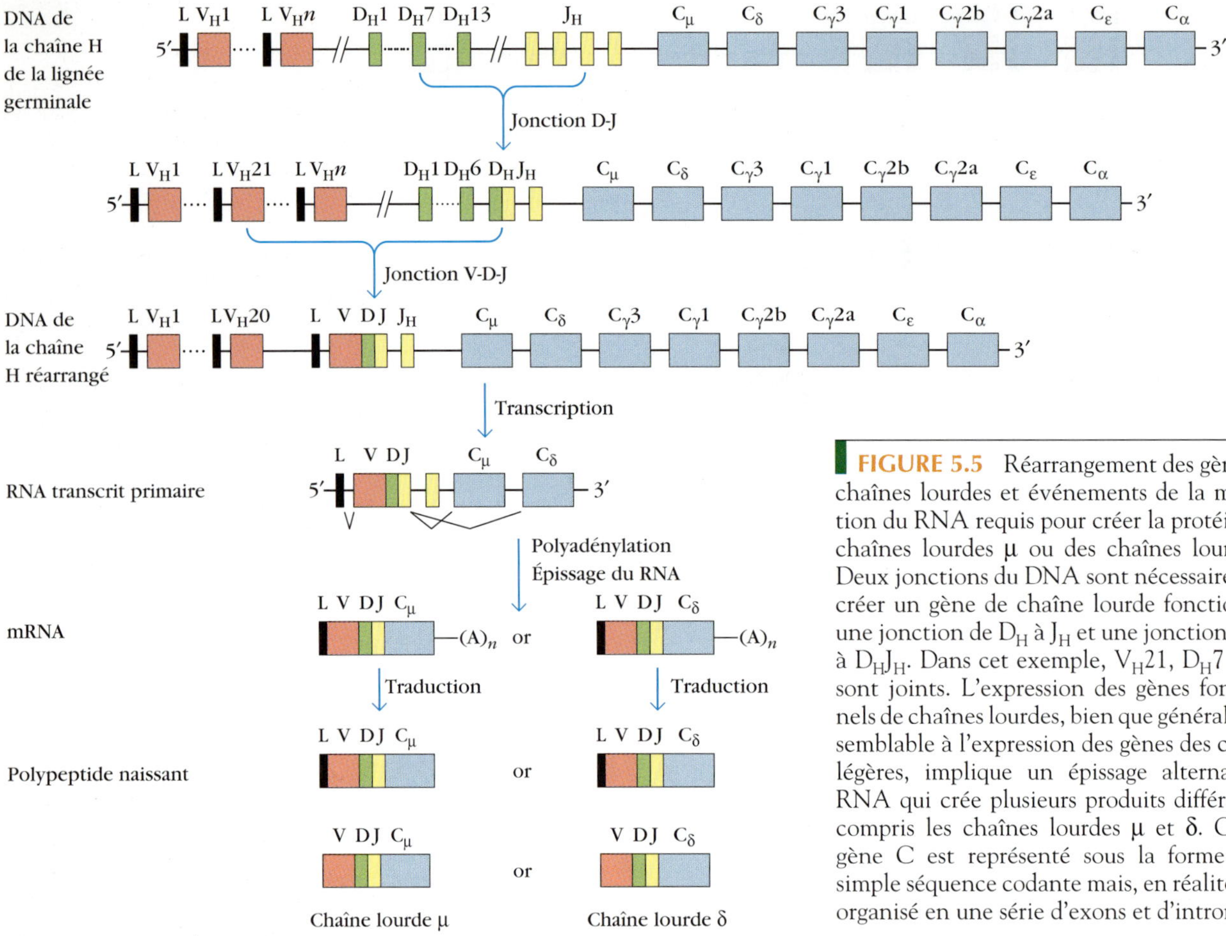

FIGURE 5.5 Réarrangement des gènes des chaînes lourdes et événements de la maturation du RNA requis pour créer la protéine des chaînes lourdes μ ou des chaînes lourdes δ. Deux jonctions du DNA sont nécessaires pour créer un gène de chaîne lourde fonctionnel : une jonction de D_H à J_H et une jonction de V_H à D_HJ_H. Dans cet exemple, V_H21, D_H7 et J_H3 sont joints. L'expression des gènes fonctionnels de chaînes lourdes, bien que généralement semblable à l'expression des gènes des chaînes légères, implique un épissage alternatif du RNA qui crée plusieurs produits différents, y compris les chaînes lourdes μ et δ. Chaque gène C est représenté sous la forme d'une simple séquence codante mais, en réalité, il est organisé en une série d'exons et d'introns.

Une fois que le réarrangement du gène de la chaîne lourde est réalisé, la RNA polymérase peut se lier à la séquence promotrice, puis transcrire le gène de la chaîne lourde dans sa totalité, y compris les introns. Au début, les segments géniques C_μ et C_δ sont transcrits. Une polyadénylation et un épissage différentiels du RNA éliminent les introns et effectuent la maturation du transcrit primaire pour créer le mRNA incluant soit le transcrit C_μ, soit le transcrit C_δ. Ces deux mRNA sont ensuite traduits et le peptide leader du polypeptide naissant qui en résulte est clivé, ce qui crée les chaînes μ et δ finies. Étant donné que deux mRNA de chaîne lourde différents sont produits par le réarrangement du gène de la région variable de la chaîne lourde, une cellule B mature immuno-compétente exprime à sa surface une IgM et une IgD de spécificité antigénique identique.

Mécanisme des réarrangements du DNA des régions variables

Maintenant que nous avons vu le résultat du réarrangement des gènes des régions variables, examinons en détail comment ce processus se déroule lors de la maturation des cellules B.

Séquences signal de recombinaison

La découverte de deux séquences conservées étroitement apparentées dans le DNA de la région variable de la lignée germinale a montré la voie pour une compréhension plus complète du mécanisme du réarrangement des gènes. L'étude de séquence du DNA a révélé la présence de **séquences signal de recombinaison** (**RSS**, de *recombination signal sequences*) flanquant chaque segment génique V, D et J de la lignée germinale. Une RSS est localisée à l'extrémité 3' de chaque segment génique V, à l'extrémité 5' de chaque segment génique J, et des deux côtés de chaque segment génique D. Ces séquences se comportent en signaux pour le processus de recombinaison qui réarrange les gènes. Chaque RSS contient un heptamère conservé palindromique et un nonamère conservé riche en AT qui sont séparés par une séquence intercalaire de 12 ou 23 paires de base (figure 5.6a). Leroy Hood a observé que les séquences intercalaires de 12 ou de 23 pb correspondent, respectivement, à un ou à deux tours de l'hélice du DNA. Pour cette raison, les séquences sont appelées **séquences signal de recombinaison à un tour**, et **séquences signal de recombinaison à deux tours**.

La séquence signal V_κ a un espaceur à un tour et la séquence signal J_κ un espaceur à deux tours. Dans le DNA de la chaîne légère λ, cet ordre est inversé, c'est-à-dire que la séquence signal V_λ a un espaceur à deux tours et la séquence signal J_λ a un espaceur à un tour. Dans le DNA de la chaîne lourde, les séquences signal des segments géniques V_H et J_H ont des espaceurs à deux tours, les signaux situés de chaque côté du segment génique D_H ont des espaceurs à un tour (figure 5.6b). Les séquences signal qui ont un espaceur à un tour peuvent se joindre uniquement aux séquences ayant un espaceur à deux tours (règle

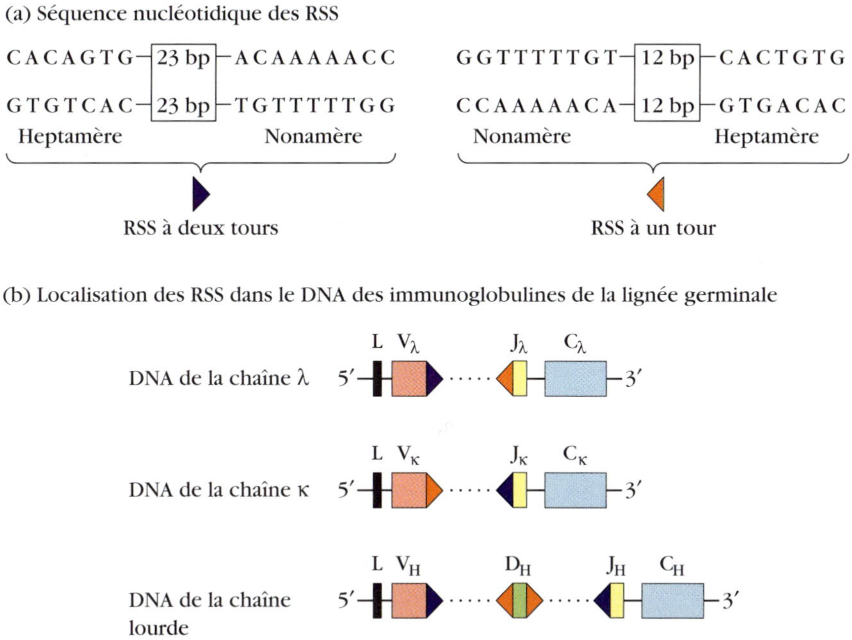

FIGURE 5.6 Deux séquences conservées du DNA des chaînes légères et de celui des chaînes lourdes se comportent en séquence signal de recombinaison (RSS). (a) Les deux séquences signal sont constituées d'un heptamère palindromique conservé ou d'un nonamère riche en AT conservé ; elles sont séparées par des espaceurs non conservés de 12 ou de 23 pb. (b) Les deux types de RSS, désignés RSS à un tour ou RSS à deux tours, ont des localisations caractéristiques au sein du DNA de la lignée germinale des chaînes λ, des chaînes κ et des chaînes lourdes. Lors du réarrangement du DNA, les segments géniques adjacents à une RSS à un tour ne peuvent se joindre qu'à des segments adjacents à une RSS à deux tours.

dite un tour/deux tours). Cette règle de jonction assure, par exemple, qu'un segment V_L se joindra uniquement à un segment J_L et non pas à un autre segment V_L ; la règle assure de même que les segments V_H, D_H et J_H se joindront dans un ordre correct et que les segments de même type ne s'uniront pas les uns aux autres.

Jonction enzymatique des segments géniques

La recombinaison V-(D)-J qui s'effectue au niveau des jonctions entre les RSS et les séquences codantes, est catalysée par des enzymes appelés collectivement **recombinase V(D)J**.

L'identification des enzymes qui catalysent la recombinaison des segments géniques V, D et J a commencé à la fin des années 1980 ; elle est toujours en cours. En 1990, David Schatz, Marjorie Oettinger et David Baltimore ont été les premiers à publier l'identification de **deux gènes activateurs de la recombinaison**, appelés ***RAG-1*** et ***RAG-2*** (de *recombination-activating genes*), qui codent des protéines agissant en synergie pour médier la jonction V(D)J. Les protéines RAG-1 et RAG-2, ainsi que la **désoxynucléotidyl transférase terminale (TdT**, de *terminal desoxynucleotidyl transferase*), sont les seuls produits des gènes spécifiques des lymphocytes nécessaires au réarrangement V-(D)-J.

Des preuves récentes suggèrent que la recombinaison des segments géniques des régions variables est un processus impliquant plusieurs étapes, catalysé par un système de recombinases (figure 5.7) :

- Reconnaissance des séquences signal de recombinaison (RSS) par les recombinases, suivie d'une synapse dans laquelle deux séquences signal et les séquences codantes adjacentes (les segments géniques) sont amenées à proximité.
- Clivage d'un brin du DNA par RAG-1 et RAG-2 à la jonction des séquences signal et des séquences codantes.
- Réaction catalysée par RAG-1 et RAG-2 dans laquelle le groupe 3'-OH libre du brin du DNA coupé attaque la liaison phosphodiester unissant le brin opposé à la séquence signal, ce qui produit simultanément une structure en épingle à cheveux à l'extrémité coupée de la séquence codante et une coupure à extrémités franches du double brin, phosphorylée en 5', au niveau de la séquence signal.
- Coupure de l'épingle à cheveux afin de créer des sites pour l'addition des **nucléotides des régions P**, suivie de l'élimination (*trimming*) de quelques nucléotides de la région codante par une endonucléase simple brin.
- Addition optionnelle pouvant aller jusqu'à 15 nucléotides, appelés **nucléotides des régions N**, au niveau des extrémités coupées des séquences codantes V, D et J de la chaîne lourde par un enzyme appelé désoxynucléotidyl transférase terminale (TdT).
- Réparation et ligation afin de joindre les séquences codantes et les séquences signal, catalysées par les enzymes habituels de réparation des coupures des deux brins.

La recombinaison conduit à la formation d'une **jonction codante**, entre les séquences codantes, et d'une **jonction signal**, entre les RSS. L'orientation transcriptionnelle des segments géniques à joindre détermine la destinée de la jonction signal et du DNA intercalaire. Lorsque les deux segments géniques sont dans la même orientation transcriptionnelle, la jonction conduit à la délétion de la jonction signal et du DNA intercalaire sous la forme d'un produit d'excision circulaire (figure 5.8). Moins fréquemment, les deux segments géniques ont des orientations opposées. Dans ce cas, la jonction se fait par inversion du DNA, ce qui conduit à la rétention de la jonction codante et de la jonction signal (et du DNA intercalaire) sur le chromosome. Dans le locus humain κ, environ la moitié des segments géniques V_κ sont inversés par rapport aux segments géniques J_κ et leur jonction se fait donc par inversion.

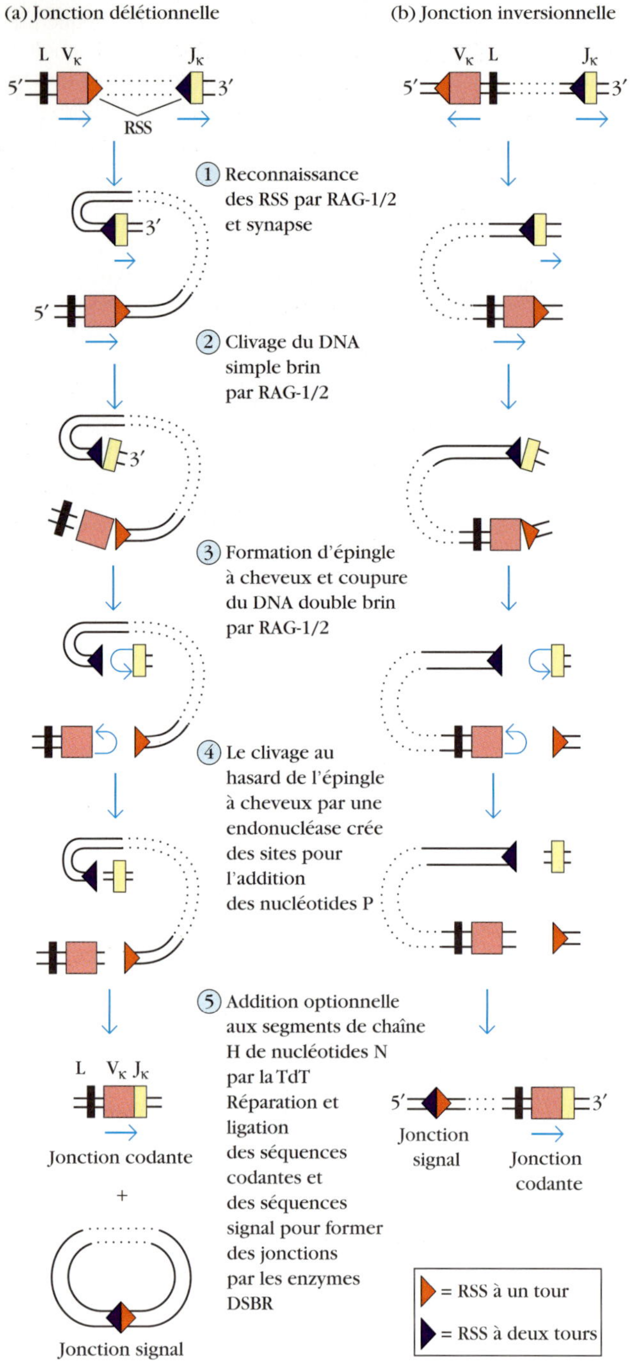

FIGURE 5.7 Le modèle décrivant le processus général de recombinaison des segments géniques des immunoglobulines est illustré par V_κ et J_κ. (a) Une jonction délétionnelle se produit lorsque les segments géniques à joindre ont la même orientation transcriptionnelle (indiquée par des flèches bleues horizontales). Ce processus donne deux produits : une unité VJ réarrangée qui inclut la jonction codante et un produit d'excision circulaire constitué des séquences signal de recombinaison (RSS), de la jonction signal et du DNA intercalaire. (b) La jonction inversionnelle se produit lorsque les segments géniques ont des orientations transcriptionnelles opposées. Dans ce cas, les RSS, la jonction signal et le DNA intercalaire sont retenus et l'orientation de l'un des segments joints est inversée. Dans les deux types de recombinaison, quelques nucléotides peuvent être délétés ou ajoutés aux extrémités coupées des séquences codantes avant que celles-ci ne soient jointes.

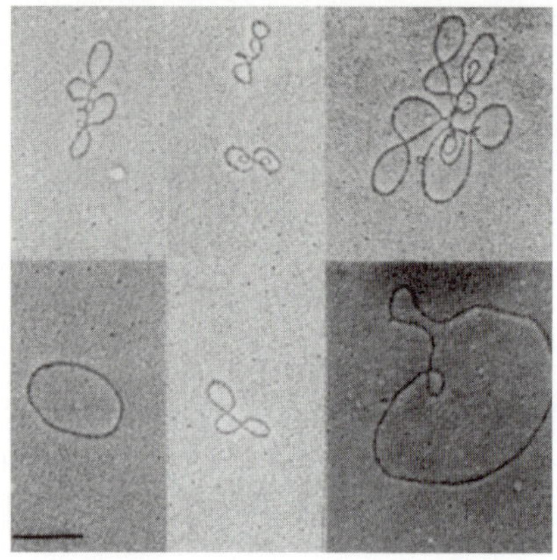

FIGURE 5.8 DNA circulaire isolé de thymocytes dans lesquels le DNA codant les chaînes du récepteur des cellules T (TCR) subit un réarrangement au cours d'un processus semblable à celui qui est impliqué pour les gènes des immunoglobulines. L'isolement de ce produit d'excision circulaire est une preuve directe du mécanisme de la jonction délétionnelle représentée dans la figure 5.7. [D'après K. Okazki *et al.*, 1987, *Cell* **49**:477.]

Une des caractéristiques frappantes de la recombinaison des segments géniques est la diversité des jonctions codantes qui sont formées entre deux segments géniques quelconques. Cette diversité jonctionnelle au niveau des jonctions codantes V-J et V-D-J est créée par de nombreux mécanismes : une variation dans la coupure de l'épingle à cheveux pour créer des nucléotides P, une variation dans le trimming des séquences codantes, une variation dans l'addition des nucléotides N et une flexibilité dans la jonction des séquences codantes. Comme il sera expliqué, cette variation contribue largement à la diversité de la région CDR3 du site de liaison à l'antigène.

Identification expérimentale des gènes *RAG-1* et *RAG-2*

Lorsque Schatz, Oettinger et Baltimore ont cherché à identifier les gènes *RAG-1* et *RAG-2*, ils ont dû tout d'abord développer un système de dosage pour démontrer la recombinaison entre les segments géniques des immunoglobulines. Leur nouvelle approche a utilisé une construction rétrovirale contenant une séquence promotrice, des segments géniques V et J flanqués de séquences signal et un gène qui confère la résistance à l'acide mycophénolique (MPA) (figure 5.9). Les gènes étaient disposés d'une façon inhabituelle, de telle façon que le promoteur soit orienté dans une direction transcriptionnelle opposée à celle du gène de résistance à l'acide mycophénolique. Lorsque les segments géniques V et J étaient réarrangés par jonction inverse, l'orientation du gène de résistance à l'acide mycophénolique était aussi inversée, ce qui plaçait le gène dans l'orientation 5'3' correcte pour être transcrit à partir du promoteur. Les cellules transfectées par cette construction deviendraient résistantes à l'acide mycophénolique si elles pouvaient réarranger les segments géniques V et J, tandis que les cellules transfectées qui ne pouvaient pas réarranger les segments géniques V et J ne deviendraient pas résistantes à l'acide mycophénolique.

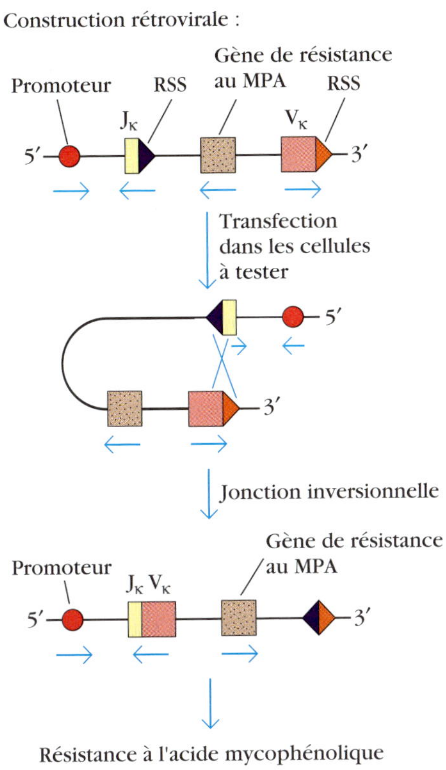

FIGURE 5.9 Système de dosage utilisé pour démontrer la recombinaison des segments géniques des immunoglobulines. Lorsque les cellules à tester possèdent tous les enzymes requis pour la jonction inversionnelle, les cellules transfectées sont alors résistantes à l'acide mycophénolique (MPA), comme il est représenté. Si les cellules à tester manquent d'un ou de plusieurs de ces enzymes, le gène de la résistance au MPA ne sera pas exprimé parce que son orientation transcriptionnelle (flèches bleues horizontales) reste opposée à celle du promoteur.

Lorsque toute une variété de types cellulaires étaient testés dans ce système, seules les cellules pré-B et les cellules pré-T étaient capables de réarranger les segments géniques V et J. (Comme il est décrit dans le chapitre 9, la cellule pré-T emploie les mêmes recombinases et les mêmes séquences signal dans le réarrangement des gènes du récepteur des cellules T ; c'est pourquoi la cellule pré-T s'est montrée elle aussi positive dans cet essai.) Les cellules B et les cellules T matures étaient incapables de réarranger la construction rétrovirale, ce qui indiquait que l'activité des recombinases est limitée au stade précoce de la maturation des cellules B et des cellules T.

Une fois que ces chercheurs eurent établi que la construction rétrovirale pouvait être réarrangée dans les cellules pré-B, ils ont alors cherché à isoler les gènes des recombinases. Tout d'abord, des fibroblastes ont été transfectés par la construction rétrovirale. Étant donné que les fibroblastes n'expriment pas les gènes des recombinases, les cellules transfectées ne pouvaient pas réarranger la construction. En faisant l'hypothèse que les gènes des recombinases étaient situés au niveau d'un seul locus, les chercheurs ont alors transfecté le DNA génomique des cellules pré-B dans des fibroblastes contenant la construction rétrovirale. La présence des gènes des recombinases activés dans le DNA génomique transfecté pouvait être détectée par le réarrangement de la construction rétrovirale, ce qui conférait la résistance à l'acide mycophénolique aux fibroblastes transfectés. Avec ce système expérimental, les chercheurs ont identifié *RAG-1* et *RAG-2*, deux gènes étroitement liés, qui étaient tous deux nécessaires pour médier la recombinaison de la construction rétrovirale à une fréquence élevée. Les mRNA de *RAG-1* et *RAG-2* ont été trouvés dans les cellules pré-B, ainsi que dans les cellules pré-T, mais pas dans les stades matures des cellules B ou des cellules T.

Déficits des réarrangements des gènes des Ig

Plusieurs souches de souris présentant des déficits de divers gènes de recombinaison ont été développées et se sont montrées précieuses dans le déchiffrage des diverses étapes du processus de recombinaison. Par exemple, les souris knock-out de *RAG-1* ou de *RAG-2* sont incapables d'initier le processus de recombinaison, parce qu'elles ne

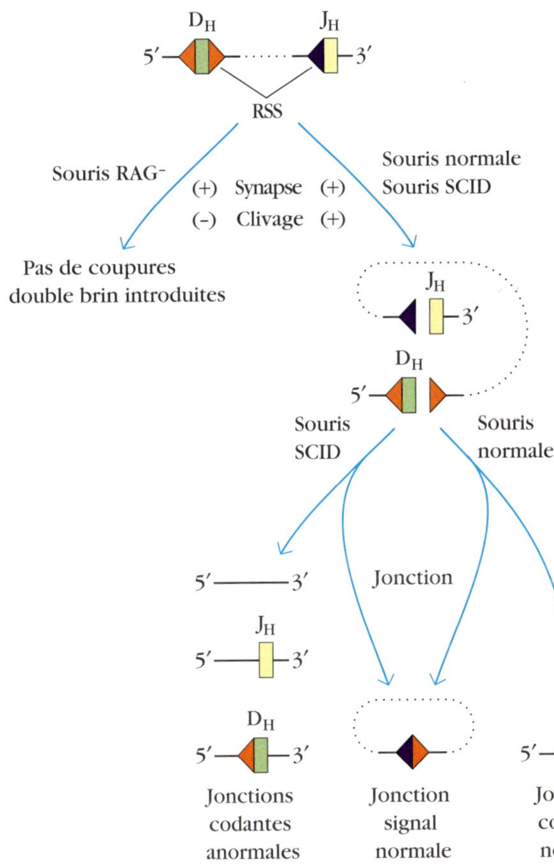

FIGURE 5.10 Des déficits de recombinaison ont été identifiés chez des souris déficitaires en RAG et chez des souris SCID. Des souris auxquelles il manque un *RAG-1* ou un *RAG-2* fonctionnel ne peuvent même pas initier le processus de recombinaison. En revanche, les souris SCID peuvent effectuer une synapse entre les segments géniques D_H et J_H, introduire des coupures du double brin pour produire des intermédiaires de recombinaison normaux et former une jonction signal normale. Cependant, les souris SCID ne peuvent pas joindre correctement les séquences codantes. Les deux types de souris déficitaires manquent de cellules B et de cellules T matures et présentent donc une immunodéficience combinée grave. [Adapté de FW Alt *et al.*, 1992, *Immunol. Today* **13**:306.]

peuvent pas introduire des coupures du DNA double brin entre les séquences signal de recombinaison (RSS) et les séquences codantes du DNA des immunoglobulines de la lignée germinale (figure 5.10). La conséquence de ce déficit est que les segments géniques V, D et J demeurent non réarrangés. Étant donné que les cellules B et les cellules T utilisent toutes deux la même machinerie de recombinaison, les souris knock-out RAG-1⁻ et RAG-2⁻ n'ont ni cellules T ni cellules B matures, et par conséquent présentent une immunodéficience combinée grave (SCID). Chez l'Homme, des mutations des gènes *RAG*, localisés sur le chromosome 11, ont été reliées à plusieurs cas différents de SCID autosomiques (voir le chapitre 19).

Un autre déficit de recombinaison se présente chez les souris SCID CB-17. Ces souris ont une mutation autosomique récessive qui atteint le processus de recombinaison V-(D)-J. Les souris SCID ont un manque généralisé de cellules T et de cellules B matures fonctionnelles, et comme les souris RAG⁻, présentent une immunodéficience combinée grave. Contrairement aux mutants *RAG*, les souris SCID commencent normalement le processus de recombinaison : la synapse entre les segments géniques D et J s'effectue, les coupures du DNA double brin sont correctement introduites à la jonction des séquences signal de recombinaison et des séquences codantes, et les séquences signal sont ensuite ajoutées. Cependant, la jonction des séquences codantes s'effectue à quelque distance des segments géniques D et J, ce qui conduit à une délétion de l'une ou des deux séquences codantes (voir la figure 5.10). Ces souris SCID ont des enzymes RAG-1 et RAG-2 fonctionnels ; leur déficit se situe en fait au niveau d'un ou de plusieurs enzymes de réparation de coupure du double brin qui rejoignent le DNA coupé.

Réarrangements productifs et réarrangements non productifs

Bien que les coupures du DNA double brin qui initient les réarrangements V-(D)-J soient introduites précisément à la jonction des séquences signal et des séquences codantes, la jonction subséquente des séquences codantes est imprécise. Cette imprécision du processus de jonction aide à créer la diversité des anticorps en contribuant à l'hypervariabilité du site de liaison à l'antigène. (Ce phénomène est traité plus en détail dans la section ci-dessous consacrée à la création de la diversité des anticorps.)

Une autre conséquence de l'imprécision de la jonction est que les segments géniques peuvent ne pas être tous joints en phase, de telle façon que le triplet du cadre de lecture pour la traduction n'est pas préservé. Dans un tel

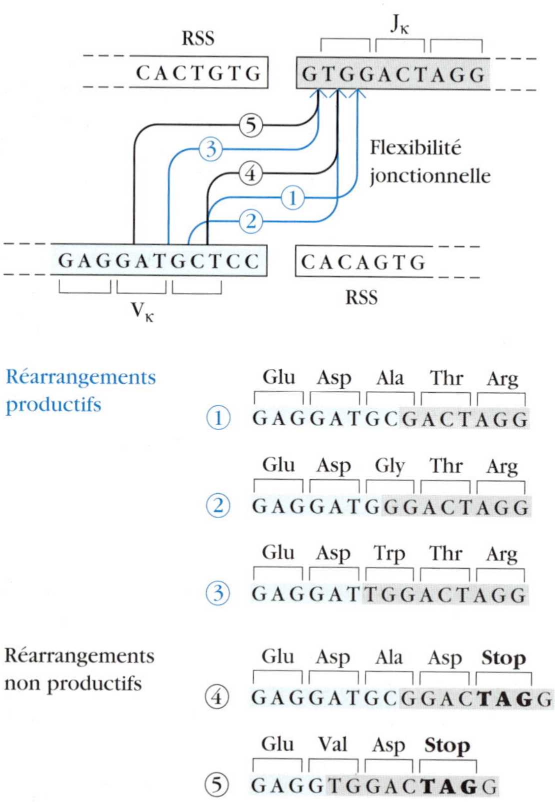

FIGURE 5.11 La flexibilité jonctionnelle de la jonction des segments géniques des immunoglobulines est illustrée avec V_κ et J_κ. La jonction en phase (flèches 1, 2 et 3) crée un réarrangement productif qui peut être traduit en protéine. La jonction hors de phase (flèches 4 et 5) conduit à un réarrangement non productif qui contient des codons stop et n'est pas traduit en protéine.

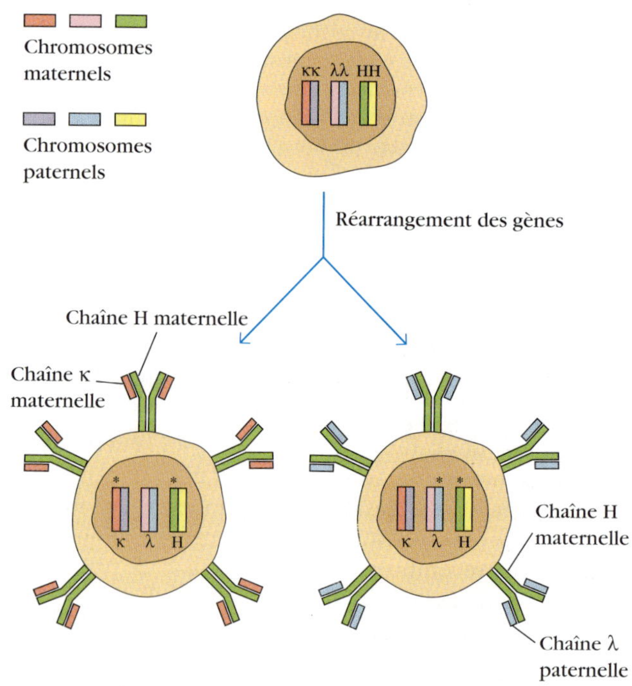

FIGURE 5.12 En raison de l'exclusion allélique, les gènes des chaînes lourdes ou des chaînes légères des immunoglobulines d'un seul chromosome parental sont exprimés dans une cellule. Ce processus assure qu'une cellule B sera spécifique d'un épitope donné. La sélection de l'allèle de chaque paire qui sera réarrangé pour produire un gène fonctionnel se fait au hasard. Ainsi, l'immunoglobuline exprimée peut contenir une chaîne maternelle et une chaîne paternelle ou encore les deux chaînes peuvent dériver d'un seul parent. Seules les cellules B et les cellules T présentent une exclusion allélique. Les astérisques (*) indiquent les allèles exprimés.

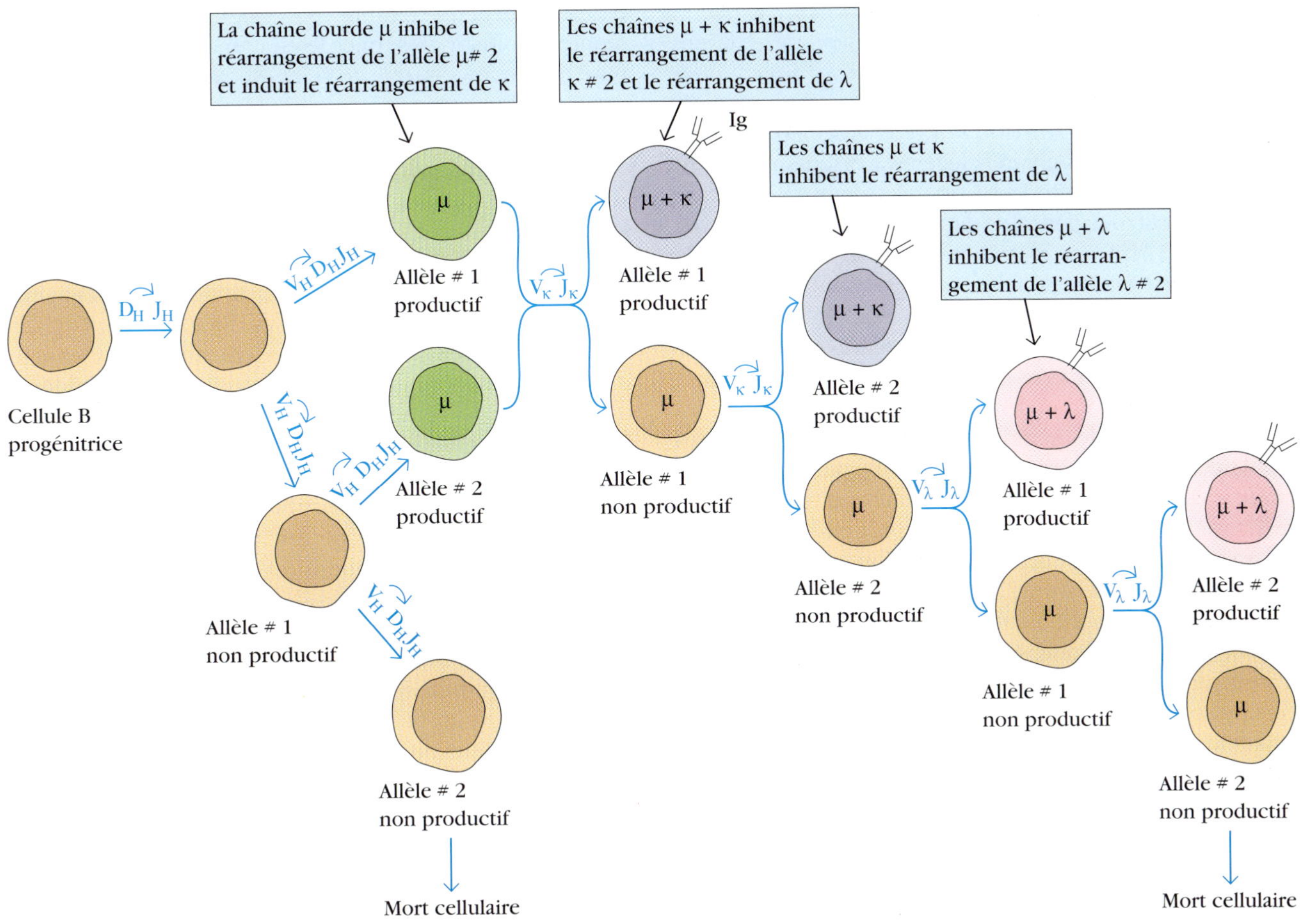

FIGURE 5.13 Modèle d'explication de l'exclusion allélique. Les gènes des chaînes lourdes se réarrangent en premier et dès qu'un réarrangement productif des gènes des chaînes lourdes s'effectue, la protéine μ produite prévient le réarrangement de l'autre allèle de chaîne lourde et initie le réarrangement des gènes des chaînes légères. Chez la souris, le réarrangement des gènes des chaînes légères κ précède celui des gènes λ, comme il est montré ici. Chez l'Homme, cependant, un réarrangement κ ou un réarrangement λ peut se produire dès qu'un réarrangement productif des chaînes lourdes a eu lieu. La formation d'une immunoglobuline complète inhibe le réarrangement ultérieur des gènes des chaînes légères. Lorsqu'un réarrangement non productif a lieu pour un allèle, la cellule tente alors le réarrangement de l'autre allèle. [Adapté de GD Yancopoulos et FW Alt, 1986, *Annu. Rev. Immunol.* **4**:339.]

réarrangement non productif, l'unité VJ ou VDJ résultante contiendra de nombreux codons stop qui interrompent la traduction (figure 5.11). Lorsque les segments géniques sont joints en phase, le cadre de lecture est maintenu. Dans un tel **réarrangement productif,** l'unité VJ ou VDJ résultante peut être traduite dans sa totalité, ce qui donne un anticorps complet.

Lorsqu'un allèle se réarrange de façon non productive, une cellule B peut encore être capable de réarranger l'autre allèle de façon productive. Lorsqu'un gène de chaîne lourde ou qu'un gène de chaîne légère réarrangé en phase n'est pas produit, la cellule B meurt par apoptose. On estime qu'une seule tentative sur trois, au niveau des jonctions V_L-J_L, D_H-J_H et V_H-D_H-J_H est productive. Par conséquent, uniquement 8 % environ des cellules pré-B de la moelle osseuse parviennent à maturité et quittent la moelle osseuse sous forme de cellules B matures immunocompétentes.

Exclusion allélique

Les cellules B, comme toutes les cellules somatiques, sont diploïdes et contiennent à la fois des chromosomes maternels et des chromosomes paternels. Même si une cellule B est diploïde, elle exprime les gènes réarrangés des chaînes lourdes à partir d'un seul chromosome et les gènes réarrangés des chaînes légères à partir d'un seul chromosome également. Ce processus, appelé **exclusion allélique**, assure que les cellules B fonctionnelles ne contiendront jamais plus d'une unité V_H-D_H-J_H ou V_L-J_L (figure 5.12). Ceci est, bien sûr, essentiel pour la spécificité antigénique de la cellule B, parce que l'expression des deux allèles rendrait la cellule B multispécifique. Ce phénomène d'exclusion allélique suggère que lorsqu'un réarrangement productif V_H-D_H-J_H ou un réarrangement productif V_L-J_L a eu lieu, la machinerie de recombinaison est arrêtée, de telle façon que les gènes des chaînes lourdes et les gènes des chaînes légères des chromosomes homologues ne soient pas exprimés.

G.D. Yancopoulos et F.W. Alt ont proposé un modèle pour expliquer l'exclusion allélique (figure 5.13). Ils suggèrent qu'une fois qu'un réarrangement productif est atteint, la protéine qu'il code est exprimée et que la présence de cette protéine agit comme un signal pour prévenir un réarrangement ultérieur des gènes. Selon ce modèle, la présence des chaînes lourdes μ signale à la cellule B en cours de maturation qu'elle doit arrêter le réarrangement de l'autre allèle de chaîne lourde et entreprendre le réarrangement des gènes de la chaîne légère κ. Lorsqu'un réarrangement κ productif a lieu, des chaînes légères κ sont produites puis appariées à des chaînes lourdes μ pour former une molécule d'anticorps complète. La présence de cet anticorps arrête alors un réarrangement ultérieur des chaînes légères. Lorsqu'un réarrangement κ n'est pas productif pour les deux allèles κ, le réarrangement des gènes de la chaîne λ commence. Si aucun allèle λ ne se réarrange de façon productive, la cellule B cesse vraisemblablement sa maturation et meurt rapidement par apoptose.

Deux études effectuées avec des souris transgéniques ont apporté des éléments en faveur de l'hypothèse selon laquelle les protéines codées par les gènes réarrangés des chaînes lourdes et les gènes réarrangés des chaînes légères régulent le réarrangement des allèles restants. Dans une étude, des souris transgéniques porteuses d'un transgène réarrangé de chaîne lourde μ étaient préparées. Le produit du transgène μ était exprimé par un fort pourcentage de cellules B, et le réarrangement des gènes des chaînes lourdes des immunoglobulines endogènes était bloqué. De même, les cellules d'une souris transgénique porteuse d'un transgène de chaîne légère κ ne réarrangeaient pas les gènes des chaînes κ endogènes lorsque le transgène κ était exprimé et associé à une chaîne lourde pour former une immunoglobuline complète. Ces études suggèrent que l'expression des protéines des chaînes lourdes et des chaînes légères pourrait en fait prévenir le réarrangement des gènes des allèles restants, ce qui expliquerait l'exclusion allélique.

Création de la diversité des anticorps

L'organisation des gènes des immunoglobulines ayant été déchiffrée, les sources de la grande diversité de la région variable ont commencé à se clarifier. La théorie de la lignée germinale, mentionnée précédemment, arguait que tout le répertoire de la région variable est codé dans la lignée germinale de l'organisme et transmis de génération en génération par les cellules germinales (ovocytes et spermatozoïdes). La théorie de la variation somatique prétendait que la lignée germinale contient un nombre limité de gènes variables, qui se diversifient dans les cellules somatiques par des mutations ou des recombinaisons lors du développement du système immunitaire. Avec le clonage et le séquençage des gènes des immunoglobulines, les deux modèles ont été en partie justifiés.

À ce jour, plusieurs procédés de diversification des anticorps ont été identifiés chez la souris et chez l'Homme :

- Les segments géniques de la lignée germinale multiples.
- La jonction V-(D)-J combinatoire.
- La flexibilité jonctionnelle.
- L'addition des nucléotides de la région P (addition P).
- L'addition des nucléotides de la région N (addition N).
- L'hypermutation somatique.
- L'association combinatoire des chaînes légères et des chaînes lourdes.

Bien que la contribution exacte de chacune de ces voies de diversification à la diversité totale des anticorps ne soit pas connue, le nombre potentiel des anticorps de séquences distinctes que le système immunitaire des mammifères est capable de créer est extrêmement élevé et dépasse 10^{10}.

Segments géniques multiples V, D et J de la lignée germinale

Comme cela a été indiqué précédemment, le DNA de la lignée germinale humain contient de nombreux segments géniques : 51 V_H, 27 D, 6 J_H, 40 V_κ, 5 J_κ, 30 V_λ et 4 J_λ. On doit avoir présent à l'esprit que ces nombres viennent d'une étude historique du séquençage du DNA des locus des immunoglobulines d'un seul individu, David Perry. Les locus des immunoglobulines d'autres individus pourraient contenir des nombres légèrement différents de type particulier de segments géniques.

Chez la souris, bien que les nombres soient connus avec moins de précision que chez l'Homme, il semble qu'il y ait, approximativement, les segments géniques ci-après : 85 V_κ et 134 V_H, 4 J_H, 4 J_κ et 3 J_λ, tous fonctionnels, et 13 D_H, mais seulement 2 V_λ. Bien que le nombre des gènes de la lignée germinale trouvés chez l'Homme ou la souris soit beaucoup plus faible que prédit par les premiers partisans du modèle de la lignée germinale, les segments géniques multiples V, D et J de la lignée germinale contribuent manifestement à la diversité des sites de liaison à l'antigène des anticorps.

Jonction combinatoire V-J et V-D-J

La contribution des segments géniques multiples de la lignée germinale à la diversité des anticorps est augmentée par le réarrangement au hasard de ces segments dans les cellules somatiques. Cette diversité combinatoire créée par les réarrangements des gènes peut être calculée (tableau 5.2). Chez l'Homme, la capacité de n'importe lequel des 51 segments géniques V_H à se combiner avec n'importe lequel des 27 segments D_H ou n'importe lequel des 6 segments J_H permet qu'une diversité considérable de gènes de chaînes lourdes soit créée ($51 \times 27 \times 6 = 8\,262$ combinaisons possibles). De même, la combinaison au hasard des 40 segments géniques V_κ aux 5 segments J_κ a la possibilité de créer 200 combinaisons possibles au niveau du locus κ, alors que les 30 segments géniques V_λ et les 4 segments géniques J_λ permettent jusqu'à 120 combinaisons possibles au niveau du locus λ humain. Il est important de réaliser qu'il s'agit là de calculs de diversité minimum. La flexibilité jonctionnelle et l'addition des nucléotides P et des nucléotides N, comme il a été mentionné précédemment, et tout particulièrement l'hypermutation somatique qui sera décrite prochainement, apporte ensemble une énorme contribution à la diversité des anticorps. Bien qu'il ne soit pas possible de faire une évaluation exacte de leur contribution, la plupart de ceux qui travaillent dans ce domaine sont d'accord pour penser qu'ils portent le potentiel de diversité des sites de combinaison des anticorps chez l'Homme bien au-dessus de 10^{10}, ou même de 10^{11}. Ceci ne signifie pas qu'à un moment donné, un individu ait un répertoire de 10^{10} sites de combinaison des anticorps différents. Ces nombres très élevés décrivent l'ensemble des variations possibles dont un individu ne porte qu'un groupe beaucoup plus limité.

TABLEAU 5.2 Diversité combinatoire des anticorps chez l'Homme et chez la souris

Segments multiples de la lignée germinale	Chaîne lourde	Chaînes légères κ	Chaînes légères λ
Nombre estimé de segments chez l'Homme*			
V	51	40	30
D	27	0	0
J	6	5	4
Jonction combinatoire V-D-J et V-J (nombre possible de combinaisons)	$51 \times 27 \times 6 = 8\ 262$	$40 \times 5 = 200$	$30 \times 4 = 120$
Associations combinatoires possibles des chaînes lourdes† et des chaînes légères	$8\ 262 \times (200 + 120) = 2{,}64 \times 10^6$		
Nombre estimé de segments chez la souris*			
V	134	85	2
D	13	0	0
J	4	4	3
Jonction combinatoire V-D-J et V-J (nombre possible de combinaisons)	$134 \times 13 \times 4 = 6\ 968$	$85 \times 4 = 340$	$2 \times 4 = 6$
Associations combinatoires possibles des chaînes lourdes† et des chaînes légères	$6\ 968 \times (340 + 6) = 2{,}41 \times 10^6$		

* Ces nombres ont été déterminés à partir d'études portant sur un seul individu ; de légères différences pourraient être constatées chez des individus différents. De plus, dans le cas de l'Homme, seuls les segments géniques fonctionnels ont été pris en considération. Le génome contient des segments supplémentaires qui sont incapables de se réarranger ou qui contiennent des codons stop ou qui ont ces deux caractéristiques. Dans le cas de la souris, les nombres présentés dans le tableau ne sont que les meilleures estimations, étant donné que le locus n'a pas été complètement séquencé.
† En raison de la diversité apportée par la flexibilité jonctionnelle, l'addition des nucléotides des régions P, l'addition des nucléotides des régions N et la mutation somatique, le potentiel réel excède ces estimations de plusieurs ordres de grandeur.

Flexibilité jonctionnelle

L'énorme diversité créée par les combinaisons V, D et J est considérablement augmentée par un phénomène appelé **flexibilité jonctionnelle.** Comme il a été décrit ci-dessus, la recombinaison implique la jonction des séquences signal de recombinaison pour former une jonction signal et la jonction des séquences codantes pour former une jonction codante (voir la figure 5.7). Bien que les séquences signal soient toujours jointes de façon précise, la jonction des séquences codantes est souvent imprécise. Dans une étude, par exemple, la jonction des séquences codantes $V_\kappa21$ et $J_\kappa1$ a été analysée dans plusieurs lignées de cellules pré-B. L'analyse de la séquence des jonctions signal et des jonctions codantes a révélé une jonction précise des séquences signal mais une jonction flexible des séquences codantes (figure 5.14).

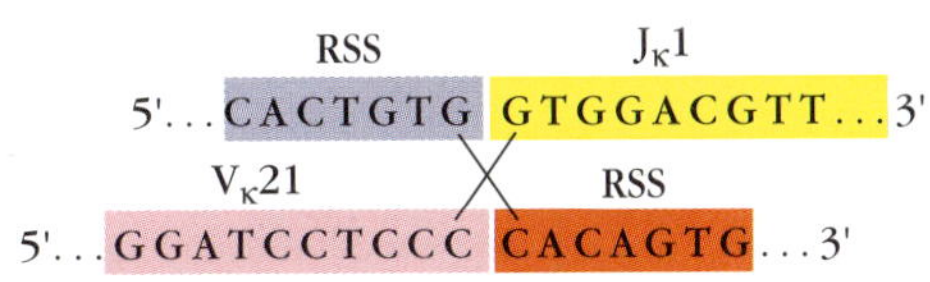

Lignées cellulaires pré-B	Jonctions codantes ($V_\kappa21J_\kappa1$)	Jonctions signal (RSS/RSS)
Lignée cellulaire # 1	5'-GGATCC GGACGTT-3'	5'-CACTGTG CACAGTG-3'
Lignée cellulaire # 2	5'-GGATC TGGACGTT-3'	5'-CACTGTG CACAGTG-3'
Lignée cellulaire # 3	5'-GGATCCTC GTGGACGTT-3'	5'-CACTGTG CACAGTG-3'
Lignée cellulaire # 4	5'-GGATCCT TGGACGTT-3'	5'-CACTGTG CACAGTG-3'

FIGURE 5.14 Preuve expérimentale de la flexibilité jonctionnelle dans le réarrangement des gènes des immunoglobulines. Les séquences nucléotidiques flanquant les régions codantes entre $V_\kappa21$ et $J_\kappa1$, ainsi que les jonctions signal correspondantes ont été déterminées dans quatre lignées cellulaires pré-B. La constance de la séquence des jonctions signal contraste avec la variabilité de la séquence des jonctions codantes. Les ombrages rose ou jaune indiquent des nucléotides dérivés de $V_\kappa21$ et $J_\kappa1$, respectivement, et les ombrages violet ou orange indiquent les nucléotides des deux RSS.

TABLEAU 5.3 Sources de la variation de la séquence des régions de complémentarité des gènes des chaînes lourdes et des chaînes légères des immunoglobulines

Source de la variation	CDR1	CDR2	CDR3
Séquence codée par :	Segment V	Segment V	Jonction V_L-J_L ; jonctions V_H-D_H-J_H
Flexibilité jonctionnelle	–	–	+
Addition de nucléotides P	–	–	+
Addition* de nucléotides N	–	–	+
Hypermutation somatique	+	+	+

* L'addition de nucléotides N n'apparaît que dans le DNA de la chaîne lourde.

Comme il a été montré précédemment, cette flexibilité jonctionnelle conduit à de nombreux réarrangements non productifs, mais crée aussi diverses combinaisons productives qui codent des amino acides alternatifs à chaque jonction codante (voir la figure 5.11), ce qui augmente donc la diversité des anticorps. On a montré que la variation de la séquence des amino acides créée par la flexibilité jonctionnelle des jonctions codantes se situe dans la troisième région hypervariable (CDR3) du DNA des chaînes lourdes ou des chaînes légères des immunoglobulines (tableau 5.3). Étant donné que la CDR3 apporte une contribution importante à la fixation de l'antigène par la molécule d'anticorps, les changements d'amino acides créés par la flexibilité fonctionnelle peuvent apporter une contribution majeure à la diversité des anticorps.

Addition P

Comme il a été décrit précédemment, après le clivage initial du DNA simple brin à la jonction d'un segment génique de région variable et de la séquence signal attachée, les nucléotides situés à l'extrémité de la séquence codante se retournent pour former une structure en épingle à cheveux (voir la figure 5.7). Cette épingle à cheveux est ensuite clivée par une endonucléase. Cette seconde coupure a lieu parfois au niveau d'une position qui laisse un court brin simple à l'extrémité de la séquence codante. L'addition (**addition P**) de nucléotides complémentaires à ce brin par des enzymes de réparation crée une séquence palindromique dans la jonction codante et ces nucléotides sont donc appelés **nucléotides P** (figure 5.14a). La variation de la position au niveau de laquelle l'épingle à cheveux est coupée conduit alors à une variation dans la séquence de la jonction codante.

Addition N

On a montré que les jonctions codantes des régions variables dans les gènes réarrangés des chaînes lourdes contiennent de courtes séquences d'amino acides qui ne sont pas codées par les segments géniques V, D ou J de la lignée germinale. Ces amino acides sont codés par des nucléotides (**nucléotides N**) qui sont ajoutés lors du processus de

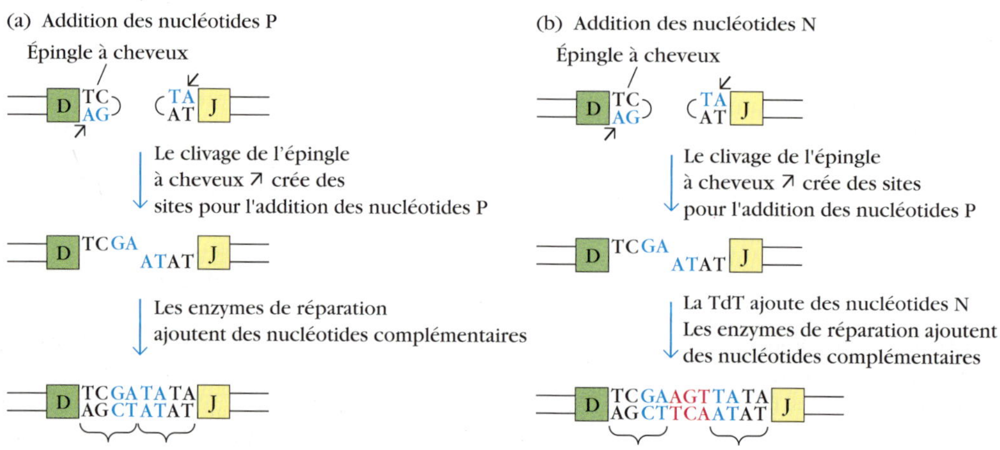

FIGURE 5.15 Addition de nucléotides P et de nucléotides N au cours de la jonction. (a) Lorsque le clivage de l'intermédiaire en épingle à cheveux donne une extrémité à double brin sur la séquence codante, alors l'addition de nucléotides P ne se produit pas. Cependant, dans de nombreux cas, le clivage donne une extrémité à simple brin. Au cours de la réparation subséquente, des nucléotides complémentaires, appelés nucléotides P, sont ajoutés pour produire des séquences palindromiques (indiquées entre crochets). Dans cet exemple, quatre paires de bases supplémentaires (en bleu) sont présentes dans la jonction codante, à la suite d'une addition de nucléotides P. (b) À côté de l'addition de nucléotides P, l'addition de nucléotides N au hasard (en rouge clair) par la TdT peut se produire lors de la jonction des séquences codantes des chaînes lourdes.

jonction D-J ou du processus de jonction de V à D-J grâce à une réaction catalysée par une désoxynucléotidyl transférase terminale (TdT) (figure 5.15b). Une preuve du fait que la TdT est responsable de l'addition des nucléotides N a été apportée par des études de transfection des fibroblastes. Lorsque des fibroblastes étaient transfectés par des gènes *RAG-1* et *RAG-2*, le réarrangement V-D-J s'effectuait, mais aucun nucléotide N n'était présent dans les jonctions codantes. Cependant, lorsque les fibroblastes étaient aussi transfectés par le gène codant la TdT, le réarrangement V-D-J était alors accompagné de l'addition de nucléotides N au niveau des jonctions codantes.

Jusqu'à 15 nucléotides N peuvent être ajoutés aux jonctions D_H-J_H ou V_H-D_H-J_H. Ainsi, une région variable de chaîne lourde complète est codée par une unité V_HND_HNJ_H. La diversité supplémentaire de la chaîne lourde créée par l'addition des nucléotides des régions N est très grande, étant donné que les régions N semblent être constituées de séquences totalement au hasard. Étant donné que cette diversité a lieu au niveau des jonctions codantes V-D-J, elle est localisée au niveau de la CDR3 des gènes des chaînes lourdes.

Hypermutation somatique

Toute la diversité des anticorps discutée jusqu'à présent trouve son origine dans des mécanismes qui opèrent lors de la formation des régions variables spécifiques par un réarrangement des gènes. L'hypothèse implicite tout au long de ce chapitre a été qu'une fois qu'un gène fonctionnel d'une région variable est formé, il n'est pas modifié. Cette hypothèse s'est révélée fausse, et une diversité supplémentaire des anticorps est créée dans le gène réarrangé d'une région variable par un processus appelé **hypermutation somatique**. Comme conséquence de l'hypermutation somatique, des nucléotides des unités VJ ou VDJ sont remplacés par d'autres, ce qui modifie potentiellement la spécificité des immunoglobulines codées.

Normalement, l'hypermutation somatique s'effectue uniquement dans les centres germinatifs (voir les chapitres 2 et 11) ; ces structures se forment dans les organes lymphoïdes secondaires dans la semaine suivant l'immunisation par un antigène qui active une réponse cellulaire B dépendante des cellules T. L'hypermutation somatique est ciblée vers les régions V réarrangées localisées dans une séquence de DNA de 1 500 nucléotides environ qui inclut la totalité du segment VJ ou du segment VDJ. L'hypermutation somatique se produit à une fréquence approchant 10^{-3} par paire de bases et par génération. Cette vitesse est au moins 100 000 fois plus élevée (d'où le nom d'*hypermutation*) que la vitesse de mutation spontanée, qui est d'environ 10^{-8}/pb/génération, dans les autres gènes. Étant donné que la longueur combinée des gènes de la région variable des chaînes lourdes et des chaînes légères est d'environ 600 pb, une mutation en moyenne sera donc introduite par hypermutation somatique toutes les une ou deux divisions cellulaires.

Le mécanisme de l'hypermutation somatique n'a pas encore été déterminé. La plupart des mutations sont des substitutions de nucléotides plus que des délétions ou des insertions. L'hypermutation somatique introduit ces substitutions de façon essentiellement, mais pas totalement, au hasard. Une donnée récente suggère que certains motifs nucléotidiques et que certaines séquences palindromiques au sein de V_H ou de VL pourraient être particulièrement sensibles à l'hypermutation somatique.

Étant donné que le processus d'hypermutation somatique se fait largement au hasard, il créera des anticorps d'affinité variable pour l'antigène. À la suite de l'exposition à l'antigène, les cellules B possédant des récepteurs de haute affinité, seront préférentiellement sélectionnées pour survivre, en raison de leur plus grande capacité à se lier à l'antigène. Ce processus, appelé **maturation de l'affinité**, s'effectue dans les centres germinatifs et il est décrit plus en détail dans le chapitre 11. Bien que les hypermutations somatiques se fassent tout au long du segment VJ ou du segment VDJ, dans les cellules B matures, elles sont groupées dans les CDR des séquences des V_H ou des V_L. Ce groupement reflète le rôle de l'antigène dans la sélection des cellules B possédant les récepteurs de l'affinité la plus grande au cours de la maturation de l'affinité. Étant donné que les CDR sont directement impliquées dans la reconnaissance de l'antigène, une mutation au sein de ces dernières est plus à même d'influencer l'affinité globale pour l'antigène.

Claudia Berek et Cesar Milstein ont obtenu une preuve expérimentale démontrant l'hypermutation somatique lors du développement d'une réponse immunitaire à un conjugué haptène-porteur. Ces chercheurs étaient capables de séquencer le mRNA codant les anticorps anti-haptène produits en réponse à une immunisation primaire, secondaire ou tertiaire avec un conjugué haptène-porteur. L'haptène qu'ils ont choisi était la 2-phényl-5-oxazolone (phOx) couplée à une protéine jouant le rôle de porteur. Ils ont choisi cet haptène parce qu'on avait vu précédemment que la majorité des anticorps qu'il induit étaient codés par un seul segment génique V_H et un seul segment génique V_k de la lignée germinale (c'est-à-dire des anticorps dirigés contre un seul épitope). Berek et Milstein ont immunisé des souris avec le conjugué phOx-porteur, puis ils ont utilisé les cellules spléniques de souris pour préparer des hybridomes sécrétant des anticorps monoclonaux spécifiques de l'haptène phOx. La séquence du mRNA de la chaîne H et celle de la chaîne légère κ de chaque hybridome a ensuite été déterminée afin d'identifier les déviations par rapport aux séquences de la lignée germinale.

Les résultats de cette expérimentation sont décrits dans la figure 5.16. Des 12 hybridomes obtenus à partir des souris sept jours après une immunisation primaire, tous utilisaient le segment génique V_H Ox-1, mais tous sauf un utilisaient le segment génique V_κ Ox-1. De plus, seules quelques mutations de la séquence de la lignée germinale étaient présentes dans ces hybridomes. À partir du 14e jour suivant l'immunisation primaire, l'analyse de huit hybridomes a révélé que six continuaient à utiliser le segment génique V_H Ox-1 de la lignée germinale et que tous continuaient à utiliser le segment V_κ Ox-1. Cependant, maintenant, tous ces hybridomes incluaient une ou plusieurs mutations de la séquence de la lignée germinale. Les hybridomes analysés à partir des réponses secondaires et tertiaires montraient un plus fort pourcentage utilisant des segments géniques V_H de la lignée germinale autre que le gène V_H Ox-1. Dans les clones d'hybridomes qui utilisaient les segments géniques V_H Ox-1 et V_κ Ox-1, la plupart des mutations étaient groupées dans les régions hypervariables des CDR1 et des CDR2. Le nombre des mutations dans les hybridomes anti-phOx augmentait

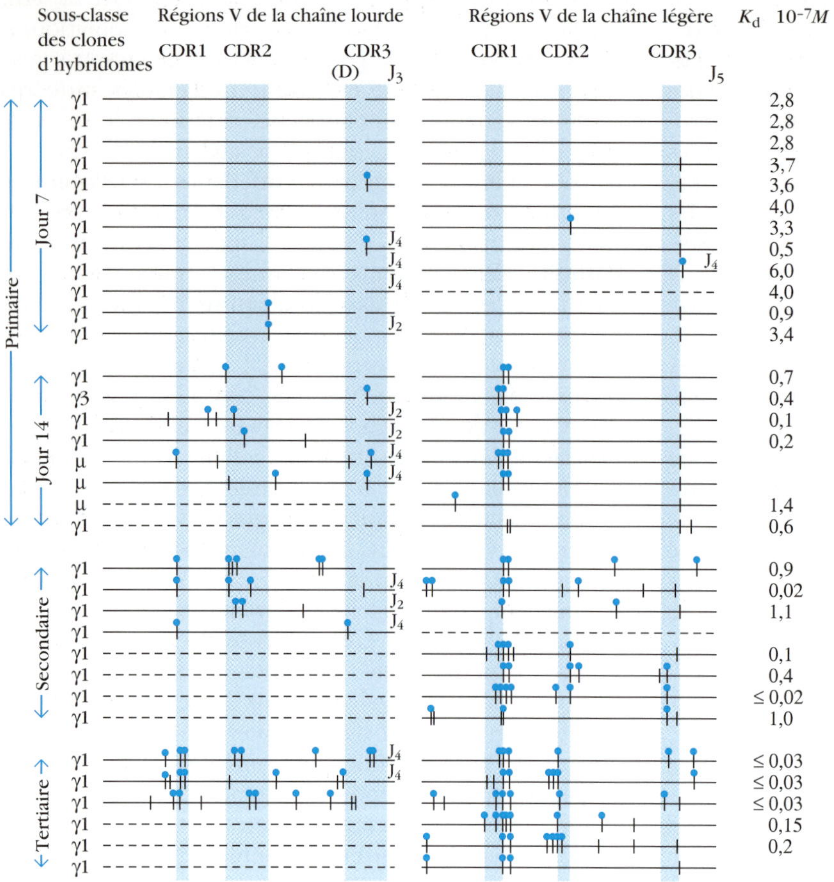

FIGURE 5.16 Preuve expérimentale de la mutation somatique dans les régions variables des gènes des immunoglobulines. Le diagramme compare les séquences des mRNA des chaînes lourdes et des chaînes légères d'hybridomes spécifiques de l'haptène phOx. Les lignes pleines horizontales représentent les séquences V_H et V_κ Ox-1 de la lignée germinale ; les lignes en pointillé représentent les séquences dérivées des autres gènes de la lignée germinale. L'ombrage bleu représente les zones où se concentrent les mutations ; les points bleus avec les lignes verticales indiquent les localisations des mutations qui codent un amino acide différent de celui de la séquence de la lignée germinale. Ces résultats montrent que la fréquence de mutation (1) augmente au cours de la réponse primaire (jour 7 comparé au jour 14) et (2) est plus grande après les immunisations secondaire et tertiaire qu'après l'immunisation primaire. De plus, la constante de dissociation (K_D) des anticorps anti-phOx diminue lorsqu'on va de la réponse primaire à la réponse tertiaire, ce qui indique une augmentation de l'affinité globale de l'anticorps. Remarquer aussi que la plupart des mutations sont groupées dans les CDR1 et CDR2 des chaînes lourdes et des chaînes légères. [Adapté de C Berek et C Milstein, 1987, *Immunol. Rev.* **96**:23.]

progressivement à la suite des immunisations primaire, secondaire et tertiaire, comme le faisait l'affinité globale des anticorps pour phOx (voir la figure 5.16).

Association des chaînes lourdes et des chaînes légères

La source finale de la diversité des anticorps est l'association combinatoire des chaînes lourdes et des chaînes légères. Étant donné que la spécificité du site de liaison à l'antigène d'un anticorps est déterminée par les régions variables des chaînes lourdes et des chaînes légères, l'association combinatoire des chaînes H et L peut aussi créer de la diversité. Chez l'Homme, il y a le potentiel pour créer 8 262 gènes de chaînes lourdes et 325 gènes de chaînes légères à la suite des réarrangements des gènes des régions variables. En faisant l'hypothèse que n'importe lequel des gènes possibles des chaînes lourdes et n'importe lequel des gènes possibles des chaînes légères peuvent apparaître au hasard dans la même cellule, le nombre potentiel des combinaisons entre les chaînes lourdes et les chaînes légères est de 2 644 240. Ce nombre est probablement supérieur à la quantité de diversité combinatoire réellement générée chez un individu, étant donné qu'il n'est pas certain que toutes les V_H et toutes les V_L s'apparieront l'une à l'autre. De plus, le processus de recombinaison n'est pas complètement au hasard ; les segments géniques V_H, D ou V_L ne sont pas tous utilisés à la même fréquence ; certains le sont souvent, d'autres occasionnellement et d'autres encore pas du tout.

Bien que le nombre des divers sites de liaison des anticorps que peut créer le système immunitaire soit difficile à calculer avec une certaine précision, nous savons qu'il est très élevé. Étant donné que le très grand nombre de nouvelles séquences créées par la flexibilité jonctionnelle, l'addition des nucléotides P et celle des nucléotides N sont situées au sein de la troisième CDR, elles sont placées pour influencer la structure du site de liaison de l'anticorps. En plus de ces sources de diversité de l'anticorps, le phénomène de l'hypermutation somatique, à la suite d'une stimulation antigénique, contribue énormément au répertoire. Associés aux processus combinatoires mentionnés précédemment, ces processus placent les estimations de la diversité potentielle des anticorps bien au-delà de 10^{11}.

Commutation de classe parmi les gènes des régions constantes

À la suite de la stimulation antigénique d'une cellule B, le DNA de la chaîne lourde peut subir un réarrangement supplémentaire au cours duquel l'unité $V_HD_HJ_H$ peut se combiner à n'importe lequel des segments géniques C_H. Le mécanisme de ce processus, appelé **commutation de classe (d'isotype)**, n'est pas clair, mais des données suggèrent que des séquences de DNA (appelées **régions de commutation**), localisées à 2-3 kb en amont de chaque segment C_H (à l'exception de C_δ), sont impliquées. Ces régions de commutation, bien qu'assez grandes, sont composées de multiples copies de séquences courtes. Une hypothèse est qu'une série de recombinases spécifiques de classe se lient à ces régions de commutation et facilitent la recombinaison du DNA. La classe particulière d'immunoglobuline qui est exprimée pourrait ainsi dépendre de la spécificité de la recombinase exprimée à un stade donné du développement cellulaire.

On a montré que diverses cytokines sécrétées par des cellules T_H activées induisent les cellules B à effectuer une commutation de classe vers un isotype particulier. L'interleukine-4 (IL-4) par exemple, induit une commutation de classe de C_μ vers $C_\gamma1$ ou C_ε. L'IL-4 induit une commutation de classe de façon successive : tout d'abord de C_μ vers $C_\gamma1$, puis de $C_\gamma1$ vers C_ε (figure 5.17). En identifiant le DNA circulaire produit lors de la commutation de classe, on a montré que la commutation de C_μ vers $C_\gamma1$ crée un produit d'excision circulaire contenant C_μ avec l'extrémité 5' de la région de commutation γ1 ($S_\gamma1$) et l'extrémité 3' de la région de commutation μ (Sμ). On a montré que la commutation de $C_\gamma1$ vers C_ε crée des produits d'excision circulaire contenant $C_\gamma1$ associé à des parties des régions de commutation μ, γ et ε. Le rôle des cytokines dans la commutation de classe des immunoglobulines est décrit plus complètement au chapitre 11.

Expression des gènes des Ig

Comme dans l'expression des autres gènes, une maturation post-transcriptionnelle des transcrits primaires des immunoglobulines est nécessaire pour produire des mRNA fonctionnels (voir les figures 5.4 et 5.5). Les transcrits primaires produits à partir des gènes réarrangés des chaînes lourdes et des gènes des chaînes légères contiennent des séquences de DNA intercalaires qui incluent des introns non codants et des segments géniques J non perdus lors du réarrangement V-(D)-J. De plus, comme il a été remarqué précédemment, les segments géniques C des chaînes lourdes sont organisés en une série d'exons codants et d'introns non codants. Chaque exon d'un segment génique C_H correspond à un domaine de la région constante ou à une région charnière du polypeptide de la chaîne lourde. Le transcrit primaire doit être apprêté afin d'éliminer les séquences de DNA intercalaires et leurs exons flanquants connectés, au moyen d'un processus appelé épissage du RNA. En bref, des séquences d'épissage modérément conservées, ou sites d'épissage, qui sont localisées au niveau des frontières intron-exon au sein d'un transcrit primaire, signalent les positions au niveau desquelles l'épissage s'effectue. La maturation du

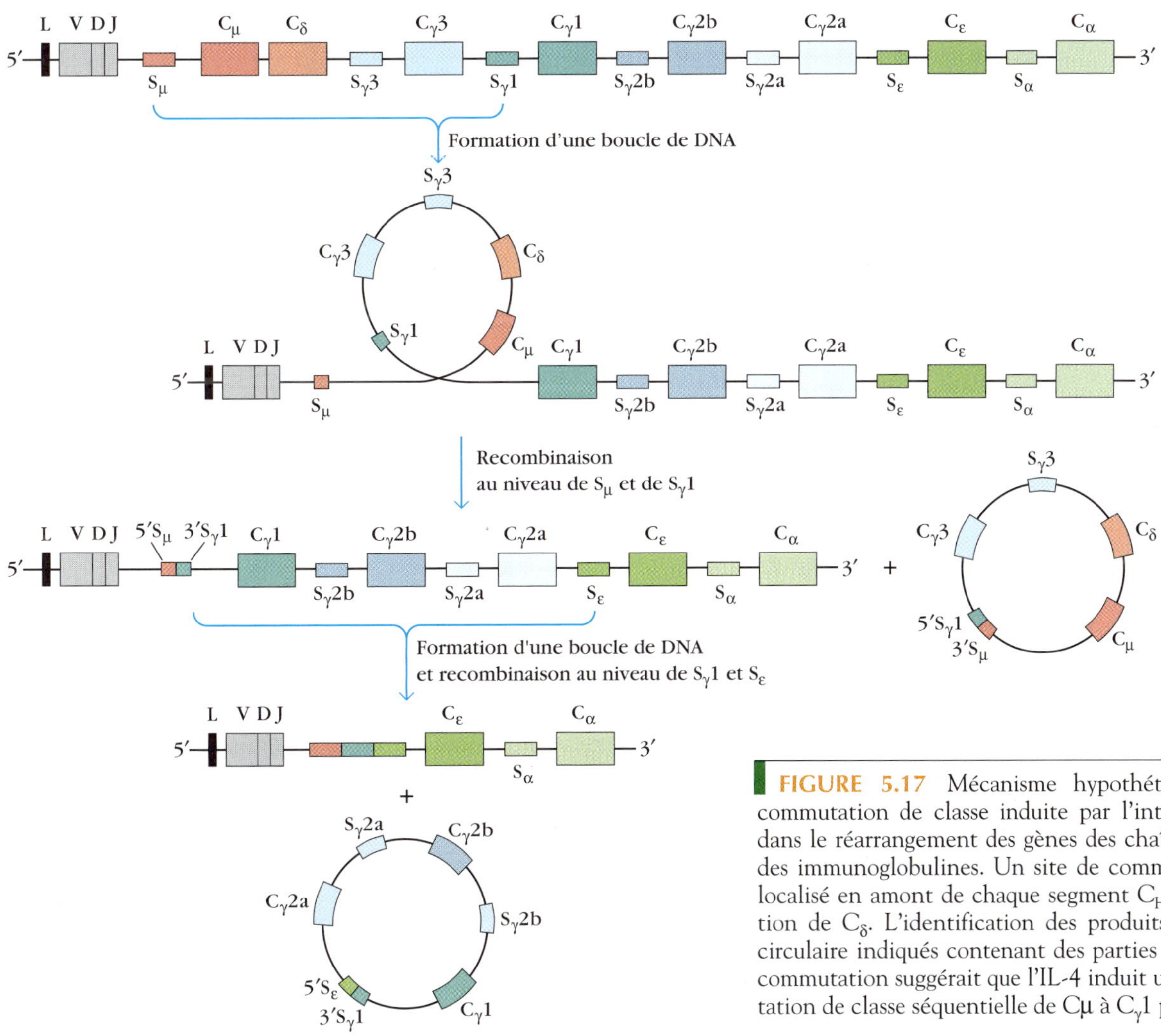

FIGURE 5.17 Mécanisme hypothétique de la commutation de classe induite par l'interleukine 4 dans le réarrangement des gènes des chaînes lourdes des immunoglobulines. Un site de commutation est localisé en amont de chaque segment C_H, à l'exception de C_δ. L'identification des produits d'excision circulaire indiqués contenant des parties des sites de commutation suggérait que l'IL-4 induit une commutation de classe séquentielle de Cμ à $C_\gamma1$ puis à C_ε.

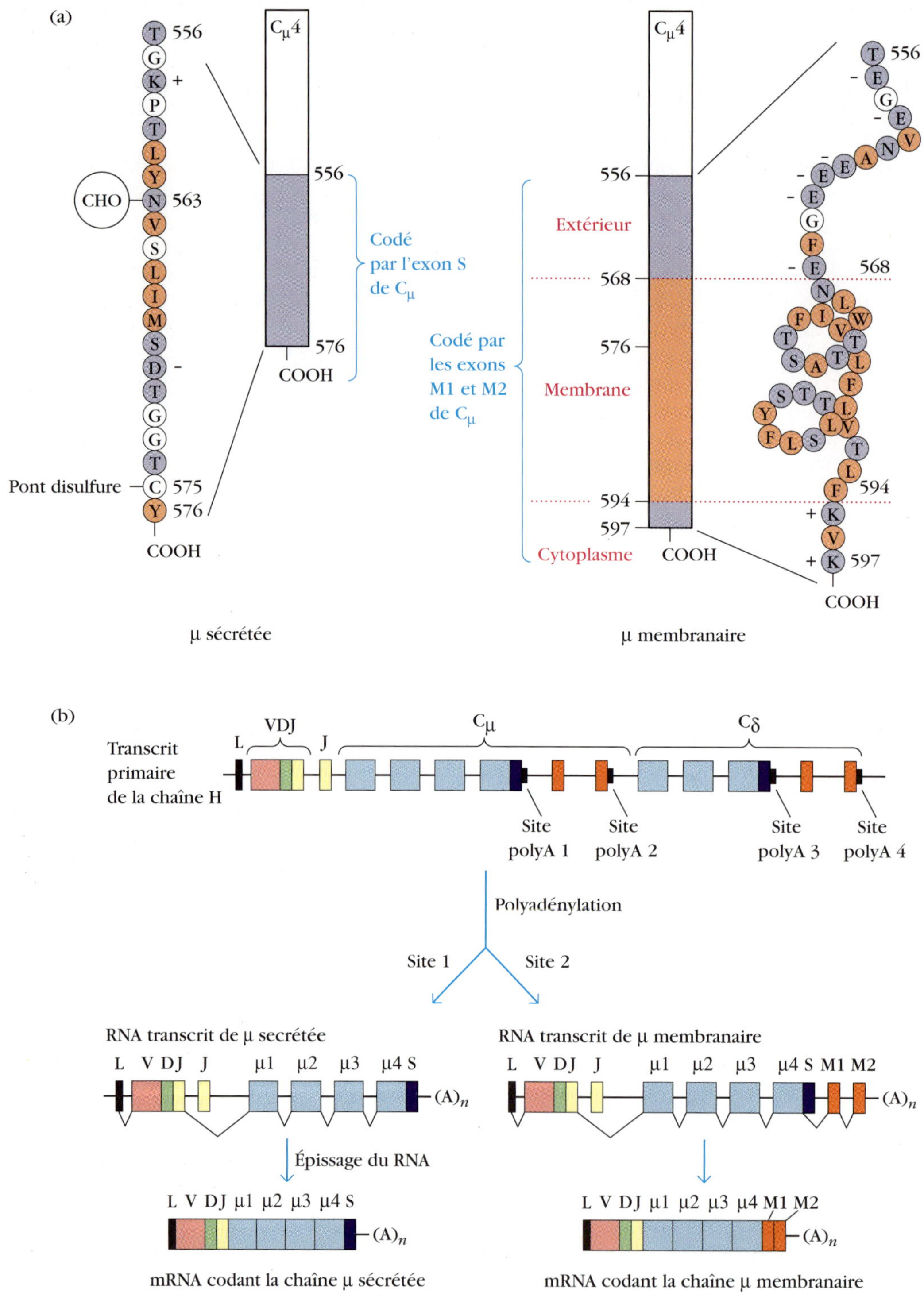

FIGURE 5.18 Expression des formes sécrétées et des formes membranaires de la chaîne lourde par épissage alternatif du RNA. (a) Séquence des amino acides de l'extrémité carboxy-terminale des chaînes lourdes μ, sécrétée ou membranaire. Les résidus sont indiqués par le code des amino acides à une lettre. Les résidus et les régions hydrophiles sont ombrés de violet, les résidus et les régions hydrophobes d'orange. Les résidus amino acides chargés sont indiqués par un + ou un –. Le reste de la séquence est identique dans les deux formes. (b) Structure du transcrit primaire du gène d'une chaîne lourde réarrangé montrant les exons C_μ et les sites polyA. La polyadénylation du transcrit primaire, soit au niveau du site 1, soit au niveau du site 2 et l'épissage subséquent (indiqué par des lignes en forme de V) génèrent des mRNA codant soit les chaînes μ sécrétées, soit les chaînes μ membranaires.

transcrit primaire dans le noyau élimine chacune de ces séquences intercalaires pour donner le mRNA final. Le mRNA est ensuite exporté du noyau vers les polyribosomes pour qu'il y soit traduit en chaînes H ou en chaînes L complètes.

Épissage différentiel du RNA des transcrits primaires des chaînes lourdes

L'épissage du transcrit primaire d'une chaîne lourde d'immunoglobuline peut donner des mRNA différents. Ue tel épissage différentiel du RNA des transcrits des chaînes lourdes explique la production des formes sécrétées et des formes membranaires d'une immunoglobuline particulière et l'expression simultanée de l'IgM et de l'IgD par une seule cellule B.

Expression de l'immunoglobuline membranaire ou de l'immunoglobuline sécrétée

Comme il a été expliqué dans le chapitre 4, une immunoglobuline particulière peut exister sous une forme membranaire ou sous une forme sécrétée. Les deux formes diffèrent dans la séquence des amino acides des domaines carboxy-terminaux des chaînes lourdes (C_H3/C_H3 dans l'IgA, l'IgD et l'IgG et C_H4/C_H4 dans l'IgE et l'IgM). La forme sécrétée a une séquence hydrophile d'environ 20 amino acides dans le domaine carboxy-terminal ; cette dernière est remplacée dans la forme membranaire par une séquence d'environ 40 amino acides contenant un segment hydrophile qui se situe hors de la cellule, un segment hydrophobe transmembranaire et un court segment cytoplasmique hydrophile à l'extrémité carboxy-terminale (figure 5.18a). Pendant un certain temps, l'existence de ces deux formes a semblé incompatible avec la structure du DNA des chaînes lourdes de la lignée germinale, dont on avait montré qu'il contenait un unique segment génique correspondant à chaque classe ou chaque sous-classe.

L'explication de ce paradoxe apparent est venu du séquençage du segment génique C_μ constitué de quatre exons ($C_\mu1$, $C_\mu2$, $C_\mu3$ et $C_\mu4$) correspondant aux quatre domaines de la molécule d'IgM. L'exon $C_\mu4$ contient une séquence nucléotidique (S) à son extrémité 3' qui code la séquence hydrophile du domaine C_H4 de l'IgM sécrétée. Deux exons supplémentaires, appelés M1 et M2, sont localisés juste 1,8 kb en aval de l'extrémité 3' de l'exon $C_\mu4$. L'exon M1 code le segment transmembranaire et M2 le segment cytoplasmique du domaine C_H4 de l'IgM membranaire. Un séquençage ultérieur du DNA a révélé que tous les segments géniques C_H ont deux exons supplémentaires M1 et M2 en aval qui codent les segments transmembranaire et cytoplasmique.

Le transcrit primaire produit par transcription d'un gène réarrangé de chaîne lourde μ contient deux séquences signal de polyadénylation, ou sites polyA. Le site 1 est localisé à l'extrémité 3' de l'exon $C_\mu4$ et le site 2 à l'extrémité 3' de l'exon M2 (figure 5.18b). Lorsque le clivage du transcrit primaire et l'addition de la queue polyA s'effectuent au niveau du site 1, les exons M1 et M2 sont perdus. L'excision des introns et l'épissage des exons restants produisent alors le mRNA codant la forme sécrétée de la chaîne lourde. Lorsque le clivage et la polyadénylation du transcrit primaire s'effectuent au niveau du site 2, il en résulte alors un profil d'épissage différent. Dans ce cas, l'épissage élimine la séquence S de l'extrémité 3' de l'exon $C_\mu4$, qui code l'extrémité carboxy-terminale hydrophile de la forme sécrétée, et joint le reste de l'exon $C_\mu4$ aux exons M1 et M2, ce qui produit le mRNA de la forme membranaire de la chaîne lourde.

La production des formes sécrétée ou membranaire d'une immunoglobuline dépend donc de l'épissage différentiel d'un transcrit primaire commun. Comme il a été remarqué précédemment, les cellules B naïves matures ne produisent qu'un anticorps membranaire, tandis que les plasmocytes différenciés produisent des anticorps sécrétés. Vraisemblablement, il existe un mécanisme dans les cellules B naïves et dans les plasmocytes qui dirige l'épissage du RNA préférentiellement vers la production d'un mRNA codant soit la forme membranaire, soit la forme sécrétée d'une immunoglobuline.

Expression simultanée de l'IgM et de l'IgD

Le phénomène d'épissage différentiel du RNA explique aussi l'expression simultanée de l'IgM et de l'IgD membranaires par les cellules B matures. Comme il a déjà été mentionné, la transcription des gènes réarrangés des chaînes lourdes dans les cellules B matures produit des transcrits primaires contenant à la fois les segments géniques C_μ et C_δ. Une explication de cela est que l'étroite proximité de C_μ et de C_δ, qui ne sont distants que de 5 kb, et le manque de sites de commutation entre eux permettent que la région $VDJC_\mu C_\delta$ entière soit transcrite en un long trancrit primaire, d'environ 15 kb de long, qui contient quatre sites polyA (figure 15.19a). Les sites 1 et 2 sont associés à C_μ, comme il a été décrit dans la précédente section ; les sites 3 et 4 sont localisés au niveau d'emplacements semblables dans le segment génique C_δ.

Lorsque le transcrit de la chaîne lourde est clivé et polyadénylé au niveau du site 2 après les exons de C_μ, le mRNA code alors la forme membranaire de la chaîne lourde μ (figure 5.19b) ; lorsque la polyadénylation est plus en aval, au niveau du site 4, après les exons de C_δ, l'épissage du RNA éliminera les exons de C_μ intercalés et produit un mRNA codant la forme membranaire de la chaîne lourde δ (figure 5.19c). Étant donné que la cellule B mature exprime sur sa membrane à la fois l'IgM et l'IgD, l'épissage par les deux voies doit se produire simultanément. Vraisemblablement, le clivage et la polyadénylation du transcrit primaire de la chaîne lourde au niveau des sites polyA 1 ou 3 dans les plasmocytes et l'épissage subséquent donnent la forme sécrétée des chaînes μ ou δ, respectivement (voir la figure 5.18b).

Synthèse, assemblage et sécrétion des immunoglobulines

Les mRNA des chaînes lourdes et des chaînes légères des immunoglobulines sont traduits sur des polyribosomes séparés du réticulum endoplasmique rugueux (RER). Les chaînes nouvellement synthétisées contiennent une séquence leader amino-terminale qui sert à amener les

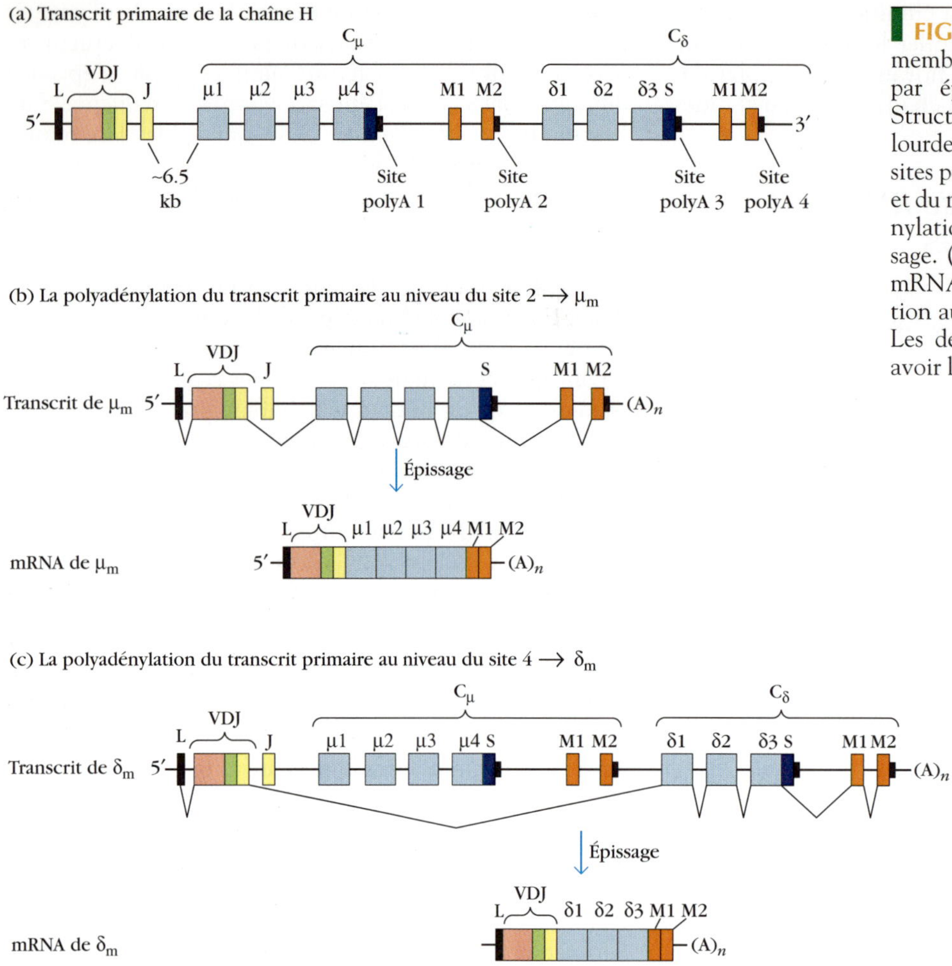

FIGURE 5.19 Expression des formes membranaires des chaînes lourdes μ ou δ par épissage alternatif du RNA. (a) Structure du gène réarrangé des chaînes lourdes montrant les exons C_μ et C_δ et les sites polyA. (b) Structure du transcrit μ_m et du mRNA μ_m résultant d'une polyadénylation au niveau du site 2 et d'un épissage. (c) Structure du transcrit δ_m et du mRNA δ_m résultant de la polyadénylation au niveau du site 4 et d'un épissage. Les deux voies de maturation peuvent avoir lieu dans une cellule B quelconque.

chaînes dans la lumière du RER, où elle est alors clivée. L'assemblage des chaînes légères (L) et lourdes (H) en une molécule d'immunoglobuline stabilisée par des liaisons disulfure et glycosylée se produit lorsque les chaînes passent à travers les citernes du RER. Les molécules complètes sont transportées vers l'appareil de Golgi puis dans des vésicules de sécrétion qui fusionnent avec la membrane plasmique (figure 5.20).

L'ordre d'assemblage des chaînes varie selon la classe des immunoglobulines. Dans le cas des IgM, les chaînes H et L s'assemblent au sein du RER pour former des demi-molécules, puis deux demi-molécules s'assemblent pour former la molécule complète. Dans le cas de l'IgG, deux chaînes H s'assemblent puis un intermédiaire H_2L est formé et finalement la molécule complète H_2L_2 est assemblé. Des liaisons disulfure interchaînes sont formées, puis les polypeptides sont glycosylés lorsqu'ils passent dans l'appareil de Golgi.

Lorsque la molécule contient la séquence transmembranaire de la forme membranaire, elle s'accroche à la membrane d'une vésicule de sécrétion et elle est insérée dans la membrane plasmique lorsque la vésicule fusionne avec la membrane plasmique (voir la figure 5.20, encart). Lorsque la molécule contient la séquence hydrophile des immunoglobulines sécrétées, elle est transportée sous forme de molécule libre dans une vésicule de sécrétion et elle est libérée de la cellule lorsque la vésicule fusionne avec la membrane plasmique.

Régulation de la transcription des gènes des Ig

Les gènes des immunoglobulines ne sont exprimés que dans les cellules de la lignée B, et même à l'intérieur de cette lignée, les gènes sont exprimés à des niveaux différents au cours des diverses étapes du développement. Comme avec les autres gènes eucaryotes, trois classes principales de séquences régulatrices cis du DNA régulent la transcription des gènes des immunoglobulines :

- Les **promoteurs** sont des séquences nucléotidiques relativement courtes, qui s'étendent sur environ 200 pb en amont du site d'initiation de la transcription ; ils favorisent l'initiation de la transcription du RNA dans une direction spécifique.
- Les **activateurs** (*enhancers*) sont des séquences de nucléotides situées à une certaine distance en amont ou en aval d'un gène ; ils activent la transcription à partir de la séquence du promoteur d'une façon indépendante de l'orientation.

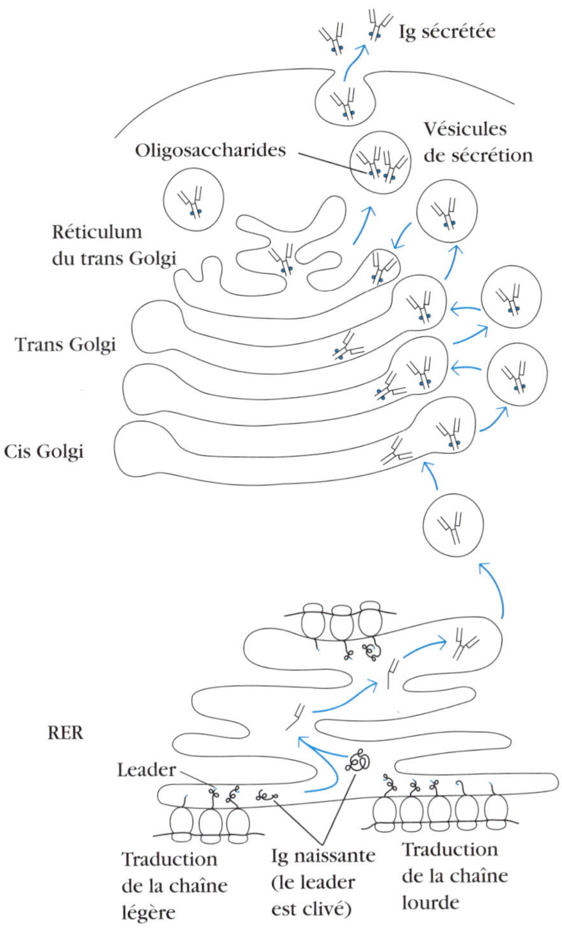

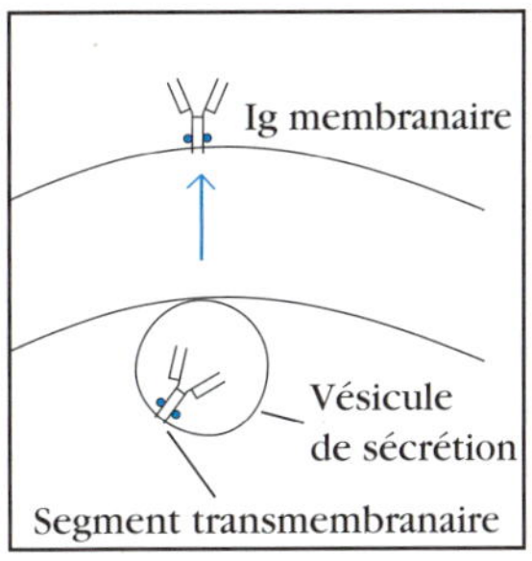

FIGURE 5.20 Synthèse, assemblage et sécrétion de la molécule d'immunoglobuline. Les chaînes lourdes et les chaînes légères sont synthétisées sur des polyribosomes séparés (polysomes). L'assemblage des chaînes pour former la molécule d'immunoglobuline, stabilisée par des liaisons disulfure et glycosylée, se produit lorsque les chaînes passent à travers les citernes du réticulum endoplasmique rugueux (RER) dans l'appareil de Golgi, puis dans les vésicules de sécrétion. La figure principale décrit l'assemblage d'un anticorps sécrété. L'encart décrit un anticorps membranaire qui contient le segment transmembranaire carboxy-terminal. Cette forme s'ancre dans la membrane des vésicules de sécrétion, puis s'insère dans la membrane cellulaire lorsque les vésicules fusionnent avec cette dernière.

- Les **séquences extinctrices** (*silencers*) exercent une régulation négative de la transcription ; elles opèrent dans les deux directions sur une certaine distance.

Les localisations des trois types d'éléments régulateurs du DNA des immunoglobulines de la lignée germinale sont représentées dans la figure 5.21.

Chaque segment génique V_H et chaque segment génique V_L a un promoteur localisé immédiatement en amont de la séquence leader. Comme les autres promoteurs, les promoteurs des immunoglobulines contiennent une séquence riche en AT hautement conservée, appelée TATA box, qui sert de site de liaison pour de nombreuses protéines nécessaires à l'initiation de la transcription du RNA. Le processus de la trancription lui-même est effectué par la RNA polymérase II, qui commence à transcrire le RNA à partir du site d'initiation qui est localisé à environ 25 pb en aval de la TATA box.

Le mécanisme par lequel les activateurs et les séquences extinctrices modulent la transcription n'est pas encore totalement compris. On pense que les facteurs susceptibles de se fixer au DNA, lorsqu'ils sont liés à un activateur, peuvent modifier la structure de la chromatine alentour, facilitant ainsi la formation d'un complexe d'initiation de la transcription stable au niveau du site du promoteur. De même, les protéines qui se lient aux silencers peuvent entrer directement en interaction avec les histones, ce dont il résulte que la structure de la chromatine devient inaccessible à la transcription.

Un activateur des chaînes lourdes est localisé dans l'intron situé entre le dernier segment génique J (3') et le premier segment génique C (C_μ) (5') qui code la chaîne lourde μ. Étant donné que cet activateur de la chaîne lourde (E_μ) est localisé en 5' du site de commutation S_μ près de C_μ, il peut continuer à fonctionner après que la commutation de classe se soit effectuée. Un autre activateur de la chaîne lourde ($3'_\alpha E$) a été détecté en 3' du segment génique C_α. Un activateur de la chaîne légère κ (E_κ) est localisé entre le segment J_κ et le segment C_κ, et un autre activateur ($3'_\kappa E$) est localisé en 3' du segment C_κ. Les activateurs de la chaîne légère λ sont localisés en 3' de $C_\lambda 4$ et en 3' de $C_\lambda 1$. Des séquences extinctrices ont été identifiées dans le DNA des chaînes lourdes et des chaînes κ, à côté des activateurs, mais on n'en a pas trouvé dans le DNA des chaînes λ.

Effet du réarrangement du DNA sur la transcription

Les promoteurs associés aux segments géniques V des immunoglobulines se lient très faiblement à la RNA polymérase II. Pour cette raison, la vitesse de transcription des régions codantes V_H et V_L est presque négligeable dans le DNA non réarrangé de la lignée germinale. Dans le DNA de la lignée germinale, les activateurs des régions variables sont situés à environ 250-300 kb des promoteurs. Le réarrangement des gènes des régions variables amène un

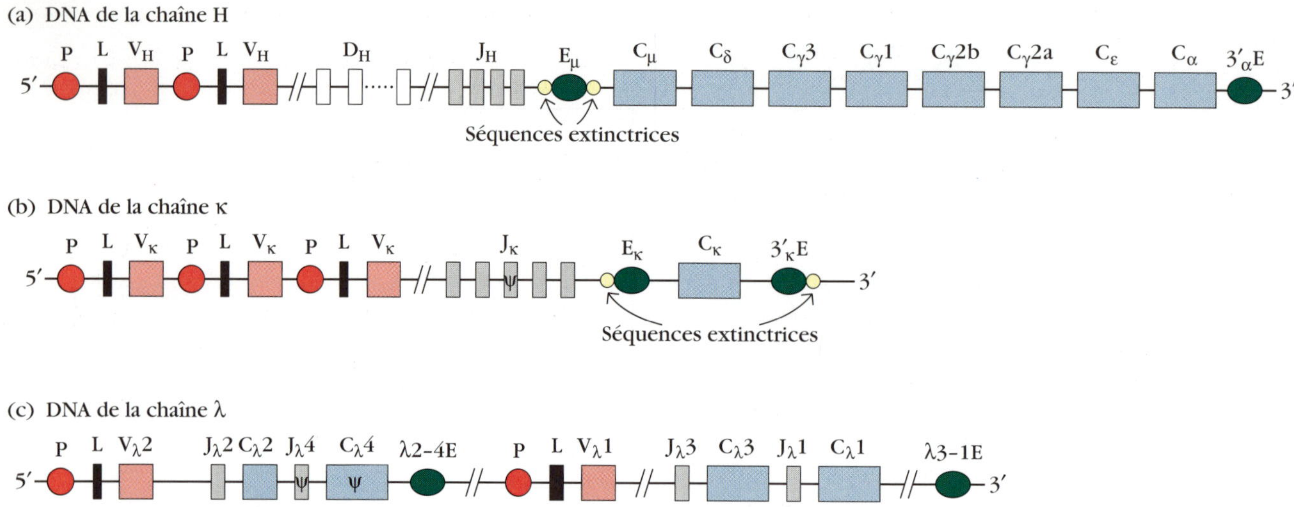

FIGURE 5.21 Localisation des promoteurs (rouge sombre), des activateurs (vert) et des séquences extinctrices (jaune) dans le DNA de la lignée germinale des chaînes lourdes, des chaînes légères κ et des chaînes légères λ chez la souris. Le réarrangement du DNA de la région variable amène un activateur suffisamment près d'un promoteur pour que l'activateur puisse activer la transcription à partir du promoteur.

promoteur et un activateur à 2 kb l'un de l'autre, de telle façon qu'ils soient suffisamment proches pour que l'activateur influence la transcription à partir du promoteur voisin. Il en résulte que la vitesse de transcription d'une unité V_LJ_L ou $V_HD_HJ_H$ est au moins 10^4 supérieure à celle de la transcription des segments V_L ou V_H non réarrangés. Par exemple, dans une étude, des cellules B transfectées par des gènes réarrangés de chaînes lourdes dont l'activateur avait été délété ne transcrivaient pas les gènes, tandis que des cellules B transfectées par des gènes semblables contenant l'activateur transcrivaient les gènes transfectés à une vitesse élevée. Ces données mettent en lumière l'importance des activateurs dans la transcription normale des gènes des immunoglobulines.

Les gènes qui régulent la prolifération cellulaire ou empêchent la mort des cellules, appelés **oncogènes** cellulaires, se déplacent parfois vers les locus des chaînes lourdes ou des chaînes légères des immunoglobulines. Là, sous l'influence d'un activateur des immunoglobulines, l'oncogène normalement silencieux est activé, ce qui conduit à une expression accrue du produit de l'oncogène. Les translocations des oncogènes c-*myc* et *bcl*-2 ont toutes deux été associées à des lymphomes malins à cellules B. La translocation de c-*myc* conduit à l'expression constitutive de c-myc et à un lymphome agressif à cellules B, appelé lymphome de Burkitt. La translocation de *bcl*-2 conduit à la suspension de la mort cellulaire programmée dans les cellules B, ce dont il résulte un lymphome folliculaire à cellules B. Ce sujet est traité avec plus de détails dans le chapitre 22.

Inhibition de l'expression des gènes des Ig dans les cellules T

Comme il a été remarqué précédemment, le DNA de la lignée germinale codant le récepteur des cellules T (TCR) subit un réarrangement VDJ pour créer les gènes fonctionnels du TCR. Les réarrangements du DNA de la lignée germinale des immunoglobulines et du TCR se produisent grâce à un processus de recombinaison identique qui est médié par RAG-1 et RAG-2 et qui implique des séquences signal de recombinaison avec des espaceurs à un tour ou à deux tours (voir la figure 5.7). En dépit de ce processus commun, le réarrangement complet des gènes des Ig pour les chaînes H et L ne se produit que dans les cellules B et le réarrangement complet des gènes du TCR est limité aux cellules T.

Hitoshi Sakano et ses collaborateurs ont obtenu des résultats qui suggèrent qu'une séquence au sein de l'enhancer 3' de la chaîne κ ($3'_\kappa E$) sert à réguler la jonction de V_κ à J_κ dans les cellules B et dans les cellules T. Lorsqu'une séquence connue sous le nom de site de liaison PU.1 au sein de l'activateur de la chaîne κ en 3' était mutée, ces chercheurs ont constaté que la jonction V_κ-J_κ s'effectuait aussi bien dans les cellules T que dans les cellules B. Ils proposent l'hypothèse selon laquelle la liaison d'une protéine, exprimée par les cellules T mais pas par les cellules B, à l'activateur de la chaîne κ non muté, empêche normalement la jonction V_κ-J_κ dans les cellules T. La nature de cette protéine, qui se fixe au DNA dans les cellules T, reste à déterminer. Des processus semblables pourraient empêcher le réarrangement du DNA des chaînes lourdes et du DNA des chaînes λ dans les cellules T.

Gènes des anticorps et ingénierie des anticorps

Il existe de nombreuses applications cliniques dans lesquelles un anticorps monoclonal de souris très spécifique serait utile. Cependant, lorsque les anticorps monoclonaux de souris sont introduits chez l'Homme, ils sont reconnus comme étrangers et suscitent une réponse anticorps. Les anticorps humains anti-souris induits réduisent rapidement l'efficacité de l'anticorps monoclonal de souris en l'éliminant de la circulation sanguine. De plus, les complexes circulants d'anticorps de souris et d'anticorps humain peuvent provoquer des réactions allergiques. Dans certains cas, la formation de ces complexes dans des organes tels que le rein peut causer des réactions graves, voire fatales. Manifestement, une façon d'éviter ces réactions indésirables est d'utiliser des anticorps monoclonaux humains dans les applications cliniques. Cependant, la préparation d'anticorps monoclonaux humains a été gênée par de nombreux problèmes techniques. En raison de la difficulté de la production d'anticorps monoclonaux humains et des complications qui résultent de l'utilisation d'anticorps monoclonaux de souris chez l'Homme, des efforts en vue de produire des anticorps monoclonaux et des sites de liaison d'anticorps par la technologie du DNA recombinant ont commencé.

La connaissance grandissante de la structure et de la régulation des gènes des anticorps a rendu possible ce que Cesar Milstein, l'un des inventeurs de la technologie des anticorps monoclonaux, a appelé « les anticorps faits par l'Homme ». Il est maintenant possible de concevoir et de construire des gènes qui codent des molécules d'immunoglobuline dans lesquelles les régions variables viennent d'une espèce et les régions constantes d'une autre. On a créé de nouveaux gènes qui lient des séquences nucléotidiques codant des protéines non anticorps et des séquences nucléotidiques codant des régions variables d'anticorps spécifiques d'antigènes particuliers. Ceci a rendu possible la construction d'hybrides ou de chimères moléculaires qui peuvent délivrer une puissante toxine à une cible antigénique particulière, telle qu'une cellule tumorale. Finalement, par le remplacement des locus des immunoglobulines d'une espèce par ceux d'une autre espèce, des animaux d'une certaine espèce ont été dotés de la capacité de répondre à l'immunisation en produisant des anticorps codés par les gènes des Ig du donneur transplantés génétiquement. En captant un échantillon significatif de tous les gènes des régions variables des chaînes lourdes et des chaînes légères des immunoglobulines, il a été possible de réaliser des reconstructions significatives et utiles de tous les répertoires d'anticorps des individus. Les quelques sections ci-après décrivent chacun de ces types de manipulation génétique des anticorps.

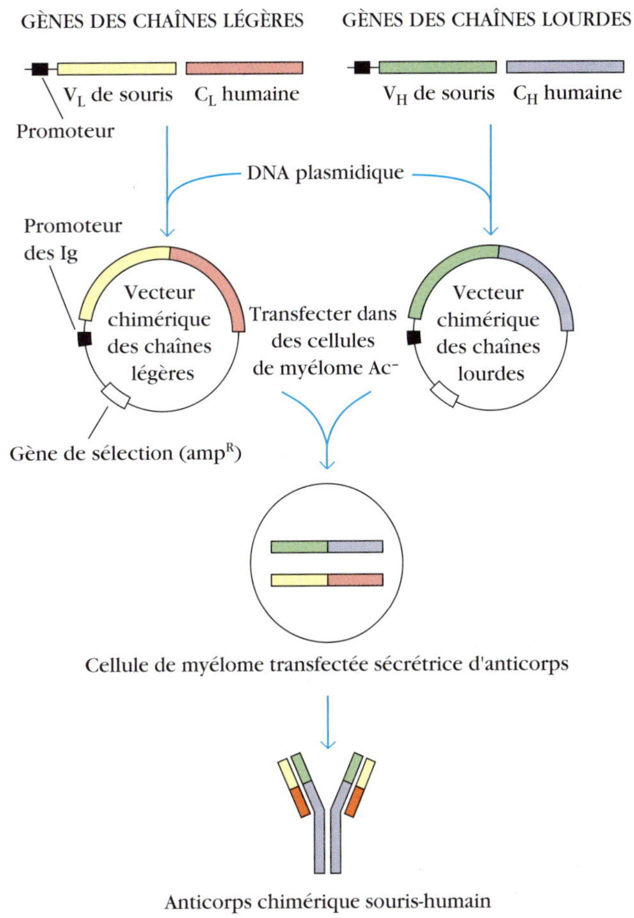

FIGURE 5.22 Production d'anticorps monoclonaux chimériques souris-Homme. Des vecteurs d'expression chimériques constitués d'une chaîne lourde souris-Homme et d'une chaîne légère souris-Homme sont produits. Ces vecteurs sont transfectés dans des cellules de myélome Ac^-. La culture dans un milieu contenant de l'ampicilline sélectionne les cellules de myélome transfectées qui sécrètent l'anticorps chimérique. [Adapté de M. Verhoeyen et L Reichmann, 1988, *BioEssays* 8:74.]

Anticorps monoclonaux chimériques ou hybrides

Une approche pour fabriquer un anticorps est de cloner le DNA recombinant contenant les séquences du promoteur, du leader et des régions variables du gène de l'anticorps d'une souris ainsi que les exons des régions constantes du gène d'un anticorps humain (figure 5.22). L'anticorps codé par un tel gène recombinant est une **chimère** souris-Homme, communément appelée **anticorps humanisé**. Sa spécificité antigénique, qui est déterminée par la région variable, dérive du DNA de souris ; son isotype, qui est déterminé par la région constante, dérive du DNA humain. Étant donné que leurs régions constantes sont codées par des gènes humains, ces anticorps chimériques ont très peu de déterminants antigéniques de souris et sont beaucoup moins immunogènes que les anticorps monoclonaux de souris lorsqu'ils sont administrés à l'Homme (figure 5.23a). La capacité de la région variable de souris de ces anticorps humanisés à induire une réponse anticorps utile chez l'Homme a encouragé une exploration plus approfondie de cette approche. Il est possible de produire des anticorps chimériques souris-Homme dans lesquels seules les séquences des CDR sont originaires de la souris (figure 5.23b). Un autre avantage de tous les anticorps chimériques humanisés est qu'ils retiennent les fonctions biologiques effectrices de l'anticorps humain et sont plus susceptibles de déclencher l'activation du complément humain ou la liaison aux récepteurs du Fc. Un tel anticorps chimérique souris-Homme a été utilisé pour traiter des patients atteints de divers lymphomes non hodgkiniens à cellules B (voir les « Regards sur la clinique »).

Des anticorps monoclonaux chimériques qui se comportent comme des immunotoxines (voir la figure 4.23) peuvent aussi être préparés. Dans ce cas, le domaine terminal de la région constante d'un anticorps monoclonal spécifique d'une tumeur est remplacé par des chaînes toxine (figure 5.23c). Étant donné que ces immu-

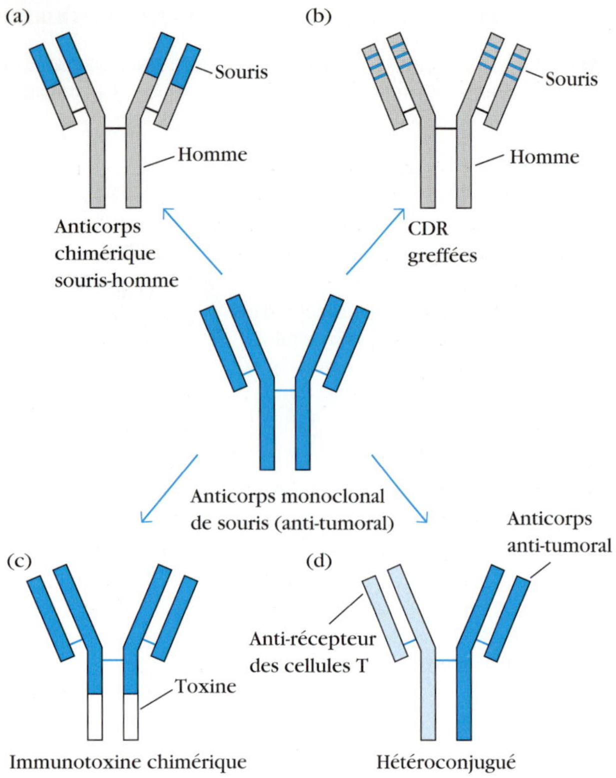

FIGURE 5.23 Anticorps monoclonaux chimériques et anticorps monoclonaux hybrides obtenus par la technologie du DNA recombinant. (a) Anticorps monoclonal chimérique souris-Homme contenant les domaines V_H et V_L d'un anticorps monoclonal de souris (bleu) et les domaines C_L et C_H d'un anticorps monoclonal humain (gris). (b) Anticorps monoclonal chimérique ne contenant que les CDR d'un anticorps monoclonal de souris (bandes bleues) greffées dans l'armature d'un anticorps monoclonal humain. (c) Anticorps monoclonal chimérique dans lequel le domaine Fc terminal est remplacé par des chaînes toxine (blanc). (d) Hétéroconjugué dans lequel la moitié d'une molécule d'anticorps de souris est spécifique d'un antigène tumoral et l'autre moitié du complexe CD3/récepteur des cellules T.

notoxines n'ont pas le domaine terminal du Fc, elles ne sont pas capables de se lier aux cellules porteuses de récepteurs du Fc. Ces immunotoxines ne peuvent se lier qu'aux cellules tumorales, ce qui en fait des agents thérapeutiques hautement spécifiques.

Les **hétéroconjugués**, ou **anticorps bispécifiques**, sont des hybrides de deux molécules différentes d'anticorps (figure 5.23d). Ils peuvent être construits par pontage chimique de deux anticorps différents ou synthétisés dans des hybridomes constitués de deux lignées cellulaires différentes productrices d'anticorps monoclonaux qui ont été fusionnées. Ces deux méthodes génèrent des mélanges d'anticorps monospécifiques et d'anticorps bispécifiques, d'où la molécule bispécifique désirée peut alors être isolée et purifiée. L'utilisation des manipulations génétiques pour construire des gènes qui coderont des molécules possédant une seule des deux spécificités désirées, est une approche beaucoup plus simple et beaucoup plus élégante. On a conçu plusieurs molécules bispécifiques dans lesquelles une moitié de l'anticorps est spécifique d'une tumeur et l'autre d'une molécule de surface d'une cellule immunitaire effectrice, telle qu'une cellule NK, un macrophage activé ou un lymphocyte T cytotoxique (CTL). De tels hétéroconjugués ont été conçus pour activer la cellule immunitaire effectrice lorsqu'elle est pontée à la cellule tumorale afin qu'elle commence à médier la destruction de la cellule tumorale.

Anticorps monoclonaux construits à partir de banques de gènes d'Ig

Une approche totalement différente pour créer des anticorps monoclonaux emploie la PCR (de *polymerase chain reaction*, réaction de polymérisation en chaîne) pour amplifier (c'est-à-dire augmenter de manière considérable) la quantité du DNA qui code les fragments Fab des chaînes lourdes et des chaînes légères des anticorps à partir d'hybridomes ou de plasmocytes. Une région promotrice et un site de restriction *Eco*RI (voir le chapitre 23) sont ajoutés aux séquences amplifiées et les constructions résultantes sont insérées dans le bactériophage λ, ce qui donne des banques séparées de chaînes lourdes et de chaînes légères. Le clivage par *Eco*RI et la jonction au

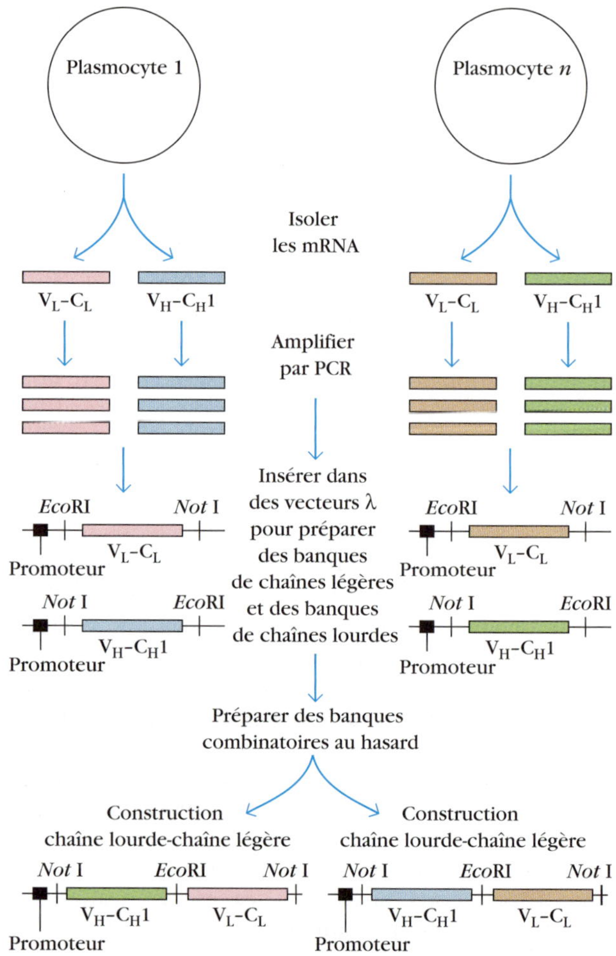

FIGURE 5.24 Procédé général de préparation de banques génomiques codant des fragments Fab. Dans ce procédé, le mRNA isolé qui code les chaînes lourdes et les chaînes légères est amplifié par la réaction de polymérisation en chaîne (PCR), puis cloné dans des vecteurs λ. Des combinaisons au hasard des gènes des chaînes lourdes et des gènes des chaînes légères génèrent un nombre énorme de constructions lourdes-légères codant des fragments Fab de spécificités antigéniques différentes. [Adapté de WD Huse *et al.*, 1989, *Science* **246**:1275.]

Regards sur la clinique

Traitement d'un lymphome non hodgkinien par un anticorps obtenu par génie génétique

Les lymphomes sont des cancers du tissu lymphatique dans lesquels les cellules tumorales sont d'origine lymphocytaire. Il y a deux formes essentielles de lymphome : le lymphome d'Hodgkin et le lymphome non hodgkinien. La forme la moins habituelle est le lymphome d'Hodgkin, du nom du médecin anglais, Thomas Hodgkin, qui l'a décrit pour la première fois. Cet ancien anatomopathologiste, exceptionnellement doué, qui travaillait sans l'aide d'un microscope, a reconnu cette affection chez plusieurs patients et a décrit pour la première fois les caractéristiques anatomiques de la maladie en 1832. Étant donné que plusieurs échantillons de tissu prélevé chez des patients qu'Hodgkin suspectait de présenter la maladie ont été conservés au *Gordon Museum* du *Guy's Hospital* à Londres, il a été possible aux générations suivantes de juger de la perspicacité des diagnostics d'Hodgkin. Hodgkin avait bien réussi. L'étude de ces tissus conservés confirme qu'il avait raison dans environ 60 % des cas, ce qui est un résultat surprenant si l'on tient compte de la technologie de l'époque. En réalité, la plupart des lymphomes sont de type non hodgkinien et incluent dix types différents de maladies. Les lymphomes à cellules B représentent une importante fraction de ces derniers.

Depuis plusieurs années déjà, les principaux traitements contre les lymphomes sont la radiothérapie ou la chimiothérapie, ou une combinaison des deux. Bien que ces traitements soient bénéfiques pour de nombreux patients et augmentent leur survie, des rechutes survenant après le traitement sont courantes et de nombreux patients traités souffrent d'effets secondaires débilitants et parfois graves. Ces derniers sont la conséquence attendue de tels traitements, étant donné que les agents utilisés tuent ou endommagent gravement un large spectre de cellules normales, tout autant que les cellules tumorales. Un des Saint Graal du traitement du cancer serait la découverte ou la création de traitements qui n'affecteraient que les cellules tumorales et épargneraient complètement les cellules normales. Si des types particuliers de cellules cancéreuses avaient des antigènes spécifiques de la tumeur, ces derniers seraient des cibles idéales pour une attaque immunitaire. Malheureusement, peu de molécules de ce type sont connues. Cependant, on connaît de nombreux antigènes qui sont limités à la lignée cellulaire dont est issue la tumeur et qui sont exprimés sur les cellules tumorales.

De nombreux antigènes spécifiques d'une lignée cellulaire ont été identifiés pour les lymphocytes et les lymphomes B, y compris l'immunoglobuline, qui est une marque spécifique de la cellule B, et le CD20 qui est une phosphoprotéine membranaire. Le CD20 est apparu comme un candidat intéressant pour une immunothérapie médiée par un anticorps, étant donné qu'il est présent sur les lymphomes B et que le pontage médié par un anticorps ne provoque pas sa régulation négative ou son internalisation. En fait, il y a plusieurs années, des anticorps monoclonaux de souris ont été suscités contre le CD20 et l'un deux a constitué la base d'une immunothérapie dirigée contre les lymphomes à cellules B. Cette approche semble prête à prendre sa place à côté de la radiothérapie et de la chimiothérapie, dans certains cas comme une alternative à ces traitements, dans d'autres comme un partenaire dans des traitements combinés employant à la fois des agents immunologiques et des agents cytotoxiques. Le développement de cet anticorps anti-tumeur est un excellent cas d'étude de l'application combinée des découvertes en immunologie et en biologie moléculaire à la conception d'un nouvel agent thérapeutique.

L'anticorps anti-CD20 original était un anticorps monoclonal de souris avec des chaînes lourdes γ et des chaînes légères κ murines. Les séquences du DNA des régions variables des chaînes légères et des chaînes lourdes de cet anticorps ont été amplifiées par PCR. Puis, un gène chimérique a été créé en remplaçant les séquences des gènes des CDR d'une chaîne lourde humaine γ_1 par celles des gènes des CDR de la chaîne lourde de souris. Dans une manipulation semblable, les CDR des gènes κ de souris ont été liés à un gène κ humain. Les gènes chimériques ainsi créés ont été incorporés dans des vecteurs permettant des taux d'expression élevés dans des cellules de mammifères. Lorsqu'une lignée cellulaire appropriée a été cotransfectée par ces deux constructions, elle a produit des anticorps chimériques contenant des CDR de souris ainsi que les armatures des régions variables et les régions constantes humaines. Après purification, l'activité biologique de l'anticorps a été évaluée, tout d'abord *in vitro*, puis dans un modèle animal qui était un primate.

Les résultats initiaux ont été très prometteurs. La région constante humaine greffée apportait les fonctions effectrices des cellules lymphoïdes B humaines, telles que la lyse médiée par le complément ou la cytotoxicité dépendante d'un anticorps (ADCC). De plus, des injections hebdomadaires de l'anticorps à des singes conduisaient à une déplétion rapide et soutenue des cellules B du sang périphérique, des ganglions lymphatiques et même de la moelle osseuse. Lorsque les administrations d'anticorps anti-CD20 étaient arrêtées, la différenciation de nouvelles cellules B à partir des populations progénitrices permettait aux populations de cellules B de se régénérer et de s'approcher des taux normaux. À partir de ces résultats, il est apparu l'espoir que cet anticorps chimérique immunologiquement actif pourrait être utilisé pour éliminer des populations entières de cellules B, y compris les cellules de lymphome B, de l'organisme d'une façon qui épargnait toutes les autres populations cellulaires. Ceci a conduit à l'essai de l'anticorps chez des patients.

Les essais chez l'Homme se sont adressés à des patients atteints de lymphome à cellules B qui avaient rechuté après un traitement chimiothérapique ou radiothérapique. Ces essais ont apporté des réponses à trois problèmes importants : l'efficacité, l'innocuité et l'immunogénicité. Bien que tous les patients n'aient pas répondu au traitement par l'anti-CD20, près de 50 % ont présenté une rémission totale ou partielle. Ainsi, l'efficacité était démontrée parce que ce taux de réponse est comparable au taux de succès avec les approches traditionnelles qui emploient des drogues hautement cytotoxiques ou des radiations ; il offrait un traitement vraiment alternatif. Des effets secondaires tels que nausées, baisse de la pression

(À suivre)

Regards sur la clinique (suite)

sanguine et essoufflement ont été observés chez certains patients (habituellement au cours de l'établissement du traitement ou peu de temps après) ; la plupart de ces effets secondaires n'étaient ni graves ni menaçants pour la vie. Par conséquent, l'innocuité du traitement par l'anti-CD20 chimérique semble prouvée. Les patients qui recevaient l'anticorps ont été surveillés étroitement pour détecter l'apparition d'anticorps humains dirigés contre les Ig de souris et de réponses anticorps humaines anti-chimériques. De telles réponses n'ont pas été observées. Par conséquent, l'anticorps n'était pas immunogène. L'absence de telles réponses démontre que les anticorps peuvent être obtenus par génie génétique afin de minimiser ou même d'éviter des réactions immunitaires fâcheuses.

La construction d'anticorps a aussi contribué au traitement d'autres maladies malignes telles que le cancer du sein, diagnostiqué chez plus de 180 000 femmes américaines chaque année. Un peu moins d'un quart des patientes présentant un cancer du sein ont des tumeurs qui surexpriment un récepteur d'un facteur de croissance appelé HER2 (récepteur 2 du facteur de croissance épidermique humain). De nombreuses tumeurs surexprimant HER2 croissent plus rapidement et représentent une menace plus sérieuse que ceux qui ont des taux normaux de cette protéine à leur surface. Un anticorps monoclonal chimérique anti-HER2 dans lequel toute la protéine, à l'exception des CDR, est d'origine humaine, a été créé par génie génétique. Spécifiquement, les séquences du DNA des CDR des chaînes lourdes ainsi que celles des CDR des chaînes légères ont été prises sur des gènes de souris clonés codant un anticorps monoclonal anti-HER2. Comme dans la stratégie anti-CD20 décrite ci-dessus, les segments géniques des CDR de souris ont été utilisés pour remplacer les segments géniques des CDR humains correspondants dans des gènes humains codant la chaîne lourde humaine IgG_1 et la chaîne légère κ humaine. Lorsque cet anticorps obtenu par génie génétique est utilisé en combinaison avec une chimiothérapie, il est très efficace contre le cancer du sein métastatique. Les effets sur des patientes traitées uniquement par une chimiothérapie ont été comparés à ceux observés sur des patientes soumises à la chimiothérapie et recevant l'anticorps anti-HER2 obtenu par génie génétique. La combinaison anti-HER2/chimiothérapie a montré significativement une progression tumorale moins rapide, un pourcentage plus élevé de patientes répondantes et un taux de survie à un an plus élevé. Le traitement par l'Herceptine, qui est le nom de l'anticorps monoclonal obtenu par génie génétique, est devenu une partie du répertoire standard des traitements des cancers du sein.

Le développement d'anticorps obtenus par génie génétique pour le traitement d'autres cancers, ainsi que d'autres maladies, peut être espéré.

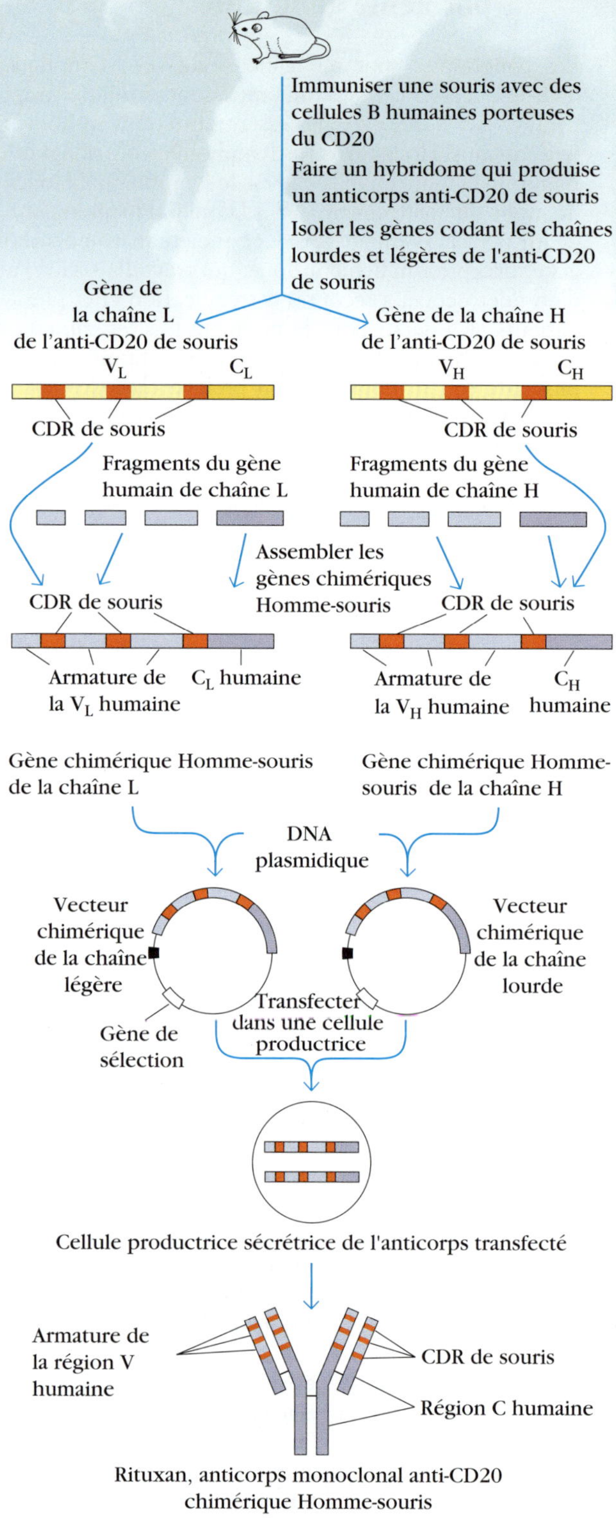

Assemblage d'un anticorps chimérique pour un traitement anti-tumoral

hasard des gènes des chaînes lourdes et des gènes des chaînes légères donnent de nombreuses constructions nouvelles lourdes-légères (figure 5.24).

Ce procédé crée un énorme diversité de spécificité des anticorps ; des clones contenant ces combinaisons au hasard de chaînes H + L peuvent être rapidement criblés afin de sélectionner l'anticorps sécrétant un antigène particulier. Une diversité impressionnante a été réalisée et des banques avec plus de 10^{10} membres spécifiques ont été obtenues. C'est un niveau qui est certainement comparable au répertoire humain *in vivo* et il est possible de démontrer que des spécificités contre une très large gamme d'antigènes peuvent être obtenues à partir de ces banques. Une telle approche ouvre la possibilité d'obtenir des anticorps spécifiques sans avoir recours à une immunisation quelconque.

Cependant, le véritable défi pour contourner l'immunisation *in vivo* dans l'obtention d'anticorps utiles de haute affinité réside dans la découverte de voies permettant de mimer la biologie de la réponse immunitaire humorale. Comme nous le verrons au chapitre 11, l'évolution *in vivo* de la plupart des réponses immunitaires humorales produit deux effets désirables. L'un est la commutation de classe au cours de laquelle toute une gamme de classes d'anticorps de la même spécificité sont produites. Ceci est une considération importante étant donné que la commutation de classe qui se produit au cours d'une réponse immunitaire produit des anticorps qui ont la même spécificité, mais des fonctions effectrices différentes et donc un plus grande versatilité biologique. L'autre effet est la création d'anticorps d'affinité de plus en plus grande lorsque la réponse progresse. Un but essentiel de l'approche utilisant une banque de gènes d'Ig est le développement de stratégies permettant de produire des anticorps d'affinité appropriée *in vitro* aussi facilement qu'ils sont créés par une réponse immunitaire *in vivo*. Lorsque les formidables obstacles techniques à l'atteinte de ces buts auront été surmontés, les approches combinatoires basées sur des banques de phages permettront la production en routine et sur une grande échelle d'anticorps utiles de toutes les spécificités désirées sans les limitations de la technologie utilisant une immunisation et des hybridomes qui actuellement compliquent la production des anticorps monoclonaux.

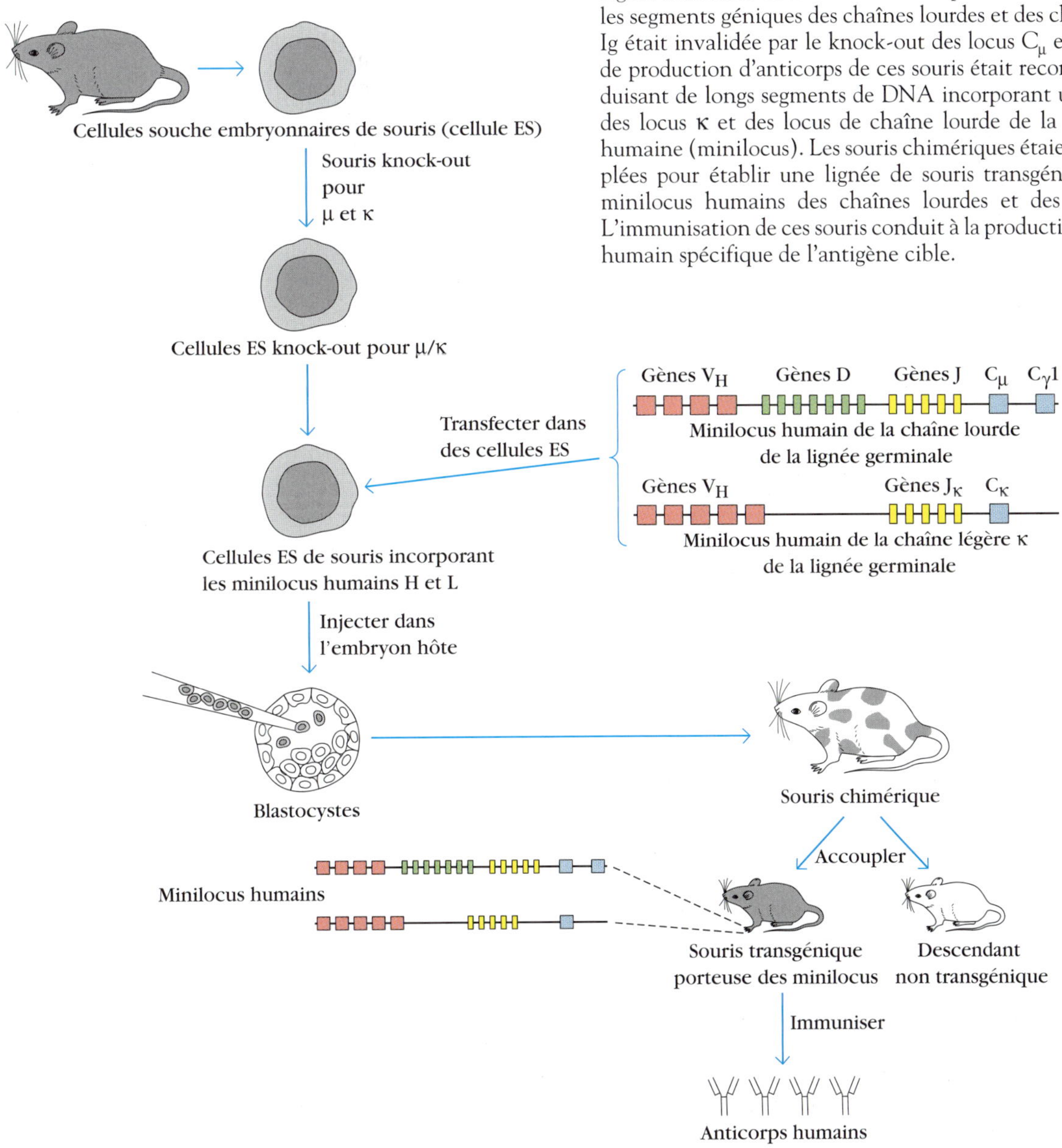

FIGURE 5.25 Greffe de minilocus de chaîne lourde et de chaîne légère humaines chez la souris. La capacité des souris à réarranger les segments géniques des chaînes lourdes et des chaînes légères des Ig était invalidée par le knock-out des locus C_μ et C_κ. La capacité de production d'anticorps de ces souris était reconstituée en introduisant de longs segments de DNA incorporant une grande partie des locus κ et des locus de chaîne lourde de la lignée germinale humaine (minilocus). Les souris chimériques étaient ensuite accouplées pour établir une lignée de souris transgéniques portant les minilocus humains des chaînes lourdes et des chaînes légères. L'immunisation de ces souris conduit à la production d'un anticorps humain spécifique de l'antigène cible.

Souris avec des locus d'immunoglobulines humaines au lieu de locus d'immunoglobulines de souris

Il est possible d'invalider (*knock-out*) fonctionnellement, ou d'inactiver, les locus des chaînes lourdes et des chaînes légères des immunoglobulines dans les cellules souche embryonnaires (ES, de *embryonic stems*) de souris. Par la suite, de très grandes séquences de DNA (au moins de 80 kb) contenant des segments géniques de chaînes lourdes et de chaînes légères humaines peuvent être introduites. Les séquences du DNA inséré sont très grandes et contiennent des segments géniques des régions constantes, des segments J et de nombreux segments des régions V, et dans le cas de la chaîne lourde, des segments D_H. Les cellules ES contenant ces locus (mini-locus) des gènes en miniature des Ig humaines sont utilisées pour établir des lignées de souris transgéniques qui répondent à un défi antigénique en produisant des anticorps *humains* spécifiques d'un antigène (figure 5.25). Étant donné que les mini-locus des chaînes lourdes et des chaînes légères humaines subissent un réarrangement et que tous les autres processus générateurs de la diversité, tels que l'addition N et l'addition P, et après un défi antigénique, même l'hypermutation somatique se produisent chez ces souris, il y a une possibilité de création d'une très grande diversité. La présence de mini-locus de chaînes lourdes humaines pour plus d'un isotype et les sites de commutation qui les accompagnent permettent une commutation de classe. La force de cette méthode est que ces anticorps totalement humains sont faits dans des cellules de la lignée B de souris dont des hybridomes sécréteurs d'anticorps sont facilement obtenus par fusion cellulaire. Cette approche offre ainsi une solution au problème de la production d'anticorps monoclonaux humains de toutes les spécificités désirées.

Résumé

1. Les chaînes légères κ et λ et les chaînes lourdes des immunoglobulines sont codées par trois familles multigéniques distinctes localisées sur des chromosomes différents. Dans le DNA de la lignée germinale, chaque famille multigénique contient de nombreux segments géniques (voir la figure 5.3). Les segments géniques de la région variable sont désignés V et J dans le DNA des chaînes légères et V, D, J dans le DNA des chaînes lourdes. De multiples segments géniques de la région constante (C) sont aussi présents.
2. Les gènes fonctionnels des chaînes légères et des chaînes lourdes sont créés par le réarrangement au hasard des segments géniques de la région variable du DNA de la lignée germinale. Des segments de DNA conservés, appelés séquences signal de recombinaison, flanquent chaque segment génique V, D et J et dirigent la jonction des segments. Chaque signal de recombinaison contient une séquence heptamérique conservée, une séquence nonamérique conservée et soit un espaceur de 12 pb (un tour), soit un espaceur de 23 pb (2 tours) ; la longueur, mais pas la séquence nucléotidique, de ces espaceurs, est conservée (voir la figure 5.6). Lors du réarrangement, les segments géniques flanqués par un espaceur à un tour se joignent uniquement aux segments flanqués par un espaceur à deux tours. Cette règle de jonction un tour/deux tours assure une jonction correcte V_L-J_L ou V_H-D_H-J_H. Le processus de recombinaison en plusieurs étapes est médié par divers enzymes, y compris RAG-1, RAG-2 et la désoxynucléotidyl transférase terminale (dans le réarrangement des chaînes lourdes) et des enzymes de réparation des coupures du double brin (DSBR) (voir la figure 5.7).
3. Les réarrangements des gènes des immunoglobulines s'effectuent dans un ordre séquentiel, avec les réarrangements des chaînes lourdes en premier, suivis des réarrangements des chaînes légères (voir la figure 5.13). Ces réarrangements sont soigneusement régulés de telle façon que le DNA des immunoglobulines d'un seul chromosome parental soit réarrangé pour former un gène fonctionnel de chaîne légère ou de chaîne lourde. Cette exclusion allélique est nécessaire pour assurer qu'une cellule B mature exprime une immunoglobuline d'une unique spécificité antigénique.
4. On estime que les divers mécanismes participant à la diversité des anticorps créent $> 10^{10}$ combinaisons possibles chez des mammifères tels que l'Homme ou la souris. Les sources principales de la diversité des anticorps sont la jonction au hasard des segments géniques multiples V, J et D de la lignée germinale et l'association au hasard d'une chaîne lourde et d'une chaîne légère données dans une cellule particulière (voir le tableau 5.2). Les autres mécanismes qui augmentent la diversité des anticorps d'une façon significative, mais inconnue, sont la flexibilité jonctionnelle, l'addition P et l'addition N (qui produisent une variabilité dans les séquences des nucléotides au niveau des jonctions codantes entre les segments géniques), ainsi que la mutation somatique après la stimulation par l'antigène.
5. Après la stimulation des cellules B matures par un antigène, un réarrangement supplémentaire des segments géniques C des chaînes lourdes peut se produire (voir la figure 5.17). Une telle commutation de classe se traduit par l'expression des diverses classes d'anticorps (IgG, IgA et IgE) de même spécificité antigénique.
6. Un épissage différentiel du RNA du transcrit primaire des chaînes lourdes des immunoglobulines crée un anticorps membranaire dans les cellules B matures et un anticorps sécrété dans les plasmocytes (voir la figure 5.18). L'épissage différentiel est aussi responsable de l'expression simultanée de l'IgM et de l'IgD par les cellules B matures (voir la figure 5.19).
7. La transcription des gènes des immunoglobulines est régulée par trois types de séquences régulatrices du DNA : les promoteurs, les activateurs et les séquences extinctrices. Un promoteur est localisé en amont juste après la séquence leader associée à chaque segment génique V_H et V_L, tandis que les activateurs et les séquences extinctrices sont localisés beaucoup plus loin du site d'initiation de la transcription (voir la figure 5.21). Dans le DNA de la lignée germinale, la transcription des segments géniques V_H et V_L est négligeable ; le réarrangement génique amène les activateurs près du promoteur qu'ils influencent, augmentant ainsi considérablement la vitesse de transcription du réarrangement des unités $V_L J_L$ et $V_H D_H J_H$.

8. La connaissance grandissante de la biologie moléculaire des gènes des immunoglobulines a été associée à la technologie du DNA recombinant dans diverses techniques de fabrication des anticorps destinés à la recherche ou à la thérapeutique. En particulier, ces techniques ont été utilisées pour faire des anticorps chimériques dans lesquels les propriétés de liaison à l'antigène désiré d'une molécule d'anticorps faite dans une espèce sont greffées par des méthodes de la génétique sur les régions constantes des anticorps d'une espèce différente (voir les figures 5.22 et 5.23). Cette approche a été utilisée dans de nombreuses applications, y compris la conception d'agents anti-tumoraux (voir « Regards sur la Clinique »). Des approches supplémentaires basées sur la technologie du DNA recombinant incluent la dérivation et l'utilisation de banques combinatoires de gènes d'Ig (figure 5.24) et la transplantation de segments V étendus de locus d'Ig humains entiers à des souris (voir la figure 5.25).

RÉFÉRENCES

Arulampalam, V, L Eckhardt, et S Pettersson. 1997. The enhancer shift: a model to explain the developmental control of Ig H gene expression in B-lineage cells. *Immunol. Today* **18**:549

Chen J, Y Shinkai, F Young, et FW Alt. 1994. Probing immune functions in RAG-deficient mice. *Curr. Opin. Immunol.* **6**:313.

Cook, GP, et IM Tomlinson. 1995. The human immunoglobulin VH repertoire. *Immunol. Today* **16**:237.

Dryer, WJ et IC Bennett. 1965. The molecular basis of antibody formation. *Proc. Natl. Acad. Sci.* USA **54**:864.

Hagmann, M. 1997. RAGged repair: what's new in V(D)J recombination. *Biol. Chem.* **378**:815.

Harriman, W, *et al.* 1993. Immunoglobulin class switch recombination. *Annu. Rev. Immunol.* 11:361.

Hayden, MS, LK Gilliand, et JA Ledbetter. 1997. Antibody engineering. *Curr. Opin. Immunol.* **9**:201.

Hiramatsu, R, *et al.* 1995. The 3 enhancer region determines the B/T specificity and pro-B/pre-B specificity of immunoglobulin V_κ-J_κ joining. *Cell* **83**:1.

Hozumi, N, et S Tonegawa. 1976. Evidence for somatic rearrangement of immunoglobulin genes coding for variable and constant regions. *Proc. Natl. Acaci. Sci. USA* **73**:3628.

Kirschbaum, T, R Jaenichen, et HG Zachau. 1996. The mouse immunoglobulin kappa locus contains about 140 variable gene segments. *European Journal of Immunology* **26**:1613.

Lewis, SM. 1994. The mechanisms of V(D)J rejoining: lessons from molecular, immunological, and comparative analysis. *Adv. Immunol.* **56**:27.

Maloney, DG, *et al.* 1997. IDEC-C2B8 (Rituximab) anti-CD20 monoclonal antibody therapy in patients with relapsed lowgrade non-Hodgkin's lymphoma. *Blood* **90**:2188.

Max, EE. 1993. Immunoglobulins: molecular genetics. In *Fundamental Immunology*, 3e éd., WE Paul, éd. Raven Press, New York.

Oettinger, MA, *et al.* 1990. RAG-1 and RAG-2, adjacent genes that synergistically activate V(D)J recombination. *Science* **248**:1517,

Ramsden, DA, DC van Gent, et M Gellert. 1997. Specificity in V(D)J recombination: new lessons from biochemistry and genetics. *Curr. Opin. Immunol.* **9**:114.

Reth, M. 1992. Antigen receptors on B lymphocytes. *Annu. Rev. Immunol.* **10**:97.

Schatz, DG, et TM Leu. 1996. RAG-1 et RAG-2: biochemistry and protein interactions. *Curr. Top. Microbiol. Immunol.* **217**:11.

Schatz, DG, MA Oettinger, et MS Schlissel. 1992, V(D)J recombination: molecular biology and regulation. *Annu Rev. Immunol.* **10**:359.

Storb, U. 1996. The molecular basis of sornatic hypermutation of immunoglobulin genes. *Curr. Opin, Immunol.* **8**:206.

Tomlinson, IM, JP Cox, E Gherardi, AM Lesk, et C Chothia. 1995. The structural repertoire of the human V kappa domain. *EMBO J* **1514**:4628.

Tonegawa, S. 1983. Somatic generation of antibody diversity. *Nature* **302**:575.

Van Gent, DC, *et al.* 1995. Initiation of V(D)J recombination in cell-free system. *Cell* **81**:925.

Williams, SC, JP Frippiat, IM Tomlinson, O Ignatovich, MP Lefranc, et G Winter. 1996. Sequence and evolution of the human germline V lambda repertoire. *J Mol, Biol.* **264**:220.

Winter, G, AD Griffiths, RE Hawkins, et HR Hoogenbooin, 1994. Making antibodies by phage display technology, *Annu. Rev. Immunol.* **12**:433.

Winter, G, et C Milstein. 1990. Man made antibodies. *Nature* 349-293.

Yancopoulos, GD, et FW Alt. 1986. Regulation of the assembly and expression of variable-region genes. *Annu. Rev. Immunol.* **4**:339.

Sites Web utiles

http://www.mrc.cpe.cam.ac.uk/imt-doc/pulic/INTRO.htl#maps V BASE

Cette base de données et ce site d'information sont maintenus au *MRC Center for Protein Engineering*, en Angleterre. C'est un moyen d'information excellent et exhaustif sur la région variable de la lignée germinale chez l'Homme.

http://www.mgen.uni.heidelberg.de/SD/SDscFvSite.html

The Recombinant Antibody Page : Ce site a de nombreux liens qui apportent d'intéressantes occasions pour explorer le potentiel de la manipulation génétique des anticorps.

QUESTIONS À L'USAGE DES ÉTUDIANTS

1. Dire si chacune des assertions suivantes est vraie ou fausse. Si vous pensez qu'une assertion est fausse, expliquer pourquoi.

a. Les segments géniques V_κ se joignent parfois aux segments géniques C_λ.

b. La commutation de classe des immunoglobulines est habituellement médiée par des réarrangements du DNA.

c. Des exons séparés codent la partie transmembranaire de chaque immunoglobuline membranaire.

d. Bien que chaque cellule B porte deux allèles codant les chaînes lourdes et les chaînes légères des immunoglobulines, seul un allèle est exprimé.

e. La maturation des transcrits primaires en mRNA fonctionnel est effectuée par élimination des introns, addition du cap (*capping*) et addition d'une queue polyA.

f. Le transcrit primaire est un RNA qui est une copie du DNA et qui contient les introns et les exons.

2. Expliquer pourquoi un segment V_H ne peut pas se joindre directement à un segment JH dans le réarrangement des gènes des chaînes lourdes.

3. En ne considérant que la jonction combinatoire des segments géniques et l'association des chaînes légères et des chaînes lourdes, comment de nombreuses molécules d'anticorps différentes peuvent-elles potentiellement être créées à partir du DNA de la lignée germinale qui contient 500 segments géniques V_L et 4 segments géniques J_L, ainsi que 300 segments géniques V_H, 15 segments géniques et 4 segments géniques J_H ?

4. Pour chaque assertion incomplète ci-dessous (a-g), sélectionner la (les) phrase(s) qui complète(nt) correctement l'assertion. Plus d'un choix peut être correct.

a. La recombinaison des segments géniques des immunoglobulines sert à :

(1) promouvoir la diversification des Ig

(2) assembler une séquence codante des Ig complète

(3) permettre des changements dans l'information codante au cours de la maturation des cellules B

(4) augmenter l'affinité des immunoglobulines pour les anticorps

(5) toutes les assertions ci-dessus.

b. La mutation somatique des gènes des immunoglobulines explique :

(1) l'exclusion allélique

(2) la commutation de classe de l'IgM vers l'IgG

(3) la maturation de l'affinité

(4) toutes les assertions ci-dessus

(5) aucune des assertions ci-dessus.

c. La fréquence de la mutation somatique dans les gènes des Ig est plus grande lors de :

(1) la différenciation des cellules pré-B en cellules B matures

(2) la différenciation des cellules pré-T en cellules T matures

(3) la création de cellules B à mémoire

(4) la sécrétion d'anticorps par les plasmocytes

(5) aucune des propositions ci-dessus.

d. Les gènes des chaînes légères kappa et lambda :

(1) sont localisés sur le même chromosome

(2) ne s'associent qu'à un seul type de chaîne lourde

(3) peuvent être exprimés par la même cellule B

(4) toutes les assertions ci-dessus

(5) aucune des assertions ci-dessus.

e. La création de la diversité combinatoire parmi les immunoglobulines implique :

(1) l'épissage du mRNA

(2) le réarrangement du DNA

(3) des séquences signal de recombinaison

(4) la règle de jonction un tour/deux tours

(5) des sites de commutation.

f. Une cellule B devient immuno-compétente :

(1) à la suite du réarrangement productif des segments géniques des régions variables des chaînes lourdes dans le DNA de la lignée germinale

(2) à la suite du réarrangement productif des segments géniques des régions variables des chaînes lourdes et des chaînes légères dans la lignée germinale

(3) à la suite de la commutation de classe

(4) lors de la maturation de l'affinité

(5) à la suite de la liaison des cytokines des cellules T_H à leurs récepteurs de la cellule B.

g. Le mécanisme qui permet aux immunoglobulines d'être synthétisées sous une forme membranaire ou sous une forme sécrétée est :

(1) l'exclusion allélique

(2) l'expression codominante

(3) la commutation de classe

(4) la règle de jonction un tour/deux tours

(5) l'épissage différentiel du RNA.

5. Quels mécanismes créent les trois régions hypervariables (régions de complémentarité) des chaînes lourdes et des chaînes légères des immunoglobulines ? Pourquoi la troisième région hypervariable (CDR3) est-elle plus variable que les deux autres (CDR1 et CDR2) ?

6. On vous a donné une lignée cellulaire de myélome clonée qui sécrète une IgG de formule moléculaire $\gamma_2\lambda_2$. Les chaînes lourdes et les chaînes légères de cette lignée cellulaire sont codées par des gènes dérivés de l'allèle 1. Indiquer la (les) forme(s) sous laquelle (lesquelles) chacun des gènes listés ci-dessous apparaîtra dans cette lignée cellulaire, en utilisant les symboles suivants : G = forme de la lignée germinale ; R = forme réarrangée productive ; NP = forme réarrangée non productive. Donner les raisons de votre choix dans chaque cas.

a. Allèle 1 de la chaîne lourde

b. Allèle 2 de la chaîne lourde

c. Allèle 1 de la chaîne κ

d. Allèle 2 de la chaîne κ

e. Allèle 1 de la chaîne λ

f. Allèle 2 de la chaîne λ

7. Vous avez un lymphome à cellules B qui a fait des réarrangements non productifs des deux allèles de chaînes lourdes. Quel est l'arrangement du DNA de sa chaîne légère κ ? Pourquoi ?

8. Dire si chacune des commutations de classe indiquées ci-dessous peut se produire (Oui) ou ne peut pas se produire (Non).

a. De l'IgM vers l'IgD

b. De l'IgM vers l'IgA

c. De l'IgE vers l'IgG

d. De l'IgA vers l'IgG

e. De l'IgM vers l'IgG

9. Décrire un avantage et un inconvénient de l'addition de nucléotides N au cours du réarrangement des segments géniques des chaînes lourdes des immunoglobulines.

10. L'analyse cristallographique par rayons X de plus d'une douzaine de molécules d'anticorps liées à leurs antigènes respectifs a révélé que la CDR3 des chaînes lourdes, ainsi que celle des chaînes légères entre en contact avec l'épitope. De plus, l'analyse des séquences révèle que la variabilité de la CDR3 est plus grande que celle de la CDR1 ou de la CDR2. Quels mécanismes expliquent la plus grande diversité de la CDR3 ?

11. Combien une cellule B en cours de développement a-t-elle de chances de créer un gène fonctionnel de chaîne légère d'immunoglobuline ?

12. Sélectionner la (les) description(s) listée(s) ci-dessous (1-11) qui est (sont) vraie(s) à propos de chacun des termes suivants (a-h). Chaque description peut être utilisée une fois, plus d'une fois ou pas du tout ; plus d'une description peut être appliquée à certains termes.

Termes

a. — RAG-1 et RAG-2

b. — Enzymes de réparation d'une coupure des deux brins (DSBR)

c. — Jonctions codantes

d. — RSS

e. — Nucléotides P

f. — Nucléotides N

g. — Promoteurs

h. — Activateurs

Descriptions

(1) Jonctions entre des segments géniques d'immunoglobuline formées au cours du réarrangement.

(2) Source de diversité des chaînes lourdes des anticorps.

(3) Séquences de DNA régulatrices.

(4) Séquences de DNA conservées, localisées près des segments V, D et J, qui aident au réarrangement direct des gènes.

(5) Enzymes exprimés dans les cellules B en cours de développement.

(6) Enzymes exprimés dans les cellules B matures.

(7) Séquences de nucléotides localisées près de chaque segment leader dans les gènes des immunoglobulines auxquelles se lie la RNA polymérase.

(8) Produit du clivage par une endonucléase des intermédiaires en épingle à cheveux dans le réarrangement des gènes des Ig.

(9) Enzymes défectifs chez la souris SCID.

(10) Séquences de nucléotides qui augmentent considérablement la vitesse de transcription des gènes des immunoglobulines réarrangés, comparativement au DNA de la lignée germinale.

(11) Nucléotides ajoutés par l'enzyme TdT.

13. Pour chaque DNA des chaînes lourdes ou des chaînes légères des immunoglobulines, mRNA ou polypeptide (a-g) décrits ci-dessous, sélectionner la représentation schématique correspondante (1-9) dans la figure ci-après.

a. — DNA des chaînes lourdes dans une cellule du foie.

b. — DNA des chaînes λ dans une cellule du foie.

c. — DNA des chaînes lourdes dans une cellule B mature.

d. — RNA transcrit primaire codant une chaîne lourde dans une cellule B mature.

e. — mRNA codant une chaîne légère dans une cellule B mature.

f. — Protéines des chaînes lourdes observées sur la membrane d'une cellule B mature avant toute commutation de classe.

g. — DNA des chaînes lourdes dans un plasmocyte sécréteur d'IgE.

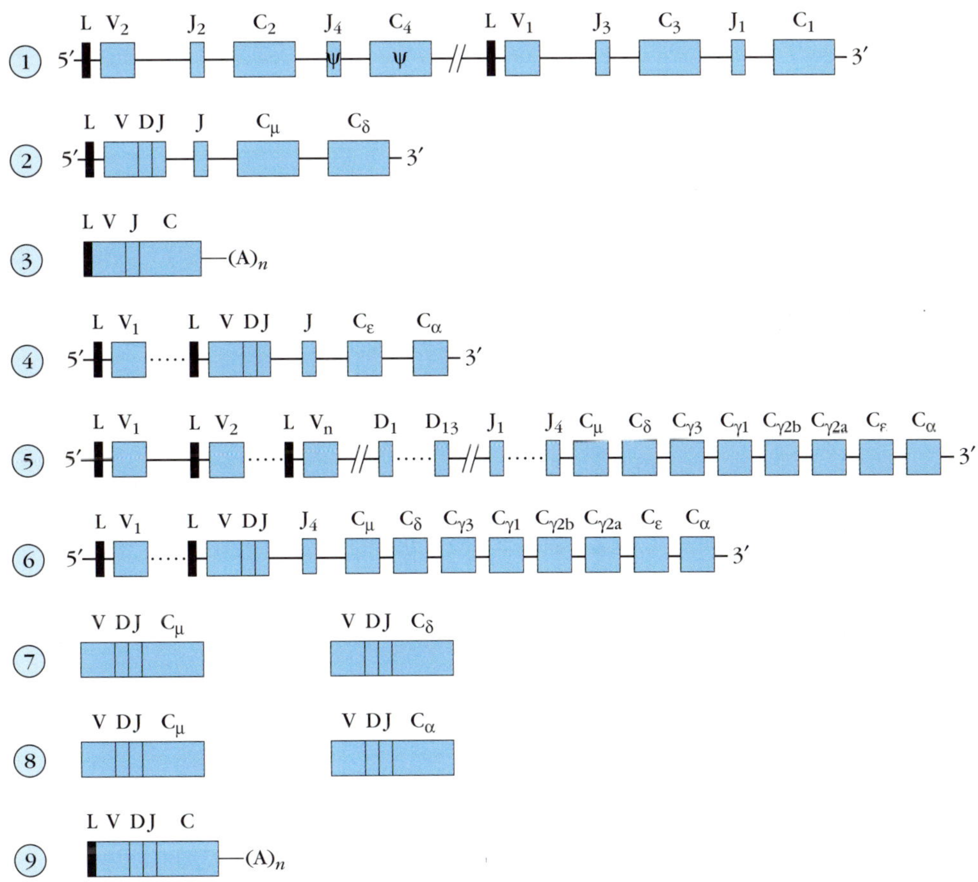

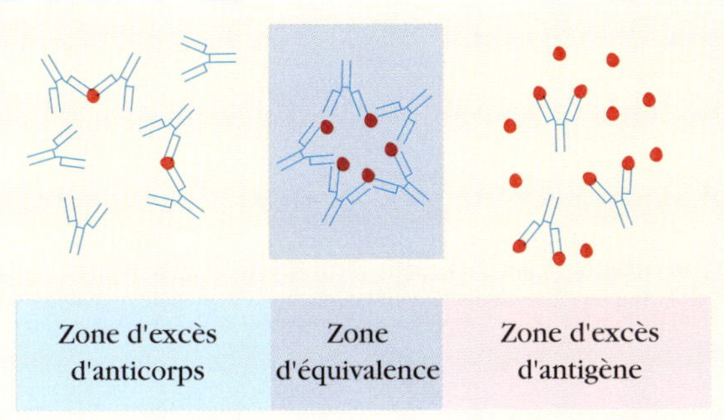

CHAPITRE 6

INTERACTIONS ANTIGÈNE-ANTICORPS

L'interaction antigène-anticorps est une association bimoléculaire semblable à une interaction enzyme-substrat, avec une importante distinction : elle ne conduit pas à une modification chimique irréversible, ni de l'anticorps, ni de l'antigène, et par conséquent elle est réversible. L'interaction entre un anticorps et un antigène implique diverses interactions non covalentes entre le déterminant antigénique, ou épitope, de l'antigène, et le domaine de la région variable (V_H/V_L) de la molécule d'anticorps, particulièrement au niveau des régions hypervariables ou régions de complémentarité (CDR, de *complementarity determining region*). L'extrême spécificité des interactions antigène-anticorps a conduit au développement de toute une variété de dosages immunologiques. Ces dosages peuvent être utilisés pour détecter la présence d'un anticorps ou d'un antigène et ils ont joué des rôles essentiels dans le diagnostic des maladies, le contrôle du niveau de la réponse immunitaire humorale et l'identification des molécules d'intérêt biologique ou médicale. Ces dosages diffèrent par leur rapidité et leur sensibilité ; certains sont strictement qualitatifs, d'autres quantitatifs. Ce chapitre examine la nature de l'interaction antigène-anticorps et décrit divers dosages immunologiques qui mesurent ou exploitent cette interaction.

Force des interactions antigène-anticorps

Les interactions non covalentes qui forment la base de la liaison antigène-anticorps (Ag-Ac) incluent les liaisons hydrogène, les liaisons ioniques, les interactions hydrophobes et les interactions de van der Waals (figure 6.1). Étant donné que la force de chacune de ces interactions est faible, par comparaison avec celle d'une liaison covalente, un grand nombre de telles interactions est nécessaire pour former une interaction Ag-Ac forte. De plus, chacune de ces interactions non covalentes opère sur une très courte distance, généralement d'environ 1×10^{-7} mm (1 angström, Å) ou un peu moins. Par conséquent, une interaction Ag-Ac forte dépend d'une adaptation très étroite entre l'antigène et l'anticorps. Une telle adaptation nécessite un haut degré de complémentarité entre l'antigène et l'anticorps et cette nécessité est la base de l'extrême spécificité qui caractérise les interactions antigène-anticorps.

Affinité des anticorps

La force des interactions totales non covalentes entre un *seul* site de fixation de l'antigène sur un anticorps et un *seul* épitope est l'**affinité** de l'anticorps pour cet épitope. Les anticorps de faible affinité se lient à l'antigène de façon lâche et tendent à se dissocier facilement, tandis que les anticorps de forte affinité se lient plus étroitement à l'antigène et restent liés plus longtemps. L'association entre un site de liaison d'un anticorps (Ac) et un antigène monovalent (Ag) peut être décrite par l'équation :

$$\text{Ag} + \text{Ac} \underset{k_{-1}}{\overset{k_1}{\Leftrightarrow}} \text{Ag-Ac}$$

où k_1 est la constante de vitesse aller (association) et k_{-1} est la constante de vitesse retour (dissociation). Le rapport k_1/k_{-1} est la constante d'association K_a (c'est-à-dire que $k_1/k_{-1} = K_a$) ; c'est une mesure de l'affinité. Étant donné que K_a est la constante d'équilibre de la réaction ci-

Visualisation des concepts

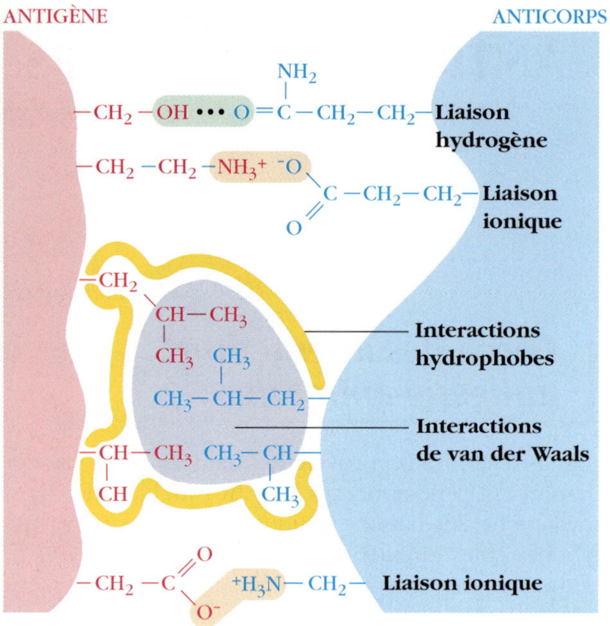

FIGURE 6.1 L'interaction entre un anticorps et un antigène dépend de quatre types de forces non covalentes : (1) les liaisons hydrogène dans lesquelles un atome d'hydrogène est partagé entre deux atomes électronégatifs ; (2) les liaisons ioniques entre résidus porteurs de charges opposées ; (3) les interactions hydrophobes, dans lesquelles l'eau force les groupes hydrophobes à se réunir ; (4) les interactions de van der Waals entre les nuages électroniques externes de deux atomes, ou de plus de deux atomes. Dans un environnement aqueux, les interactions non covalentes sont extrêmement faibles et dépendent de l'étroite complémentarité des formes de l'anticorps et de l'antigène.

dessus, il peut être calculé d'après le rapport de la concentration molaire du complexe Ag-Ac liés aux concentrations molaires de l'antigène non lié et de l'anticorps à l'équilibre comme suit :

$$K_a = \frac{[\text{Ag-Ac}]}{[\text{Ac}][\text{Ag}]}$$

La valeur de K_a varie selon les différents complexes Ag-Ac et dépend de k_1, qui est exprimé en litre/mole/seconde (L/mol/s) et de k_{-1}, qui est exprimé en s^{-1}. Pour les petits haptènes, la constante de vitesse aller peut être extrêmement élevée ; dans certains cas, k_1 peut aller jusqu'à 4×10^8 L/mol/s, approchant la limite supérieure théorique des réactions limitée par la diffusion (10^9 L/mol/s). Cependant, pour des antigènes protéiques plus gros, k_1 est plus petit, avec des valeurs de l'ordre de 10^5 L/mol/s.

La vitesse à laquelle un antigène lié quitte un site de liaison à l'anticorps (c'est-à-dire, la constante de vitesse de dissociation, k_{-1}) joue un rôle essentiel dans la détermination de l'affinité de l'anticorps pour un antigène. Le tableau 6.1 illustre le rôle de k_{-1} pour déterminer la constante d'association K_a de diverses interactions Ag-Ac. Par exemple, le k_1 du système DNP-L-lysine est d'environ un cinquième de celui du système fluorescéine, mais son k_{-1} est 200 fois plus grand ; par conséquent, l'affinité de l'anticorps antifluorescéine K_a pour le système fluorescéine est environ 1 000 fois plus grande que celle de l'anticorps anti-DNP. Les complexes Ag-Ac de faible affinité ont des valeurs de K_a comprises entre 10^4 et 10^5 L/mol ; les complexes de haute affinité peuvent avoir des valeurs de K_a atteignant 10^{11} L/mol.

Dans certaines applications, la dissociation du complexe antigène-anticorps peut être intéressante :

$$\text{Ag-Ac} \Leftrightarrow \text{Ag} + \text{Ac}$$

La constante d'équilibre de cette réaction est K_d, qui est l'inverse de K_a :

$$K_d = [\text{Ac}][\text{Ag}]/\text{Ag-Ac} = 1/K_a$$

K_d est un indicateur quantitatif de la stabilité d'un complexe Ag-Ac ; les complexes très stables ont des valeurs très faibles de K_d et les complexes moins stables des valeurs plus élevées.

La constante d'association, K_a, peut être déterminée par **dialyse à l'équilibre**, ou par diverses méthodes nouvelles. Étant donné que la dialyse à l'équilibre reste, pour de nombreux chercheurs, le standard par rapport auquel les autres méthodes doivent être évaluées, elle est décrite ici. Ce procédé utilise une chambre de dialyse contenant deux compartiments égaux séparés par une membrane semi-perméable. L'anticorps est placé dans un compartiment et un ligand radiomarqué suffisamment petit pour passer à travers la membrane semi-perméable est placé dans l'autre compartiment (figure 6.2). Les ligands appropriés incluent les haptènes aussi bien que les oligosaccharides ou les oligopeptides qui constituent l'épitope des antigènes polysaccharidiques ou protéiques complexes. En l'absence d'anticorps, le ligand ajouté au

TABLEAU 6.1 Constantes de vitesse aller (k_1) et retour (k_{-1}) et constantes d'association (k_a) et de dissociation (k_d) de trois interactions ligand-anticorps

Anticorps	Ligand	k_1	k_{-1}	K_a	K_d
Anti-DNP	ε-DNP-L-lysine	8×10^7	1	1×10^8	1×10^{-8}
Anti-fluorescéine	Fluorescéine	4×10^8	5×10^{-3}	1×10^{11}	1×10^{-11}
Albumine sérique bovine (BSA)	Dansyl-BSA	3×10^5	2×10^{-3}	$1{,}7 \times 10^8$	$5{,}9 \times 10^{-9}$

Source : Adapté de HN Eisen, 1990, *Immunology*, 3e éd., Harper & Row Publishers.

compartiment B sera en équilibre des deux côtés de la membrane (figure 6.2a). En présence d'anticorps, cependant, une partie du ligand marqué sera liée à l'anticorps lorsque le système sera à l'équilibre et le ligand non lié sera distribué de façon égale dans les deux compartiments. Ainsi, la concentration totale du ligand sera plus grande dans le compartiment contenant l'anticorps (figure 6.2b). La différence de concentration du ligand dans les deux compartiments représente la concentration des ligands liés à l'anticorps (c'est-à-dire, la concentration du complexe Ag-Ac). Plus l'affinité de l'anticorps est grande, plus le ligand est fixé.

Étant donné que la concentration totale de l'anticorps dans la chambre de dialyse à l'équilibre est connue, l'équation à l'équilibre peut être réécrite :

$$K_a = \frac{[\text{Ac-Ag}]}{[\text{Ac}][\text{Ag}]} = \frac{r}{c(n-r)}$$

où r = le rapport de la concentration du ligand lié à la concentration totale de l'anticorps, c = la concentration du ligand libre et n = le nombre de sites de liaison par

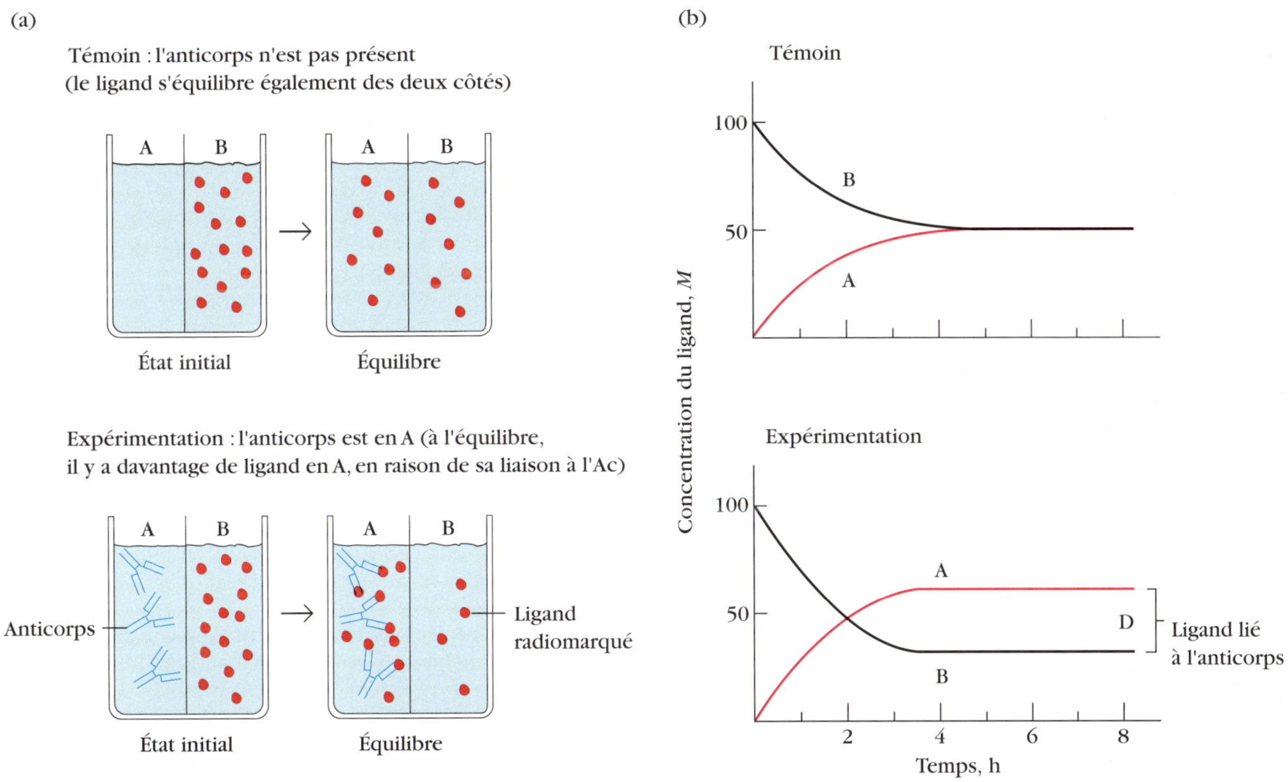

FIGURE 6.2 Détermination de l'affinité d'un anticorps par dialyse à l'équilibre. (a) La chambre de dialyse contient deux compartiments (A et B) séparés par une membrane semi-perméable. L'anticorps est ajouté à un compartiment et un ligand radiomarqué à l'autre. À l'équilibre, la concentration de la radioactivité dans les compartiments est mesurée. (b) Courbe de concentration du ligand dans chaque compartiment en fonction du temps. À l'équilibre, la différence de concentration du ligand radioactif dans les deux compartiments représente la quantité de ligand lié à l'anticorps.

molécule d'anticorps. Cette expression peut être réarrangée pour donner l'**équation de Scatchard** :

$$\frac{r}{c} = K_a n - K_a r$$

Les valeurs de r et de c peuvent être obtenues en répétant la dialyse à l'équilibre avec la même concentration d'anticorps, mais avec différentes concentrations de ligand. Si K_a est une constante, c'est-à-dire si tous les anticorps dans la chambre de dialyse ont la même affinité pour le ligand, alors une courbe de Scatchard de r/c en fonction de r donnera une ligne droite avec une pente de $-K_a$ (figure 6.3a). Lorsque la concentration de ligand non lié c augmente, r/c tend vers 0 et r tend vers n, la **valence**.

La plupart des préparations d'anticorps sont polyclonales et par conséquent K_a n'est pas une constante, étant donné qu'un mélange hétérogène d'anticorps avec toute une série d'affinités est présent. Une courbe de Scatchard d'anticorps hétérogènes donne une ligne courbe dont la pente est constamment changeante et reflète cette hétérogénéité de l'anticorps (figure 6.3b). Avec ce type de courbe de Scatchard, il est possible de déterminer la constante d'affinité moyenne, K_0, en déterminant la valeur de K_a lorsque la moitié des sites de fixation de l'antigène sont occupés. Ceci est fait aisément en déterminant la pente de la courbe au point où la moitié des sites de fixation de l'antigène sont occupés.

Avidité de l'anticorps

L'affinité au niveau d'un site de liaison ne reflète pas toujours la force de l'interaction anticorps-antigène. Lorsque des antigènes complexes contenant des déterminants antigéniques multiples et répétés sont mélangés avec des anticorps contenant des sites de liaison multiples, l'interaction de la molécule d'anticorps avec la molécule d'antigène au niveau d'un site augmentera la probabilité de la réaction entre ces deux molécules au niveau d'un second site. La force de telles interactions multiples entre un anticorps multivalent et un antigène est appelée **avidité**. L'avidité d'un anticorps est une meilleure mesure de sa capacité de liaison au sein des systèmes biologiques (par exemple, la réaction d'un anticorps avec les déterminants antigéniques d'un virus ou d'une cellule bactérienne) que l'affinité de ses sites de liaison individuels. Une forte avidité peut compenser une faible affinité. Par exemple, l'IgM pentamérique sécrétée a souvent une plus faible affinité que l'IgG, mais la haute

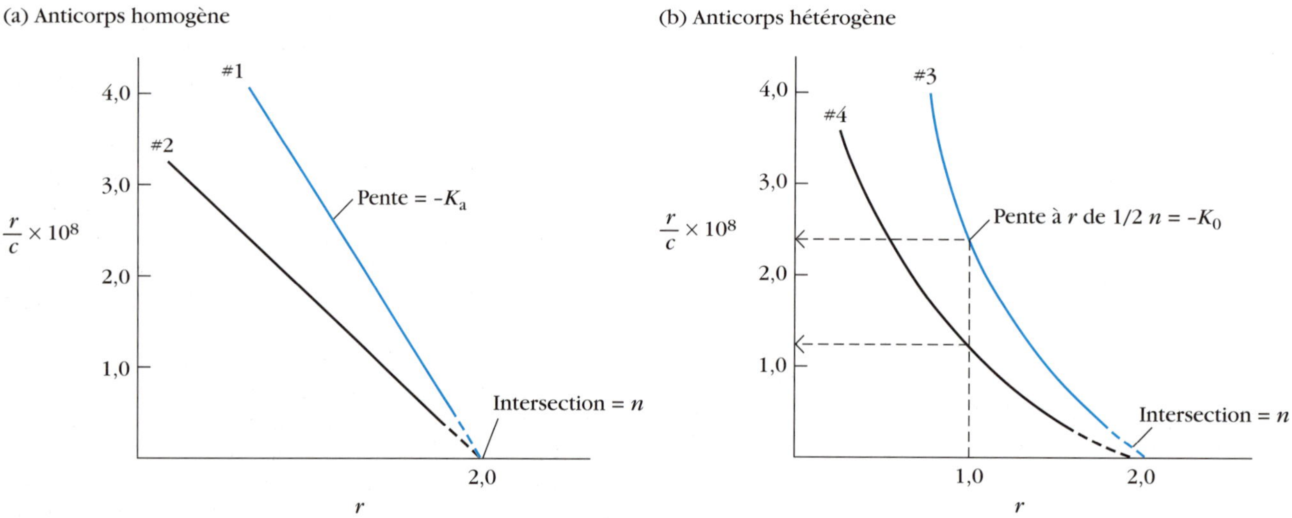

FIGURE 6.3 Les courbes de Scatchard sont basées sur des dialyses à l'équilibre répétées avec une concentration constante d'anticorps et une concentration variable de ligand. Dans ces courbes, r = moles de ligand lié/mole d'anticorps, et c = ligand libre. À partir d'une courbe de Scatchard, la constante d'équilibre (K_a) et le nombre de sites de liaison par molécule d'anticorps (n), ou encore sa valence, peuvent être obtenus. (a) Si tous les anticorps ont la même affinité, une courbe de Scatchard donne alors une ligne droite avec une pente de $-K_a$. L'interception avec l'axe des x est n, qui est la valence de l'anticorps. La valence est de 2 pour l'IgG et les autres Ig divalentes. Pour l'IgM, qui est un pentamère, $n = 10$ et pour une l'IgA dimérique, $n = 4$. Dans ce graphique, l'anticorps #1 a une plus forte affinité que l'anticorps #2. (b) Si les anticorps sont polyclonaux et ont toute une série d'affinités, une courbe de Scatchard donne une ligne courbe dont la pente est continuellement changeante. La constante d'affinité moyenne K_0 peut être calculée en déterminant la valeur de K_a lorsque la moitié des sites de liaison sont occupés (par exemple, lorsque $r = 1$ dans cet exemple). Dans ce graphique, l'antisérum #3 a une affinité plus grande ($K_0 = 2{,}4 \times 10^8$) que l'antisérum #4 ($K_0 = 1{,}25 \times 10^8$). Remarquer que les courbes présentées en (a) et (b) sont celles d'anticorps divalents, tels que l'IgG. La valeur de l'intersection, n, pour un anticorps IgM, serait de 10.

avidité de l'IgM, qui résulte de sa valence plus élevée, la rend capable de fixer efficacement l'antigène.

Réactivité croisée

Bien que les réactions Ag-Ac soient très spécifiques, dans certains cas, l'anticorps suscité par un antigène peut présenter une réactivité croisée avec un antigène non apparenté. Une telle **réactivité croisée** apparaît lorsque deux antigènes différents partagent un épitope identique ou lorsque des anticorps spécifiques d'un épitope se fixent aussi à un épitope non apparenté possédant des propriétés chimiques semblables. Dans le dernier cas, l'affinité de l'anticorps qui établit une réaction croisée avec l'épitope est habituellement moindre que celle de l'épitope original.

Une réactivité croisée est souvent observée parmi les antigènes polysaccharidiques qui contiennent des résidus oligosaccharidiques semblables. Les **antigènes des groupes sanguins ABO**, par exemple, sont des glycoprotéines exprimées sur les cellules rouges du sang. Des différences subtiles dans les résidus osidiques terminaux distinguent les antigènes des groupes sanguins A et B. Un individu qui n'a ni l'un de ces antigènes ni ces deux antigènes aura des anticorps sériques contre le(s) antigène(s) manquant(s). Un individu de type O aura des anticorps anti-A et anti-B. Un individu A a des anti-B et un individu B a des anti-A (tableau 6.2).

La réactivité croisée est la base de la présence de ces anticorps anti-groupe sanguin qui sont induits chez un individu non par exposition à des antigènes des cellules rouges du sang mais par exposition à des antigènes microbiens susceptibles d'effectuer des réactions croisées, présents sur des bactéries intestinales banales. Ces antigènes microbiens susceptibles d'établir des réactions croisées induisent la formation d'anticorps chez des individus qui n'ont pas ces antigènes sur leurs cellules rouges du sang. Les anticorps des groupes sanguins, bien que suscités par des antigènes microbiens, établiront des réactions croisées avec des oligosaccharides semblables des cellules rouges du sang.

Nombre de virus et de bactéries ont des déterminants antigéniques identiques ou semblables aux composants normaux des cellules hôte. Dans certains cas, on a vu que ces antigènes microbiens suscitaient des anticorps qui établissent des réactions croisées avec les composantes de la cellule hôte, ce dont il résulte une réaction auto-immune dommageable pour les tissus. La bactérie *Streptococcus pyogenes*, par exemple, exprime des protéines de sa paroi cellulaire appelées antigènes M. On a montré que les anticorps produits contre les antigènes M streptococciques établissent des réactions croisées avec différentes protéines des muscles myocardiques ou squelettiques et que ces anticorps sont impliqués dans des lésions du cœur ou du rein qui surviennent à la suite d'une infection streptococcique. Le rôle d'autres antigènes susceptibles d'établir des réactions croisées lors du développement de maladies auto-immunes est discuté dans le chapitre 20. Certains vaccins présentent aussi une réactivité croisée. Par exemple, le virus de la vaccine exprime des épitopes susceptibles de faire des réactions croisées avec le virus de la variole. Cette réactivité croisée est à la base de la méthode de Jenner qui utilise le virus de la vaccine pour induire une immunité contre la variole, comme il a été étudié dans le chapitre 1.

TABLEAU 6.2 Types sanguins ABO

Type sanguin	Antigènes sur les cellules rouges du sang	Anticorps sériques
A	A	Anti-B
B	B	Anti-A
AB	A et B	Aucun
O	Aucun	Anti-A et anti-B

Réactions de précipitation

L'interaction entre un anticorps et un antigène soluble en solution aqueuse forme un réseau qui se développe éventuellement en précipité visible. Les anticorps qui agrègent ainsi les antigènes solubles sont appelés **précipitines**. Bien que la formation d'un complexe soluble Ag-Ac s'effectue en quelques minutes, la formation d'un précipité visible se développe plus lentement et souvent prend un jour ou deux pour atteindre son état final.

La formation d'un réseau Ag-Ac dépend de la valence de l'anticorps et de l'antigène :

- L'anticorps doit être bivalent ; un précipité ne se forme pas avec des fragments Fab monovalents.
- L'antigène doit être ou bivalent, ou polyvalent, c'est-à-dire qu'il doit avoir au moins deux copies du même épitope, ou avoir différents épitopes qui réagissent avec différents anticorps présents dans un sérum polyclonal.

La myoglobine illustre la nécessité pour les antigènes protéiques d'être bivalents ou polyvalents pour qu'une réaction de précipitation se produise. La myoglobine précipite bien avec des anticorps polyclonaux spécifiques mais ne peut pas précipiter avec un anticorps monoclonal spécifique parce qu'elle contient des épitopes multiples distincts, mais seulement une copie de chaque épitope (figure 6.4a). La myoglobine peut ainsi former une structure en réseau présentant des liaisons croisées avec des anticorps polyclonaux mais pas avec des anticorps monoclonaux. Les principes qui sont à la base des réactions de précipitation vont être présentés maintenant parce qu'ils sont essentiels pour la compréhension des dosages immunologiques communément utilisés. Bien que diverses modifications de la réaction de précipitation aient été, en leur temps, les principaux types de dosages utilisés en immunologie, elles ont été largement remplacées par des méthodes qui sont plus rapides et ne nécessitent que de très faibles quantités d'antigènes ou d'anticorps parce qu'elles sont beaucoup plus sensibles. Ainsi, les méthodes de dosage modernes ne sont pas limitées aux réactions antigène-anticorps qui produisent un précipité. Le tableau 6.3 présente une comparaison de la *sensibilité*, ou quantité minimale d'anticorps détectable par de nombreux dosages immunologiques.

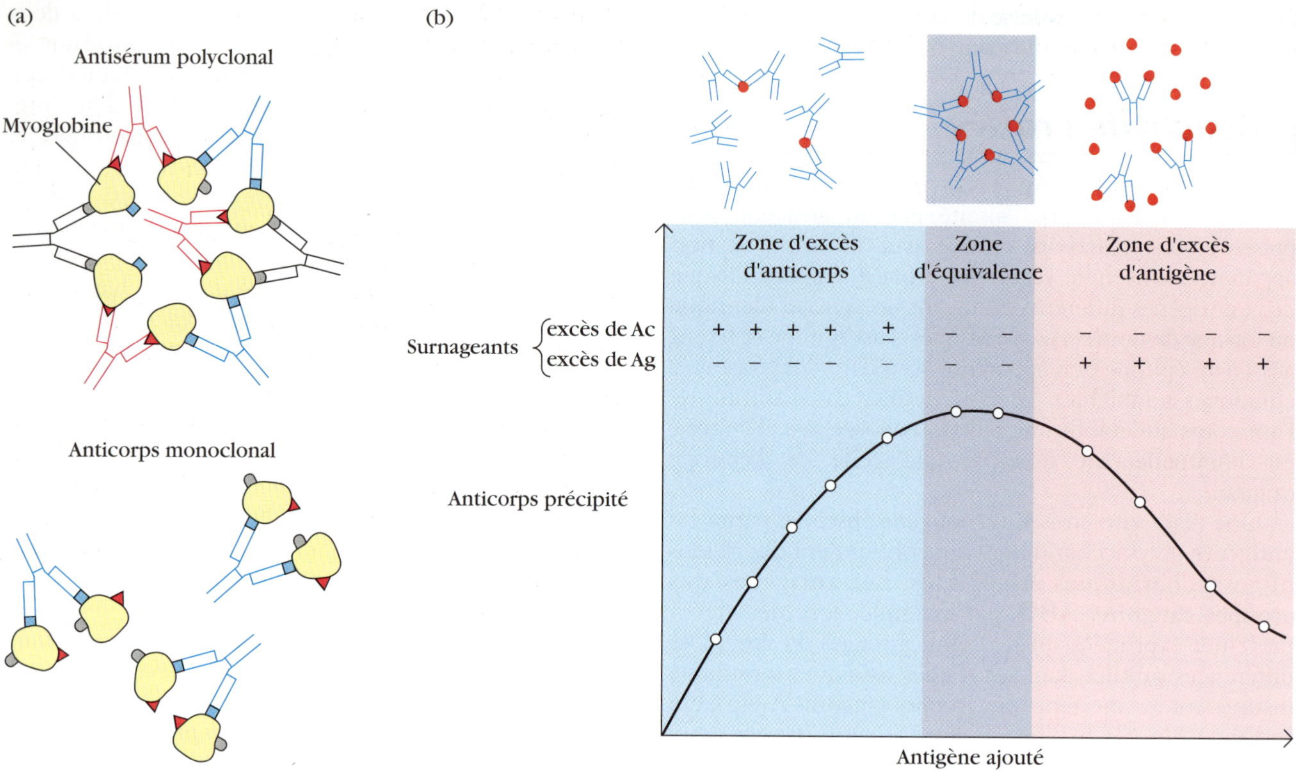

FIGURE 6.4 Réactions de précipitation. (a) Les anticorps polyclonaux peuvent former des réseaux, ou de gros agrégats, qui précipitent de la solution. Cependant, lorsque chaque molécule d'antigène ne contient qu'un seul épitope reconnu par un anticorps monoclonal donné, l'anticorps ne peut se lier qu'à deux molécules d'antigène et aucun précipité n'est formé. (b) Courbe de précipitation pour un système d'un antigène et de ses anticorps. Cette courbe donnant la quantité d'anticorps précipité en fonction de concentrations croissantes d'antigène (à anticorps total constant) révèle trois zones : une zone d'excès d'anticorps, où la précipitation est inhibée et où l'anticorps non lié à l'antigène peut être détecté dans le surnageant ; une zone d'équivalence de précipitation maximale où l'anticorps et l'antigène forment de gros complexes insolubles et où ni l'anticorps ni l'antigène ne peuvent être détectés dans le surnageant ; une zone d'excès d'antigène où la précipitation est inhibée et où l'antigène non lié à l'anticorps peut être détecté dans le surnageant.

Réactions de précipitation en milieu liquide

Une réaction de précipitation quantitative peut être réalisée en plaçant une quantité constante d'anticorps dans une série de tubes et en ajoutant des quantités croissantes d'antigène à ces tubes. En son temps, cette méthode a été utilisée pour mesurer la quantité d'antigène ou d'anticorps dans l'échantillon auquel on s'intéresse. Après que le précipité se soit formé, chaque tube est centrifugé pour ramasser le précipité, le surnageant est éliminé et la quantité de précipité est mesurée. En portant sur une courbe la quantité de précipité en fonction des concentrations croissantes d'antigène, on obtient une courbe de précipitation. Comme le montre la figure 6.4b, un excès, soit d'anticorps, soit d'antigène, interfère avec la précipitation maximale, qui se produit dans la **zone** dite **d'équivalence**, lorsque le rapport de l'anticorps à l'antigène est optimal. Étant donné qu'un vaste réseau multimoléculaire est formé à l'équivalence, le complexe augmente de taille et précipite. Dans la région d'*excès d'anticorps*, l'anticorps qui n'a pas réagi est retrouvé dans le surnageant avec de petits complexes solubles constitués de molécules multiples d'anticorps liées à une seule molécule d'antigène. Dans la région d'*excès d'antigène*, l'antigène qui n'a pas réagi peut être détecté et de petits complexes solubles sont à nouveau observés, constitués cette fois d'une ou deux molécules d'antigène liées à une seule molécule d'anticorps. Dans l'un et l'autre cas, des réseaux étendus ne peuvent être formés et la précipitation est inhibée. Bien que la réaction de précipitation quantitative soit rarement utilisée expérimentalement aujourd'hui, les principes de l'excès d'antigène, de l'excès d'anticorps et d'équivalence s'appliquent à de nombreuses réactions Ag-Ac.

Réactions de précipitation en gels

Des précipités immuns peuvent être formés non seulement en solution mais aussi dans une matrice d'agar. Lorsque l'antigène et l'anticorps diffusent l'un vers l'autre dans de l'agar, ou lorsque l'anticorps est incorporé dans l'agar et que l'antigène diffuse dans la matrice contenant l'anticorps, une ligne visible de précipitation se forme. Comme dans une réaction de précipitation en milieu liquide, une précipitation visible se produit dans la région d'équivalence, tandis qu'aucun précipité visible ne se forme dans les régions d'excès d'anticorps ou d'antigène. Ces réactions d'immunodiffusion peuvent être utilisées pour déterminer les concentrations relatives des anti-

TABLEAU 6.3 Sensibilité des divers dosages immunologiques

Dosage	Sensibilité* (µg Anticorps/mL)
Réaction de précipitation en milieu liquide	20-200
Réactions de précipitation en gels	
Immunodiffusion radiale de Mancini	10-50
Immunodiffusion double d'Ouchterlony	20-200
Immunoélectrophorèse	20-200
Électrophorèse en fusée	2
Réactions d'agglutination	
Directes	0,3
Agglutination passive	0,006-0,06
Inhibition de l'agglutination	0,006-0,06
Dosage radio-immunologique	0,0006-0,006
ELISA (*enzyme-linked immunosorbent assay*)	< 0,0001-0,01
ELISA utilisant la chimioluminescence	< 0,0001-0,01
Immunofluorescence	1,0
Cytométrie en flux	0,06-0,006

* La sensibilité dépend de l'affinité de l'anticorps, ainsi que de la densité et de la distribution de l'épitope.

Source : Adapté de NR Rose *et al.*, éds., 1986 et 1997, éds., *Manual of Clinical Laboratory Immunology, American Society for Microbiology, Washington*, D.C.

corps ou des antigènes, pour comparer des antigènes ou pour déterminer la pureté relative d'une préparation d'antigène. Deux techniques d'immunodiffusion sont l'**immunodiffusion radiale** (méthode de Mancini) et l'**immunodiffusion double** (méthode d'Ouchterlony) ; les deux sont effectuées dans un milieu semi-solide, tel que l'agar.

Immunodiffusion radiale (méthode de Mancini)

Les concentrations relatives d'un antigène peuvent être déterminées par un dosage quantitatif simple dans lequel un échantillon de l'antigène est placé dans un puits et diffuse dans de l'agar contenant une dilution appropriée d'un antisérum. Lorsque l'antigène diffuse dans l'agar, la région d'équivalence est établie et un anneau de précipitation, un anneau de précipitine, se forme autour du puits (figure 6.5, partie supérieure). La surface de l'anneau de précipitine est proportionnelle à la concentration de l'antigène. En comparant la surface de l'anneau de précipitine avec une courbe standard, obtenue en mesurant les surfaces de précipitine de concentrations connues de l'antigène, la concentration de l'antigène dans l'échantillon peut être déterminée.

Immunodiffusion double (méthode d'Ouchterlony)

Dans la méthode d'Ouchterlony, l'antigène et l'anticorps diffusent radialement l'un vers l'autre à partir de puits, établissant ainsi un gradient de concentration. Lorsque l'équivalence est atteinte, une ligne visible de précipitation, une ligne de précipitine, se forme (figure 6.5, partie inférieure). Cette technique est un instrument *qualitatif* efficace pour déterminer la relation entre l'antigène et le nombre des différents systèmes Ag-Ac présents. Le profil des lignes de précipitine qui se forment lorsque deux préparations d'antigènes différents sont placées dans des puits adjacents indique s'ils partagent des épitopes :

- L'**identité** apparaît lorsque deux antigènes partagent des épitopes identiques. Lorsque l'antisérum forme une seule ligne de précipitine avec chaque antigène, les deux lignes croissent l'une vers l'autre et fusionnent pour donner une seule ligne courbe d'identité (figure 6.6a).

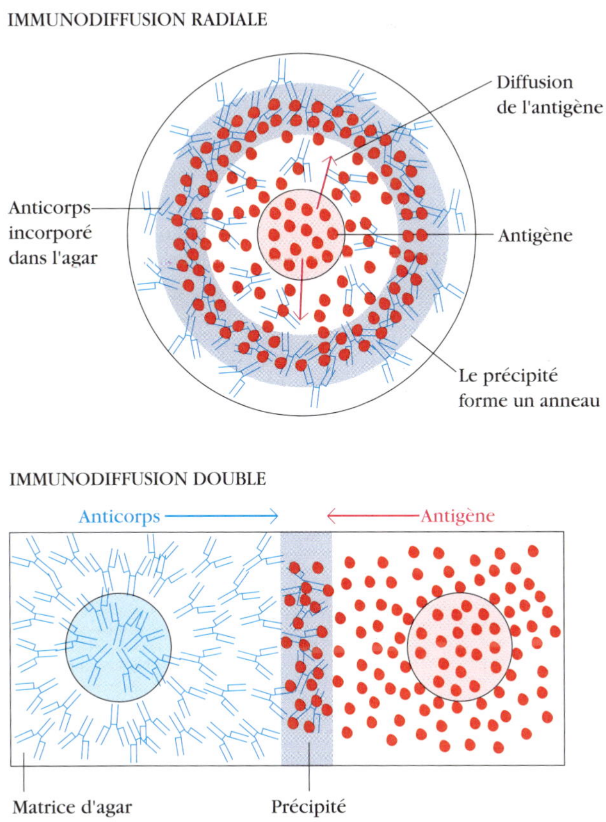

FIGURE 6.5 Représentation schématique de l'immunodiffusion en gel, radiale (Mancini) ou double (Ouchterlony). Dans les deux cas, de gros complexes insolubles se forment dans l'agar dans la zone d'équivalence ; ils sont visibles sous la forme d'une ligne de précipitation (région en violet). Seul l'antigène (rouge) diffuse dans l'immunodiffusion radiale, tandis que l'anticorps (bleu) et l'antigène (rouge) diffusent dans l'immunodiffusion double.

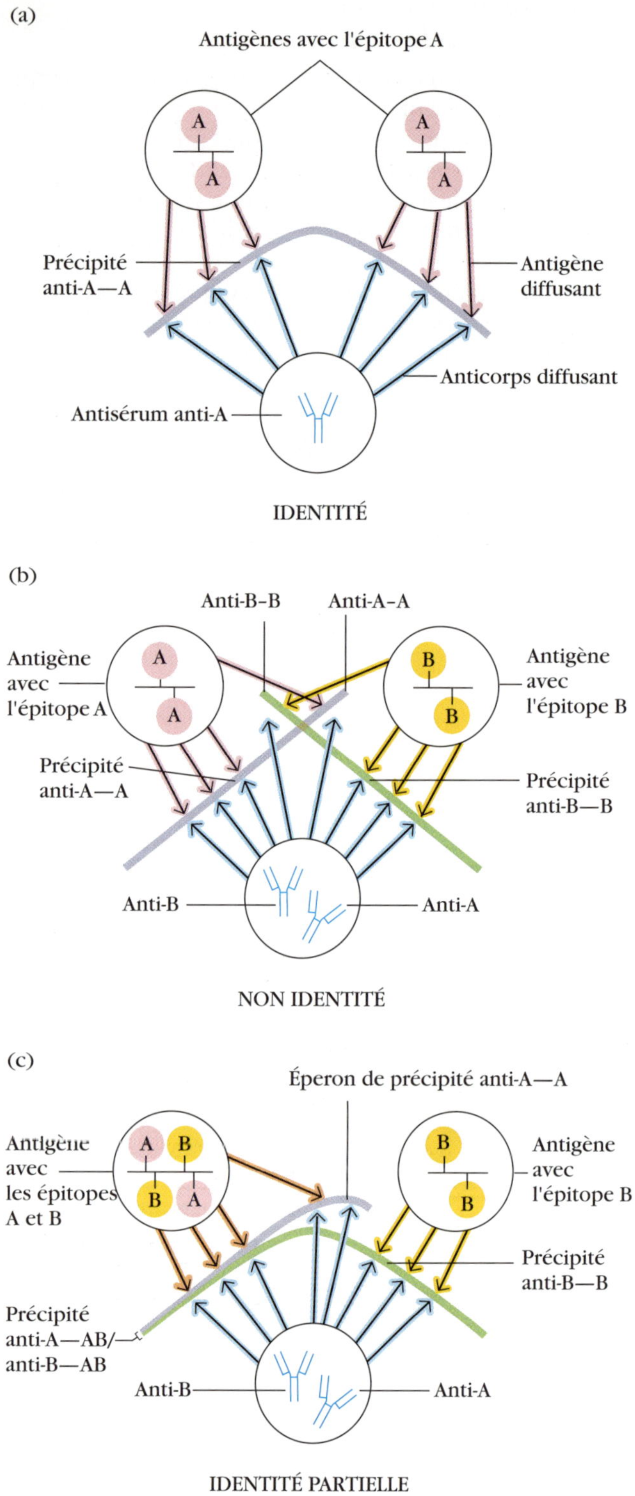

FIGURE 6.6 Diagramme des profils possibles de précipitation obtenus dans l'immunodiffusion double (méthode d'Ouchterlony) de l'antisérum avec deux préparations d'antigènes différents. Le profil des lignes indique si les deux antigènes ont (a) des épitopes identiques (identité), (b) pas d'épitopes en commun (non identité), ou (c) des épitopes partiellement identiques (identité partielle). En (c), la diffusion de l'antigène qui a à la fois l'épitope A (rose) et l'épitope B (jaune) est indiquée par des flèches orange.

- La **non identité** apparaît lorsque deux antigènes ne sont pas apparentés (par exemple, ne partagent aucun épitope commun). L'antisérum forme une ligne de précipitine indépendante avec chaque antigène et les deux lignes se coupent (figure 6.6b).
- L'**identité partielle** apparaît lorsque deux antigènes partagent certains épitopes mais que l'un ou l'autre a un épitope spécifique. L'antisérum forme une ligne d'identité avec le(s) épitope(s) commun(s) et un éperon courbe avec le(s) épitope(s) spécifique(s) (figure 6.6c).

Immunoélectrophorèse

La technique de l'**immunoélectrophorèse** combine la séparation par électrophorèse et l'identification par double immunodiffusion (figure 6.7a). Un mélange d'antigène est tout d'abord soumis à une électrophorèse pour séparer ses constituants en fonction de leur charge. Des gouttières sont alors découpées dans le gel d'agar parallèlement à la direction du champ électrique et de l'antisérum y est placé. L'anticorps et l'antigène diffusent alors l'un vers l'autre et produisent des lignes de précipitation là où ils sont présents dans des proportions appropriées. L'immunoélectrophorèse est utilisée dans les laboratoires de biologie clinique pour détecter la présence ou l'absence de protéines dans le sérum. Un échantillon de sérum est soumis à une électrophorèse et les divers constituants du sérum sont identifiés grâce à des antisérums spécifiques d'une protéine ou d'une classe d'immunoglobuline donnée (figure 6.7b). Cette technique est utile pour déterminer si un patient produit des quantités anormalement basses d'un ou de plusieurs isotypes, caractéristiques de certaines maladies par immunodéficience. Elle peut aussi montrer si un patient produit une quantité augmentée de certaines protéines sériques, telles que l'albumine, les immunoglobulines ou la transferrine. Le profil immunoélectrophorétique du sérum d'un patient présentant un myélome multiple, par exemple, montre un arc lourdement distordu en raison de la grande quantité de protéine myélomateuse qui est une Ig monoclonale et par conséquent uniformément chargée.

L'immunoélectrophorèse est une technique strictement *qualitative* qui peut détecter des concentrations relativement élevées d'anticorps (supérieures à plusieurs centaines de µg/mL). Elle n'est utilisable pour la détection des anomalies quantitatives que lorsque la différence avec l'état normal est frappante, comme dans les maladies par immunodéficience ou les maladies immunoprolifératives.

Une technique *quantitative* apparentée, l'électrophorèse en fusée, permet de mesurer les taux d'antigène. Dans l'**électrophorèse en fusée**, un antigène chargé négativement est soumis à une électrophorèse dans un gel contenant l'anticorps. Le précipité formé entre l'antigène et l'anticorps a la forme d'une fusée, dont la hauteur est proportionnelle à la concentration de l'antigène dans le puits. Une limitation de l'électrophorèse en fusée est la nécessité pour l'antigène d'être chargé négativement pour qu'il se déplace électrophorétiquement dans la matrice d'agar. Certaines protéines, telles que les immunoglobulines, ne sont pas suffisamment chargées pour être analysées quantitativement par électrophorèse en fusée ; il n'est pas non plus possible de mesurer les quantités de divers antigènes d'un mélange en même temps.

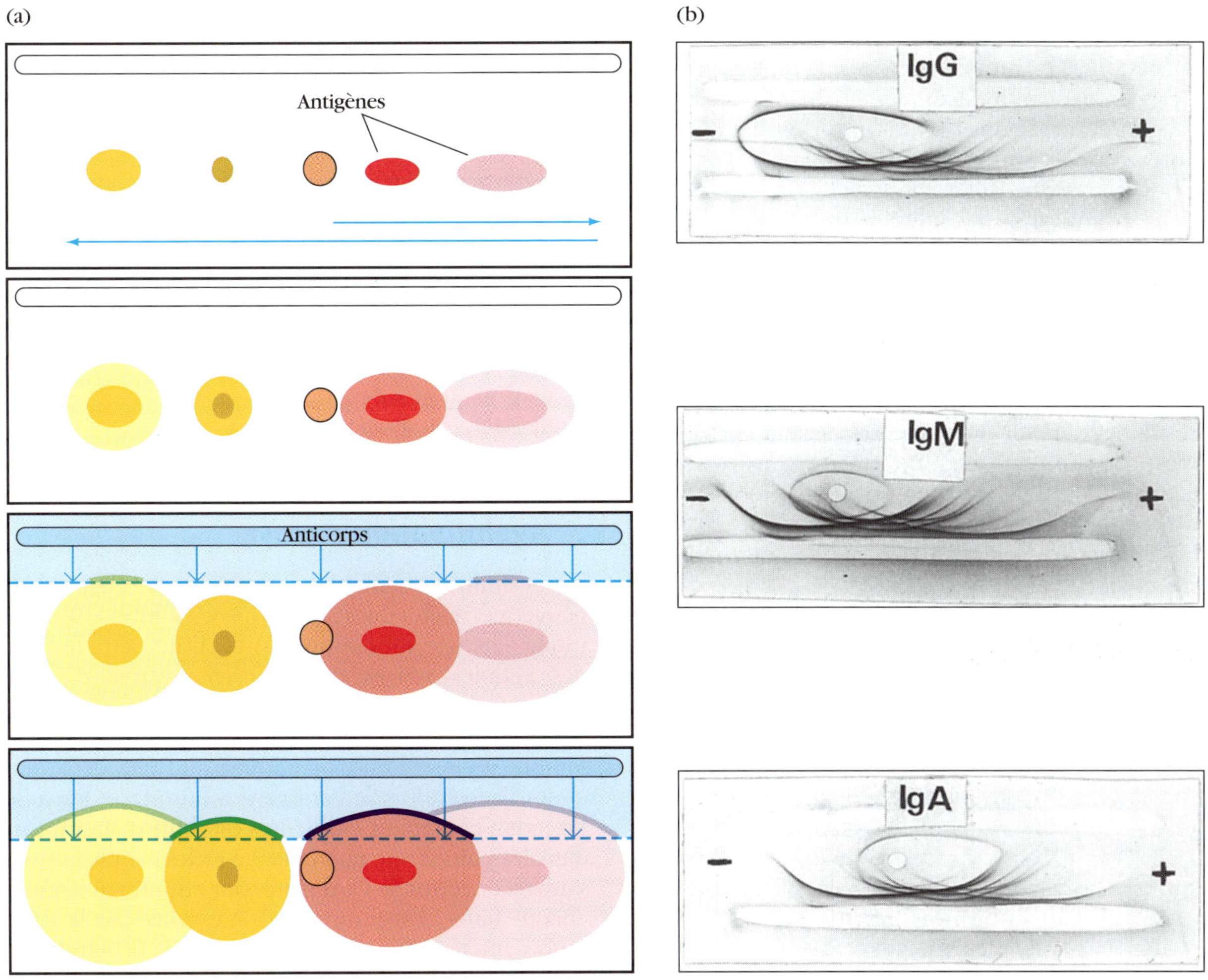

FIGURE 6.7 Immunoélectrophorèse d'un mélange d'antigène. (a) Une préparation d'antigène (orange) est tout d'abord soumise à une électrophorèse, ce qui sépare les antigènes constituants sur la base de leur charge. L'antisérum (bleu) est ensuite déposé dans les gouttières situées sur l'un ou les deux côtés des antigènes séparés ; cet antisérum diffuse ; avec le temps, des lignes de précipitation (arcs colorés) se forment là où l'anticorps spécifique et l'antigène entrent en interaction. (b) Profil immunoélectrophorétique du sérum humain. L'anticorps de chèvre dirigé contre le sérum humain total était placé dans la gouttière du bas de chaque lame. L'anticorps de chèvre contre l'IgG, l'IgM ou l'IgA humaines était placé dans la gouttière du haut de chaque lame. Après l'électrophorèse, les anticorps IgG, IgM et IgA forment une seule ligne de précipitation avec leurs antisérums respectifs. La position de l'IgG, de l'IgM et de l'IgA humaines dans l'échantillon de sérum humain total soumis à l'électrophorèse peut être déterminée par comparaison de la position de l'unique bande à la partie supérieure de chaque lame et du profil complexe des bandes de l'échantillon de sérum total à la partie inférieure de chaque lame. [La partie (b) est d'après JS Garvey *et al.*, 1977, *Methods in Immunology*, 3e éd., W.A. Benjamin Inc., *Advanced Book Program*.]

Réactions d'agglutination

L'interaction entre un anticorps et un antigène particulaire se traduit par une précipitation visible appelée **agglutination**. Les anticorps qui produisent de telles réactions sont appelés **agglutinines**. Les réactions d'agglutination sont semblables en principe aux réactions de précipitation ; elles dépendent de la formation de liaisons croisées entre des antigènes polyvalents. Tout comme un excès d'anticorps inhibe les réactions de précipitation, un tel excès peut aussi inhiber les réactions d'agglutination ; cette inhibition est appelée **effet de prozone.** Étant donné que les effets de prozone peuvent être rencontrés dans de nombreux types de dosages immunologiques, la compréhension de la base de ce phénomène est d'une importance générale.

Divers mécanismes peuvent provoquer l'effet de prozone. Premièrement, à fortes concentrations d'anticorps, le nombre de sites de liaison de l'anticorps peut largement excéder le nombre d'épitopes. Il en résulte que les anticorps ne peuvent se lier à l'antigène que d'une façon univalente et non pas multivalente. Les anticorps qui se lient de façon univalente ne peuvent pas établir de liaison croisée d'un antigène à un autre. Les effets de prozone sont aisément diagnostiqués en effectuant le dosage avec toute une série de concentrations de l'anticorps (ou de l'antigène). Lorsqu'on dilue à une concentration d'anticorps optimale, on voit des taux plus élevés d'agglutination. Lorsqu'on utilise des anticorps polyclonaux, l'effet de prozone peut aussi apparaître pour d'autres raisons. L'antisérum peut contenir des concentrations élevées d'anticorps qui se fixent à l'antigène mais n'induisent pas d'agglutination ; ces anticorps, appelés **anticorps incomplets**, sont souvent de la classe de l'IgG. À fortes concentrations d'IgG, des anticorps incomplets peuvent occuper tous les sites antigéniques, bloquant ainsi l'accès à l'IgM qui est une bonne agglutinine. Cet effet n'est pas rencontré avec les anticorps monoclonaux agglutinants. Le manque d'activité agglutinante d'un anticorps incomplet peut être dû à la flexibilité restreinte de la région charnière, ce qui rend difficile pour un anticorps d'assumer l'angle requis pour une liaison croisée optimale des épitopes de deux ou de plusieurs antigènes particulaires. Alternativement, la densité de distribution des épitopes ou la localisation de certains épitopes dans des poches profondes d'un antigène particulaire peuvent rendre difficile pour un anticorps spécifique de ces épitopes d'agglutiner certains antigènes particulaires. Lorsque c'est possible, la solution à ces problèmes est d'essayer différents anticorps qui peuvent réagir avec d'autres épitopes de l'antigène qui ne présentent pas ces limitations.

Hémagglutination

Les réactions d'hémagglutination (figure 6.8) sont effectuées de routine contre les cellules rouges du sang. Dans le typage des antigènes ABO, les cellules rouges du sang sont mélangées sur une lame à des antisérums dirigés contre les antigènes A ou B des groupes sanguins. Si l'antigène est présent sur les cellules, ces dernières s'agglutinent, formant un culot visible sur la lame. La détermination des antigènes présents sur les cellules rouges du sang d'un donneur ainsi que sur celles d'un receveur constitue la base de l'appariement des types sanguins pour les transfusions.

Agglutination bactérienne

Une infection bactérienne suscite souvent la production d'anticorps sériques spécifiques des antigènes de surface des cellules bactériennes. La présence de tels anticorps peut être détectée par des réactions d'agglutination bactérienne. Le sérum d'un patient dont on pense qu'il est infecté par une bactérie donnée est dilué de façon sérielle dans une série de tubes auxquels la bactérie est ajoutée. Le dernier tube montrant une agglutination visible reflètera le titre de l'anticorps sérique du patient. Le titre de l'agglutinine est défini comme l'inverse de la dilution sérique la plus grande qui suscite une réaction d'agglutination positive. Par exemple, lorsqu'une série de dilutions au demi du sérum est préparée et que la dilution au 1/640e montre une agglutination et que la dilution au 1/1 280e n'en montre pas, le titre d'agglutination du sérum du patient est alors de 640. Dans certains cas, le sérum peut être dilué jusqu'à 1/50 000e et montrer encore une agglutination des bactéries.

Le titre en agglutinine d'un antisérum peut être utilisé pour diagnostiquer une infection bactérienne. Des patients atteints d'une fièvre typhoïde, par exemple, montrent une augmentation significative du titre d'agglutination contre *Salmonella typhi*. Les réactions d'agglutination sont aussi un moyen de typer la bactérie. Par exemple, différentes espèces de la bactérie *Salmonella* peuvent être distinguées par des réactions d'agglutination au moyen d'un ensemble d'antisérums de typage.

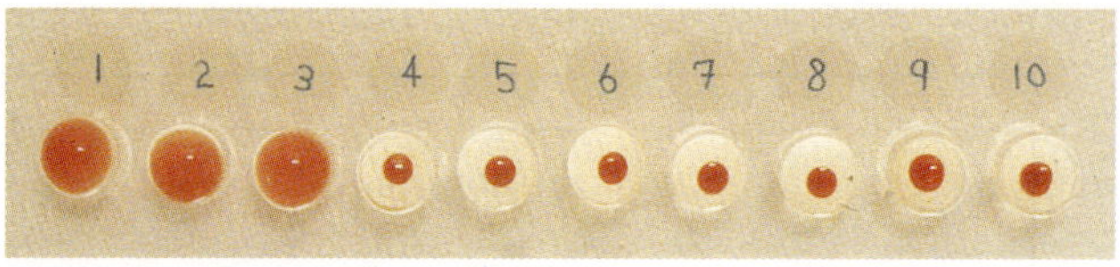

FIGURE 6.8 Démonstration de l'hémagglutination utilisant des anticorps contre les cellules rouges du sang de mouton (SRBC). Le tube témoin (10) ne contient que des SRBC qui se disposent dans un « bouton » solide. Les tubes expérimentaux 1-9 contiennent un nombre constant de SRBC plus des dilutions sérielles au demi de sérum anti-SRBC. Le profil de diffusion de la série expérimentale indique une hémagglutination positive jusqu'au tube 3. [*Louisiana State University Medical Center/MIP*. Autorisation de Harriet CW Thompson.]

Agglutination passive

La sensibilité et la simplicité des réactions d'agglutination peuvent être étendues aux antigènes solubles par la technique d'hémagglutination passive. Dans cette technique, des cellules rouges du sang recouvertes d'antigènes peuvent être préparées en mélangeant un antigène soluble avec des cellules rouges du sang traitées par l'acide tanique ou le chlorure de chrome qui, tous deux, provoquent l'adsorption de l'antigène à la surface des cellules. Le sérum contenant l'anticorps est dilué de façon sérielle dans les puits d'une microplaque et les cellules rouges du sang recouvertes de l'antigène sont ensuites ajoutées dans chaque puits ; l'agglutination est estimée par la taille du tapis caractéristique des cellules rouges du sang agglutinées au fond du puits, comme dans les réactions d'agglutination (voir la figure 6.8).

Au cours des derniers années, on a abandonné les cellules rouges du sang pour des particules synthétiques, telles que des billes de latex, pour servir de matrices aux réactions d'agglutination. Une fois que l'antigène a été couplé aux billes de latex, la préparation peut être utilisée soit immédiatement, soit stockée pour un usage ultérieur. L'utilisation de billes synthétiques présente des avantages de consistance, d'uniformité et de stabilité. De plus, les réactions d'agglutination utilisant des billes synthétiques peuvent être lues rapidement, souvent dans les trois à cinq minutes qui suivent le mélange des billes avec l'échantillon à tester. Comme les réactions d'hémagglutination, les réactions d'agglutination sont simples à effectuer, ne nécessitent pas un équipement coûteux et peuvent détecter de faibles quantités d'anticorps (concentrations de l'ordre de quelques nanogrammes par millilitre).

Inhibition de l'agglutination

Une modification de la réaction d'agglutination, appelée **inhibition de l'agglutination**, fournit un dosage très sensible pour de petites quantités d'un antigène. Par exemple, l'un des premiers types de test de grossesse à domicile incluait des particules de latex recouvertes de gonadotropine chorionique humaine (HCG, de *human chorionic gonadotropin*) et d'anticorps anti-HCG (figure 6.9). L'addition d'urine de femme enceinte, qui contient de l'HCG, inhibait l'agglutination des particules de latex lorsque l'anticorps anti-HCG était ajouté ; ainsi, l'absence d'agglutination indiquait une grossesse.

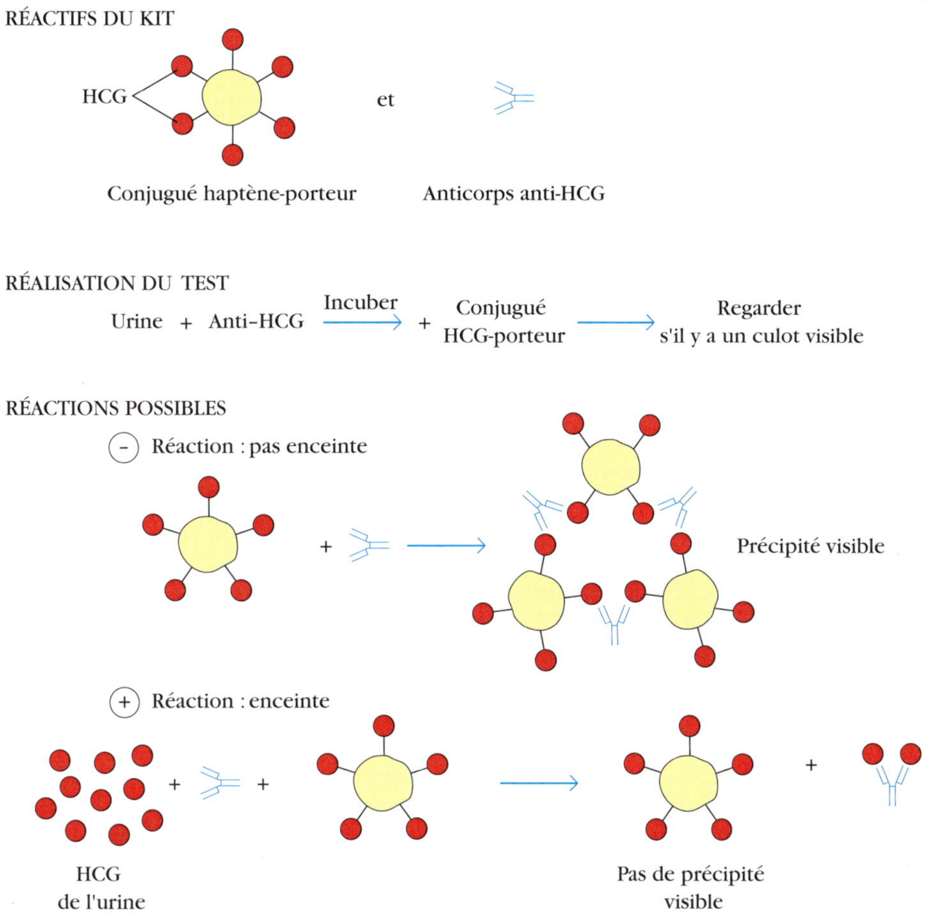

FIGURE 6.9 Les premiers kits des tests de grossesse à domicile employaient l'inhibition de l'haptène pour déterminer la présence ou l'absence de gonadotrophine chorionique humaine (HCG). Le kit du test original utilisait la présence ou l'absence d'un culot visible pour déterminer si l'HCG était présente. Si une femme n'était pas enceinte, son urine ne contenait pas d'HCG ; dans ce cas, l'anticorps anti-HCG et le conjugué HCG-porteur du kit réagissaient, produisant un culot visible. Si une femme était enceinte, l'HCG de son urine se liait aux anticorps anti-HCG, inhibant ainsi la liaison subséquente de l'anticorps au conjugué HCG-porteur. En raison de cette inhibition, aucun culot visible n'apparaissait si la femme était enceinte. Les tests actuellement sur le marché utilisent des dosages basés sur l'ELISA (voir la figure 6.11).

Les dosages par inhibition de l'agglutination peuvent aussi être utilisés pour déterminer si une personne utilise certains types de drogues illégales, telles que la cocaïne ou l'héroïne. Un échantillon d'urine ou de sang est tout d'abord incubé avec un anticorps spécifique de la drogue suspectée. Puis, des cellules rouges du sang (ou d'autres particules) recouvertes de drogue sont ajoutées. Lorsque les cellules rouges du sang ne sont pas agglutinées par l'anticorps, cela indique que l'échantillon contenait un antigène reconnu par l'anticorps et suggère que la personne utilise la drogue illicite. Un problème avec ces tests est que certains médicaments légaux ont des structures chimiques semblables à celles des drogues illicites et qu'ils peuvent donc établir des réactions croisées avec l'anticorps, ce qui donne une réaction faussement positive. Pour cette raison, une réaction positive doit impérativement être confirmée par une méthode non immunologique.

Les dosages par inhibition de l'agglutination sont largement utilisés dans les laboratoires cliniques pour déterminer si un individu a été exposé à certains types de virus qui provoquent l'agglutination des cellules rouges du sang. Lorsque le sérum d'un individu contient des anticorps anti-viraux spécifiques, les anticorps se lient alors au virus et interfèrent avec l'hémagglutination par le virus. Cette technique est communément utilisée dans les tests prénuptiaux pour déterminer l'état immunitaire des femmes par rapport au virus de la rubéole. L'inverse de la dernière dilution sérique à montrer une inhibition de l'hémagglutination de la rubéole est le titre du sérum. Un titre supérieur à 10 (dilution au 1:10) indique qu'une femme est immune contre la rubéole, tandis qu'un titre inférieur à 10 indique un manque d'immunité et la nécessité d'une immunisation par le vaccin de la rubéole.

Dosage radio-immunologique

Une des techniques les plus sensibles pour détecter un antigène ou un anticorps est le **dosage radio-immunologique (RIA**, de *radioimmunoassay*). La technique a été développée pour la première fois par deux endocrinologistes, S.A. Berson et Rosalyn Yalow, en 1960, pour déterminer le taux des complexes insuline-anti-insuline chez les diabétiques. Bien que leur tentatives originales pour publier un article sur cette recherche aient rencontré quelques résistances de la part des immunologistes, la technique a très vite prouvé sa valeur pour le dosage des hormones, des protéines sériques, des médicaments et des vitamines à des concentrations de l'ordre de 0,001 *micrograms* per milliliter, ou même moins. En 1977, quelques années après la mort de Berson, l'importance de la technique a été reconnue par l'attribution d'un Prix Nobel à Yalow.

Le principe du RIA implique la liaison compétitive d'un antigène radiomarqué et d'un antigène non marqué à un anticorps de haute affinité. L'antigène marqué est mélangé à l'anticorps à une concentration qui sature les sites de liaison à l'antigène de la molécule d'anticorps, puis des quantités croissantes de l'échantillon à tester contenant l'antigène non marqué de concentration inconnue sont ajoutées. L'anticorps ne fait pas de distinction entre l'antigène marqué et l'antigène non marqué et ainsi les deux types d'antigène entrent en compétition au niveau des sites de liaison disponibles de l'anticorps. Avec des concentrations croissantes d'antigène non marqué, davantage d'antigène marqué est déplacé des sites de liaison.

L'antigène est généralement marqué par un isotope émetteur gamma, tel que ^{125}I, mais des isotopes émetteurs bêta, tel que le tritium (^{3}H) sont aussi utilisés en routine comme marqueurs. La décroissance de la quantité d'antigène radiomarqué liée à un anticorps spécifique en présence de l'échantillon à tester est mesurée afin de déterminer la quantité d'antigène (l'insuline dans le dosage de Yalow) présente dans l'échantillon à tester. L'antigène radiomarqué fait partie du mélange du dosage ; l'échantillon à tester peut être un mélange complexe, tel que du sérum ou d'autres fluides corporels, qui contient l'antigène non marqué. La première étape dans la mise au point d'un RIA est de déterminer la quantité d'anticorps nécessaire pour lier 50 %-70 % d'une quantité fixée d'antigène radioactif (Ag*) dans le mélange du dosage. Ce rapport de l'anticorps à l'Ag* est choisi de telle façon que le nombre des épitopes présentés par l'antigène marqué excède toujours le nombre total des sites de liaison de l'anticorps. Ceci assure qu'un antigène non marqué ajouté au mélange de l'échantillon entrera en compétition avec l'antigène radiomarqué pour la quantité limitée d'anticorps. Même une petite quantité d'antigène non marqué ajoutée au mélange du dosage de l'antigène marqué et de l'anticorps provoquera une diminution de la quantité d'antigène radioactif lié et cette diminution sera proportionnelle à la quantité d'antigène non marqué ajouté. Pour déterminer la quantité d'antigène marqué lié, le complexe Ag-Ac est précipité pour le séparer de l'antigène libre (non lié à l'Ac) et la radioactivité du précipité est mesurée. Une courbe standard peut être obtenue en utilisant des échantillons d'antigène non marqué de concentrations connues (à la place de l'échantillon à doser) et à partir de cette courbe, la quantité d'antigène dans le mélange à tester peut être déterminée avec précision.

Différentes méthodes ont été développées pour séparer l'antigène lié de l'antigène libre dans un RIA. Une méthode implique la précipitation du complexe Ag-Ac avec un antisérum secondaire anti-isotype. Par exemple, si le complexe Ag-Ac contient un anticorps IgG de lapin, une IgG anti-lapin de chèvre se liera à l'IgG de lapin et précipitera le complexe. Une autre méthode met à profit le fait que la protéine A du *Staphylococcus aureus* a une

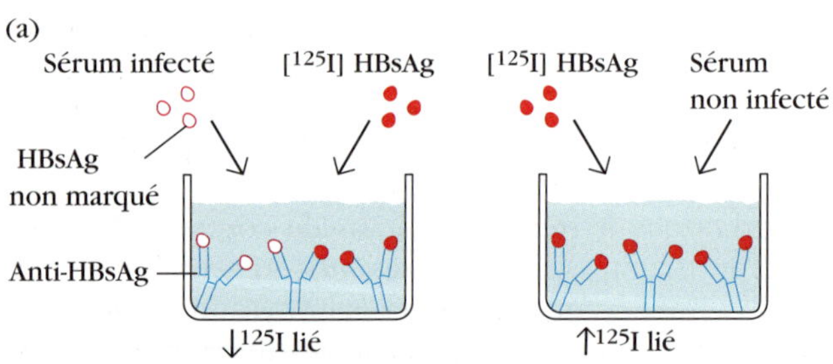

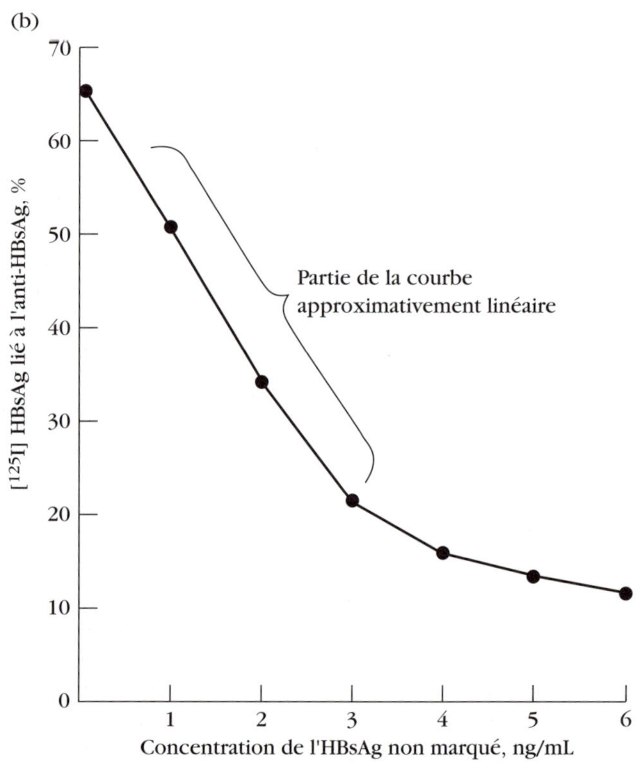

FIGURE 6.10 Radio-immunodosage (RIA) en phase solide pour la détection du virus de l'hépatite B dans les prélèvements sanguins. (a) Les puits d'une plaque de microtitration ont une quantité constante d'un anticorps adsorbé spécifique de l'HBsAg, l'antigène de surface des virions de l'hépatite B. Un échantillon de sérum et du [^{125}I]HBsAg sont ensuite ajoutés. Après incubation, le surnageant est éliminé et la quantité de radioactivité liée à l'anticorps est déterminée. Si le prélèvement est infecté, la quantité de marqueur lié sera inférieure à celle du témoin avec un sérum non infecté. (b) Une courbe standard est obtenue en ajoutant des concentrations croissantes d'HBsAg non marqué à une quantité fixe d'[^{125}I]HBsAg et d'anticorps spécifique. À partir de la courbe donnant le pourcentage d'antigène marqué lié en fonction de la concentration d'antigène non marqué, la concentration de l'HBsAg dans les échantillons de sérum inconnu peut être déterminée en utilisant la partie linéaire de la courbe.

forte affinité pour l'IgG. Si le complexe Ag-Ac contient un anticorps IgG, le complexe peut être précipité par addition de S. *aureus* tué par le formol. Après élimination du complexe par l'une ou l'autre de ces méthodes, la quantité d'antigène marqué libre restant dans le surnageant peut être mesurée dans un compteur de radioactivité ; la soustraction de cette valeur de la quantité totale d'antigène marqué ajouté donne la quantité d'antigène marqué lié.

Divers RIA en phase solide ont été développés afin de rendre plus aisée la séparation du complexe Ag-Ac de l'anticorps non lié. Dans certains cas, l'anticorps est lié par covalence à des billes de Sépharose. La quantité d'antigène radiomarqué liée aux billes peut être mesurée après que ces dernières aient été centrifugées et lavées. De façon alternative, l'anticorps peut être immobilisé sur des puits de polystyrène ou de chlorure de polyvinyle et la quantité d'antigène marqué libre dans le surnageant peut être déterminée dans un compteur de radioactivité. Dans une autre approche, l'anticorps est immobilisé sur les parois des puits de microtitration et la quantité d'antigène lié déterminée. Ce procédé est bien adapté à la détermination de la concentration d'un antigène particulier dans un grand nombre d'échantillons. Par exemple, un RIA dans des plaques de microtitration a été largement utilisé pour détecter la présence du virus de l'hépatite B (figure 6.10). Le criblage par RIA des donneurs de sang a considérablement réduit la fréquence des infections par le virus de l'hépatite B chez les receveurs de transfusion sanguine.

ELISA

L'**ELISA** (de *enzyme-linked immunosorbent assay*), ou encore EIA, est semblable dans son principe au RIA mais dépend d'un enzyme et non pas d'un marqueur radioactif. Un enzyme conjugué à un anticorps réagit avec un substrat incolore pour donner un produit de réaction coloré. Un tel substrat est appelé **substrat chromogène**. De nombreux enzymes ont été employés pour l'ELISA, y compris la phosphatase alcaline, la peroxydase de raifort et la β–galactosidase. Ces dosages approchent la sensibilité des RIA et ont l'avantage de ne pas utiliser de radioactivité et d'être moins coûteux.

De nombreuses variantes d'ELISA ont été développées, permettant la détection qualitative ou la mesure quantitative d'un antigène ou d'un anticorps. Chaque type d'ELISA peut être utilisé qualitativement pour détecter la présence d'un anticorps ou d'un antigène. De façon alternative, une courbe standard fondée sur des concentrations connues d'anticorps ou d'antigène est préparée ; à partir de cette dernière, la concentration inconnue d'un échantillon peut être déterminée.

ELISA indirect

Un anticorps peut être détecté ou dosé grâce à un ELISA indirect (figure 6.11a). Le sérum, ou tout autre échantillon, contenant un anticorps primaire (Ac_1) est déposé dans un puits d'une plaque de microtitration où est adsorbé l'antigène ; Ac_1 réagit alors avec ce dernier. Après que l'Ac_1 ait été éliminé par lavage, la présence de l'anticorps lié à l'antigène est détectée en ajoutant un anticorps (Ac_2) secondaire anti-isotype conjugué à un enzyme ; cet anticorps secondaire se lie à l'anticorps primaire. L'Ac_2 libre est éliminé par lavage et un substrat de l'enzyme est ajouté. La quantité de produit coloré de la réaction qui se forme est mesurée par un lecteur de plaque spectrophotométrique approprié, qui peut mesurer l'absorbance de tous les puits d'une plaque de 96 puits en moins de quelques secondes.

L'ELISA indirect est une méthode de choix pour détecter la présence des anticorps sériques contre le virus de l'immunodéficience humaine (HIV), l'agent causal du SIDA. Dans cet essai, les protéines recombinantes de l'enveloppe et du corps de l'HIV sont adsorbées en tant qu'antigènes en phase solide dans les puits d'une plaque de microtitration. Les individus infectés par l'HIV produisent des anticorps sériques contre les épitopes de ces protéines virales. Généralement, les anticorps sériques contre l'HIV peuvent être détectés par ELISA indirect dans les six semaines qui suivent l'infection.

ELISA sandwich

Un antigène peut être détecté ou mesuré par un ELISA sandwich (figure 6.11b). Dans cette technique, l'anticorps (et non pas l'antigène) est immobilisé dans un puits de microtitration. Un échantillon contenant l'antigène est ajouté ; il réagit avec l'anticorps immobilisé. Après que le puits ait été lavé, un second anticorps lié à un enzyme, spécifique d'un épitope différent de l'antigène, est ajouté ; il réagit avec l'antigène lié. Après que le second anticorps libre ait été éliminé par lavage, le substrat est ajouté et le produit de la réaction coloré est mesuré.

ELISA compétitif

Une autre variante de mesure des quantités d'antigène est l'ELISA compétitif (figure 6.11c). Dans cette technique, l'anticorps est tout d'abord incubé en solution avec un échantillon contenant l'antigène. Le mélange antigène-anticorps est ensuite déposé dans un puits de microtitration où est adsorbé l'antigène. Plus il y a d'antigène présent dans l'échantillon, moins d'anticorps libre sera disponible pour se lier au puits où est adsorbé l'antigène. L'addition d'un anticorps secondaire conjugué à un enzyme (Ac_2), spécifique de l'isotype de l'anticorps primaire, peut être utilisée pour déterminer la quantité d'anticorps primaire liée au puits, comme dans un ELISA indirect. Cependant, dans le dosage compétitif, plus la concentration de l'antigène est élevée dans l'échantillon original, plus l'absorbance est faible.

Chimioluminescence

La mesure de la lumière produite par chimioluminescence lors de certaines réactions chimiques apporte une alternative commode et très sensible aux mesures par absorption dans les dosages par ELISA. Dans les versions d'ELISA utilisant la chimioluminescence, un substrat luxogène (générateur de lumière) remplace le substrat chromogène des réactions conventionnelles d'ELISA. Par exemple, l'oxydation du luminol par H_2O_2 et l'enzyme peroxydase de raifort produit de la lumière :

$$\text{Ag-HRP} + \text{Ag} \rightarrow \text{Ac-HRP-Ag} \xrightarrow{\text{luminol} + H_2O_2} \text{lumière}$$

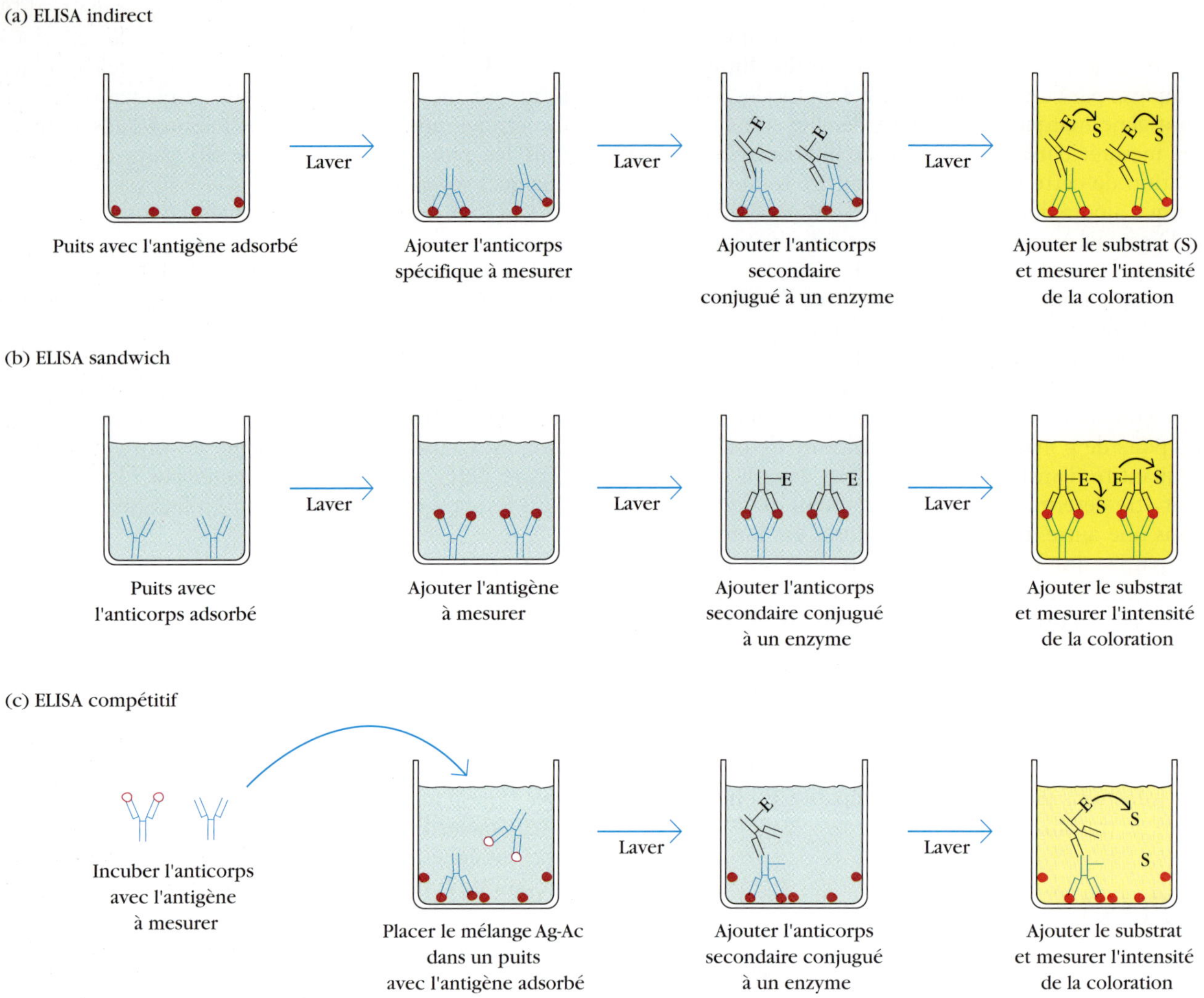

FIGURE 6.11 Des variantes de la technique ELISA (*enzyme-linked immunosorbent assay*) permettent la détermination d'un anticorps ou d'un antigène. Chaque ELISA peut être utilisé qualitativement ou quantitativement par comparaison avec des courbes standard préparées avec des concentrations connues d'anticorps ou d'antigène. L'anticorps peut être déterminé par un ELISA indirect (a), tandis qu'un antigène peut être déterminé par un ELISA sandwich (b) ou par un ELISA compétitif (c). Dans l'ELISA compétitif, qui est un dosage de type inhibition, la concentration de l'antigène est inversement proportionnelle à la couleur produite.

L'intérêt des dosages par chimioluminescence, en comparaison aux dosages colorimétriques, est l'augmentation de la sensibilité. En général, la limite de détection peut être augmentée d'au moins dix fois en substituant un substrat luxogène à un substrat chromogène ; de plus, grâce à l'addition d'agents qui augmentent la chimioluminescence, la sensibilité peut être multipliée par 200. En fait, dans des conditions idéales, des quantités aussi faibles que 5×10^{-18} moles d'antigène cible ont été détectées.

Dosage ELISPOT

Une modification du dosage par ELISA appelée dosage ELISPOT permet la détermination quantitative dans une population du nombre de cellules productrices d'anticorps spécifiques d'un antigène donné ou d'un antigène pour lequel on a un anticorps spécifique (figure 6.12). Dans cette approche, les plaques possèdent à l'état adsorbé l'antigène (antigène de capture) reconnu par l'anticorps auquel on s'intéresse, ou bien elles possèdent à l'état adsorbé l'anticorps (anticorps de capture) spécifique de l'antigène dont la production doit être dosée. Une suspension de la population cellulaire à étudier est ensuite ajoutée aux plaques ainsi préparées (coatées) qui sont mises à incuber. Les cellules se disposent sur la surface de la plaque et les molécules sécrétées, qui sont susceptibles de réagir avec les molécules de capture, se lient à ces dernières à proximité des cellules sécrétantes, ce qui produit un anneau de complexes antigène-anticorps autour de chaque cellule productrice de la molécule à laquelle on s'intéresse. La plaque est ensuite lavée et un anticorps lié à un enzyme spécifique de l'antigène sécrété

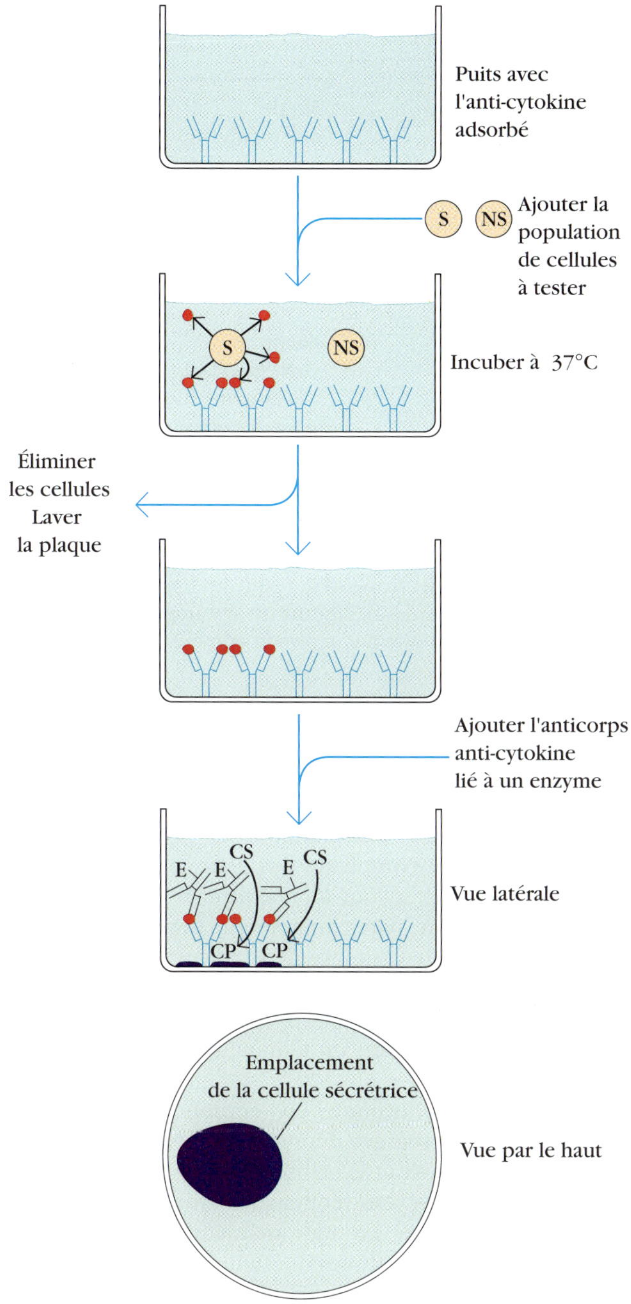

FIGURE 6.12 Dans le dosage ELISPOT, un puits où est adsorbé un anticorps contre l'antigène auquel on s'intéresse, une cytokine dans cet exemple, puis une suspension d'une population cellulaire, dont on pense qu'elle contient certains membres qui synthétisent et sécrètent (S) la cytokine, ainsi que d'autres membres qui ne sont pas sécréteurs (NS), est déposée sur le fond du puits et incubés. La plupart des molécules des cytokines sécrétées par une cellule particulière réagissent avec les anticorps voisins fixés dans le puits. À la fin de la période d'incubation, le puits est lavé et un anticorps anti-cytokine marqué par un enzyme est ajouté. Après élimination par lavage de l'anticorps non lié, un substrat chromogène (CS) qui forme un produit coloré insoluble (CP) est ajouté. Le produit coloré (violet) précipite et ne forme une tache que sur les surfaces du puits où les cellules sécrétrices de la cytokine avaient été déposées. En comptant le nombre de taches colorées, il est possible de déterminer combien de cellules sécrétrices de cytokine étaient présentes dans la suspension cellulaire ajoutée.

ou spécifique de l'espèce (par exemple, chèvre anti-lapin) de l'anticorps sécrété est ajouté et mis à réagir. Le développement ultérieur du dosage par addition d'un substrat approprié, chromogène ou producteur de chimioluminescence, révèle la position de chaque cellule productrice d'un anticorps ou d'un antigène sous forme d'un point coloré ou lumineux.

Western blotting

L'identification d'une protéine spécifique dans un mélange complexe de protéines peut être réalisée par une technique connue sous le nom de **Western blotting** ; ce nom vient de la similitude de cette méthode avec le Southern blotting qui détecte des fragments de DNA et avec le Northern blotting qui détecte les mRNA. Dans le Western blotting, un mélange de protéines est séparé par électrophorèse sur un **gel de SDS-polyacrylamide (SDS-PAGE**, de *SDS-polyacrylamide gel electrophoresis*), qui est une plaque de gel de polyacrylamide imprégnée de sodium dodécyl sulfate (SDS), qui est lui-même un agent dissociant. Les bandes de protéine sont transférées sur une membrane de nitrocellulose par électrophorèse et chaque bande de protéine est identifiée en immergeant la membrane de nitrocellulose dans une solution d'un anticorps polyclonal ou monoclonal, spécifique de la protéine à laquelle on s'intéresse, et marqué soit par un élément radioactif, soit par un enzyme. Les complexes Ag-Ac qui se forment sur la bande, et qui contiennent la protéine reconnue par l'anticorps, peuvent être visualisés de plusieurs façons. Si la protéine à laquelle on s'intéresse est liée à un anticorps radioactif, sa position sur le blot peut être déterminée par l'exposition de la membrane à un film sensible aux rayons X ; ce procédé est appelé autoradiographie (figure 6.13). Cependant, les procédés de détection les plus habituellement utilisés emploient des anticorps liés à un enzyme et dirigés contre la protéine. Après fixation du conjugué enzyme-anticorps, l'addition d'un substrat chromogène qui donne un produit fortement coloré et insoluble provoque l'apparition d'une bande colorée au niveau de l'emplacement de l'antigène cible. La position de la protéine recherchée peut être déterminée avec une beaucoup plus grande sensibilité lorsqu'un composé chimioluminescent, en conjonction avec des agents de sensibilisation appropriés, est utilisé pour produire de la lumière au niveau de l'emplacement de l'antigène.

Le Western blotting peut aussi identifier un anticorps spécifique dans un mélange. Dans ce cas, les antigènes connus de poids moléculaire bien défini peuvent être séparés par SDS-PAGE et transférés (blottés) sur de la nitrocellulose. Les bandes séparées des antigènes connus sont ensuite testées avec l'échantillon supposé contenir

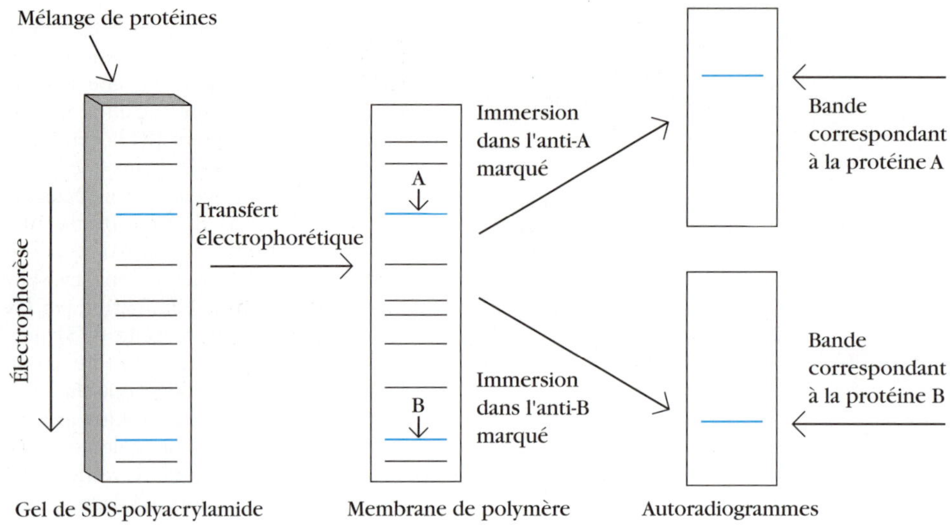

FIGURE 6.13 Dans un Western blotting, un mélange de protéines est séparé par électrophorèse ; puis, les bandes de protéine sont transférées sur une membrane de nitrocellulose ou d'un autre polymère. Après que la membrane ait été imprégnée avec des anticorps spécifiques radiomarqués, les bandes des diverses protéines peuvent être visualisées par autoradiographie.

l'anticorps spécifique de l'un ou de plusieurs de ces antigènes. La réaction d'un anticorps avec une bande est détectée en utilisant un anticorps secondaire radiomarqué ou lié à un enzyme, spécifique des anticorps contenus dans l'échantillon à tester. L'application la plus largement utilisée de ce procédé est un test de confirmation de l'HIV, où le Western blotting est mis en œuvre pour déterminer si le patient possède des anticorps qui réagissent avec une ou plusieurs protéines virales.

Immunoprécipitation

La technique d'immunoprécipitation a l'avantage de permettre l'isolement de l'antigène à étudier en vue d'autres analyses. Elle fournit aussi un dosage sensible pour la présence d'un antigène particulier dans un type de cellule ou de tissu donné. Un extrait produit par l'homogénéisation de cellules ou de tissus est mélangé à un anticorps dirigé contre l'antigène à étudier, afin de former un complexe antigène-anticorps qui précipite. Cependant, lorsque la concentration de l'antigène est faible, ce qui est souvent le cas dans les extraits cellulaires ou tissulaires, l'assemblage des complexes antigène-anticorps en précipités peut prendre des heures, voire des jours, et il est difficile d'isoler la petite quantité d'immunoprécipité qui se forme.

Heureusement, il y a de nombreuses façons d'éviter ces limitations. L'une d'elles est d'attacher l'anticorps à un support solide, telle une bille synthétique, qui permet de collecter le complexe antigène-anticorps par centrifugation. Une autre façon est d'ajouter un anticorps secondaire spécifique de l'anticorps primaire qui se lie aux complexes antigène-anticorps. Lorsque l'anticorps secondaire est lui-même fixé à une bille, les complexes immuns peuvent être collectés par centrifugation. De façon alternative, la protéine A ou la protéine G, couplées à des billes, peuvent être utilisées pour se lier à l'anticorps secondaire ou aux complexes antigène-anticorps qu'il a formé ; les complexes sont alors collectés par centrifugation. Une version particulièrement ingénieuse de ce procédé implique le couplage de l'anticorps secondaire à des billes magnétiques. Après que l'anticorps secondaire se soit lié à l'anticorps primaire, les immunoprécipités sont collectés en plaçant un aimant contre les parois du tube (figure 6.14).

Lorsqu'elle est utilisée en conjonction avec un marqueur radioisotopique biosynthétique, l'immunoprécipitation peut aussi être utilisée pour déterminer si un antigène particulier est réellement synthétisé par une cellule ou un tissu. Le radiomarquage des protéines synthétisées par les cellules à étudier peut être fait en cultivant ces cellules dans un milieu contenant un ou plusieurs amino acides marqués. Généralement, les amino acides utilisés dans cette application sont ceux qui sont les plus résistants aux modifications métaboliques, tels que la leucine, la cystéine ou la méthionine. Après croissance dans le milieu radioactif, les cellules sont lysées et soumises à un anticorps primaire spécifique de l'antigène à étudier. Le complexe Ag-Ac est collecté par immunoprécipitation, lavé pour éliminer l'amino acide radiomarqué non incorporé ainsi que les autres impuretés, puis il est analysé. Le complexe peut être compté dans un compteur à scintillation pour obtenir une détermination quantitative de la quantité de protéine synthétisée. Une analyse ultérieure implique souvent la dissociation du complexe, habituellement par l'utilisation du SDS ou de la chaleur, de telle façon que l'identité de l'antigène immunoprécipité puisse être confirmée en déterminant que son poids moléculaire correspond à celui de l'antigène attendu. Ceci est réalisé par séparation du complexe dissocié par SDS-PAGE et autoradiographie subséquente pour déterminer la position de l'antigène radiomarqué sur le gel.

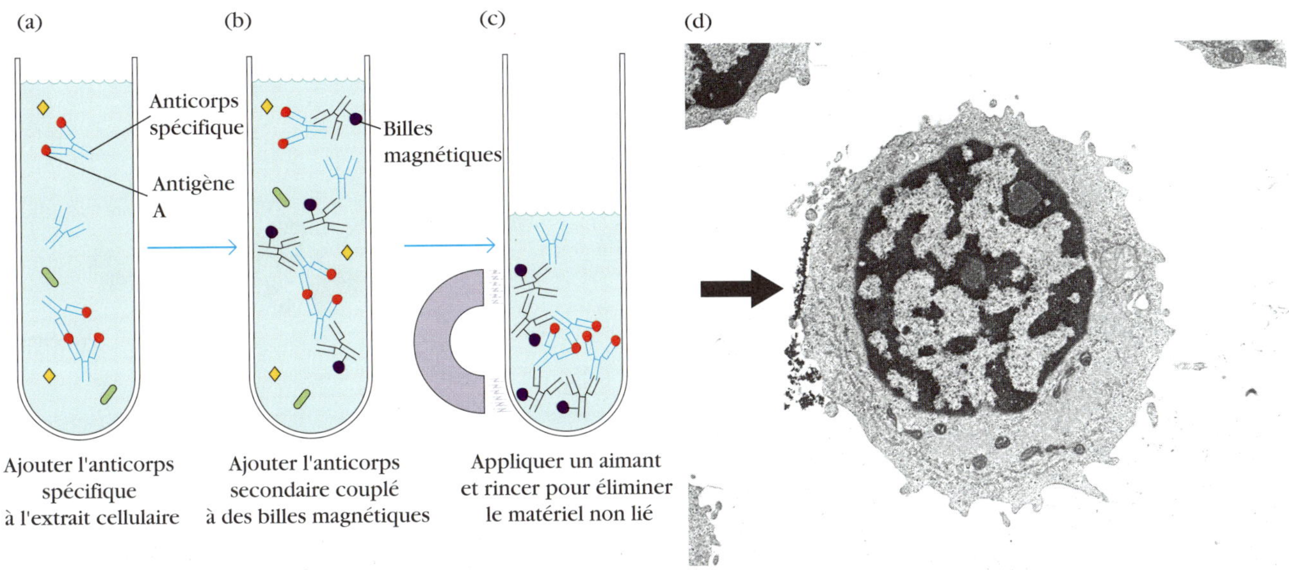

FIGURE 6.14 Des immunoprécipités peuvent être collectés en utilisant des billes magnétiques couplées à un anticorps secondaire. (a) Le traitement d'un extrait cellulaire contenant l'antigène A (rouge) par un anticorps anti-A de souris (bleu) conduit à la formation de complexes antigène-anticorps. (b) L'addition de billes magnétiques, auxquelles est lié un anticorps anti-souris de lapin, fixe les complexes antigène-anticorps (et l'IgG de souris qui n'a pas réagi). (c) En plaçant un aimant contre les parois du tube, on peut collecter rapidement les complexes antigène-anticorps. Après rinçage pour éliminer le matériel non lié, les complexes antigène-anticorps peuvent être dissociés et les antigènes étudiés. (d) Micrographie électronique montrant une cellule avec des billes magnétiques attachées à sa surface par l'intermédiaire d'anticorps. [La partie (d) d'après P Groscurth, *Institute of Anatomy, Université de Zurich-Irchel.*]

Immunofluorescence

En 1944, Albert Coons a montré que les anticorps pouvaient être marqués par des molécules qui ont la propriété d'être fluorescentes. Les molécules fluorescentes absorbent la lumière d'une certaine longueur d'onde (excitation) et émettent de la lumière d'une autre longueur d'onde (émission). Lorsque des molécules d'anticorps sont marquées par un colorant fluorescent, ou **fluorochrome**, les complexes immuns contenant ces anticorps marqués par fluorescence (FA) peuvent être détectés par l'émission de lumière colorée lorsqu'ils sont excités par une lumière de longueur d'onde appropriée. Les molécules d'anticorps liées aux antigènes dans les cellules ou les coupes de tissu peuvent être visualisées de la même façon. La lumière émise peut être vue dans un microscope à fluorescence équipé d'une source de lumière UV. Dans cette technique, connue sous le nom d'**immunofluorescence**, les colorants fluorescents les plus communément utilisés sont la fluorescéine et la rhodamine, mais d'autres substances fortement fluorescentes, telles que la phycoérythrine et les phycobiliprotéines sont elles aussi utilisées maintenant. Les colorants peuvent être conjugués à la région Fc d'une molécule d'anticorps sans affecter la spécificité de cette dernière. Chaque colorant absorbe la lumière à une longueur d'onde donnée et émet de la lumière à une longueur d'onde plus grande :

- La **fluorescéine**, qui est le colorant le plus largement utilisé comme marqueur dans les procédés utilisant l'immunofluorescence, absorbe la lumière bleue (480 nm) et émet une intense fluorescence jaune-vert (517 nm).
- La **rhodamine**, un autre colorant organique, absorbe dans le jaune-vert (515 nm) et émet une fluorescence d'un rouge profond (546 nm). Étant donné qu'elle émet une fluorescence à une longueur d'onde plus grande que la fluorescéine, elle peut être utilisée dans les dosages par immunofluorescence mettant en jeu deux couleurs. Un anticorps spécifique d'un déterminant est marqué par la fluorescéine, et un autre anticorps reconnaissant un antigène différent est marqué par la rhodamine. La localisation de l'anticorps marqué par la fluorescéine sera visible par sa lumière jaune-vert, facilement distinguable de la couleur rouge émise lorsque l'anticorps marqué par la rhodamine est lié. En conjuguant la fluorescéine à un anticorps et la rhodamine à un autre, on peut visualiser simultanément deux antigènes membranaires cellulaires différents sur la même cellule, par exemple.
- La **phycoérythrine** et d'autres phycobiliprotéines sont des protéines qui captent la lumière et qui jouent des rôles importants dans la photosynthèse de certaines espèces d'algues. Étant donné qu'elles absorbent efficacement la lumière (~ 30 fois plus que la fluorescéine) et émettent une fluorescence rouge brillante, ces protéines sont devenues des marqueurs largement utilisés en immunofluorescence.

Le marquage par des anticorps fluorescents des molécules membranaires cellulaires ou des coupes de tissu peut être direct ou indirect (figure 6.15). Dans le **marquage**

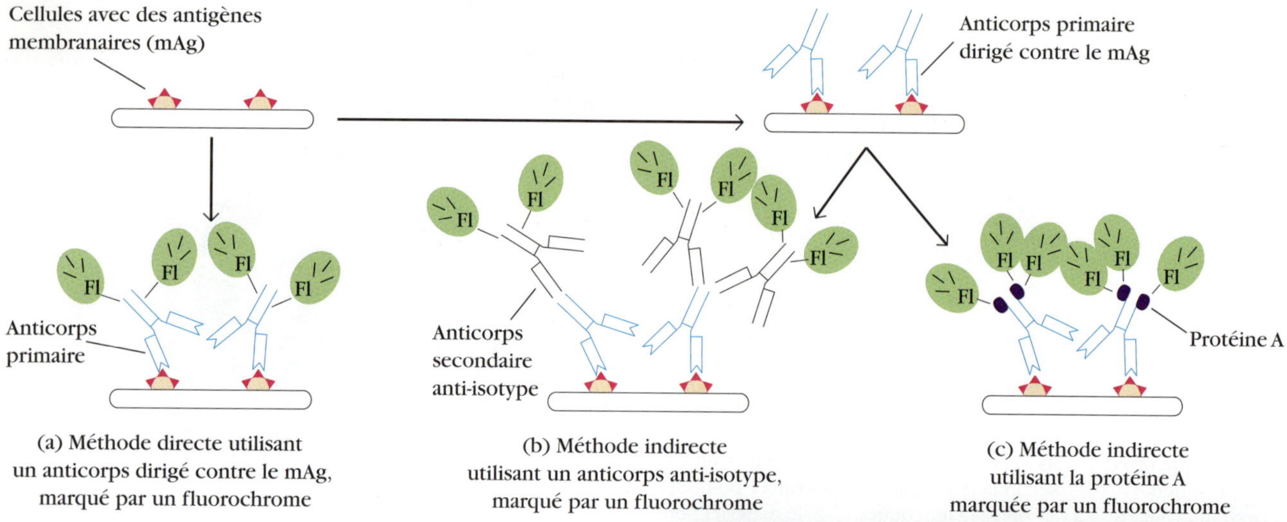

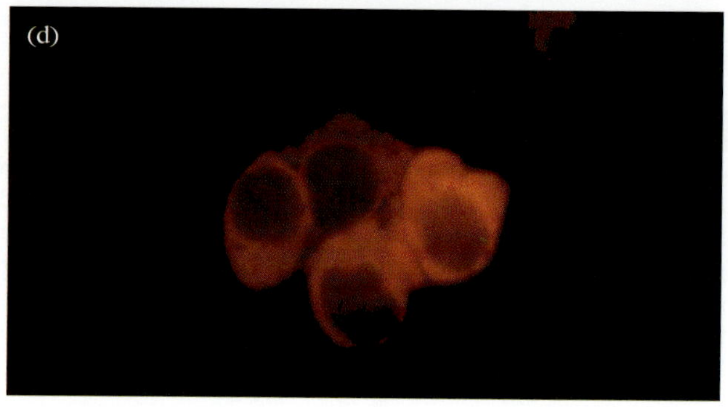

FIGURE 6.15 Marquage par immunofluorescence directe ou indirecte d'un antigène de membrane (mAg). Les cellules sont fixées sur une lame de microscope. Dans la méthode directe (a) les cellules sont colorées par un anticorps anti-mAg marqué par un fluorochrome (Fl). Dans les méthodes indirectes (b et c), les cellules sont tout d'abord incubées avec un anticorps anti-mAg non marqué, puis elles sont colorées par un réactif secondaire marqué par un fluorochrome qui se lie à l'anticorps primaire. Les cellules sont observées au moyen d'un microscope à fluorescence pour voir si elles ont été colorées. (d) Dans cette micrographie, des molécules d'anticorps portant les chaînes lourdes μ sont détectées par marquage indirect des cellules avec un deuxième anticorps conjugué à la rhodamine. [La partie (d) est d'après HA Schreuder *et al.*, 1997, *Nature* **386**:196 avec l'autorisation de H Schreuder, Hoechst Marion Roussel.]

direct, l'anticorps spécifique (anticorps primaire) est directement conjugué à la fluorescéine ; dans le **marquage indirect**, l'anticorps primaire n'est pas marqué, mais il est détecté par un réactif supplémentaire marqué, par un fluorochrome. De nombreux réactifs ont été développés pour le marquage indirect. Le plus habituel est un anticorps secondaire, un *anticorps anti-isotype marqué par un fluorochrome*, tel que l'immunoglobuline anti-souris de chèvre marquée par la fluorescéine. Un autre réactif est la *protéine A marquée par un fluorochrome* de *Staphylococcus aureus*, qui se lie avec une forte affinité à la région Fc des molécules d'anticorps IgG. Une troisième approche indirecte utilise un anticorps secondaire anti-isotype conjugué à la biotine puis une avidine conjuguée à un fluorochrome, protéine qui se lie à la biotine avec une affinité extrêmement élevée.

Le marquage par immunofluorescence indirecte a deux avantages sur le marquage direct. Tout d'abord, l'anticorps primaire n'a pas besoin d'être conjugué à un fluorochrome. Étant donné que l'approvisionnement en anticorps primaire est souvent un facteur limitant, les méthodes indirectes évitent la perte d'anticorps qui survient habituellement lors de la réaction de conjugaison. Deuxièmement, les méthodes indirectes augmentent la sensibilité du marquage parce que de multiples molécules de fluorochrome se lient à chaque molécule d'anticorps primaire, augmentant ainsi la quantité de lumière émise au niveau de chaque molécule d'anticorps primaire.

L'immunofluorescence a été appliquée pour identifier de nombreuses sous-populations de lymphocytes, en particulier les sous-populations de cellules T $CD4^+$ et T $CD8^+$. La technique est aussi appropriée à l'identification des espèces bactériennes, à la détection des complexes Ag-Ac dans les maladies auto-immunes, à la détection des composants du complément dans les tissus et à la localisation des hormones et des autres produits cellulaires marqués *in situ*. En fait, une application majeure de la technique utilisant les anticorps fluorescents est la localisation des antigènes dans les coupes de tissu ou dans les compartiments subcellulaires. Étant donné qu'elle peut être utilisée pour déterminer la localisation exacte d'antigène cible, la microscopie par fluorescence est un puissant instrument pour relier l'architecture moléculaire des tissus et des organes à leur anatomie macroscopique.

Cytométrie en flux et fluorescence

Les techniques qui utilisent des anticorps fluorescents sont des outils extrêmement précieux du point de vue qualitatif, mais elles n'apportent pas de renseignements quantitatifs. On a remédié à cette limitation par le développement de la cytométrie en flux dont une version est appelée FACS (*fluorescence-activated cell sorter*) ; la cytométrie en flux a été conçue pour automatiser l'analyse et la séparation des cellules marquées par un anticorps

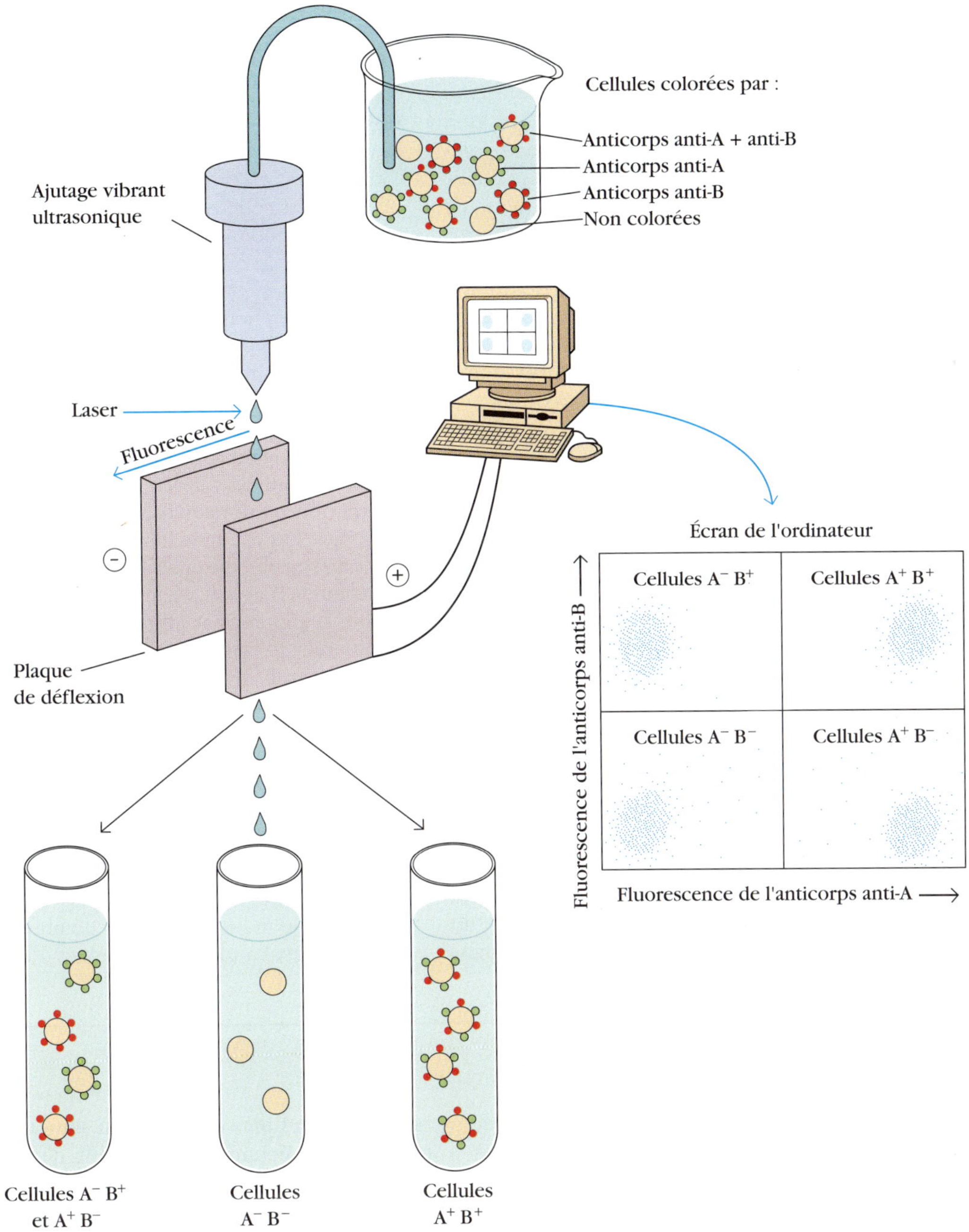

FIGURE 6.16 Séparation des cellules marquées par un fluorochrome au moyen d'un FACS (*fluorescence-activated cell sorter*). Dans l'exemple présenté, une population mixte de cellules est marquée par deux anticorps, l'un spécifique de l'antigène de surface A et l'autre de l'antigène de surface B. Les anticorps anti-A sont marqués par la fluorescéine (vert) et les anticorps anti-B par la rhodamine (rouge). Les cellules marquées sont chargées dans la chambre échantillon du FACS. Les cellules sont expulsées l'une après l'autre à travers un petit ajutage vibrant qui génère des microgouttelettes, ne contenant chacune pas plus d'une cellule. Lorsqu'elle quitte l'ajutage, chaque gouttelette reçoit une charge électrique et l'ordinateur qui contrôle le cytomètre en flux peut détecter exactement le moment où une goutte générée par l'ajutage passe dans le faisceau laser qui excite le fluorochrome. L'intensité de fluorescence émise par chaque gouttelette qui contient une cellule est mesurée par un détecteur et projetée sur l'écran de l'ordinateur. Étant donné que l'ordinateur trace la position de chaque gouttelette, il est possible de déterminer à quel moment une gouttelette particulière arrivera entre les plaques de déflexion. En appliquant une charge momentanée aux plaques de déflexion lorsqu'une gouttelette passe entre elles, il est possible de dévier le trajet d'une gouttelette particulière vers un tube de collection ou un autre. Ceci permet de trier une population de cellules en sous-populations ayant des profils des marqueurs de surface différents.

Dans la visualisation de l'ordinateur, chaque goutte représente une cellule. Les cellules qui tombent dans le cadran inférieur gauche ont le niveau du bruit de fond de la fluorescence et sont considérées comme n'ayant réagi, ni avec l'anticorps anti-A, ni avec l'anticorps anti-B. Celles qui apparaissent dans le cadran supérieur gauche ont réagi avec l'anti-B, mais pas avec l'anti-A et celles du cadran inférieur droit ont réagi avec l'anti-A, mais pas avec l'anti-B. Le cadran supérieur droit contient les cellules qui réagissent avec l'anti-A et l'anti-B. Dans l'exemple présenté ici, les sous-populations A^-B^- et A^+-B^+ ont été triées dans des tubes séparés. Une coloration avec des anticorps fluorescents anti-A ou anti-B permet de distinguer quatre sous-populations : A^-B^-, A^+B^+, A^-B^+ et A^+B^-.

Regards sur la clinique
Cytométrie en flux et typage des leucémies

La leucémie est la prolifération non limitée et non contrôlée d'un clone anormal de cellules hématopoïétiques. Typiquement, les cellules leucémiques répondent faiblement ou de façon inappropriée aux signaux de régulation, présentent des profils abérrants de différenciation ou même ne se différencient pas. De plus, elles inhibent parfois la croissance des cellules lymphoïdes ou myéloïdes normales. La leucémie peut se produire à n'importe quel stade de maturation de n'importe quelle lignée hématopoïétique. Les leucémies lymphocytaires présentent de nombreuses caractéristiques des cellules de la lignée lymphoïde ; un autre grand groupe, les leucémies myéloïdes, ont des attributs des membres de la lignée myéloïde. À part la lignée, de nombreuses leucémies peuvent être classées en aiguës ou chroniques. On peut donner comme exemples la leucémie lymphoblastique aiguë, la plus commune des leucémies de l'enfant, la leucémie myéloïde aiguë, rencontrée plus souvent chez l'adulte que chez l'enfant et la leucémie lymphoïde chronique, qui est rarement vue chez l'enfant, mais qui est la forme la plus commune de leucémie de l'adulte dans le monde occidental. Un quatrième type, la leucémie myéloïde chronique, apparaît beaucoup plus souvent chez l'adulte âgé que chez l'enfant.

Le diagnostic de leucémie est fait sur la base de deux critères. L'un deux est la détection de cellules anormales dans le sang circulant et l'autre est l'observation de cellules anormales dans la moelle osseuse. L'expérience clinique a montré que la prescription du traitement le plus approprié pour le patient nécessite la connaissance du type de leucémie. À cet égard, deux importantes questions sont : (1) Quelle est la lignée des cellules anormales, et (2) quel est leur stade de maturation ? Toute une série d'approches, y compris l'examen cytologique de la morphologie des cellules et de leurs caractéristiques de coloration, le phénotypage immunologique et, dans certains cas, une analyse du réarrangement des gènes, sont utiles pour répondre à ces questions. Une des approches les plus puissantes est le phénotypage immunologique, c'est-à-dire la détermination du profil de marqueurs sélectionnés de la surface cellulaire présenté par la cellule leucémique. Bien que des antigènes spécifiques des leucémies n'aient pas encore été découverts, les profils des antigènes de surface exprimés peuvent souvent établir la lignée cellulaire et ils sont fréquemment utiles pour déterminer les stades de maturation présents dans les populations de cellules leucémiques. Par exemple, une cellule anormale qui présente une immunoglobuline de surface sera attribuée à la lignée des cellules B et son stade de maturation sera celui d'une cellule B mature. Par ailleurs, une cellule qui a des chaînes lourdes μ cytoplasmiques, mais pas d'immunoglobuline de surface, sera une cellule leucémique de la lignée B mais au stade de maturation d'une cellule pré-B. La technologie la plus efficace et la plus précise pour le phénotypage immunologique utilise la cytométrie en flux et les anticorps monoclonaux. La disponibilité d'anticorps monoclonaux spécifiques de plus de 170 antigènes trouvés dans les divers types et sous-types de cellules hématopoïétiques a rendu possible l'identification des profils d'expression des antigènes typiques des lignées cellulaires, des stades de maturation et de nombreux types différents de leucémies. La plupart des centres de cancérologie sont

---

fluorescent. Le FACS utilise un faisceau laser et un détecteur de lumière pour compter des cellules isolées intactes en suspension (figure 6.16). Chaque fois qu'une cellule passe devant le faisceau laser dans le FACS, la lumière du laser est déviée du détecteur et cette interruption du signal laser est enregistrée. Les cellules qui ont un anticorps marqué par fluorescence lié à des antigènes de leur surface cellulaire sont excitées par le laser et émettent une lumière qui est enregistrée par un deuxième système de détection localisé à angle droit du faisceau laser. La forme la plus simple de l'instrument compte chaque cellule lorsqu'elle passe devant le faisceau laser et enregistre le niveau de fluorescence émis par la cellule ; un ordinateur génère des courbes donnant le nombre de cellules en ordonnée et leur intensité de fluorescence en abcisse. L'utilisation de l'instrument pour déterminer l'identité et le nombre des membres d'une population cellulaire qui fixent les anticorps marqués par fluorescence, est appelée analyse ; l'utilisation de l'instrument pour répartir des cellules ayant des profils de réactivité différents dans divers compartiments est appelée tri cellulaire (*cell sorting*).

Le FACS a de multiples applications dans les problèmes cliniques ou de recherche. Une utilisation clinique courante est la détermination du type et du nombre de cellules blanches du sang de chaque population dans les échantillons du sang d'un patient. En traitant des échantillons de sang préparés de façon appropriée avec un anticorps marqué par fluorescence et en effectuant l'analyse par FACS, on peut obtenir les informations suivantes :

- Le nombre absolu des cellules qui expriment l'antigène cible ainsi que le pourcentage de ces dernières, lorsqu'elles passent devant le faisceau. Par exemple, si l'on utilise un anticorps fluorescent spécifique d'un antigène présent sur toutes les cellules T, il sera possible de déterminer le pourcentage des cellules T dans la population totale des cellules blanches du sang. Puis, en utilisant les possibilités de tri cellulaire du FACS, il sera possible d'isoler la fraction des cellules T de la population des leucocytes.
- La distribution des cellules dans un échantillon de la population en fonction des densités des antigènes déterminées par l'intensité de fluorescence. Il est alors possible d'obtenir une mesure de la distribution de la densité de l'antigène au sein de la population des cellules qui possèdent l'antigène. Ceci est une caractéristique puissante de l'instrument, étant donné que le même type de cellule peut exprimer différents taux

équipés de cytomètres en flux capables d'effectuer et d'interpréter les analyses multiparamétriques nécessaires pour établir des profils utiles des marqueurs de surface des populations de cellules tumorales. La détermination par cytométrie en flux des phénotypes immunologiques permet :

- La confirmation du diagnostic.
- Le diagnostic lorsqu'aucun jugement clair ne peut être fait sur la base de la morphologie ou des profils de colorations cytochimiques.
- L'identification des profils d'antigènes aberrants qui peuvent aider à identifier la rechute d'une leucémie au cours d'une rémission.
- La prédiction améliorée de l'évolution de la maladie.

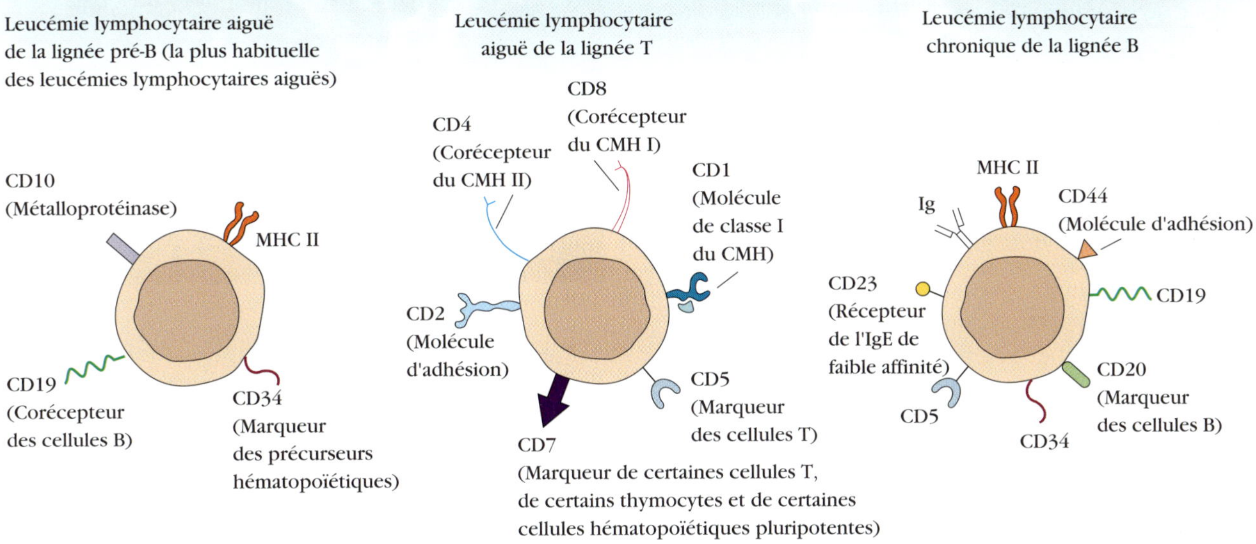

Distribution de marqueurs sélectionnés sur certains types de cellules leucémiques. Les profils des antigènes de surface typiques trouvés sur de nombreuses leucémies lymphoblastiques aiguës ou chroniques sont représentés, mais pas tous.

d'antigène selon son niveau de développement ou son état physiologique.

- La taille des cellules. Cette information dérive de l'analyse des propriétés de diffusion de la lumière des membres de la population de cellules en examen.

La technologie du FACS permet maintenant l'utilisation des anticorps multifluorescents. Des cytomètres en flux très sophistiqués analysent simultanément les populations cellulaires qui ont été marquées avec deux ou même trois anticorps fluorescents différents. Par exemple, si on fait réagir un échantillon de sang avec un anticorps marqué par fluorescence spécifique des cellules T et aussi par un anticorps marqué par la phycoérythrine spécifique des cellules B, les pourcentages des cellules B et T peuvent être déterminés simultanément en une seule analyse. De nombreuses variations de telles analyses à « deux couleurs » sont effectuées en routine et des expérimentations avec « trois couleurs » ne sont pas exceptionnelles avec des instruments modernes et des analyses par ordinateur sophistiquées.

La cytométrie en flux occupe maintenant une position clé en immunologie et en biologie cellulaire, et elle est devenue aussi un outil clinique indispensable. Dans de nombreux centres médicaux, le FACS est l'un des instruments essentiels pour la détection et la classification des leucémies (voir « Regards sur la clinique »). Le choix du traitement des leucémies dépend largement du type de cellule impliquée, ce qui fait de l'identification précise des cellules néoplasiques une partie essentielle de la clinique. De même, la mesure rapide des sous-populations de cellules T, qui est un indicateur pronostique important dans le SIDA, est effectuée en routine par analyse par FACS. Dans ce procédé, des anticorps monoclonaux marqués dirigés contre les principaux sous-types de cellules T portant les antigènes CD4 ou CD8 sont utilisés pour déterminer leur rapport dans le sang du patient. Lorsque le nombre de cellules T CD4 tombe au-dessous d'un certain niveau, le patient présente un risque élevé d'infections opportunistes.

Immunohistochimie en microscopie électronique

L'extrême spécificité des anticorps en a fait des instruments puissants pour la visualisation des composants tissulaires intracellulaires spécifiques par **immunohistochimie en microscopie électronique**. Dans cette tech-

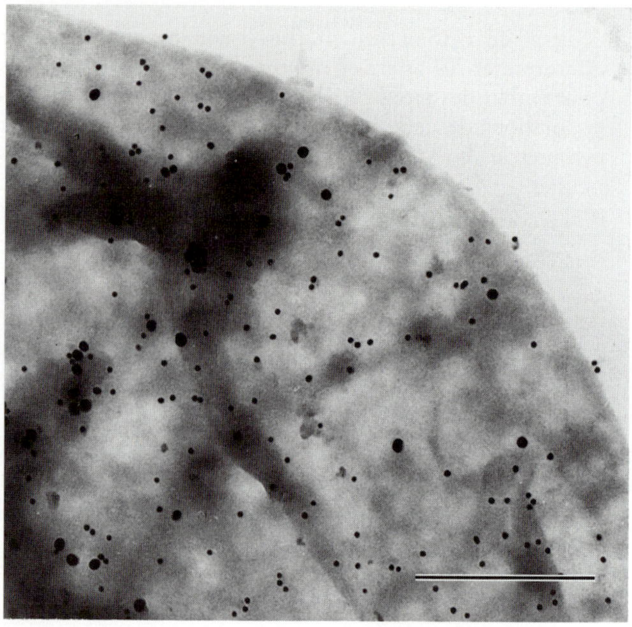

FIGURE 6.17 Micrographie en microscopie immnunoélectronique de la surface d'un lymphome à cellules B coloré par deux anticorps : un anticorps dirigé contre les molécules de classe II du CMH marqué par des particules d'or de 30 nm, et un autre anticorps dirigé contre les molécules de classe I du CMH marqué par des particules d'or de 15 nm. Il est clair que la densité des molécules de classe I est supérieure à celle des molécules de classe II sur cette cellule. Bare = 500 nm. [D'après A Jenei *et al.*, 1997, PNAS **94**:7269-7274 ; avec l'autorisation de A Jenei et S Damjanovich, *University Medical School of Debrecen*, Hongrie.]

nique, un marqueur dense aux électrons est conjugué à la partie Fc d'un anticorps spécifique pour un marquage direct ou encore conjugué à un réactif anti-immunoglobuline pour un marquage indirect. De nombreux marqueurs denses aux électrons ont été employés, y compris la ferritine et l'or colloïdal. Étant donné que le marqueur dense aux électrons absorbe ces derniers, il peut être visualisé en microscopie électronique sous forme de petits points noirs. Dans le cas du marquage immunologique par l'or colloïdal, différents anticorps peuvent être conjugués à des particules d'or de taille différente, ce qui permet l'identification de plusieurs antigènes au sein d'une cellule grâce aux différences de taille des particules d'or denses aux électrons fixées aux anticorps (figure 6.17).

Résumé

1. L'interaction Ag-Ac dépend d'interactions non covalentes, incluant des liaisons hydrogène, des liaisons ioniques, des interactions hydrophobes et des interactions de van der Waals (voir la figure 6.1). La force de l'interaction Ag-Ac dépend du nombre de ces interactions non covalentes de faible énergie entre l'antigène et l'anticorps. L'affinité d'un anticorps pour un antigène se réfère à la force des interactions non covalentes entre l'anticorps et l'antigène au niveau d'un seul site de liaison, qui peut être déterminée par l'analyse selon Scatchard (figure 6.3). L'avidité reflète la force totale des interactions entre une molécule d'anticorps multivalente et une molécule d'antigène multivalente au niveau de sites multiples.
2. L'interaction d'un antigène soluble et d'un anticorps précipitant (précipitine) forme un complexe Ag-Ac qui a une structure en réseau et précipite de la solution (voir la figure 6.4). Les réactions de précipitation peuvent être effectuées en milieu liquide ou dans des gels. La plupart sont utilisées essentiellement pour la comparaison qualitative des anticorps ou des antigènes (voir la figure 6.5). L'électrophorèse peut être combinée à la précipitation dans des gels selon une technique appelée immunoélectrophorèse et toute une variété de techniques immunoélectrophorétiques ont été développées.
3. L'interaction entre un antigène particulaire et un anticorps agglutinant (agglutinine) produit un culot ou une agglutination visible. Dans certains cas, l'antigène est une protéine membranaire d'une cellule bactérienne ou d'une cellule rouge du sang. Dans d'autres cas, l'antigène peut être lié à une particule de latex ou adsorbé à la surface d'une cellule rouge du sang. Les réactions d'agglutination sont plus sensibles et beaucoup plus rapides que les réactions avec les précipitines ; elles peuvent souvent détecter des taux 100 à 1 000 fois plus faibles d'antigène ou d'anticorps, comparativement à une réaction de précipitation.
4. Le dosage radio-immunologique (RIA) utilise un antigène ou un anticorps radiomarqués ; c'est donc une technique extrêmement sensible. Le RIA en phase liquide est basé sur le principe de compétition entre un antigène marqué et un antigène non marqué pour une quantité limitée d'anticorps. Dans le RIA en phase solide, l'antigène (ou l'anticorps) est immobilisé sur une matrice solide (voir la figure 6.10). Le principal avantage de cette technique sur le RIA en phase liquide est sa simplicité de réalisation et la facilité avec laquelle le complexe Ag-Ac lié peut être séparé de l'antigène qui n'a pas réagi. Les deux types de RIA peuvent être utilisés pour mesurer des quantités d'anticorps ou d'antigène.
5. L'ELISA est basé sur des principes semblables à ceux du RIA mais, au lieu d'utiliser un radiomarqueur, il dépend d'une réaction enzyme-substrat qui génère un produit de réaction coloré. Un ELISA indirect détecte l'anticorps, tandis qu'un ELISA sandwich ou un ELISA compétitif détectent un antigène (voir la figure 6.11). Les dosages ELISA qui emploient la chimioluminescence au lieu d'une réaction colorée sont les immunodosages les plus sensibles actuellement disponibles.

6. Dans le Western blotting, un mélange de protéines est séparé par électrophorèse, puis les bandes de protéines sont transférées électrophorétiquement sur de la nitrocellulose et identifiées par un anticorps ou un antigène marqués (voir la figure 6.13).
7. Un marquage par un anticorps fluorescent peut visualiser un antigène de la surface des cellules. Diverses techniques de marquage par fluorescence directe ou indirecte ont été développées (voir la figure 6.15). Le trieur de cellules activées par fluorescence analyse et trie les cellules marquées par un anticorps fluorescent (voir la figure 6.13).

Références

Berzofsky, JA, IJ Berkower, et SL Epstein. 1991. Antigenantibody interactions and monoclonal antibodies. In *Fundamental Immunology*, 3e éd., WE Paul, éd. Raven Press, New York.

Coligan, JE, AM Kruisbeek, DH Margulies,EM Shevach, et W Strober. 1997. *Current Protocols in Immunology*. Wiley, New York.

Rose, NR, EC de Macario, JD Folds, CH Lane, et RM Nakamura. 1997. *Manual of Clinical Laboratory Immunology*, American Society of Microbiology,Washington, D.C.

Stites, DP, C Rodgers, JD Folds, et J Schmitz. 1997. Clinical laboratory detection of antigens and antibodies. In *Medical Immunology*, 9e éd., DP Stites, Al Terr, and TG Parslow, éds., Appelton and Lange, Stamford, CT.

Herzenberg, LA, éd. 1996. *Weir's Handbook of Experimental Immunology*, 5e éd. Oxford, Black-well Scientific Publications.

Sites Web utiles

http://pathlabsofark.com/flowcyttests.html
Pathology Laboratories of Arkansas constitue un site pour voir quels types d'échantillons sont prélevés sur des patients et quels marqueurs sont utilisés pour évaluer les populations de lymphocytes par cytométrie en flux.

http://jcsmr.anu.edu.au/facslab/AFCG/standards.html
Sur le site Web très documenté *Australian Flow Cytometry Group*, on peut trouver un guide soigneusement détaillé et illustré pour interpréter les analyses par cytométrie en flux des échantillons cliniques.

http://www.kpl.com
Le site Web *Kirkegaard & Perry Laboratories* contient un sous-site http://www.kpl.com/support/immun/pds/50datasht/54-12-10.html, qui permet de suivre un procédé étape par étape pour utiliser un substrat chimioluminescent dans un immuno-dosage sensible.

Questions à l'usage des étudiants

1. Dire si l'une des assertions suivantes est vraie ou fausse. Si vous pensez qu'une assertion est fausse, expliquer pourquoi.

a. L'immunofluorescence indirecte est une technique plus sensible que l'immunofluorescence directe.

b. La plupart des antigènes induisent une réponse polyclonale.

c. Un digestat par la papaïne d'anticorps anti-SRBC peut agglutiner les cellules rouges du sang de mouton (SRBC, de *sheep red blood cells*).

d. Un digestat par la pepsine d'anticorps anti-SRBC peut agglutiner les SRBC.

e. L'immunofluorescence indirecte peut être effectuée en utilisant un fragment Fab comme anticorps primaire non marqué.

f. Pour qu'une précipitation s'opère, l'antigène et l'anticorps doivent être multivalents.

g. La technique d'Ouchterlony est une technique de précipitation quantitative.

h. Les tests de précipitation sont généralement plus sensibles que les tests d'agglutination.

2. Décrire brièvement le test ELISA pour l'infection par l'HIV, en indiquant quel antigène et quel anticorps sont utilisés.

3. Vous avez obtenu une préparation d'albumine purifiée de sérum bovin normal. Pour déterminer si d'autres protéines sériques subsistent dans la préparation de BSA (*bovine serum albumine*), vous décidez d'utiliser l'électrophorèse.

a. Quel antigène utiliseriez-vous pour préparer l'anticorps nécessaire à la détection des impuretés dans la préparation de BSA ?

b. En faisant l'hypothèse que la préparation de BSA est pure, dessiner le profil immunoélectrophorétique que vous attendriez si le dosage était effectué avec du sérum bovin dans un puits, avec l'échantillon de BSA dans un second puits et avec l'antisérum que vous avez préparé en (a) dans la gouttière située entre les puits.

4. Les étiquettes de quatre flacons (A, B, C et D) de conjugués haptène-porteur ont été accidentellement enlevées. Cependant, on savait que chaque flacon contenait, soit l'haptène 1-porteur 1 (H1-C1), soit l'haptène 1-porteur 2 (H1-C2), soit l'haptène 2-porteur 1 (H2-C1) ou soit l'haptène 2-porteur 2 (H2-C2). Des dosages par double immunodiffusion (Ouchterlony) avec l'anti—H1-C2 ou l'anti—H2-C2 ont été effectués. D'après les profils de précipitation représentés ci-dessous, déterminer quel conjugué se trouve dans chaque bouteille.

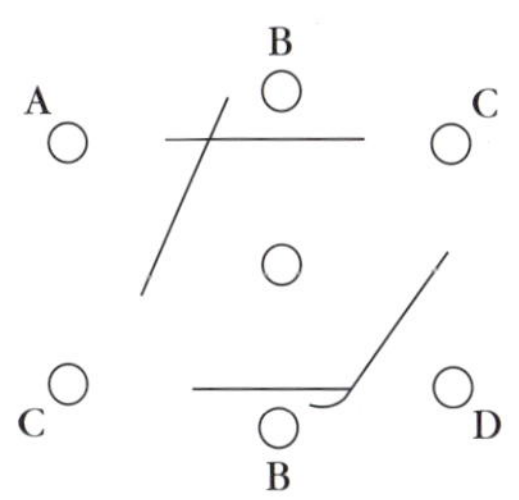

Anti—H1-C2
dans le puits central

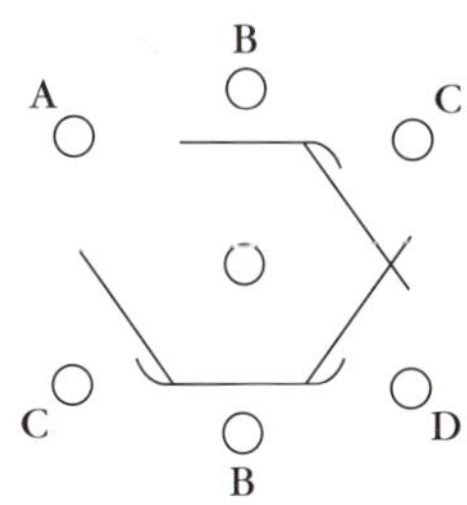

Anti—H2-C2
dans le puits central

5. Par lequel des essais suivants la concentration d'un haptène peut-elle être déterminée ? (a) ELISA, (b) méthode d'Ouchterlony, (c) électrophorèse en fusée et (d) RIA.

6. Vous effectuez un dosage d'Ouchterlony dans lequel le puits central contient de l'antisérum de chèvre dirigé contre le fragment $F(ab')_2$ d'IgG de souris poolé, et dans lequel les puits voisins (A-F) contiennent six antigènes différents à tester. Le profil de précipitation résultant est représenté ci-dessous. En vous appuyant sur ce profil, indiquer quel puits contient chacun des antigènes à tester suivants :

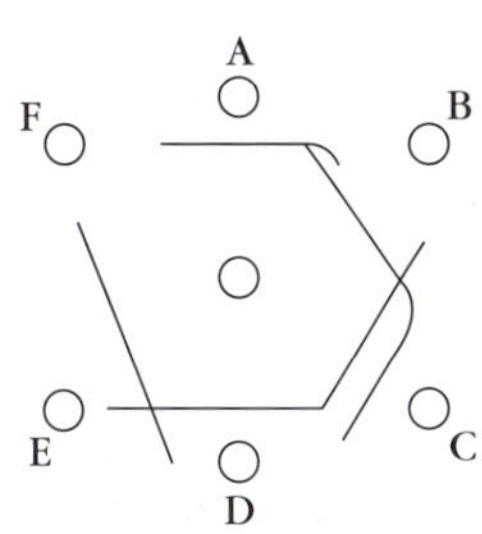

a. — Segment Fab d'une protéine IgG de myélome ($\gamma_2\kappa_2$)

b. — Chaînes légères kappa (κ)

c. — Chaînes lourdes gamma (γ)

d. — Chaînes légères lambda (λ)

e. — Fragment Fc de la protéine de myélome IgG ($\gamma_2\kappa_2$)

f. — Mélange de chaînes lourdes γ et de chaînes légères κ

7. Vous avez une protéine X de myélome dont l'isotype est inconnu et diverses autres protéines de myélome d'isotype connu (par exemple, IgG, IgM et IgA).

a. Comment pourriez-vous produire des anticorps anti-isotype qui puissent être utilisés pour déterminer l'isotype de la protéine X de myélome ?

b. Comment pourriez-vous utiliser cet anticorps anti-isotype pour mesurer le taux de la protéine X de myélome dans le sérum normal ?

8. Pour chaque antigène ou chaque anticorps de la liste ci-dessous, indiquer une méthode de dosage appropriée et les réactifs nécessaires pour le test. Garder à l'esprit la sensibilité du dosage et la concentration attendue de chaque protéine.

a. IgG dans le sérum

b. Insuline dans le sérum

c. IgE dans le sérum

d. Composant C3 du complément sur la membrane basale glomérulaire

e. Anticorps anti-A dirigé contre l'antigène A du groupe sanguin dans le sérum

f. Contamination par de la viande de cheval d'un hamburger

g. Spirochète de la syphilis dans un frottis venant d'un chancre

9. Laquelle des liaisons ci-après ne participe *pas* à la formation des complexes antigène-anticorps ?

a. Liaisons hydrophobes

b. Liaisons covalentes

c. Interactions électrostatiques

d. Liaisons hydrogène

e. Forces de van der Waals

10. Expliquer la différence entre l'affinité et l'avidité d'un anticorps. Laquelle de ces propriétés d'un anticorps reflète le mieux sa capacité à contribuer à la réponse immunitaire humorale contre des bactéries invasives ?

11. Vous voulez développer un immunodosage sensible pour une hormone qui apparaît dans le sang à des concentrations d'environ 10^{-7} M. Vous avez le choix entre trois antisérums différents dont les affinités pour l'hormone ont été déterminées par dialyse à l'équilibre. Les résultats sont représentés dans les courbes de Scatchard.

a. Quelle est la valeur de K_0 pour chaque antisérum ?

b. Quelle est la valence de chacun des anticorps ?

c. Quel antisérum devrait être un anticorps monoclonal ?

d. Quel antisérum utiliseriez-vous pour votre dosage ? Pourquoi ?

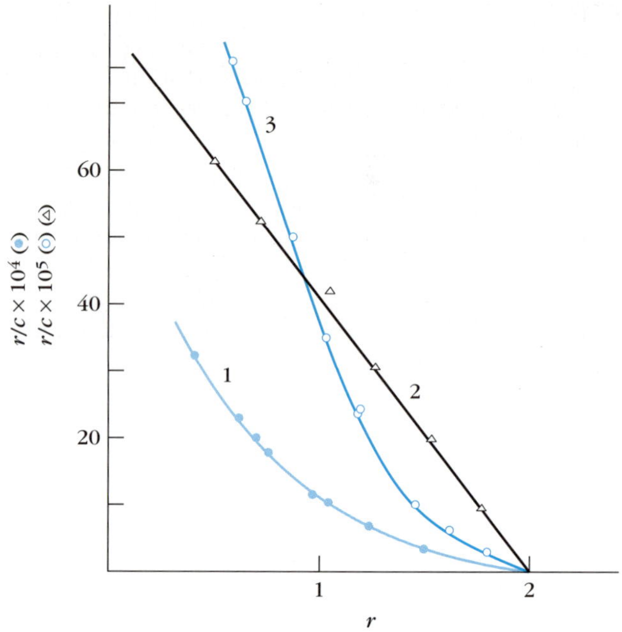

12. En préparant une démonstration pour sa classe d'immunologie, un professeur a purifié des anticorps IgG contre les cellules rouges du sang de mouton (SRBC) et a digéré certains des anticorps en fragments Fab, Fc et F(ab')$_2$. Elle a placé chaque préparation dans un tube séparé, marqué les tubes avec un marqueur hydrosoluble puis les a laissés dans la glace. Lorsque le professeur est revenu pour faire sa classe, elle a découvert que les identifications avaient coulé et étaient illisibles. Déterminée à sauver la démonstration, elle a marqué à nouveau les tubes 1, 2, 3 et 4 et a continué son travail. En vous appuyant sur les résultats des tests décrits ci-dessous, indiquer quelle préparation était contenue dans chaque tube et expliquer pourquoi vous identifiez ainsi les contenus.

a. La préparation du tube 1 agglutinait les SRBC, mais ne les lysait pas en présence du complément.

b. La préparation du tube 2 n'agglutinait pas les SRBC, ni ne les lysait en présence du complément. Cependant, lorsque cette préparation était ajoutée à des SRBC avant l'addition de l'anti-SRBC total, elle prévenait l'agglutination des cellules par l'antisérum anti-SRBC total.

c. La préparation du tube 3 agglutinait les SRBC et lysait aussi ces cellules en présence du complément.

d. La préparation du tube 4 n'agglutinait ni ne lysait les SRBC et elle n'inhibait pas l'agglutination des SRBC par l'antisérum anti-SRBC total.

13. On vous a donné deux solutions, l'une contenant une protéine X et l'autre l'anticorps contre cette protéine. Lorsque vous ajoutez 1 mL d'anti-X à 1 mL de protéine X, un précipité se forme. Mais lorsque vous diluez la solution d'anticorps 100 fois et que vous mélangez alors 1 ml d'anti-X dilué et 1 mL de protéine X, aucun précipité ne se forme.

a. Expliquez pourquoi aucun précipité n'est formé avec l'anticorps dilué.

b. Quelles espèces (protéine X ou anti-X) seraient vraisemblablement présentes dans le surnageant du mélange antigène-anticorps dans chaque cas.

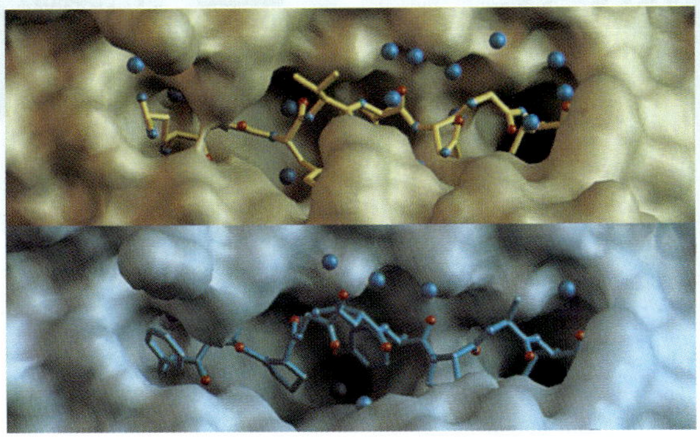

CHAPITRE 7
COMPLEXE MAJEUR D'HISTOCOMPATIBILITÉ

Toutes les espèces de mammifères étudiées à ce jour possèdent un groupe de gènes étroitement liés, le **complexe majeur d'histocompatibilité (CMH)**, dont les produits jouent un rôle dans le reconnaissance intercellulaire et dans la discrimination entre le Soi et le non Soi. Le CMH est une région de locus multiples qui jouent des rôles essentiels pour déterminer si un tissu transplanté doit être accepté comme faisant partie du Soi (**histocompatibilité**) ou rejeté parce qu'étranger (**histoincompatibilité**).

Le CMH joue un rôle central dans le développement des réponses immunitaires humorale ou à médiation cellulaire. Alors que les anticorps peuvent réagir avec des antigènes isolés, la plupart des cellules T ne reconnaissent l'antigène que lorsqu'il est combiné à une molécule du CMH ; ainsi, les molécules du CMH jouent un rôle critique dans la reconnaissance de l'antigène par les cellules T. Étant donné que les molécules du CMH se comportent en structures présentatrices de l'antigène, le groupe particulier de molécules du CMH exprimé par un individu influence le répertoire des antigènes auxquels les cellules T_H et les cellules T_C de cet individu peuvent répondre. Pour cette raison, le CMH détermine en partie la réponse d'un individu aux antigènes des organismes infectieux et le CMH a, par conséquent, été impliqué dans la sensibilité aux maladies et dans le développement de l'immunité. Ce chapitre examine l'organisation et la transmission héréditaire des gènes du CMH, la structure des molécules du CMH et la fonction essentielle que ces molécules jouent dans la production d'une réponse immunitaire.

Organisation générale et transmission héréditaire du CMH

Le concept selon lequel le rejet d'un tissu étranger est le résultat d'une réponse immunitaire à des molécules de la surface cellulaire (maintenant appelées **antigènes d'histocompatibilité**) est né du travail de Peter Gorer dans le milieu des années 1930. Gorer utilisait des souches consanguines de souris pour identifier les antigènes des groupes sanguins. Au cours de ces études, il a identifié quatre groupes de gènes, désignés de I à IV, qui codaient les antigènes des cellules du sang. Le travail effectué dans les années 1940 et 1950 par Gorer et George Snell a établi que les antigènes codés par les gènes du groupe appelé II prenaient part au rejet des tumeurs et des autres tissus transplantés. Snell a appelé ces gènes « gènes d'histocompatibilité » ; leur appellation actuelle, gènes d'histocompatibilité-2 (H-2) fait référence au groupe II des antigènes des groupes sanguins de Gorer. Bien que Gorer soit mort avant que sa contribution ait été complètement reconnue, Snell a été récompensé pour ce travail par un Prix Nobel en 1980, ce qui atteste l'importance de ces observations.

Localisation et fonction des régions du CMH

Le complexe majeur d'histocompatibilité est une collection de gènes distribués le long d'un brin continu de DNA sur le chromosome 6 chez l'Homme et sur le chromosome 17 chez la souris. Le CMH est appelé **complexe HLA** chez l'Homme et **complexe H-2** chez la souris. Bien que la disposition des gènes soit quelque peu différente, dans les deux cas, les gènes du CMH sont organisés en régions codant trois classes de molécules (figure 7.1) :

- Les **gènes de classe I du CMH** codent des glycoprotéines exprimées à la surface de pratiquement toutes les cellules nucléées ; la fonction essentielle des produits des gènes de classe I est la présentation des antigènes peptidiques aux cellules T_C.
- Les **gènes de classe II du CMH** codent des glycoprotéines exprimées essentiellement sur les cellules présentatrices de l'antigène (macrophages, cellules

Visualisation des concepts

Complexe H-2 de la souris

Complexe	H-2						
Classe du CMH	I	II		III		I	
Région	K	IA	IE	S		D	
Produits des gènes	H-2K	IA αβ	IE αβ	Protéines C'	TNF-α TNF-β	H-2D	H-2L

Complexe HLA humain

Complexe	HLA							
Classe du CMH	II			III		I		
Région	DP	DQ	DR	C4, C2, BF		B	C	A
Produit des gènes	DP αβ	DQ αβ	DR αβ	Protéines C'	TNF-α TNF-β	HLA-B	HLA-C	HLA-A

FIGURE 7.1 Organisation simplifiée du complexe majeur d'histocompatibilité (CMH) chez la souris et chez l'Homme. Le CMH est appelé complexe H-2 chez la souris et complexe HLA chez l'Homme. Dans les deux espèces, le CMH est organisé en nombreuses régions codant les produits des gènes de classe I (rose), de classe II (bleu) et de classe III (vert). Les produits des gènes de classe I et de classe II représentés dans cette figure sont considérés comme étant les molécules classiques du CMH. Les produits des gènes de classe III incluent des protéines du complément (C') et les facteurs de nécrose tumorale (TNF-α et TNF-β). Le gène IE β est en réalité localisé dans la région IA mais pour des raisons pédagogiques, il est représenté dans la région IE.

dendritiques et cellules B), où elles présentent des peptides antigéniques apprêtés aux cellules T_H.

- Les **gènes de classe III du CMH** codent généralement diverses protéines sécrétées qui ont des fonctions immunitaires, parmi lesquelles figurent des composants du système du complément et des molécules impliquées dans l'inflammation.

Les molécules du CMH de classe I codées par les régions K et D chez la souris et par les locus A, B et C chez l'Homme, qui ont été les premières à être découvertes, sont exprimées dans une large gamme de types cellulaires. Elles sont appelées *molécules de classe I classiques*. Des gènes supplémentaires ou des groupes de gènes au sein des complexes H-2 ou HLA, désignés Qa et Tla chez la souris et HLA-E, -F, -G, -H chez l'Homme (non représentés dans la figure 7.1), codent aussi des molécules de classe I ; ces gènes sont appelés *gènes de classe I non classiques*. L'expression des produits des gènes non classiques est limitée à certains types spécifiques de cellules. Bien que les fonctions ne soient pas connues pour tous, certains pourraient avoir des rôles hautement spécialisés dans l'immunité. Par exemple, l'expression des molécules de classe I de l'HLA-G sur les cytotrophoblastes à l'interface fœtomaternelle a été impliquée dans la protection du fœtus qui n'est pas reconnu comme étranger (ceci pourrait se faire lorsque les antigènes paternels commencent à apparaître) et n'est pas rejeté par les cellules T_C maternelles.

Les deux chaînes des molécules de classe II du CMH sont codées par les régions IA et IE chez la souris et par les régions DP, DQ et DR chez l'Homme. La terminologie est quelque peu déroutante, étant donné que, chez la souris, la région D code les molécules de classe I du CMH, tandis que, chez l'Homme, la région D (DR, DQ et DP) se réfère aux gènes codant les molécules de classe II du CMH ! Heureusement, l'appellation D pour la localisation chromosomique générale codant les molécules humaines de classe II est rarement utilisée aujourd'hui. La carte chromosomique précise de la région dite D est disponible et ainsi la référence plus imprécise à la région est rarement nécessaire. Comme pour les molécules de classe I, il y a des molécules de classe II en plus de IA et de IE et de HLA-DP, -DQ et -DR, qui ont des fonctions spécialisées dans le processus immunitaire. Le mieux étudié de ces produits de classe II non classiques est l'HLA-DM, qui a un rôle important dans l'apprêtement des antigènes peptidiques pour la présentation aux cellules T_H.

Les molécules de classe I et de classe II du CMH ont des caractéristiques structurales communes et ont toutes deux des rôles dans l'apprêtement de l'antigène. En revanche, la région de classe III du CMH, qui est flanquée par les régions de la classe I et de la classe II, code des molécules qui sont essentielles pour la fonction immunitaire, mais qui n'ont que peu de choses en commun avec les molécules de classe I ou de classe II. Parmi les produits de la classe III figurent les composants du complément C4, C2, BF (voir le chapitre 13) et des cytokines de l'inflammation, incluant le facteur de nécrose tumoral (TNF) et les protéines du choc thermique.

Haplotypes du CMH

Comme il sera décrit ultérieurement avec plus de détails, les locus qui constituent le CMH sont très **polymorphiques**, c'est-à-dire que de nombreuses formes alternatives du gène, ou **allèles**, existent au niveau de chaque locus. Les locus du CMH sont aussi très étroitement liés ; par exemple, la fréquence de recombinaison au sein du complexe H-2 n'est que de 0,5 %. Pour cette raison, la plupart des individus héritent des allèles codés par ces locus étroitement liés sous la forme de deux groupes, un pour chaque parent. Chaque groupe d'allèles est appelé **haplotype**. Un individu hérite d'un haplotype de la mère et d'un haplotype du père. Dans les populations non consanguines, les descendants sont généralement hétérozygotes pour de nombreux locus et exprimeront les deux allèles du CMH maternel et paternel. Les allèles sont *exprimés de façon codominante*, c'est-à-dire que les produits des gènes maternels et paternels sont exprimés dans les mêmes cellules. Cependant, lorsque les souris sont consanguines, chaque locus H-2 sera homozygote, étant donné que les haplotypes maternels et paternels sont identiques, et tous les descendants exprimeronts donc des haplotypes identiques.

Certaines souches de souris consanguines ont été désignées comme souches prototypes et l'haplotype du CMH exprimé par ces souches est désigné par un exposant arbitraire (par exemple, H-2^a, H-2^b, H-2^d, H-2^k). Chaque désignation est simplement un moyen de se référer à un groupe entier d'allèles H-2 hérités au sein d'une souche sans avoir à se référer à chaque allèle individuellement (tableau 7.1). Si une autre souche consanguine a hérité du même groupe d'allèles que la souche prototype, son haplotype du CMH est le même que celui de la souche prototype. Par exemple, les souches CBA, AKR et C3H ont toutes le même haplotype du CMH (H-2^k). Cependant, les trois groupes diffèrent par les gènes qui sont hors du complexe H-2.

Lorsque deux souris de souches consanguines ayant des haplotypes du CMH différents sont croisées avec l'autre, la génération F_1 hérite des haplotypes des deux souches parentales et exprime par conséquent les deux allèles parentaux de chaque locus du CMH. Par exemple, lorsque la souche C57BL/10 (H-2^b) est croisée avec la souche CBA (H-2^k), F_1 hérite des deux groupes d'allèles parentaux et est dite H-$2^{b/k}$ (figure 7.2a). Étant donné que F_1 exprime les protéines du CMH des deux souches parentales à la surface de ces cellules, elle est histocompatible avec les deux souches et elle est capable d'accepter des greffes de l'une ou l'autre souche parentale (voir un exemple dans la figure 7.2b). Cependant, aucune des deux souches parentales consanguines ne peut accepter une greffe venant de souris F_1 parce que la moitié des molécules du CMH serait étrangère au parent.

L'héritage des haplotypes de l'HLA venant de parents humains hétérozygotes est illustré dans la figure 7.2c. Dans une population non consanguine, chaque individu est habituellement hétérozygote au niveau de chaque locus. Le complexe HLA humain est très polymorphique et de multiples allèles de chaque gène de classe I ou de classe II existent. Cependant, comme pour les souris, les locus du CMH humain sont étroitement liés et hérités habituellement comme un haplotype. Lorsque le père et la mère ont des haplotypes différents, comme dans l'exemple présenté (figure 7.2c), il y a une chance sur quatre pour que les descendants héritent des mêmes haplotypes paternel et maternel et soient par conséquent histocompatibles l'un l'autre ; aucun des enfants n'est histocompatible avec les parents. Le fait que des recombinaisons génétiques ou des crossovers entre haplotypes parentaux aient lieu à une fréquence d'environ 0,5 % contribue significativement à la diversité des locus du HLA dans la population humaine. La recombinaison génétique génère de nouvelles combinaisons alléliques (figure 7.2d). Bien que la recombinaison soit peu fréquente, la longue période de temps depuis l'apparition des Hommes en tant qu'espèce et le nombre élevé des

TABLEAU 7.1 Haplotypes H-2 de certaines souches de souris

			Allèles H-2				
Souche prototype	Autres souches avec le même haplotype	Haplotype	*K*	*IA*	*IE*	*S*	*D*
CBA	AKR, C3H, B10.BR, C57BR	*k*	*k*	*k*	*k*	*k*	*k*
DBA/2	BALB/c, NZB, SEA, YBR	*d*	*d*	*d*	*d*	*d*	*d*
C57BL/10 (B10)	C57BL/6, C57L, C3H.SW, LP, 129	*b*	*b*	*b*	*b*	*b*	*b*
A	A/He, A/Sn, A/Wy, B10.A	*a*	*k*	*k*	*k*	*d*	*d*
A.SW	B10.S, SJL	*s*	*s*	*s*	*s*	*s*	*s*
A.TL		*tl*	*s*	*k*	*k*	*k*	*d*
DBA/1	STOLI, B10.Q, BDP	*q*	*q*	*q*	*q*	*q*	*q*

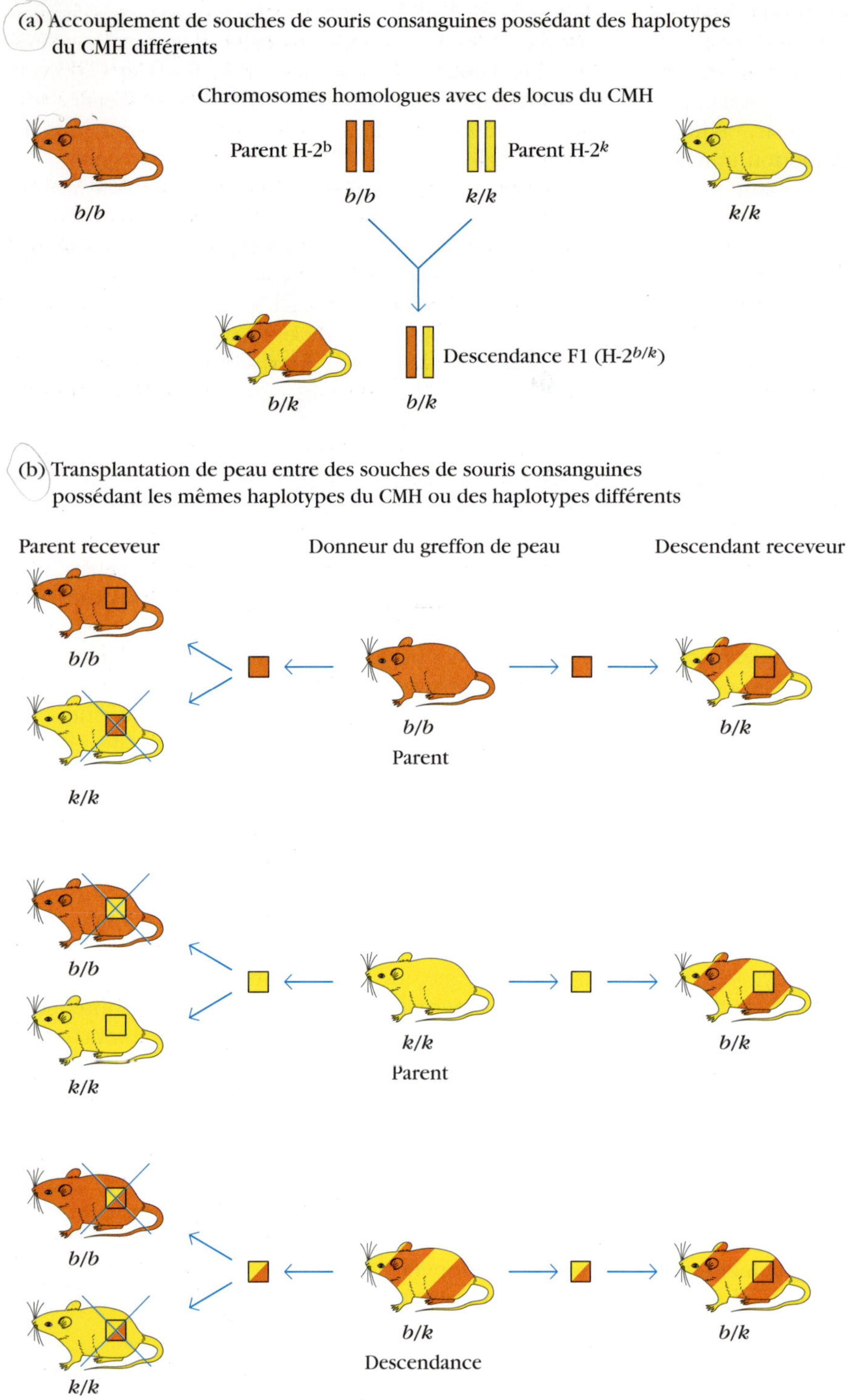

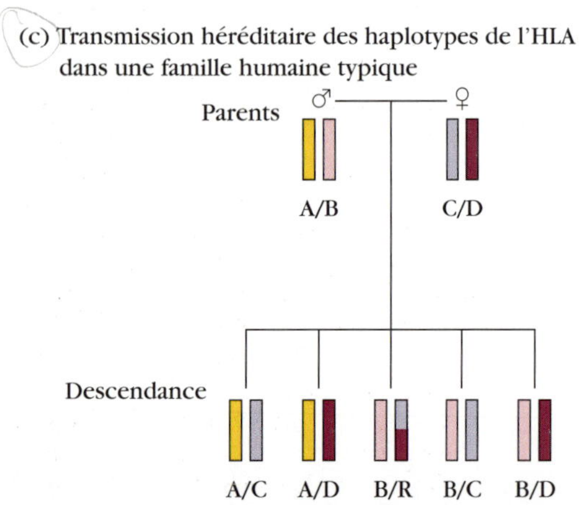

(d) Un nouvel haplotype (R) vient de la recombinaison des haplotypes maternels

Haplotypes	Allèles de l'HLA A	B	C	DR	DQ	DP
A	1	7	w3	2	1	1
B	2	8	w2	3	2	2
C	3	44	w4	4	1	3
D	11	35	w1	7	3	4
R	3	44	w4	7	3	4

FIGURE 7.2 (a) Illustration de la transmission des haplotypes du CMH dans les souches de souris consanguines. Les lettres *b*/*b* désignent une souris homozygote pour l'haplotype H-2^b du CMH, *k*/*k* une souris homozygote pour l'haplotype H-2^k et *b*/*k* une souris hétérozygote. Étant donné que les locus du CMH sont étroitement associés et qu'ils sont transmis en bloc, l'haplotype des descendants F_1 résultant de l'accouplement de deux souches consanguines différentes peut être facilement prédit. (b) L'acceptation ou le rejet d'une greffe de peau est contrôlé par le type du CMH des souris consanguines. La descendance du croisement entre deux souches consanguines possédant des haplotypes du CMH différents (H-2^b et H-2^k) exprimera les haplotypes (H-$2^{b/k}$) et acceptera les greffes des parents ou des collatéraux. Aucune souche parentale n'acceptera les greffes des descendants. (c) Transmission des haplotypes HLA dans une famille humaine hypothétique. Chez l'Homme, les haplotypes HLA paternels sont arbitrairement appelés A et B, les haplotypes maternels C et D. Étant donné que les êtres humains ne sont pas consanguins et qu'il y a de nombreux allèles pour chaque locus HLA, les allèles constituant les haplotypes doivent être déterminés par typage des parents et des descendants. (d) Les gènes qui constituent chaque haplotype parental dans la famille hypothétique décrite en (c) sont représentés avec un nouvel haplotype qui vient de la recombinaison (R) des haplotypes maternels.

générations intermédiaires ont permis une recombinaison étendue, ce qui fait qu'il est rare que deux individus non apparentés aient des groupes de gènes HLA identiques complètement appariés.

Souches de souris congéniques pour le CMH

Une analyse détaillée du complexe H-2 de la souris a été rendue possible par le développement de souches de souris congéniques. Des souches de souris consanguines sont **syngéniques**, ou identiques au niveau de tous les locus génétiques. Deux souches sont **congéniques** lorsqu'elles sont génétiquement identiques à l'exception d'un seul locus ou région génétique. Toutes les différences phénotypiques qui peuvent être détectées entre des souches congéniques sont en rapport avec la région génétique qui distingue les souches. Des souches congéniques qui sont identiques les unes aux autres à l'exception du CMH peuvent être produites par une série de croisements et de sélections. La figure 7.3 décrit les étapes par lesquelles le complexe H-2 de la souche B homozygote peut être introduit dans les gènes de la souche A homozygote pour créer une souche congénique, notée A.B. La première lettre dans la désignation d'une souche congénique se réfère à la souche fournissant le fond génétique et la seconde lettre à la souche apportant la région du CMH génétiquement différente. Ainsi, la souche A.B sera génétiquement identique à la souche A à l'exception du locus ou des locus du CMH apportés par la souche B.

Lors de la production de souches de souris congéniques, un événement de crossover a parfois lieu dans le complexe H-2, ce qui donne une souche recombinante qui diffère des souches parentales ou de la souche congénique au niveau de un ou de quelques locus dans le complexe H-2. La figure 7.4 décrit les haplotypes présents dans diverses souches **congéniques recombinantes** qui ont été obtenues lors de la production d'une souche congénique B10.A. De telles souches recombinantes ont été extrêmement utiles pour analyser le CMH parce qu'elles permettent des comparaisons de différences fonctionnelles entre des souches qui ne diffèrent que par quelques gènes au sein du CMH. De plus, la création de nouveaux haplotypes H-2 dans les conditions expérimentales du développement de souches congéniques apporte une excellente illustration des moyens par lesquels le CMH contribue à maintenir l'hétérogénéité, même dans des populations de diversité limitée.

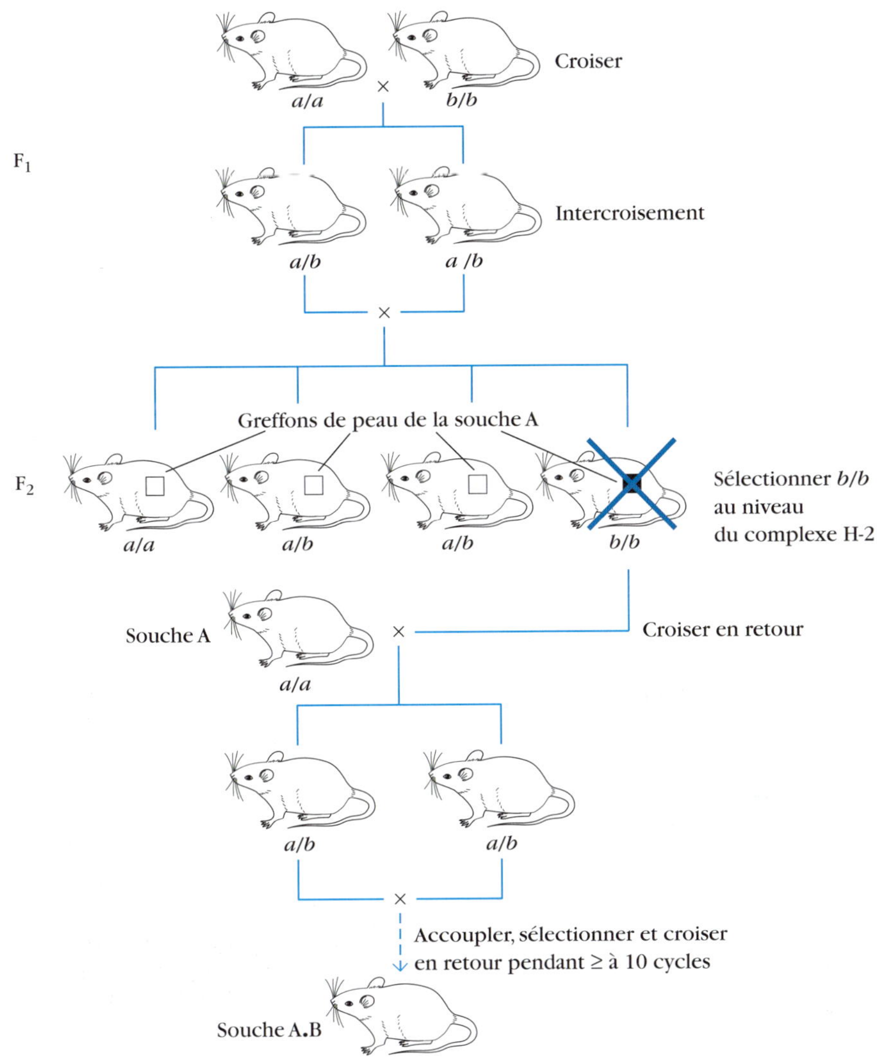

FIGURE 7.3 Production de la souche de souris congénique A.B, qui a le fond génétique de la souche parentale A, mais le complexe H-2 de la souche B. Le croisement de la souche consanguine A (H-2^a) avec la souche consanguine B (H-2^b) crée une descendance F_1 qui est hétérozygote (*a*/*b*) au niveau de tous les locus H-2. Les descendants F_1 sont croisés pour produire une génération F_2 qui inclut des individus *a*/*a*, *a*/*b* et *b*/*b*. Les descendants F_2 homozygotes pour le complexe H-2 de la souche B sont sélectionnés grâce à leur capacité à rejeter une greffe de peau de la souche A ; tous les descendants qui acceptent une greffe de peau A sont éliminés des croisements ultérieurs. Les souris homozygotes *b*/*b* sélectionnées sont ensuite croisées en retour avec la souche A. Les descendants qui en résultent sont à nouveau croisés entre eux et leurs descendants sont à nouveau sélectionnés pour leur homozygotie *b*/*b* au niveau du complexe H-2. Ce processus de croisement en retour à la souche A, d'intercroisement et de sélection en fonction de la capacité à rejeter une greffe de souche A est répété pendant au moins 12 générations. De cette façon, l'homozygotie de la souche A est restaurée au niveau de tous les locus, à l'exception du locus H-2 qui est homozygote pour la souche B.

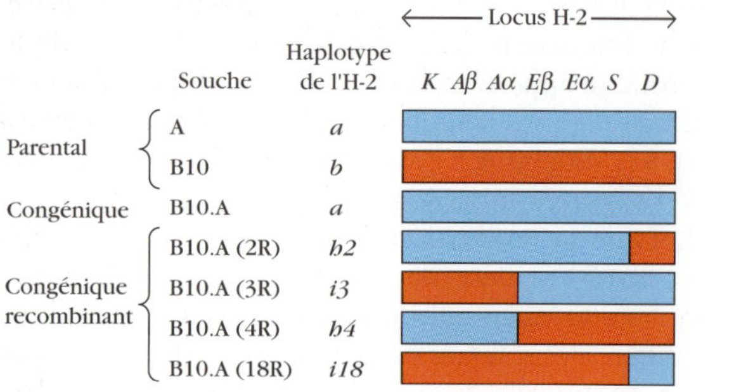

FIGURE 7.4 Exemples de souches de souris congéniques recombinantes créées lors de la production de la souche B10.A à partir de la souche parentale B10 (H-2^b) et de la souche parentale A (H-2^a). Des événements de crossover au sein du complexe H-2 produisent des souches recombinantes qui ont les allèles de l'haplotype *a* (bleu) au niveau de certains locus H-2 et les allèles de l'haplotype *b* (orange) au niveau des autres locus.

Molécules et gènes du CMH

Les molécules de classe I ou de classe II du CMH sont des glycoprotéines membranaires qui sont étroitement apparentées par leur structure et leur fonction. Les molécules de classe I ou de classe II du CMH ont été isolées et purifiées, puis la structure tridimensionnelle de leurs domaines extracellulaires a été déterminée par cristallographie de rayons X. Les deux types de glycoprotéines membranaires se comportent comme des molécules présentatrices de l'antigène hautement spécialisées qui forment des complexes d'une stabilité inhabituelle avec les peptides antigéniques et présentent ces derniers à la surface des cellules en vue d'une reconnaissance par les cellules T. En revanche, les molécules de classe III du CMH constituent un groupe de protéines non apparentées qui ne partagent pas de similitudes structurales ni de fonctions communes avec les molécules de classe I ou de classe II. Les molécules de classe III seront examinées avec plus de détails dans des chapitres ultérieurs.

Structure des molécules de classe I

Les molécules de classe I du CMH contiennent une grande chaîne α associée de façon non covalente à une molécule de β_2-microglobuline qui est beaucoup plus petite (voir la figure 7.5). La chaîne α est une glycoprotéine transmembranaire polymorphique d'environ 45 kilodaltons (kDa) codée par des gènes des régions A, B et C du complexe HLA humain et des régions K et D/L du complexe H-2 de la souris (voir la figure 7.1). La β_2-microglobuline est une protéine d'environ 12 kDa codée par un gène localisé sur un chromosome différent. L'association de la chaîne α et de la β_2-microglobuline est nécessaire à l'expression des molécules de classe I sur les membranes des cellules. La chaîne α est ancrée dans la membrane plasmique par son segment transmembranaire hydrophobe et par une queue cytoplasmique hydrophile.

Les analyses de la séquence des amino acides ont révélé que la chaîne α des molécules de classe I du CMH est

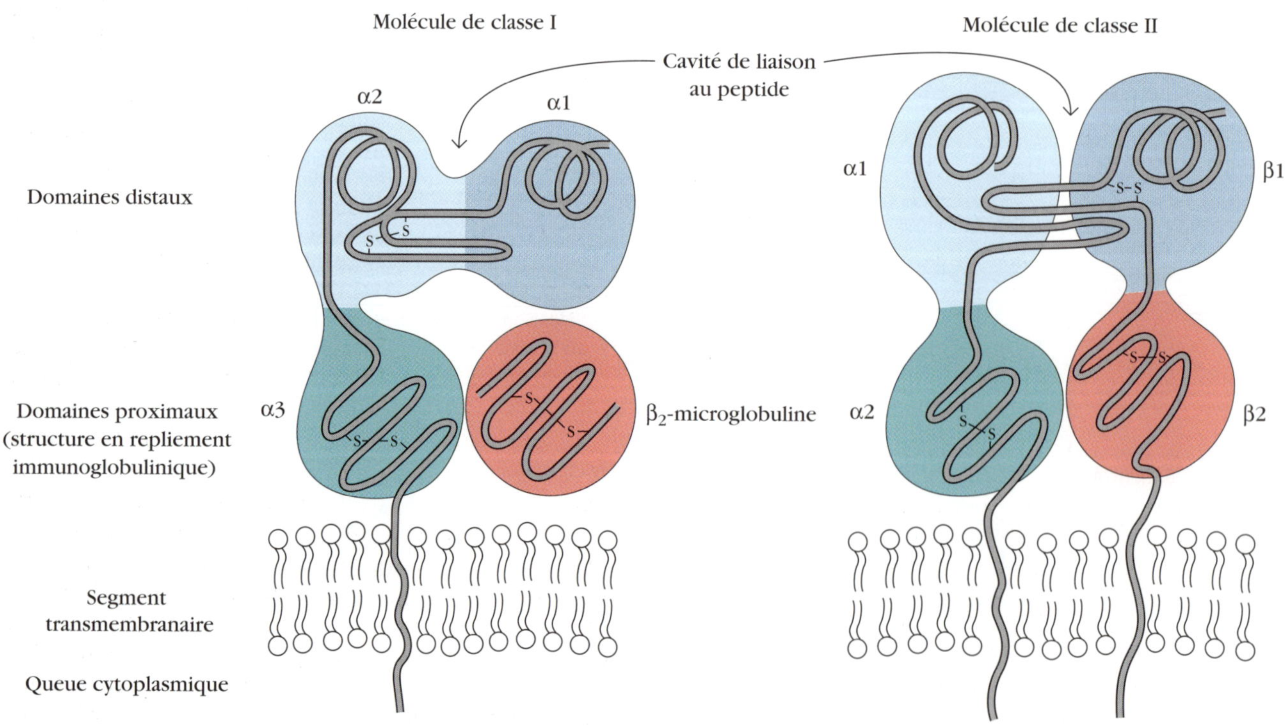

FIGURE 7.5 Représentations schématiques des molécules de classe I ou de classe II du CMH, montrant les domaines externes, le segment transmembranaire et la queue cytoplasmique. La cavité de liaison au peptide est formée par les domaines distaux des molécules de classe I ou de classe II. Les domaines proximaux possèdent la structure de base du repliement immunoglobulinique ; ainsi, les molécules de classe I ou de classe II du CMH sont considérées comme des membres de la superfamille des immunoglobulines.

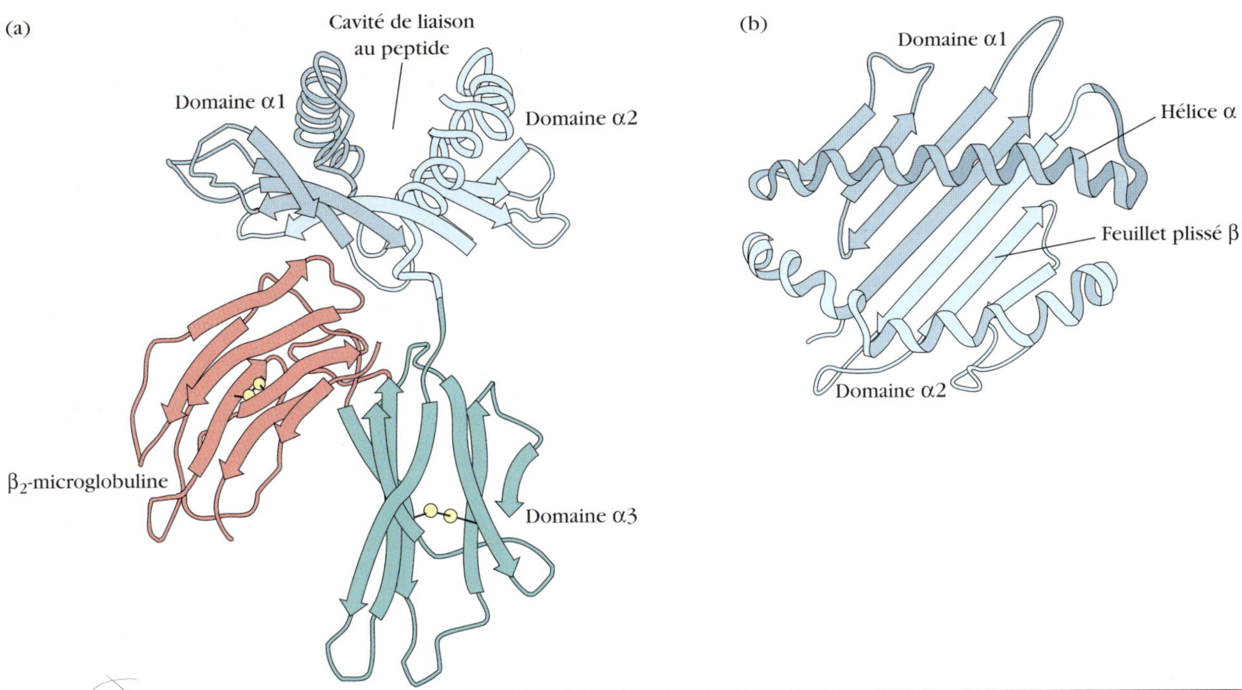

FIGURE 7.6 Représentations de la structure tridimensionnelle des domaines externes d'une molécule de l'HLA humain d'après une analyse cristallographique par rayons X. (a) Vue latérale dans laquelle les brins β sont représentés sous la forme de flèches épaisses et les hélices α sous la forme de rubans en spirales. Les liaisons disulfure sont représentées par deux sphères interconnectées. Les domaines α1 et α2 interagissent pour former la cavité de liaison au peptide. Remarquer la structure en repliement immunoglobulinique du domaine α3 et de la β_2-microglobuline. (b) Les domaines α1 et α2 sont vus par le haut, ce qui montre la cavité de liaison au peptide constituée d'une base de brins β antiparallèles et de côtés formés d'hélices α. Dans les molécules de classe I, cette cavité peut recevoir des peptides contenant 8-10 résidus.

organisée en trois domaines externes (α1, α2 et α3) contenant chacun approximativement 90 amino acides, un domaine transmembranaire d'environ 25 amino acides hydrophobes suivi d'un court segment d'amino acides chargés (hydrophiles) et un segment d'ancrage cytoplasmique de 30 amino acides. Par sa taille (environ 100 amino acides) et son organisation, la β_2-microglobuline est semblable au domaine externe α3 ; elle ne contient pas de région transmembranaire et elle est liée de façon non covalente à la glycoprotéine de classe I. La comparaison des données concernant les séquences a montré qu'une homologie considérable existe entre le domaine α3, la β_2-microglobuline et les domaines de la région constante des immunoglobulines. L'enzyme papaïne clive la chaîne α à 13 résidus de son domaine transmembranaire, libérant ainsi la portion extracellulaire de la molécule constituée de α1, α2, α3 et de la β_2-microglobuline. La purification et la cristallisation de la portion extracellulaire ont révélé deux paires de domaines interactifs : une paire éloignée de la membrane (distale) constituée des domaines α1 et α2 et une une paire proche de la membrane (proximale) composée du domaine α3 et de la β_2-microglobuline (figure 7.6a).

Les domaines α1 et α2 entrent en interaction pour former une plate-forme de huit brins β antiparallèles traversés par deux longues régions α-hélicoïdales. La structure forme une profonde cavité, approximativement de 25 Å × 10 Å × 11 Å, avec les longues hélices α sur les côtés et les brins β du feuillet plissé au fond (figure 7.6b). Cette *cavité de liaison au peptide* est localisée à la face supérieure de la molécule de classe I du CMH et elle est suffisamment grande pour fixer un peptide de 8-10 amino acides. La grande surprise de l'analyse par cristallographie de rayons X des molécules de classe I a été la découverte de petits peptides dans la cavité qui avaient cocristallisé avec la protéine. Ces peptides sont, en fait, de l'antigène apprêté ou des peptides du Soi liés aux domaines α1 et α2 de cette profonde cavité.

Le domaine α3 et la β_2-microglobuline sont organisés en deux feuillets plissés β formés chacun par des brins β antiparallèles d'amino acides. Comme il a été décrit dans le chapitre 4, cette structure, connue sous le nom de repliement immunoglobulinique, est caractéristique des domaines des immunoglobulines. Étant donné la similitude structurale, qui n'est pas surprenante étant donné l'importante homologie de séquence avec les régions constantes des immunoglobulines, les molécules de classe I du CMH et la β_2-microglobuline sont classées comme membres de la superfamille des immunoglobulines (voir la figure 4.19). Le domaine α3 semble être hautement conservé parmi les molécules de classe I du CMH et il contient une séquence qui entre en interaction avec la molécule membranaire CD8 présente sur les cellules T_C.

La β_2-microglobuline entre largement en interaction avec le domaine α3 ainsi qu'avec des amino acides des domaines α1 et α2. L'interaction de la β_2-microglobuline et d'un peptide avec une chaîne α de classe I est essentielle pour que la molécule de classe I atteigne sa conformation complètement repliée. Comme il est décrit en détail dans le chapitre 8, on pense que l'assemblage des molécules de classe I se produit grâce à l'interaction initiale de la β_2-microglobuline avec la chaîne α de classe I en train de se replier. Ce dimère métastable « vide » est ensuite stabilisé par la liaison d'un peptide approprié pour former la structure native trimérique de la classe I constituée de la chaîne α de la classe I, de la β_2-microglobuline et d'un peptide. Ce complexe moléculaire complet est finalement transporté vers la surface de la cellule.

En l'absence de β_2-microglobuline, la chaîne α de classe I du CMH n'est pas exprimée sur la membrane de la cellule. Ceci est illustré par les cellules de la tumeur de Daudi qui sont incapables de synthétiser la β_2-microglobuline. Ces cellules tumorales possèdent des gènes de classe I du CMH qui peuvent être transcrits en mRNA. Bien que le mRNA soit traduit en protéines, les cellules n'expriment pas les chaînes α de classe I du CMH sur la membrane. Cependant, lorsque les cellules de Daudi sont transfectées avec un gène fonctionnel codant la β_2-microglobuline, elles commencent à exprimer des molécules de classe I sur la membrane.

Structure des molécules de classe II

Les molécules de classe II du CMH contiennent deux chaînes polypeptidiques différentes, une chaîne α de 33 kDa et une chaîne β de 28 kDa, qui s'associent par des interactions non covalentes (voir la figure 7.5b). Comme les molécules de classe I du CMH, les molécules de classe II du CMH sont des glycoprotéines membranaires qui contiennent des domaines externes, un segment transmembranaire et un segment d'ancrage cytoplasmique. Chaque chaîne d'une molécule de classe II contient deux domaines externes : les domaines α1 et α2 dans une chaîne et les domaines β1 et β2 dans l'autre. Les domaines α2 et β2 proches de la membrane (proximaux), comme les domaines α3/β_2-microglobuline proches de la membrane des molécules de classe I du CMH, présentent une homologie de séquence avec la structure du repliement immunoglobulinique ; pour cette raison, les molécules de classe II du CMH sont elles aussi classées dans la superfamille des immunoglobulines. La partie des molécules de classe II éloignée de la membrane (distale) est composée des domaines α1 et β1 et forme la cavité de liaison à l'antigène pour l'antigène apprêté.

Les structures tridimensionnelles de plusieurs molécules de classe II humaines ou de souris ont été déterminées par cristallographie de rayons X. La structure tridimensionnelle d'ensemble des molécules de classe II est semblable à celles des molécules de classe I. La cavité de liaison au peptide de l'HLA-DR1, comme celle des molécules de classe I, est constituée d'un plancher de huit brins β antiparallèles et de côtés formés d'hélices α antiparallèles. Malgré quelques différences dans la structure fine, qui seront explorées ci-après, la similitude est telle que les cavités de liaison du peptide de classe I et de classe II peuvent être superposées (figure 7.7).

Une différence frappante entre les molécules cristallisées de classe I et celles de classe II a été observée pour le DR1 humain où les molécules de classe II apparaissent comme un dimère de l'hétérodimère αβ, un « dimère de dimères » (figure 7.8). Le dimère est orienté de telle façon que les deux cavités de liaison au peptide se fassent face dans des directions opposées. On n'a pas encore déterminé si cette forme dimérique existe *in vivo*. Une structure récemment publiée d'une molécule de classe II humaine cristallisée en présence du superantigène (voir le chapitre 10) entérotoxine B de *Staphylococcus aureus* se présentait comme une seule paire de chaîne αβ (figure 7.8c). Les superantigènes se lient aux molécules de classe II dans des régions situées à l'extérieur de la cavité. Ce complexe incluait un peptide dans le site de liaison de la molécule de classe II, ce qui suggérait que l'hétérodimère αβ est fonctionnel.

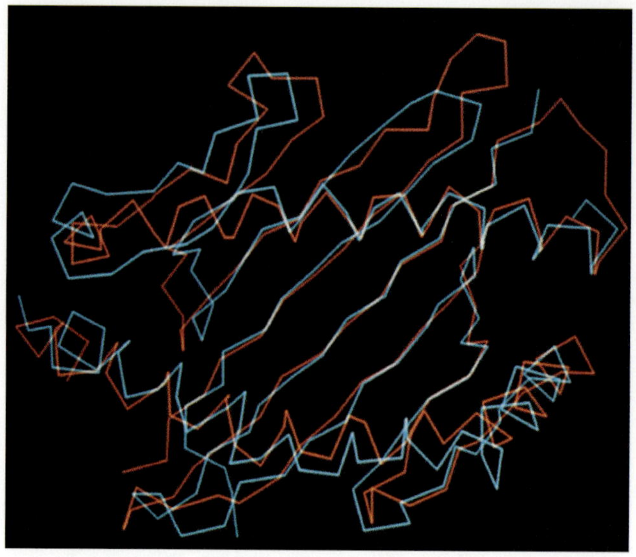

FIGURE 7.7 La cavité de liaison au peptide d'une molécule de classe II du CMH humain, HLA-DR1 (bleu), est superposée aux régions correspondantes d'une molécule de classe I du CMH humain, HLA-A2 (rouge). [D'après JH Brown *et al.*, 1993, *Nature* **364**:33.]

Organisation des gènes de classe I et de classe II

De nombreux gènes de classe I ou de classe II du CMH ont été clonés et séquencés. La comparaison de la séquence des amino acides de la protéine avec les séquences du DNA révèle que des exons séparés codent chaque région de la protéine (figure 7.9).

Chaque gène de classe I de souris ou d'Homme a un exon leader 5' qui code un court peptide signal suivi de cinq ou six exons codant la chaîne α de la molécule de classe I (voir la figure 7.9a). Le peptide signal sert à faciliter l'insertion de la chaîne α dans le réticulum endoplasmique et il est éliminé, après que la traduction ait été effectuée, par des enzymes protéolytiques du réticulum endoplasmique. Les trois exons suivants codent les domaines extracellulaires α1, α2 et α3. L'exon suivant en aval code la région transmembranaire (T_m) ; enfin, un ou deux exons 3' terminaux codent les domaines cytoplasmiques (C).

Comme les gènes de classe I du CMH, les gènes de classe II sont organisés en une série d'exons et d'introns qui reproduisent la structure en domaine des chaînes α et β (voir la figure 7.9b). Les gènes α et β qui codent les molécules de classe II du CMH chez la souris et chez l'Homme ont un exon leader, un exon α1 ou β1, un exon α2 ou β2, un exon transmembranaire et un ou plusieurs exons cytoplasmiques.

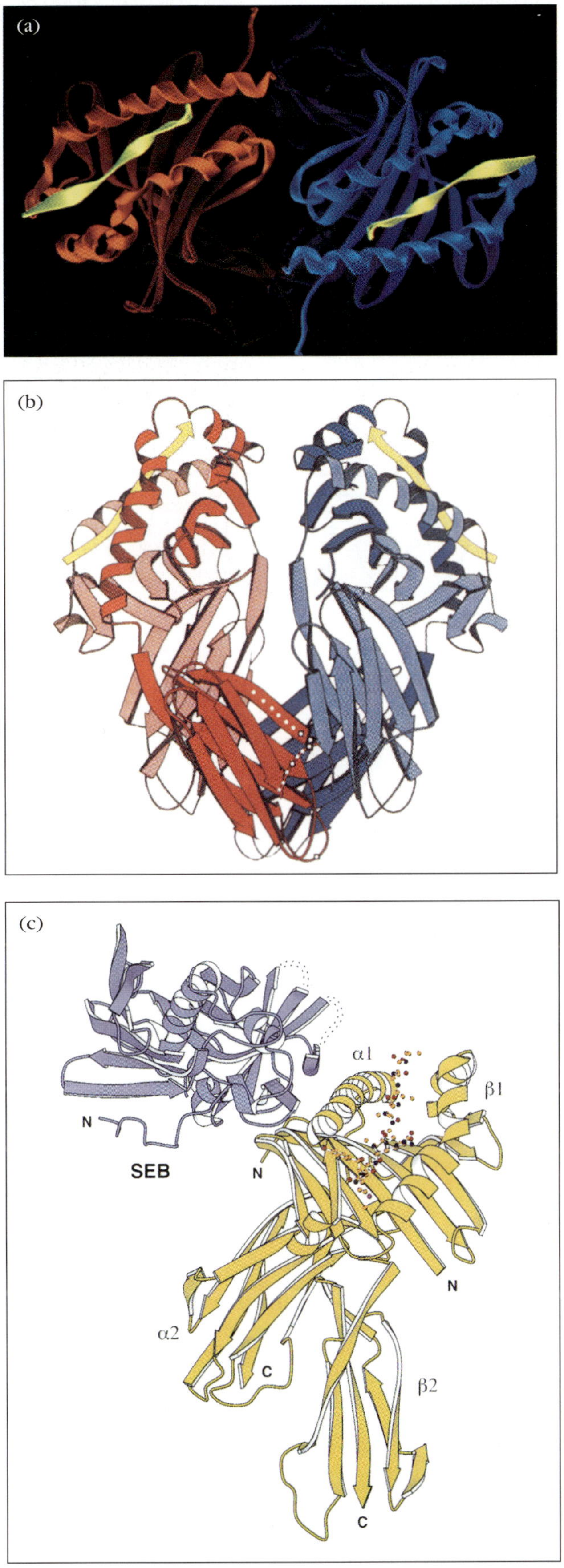

FIGURE 7.8 Cavité de liaison à l'antigène d'une molécule dimérique DR1 de classe II selon (a) une vue par le haut et (b) une vue latérale. Cette molécule a cristallisé sous la forme d'un dimère de l'hétérodimère αβ. Le dimère cristallisé est représenté avec une molécule de DR1 en rouge et une autre molécule de DR1 en bleu. Les peptides liés sont représentés en jaune. Les deux cavités de liaison au peptide de la molécule dimérique se font face dans des directions opposées. (c) Représentation en ruban de l'HLA-DR4 (en jaune) complexé, en dehors de la cavité de liaison à l'antigène du CMH, à l'entérotoxine B de *Staphylococcus* (SEB) représentée en bleu. Le peptide lié dans la cavité de liaison à l'antigène vient du collagène II humain, représenté par des gros points. [(a) et (b) D'après JH Brown *et al.*, 1993, *Nature* **364**:33. (c) D'après Dessen *et al.*, 1997, *Immunity* **7**:473-481.]

Liaison des peptides par les molécules du CMH

Plusieurs centaines de variants alléliques différents des molécules de classe I ou de classe II du CMH ont été identifiées chez l'Homme. Cependant, chaque individu n'exprime qu'un petit nombre de ces molécules, au maximum 6 molécules différentes de classe I et 12 de classe II. Ce nombre limité de molécules du CMH doit néanmoins être capable de présenter un énorme ensemble de peptides antigéniques différents aux cellules T, permettant ainsi au système immunitaire de répondre spécifiquement à une large gamme de défis antigéniques. Ainsi, la fixation de peptides par les molécules de classe I ou de classe II ne présente pas l'extrême spécificité caractéristique de la liaison des antigènes aux anticorps ou aux récepteurs des cellules T. Bien au contraire, une molécule donnée du CMH peut se lier à de nombreux peptides différents et certains peptides peuvent se fixer à plusieurs molécules différentes du CMH. Étant donné cette large spécificité, la liaison entre un peptide et une molécule du CMH est souvent qualifiée de « *confuse promiscuous* ».

Étant donné les similitudes de la structure de la cavité de liaison au peptide des molécules de classe I ou de classe II du CMH, il n'est pas surprenant que ces dernières présentent certaines caractéristiques communes de leur liaison aux peptides (tableau 7.2). Dans les deux types de molécules du CMH, les ligands peptidiques sont maintenus dans une conformation largement étirée qui occupe la longueur de la cavité. La cavité de liaison aux peptides des molécules de classe I est bloquée à ses deux extrémités, tandis que la cavité est ouverte dans les molécules de classe II (figure 7.10). Une conséquence de cette différence est que les molécules de classe I fixent des peptides qui typiquement contiennent 8-10 résidus amino acide, alors que la cavité ouverte des molécules de classe II accueille des peptides légèrement plus longs de 13-18 amino acides. Une autre différence, expliquée avec plus de détails ci-après, est que la liaison à la classe I nécessite que le peptide contienne certains résidus amino acide, appelés résidus d'ancrage, près des extrémités N- et C-terminales ; il n'y a pas une telle nécessité pour la liaison des peptides à la classe II.

L'affinité de liaison des divers peptides pour les molécules du CMH a été déterminée par dialyse à l'équilibre (voir la figure 6.2). Dans ces expérimentations, un

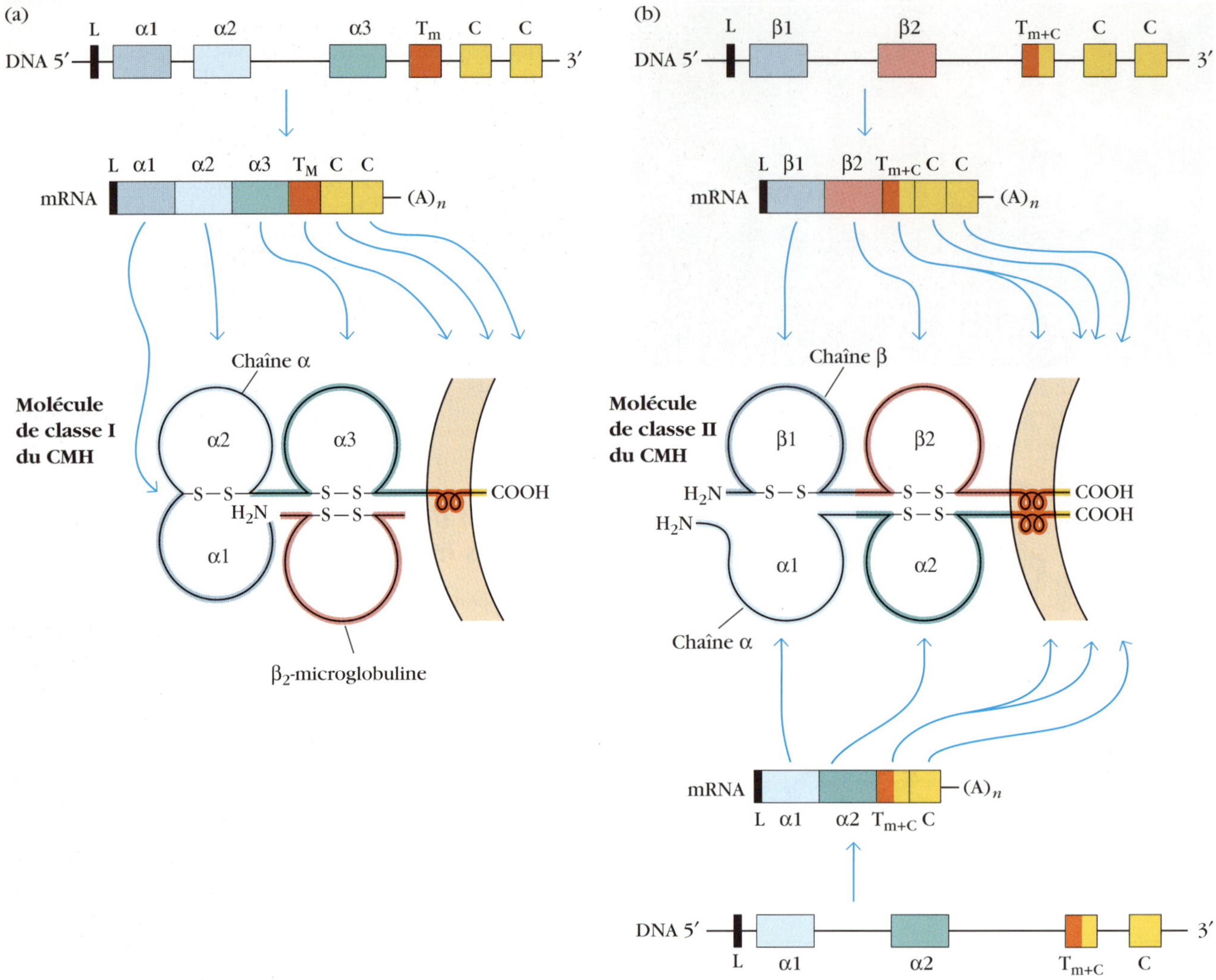

FIGURE 7.9 Représentation schématique (a) des gènes de classe I et (b) de classe II du CMH, des mRNA transcrits et des molécules de protéine. Il y a une correspondance entre les exons et les domaines des produits des gènes ; remarquer que les mRNA transcrits sont épissés afin d'éliminer les séquences introniques. Chaque exon, à l'exception de l'exon leader (L), code un domaine séparé de la molécule du CMH. Les peptides leader sont éliminés dans une réaction posttraductionnelle avant que les molécules ne soient exprimées à la surface cellulaire. Le gène qui code la β_2-microglobuline est localisé sur un chromosome différent. (T_m = transmembranaire ; C = cytoplasmic.]

TABLEAU 7.2 Liaison des peptides par les molécules de classe I et les molécules de classe II du CMH

	Molécules de classe I	Molécules de classe II
Domaine de liaison aux peptides	α1/α2	α1/β1
Nature de la cavité de liaison aux peptides	Fermée aux deux extrémités	Ouverte aux deux extrémités
Taille générale des peptides liés	8-10 amino acides	13-18 amino acides
Motifs peptidiques impliqués dans la liaison à la molécule du CMH	Résidus d'ancrage aux deux extrémités du peptide ; ancre carboxy-terminale généralement hydrophobe	Résidus d'ancrage distribués le long du peptide
Nature du peptide lié	Structure étirée dont les deux extémités entrent en interaction avec la cavité du CMH, mais dont le milieu forme une arche qui s'écarte de la molécule du CMH	Structure étirée qui est maintenue à un niveau constant au-dessus du fond de la cavité du CMH

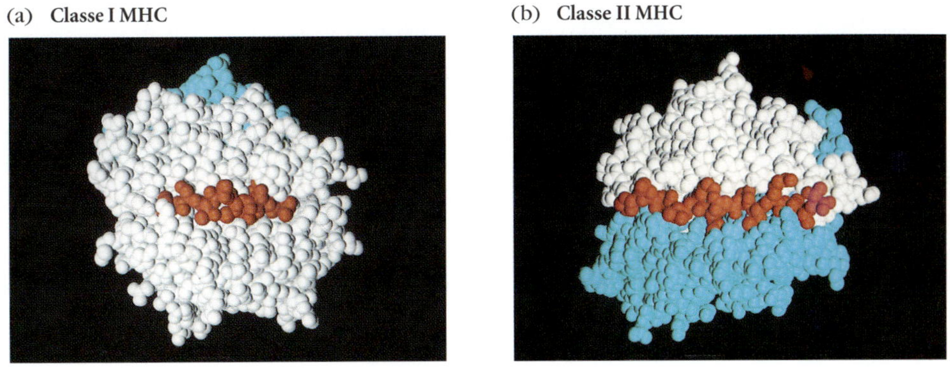

FIGURE 7.10 Molécules de classe I et molécules de classe II du CMH liées à des peptides. (a) Modèle compact d'une molécule de classe I humaine HLA-A2 (blanc) et d'un peptide (brun) venant de la transcriptase inverse de l'HIV (résidus amino acides 309-317) dans la cavité de liaison. La β_2-microglobuline est représentée en bleu, les séquences au-dessus du peptide appartiennent au domaine α1, celles qui sont en-dessous appartiennent au domaine α2. (b) Modèle compact d'une molécule de classe II humaine HLA-DR1 avec la chaîne DRα représentée en blanc et la chaîne DRβ en bleu. Le peptide (brun) dans la cavité de liaison vient de l'hémagglutinine de la grippe (résidus amino acide 306-318). [D'après DA Vignali et J Strominger, 1994, *The Immunologist* **2**:112.]

peptide marqué était ajouté à une molécule solubilisée de classe I ou de classe II du CMH dans un sac de dialyse et la quantité de peptides marqués liés à la molécule du CMH à l'équilibre était déterminée. Les courbes de Scatchard (voir la figure 6.3), qui traduisent les informations apportées par les mesures, ont révélé que la constante de dissociation K_D du complexe peptide-molécule du CMH est approximativement de 10^{-6}. La vitesse d'association est lente, mais la vitesse de dissociation est encore plus lente. Ceci signifie que l'association peptide-molécule du CMH est très stable dans les conditions physiologiques ; ainsi, la plupart des molécules du CMH exprimées sur la membrane d'une cellule seront associées à un peptide du Soi ou du non Soi.

Interaction molécule de classe I du CMH-peptide

Les molécules de classe I du CMH fixent les peptides et les présentent aux cellules T CD8⁺. En général, ces peptides dérivent des protéines intracellulaires endogènes qui sont digérées en peptides au sein du cytosol. Ces peptides sont ensuite transportés du cytosol dans les citernes du réticulum endoplasmique, où ils entrent en interaction avec des molécules de classe I du CMH. Ce processus, connu sous le nom de voie d'apprêtement cytosolique ou endogène, sera discuté en détail dans le prochain chapitre.

Chaque type de molécule de classe I du CMH (K, D ou L chez la souris ou A, B ou C chez l'Homme) se lie à un groupe spécifique de peptides. De plus, chaque variant allélique d'une molécule de classe I du CMH (par exemple, H-2K^k et H-2K^d) se lie aussi à un groupe distinct de peptides. Étant donné qu'une seule cellule nucléée exprime environ 10^5 copies de chaque molécule de classe I, de nombreux peptides différents seront alors exprimés simultanément à la surface d'une cellule nucléée par des molécules de classe I du CMH.

Diverses approches ont été utilisées pour obtenir des informations sur la nature de l'interaction entre un peptide et des molécules de classe I du CMH. Dans une approche expérimentale, des complexes peptide-CMH sont isolés de cellules, purifiés, puis dénaturés pour libérer le peptide lié. Dans une cellule saine, on a montré que les peptides libérés étaient des peptides dérivés du Soi issus de protéines intracellulaires banales, telles que le cytochrome *c*, les histones ou les protéines ribosomiques. Dans une cellule du Soi altérée (par exemple, une cellule infectée par un virus) certains peptides du Soi sont remplacés par des peptides venant des protéines virales. Dans une étude critique de la fixation des peptides par les molécules du CMH, les peptides libérés de deux variants alléliques de molécules de classe I du CMH ont été analysés par HPLC et spectrométrie de masse. On a constaté que ces deux molécules de classe I du CMH se liaient à plus de 2 000 peptides différents. Étant donné qu'il y a approximativement 10^5 copies de chaque variant allélique de classe I par cellule, on a estimé que chacun de ces 2 000 peptides différents est présenté avec une fréquence de 100-4 000 copies par cellule. Des preuves ont suggéré que moins de 100 complexes peptide-CMH sont suffisants pour marquer une cellule conduisant à une reconnaissance et à une lyse par un lymphocyte T cytotoxique grâce à un récepteur spécifique de cette structure cible.

On a constaté que les peptides liés isolés des différentes molécules de classe I avaient deux caractéristiques distinctives : ils ont une longueur de 8 à 10 amino acides, le plus souvent 9, et ils contiennent des résidus amino acide spécifiques qui semblent être essentiels à la liaison à une molécule particulière du CMH. La constatation que les peptides les plus fréquemment isolés des molécules de classe I du CMH sont des nonamères (9 résidus) suggère que cette longueur du peptide est la plus compatible avec la taille de la cavité de liaison aux peptides des molécules de classe I. Comme il a été remarqué précédemment, la cavité de liaison au peptide des molécules de classe I est fermée à ses deux extrémités (voir la figure 7.10a) ; cette caractéristique structurale impose des contraintes à la taille du peptide lié. Le site de liaison accueuillera des peptides de 8 à 10 amino acides de long ; ceux qui ont 9 amino acides se fixeront le plus étroitement. En fait, des études de la liaison ont montré que les peptides nonamériques se lient aux molécules de classe I avec une affinité 100 à 1 000 fois plus grande que celles des peptides qui sont soit plus longs, soit plus courts.

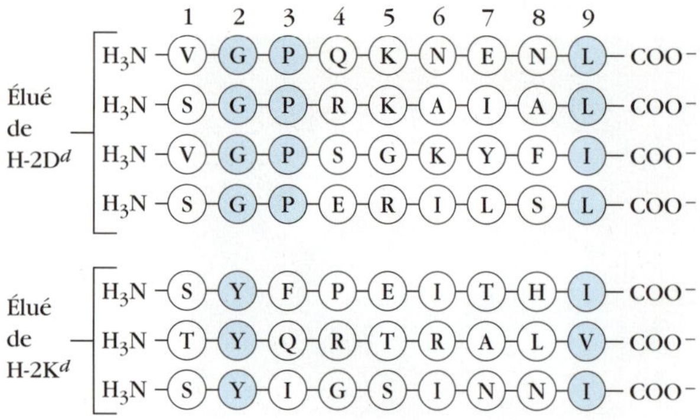

A = alanine	K = lysine	R = arginine
E = acide glutamique	L = leucine	S = sérine
F = phénylalanine	N = asparagine	T = thréonine
G = glycine	P = proline	V = valine
H = histidine	Q = glutamine	Y = tyrosine
I = isoleucine		

FIGURE 7.11 Exemples de résidus d'ancrage (bleu) dans des peptides nonamériques élués de deux molécules de classe I du CMH. Les résidus d'ancrage qui entrent en interaction avec la molécule de classe I du CMH tendent à être des amino acides hydrophobes. [Données extraites de VH Engelhard, 1994, *Curr. Opin. Immunol.* **6**:13.]

La capacité d'une molécule donnée de classe I du CMH à se lier à tout un spectre de peptides est due à la présence de résidus amino acide identiques ou semblables au niveau de diverses positions définies le long du peptide (figure 7.11). Étant donné que ces amino acides ancrent le peptide dans la cavité de la molécule du CMH, ils sont appelés *résidus d'ancrage*. Les chaînes latérales des résidus d'ancrage d'un peptide s'insèrent dans des poches à l'intérieur de la cavité de liaison des molécules de classe I du CMH. Ces poches de la molécule du CMH sont bordées par des résidus amino acide polymorphiques qui varient selon les divers variants alléliques de classe I ; il en résulte que l'identité de ces résidus dans une molécule particulière de classe I détermine l'identité des résidus d'ancrage du peptide qui peuvent entrer en interaction avec la molécule.

Tous les peptides examinés à ce jour qui se lient aux molécules de classe I contiennent un résidu d'ancrage carboxy-terminal. Ces résidus d'ancrage sont généralement hydrophobes (par exemple, la leucine, l'isoleucine), bien que quelques amino acides chargés aient été décrits. À côté du résidu d'ancrage présent à l'extrémité carboxy-terminale, d'autres résidus d'ancrage sont souvent trouvés au niveau de la seconde ou encore de la seconde et de la troisième positions à l'extrémité amino-terminale du peptide (voir la figure 7.11). En général, tous les peptides de longueur correcte qui contiennent les mêmes résidus d'ancrage, ou des résidus semblables, se lieront à la même molécule de classe I du CMH. La découverte de résidus d'ancrage conservés dans les peptides qui se lient aux diverses molécules de classe I du CMH pourrait permettre de prédire quels peptides d'un antigène complexe se lieront à une molécule particulière du CMH, en fonction de la présence ou de l'absence de ces motifs.

Des analyses cristallographiques par rayons X des complexes peptide-molécule de classe I du CMH ont révélé comment la cavité de fixation au peptide d'une molécule du CMH donnée peut entrer en interaction de façon stable, quoique souple, avec un large spectre de peptides différents. Les résidus d'ancrage aux deux extrémités du peptide sont enfouis dans la cavité de liaison, maintenant ainsi fermement le peptide en place (figure 7.12). Comme il a déjà été remarqué, les peptides nonamériques sont liés de façon préférentielle ; la majorité des contacts entre les molécules de classe I du CMH et les peptides impliquent le résidu 2 de l'extrémité amino-terminale et le résidu 9 de l'extrémité carboxy-terminale du peptide nonamérique. Le peptide lié, qui présente une structure étirée, entre en interaction avec la cavité du CMH au niveau des deux extrémités, mais forme un arc qui au milieu s'éloigne du fond de la cavité (figure 7.13). Étant donné que le milieu du peptide n'établit pas de contact significatif avec la cavité de la molécule du CMH, des peptides légèrement plus longs ou plus courts peuvent être adaptés en dépit de légères différences dans le nombre des résidus qui s'écartent de la cavité. De plus, des peptides qui ont, en leur milieu, des résidus différents mais des résidus d'ancrage corrects à chaque extrémité peuvent être fixés par la même molécule du CMH (voir la figure 7.12, pour des exemples). On pense que les amino acides qui forment un arc par rapport

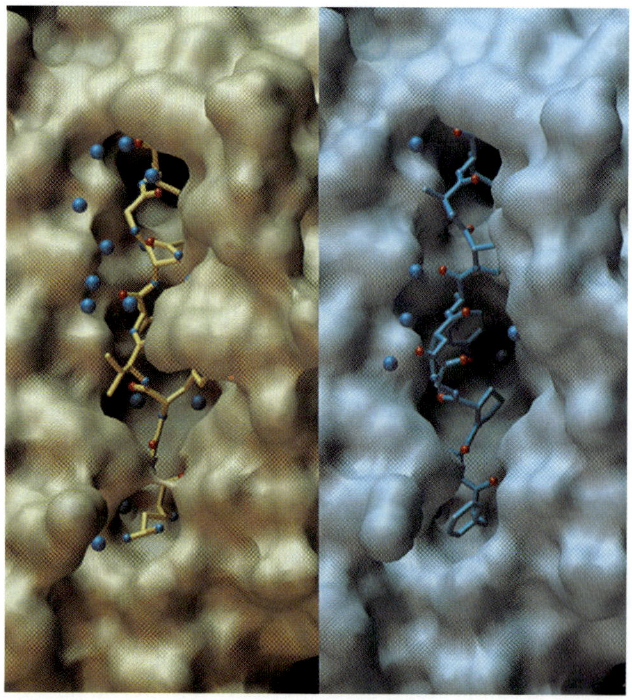

FIGURE 7.12 Modèle de la zone accessible au solvant de la molécule H-2K^b de classe I, montrant le complexe formé par un peptide du virus de la stomatite vésiculeuse (VSV-8) (*à gauche*, squelette jaune) et une nucléoprotéine du virus Sendai (SEV-9) (*à droite*, squelette bleu). Des molécules d'eau (sphères bleues) entrent en interaction avec les peptides liés. La plus grande partie de la surface des deux peptides est inaccessible au contact direct avec les cellules T (VSV-8 est enfoui à 83 %, SEV-9 à 75 %). Dans les deux complexes, la surface de H-2K^b présente une variation conformationnelle faible, mais potentiellement significative, particulièrement dans la région centrale de la cavité de liaison sur le côté droit des peptides, qui correspond à l'hélice α du domaine $\alpha 2$ (voir la figure 7.6b). [D'après M Matsumura *et al.*, 1992, *Science* **257**:927.]

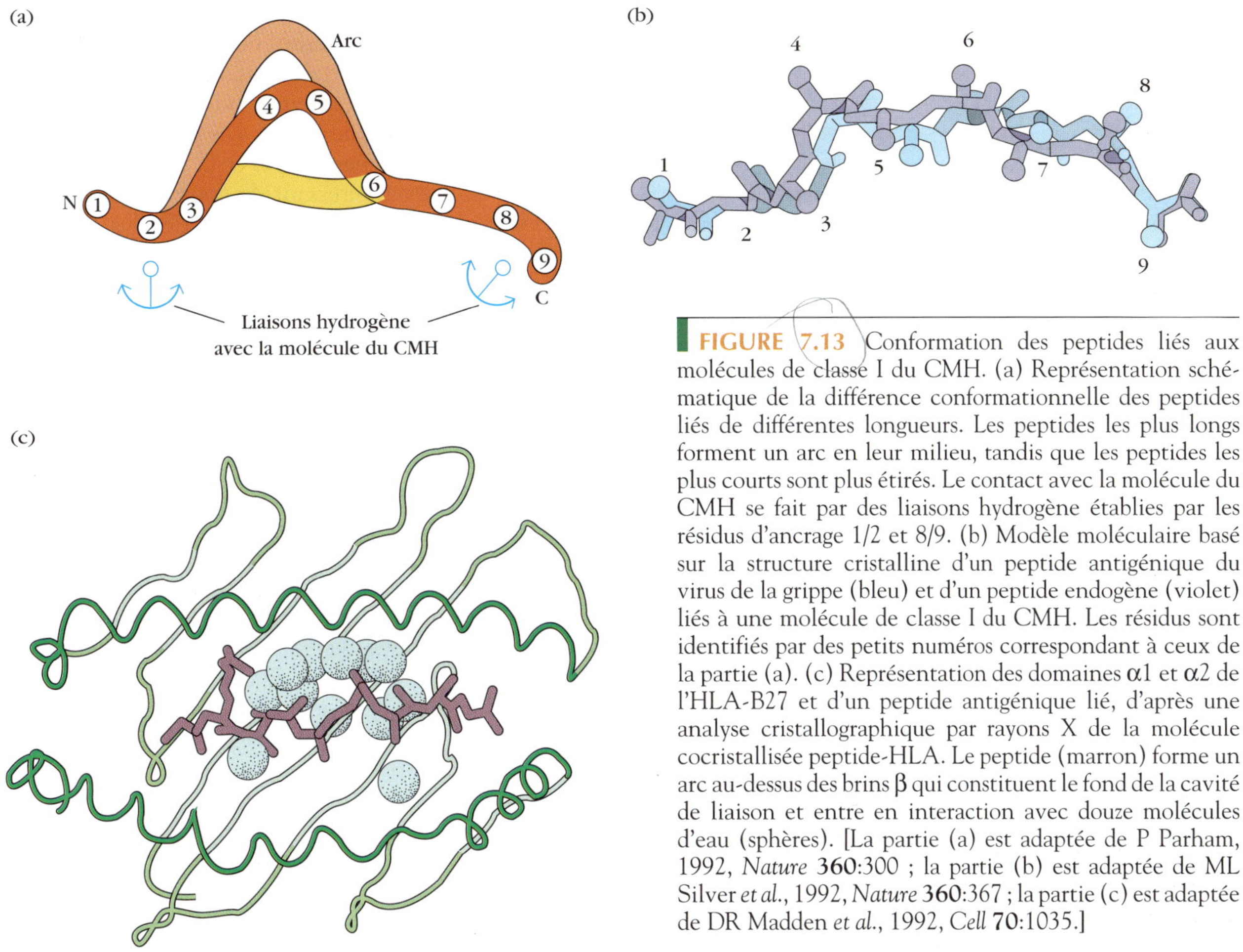

FIGURE 7.13 Conformation des peptides liés aux molécules de classe I du CMH. (a) Représentation schématique de la différence conformationnelle des peptides liés de différentes longueurs. Les peptides les plus longs forment un arc en leur milieu, tandis que les peptides les plus courts sont plus étirés. Le contact avec la molécule du CMH se fait par des liaisons hydrogène établies par les résidus d'ancrage 1/2 et 8/9. (b) Modèle moléculaire basé sur la structure cristalline d'un peptide antigénique du virus de la grippe (bleu) et d'un peptide endogène (violet) liés à une molécule de classe I du CMH. Les résidus sont identifiés par des petits numéros correspondant à ceux de la partie (a). (c) Représentation des domaines $\alpha 1$ et $\alpha 2$ de l'HLA-B27 et d'un peptide antigénique lié, d'après une analyse cristallographique par rayons X de la molécule cocristallisée peptide-HLA. Le peptide (marron) forme un arc au-dessus des brins β qui constituent le fond de la cavité de liaison et entre en interaction avec douze molécules d'eau (sphères). [La partie (a) est adaptée de P Parham, 1992, *Nature* **360**:300 ; la partie (b) est adaptée de ML Silver *et al.*, 1992, *Nature* **360**:367 ; la partie (c) est adaptée de DR Madden *et al.*, 1992, *Cell* **70**:1035.]

à la molécule du CMH sont plus exposés et par conséquent peuvent entrer en interaction directement avec le récepteur des cellules T.

Interaction molécule de classe II du CMH-peptide

Les molécules de classe II du CMH fixent des peptides puis présentent ces derniers aux cellules T CD4^{+}. Comme les molécules de classe I, les molécules de classe II peuvent fixer toute une variété de peptides. En général, ces peptides dérivent de protéines exogènes (venant soit du Soi, soit du non Soi) qui sont dégradées au sein de la voie d'apprêtement endocytaire (voir le chapitre 8). La plupart des peptides associés aux molécules de classe II du CMH dérivent des protéines membranaires ou des protéines associées aux vésicules de la voie d'apprêtement endocytaire. On pense que les protéines membranaires sont internalisées par phagocytose ou par endocytose médiée par un récepteur, puis entrent dans la voie d'apprêtement endocytaire à ce niveau. Par exemple, des peptides dérivés de la digestion des molécules membranaires de classe I du CMH sont souvent liés à des molécules de classe II du CMH. D'autres peptides associés aux molécules de classe II du CMH dérivent de la digestion de la chaîne invariante qui est impliquée dans le transport vésiculaire intracellulaire des molécules de classe II du CMH, du réticulum endoplasmique vers la voie d'apprêtement endocytaire. Lorsque la chaîne invariante est digérée dans la voie endocytaire, les peptides résultants se lient à la cavité des molécules de classe II du CMH. On a constaté que presque toutes les molécules de classe II du CMH étudiées jusqu'à présent se lient aux mêmes peptides de la chaîne invariante, ce qui est un bon exemple de liaison confuse.

Lors d'études semblables à celles réalisées avec les molécules de classe I, les peptides des complexes molécules de classe II du CMH-peptide ont été libérés puis caractérisés. Les peptides isolés contiennent généralement 13-18 résidus amino acide ; ils sont ainsi légèrement plus longs que les peptides nonamériques qui sont le plus habituellement fixés aux molécules de classe I. La cavité de liaison au peptide des molécules de classe II est ouverte aux deux extrémités, ce qui permet au peptide lié de dépasser les extrémités, tout comme un grand hot dog dans un petit pain (voir la figure 7.10b). Cette caractéristique permet aux molécules de classe II de fixer des peptides plus longs que ceux liés par les molécules de classe I. Les études de fixation des peptides et les données structurales concernant les molécules de classe II indiquent qu'un core central de 13 amino acides détermine la capacité d'un peptide à se lier aux molécules de classe II. Bien que des peptides plus longs soient associés à la cavité des molécules de classe II, les caractéristiques de liaison sont déterminées par les 13 résidus centraux. Les peptides liés aux molécules de classe II du CMH se présentent à une distance approximativement constante du fond de la cavité de liaison, ce qui est une autre caractéristique qui distingue la liaison des peptides aux molécules de classe I ou de classe II.

Les peptides qui se lient à une molécule particulière de classe II ont souvent des « motifs » internes conservés, mais, contrairement aux peptides qui se lient à la classe I, ils n'ont pas de résidus d'ancrage conservés aux extrémités du peptide. Bien au contraire, les liaisons hydrogène entre le squelette du peptide et la molécule de classe II sont distribuées tout le long du site de liaison et non pas concentrées de façon prédominante aux extrémités du site, comme pour les peptides liés aux molécules de classe I. Les peptides qui se lient aux molécules de classe II du CMH contiennent une séquence constituée de 7-10 amino acides qui fournissent les points de contact principaux. Généralement, cette séquence a un résidu aromatique ou hydrophobe à l'extrémité amino-terminale et trois résidus hydrophobes supplémentaires dans la partie médiane et l'extrémité carboxy-terminale du peptide. De plus, plus de 30 % des peptides élués des molécules de classe II contiennent un résidu proline à la position 2 et un autre groupe de prolines à l'extrémité carboxy-terminale.

Polymorphisme des molécules de classe I ou de classe II

Une énorme diversité est présentée par les molécules du CMH selon les espèces, et il y a aussi une diversité parmi les divers membres d'une espèce. Cependant, la source de la diversité des molécules du CMH diffère de celle des anticorps et des récepteurs des cellules T. La diversité des anticorps et des récepteurs des cellules T est créée par un processus continuel de réarrangements de gènes au hasard et par une mutation somatique des gènes réarrangés. Ainsi, le processus est dynamique, changeant au fil du temps chez un individu. En revanche, les molécules du CMH exprimées par un individu ne changent pas en fonction du temps. Les molécules du CMH d'un individu peuvent différer de façon significative de celles exprimées par un autre individu de la même espèce. La diversité du CMH au sein d'une espèce trouve son origine dans le **polymorphisme**, qui est la présence d'allèles multiples au niveau d'un locus génétique donné dans l'espèce. La diversité des molécules du CMH chez un individu résulte non seulement du fait qu'il ait des allèles différents pour chaque gène, mais aussi de la présence de gènes dupliqués avec des fonctions semblables ou qui se recoupent, pas différemment des isotypes des immunoglobulines. Étant donné qu'il inclue des gènes de structure et de fonction semblables mais pas identiques (par exemple, HLA-A, -B, -C), le CMH peut être dit **polygénique**.

Le CMH possède un nombre extraordinairement grand d'allèles au niveau de chaque locus ; il est l'un des complexes génétiques les plus polymorphiques connus chez les vertébrés supérieurs. Ces allèles diffèrent par la séquences de leur DNA d'un individu à un autre de 5 à 10 % et, par conséquent, les produits des gènes exprimés par les différents individus ont des différences structurales spécifiques. Le nombre des différences des amino acides entre les allèles du CMH peut être très significatif, pouvant aller jusqu'à 20 résidus amino acide contribuant à la nature spécifique de chaque allèle. L'analyse des molécules de classe I de l'HLA humain ont révélé approximativement 60 allèles A, 110 allèles B et 40 allèles C. Chez la souris, le polymorphisme est lui aussi étonnant, avec plus de 55 allèles identifiés actuellement au niveau du locus K et 60 allèles au niveau du locus D. Chez l'Homme, les molécules de classe II sont elles aussi hautement polymorphiques et, dans certains cas, il y a des nombres différents de gènes chez les divers individus. Le nombre des gènes de la chaîne β de l'HLA-DR pourrait varier de 2 à 5 dans les différents haplotypes et 122 allèles de DRB ont été décrits. Il est intéressant de constater que la chaîne DRA est identique chez tous les individus étudiés. Les estimations actuelles du polymorphisme réel du CMH chez l'Homme sont probablement inférieures à la réalité, étant donné que la plupart des renseignements détaillés ont été obtenus dans des populations d'origine européenne. Le fait que de nombreux groupes de populations non européennes ne puissent pas être typés en utilisant les réactifs disponibles pour le typage sérologique du CMH suggère que la diversité mondiale des gènes du CMH est même plus grande. Maintenant que les gènes du CMH peuvent être séquencés directement, il est vraisemblable que d'autres allèles seront détectés.

Cet énorme polymorphisme se traduit par une extraordinaire diversité des molécules du CMH au sein d'une espèce. Étant donné qu'il y a 100 allèles différents pour chaque gène de classe I ou de classe II dans le complexe H-2 de la souris, par exemple, la diversité théorique possible pour cette espèce est :

$$100(K) \times 100(IA\alpha) \times 100\,(IA\beta) \times 100\,(IE\alpha) \times 100(IE\beta) \times 100(D) = 10^{12}$$

Déséquilibre de liaison

Chez l'Homme, la diversité théorique du CMH est même plus grande que chez la souris parce que l'Homme a davantage de gènes de classe I et de gènes de classe II. Bien qu'on puisse s'attendre à ce que les haplotypes HLA chez l'Homme contiennent des combinaisons totalement randomisées des multiples allèles, ceci n'a pas été observé. La diversité effective observée chez l'Homme est inférieure à ce que prédisent les calculs théoriques. Les estimations théoriques assument que si l'on dispose de suffisamment de temps, toutes les combinaisons des allèles du CMH se produiront dans l'espèce et qu'aucune combinaison n'apparaitra à une fréquence supérieure à une autre. La fait que cette distribution au hasard ne se produit pas et que certaines combinaisons alléliques ont lieu plus fréquemment que prédites est appelé *déséquilibre de liaison*. Sommairement, le déséquilibre de liaison est la différence entre la fréquence observée pour une combinaison particulière d'allèles et celle que l'on pouvait attendre à partir des fréquences des allèles des individus. La fréquence attendue pour la combinaison peut être calculée en multipliant les fréquences des deux allèles. Par exemple, si l'HLA-A1 apparaît chez 16 % des individus d'une population (la fréquence = 0,16) et l'HLA-B8 dans 9 % de ce groupe (la fréquence = 0,09), on s'attend à ce qu'environ 1,4 % du groupe ait les deux allèles (0,16 × 0,09 = 0,014). Cependant, les données ont montré que l'HLA-A1 et l'HLA-B8 sont rencontrés ensemble dans 8,8 % des individus étudiés. Cette différence est une mesure du déséquilibre de liaison entre ces allèles des gènes de classe I du CMH.

Les raisons du déséquilibre de liaison ne sont pas totalement comprises, mais plusieurs explications possibles ont été avancées. La plus simple est que le temps suffisant, ou le nombre suffisant de générations, ne s'est pas écoulé pour permettre le nombre de crossovers nécessaires pour atteindre l'équilibre entre les allèles présents chez les fondateurs de la population. Les haplotypes surreprésentés dans la population d'aujourd'hui refléteraient alors les combinaisons d'allèles présents chez les fondateurs. Alternativement, des effets sélectifs pourraient aussi se traduire par une fréquence plus élevée de certaines combinaisons alléliques. Par exemple, certaines combinaisons d'allèles pourraient interagir pour conférer une résistance à certaines maladies ou créer des effets délétères, tels que la sensibilité aux maladies auto-immunes. Les effets positifs de certaines combinaisons alléliques favoriseraient ces dernières et feraient donc qu'elles soient surreprésentées, tandis que les combinaisons d'allèles se traduisant par des conséquences négatives seraient plus rares que prédites. Une troisième hypothèse est que les crossovers sont plus fréquents dans certaines régions de la séquence du DNA que dans d'autres et la présence ou l'absence de régions présentant une tendance au crossover (point névralgique) entre allèles peut dicter la fréquence de l'association allélique. Des données en faveur de cette conception ont été trouvées dans des études de croisement de souris qui généraient de nouveaux types H-2 recombinants. Les points de crossover dans les nouveaux haplotypes du CMH n'étaient pas distribués au hasard dans tout le complexe. Bien au contraire, les mêmes régions de crossover étaient trouvées dans plus d'un haplotype recombinant. Ceci suggère que les points névralgiques de recombinaison existent réellement ; ils influenceraient le déséquilibre de liaison dans les populations.

En dépit du déséquilibre de liaison, il y a encore un polymorphisme extrêmement grand dans le CMH humain et il reste très difficile d'apparier le type du CMH du donneur et celui du receveur en vue de transplantations d'organes couronnées de succès. Les conséquences de cet obstacle majeur à l'utilisation thérapeutique de la transplantation sont décrites dans le chapitre 21.

Implications fonctionnelles du polymorphisme du CMH

Une comparaison des séquences des amino acides de diverses molécules alléliques du CMH codées au niveau d'un seul locus révèle un degré inhabituellement élevé de divergence de séquence. En fait, la divergence de séquence parmi les allèles du CMH au sein d'une espèce est aussi grande que la divergence observée pour les gènes codant certains enzymes (par exemple, la lactico-déshydrogénase) dans diverses espèces. Ce qui est aussi inhabituel est que la variation de séquence parmi les molécules du CMH n'est pas distribuée au hasard tout au long de la chaîne polypeptidique mais, bien au contraire, est confinée à de courts fragments, essentiellement dans les domaines α1 et α2 éloignés de la membrane dans les molécules de classe I (figure 7.14a). Des profils de diversité semblables sont observés dans les domaines α1 et β2 des molécules de classe II.

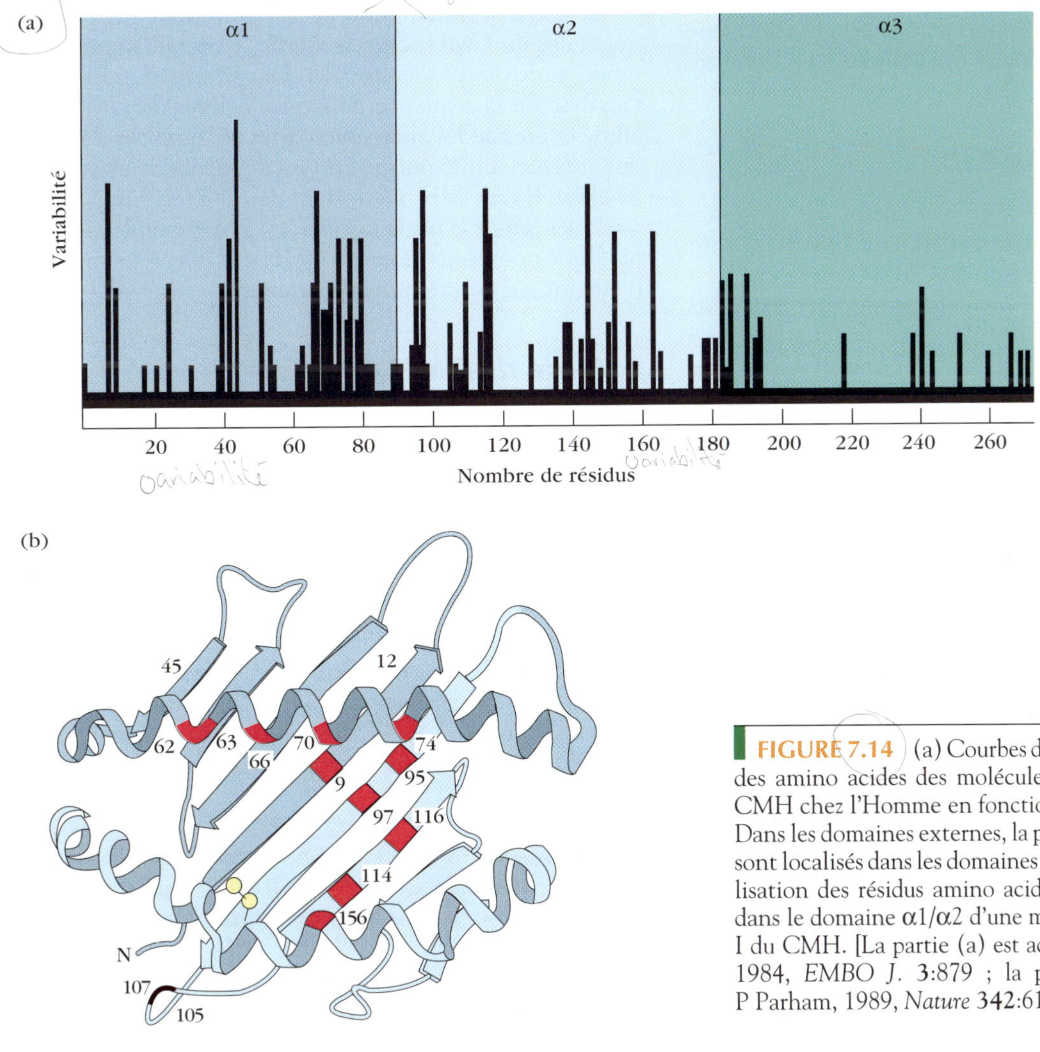

FIGURE 7.14 (a) Courbes de variabilité de la séquence des amino acides des molécules alléliques de classe I du CMH chez l'Homme en fonction de la position du résidu. Dans les domaines externes, la plupart des résidus variables sont localisés dans les domaines α1 et α2 distaux. (b) Localisation des résidus amino acide polymorphiques (rouge) dans le domaine α1/α2 d'une molécule humaine de classe I du CMH. [La partie (a) est adaptée de R Sodoyer *et al.*, 1984, *EMBO J.* **3**:879 ; la partie (b) est adaptée de P Parham, 1989, *Nature* **342**:617.]

Certains progrès ont été réalisés dans la localisation des résidus polymorphiques au sein de la structure tridimensionnelle des domaines éloignés de la membrane (distaux) dans les molécules de classe I ou de classe II du CMH, ainsi que dans les relations entre les différences alléliques et les différences fonctionnelles. Les amino acides polymorphiques des molécules de classe I du CMH sont groupés dans le domaine $\alpha 1/\alpha 2$ distal. Les analyses cristallographiques par rayons X à haute résolution de plusieurs molécules de classe I ont déterminé la localisation des résidus polymorphiques au sein de la structure du domaine $\alpha 1/\alpha 2$ (figure 7.14b). Par exemple, sur 17 amino acides connus antérieurement pour présenter un important polymorphisme dans la molécule HLA-A2, 15 ont été repérés par analyse cristallographique dans la cavité de liaison au peptide de cette molécule. La localisation d'amino acides aussi polymorphiques dans le site de liaison à l'antigène apprêté suggère fortement que les différences alléliques contribuent aux différences observées dans la capacité des molécules du CMH à entrer en interaction avec un peptide antigénique donné.

Des expériences décrites ultérieurement dans ce chapitre montrent que des molécules de classe II différentes se lient préférentiellement à des peptides marqués différents. Des études réalisées avec des molécules de classe II du CMH mutées, ainsi que des analyses cristallographiques par rayons X de molécules de classe II, ont localisé la cavité de liaison au peptide dans le domaine $\alpha 1/\beta 1$ distal, région qui présente réellement un polymorphisme localisé. De nombreux chercheurs ont suggéré que de telles différences alléliques dans les molécules de classe II exprimées par les cellules présentatrices de l'antigène peuvent influencer la capacité des cellules à reconnaître un peptide particulier.

Molécules de classe III

Comme il a été remarqué antérieurement, des protéines structuralement et fonctionnellement diverses sont codées dans la troisième région du CMH (voir figure 7.1). Ces molécules de classe III incluent plusieurs composants du complément (C2, C4a, C4b et le facteur B), deux 21-hydroxylases des stéroïdes (21-OHA et 21-OHB), les cytokines de l'inflammation, les facteurs de nécrose tumorale α et β (TNF-α et TNF-β) et deux protéines du choc thermique.

Contrairement aux molécules de classe I ou de classe II du CMH, les molécules de classe III ne sont pas des protéines membranaires ; elles ne sont pas apparentées structuralement aux molécules de classe I ou de classe II et n'interviennent pas dans la présentation de l'antigène, bien que la plupart jouent un certain rôle dans la réponse immunitaire. On ne sait pas pourquoi les gènes de classe III sont situés dans le complexe du CMH. Comme il sera expliqué ci-après, l'association génétique observée de certains allèles du CMH et de diverses maladies pourrait dans certains cas refléter des maladies régulatrices des gènes au sein de la région de classe III.

Les **protéines du choc thermique** sont un groupe inhabituel de protéines hautement conservées qui sont produites par les cellules en réponse à divers stress, y compris le choc thermique (d'où leur nom), la privation d'aliments, les radicaux oxygénés et l'infection virale. On pense que certaines protéines du choc thermique se lient à des protéines repliées incomplètement ou de façon aberrante et qu'elles peuvent être impliquées dans le trafic intracellulaire des protéines nécessaire à une présentation correcte de l'antigène. On a montré que ces protéines sont associées aux ribonucléoprotéines du noyau lors du choc thermique. Des données suggérant que les protéines du choc thermique peuvent être liées à certaines maladies auto-immunes sont discutées dans le chapitre 20.

Carte génomique détaillée des gènes du CMH

On sait maintenant que le CMH, localisé sur le chromosome 17 chez la souris et sur le chromosome 6 chez l'Homme, contient presque 100 gènes, qui s'étalent sur quelques 2 000 kb du DNA de la souris et environ 4 000 kb du DNA chez l'Homme. Lorsque des souches de souris congéniques ou congéniques recombinantes sont devenues disponibles, la détermination de la position et de la fonction de chaque gène du complexe H2 a commencé. Initialement, des dosages sérologiques étaient utilisés pour estimer les produits des gènes codés par les gènes du CMH. Plus récemment, le clonage des gènes du CMH chez la souris et chez l'Homme a permis d'établir la carte de restriction du CMH. Une cartographie détaillée et la détermination de la séquence de grands fragments du DNA du CMH est en cours de réalisation rapide et, chaque année, des gènes supplémentaires sont identifiés dans ce complexe.

La conception actuelle de l'organisation génomique des gènes du CMH, chez la souris et chez l'Homme, est représentée dans la figure 7.15. La carte de restriction et l'analyse de la séquence de clones dérivés du CMH ont affiné et étendu les anciennes cartes génomiques dérivées des analyses sérologiques. En plus des gènes de classe I ou de classe II du CMH qui avaient déjà été reconnus depuis quelques temps (voir la figure 7.1), la carte moléculaire a révélé de nombreux gènes du CMH dits non classiques qui n'étaient pas connus antérieurement.

Carte du CMH de classe I

Chez l'Homme, la région de la classe I du CMH a une longueur d'environ 2 000 kb et contient approximativement 20 gènes. Chez la souris, elle est constituée de deux régions séparées par les régions de la classe II et de la classe III qui sont intercalées. Inclus dans la région de classe I, figurent les gènes qui codent les molécules de classe I du CMH, bien caractérisés et classiques, désignés HLA-A, HLA-B et HLA-C chez l'Homme et H-2K, H-2D et H-2L chez la souris. De nombreux gènes de classe I non classiques, identifiés par cartographie moléculaire, sont aussi présents dans le CMH de la souris et de l'Homme. Chez la souris, les gènes non classiques de classe I sont localisés dans trois régions (*H-2Q*, *T et M*) en aval du complexe H-2 (M n'est pas représenté dans la figure 7.15). Chez l'Homme, les gènes de classe I non classiques incluent les locus *HLA-E*, *HLA-F*, *HLA-G*, *HLA-H*, *HLA-J* et *HLA-X*, ainsi qu'une famille de gènes récemment découverte appelée *MIC*, qui va de *MICA* à *MICE*. Certains des gènes de classe I du CMH non classiques sont des pseudogènes et ne codent pas une protéine, mais d'autres tels que

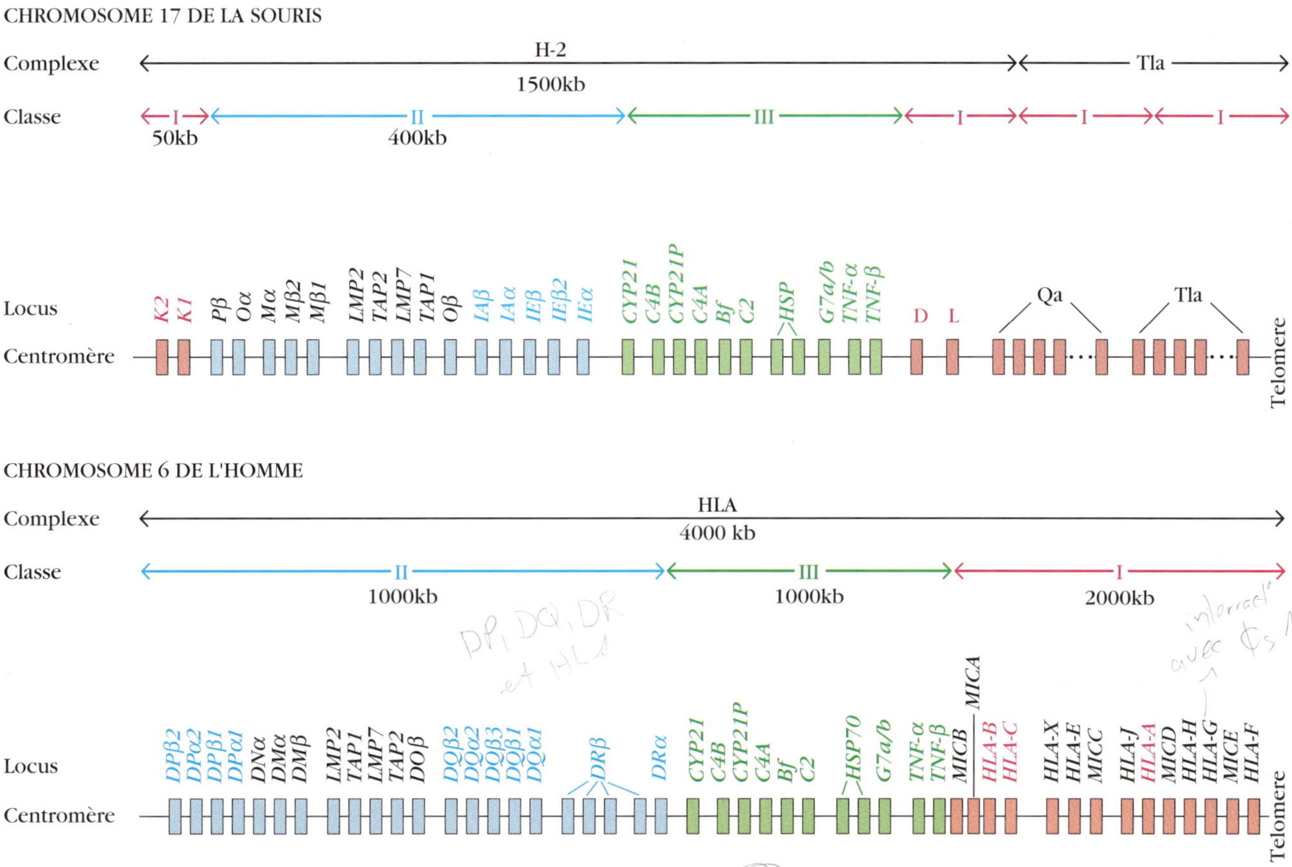

Légende :

Gène	Protéine codée
C2, C4A, C4B, Bf	Composants du complément
CYP21,CYP21P	21-hydroxylases des stéroïdes
G7a/b	Valyl-tRNA synthétase
HSP	Protéine du choc thermique
LMP2, LMP7	Sous-unité des protéasomes
TAP1, TAP2	Sous-unités des transporteurs de peptide
TNF-α, TNF-β	Facteurs de nécrose tumorale α et β

FIGURE 7.15 Carte génomique détaillée du CMH de la souris et du CMH humain, incluant les gènes codant les molécules classiques et non classiques du CMH. Les gènes de classe I du CMH sont colorés en rouge, ceux du CMH II en bleu et ceux du CMH III en vert. Les gènes de classe I classiques sont écrits en rouge, ceux de classe II en bleu et les gènes du CMH non classiques en noir. Le concept de classique et de non classique n'est pas appliqué à la classe III. Les fonctions de certaines protéines codées par les gènes de classe I non classiques sont inconnues. Chez la souris, il y a des gènes non classiques localisés en aval de Tla qui ne sont pas représentés. Les gènes de classe II non classiques codent des protéines qui interviennent dans l'apprêtement de l'antigène.

HLA-G et *HLA-H*, codent des produits semblables à la classe I qui ont des fonctions hautement spécialisées.

Certains des produits des gènes de classe I du CMH non classiques sont répertoriés comme des *molécules de classe Ib*. Comme les molécules de classe I classiques, les molécules de classe Ib ont généralement une chaîne α qui s'associe à la β_2-microglobuline. Cependant, les molécules de classe Ib sont généralement moins polymorphiques et sont exprimées à des taux plus faibles que ceux des molécules de classe I du CMH classiques. De plus, la distribution cellulaire des protéines de classe Ib est habituellement plus limitée que celle des molécules de classe I classiques. Les molécules de classe Ib ont une identité de séquence d'environ 70 % avec les molécules de classe I classiques. En revanche, la famille MIC des gènes de classe I n'a qu'une identité de séquence de 15 %-30 % avec la classe I classique et elle est hautement polymorphique. Les produits des gènes MIC sont exprimés à des taux faibles dans les cellules épithéliales et sont induits par la chaleur ou d'autres stimulus qui influencent les protéines du choc thermique. Leur fonction dans la présentation de l'antigène reste à étudier.

La fonction des molécules de classe I du CMH non classiques reste largement inconnue, bien que quelques études suggèrent que certaines de ces molécules, comme les molécules de classe I du CMH classiques, pourraient présenter des peptides aux cellules T. Une découverte intrigante est que la molécule de classe Ib codée par le locus *H-2M* est capable de se lier à un peptide du Soi dérivé d'une sous-unité de la NADH déshydrogénase, enzyme codé par le génome mitochondrial. Ce peptide du Soi particulier contient une méthionine amino-terminale formylée. Ce qui est intéressant dans cette découverte est que les peptides dérivés des procaryotes ont souvent des résidus méthionine amino-terminaux formylés. Cette molécule de classe I codée par l'*H-2M* pourrait donc être spécifiquement conçue pour présenter des peptides de procaryotes capables de se développer au sein des cellules. Parmi ces procaryotes, figurent *Mycobacterium tuberculosis*, *Listeria monocytogenes*, *Brucella abortus* et *Salmonelle typhimurium*. Peut-être que le polymorphisme limité et la distribution tissulaire inhabituelle des molécules de classe I du CMH non classiques permettent à ces molécules de présenter les antigènes de micro-organismes qui envahissent les tissus au niveau de sites spécifiques ou infectent des types particuliers de cellules.

Jusqu'ici, toute la description de la présentation des antigènes par les molécules de classe I ou de classe II a été limitée à la présentation des antigènes peptidiques. Comme il sera vu dans la description de la présentation des antigènes (chapitre 8), il y a aussi des molécules présentant une similitude structurale avec les molécules de classe I qui présentent des antigènes non peptidiques, tels que des glycolipides, aux cellules T. On a vu qu'une famille importante de telles molécules, appelée CD1, présente des antigènes lipidiques dérivés des bactéries. Les molécules des CD1 ne sont pas codées dans le CMH mais au niveau d'un chromosome différent.

Carte du CMH de classe II

La région de la classe II du CMH contient les gènes qui codent les chaînes α et β des molécules de classe II du CMH classiques appelées HLA-DR, -DP et -DQ chez l'Homme et H-2IA et -IE chez la souris. La carte moléculaire du CMH de classe II a révélé des gènes multiples de la chaîne β dans certaines régions chez la souris et chez l'Homme, ainsi que des gènes multiples de la chaîne α chez l'Homme (voir la figure 7.15). Dans la région DR chez l'Homme, par exemple, il y a trois ou quatre gènes fonctionnels de la chaîne β. Tous les produits des gènes de la chaîne β peuvent être exprimés ensemble avec le produit du gène de la chaîne α dans une cellule donnée, augmentant ainsi le nombre des différentes molécules présentatrices de l'antigène sur la cellule. Bien que la région DR chez l'Homme ne contienne qu'un gène de la chaîne α, les régions DP et DQ contiennent chacune deux gènes fonctionnels de la chaîne α.

Des gènes codant les molécules de classe II du CMH non classiques ont aussi été identifiés chez l'Homme et chez la souris. Chez la souris, divers gènes de classe II (*Oa*, *Ob*, *Ma* et *Mb*) codent des molécules du CMH non classiques qui présentent un polymorphisme limité et un profil d'expression différent de celui des molécules de classe II IA et IE classiques. Dans la région de classe II chez l'Homme, des gènes non classiques appelés *DM*, *DN* et *DO* ont été identifiés. Les gènes *DM* codent une molécule semblable à la classe II (HLA-DM) qui facilite le chargement des peptides antigéniques sur les molécules de classe II du CMH. On a montré que les molécules de classe II de DO, qui ont un profil d'expression limité au thymus et aux cellules B matures, servent de régulateurs de l'apprêtement des antigènes de classe II. Les fonctions de l'HLA-DM et de l'HLA-DO seront décrites ultérieurement dans le chapitre 8.

L'analyse cartographique de la région de la classe II du CMH a aussi révélé la présence, chez la souris et chez l'Homme, de deux gènes (*LMP2* et *LMP7*) qui codent des sous-unités des protéasomes et de deux gènes (*TAP1* et *TAP2*) qui codent les sous-unités transportant les peptides. Comme il est décrit dans le chapitre 8, on pense que les protéasomes qui contiennent les produits de LMP2 et de LMP7 médient la dégradation cytoplasmique des protéines endogènes en peptides, qui sont ensuite transférés par des transporteurs de peptides (TAP1 et TAP2) dans la lumière du réticulum endoplasmique ; là, les peptides peuvent rencontrer des molécules de classe I du CMH nouvellement synthétisées.

Carte du CMH de classe III

La région de classe III du CMH, chez l'Homme et chez la souris, contient une collection hétérogène de gènes (voir la figure 7.15). Ces gènes codent divers composants du complément, deux 21-hydroxylases de stéroïdes, deux protéines du choc thermique et deux cytokines (TNF-α et TNF-β). Certains des produits de ces gènes de classe III du CMH jouent un rôle dans certaines maladies. Par exemple, des mutations dans les gènes qui codent la 21-hydroxylase ont été mises en cause dans l'hyperplasie congénitale de la surrénale.

Distribution cellulaire des molécules du CMH

En général, les molécules de classe I du CMH classiques sont exprimées sur la plupart des cellules somatiques, mais le taux d'expression des molécules de classe I du CMH diffère selon les divers types cellulaires. Les taux les plus élevés de molécules de classe I sont exprimés par les lymphocytes, où ils constituent approximativement 1 % des protéines totales de la membrane plasmique, soit 5×10^5 molécules par cellule. En revanche, les fibroblastes, les cellules musculaires, les hépatocytes du foie et les cellules neurales expriment des taux très faibles de molécules de classe I du CMH. Le faible taux de molécules de classe I du CMH sur les cellules du foie pourrait réduire la probabilité de reconnaissance d'un greffon par les lymphocytes T cytotoxiques du receveur, ce qui contribuerait donc au succès considérable des transplantations hépatiques. Quelques types cellulaires (par exemple, les neurones et des cellules du sperme à certains stades de différenciation) semblent totalement dépourvus de molécules de classe I du CMH.

Comme il a été remarqué précédemment, une molécule particulière du CMH peut se lier à de nombreux peptides différents. Étant donné que les allèles du CMH sont exprimés de façon codominante, un individu hétérozygote exprime sur ses cellules les produits de gènes codés par les deux allèles au niveau de chaque locus du CMH. Une souris F_1, par exemple, exprime le K, le D et le L de chaque parent (six molécules différentes de classe I du CMH) sur chacune de ses cellules nucléées (figure 7.16). Une situation semblable se produit chez l'Homme ; c'est-à-dire qu'un individu hétérozygote exprime les allèles A, B et C de chaque parent (six molécules différentes de classe I du CMH) sur la membrane de chaque cellule nucléée. L'expression d'autant de molécules de classe I du CMH permet à chaque cellule de présenter un grand nombre de peptides dans les cavités de liaison au peptide de ses molécules du CMH. Lorsqu'une cellule est une cellule normale saine, ses molécules de classe I présenteront des peptides du Soi résultant du turnover normal des protéines du Soi. Par exemple, des peptides du Soi dérivés du cytochrome *c*, des histones ou des protéines ribosomiques ont été élués des molécules de classe I du CMH des cellules normales.

Par ailleurs, lorsqu'une cellule a été infectée par un virus, les peptides viraux, de même que les peptides du Soi, seront exposés par ses molécules de classe I du CMH. Une seule cellule infectée par un virus peut être considérée comme ayant diverses molécules de classe I sur sa

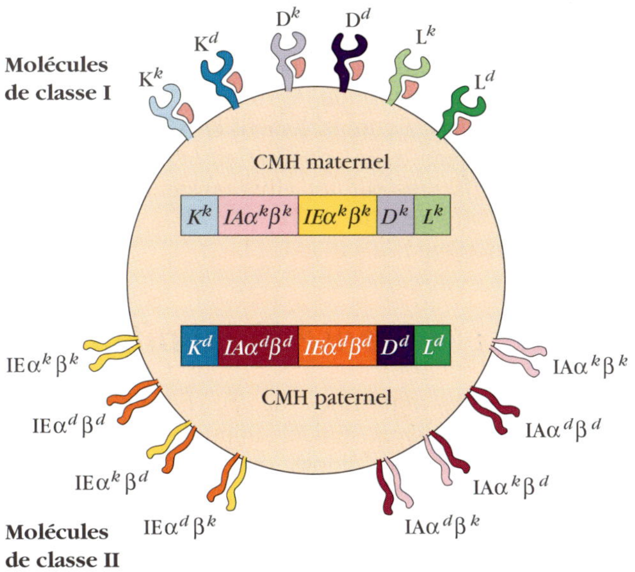

FIGURE 7.16 Schéma illustrant les diverses molécules du CMH exprimées sur les cellules présentatrices de l'antigène d'une souris hétérozygote H-$2^{k/d}$. Les gènes maternels et paternels du CMH sont exprimés. Étant donné que les molécules de classe II sont des hétérodimères, des molécules hétérologues contenant une chaîne dérivée de la mère et une chaîne dérivée du père sont produites. Le composant β_2-microglobuline des molécules de classe I (rose) est codé par un gène localisé sur un chromosome séparé et peut dériver d'un parent ou de l'autre.

membrane, exprimant chacune différents groupes de peptides viraux. En raison des différences alléliques individuelles des cavités de liaison au peptide des molécules de classe I du CMH, les différents individus d'une espèce auront la capacité de fixer des groupes différents de peptides viraux.

Contrairement aux molécules de classe I du CMH, les molécules de classe II ne sont exprimées constitutivement que par les cellules présentatrices de l'antigène. Les principales cellules présentatrices de l'antigène sont les macrophages, les cellules dendritiques et les cellules B ; les cellules épithéliales du thymus et quelques autres types cellulaires peuvent être amenés à se comporter en cellules présentatrices de l'antigène et, par conséquent, à exprimer des molécules de classe II du CMH, dans certaines conditions et après stimulation par certaines cytokines (voir le chapitre 8). Parmi les divers types cellulaires qui expriment les molécules de classe II du CMH, des différences importantes d'expression ont été observées. Dans certains cas, l'expression des molécules de classe II dépend du stade de différenciation de la cellule. Par exemple, les molécules de classe II ne peuvent pas être détectées sur les cellules pré-B mais sont exprimées sur la membrane des cellules B matures. Les cellules dendritiques (y compris les cellules de Langerhans) et les cellules B matures expriment constitutivement les molécules de classe II du CMH. En revanche, les monocytes et les macrophages qui n'ont pas réagi avec l'antigène n'expriment que de faibles taux de molécules de classe II, mais ces cellules augmentent significativement leur expression après qu'elles aient été activées.

Étant donné que chaque molécule de classe II du CMH classique est composée de deux chaînes polypeptidiques différentes codées par des locus différents, un individu hétérozygote exprime non seulement les molécules de classe II parentales, mais aussi des molécules contenant les chaînes α et β de chromosomes différents. Par exemple, la souris H-2^k exprime les molécules de classe II IA^k et IE^k ; de même, une souris H-2^d exprime les molécules IA^d et IE^d. Les descendants F_1 résultant du croisement de souris possédant ces deux haplotypes expriment quatre molécules de classe II parentales et quatre molécules contenant une chaîne α d'un parent et une chaîne β de l'autre parent (comme il est montré dans la figure 7.16). Étant donné que le CMH humain contient trois gènes de classe II classiques (*DP*, *DQ* et *DR*), un individu hétérozygote exprime six molécules de classe II parentales et six molécules contenant des combinaisons des chaînes α et β de chaque parent. Le nombre des différentes molécules de classe II exprimées par un individu est encore augmenté par la présence des gènes multiples des chaînes β chez la souris et chez l'Homme, et chez l'Homme par les gènes multiples des chaînes α. La diversité créée par ces mécanismes augmente vraisemblablement le nombre des différents peptides antigéniques qui peuvent être présentés et cela est donc avantageux pour l'organisme.

Régulation de l'expression du CMH

Comme il a été indiqué dans la section précédente, une expression différentielle des gènes du CMH se produit, les gènes de classe II du CMH ne sont exprimés que par un nombre limité de types de cellules, et le niveau d'expression des gènes de classe I et de classe II diffère selon les types de cellules. Certaines molécules du CMH non classiques apparaissent sur de rares types cellulaires. La recherche des mécanismes de régulation qui contrôlent cette expression différentielle en est encore à ses débuts.

Les gènes de classe I et de classe II du CMH sont flanqués par des séquences promotrices 5' qui se lient à des facteurs de transcription spécifiques. Les motifs des promoteurs et les facteurs de transcription qui se lient à ces derniers commencent à être identifiés. La régulation de la transcription du CMH est médiée par des éléments positifs et des éléments négatifs. Par exemple, on a montré qu'un transactivateur du CMH II, appelé *CIITA*, et qu'un autre facteur de transcription, appelé *RFX*, se lient tous deux à la région promotrice des gènes de classe II du CMH. Des déficits de ces facteurs de transcription sont à l'origine d'une forme du *syndrome des lymphocytes nus*. Les patients atteints de cette maladie n'ont pas de molécules de classe II du CMH sur leurs cellules et souffrent d'une immunodéficience grave, en raison du rôle central des molécules de classe II du CMH dans la maturation et l'activation des cellules T.

L'expression des molécules du CMH est aussi régulée par diverses cytokines. On a montré que les interférons (alpha, bêta et gamma) et le facteur nécrosant des tumeurs augmentent l'expression des molécules de classe I du CMH sur les cellules. L'interféron gamma (IFN-γ), par exemple, semble induire la formation d'un facteur de transcription spécifique qui se lie à la séquence du promoteur flanquant les gènes de classe I du CMH. La liaison de ce facteur de transcription à la séquence du promoteur semble coordonner la régulation positive de la transcription des gènes qui codent la chaîne α de classe I, la β_2-microglobuline, les sous-unités des protéasomes (LMP) et les sous-unités des transporteurs (TAP). On a montré aussi que l'IFN-γ induit l'expression du transactivateur de la classe II (CIITA), augmentant donc indirectement l'expression des molécules de classe II du CMH sur toute une variété de cellules, y compris les cellules non présentatrices de l'antigène (par exemple, les kératinocytes de la peau, les cellules épithéliales intestinales, l'endothélium vasculaire, les cellules placentaires et les cellules β du pancréas). D'autres cytokines n'influent sur l'expression du CMH que dans certains types de cellules ; par exemple, l'IL-4 augmente l'expression des molécules de classe II par les cellules B au repos. L'expression des molécules de classe II par les cellules B est régulée négativement par l'IFN-γ ; les corticostéroïdes et les prostaglandines diminuent aussi l'expression des molécules de classe II.

L'expression du CMH est diminuée par l'infection par certains virus, y compris le cytomégalovirus humain (CMV), le virus de l'hépatite B (HBV) et l'adénovirus 12 (Ad12). Dans certains cas, l'expression diminuée des molécules de classe I du CMH est due à la réduction d'un composant nécessaire au transport des peptides ou à la réduction de l'assemblage des molécules de classe I du CMH et non pas à la diminution de la transcription elle-même. Dans l'infection par le cytomégalovirus, par exemple, une protéine virale se lie à la β_2-microglobuline, ce qui empêche l'assemblage des molécules de classe I du CMH et leur transport vers la membrane plasmique. L'infection par l'adénovirus 12 provoque une diminution importante de la transcription des gènes des transporteurs (*TAP1* et *TAP2*). Comme le décrit le prochain chapitre, les produits des gènes TAP jouent un rôle important dans le transport des peptides du cytoplasme vers le réticulum endoplasmique rugueux. Le blocage de l'expression des gènes *TAP* inhibe le transport des peptides ; il en résulte que les molécules de classe I du CMH ne peuvent pas s'assembler avec la β_2-microglobuline ou être transportées vers la membrane cellulaire. Une expression diminuée des molécules de classe I du CMH, quelqu'en soit le mécanisme, aide vraisemblablement les virus à échapper à la réponse immunitaire en réduisant la probabilité que les cellules infectées par les virus puissent exposer les complexes CMH-peptide viral et devenir des cibles pour une destruction médiée par les CTL.

CMH et réponse immunitaire

Des expériences anciennes de B. Benacerraf dans lesquelles des cobayes étaient immunisés contre des antigènes synthétiques simples ont été les premières à montrer que la capacité d'un animal à développer une réponse immunitaire, telle qu'elle est mesurée par la production d'anticorps sériques, est déterminée par l'haplotype de son CMH. Des expériences ultérieures, effectuées par H. McDevitt, M. Sela et leurs collaborateurs, ont utilisé des souches de souris congéniques ou congéniques recombinantes pour localiser le contrôle de la *réponse immunitaire* aux gènes de classe II du CMH. Dans les premiers articles, les gènes responsables de ce phénotype étaient appelés Ir ou gènes de réponse immunitaire, et c'est la raison pour laquelle, chez la souris, les produits de classe II sont appelés IA et IE. Nous savons maintenant que la dépendance de la réponse immunitaire aux MHC de classe II reflète le rôle essentiel des molécules de classe II du CMH dans la présentation de l'antigène aux cellules T_H.

Deux propositions ont été avancées pour expliquer la variabilité de la réponse immunitaire observée en fonction des différents haplotypes. Selon le *modèle de la sélection du déterminant*, les diverses molécules de classe II du CMH diffèrent dans leur capacité à se lier à l'antigène

TABLEAU 7.3 Liaison différentielle des peptides aux molécules de classe II du CMH de la souris et corrélation avec la restriction au CMH

Peptide marqué*	Restriction au CMH des répondeurs†	Pourcentage de peptide marqué lié à‡			
		IA^d	IE^d	IA^k	IE^k
Ovalbumine (323-339)	IA^d	**11,8**	0,1	0,2	0,1
Hémagglutinine de la grippe (130-142)	IA^d	**18,9**	0,6	7,1	0,3
Lysozyme du blanc d'œuf de poule (46-61)	IA^k	0,0	0,0	**35,2**	0,5
Lysozyme du blanc d'œuf de poule (74-86)	IA^k	2,0	2,3	**2,9**	1,7
Lysozyme du blanc d'œuf de poule (81-96)	IE^k	0,4	0,2	0,7	**1,1**
Myoglobine (132-153)	IE^d	0,8	**6,3**	0,5	0,7
Cytochrome *c* de pigeon (88-104)	IE^k	0,6	1,2	1,7	**8,7**
Répresseur λ (12-26)§	IA^d+ IE^k	1,6	**8,9**	0,3	2,3

*Les résidus amino acide inclus dans chaque peptide sont indiqués par les numéros entre parenthèses.

†Se réfère à la molécule de classe II (IA ou IE) et à l'haplotype associé à une bonne réponse aux peptides indiqués.

‡Liaison déterminée par dialyse à l'équilibre. Les valeurs en caractères gras indiquent que la liaison était significativement plus forte ($p < 0,05$) que celle des trois autres molécules de classe II testées.

§Le répreseur λ est une exception à la règle selon laquelle une forte liaison est corrélée à la restriction au CMH des souches très répondeuses. Dans ce cas, la cellule T_H spécifique du complexe peptide λ-IE^d a été délétée ; c'est un exemple du mécanisme du trou dans le répertoire.

Source : Adapté de S. Buus *et al.*, 1987, *Science* **235**:1353.

apprêté. Selon le *modèle alternatif des trous dans le répertoire*, les cellules T portant des récepteurs qui reconnaissent des antigènes étrangers ressemblant étroitement aux antigènes du Soi pourraient être éliminées lors de la maturation thymique. Étant donné que la réponse des cellules T à un antigène implique un complexe trimoléculaire constitué du récepteur des cellules T, d'un peptide antigénique et d'une molécule du CMH (voir la figure 3.9), les deux modèles pourraient être corrects. Ainsi, l'absence d'une molécule du CMH qui se lie à un antigène donné puis le présente, ou encore l'absence de récepteurs des cellules T qui puissent reconnaître un complexe peptide-molécule du CMH donné, pourraient se traduire par l'absence de réponse immunitaire et expliquer ainsi la relation observée entre l'haplotype du CMH et la réponse immunitaire aux antigènes exogènes.

Le modèle de la sélection du déterminant assume que la structure d'une molécule particulière du CMH détermine la force de son association avec un antigène donné. Les animaux qui répondent, par exemple, à un antigène A doivent exprimer au moins une molécule de classe II du CMH dont la structure facilite l'interaction avec l'antigène A, tandis que les animaux qui ne répondent pas doivent exprimer des molécules de classe II du CMH qui n'entrent pas efficacement en interaction avec l'antigène A. Selon ce modèle, le polymorphisme du CMH dans une espèce génèrera des profils différents de réponse ou de non-réponse aux différents antigènes. Si ce modèle est correct, les molécules de classe II du CMH de souches de souris qui répondent à un antigène particulier et celles qui ne le font pas doivent alors présenter des liaisons différentes pour cet antigène. Le tableau 7.3 présente des données sur la liaison de divers peptides radiomarqués à des molécules de classe II IA et IE avec les haplotpes $H\text{-}2^d$ ou $H\text{-}2^k$. Chaque peptide listé se lie significativement à une seule molécule IA ou IE. De plus, dans tous les cas sauf un, l'haplotype de la molécule de classe II présentant la plus forte affinité pour un peptide particulier est le même que l'haplotype des souches répondeuses pour ce peptide, comme le prédit le modèle de la sélection du déterminant.

La seule exception au profil général dans le tableau 7.3 (résidus 12-26 de la protéine du répresseur λ) donne la preuve que l'influence sur la réponse immunitaire peut aussi être causée par l'absence de cellules T fonctionnelles (modèle des trous dans le répertoire) capables de reconnaître un complexe antigène-molécule du CMH donné. Le peptide du répresseur λ se lie mieux *in vitro* à IE^d, bien que l'on sache que la restriction au CMH pour la réponse à ce peptide est associée non pas à IE^d mais plutôt à IA^d et à IE^k. Ceci suggère que les cellules T reconnaissant ce peptide répresseur en association avec IE^d pourraient avoir été éliminées par sélection négative dans le thymus, ce qui laisse un trou dans le répertoire des cellules T.

CMH et sensibilité aux maladies

Un corps important d'informations lie certains allèles de l'HLA à la sensibilité (susceptibilité) à certaines maladies. De nombreuses maladies différentes ont été associées à des allèles particuliers du CMH. Parmi ces dernières, figurent certaines maladies auto-immunes, certaines maladies virales, des maladies du système du complément, certaines maladies neurologiques et diverses allergies. Des chercheurs ont montré que certains allèles de l'HLA apparaissent avec une fréquence plus élevée chez ceux qui souffrent de certaines maladies que dans la population générale. Cette association entre les allèles de l'HLA et une maladie donnée peut être quantifiée en typant les allèles de l'HLA exprimés par les individus présentant la maladie et les allèles de l'HLA de la population générale.

TABLEAU 7.4 Quelques associations significatives des allèles de l'HLA et du risque accru de diverses maladies

Maladie	Allèle de l'HLA associé	Risque relatif*
Spondylarthrite ankylosante	*B27*	90
Syndrome de Goodpasture	*DR2*	16
Entéropathie par intolérance au gluten (maladie cœliale)	*DR3*	12
Hémochromatose héréditaire	*A3*	9,3
	B14	2,3
	A3/B14	90
Diabète sucré insulino-dépendant	*DR4/DR3*	20
Sclérose en plaque	*DR2*	5
Myasthénie	*DR3*	10
Narcolepsie	*DR2*	130
Polyarthrite réactionnelle (*Yersinia*, *Salmonella*, *Gonococcus*)	*B27*	18
Syndrome de Reiter	*B27*	37
Arthrite rhumatoïde	*DR4*	10
Syndrome de Sjögren	*Dw3*	6
Lupus érythémateux disséminé	*DR3*	5

*Le risque relatif est calculé en divisant la fréquence de l'allèle HLA dans la population des patients par la fréquence dans la population générale :

$$RR = \frac{\text{maladie}(Ag^+/Ag^-)}{\text{témoin}(Ag^+/Ag^-)}$$

Source : *SAM CD : A Comprehensive Knowledge Base of Internal Medicine*, DC Dale et DD Federman, éds., 1977, *Scientific American*, New York.

Regards sur la clinique
HLA-H et hémochromatose héréditaire

L'hémochromatose héréditaire (HH) est une maladie dans laquelle il y a une régulation défectueuse de l'absorption du fer des aliments qui conduit à une augmentation du taux de fer. L'HH (qui dans des publications anciennes peut être dénommée hémochromatose *idiopathique* ou *primaire*) est la plus habituelle des maladies génétiques autosomiques récessives connues chez les Américains du Nord d'origine européenne, avec une fréquence de 3-4 cas pour 1 000 personnes. Des études récentes montrent que cette maladie est associée à une mutation du gène *HLA-H* de classe I non classique qui se situe du côté télomérique de l'*HLA-A*. L'association du gène *HLA-H* avec l'HH est un exemple de la façon dont une information clinique susceptible de sauver la vie peut être obtenue en étudiant les rapports des gènes HLA avec les maladies.

Le contenu en fer total d'un adulte humain normal est de 3 à 4 grammes. L'apport alimentaire moyen de fer est d'environ 10 à 20 milligrammes par jour ; de ceux-ci, seuls 1 à 2 mg sont absorbés. L'équilibre du fer est maintenu par le contrôle de son absorption à partir des aliments digérés dans le tractus intestinal. Le défaut primaire de l'HH est une augmentation de la capture du fer par l'intestin, avec pour conséquence une accumulation de 15 à 35 g de fer au cours de la vie des patients atteints d'HH, au lieu des 3 ou 4 g normaux. La surcharge de fer se traduit par une accumulation pathologique du fer dans les cellules de nombreux organes, y compris le cœur et le foie. Bien qu'une forme sévère d'HH puisse conduire à une maladie cardiaque chez les enfants, les manifestations cliniques de la maladie ne sont habituellement pas rencontrées avant l'âge de 40 à 50 ans. Les hommes sont affectés huit fois plus fréquemment que les femmes. Les premiers symptômes de l'HH sont non spécifiques et incluent une faiblesse, une léthargie, des douleurs abdominales, un diabète, une impuissance et diverses douleurs articulaires. L'examen physique des patients souffrant d'HH révèle des lésions hépatiques, une pigmentation de la peau, une arthrite, une splénomégalie, un ictère et un œdème périphérique. Lorsqu'elle n'est pas traitée, l'HH se traduit par un cancer du foie, une insuffisance hépatique, un diabète grave et des affections cardiaques. On ne sait pas exactement comment l'augmentation du contenu en fer conduit à ces maladies, mais des saignées répétées (des prises de sang) constituent un traitement efficace lorsque la maladie est connue avant qu'elle n'ait produit des lésions étendues des organes. Les saignées n'inversent pas les lésions déjà faites. La saignée a été utilisée comme traitement de nombreux états pathologiques dans les temps anciens ; l'HH est l'une des rares circonstances dans lesquelles ce traitement a un effet positif et non pas délétère sur le patient.

Avant l'apparition des signes reconnus de la maladie, tels que la pigmentation caractéristique de la peau ou le dysfonctionnement du foie, le diagnostic est difficile à moins que pour certaines raisons (telles que des antécédents familiaux de la maladie), l'HH ne soit suspectée et que des tests spécifiques du métabolisme du fer soient effectués. Un test génétique fiable de l'HH permettrait de commencer le traitement avant les manifestations de la maladie et l'installation de lésions organiques irréversibles.

Étant donné que l'HH est une maladie courante, son association avec l'HLA a été étudiée ; une association significative avec l'allèle *HLA-A3* a été trouvée (risque relatif de 9,3). Cette association est bien documentée, mais la fréquence relativement élevée de l'allèle *HLA-A3* (présent dans 20 % de la population nord-américaine) en fait un marqueur inadéquat ; la majorité des individus porteurs de l'*HLA-A3* ne développeront pas d'HH. D'autres études avaient montré un risque relatif largement augmenté chez les individus porteurs de la combinaison *HLA-A3* et *HLA-B14* ; les homozygotes de ces deux allèles portaient un risque relatif d'HH de 90. Des études détaillées dans diverses populations, aux États-Unis et en France, présentant une forte fréquence d'HH, a révélé une mutation du gène *HLA-H* de classe I non classique de l'HLA chez 83 %-100 % des patients atteints

En comparant la fréquence de cet allèle chez les patients et la fréquence de l'allèle dans la population générale, le **risque relatif** peut être calculé (voir le tableau 7.4). La valeur 1 du risque relatif signifie que l'allèle de l'HLA est exprimé avec la même fréquence chez le patient et dans la population générale ; par conséquent, l'allèle ne confère pas un risque accru pour la maladie. En revanche, une valeur du risque relatif significativement au-dessus de 1 indique une association entre l'allèle de l'HLA et la maladie, ce qui implique que les personnes possédant cet allèle seront plus portées à acquérir la maladie. Un tel risque est une mesure de la sensibilité accrue d'un individu possédant l'allèle par rapport à ceux qui n'ont pas ce dernier. Par exemple, des individus possédant DR4 ont dix fois plus de chances d'acquérir une polyarthrite rhumatoïde que ceux de la même population qui n'ont pas DR4.

Le tableau 7.4 donne la liste de certaines maladies pour lesquelles une association entre un allèle particulier du CMH et une sensibilité à la maladie a été démontrée. Comme on le voit dans le tableau, le risque relatif établi pour les maladies listées associées à l'allèle identifié varie considérablement. Par exemple, une forte association existe entre l'allèle HLA-B27 et la maladie auto-immune *spondylarthrite ankylosante*, maladie inflammatoire des articulations vertébrales caractérisée par la destruction du cartilage. Les individus possédant l'HLA-B27 ont 90 fois plus de risques de développer une spondylarthrite ankylosante que les individus qui ont un allèle HLA-B différent. Cependant, l'existence d'une telle association ne doit pas être interprétée dans le sens d'une implication de l'expression d'un allèle particulier du CMH comme cause de la maladie, étant donné que la relation entre les allèles du CMH et le développement de la maladie est complexe. Par exemple, on a suggéré qu'en raison du lien étroit entre les gènes du TNF-α et du TNF-β et le locus HLA-B, ces cytokines pouvaient être impliquées dans la destruction du d'HH. On a montré dans différentes études indépendantes que l'*HLA-H*, qui se situe près du locus *HLA-A*, porte une mutation caractéristique au niveau de la position 283 chez les patients atteints d'HH. Chez ces derniers, il y avait une substitution d'un résidu tyrosine à une cystéine normalement présente au niveau de cette position. Cette substitution empêche la formation d'une liaison disulfure entre des cystéines du domaine $\alpha3$, qui est nécessaire à l'association de la chaîne α du CMH avec la β_2-microglobuline et à son expression à la surface de la cellule. Les molécules d'HLA-H sont normalement exprimées à la surface des cellules de l'estomac, de l'intestin et du foie. Il y a des données qui suggèrent que l'HLA-H joue un rôle dans la capacité de ces organes à réguler la capture du fer à partir de la circulation.

Il existe plusieurs raisons possibles pour lesquelles ce défaut continue à être si commun dans notre population. Les facteurs qui favorisent la dissémination du gène *HLA-H* défectueux pourraient inclure le fait que c'est un trait récessif, ce qui fait que seuls les homozygotes sont affectés ; le gène est silencieux chez les porteurs. De plus, même chez les homozygotes affectés d'HH, la maladie ne se manifeste que tard dans la vie et pourrait donc n'avoir qu'une influence minime sur la capacité de reproduction des personnes souffrant d'HH.

Des études de souris knock-out qui n'ont pas le gène de la β_2-microglobuline apportent des preuves en faveur du besoin de produits de classe I du CMH à la surface des cellules pour maintenir un métabolisme du fer normal. Ces souris, qui sont incapables d'exprimer les molécules de classe I à la surface de leurs cellules, souffrent d'une surcharge de fer avec des conséquences pathologiques semblables à l'HH. Des études sont en cours pour déterminer comment la mutation *HLA-H* conduit à une capture accrue du fer et à une régulation défectueuse du stockage du fer qui conduit si souvent à une maladie grave. De telles études pourraient conduire à un diagnostic plus rapide de l'HH chez les enfants, permettant ainsi de commencer le traitement avant qu'il n'y ait des lésions graves des organes essentiels. Il est possible que, dans un futur plus éloigné, l'HH puisse être traitée par thérapie génique si l'on confirme que le défaut de l'*HLA-H* est le seul facteur en cause.

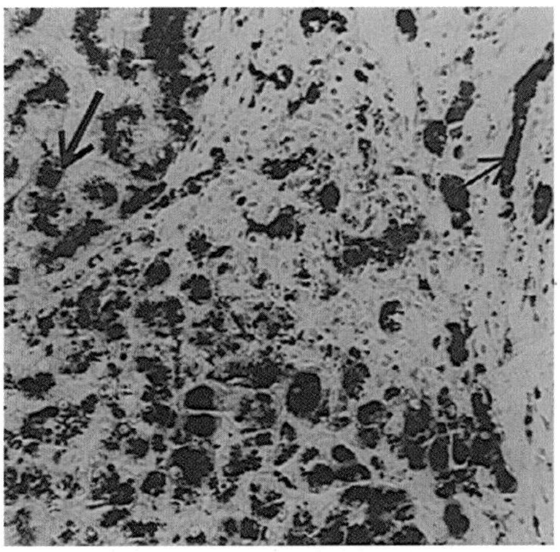

Vue à fort grossissement du marquage par le fer des cellules du foie d'un sujet atteint d'HH. Cette vue confirme la présence du fer dans les cellules du parenchyme (flèche épaisse) et dans les cellules biliaires (flèche fine). Cette femme atteinte d'hémochromatose a dû subir l'élimination de 72 unités (9 gallons) de sang en un an et demi pour que son foie soit libéré de l'excès de fer. [*Source* : *SAM CD : A Comprehensive Knowledge Base of Internal Medicine*, DC Dale et DD Federman, éds., 1997, *Scientific American*, New York.]

cartilage. Une association des gènes HLA de classe I A3 et B14 avec l'hémochromatose, qui est une maladie héréditaire, est discutée dans les « Regards sur la clinique ».

Dans le cas des associations faibles entre le CMH et une maladie, reflétées par des valeurs basses du risque relatif, il est vraisemblable que des gènes multiples, parmi lesquels figurent un seul gène du CMH, influencent la susceptibilité. Chez les jumeaux vrais, on peut voir que ces maladies ne sont pas héréditaires par simple ségrégation mandélienne des allèles du CMH ; les deux jumeaux héritent du facteur de risque du CMH, mais parfois un seul développe la maladie. Cette découverte suggère que des facteurs génétiques et environnementaux multiples ont des rôles dans le développement de la maladie, particulièrement dans celui des maladies auto-immunes ; le CMH y joue un rôle important mais pas exclusif. Une difficulté supplémentaire pour associer un produit particulier du CMH à une maladie est le phénomène génétique du déséquilibre de liaison que nous avons décrit précédemment. Le fait que certains allèles de classe I du CMH soient en déséquilibre de liaison avec les allèles de classe II du CMH a fait que leur contribution à la susceptibilité à la maladie apparaît plus prononcée qu'elle n'est en réalité. Si, par exemple, DR4 était le gène en cause, et il apparaît fréquemment en combinaison avec A3 en raison du déséquilibre de liaison, A3 semblerait alors incorrectement associé à la maladie. Des techniques de cartographie génomique améliorées permettent d'analyser plus complètement le lien entre le CMH et diverses maladies, ainsi que d'estimer les contributions des autres locus.

De nombreuses hypothèses ont été présentées pour expliquer le rôle du CMH dans la susceptibilité à certaines maladies. La susceptibilité à un pathogène donné pourrait refléter le rôle d'allèles particuliers du CMH dans la réponse ou la non réponse au pathogène. Ceci pourrait résulter de variations dans la présentation de l'antigène par des allèles du CMH différents qui déterminent l'efficacité de la réponse immunitaire à un pathogène. Lorsque des épitopes majeurs d'un pathogène donné reproduisent certaines molécules du CMH du Soi, il est possible qu'un animal manque de cellules T fonctionnelles spécifiques de ces épitopes. Les formes alléliques des gènes du CMH pourraient coder des molécules qui servent de récepteurs aux virus ou aux toxines bactériennes. Comme il sera expliqué dans le chapitre 16, l'analyse génétique d'une maladie doit prendre en considération la possibilité que des gènes de locus multiples et des interactions complexes entre ces derniers puissent être impliquées.

Certaines données suggèrent qu'une réduction du polymorphisme du CMH au sein d'une espèce pourrait prédisposer cette dernière à une maladie infectieuse. Par exemple, on a montré que les guépards (*cheetahs*) étaient beaucoup plus sensibles à une maladie virale que d'autres grands félins. Étant donné que la population actuelle de guépards (figure 7.17) s'est développée à partir d'un nombre limité de croisements, l'espèce souffre d'un manque de diversité du CMH. La sensibilité accrue des guépards à différentes maladies virales résulte vraisemblablement d'une réduction du nombre de molécules du CMH différentes disponibles pour l'espèce dans son ensemble et d'une limitation correspondante de la gamme des antigènes apprêtés avec lesquels ces molécules du CMH peuvent entrer en interaction. Ainsi, le taux élevé de polymorphisme observé dans diverses espèces pourrait apporter l'avantage d'une large gamme de molécules du CMH présentatrices de l'antigène. Bien que certains individus au sein d'une espèce ne seront probablement pas capables de développer une réponse immunitaire à un pathogène donné et, par conséquent, seront sensibles à l'infection par ce dernier, cet extrême polymorphisme assure qu'au moins certains membres de l'espèce seront capables de répondre et donc résistants. Ainsi, la diversité du CMH semble protéger une espèce contre une large gamme de maladies infectieuses.

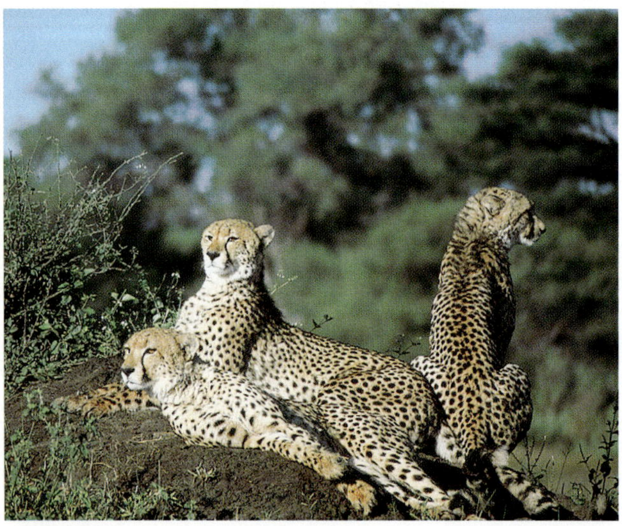

FIGURE 7.17 Guépard femelle avec deux petits presqu'adultes. Le polymorphisme des gènes du CMH du guépard est très limité, vraisemblablement en raison d'un goulot d'étranglement dans le croisement qui est apparu dans un passé pas très éloigné. On pense que tous les guépards vivants aujourd'hui sont des descendants d'un pool de croisement très limité. [Photographie prise dans le delta de l'Okavango, Botswana, par TJ Kindt.]

Résumé

1. Le complexe majeur d'histocompatibilité (CMH) est constitué par une suite de gènes étroitement liés qui codent des protéines associées à la reconnaissance intercellulaire et à la présentation des antigènes aux lymphocytes T. Le CMH, appelé complexe H-2 chez la souris et complexe HLA chez l'Homme, est organisé en trois régions, en fonction du type de molécule codée (voir la figure 7.1). Les molécules de classe I sont codées par les régions K et D chez la souris et les régions A, B et C chez l'Homme. Les molécules de classe II sont codées par les régions IA et IE chez la souris et les régions DP, DK et DR chez l'Homme. Les molécules de classe III chez l'Homme et chez la souris sont codées dans une région située entre la classe I et la classe II. Il existe de nombreux allèles pour chaque gène de classe I et de classe II du CMH ; l'ensemble complet des allèles du CMH sur un chromosome est son haplotype.
2. Les molécules de classe I du CMH sont constituées d'une grande chaîne α glycoprotéique codée par les gènes de classe I du CMH, et par une molécule beaucoup plus petite de β_2-microglobuline codée par un gène extérieur au CMH (voir la figure 7.2). La chaîne α contient trois domaines externes ($\alpha1$, $\alpha2$ et $\alpha3$), un segment transmembranaire hydrophobe et une queue cytoplasmique. Les deux derniers domaines ancrent la chaîne α à la membrane plasmique et les domaines $\alpha1$ et $\alpha2$ entrent en interaction pour former une cavité qui fixe les peptides antigéniques. Les molécules de classe II du CMH sont des hétérodimères composés de deux glycoprotéines associées de façon non covalente, la chaîne α et la chaîne β codées par des gènes séparés de la classe II (voir la figure 7.5). Chaque chaîne contient deux domaines externes, un segment transmembranaire et une queue cytoplasmique. Les gènes qui codent la chaîne α de classe I et les chaînes α et β de classe II sont organisés en une série d'exons et d'introns, où chaque exon code une région séparée de la chaîne polypeptidique (voir la figure 7.9).
3. Une analyse cristallographique par rayons X a été effectuée pour diverses molécules de classe I ou de classe II du CMH. Ces analyses ont révélé que la région de liaison au peptide des molécules de classe I ou de classe II est une profonde cavité avec huit brins β antiparallèles formant le fond et deux hélices α antiparallèles formant les côtés (voir la figure 7.6). Certaines molécules de classe II cristallisées se présentent comme des dimères de l'hétérodimère $\alpha\beta$, alors que d'autres ont été cristallisées sous la forme d'une unique paire $\alpha\beta$ (voir la figure 7.8).
4. Étant donné que certaines régions des molécules de classe I ou de classe II du CMH ont une structure où l'on retrouve le repliement immunoglobulinique, ces dernières sont considérées comme des membres de la

superfamille des immunoglobulines. Les molécules de classe I et de classe II du CMH présentent l'antigène aux cellules T. Les molécules de classe I, qui apparaissent à la surface de pratiquement toutes les cellules nucléées, présentent les antigènes endogènes apprêtés aux cellules T CD8⁺. Les molécules de classe II, qui sont exprimées sur un nombre limité de cellules présentatrices de l'antigène (macrophages, cellules dendritiques, cellules B), présentent les antigènes exogènes apprêtés aux cellules T CD4⁺.

5. Les interactions entre les molécules de classe I ou de classe II et les peptides ont été étudiées au moyen de diverses approches expérimentales. Des expériences d'élution et des expériences de liaison ont démontré que la longueur du peptide et la présence ou l'absence de certains motifs conservés dans les peptides influencent la capacité de ces derniers à entrer en interaction avec des molécules de classe I ou de classe II du CMH (voir le tableau 7.2). Des études effectuées sur des gènes hybrides ou mutés ont démontré que les deux domaines les plus éloignés de la membrane (distaux) des molécules de classe I ou de classe II du CMH sont nécessaires à la présentation de l'antigène. Une preuve directe de l'interaction entre un peptide et la cavité formée par les deux domaines distaux des molécules de classe I ou de classe II a été obtenue à partir d'analyses cristallographiques par rayons X de complexes peptide-molécule du CMH (voir la figure 7.10).
6. La région de classe III du CMH code des molécules qui incluent un groupe de diverses protéines non membranaires qui n'ont pas de rôle dans la présentation de l'antigène. Des perturbations dans l'expression de certaines molécules de classe III (par exemple, certains composants du complément, les facteurs de nécrose tumorale et les protéines du choc thermique) pourraient être associées à certaines maladies auto-immunes.
7. Des analyses du CMH par cartographie génomique ont remplacé les anciennes données obtenues par les analyses sérologiques (voir la figure 7.15). La carte génomique détaillée du CMH développée à ce jour inclut de nombreux gènes « non classiques » de classe I ou de classe II. Certains d'entre eux sont des pseudogènes, mais d'autres codent des protéines douées de fonctions hautement spécifiques. Les gènes non classiques de la région de classe II chez la souris et chez l'Homme codent les sous-unités des protéasomes et les sous-unités des transporteurs des peptides ; ces protéines interviennent dans la voie cytosolique d'apprêtement des protéines endogènes.
8. Des études effectuées avec des souches de souris congéniques ou des souches de souris congéniques recombinantes ont montré que l'haplotype du CMH influence la réponse immunitaire et sa capacité à présenter l'antigène. La variation des séquences des amino acides (c'est-à-dire le polymorphisme) qui donne naissance à différents haplotypes se produit essentiellement dans les domaines distaux des molécules de classe I ou de classe II du CMH (voir la figure 7.14). On a montré que les résidus polymorphiques des molécules de classe I du CMH sont localisés essentiellement dans la cavité de liaison au peptide.
9. Une sensibilité accrue à de nombreuses maladies, essentiellement mais pas exclusivement de nature auto-immune, a été liée à certains allèles du CMH (voir le tableau 7.4). Il y a une grande variété de risques portés par les allèles du CMH ; dans tous les cas, d'autres facteurs héréditaires ou environnementaux déterminent si un individu sera affecté. Dans certains cas, les gènes du CMH semblent agir de concert avec d'autres gènes, qui n'appartiennent pas au CMH, pour influer sur le risque de maladie, alors que certaines variations dans d'autres gènes du CMH ont été plus directement liées à la maladie.

Références

Bahram, S, et T Spies. 1996. The MIC gene family. *Res. Immunol.* **147**:328.

Bjorkman, PJ, et WP Burmeister. 1994. Structures of two classes of MHC molecules elucidated: crucial differences and similarities. *Curr. Opin. Struc. Biol.* **4**:852.

Bahram, S, et T Spies. 1996. The MIC gene family. *Res. Immunol.* 147:328.

Bjorkman, PJ, et WP Burmeister. 1994. Structures of two classes of MHC molecules elucidated: crucial differences and similarities. *Curr. Opin. Struc. Biol.* **4**:852.

Borot, N, *et al.* 1997. Mutations in the MHC class I-like candidate gene for hemochromatosis in French patients. *Immuno-genetics* **45**:320.

Brown, JH, *et al.* 1993. Three-dimensional structure of the human class II histocompatibility antigen HLA-DRI. *Nature* **364**:33,

Dessen, A, *et al.* 1997. X-ray crystal structure of HLA-DR4 (DRA*0101, DRB1*0401) complexed with a peptide from human collagen 11. *Immunity* **7**:473.

Engelhard, VH. 1994. Structure of peptides associated with MHC class I molecules. *Curr. Opin. Immunol.* **6**:13.

Gao, GF, *et al.* 1997. Crystal structure of the complex between human CD8 alpha alpha and HLA-A2. *Nature* **387**:630.

Garboczi, DN, *et al.* 1996. Structure of the complex between human T-cell receptor, viral pepticle and HLA-A2 . *Nature* **384**:134.

Ghosh, P, *et al.* 1995. The structure of an intermediate in class II MHC maturation: CLIP bound to HLA-DR3. *Nature* **378**:457.

Guo, FIC, *et al.* 1992. Different length pepticles bind to HLA-Aw68 similarly at their ends but bulge out in the middle. *Nature* **360**:364.

Gruen, JR, et SM Weissman. 1997. Evolving views of the Major Histo-compatibility Complex. *Blood* **90**:4252.

Hedrick, SM. 1992. Dawn of the hunt for nonclassical MHC function. *Cell* **70**:177.

Hughes, AL, M Yeager, et M Carrington. 1996. Pepticle binding function and the paradox of HLA disease associations. *Immunol. Cell Biol.* **74**:444.

Jardetzky, TS, *et al.* 1996. Crystallographic analysis of endogenous peptides associated with HLA-DRI suggests a common, polyproline II-like conformation for bound pepticles. *Proc. Natl. Acad. Sci. USA* **93**:734,

Jazwinska, EC, et LW Powell. 1997. Hemochromatosis and "HLA-H": definite! *Hepatology* **25**:495.

Jouanolle, AM, *et al.* 1997. A candidate gene for hemochromatosis: frequency of the C282Y and H63D mutations. *Hum. Genet.* **100**:544.

Kim, J, *et al.* 1994. Toxic shock syndrome toxin- I cornplexed with a class II MHC major histocompatibility molecule HLA-DR-1. *Science* **266**:1870.

Madden, DR. 1995. The three-dimensional structure of peptideMHC complexes. *Annu. Rev. Immunol.* **13**:587.

Madden, DR, *et al.* 1992. The three dimensional structure of HLA-B27 at 2.1 A resolution suggests a general mechanism for tight peptide binding to MHC. *Cell* **70**:1035.

Nepon, GT. 1995. Class II antigens and disease susceptibility. *Annu. Rev. Med.* **46**:17.

Parham, P. 1992. Deconstructing the MHC. *Nature* **360**:300.

Parham P. 1996. Presentation of HLA class I-derived peptides: potential involvement in allorecognition and HLA-B27-associated arthritis. *Immunol. Rev.* **154**:137.

Rothenberg, BE, et JR Voland. 1996. Beta 2 knockout mice develop parenchymal iron overload: A putative role for class I genes of the major histocompatibility complex in iron metabolism. *Proc. Nati. Acad. Sci. USA* **93**:1529.

Rotzschke, 0, et K Falk. 1994. Origin, structure and motifs of naturally processed MHC class II ligands. *Curr. Opin. Immunol.* **6**:45.

Rouas-Freiss, N, *et al.* 1997. Direct evidence to support the role of HLA-G in protecting the fetus from maternal uterine natural killer cytolysis. *Proc. Natl. Acad. Sci. USA* **94**:11520.

Silver, ML, *et al.* 1992. Atomic structure of a human MHC molecule presenting an influenza virus peptide. *Nature* 360:367.

Stroynowski, 1, et I Forman. 1995. Novel molecules related to MHC antigens. *Curr. Opin. Immunol.* **7**:97.

Vyse, TJ, et JA Todd. 1996. Genetic analysis of autoimmune disease. *Cell* **85**:3 11.

Sites Web utiles

http://www.bioscience.org/knockout/b2micrgl.htm pour les KO de la béta-2 microglobuline

http://www.bioscience.org/knockout/mhci.htm pour les KO de la classe I du CMH

http://www.bioscience.org/knockout/mhcii.htm pour les KO d'une chaîne de la classe II du CMH

http://www.bioscience.org/knockout/mhc2inva.htm pour les KO de la chaîne invariante

Cette série de destinations du site *Web Bioscience* apporte des informations mises à jour sur les études des conséquences de ruptures ciblées des molécules du CMH et d'autres molécules, y compris la β_2-microglobuline et la chaîne invariante de classe II.

QUESTIONS À L'USAGE DES ÉTUDIANTS

1. Indiquer si chacune des assertions suivantes est vraie ou fausse. Si vous pensez qu'une assertion est fausse, expliquer pourquoi.

a. Un anticorps monoclonal spécifique de la β_2-microglobuline peut être utilisé pour détecter les molécules K et D de classe I du CMH à la surface des cellules.

b. Les cellules présentatrices de l'antigène expriment les molécules de classe I et les molécules de classe II du CMH sur leur membrane.

c. Les gènes de classe III du CMH codent des protéines membranaires.

d. Dans des populations non consanguines, un individu est plus vraisemblablement histocompatible avec un de ses parents qu'avec ses collatéraux.

e. Les molécules de classe II du CMH fixent typiquement des peptides plus longs que ceux qui sont fixés par les molécules de classe I.

f. Toutes les cellules expriment les molécules de classe I du CMH.

g. La majorité des peptides exposés sur les cellules par les molécules de classe I et les molécules de classe II du CMH sont dérivés des protéines du Soi.

2. Vous souhaitez produire une souche de souris syngéniques et une souche de souris congéniques. Indiquer si chacune des caractéristiques suivantes s'applique à la production de souris syngéniques (S), congéniques (C) ou les deux (S et C).

a. Nécessite le plus grand nombre possible de générations

b. Nécessite des croisements en retour.

c. Donne des souris génétiquement identiques

d. Requiert une sélection d'homozygotie

e. Requiert le croisement entre frère et sœur

f. Peut être commencé avec des souris non consanguines

g. Donne une descendance qui est génétiquement identique aux parents, sauf pour une seule région génétique.

3. Vous avez créé une souche de souris congéniques A.B. qui a été sélectionnée pour le CMH. L'haplotype de la souche A était *a/a* et celui de la souche B *b/b*.

a. Quelle souche fournit le fond génétique de cette souris ?

b. Quelle souche fournit l'haplotype du CMH de cette souris ?

c. Pour produire cette souche congénique, à quelle souche les descendants F_1 sont-ils toujours croisés en retour ?

d. Pourquoi le croisement en retour à l'un des parents était-il effectué ?

e. Pourquoi un croisement des descendants F_1 et F_2 était-il effectué ?

f. Pourquoi une sélection était-elle nécessaire et quel type de sélection était effectué ?

4. Vous croisez une souris BALB/c (H-2^d) avec une souris CBA (H-2^k). Quelles molécules du CMH la descendance F_1 exprimera-t-elle sur (a) ses cellules hépatiques et (b) ses macrophages ?

5. Pour effectuer des études sur la structure et la fonction de la molécule K^b de classe I du CMH et de la molécule IA^b de classe II du CMH, vous décidez de transfecter les gènes codant ces protéines dans une lignée cellulaire de fibroblastes de souris (cellule L) dérivée de la souche C3H (H-2^k). Les cellules L ne se comportent pas normalement en cellules présentatrices de l'antigène. Dans le tableau ci-après, indiquer laquelle des molécules du CMH listées sera (+) ou ne sera pas (–) exprimée sur la membrane des cellules L transfectées.

	Molécules du CMH exprimées sur la membrane des cellules L transfectées					
Gène transfecté	D^k	D^b	K^k	K^b	IA^k	IA^b
Aucun						
K^b						
$IA\alpha^b$						
$IA\beta^b$						
$IA\alpha^b$ et $IA\beta^b$						

6. La souche de souris SJL, qui a l'haplotype H-2^k, a une délétion du locus *IE*α.

a. Donner la liste des molécules classiques du CMH exprimées sur la membrane des macrophages des souris SJL.

b. Lorsque les gènes de classe II *IE*α et *IE*β d'une souche H-2^s sont transfectés dans des macrophages de SJL, quelles sont les molécules additionnelles classiques du CMH exprimées sur les macrophages transfectés ?

7. Faire des schémas illustrant la structure générale et donnant les domaines des molécules de classe I du CMH, des molécules de classe II du CMH et de l'anticorps membranaire sur les cellules B. Marquer chaque chaîne et les domaines qu'elle contient, les régions de liaison à l'antigène et les régions qui ont la structure du repliement immunoglobulinique.

8. Une des caractéristiques du CMH est son grand nombre d'allèles différents au niveau de chaque locus.

a. Où la plupart des résidus amino acide polymorphiques sont-ils localisés dans les molécules du CMH ? Quelle est la signification de cette localisation ?

b. Comment pense-t-on qu'est créé le polymorphisme du CMH ?

9. En tant qu'étudiant dans un laboratoire d'immunologie, on vous a donné des cellules d'une souris immunisée avec le virus LCM. Vous déterminez l'activité fonctionnelle spécifique de l'antigène de ces cellules avec deux dosages différents. Dans le dosage 1, les cellules spléniques sont incubées avec des macrophages qui ont été brièvement exposés au virus LCM ; la production d'interleukine-2 (IL-2) est une réponse positive. Dans l'essai 2, les cellules spléniques sont incubées avec des cellules cible infectées par le LCM ; la lyse des cellules cible représente une réponse positive dans ce dosage. Les résultats des dosages utilisant les macrophages et les cellules cible de différents haplotypes sont présentés dans le tableau ci-dessous. Remarquer que l'expérience a été conçue de façon à exclure les réponses alloréactives.

a. Quelle est l'activité des populations cellulaires détectée dans chacun des deux dosages ?

b. Quelle est l'activité fonctionnelle des molécules du CMH détectée dans chacun des deux dosages ?

c. D'après les résultats de cette expérimentation, quelles molécules du CMH sont-elles nécessaires, en plus du virus LCM, pour une réactivité spécifique des cellules spléniques dans chacun des deux dosages ?

d. Quelles expériences supplémentaires pourriez-vous effectuer pour confirmer de façon indiscutable les molécules du CMH nécessaires à une réactivité spécifique de l'antigène des cellules spléniques ?

e. Laquelle des souches de souris listées dans le tableau ci-dessous pourrait avoir été la source des cellules spléniques immunisées testées dans les essais fonctionnels ? Donner vos raisons.

10. Un clone de cellules T_C reconnaît un peptide particulier du virus de la rougeole lorsqu'il est présenté par H-2D^b. Une autre molécule du CMH a une cavité de liaison au peptide identique à celle de H-2D^b, mais elle en diffère au niveau d'autres amino acides du domaine $\alpha 1\beta 1$. Prédire si la seconde molécule du CMH pourrait présenter ce peptide du virus de la rougeole au clone de cellules T_C . Expliquer brièvement votre réponse.

11. Comment pourriez-vous déterminer si deux souches différentes de souris consanguines ont leurs haplotypes du CMH identiques ?

12. Les cellules rouges du sang humaines ne sont pas nucléées et n'expriment aucune molécule du CMH. Pourquoi cette propriété est-elle favorable pour les transfusions sanguines.

13. La combinaison allélique hypothétique *HLA-A99* et *HLA-B276* comporte un risque relatif de 200 pour une maladie rare et encore innommée qui est fatale pour les enfants avant l'adolescence.

a. Tous les individus porteurs d'*A99/B276* contracteront-ils la maladie ?

b. Tous ceux qui sont atteints de la maladie ont-ils la combinaison *A99/B276* ?

c. Quelle sera la fréquence de la combinaison allélique *A99/B276* observée dans la population générale ? Pensez-vous que cette combinaison sera plus ou moins fréquente que celle prédite par la fréquence des deux allèles individuels ? Pourquoi ?

À utiliser avec la question 9 :

Souche de souris utilisée comme source de macrophages et de cellules cible	Haplotype du CMH des macrophages et des cellules souche infectées par le virus				Réponse des cellules spléniques	
	K	IA	IE	D	Production d'IL-2 en réponse aux macrophages activés par le LCM (essai 1)	Lyse des cellules infectées par le LCM (essai 2)
C3H	*k*	*k*	*k*	*k*	+	–
BALB/c	*d*	*d*	*d*	*d*	–	+
(BALB/c × B10.A)F_1	*d/k*	*d/k*	*d/k*	*d/d*	+	+
A.TL	*d*	*k*	*k*	*d*	+	+
B10.A (3R)	*b*	*b*	*b*	*d*	–	+
B10.A (4R)	*k*	*k*	–	*b*	+	–

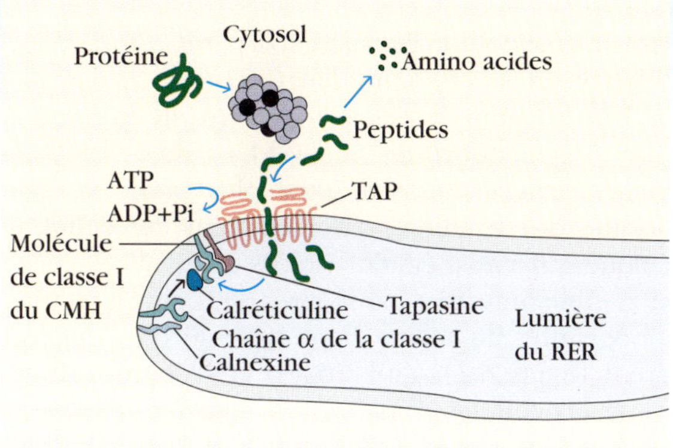

CHAPITRE 8

APPRÊTEMENT ET PRÉSENTATION DE L'ANTIGÈNE

La reconnaissance d'un antigène étranger par une cellule T nécessite que des peptides dérivés de l'antigène soient présentés au sein d'une cavité d'une molécule du CMH sur la membrane d'une cellule. La formation de ces complexes peptide-CMH nécessite qu'une protéine antigénique soit dégradée en peptides lors d'une séquence d'événements appelée **apprêtement de l'antigène**. Les peptides dégradés s'associent ensuite à des molécules du CMH au sein de la cellule et les complexes peptide-CMH sont transportés vers la membrane où ils sont présentés (**présentation de l'antigène**).

Comme il a été décrit brièvement dans le chapitre 1, les molécules de classe I et les molécules de classe II du CMH s'associent à des peptides qui ont été apprêtés dans divers compartiments intracellulaires. Les molécules de classe I du CMH fixent les peptides dérivés des **antigènes endogènes** qui ont été apprêtés au sein du cytoplasme de la cellule (par exemple, les protéines cellulaires normales, les protéines tumorales et les protéines virales ou bactériennes produites au sein des cellules infectées). Les molécules de classe II du CMH fixent des peptides dérivés des **antigènes exogènes** qui sont internalisés par phagocytose ou endocytose et apprêtés dans la voie endocytaire. Ce chapitre examine avec plus de détail le mécanisme de l'apprêtement des antigènes et les moyens par lesquels l'antigène apprêté et les molécules du CMH sont combinés au sein des divers compartiments intracellulaires en vue de leur présentation. De plus, le chapitre décrit les données récentes indiquant l'existence d'une troisième voie pour la présentation des antigènes non peptidiques dérivés des pathogènes bactériens.

Restriction des cellules T au CMH du Soi

Les cellules T $CD4^+$ et les cellules T $CD8^+$ ne peuvent reconnaître l'antigène que lorsqu'il est présenté par une molécule du CMH du Soi sur la membrane d'une autre cellule. Cette propriété, appelée *restriction au CMH du Soi*, distingue la reconnaissance de l'antigène par les cellules T de celle effectuée par les cellules B. La restriction au CMH du Soi a tout d'abord été découverte lors d'expérimentations dans lesquelles les cellules T d'une souche consanguine étaient mélangées à des macrophages, des cellules B ou des cellules infectées par des virus appartenant à une autre souche consanguine. Dans chaque expérimentation, les cellules T ne répondaient à l'antigène que lorsqu'elles possédaient les mêmes allèles du CMH que les autres cellules du mélange.

Commencées au milieu des années 1970, les expérimentations conduites par de nombreux chercheurs ont démontré la restriction au CMH du Soi dans la reconnaissance par les cellules T. A. Rosenthal et E. Shevach, par exemple, ont montré que la prolifération des cellules T_H spécifiques d'un antigène n'avait lieu qu'en réponse à un antigène présenté par des macrophages du même haplotype du CMH. Dans leur système expérimental, les macrophages de cobayes de souche 2 étaient tout d'abord incubés avec un antigène, ce qui permettait à ces derniers d'apprêter l'antigène puis de le présenter à leur surface. Ces macrophages « activés par un antigène » étaient ensuite mélangés à des cellules T de la même souche (souche 2), d'une souche différente (souche 13) ou d'animaux (2×13) F_1, puis l'importance de la prolifération des cellules T en réponse aux macrophages activés par l'antigène était mesurée.

Les résultats de ces expérimentations, représentés dans la figure 8.1, ont montré que les macrophages de souche 2, activés par l'antigène, activaient les cellules T des souches 2 ou F_1, mais pas celles de la souche 13. De même, les macrophages de la souche 13, activés par l'antigène, activaient les cellules des souches 13 ou F_1, mais pas celles de la souche 2. Par la suite, des souches congéniques ou congéniques recombinantes de souris, qui ne différaient l'une de l'autre que par des régions sélectionnées du complexe H-2, ont été utilisées comme source de macrophages et de celules T. Ces expérimentations ont confirmé que la cellule T_H $CD4^+$ n'est activée et ne prolifère qu'en présence de macrophages activés par l'antigène qui possèdent les mêmes allèles de la classe II du CMH. Ainsi, la reconnaissance de l'antigène par la cellule T_H $CD4^+$ est *restreinte à la classe II du CMH.*

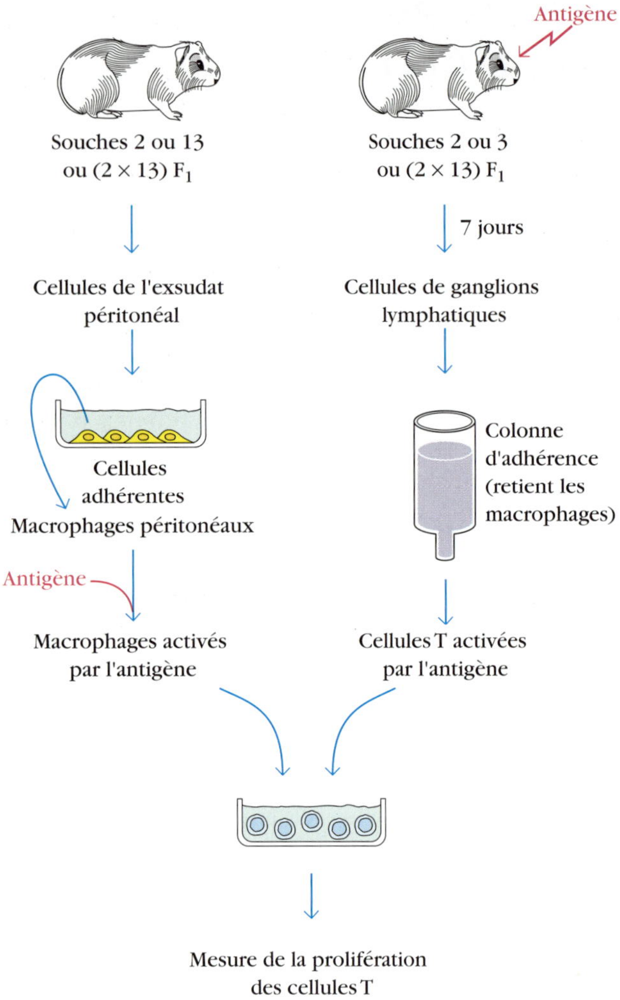

Cellule T activée par l'antigène	Macrophages activés par l'antigène		
	Souche 2	Souche 13	(2×13) F_1
Souche 2	+	–	+
Souche 13	–	+	+
(2×13) F_1	+	+	+

FIGURE 8.1 Démonstration expérimentale de la restriction au CMH du Soi des cellules T_H. Les cellules de l'exsudat péritonéal des cobayes de souche 2, de souche 13 ou (2×13) F_1 étaient incubées dans des boîtes de Petri en plastique, permettant l'enrichissement des macrophages qui sont des cellules adhérentes. Les macrophages péritonéaux étaient ensuite incubés avec l'antigène, créant ainsi des « macrophages activés par l'antigène ». Ces derniers étaient incubés avec des cellules T venant des cobayes de souche 2, de souche 13 ou (2×13) F_1, puis le degré de prolifération des cellules T était mesuré. Les résultats indiquaient que les cellules T_H ne pouvaient proliférer qu'en réponse à l'antigène présenté par les macrophages qui portent les mêmes allèles du CMH. [Adapté de A Rosenthal et E Shevach, 1974, *J. Exp. Med.* 138:1194.]

La restriction des cellules T $CD8^+$ au CMH du Soi a été démontrée pour la première fois par R. Zinkernagel et P. Doherty en 1974. Dans leurs expérimentations, des souris étaient immunisées avec le virus de la chorioméningite lymphocytaire (LCM, de *lymphocytic choriomeningitis*) ; plusieurs jours plus tard, les cellules spléniques des animaux, qui incluaient des cellules T_C spécifiques du virus, étaient isolées et incubées avec des cellules cible, infectées par le virus de la chorioméningite lymphocytaire, du même haplotype ou d'un haplotype différent (figure 8.2). Zinkernagel et Doherty ont constaté que les cellules T ne tuaient que les cellules cible syngéniques infectées par le virus. Des études ultérieures avec des souches congéniques ou des souches congéniques recombinantes ont montré que la cellule T_C et la cellule cible infectée par le virus devaient avoir les mêmes molécules de classe I codées par les régions K ou D du CMH. Ainsi, la reconnaissance de l'antigène par les cellules T_C $CD8^+$ est *restreinte à la classe I du CMH*. En 1996, Doherty et Zinkernagel ont reçu le Prix Nobel pour leur contribution majeure à la compréhension de l'immunité à médiation cellulaire.

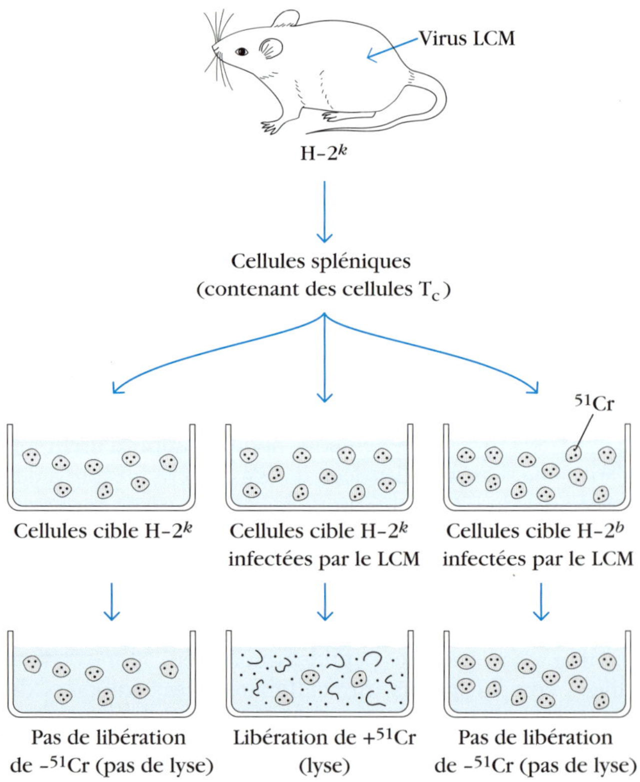

FIGURE 8.2 Expérimentation classique de Zinkernagel et Doherty démontrant que la reconnaissance de l'antigène par les cellules T_C présente une restriction au CMH. Des souris $H\text{-}2^k$ étaient activées par le virus de la chorioméningite lymphocytaire (LCM) afin d'induire des lymphocytes T cytotoxiques (CTL) spécifiques du virus. Des cellules spléniques de cette souris activées par le LCM étaient ensuite ajoutées à des cellules cible de différents haplotypes H-2 qui étaient marquées intracellulairement par le ^{51}Cr (points noirs) ou infectées ou pas par le virus LCM. La destruction des cellules cible, médiée par les CTL, mesurée par la libération de ^{51}Cr dans le surnageant de la culture, n'apparaissait que si les cellules étaient infectées par le LCM et avaient le même haplotype du CMH que les CTL. [Adapté de PC Doherty et RM Zinkernagel 1975, *J. Exp. Med.* **141**:502.]

Rôle des cellules présentatrices de l'antigène

Dès 1959, les immunologistes ont été confrontés à des données suggérant que les cellules T et les cellules B reconnaissent l'antigène par des mécanismes différents. Le dogme de l'époque, qui a persisté jusque dans les années 1980, voulait que les cellules du système immunitaire reconnaissent la protéine entière dans sa conformation native. Cependant, les expérimentations de P.G.H. Gell et B. Benacerraf, relatées dans le chapitre 3, démontraient que lorsqu'une réponse anticorps primaire ou une réponse à médiation cellulaire étaient induites par une protéine dans sa conformation native, une seconde réponse anticorps (médiée par les cellules B) ne pouvait être induite que par l'antigène natif, tandis qu'une seconde réponse à médiation cellulaire pouvait être induite soit par l'antigène natif, soit par l'antigène dénaturé (voir le tableau 3.4). Ces découvertes furent considérées comme une énigme intéressante, mais leurs conséquences ont été complètement ignorées jusqu'au début des années 1980.

Premières preuves de la nécessité de l'apprêtement de l'antigène

Les résultats obtenus par K. Ziegler et E.R. Unanuae figuraient parmi ceux qui contredisaient le dogme admis selon lequel la reconnaissance de l'antigène par les cellules T ou les cellules B impliquait essentiellement le même mécanisme. Ces chercheurs ont observé que l'activation des cellules T_H par les protéines bactériennes antigéniques était empêchée par le traitement des cellules présentatrices de l'antigène par le paraformaldéhyde avant l'exposition à l'antigène. Cependant, lorsqu'on permettait aux cellules présentatrices de l'antigène d'ingérer ce dernier avant de les fixer par le paraformaldéhyde, 1 à 3 heures plus tard, l'activation des cellules T_H se produisait encore (figure 8.3a,b). Dans l'intervalle de 1 à 3 heures, les cellules présentatrices de l'antigène avaient apprêté ce dernier et l'avaient présenté sur la membrane sous une forme capable d'activer les cellules T.

Des expérimentations ultérieures de R.P. Shimonkevitz ont montré que l'internalisation et l'apprêtement

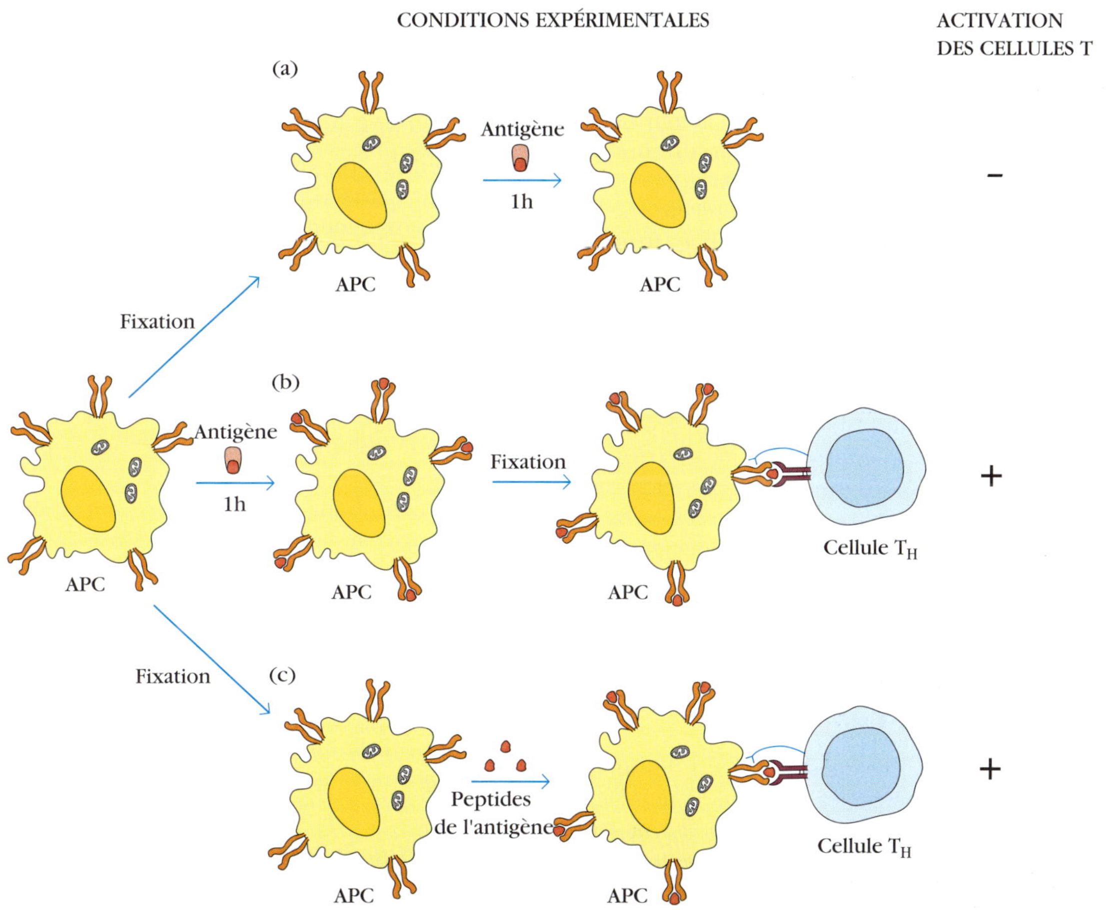

FIGURE 8.3 Démonstration expérimentale de la nécessité de l'apprêtement de l'antigène pour l'activation des cellules T_H. (a) Lorsque les cellules présentatrices de l'antigène (APC) sont fixées avant l'exposition à l'antigène, elles sont incapables d'activer les cellules T_H. (b) En revanche, les APC fixées au moins une heure après l'exposition à l'antigène peuvent activer les cellules T_H. Lorsque les APC sont fixées avant l'exposition à l'antigène, puis incubées avec des digestats peptidiques de l'antigène (de préférence à l'antigène natif), elles peuvent aussi activer les cellules T_H. L'activation des cellules T_H est déterminée par la mesure d'une réponse spécifique des cellules T_H (par exemple, la sécrétion de cytokines).

TABLEAU 8.1 Cellules présentatrices de l'antigène

Cellules présentatrices de l'antigène professionnelles	Cellules présentatrices de l'antigène non-professionnelles	
Cellules dendritiques (plusieurs types)	Fibroblastes (peau)	Cellules épithéliales du thymus
Macrophages	Cellules gliales (cerveau)	Cellules épithéliales de la thyroïde
Cellules B	Cellules bêta du pancréas	Cellules endothéliales des vaisseaux

pouvaient être contournés lorsque les cellules présentatrices de l'antigène étaient exposées à des peptides résultant de la digestion d'un antigène à la place de l'antigène natif (figure 8.3c). Dans ces expérimentations, les cellules présentatrices de l'antigène étaient traitées par le glutaraldéhyde, puis incubées avec de l'ovalbumine native ou de l'ovalbumine préalablement soumise à une digestion enzymatique partielle. L'ovalbumine digérée était capable d'entrer en interaction avec les cellules présentatrices de l'antigène fixées par le glutaraldéhyde, activant alors les cellules T_H spécifiques de l'albumine, tandis que l'albumine native ne pouvait pas le faire. Ces résultats suggèrent que l'apprêtement de l'antigène implique la digestion de la protéine en peptides qui sont alors reconnus par les cellules T_H spécifiques de l'ovalbumine.

À peu près à la même époque, A. Townsend et ses collaborateurs ont commencé à identifier les protéines du virus de la grippe reconnues par les cellules T_C. Contrairement à leurs attentes, ils ont constaté que les protéines internes du virus, telles que les protéines de la matrice et de la nucléocapside, étaient souvent mieux reconnues par les cellules T_C que les protéines de l'enveloppe plus exposées. De plus, le travail de Townsend a révélé que les cellules T_C reconnaissaient de courtes séquences peptidiques linéaires des protéines de la grippe. En fait, lorsque les cellules cible non infectées étaient incubées *in vitro* avec des peptides synthétiques correspondant aux séquences des protéines internes de la grippe, ces cellules pouvaient être reconnues par les cellules T_C, puis lysées tout aussi bien que les cellules cible qui avaient été infectées par le virus vivant de la grippe. Ces découvertes, de concert avec celles présentées dans la figure 8.3, suggèrent que l'apprêtement de l'antigène est un processus métabolique qui digère les protéines en peptides, qui peuvent ensuite être exposés sur la membrane cellulaire avec une molécule de classe I ou une molécule de classe II du CMH.

Cellules intervenant dans la présentation de l'antigène

Étant donné que toutes les cellules exprimant des molécules de classe I ou des molécules de classe II du CMH peuvent présenter des peptides aux cellules T, au sens strict du terme, elles peuvent être appelées cellules présentatrices de l'antigène. Cependant, par convention, les cellules qui présentent les peptides associés aux molécules de classe I du CMH aux cellules T_C $CD8^+$ sont appelées *cellules cible*, les cellules qui présentent les peptides associés aux molécules de classe II du CMH aux cellules T_C $CD4^+$ sont appelées **cellules présentatrices de l'antigène** (**APC**, de *antigen-presenting cells*). Cette convention sera adoptée tout au long de ce texte.

Toute une variété de cellules peuvent se comporter en cellules présentatrices de l'antigène. La caractéristique distinctive de ces cellules est leur capacité à exprimer des molécules de classe II du CMH et à délivrer un signal de costimulation. Trois types de cellules sont classés comme cellules présentatrices de l'antigène *professionnelles* : les cellules dendritiques, les macrophages et les lymphocytes B. Ces cellules diffèrent par leurs mécanismes de capture de l'antigène, par les molécules de classe II du CMH qu'elles expriment constitutivement et par leur activité de costimulation :

- Les cellules dendritiques sont les plus efficaces des cellules présentatrices de l'antigène. Étant donné que ces cellules expriment constitutivement un taux élevé de molécules de classe II du CMH et ont une forte activité de costimulation, elles peuvent activer les cellules T_H naïves.
- Les macrophages doivent être activés par phagocytose de micro-organismes avant d'exprimer des molécules de classe II du CMH ou la molécule membranaire B7 de costimulation.
- Les cellules B expriment constitutivement les molécules de classe II du CMH mais doivent être activées avant d'exprimer la molécule B7 de costimulation.

Divers autres types de cellules, classées comme des cellules présentatrices de l'antigène *non-professionnelles*, peuvent être conduits à exprimer des molécules de classe II du CMH ou un signal de costimulation (tableau 8.1). De nombreuses cellules de ce type ne participent à la présentation de l'antigène que pendant de courtes périodes de temps, lors d'une réponse inflammatoire soutenue.

Étant donné que presque toutes les cellules nucléées expriment des molécules de classe I du CMH, pratiquement toute cellule nucléée est capable de se comporter comme cellule cible présentant des antigènes endogènes aux cellules T_C. Le plus souvent, les cellules cible sont des cellules qui ont été infectées par un virus ou par quelqu'autre micro-organisme intracellulaire. Cependant, les cellules cible peuvent aussi être des cellules du Soi altérées, telles que les cellules cancéreuses, les cellules d'organismes âgés ou les cellules allogéniques d'un greffon.

Preuve de l'existence de deux voies d'apprêtement et de présentation

Les antigènes intracellulaires (endogènes) et les antigènes extracellulaires (exogènes) représentent des défis différents au système immunitaire. Les antigènes extracellulaires sont éliminés par les anticorps sécrétés, tandis que

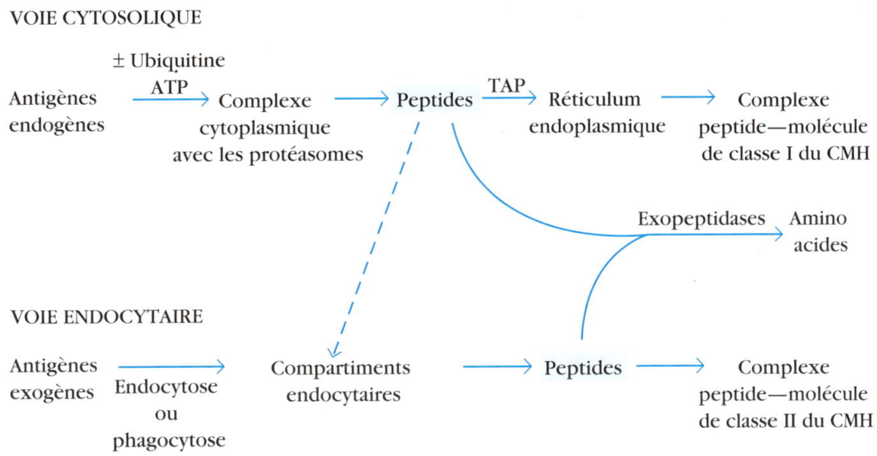

FIGURE 8.4 Vue d'ensemble des voies cytosoliques et endocytaires d'apprêtement de l'antigène. Le complexe protéasome contient des enzymes qui clivent les liaisons peptidiques, convertissant ainsi les protéines en peptides. Les peptides antigéniques résultant du clivage par les protéasomes, ainsi que ceux venant des compartiments endocytaires, s'associent aux molécules de classe I ou de classe II du CMH, et les complexes peptide–CMH sont ensuite transportés vers la membrane cellulaire. La protéine TAP (transporteur de peptides antigéniques) transporte les peptides vers le réticulum endoplasmique. Il convient de remarquer que la destinée ultime de la plupart des peptides de la cellule n'est ni l'une ni l'autre de ces voies, mais d'être dégradés complètement en amino acides.

les antigènes intracellulaires sont plus efficacement éliminés par les lymphocytes T cytotoxiques (CTL). Pour médier ces réponses, le système immunitaire utilise deux voies différentes de présentation de l'antigène : les antigènes endogènes sont apprêtés dans la *voie cytosolique*, puis présentés sur la membrane avec des molécules de classe I du CMH ; les antigènes exogènes sont apprêtés dans la *voie endocytaire*, puis présentés sur la membrane avec des molécules de classe II du CMH (figure 8.4).

La preuve la plus ancienne suggérant que les molécules de classe I et les molécules de classe II du CMH présentent les peptides antigéniques dérivés des différentes voies d'apprêtement a été apportée par des expérimentations effectuées par L.A. Morrison et T.J. Braciale avec deux clones de cellules T_C spécifiques du virus de la grippe. Un clone était une lignée T_C typique qui reconnaissait l'hémagglutinine de la grippe (HA) associée à une molécule de classe I du CMH et l'autre clone était une lignée T_C atypique qui reconnaissait l'HA de la grippe associée à une molécule de classe II du CMH. L'existence de ces clones, ainsi que celle d'autres clones décrits par d'autres chercheurs, apporte la preuve que l'association entre la fonction des cellules T et la restriction au CMH n'est pas absolue. De plus en plus de publications décrivent des lignées de cellules T avec des fonctions croisées, c'est-à-dire des clones T_C $CD4^+$, restreints à la classe II, et des clones T_H $CD8^+$, restreints à la classe I.

Morrison et Braciale ont utilisé des cellules T cytotoxiques reconnaissant le même antigène de la grippe pour déterminer si l'antigène est apprêté selon des voies différentes en vue de son association avec des molécules de classe I ou des molécules de classe II du CMH. Dans un groupe d'expérimentations, des cellules cible qui exprimaient à la fois des molécules de classe I et de classe II du CMH, étaient incubées avec du virus de la grippe infectieux ou avec du virus de la grippe inactivé par les UV. (Le virus inactivé conservait ses propriétés antigéniques, mais n'était plus capable de se répliquer au sein des cellules cible.) Les cellules cible étaient ensuite incubées avec des cellules T_C restreintes à la classe I ou à la classe II et la lyse

TABLEAU 8.2 Effet de la présentation de l'antigène sur l'activation des cellules T_C restreintes à la classe I ou à la classe II du CMH

	Activité des CTL†	
Traitement des cellules cible*	Restreinte à la classe I	Restreinte à la classe II
Virus infectieux	+	+
Virus inactivé par les UV (non infectieux)	–	+
Virus infectieux + émétine	–	+
Virus infectieux + chloroquine	+	–

* Les cellules cible, qui expriment les molécules de classe I et de classe II du CMH, étaient traitées par les préparations indiquées du virus de la grippe et d'autres agents. L'émétine inhibe la synthèse des protéines virales et la chloroquine inhibe la voie d'apprêtement endocytaire.
† Déterminée par la lyse (+), ou l'absence de lyse (–), des cellules cible.
Source : Adapté de TJ Braciale *et al.*, 1987, *Immunol. Rev.* **98**:95.

subséquente des cellules cible était appréciée. Les résultats de ces expérimentations, présentés dans le tableau 8.2, montrent que les cellules T_C restreintes à la classe II répondaient aux cellules cible traitées par des virions de la grippe infectieux ou non infectieux. Les cellules T_C restreintes à la classe I répondaient aussi aux cellules cible traitées par des virions infectieux, mais pas aux cellules cible traitées par des virions non infectieux. De même, les cellules qui avaient été traitées par des virions de la grippe infectieux en présence d'émétine, qui inhibe la synthèse des protéines virales, stimulaient les cellules T_C restreintes à la classe II, mais pas les cellules T_C restreintes à la classe I. Inversement, les cellules cible qui avaient été traitées par des virions infectieux en présence de chloroquine, médicament qui bloque la voie d'apprêtement endocytaire, stimulaient les cellules T_C restreintes à la classe I, mais pas les cellules T_C restreintes à la classe II.

Ces résultats viennent à l'appui de la distinction entre antigènes exogènes et antigènes endogènes et de l'association préférentielle des antigènes exogènes aux molécules de classe II du CMH et des antigènes endogènes aux molécules de classe I du CMH. En d'autres termes, le mode d'entrée de l'antigène dans les cellules et son apprêtement ultérieur dans la voie endocytaire (antigènes exogènes) ou dans la voie cytosolique (antigènes endogènes) déterminent si les peptides antigéniques résultants seront associés à des molécules de classe I ou de classe II. Dans les expérimentations de Morrison et Braciale, l'association de l'antigène viral à des molécules de classe II du CMH ne nécessitait pas une réplication virale ou une synthèse de protéines. Par ailleurs, l'association de l'antigène viral aux molécules de classe I nécessitait la réplication du virus de la grippe et la synthèse de protéines virales au sein des cellules cible. Ces découvertes apportaient une première preuve permettant de suggérer les routages séparés des molécules de classe I et des molécules de classe II du CMH vers des compartiments intracellulaires distincts. Ce routage séparé impose que les molécules de classe I ou de classe II du CMH entrent en interaction avec des peptides dérivés de la dégradation cytosolique des protéines synthétisées par voie endogène ou avec des peptides dérivés de la dégradation endocytaire des antigènes exogènes. Dans les deux prochaines sections, nous examinerons chacune de ces voies en détail.

Antigènes endogènes : la voie cytosolique

Les antigènes endogènes, tels que ceux produits par un virus qui se réplique au sein d'une cellule, sont dégradés dans le cytoplasme en peptides qui peuvent s'associer à des molécules de classe I du CMH. On a montré aussi que des protéines antigéniques solubles introduites expérimentalement dans le cytoplasme d'une cellule, sont dégradées en peptides qui peuvent être présentés aux cellules T_C par des molécules de classe I du CMH. (Une façon d'introduire des protéines antigéniques solubles dans le cytoplasme est de les mettre dans des liposomes ; lorsque ceux-ci fusionnent avec la membrane plasmique, l'antigène est libéré dans le cytoplasme.) La voie par laquelle les antigènes endogènes sont dégradés en vue de leur présentation par des molécules de classe I du CMH utilise les voies impliquées dans le turnover normal des protéines intracellulaires.

Création de peptides par les protéasomes

Dans les cellules eucaryotes, les taux des protéines sont soigneusement régulés. Chaque protéine est soumise à un turnover continuel et elle est dégradée à une vitesse généralement exprimée en terme de demi-vie. Certaines protéines (par exemple, les facteurs de transcription, les cyclines et les enzymes clé du métabolisme) ont des demi-vies très courtes ; des protéines dénaturées, incorrectement repliées, ainsi que d'autres protéines anormales, sont elles aussi dégradées rapidement. Les protéines intracellulaires sont dégradées en petits peptides par un système protéolytique cytosolique présent dans toutes les cellules. Les protéines, marquées pour la protéolyse, sont souvent attachées à une petite protéine, appelée *ubiquitine* (figure 8.5a). Les conjugués ubiquitine-protéine peuvent être dégradés par un complexe de protéases multifonctionnel appelé **protéasome**. Chaque protéasome est une grosse particule cylindrique (26S), constituée de quatre anneaux de sous-unités protéiques avec un canal central de 10-50 Å. Un protéasome peut cliver les liaisons peptidiques selon deux ou trois combinaisons différentes d'amino acides au cours d'un processus ATP-dépendant (figure 8.5). On pense que la dégradation des complexes ubiquitine-protéine s'effectue dans la cavité centrale du protéasome, prévenant ainsi la lyse des autres protéines du cytoplasme.

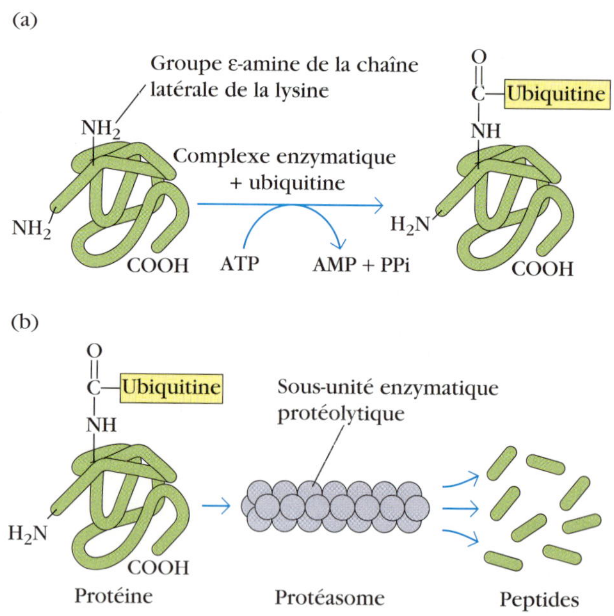

FIGURE 8.5 Système protéolytique cytosolique de la dégradation des protéines intracellulaires. (a) Les protéines à dégrader sont souvent liées par covalence à une petite protéine appelée ubiquitine. Dans cette réaction, qui nécessite de l'ATP, un complexe enzymatique d'ubiquitinylation lie plusieurs molécules d'ubiquitine à la fonction amine d'une lysine près de l'extrémité amino-terminale de la protéine. (b) La dégradation des complexes ubiquitine—protéine s'effectue dans le canal central des protéasomes, créant toute une variété de peptides. Les protéasomes sont de grosses particules cylindriques dont les sous-unités catalysent le clivage des liaisons peptidiques.

Une donnée expérimentale indique que le système immunitaire utilise cette voie générale de dégradation des protéines pour produire des petits peptides en vue de leur présentation par des molécules de classe I du CMH. Le système immunitaire semble modifier le protéasome par addition de deux sous-unités à ce dernier : LMP2 et LMP7. Ces sous-unités sont codées dans le groupe de gènes du CMH et sont induites par l'augmentation des taux d'IFN-γ. Un effecteur additionnel, qui est ajouté au protéasome, est lui aussi induit par l'IFN-γ, mais il n'est pas codé par le CMH. Cet effecteur a été appelé à l'origine MECL-1, mais il a aussi été dénommé LMP10. Les activités peptidasiques des protéasomes contenant le LMP2, le LMP7 et le LMP10 génèrent préférentiellement des peptides qui se lient aux molécules de classe I du CMH. De tels protéasomes, par exemple, montrent une hydrolyse accrue des liaisons peptidiques qui suivent les résidus basiques et/ou hydrophobes. Comme il a été décrit dans le chapitre 7, les peptides qui se lient aux molécules de classe I du CMH se terminent presqu'exclusivement par des résidus hydrophobes ou basiques.

Transport des peptides du cytosol vers le réticulum endoplasmique rugueux (RER)

Des informations concernant le rôle que le transport des peptides, c'est-à-dire la délivrance des peptides à la molécule du CMH, joue dans la voie d'apprêtement cytosolique, sont venues d'études de lignées cellulaires présentant un déficit de présentation des peptides par des molécules de classe I du CMH. Une lignée cellulaire mutante de ce type, appelée RMA-S, n'exprime que 5 % environ des taux normaux des molécules de classe I sur sa membrane. Bien que les cellules RMA-S synthétisent des taux normaux de chaînes α de classe I et de β_2-microglobuline, ces deux molécules demeurent intracellulaires au lieu d'apparaître sur la membrane. Une indication sur la mutation de la lignée cellulaire RMA-S a été la découverte par A. Townsend et ses collaborateurs selon laquelle l'apport (*feeding*) de peptides à ces cellules ramenait à la normale leur taux de molécules de classe I du CMH membranaires. Ces chercheurs ont suggéré que des peptides pouvaient être nécessaires à la stabilisation de l'interaction entre la chaîne α de classe I et la β_2-microglobuline. Ceci les a conduit à émettre l'hypothèse que la lignée cellulaire RMA-S pouvait avoir un défaut au niveau du transport des peptides. La possibilité de restaurer l'expression des molécules de classe I du CMH sur la membrane en apportant aux cellules des peptides prédigérés semble compatible avec ce type de défaut.

Des expérimentations ultérieures avec la lignée cellulaire RMA-S ont montré que le défaut de ces cellules se situe au niveau de la protéine qui transporte les peptides du cytoplasme vers le RER, où les molécules de classe I sont synthétisées. Lorsque des cellules RMA-S étaient transfectées par un gène fonctionnel codant la protéine assumant le transport, les cellules commençaient à exprimer des molécules de classe I sur leur membrane. La protéine de transport, appelée **TAP** (de *transporters associated with antigen processing*) est un hétérodimère transmembranaire constitué de deux protéines : TAP1 et TAP2 (figure 8.6a). En plus de leurs segments transmembranaires multiples, les protéines TAP1 et TAP2 ont chacune un domaine hydrophobe dont on pense qu'il se projette à travers la membrane dans la lumière du RER et un domaine de fixation de l'ATP qui se projette dans le cytosol. TAP1 et TAP2 appartiennent à la famille des protéines ABC (de *ATP-binding cassette*) trouvées dans les

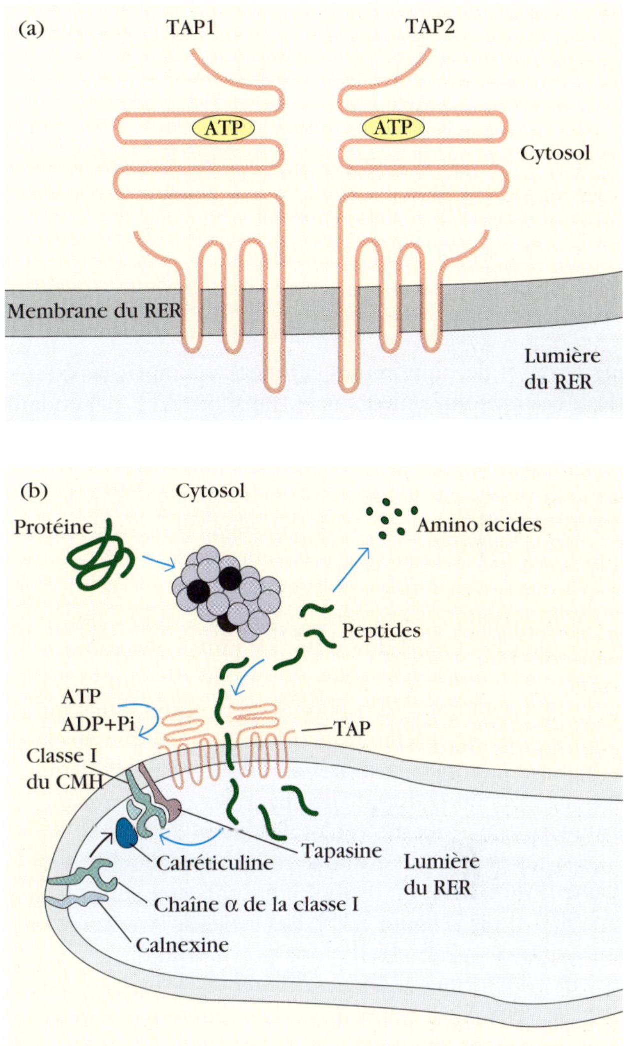

FIGURE 8.6 Création de complexes peptide antigénique–molécule de classe I du CMH dans la voie cytosolique. (a) Représentation schématique de la protéine TAP (de *transporters associated with antigen processing*, transporteurs associés à l'apprêtement de l'antigène), qui est un hétérodimère ancré dans la membrane du réticulum endoplasmique rugueux (RER). Les deux chaînes sont codées par *TAP1* et *TAP2*. Le domaine cytosolique de chaque sous-unité TAP contient un site de liaison à l'ATP, et le transport des peptides dépend de l'hydrolyse de l'ATP. (b) Dans le cytosol, l'association de LMP2, de LMP7 et de LMP10 (sphères noires) à un protéasome change son activité catalytique pour favoriser la production de peptides qui se lient aux molécules de classe I du CMH. Au sein de la membrane du RER, la chaîne α de classe I nouvellement synthétisée s'associe à la calnexine jusqu'à ce que la β_2-microglobuline se lie avec la chaîne α. L'hétérodimère chaîne α de classe I–β_2-microglobuline se lie ensuite à la calréticuline et à la tapasine associée à la protéine TAP. Lorsqu'un peptide apporté par la protéine TAP est lié à la molécule de classe I, le repliement de la molécule de classe I du CMH se termine et cette dernière est libérée du RER, puis transportée à la surface de la cellule en passant par le Golgi.

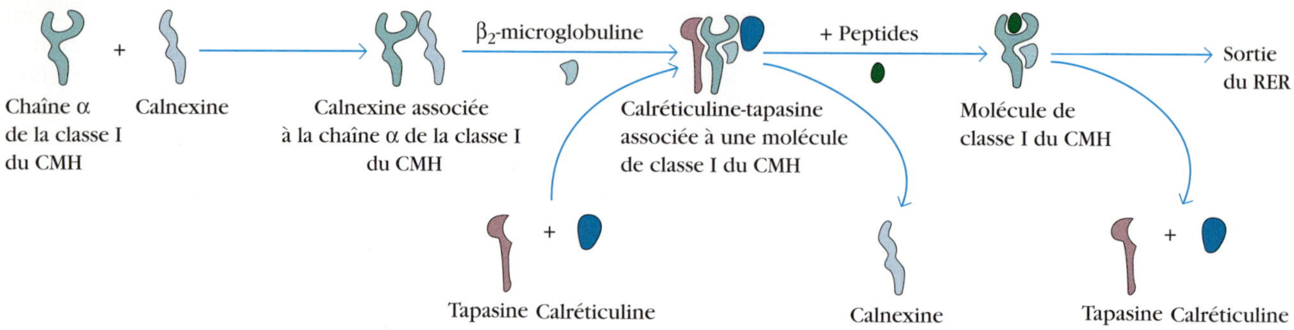

FIGURE 8.7 Assemblage et stabilisation des molécules de classe I du CMH. Les chaînes α de la classe I nouvellement formées s'associent à la calnexine, qui est un chaperon moléculaire, dans la membrane du RER. La liaison ultérieure de la β_2-microglobuline libère la calnexine et permet la liaison à la calréticuline, qui est un chaperon, et à la tapasine, qui est associée au transporteur de peptides TAP. Cette association favorise la liaison d'un peptide antigénique qui stabilise le complexe molécule de classe I–peptide, permettant ainsi sa libération du RER.

membranes de nombreuses cellules, y compris les bactéries ; ces protéines médient le transport ATP-dépendant des amino acides, des oses, des ions et des peptides.

Les peptides créés dans le cytosol par le protéasome sont transloqués par la protéine TAP dans le RER selon un processus qui nécessite l'hydrolyse de l'ATP (figure 8.6d). La protéine TAP a sa plus forte affinité pour les peptides qui contiennent 8 à 13 amino acides, ce qui est précisément la longueur optimale des peptides qui se lient aux molécules de classe I du CMH. De plus, la protéine TAP semble favoriser les peptides présentant des amino acides carboxy-terminaux hydrophobes ou basiques, qui sont les résidus d'ancrage préférentiels pour les molécules de classe I du CMH. Ainsi, la protéine TAP est spécifiquement conçue pour le transport des peptides qui entreront en interaction avec les molécules de classe I du CMH.

Les gènes *TAP1* et *TAP2* se situent dans la région de la classe II du CMH, où ils sont adjacents aux gènes *LMP2* et *LMP7* (voir la figure 7.15). Les gènes des transporteurs, ainsi que ces gènes *LMP*, sont polymorphiques, c'est-à-dire que des formes alléliques différentes de ces gènes existent au sein de la population. Les différences alléliques dans le clivage protéolytique des protéines antigéniques médié par les LMP ou dans le transport des différents peptides du cytosol vers le RER pourraient contribuer aux variations observées entre les individus dans leur réponse à différents antigènes endogènes.

Assemblage des peptides et des molécules de classe I du CMH

Comme les autres protéines, la chaîne α et la β_2-microglobuline, qui composent une molécule de classe I du CMH, sont synthétisées sur les polysomes le long du réticulum endoplasmique rugueux (RER). L'assemblage de ces composants en complexe moléculaire stable de classe I du CMH pouvant quitter le RER nécessite la présence d'un peptide dans la cavité de liaison de la molécule de classe I. Le processus d'assemblage conduisant à une molécule stable de classe I du CMH évolue en plusieurs étapes et implique la participation de *chaperons moléculaires* qui facilitent le repliement des polypeptides. Le premier chaperon moléculaire impliqué dans l'assemblage des molécules de classe I du CMH est la *calnexine*, protéine membranaire permanente du réticulum endoplasmique. La calnexine s'associe à la chaîne α de la classe I libre et provoque son repliement. Lorsque la β_2-microglobuline se lie à la chaîne α, la calnexine est libérée et la molécule de classe I s'associe aux chaperons *calréticuline* et *tapasine*. La tapasine (de *TAP-associated protein*) amène le transporteur TAP à proximité de la molécule de classe I et permet à cette dernière d'acquérir un peptide antigénique (figure 8.7). L'association physique de l'hétérodimère chaîne α–β_2-microglobuline et de la protéine TAP (voir la figure 8.6b) provoque la capture du peptide par la molécule de classe I avant que les peptides ne soient exposés à l'environnement luminal du RER. Les peptides non liés aux molécules de classe I sont rapidement dégradés. À la suite de la liaison du peptide, la molécule de classe I présente une stabilité accrue et peut se dissocier de la calréticuline et de la tapasine, quitter le RER et aller vers la surface de la cellule en passant par le Golgi. Récemment, on a observé une protéine supplémentaire, l'ERp57, qui s'associe aux complexes classe I–tapasine–calréticuline. Étant donné que le rôle de cette protéine permanente du réticulum endoplasmique dans le processus d'assemblage et de chargement des peptides par les molécules de classe I n'a pas encore été défini, l'ERp57 n'est pas représenté dans les figures 8.6 et 8.7.

Vue d'ensemble de la voie endogène de la classe I

Le modèle actuel de la voie par laquelle les antigènes endogènes sont apprêtés et présentés est représenté sur le côté gauche de la figure 8.8. Comme il en a été fait mention précédemment, on pense que les antigènes endogènes sont dégradés dans le cytoplasme par le complexe protéasome. Les peptides sont ensuite transportés à travers la membrane du RER par un transporteur ATP-dépendant appelé TAP. La chaîne α de la classe I du CMH associée à la calnexine se fixe à la β_2-microglobuline, se dissocie de la calnexine, puis se lie à la calréticuline et à la tapasine associée à la protéine transmembranaire TAP (l'ERp57 pourrait être aussi impliqué dans cette étape). Ce complexe de classe I du CMH capture ensuite

Visualisation des concepts

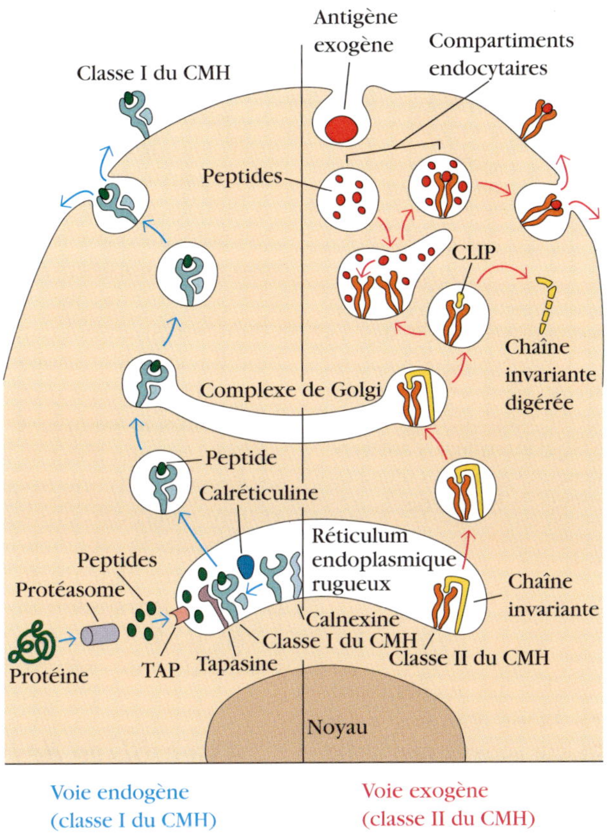

FIGURE 8.8 Modèle des voies séparées de présentation de l'antigène pour des antigènes endogènes (vert) ou exogènes (rouge). Le mode d'entrée de l'antigène dans les cellules et le site d'apprêtement de l'antigène semblent déterminer l'association des peptides antigéniques et des molécules de classe I du CMH dans le réticulum endoplasmique rugueux, ou des molécules de classe II dans les compartiments endocytaires.

un peptide antigénique, ce qui permet la dissociation du complexe CMH-peptide des chaperons. Finalement, l'ensemble molécule de classe I du CMH–peptide est transporté du RER, à travers le complexe de Golgi, vers la membrane plasmique.

Antigènes exogènes : la voie endocytaire

Les cellules présentatrices de l'antigène peuvent internaliser l'antigène par phagocytose, par endocytose ou par ces deux processus. Les macrophages internalisent l'antigène par les deux processus, tandis que la plupart des autres APC ne sont pas phagocytaires, ou ne le sont que peu, et par conséquent internalisent l'antigène exogène uniquement par endocytose (soit par endocytose médiée par un récepteur, soit par pinocytose). Les cellules B, par exemple, internalisent l'antigène très efficacement par endocytose médiée par un récepteur en utilisant un anticorps membranaire spécifique de l'antigène comme récepteur.

Création de peptides dans des vésicules endocytaires

Une fois internalisé, l'antigène est dégradé en peptides au sein des compartiments de la voie d'apprêtement endocytaire. Comme l'a démontré l'expérimentation représentée dans la figure 8.3, l'antigène internalisé met 1 à 3 heures pour traverser la voie endocytaire et apparaître à la surface de la cellule sous la forme de complexes peptide–molécule de classe II du CMH. La voie endocytaire semble impliquer trois compartiments de plus en plus acides : les endosomes précoces (pH 6,0-6,5), les endosomes tardifs, ou endolysosomes (pH 5,0-6,0) et les lysosomes (pH 4,5-5,0). L'antigène internalisé passe des endosomes précoces aux endosomes tardifs et, finalement aux lysosomes, rencontrant des enzymes hydrolytiques et un pH de plus en plus bas dans chaque compartiment (figure 8.9). Les lysosomes, par exemple, contiennent une collection unique de plus de 40 hydrolases acides, incluant des protéases, des nucléases, des glycosidases, des lipases, des phospholipases et des phosphatases. Au sein des compartiments de la voie endocytaire, l'antigène est dégradé en

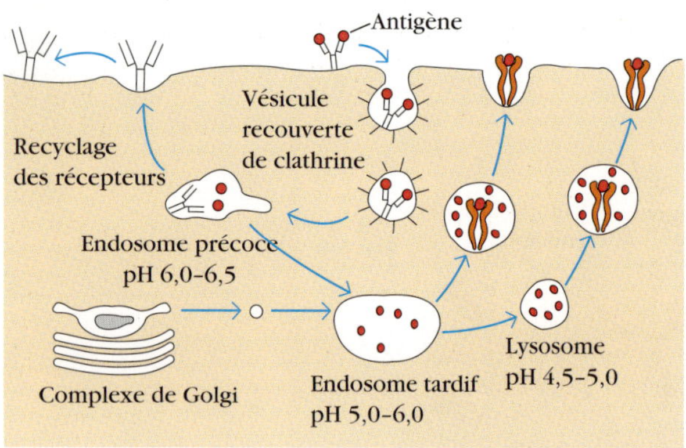

FIGURE 8.9 Création de peptides antigéniques dans la voie d'apprêtement endocytaire. L'antigène exogène internalisé va vers divers compartiments acides où il est dégradé en peptides qui finalement s'associent à des molécules de classe II du CMH transportées dans des vésicules venant du complexe de Golgi. La cellule représentée ici est une cellule B qui internalise l'antigène par endocytose médiée par un récepteur où l'anticorps membranaire se comporte en récepteur spécifique de l'antigène.

oligopeptides d'environ 13-18 résidus qui se lient aux molécules de classe II du CMH. Étant donné que les enzymes hydrolytiques présentent leur activité maximale en milieu acide (à bas pH), l'apprêtement de l'antigène peut être inhibé par des agents chimiques qui augmentent le pH des compartiments (par exemple, la chloroquine), ainsi que par des inhibiteurs des protéases (par exemple, la leupeptine).

Le mécanisme par lequel l'antigène internalisé se déplace d'un compartiment endocytaire au suivant n'a pas été définitivement démontré. Certains ont suggéré que les endosomes précoces se déplacent de la périphérie vers l'intérieur pour y devenir des endosomes tardifs et finalement des lysosomes. D'autres ont suggéré que de petites vésicules de transport portent les antigènes d'un compartiment au suivant d'une façon semblable à la voie par laquelle les petites vésicules de transport apportent les protéines d'un compartiment du complexe de Golgi au suivant. Finalement, les compartiments endocytaires, ou des parties de ces derniers, retournent vers la périphérie cellulaire, où ils fusionnent avec la membrane plasmique. De cette façon, les récepteurs de surface peuvent être recyclés.

Transport des molécules de classe II du CMH vers les vésicules endocytaires

Étant donné que les cellules présentatrices de l'antigène expriment des molécules de classe I et des molécules de classe II du CMH, certains mécanismes doivent exister pour empêcher les molécules de classe II et les molécules de classe I du CMH de se lier au même groupe de peptides antigéniques. Lorsqu'une molécule de classe II du CMH est synthétisée au sein du RER, elle s'associe à une autre protéine, appelée **chaîne invariante (Ii)**. Trois paires de chaînes $\alpha\beta$ de la classe II s'associent à un trimère préassemblé de chaînes invariantes. Cette protéine trimérique entre en interaction avec la cavité de liaison au peptide de la molécule de classe II, empêchant tous les peptides dérivés des protéines endogènes de se lier à la cavité tant que la molécule de classe II est dans le RER (voir la partie droite de la figure 8.8). En plus de son rôle dans la prévention de la liaison des peptides aux molécules de classe II du CMH, la chaîne invariante semble être aussi impliquée dans le repliement des chaînes α et β de la classe II, dans leur sortie du RER et dans l'acheminement ultérieur des molécules de classe II vers la voie d'apprêtement endocytaire à partir du réseau du trans-Golgi.

Le rôle de la chaîne invariante dans l'acheminement des molécules de classe II a été démontré dans des expériences de transfection avec des cellules qui n'ont pas les gènes codant les molécules de classe II du CMH et la chaîne invariante. Le marquage par immunofluorescence de telles cellules transfectées uniquement par les gènes de classe II du CMH a révélé des molécules de classe II localisées dans le complexe de Golgi. Cependant, dans les cellules transfectées par les gènes de classe II du CMH et le gène de la chaîne invariante, les molécules de classe II étaient localisées dans les structures vésiculaires cytoplasmiques de la voie endocytaire. La chaîne invariante contient des signaux de tri dans sa queue cytoplasmique qui dirige le transport du complexe avec les molécules de classe II du CMH du réseau du trans-Golgi vers les compartiments endocytaires.

Assemblage des peptides et des molécules de classe II du CMH

Des expérimentations récentes indiquent que la plupart des complexes molécule de classe II du CMH–chaîne invariante sont transportés du RER, où ils sont formés, à travers le complexe du Golgi et le réseau du trans-Golgi, vers les endosomes précoces. Là, dans la voie endocytaire, ces complexes passent des endosomes précoces aux endosomes tardifs, et finalement aux lysosomes. Étant donné que l'activité protéolytique augmente dans chaque compartiment successif, la chaîne invariante est graduellement dégradée. Cependant, un court fragment de la chaîne invariante, appelé *CLIP* (de *class II–associated invariant chain peptide*), reste lié à la molécule de classe II après que la chaîne invariante ait été clivée au sein du compartiment endosomal. Le CLIP occupe physiquement la cavité de liaison au peptide de la molécule de classe II du CMH, empêchant vraisemblablement toute liaison prématurée du peptide antigénique (voir la figure 8.8).

Une molécule de classe II du CMH non-classique, appelée *HLA-DM*, joue un rôle dans l'élimination du CLIP et dans le chargement ultérieur des molécules de classe II par des peptides antigéniques. L'HLA-DM est nécessaire pour catalyser l'échange du CLIP et des peptides antigéniques (figure 8.10a). La réaction entre l'HLA-DM et le complexe classe II–CLIP, qui facilite l'échange du CLIP et d'un autre peptide, est inhibée en présence de l'HLA-DO, qui se lie à l'HLA-DM et bloque la réaction d'échange.

Les gènes de la classe II du CMH qui codent l'HLA-DM ont été identifiés chez la souris et chez le lapin, ce qui indique que l'HLA-DM est largement conservé dans les espèces de mammifères. Tout comme les autres molécules de classe II du CMH, l'HLA-DM est un hétérodimère de

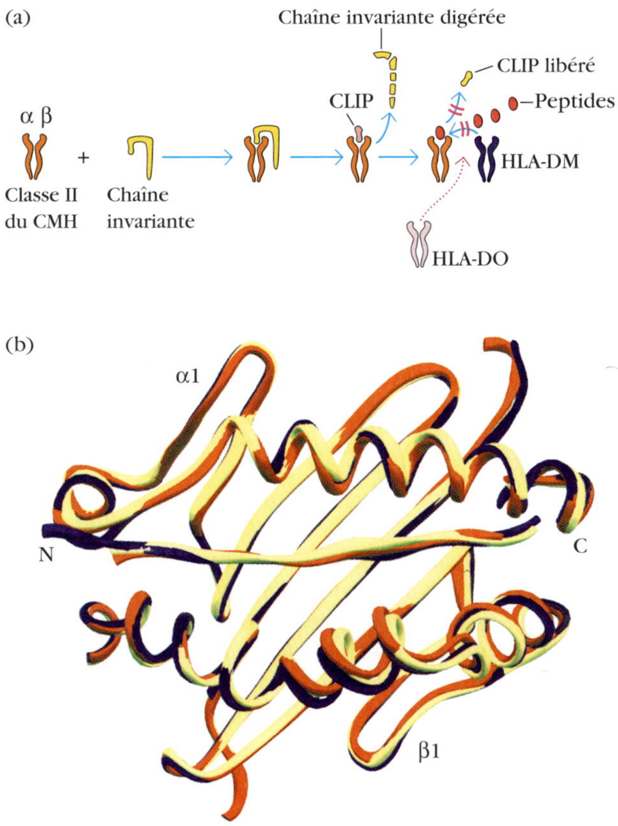

FIGURE 8.10 (a) Assemblage des molécules de classe II du CMH. Au sein du réticulum endoplasmique rugueux, une molécule de classe II du CMH nouvellement synthétisée se lie à une chaîne invariante. La chaîne invariante liée prévient la fixation prématurée de peptides sur la molécule de classe II et aide à diriger le complexe vers les compartiments endocytaires contenant des peptides dérivés d'antigènes exogènes. La digestion de la chaîne invariante laisse le CLIP, petit fragment qui demeure dans la cavité de liaison de la molécule de classe II du CMH. L'HLA-DM, molécule de classe II non classique, exprimée dans les compartiments des endosomes, médie l'échange des peptides antigéniques et du CLIP. La molécule non classique de classe II HLA-DO peut agir comme régulateur négatif de l'apprêtement des antigènes de classe II en se liant à l'HLA-DM et en inhibant son rôle dans la dissociation du CLIP des molécules de classe II. (b) Comparaison des structures tridimensionnelles montrant la cavité de liaison des molécules HLA de classe II (α1 et β1) contenant différents peptides antigéniques ou le CLIP. Les lignes rouges montrent le DR4 complexé aux peptides du collagène II, les lignes jaunes représentent le DR1 avec le peptide de l'hémagglutinine de la grippe et les lignes bleues le DR3 associé au CLIP. (N indique le résidu amino-terminal et C le résidu carboxy-terminal des peptides.) Aucune différence majeure dans la structure des molécules de classe II ou dans la conformation des peptides liés n'est constatée. Cette comparaison montre que le CLIP se lie à la molécule de classe II de la même façon que les peptides antigéniques. [D'après Dessen *et al.*, 1997, *Immunity* 7:473-481. Autorisation de Don Wiley, Harvard University.]

chaînes α et β. Cependant, contrairement aux autres molécules de classe II, l'HLA-DM n'est pas polymorphique et n'est pas exprimée au niveau de la membrane cellulaire, mais trouvé essentiellement dans le compartiment endosomal. Les gènes *DMα* et *DMβ* sont localisés près des gènes *TAP* et *LMP* dans le complexe du CMH chez l'Homme. L'HLA-DO, comme l'HLA-DM, est une molécule de classe II non classique et non polymorphique, qui est aussi rencontrée dans le CMH d'autres espèces. DO diffère de DM par le fait qu'elle n'est exprimée que par les cellules B et le thymus.

Les descriptions anciennes de la voie d'apprêtement de classe II suggéraient que le CLIP n'était pas lié aux molécules de classe II de l'HLA d'une façon stable et que cette instabilité favorisait son remplacement par un autre peptide. Une preuve structurale récente a rendu ce mécanisme improbable. Une molécule HLA-DR3 associée au CLIP a été isolée d'une lignée cellulaire qui n'exprimait pas l'HLA-DM et était dont défective en ce qui concernait l'apprêtement de l'antigène. Ce complexe HLA-DR3–CLIP a été cristallisé et sa structure tridimensionnelle déterminée. La comparaison du complexe classe II–CLIP avec d'autres molécules DR liées à des peptides antigéniques a montré que le CLIP se lie aux molécules de classe II de la même façon que les peptides antigéniques qui forment un complexe stable (figure 8.10b).

Comme avec les molécules de classe I du CMH, la liaison du peptide est nécessaire pour maintenir la structure et la stabilité des molécules de classe II du CMH. Une fois qu'un peptide s'est lié, le complexe peptide—classe II est transporté vers la membrane plasmique, où le pH neutre semble lui permettre d'assumer une forme compacte stable. Le peptide est si étroitement lié dans cette forme compacte qu'il est difficile de remplacer un peptide lié à une molécule de classe II fixée sur la membrane par un autre peptide dans les conditions physiologiques.

Vue d'ensemble de la voie exogène de la classe II

Le modèle actuel de la voie d'apprêtement et de présentation des antigènes exogènes est résumé dans la partie droite de la figure 8.8. Comme il a été décrit ci-dessus, les chaînes α et β de classe II nouvellement synthétisées s'associent à une chaîne invariante au sein du RER. Cette association empêche la liaison des molécules de classe II et des peptides dérivés des antigènes endogènes ou d'autres protéines intracellulaires. On pense que les molécules de classe II, avec les chaînes invariantes associées, sont dirigées du RER vers la voie endocytaire *via* le complexe de Golgi. Une fois dans le compartiment endocytaire, la chaîne invariante est dégradée par des enzymes protéolytiques, ce qui laisse le fragment CLIP lié à la cavité de liaison au peptide des molécules de classe II. Au sein du compartiment endocytaire acide, le CLIP associé à la molécule de classe II est remplacé par un peptide antigénique, selon un processus catalysé par l'HLA-DM. Les complexes molécule de classe II du CMH–peptide qui en résultent se déplacent vers la membrane plasmique.

Présentation des antigènes bactériens non peptidiques

Bien qu'il soit bien connu que les antigènes non protéiques sont eux aussi reconnus par le système immunitaire, nous avons jusqu'à présent limité la discussion aux antigènes peptidiques et à leur présentation par les molécules de classe I ou de classe II du CMH classiques. À ce jour, on connaît encore peu de choses sur les mécanismes utilisés pour l'apprêtement et la présentation des antigènes qui ne sont pas des peptides. Quelques progrès récents ont été faits dans ce domaine. On a montré que des molécules de lipides ou de glycolipides antigéniques dérivées de bactéries pathogènes, telles que *Mycobacterium tuberculosis*, sont présentées par des membres de la famille CD1 des molécules de classe I non classiques.

La famille des molécules CD1 s'associe à la β_2-microglobuline et a une structure générale semblable à celle des molécules de classe I du CMH. Les produits des gènes CD1 sont trouvés sur les cellules présentatrices de l'antigène. Il y a cinq gènes codant les molécules CD1 humaines (*CD1a-e*), qui ne sont pas localisés dans le CMH, mais sur un chromosome différent. Ces gènes ont été identifiés dans toutes les espèces de mammifères étudiées. L'identité de séquence des CD1 et de la classe I classique est considérablement plus faible que celle rencontrée parmi les molécules de classe I. Par exemple, le domaine α3 des molécules CD1 a une séquence plus proche de celle de la β_2-microglobuline que de celle du domaine α3 de la classe I du CMH. Les molécules CD1 sont reconnues par les cellules T en l'absence d'antigènes étrangers et la restriction au Soi peut être démontrée dans ces réactions.

L'examen des antigènes présentés par les molécules CD1 a révélé qu'ils étaient des composants lipidiques (acide mycolique) de la paroi cellulaire de *M. tuberculosis*. Des études ultérieures de la présentation par le CD1 ont indiqué qu'un glycolipide (lipoarabinomannane) de *Mycobacterium leprae* pouvait aussi être présenté par ces molécules. La voie par laquelle les molécules de CD1 apprêtent l'antigène diffère de celle de la voie de la classe I classique par le fait que les cellules déficientes en TAP sont capables de présenter les antigènes associés au CD1. Les données concernant la présentation de l'antigène par le CD1 montrent l'existence d'une troisième voie d'apprêtement des antigènes, voie avec des étapes intracellulaires distinctes qui n'impliquent pas les molécules dont on a montré qu'elles facilitent l'apprêtement de l'antigène par les molécules de la classe I. Le mécanisme selon lequel la voie du CD1 complète les voies mieux connues de la classe I et de la classe II, ainsi que les rapports dans l'espace et dans le temps de ces trois voies demeurent en question (figure 8.11).

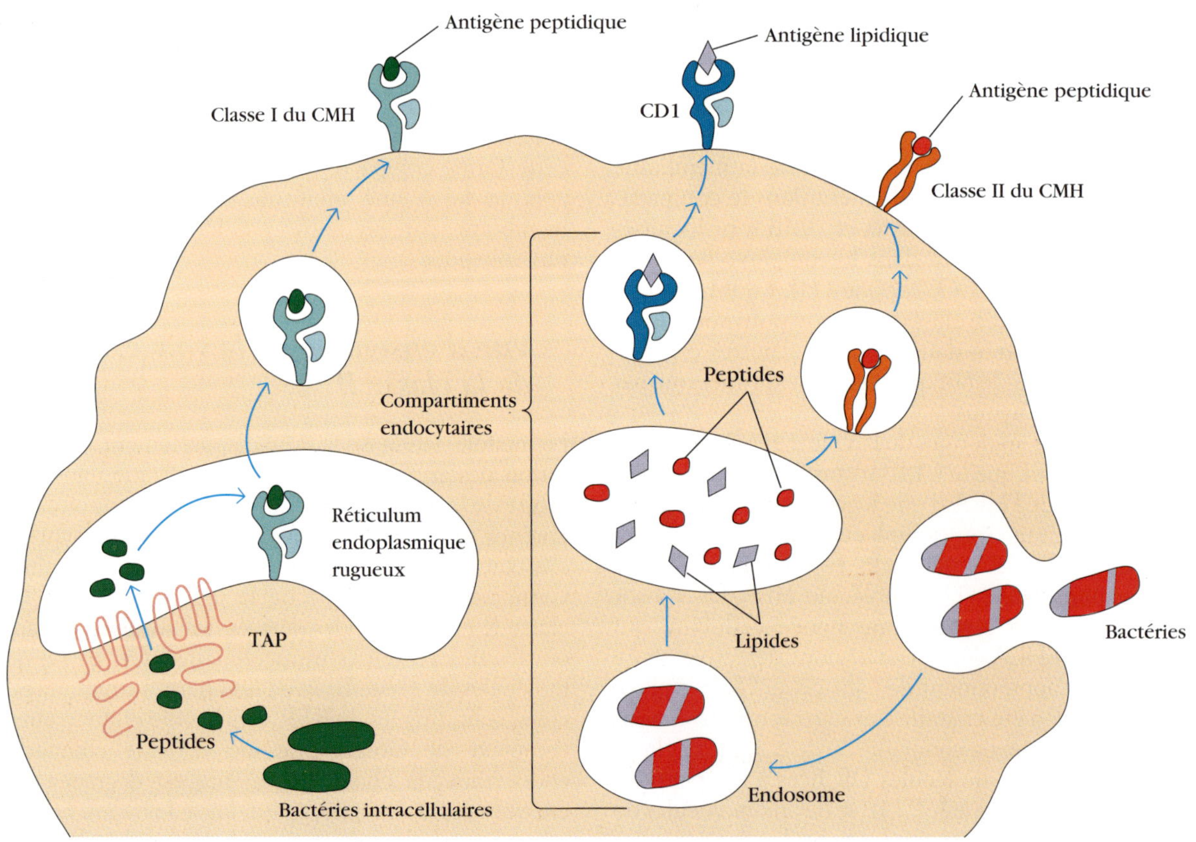

FIGURE 8.11 Rôle des molécules CD1 semblables à la classe I dans la présentation des antigènes non peptidiques venant des bactéries. On a montré que les molécules CD1, qui ne sont pas codées par le CMH, présentent les antigènes lipidiques ou glycolipidiques de *Mycobacterium tuberculosis* ou de *Mycobacterium leprae*. Un schéma hypothétique de l'action de CD1, comparable à la présentation à la classe I ou à la classe II des peptides, est représenté ici. Les détails de la voie CD1 restent obscurs. [Adapté de Melian *et al.*, 1996, *Curr. Opin. Immunol.* **8**:82-88.]

Résumé

1. La reconnaissance par les cellules T de l'antigène nécessite que les peptides antigéniques soient exposés au sein de la cavité d'une molécule du CMH du Soi sur la membrane d'une cellule. Cette nécessité est appelée restriction au CMH du Soi. En général, les cellules T_H $CD4^+$ sont restreintes à la classe II du CMH, tandis que les cellules T_C $CD8^+$ sont restreintes à la classe I du CMH.

2. Des complexes entre les peptides antigéniques et les molécules du CMH sont formés par dégradation d'une protéine antigénique dans l'une des deux voies différentes d'apprêtement de l'antigène. Ces cellules qui apprêtent et présentent les peptides associés aux molécules de classe II du CMH sont appelées cellules présentatrices de l'antigène (APC). Celles qui apprêtent et présentent les peptides associés aux molécules de classe I du CMH sont appelées cellules cible.

3. Les antigènes endogènes sont dégradés en peptides dans le cytosol par un gros complexe enzymatique appelé protéasome, qui a plusieurs types d'activités peptidasiques. Les peptides antigéniques qui en résultent sont transportés dans la lumière du RER par la protéine TAP, qui est une protéine hétérodimérique ATP-dépendante localisée dans la membrane du RER (voir la figure 8.6). Au sein du RER, les peptides s'assemblent avec les molécules de classe I du CMH (voir figure 8.7) ; la liaison d'un peptide stabilise l'association entre la chaîne α de classe I et la β_2-microglobuline. Les complexes peptide–classe I sont ensuite transportés du RER vers la membrane plasmique en passant par le complexe de Golgi (voir la figure 8.8, *à gauche*).

4. Les antigènes exogènes, internalisés par phagocytose ou endocytose, sont dégradés par divers enzymes hydrolytiques au sein de compartiments endocytaires acides (voir la figure 8.9). Au sein du RER, les molécules de classe II du CMH nouvellement formées s'associent avec la chaîne invariante, qui bloque la liaison des peptides. Les molécules de classe II associées à la chaîne invariante sont adressées à des compartiments endocytaires où la chaîne invariante est dégradée par des enzymes protéolytiques, laissant le fragment CLIP dans la cavité de liaison au peptide (voir la figure 8.10a). Une réaction catalysée par l'HLA-DM permet aux peptides antigéniques de déplacer le CLIP. Cette réaction de l'HLA-DM peut être inhibée par l'HLA-DO. Les complexes peptide–classe II sont ensuite transportés vers la membrane plasmique (voir la figure 8.8, *à droite*).

5. Une troisième voie d'apprêtement et de présentation des antigènes non peptidiques dérivés des bactéries implique des molécules CD1, semblables à celles de la classe I. Les molécules CD1 médient des réponses restreintes aux antigènes lipidiques ou glycolipidiques par une voie différente de celle utilisée par les molécules de classe I classiques (voir la figure 8.11). La façon dont cette troisième voie entre en interaction avec les deux autres n'est pas encore claire.

Références

Benichou, G, *et al.* 1998. The presentation of self and allogeneic, MHC peptides to T lymphocytes. *Hum. Immunol.* **59**:540.

Ciechanover, A. 1994. The ubiquitin-proteasonic proteolyt it pathway. *Cell* **79**:13.

Denzin, LK, *et al.* 1997. Negative regulation of MHC class It restricted antigen processing. *Science* **278**:106.

Doherty, PC, et RM Zinkernagel. 1975. H-2 compatibility is required for T-cell mediated lysis of target cells infected with lymphocytic choriorneningitis virus. *J. Exp. Med.* **141**:502.

Ghosh P, M Amaya, L Mellins, et DC Wiley. 1995. The structure of an intermediate in class II MHC maturation: CLIP bound to HLA-DR3. *Nature* **378**:457.

Lehner, PJ, et J Trowsdale. 1998. Antigen presentation: coming out gracefully. *Curr. Biol.* **8**:R605.

Li, H, A Llera, et RA Mariuzza. 1998. Structure-fonction studies of T-cell receptor-superantigen interactions. *Immunol. Rev.* **163**:177.

Melian, A, *et al.* 1996. Antigen presentation by CD1 and MHC-encoded class I-like molecules. Curr. *Opin. Immunol.* **8**:82.

Mellman, I, SJ Turicy, et RM Steinman. 1998. Antigen processing for amateurs and professionals. *Trends Cell. Biol.* **8**:231.

Niedermann, G, *et al.* 1995. Contribution of proteasome-mediated proteolysts to the hierarchy of epitopes presented by major histocompatibility complex class I molecules. *Immunity* **2**:289.

Ortmann B, *et al.* 1997. A critical role for tapasin in the assembly and function of multimeric MHC class I-TAP complexes. *Science* **277**:1306.

Oxenius, A, RN Zinkernagel, et H Hengartner. 1998. CD4[+] T-cell induction and effector functions: a comparison of immunity against soluble antigens and viral infectious. *Adv. Immunol.* **70**:313.

Parner, E, et P Cresswell. 1998. Mechanisms of MHC class I-restricted antigen processing. *Annu. Rev. Immunol.* **16**:323.

Park, SH, *et al.* 1998. Innate and adaptive functions of the CD1 pathway of antigen presentation. *Semin. Immunol.* **10**:391.

Romish, K. 1994. Pepticle traffic across the ER membrane: TAPs and other conduits. *TrendsCell. Biol.* **4**:311.

Shastri, N, T Serwold, et P Paz. 1998. Reading within the lines: naturally processed peptides displayed by MHC class I molecules. *Curr. Opin. Immunol.* **10**:137.

Solbeim, JC, BM Carreno, et TH Hansen. 1997. Are transporters associated with antigen processing (TAP) and tapasin class I MHC chaperones? *J. Immunol.* **158**:541.

van Ham, SM, *et al.* 1997. HLA-DO is a negative modulator of HLA-DM-mediated MHC class II peptide loading. *Current Biology* **7**:950.

Yewdell, JW, *et al.* 1999. Mechanisms of exogenous antigen presentation by MHC class I molecules in vitro and in vivo: implications for generating CD8[+] T-cell responses to infectious agents, turnors, transplants, and vaccines. *Advances in Immunol.* **73**: in press.

Questions à l'usage des étudiants

1. Expliquer la différence entre les termes *cellule présentatrice de l'antigène* et *cellule cible*, tels qu'ils sont habituellement utilisés en immunologie.

2. Définir les termes ci-après :

a. Restriction au CMH du Soi

b. Apprêtement de l'antigène

c. Antigène endogène

d. Antigène exogène

3. L.A. Morrison et T.J. Braciale ont réalisé une expérimentation pour déterminer si des antigènes présentés par des molécules de classe I ou de classe II du CMH sont apprêtés dans des voies différentes. Leurs résultats sont résumés dans le tableau 8.2.

a. Expliquer pourquoi les cellules T_C restreintes à la classe I ne répondaient pas aux cellules cible infectées par le virus de la grippe inactivé par les UV.

b. Expliquer pourquoi la chroloquine inhibait la réponse des cellules T_C restreintes à la classe II au virus vivant.

c. Expliquer pourquoi l'émétine inhibait la réponse des cellules T_C restreintes à la classe I, mais pas des cellules T_C restreintes à la classe II, au virus vivant.

4. Pour chacun des composants cellulaires ou des processus suivants, indiquer s'il est impliqué dans l'apprêtement et la présentation des antigènes exogènes (EX), des antigènes endogènes (EN), ou des deux (B). Expliquer brièvement la fonction de chacun.

a.— Molécules de classe I du CMH

b. — Molécules de classe II du CMH

c. — Chaînes invariantes (Ii)

d. — Hydrolases des lysosomes

e. — Protéines TAP1 et TAP2

f. — Transport des vésicules du RER au complexe de Golgi

g. — Protéasomes

h. — Phagocytose ou endocytose

i. — Calnexine

j. — CLIP

k. — Tapasine

5. On a montré que les cellules présentatrices de l'antigène présentent le peptide 46-61 du lysozyme associé à la molécule de classe II IA^k. Lorsque des cellules T_H $CD4^+$ sont incubées avec des APC et du lysozyme natif ou avec le peptide synthétique 46-61 du lysozyme, l'activation des cellules T_H apparaît.

a. Lorsque de la chloroquine est ajoutée au milieu d'incubation, la présentation de la protéine native est inhibée, mais le peptide continue à induire l'activation des cellules T_H. Expliquer pourquoi cela se produit.

b. Lorsque l'addition de chloroquine est retardée de 3 h, la présentation de la protéine native n'est pas inhibée. Expliquer pourquoi cela se produit.

6. Les cellules qui peuvent présenter l'antigène aux cellules T_H ont été classées en deux groupes : APC professionnelles et APC non professionnelles.

a. Donner le nom des trois types d'APC professionnelles. Pour chaque type, expliquer s'il exprime les molécules de classe II du CMH et un signal de costimulation constitutivement ou bien s'il doit être activé avant de le faire.

b. Donner trois exemples d'APC non professionnelles. Quand ces cellules sont-elles le plus vraisemblablement aptes à intervenir dans la présentation de l'antigène ?

7. Prédire s'il se produira une prolifération des cellules T ou une cytolyse des cellules cible médiée par les CTL avec les mélanges de cellules ci-après. Les cellules T_H $CD4^+$ viennent de souris sensibilisées au lysozyme et les CTL $CD8^+$ de souris infectées par le virus de la grippe. Utiliser R pour indiquer une réponse et NR pour indiquer l'absence de réponse.

a. — Cellules T_H H-2^k + macrophages H-2^k activés par le lysozyme

b. — Cellules T_H H-2^k + macrophages H-$2^{b/k}$ activés par le lysozyme

c. — Cellules T_H H-2^k + macrophages H-2^d activés par le lysozyme

d. — CTL H-2^k + macrophages H-2^k infectés par la grippe

e. — CTL H-2^k + macrophages H-2^d infectés par la grippe

f. — CTL H-2^d + macrophages H-$2^{d/k}$ infectés par la grippe

8. On a récemment montré que les molécules de la famille CD1 présentent des antigènes non peptidiques.

a. Quelle est la source essentielle des antigènes non peptidiques ?

b. Quelles sont les molécules CD1 non classées comme membres de la famille du CMH même lorsqu'elles s'associent avec la β_2-microglobuline ?

c. Quelle preuve montre que la voie du CD1 est différente de celle qui est utilisée par les molécules classiques de classe I du CMH ?

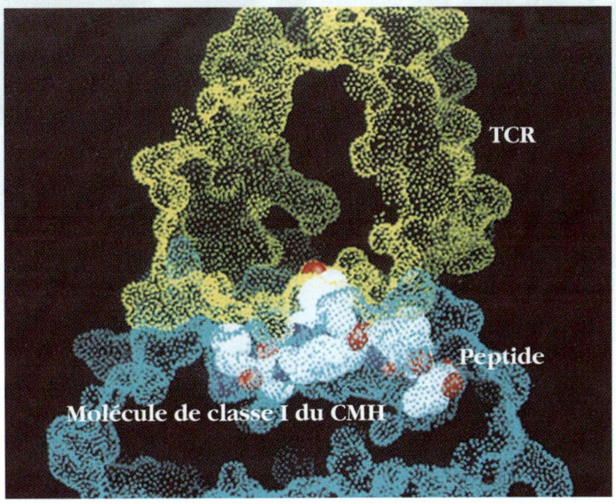

CHAPITRE 9

RÉCEPTEUR DES CELLULES T

Premières études du récepteur des cellules T
Structure des récepteurs des cellules T
Organisation et réarrangement des gènes du TCR
Complexe du récepteur des cellules T : TCR-CD3
Molécules membranaires accessoires des cellules T
Complexe ternaire TCR-peptide-CMH
Alloréactivité des cellules T

Bien que le caractère de spécificité des réponses des cellules T vis-à-vis d'un antigène implique manifestement que ces dernières possèdent un récepteur qui soit spécifique de l'antigène et présente la restriction clonale, la nature de ce récepteur est restée inconnue longtemps après que le récepteur des cellules B (une molécule d'immunoglobuline) ait été identifié. Dans ce domaine, les résultats expérimentaux étaient contradictoires et difficiles à conceptualiser dans un modèle unique, étant donné que le récepteur des cellules T (TCR) diffère du récepteur de l'antigène des cellules B de deux façons importantes. Tout d'abord, le récepteur des cellules T est membranaire et ne se présente pas sous une forme soluble comme le récepteur des cellules B ; l'étude de sa structure par les méthodes biochimiques était donc compliquée et des dosages cellulaires complexes étaient nécessaires pour déterminer sa spécificité. Deuxièmement, le récepteur des cellules T est spécifique, non pas de l'antigène seul, mais de l'antigène combiné à une molécule codée par le complexe majeur d'histocompatibilité (CMH). Cette propriété empêche la purification du récepteur des cellules T par des techniques simples faisant appel à la liaison à l'antigène et ajoute à la complexité de tout système expérimental conçu pour étudier le récepteur.

Un ensemble d'expérimentations immunologiques, biochimiques et de biologie moléculaire a déterminé la nature de la reconnaissance de l'antigène par les cellules T et la structure du récepteur des cellules T. On a découvert que la molécule responsable de la spécificité des cellules T est un hétérodimère composé, soit d'une chaîne α et d'une chaîne β, soit d'une chaîne γ et d'une chaîne δ. On a montré que l'organisation génomique et la façon dont la diversité des chaînes composantes est créée ressemblaient à celles des chaînes du récepteur des cellules B. Il n'est pas surprenant que les mécanismes qui créent la prodigieuse hypervariabilité de la famille des immunoglobulines soient utilisés pour créer également une diversité tout aussi grande dans la famille des récepteurs des cellules T. De plus, le récepteur des cellules T est associé sur la membrane à un complexe de transduction du signal appelé CD3 ; ce dernier a une fonction semblable à celle du complexe Ig-α/Ig-β du récepteur des cellules B. La cristallographie par rayons X a été utilisée pour déterminer la structure du récepteur des cellules T impliqué dans un complexe ternaire avec une molécule du CMH et un peptide ; dans ces études, des progrès donnent de nouvelles informations sur la nature de la reconnaissance par les cellules T. Les chapitres précédents ont présenté la nature des molécules du CMH qui prennent part à la présentation de l'antigène ainsi que les processus qui amènent les antigènes à se lier aux molécules du CMH. Ce chapitre explorera la nature des molécules des récepteurs des cellules T qui reconnaissent spécifiquement ces complexes CMH-antigène.

Premières études du récepteur des cellules T

À partir du début des années 1980, les chercheurs ont beaucoup appris sur la fonction des cellules T, mais ils n'arrivaient pas à identifier et isoler de ces dernières le récepteur susceptible de fixer l'antigène. Le fait que le récepteur soit membranaire et reconnaisse des peptides antigéniques complexés au CMH rendait difficile, voire impossible, l'isolement et la détermination de sa structure par les approches classiques. En raison de cette complexité, des voies sans issue ont été suivies. Le parallèle évident entre les fonctions de reconnaissance des cellules T et des cellules B a suscité un grand nombre d'efforts expérimentaux pour tirer avantage des similitudes structurales présumées entre les immunoglobulines et les récepteurs des cellules T. Les travaux publiés dans les années 1970 prétendaient avoir découvert des isotypes d'immunoglobulines associés exclusivement aux cellules T (IgT), ainsi que des antisérums qui reconnaissaient des marqueurs des régions variables (idiotypes) communs aux anticorps et aux récepteurs des cellules T de même spécificité. Ces expériences n'ont pas pu être reproduites ; on a prouvé qu'elles étaient incorrectes, lorsqu'on a démontré que le récepteur des cellules T et les immunoglobulines n'avaient pas d'éléments de reconnaissance communs et étaient codés par des familles de gènes séparées. Comme les sections suivantes le montreront, il aura fallu toute une série d'expérimentations parfaitement conçues, utilisant une technologie de pointe, pour répondre correctement aux questions en rapport avec la structure du récepteur des cellules T, les gènes qui le codent et la façon dont il reconnaît l'antigène.

Restriction au CMH du Soi du récepteur des cellules T

À partir du début des années 1970, les immunologistes ont appris à créer des lymphocytes T cytotoxiques (CTL, de *cytotoxic T lymphocytes*) spécifiques de cellules cible infectées par un virus. Par exemple, lorsque des souris étaient infectées par le virus de la chorioméningite lymphocytaire (LCM, de *lymphocytic choriomeningitis*), elles pouvaient produire des CTL capables de lyser *in vitro* les cellules cible infectées par le virus de la LCM. Cependant, ces mêmes CTL étaient incapables de se fixer au virus de la LCM libre ou aux antigènes viraux. Cette découverte a suggéré que la reconnaissance de l'antigène par les cellules T était fondamentalement différente de celle des cellules B. Pourquoi les CTL ne se liaient-ils pas aux virus ou aux antigènes viraux directement comme le faisaient les immunoglobulines ? La réponse commença à apparaître en 1974 à la suite des expériences classiques de R.M. Zinkernagel et P.C. Doherty (voir la figure 8.2). Ces études ont démontré que la reconnaissance de l'antigène par les cellules T est non seulement spécifique de l'antigène viral, mais aussi d'une molécule du CMH (figure 9.1). On a montré que les cellules T ne reconnaissent l'antigène que lorsqu'il est présenté sur la membrane d'une cellule par une molécule du CMH du Soi. Cette propriété, appelée *restriction au CMH du Soi*, distingue la reconnaissance de l'antigène par les cellules T de celle effectuée par les cellules B. En 1996, Doherty et Zinkernagel ont reçu le Prix Nobel pour ce travail.

Deux modèles ont été proposés pour expliquer la restriction au CMH du récepteur des cellules T. Le *modèle du double récepteur* considérait une cellule T avec deux récepteurs séparés, l'un pour l'antigène et l'autre pour les molécules de classe I ou de classe II du CMH. Le *modèle du Soi modifié* faisait l'hypothèse qu'il n'y avait qu'un seul récepteur capable de reconnaître l'antigène étranger lié à une molécule du CMH du Soi. Contrairement au modèle du double récepteur, où un antigène et une molécule du CMH sont reconnus séparément, le modèle du Soi modifié prédit qu'un seul récepteur reconnaît une modification dans les molécules du CMH du Soi induite par l'association d'antigènes étrangers.

Le débat entre ceux qui proposaient ces deux modèles a été passionné pendant de nombreuses années, jusqu'à ce qu'une élégante expérimentation de J. Kappler et

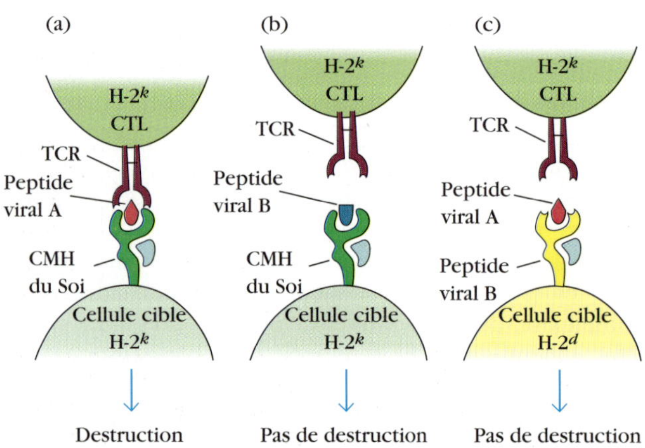

FIGURE 9.1 Restriction au CMH du récepteur du Soi des cellules T (TCR). Un TCR donné est spécifique d'un peptide antigénique et d'une molécule du CMH du Soi. Dans cet exemple, le CTL H-2^k est spécifique d'un peptide viral A présenté sur une cellule cible H-2^k (a). La reconnaissance de l'antigène n'a pas lieu lorsque le peptide B est présenté sur une cellule cible H-2^k (b) ; elle n'a pas lieu non plus lorsque le peptide A est présenté sur une cellule cible H-2^d (c).

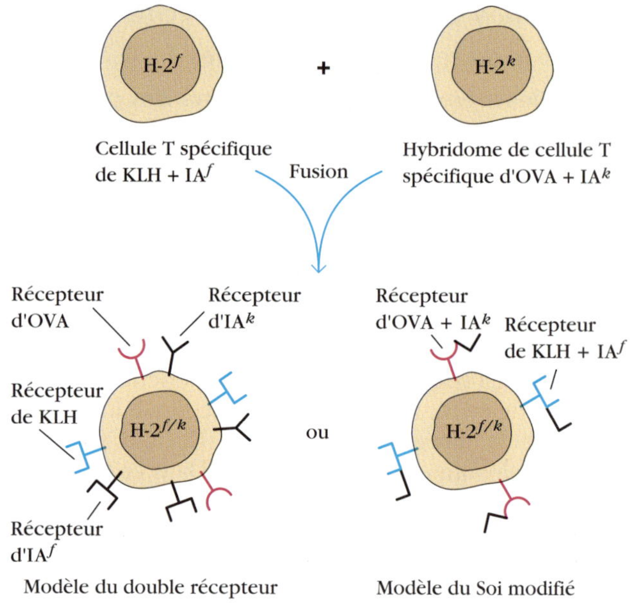

Réponse des cellules fusionnées				
		Réponse attendue		
Antigène	CMH des APC	Modèle du double récepteur	Modèle du Soi modifié	Réponse observée
OVA	IA^k	+	+	+
OVA	IA^f	+	–	–
KLH	IA^k	+	–	–
KLH	IA^f	+	+	+

FIGURE 9.2 Évaluation expérimentale du modèle du double récepteur et du modèle du Soi modifié pour la reconnaissance de l'antigène par les cellules T. Des cellules T porteuses de deux spécificités différentes étaient fusionnées, et les cellules hybrides étaient alors testées pour leur capacité à reconnaître divers complexes antigène-CMH. Un partenaire de la fusion était spécifique de l'ovalbumine (OVA) + la molécule IA^k de classe II du CMH sur les cellules présentatrices de l'antigène (APC), et l'autre partenaire était spécifique de l'hémocyanine de patelle (KLH) + IA^f. La comparaison des réponses attendues des cellules fusionnées, en considérant que, soit le modèle du double récepteur, soit le modèle du Soi modifié était correct, et des réponses réelles est en faveur du modèle du Soi modifié. [D'après J Kappler *et al.*, 1981, *J. Exp. Med.* **153**:1198.]

P. Marrack réussisse à tester chaque modèle. Deux préparations de cellules T spécifiques de différents complexes d'antigènes et de molécules de classe II du CMH ont été utilisées pour cette expérience : une préparation consistait en un hybridome de cellules T spécifiques de l'ovalbumine (OVA) dans le contexte d'une molécule $H\text{-}2^k$ de classe II du CMH. L'autre préparation était une cellule T normale active contre l'hémocyanine de patelle (KLH, de *keyhole limpet hemocyanine*) dans le contexte d'une molécule $H\text{-}2^f$ de classe II du CMH. Les expérimentateurs ont fusionné ces deux cellules pour produire un hybridome de cellules T exprimant les récepteurs des deux partenaires de la fusion (figure 9.2). Si le modèle des deux récepteurs était correct, les cellules hybrides auraient dû exprimer des récepteurs séparés pour chaque antigène et des récepteurs séparés pour chaque molécule de classe II du CMH ; par conséquent, les cellules hybrides auraient dû répondre aux deux antigènes présentés soit par des cellules présentatrices de l'antigène $H\text{-}2^k$, soit par des cellules présentatrices de l'antigène $H\text{-}2^f$. En fait, Kappler et Marrack ont trouvé que les cellules hybrides continuaient à ne répondre qu'à l'OVA présentée par les cellules $H\text{-}2^k$ et à la KLH présentée par les cellules $H\text{-}2^f$. En d'autres termes, la spécificité d'origine pour l'antigène et l'haplotype du CMH semblaient se séparer ensemble dans la membrane de ces cellules hybrides. Cette découverte a fourni le premier support au modèle du Soi modifié.

Isolement des récepteurs des cellules T

L'identification et l'isolement du récepteur des cellules T a finalement été réalisée en produisant un grand nombre d'anticorps monoclonaux dirigés contre divers clones de cellules T, puis en procédant à un criblage (*screening*) de ces anticorps monoclonaux pour trouver celui qui était spécifique du clone, ou *clonotypique*. Cette approche était fondée sur l'hypothèse selon laquelle, étant donné que le récepteur des cellules T est spécifique d'un antigène et d'une molécule du CMH, il devait y avoir des différences structurales significatives du récepteur d'un clone à un autre ; chaque clone de cellules T devait avoir un marqueur antigénique semblable aux marqueurs idiotypiques qui caractérisent les anticorps monoclonaux. Le récepteur des cellules T a tout d'abord été identifié par J.P. Allison en 1982, en utilisant cette approche ; d'autres chercheurs ont rapidement isolé le récepteur et montré que c'était un hétérodimère constitué d'une chaîne α et d'une chaîne β.

En utilisant les hétérodimères αβ isolés des membranes de divers clones de cellules T, Allison a montré que certains antisérums se fixaient aux hétérodimères αβ de tous les clones, tandis que d'autres étaient spécifiques d'un clone. Cette découverte a suggéré que les séquences des amino acides des chaînes α et β du TCR, comme celles des chaînes lourdes ou légères des immunoglobulines, avaient des régions constantes et des régions variables. Par la suite, un deuxième type d'hétérodimère de TCR constitué de chaînes δ et γ a été identifié. La plupart des cellules T expriment l'hétérodimère αβ ; les autres expriment l'hétérodimère γδ ; la proportion exacte de cellules T exprimant le TCR αβ ou le TCR γδ diffère selon les organes et les espèces, mais les cellules T αβ sont normalement prédominantes. Une cellule qui exprime le TCR a approximativement 10^5 molécules de TCR à sa surface.

Structure des récepteurs des cellules T

Le séquençage des amino acides des hétérodimères αβ ou γδ des TCR a révélé une structure en domaine qui est étonnamment semblable à celle des immunoglobulines ; ainsi, les TCR sont considérés comme des membres de la superfamille des immunoglobulines (voir la figure 4.19). Chaque chaîne d'un TCR a deux domaines contenant une liaison disulfure intrachaîne qui unit des cystéines séparées par 60-75 amino acides. Dans les deux chaînes, le domaine amino-terminal présente d'importantes variations de séquence, mais la séquence du reste de chaque chaîne est conservée. Les domaines du TCR, un domaine variable (V) et un domaine constant (C), sont donc structuralement homologues aux domaines V et C des immu-

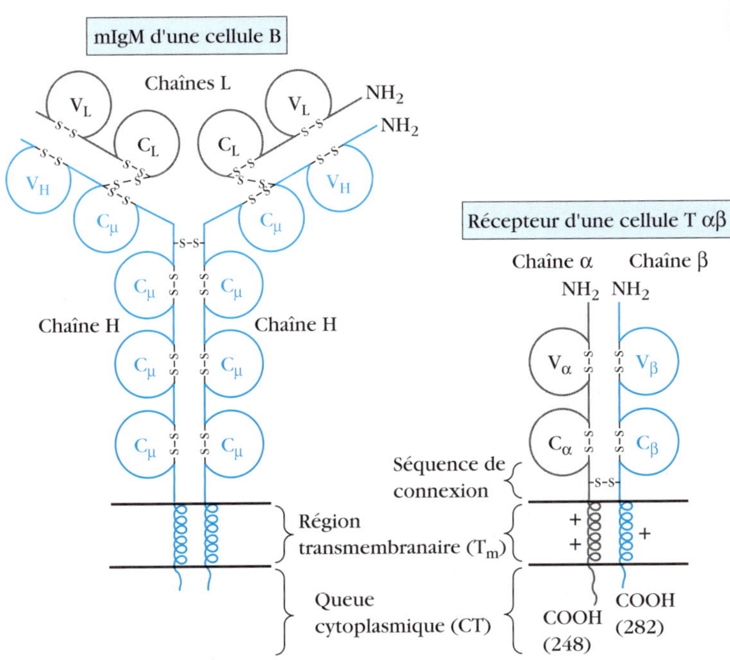

FIGURE 9.3 Représentation schématique montrant la similitude de structure entre le récepteur des cellules T αβ et l'IgM membranaire des cellules B. La chaîne α et la chaîne β du TCR contiennent chacune deux domaines qui présentent la structure du repliement immunoglobulinique. Les domaines amino-terminaux (V_α et V_β) présentent des variations dans leurs séquences et contiennent trois régions hypervariables équivalentes aux CDR des anticorps. La séquence des domaines constants (C_α et C_β) ne varient pas. Les deux chaînes des TCR sont unies par une liaison disulfure située entre leurs séquences constantes. Les chaînes H de l'IgM sont connectées l'une à l'autre par une liaison disulfure située dans la région charnière de la chaîne H et les chaînes L sont connectées aux chaînes H par des liaisons disulfure entre les extrémités C-terminales des chaînes L et la région C_μ. Les molécules des TCR entrent en interaction avec le CD3 par l'intermédiaire de résidus amino acides chargés positivement (indiqués par +) de leurs régions transmembranaires. La structure du récepteur des cellules T γδ est semblable. Les nombres indiquent la longueur des chaînes de la molécule des TCR. Contrairement à la molécule d'anticorps, qui est bivalente, le TCR est monovalent.

noglobulines et la molécule du TCR ressemble à un fragment Fab (figure 9.3). Les domaines variables des TCR ont trois régions hypervariables, qui semblent être équivalentes aux régions de complémentarité (CDR, de *complementarity determining region*) des chaînes légères ou lourdes des immunoglobulines. Il y a une zone supplémentaire d'hypervariabilité (HV4) dans la chaîne β, qui normalement n'entre pas en contact avec l'antigène et qui par conséquent n'est pas considérée comme une CDR.

En plus de la région constante, chaque chaîne des TCR contient une courte séquence de connexion, dans laquelle un résidu cystéine forme une liaison disulfure avec d'autres chaînes. À la suite de la région de connexion, il y a une région transmembranaire de 21-22 amino acides qui ancrent les chaînes dans la membrane plasmique. Les domaines transmembranaires des deux chaînes sont inhabituels en ce sens qu'ils contiennent des résidus amino acides chargés positivement. Ces derniers permettent aux chaînes de l'hétérodimère du TCR d'entrer en action avec les chaînes du complexe CD3 de transduction du signal. Enfin, chaque chaîne du TCR contient une courte queue cytoplasmique de 5-12 amino acides à l'extrémité carboxy-terminale.

Étant donné que les récepteurs des cellules T αβ ou γδ sont des protéines transmembranaires, il est difficile d'en isoler des quantités suffisantes pour effectuer une analyse cristallographique par rayons X ; de plus, les chaînes ne sont pas solubles en l'absence de détergent. Ces difficultés ont été contournées dans une large mesure en exprimant la protéine dans des systèmes *in vitro*. Les clones utilisés pour exprimer les molécules de TCR sont manipulés pour contenir des codons stop prématurés qui empêchent la traduction de la séquence de liaison à la membrane qui rend la molécule insoluble. Comme il est montré ultérieurement dans ce chapitre, la structure cristalline du TCR présente une homologie avec la partie Fab des immunoglobulines. Les trois CDR sont orientées dans le domaine V pour former le site de liaison à l'antigène. La CDR3 est au centre du site et joue un rôle important dans le contact avec le peptide antigénique contenu dans la cavité de la molécule du CMH.

Organisation et réarrangement des gènes du TCR

Les gènes qui codent les récepteurs αβ ou les récepteurs γδ des cellules T ne sont exprimés que dans les cellules de la lignée des cellules T. Dans la lignée germinale, les quatre locus du TCR (α, β, γ et δ) ont une organisation remarquablement semblable à l'organisation multigénique des gènes des immunoglobulines (Ig). Comme dans le cas des gènes des Ig, des segments géniques séparés V, D et J se réarrangent lors de la maturation des cellules T pour former des gènes fonctionnels qui codent le récepteur des cellules T.

Identification et clonage des gènes des TCR

Afin d'identifier et d'isoler les gènes des TCR, S.M. Hedrick et M.M. Davis ont cherché à isoler le mRNA qui code les chaînes α et β d'un clone de cellules T_H. Ce n'était pas une tâche facile. Étant donné que la cellule T ne sécrète pas son récepteur de liaison à l'antigène, le mRNA des récepteurs représente une faible fraction du mRNA total de la cellule. En revanche, dans le plasmocyte, l'immunoglobuline est un produit cellulaire sécrété majeur et les mRNA qui codent les chaînes lourdes et les chaînes légères sont abondants et faciles à purifier. Le schéma qui a permis à Hedrick et Davis de réussir à isoler les gènes des TCR dépendait de nombreuses hypothèses bien pensées qui se sont avérées correctes.

Hedrick et Davis ont considéré que le mRNA des TCR, comme les mRNA qui codent d'autres protéines membranaires intégrales, devait être associé aux polyribosomes membranaires et non pas aux ribosomes cytoplasmiques libres. Ils ont donc isolé le mRNA des polyribosomes membranaires d'un clone de cellules T_H et utilisé la transcriptase inverse pour synthétiser des sondes de cDNA marquées au [^{32}P] (figure 9.4). Étant donné que seulement 3 % du mRNA des lymphocytes est dans la fraction des polyribosomes membranaires, cette étape éliminait les 97 % du mRNA qui ne codaient pas une protéine membranaire intégrale.

Hedrick et Davis ont ensuite utilisé une technique appelée *hybridation soustractive du DNA* pour éliminer de leur préparation le [^{32}P] cDNA qui n'était pas spécifique des cellules T. La raison de cette étape était que les cellules B et les cellules T devaient exprimer de nombreux gènes communs puisqu'elles dérivaient d'une cellule progénitrice commune. Les premières mesures de Davis avaient montré que 98 % des gènes exprimés dans les lymphocytes sont communs aux cellules B et aux cellules T. Hedrick et Davis ont cherché à enrichir les 2 % de gènes exprimés spécifiquement par les cellules T et qui devaient inclure les gènes codant le récepteur des cellules T. Par conséquent, en hybridant le mRNA des cellules B avec leur [^{32}P] cDNA de cellules T_H, ils étaient capables d'éliminer, ou de soustraire, tout le cDNA qui était commun aux cellules B et aux cellules T. Le [^{32}P] cDNA non hybridé qui restait après cette étape représentait vraisemblablement le mRNA polyribosomique exprimé spécifique du clone de cellules T, qui incluait le mRNA codant le récepteur de ces dernières.

Le clonage du [^{32}P] cDNA non hybridé créait une banque où dix clones de cDNA différents ont été identifiés. Pour déterminer lequel de ces clones de cDNA spécifiques des cellules T pouvait représenter le récepteur des cellules T, Hedrick et Davis ont utilisé ces clones comme sondes pour chercher les gènes du DNA génomique qui se réarrangeait dans les cellules T matures. Cette approche était fondée sur l'hypothèse qu'étant donné que le récepteur αβ des cellules T semblait avoir une région constante et une région variable, ces gènes devaient subir des réarrangements du DNA semblables à ceux observés dans les gènes des Ig des cellules B. Les deux chercheurs ont isolé le DNA génomique des cellules T, des cellules B, des cellules du foie et des macrophages, puis ils l'ont clivé par des endonucléases de restriction. Ils ont ensuite soumis chaque échantillon de DNA à une analyse par Southern blot en utilisant les dix sondes de [^{32}P] cDNA pour identifier des séquences du DNA génomique spécifiques des cellules T. Ils ont cherché les bandes qui montraient un réarrangement du DNA dans les cellules T, mais pas dans les cellules du foie, les cellules B ou les macrophages. Une sonde de cDNA a montré les mêmes profils de Southern blot pour le DNA isolé des cellules du foie, des cellules B

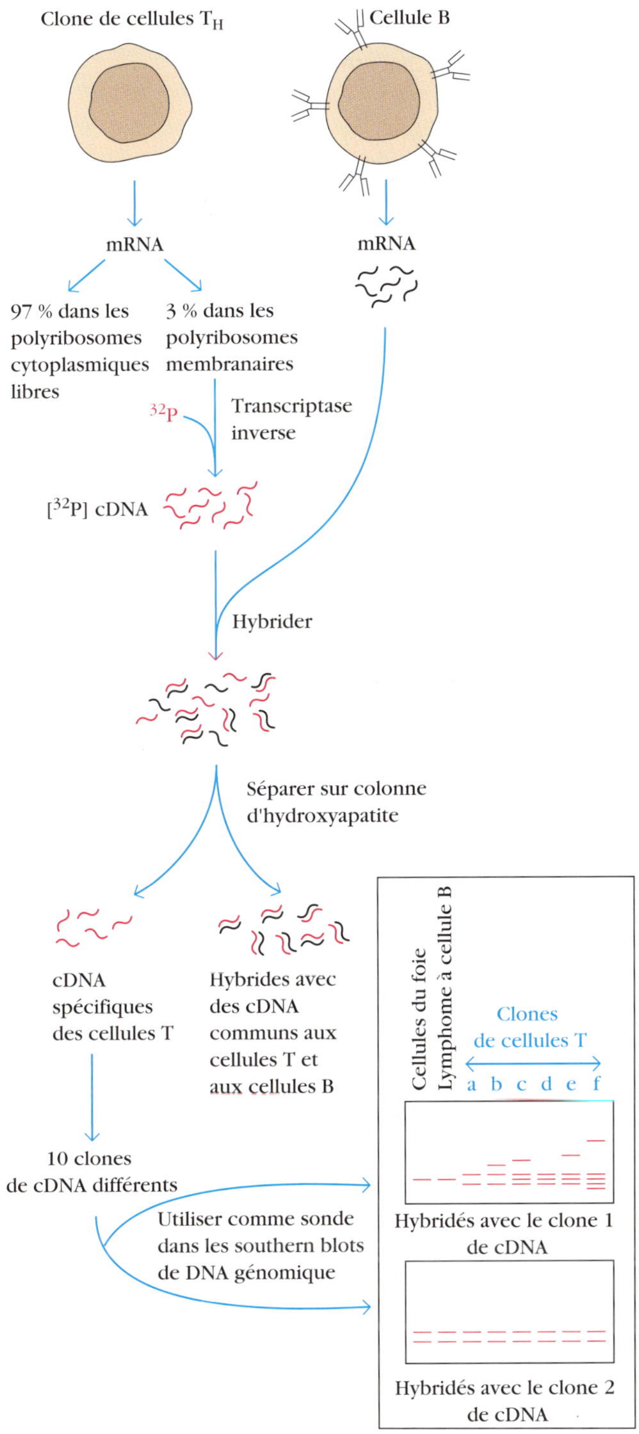

FIGURE 9.4 Production et identification d'un clone de cDNA codant le récepteur des cellules T. Le schéma représente le procédé utilisé par S. Hedrick et M. Davis pour obtenir des clones de ^{32}P cDNA correspondant à des mRNA spécifiques des cellules T. La technique d'hybridation soustractive du DNA leur a permis d'isoler le ^{32}P cDNA spécifique de la cellule T. Les clones de cDNA de cellules T_H marqués étaient utilisés comme sondes (*encart*) dans les analyses par Southern blot du DNA génomique venant de cellules du foie, de cellules de lymphome B et de six clones de cellules T_H différents (a-f). L'hybridation avec le clone 1 de cDNA conduisait à un profil de blot distinct pour chaque clone de cellules T, contrairement à l'hybridation avec le clone 2 de cDNA. En faisant l'hypothèse que les cellules du foie et les cellules B contenaient le DNA de la lignée germinale non réarrangé des TCR et que chaque clone de cellule T contenait des gènes de TCR réarrangés différents, les résultats utilisant comme sonde le clone 1 de cDNA identifiaient le clone 1 comme le gène du récepteur des cellules T. Le cDNA du clone 2 identifiait le gène d'une autre molécule membranaire des cellules T codée par le DNA qui n'avait pas subi de réarrangement. [D'après S Hedrick *et al.*, 1984, *Nature* **308**:149.]

et des macrophages, mais six profils différents pour le DNA de six lignées de cellules T matures différentes (voir l'encart de la figure 9.4, panneau supérieur). Ces profils différents représentaient vraisemblablement les gènes du TCR réarrangés. De tels résultats ne pouvaient être attendus que si des gènes du TCR réarrangés apparaissaient uniquement dans les cellules T matures. L'observation selon laquelle chacune des six lignées de cellules T présentait un profil différent de Southern blot était en accord avec les différences attendues dans la spécificité du TCR de chaque lignée cellulaire T.

Le clone 1 de cDNA identifié par les analyses par Southern blot présentées dans la figure 9.4 a toutes les caractéristiques fondamentales d'un gène putatif de TCR : il représente une séquence de gènes qui se réarrange et il est exprimé sous la forme d'une protéine membranaire uniquement par les cellules T. On a découvert que ce clone de cDNA code la chaîne β du récepteur des cellules T. Par la suite, on a identifié les clones de cDNA qui codent la chaîne α, la chaîne γ ou, enfin, la chaîne δ.

Familles multigéniques du TCR

Le DNA de la lignée germinale contient quatre familles multigéniques de TCR, codant chacune une des chaînes du récepteur (figure 9.5). Comme dans le cas des gènes des Ig, les gènes fonctionnels du TCR sont produits par des réarrangements de segments V et de segments J dans les familles des chaînes α et des chaînes γ, et de segments V, de segments D et de segments J dans les familles des chaînes β et des chaînes δ. Chez la souris, les segments géniques des chaînes α, β et γ sont localisés sur les chromosomes 14, 6 et 13, respectivement. Les segments géniques des chaînes δ sont localisés sur le chromosome 14, entre les segments V_α et J_α. Cette localisation de la famille des gènes des chaînes δ est significative. Un réarrangement productif des segments géniques des chaînes α élimine C_δ, de telle façon que, dans une cellule T donnée, le récepteur des TCR αβ ne puisse pas être coexprimé avec le récepteur γδ.

Le DNA de la lignée germinale de la souris contient environ 100 segments géniques V_α et 50 segments géniques J_α, mais un seul segment C_α. La famille des gènes des chaînes δ contient environ 10 segments géniques V, qui sont largement distincts des segments géniques V_α, bien qu'une certaine similitude avec les segments V ait été observée dans les gènes réarrangés des chaînes α et des chaînes δ. Deux segments géniques D_δ et deux segments géniques J_δ, ainsi qu'un segment C_δ ont aussi été identifiés. La famille des gènes des chaînes β a 20-30 segments géniques V et deux unités répétitives presqu'identiques des segments D, J et C, chaque unité répétitive étant constituée d'un D_β, de six J_β et d'un C_β. La famille des gènes des chaînes γ est constituée de sept segments V_γ et de trois unités répétitives J_γ-C_γ fonctionnelles différentes. L'orga-

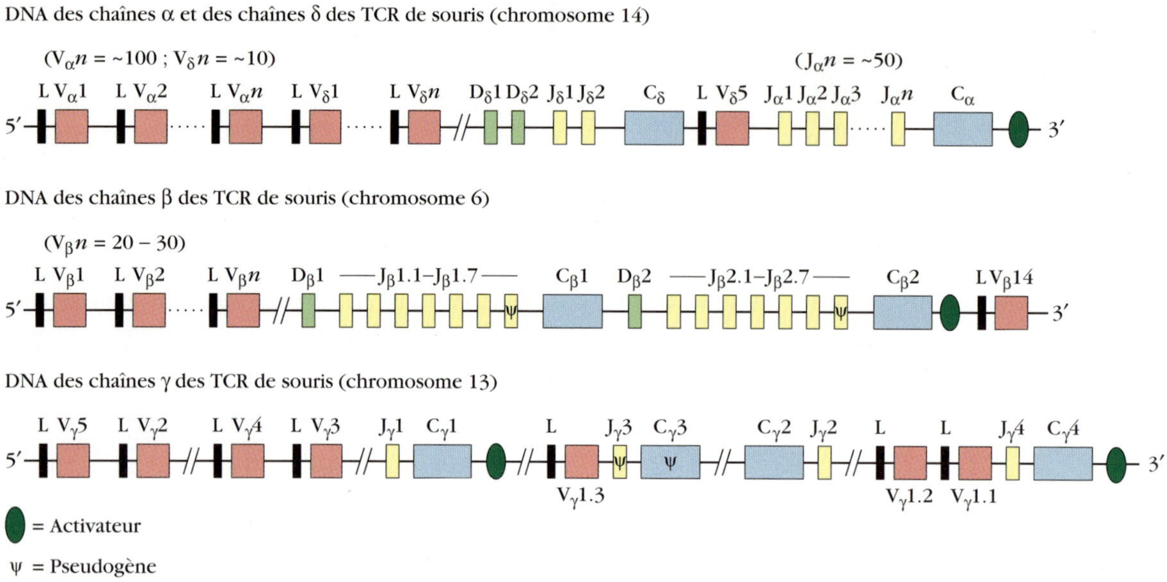

FIGURE 9.5 Organisation des segments géniques des chaînes α, β, γ et δ des TCR de souris de la lignée germinale. Chaque segment génique C est constitué d'une série d'exons et d'introns qui ne sont pas représentés. L'organisation des segments géniques des TCR chez l'Homme est semblable, bien que le nombre des divers segments géniques diffère dans certains cas (voir le tableau 9.1). [Adapté de D Raulet, 1989, *Annu. Rev. Immunol.* **7**:175, et M Davis, 1990, *Annu. Rev. Biochem.* **59**:475.]

nisation des familles multigéniques des TCR chez l'Homme est généralement semblable à celle de la souris, bien que le nombre des segments diffère (tableau 9.1).

TABLEAU 9.1 Familles multigéniques des TCR chez l'homme

		N° des segments géniques			
Gène	Chromosome	V	D	J	C
Chaîne α	14	50		70	1
Chaîne δ*	14	3	3	3	1
Chaîne β†	7	57	2	13	2
Chaîne γ‡	7	14		5	2

* Les segments géniques de la chaîne δ sont localisés entre les segments V_α et J_α.
† Il y a deux unités répétitives contenant chacune 1 D_β, 6 ou 7 J_β et 1 C_β.
‡ Il y a deux unités répétitives contenant chacune 2 ou 3 J_γ et 1 C_γ.
Source : D'après PAH Moss *et al.*, 1992, *Annu. Rev. Immunol.* **10**:71.

Réarrangements des gènes des régions variables

L'organisation des segments géniques du DNA de la lignée germinale qui codent les chaînes α et les chaînes β du récepteur des cellules T est généralement semblable à celle du DNA de la lignée germinale des immunoglobulines. La chaîne α, comme la chaîne L des immunoglobulines, est codée par des segments géniques V, J et C. La chaîne β, comme la chaîne H des immunoglobulines, est codée par des segments géniques V, D, J et C. Le réarrangement des segments géniques des chaînes α et des chaînes β des TCR conduit à une jonction V-J pour la chaîne α et à une jonction V-D-J pour la chaîne β (figure 9.6).

Après la transcription des gènes réarrangés du TCR, la maturation du RNA et la traduction, les chaînes α et les chaînes β sont exprimées sous la forme d'hétérodimères unis par des liaisons disulfure sur la membrane des cellules T. Contrairement aux immunoglobulines qui peuvent être membranaires ou sécrétées, l'hétérodimère αβ n'est exprimé que sous la forme membranaire ; ainsi, un épissage différentiel du RNA n'est pas nécessaire pour produire des formes membranaires ou sécrétées. Chaque région constante du TCR inclut une séquence de connexion, une séquence transmembranaire et une séquence cytoplasmique. Ainsi, le DNA de la lignée germinale de la région constante qui code les chaînes α et les chaînes β des TCR est beaucoup plus simple que le DNA de la lignée germinale des chaînes lourdes des immunoglobulines qui a des segments géniques C multiples codant des isotypes distincts doués de fonctions effectrices différentes. Le DNA des chaînes α des TCR n'a qu'un seul segment génique C ; le DNA de la chaîne β a deux segments géniques C, mais les protéines qu'ils produisent ne diffèrent que par quelques amino acides et n'ont pas de différences fonctionnelles connues.

Mécanisme des réarrangements du DNA des TCR

Les mécanismes par lesquels le DNA de la lignée germinale des TCR est réarrangé pour former des gènes des récepteurs fonctionnels semblent être semblables à ceux des réarrangements des gènes des Ig. Par exemple, des séquences signal de reconnaissance conservées heptamériques ou nonamériques (RSS) qui contiennent des séquences d'espaceurs de 12 pb (un tour) ou de 23 pb (deux tours), ont été identifiées ; elles encadrent chaque segment génique V, D ou J dans le DNA de la lignée

Visualisation des concepts

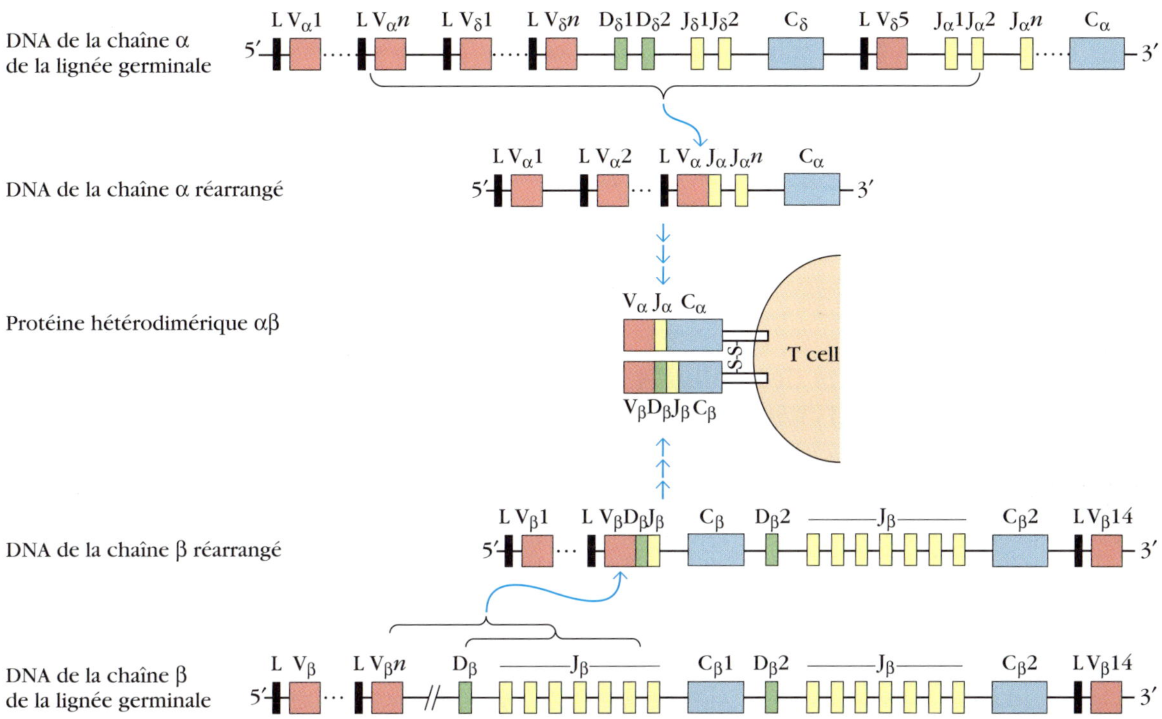

FIGURE 9.6 Exemple de réarrangements de gènes qui donnent un gène fonctionnel codant le récepteur des cellules T αβ. Le DNA de la chaîne α, analogue au DNA de la chaîne légère des immunoglobulines, subit une jonction V_α-J_α de la région variable. Le DNA de la chaîne β, analogue au DNA de la chaîne lourde des immunoglobulines, subit deux jonctions à la région V : tout d'abord, D_β se joint à J_β, puis V_β se joint à $D_\beta J_\beta$. La transcription des gènes réarrangés donne des transcrits primaires qui subissent une maturation pour donner les mRNA codant les chaînes α et β des TCR membranaires. La séquence leader est éliminée de la chaîne polypeptidique naissante et n'est pas présente dans la protéine terminée. Étant donné qu'il n'est pas produit de TCR sécrété, il n'y a pas d'épissage différentiel des transcrits primaires. Bien que le DNA de la chaîne β contienne deux gènes C, les produits de ces deux gènes C ne présentent pas de différences fonctionnelles connues. Les gènes C sont composés de divers exons et introns qui ne sont pas représentés individuellement ici (voir la figure 9.7).

germinale des TCR. Les séquences signal de reconnaissance des cellules T ont des séquences heptamériques ou nonamériques semblables à celles des cellules B (voir la figure 5.6). Tous les réarrangements des gènes des TCR suivent la règle de jonction un tour/deux tours observée pour les gènes des Ig.

Comme la cellule pré-B, la cellule pré-T exprime les gènes activateurs de la recombinaison (*RAG-1* et *RAG-2*). La recombinase RAG-1/2 reconnaît les séquences signal de recombinaison heptamérique ou nonamérique et catalyse les jonctions V-J et V-D-J lors du réarrangement des gènes des TCR par les mêmes mécanismes délétionnels ou inversionnels que ceux qui se produisent dans les gènes des Ig (voir la figure 5.7). Comme il a été décrit dans le chapitre 5 pour les gènes des immunoglobulines, RAG-1/2 introduit une coupure sur l'un des brins du DNA entre les séquences codantes et les séquences signal. La recombinase catalyse alors une réaction de trans-estérification qui conduit à la formation d'une épingle à cheveux au niveau de la séquence codante et une coupure franche du double brin phosphorylée en 5' au niveau de la séquence signal. Dans les thymocytes, on a identifié des produits d'excision circulaires que l'on pense être créés par formation d'une boucle suivie d'une délétion au cours des réarrangements des gènes des TCR (voir la figure 5.8).

Des études effectuées chez des souris SCID, qui n'ont ni cellules T ni cellules B fonctionnelles, apportent des preuves de la similitude des mécanismes des réarrangements des gènes des Ig et de ceux des TCR. Comme il est expliqué dans le chapitre 19, les souris SCID présentent un déficit d'un gène nécessaire à la réparation des coupures du DNA double brin. Il en résulte que les segments géniques D et les segments géniques J ne sont pas joints lors du réarrangement du DNA des Ig ou des TCR (voir la figure 5.10). Cette donnée suggère que les mêmes enzymes de réparation des coupures du double brin sont impliqués dans les réarrangements V-D-J des cellules B ou des cellules T.

Bien que les cellules B et les cellules T utilisent des mécanismes très semblables pour les réarrangements des gènes des régions variables, les gènes des Ig ne sont pas normalement réarrangés dans les cellules T et les gènes des TCR ne sont pas réarrangés dans les cellules B. Vraisemblablement, le système enzymatique des recombinases est régulé dans chaque lignée cellulaire de telle façon que seul le réarrangement correct du DNA des récepteurs se produise. Comme il a été décrit à la fin du chapitre 5, on a montré récemment qu'une région située au sein de l'activateur 3' de la chaîne κ supprime le réarrangement des gènes de la chaîne L κ dans les cellules T. On fait l'hypothèse qu'une protéine présente dans les cellules T, mais pas dans les cellules B, se lie à cet activateur, empêchant ainsi la jonction de V_κ à J_κ. La délétion de cette région de l'activateur 3' permet que la jonction de V_κ à J_κ s'effectue dans les cellules T, aussi bien que dans les cellules B.

Le réarrangement des segments géniques dans une cellule T ou dans une cellule B crée une séquence de DNA spécifique de cette cellule et de sa descendance. Le grand nombre de configurations possibles fait de cette nouvelle séquence un marqueur spécifique de chaque clone de cellules T. Ces séquences de DNA spécifiques ont été utilisées pour contribuer au diagnostic et au traitement des leucémies lymphoïdes et des lymphomes, qui sont des cancers qui impliquent une prolifération clonale de cellules T ou de cellules B (voir les « Regards sur la clinique »).

Regards sur la clinique

Les réarrangements des cellules T en tant que marqueurs des cellules cancéreuses

Les cancers des cellules T, qui incluent les leucémies et les lymphomes, impliquent la prolifération non contrôlée d'une population clonale de cellules T. Un traitement qui puisse être couronnée de succès nécessite un diagnostic rapide et sûr, afin appliquer le traitement le plus efficace, ainsi que des tests fiables permettant de déterminer si le traitement est suivi d'effets. En principe, étant donné que les cancers des cellules T sont par nature clonaux, la population de cellules cancéreuse peut être identifiée et suivie par l'expression des molécules de ses récepteurs des cellules T spécifiques. Cependant, cette approche est rarement possible car la détection d'une molécule de TCR spécifique nécessite la préparation longue et fastidieuse d'un anticorps spécifique dirigé contre sa région variable (un anticorps anti-idiotype). De plus, étant donné que l'expression de la molécule de TCR à la surface de la cellule se produit assez tardivement au cours du développement de la cellule T, les cancers dérivant des cellules T qui n'ont pas progressé au-delà d'un stade précoce du développement n'exprimeront pas une molécule de TCR et ne seront pas détectés par l'anticorps. Un moyen alternatif d'identifier une population clonale de cellules T est de considérer le DNA de préférence aux protéines. Le profil résultant du réarrangement des gènes des TCR peut fournir un marqueur spécifique d'une cellule cancéreuse T. Étant donné que le réarrangement des gènes des TCR dans les cellules T s'effectue avant que la molécule qu'ils produisent ne soit exprimée, les cellules T dans des stades précoces du développement peuvent être détectées. Les fragments géniques spécifiques qui résultent du réarrangement des gènes des TCR peuvent être détectés par des techniques de biologie moléculaire simples et ils apportent donc une véritable empreinte digitale d'une population cellulaire clonale.

Les profils du DNA qui résultent du réarrangement des gènes de la région β du TCR sont le plus souvent utilisés comme marqueurs. Il y a approximativement 50 segments géniques V_β qui peuvent se réarranger avec un des deux segments géniques de la région D et, par la suite, avec un des 12 segments géniques J (voir la figure 9.6). Étant donné que chacun des 50 gènes environ de la région V sont encadrés par des séquences spécifiques, ce processus crée de nouvelles séquences de DNA qui sont spécifiques de chaque cellule subissant le réarrangement ; ces nouvelles séquences peuvent être détectées et suivies par des techniques de Southern blot ou par PCR (réaction de polymérisation en chaîne). Étant donné que la séquence complète des régions D, J et C du complexe du gène β du TCR est connue, des sondes et des enzymes de restriction appropriés sont aisément choisis pour le Southern blotting (voir le schéma).

La détection du DNA réarrangé du TCR peut être utilisée comme moyen de diagnostic lorsqu'une adénopathie persiste ; cet état peut résulter soit d'une inflammation due à une infection chronique, soit de la prolifération d'une cellule lymphoïde cancéreuse. Lorsque l'inflammation en est la cause, les cellules viennent de toute une variété de clones et le DNA isolé de ces cellules sera un mélange de nombreuses séquences différentes de TCR qui résultent de réarrangements multiples ; des fragments spécifiques ne peuvent pas être détectés. Lorsque l'adénopathie persistante représente une prolifération clonale, il y aura un fragment de DNA détectable parce que les cellules cancéreuses contiendront toutes la même séquence de DNA des TCR produite par le réarrangement du DNA de la cellule parentale. Ainsi, on peut savoir si l'adénopathie observée est due à la croissance cancéreuse de cellules T en détectant un seul nouveau fragment de gène dans le DNA de la population cellulaire. Étant donné que les gènes des Ig se réarrangent de la même façon que les gènes du TCR, des techniques semblables utilisent des sondes d'Ig pour détecter des populations clonales de cellules B en fonction des profils spécifiques de leur DNA. Par conséquent, la technique est valable pour toute une série de cancers des cellules lymphoïdes.

Bien que la détection d'un fragment de DNA spécifique résultant des gènes réarrangés du TCR ou des Ig indique une prolifération clonale et une malignité possible des cellules T ou des cellules B, l'absence d'un tel fragment n'élimine pas la notion de cancer d'une population de cellules lymphoïdes. La cellule impliquée pourrait ne pas contenir de gènes réarrangés du TCR ou des Ig qui puissent être détectés par la méthode utilisée, en raison de son stade de développement ou de son appartenance à une autre lignée (cellules T γδ, par exemple).

Lorsque le test du fragment de DNA, ou tout autre critère diagnostic, indique que l'infortuné patient a un cancer des cellules lymphoïdes, un traitement par radiothérapie

Exclusion allélique des gènes des TCR

Comme pour les gènes des Ig, le réarrangement des gènes des chaînes β des TCR présente une exclusion allélique. L'organisation des segments géniques de la chaîne β en deux groupes signifie que, lorsqu'un réarrangement non productif a lieu, le thymocyte peut tenter un second réarrangement. Ceci augmente la probabilité d'un réarrangement productif pour la chaîne β. Lorsqu'un réarrangement productif a lieu pour un allèle de la chaîne β, le réarrangement de l'autre allèle β est inhibé.

L'exclusion allélique semble être moins contraignante pour les gènes des chaînes α des TCR. Par exemple, les analyses de clones de cellules T exprimant un récepteur des cellules T αβ fonctionnel révèlent de nombreux clones avec des réarrangements productifs des deux allèles des chaînes α. De plus, lorsqu'un lymphome à cellules T immatures qui exprimait un récepteur des cellules T αβ particulier a été sous-cloné, on a obtenu divers sous-clones qui exprimaient le même allèle de chaîne β mais un allèle de la chaîne α différent de celui qui était exprimé par le clone parental original. Des études effectuées avec des souris transgéniques indiquent aussi que l'exclusion allélique est moins contraignante pour les gènes des chaînes α des TCR que pour les gènes des chaînes β. Des

ou chimiothérapie sera mis en place. Le succès de ce traitement pourra être apprécié en suivant, dans le DNA du patient, la séquence spécifique trouvée dans la cellule cancéreuse. Lorsque le traitement est couronné de succès, le nombre des cellules cancéreuses diminue fortement. Lorsque ce dernier tombe au-dessous de 1 %-2 % de la population totale des cellules T, l'analyse par Southern blot peut ne plus détecter le fragment spécifique. Dans ce cas, une technique plus sensible, la PCR, peut être utilisée. (Avec la PCR, il est possible d'amplifier, c'est-à-dire de synthétiser de multiples copies d'une séquence de DNA spécifique dans un échantillon ; des amorces peuvent s'hybrider aux deux extrémités de cette séquence spécifique et diriger alors une DNA polymérase qui copie cette séquence ; voir la figure 23.13 pour les détails.) Pour détecter une partie du DNA réarrangé du TCR, une amplification utilisant une séquence de la région V réarrangée comme première amorce et une séquence de la région C de la chaîne β comme autre amorce donnera un fragment de DNA réarrangé du TCR de la taille prévue en quantité suffisante pour qu'il soit détecté par électrophorèse (voir les flèches rouges dans le schéma). Récemment, des méthodes de PCR quantitative ont été utilisées pour suivre des patients en rémission afin de prendre une décision sur une reprise du traitement lorsque le nombre de cellules cancéreuses, estimé par ces techniques, est passé au-dessus d'un certain niveau. Par conséquent, la présence du DNA réarrangé dans la population clonale de cellules T donne au médecin un instrument précieux pour le diagnostic des cancers des cellules lymphoïdes et le suivi du traitement.

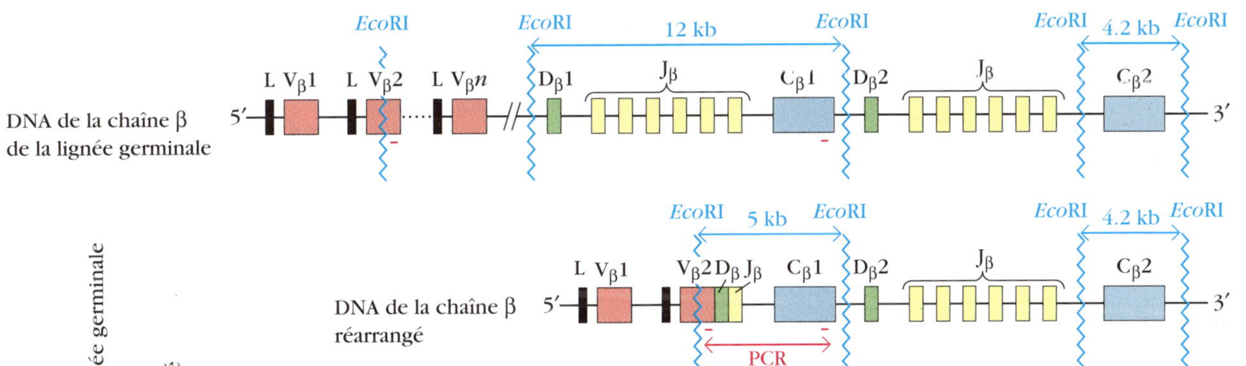

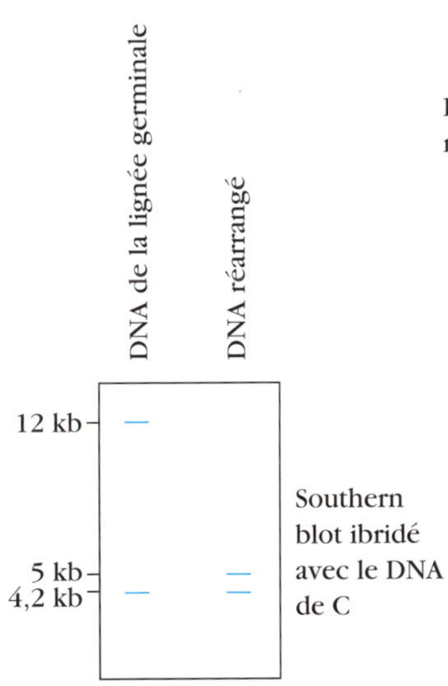

La digestion du DNA de la chaîne β du TCR humain dans la configuration de la lignée germinale (non réarrangée) par *Eco*RI, suivie de l'hybridation avec une séquence de la région C, détectera les fragments indiqués contenant C par Southern blotting. Lorsque le DNA s'est réarrangé, un site de restriction en 5' sera excisé. La digestion avec *Eco*RI donnera un fragment différent spécifique des segments géniques des régions Vβ et Jβ incorporés dans le gène réarrangé, comme il est indiqué dans cet exemple hypothétique. La technique utilisée pour cette analyse dérive de celle qui a été utilisée par S.M. Hedrick et ses collaborateurs pour détecter des gènes β spécifiques du TCR dans une série de clones de cellules T de souris (voir l'encart de la figure 9.4). Pour une détection beaucoup plus sensible de la séquence réarrangée du TCR, la PCR (réaction de polymération en chaîne) est utilisée. La séquence de l'amorce 5' (barre rouge) est basée sur une séquence spécifique du segment génique (V_β) utilisé par le clone cancéreux ($V_\beta 2$ dans cet exemple) et l'amorce 3' (barre rouge) est une séquence de la région constante. Pour les chromosomes où ce gène V n'est pas réarrangé, le fragment sera absent parce qu'il est trop gros pour être amplifié efficacement.

souris qui portent un transgène de TCR αβ réarrangé de façon productive ne réarrangent pas et n'expriment pas les gènes endogènes des chaînes β. Cependant, les gènes endogènes des chaînes α sont parfois exprimés à des taux divers à la place du transgène de la chaîne α déjà réarrangé.

Étant donné que l'exclusion allélique n'est pas totale pour la chaîne α des TCR, il y a quelques rares occasions où plus d'une chaîne α est exprimée sur la membrane d'une cellule T donnée. La question évidente est de savoir comment les rares cellules T qui expriment deux récepteurs des cellules T αβ maintiennent une seule spécificité de liaison à l'antigène ? Une possibilité, suggérée par certains chercheurs, est que lorsqu'une cellule T exprime deux récepteurs des cellules T αβ différents, vraisemblablement, un seul est restreint au CMH du Soi et par conséquent fonctionnel.

Structure des gènes des TCR réarrangés

La structure générale des gènes des TCR réarrangés est représentée dans la figure 9.7. Les régions variables des récepteurs des cellules T sont donc codées par des séquences réarrangées VDJ ou VJ. Dans les gènes des TCR, la jonction combinatoire des segments géniques V semble créer la CDR1 et la CDR2, tandis que la flexibilité jonctionnelle et l'addition des nucléotides de la

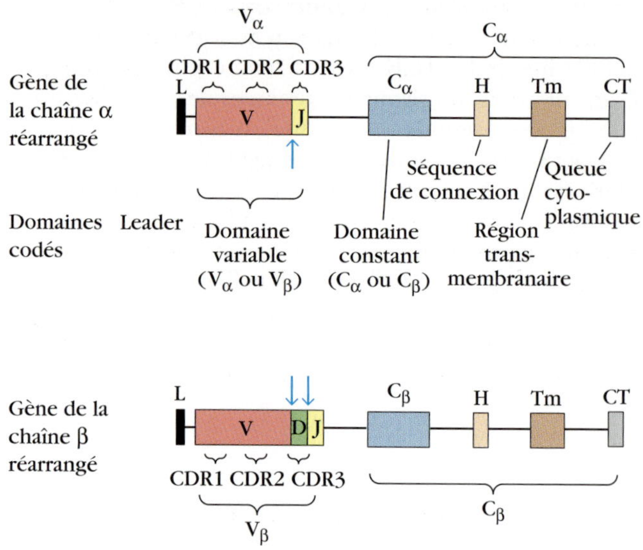

FIGURE 9.7 Représentation schématique des gènes réarrangés des TCR αβ montrant les exons qui codent les divers domaines du récepteur des cellules T αβ et la position approximative des CDR. La diversité jonctionnelle (flèches verticales) crée la CDR3 (voir la figure 9.8). Les structures des gènes réarrangés des chaînes γ et δ sont semblables bien qu'une diversité jonctionnelle supplémentaire puisse se produire dans les gènes des chaînes δ.

TABLEAU 9.2 Sources de diversité possible dans les gènes des immunoglobulines et des TCR chez la souris

Mécanisme de diversité	Immunoglobulines		Récepteur des cellules T αβ		Récepteur des cellules T γδ	
	Chaîne α	Chaîne κ	Chaîne α	Chaîne β	Chaîne γ	Chaîne δ
Nombre estimé de segments						
Segments géniques multiples de la lignée germinale						
V	134	85	100	25	7	10
D	13	0	0	2	0	2
J	4	4	50	12	3	2
Nombre possible de combinaisons*						
Jonction combinatoire V-J et V-D-J	$134 \times 13 \times 4 = 7 \times 10^3$	$85 \times 4 = 3{,}4 \times 10^2$	$100 \times 50 = 5 \times 10^3$	$25 \times 2 \times 12 = 6 \times 10^2$	$7 \times 3 = 21$	$10 \times 2 \times 2 = 40$
Jonction alternative des segments géniques D	–	–	–	+ (parfois)	–	+ (souvent)
Flexibilité jonctionnelle	+	+	+	+	+	+
Addition des nucléotides des régions N†	+	–	+	+	+	+
Addition des nucléotides des régions P	+	+	+	+	+	+
Mutation somatique	+	+	–	–	–	–
Association combinatoire des chaînes	+		+		+	

* Un signe (+) indique que le mécanisme apporte une contribution significative à la diversité mais que son importance n'est pas connue. Un signe (–) indique que le mécanisme n'opère pas.

† Voir la figure 9.8d pour le nombre théorique de combinaisons créées par l'addition des régions N.

région N génère la CDR3. Les gènes des TCR réarrangés contiennent aussi un court exon leader (L) en amont des séquences jointes VJ ou VDJ. Les amino acides codés par l'exon leader sont clivés lorsque le polypeptide naissant pénètre dans le réticulum endoplasmique.

La région constante de chaque chaîne des TCR est codée par un segment génique C qui a de multiples exons (voir la figure 9.7) correspondant aux domaines structuraux de la protéine (voir la figure 9.3). Le premier exon du segment génique C code la plus grande partie du domaine C de la chaîne correspondante. À côté, il y a un court exon qui code la séquence de connexion, suivi par des exons qui codent la région transmembranaire et la queue cytoplasmique.

Création de la diversité des TCR

Bien que le DNA de la lignée germinale des TCR contienne beaucoup moins de segments géniques V que le DNA de la lignée germinale des Ig, plusieurs mécanismes qui opèrent lors des réarrangements des gènes des TCR contribuent au haut degré de diversité parmi les récepteurs des cellules T. Le tableau 9.2 et la figure 9.8 comparent la création de la diversité des molécules d'anticorps et des molécules des TCR.

La *jonction combinatoire* des segments géniques des régions variables crée un grand nombre de combinaisons de gènes au hasard pour toutes les chaînes des TCR, comme elle le fait pour les gènes des chaînes lourdes et les

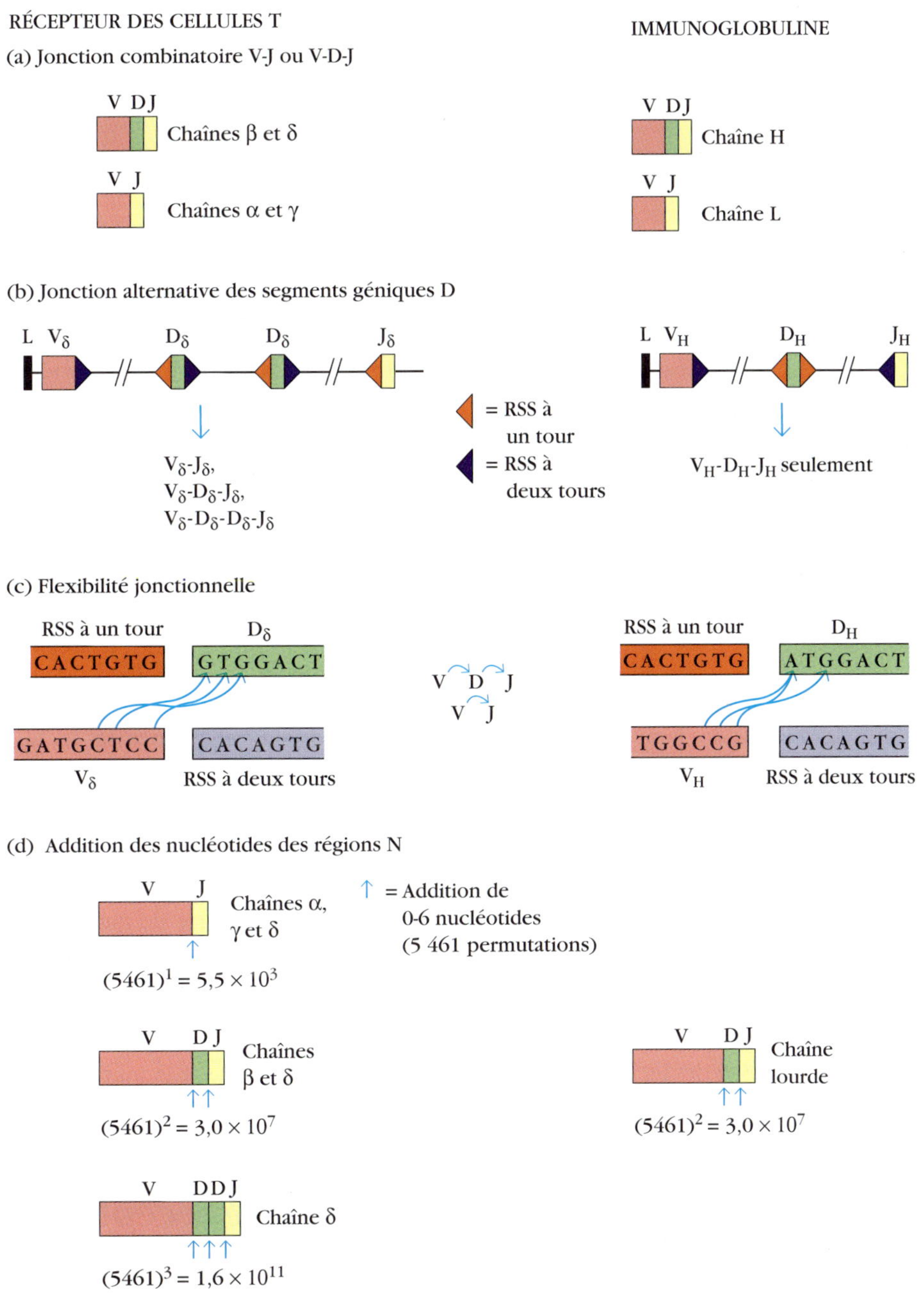

FIGURE 9.8 Comparaison des mécanismes créant la diversité dans les gènes des TCR et dans ceux des immunoglobulines. En plus des mécanismes représentés, l'addition des nucléotides des régions P se produit dans les gènes des TCR ainsi que dans ceux des Ig, et la mutation somatique a lieu dans les gènes des Ig. L'association combinatoire des chaînes exprimées crée une diversité supplémentaire dans les molécules des TCR, ainsi que dans celles des Ig.

gènes des chaînes légères des Ig. Par exemple, 100 segments géniques V_α et 50 segments géniques J_α peuvent créer 5×10^3 combinaisons VJ possibles pour la chaîne α des TCR. De même, 25 segments géniques V_β, 2 segments géniques D_β et 12 segments géniques J_β peuvent donner 6×10^2 combinaisons possibles. Bien qu'il y ait moins de segments géniques V_α ou V_β des TCR que de segments V_H et V_κ des immunoglobulines, cette différence est compensée par le plus grand nombre de segments J dans le DNA de la lignée germinale des TCR. En faisant l'hypothèse que la spécificité de liaison à l'antigène d'un récepteur d'une cellule T donnée dépend de la région variable des deux chaînes, l'association au hasard de 5×10^3 combinaisons V_α et de 6×10^2 combinaisons V_β peut créer 3×10^6 combinaisons possibles pour le récepteur des cellules T αβ. Comme il est décrit ci-après, il y a des moyens supplémentaires pour créer la diversité dans les gènes V des TCR, de telle façon que les 3×10^6 combinaisons ne représentent qu'une estimation minimale.

Comme il est montré dans la figure 9.8b, la localisation des séquences signal de reconnaissance à un tour (12 pb) ou à deux tours (23 pb) du DNA des chaînes β et des chaînes δ des TCR diffère de celle du DNA des chaînes lourdes des Ig. En raison du réarrangement des séquences signal de reconnaissance dans le DNA de la lignée germinale des TCR, une jonction alternative des segments géniques D peut se produire lorsque la règle de jonction un tour/deux tours est observée. Ainsi, il est possible qu'un segment génique V_β se joigne directement à un segment génique J_β ou à un segment génique D_β, créant ainsi une unité $(VJ)_\beta$ ou $(VDJ)_\beta$. La *jonction alternative des segments géniques de la chaîne δ* crée des unités semblables. De plus, une D_δ peut se joindre à une autre, ce qui donne $(VDDJ)_\delta$ et, chez l'Homme, $(VDDDJ)_\delta$. Ce mécanisme, qui ne peut pas se produire dans le DNA des chaînes lourdes des Ig, crée une diversité supplémentaire considérable dans les gènes des TCR.

La jonction des segments géniques lors du réarrangement des gènes des TCR présente une **flexibilité jonctionnelle**. Comme dans le cas des gènes des Ig, cette flexibilité peut créer de nombreux réarrangements non productifs, mais elle augmente aussi la diversité en codant plusieurs amino acides alternatifs à chaque jonction (voir la figure 9.8c). Dans les gènes des Ig ainsi que dans ceux des TCR, des nucléotides peuvent être ajoutés aux jonctions entre divers segments géniques lors du réarrangement (voir la figure 5.15). Une variation dans le clivage par les endonucléases conduit à l'addition de nucléotides supplémentaires palindromiques. Une telle **addition des nucléotides des régions P** peut se produire dans les gènes codant toutes les chaînes des TCR et des Ig. L'**addition des nucléotides des régions N**, catalysée par une désoxynucléotidyl transférase terminale, crée une diversité jonctionnelle supplémentaire. Alors que l'addition des nucléotides des régions N ne se produit que dans les gènes des chaînes lourdes des Ig, elle apparaît dans les gènes codant toutes les chaînes des TCR. Jusqu'à six nucléotides peuvent être ajoutés par ce mécanisme à chaque jonction, créant plus de 5 461 combinaisons possibles si l'on admet une sélection au hasard des nucléotides (voir la figure 9.8d). Cependant, certaines de ces combinaisons donnent des réarrangements non productifs. Ceci résulte du fait que certains réarrangements conduisent à la création dans le cadre de lecture de codons stop qui terminent prématurément la chaîne des TCR et d'autres à des substitutions d'amino acides qui rendent le produit non fonctionnel. Bien que chaque région jonctionnelle d'un gène de TCR ne code que 10-20 amino acides, une énorme diversité peut être créée dans ces régions. Des estimations suggèrent que les effets combinés de l'addition des nucléotides des régions P et des régions N, ainsi que la flexibilité jonctionnelle peuvent créer jusqu'à 10^{13} séquences d'amino acides possibles, rien que dans les régions jonctionnelles des TCR.

Le récepteur des cellules doit impérativement reconnaître un très grand nombre d'antigènes apprêtés différents, ainsi qu'un plus petit nombre de molécules du CMH du Soi. La voie selon laquelle la diversité est créée pour le TCR doit permettre à ce dernier d'avoir la variabilité nécessaire indispensable à la reconnaissance des divers peptides, en dépit de la limitation de sa diversité de reconnaissance du CMH. Le DNA des TCR a beaucoup moins de segments géniques que n'en a le DNA des Ig (voir le tableau 9.2). On a émis l'hypothèse que le plus petit nombre de segments géniques V dans le DNA des TCR a été sélectionné pour coder un nombre limité de régions CDR1 ou CDR2 douées d'une affinité pour les régions des hélices α des molécules du CMH. Bien que cela soit une idée attrayante, des données récentes sur la structure du complexe TCR-peptide-CMH montrent que le peptide entre en contact tout autant avec la CDR1 qu'avec la CDR3 (voir la figure 9.14). Par conséquent, les résidus des TCR qui se lient au peptide, comparativement à ceux qui se lient au CMH, ne sont pas limités uniquement à la région CDR3 extrêmement variable.

Par opposition à la diversité limitée des CDR1 et des CDR2, la CDR3 des TCR a même une plus grande diversité que celle rencontrée dans les immunoglobulines. La diversité de la région CDR3 des TCR est générée par la diversité jonctionnelle lors de la jonction des segments V, D et J, la jonction de multiples segments géniques D et l'introduction de nucléotides P et de nucléotides N au niveau des jonctions V-D-J ou V-J (voir la figure 9.7).

Contrairement aux gènes des Ig, les gènes du TCR ne semblent pas subir une mutation somatique intensive. C'est-à-dire que les gènes fonctionnels du TCR créés par les réarrangements des gènes lors de la maturation des cellules T dans le thymus ont les mêmes séquences que ceux trouvés dans la population des cellules T matures périphériques. L'absence de mutation somatique dans les cellules T assure que la spécificité des cellules T ne change pas après la sélection thymique et réduit donc la possibilité qu'une mutation au hasard puisse créer une cellule T autoréactive. Bien que quelques expérimentations aient apporté des données sur la mutation somatique des gènes des récepteur des cellules T dans le centre germinatif, cela semble être l'exception et non pas la règle.

Complexe récepteur des cellules T : TCR-CD3

Comme il a été discuté au chapitre 4, l'immunoglobuline membranaire des cellules B s'associe à une autre protéine membranaire, l'hétérodimère Ig-α/Ig-β, pour former le récepteur de l'antigène des cellules B (voir la figure 4.18). De même, le récepteur des cellules T s'associe au CD3 pour former le complexe membranaire TCR-CD3. Dans les deux cas, la molécule accessoire participe à la transduction du signal après l'interaction d'une cellule B ou d'une cellule T avec l'antigène ; elle n'a pas d'influence sur l'interaction avec l'antigène.

La première donnée suggérant que le récepteur des cellules T est associé à une autre molécule membranaire est venue d'expérimentations où on a montré qu'un anticorps fluorescent dirigé contre le récepteur provoquait l'agrégation d'une autre protéine membranaire appelée **CD3**. Des expérimentations ultérieures conduites par J.P. Allison et L. Lanier ont démontré que le récepteur des cellules T et le CD3 sont localisés très près l'un de l'autre dans la membrane des cellules T. Ces chercheurs ont tout d'abord traité une préparation de membrane de cellules T par un agent de pontage des protéines s'étendant sur 12 Å, puis ils ont précipité le récepteur des cellules T par un anticorps monoclonal anti-TCR. L'analyse des récepteurs des cellules T précipités a montré qu'ils étaient pontés à des molécules de CD3, ce qui indiquait que les deux protéines devaient être à 12 Å l'une de l'autre dans la membrane.

Des expérimentations ultérieures ont démontré que non seulement le CD3 est étroitement associé à l'hétérodimère αβ, mais aussi que son expression est nécessaire à l'expression membranaire des Jrécepteurs des cellules T αβ ou γδ. Ainsi, chaque hétérodimère forme un complexe avec le CD3 sur la membrane des cellules T. La perte des gènes codant soit le CD3, soit les chaînes du TCR, se traduit par la disparition de tout le complexe moléculaire de la membrane.

Le CD3 est un complexe de cinq chaînes polypeptidiques invariantes qui s'associent pour former trois dimères : un hétérodimère de chaînes gamma et epsilon (γε), un hétérodimère de chaînes delta et epsilon (δε) et un homodimère de deux chaînes zêta (ζζ) ou un hétérodimère de chaînes zêta et êta (ζη) (figure 9.9). Les chaînes ζ et η, qui sont codées par le même gène, diffèrent dans leurs extrémités carboxy-terminales en raison de différences dans l'épissage du RNA du transcrit primaire. Environ 90 % des complexes CD3 examinés à ce jour incorporent l'homodimère (ζζ). Les autres ont les hétérodimères (ζη). Le complexe récepteur des cellules T peut ainsi être considéré comme constitué de quatre dimères : l'hétérodimère des TCR αβ ou γδ détermine la spécificité de la liaison au ligand, tandis que les dimères du CD3 (γε, δε et ζζ ou ζη) sont nécessaire à l'expression des récepteurs des cellules T et à la transduction du signal.

Les chaînes γ, δ ou ε du CD3 sont des membres de la superfamille des immunoglobulines ; elles contiennent chacune un domaine extracellulaire, qui présente le repliement immunoglobulinique, suivi d'une région transmembranaire et d'un domaine cytoplasmique de plus de 40 amino acides. Les chaînes ζ et η ont une structure nettement différente : les deux ont une très courte région externe de seulement 9 amino acides, une région transmembranaire et une longue queue cytoplasmique contenant 113 amino acides dans ζ et 155 amino acides dans η. La région transmembranaire de toutes les chaînes polypeptidiques du CD3 contient un résidu acide aspartique chargé négativement. Ces groupes chargés négativement permettent au complexe du CD3 d'entrer en interaction

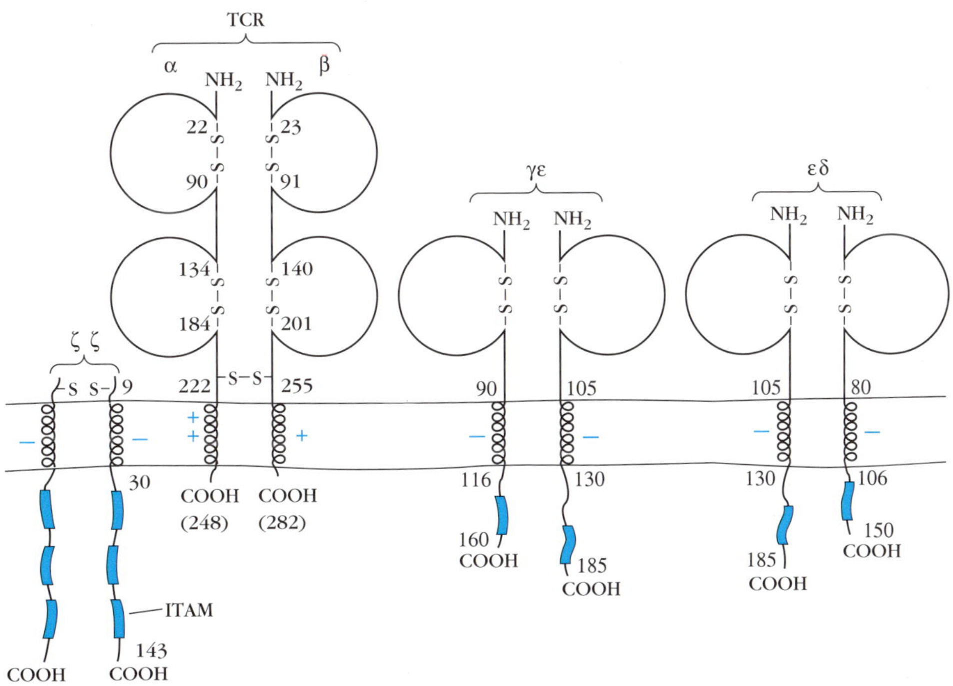

FIGURE 9.9 Représentation schématique du complexe TCR-CD3 qui constitue le récepteur de liaison à l'antigène des cellules T. Le complexe CD3 est constitué de l'homodimère ζζ (alternativement, d'un hétérodimère γη) associé à des hétérodimères γε et δε. Les domaines externes des chaînes γ, δ et ε du CD3 représentent un repliement immunoglobulinique, ce qui facilite leur interaction avec le récepteur des cellules T, ainsi que l'interaction entre eux. Des interactions ioniques peuvent aussi se produire entre les régions transmembranaires chargées positivement des chaînes du TCR et du CD3. Les longues queues cytoplasmiques des chaînes du CD3 contiennent une séquence commune, l'ITAM (motif permettant l'activation des immunorécepteurs *via* une tyrosine) qui intervient dans la transduction du signal.

avec un ou deux amino acides chargés positivement dans la région transmembranaire de chaque chaîne du TCR.

Les queues cytoplasmiques des chaînes du CD3 contiennent un motif appelé **ITAM** (de *immunoreceptor tyrosine-based activation motif*, **motifs permettant l'activation des immunorécepteurs *via* une tyrosine**). Ce motif est rencontré dans de nombreux autres récepteurs, y compris l'hétérodimère Ig-α/Ig-β du complexe récepteur des cellules B et les récepteurs du Fc de l'IgE ou de l'IgG. On a montré que les sites ITAM entrent en interaction avec des tyrosine kinases et jouent un rôle important dans la transduction du signal. Dans le CD3, les chaînes γ, δ et ε contiennent chacune une seule copie d'ITAM, tandis que les chaînes ζ et η en contiennent trois (voir la figure 9.9). La fonction du CD3 dans la transduction du signal est décrite plus en détail dans le chapitre 10.

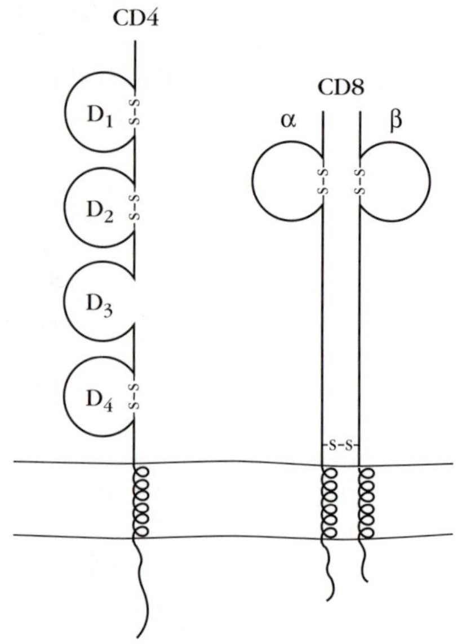

FIGURE 9.10 Structure générale des corécepteurs CD4 et CD8. Le CD8 peut prendre la forme d'un hétérodimère $\alpha\beta$ ou celle d'un homodimère $\alpha\alpha$. La molécule de CD4 monomérique contient quatre domaines présentant le repliement immunoglobulinique, tandis que chaque chaîne de la molécule de CD8 contient un seul domaine présentant le repliement immunoglobulinique.

Molécules membranaires accessoires des cellules T

Bien que la reconnaissance des complexes antigène-CMH ne soit médiée que par le complexe TCR-CD3, diverses autres molécules membranaires jouent un important rôle accessoire dans la reconnaissance de l'antigène et l'activation des cellules T (tableau 9.3). Certaines de ces molécules renforcent l'interaction entre les cellules T et les cellules présentatrices de l'antigène ou les cellules cible, certaines interviennent dans la transduction du signal et d'autres enfin dans les deux processus.

Corécepteurs CD4 et CD8

Les cellules T peuvent être sous-divisées en deux populations suivant qu'elles expriment les molécules membranaires CD4 ou CD8. Comme il a été décrit dans les chapitres précédents, les cellules T CD4$^+$ reconnaissent un antigène combiné à des molécules de classe II du CMH et se comportent essentiellement comme cellules auxiliaires, tandis que les cellules T CD8$^+$ reconnaissent l'antigène combiné à des molécules de classe I du CMH. Elles se comportent essentiellement en cellules cytotoxiques. Le CD4 est une glycoprotéine membranaire monomérique de 55 kDa qui contient quatre domaines extracellulaires présentant le repliement immunoglobulinique (D_1-D_4), une région transmembranaire hydrophobe et une longue queue cytoplasmique contenant trois résidus sérine qui peuvent être phosphorylés (figure 9.10).

TABLEAU 9.3 Quelques molécules accessoires des cellules T

Nom	Ligand	Fonction		Membre de la superfamille des Ig
		Adhésion	Transduction du signal	
CD4	Classe II du CMH	+	+	+
CD8	Classe I du CMH	+	+	+
CD2 (LFA-2)	CD58 (LFA-3)	+	+	+
LFA-1 (CD11a/CD18)	ICAM-1 (CD54)	+	?	+/(–)
CD28	B7	?	+	+
CTLA-4	B7	?	+	–
CD45R	CD22	+	+	+
CD5	CD72	?	+	–

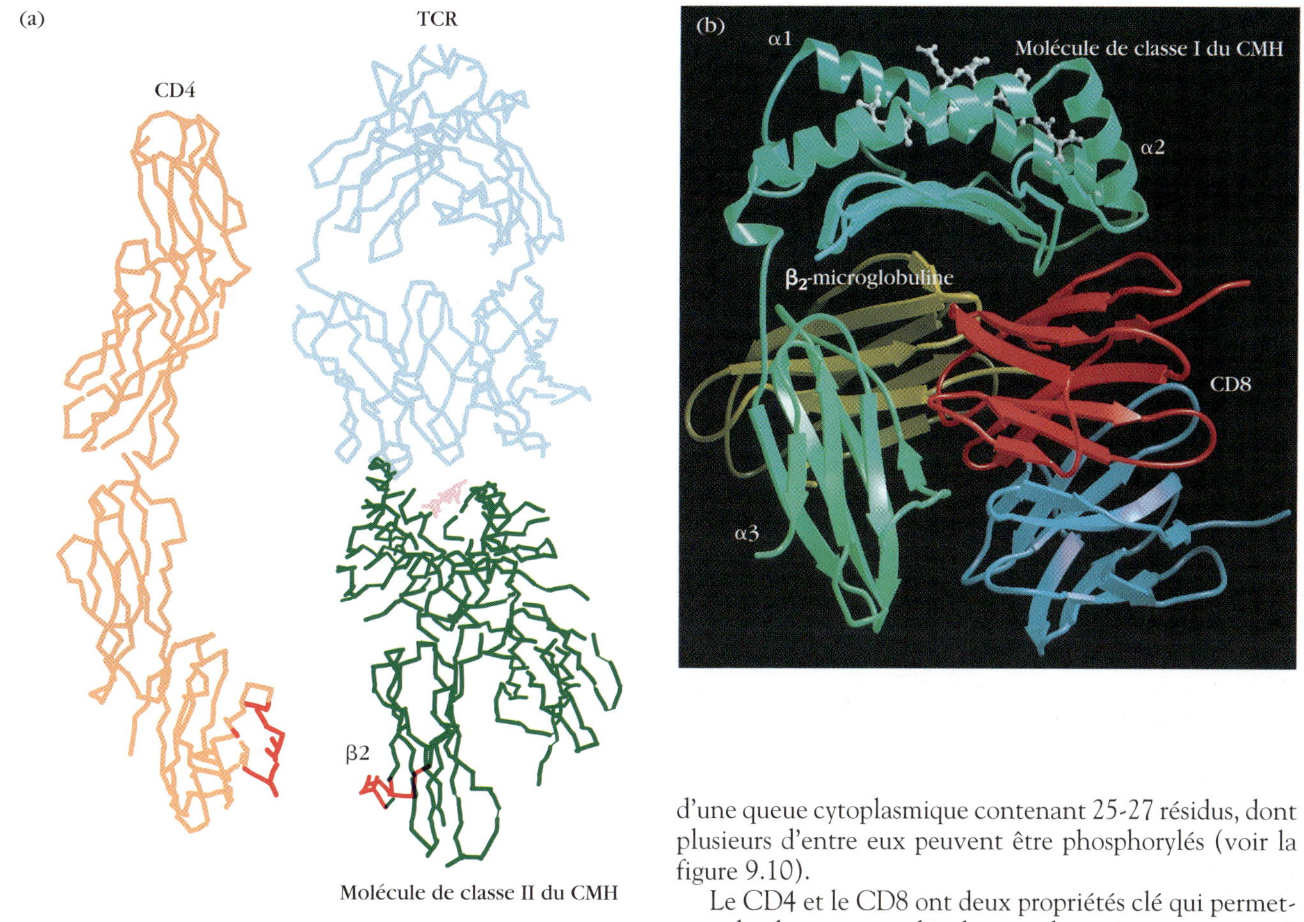

FIGURE 9.11 Interactions des corécepteurs avec les molécules du TCR et du CMH. (a) Modèle des domaines externes du CD4 (orange), du récepteur des cellules T (bleu) et d'une molécule de classe II du CMH (vert) montrant leurs orientations réciproques. Dans cette figure, la partie supérieure des modèles du CD4 et du TCR serait ancrée dans la membrane de la cellule T ; la partie inférieure de la molécule de classe II du CMH serait ancrée dans la membrane d'une cellule présentatrice de l'antigène. L'interaction entre le CD4 et le domaine β2 de la molécule de classe II est médiée par les résidus en rouge. Le peptide antigénique est en rose. (b) Représentation en ruban montrant la structure tridimensionnelle d'une molécule HLA-A2 de classe I du CMH liée à un homodimère αα du CD8. La chaîne lourde de l'HLA-A2 est représentée en vert, la β_2-microglobuline en dorée, la chaîne α1 du CD8 en rouge, la chaîne α2 du CD8 en bleu et le peptide lié en blanc. Une boucle flexible du domaine α3 (résidus 223-229) est en contact avec les deux sous-unités du CD8. Dans ce modèle, le côté droit du CD8 serait ancré dans la membrane de la cellule T et l'extrémité gauche inférieure de la molécule de classe I du CMH (le domaine α3) est attachée à la surface de la cellule cible. [La partie (a) vient de SJ Davis et PA van der Merwe, 1996, *Immunol. Today* **17**(4):181 ; la partie (b) vient de GF Gao *et al.*, 1997, *Nature* **387**:630-634, © Macmillan Magazines Ltd 1997, autorisation de EY Jones, University of Oxford.]

Le CD8 prend généralement la forme d'un hétérodimère αβ uni par des liaisons disulfure ou celle d'un homodimère αα. Les chaînes α et les chaînes β du CD8 sont des petites glycoprotéines membranaires de 30-38 kDa approximativement. Chaque chaîne est constituée d'un seul domaine extracellulaire présentant le repliement immunoglobulinique, d'une région transmembranaire hydrophobe et d'une queue cytoplasmique contenant 25-27 résidus, dont plusieurs d'entre eux peuvent être phosphorylés (voir la figure 9.10).

Le CD4 et le CD8 ont deux propriétés clé qui permettent de classer ces molécules membranaires comme *corécepteurs* : la reconnaissance du complexe peptide-CMH et la transduction du signal. Les domaines extracellulaires du CD4 et du CD8 se lient aux domaines membranaires proximaux des molécules du CMH sur les cellules présentatrices de l'antigène (APC) ou sur les cellules cible : le CD4 se lie au domaine β2 des molécules de classe II du CMH (figure 9.11a). Des études cristallographiques d'un complexe composé de l'HLA-A2, qui est une molécule de classe I du CMH, d'un peptide antigénique et d'un homodimère αα de CD8 indiquent que le CD8 se lie aux molécules de classe I en entrant en contact avec les domaines α2 et α3 de la classe I du CMH, ainsi qu'avec la β_2-microglobuline (figure 9.11b). L'orientation du domaine α3 de la classe I change légèrement à la suite de sa liaison au CD8. Cette structure est en accord avec la liaison d'une seule molécule du CMH au CD8 ; il n'a pas été observé de complexes multimériques classe I-CD8.

Contrairement aux données concernant la liaison CD8-classe I, qui indiquent l'interaction d'unités simples, il y a des résultats qui suggèrent que lors de la reconnaissance de l'antigène par une cellule T, une molécule de TCR se lie à un dimère de molécule de classe II du CMH (qui possède un peptide lié). Le domaine membranaire distal du CD4 se lie alors au domaine β2 de la molécule de classe II du CMH, formant ainsi un complexe de TCR, de CD4 et de CMH (figure 9.12a). Une fois liée à la molécule du CMH, on pense que la molécule de CD4 subit un changement conformationnel qui permet à ses domaines membranaires proximaux d'entrer en interaction avec les domaines membranaires proximaux d'une deuxième molécule adjacente de CD4 qui s'est complexée de même avec une molécule de TCR et une molécule du CMH. En fait, des structures tétramériques constituées de quatre

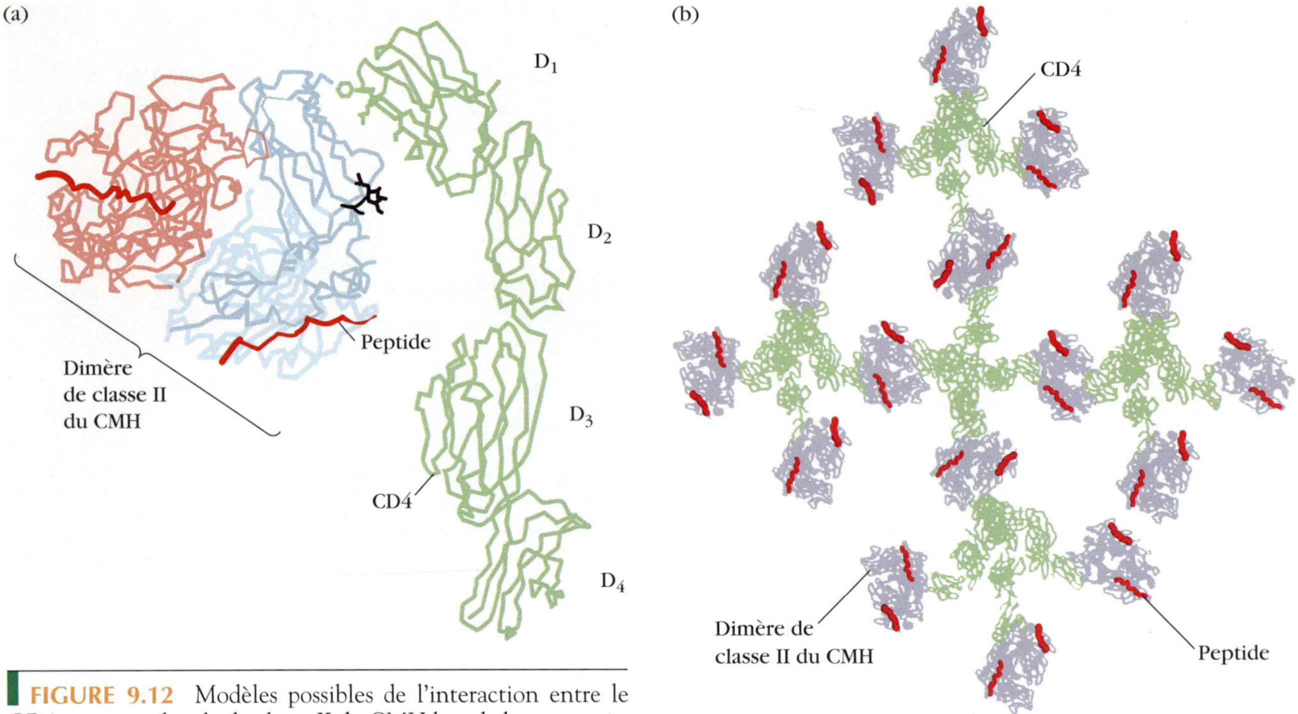

FIGURE 9.12 Modèles possibles de l'interaction entre le CD4 et une molécule de classe II du CMH lors de la reconnaissance de l'antigène. (a) Après la liaison d'un récepteur des cellules T (non représenté) à la forme dimérique d'une molécule de classe II du CMH (rose et bleu), le domaine D_1 distal du CD4 (vert) entre en interaction avec le domaine β2 (bleu) de la molécule du CMH. (b) Une structure en réseau est formée par interaction des domaines proximaux du CD4 et des molécules adjacentes du CD4 qui sont, elles aussi, complexées à un TCR et à une molécule du CMH. Le peptide est représenté par des rubans rouges.

dimères de classe II avec un CD4 lié seront formées sur la membrane. Lorsque les molécules de CD4 entrent en contact avec de tels complexes, de gros oligomères peuvent se former (figure 9.12b). Ce pontage des TCR sur une cellule T, qui forme une structure en réseau, pourrait être nécessaire aux événements de signalisation transmembranaire. Des études complémentaires de la structure du complexe classe II-CD4 sont nécessaires pour clarifier la stœchiométrie de la liaison entre ces molécules.

Les interactions des molécules de classe II du CMH et du CD4 augmentent apparemment l'avidité de la liaison d'un récepteur des cellules T à un complexe peptide-CMH. On a montré que l'affinité de la liaison des récepteurs des cellules T aux complexes peptide-molécule de classe II du CMH augmente d'environ 100 fois lorsque le CD4 est présent sur la membrane. Savoir s'il y a des différences entre les rôles joués par les corécepteurs CD4 et CD8 demeure du domaine des hypothèses. En dépit de la similitude des structures, rappelez-vous que la nature de la liaison d'un peptide à des molécules de classe I ou de classe II diffère par le fait que la classe I a une cavité fermée qui se lie à un peptide court avec un haut degré de spécificité. La molécule de classe II a une cavité ouverte et sa spécificité est conférée par les extrémités N- et C-terminales du peptide. Les fonctions différentes des corécepteurs CD4 et CD8 pourraient être dues à cette différence dans les impératifs de liaison. Par exemple, le CD4 pourrait augmenter l'avidité de la liaison des molécules de classe II au TCR pour permettre plus de flexibilité dans la structure du peptide reconnu. Comme il sera expliqué dans le chapitre 10, la liaison des molécules CD4 et CD8 sert à transmettre les signaux de stimulation aux cellules T ; les propriétés de transduction du signal du CD4 et du CD8 sont médiées par les domaines cytoplasmiques de ces derniers.

Affinité du TCR pour les complexes peptide-CMH

L'affinité des récepteurs des cellules T pour les complexes peptide-CMH est faible à modérée, avec des valeurs de K_d allant de 10^{-4} à 10^{-7} M. Ainsi, cette interaction est faible comparée aux interactions antigène-anticorps qui ont généralement des valeurs de K_d s'échelonnant entre 10^{-6} et 10^{-10} M (figure 9.13a). La faible affinité du récepteur des cellules T pour les complexes peptide antigénique-CMH suggère que d'autres molécules sont nécessaires pour augmenter la liaison d'une cellule T à un complexe peptide-CMH présent sur une cellule présentatrice de l'antigène ou une cellule cible. L'interaction des cellules T ne dépend pas uniquement de la liaison par le TCR. Des molécules d'adhésion cellulaire renforcent la liaison entre une cellule T et une cellule présentatrice de l'antigène ou une cellule cible.

En plus des corécepteurs CD4 et CD8, qui entrent en interaction avec les molécules de classe I ou de classe II du CMH et servent à augmenter l'affinité de la liaison entre le TCR et le complexe CMH-peptide, les cellules T ont plusieurs molécules membranaires accessoires, parmi lesquelles figurent le CD2, le LFA-1, le CD28 et CD45R. Contrairement aux corécepteurs CD4 et CD8, ces autres molécules n'entrent pas en interaction avec le complexe peptide-CMH ; bien au contraire, elles se fixent indépendamment à d'autres ligands présents sur les cellules présentatrices de l'antigène ou les cellules cible (voir le tableau 9.3 et la figure 9.13b). Une fois qu'un contact cellule-cellule a été réalisé par l'intermédiaire des molécules d'adhésion, le récepteur des cellules T peut explorer la membrane à la recherche de complexes peptide-CMH. Lors de l'activation d'une cellule T par un complexe particulier peptide-CMH, il y a une augmentation transitoire de l'expression des molécules membranaires accessoires (par exemple, CD2, LFA-1), ce qui provoque un contact plus étroit entre les cellules entrant en interaction et qui permet aux cytokines ou aux substances cytotoxiques d'être transférées plus efficacement. Peu après l'activation, le degré d'adhésion diminue et la cellule T se détache de la cellule présentatrice de l'antigène ou de la cellule cible. Comme le CD4 et le CD8, certaines de ces autres molécules se comportent aussi en molécules de transduction du signal. Leur rôle important est démontré par la capacité des anticorps monoclonaux spécifiques de ces molécules à bloquer l'activation des cellules T.

La découverte du CD3, du CD4 et des autres molécules accessoires associées au TCR a soulevé la possibilité qu'elles puissent être nécessaires à la reconnaissance de l'antigène par les cellules T. L'expérimentation de Kappler et Marrack décrite précédemment (voir la figure 9.2) a apporté des éléments en faveur de la notion selon laquelle un unique récepteur d'une cellule T reconnaît un peptide complexé à une molécule du CMH du Soi. Cependant, cette expérimentation n'a pas exclu la possibilité qu'une autre molécule membranaire (un corécepteur), associée au récepteur des cellules T, puisse contribuer à la reconnaissance du peptide ou de la molécule du CMH. Comme le montre la section suivante, une récente démonstration de la liaison du TCR utilisant des composés isolés du complexe TCR-peptide-CMH, apporte la preuve définitive qu'aucune autre molécule n'est nécessaire pour la reconnaissance, au moins pas pour la liaison du TCR à un complexe peptide-molécule de classe I. Bien que les molécules accessoires discutées ci-dessus puissent éventuellement augmenter cette liaison, elles ne sont pas nécessaires à cette dernière.

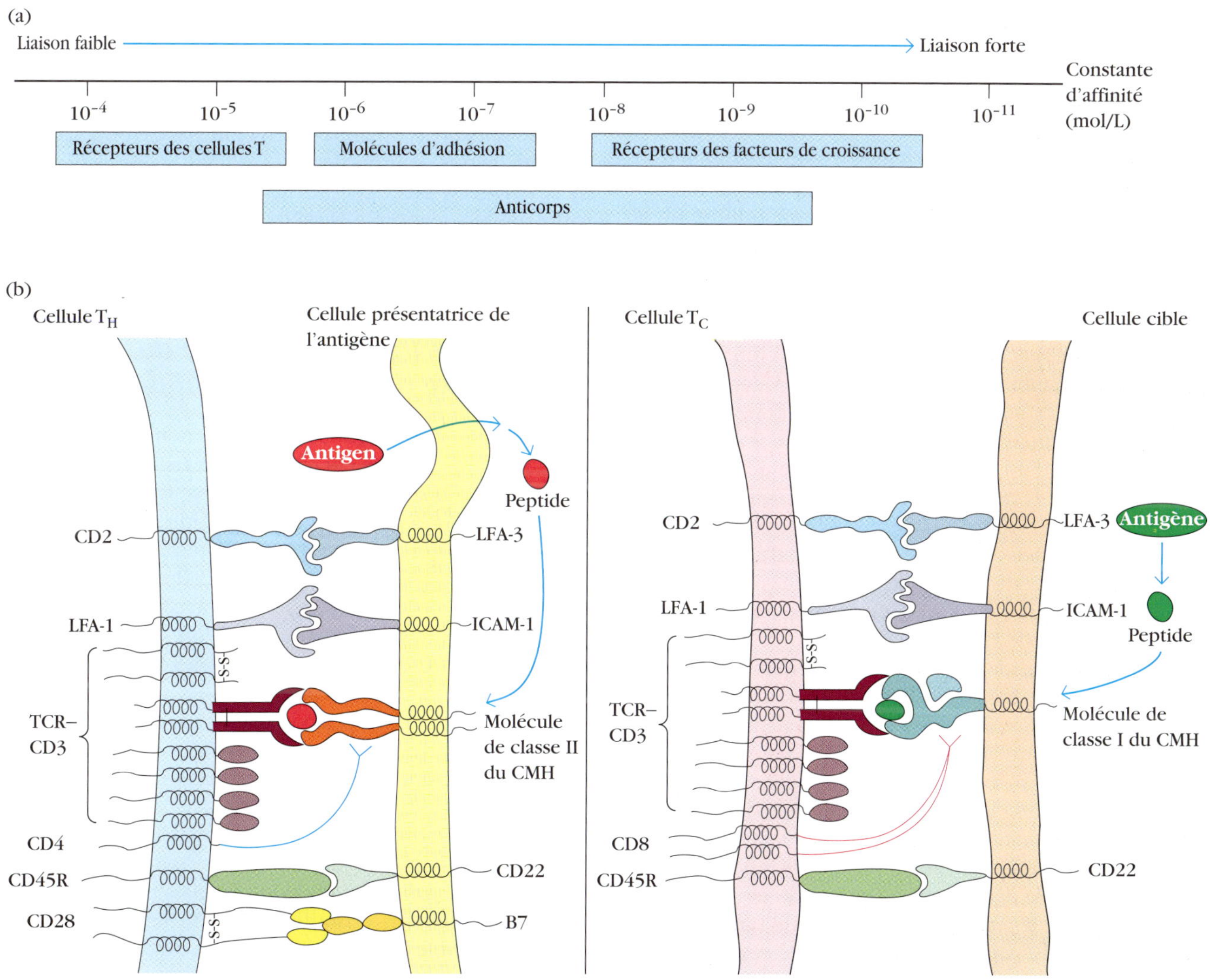

FIGURE 9.13 Rôle des corécepteurs dans l'affinité de liaison du TCR. (a) Constantes d'affinité de divers systèmes biologiques. (b) Représentation schématique des interactions entre le récepteur des cellules T et le complexe peptide-CMH et de diverses molécules accessoires avec leurs ligands sur une cellule présentatrice de l'antigène (*à gauche*) ou sur une cellule cible (*à droite*). La liaison des corécepteurs CD4 et CD8 et des autres molécules accessoires à leurs ligands renforce la liaison entre les cellules qui entrent en interaction et/ou contribue à la transduction du signal qui conduit à l'activation de la cellule T.

Complexe ternaire TCR-peptide-CMH

L'interaction entre le récepteur des cellules T et un antigène lié à une molécule du CMH est essentielle pour les réponses humorale ou à médiation cellulaire. Les éléments moléculaires de cette interaction ont maintenant été décrits en détail pour les molécules de TCR qui se lient aux complexes peptide-molécule de classe I du CMH, chez l'Homme et chez la souris. On a déterminé par cristallographie de rayons X une structure tridimensionnelle du complexe trimoléculaire incluant les chaînes α et β du TCR et une molécule HLA-A2 à laquelle est lié un peptide antigénique. Une étude séparée a décrit une molécule du TCR de souris liée au peptide complexé à la molécule de classe I H-2K^b de souris.

Préparation du complexe ternaire TCR-peptide-CMH

Comme il a été mentionné ci-dessus, il y a de formidables obstacles à l'étude directe du TCR et de sa liaison au complexe CMH-antigène. Dans une série d'expérimentations biologiques qui ont surmonté ces obstacles, D. Garboczi, D. Wiley et leurs collègues ont démontré la liaison entre une molécule isolée de TCR humain et un complexe molécule de classe I du CMH-peptide par des méthodes *in vitro*. Ce complexe ternaire-peptide-CMH a été cristallisé et sa structure tridimensionnelle déterminée. Les expérimentations biochimiques ont montré que les composants du cristal étaient responsables de la reconnaissance du peptide par la cellule T qui était à l'origine du TCR.

Le système utilisé par Garboczi et Wiley était le complexe TCR-peptide-CMH dérivé d'une cellule T présentant une spécificité pour un peptide viral du virus I de la leucémie humaine à cellules T (HTLV-I). L'HTLV-I est un rétrovirus humain associé à une leucémie aggressive ou à une maladie neurologique chronique. La cellule T était spécifique d'un peptide qui fait partie de la protéine Tax de l'HTLV-I, qui est une protéine régulatrice. Des patients atteints d'une maladie neurologique progressive chronique associée à l'HTLV-I (myélopathie associée à l'HTLV-I/paraparésie spastique tropicale) ont de très nombreuses cellules T_C CD8$^+$ circulantes qui réagissent avec les peptides de la protéine Tax.

Afin de préparer les composants protéiques nécessaires à la structure du cristal, le RNA des chaînes α et des chaînes β du TCR a été isolé des cellules T d'un patient ; du cDNA a ensuite été préparé et cloné dans un vecteur plasmidique qui pouvait être exprimé dans la bactérie *Escherichia coli*. Les clones ont été manipulés afin d'introduire des codons stop dans le cadre de lecture après la partie extracellulaire de chaque chaîne, de telle façon que les chaînes du TCR traduites à partir de ces clones ne possèdent pas les séquences transmembranaires. Les chaînes du TCR complètes possédant les régions transmembranaires sont insolubles, à moins qu'elles ne soient mises en solution dans un tampon contenant un détergent, mais les chaînes du TCR manipulées, qui n'ont pas la région transmembranaire hydrophobe, sont solubles dans des solutions qui reproduisent les conditions physiologiques et peuvent être traitées selon les techniques habituelles. Les clones des chaînes α et des chaînes β étaient exprimés séparément dans *E. coli* et les chaînes α et β synthétisées isolées étaient ensuite mélangées dans des conditions qui leur permettaient de se réassocier. L'hétérodimère αβ du TCR se reconstituait lui-même *in vitro* sous la forme d'une version soluble du TCR.

La molécule HLA-A2 et la β2-microglobuline étaient exprimées d'une façon semblable. La chaîne α de A2 était exprimée sous une forme tronquée qui ne possédait pas la séquence transmembranaire qui rend la protéine naturelle insoluble. Cette modification n'était pas nécessaire pour la β2-microglobuline qui n'a pas de séquence de liaison à la membrane et dont l'état natif est soluble. La chaîne α de l'A2 était combinée à la β2-microglobuline et aux peptides antigéniques pour former un complexe stable peptide-molécule de classe I du CMH.

Une fois que le TCR αβ et les complexes CMH-peptide eurent été isolés, les chercheurs ont démontré la liaison entre eux en les mélangeant dans diverses combinaisons et en analysant les mélanges par électrophorèse dans un système qui sépare les protéines selon leur taille moléculaire. Les mélanges contenant les chaînes du TCR et la molécule HLA-A2 associée au peptide de la protéine Tax s'associaient pour former un agrégat de taille appropriée pour un complexe ternaire. On a montré que la liaison entre le TCR et le CMH était spécifique de l'antigène reconnu par la cellule T originelle, parce qu'il n'y avait pas d'association entre le TCR et l'HLA-A2 lorsque le peptide antigénique n'était pas présent dans le système ou que d'autres peptides étaient utilisés à la place de ce dernier. Cette expérimentation utilisant des composants solubles a apporté la preuve directe que le TCR, par lui-même, peut reconnaître un antigène spécifique présenté par la molécule de classe I du CMH et se lier à lui.

Structure tridimensionnelle du complexe ternaire TCR-peptide-CMH

Le complexe du TCR humain et de l'ensemble HLA-A2-peptide a été cristallisé et sa structure tridimensionnelle déterminée. La structure d'un complexe ternaire entre la molécule du TCR de souris et un peptide antigénique lié à une molécule H-2 de classe I a été déterminée, elle aussi, grâce à des méthodes semblables à celles utilisées pour obtenir les composants de la structure humaine (figure 9.14). Les structures des complexes humains ou de souris étaient très semblables. L'étude des deux complexes permet de tirer certaines conclusions.

Le complexe TCR-peptide-CMH est constitué d'une seule molécule de TCR liée à une seule molécule du CMH associée à son peptide. Par l'intermédiaire de ses domaines variables, le TCR entre en contact avec la molécule du CMH (figure 9.14a,b). Bien que les structures de la région constante de la chaîne α du TCR et du domaine α3 du CMH n'aient pas été clairement établies par l'étude des complexes humains cristallisés (voir la figure 9.14a), la zone d'ensemble de contact et la structure des régions variables complètes du TCR étaient nettes. Les régions constantes ont été établies par l'étude du complexe de souris qui a montré l'orientation proposée pour les modèles humains (voir la figure 9.14b). En considérant la molécule du CMH et son peptide lié, nous pouvons voir que le TCR est situé en travers d'elle, diagonalement par rapport à la

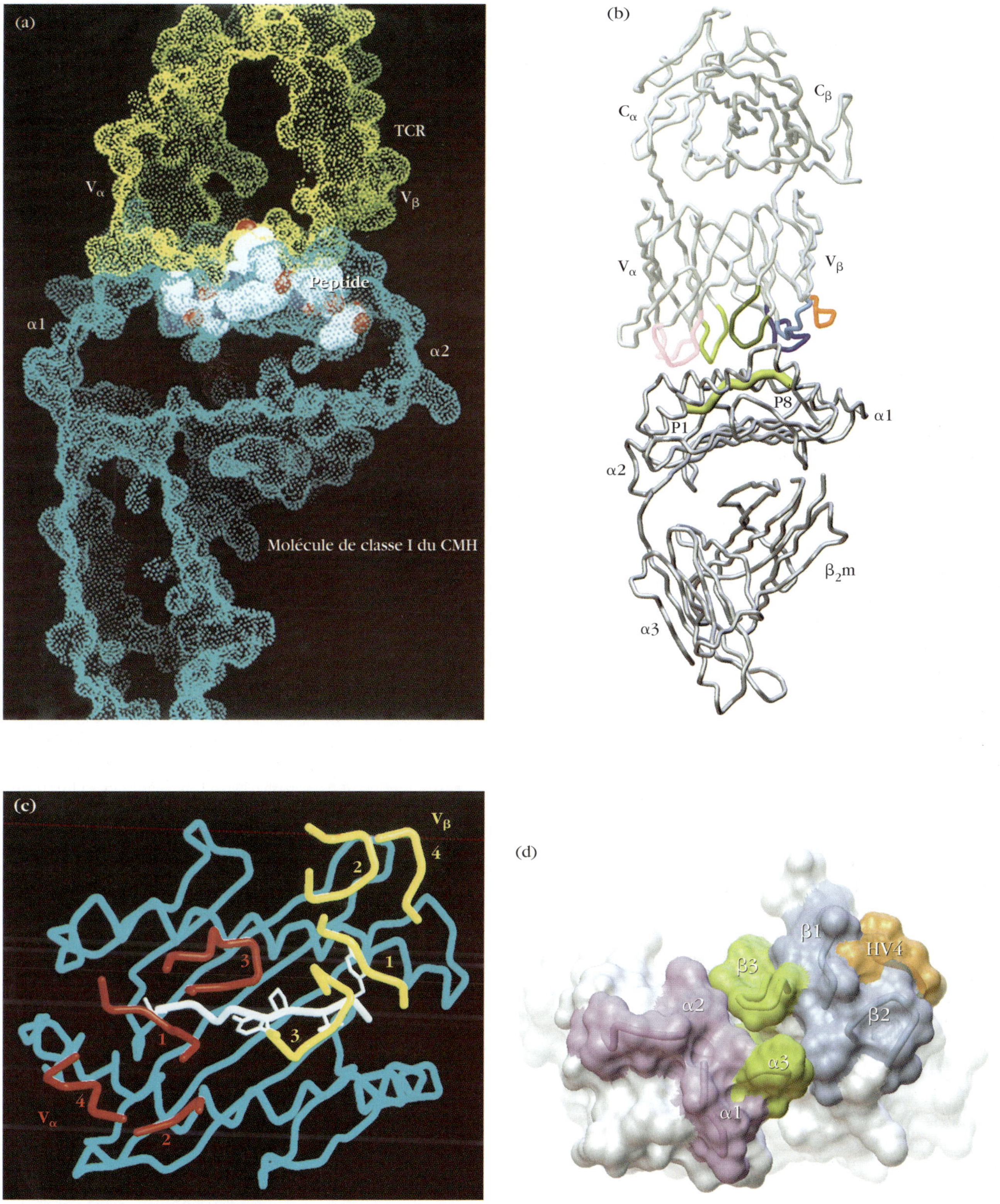

FIGURE 9.14 Structures tridimensionnelles du complexe TCR-CMH-peptide. (a) Modèle montrant l'interaction entre le TCR humain (*en haut*, jaune) et la molécule HLA-A2 de classe I du CMH (*en bas*, bleu) avec un peptide lié de la protéine Tax de l'HTLV-1 (blanc et rouge). (b) Représentation schématique du squelette du complexe tertiaire d'un TCR de souris lié à la molécule H-2K^b de classe I du CMH et au peptide (en vert, numéroté P1-P8). Les CDR1 et CDR2 du domaine variable (V_α) de la chaîne α du TCR sont colorées en rose ; les CDR1 et CDR2 du domaine variable (V_β) de la chaîne β sont en bleu et les CDR3 des deux chaînes sont en vert. La HV4 de la chaîne β est en orange. (c) Molécule du CMH vue par le dessus, c'est-à-dire depuis le haut de la partie (a), avec les boucles hypervariables (1-4) des chaînes variables α (rouge) et β (jaune) du TCR humain superposées aux peptides de la protéine Tax (blanc) et aux domaines α1 et α2 de la molécule HLA-A2 de classe I du CMH (bleu). (d) CDR des chaînes α et β du TCR de souris vues par le dessus, montrant la surface impliquée dans la liaison du complexe CMH-peptide. Les CDR sont marquées selon leur origine (par exemple, α1 est la CDR1 de la chaîne α). HV4 est la quatrième région hypervariable de la chaîne β. [Les parties (a) et (c) viennent de DN Garboczi *et al.*, 1996, *Nature* **384**:134-141, © Macmillan Magazines Ltd, avec l'autorisation de DC Wiley, Harvard University ; les parties (b) et (d) viennent de C Garcia *et al.*, 1996, *Science* **274**:209, avec l'autorisation de C Garcia, © 1996 American Association for the Advancement of Science.]

grande dimension du peptide (figure 9.14c). Les boucles des CDR3 des chaînes α et β du TCR se situaient au centre du peptide et la boucle de la CDR1 de la chaîne α du TCR est à l'extémité N-terminale du peptide, alors que la CDR1 de la chaîne β est à l'extrémité C-terminale du peptide. Les boucles des CDR2 sont en contact avec la molécule du CMH, la CDR2α est au-dessus de l'hélice alpha du domaine α2 et la CDR2β au-dessus de l'hélice alpha du domaine α1 (figure 9.14c). Un modèle moléculaire du site de liaison vu par le dessus (en regardant vers la cavité du CMH) indique que le peptide est enfoui sous le TCR et que, par conséquent, il ne peut pas être vu sous cet angle (figure 9.14d). Les résultats montrent aussi que les quatrièmes régions hypervariables des chaînes α et β ne sont pas en contact avec le peptide antigénique.

Comme prévu à partir des informations apportées par les immunoglobulines, la reconnaissance du complexe peptide-CMH s'effectue grâce aux boucles variables de la structure du TCR. La CDR1 et la CDR2 des chaînes α et β du TCR entrent en contact avec le peptide et une large zone de la molécule du CMH. Le peptide est enfoui (voir la figure 9.14c) plus profondément dans la molécule du CMH que dans celle du TCR et la molécule du TCR se place en travers de la molécule du CMH, entrant en contact avec elle par l'intermédiaire d'une surface plate du TCR au niveau des « points hauts » de la molécule du CMH. Le fait que la région CDR1 entre en contact à la fois avec le peptide et le CMH suggère que des régions autres que la CDR3 sont impliquées dans la liaison du peptide. Vraisemblablement, l'utilisation des termes **épitope** pour la partie du peptide qui réagit avec le TCR et **agrétope** pour la région qui réagit avec le CMH (voir la figure 3.9) pourrait avoir besoin d'être réexaminée à la lumière de la preuve que la région CDR1 de la chaîne β du TCR peut entrer en contact avec la même partie du peptide que la molécule du CMH.

Pour que les conclusions tirées de la structure tridimensionnelle du complexe TCR-molécule de classe I-peptide puissent être extrapolées aux interactions du TCR avec les complexes molécule de classe II-peptide, il faudrait que des analyses de molécules de TCR associées à des molécules de classe II et à leurs antigènes spécifiques soient entreprises. Les structures des régions de liaison au peptide des molécules de classe I et des molécules de classe II sont semblables. En particulier, le fait que les molécules de classe I et les molécules de classe II du CMH aient des orientations tridimensionnelles semblables des hélices alpha de leurs domaines α1 et α2 suggère que le modèle pourrait présenter des caractéristiques communes pour les interactions entre le TCR et les molécules de classe I ou de classe II.

La similitude du TCR et des immunoglobulines (voir la figure 9.3) est confirmée par l'examen des structures tridimensionnelles de la molécule du TCR (figure 9.15). Les chaînes α et β du TCR se replient en une structure quaternaire qui ressemble à celle de la région Fab d'un anticorps (voir les figures 4.5 et 4.6). Les domaines des TCR sont semblables à ceux des Ig. Les CDR s'orientent pour former un site de liaison semblable à ceux d'une immunoglobuline. La taille d'ensemble du TCR de souris est de 61 × 56 × 33 Å, celle d'un Fab de 65 × 46 × 30 Å environ.

Alloréactivité des cellules T

La section précédente s'est concentrée sur le rôle des molécules du CMH dans la présentation de l'antigène aux cellules T. Cependant, comme il a été remarqué dans le chapitre 7, les molécules du CMH ont été identifiées pour la première fois grâce à leur rôle dans le rejet des tissus étrangers. Les réactions de rejet des greffons résultent de la réponse directe des cellules T aux molécules du CMH qui se comportent comme des **antigènes d'histocompatibilité**. En raison de l'extrême polymorphisme du CMH, la plupart des individus de la même espèce ont des groupes spécifiques de molécules du CMH, ou antigènes d'histocompatibilité, et sont considérés comme **allogéniques**, terme utilisé pour décrire des individus géniquement différents de la même espèce (voir le chapitre 21). Par conséquent, les cellules T répondent même aux allogreffes (alloréactivité) et les molécules du CMH sont considérées

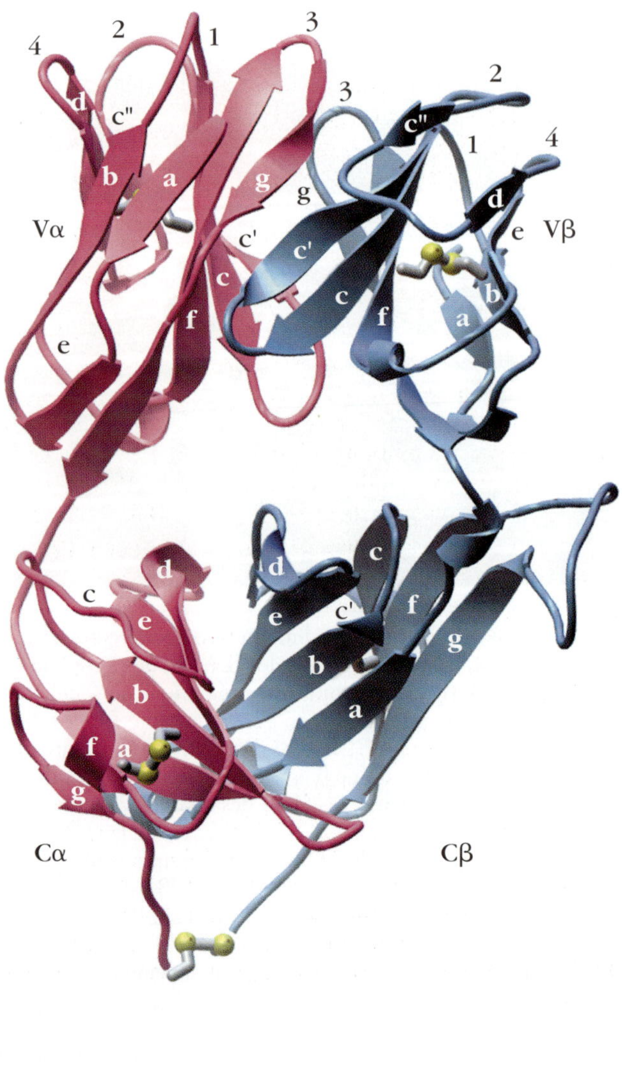

FIGURE 9.15 Structure de la molécule du TCR de souris sous la forme d'un schéma en ruban montrant la chaîne β en bleu et la chaîne α en violet. Les liaisons disulfure sont indiquées par des sphères jaunes. Les positions des régions hypervariables sont indiquées par des numéros, de 1 à 4. [D'après C Garcia *et al.*, 1996, *Science* **274**:211, avec l'autorisation de C Garcia, © 1996 American Association for the Advancement of Science.]

comme des allo-antigènes. Généralement, les cellules T CD4+ répondent aux allo-antigènes de classe II et les cellules T CD8+ aux allo-antigènes de classe I.

L'alloréactivité des cellules T est troublante pour deux raisons. Tout d'abord, la capacité des cellules T à répondre aux antigènes d'histocompatibilité allogéniques seuls semble contredire toutes les données indiquant que les cellules T ne peuvent répondre qu'à des antigènes étrangers associés à des molécules du CMH du Soi. Cependant, en répondant à des greffes allogéniques, les cellules T reconnaissent directement une molécule d'un CMH étranger, au lieu de répondre à un antigène apprêté et présenté par une molécule du CMH du Soi. Un deuxième problème posé par la réponse des cellules T aux molécules allogéniques du CMH est que la proportion des cellules T allogéniques est très élevée. On a estimé que 1 %-5 % de l'ensemble des cellules T sont alloréactives, ce qui est bien plus élevé que la proportion des cellules T réactives contre un peptide antigénique étranger particulier associé à une molécule du CMH du Soi. Cette découverte est troublante parce que la proportion élevée de cellules T autoréactives semble contredire le dogme fondamental de la sélection clonale. Si une cellule T sur 20 réagit avec un allo-antigène donné et si on admet qu'il y a de l'ordre de 100 haplotypes H-2 distincts chez la souris, il n'y a alors pas assez de spécificités distinctes des cellules T pour couvrir tous les allo-antigènes H-2 spécifiques, ce qui laisse seuls des antigènes étrangers présentés par les molécules du CMH du Soi.

Une explication possible, biologiquement satisfaisante, de la proportion élevée de cellules T alloréactives serait qu'un récepteur des cellules T particulier ne soit pas uniquement spécifique d'un peptide antigénique étranger associé à une molécule du CMH du Soi, mais puisse aussi réagir avec certaines molécules allogéniques du CMH. En d'autres termes, si une molécule allogénique du CMH associée à un peptide allogénique ressemble structuralement à un peptide étranger apprêté associé à une molécule du CMH du Soi, le même récepteur des cellules T pourrait reconnaître les deux complexes peptides-CMH (figure 9.16). Étant donné que les cellules allogéniques expriment de l'ordre de 10^5 molécules de classe I du CMH par cellule, les cellules T porteuses de récepteurs interactifs de faible affinité pourraient être capables de se lier en raison de la forte densité de l'allo-antigène membranaire. Par ailleurs, l'antigène étranger serait présenté de façon clairsemée sur la membrane d'une cellule présentatrice de l'antigène ou d'une cellule du Soi altérée, associé à des molécules de classe I ou de classe II du CMH, ce qui limite la capacité de réponse aux seules cellules porteuses de récepteurs de haute affinité.

Une preuve expérimentale selon laquelle les cellules T spécifiques d'un antigène peuvent aussi être alloréactives est venue de l'étude de nombreux clones de cellules T. Par exemple, après avoir immunisé une souris présentant l'haplotype H-2^a avec de la DNP-OVA, B. Sredni et R.H. Schwarz ont pu obtenir un clone de cellules T qui répondait à la DNP-OVA associée à une molécule IA^a de classe II. Cependant, ce même clone répondait aussi aux cellules allogéniques porteuses d'IA^s mais pas de DNP-OVA. Pour déterminer la proportion des cellules T spécifiques d'un antigène et des cellules T alloréactives, Sredni et Schwarz ont immunisé trois souches congéniques (B10.A, B10 et B10.S) avec de la DNP-OVA, puis ils ont

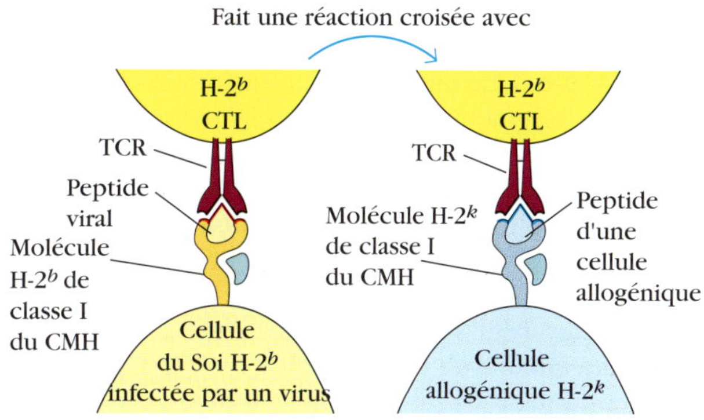

FIGURE 9.16 Mécanisme possible de la réaction croisée entre des cellules T qui expliquerait le nombre élevé de cellules T alloréactives. Comme il est montré de façon schématique, un récepteur d'une cellule T spécifique d'une molécule H-2^b de classe I du CMH associé à un peptide viral (*à gauche*) établit une liaison croisée avec une molécule H-2^k de classe I associée à un peptide allogénique (*à droite*). Selon ce modèle, les conformations du complexe peptide allogénique-CMH et du complexe peptide étranger-CMH du Soi sont suffisamment semblables pour qu'un même TCR reconnaisse les deux complexes.

isolé 20-40 clones spécifiques de l'antigène de chaque souche. Chaque clone spécifique de l'antigène était ensuite testé pour son alloréactivité contre des cellules exprimant des haplotypes du CMH différents en l'absence de l'antigène spécifique. Entre 19 % et 40 % des clones spécifiques de l'antigène étaient capables de répondre aux cellules allogéniques. Ces données viennent à l'appui de l'hypothèse selon laquelle le pourcentage élevé de cellules T autoréactives reflète l'existence de cellules T spécifiques d'un antigène dont le récepteur reconnaît l'antigène plus une molécule du CMH du Soi, mais peut faire des réactions croisées avec diverses molécules du CMH allogéniques.

Résumé

1. Les récepteurs des cellules T, contrairement aux anticorps, ne réagissent pas avec un antigène soluble mais avec un antigène apprêté lié à une molécule du CMH du Soi sur une cellule présentatrice de l'antigène ou sur une cellule cible. Kappler et Marrak ont démontré qu'une seule molécule de TCR entre en interaction avec un peptide antigénique et une molécule du CMH (voir la figure 9.2). Les récepteurs des cellules T, isolés pour la première fois au moyen d'anticorps monoclonaux clonotypiques, sont des hétérodimères constitués d'une chaîne α et d'une chaîne β ou d'une chaîne γ et d'une chaîne δ.
2. Les chaînes des récepteurs des cellules T membranaires sont organisées en domaines variables et en domaines constants qui ont des structures semblables à celles des immunoglobulines (voir la figure 9.3). Les domaines de la région variable du TCR contiennent trois régions de complémentarité hypervariables (CDR) analogues à celles des immunoglobulines. Chaque chaîne d'une molécule de TCR contient aussi une courte région de connexion proche de la membrane, un segment transmembranaire hydrophobe et une courte queue cytoplasmique.

3. Le DNA de la lignée germinale des TCR est organisé en familles multigéniques correspondant aux chaînes α, β, γ et δ. Chaque famille multigénique contient de multiples segments géniques des régions variables (V et J dans le DNA des chaînes α et des chaînes γ, et V, D et J dans le DNA des chaînes β et des chaînes δ) ainsi qu'un ou plusieurs segments géniques de la région constante C (voir la figure 9.5). Par des mécanismes semblables à ceux qui sont utilisés par les cellules B pour réarranger le DNA de la lignée germinale des immunoglobulines, les cellules T réarrangent les segments géniques de la région variable des TCR pour former des gènes fonctionnels qui codent soit les chaînes α et β, soit les chaînes γ et δ des TCR.
4. Les mécanismes qui créent la diversité des TCR sont généralement semblables à ceux qui créent celle des anticorps (voir le tableau 9.2 et la figure 9.8). Cependant, lors du réarrangement des segments géniques des chaînes β et des chaînes δ des TCR, une jonction alternative des segments V, D et J peut avoir lieu et des nucléotides des régions N ramdomisés peuvent être ajoutés aux jonctions entre les segments géniques qui codent toutes les chaînes. En raison de ces mécanismes, la diversité potentielle des gènes des TCR est significativement plus grande que celle des immunoglobulines, même si une mutation somatique n'apparaît pas dans les gènes des TCR, comme c'est le cas dans les gènes des immunoglobulines.
5. Le récepteur des cellules T est étroitement associé au CD3, qui est un complexe de cinq chaînes polypeptidiques différentes qui s'associent pour former trois dimères (voir la figure 9.9). Le récepteur des cellules T et le CD3 sont coexprimés sur la membrane des cellules T. La queue cytoplasmique de chaque chaîne du CD3 contient une séquence commune connue sous le nom d'ITAM (*immunoreceptor tyrosine-based activation motif*) ; ce motif est impliqué dans la transduction du signal après l'activation d'un récepteur des cellules T par un complexe peptide-CMH. Un ITAM est aussi présent dans l'hétérodimère Ig-α/Ig-β présent sur les cellules B et dans les récepteurs du Fc de l'IgE et de l'IgG.
6. Les cellules T possèdent diverses autres molécules membranaires qui jouent des rôles accessoires dans l'interaction entre les cellules T et les cellules présentatrices de l'antigène ou les cellules cible ; certaines de ces molécules accessoires interviennent aussi dans la transduction du signal (voir le tableau 9.3). Les corécepteurs CD4 et CD8 se lient aux domaines membranaires proximaux des molécules du CMH, augmentant ainsi la force de l'interaction relativement faible entre le récepteur des cellules T et le complexe peptide-CMH. Le CD4 et le CD8 participent eux aussi à la transduction du signal par leurs longues queues cytoplasmiques. Chacune de ces molécules membranaires accessoires (par exemple, le CD2, le LFA-1, le CD28 et le CD45R) entre en interaction avec son propre ligand sur les cellules présentatrices de l'antigène ou sur les cellules cible (voir la figure 9.13).
7. La formation du complexe ternaire TCR-antigène-CMH, essentielle pour une réponse immunitaire, nécessite la liaison d'un peptide à la molécule du CMH et la reconnaissance de ce complexe CMH-peptide par le TCR au moyen de ses régions de complémentarité (CDR) (voir la figure 9.14). La fixation de l'antigène par le récepteur des cellules T implique l'interaction de la CDR3 et de la CDR1 des chaînes α et β avec le peptide antigénique dans la cavité de liaison du CMH. La CDR2 des chaînes α et β du récepteur des cellules T entre en interaction avec les régions alpha-hélicoïdales des domaines α1 et α2 de la molécule du CMH.
8. Les cellules T ne répondent pas uniquement aux complexes d'un peptide antigénique étranger associé à une molécule du CMH du Soi, mais aussi aux molécules de CMH étrangers (antigènes d'histocompatibilité) seules. Cette réponse des cellules T conduit au rejet des greffes allogéniques. Certaines données suggèrent que cette alloréactivité résulte de la capacité de cellules T spécifiques d'un peptide antigénique associé à une molécule du CMH du Soi à faire des réactions croisées avec divers complexes peptide allogénique-CMH allogénique (voir la figure 9.12).

Références

Bentley, GA, *et al*, 1995. Crystal structure of the b chain of a T cell antigen receptor. *Science* **267**:1984

Davis, MM, et Y Chien, 1995. Issues concerning the nature of antigen recognition by ab and ld T-cell receptors *Immunol. Today* **16**:316.

Fields, BA, *et al.* 1995. Crystal structure of the V_{α} domain of a T cell antigen receptor. *Science* **270**:1821.

Gao, GF, *et al.* 1997. Crystal structurc of the complex between human CD8aa and HLA-A2. *Nature* **387**:63O.

Garboczi, DN, *et al.* 1996. Structure of the complex between human T-cell receptor, viral peptide, and HLA-A2. *Nature* **384**:134.

Garboczi, DN, *et al.* 1996. Assembly, specific binding, and crystallization of a human TCR αβ with an antigenic Tax peptide from human T Lymphotropic Virus Type I and the class I MHC molecule HLA-A2. *J. Immunol.* **157**:5403.

Garcia, KC, *et al.* 1996. Anab T-cell receptor structure at 2.5 Å and its orientation in the TCR-MHC. complex. *Science* **274**:209.

Garcia, KC, *et al.* 1998. T-cell receptor peptide-MHC interactions: biological lessons from structural studies. *Curr Opinions in Biotech.* **9**:338.

Hedrick, SM, *et al.* 1984. Isolation of cDNA clones encoding T cell-specific membrane-associated proteins. *Nature* **308**:149.

Hong, SC, *et al.* 1992. An MHC interaction site maps to the amino-terminal half of the T-cell receptor α chain variable domain. *Cell* **69**:999.

Janeway, CA. 1995. Ligands for the T-cell receptor: hard times for avidity models. *Immunol. Today* **16**:221.

Jardetzky, T 1997. Not just another Fab: the crystal structure of a TCR-MHC-peptide complex. *Structure* **5**:159.

Moss, PAH, WMC Rosenberg, and JI Bell, 1993. The human T-cell receptor in health and disease. *Annu. Rev Immunol.* **10**:71.

Rockman, SP 1997. Determination of clonality in patients who present with diagnostic dilemmas: a laboratory experience and review of the literature. *Leukemia* **11**:852.

Sakihama, T, A Smolvar, et EL Reinherz. 1995. Molecular recognition of antigen between CD4, MHC class II, and TCR molecules. *Immunol. Today* **16**:581,

Sklar, J, *et al.* 1988. Applications of antigen receptor gene rearrangements to the diagnosis and characterization of lymphoid neoplasms. *Ann. Rev. Med.* **39**:315.

Tanaka, Y, *et al.* 1995. Natural and synthetic non-peptide antigens recognized by human λδ T cells. *Nature* **375**:155.

Vignali, DAA, et JL Strominger. 1994. Coreceptor function and the characteristics of MHC-bound peptides: a common link? *The Immunologist* **2**:112.

Yanagi, Y, *et al.* 1984. A human T-cell specific cDNA clone encodes a protein having extensive homology to immunoglobulin chains. *Nature* **308**:145.

Zarnoyska, R. 1998. CD4 and CD8: modulators of T cell recognition of antigen and of immune response. *Curr. Opin. Immunol.* **10**:82.

Zhu, C, et DB Roth. 1995. Characterization of coding ends in thymocytes of SCID mice: implications for the mechanism of V(D)J recombination. *Immunity* **2**:101.

Zinkernagel, RM, et PC Doherty. 1974. Immunological surveillance against altered self-components by sensitized T lymphocytes in lymphocytic choriomeningitis, *Nature* **251**:547.

Sites Web utiles

http://imgt.cnusc.fr:8104/home.html
Base de données complète de l'information génétique sur les TCR, les molécules du CMH et les immunoglobulines, venant de l'*International Immunogenetics Database*, Université de Montpellier, France.

http://www.bioscience.org/knockout/tcrab.htm
Ce site présente un bref résumé des effets des knock-outs de TCR.

Questions à l'usage des étudiants

1. Dire si chacune des assertions suivantes est vraie ou fausse. Si vous pensez qu'une assertion est fausse, expliquer pourquoi.

a. Un anticorps monoclonal spécifique du CD4 coprécipitera le récepteur des cellules T avec le CD4.

b. L'hybridation soustractive peut être utilisée pour enrichir le mRNA présent dans un type cellulaire, mais absent d'un autre type cellulaire de la même espèce.

c. Un anticorps monoclonal clonotypique a été utilisé pour isoler le récepteur des cellules T.

d. La cellule T utilise le même groupe de segments géniques V, D et J que la cellule B, mais utilise des segments géniques C différents.

e. Le TCR αβ est bivalent et a deux sites de liaison à l'antigène.

f. Chaque cellule T αβ n'exprime qu'un allèle de la chaîne β et qu'un allèle de la chaîne α.

g. Les mécanismes de création de la diversité des récepteurs des cellules T sont identiques à ceux utilisés pour les immunoglobulines.

h. L'hétérodimère Ig-α/Ig-β et le CD3 ont des fonctions analogues dans le récepteur des cellules B et dans le récepteur des cellules T, respectivement.

2. Décrire l'expérimentation essentielle qui a prouvé que le récepteur des cellules T αβ seul reconnaît l'antigène et les molécules du CMH.

3. Dessiner la structure de base du récepteur des cellules T αβ et comparer cette dernière à la structure de base de l'immunoglobuline membranaire.

4. Diverses molécules membranaires, en plus du récepteur des cellules T, sont impliquées dans la reconnaissance de l'antigène et l'activation des cellules T. Décrire les propriétés et les fonctions distinctives des molécules membranaires ci-après des cellules T : (a) CD3, (b) CD4 et CD8 et (c) CD2.

5. Dire si chacune des propriétés listées ci-dessous s'applique au récepteur des cellules T (TCR), à l'immunoglobuline (Ig) des cellules B ou aux deux (TCR/Ig).

a. — Est associé(e) au CD3

b. — Est monovalent(e)

c. — Existe sous une forme membranaire et sous une forme sécrétée

d. — Contient des domaines présentant la structure du repliement immunoglobulinique

e. — Est restreint(e) au CMH

f. — Montre une diversité créée par la jonction imprécise des segments géniques

g. — Présente une diversité créée par mutation somatique

6. Un obstacle majeur à l'identification et au clonage des gènes des TCR est le faible taux du mRNA du TCR dans les cellules T.

a. Pour surmonter cet obstacle, Hedrick et Davis ont fait trois hypothèses importantes qui se sont montrées correctes. Décrire chaque hypothèse et la façon dont elle a facilité l'identification des gènes qui codent le récepteur des cellules T.

b. Supposer, en revanche, qu'Hedrick et Davis aient voulu identifier les gènes qui codent l'IL-4. Quelles modifications des trois hypothèses auraient-ils dû faire ?

7. Hedrick et Davis ont utilisé la technique d'hybridation soustractive pour isoler des clones de cDNA qui codent le récepteur des cellules T. Vous souhaitez utiliser cette technique pour isoler des clones de cDNA qui codent divers produits de gènes et avoir des clones disponibles de divers types de cellules à utiliser comme source de cDNA ou de mRNA pour une hybridation. Pour chaque produit de gène listé dans la colonne de gauche du tableau ci-dessous, choisir les clones les plus appropriés comme source de cDNA ou de mRNA à partir des types de cellules ci-après : lignée cellulaire T_H1 (A) ; lignée cellulaire T_H2 (B), lignée cellulaire T_C (C), macrophage (D), cellule myélomateuse sécrétrice d'IgA (E), cellule myélomateuse sécrétrice d'IgG (F), cellule progénitrice myéloïde (G), et lignée cellulaire B (H). Plus d'un type de cellule peut être approprié dans certains cas.

Produit de gène	Source de cDNA	Source de mRNA
IL-2		
CD8		
Chaîne J		
IL-1		
CD3		

8. Des souris de souches consanguines différentes listées dans la colonne de gauche du tableau ci-après ont été infectées par le virus LCM. Les cellules spléniques venant de ces souris infectées par le LCM ont ensuite été testées pour leur capacité à lyser des cellules cible infectées par le LCM et marquées par le ^{51}Cr venant des souches listées dans la têtière du tableau. Indiquer par (+) ou (–) si vous vous attendez à voir du ^{51}Cr libéré des cellules souche marquées.

Source des cellules spléniques de souris infectées par le LCM	Libération de ^{51}Cr des cellules cible infectées par le LCM			
	B10.D2 (H-2^d)	B10 (H-2^b)	B10.BR (H-2^k)	(BALB/c × B10)F_1 (H-$2^{b/d}$)
B10.D2 (H-2^d)				
B10 (H-2^b)				
BALB/c (H-2^d)				
BALB/b (H-2^b)				

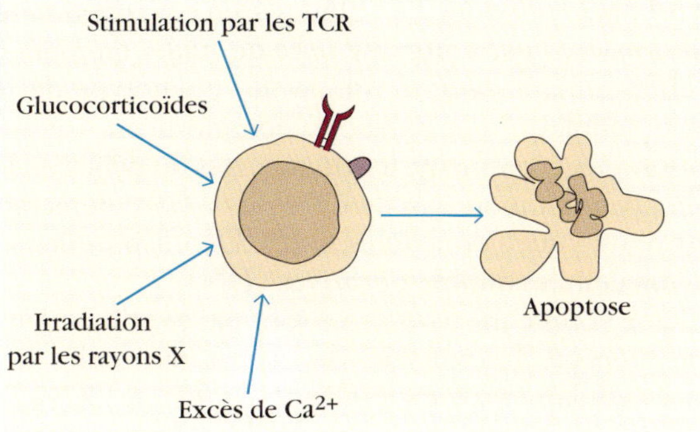

CHAPITRE 10

MATURATION, ACTIVATION ET DIFFÉRENCIATION DES CELLULES T

L'attribut qui distingue la reconnaissance de l'antigène par les cellules T de la reconnaissance par les cellules B est la restriction au CMH. Dans la plupart des cas, la maturation des cellules T progénitrices dans le thymus et l'activation des cellules T matures à la périphérie sont influencées par l'implication des molécules du CMH. La diversité antigénique potentielle des populations de cellules T est réduite lors de la maturation par un processus de sélection qui ne permet que la maturation des cellules T restreintes au CMH et des cellules T non autoréactives. Les étapes finales de la maturation de la plupart des cellules s'effectuent selon deux voies de développement différentes, qui créent les sous-populations $CD4^+$ et $CD8^+$ fonctionnellement différentes présentant la restriction à la classe II ou à la classe I du CMH, respectivement.

L'activation des cellules T périphériques matures commence par l'interaction du récepteur des cellules T et d'un peptide antigénique présenté dans la cavité d'une molécule du CMH. Bien que la spécificité de cette interaction soit gouvernée par le TCR, sa faible avidité nécessite l'implication de corécepteurs et d'autres molécules membranaires accessoires qui renforcent l'interaction TCR-antigène-CMH et permettent la transduction du signal d'activation. L'activation conduit à la prolifération et à la différenciation des cellules T en divers types de cellules effectrices et de cellules T à mémoire. Étant donné que l'immense majorité des thymocytes et des cellules T périphériques expriment le récepteur αβ des cellules T et non pas le récepteur γδ, dans ce chapitre, toute référence au récepteur des cellules T se rapportera au récepteur αβ à moins qu'il n'en soit indiqué explicitement autrement. De même, toute référence aux cellules T se rapporte aux cellules T portant le récepteur αβ qui présentent la restriction au CMH.

Maturation des cellules T et thymus

Les cellules T progénitrices commencent à migrer des premiers sites d'hématopoïèse vers le thymus, dès le 11e jour environ de gestation chez la souris, et la 8e ou de la 9e semaine de grossesse chez l'Homme. Comme la maturation des cellules B dans la moelle osseuse, la maturation des cellules T implique des réarrangements des gènes du TCR de la lignée germinale, ainsi que l'expression de divers marqueurs membranaires. Cependant, alors que le développement des cellules B semble ne suivre que deux voies de développement, dans le thymus, les cellules T en cours de développement, connues sous le nom de **thymocytes**, prolifèrent et se différencient selon plusieurs voies différentes de développement qui créent des sous-populations fonctionnellement distinctes de cellules T matures.

Comme il a été indiqué au chapitre 2, le thymus occupe un rôle central dans la biologie des cellules T. Il est la source principale de toutes les cellules T, mais c'est aussi en son sein que les cellules T se diversifient, puis sont constituées en un réel répertoire de cellules T primaires par deux extraordinaires processus de sélection. L'un deux, la **sélection positive**, ne permet la survie que des cellules T dont les TCR reconnaissent les molécules du CMH du Soi. Il est donc responsable de la création d'un répertoire de cellules T restreintes au CMH du Soi. L'autre processus, la **sélection négative**, élimine les cellules T qui réagissent trop fortement avec le CMH du Soi ou avec le CMH du Soi associé à des peptides du Soi. Ces processus créent un répertoire principal autotolérant de cellules T. Diverses propriétés ont été utilisées pour caractériser la voie du développement des cellules T dans le thymus.

- Organisation dans le temps du réarrangement des gènes du TCR.
- Activité des gènes, tels que *RAG-1* et *RAG-2*, impliqués dans le réarrangement des TCR.
- Exposition d'antigènes de surface spécifiques de la différenciation des cellules T. Le processus global peut être divisé en une phase précoce dans laquelle les cellules n'expriment pas les TCR ou les molécules de surface caractéristiques des cellules T, telles que le CD4

ou le CD8, et une phase tardive dans laquelle la maturation ultérieure dépend de l'expression d'un récepteur des cellules T (figure 10.1).

Lorsqu'elles parviennent au thymus, les cellules T progénitrices n'expriment pas les molécules de surface caractéristiques des cellules T, telles que le CD4, le CD8 ou le complexe récepteur des cellules T. En fait, ces cellules progénitrices n'ont pas encore réarrangé leurs gènes des TCR et n'expriment pas des protéines, telles que RAG-1 et RAG-2, nécessaires pour le réarrangement. Après leur arrivée dans le thymus, ces précurseurs des cellules T pénètrent dans le cortex superficiel (voir la figure 2.14) et commencent à proliférer lentement. Au cours des trois semaines, approximativement, de développement dans le thymus, les cellules T en cours de différenciation passent par toute une série de stades marqués par des changements caractéristiques du phénotype de leur surface cellulaire. Par exemple, comme il en a été fait mention précédemment, les thymocytes au début de leur développement n'ont pas de CD4 ou de CD8 détectable. Étant donné que ces cellules sont $CD4^{-}CD8^{-}$, elles sont appelées cellules **double négatives (DN)**.

Même si ces corécepteurs ne sont pas exprimés dans la phase précoce, l'expression des autres molécules de la surface cellulaire, particulièrement le c-Kit, le CD44 et le CD25, marque la progression dans le développement de la population DN. La population initiale de thymocytes présente le c-Kit, qui est le récepteur du facteur de crois-

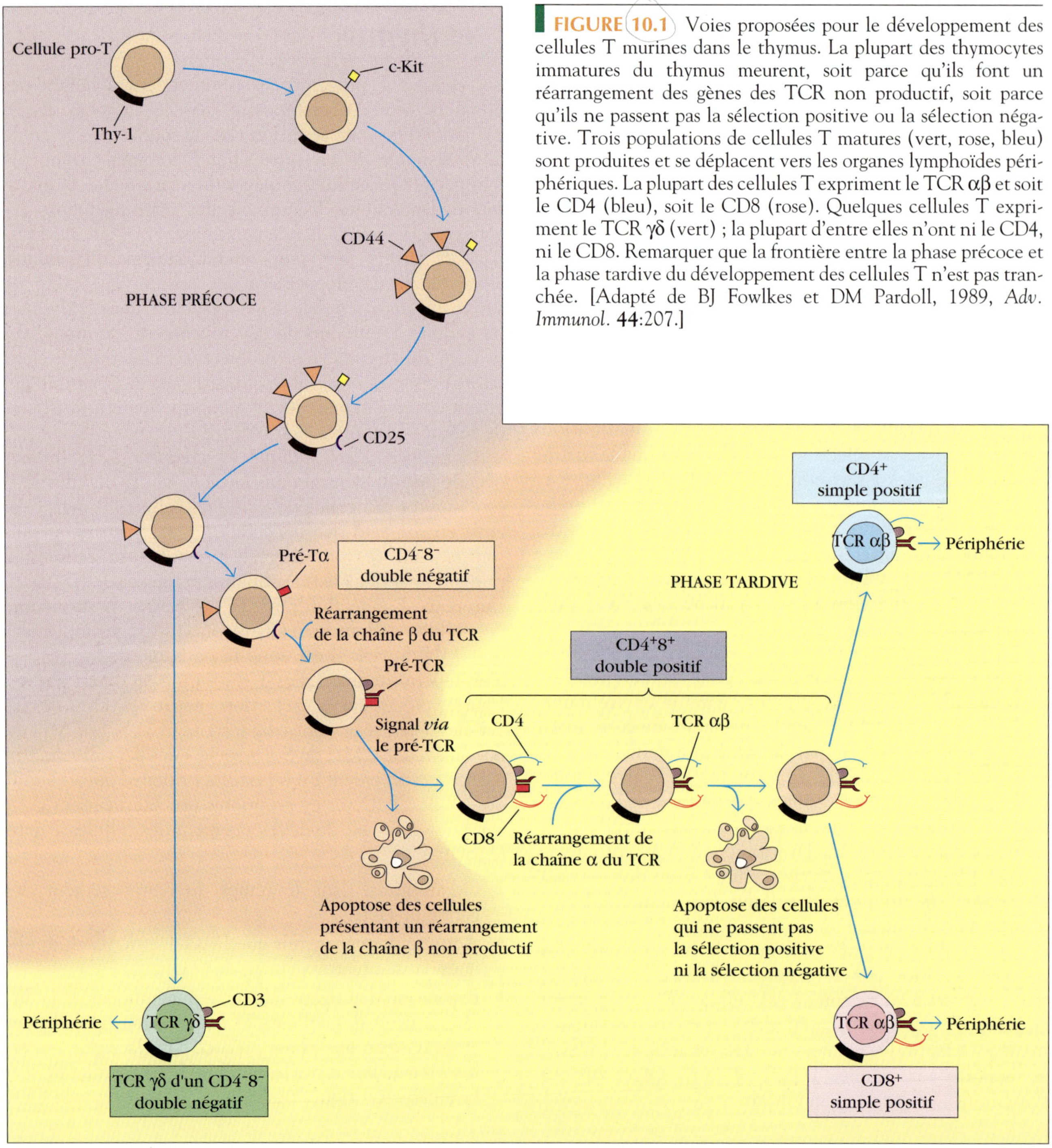

FIGURE 10.1 Voies proposées pour le développement des cellules T murines dans le thymus. La plupart des thymocytes immatures du thymus meurent, soit parce qu'ils font un réarrangement des gènes des TCR non productif, soit parce qu'ils ne passent pas la sélection positive ou la sélection négative. Trois populations de cellules T matures (vert, rose, bleu) sont produites et se déplacent vers les organes lymphoïdes périphériques. La plupart des cellules T expriment le TCR αβ et soit le CD4 (bleu), soit le CD8 (rose). Quelques cellules T expriment le TCR γδ (vert) ; la plupart d'entre elles n'ont ni le CD4, ni le CD8. Remarquer que la frontière entre la phase précoce et la phase tardive du développement des cellules T n'est pas tranchée. [Adapté de BJ Fowlkes et DM Pardoll, 1989, *Adv. Immunol.* **44**:207.]

sance des cellules souche, puis elle exprime le CD44, qui est une molécule d'adhésion, et enfin le CD25, qui est la chaîne α du récepteur de l'IL-2. Au cours de cette période, les cellules sont en cours de prolifération, mais les gènes du TCR ne sont toujours pas réarrangés. Puis les cellules cessent d'exprimer le c-Kit, réduisent considérablement l'expression du CD44 et commencent à réarranger leurs gènes du TCR. Les thymocytes qui effectuent des réarrangements productifs des gènes des chaînes γ et δ se développement en cellules T $\gamma\delta$ CD3$^+$ double négatives qui ne représentent qu'un faible pourcentage (inférieur à 5 %) des thymocytes chez l'adulte. Chez la souris, cette sous-population de thymocytes, qui peut être détectée dès le 14e jour de gestation, peut atteindre son nombre maximal entre les jours 17 et 18, puis diminuer jusqu'à la naissance (figure 10.2).

La plupart des thymocytes double négatifs progressent suivant une voie de développement différente. Ils cessent de proliférer et commencent à réarranger les gènes de la chaîne β du TCR et à exprimer la chaîne β. Les cellules de la lignée $\alpha\beta$ qui n'effectuent pas un réarrangement productif et qui n'expriment pas de chaînes β meurent. Les chaînes β nouvellement synthétisées se combinent à une glycoprotéine de 33 kDa connue sous le nom de chaîne pré-Tα et s'associent au groupe CD3 pour former un nouveau complexe appelé **récepteur des cellules pré-T (pré-TCR)**. Comme il est montré dans la figure 10.3, le pré-TCR est constitué d'un complexe de la première chaîne du récepteur à être exprimée (la chaîne β) complexée à une chaîne spécifique (pré-Tα). À ce jour, aucun pré-T analogue au pré-B des cellules B en cours de développement n'a été découvert pour le pré-TCR, bien qu'on ait émis l'hypothèse de l'existence d'un tel pré-T. On pense que le pré-TCR reconnaît certains ligands intrathymiques et transmet un signal par l'intermédiaire

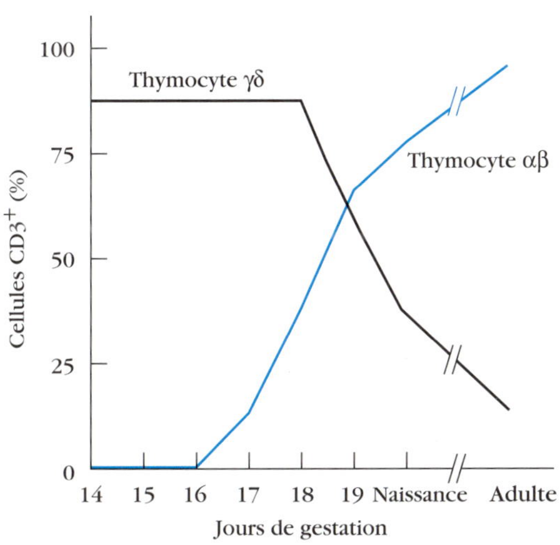

FIGURE 10.2 Évolution de l'apparition des thymocytes $\gamma\delta$ et des thymocytes $\alpha\beta$ au cours du développement fœtal de la souris. Le graphique représente le pourcentage de cellules CD3$^+$ dans le thymus qui sont double négatives (CD4$^-$8$^-$) et portent le récepteur des cellules T $\gamma\delta$ (noir) ou qui sont double positives (CD4$^+$8$^+$) et portent le récepteur des cellules T $\alpha\beta$ (bleu).

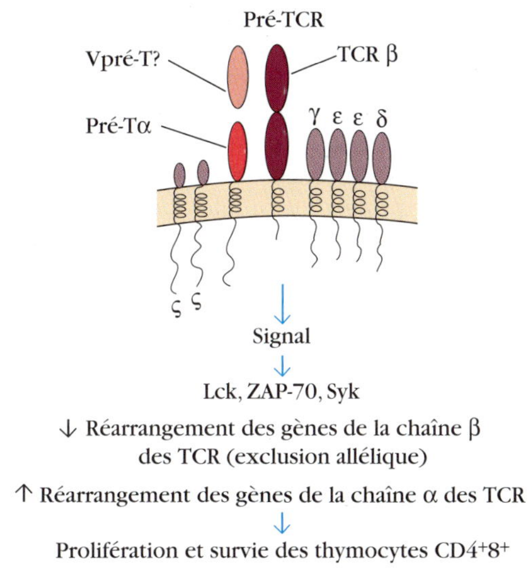

FIGURE 10.3 Structure générale du récepteur des cellules pré-T (pré-TCR) et effets de son activation. On pense que la liaison de ligands inconnus au pré-TCR crée des signaux intracellulaires conduisant à l'apparition de cellules pré-T (thymocytes CD4$^+$8$^+$).

du complexe CD3 qui active une protéine thyrosine kinase, le Lck. La transduction de ce signal par l'intermédiaire du pré-TCR a plusieurs effets :

- Elle indique qu'un réarrangement productif de la chaîne β du TCR a été effectué et elle sélectionne les lymphocytes qui expriment la chaîne β pour une expansion et une maturation ultérieures.
- Elle supprime le réarrangement ultérieur des gènes de la chaîne β du TCR, ce qui conduit à une exclusion allélique de la chaîne β.
- Elle augmente le réarrangement de la chaîne α du TCR.
- Elle induit la progression développementale de l'état *double positif* CD4$^+$8$^+$.

Une fois que le signal a été transmis par l'intermédiaire du pré-TCR, il arrête un réarrangement ultérieur des gènes de la chaîne β et induit l'expression du CD4 et du CD8. À ce stade, les thymocytes sont appelés cellules **double positives (DP)**, ou cellules CD4$^+$8$^+$. Ces thymocytes double positifs commencent à proliférer. Au cours de cette phase proliférative, le réarrangement des gènes de la chaîne α du TCR n'a pas lieu, même si les gènes *RAG-1* et *RAG-2* sont transcriptionnellement actifs. Le réarrangement des gènes de la chaîne α ne peut prendre place à ce stade, parce que la protéine RAG-2 est rapidement dégradée dans les cellules en cours de prolifération. Pour cette raison, le réarrangement des gènes de la chaîne α ne commence pas avant que les thymocytes double positifs aient cessé de proliférer et que le taux de la protéine RAG-2 ait augmenté. Cette phase proliférative contribue à la diversité des cellules T en créant un clone de cellules avec un seul réarrangement de la chaîne β du TCR. Chaque cellule de ce clone peut ensuite réarranger différents gènes de la chaîne α, permettant ainsi une plus grande diversité. Les gènes de la chaîne α du TCR ne sont pas exprimés avant le 16e ou le 17e jour de la gestation. Les cellules double positives exprimant le CD3 et le récepteur αβ des cellules T commencent à apparaître au 17e jour et atteignent leurs niveaux maximaux environ au moment de la naissance (voir la figure 10.2). À partir du moment de la différenciation où une cellule T a réarrangé la chaîne α du TCR et commence à l'exprimer, les cellules DP n'expriment plus les marqueurs précoces, tels que le CD44 et le CD25. La possession d'un TCR permet aux thymocytes de subir les rigueurs d'une sélection positive et d'une sélection négative orientées par le CMH du Soi et le CMH du Soi plus un peptide, comme il est discuté dans la prochaine section.

On estime qu'environ 98 % de l'ensemble des thymocytes n'arrivent pas à maturation ; ils meurent par apoptose dans le thymus, soit parce qu'ils ne forment pas un réarrangement productif des gènes du TCR, soit parce qu'ils ne survivent pas à la sélection thymique. Les thymocytes double positifs qui expriment le complexe TCR αβ-CD3 et survivent à la sélection thymique se développent soit en thymocytes **$CD4^+$ simple positifs**, soit en thymocytes **$CD8^+$ simple positifs**. Ces cellules simplement positives migrent vers la périphérie du thymus (voir la figure 10.1). Une petite population supplémentaire de thymocytes double négatifs exprimant le complexe TCR-CD3 peut aussi être détectée dans le thymus. Ces cellules apparaissent tardivement dans le développement, habituellement dans les 5 jours qui suivent la naissance. La voie de développement qui conduit à cette population est incertaine.

Sélection thymique du répertoire des cellules T

Un réarrangement de gènes au hasard dans le DNA de la lignée germinale du TCR, combiné à la diversité jonctionnelle, peut créer un énorme répertoire de TCR d'une diversité potentielle estimée à plus de 10^{15} pour le récepteur αβ, et à plus de 10^{18} pour le récepteur γδ. Les produits des gènes codés par le réarrangement des gènes du TCR n'ont pas une affinité inhérente pour un antigène étranger associé à une molécule du CMH du Soi ; théoriquement, ils devraient être capables de reconnaître un antigène soluble (étranger ou du Soi), les molécules du CMH du Soi ou l'antigène plus une molécule du CMH du non Soi. Néanmoins, la propriété la plus caractéristique des cellules T matures est qu'elles ne reconnaissent qu'un antigène étranger combiné aux molécules du CMH du Soi.

Manifestement, du point de vue de l'efficacité, il serait préférable que les thymocytes qui subissent un réarrangement de gènes du TCR productif soient « sélectionnés » d'une façon telle que seuls les thymocytes dont les récepteurs présentent une restriction au CMH du Soi aient la possibilité de devenir matures. Autrement, laissés au hasard, seuls quelques membres de la population des cellules T seraient capables d'entrer en interaction avec les molécules du CMH du Soi. La plupart seraient incapables de reconnaître ces molécules et d'interagir avec elles et, par conséquent, seraient sans utilité pour la défense de l'hôte. Par des procédés décrits en détails ultérieurement, la *sélection positive* assure que les TCR αβ exprimés sur les cellules T matures d'un individu donné se lieront au CHM du Soi. Les cellules qui ne répondent pas aux critères de la sélection positive sont éliminées dans le thymus par apoptose. Sont aussi éliminées, par *sélection négative*, les thymocytes qui portent un récepteur de haute affinité pour les molécules du CMH du Soi seules ou pour un autoantigène plus des molécules du CMH du Soi. De tels thymocytes feraient peser la menace d'une réponse auto-immune s'ils venaient à maturation. Comme il a déjà été remarqué, au moins 98 % des thymocytes meurent par apoptose dans le thymus. Un nombre important de ces morts est dû à la sélection négative ; cependant, l'essentiel de ce taux élevé de morts semble refléter une élimination des thymocytes qui ne passent pas la sélection positive parce que leurs récepteurs ne reconnaissent pas spécifiquement un antigène étranger associé à des molécules du CMH du Soi.

Une des premières preuves du rôle du thymus dans la sélection du répertoire des cellules T est venue d'expérimentations, effectuées sur des souris chimériques, par RM Zinkernagel et ses collègues (figure 10.4). Ces chercheurs ont implanté à des souris (A × B) F_1, thymectomisées et irradiées de façon létale, un thymus de type B, puis ils ont reconstitué le système immunitaire des animaux par administration intraveineuse de cellules de moelle osseuse F_1. Pour être certain que le thymus greffé ne contenait aucune cellule T mature, celui-ci était irradié avant d'être transplanté. Dans un tel système expérimental, les progéniteurs des cellules T venant d'une transplantation de moelle osseuse (A × B) F_1 effectuent leur maturation dans un thymus qui n'exprime que les molécules du CMH avec l'haplotype B sur ses cellules stromales. Ces cellules T (A × B) F_1 seraient-elles maintenant restreintes au CMH pour l'haplotype du thymus ? Pour répondre à cette question, des souris chimériques ont été infectées par le virus LCM et les cellules T immatures ont ensuite été testées pour leur capacité à tuer les cellules cible infectées par le LCM venant des souris de souche A ou de souche B. Comme il est montré dans la figure 10.4, les cellules T_C des souris chimériques ne pouvaient lyser que les cellules cible infectées par le LCM venant des souris de souche B, qui portaient le même haplotype du CMH que le thymus de type B implanté. Apparemment, le thymus implanté n'avait sélectionné pour la maturation que les cellules T ayant des récepteurs capables de reconnaître l'antigène combiné à l'haplotype du CMH du thymus dans lequel la sélection avait eu lieu.

Comme il a été remarqué précédemment, on pense que les thymocytes subissent deux processus de sélection dans le thymus (tableau 10.1) :

- Une sélection positive des thymocytes portant des récepteurs capables de se lier aux molécules du CMH du Soi, ce dont il résulte une **restriction au CMH.**
- Une sélection négative par élimination des thymocytes portant des récepteurs de haute affinité pour les molécules du CMH du Soi seules ou pour un autoantigène présenté par le CMH du Soi, ce dont il résulte une **autotolérance.**

Les deux processus sont nécessaires pour créer des cellules T matures qui soient restreintes au CMH du Soi et autotolérantes.

Les cellules stromales thymiques, y compris les cellules épithéliales, les macrophages et les cellules dendritiques, jouent des rôles essentiels dans la sélection positive et

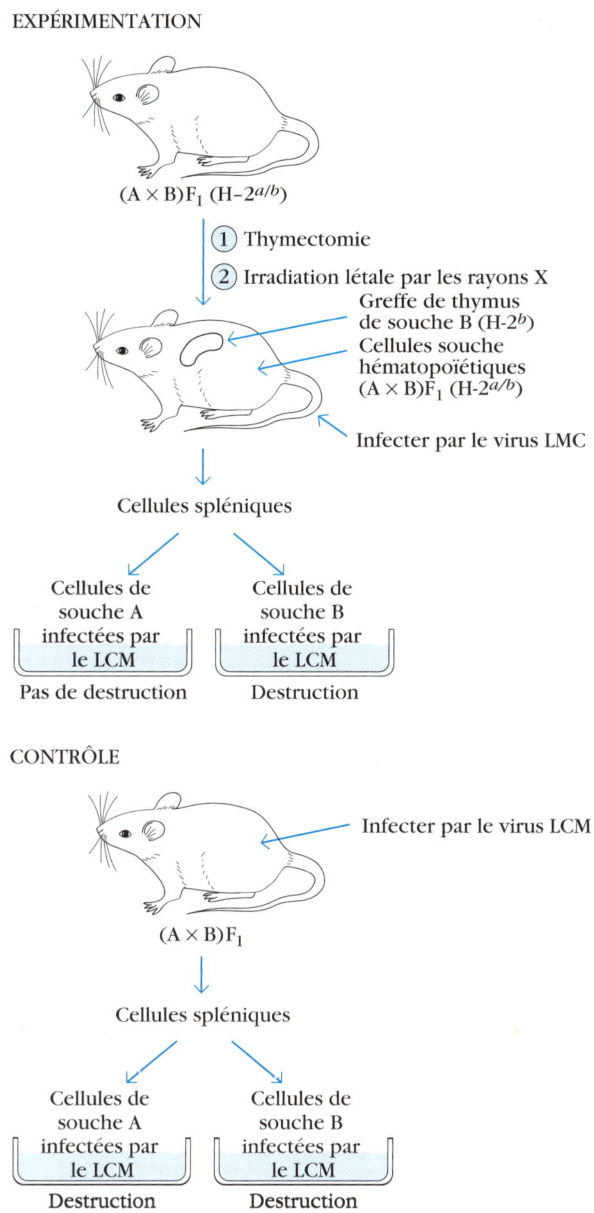

FIGURE 10.4 Démonstration expérimentale montrant que le thymus ne sélectionne, pour la maturation, que les cellules T dont les récepteurs des cellules T reconnaissent l'antigène présenté sur les cellules cible, avec l'haplotype du thymus. Des souris $(A \times B)F_1$ thymectomisées et irradiées de façon létale ont été greffées avec du thymus de souche B et reconstituées avec des cellules de moelle osseuse $(A \times B)F_1$. Après infection par le virus LCM, les cellules CTL ont été dosées grâce à leur capacité à tuer les cellules cible de souche A ou de souche B marquées au ^{51}Cr infectées avec le virus LCM. Seules les cellules cible de souche B étaient lysées, ce qui suggère que le thymus greffé $H\text{-}2^b$ n'avait sélectionné, pour la maturation, que les cellules T qui pouvaient reconnaître l'antigène combiné aux molécules du CMH $H\text{-}2^b$.

dans la sélection négative. Ces cellules stromales thymiques expriment des molécules de classe I du CMH et peuvent présenter aussi des taux élevés de molécules de classe II du CMH. L'interaction des thymocytes immatures, qui expriment le complexe TCR-CD3, avec les populations de cellules stromales thymiques se traduit par une sélection positive et une sélection négative selon des mécanismes qui sont actuellement l'objet d'intenses recherches. Tout d'abord, nous examinerons les détails de chaque processus de chaque section, puis nous considérerons quelques preuves expérimentales qui viennent à l'appui de l'existence de ces processus.

Sélection positive

La sélection positive s'effectue dans la région corticale du thymus et implique l'interaction des thymocytes immatures et des cellules épithéliales corticales (figure 10.5). Les micrographies électroniques révèlent un contact étroit entre les thymocytes et les cellules épithéliales au sein du cortex thymique et on a la preuve que les récepteurs des cellules T tendent à s'agréger avec les molécules du CMH au niveau des sites de contact. Certains chercheurs ont suggéré que l'interaction des thymocytes immatures $CD4^+8^+$ avec les cellules épithéliales thymiques, médiée par les récepteurs des cellules T restreintes au CMH, permet aux cellules de recevoir un signal protecteur qui les empêche de subir une mort cellulaire ; les cellules dont les récepteurs ne sont pas restreints au CMH et qui, par conséquent, ne sont pas capables de se lier aux molécules du CMH, n'entreraient pas en interaction avec les cellules épithéliales thymiques et, par conséquent, ne recevraient pas le signal protecteur, ce qui conduit à leur mort par apoptose (voir la figure 10.5).

TABLEAU 10.1 Caractères essentiels de la sélection des cellules T dans le thymus

Propriété	Sélection positive	Sélection négative
Site	Cortex	Médulla
Cellules stromales impliquées	Cellules épithéliales	Macrophages et cellules dendritiques
Mécanisme de sélection	Survie des thymocytes porteurs des récepteurs du CMH du Soi	Élimination des thymocytes porteurs des récepteurs de haute affinité pour le CMH du Soi seul ou d'un auto-antigène + le CMH du Soi
Conséquence immunitaire	Restriction au CMH du Soi	Autotolérance

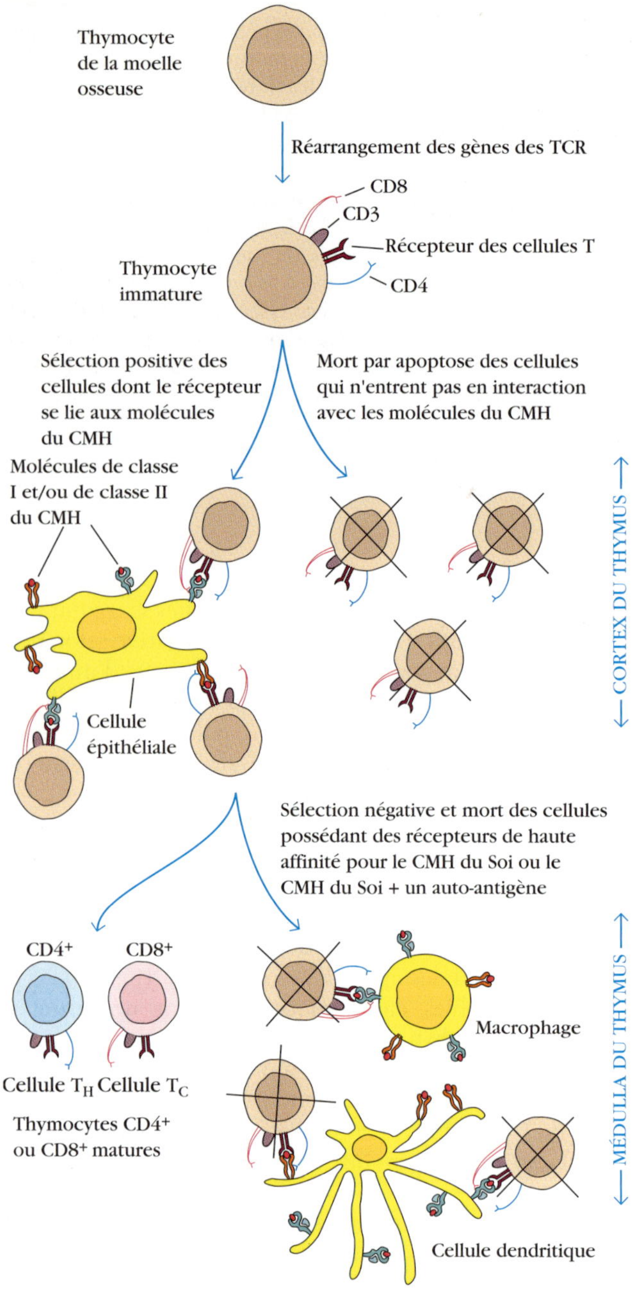

FIGURE 10.5 Sélection positive et sélection négative des thymocytes dans le thymus. En raison de la sélection thymique, qui implique les cellules stromales thymiques (cellules épithéliales, cellules dendritiques et macrophages), les cellules T matures sont restreintes au CMH du Soi et autotolérantes.

Lors de la sélection positive, les protéines RAG-1, RAG-2 et TdT nécessaires au réarrangement et à la modification des gènes continuent à être exprimées. Ainsi, les thymocytes immatures d'un clone exprimant une chaîne β donnée continuent à réarranger les gènes des chaînes α des TCR et les TCR résultant sont ensuite sélectionnés pour leur reconnaissance du CMH du Soi. Seules les cellules dont l'hétérodimère αβ du TCR reconnaît une molécule du CMH du Soi sont sélectionnées pour survivre. Par conséquent, la capacité à essayer plus d'une combinaison des chaînes des TCR αβ est importante, étant donné qu'elle donne aux thymocytes l'occasion de « repasser » le test pour une sélection positive. Si par hasard, la cellule réussit à réarranger une chaîne α qui permet au TCR αβ résultant de reconnaître le CMH du Soi, la cellule est épargnée, sinon, elle mourra par apoptose dans les 3 ou 4 jours.

Sélection négative

La population de thymocytes restreints au CMH qui survivent à la sélection positive comprend certaines cellules possédant des récepteurs de faible affinité pour un auto-antigène présenté par des molécules du CMH du Soi ainsi que d'autres cellules dotées de récepteurs de haute affinité. Ces dernières subissent dans la médullaire une sélection négative par interaction avec des APC venant de la moelle osseuse (cellules dendritiques et macrophages). Lors de la sélection négative, les cellules dendritiques et les macrophages qui portent des molécules de classe I ou de classe II du CMH entrent en interaction avec les thymocytes possédant des récepteurs de haute affinité d'un auto-antigène associé à des molécules du CMH du Soi ou de molécules du CMH du Soi seules (voir la figure 10.5). L'interaction implique le TCR du thymocyte qui subit la sélection et les molécules du CMH des cellules médiatrices de la sélection négative, mais les détails précis de ce processus ne sont pas encore connus. On observe que les cellules qui subissent la sélection négative meurent par apoptose. La tolérance aux auto-antigènes est donc réalisée par l'élimination des cellules T autoréactives et par la maturation autorisée uniquement pour les cellules T spécifiques d'un antigène étranger associé aux molécules du CMH du Soi (**Soi modifié**).

Preuve expérimentale de la sélection positive

Des expériences anciennes d'Ada Kruisbeek ont suggéré que la liaison des thymocytes aux molécules de classe I ou aux molécules de classe II du CMH au sein du thymus conduit à une sélection positive des cellules T restreintes au CMH. Dans ses expérimentations, du thymus fœtal de souris était mis à croître dans un milieu de culture tissulaire contenant de fortes concentrations d'un anticorps monoclonal dirigé, soit contre les molécules de classe I, soit contre les molécules de classe II du CMH exprimées par les cellules thymiques (figure 10.6). L'analyse des cellules T de ces cultures de thymus fœtal a révélé l'absence de cellules T $CD4^+$ dans les cultures effectuées en présence d'un anticorps monoclonal anti-classe II et l'absence de cellules T $CD8^+$ dans les cultures effectuées en présence d'un anticorps monoclonal anti-classe I. Les résultats de ces expériences suggèrent que lorsque les molécules de classe I ou de classe II du CMH sont bloquées par un anticorps, les thymocytes en cours de développement ne peuvent pas se lier aux molécules du CMH du Soi sur les cellules stromales thymiques et qu'une sélection positive ne peut pas se produire.

Une preuve supplémentaire de la nécessité de la liaison des thymocytes à des molécules de classe I ou de classe II du CMH pour que s'effectue une sélection positive dans le thymus, est venue d'études ultérieures avec des souris knock-out incapables de produire des molécules de classe I ou de classe II du CMH fonctionnelles (tableau 10.2). On a constaté que des souris déficitaires en molécules de

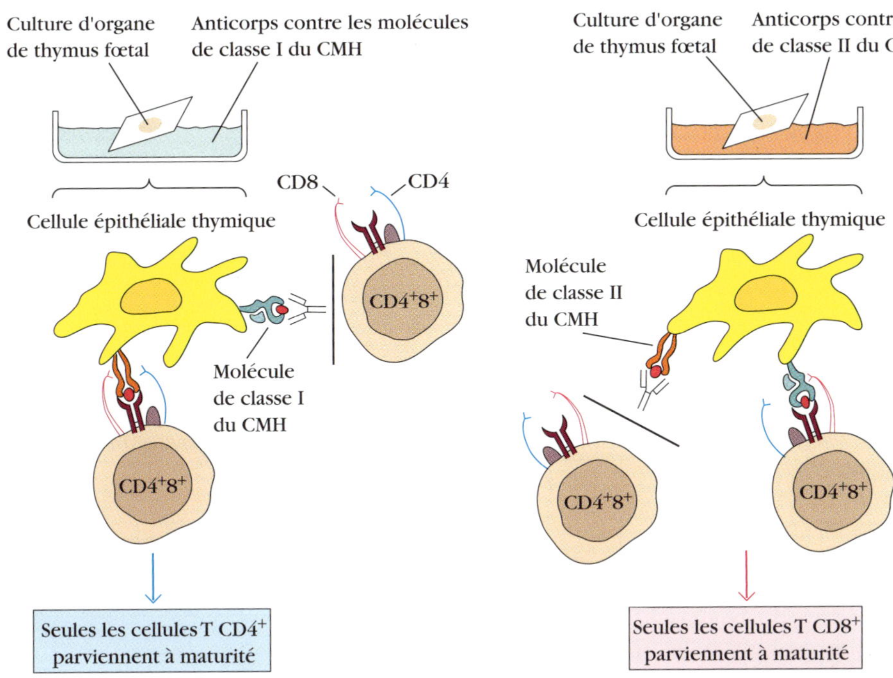

FIGURE 10.6 Démonstration expérimentale montrant que l'acquisition de la restriction au CMH dépend de l'interaction des thymocytes immatures avec les molécules de classe I ou de classe II du CMH sur les cellules épithéliales thymiques.

TABLEAU 10.2 Effet d'un déficit des molécules de classe I ou de classe II du CMH sur les populations* de thymocytes

Type de cellule	Souris témoin	Souris knock-out Déficitaires en classe I	 Déficitaires en classe II
$CD4^-8^-$	+	+	+
$CD4^+8^+$	+	+	+
$CD4^+$	+	+	+
$CD8^+$	+	–	+

* Le signe plus correspond à une distribution normale des types cellulaires indiqués dans le thymus. Le signe moins correspond à une absence de ce type cellulaire.

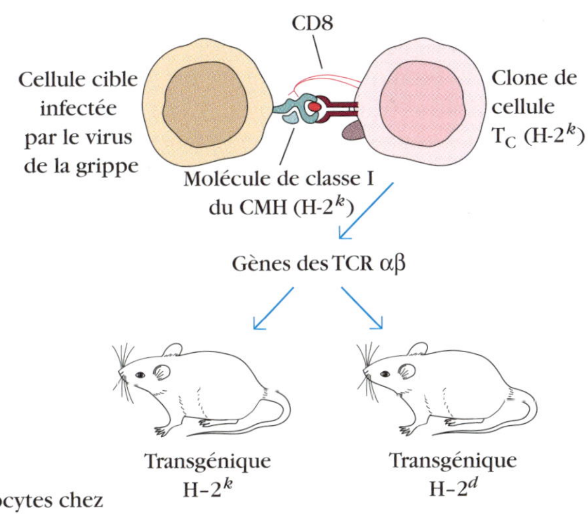

Thymocytes chez les souris transgéniques	Transgénique H-2^k	Transgénique H-2^d
$TCR^+/CD4^+8^+$	+	+
$TCR^+/CD8^+$	+	–

FIGURE 10.7 Effet de l'haplotype de l'hôte sur la maturation des cellules T chez les souris porteuses de transgènes codant un récepteur des cellules T restreint à la classe I H-2^b, spécifique du virus de la grippe. La présence des transgènes des TCR réarrangés supprimait les autres réarrangements de gènes chez les souris transgéniques ; par conséquent, la plupart des thymocytes des souris transgéniques exprimaient le récepteur des cellules T αβ codé par le transgène. Les thymocytes immatures double positifs ne devenaient matures que dans les cellules T $CD8^+$ des souris transgéniques présentant l'haplotype (H-2^k) correspondant à la restriction au CMH du transgène du TCR.

classe I ont une distribution normale des thymocytes double négatifs, des thymocytes double positifs et des thymocytes $CD4^+$ mais sont incapables de produire des thymocytes $CD8^+$. Les souris déficitaires en molécules de classe II ont des thymocytes double négatifs, des thymocytes double positifs et des thymocytes $CD8^+$ mais n'ont pas de thymocytes $CD4^+$. Il n'est pas surprenant que les ganglions lymphatiques de ces souris déficitaires en molécules de classe II n'aient pas de cellules T $CD4^+$. Ainsi, l'absence de molécules de classe I ou de molécules de classe II du CMH prévient la sélection positive des cellules T $CD8^+$ ou $CD4^+$, respectivement.

Des expériences réalisées avec des souris transgéniques ont apporté des preuves supplémentaires montrant que l'interaction avec des molécules du CMH joue un rôle dans la sélection positive. Dans ces expérimentations, des gènes de TCR-αβ réarrangés dérivés d'un clone de cellules T $CD8^+$ spécifiques d'un antigène de la grippe associé à des molécules H-2^k de classe I du CMH ont été injectés dans des œufs fécondés de deux souches différentes de souris, l'une avec l'haplotype H-2^k et l'autre avec l'haplotype H-2^d (figure 10.7). Étant donné que les transgènes des receveurs étaient déjà réarrangés, les autres réarrangements des gènes des TCR étaient supprimés chez les souris transgéniques. Par conséquent, un pourcentage élevé de thymocytes des souris transgéniques exprimait le récepteur des cellules T codé par le transgène. On a constaté que les thymocytes exprimant le transgène du TCR n'effectuaient leur maturation en cellules T CD8$^+$ que chez les souris transgéniques présentant l'haplotype H-2^k de classe I du CMH (c'est-à-dire, l'haplotype auquel le receveur du transgène était restreint). Chez les souris transgéniques possédant un haplotype du CMH différent (H-2^d), des thymocytes immatures double positifs exprimant le transgène étaient présents, mais ces thymocytes ne pouvaient pas effectuer leur maturation en cellules T CD8$^+$. Ces résultats suggèrent qu'une interaction entre les récepteurs des cellules T sur les thymocytes immatures et les molécules du CMH du Soi est nécessaire à la sélection positive. En l'absence de molécules du CMH du Soi, comme dans le cas des souris transgéniques H-2^d, la sélection positive et la maturation qui s'ensuit ne se font pas.

Enfin, une expérience utilisant des souris knock-out et une transgenèse a apporté la preuve directe que les cellules de l'épithélium du cortex thymique jouent un rôle essentiel dans la sélection positive. Nous avons déjà vu que la sélection positive des cellules T restreintes à la classe II ne se produit pas chez les souris déficitaires en molécules de classe II du CMH (tableau 10.2). Cependant, de telles souris peuvent être utilisées pour produire une lignée de souris transgéniques pour un gène de classe II avec un promoteur qui restreint son expression aux cellules épithéliales corticales. Contrairement à leurs parents, ces souris ont des récepteurs de la classe II du CMH, mais uniquement sur leurs cellules épithéliales corticales ; le développement des cellules T CD4$^+$ s'effectuait normalement chez ces souris.

Preuve expérimentale de la sélection négative

Des preuves de la délétion des thymocytes réactifs vis-à-vis des auto-antigènes associés à des molécules du CMH ont été accumulées dans nombre de divers systèmes expérimentaux. Dans un système, la maturation des thymocytes était analysée chez des souris transgéniques porteuses d'un transgène du TCR αβ spécifique de l'antigène H-Y associé à des molécules D^b de classe I du CMH. L'antigène H-Y est codé sur le chromosome Y et il est donc exprimé chez les souris mâles, mais pas chez les souris femelles. Ainsi, l'antigène H-Y n'est une molécule du Soi que chez les souris mâles. Dans cette expérimentation, l'haplotype du CMH des souris transgéniques était H-2^b, le même que celui de la restriction au CMH du récepteur codé par le transgène. Par conséquent, des différences dans la sélection des thymocytes chez les transgéniques mâles ou femelles seraient corrélées à la présence ou à l'absence de l'antigène H-Y.

L'analyse des thymocytes des souris transgéniques a révélé que les souris femelles contenaient des thymocytes exprimant le transgène du TCR spécifique de H-Y, mais que les souris mâles n'avaient pas de tels thymocytes (figure 10.8). En d'autres termes, les thymocytes réactifs de H-Y étaient autoréactifs chez les souris mâles et étaient éliminés. Cependant, chez les transgéniques femelles, qui n'exprimaient pas l'antigène H-Y, ces cellules n'étaient pas autoréactives et par conséquent, n'étaient pas éliminées. Lorsque les thymocytes des souris transgéniques

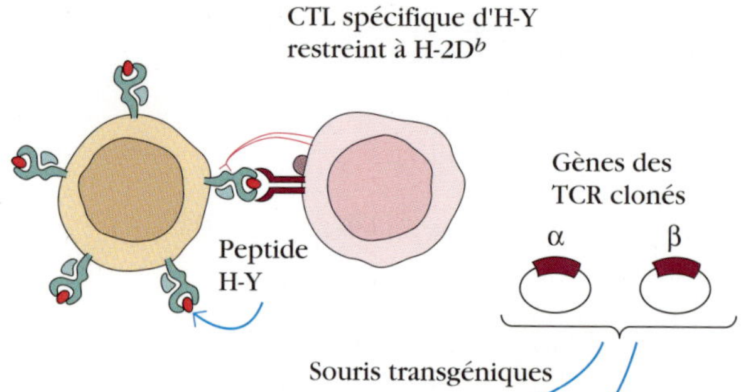

	Mâle H-2D^b	Femelle H-2D^b
Antigène H-Y	+	–
Thymocytes		
CD4$^-$8$^-$	++	+
CD4$^+$8$^+$	+	++
CD4$^+$	+	+
CD8$^+$	–	++

FIGURE 10.8 Expérimentation démontrant que la sélection négative des thymocytes nécessite un auto-antigène plus le CMH du Soi. Dans cette expérimentation, on a préparé des souris transgéniques mâles ou femelles H-2^b porteuses des transgènes du TCR spécifiques de l'antigène H-Y associé à la molécule D^b. Cet antigène n'est exprimé que chez les mâles. L'analyse par FACS des thymocytes des transgéniques a montré que les cellules T CD8$^+$ matures exprimant le transgène étaient absentes chez les souris mâles, mais présentes chez les souris femelles, ce qui suggère que les thymocytes réactifs vis-à-vis d'un auto-antigène (dans ce cas, l'antigène H-Y chez les souris mâles) étaient délétés lors de la sélection thymique. [Adapté de H von Boehmer et P Kisielow, 1990, *Science* **248**:1370.]

mâles étaient cultivés *in vitro* avec des cellules présentatrices de l'antigène exprimant l'antigène H-Y, on observait que les thymocytes subissaient l'apoptose, ce qui apportait un exemple frappant de sélection négative.

Quelques problèmes centraux de la sélection thymique

Bien qu'on ait beaucoup appris sur les processus développementaux qui génèrent les cellules T matures CD4$^+$ et CD8$^+$, d'importants problèmes encore non résolus subsistent. *Qu'est-ce qui détermine si une cellule subira une sélection positive ou une sélection négative ?* Un important ensemble de preuves persuasives démontre que la sélection positive permet aux thymocytes réactifs des molécules du CMH du Soi de survivre et fait que ceux qui ne reconnaissent pas le CMH du Soi meurent par apoptose. Un ensemble également impressionnant de preuves conduit à la conclusion que la sélection négative élimine les thymocytes réactifs du CMH du Soi. Si la sélection positive et la sélection négative utilisaient des critères identiques et répondaient aux mêmes signaux, elles seraient des activités futiles. Si la sélection positive choisissait pour la survie une population de cellules T qui reconnaisse le CMH du Soi, et si la sélection négative tuait toutes ces dernières, aucune cellule T ne parviendrait à maturité. Étant donné que ce n'est pas l'aboutissement du développement des cellules T, bien évidemment, d'autres facteurs interviennent pour empêcher que ces deux processus éliminent l'ensemble du répertoire des cellules T restreintes au CMH. Deux hypothèses ont été avancées pour résoudre le paradoxe de la sélection positive et de la sélection négative dépendantes du CMH.

Une proposition, appelée *hypothèse de l'avidité*, est un modèle quantitatif. Il assure que des différences dans la force du signal reçu par le thymocyte lors des interactions entre ses TCR et les complexes CMH-peptide des cellules présentatrices de l'antigène déterminent l'aboutissement de la sélection positive et de la sélection négative. La force du signal est déterminée par l'avidité des interactions CMH-peptide-TCR et l'avidité dépend à la fois de l'affinité de l'interaction entre le TCR et les complexes CMH-peptide et de la densité des complexes appropriés peptide-CMH sur la cellule présentatrice de l'antigène. Les interactions de haute avidité se traduisent par des signaux forts et celles de faible avidité envoient des signaux faibles. Selon cette hypothèse, tous les thymocytes présentant des TCR qui se lient aux diverses collections de complexes peptide-CMH présents dans les environnements sélectifs du thymus sont choisis pour survivre et échappent à la mort apoptotique à laquelle ils auraient été autrement condamnés. Par ailleurs, les thymocytes porteurs de récepteurs qui réagissent fortement avec les complexes peptide-CMH sont amenés à mourir par apoptose. Le résultat global de ce processus est que seuls les thymocytes dont les TCR se lient faiblement aux complexes CMH du Soi-peptide sur les cellules présentatrices de l'antigène du thymus subissent une sélection positive et évitent la sélection négative, puis quittent finalement le thymus sous la forme de cellules T matures présentant des récepteurs restreints au CMH du Soi.

Un modèle alternatif, l'*hypothèse de la signalisation différentielle*, est un modèle qualitatif et met l'accent sur la nature du signal délivré par le TCR et non pas sur sa force. Au cœur de ce modèle, il y a la suggestion que certains complexes CMH-peptide ne peuvent délivrer qu'un signal faible ou partiellement activateur, alors que d'autres peuvent délivrer un signal complet. Dans ce modèle, la sélection positive s'effectue lorsque les TCR des thymocytes en cours de développement rencontrent les complexes CMH-peptide qui délivrent des signaux faibles ou des signaux partiels à leurs récepteurs, et une sélection négative résulte d'un signal complet.

Des preuves expérimentales en faveur des deux hypothèses sont venues d'études mettant en œuvre une *culture d'organe de thymus fœtal* (FTOC, de *fœtal thymic organ culture*), modèle qui a été utilisé pour analyser la sélection des thymocytes et le rôle joué par les peptides dans ce processus. Dans ce système, des lobes de thymus de souris sont excisés au 16e jour de la gestation puis mis en culture. Les lobes sont alors constitués essentiellement de thymocytes $CD4^{-}8^{-}$. Étant donné que ces thymocytes immatures double négatifs continuent à se développer dans la culture d'organe, la sélection thymique peut être étudiée dans des conditions qui permettent toute une série d'expérimentations susceptibles d'apporter des informations.

De telles études du rôle des peptides dans la sélection thymique sont grandement facilitées par l'utilisation comme donneurs de souris génétiquement modifiées. Rappelez-vous que la β_2-microglobuline est nécessaire à la stabilisation et à l'exportation efficace des molécules de classe I du CMH, du RE vers la membrane plasmique. On a utilisé tout particulièrement les souris knock-out déficitaires en β_2-microglobuline ou en transporteurs de peptides TAP-1. En l'absence de β_2-microglobuline ou de TAP-1, seuls des taux faibles des chaînes α de classe I du CMH, sans peptide lié, sont exprimés sur les cellules stromales et le développement des thymocytes $CD8^{+}$ est bloqué. Cependant, lorsque des peptides exogènes et de la β_2 microglobuline sont ajoutés à ces cultures d'organe, des molécules de classe I du CMH portant les peptides sont alors exprimées à la surface des cellules stromales du thymus et le développement des cellules T $CD8^{+}$ est restauré. Lorsqu'un mélange de divers peptides est ajouté, le degré de restauration des cellules T $CD8^{+}$ est plus grand que lorsqu'un seul peptide est apporté. Cela suggèrerait que le rôle du peptide n'est pas simplement d'induire une expression stable du CMH mais aussi d'être reconnu lui-même dans le processus de sélection. L'utilisation de ce système a conduit à plusieurs avancées dans le rôle joué par les peptides dans la sélection positive et dans la sélection négative ; certaines d'entre elles, parmi les plus significatives, sont résumées ci-dessous.

L'addition d'un peptide, ou d'un mélange de quelques peptides seulement, peut venir à l'appui de la sélection d'un large répertoire de cellules T $CD8^{+}$ présentant une grande diversité de TCR. De plus, de nombreuses cellules sélectionnées ont des TCR qui n'ont pas une forte affinité pour les peptides utilisés. Cette observation indique que les peptides jouent un rôle important, mais pas très spécifique, dans la sélection positive.

Les cultures d'organe de thymus fœtal de souris qui ne possédaient pas le transporteur de peptides TAP-1 et étaient transgéniques pour un seul TCR spécifique d'un peptide particulier lié à des molécules de classe I du CMH exprimées par la FTOC, ont été utilisées pour étudier les effets de l'avidité de l'interaction TCR-CMH-peptide sur la sélection positive et sur la sélection négative. L'avidité de l'interaction était modifiée par l'utilisation de différentes concentrations du peptide. Aux faibles concentrations de peptide, très peu de molécules du CMH se liaient au peptide et l'avidité de l'interaction TCR-CMH était faible. Lorsque la concentration du peptide augmentait, le nombre de complexes peptide-CMH présentés croissait, de même que l'avidité de l'interaction. Dans cette expérimentation, très peu de cellules $CD8^{+}$ apparaissaient tant que le peptide n'était pas ajouté, mais même de faibles concentrations du peptide approprié se traduisaient par l'apparition d'un nombre significatif de cellules T $CD8^{+}$ portant le récepteur TCR transgénique. Cependant, aux concentrations de peptides plus élevées, le nombre de cellules T $CD8^{+}$ produites déclinait rapidement. Les résultats de ces expérimentations apportent des preuves en faveur du modèle d'avidité, étant donné qu'une faible avidité était suffisante pour produire une sélection positive et qu'une forte avidité produisait une sélection négative.

L'expression différentielle du corécepteur CD8 peut aussi affecter la sélection thymique. Dans une expérimentation où l'expression du CD8 était augmentée expérimentalement jusqu'à obtenir deux fois son taux normal, la concentration des cellules CD8⁺ matures dans le thymus était le treizième de la concentration chez les souris témoins portant des taux normaux de CD8 à leur surface. Étant donné que l'interaction des cellules T et des molécules de classe I du CMH est renforcée par la participation du CD8, l'expression augmentée du CD8 induirait peut-être l'avidité des thymocytes pour les molécules de classe I, rendant alors leur sélection négative plus probable.

Dans un autre groupe d'expérimentations par FTOC utilisant du thymus fœtal prélevé sur des souris transgéniques pour le TCR qui n'avaient pas de TAP-1, on a comparé l'effet sur la sélection positive et sur la sélection négative d'un peptide antagoniste, dont le complexe CMH-peptide ne donne qu'un signal partiel (antagoniste) et celui d'un agoniste dont le complexe CMH-peptide délivre un signal activateur au TCR. La réponse des FTOC à trois états différents a apporté des informations. Les états étaient FTOC + aucun peptide, FTOC + le peptide antagoniste et FTOC + le peptide agoniste. Le CMH de la FTOC était apparié à la restriction au CMH du TCR transgénique et le TCR transgénique était spécifique des peptides utilisés.

Comme on pouvait s'y attendre, lorsqu'aucun peptide n'était ajouté, aucune cellule T $CD8^+$ portant le TCR codé transgénétiquement n'était trouvée. L'addition du peptide antagoniste dont les complexes CMH-peptide étaient incapables d'activer totalement leurs cellules T cible, conduisait à une sélection positive des cellules T portant le TCR transgénique. En revanche, l'addition du peptide agoniste à la FTOC provoquait la mort des thymocytes portant le TCR transgénique. Cette expérimentation est en faveur de l'hypothèse de la signalisation différentielle étant donné que, même si les complexes du CMH et des peptides agonistes ou antagonistes entrent en interaction avec le même TCR, les résultats sont très différents.

Il est clair que les peptides jouent un rôle important et central dans la sélection positive aussi bien que dans la sélection négative. Des preuves existent en faveur du modèle de l'avidité et de celui de la signalisation différentielle, ainsi que d'autres variantes de ces derniers que nous n'avons pas décrites ici. Il est très possible que, dans certains cas, un de ces modèles s'applique à l'exclusion totale de l'autre. Il est aussi très possible qu'aucun mécanisme simple n'explique toutes les interactions cellulaires de la sélection positive et de la sélection négative et que le répertoire des cellules T qui sort du thymus résulte de la combinaison de divers mécanismes. Des travaux ultérieurs clarifieront ce domaine.

Comment les thymocytes double positifs décident-ils de devenir des cellules T $CD4^+8^-$ ou des cellules T $CD4^-8^+$? La sélection des thymocytes $CD4^+8^+$ donne naissance aux cellules T $CD8^+$ restreintes à la classe I du CMH et des cellules T $CD4^+$ restreintes à la classe II. Deux modèles ont été proposés pour expliquer la transformation d'un précurseur double positif en l'une des deux lignées différentes simple positives (figure 10.9). Le *modèle instructionnel* postule que les interactions multiples entre le TCR, les corécepteurs $CD8^+$ ou $CD4^+$ et les molécules de classe I ou de classe II du CMH donnent des instructions aux cellules pour se différencier en cellules simple positives $CD8^+$ ou $CD4^+$, respectivement. Ce modèle prédirait qu'un TCR spécifique de la classe I du CMH, de concert avec le corécepteur CD8, génèrerait un signal qui est différent du signal induit par un TCR spécifique de la classe II du CMH de concert avec le corécepteur CD4. Le deuxième modèle, appelé *modèle stochastique*, suggère que l'expression du CD4 ou du CD8 est arrêtée au hasard, sans relation avec la spécificité du TCR. Seuls les thymocytes dont le TCR et le corécepteur restant reconnaissent la molécule de même classe du CMH deviendront matures. À présent, il existe des preuves en faveur des deux modèles.

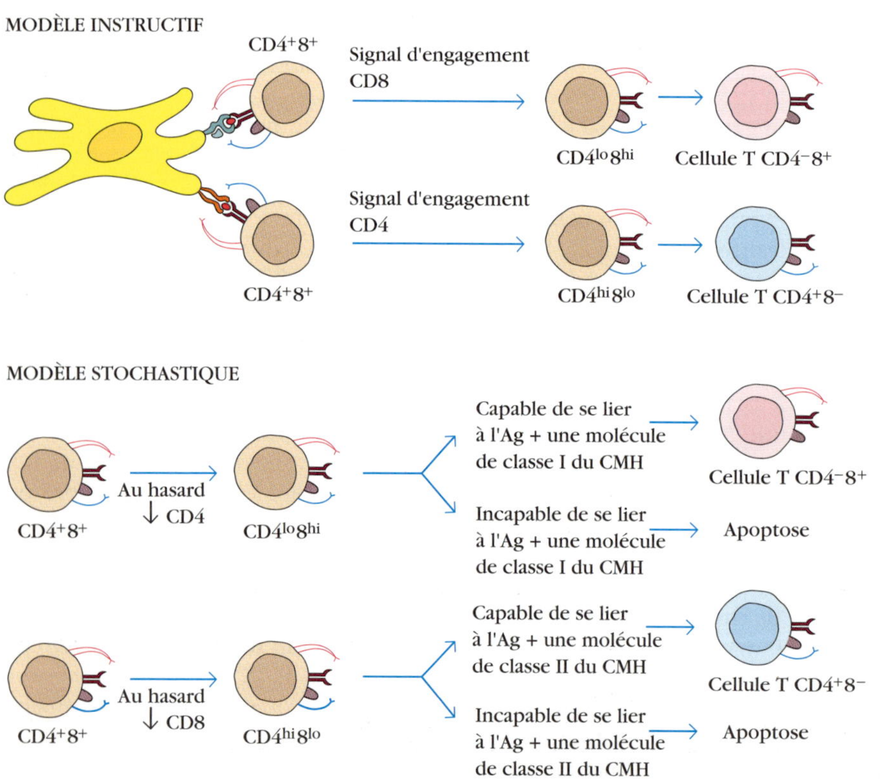

FIGURE 10.9 Modèles hypothétiques du rôle des corécepteurs CD4 et CD8 dans la sélection thymique des thymocytes double positifs conduisant à des cellules T simple positives. Selon le modèle instructif, l'interaction d'un corécepteur avec les molécules du CMH sur les cellules stromales conduit à une régulation négative de l'autre corécepteur. Selon le modèle stochastique, une régulation négative du CD4 ou du CD8 est un processus au hasard.

Activation des cellules T_H

L'événement central de la création des réponses immunitaires humorale ou à médiation cellulaire est l'activation et l'expansion clonale des cellules T_H (l'activation des cellules T_C, qui est généralement semblable à celle des cellules T_H, est décrite au chapitre 14). L'activation des cellules T_H est initiée par l'interaction du complexe TCR-CD3 et d'un peptide antigénique apprêté lié à une molécule de classe II du CMH à la surface d'une cellule présentatrice de l'antigène. Cette interaction et les signaux activateurs qui en résultent impliquent aussi diverses molécules membranaires accessoires présentes sur la cellule T_H et sur la cellule présentatrice de l'antigène. L'interaction d'une cellule T_H et d'un antigène initie une cascade d'événements biochimiques qui induit la cellule T_H au repos à entrer dans le cycle cellulaire (transition G_0-G_1). La cellule T_H activée progresse dans le cycle cellulaire, en proliférant et en se différenciant en cellules à mémoire ou en cellules effectrices. Après que les cellules T_H soient entrées en interaction avec l'antigène, de nombreux gènes sont activés. Les produits des gènes qui apparaissent peuvent être groupés en trois catégories en fonction du moment où ils peuvent être détectés après la reconnaissance de l'antigène (tableau 10.3) :

- *Les gènes immédiats :* exprimés dans la demi-heure qui suit la reconnaissance de l'antigène ; ils codent de nombreux facteurs de transcription, y comprix c-Fos, c-Myc, c-Jun, NF-AT et NF-κB.
- *Les gènes précoces :* exprimés dans les 1-2 h qui suivent la reconnaissance de l'antigène ; ils codent l'IL-2, l'IL-2R (le récepteur de l'IL-2), l'IL-3, l'IL-6, l'IFN-γ et de nombreuses autres protéines.
- *Les gènes tardifs :* exprimés plus de 2 jours après la reconnaissance de l'antigène ; ils codent diverses molécules d'adhésion.

Ces profonds changements sont le résultat de voies de transduction du signal activées par la rencontre entre le TCR et les complexes CMH-peptide. Une vue d'ensemble de certaines stratégies de base de la signalisation cellulaire constituera une base utile pour apprécier les voies de signalisation spécifiques utilisées par les cellules T.

TABLEAU 10.3 Évolution de l'expression des gènes par les cellules T_H à la suite d'une interaction avec un antigène

Produit du gène	Fonction	Temps où commence l'expression du mRNA	Localisation	Rapport des cellules activées aux cellules non activées
		Immédiate		
c-Fos	Protooncogène ; protéine nucléaire	15 min	Noyau	> 100
c-Jun	Oncogène cellulaire ; facteur de transcription	15-20 min	Noyau	?
NF-AT	Facteur de transcription	20 min	Noyau	50
c-Myc	Oncogène cellulaire	30 min	Noyau	20
NF-κB	Facteur de transcription	30 min	Noyau	> 10
		Précoce		
IFN-γ	Cytokine	30 min	Sécrété	> 100
IL-2	Cytokine	45 min	Sécrétée	> 1000
Récepteur de l'insuline	Récepteur hormonal	1 h	Membrane cellulaire	3
IL-3	Cytokine	1-2 h	Sécrétée	> 100
TGF-β	Cytokine	< 2 h	Sécrété	> 10
Récepteur de l'IL-2 (p55)	Récepteur de cytokine	2 h	Membrane cellulaire	> 50
TNF-β	Cytokine	1-3 h	Sécrété	> 100
Cycline	Protéine du cycle cellulaire	4-6 h	Cytoplasmique	> 10
IL-4	Cytokine	< 6 h	Sécrétée	> 100
IL-5	Cytokine	< 6 h	Sécrétée	> 100
IL-6	Cytokine	< 6 h	Sécrétée	> 100
c-Myb	Protooncogène	16 h	Noyau	100
GM-CSF	Cytokine	20 h	Sécrété	?
		Tardive		
HLA-DR	Molécule de classe II du CMH	3-5 jours	Membrane cellulaire	10
VLA-4	Molécule d'adhésion	4 jours	Membrane cellulaire	> 100
VLA-1, VLA-2, VLA-3, VLA-5	Molécules d'adhésion	7-14 jours	Membrane cellulaire	> 100, ?, ?, ?

Source : Adapté de G Crabtree, *Science* **243**:357.

Quelques thèmes communs de la transduction des signaux

La détection et l'interprétation de signaux venant de l'environnement est une propriété indispensable de toutes les cellules, y compris celles du système immunitaire. Les signaux prennent de nombreuses formes. Parmi elles, il y a les stimulus physiques, tels que les radiations, et divers stimulus chimiques : des gaz (oxyde nitrique), des petits ions (Ca^{2+}), des protéines solubles (IL-2), des ligands membranaires (complexes CMH-peptide) et des agents lipidiques (hormones stéroïdes). Toutes les voies de transduction des signaux commencent par des récepteurs qui détectent l'arrivée du signal. L'interaction du récepteur et du signal produit des changements qui mettent en mouvement une chaîne précisément ordonnée d'événements qui finalement modifie le processus visé. Bien qu'il y ait un nombre extrêmement grand de voies différentes de transduction des signaux, certains thèmes communs sont typiques de ces processus cruciaux d'intégration :

- *L'implication d'un récepteur.* Typiquement, les ligands incapables de traverser la membrane se lient aux domaines extracellulaires de récepteurs transmembranaires. Nombre de ligands sont des molécules hydrosolubles qui parviennent à l'état dissout. Cependant, les ligands membranaires (les complexes CMH-peptide, par exemple) constituent une classe importante d'exceptions. Les signaux lipidiques hydrophobes, tels que les stéroïdes, qui peuvent diffuser librement à travers la membrane cellulaire, sont fixés par des récepteurs intracellulaires.
- *La création de seconds messagers.* L'interaction d'un signal et d'un récepteur conduit souvent à la création dans la cellule d'un « second messager », qui est une molécule ou un ion qui diffuse vers d'autres sites de la cellule et y provoque des changements. Il y a de nombreux seconds messagers, y compris les nucléotides cycliques (cAMP, cGMP), l'ion calcium (Ca^{2+}) et des dérivés de phospholipides membranaires, tels que le diacylglycérol (DAG) et l'inositol trisphosphate (IP_3).
- *L'activation des protéine kinases et des protéine phosphatases.* Ces enzymes catalysent la phosphorylation ou la déphosphorylation de résidus tyrosine, sérine ou thréonine de protéines qui sont des éléments de nombreuses voies de transduction des signaux. L'addition ou l'élimination d'un phosphate au niveau de protéines clé sont des caractéristiques essentielles de nombreuses voies de transduction des signaux d'intérêt immunologique.
- *L'induction de l'assemblage de composants essentiels d'une voie de transduction du signal.* Une des premières étapes de nombreuses voies de transduction des signaux est l'induction de l'assemblage des composants essentiels de la voie, parfois à partir de différents compartiments cellulaires. Les molécules connues comme des protéines adaptatrices jouent des rôles centraux dans l'assemblage induit par les signaux des récepteurs des voies clé de signalisation. Des molécules d'adaptation, telles que Shc ou Grb2, ont deux types de sites, les domaines SH2 et les domaines SH3, qui leur permettent de se lier spécifiquement à deux molécules différentes. Les domaines SH2 sont des sites d'arrimage qui permettent à l'adaptateur de se lier aux phosphotyrosines de ces molécules cible. Les cibles typiques sont des phosphotyrosines des récepteurs membranaires dont la phosphorylation a été induite par la liaison du ligand. Les domaines SH3 des molécules d'adaptation se lient à des motifs riches en proline d'autres molécules. Ainsi, les adaptateurs peuvent promouvoir l'assemblage de récepteurs membranaires et d'autres molécules cytoplasmiques.
- *Cascades.* Des signaux faibles qui déclenchent des voies de transduction des signaux sont souvent amplifiés par une cascade enzymatique. Également, des cascades de diverses étapes, au cours desquelles chaque étape dépend de celle qui la précède, offrent de nombreuses occasions pour influencer la vitesse et l'intensité de la transduction du signal ou même de mettre un terme à cette dernière.
- *L'implication des grosses et des petites protéines* G. Les **protéines G** sont des polypeptides ou des complexes polypeptidiques qui sont activés lorsque le guanosine triphosphate (GTP) est lié à ces derniers et inactifs lorsque le guanosine diphosphate (GDP) est fixé. Par conséquent, ces deux formes de nucléotides guanyliques agissent comme des commutateurs moléculaires : une forme, le GTP, déclenche les capacités de signalisation de la protéine G ; l'autre forme, le GDP, qui est échangée avec le GTP ou qui résulte de l'hydrolyse du GTP fixé, arrête le signal en ramenant la protéine G à une forme inactive. Les petites protéines G sont constituées d'une seule chaîne polypeptidique d'environ 21 kDa, et leur libération de GDP ou leur fixation de GTP sont catalysées par des protéines connues sous le nom de *facteurs d'échange des nucléotides guanyliques*. Une petite protéine G, Ras, est un participant clé de l'activation d'une importante cascade de transduction du signal qui induit la prolifération qui est déclenchée par la liaison de ligands à leurs récepteurs qui sont des tyrosine kinases. En plus des petites protéines G, les grosses protéines G, qui sont plus complexes et composées d'une sous-unité α, d'une sous-unité β et d'une sous-unité γ, jouent des rôles essentiels dans de nombreux processus, y compris la vision, l'olfaction, la libération du glucose du glycogène sous l'influence de l'adrénaline et des phénomènes d'intérêt biologique, tels que la chimiotaxie des leucocytes.
- Le défaut de mise en place des voies de transduction des signaux est *OFF*. En l'absence d'un signal présenté de façon appropriée, la transmission à travers la voie ne prend pas place.

Voies de signalisation couplées au TCR

Les événements qui lient la reconnaissance de l'antigène par le récepteur des cellules T à l'activation de gènes renvoient à nombre de thèmes qui viennent d'être passés en revue. Ces événements incluent la création du DAG et de l'IP_3, qui agissent en tant que seconds messagers, l'assemblage médié par des adaptateurs des composants de la voie de signalisation et l'activation des voies Ras-dépendantes, qui impliquent des cascades de protéine kinases. La signalisation médiée par les TCR se manifeste rapidement et, dans les quelques minutes qui font suite à la stimulation, on constate une augmentation de la concentration intracellulaire de Ca^{2+} (figure 10.10).

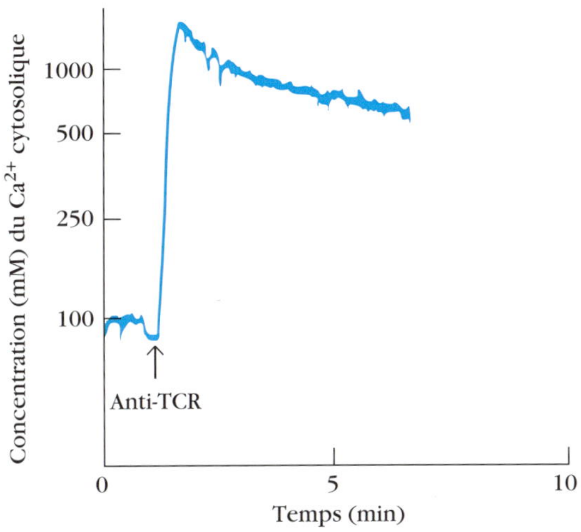

FIGURE 10.10 Capture du calcium à la suite de l'établissement de liaisons croisées (pontages) entre les récepteurs des cellules T par un anticorps monoclonal anti-TCR. Peu après la stimulation des cellules T, il y a une augmentation soudaine de la concentration du Ca^{2+} dans le cytosol. [Adapté de A Weiss, 1993, « *T-cell activation* », in *Fundamental Immunology*, 3ᵉ éd., Raven, New York.]

L'élément clé de l'initiation de l'activation des cellules T est la reconnaissance par le TCR des complexes CMH-peptide sur les cellules présentatrices de l'antigène. Le TCR est constitué d'une unité hétérodimérique de liaison au ligand essentiellement extracellulaire, les chaînes α et β des TCR αβ, et une unité de signalisation essentiellement intracellulaire. L'unité de signalisation associée à chaque unité de liaison du ligand est composée de trois chaînes différentes, CD3 γ, CD3 δ et CD3 ε, collectivement connues sous le nom de complexe CD3. En plus du complexe CD3, un homodimère de chaînes ζ complète l'unité de signalisation intracellulaire. La partie hétérodimérique du récepteur de l'antigène du complexe se lie au complexe CMH-peptide, mais elle a des domaines cytoplasmiques courts incapables de médier la transduction du signal. Des expérimentations effectuées avec des souris knock-out ont montré que tous ces composants sont essentiels à la transduction du signal. D'autres expérimentations, toujours avec des souris knock-out, ont montré que les trois composants du complexe CD3 et la chaîne ζ sont aussi nécessaires à l'expression du TCR à la surface cellulaire. Les animaux knock-out de chaînes zêta (ζ) sont, eux aussi, incapables de transmettre efficacement le signal et présentent une expression réduite du complexe du TCR dans la membrane de la cellule.

Le processus de signalisation est initié lorsque des liaisons croisées du TCR s'effectuent grâce à l'engagement des complexes CMH-peptide (figure 10.11). Cet assemblage amène Fyn, qui est une protéine tyrosine kinase, à s'associer aux queues cytoplasmiques du complexe du TCR. Il est aussi à l'origine de la translocation des corécepteurs (CD4 dans les cellules T restreintes à la classe II, ou CD8 dans les cellules T restreintes à la classe I) dans le voisinage immédiat du TCR. Cette translocation est importante parce qu'elle amène Lck, qui est une protéine kinase liée au domaine intracellulaire du corécepteur, à s'associer aux queues cytoplasmiques du

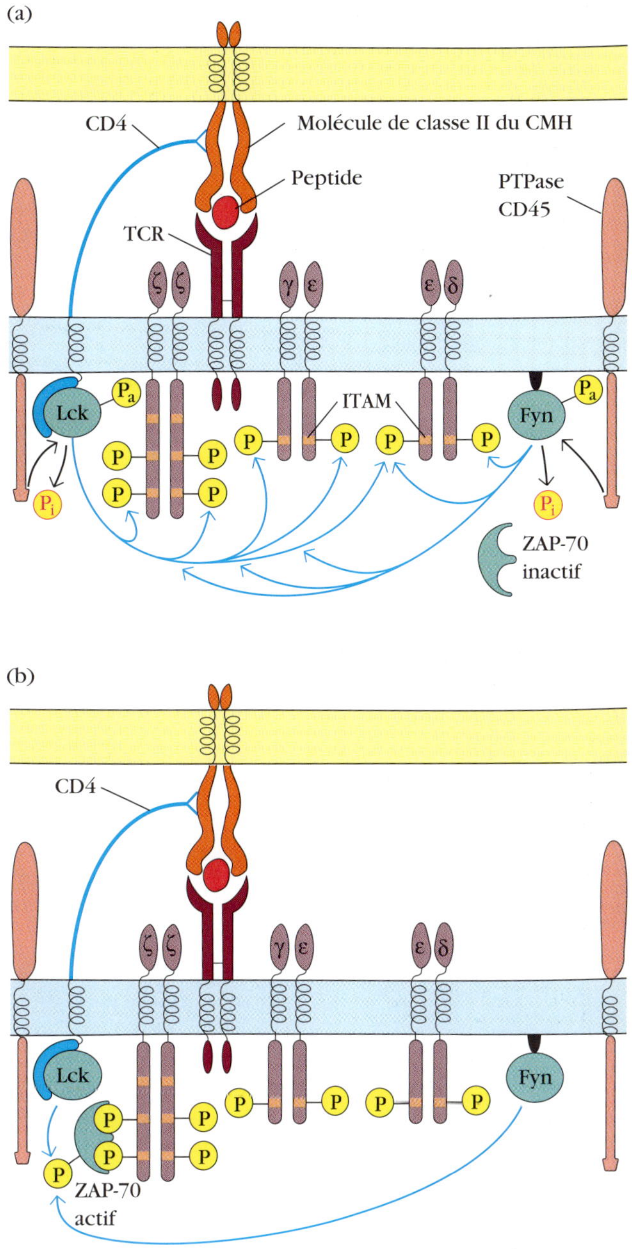

FIGURE 10.11 Étapes initiales de l'activation des cellules T_H. (a) Après l'interaction TCR-CMH-peptide entre la cellule T (bleu) et la cellule présentatrice de l'antigène (jaune), les tyrosine protéine kinases Fyn et Lck sont activées par élimination d'un phosphate inhibiteur (P_i) grâce à l'activité phosphatasique d'un domaine intracellulaire du CD45 et par l'addition d'un phosphate (P_a) grâce à une tyrosine protéine kinase qui n'a pas encore été caractérisée. Une fois activées, Fyn et Lck phosphorylent les résidus tyrosine des ITAM des chaînes ε, γ, δ et ζ du complexe du TCR. L'activation des cellules T_H est représentée ici, mais des événements très semblables se produisent dans les cellules T_C, à ceci près que la tyrosine protéine kinase Lck est amenée dans la zone de reconnaissance de l'antigène par le CD8. La phosphorylation des ITAM sur chaînes ζ apporte des sites d'arrimage qui sont occupés par les groupes SH de ZAP-70, qui est une autre protéine kinase présente sous forme inactive dans le cytoplasme. La phosphorylation de ZAP-70 liée à la chaîne ζ par Fyn et Lck active cet élément essentiel de la transmission ultérieure des signaux à partir du complexe du TCR.

Visualisation des concepts

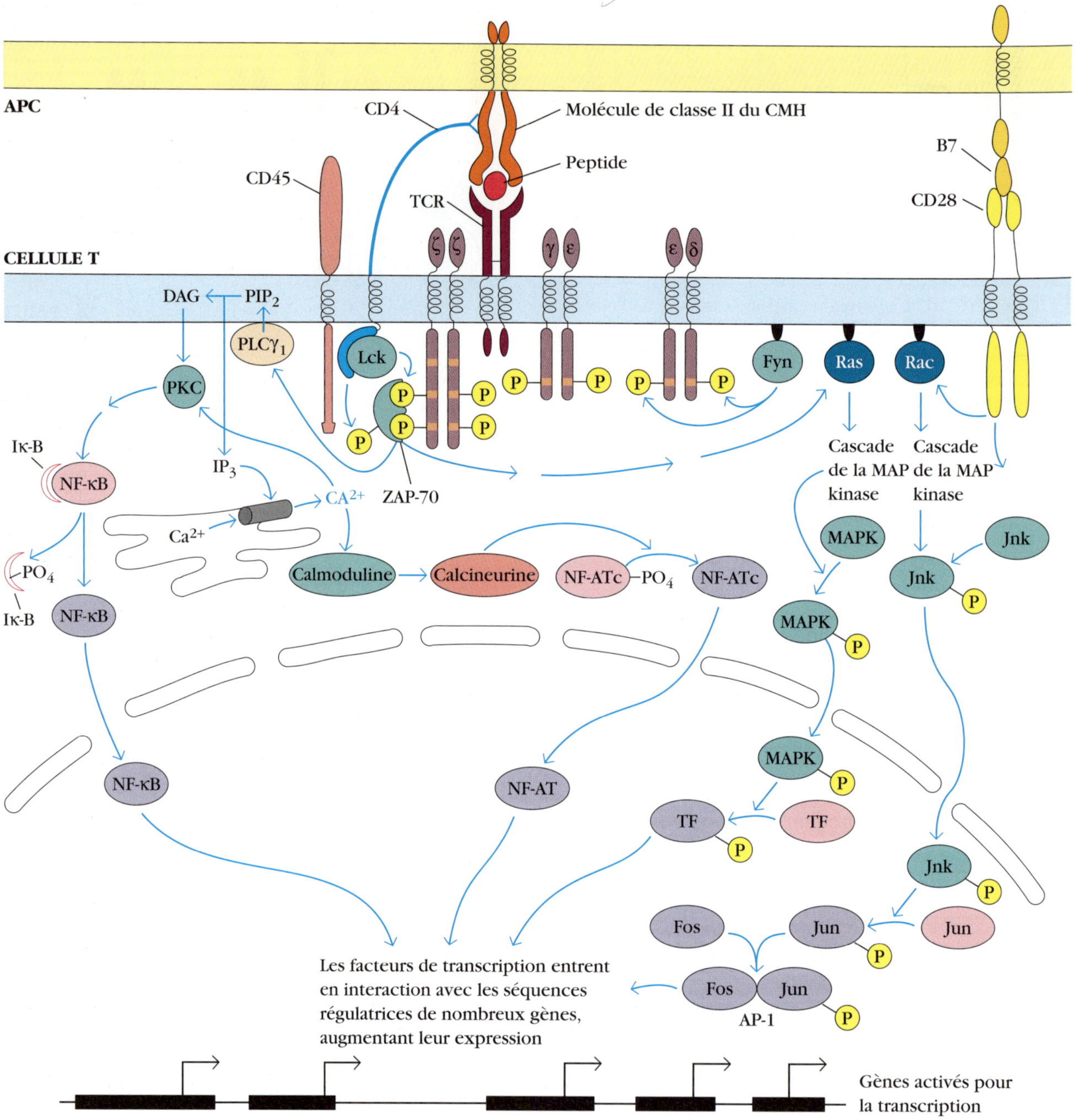

FIGURE 10.12 Vue d'ensemble de la transduction du signal au cours de l'activation des cellules T. Le signal médié par le TCR se traduit par l'activation de diverses voies de transduction du signal qui conduisent à la formation de plusieurs produits, parmi lesquels le NF-κB, le NF-AT et la MAPK activée, trois molécules clé qui ont une influence importante sur la transcription. Dans une voie, ZAP-70 active la $PLC\gamma_1$ par la phosphorylation de tyrosines, la PCLγ activée hydrolyse le PIP_2, qui est un phospholipide membranaire, pour produire les puissants seconds messagers que sont le DAG et l'IP3. Le DAG, de concert avec le Ca^{2+} libéré par l'action de l'IP_3, active la PKC, qui phosphoryle l'Iκ-B, provoquant ainsi la libération du facteur de transcription NF-κB. Le Ca^{2+}, fixé sur la calmoduline, active la calcineurine, phosphatase qui élimine un phosphate du NF-AT cytoplasmique ; ce dernier se déplace alors vers le noyau où il agit comme un puissant facteur de transcription de nombreux gènes. Dans une autre voie, ZAP-70 initie une séquence d'événements qui active la voie Ras. Ras initie une cascade de phosphorylations connue sous le nom de cascade des MAP kinases, qui culmine dans l'activation de MAPK ; cette dernière va dans le noyau et active un facteur de transcription qui régule positivement la transcription du gène codant Fos. Fos se joint à Jun pour former un facteur de transcription clé connu sous le nom d'AP-1. L'engagement de la molécule de costimulation CD28 par le B7 induit aussi l'activation de voies de

TCR. Ces protéine tyrosine kinases sont nécessaires à la phosphorylation des séquences des **ITAM** (*immunoreceptor tyrosine-based activation motif*, **motif permettant l'activation des immunorécepteurs *via* une tyrosine**) sur les domaines cytoplasmiques du complexe CD3. Ces ITAM entrent en interaction avec des protéine tyrosine kinases et peut-être d'autres molécules lors de la transduction du signal.

La phosphorylation des tyrosines des ITAM par Fyn et Lck est une conséquence précoce des liaisons croisées du TCR et elle met en mouvement les processus initiaux de transmission du signal à partir de ce complexe de récepteurs. Cependant, l'activité de Fyn et de Lck, de même que celle de nombreux composants essentiels des voies de transduction des signaux, est régulée par phosphorylation. Fyn et Lck sont régulées par tyrosine phosphorylation au niveau de deux sites clé. La phosphorylation au niveau d'un site d'inhibition stoppe l'activité enzymatique et la phosphorylation au niveau d'un site d'activation est nécessaire à l'activité. Cependant, même après que le site d'activation ait été phosphorylé, l'activité enzymatique n'est pas possible tant que le phosphate inhibiteur n'a pas été éliminé. L'élimination du phosphate du site d'inhibition de Fyn et de Lck est effectuée par le CD45, une tyrosine phosphatase transmembranaire présente dans tous les leucocytes (l'**antigène commun des leucocytes**). Ainsi activées, Fyn et Lck procèdent à la phosphorylation de tyrosines critiques dans les ITAM du complexe CD3. La phosphorylation de la chaîne ζ crée des sites phosphotyrosine d'arrimage des sites SH2 du membre suivant du complexe de signalisation **ZAP-70, protéine associée à zêta** (un polypeptide de 70 kDa). Une fois que ZAP-70 s'est lié aux ITAM de la chaîne ζ, l'activité protéine tyrosine kinase de ZAP-70 est activée par une tyrosine phosphorylation catalysée par Lck ou Fyn.

L'activation de la tyrosine protéine kinase ZAP-70 conduit à l'activation de nombreuses voies (figure 10.12), dont certaines sont initiées par la phosphorylation de la phospholipase $C\gamma_1$ ($PLC\gamma$), qui est un membre du groupe des phospholipases C. Une fois activée, la $PLC\gamma_1$ hydrolyse le phosphatidylinositol 4,5-bisphosphate (PIP_2), qui est un phospholipide membranaire, en deux produits, l'inositol 1,4,5-trisphosphate (IP_3) et le diacylglycérol (DAG). Ces seconds messagers initient deux voies de signalisation importantes pour l'activation des cellules T. Dans une voie, l'IP_3 déclenche une augmentation du Ca^{2+} cytosolique intracellulaire et l'activation subséquente d'une phosphatase calmoduline-dépendante, appelée **calcineurine**, qui déphosphoryle la forme cytosolique inactive du facteur nucléaire spécifique des cellules T NF-AT. Dans l'autre voie, le DAG active la protéine kinase C (PKC), qui phosphoryle alors divers substrats cellulaires et médie la libération du facteur nucléaire NF-κB. Les deux facteurs nucléaires pénètrent dans le noyau où ils participent à l'activation de divers gènes, y compris le gène de l'IL-2.

L'importance du rôle joué par l'IP_3 et le DAG peut être appréciée en remarquant que les cellules T peuvent être totalement activées lorsqu'on évite les liaisons croisées du TCR et qu'on mime directement les effets de ces seconds messagers. Les taux de Ca^{2+} peuvent être augmentés en traitant les cellules par un ionophore calcique, qui est un agent permettant au Ca^{2+} du milieu extérieur de pénétrer dans la cellule. La protéine kinase C peut être activée par l'un des membres d'un groupe d'agents chimiques connus sous le nom d'esters de phorbol, qui ressemblent au DAG. Le traitement des cellules T au repos par le PMA (de *phorbol myristic acetate*), qui est un ester de phorbol, et le ionophore calcique ionomycine fait entrer ces dernières dans le cycle cellulaire, déclanche la sécrétion de cytokines, telles que l'IL-2, et peut provoquer la mort cellulaire induite par activation.

En plus de la création d'IP_3 et de DAG, la liaison croisée du récepteur des cellules T active la petite protéine G Ras. Dans la minute qui suit la liaison croisée d'un TCR, Ras inactive a échangé son GDP lié contre du GTP pour devenir la forme active de transduction du signal. Ras activé provoque l'initiation de la voie de la MAP kinase (de *mitogen-activated protein kinase*, protéine kinase activée par un mitogène), qui est une succession de phosphorylation par une cascade de protéine kinases ; il en résulte la phosphorylation des membres des familles de facteurs de transcription Fos et Jun et leur formation en hétérodimères AP1 qui provoquent la transcription des gènes nécessaires à la prolifération cellulaire et à la production d'IL-2.

Parmi les protéines de liaison au DNA impliquées dans l'activation des cellules T, seul le NF-AT est spécifique des cellules T ; les autres sont présents dans de nombreux types de cellules. Après la reconnaissance de l'antigène par les cellules T_H, le NF-ATc-PO_4, qui est la forme cytosolique phosphorylée de NF-AT, est déphosphorylé par la calcineurine. Le NF-ATc subit alors une translocation vers le noyau où il se dimérise avec l'AP1 ; le complexe résultant se lie alors à l'activateur (*enhancer*) de l'IL-2.

transduction des signaux, dont l'une est la cascade des MAP kinases initiée par la petite protéine G Rac. Le résultat final de cette voie est la phosphorylation de la Jun kinase (Junk ou Jnk). La Jnk activée va alors dans le noyau où elle active Jun par phosphorylation. Jun activée s'unit à Fos dans l'AP-1. L'effet collectif des divers facteurs de transcription activés créé par ces voies de transduction des signaux est d'augmenter l'expression de divers gènes ou d'induire l'expression d'autres, parmi lesquels le gène codant la cytokine IL-2 qui provoque la croissance des cellules T. $PLC\gamma_1$ = phospholipase C ; PKC = protéine kinase C ; PIP_2 = phosphatidylinositol 4,5-bisphosphate ; IP_3 = phosphatidylinositol 1,4,5-trisphosphate ; DAG = diacylglycérol ; MAPK = protéine kinase activée par un mitogène (*mitogen-activated protein kinase*) ; Ras = une petite protéine G ; Rac = une petite protéine G ; TF = facteur de transcription ; I-κB = inhibiteur de NF-κB ; NF-AT = facteur nucléaire des cellules T activées (*nuclear factor of activated T cells*).

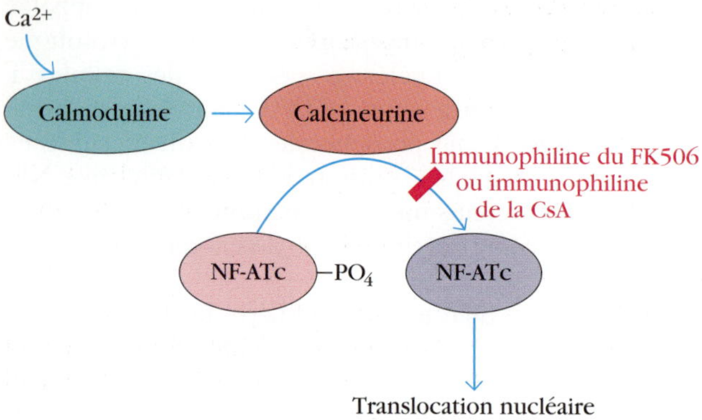

FIGURE 10.13 Mécanisme de l'immunosuppression par la cyclosporine A (CsA) ou le FK506, qui se lient tous deux à des protéines cytosoliques appelées immunophilines. Le complexe bloque l'activité phosphatasique de la calcineurine, prévenant ainsi la production du NF-ATc nécessaire à l'activation des cellules T. Les immunophilines sont des *cis-trans* peptidyl-prolyl isomérases. La CsA se lie à une immunophiline appelée cyclophiline et le FK506 a une immunophiline appelée FKBP.

Lorsque la déphosphorylation du NF-ATc-PO_4 est inhibée, par la cyclosporine A ou le FK506 par exemple, l'activation des cellules T_H est alors bloquée et la réponse immunitaire est réduite (figure 10.13). En raison de leurs puissantes capacités immunosuppressives, la cyclosporine A et le FK506 se sont montrés extrêmement efficaces dans le prolongement de la survie des greffons chez les receveurs d'une transplantation (voir le chapitre 21).

Le signal de costimulation

L'activation des cellules T par contact avec l'antigène présenté sur la membrane d'une APC résulte de l'interaction dynamique de multiples molécules membranaires qui crée les signaux intracellulaires nécessaires. Le TCR dicte la spécificité antigénique de la réponse et joue un rôle central dans l'initiation de l'activation. Cependant, cette interaction, par elle-même, n'est pas suffisante pour activer complètement les cellules T naïves. On pense généralement maintenant que les cellules T naïves nécessitent deux signaux distincts pour l'activation et la prolifération subséquente en cellules effectrices :

- Le signal initial (signal 1) est créé par interaction d'un peptide antigénique et du complexe TCR-CD3.
- Un signal ultérieur de costimulation non spécifique de l'antigène (signal 2) est fourni essentiellement par les interactions entre le CD28 de la surface de la cellule T et les membres de la famille B7 de la surface de l'APC.

Les molécules B7 sont des membres de la superfamille des immunoglobulines ; elles ont un domaine semblable au domaine V et un domaine semblable au domaine C. Il y a deux formes apparentées de B7, le B7-1 et le B7-2 (figure 10.14). Les deux molécules ont une organisation semblable de leurs domaines extracellulaires, mais des domaines cytosoliques considérablement différents. Les deux molécules B7 sont exprimées constitutivement sur les cellules dendritiques et induites sur les macrophages activés et les cellules B activées. Les ligands des B7 sont le CD28 et le CTLA-4 (connu aussi sous le nom de CD152), exprimés tous deux sur la membrane des cellules T sous forme d'homodimères unis par liaison disulfure ; comme le B7, ce sont des membres de la superfamille des immunoglobulines. Bien qu'étant tous deux des glycoprotéines de structure semblable, le CD28 et le CTLA-4 agissent de façon antagoniste. Le signal passant par le CD28 délivre un signal de costimulation positif à la cellule T, mais le signal passant par le CTLA-4 est inhibiteur et régule négativement l'activation de la cellule T. Le CD28 est exprimé par les cellules T au repos et les cellules T activées, mais le CTLA-4 est pratiquement indétectable sur les cellules au repos. Typiquement, l'engagement du TCR provoque l'induction de l'expression du CTLA-4 et ce dernier est facilement détectable dans les 24 h qui suivent la stimulation, avec une expression maximale dans les 2 à 3 jours qui suivent cette stimulation. Même si les taux des pics de CTLA-4 sont plus faibles que ceux du CD28, le CTLA-4 est encore en position favorable dans la compétition pour les molécules de B7 parce qu'il a une avidité significativement plus grande pour ces molécules que le CD28. Il est intéressant de remarquer que le taux de l'expression du CTLA-4 est augmenté par les signaux de costimulation créés par le CD28. Cela apporte un feedback de régulation qui applique efficacement le freinage par le CTLA-4 proportionnellement à l'accélération reçue du CD28. L'importance du CTLA-4 dans la régulation de l'activation et de la prolifération des lymphocytes est mise en évidence par des expériences effectuées avec des souris knock-out de CTLA-4, homozygotes pour des mutations nulles dans le gène du CTLA-4. Chez ces souris knock-out, les cellules T prolifèrent massivement,

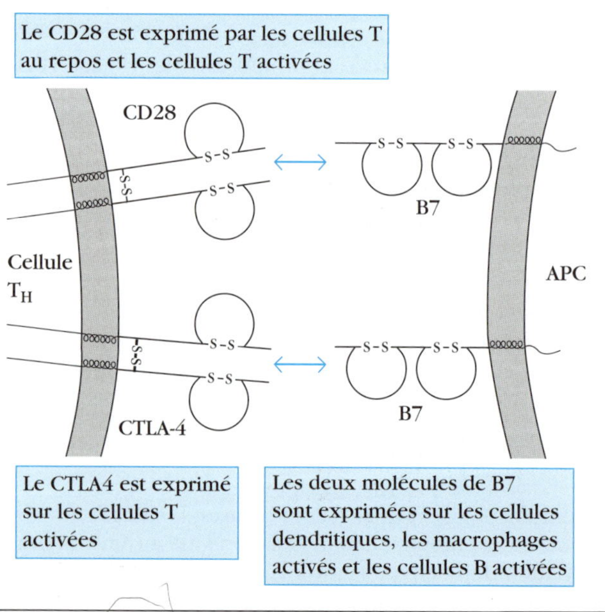

FIGURE 10.14 L'activation des cellules T_H nécessite un signal de costimulation apporté par les cellules présentatrices de l'antigène (APC). L'interaction des membres de la famille B7 des APC et du CD28 délivre le signal de costimulation. L'engagement de la molécule CTLA-4, étroitement apparentée, et du B7 produit un signal inhibiteur. Toutes ces molécules contiennent au moins un domaine immunoglobulinique et appartiennent donc à la superfamille des immunoglobulines. [Adapté de PS Linsley et JA Ledbetter, 1993, *Annu. Rev. Immunol.* **11**:191.]

ce qui conduit à une lymphadénopathie, à une splénomégalie et à la mort dans les 3 ou 4 semaines qui suivent la naissance. Manifestement, la production de signaux d'inhibition par l'engagement du CTLA-4 est importante dans l'homéostasie des lymphocytes.

Comme il est décrit ultérieurement dans ce chapitre, les cellules T peuvent être activées expérimentalement de telle façon que seules les voies de signalisation couplées au TCR soient opératives. Ce type d'activation se traduit par une très faible production d'IL-2, comparativement à l'activation normale où le signal de costimulation CD28-B27 fonctionne aussi. Le signal de costimulation semble entrer en synergie avec les signaux couplés au TCR pour augmenter la production de l'IL-2 et la prolifération des cellules T. Une compréhension de ces effets dépend essentiellement de la connaissance des voies de transduction des signaux impliquées et de la nature de ces interactions. Les voies de transduction des signaux employées par le CD28 et le CTLA-4 font actuellement l'objet d'intenses recherches et il y a encore de nombreuses incertitudes sur les voies exactes impliquées et les cibles moléculaires précises de costimulation.

Expansion clonale contre anergie clonale

La reconnaissance par une cellule T_H d'un complexe peptide antigénique-CMH à la surface d'une cellule présentatrice de l'antigène se traduit, soit par une activation et une expansion clonale, soit par un état de non-réponse appelé **anergie clonale**. L'anergie est un état d'inactivation marqué par l'incapacité des cellules à proliférer en réponse à un complexe peptide-CMH. L'expansion clonale ou l'anergie clonale sont déterminées par la présence ou l'absence d'un signal de costimulation (signal 2), tel que celui produit par l'interaction du CD28 des cellules T_H et du B7 des cellules présentatrices de l'antigène. Des expérimentations effectuées avec des cellules en culture ont montré que lorsqu'une cellule T_H au repos reçoit le signal médié par le TCR (signal 1), en l'absence d'un signal de costimulation approprié, la cellule T_H devient alors anergique. Spécifiquement, lorsque des cellules T_H au repos sont incubées avec des APC fixées par le glutaraldéhyde, qui n'expriment pas le B7 (figure 10.15a), les APC fixées sont capables de présenter des peptides associés à des molécules de classe II du CMH,

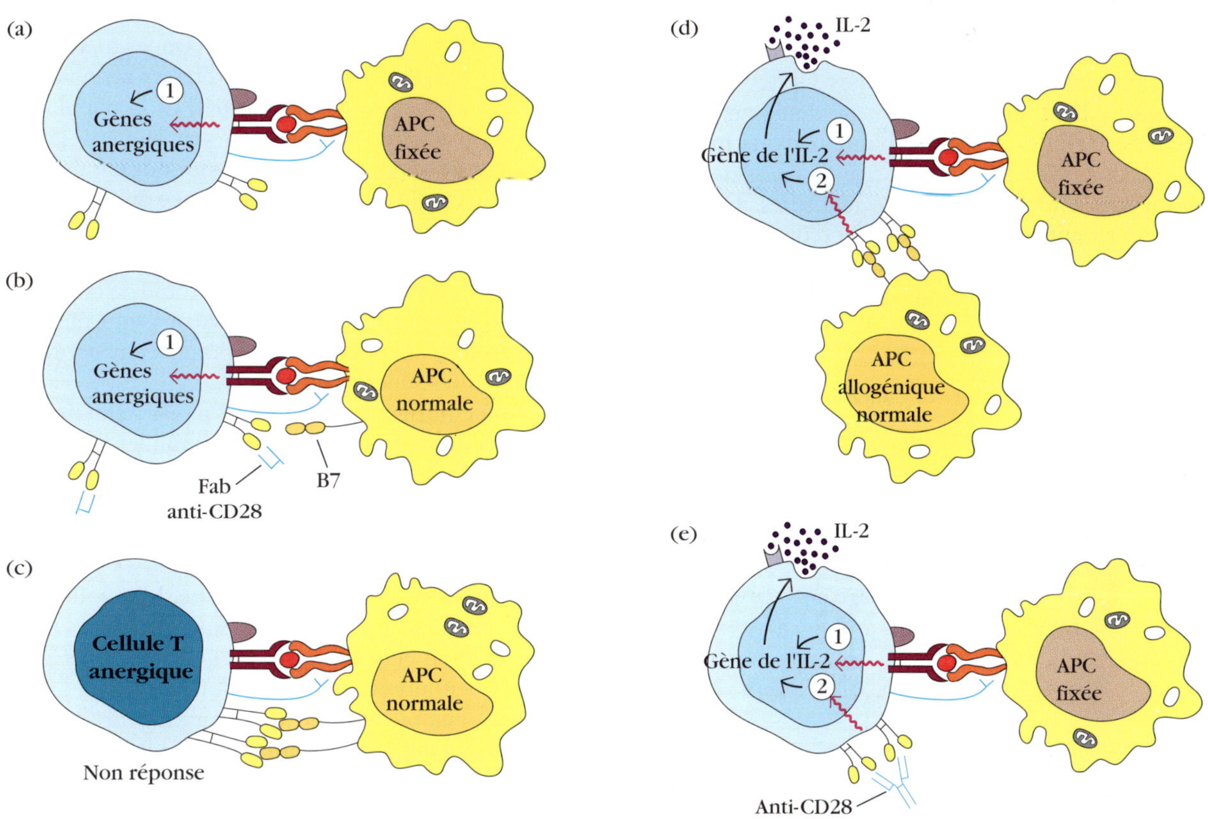

FIGURE 10.15 Démonstration expérimentale de l'anergie clonale opposée à l'expansion clonale. (a,b) Seul le signal 1 est créé lorsque des cellules T_H au repos sont incubées avec des cellules présentatrices de l'antigène (APC) fixées par le glutaraldéhyde ou avec des APC normales en présence du fragment Fab de l'anti-CD28. (c) Les cellules T anergiques résultantes ne peuvent pas répondre aux APC normales. (d,e) En présence d'APC normales allogéniques ou d'anti-CD28, qui tous deux produisent le signal 2 de costimulation, les cellules T sont activées par les APC fixées.

fournissant donc le signal 1, mais incapables d'apporter le signal 2 de costimulation nécessaire. En l'absence d'un signal de costimulation, il y a une production minimale de cytokines, particulièrement d'IL-2. L'anergie peut aussi être induite en incubant des cellules T_H avec des APC normales en présence du fragment Fab de l'anti-CD28, qui bloque l'interaction du CD28 et du B7 (figure 10.15b).

Deux expérimentations de contrôle différentes démontrent que les APC fixées porteuses de complexes peptide-CMH appropriés peuvent délivrer un signal efficace médié par les récepteurs des cellules T. Dans une expérimentation, les cellules T sont incubées avec des APC fixées porteuses de complexes peptide-CMH reconnus par le TCR des cellules T, ainsi qu'avec des APC normales qui expriment le B7 (figure 10.15d). Les APC fixées engagent les TCR des cellules T, puis les molécules de B7 de la surface des APC normales forment des liaisons croisées avec le CD28 de la cellule T. Ces cellules T reçoivent donc les deux signaux et subissent l'activation. L'addition d'anti-CD28 bivalent aux mélanges d'APC fixées et de cellules T apporte aussi une costimulation efficace en effectuant la liaison croisée du CD28 (figure 10.15e). Des systèmes bien contrôlés pour l'étude de l'anergie *in vitro* ont suscité un intérêt considérable pour ce phénomène. Cependant, des travaux sont encore nécessaires pour développer de bons systèmes animaux qui permettent d'établir une anergie et étudier le rôle de cette dernière *in vivo*.

Activation des cellules T induite par les superantigènes

Les superantigènes sont des protéines virales ou bactériennes qui se lient simultanément au domaine V_β d'un récepteur des cellules T et à la chaîne α d'une molécule de classe II du CMH. Des superantigènes exogènes et des superantigènes endogènes ont été identifiés. La liaison croisée d'un récepteur des cellules T et d'une molécule de classe II du CMH par l'un ou l'autre type de superantigène produit un signal activateur qui induit l'activation et la prolifération des cellules T (figure 10.16).

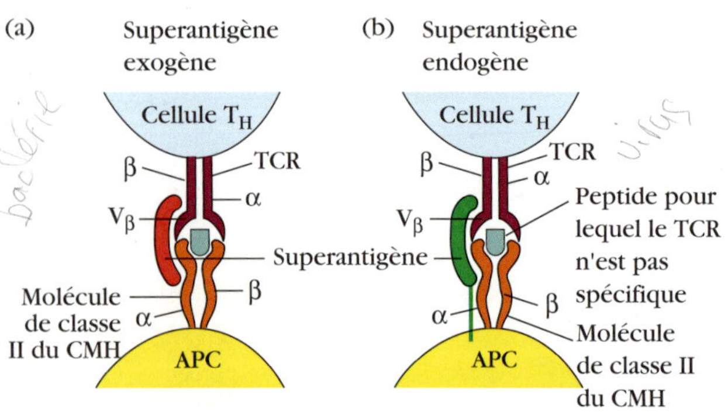

FIGURE 10.16 Liaison (pontage) d'un récepteur des cellules T et de molécules de classe II du CMH médiée par un superantigène. Un superantigène se lie à tous les TCR porteurs d'une séquence V_β particulière, indépendamment de la spécificité antigénique de ces derniers. (a) Les superantigènes exogènes sont des protéines solubles sécrétées par les bactéries ; parmi ceux-ci figurent diverses exotoxines. (b) Les superantigènes endogènes sont des protéines incluses dans la membrane produites par certains virus ; parmi eux figurent les antigènes Mls codés par le virus de la tumeur mammaire de la souris.

Les superantigènes *exogènes* sont des protéines solubles sécrétées par les bactéries. Parmi les superantigènes exogènes, il y a toute une variété d'**exotoxines** sécrétées par les bactéries gram-positives, telles que les entérotoxines staphylococciques, la toxine du syndrome de choc toxique et la toxine de la dermatite exfoliative, le surnageant du mycoplasma arthritidis et les exotoxines streptococciques pyrogènes. Tous ces superantigènes exogènes se lient à des séquences V_β particulières des récepteurs des cellules T (tableau 10.4) et établissent des liaisons croisées entre le TCR et une molécule de classe II du CMH.

Les superantigènes *endogènes* sont des protéines des membranes cellulaires codées par certains virus qui infectent des cellules de mammifères. Un groupe de superantigènes endogènes est codé par le virus de la tumeur mammaire de la souris (MTV, de *mammary tumor virus*). Ce rétrovirus peut s'intégrer dans le DNA de certaines souches de souris consanguines ; après intégration, les protéines rétrovirales sont exprimées sur la membrane des cellules infectées. Ces protéines virales, appelées **déterminants Mls**, (de *minor lymphocyte stimulating*), se lient à des séquences particulières du V_β des récepteurs des cellules T et établissent des liaisons croisées entre le TCR et une molécule de classe II du CMH. Quatre superantigènes Mls venant de souches différentes de MTV ont été identifiés. Ces superantigènes présentent des spécificités différentes pour le V_β et les quatre locus Mls sont localisés sur des chromosomes différents (tableau 10.5).

Étant donné que les superantigènes se lient à l'extérieur de la cavité de liaison à l'antigène du TCR, toute cellule T exprimant une séquence V_β particulière sera activée par un superantigène correspondant. Ainsi, l'activation est polyclonale et peut intéresser un pourcentage important (5 % n'est pas inhabituel) de la population T_H totale. Les activations massives qui suivent la liaison croisée par un superantigène se traduisent par une surproduction de cytokines des cellules T_H, ce qui conduit à une toxicité systémique. L'empoisonnement alimentaire induit par les entérotoxines staphylococciques et le choc toxique induit par la toxine du syndrome de choc toxique (TSST-1, de *toxic-shock-syndrome toxin*) sont deux exemples des conséquences de la surproduction de cytokines induite par les superantigènes.

Les superantigènes n'induisent pas seulement l'activation des cellules T ; ils peuvent aussi influencer la maturation des cellules T dans le thymus. Ceci se produit parce qu'un superantigène présent dans le thymus lors de la maturation thymique induit une sélection négative de tous les thymocytes porteurs d'un domaine V_β du TCR correspondant à la spécificité du superantigène. Une telle délétion massive peut être causée par des superantigènes exogènes ou des superantigènes endogènes et elle est caractérisée par l'absence de toutes les cellules T dont les récepteurs possèdent des domaines V_β cible du superantigène.

L'effet de l'expression d'un superantigène endogène est dramatiquement démontré en comparant les effets de la sélection négative chez les animaux qui possèdent un superantigène Mls particulier et chez ceux qui ne possèdent pas ce dernier. La souche de souris consanguine AKR, par exemple, a le MTV-7, qui est un rétrovirus intégré au chromosome 1, et elle exprime Mls1, tandis que la souche B10.BR n'a pas de souche de MTV et n'exprime donc aucun superantigène Mls. Étant donné que le superantigène Mls1 se lie aux domaines $V_\beta 6$, $V_\beta 7$, $V_\beta 8.1$ et

TABLEAU 10.4 Superantigènes exogènes et leur spécificité de V_β

Superantigène	Maladie*	Spécificité de V_β	
		Souris	Homme
Entérotoxines staphylococciques			
SEA	Intoxication alimentaire	1, 3, 10, 11, 12, 17	nd
SEB	Intoxication alimentaire	3, 8.1, 8.2, 8.3	3, 12, 14, 15, 17, 20
SEC1	Intoxication alimentaire	7, 8.2, 8.3, 11	12
SEC2	Intoxication alimentaire	8.2, 10	12, 13, 14, 15, 17, 20
SEC3	Intoxication alimentaire	7, 8.2	5, 12
SED	Intoxication alimentaire	3, 7, 8.3, 11, 17	5, 12
SEE	Intoxication alimentaire	11, 15, 17	5.1, 6.1-6.3, 8, 18
Toxine du syndrome de choc toxique	Syndrome de choc toxique	15, 16	2
Toxine de la dermatite exfoliative	Syndrome de l'érythème squameux	10, 11, 15	2
Surnageant de mycoplasma arthritidis	Arthrite, choc	6, 8.1-8.3	nd
Exotoxines streptococciques pyrogènes (A, B, C, D)	Fièvre rhumatismale, choc	nd	nd

* La maladie résulte de l'infection par des bactéries qui produisent les superantigènes indiqués.

TABLEAU 10.5 Propriétés des superantigènes endogènes (Mls)

Allèle du Mls	Rétrovirus porteur	Localisation chromosomique	Spécificité de V_β
Mls1	MTV-7	1	6, 7, 8.1, 9
Mls2	MTV-13	4	3
Mls3	MTV-6	16	3, 5
Mls4	MTV-1	7	3

TABLEAU 10.6 Sélection négative des thymocytes médiée par le MLS1, qui est un superantigène endogène*

Souche	Mls1	Expression de					
		$V_\beta 3$	$V_\beta 5$	$V_\beta 6$	$V_\beta 7$	$V_\beta 8.1$	$V_\beta 9$
Thymocytes αβ immatures							
AKR	Présent	+	+	+	+	+	+
B10.BR	Absent	+	+	+	+	+	+
Cellules T αβ matures périphériques							
AKR	Présent	+	+	–	–	–	–
B10.BR	Absent	+	+	+	+	+	+

* Le chromosome 1 de la souche AKR porte le génome du MTV-7 qui code le Mls1. Ce superantigène est spécifique de $V_\beta 6$, $V_\beta 7$, $V_\beta 8.1$ et $V_\beta 9$. La souche B10.BR ne porte pas de MTV.

$V_\beta 9$ des récepteurs des cellules T, on peut s'attendre à ce qu'une sélection négative lors de la maturation thymique élimine les cellules T exprimant les récepteurs possédant ces domaines V_β chez les souris AKR, mais pas chez les souris B10.BR. Comme il est montré dans le tableau 10.6, les deux souches de souris ont des thymocytes immatures exprimant les domaines V_β auxquels se lie le Mls1, mais seules les souris B10.BR contiennent des thymocytes matures porteurs des récepteurs des cellules T présentant ces domaines V_β. Ainsi, la sélection négative médiée par le superantigène Mls1 élimine les cellules T porteuses des domaines $V_\beta6$, $V_\beta7$, $V_\beta8.1$ ou $V_\beta9$ de la souche AKR. Remarquez dans le tableau 10.6 que la présence du Mls1 n'a pas d'effet sur les thymocytes porteurs des domaines $V_\beta3$ ou $V_\beta5$, auxquels le Mls1 ne se lie pas.

Différenciation des cellules T

On estime que 90 %-95 % des cellules T périphériques expriment le complexe récepteur des cellules T αβ–CD3. Il y a environ deux fois plus de cellules T $CD4^+$ que de cellules T $CD8^+$ dans la périphérie. En général, les cellules $CD4^+$ se comportent en cellules T auxiliaires et les cellules $CD8^+$ en cellules cytotoxiques. Étant donné que les deux populations expriment le récepteur des cellules T αβ, certains chercheurs ont émis l'hypothèse que les cellules T_H et les cellules T_C pouvaient exprimer des segments géniques V_α et V_β différents. Cependant, les données disponibles semblent suggérer que les deux populations peuvent utiliser le même pool de segments géniques V_α et V_β. Par exemple, dans une étude, le même produit du gène V_β a été identifié dans les cellules T_C restreintes à la classe I du CMH et dans les cellules T_H restreintes à la classe II du CMH.

Les cellules T $CD4^+$ et les cellules T $CD8^+$ quittent le thymus puis entrent dans la circulation en tant que cellules au repos en phase G_0 du cycle cellulaire. Ces cellules T naïves, qui n'ont pas encore rencontré d'antigènes, sont caractérisées par une chromatine condensée, très peu de cytoplasme et une faible activité transcriptionnelle. Les cellules T naïves continuent à recirculer entre les systèmes sanguin et lymphatique. Lors de la recirculation, les cellules T naïves résident dans les tissus lymphoïdes secondaires, tels que les ganglions lymphatiques. Lorsqu'une cellule naïve ne rencontre pas l'antigène dans un ganglion lymphatique, elle en sort par les lymphatiques efférents et, en passant par le canal thoracique, elle rejoint le sang. On estime que chaque cellule T naïve recircule du sang vers les ganglions lymphatiques et revient environ toutes les 12-24 heures. Étant donné qu'environ 1 cellule T naïve sur 10^5 est spécifique d'un antigène donné, cette recirculation à grande échelle augmente la probabilité pour qu'une cellule T naïve rencontre l'antigène approprié. On pense généralement que les cellules T naïves ne survivent que 5 à 7 semaines environ en l'absence d'activation stimulée par un antigène, mais des données récentes suggèrent qu'elles peuvent avoir une durée de vie considérablement plus longue.

Création des cellules T effectrices et des cellules T à mémoire

Lorsqu'une cellule T naïve reconnaît un complexe antigène-CMH à la surface d'une cellule présentatrice de l'antigène ou d'une cellule cible appropriées, elle s'active, initiant une *réponse primaire*. Environ 48 heures après l'activation, la cellule T naïve se développe pour donner une cellule blastique et commence à subir des cycles répétés de division cellulaire. Comme il a été décrit précédemment, l'activation dépend d'un signal induit par l'engagement du complexe TCR et d'un signal de costimulation induit par l'interaction CD28-B7 (voir la figure 10.14). Ces signaux déclenchent l'entrée de la cellule T dans la phase G_1 du cycle cellulaire et simultanément, induisent la transcription des gènes de l'IL-2 et de la chaîne α du récepteur de haute affinité de l'IL-2. De plus, le signal de costimulation augmente la demi-vie du mRNA de l'IL-2. L'augmentation de la transcription de l'IL-2, de concert avec la stabilisation du mRNA de l'IL-2, augmente la production de l'IL-2 d'un facteur 100 dans les cellules T activées. La sécrétion de l'IL-2 et sa liaison subséquente au récepteur de haute affinité de l'IL-2 amènent la cellule T naïve activée à proliférer et à se différencier (figure 10.17). Les cellules T activées engagées dans cette voie se divisent 2 à 3 fois par jour pendant 4 à 5 jours, créant un large clone de cellules progénitrices qui se différencient en populations de cellules T à mémoire ou de cellules T effectrices.

Les diverses *cellules T effectrices* assument des fonctions spécialisées, telles que la sécrétion de cytokines et l'aide aux cellules B (cellules T_H $CD4^+$ activées) ainsi qu'une activité cytotoxique (CTL $CD8^+$). La création et l'activité des cellules CTL sont décrites en détail au chapitre 14. Les cellules effectrices sont dérivées des cellules naïves ou des cellules à mémoire après activation par l'antigène. Les cellules effectrices sont des cellules dont la durée de vie est courte, allant de quelques jours à quelques semaines. Les populations de cellules effectrices et de cellules naïves expriment des molécules membranaires différentes qui contribuent aux différences des profils de recirculation de ces deux groupes de cellules.

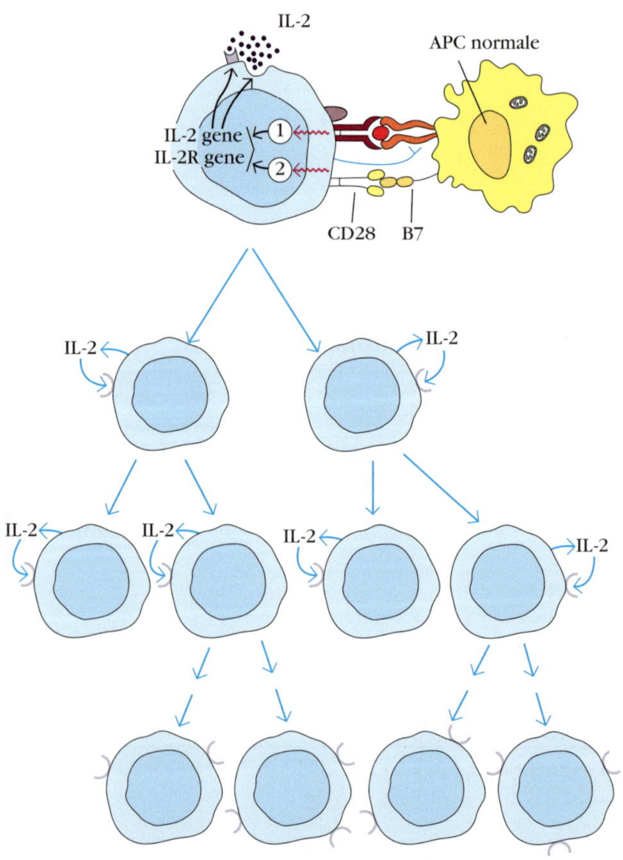

FIGURE 10.17 L'activation d'une cellule T_H par le signal 1 et le signal 2 de costimulation régule positivement l'expression de l'IL-2 et du récepteur de haute affinité de l'IL-2, ce qui conduit à la prolifération et à la différenciation.

Comme il est décrit avec plus de détails au chapitre 12, les cellules T effectrices CD4⁺ forment deux sous-populations caractérisées par des profils différents des cytokines qu'elles sécrètent. Une population, appelée **sous-population T_H1**, sécrète de l'IL-2, de l'IFN-γ et du TNF-β. La sous-population T_H1 est responsable des fonctions à médiation cellulaire classiques, telles que l'hypersensibilité retardée et l'activation des lymphocytes T cytotoxiques. L'autre sous-population, appelée **sous-population T_H2**, sécrète de l'IL-4, de l'IL-5, de l'IL-6 et de l'IL-10. Cette sous-population intervient essentiellement dans l'activation des cellules B.

La population des *cellules T à mémoire* dérive des cellules T naïves et des cellules effectrices après qu'elles aient rencontré l'antigène. On pense généralement que les cellules T à mémoire sont des cellules T activées par l'antigène, de longue durée de vie, qui répondent avec une réactivité renforcée à un défi ultérieur par le même antigène ; cette réactivité est à l'origine d'une *réponse secondaire*. Des données récentes suggèrent cependant que certaines cellules T à mémoire pourraient être des cellules de courte durée de vie, maintenues dans la population par une activation continue en raison de la persistance de l'antigène. Il semble qu'une population étendue de cellules T à mémoire demeure longtemps après que la population des cellules T effectrices ait diminuée. En général, les cellules T à mémoire expriment les mêmes molécules membranaires que les cellules effectrices.

Comme les cellules T naïves, la plupart des cellules T à mémoire sont des cellules au repos en phase G_0 du cycle cellulaire, mais elles semblent avoir beaucoup moins besoin d'activation que les cellules T naïves. Par exemple, les cellules T_H naïves ne sont activées que par les cellules dendritiques, tandis que les cellules T_H à mémoire peuvent être activées par les macrophages, les cellules dendritiques et les cellules B. On pense que l'expression de taux élevés de nombreuses molécules d'adhésion par les cellules T_H à mémoire permet à ces dernières d'adhérer à un large spectre de cellules présentatrices de l'antigène. Les cellules à mémoire présentent aussi des différences dans leurs profils de recirculation qui les distinguent des cellules T naïves et des cellules T effectrices.

Différences dans la costimulation parmi les cellules présentatrices de l'antigène

Seules les cellules présentatrices de l'antigène professionnelles (les cellules dendritiques, les macrophages et les cellules B) sont capables de présenter l'antigène associé à des molécules de classe II du CMH et de délivrer le signal de costimulation nécessaire pour une activation complète des cellules T qui conduise à la prolifération et à la différenciation. Les principales molécules de costimulation exprimées sur les cellules présentatrices de l'antigène sont les glycoprotéines B7-1 et B7-2 (voir la figure 10.14). Les cellules présentatrices de l'antigène professionnelles diffèrent selon leur capacité à présenter l'antigène, et aussi selon leur capacité à délivrer le signal de costimulation (figure 10.18).

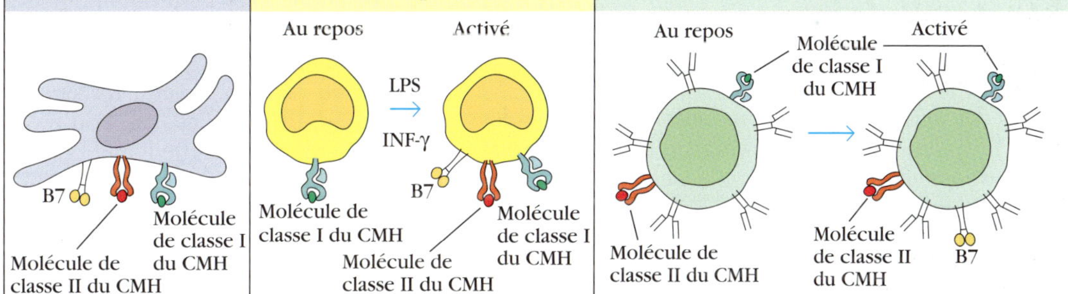

	Cellule dendritique	Macrophage (au repos)	Macrophage (activé)	Lymphocyte B (au repos)	Lymphocyte B (activé)
Capture de l'antigène	Endocytose Phagocytose (par les cellules de Langerhans)	Phagocytose	Phagocytose	Endocytose médiée par un récepteur	Endocytose médiée par un récepteur
Expression des molécules de classe II du CMH	Constitutive (+++)	Inductible (–)	Inductible (++)	Constitutive (++)	Constitutive (+++)
Activité de costimulation	Constitutive (B7) (+++)	Inductible (B7) (–)	Inductible (B7) (++)	Inductible (B7) (–)	Inductible (B7)
Activation des cellules T	Cellules T naïves Cellules T effectrices Cellules T à mémoire	(–)	Cellules T effectrices Cellules T à mémoire	Cellules T effectrices Cellules T à mémoire	Cellules T naïves Cellules T effectrices Cellules T à mémoire

FIGURE 10.18 Des différences dans les propriétés des cellules présentatrices de l'antigène professionnelles affectent leur capacité à présenter l'antigène et induisent l'activation des cellules T. Remarquer que l'activation des cellules T effectrices et des cellules T à mémoire ne requiert pas la molécule de costimulation B7.

Les cellules dendritiques expriment constitutivement des taux élevés de molécules de classe I et de classe II du CMH, ainsi que de B7-1 et de B7-2. Pour cette raison, les cellules dendritiques sont des activateurs très puissants des cellules T naïves, des cellules T à mémoire et des cellules T effectrices. En revanche, toutes les autres APC professionnelles nécessitent une activation pour l'expression des molécules B7 de costimulation au niveau de leur membrane ; par conséquent, les macrophages au repos ne sont pas capables d'activer les cellules T naïves et sont de pauvres activateurs des cellules T à mémoire et des cellules T effectrices. Les macrophages peuvent être activés par la phagocytose de bactéries ou par des produits bactériens, tels que le LPS, ou par l'IFN-γ, qui est une cytokine dérivée des T_H1. Les macrophages activés régulent positivement leur expression de molécules de classe II du CMH et de molécules B7 de costimulation. Ainsi, les macrophages activés sont des activateurs communs des cellules T à mémoire et des cellules T effectrices, mais leur efficacité dans l'activation des cellules T naïves est considérée comme minime.

Les cellules B servent aussi de cellules présentatrices de l'antigène dans l'activation des cellules T. Les cellules B au repos expriment des molécules de classe II du CMH, mais pas de molécules B7 de costimulation. Par conséquent, les cellules B au repos ne peuvent pas activer les cellules T naïves, bien qu'elles puissent activer les populations de cellules T effectrices et de cellules T à mémoire. Après activation, les cellules B régulent positivement leur expression des molécules de classe II du CMH et commencent à exprimer le B7. Ces cellules B activées peuvent alors activer les cellules T naïves, ainsi que les populations de cellules à mémoire et de cellules effectrices.

Mort cellulaire et populations de cellules T

Au cours des dernières années, la mort apoptotique des cellules T déclenchée par un antigène a été reconnue comme une caractéristique centrale de la biologie des cellules T normales. C'est un élément clé dans la formation du répertoire des cellules T au cours du développement dans le thymus, ainsi que dans la régulation des populations de cellules T matures. Nous avons vu que l'apoptose au cours du développement des cellules T purge le répertoire des cellules incapables d'entrer en interaction avec le CMH du Soi et élimine celles qui sont potentiellement autoréactives. L'activation des cellules T matures à la périphérie les amène à proliférer et à se différencier en populations de cellules effectrices. Ces populations de cellules effectrices n'apportent aucun bénéfice à l'hôte dès lors que la réponse immunitaire a éliminé le pathogène, et l'apoptose agit aussi pour éliminer la population accrue de cellules T et éliminer les cellules T_H activées. La mort de ces cellules T_H activées est utile étant donné qu'elle élimine des cellules productrices de taux élevés de cytokines qui ne sont plus nécessaires et sont même potentiellement délétères pour l'hôte.

De même que toute mort cellulaire apoptotique, la mort médiée par les TCR peut être divisée en deux phases, une phase inductive et une phase effectrice. La phase effectrice, que Douglas Green et d'autres ont appelé assez librement phase d'« exécution », comprend une séquence d'étapes commune à l'apoptose de nombreux types cellulaires et qui, si elle n'est pas interrompue, conduira à la mort de la cellule. On a beaucoup appris sur le mécanisme de la phase effectrice de l'apoptose et une présentation actuelle de ces développements est donnée au chapitre 14. La phase d'induction, qui nécessite souvent l'expression de nouveaux gènes, est constituée d'un groupe de signaux qui activent la phase effectrice.

Toute une variété de signaux peuvent initier une voie d'induction vers la mort cellulaire et les cellules T illustrent parfaitement combien diverses peuvent être ces voies d'activation. Dans le thymus, un fort engagement des récepteurs des cellules T, des glucocorticoïdes, des radiations ionisantes, ainsi que d'autres agents, peut provoquer la mort des cellules T (figure 10.19). Typiquement, ces agents utilisent une voie d'induction différente pour déclencher une voie effectrice commune. Souvent, le produit d'un ou de plusieurs gènes est spécifiquement nécessaire pour l'induction particulière d'une voie. Par exemple, l'induction de l'apoptose médiée par les TCR dans les thymocytes nécessite l'expression des membres de la famille de gènes Nur77/Nor-1.

En dehors du thymus, la plupart, sinon toutes les apoptoses des cellules T matures médiées par les TCR, parfois appelées mort cellulaire induite par activation (AICD, de *activation-induced cell death*), sont induites par la voie Fas qui nécessite la protéine Fas et son ligand. L'engagement de Fas sur la membrane d'une cellule par le ligand de Fas (FasL) déclenche la mort des cellules porteuses de Fas (figure 10.20). Fas appartient à la famille de protéines des récepteurs des facteurs de nécrose tumorale (TNFR, de *tumor necrosis factor receptor*) et FasL est une molécule membranaire étroitement apparentée au facteur de nécrose tumorale α (TNF-α), qui est une cytokine. Le mécanisme de la mort cellulaire médiée par Fas-FasL est passé en revue au chapitre 15. L'importance de Fas dans l'apoptose induite par activation est facilement démontrée dans la souche lpr de souris, qui porte un déficit homozygote (Fas^-/Fas^-) du gène *Fas*. Ce déficit est à l'origine d'une maladie lymphoproliférative prononcée

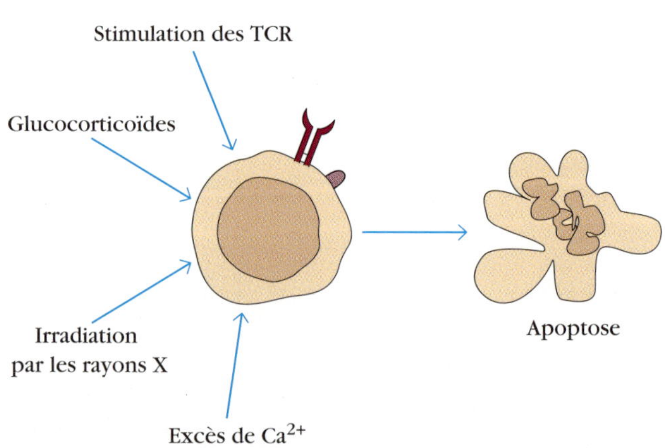

FIGURE 10.19 La mort des cellules T peut être déclenchée par de nombreuses voies d'induction différentes : liaison croisée (pontage) du récepteur des cellules T par un antigène ou des stimulus artificiels, traitement par les glucocorticoïdes, exposition aux rayons X ou augmentation du taux du Ca^{2+} cytosolique.

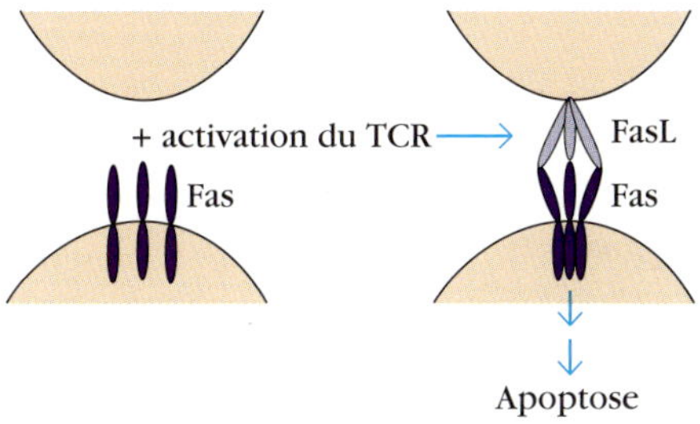

FIGURE 10.20 Mort cellulaire induite par Fas. Fas est présent sous forme de monomères à la surface des cellules T au repos. L'activation par le récepteur des cellules T (TCR) induit l'expression du ligand de Fas (FasL). L'expression de FasL sur une cellule voisine ou sur une cellule porteuse de Fas induit la trimérisation de Fas qui initie une cascade de transduction du signal conduisant à l'apoptose de la cellule porteuse de Fas.

qui se traduit par un gonflement important des ganglions lymphatiques et la mort précoce de ces animaux. Les symptômes et l'évolution de la maladie sont facilement reproduits chez des souris knock-out de Fas créées artificiellement, qui ont des invalidations homozygotes du gène Fas. On a montré que les déficits du système Fas-FasL sont associés à des syndromes pathologiques semblables chez l'Homme (voir « Regards sur la clinique »). Enfin, étant donné que Fas et FasL sont les médiateurs les plus importants de la mort cellulaire des cellules T matures induite par activation, on a montré que les interactions des autres membres de la famille des TNRF et de ligands appartenant à la famille du TNF expliquent certaines morts médiées par les TCR.

Cellules T γδ périphériques

En 1986, on a découvert une faible population de cellules T du sang périphérique qui exprimait le CD3 mais ne se colorait pas avec un anticorps monoclonal spécifique du récepteur des cellules T αβ, ce qui indiquait une absence de l'hétérodimère αβ. On a trouvé que de nombreuses cellules de cette population exprimaient effectivement le récepteur γδ.

Distribution des cellules T γδ

Chez l'Homme, moins de 5 % des cellules T portent l'hétérodimère γδ et on a montré que dans les organes lymphoïdes de la souris, le pourcentage des cellules T γδ se situe entre 1 et 3 %. Mais, de façon étonnante, il est apparu que les cellules T γδ représentaient la population principale des cellules T de la peau, de l'épithélium intestinal et de l'épithélium pulmonaire. Plus de 1 % des cellules épidermiques de la peau de la souris sont des cellules T γδ. Ces dernières, appelées **lymphocytes intraépidermiques**, expriment le Thy-1 (qui est un marqueur des cellules T trouvé chez la souris et chez le rat, mais pas chez l'Homme) et le complexe TCR γδ-CD3, mais elles n'expriment ni le CD4 ni le CD8. Une deuxième population de cellules T γδ a été identifiée dans l'épithélium intestinal de la souris ; ces dernières sont appelées « lymphocytes de l'épithélium intestinal » ou encore **lymphocytes intraépithéliaux** (IEL, de *intraepithelial lymphocytes*). Ces cellules expriment le complexe TCR γδ-CD3 mais, contrairement aux lymphocytes intraépidermiques de la peau, elles expriment aussi le CD8.

Contrairement aux cellules T αβ, qui recirculent intensément, les cellules T γδ de ces tissus épithéliaux semblent ne pas circuler et restent fixées dans ces sites tissulaires. Les cellules T γδ des divers sites tissulaires épithéliaux semblent exprimer des segments géniques V_γ et V_δ différents. La comparaison de populations clonales de ces cellules T, par exemple, a révélé une limitation inhabituelle de la diversité des TCR. Nombre de ces clones expriment des TCR de séquences identiques et ne présentent que peu ou pas de diversité jonctionnelle ou N. Les populations de lymphocytes intraépithéliaux rencontrées dans l'intestin sont aussi monospécifiques et manquent de diversité jonctionnelle ou N, mais ont une séquence différente de celles des cellules T γδ de la peau. Bien qu'il n'y ait pas de preuve convaincante que c'est bien le cas, certains immunologistes suggèrent que cette expression sélective de segments géniques V différents dans les divers tissus épithéliaux pourrait refléter une spécialisation de ces cellules T pour répondre à certains types d'antigènes qui ont tendance à se présenter dans ces sites.

Ligands reconnus par les cellules T γδ

La nature des antigènes reconnus par les cellules T γδ et les fonctions de ces cellules sont restées mystérieuses. En 1994, certaines découvertes ont commencé à remettre en cause un autre paradigme de l'immunologie, en l'occurrence le fait que toutes les cellules T sont restreintes au CMH du Soi et ne reconnaissent que les antigènes peptidiques présentés dans la cavité de la molécule du CMH du Soi. En fait, les chapitres 2 et 8 décrivent des cellules T porteuses du TCR αβ (les cellules T NK1 et les cellules T restreintes au CD1) qui ne sont pas restreintes aux molécules du CMH conventionnelles. Dans une étude, on a constaté qu'un clone de cellule T γδ se liait directement à une protéine de l'herpèsvirus, sans nécessiter un apprêtement de l'antigène et une présentation par le CMH. On a aussi décrit des cellules T γδ qui se lient à certains antigènes mycobactériens non peptidiques ; l'un de ces ligands est l'isopenténylpyrophosphate. Cette découverte suggère que certaines cellules T γδ se lient aux épitopes de la même façon que les anticorps.

Fonction des cellules T γδ

Bien que le répertoire limité des segments géniques et la reconnaissance inhabituelle des ligands présentés par l'hétérodimère γδ suggèrent que les cellules T γδ peuvent jouer un rôle spécifique dans l'immunité, une fonction clairement définie de ces dernières n'a pas encore été identifiée. Cependant, diverses observations ont suscité de nombreuses spéculations. La découverte selon laquelle des cellules T γδ peuvent médier la lyse des cellules tumorales d'une façon non restreinte au CMH indique qu'elles peuvent fonctionner comme les cellules NK (*natural killer*). La capacité des cellules T γδ à répondre à un antigène mycobactérien appelé dérivé protéique purifié (PPD, de *purified protein derivative*) pourrait être une importante indication en vue de la découverte de leur fonction. L'antigène PPD appartient à un groupe de

Regards sur la clinique

L'absence d'apoptose est cause d'une homéostasie défectueuse des lymphocytes

Maintenir un nombre approprié des divers types de lymphocytes est extrêmement important pour qu'un système immunitaire soit efficace. Par conséquent, la régulation de l'importance des populations de lymphocytes est une caractéristique essentielle de l'homéostasie. Un des éléments les plus importants de cette régulation est l'apoptose médiée par le système Fas-FasL. Les extraits d'observations médicales ci-après montrent ce qu'il peut arriver lorsque ce mécanisme clé de régulation est en défaut.

Patient A Une femme, actuellement âgée de 43 ans, a eu une longue histoire de déséquilibres immunologiques, ainsi que d'autres problèmes médicaux. À l'âge de deux ans, on a diagnostiqué chez elle le syndrome de Canale-Smith (CSS, de *Canale-Smith syndrome*) qui est une hypertrophie grave des tissus lymphoïdes, tels que les ganglions lymphatiques (lymphadénopathie) et la rate (splénomégalie). La biopsie des ganglions lymphatiques montrait que, tout comme de nombreux autres patients présentant le CSS, elle avait un nombre considérablement augmenté de lymphocytes. Elle avait un nombre de plaquettes réduit (thrombocytopénie) et, étant donné que ses cellules rouges du sang étaient lysées, elle était anémique (anémie hémolytique). La réduction du nombre des plaquettes et la lyse des cellules rouges du sang pouvaient être attribuées à l'action d'anticorps circulants (auto-anticorps) qui réagissaient avec ces composants de l'hôte. À l'âge de 21 ans, on a diagnostiqué chez elle des ganglions lymphatiques pelviens considérablement développés qu'il a falu enlever. Dix ans après, on lui a trouvé une volumineuse masse abdominale qu'on a dû éliminer chirurgicalement et qui s'est révélée être un agrégat de ganglions de 250 g environ. La patiente a continué à présenter une lymphadénopathie modérée et, ce qui est typique chez ces patients, la population des lymphocytes des ganglions hypertrophiés possédait un nombre élevé de cellules T (87 % au lieu des 48 %-67 % trouvés normalement) ; l'examen de ces cellules par cytométrie en flux et coloration par des anticorps fluorescents a révélé un excès de cellules T double négatives (voir l'illustration ci-dessous). De plus, comme de nombreux patients présentant le syndrome de Canale-Smith, elle a eu des cancers, un cancer du sein à l'âge de 22 ans et un cancer de la peau à l'âge de 22, puis de 41 ans.

Patient B Un homme chez lequel on a finalement diagnostiqué un syndrome de Canale-Smith, avait une lymphadénopathie et une splénomégalie sévères lorsqu'il était enfant. De 4 à 12 ans, il avait été traité par des corticoïdes et un immunosuppresseur, la mercaptopurine. Ce traitement a semblé l'aider et les tissus lymphoïdes gonflés ont régressé pendant son adolescence et son âge adulte. À l'âge de 42 ans, il est mort d'un cancer du foie.

Patient C Un jeune garçon de 8 ans, le fils du patient B, était lui aussi affligé du syndrome de Canale-Smith et présentait un taux élevé de cellules T et une grave lymphadénopathie dès l'âge de 7 mois. À l'âge de 2 ans, sa rate était devenue si grosse qu'il a fallu l'enlever. Il avait aussi développé une anémie hémolytique et une thrombocytopénie. Cependant, bien qu'il continuait à avoir un taux élevé de cellules T, la gravité de son anémie hémolytique et de sa thrombocytopénie avait été contrôlée grâce à un traitement par le méthotrexate, médicament inhibiteur de la synthèse du DNA qui est utilisé dans l'immunosuppression et qui a trouvé aussi des applications dans la chimiothérapie du cancer.

La reconnaissance des graves conséquences de l'impossibilité de réguler le nombre des lymphocytes, telles quelles sont montrées dans ces observations, a résulté de l'étude détaillée de plusieurs enfants dont l'hypertrophie des tissus lymphoïdes avait attiré l'attention de leur médecin. Dans chaque cas de syndrome de Canale-Smith, l'examen a révélé des ganglions lymphatiques très hypertrophiés, d'une circonférence de 1-2 cm, parfois suffisamment gros pour déformer l'anatomie locale. Chez quatre enfants d'un groupe de cinq étudiés de façon très approfondie, la rate était si massive qu'elle a dû être enlevée.

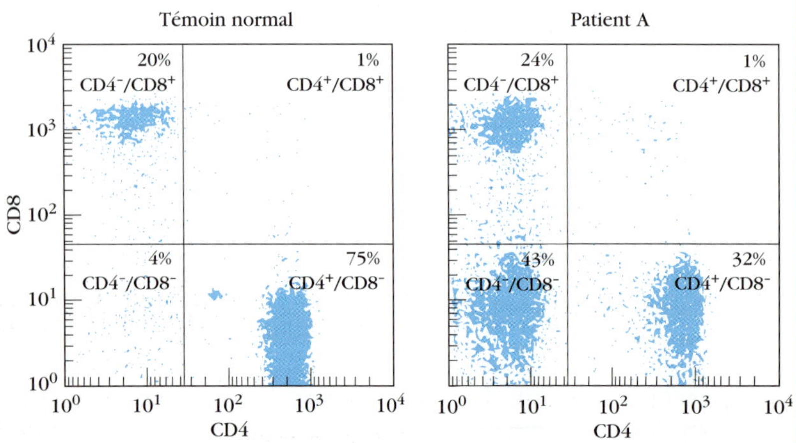

Analyse par cytométrie en flux des cellules T du sang du patient A et de celui d'un sujet témoin. La coloration relative par un anticorps anti-CD8 est représentée sur l'axe des *y* et la coloration relative par un anticorps anti-CD4 sur l'axe des ***x***. Les cellules T matures sont soit $CD4^+$, soit $CD8^+$. Bien que chez le sujet témoin, presque toutes les cellules T soient $CD4^+$ ou $CD8^+$, le patient présentant un syndrome de Canale-Smith montre un nombre élevé de cellules T double négatives (43 %) qui n'expriment ni le CD4, ni le CD8. Le pourcentage de chaque catégorie de cellules T est indiqué dans les quadrants. [Adapté de Drappa et al., 1996, *New England Journal of Medicine* **335**:1643.]

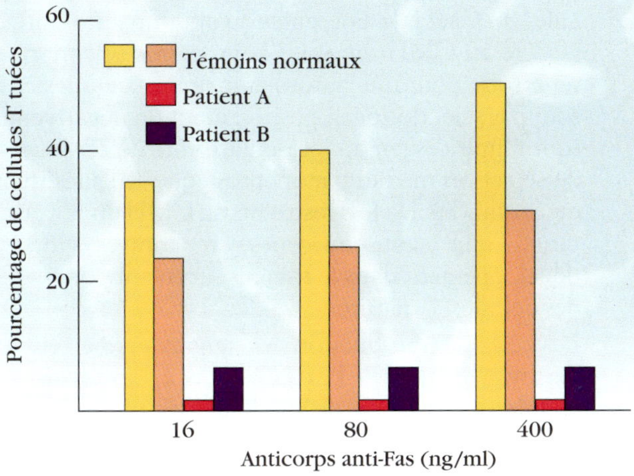

Une destruction médiée par Fas prend place lorsque Fas établit des liaisons croisées par l'intermédiaire de FasL, son ligand normal, ou par traitement avec un anticorps anti-Fas qui établit artificiellement des liaisons croisées (pontages) entre les molécules de Fas. Cette expérience montre la réduction du nombre des cellules T après l'induction de l'apoptose dans les cellules T de patients et de sujets témoins par établissement de liaisons croisées entre les molécules de Fas grâce à des quantités croissantes d'un anticorps monoclonal anti-Fas. Les cellules T des patients présentant le syndrome de Canale-Smith (A et C) sont résistantes à la mort médiée par Fas. [Adapté de Drappa et al., 1996, *New England Journal of Medicine* 335:1643.]

Même si le tableau clinique du syndrome de Canale-Smith peut différer d'une personne à une autre, avec certains individus souffrant d'une affection chronique grave et d'autres seulement d'épisodes sporadiques de la maladie, il y a un caractère commun qui est l'incapacité des lymphocytes activés à subir l'apoptose médiée par Fas. L'isolement et le séquençage des gènes de Fas chez de nombreux patients et plus de 100 témoins ont révélé que les malades atteints du CSS étaient hétérozygotes ($fas^{+/-}$) au niveau du locus *fas* et portaient donc une copie d'un gène fas défectueux. Une comparaison de la mort cellulaire médiée par Fas des cellules T de sujets normaux qui ne portent pas les gènes Fas mutants et de la mort induite dans les cellules T de patients présentant le CSS montre un important déficit de la mort induite par Fas (voir l'illustration ci-dessus). La caractérisation des gènes Fas rencontrés jusqu'à présent chez les patients atteints de CSS révèle qu'ils ont des mutations dans la région, ou autour de la région, qui code le domaine d'induction de la mort (le « domaine de la mort ») de cette protéine (voir l'illustration ci-dessous). De telles mutations se traduisent par la production d'une protéine Fas qui a perdu toute activité biologique, mais qui entre encore en compétition avec les molécules Fas normales pour les interactions avec les composants essentiels de la voie de la mort médiée par Fas. Par conséquent, ces molécules Fas mutantes inhibent l'action des molécules Fas normales. En plus de ces mutations dans ou autour du domaine de la mort de Fas, d'autres mutations ont été trouvées dans le domaine extracellulaire de Fas. Ces mutations dans le domaine extracellulaire sont souvent associées à des formes moins sévères du CSS ou même ne sont pas la cause d'une maladie.

De nombreux groupes de recherche ont conduit des études cliniques détaillées des patients atteints du CSS et les observations générales suivantes ont été faites :

- Les populations des cellules du sang et les tissus lymphoïdes des patients atteints du CSS présentent des augmentations très importantes (de 5 à 20 fois la normale) du nombre des lymphocytes de toutes sortes, y compris les cellules T, les cellules B et les cellules NK.
- La plupart des patients ont des taux élevés d'une ou de plusieurs classes d'immunoglobulines (hypergammaglobulinémie).
- L'hyperréactivité immunitaire est responsable de phénomènes auto-immuns, tels que la production d'auto-anticorps contre les cellules rouges du sang, ce qui conduit à une anémie hémolytique, et la diminution du nombre des plaquettes due à l'activité d'auto-anticorps antiplaquettaires.

Ces observations établissent l'importance d'une régulation médiée par la mort des populations de lymphocytes dans l'homéostasie de ces derniers. Une telle mort est nécessaire parce que la réponse immunitaire à un antigène se traduit par une augmentation soudaine et considérable des populations de clones de lymphocytes répondeurs et modifie temporairement la représentation de ces clones dans le répertoire. En l'absence de mort cellulaire, la stimulation périodique des lymphocytes qui se produit au cours de la vie normale se traduirait par une augmentation progressive et à la fin insoutenable, du taux des lymphocytes. Comme le démontre le syndrome de Canale-Smith, en l'absence de la sélection indispensable des lymphocytes par apoptose, une maladie grave et éventuellement mortelle peut se produire.

Carte du locus *fas*. Le gène *fas* est composé de 9 exons séparés par 8 introns. Les exons 1-5 codent la partie extracellulaire de la protéine, l'exon 6 la région transmembranaire et les exons 7-9 la région intracellulaire de la molécule. Une grande partie de l'exon 9 est responsable du codage du domaine essentiel de la mort. [Adapté de GH Fisher et al., 1995, *Cell* 81:935.]

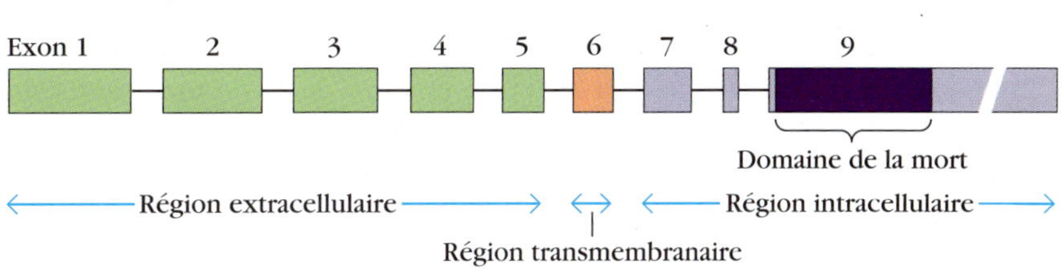

protéines extrêmement conservées rencontré dans tous les organismes, appelé protéines du choc thermique. Ces protéines comme leur nom l'indique, sont produites par les cellules en réponse à une soudaine augmentation de la température ou à d'autres stress environnementaux. Mais les protéines du choc thermique sont aussi induites par des stress internes, tels que les réponses inflammatoires et les infections virales. Le PPD mycobactérien présente une homologie de séquence avec une protéine du choc thermique trouvée chez les mammifères qui est un composant normal de la matrice mitochondriale. Cette observation a conduit à émettre l'hypothèse que les cellules T $\gamma\delta$ peuvent être conçues spécifiquement pour répondre aux protéines du choc thermique des mammifères et pourraient avoir évolué pour éliminer les cellules endommagées, tout autant que les envahisseurs microbiens.

La localisation des cellules T $\gamma\delta$ au niveau de sites épithéliaux suggère qu'elles sont conçues spécialement pour combattre les antigènes épidermiques ou intestinaux et donc pour former un système de surveillance qui contrôle le milieu qui environne les cellules épithéliales. Ces cellules pourraient être capables de reconnaître les protéines du choc thermique ou les altérations provoquées par l'irradiation ultraviolette dans la couche épidermique externe. Un tel système pourrait protéger la surface des cellules épithéliales, prévenant ainsi la dissémination de l'infection ou du cancer à travers la membrane basale vers le milieu intérieur. D'autres études sont nécessaires pour évaluer la validité de ces hypothèses.

Résumé

1. La maturation des cellules T s'effectue dans le thymus lorsque les cellules T progénitrices de la moelle osseuse pénètrent dans le thymus et réarrangent leurs gènes du TCR. Les premiers thymocytes n'ont pas de CD4 ni de CD8 détectables et sont appelés cellules double négatives. Ces thymocytes double négatifs se différencient selon deux voies de développement (voir la figure 10.1). Les thymocytes qui font un réarrangement productif des gènes des TCR $\gamma\delta$ se développent en cellules T $\gamma\delta$ $CD4^-$, $CD8^-$, $CD3^+$ qui ne représentent qu'une faible minorité des thymocytes. La majorité des thymocytes double négatifs réarrangent les gènes des TCR $\alpha\beta$ et se développent en cellules T $\alpha\beta$ $CD4^+$, $CD3^+$ ou en cellules T $\alpha\beta$ $CD8^+$, $CD3^+$. Les thymocytes immatures de la voie $\alpha\beta$ expriment un récepteur des cellules pré-T (voir la figure 10.3).
2. Le réarrangement des gènes des TCR de la lignée germinale lors de la maturation des cellules T dans le thymus produit de nombreux gènes fonctionnels codant des récepteurs qui ne reconnaissent pas les molécules du CMH du Soi, ou qui sont potentiellement autoréactifs. Un répertoire de thymocytes présentant des spécificités appropriées des TCR est façonné par deux processus de sélection essentiels (voir la figure 10.5). L'un d'eux est la sélection positive de tous les thymocytes porteurs de récepteurs qui peuvent se lier à une molécule du CMH du Soi. C'est la base de la restriction au CMH et de l'élimination des cellules T incapables de reconnaître le CMH du Soi. Le second est la sélection négative qui élimine les thymocytes porteurs de récepteurs de haute affinité pour les molécules du CMH du Soi seules ou pour un auto-antigène associé au CMH du Soi. Ce processus sélectionne le répertoire pour une autotolérance. Les cellules qui ne sont pas sélectionnées, positivement ou négativement, sont éliminées par apoptose. Il résulte de ces processus de sélection médiés par apoptose que seuls les thymocytes qui sont à la fois restreints au CMH du Soi et tolérants aux auto-antigènes rencontrés lors du développement dans le thymus survivent pour devenir des cellules T matures.
3. Les voies de transduction des signaux permettent à ces derniers, générés à l'extérieur ou à l'intérieur de la cellule, d'initier ou de modifier des processus cellulaires clé. Certains thèmes communs rencontrés dans de nombreuses voies de transduction des signaux, y compris celles qui sont impliquées dans l'activation des cellules T, sont l'intervention d'un récepteur, la création de seconds messagers, l'action de protéine kinases ou de protéine phosphatases, l'induction de l'assemblage des composants de la voie, l'activation de cascades enzymatiques, l'intervention des protéines G et l'arrêt des voies de transduction du signal en l'absence de ce dernier.
4. L'activation des cellules T_H est initiée par l'interaction du complexe TCR-CD3 et d'un complexe peptide-CMH à la surface d'une cellule présentatrice de l'antigène. Le signal activateur n'est pas transmis uniquement par le complexe TCR-CD3, mais il est aussi médié et régulé par toute une variété de molécules accessoires, y compris les corécepteurs CD4 et CD8, ainsi que le CD45. La transduction du signal est accomplie par une série d'événements de phosphorylation des protéines catalysés par des protéine kinases et d'événements de déphosphorylation catalysés par des protéine phosphatases (voir les figures 10.11 et 10.12).
5. En plus des signaux médiés par le récepteur des cellules T et ses molécules accessoires associées (signal 1), l'activation des cellules T_H nécessite un signal de costimulation (signal 2) apporté par la cellule présentatrice de l'antigène. Le signal de costimulation est habituellement induit par l'interaction entre les molécules de la famille B7 de la membrane de l'APC et le CD28 de la membrane de la cellule T_H (voir la figure 10.14). Par ailleurs, l'engagement du CTLA-4, qui est un proche parent du CD28, par le B7 inhibe l'activation des cellules T.
6. La reconnaissance par une cellule T_H d'un complexe peptide antigénique–CMH à la surface d'une cellule présentatrice de l'antigène se traduit, soit par l'activation et l'expansion clonale, soit par un état de non réponse appelé anergie clonale. La présence ou l'absence du signal de costimulation (signal 2) détermine si l'activation se traduit par une expansion clonale ou une anergie clonale (voir la figure 10.15).
7. Plus de 95 % des cellules T périphériques expriment le récepteur des cellules T $\alpha\beta$. Les cellules T qui expriment le CD4 reconnaissent l'antigène combiné à une molécule de classe II du CMH et se comportent généralement en cellules T_H. Les cellules T qui expriment le CD8 reconnaissent l'antigène combiné à une molécule de classe I du CMH et se comportent habituellement en cellules T_C. Les cellules T naïves sont des

cellules au repos (G_0) qui n'ont pas rencontré l'antigène. L'activation des cellules naïves initie une réponse primaire qui conduit à la création de cellules T effectrices et de cellules T à mémoire (voir la figure 10.17). Les cellules T à mémoire, qui sont plus facilement activées que les cellules naïves, sont responsables de la réponse secondaire. Les cellules effectrices, qui ont une durée de vie courte, effectuent les fonctions de cellules auxiliaires, de cellules cytotoxiques ou de cellules responsables de l'hypersensibilité retardée. Les cellules présentatrices de l'antigène professionnelles, les cellules dendritiques, les macrophages et les cellules B, diffèrent par leur capacité à présenter l'antigène et à activer les différentes populations de cellules T (voir la figure 10.18).

8. Les cellules T qui expriment le récepteur des cellules T $\gamma\delta$ ne représentent qu'un faible pourcentage de la population totale des cellules T. Les cellules T $\gamma\delta$ sont concentrées dans divers tissus épithéliaux et pourraient représenter un système immunitaire à médiation cellulaire qui aurait évolué pour protéger l'intégrité des surfaces épithéliales externes.

Références

Alberola-Ila, J, S Takaki, JD Kerner, et RM Perlmutter. 1997. Differential signaling by lymphocyte antigen receptors. *Annu. Rev. Immunol.* **15**:125.

Ashton-Rickhardt, PG, A Bandeira, JR Delaney, L Van Kaer, HP Pitcher, RM Zinkernagel, et S Tonegawa. 1994. Evidence for a differential avidity model of T-cell selection in the thymus. *Cell* **74**:577.

Boise, L, et al. 1995. CD28 co-stimulation can promote T-cell survival by enhancing the expression of Bcl-X_L. *Immunity* **3**:87.

Cantrell, D. 1996. T-cell antigen receptor signal-transduction pathways. *Annu. Rev. Immunol.* **14**:259.

Chambers, CA, JP Allison. 1997. Co-stimulation in T-cell response. *Curr. Opin. Immunol.* **9**:396.

Chien, Y-H, R Jores, MP Crowley. 1996. Recognition by gamma/delta T cells. *Annu. Rev. Immunol.* **14**:511.

Clipstone, NA, et GR Crabtree. 1992. Identification of calcineurin as a key signaling enzyme in T-lymphocyte activation. *Nature* **357**:695.

Dorshkind, K. 1994. Transcriptional control points during lymphopoiesis. *Cell* **79**:751.

Drappa, MD, AK Vaishnaw, KE Sullivan, BS Chu, et KB Elkon. 1996. *Fas* gene mutations in the Canale-Smith syndrome, an inherited lymphoproliferative disorder associated with autoimmunity. *New England Journal of Medicine* **335**:1643.

Dutton, RW, LM Bradley, et SI, Swain. 1998. T-cell memory. *Annu. Rev. Immunol.* **16**:201.

Fowlkes, BJ, et E Schweighoffer. 1995. Positive selection of T cells. *Curr. Opin. Immunol.* **7**:188,

Hatada, MH, et al. 1995. Molecular basis for interaction of the protein tyrosine kinase ZAP-70 with the T-cell receptor. *Nature* **377**:32.

Herman, A, JW Kappler, P Marrack, et AM Pullen. 1991. Superantigens: mechanism of T-cell stimulation and role in immune responses. *Annu. Rev. Immunol.* **9**:745.

Hoquist, KA, SC Jameson, WR Heath, JL, Howard, W Bevan, et FR Carbane. 1994. T-cell receptor antagonist peptides induc positive selection. *Cell* **76**:17.

Jameson, SC, et MJ Bevan. 1995. T-cell receptor antagonists and partial agonists. *Immunity* **2**:1.

Larizavecchia, A, G Lezzi, et A Viola. 1999. From TCR engagement to T-cell activation: a kinetic view of T-cell behavior. *Cell* **96**:1.

Neel, BG. 1997. Role of phosphatases in lymphocyte activation. Curr. *Opin. Immunol.* **9**:405.

O'Keefe, SJ, et al. 1992. FK506- and CsA-sensitive activation of the interleukin-2 promoter by calcineurin. *Nature* **357**:692.

Okumura, M, et M Thomas. 1995. Regulation of immune function by protein tyrosine phosphatases. *Curr. Opin. Immunol.* **7**:312.

Osborne, BA. 1996. Apoptosis and maintenance of homeostasi in the immune system. *Curr. Opin. Immunol.* **8**:245.

Owen, JJT, et NC Moore. 1995. Thymocyte-stromal-cell interactions and T-cell selection. *Immunol. Today* **16**:336.

Saito, T. 1998. Negative regulation of T-cell activation. *Curr. Opin. Immunol.* **10**:313.

Schreiber, SL, et GR Crabtree. 1992. The mechanism of action of cyclosporin A and FK506. *Immunol. Today* **13**:136.

Shortmari, K, et L Wu. 1996. Early lymphocyte progenitors. *Annu. Rev. Immunol.* **14**:29.

Sigal, NH, et FJ Dumont. 1992. Cyclosporin A, FK506, and rapamycin: pharmacologic probes of lymphocyte signal transduction. *Annu. Rev. Immunol.* **10**:519.

Sloan-Lan caster, J, et PM Allen. 1995. Significance of T-cell stimulation by altered peptide ligands in T-cell biology. *Curr. Opin. Immunol.* **7**:103.

Sprent, J. 1997. Immunological memory. *Curr. Opin. Immunol.* **9**:371.

Sprent, J, et SR Webb. 1995. Intrathymic and extrathymic clonal deletion of T cells. *Curr. Opin. Immunol.* **7**:196.

Vaishnaw, AK, JR Orlinick, JL, Chu, PH Krammer, MV Chao, et KB Elkon. 1999. The molecular basis for apoptotic defects in patients with CD95 (Fas/Apo-1) mutations. *Journal of Clinical Investigation* **103**:355.

Von Bochmer, H. 1994. Positive selection of lymphoeytes. *Cell* **76**:219.

Webb, SR, et NW Gascoigne. 1994. T-cell activation by superantigens. *Curr. Opin. Immunol.* **6**:467.

Sites Web utiles

<http://www.ncbi.nlm.nih.gov/Omim/>

<http://www.ncbi.nlm.nih.gov/htbinpost/Omim/getmim>

Le site Web *Online Mendelian Inheritance in Man* contient un sous-site qui donne la liste de dix maladies héréditaires différentes associées à des déficits du complexe TCR ou des protéines associées. Toutes les maladies listées peuvent être étudiées en détail en suivant les liens de cette base de données.

<http://www.ultranet.com/~ jkimball/BiologyPages/A/Apoptosis.html>

<http://www.ultranet.com/~ jkimball/BiologyPages/B/B_T_cells.html>

Ces sous-sites du site Web *John Kimball's Biology Pages* apportent une introduction claire aux fondements de la biologie des cellules T et une bonne discussion de base de l'apoptose.

<http://www.bioscience.org/knock-out/knochome.htm>

Dans *Frontiers in Bioscience Database of Gene Knockouts*, on peut trouver des informations sur les effets du knock-out de nombreux gènes importants pour le développement et la fonction des cellules de la lignée T.

Questions à l'usage des étudiants

1. Vous avez un clone de CTL CD8⁺ (venant d'une souris H-2^k) qui a un récepteur des cellules T spécifique de l'antigène H-Y. Vous clonez les gènes du TCR αβ de ce clone et vous les utilisez pour préparer des souris transgéniques possédant l'haplotype H-2^k ou H-2^d.

a. Comment pouvez-vous distinguer les thymocytes immatures des thymocytes CD8⁺ matures dans les souris transgéniques ?

b. Pour chaque souris transgénique listée dans le tableau ci-dessous, indiquer si la souris aura (+) ou n'aura pas (–) des thymocytes immatures double positifs ou des thymocytes matures CD8⁺ porteurs du récepteur des cellules T transgénique.

Souris transgénique	Thymocytes immatures	Thymocytes CD8⁺ matures
Femelle H-2^k		
Mâle H-2^k		
Femelle H-2^d		
Mâle H-2^d		

c. Expliquer vos réponses pour les transgéniques H-2^k.

d. Expliquer vos réponses pour les transgéniques H-2^d.

2. La cyclosporine A est un puissant immunosuppresseur qui est maintenant prescrit aux receveurs d'une greffe. Décrire comment ce médicament supprime la réponse immunitaire.

3. L'activation par l'antigène des cellules T_H conduit à la libération ou à l'induction de divers facteurs nucléaires qui activent la transcription des gènes.

a. Quels sont les deux facteurs de transcription nécessaires à la prolifération des cellules T_H activées qui sont présents dans le cytoplasme des cellules T_H au repos dans les formes inactives ?

b. Lorsqu'ils parviennent au noyau, que pourraient faire ces facteurs de transcription ?

4. Vous avez un anti-CD4 marqué à la fluorescéine et un anti-CD8 marqué à la rhodamine. Vous utilisez ces anticorps pour colorer des thymocytes et des cellules de ganglions lymphatiques venant de souris normales ou de souris knock-out de RAG-1. Dans les diagrammes ci-dessous, dessiner les courbes de FACS que vous attendriez.

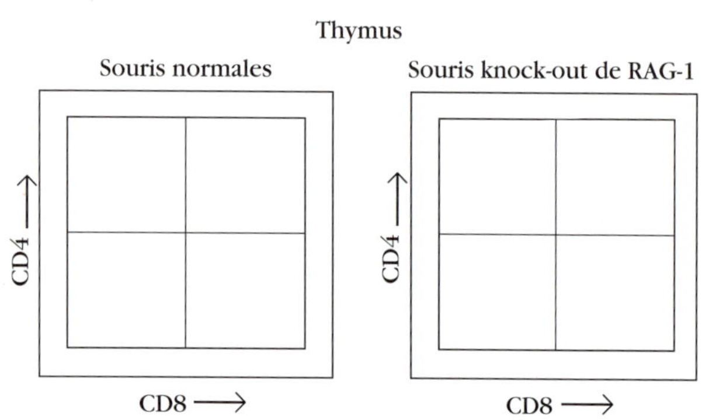

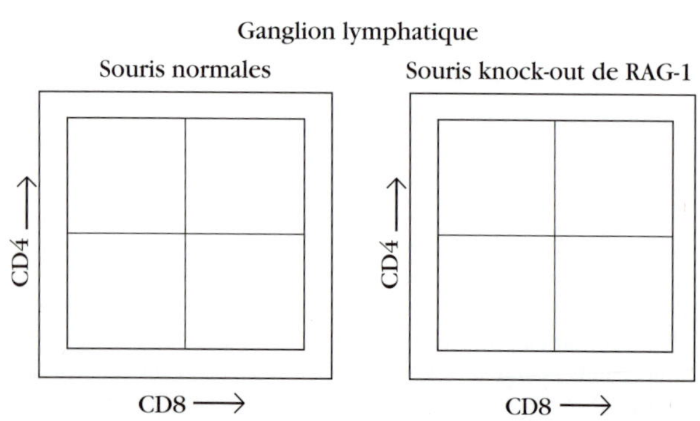

5. En vue de démontrer expérimentalement la sélection thymique positive, des chercheurs ont analysé les thymocytes de souris H-2^b qui ont une délétion du gène *IE* de classe II et de souris H-2^b chez lesquelles le gène *IA* de classe II est knock-out.

a. Quelles molécules du CMH trouveriez-vous sur les cellules présentatrices de l'antigène des souris H-2^b normales ?

b. Quelles molécules du CMH trouveriez-vous sur les cellules présentatrices de l'antigène des souris H-2^b knock-out de IA ?

c. Vous attendriez-vous à trouver des cellules T CD4⁺, des cellules T CD8⁺, ou les deux, dans chaque type de souris ? Pourquoi ?

6. Dans ses expérimentations classiques sur des souris chimériques, Zinkernagel a prélevé la moelle osseuse d'une souris 1 et le thymus d'une souris 2 qu'il a transplanté dans une souris 3 thymectomisée et irradiée de façon létale. Il a ensuite exposé la souris reconstituée au virus LCM et prélevé ses cellules spléniques. Ces dernières ont été ensuite incubées avec des cellules cible infectées par le LCM de différents haplotypes du CMH. Puis la lyse des cellules cible a été suivie. Les résultats de deux expérimentations de ce type, utilisant des souris C57BL/6 de souche H-2^b et des souris BALB/c de souche H-2^d sont présentés dans le tableau de la page opposée.

a. Quel était l'haplotype de la souche donneuse du thymus dans l'expérimentation A et dans l'expérimentation B ?

b. Pourquoi les cellules cible H-2^b n'étaient-elles pas lysées dans l'expérimentation A, mais lysées dans l'expérimentation B ?

c. Pourquoi les cellules cible H-2^k n'étaient-elles pas lysées dans aucune des deux expérimentations ?

7. Remplir le(s) blanc(s) dans chacune des propositions ci-dessous (a-k) en utilisant le(s) terme(s) le(s) plus approprié(s) de la liste suivante. Ces termes peuvent être utilisés une fois, plus d'une fois ou pas du tout.

Protéine phosphatase (s)	CD8	CMH de classe I	CD45
Protéine kinase(s)	CD4	CMH de classe II	B7
Phospholipase (s)	CD28	IL-2	IL-6

a. Fyn et ZAP-70 sont _______________.

b. _______________ est une protéine membranaire des cellules T qui a des domaines cytosoliques doués d'activité phosphatasique.

c. Les cellules dendritiques expriment _______________ constitutivement, tandis que les cellules B doivent être activées avant d'exprimer cette molécule membranaire.

d. La calcineurine, une ___________, est impliquée dans la création de la forme active du facteur de transcription NF-AT.

e. L'activation des cellules T_H conduit à la sécrétion de ___________ et à l'expression de son récepteur, ce qui conduit à la prolifération et à la différenciation.

f. Le signal de costimulation nécessaire à l'activation complète des cellules T_H est déclenché par l'interaction de _______________ sur la cellule T et de _______________ sur l'APC.

g. Les souris knock-out qui n'ont pas de molécules de classe I du CMH ne produisent pas de thymocytes portant ___________.

h. Les macrophages doivent être activés avant d'exprimer des molécules _____________ et des molécules _______________ .

i. Les cellules T qui portent _______________ sont absentes des ganglions lymphatiques des souris knock-out qui n'ont pas de molécules de classe II du CMH.

j. Le PIP_2 est clivé par _______________ pour donner le DAG et l'IP_3.

k. Dans les cellules T_H activées, le DAG active une ___________ qui agit pour créer le facteur de transcription NF-κB.

À utiliser avec la question 6 :

Expérimentation	Donneuse de moelle osseuse	Receveuse thymectomisée, irradée par les rayons X	Lyse des cellules cible infectées par le LCM		
			$H\text{-}2^d$	$H\text{-}2^k$	$H\text{-}2^b$
A	C57BL/6 × BALB/c	C57BL/6 × BALB/c	+	–	–
B	C57BL/6 × BALB/c	C57BL/6 × BALB/c	–	–	+

8. Vous souhaitez déterminer le pourcentage des divers types de thymocytes dans un échantillon de cellules venant d'un thymus de souris en utilisant la méthode d'immunofluorescence indirecte

a. Vous colorez d'abord l'échantillon avec de l'anti-CD3 de chèvre (anticorps primaire), puis, avec une IgG anti-chèvre de lapin marquée par le FITC (anticorps secondaire), qui émet une couleur verte. L'analyse de l'échantillon coloré par cytométrie en flux indique que 70 % des cellules sont colorées. En vous appuyant sur ce résultat, combien de cellules du thymus de votre échantillon expriment les récepteurs de liaison à l'antigène à leur surface ? Justifier votre réponse. Quelles sont vraisemblablement les cellules restantes non colorées ?

b. Vous séparez ensuite les cellules $CD3^+$ par FACS (*fluorescent-activated cell sorter*) et vous les recolorez. Dans ce cas, l'anticorps primaire est de l'anti-CD4 de hamster et l'anticorps secondaire est une IgG anti-hamster de lapin marquée par la PE, qui émet une couleur rouge. L'analyse des cellules $CD3^+$ colorées montre que 80 % d'entre elles sont colorées. À partir de ce résultat, pouvez-vous déterminer combien de cellules T_C sont présentes dans cet échantillon. Si vous le pouvez, combien de cellules T_C y a-t-il ? Si vous ne le pouvez pas, quelle expérimentation supplémentaire devriez-vous effectuer pour déterminer le nombre des cellules T_C présentes ?

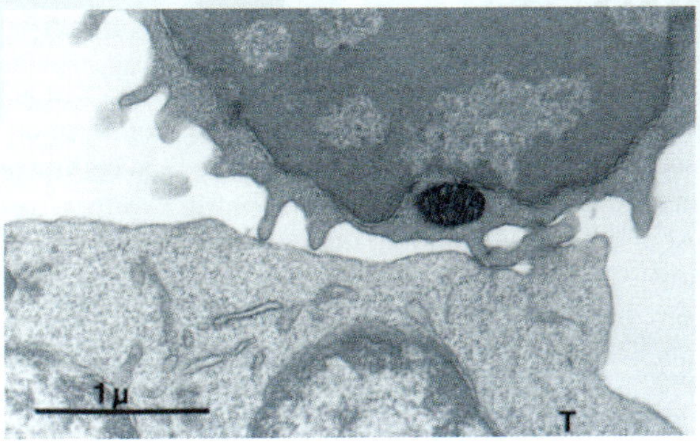

CHAPITRE 11

DÉVELOPPEMENT, ACTIVATION ET DIFFÉRENCIATION DES CELLULES B

Le processus développemental qui conduit à la production de plasmocytes et de cellules B à mémoire peut être divisé en trois grands étapes : développement des cellules B matures, immunocompétentes (maturation), activation des cellules B matures lorsqu'elles entrent en interaction avec l'antigène, et différenciation des cellules B activées en plasmocytes ou en cellules B à mémoire. Chez de nombreux vertébrés, y compris l'Homme et la souris, la moelle osseuse génère les cellules B. Ce processus est une séquence ordonnée de réarrangements des gènes des Ig qui évolue en l'absence d'antigène. C'est la phase du développement des cellules B indépendante de l'antigène.

Lorsqu'une cellule B mature quitte la moelle osseuse, elle exprime une immunoglobuline membranaire (mIgM ou mIgD) d'une spécificité antigénique unique. Ces **cellules B naïves**, qui n'ont pas rencontré l'antigène, circulent dans le sang et dans la lymphe et sont amenées aux organes lymphoïdes secondaires, essentiellement la rate et les ganglions lymphatiques (voir le chapitre 2). Lorsqu'une cellule B est activée par l'antigène spécifique de son anticorps membranaire, elle prolifère (expansion clonale) et se différencie pour créer une population de plasmocytes sécréteurs d'anticorps et de cellules B à mémoire. Dans ce stade d'activation, la **maturation de l'affinité** est l'augmentation progressive de l'affinité moyenne des anticorps produits et la **commutation de classe** est le changement de l'isotype de l'anticorps produit par la cellule B, de μ à γ, α ou ε. Étant donné que l'activation et la différenciation des cellules B dans les organes périphériques nécessitent un antigène, ce stade représente la phase du développement des cellules B dépendante de l'antigène.

De nombreuses cellules B sont produites dans la moelle osseuse tout au long de la vie, mais très peu d'entre elles deviennent matures. Chez la souris, le pool de cellules B recirculantes est d'environ 2×10^8 cellules. La plupart circulent en tant que cellules B naïves qui ont une durée de vie courte (la demi-vie se situe entre 3 jours et 8 semaines environ) si elles ne rencontrent pas d'antigène. Étant donné que le système immunitaire est capable de créer une grande diversité d'anticorps dont le nombre total approche 10^{11}, il est bien évident qu'une petite fraction seulement de ce répertoire potentiel est représentée à un moment donné par l'immunoglobuline membranaire des cellules B recirculantes. En fait, tout au long de la vie d'un animal, seule une petite fraction de la diversité possible des anticorps est créée.

Certains aspects des processus développementaux des cellules B ont été décrits dans les chapitres antérieurs. L'ensemble des étapes du développement des cellules B, dès les premières cellules appartenant à cette lignée, est décrit dans ce chapitre. La figure 11.1 représente une vue d'ensemble des principaux événements chez l'Homme et chez la souris. La plupart des notions présentées dans ce chapitre s'appliquent à l'Homme et à la souris, mais d'importantes variations de ces voies développementales peuvent se produire chez certains autres vertébrés. Enfin, ce chapitre considérera les travaux récents concernant la régulation du développement des cellules B aux différentes étapes.

Maturation des cellules B

Le développement des cellules B apparaît tout d'abord dans l'embryon puis il continue tout au long de la vie. Avant la naissance, le sac vitellin, le foie fœtal et la moelle fœtale sont les principaux sites de maturation des cellules B ; après la naissance, le développement des cellules B matures s'effectue dans la moelle osseuse.

Visualisation des concepts

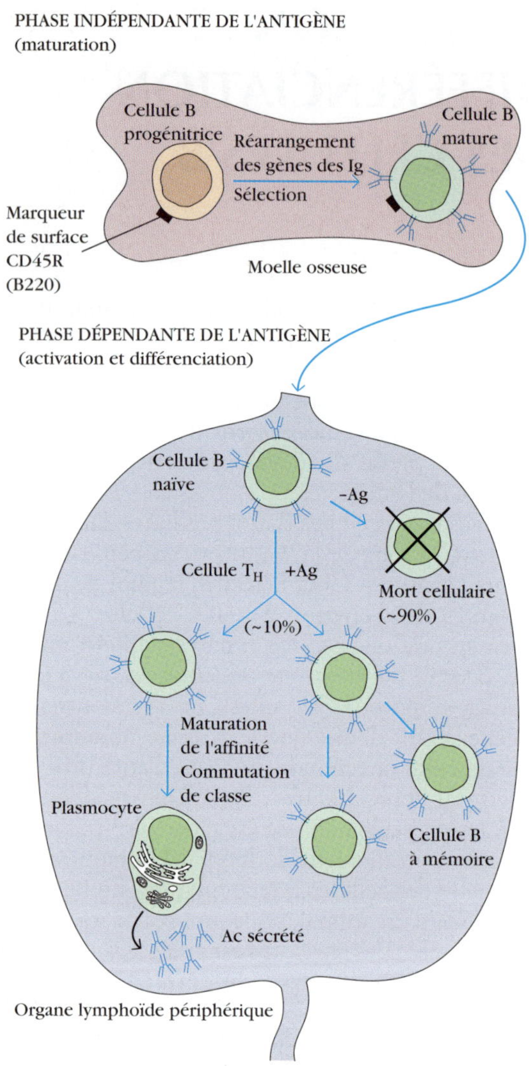

FIGURE 11.1 Vue d'ensemble du développement des cellules B. Au cours de la phase de maturation indépendante de l'antigène, des cellules B immunocompétentes exprimant une IgM ou une IgD membranaires sont générées dans la moelle osseuse. Seulement 10 % des cellules B potentielles atteignent la maturité et sortent de la moelle osseuse. En l'absence d'une activation induite par l'antigène, les cellules B naïves de la périphérie meurent en quelques jours. En présence d'un antigène protéique soluble ou de cellules T_H activées, les cellules B sont activées et prolifèrent dans les organes lymphoïdes secondaires. Celles qui portent une mIg de haute affinité se différencient en plasmocytes et en cellules B à mémoire qui peuvent exprimer divers isotypes en raison de la commutation de classe.

Environnement de la moelle osseuse

Le développement des cellules B commence lorsque les souches lymphoïdes se différencient en la première cellule possédant les caractéristiques de la lignée B, la **cellule progénitrice B (cellule pro-B)**, qui exprime une tyrosine phosphatase transmembranaire appelée CD45R (appelée parfois B220 chez la souris). Les cellules pro-B prolifèrent au sein de la moelle osseuse où elles remplissent les espaces extravasculaires, entre les grands sinusoïdes de la diaphyse de l'os. La prolifération et la différenciation des cellules pro-B en **précurseurs des cellules B (cellules pré-B)** nécessitent un micro-environnement fourni par les cellules stromales de la moelle osseuse. Lorsque des cellules pro-B sont prélevées dans la moelle osseuse puis cultivées *in vitro*, elles n'évoluent pas vers des stades plus matures, à moins que des cellules stromales ne soit présentes. Les cellules stromales jouent deux rôles importants : elles entrent directement en interaction avec les cellules pro-B et les cellules pré-B et sécrètent diverses cytokines, en particulier l'IL-7, qui favorise le processus développemental.

Au premier stade du développement, les cellules pro-B ont besoin d'un contact direct avec les cellules stromales de la moelle osseuse. Cette interaction est médiée par diverses molécules d'adhésion cellulaire, y compris le VLA-4, à la surface de la cellule pro-B, et son ligand, le VCAM-1, à la surface de la cellule stromale (figure 11.2). Après qu'un contact initial ait été établi, un récepteur de la surface de la cellule pro-B, appelé c-Kit, entre en interaction avec une molécule de la surface de la cellule stromale connue sous le nom de facteur de croissance des cellules souches (SCF, de *stem-cell factor*). Cette interaction active le c-Kit, qui est une tyrosine kinase, et la cellule pro-B commence à se diviser et à se différencier en une cellule pré-B, puis elle commence à exprimer un récepteur de l'IL-7. L'IL-7 sécrétée par les cellules stromales active le processus de maturation, ce qui conduit finalement à une régulation négative de l'expression des molécules d'adhésion sur les cellules pré-B, de telle façon que les cellules proliférantes puissent se détacher des cellules stromales. À ce stade, les cellules pré-B n'ont plus besoin d'un contact direct avec les cellules stromales, mais elles ont toujours besoin de l'IL-7 pour leur croissance et leur maturation.

Réarrangements des gènes des Ig

La maturation des cellules B dépend du réarrangement du DNA des immunoglobulines dans les cellules souches hématopoïétiques. Les mécanismes du réarrangement des gènes des Ig ont été décrits dans le chapitre 5. Le premier à se produire au stade de la cellule pro-B est le réarrangement d'un gène de chaîne lourde D_H et d'un gène J_H ; ce réarrangement est suivi d'un réarrangement d'un gène V_H et d'un gène D_HJ_H (figure 11.3). Lorsque le premier réarrangement de la chaîne lourde n'est pas productif, le réarrangement V_H-D_H-J_H continue alors sur l'autre chromosome. À la fin du réarrangement de la chaîne lourde, la cellule est classée comme cellule pré-B. La continuation du développement d'une cellule pré-B en une cellule B immature nécessite un réarrangement de gène de chaîne légère productif. En raison de l'exclusion allélique, un seul isotype de chaîne légère est exprimé sur la membrane d'une cellule B. La fin du réarrangement

FIGURE 11.2 Les cellules stromales de la moelle osseuse sont nécessaires à la maturation des progéniteurs des cellules B en précurseurs des cellules B. Les cellules pro-B se lient aux cellules stromales par l'intermédiaire d'une interaction entre le VCAM-1 de la cellule stromale et le VLA-4 de la cellule pro-B. Cette interaction favorise la liaison du c-Kit des cellules pro-B au facteur de croissance des cellules souches (SCF) de la cellule stromale. Cette interaction déclenche un signal, médié par l'activité tyrosine kinase du c-Kit, qui stimule dans la cellule pro-B l'expression des récepteurs de l'IL-7. L'IL-7 libérée de la cellule stromale se lie ensuite aux récepteurs de l'IL-7, ce qui induit la cellule pro-B à effectuer sa maturation en cellule pré-B. Les cellules pré-B commencent à proliférer en raison de leur stimulation par l'IL-7, puis se différencient finalement en cellules B immatures.

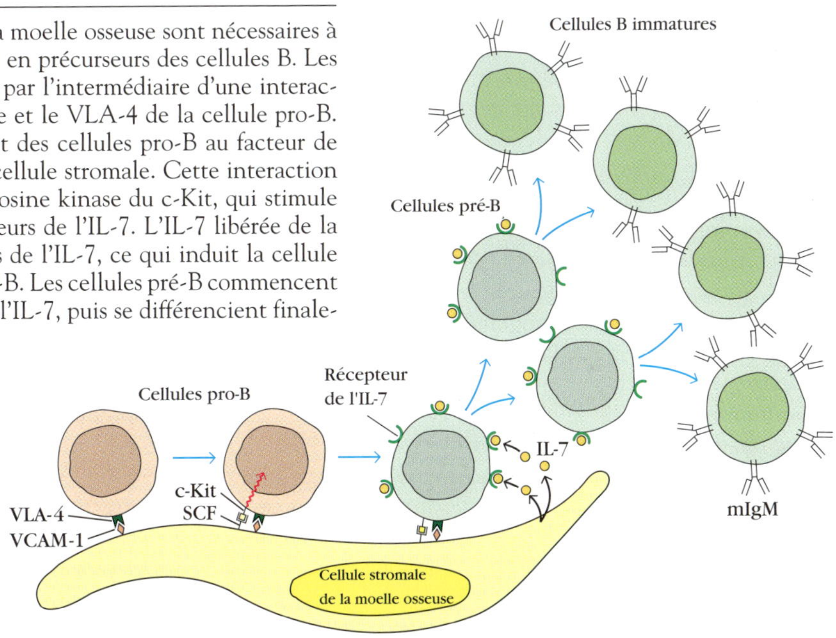

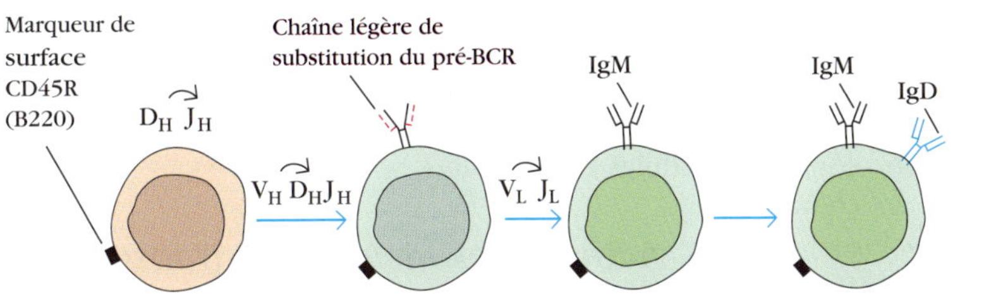

	CELLULE PRO-B	CELLULE PRÉ-B	CELLULE B IMMATURE	CELLULE B MATURE
Gènes des chaînes H	D_HJ_H	$V_HD_HJ_H$	$V_HD_HJ_H$	$V_HD_HJ_H$
Gènes des chaînes L	Chaînes de substitution Vpré-B et λ5 Chaînes κ et λ de la lignée germinale	Chaînes de substitution Vpré-B et λ5 Chaînes κ et λ de la lignée germinale	V_LJ_L	V_LJ_L
RAG-1/2	+	+	–	–
TdT	+	–	–	–
Ig membranaire Chaîne lourde Chaîne légère	– Chaîne légère de substitution	μ Chaîne légère de substitution	μ κ ou λ	μ + δ κ ou λ
Facteurs de transcription	BSAP, E2A, EBF Sox-4	BSAP, EBF, Sox-4	BSAP, Sox-4	BSAP
Marqueurs de surface	CD19, HSA (CD24), CD43, CD45R, cKit, Ig-α:Ig-β	CD19, HSA (CD24), CD25, CD45R, Ig-α:Ig-β, pré-BCR	CD19, HSA (CD24), CD45R, Ig-α:Ig-β, mIgM	CD19, CD23, HSA (CD24), CD45R, Ig-α:Ig-β, mIgD, mIgM

FIGURE 11.3 Séquence des événements et caractéristiques des stades de la maturation des cellules B dans la moelle osseuse. La cellule pré-B exprime une immunoglobuline membranaire constituée d'une chaîne lourde (H) et de chaînes légères de substitution, Vpré-B et λ5. Des changements dans la maturation du RNA des transcrits des chaînes lourdes qui font suite au stade des cellules pré-B conduisent à la synthèse de l'IgM et de l'IgD membranaires par les cellules B matures. RAG-1/2 = deux enzymes codés par les gènes activateurs de la recombinaison ; TdT = désoxyribonucléotidyl transférase terminale. De nombreux facteurs de transcription sont importants à différentes étapes du développement des cellules B ; certains d'entre eux sont indiqués ici.

productif de la chaîne légère engage la cellule B encore immature dans une spécificité antigénique particulière déterminée par la séquence VDJ de la chaîne lourde et la séquence VJ de la chaîne légère de la cellule. Les cellules B immatures expriment une mIgM (IgM membranaire) à leur surface.

Comme on pouvait l'attendre, les recombinases RAG-1 et RAG-2, qui sont nécessaires au réarrangement des gènes de la chaîne lourde et de la chaîne légère, sont exprimées au cours des stades cellulaires pro-B et pré-B (voir la figure 11.3). La désoxyribonucléotidyltransférase terminale (TdT), qui catalyse l'insertion des nucléotides

N au niveau des jonctions codantes D_H-J_H et V_H-D_H-J_H, est active lors du stade cellulaire pro-B, mais cesse de l'être très tôt dans le stade cellulaire pré-B. Étant donné que l'expression de la TdT est arrêtée lorsque se produit le réarrangement de la chaîne légère dans les cellules pré-B, les nucléotides N ne sont pas présents dans les jonctions codantes V_L-J_L.

Le développement ultérieur des cellules B immatures conduit à la coexpresion de l'IgD et de l'IgM membranaires, qui caractérise les cellules B matures. Cette progression implique un changement dans la maturation du RNA du transcrit primaire de la chaîne lourde pour permettre la production de deux mRNA, l'un codant la forme membranaire de la chaîne μ et l'autre celle de la chaîne δ (voir la figure 5.19). En plus de l'IgM, les premières cellules matures de la moelle osseuse expriment des taux faibles d'IgD. Ces cellules sont exportées de la moelle osseuse vers les organes lymphoïdes périphériques où l'expression de l'IgD membranaire augmente.

Récepteur des cellules pré-B

Comme nous l'avons vu au chapitre 10, au cours d'un stade du développement des cellules T, la chaîne β du récepteur des cellules T s'associe à la chaîne pré-Tα pour former le récepteur des cellules pré-T (voir la figure 10.1). Une situation semblable se produit lors du développement des cellules B. Dans la cellule pré-B, la chaîne membranaire μ est associée à un complexe inhabituel de chaîne légère appelé **chaîne légère de substitution**. Ce complexe est constitué de deux protéines : une séquence de type V, appelée **Vpré-B**, et une séquence de type C, appelée **λ5**, qui s'associent de façon non covalente pour former une structure de type chaîne légère. Les gènes codant Vpré-B et λ5 sont localisés à une distance inconnue des gènes des chaînes légères λ dans le DNA de la souris et de l'Homme.

La chaîne légère de remplacement apparaît sur les cellules pré-B sous la forme d'un complexe constitué de la chaîne lourde membranaire μ et de la chaîne légère de substitution associées à l'hétérodimère Igα/Igβ pour former le **récepteur des cellules pré-B** (figure 11.4). Seules les cellules pré-B capables d'exprimer les chaînes lourdes membranaires μ en association avec les chaînes légères de remplacement sont susceptibles de progresser dans la voie de maturation.

On pense que le récepteur des cellules pré-B reconnaît un ligand non encore identifié de la membrane des cellules stromales, transmettant ainsi un signal à la cellule pré-B qui prévient le réarrangement de V_H à D_H-J_H de l'autre allèle de chaîne lourde, ce qui conduit donc à l'exclusion allélique. À la suite de la mise en place d'un récepteur des cellules pré-B effectif, chaque cellule pré-B subit de multiples divisions cellulaires, produisant alors de 32 à 64 descendants. Chaque cellule pré-B fille peut ensuite réarranger divers segments géniques de chaînes légères, ce qui augme nte donc la diversité globale du répertoire de l'anticorps.

Le rôle essentiel du récepteur des cellules pré-B a été démontré avec des souris knock-out chez lesquelles le gène codant la protéine λ5 du récepteur était détruit. On a montré que chez ces souris, le développement des cellules B était bloqué au stade pré-B, ce qui suggère qu'un signal créé par l'intermédiaire du récepteur est nécessaire pour que les cellules pré-B évoluent vers le stade de cellules B immatures.

Activité des facteurs de transcription

Comme nous l'avons vu au chapitre 2, de nombreux facteurs de transcription différents interviennent dans le développement des cellules hématopoïétiques. On a montré à ce jour que presqu'une douzaine d'entre eux jouent un rôle dans le développement des cellules B. Des expérimentations, dans lesquelles certains facteurs de transcription étaient « knock-out » par inactivation de leur gène, ont montré que quatre de ces facteurs, l'**E2A**, l'**EBF** (de *early B-cell factor*), le **BSAP** (de *B-cell specific*

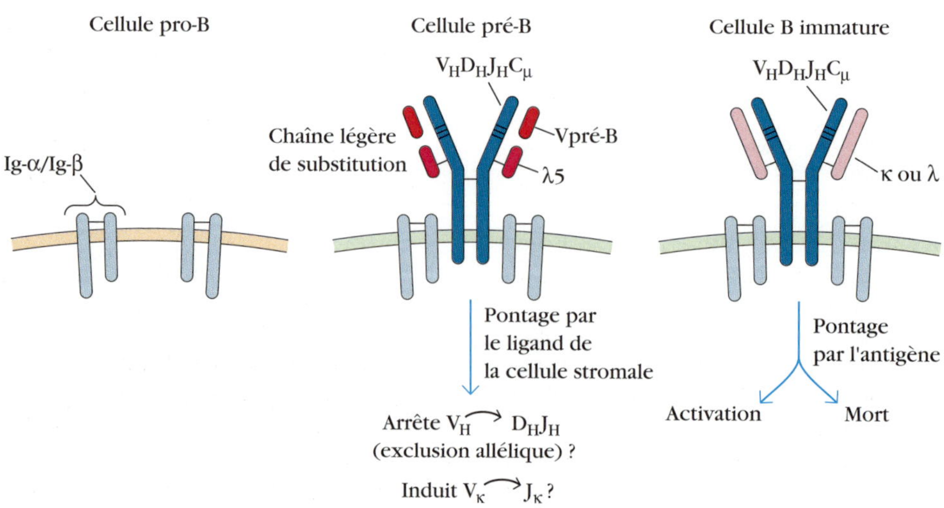

FIGURE 11.4 Représentation schématique de l'expression séquentielle de l'immunoglobuline membranaire et de la chaîne légère de substitution aux différents stades de la différenciation des cellules B dans la moelle osseuse. Le récepteur des cellules pré-B contient une chaîne légère de substitution constituée d'un polypeptide Vpré-B et d'un polypeptide λ5, qui ne sont pas associés par covalence. La cellule B immature n'exprime plus la chaîne légère de substitution, mais par contre exprime la chaîne légère κ ou la chaîne légère λ, ainsi que la chaîne lourde μ.

activator protein) et le **Sox-4** sont particulièrement importants pour le développement des cellules B (voir la figure 11.3). Les souris qui n'ont pas d'E2A n'expriment pas la recombinase RAG-1, ne sont pas capables de faire les réarrangements D_H-J_H et ne peuvent pas exprimer λ5, composant essentiel de la chaîne légère de substitution. Une situation identique est constatée chez les souris déficitaires en EBF. Ces découvertes montrent les rôles importants de ces deux facteurs de transcription dans le développement des cellules B ; ils pourraient jouer des rôles essentiels dans les premiers stades de l'engagement vers la lignée des cellules B. Le knock-out du gène ***Pax-5***, dont le produit est le facteur de transcription BSAP, se traduit aussi par l'arrêt du développement des cellules B à un stade précoce. Les sites de liaison du BSAP se trouvent sur les régions promotrices de nombreux gènes spécifiques des cellules B, y compris *Vpré-B* et λ5, dans de nombreuses régions de commutation des Ig et dans l'activateur (enhancer) de la chaîne lourde des Ig. Ceci indique que le BSAP joue un rôle bien après les stades précoces du développement des cellules B. Ce facteur est exprimé aussi dans le système nerveux central et son absence se traduit par de graves déficits dans le développement du mésencéphale. Bien que la localisation exacte de l'action du Sox-4 ne soit pas connue, ce dernier affecte les stades précoces de l'activation des cellules B. Bien que la figure 11.3 montre que tous ces facteurs de transcription affectent le développement à un stade précoce, certains d'entre eux sont aussi actifs à des stades plus tardifs.

Marqueurs de la surface cellulaire

La progression du développement d'une cellule B progénitrice à une cellule B mature est caractérisée par un changement du profil des marqueurs de surface (voir la figure 11.3). Au stade pro-B, les cellules ne présentent ni les chaînes lourdes, ni les chaînes légères des anticorps, mais elles expriment le CD45R qui est une forme de la tyrosine protéine phosphatase trouvée sur les leucocytes, ainsi que les molécules de transduction du signal Ig-α et Ig-β, qui sont rencontrées en association avec les formes membranaires de l'anticorps dans les stades plus tardifs du développement des cellules B. Les cellules pro-B expriment aussi à leur surface le CD19 (qui est une partie du corécepteur des cellules B), le CD43 (la leucosialine) et le CD24, qui est une molécule connue aussi sous le nom d'antigène thermostable (HSA, de *heat-stable antigen*). À ce stade, on trouve aussi sur la surface des cellules pro-B, le c-Kit, récepteur d'un ligand qui est présent sur les cellules stromales et qui favorise la croissance. Lorsque les cellules passent du stade pro-B au stade pré-B, elles expriment la plupart des marqueurs qui étaient présents au stade pro-B ; cependant, elles cessent d'exprimer le c-Kit et le CD43 et elles commencent à exprimer le CD25, qui est la chaîne α du récepteur de l'IL-2. L'expression du récepteur des cellules pré-B (le pré-BCR, de *pré-B-cell receptor*) est une caractéristique majeure du stade pré-B. Après le réarrangement de la chaîne légère, l'immunoglobuline de surface contenant les chaînes lourdes et les chaînes légères apparaît, et les cellules, classées alors comme cellules B immatures, perdent le récepteur des cellules pré-B et n'expriment plus le CD25. Le processus développemental qui produit les cellules B matures naïves pour leur exportation vers la périphérie est terminé lorsque l'IgD se joint à l'IgM à la surface de la cellule. Étant donné qu'il y a des anticorps monoclonaux capables de reconnaître tous ces marqueurs antigéniques, il est possible de reconnaître les divers stades du développement des cellules B par les techniques immunohistologiques et la cytométrie en flux décrites au chapitre 6. En fait, étant donné la capacité des cytomètres en flux à trier les cellules en fonction de différentes caractéristiques de fluorescence, il est même possible d'isoler des populations de cellules B à des stades spécifiques de différenciation.

Cellules B B-1 et B-2

Il existe un sous-groupe de cellules B, appelées cellules B B-1, qui apparaît avant les cellules B B-2, qui constitue le groupe principal de cellules B chez l'Homme et chez la souris. Chez l'Homme et chez la souris, les souris B B-1 apparaissent dans la vie fœtale, expriment une IgM de surface mais pas, ou très peu, d'IgD et sont marquées par l'expression du CD5. Cependant, le CD5 n'est apparemment pas un composant indispensable de la lignée B-1 ; il n'apparaît pas sur les cellules B-1 du rat, et les souris qui n'ont pas de gène de CD5 fonctionnel produisent encore des cellules B-1. Chez les animaux dont les cellules B B-2 constituent l'essentiel de la population des cellules B, les cellules B-1 constituent des populations mineures dans des tissus secondaires tels que les ganglions lymphatiques et la rate. En dépit de leur rareté dans de nombreux sites lymphoïdes, elles sont le type majeur de cellules B trouvé dans le péritoine.

Bien qu'il n'y ait pas beaucoup d'informations définitives sur la fonction des cellules B-1, plusieurs caractéristiques les mettent à part des cellules B B-2 chez l'Homme et chez la souris. Au cours de la vie fœtale, les cellules B-1 dérivent des cellules souches de la moelle osseuse. Cependant, dans la période postnatale, cette population se renouvelle d'elle-même par prolifération de certaines cellules B-1 dans des sites autres que la moelle osseuse pour former des cellules B-1 naïves supplémentaires. La population B-1 répond faiblement aux antigènes protéiques mais beaucoup mieux aux antigènes glucidiques. La plupart de ses membres sont des cellules porteuses d'une IgM et cette population est beaucoup moins soumise à l'hypermutation somatique et à la commutation de classe que le groupe B-2 des cellules B. Par conséquent, les anticorps produits par une forte proportion de cellules B-1 sont plutôt de faible affinité. Enfin, de nombreuses leucémies lymphocytaires chroniques (LLC) dérivent du sous-groupe B-1. Les raisons en sont inconnues.

Sélection des cellules B immatures autoréactives

On estime que la moelle osseuse produit environ 5×10^7 cellules B/jour, mais que seulement 5×10^6 (soit environ 10 %) sont réellement recrutées dans le pool des cellules B recirculantes. Ceci signifie que 90 % des cellules B produites chaque jour meurent sans même quitter la moelle osseuse. Une partie de cette perte est attribuable à une **sélection négative**, suivie d'une élimination (**délétion clonale**) des cellules B immatures qui expriment des autoanticorps contre les antigènes du Soi dans la moelle osseuse.

Sélection négative

Il est connu depuis longtemps que l'établissement de liaisons croisées entre les mIgM des cellules B immatures peut provoquer la mort de ces cellules au sein de la moelle osseuse. Ceci a été démontré expérimentalement en traitant les cellules B immatures par un anticorps dirigé contre la région constante μ. Ce traitement provoque des liaisons croisées entre des molécules de mIgM et conduit à la mort des cellules immatures par apoptose. On pense qu'un processus semblable se produit *in vivo* lorsque les cellules B immatures qui expriment une mIgM autoréactive se lient aux antigènes du Soi dans la moelle osseuse.

Des expérimentations utilisant des souris transgéniques ont révélé que lorsque des cellules B immatures rencontrent des antigènes du Soi au sein de la moelle osseuse, elles meurent, vraisemblablement par apoptose. Par exemple, D.A. Nemazee et K. Burki ont introduit un transgène codant les chaînes lourdes et les chaînes légères d'un anticorps IgM spécifique de K^k, qui est une molécule H-2^k de classe I du CMH, chez des souris H-2^d et des souris H-$2^{d/k}$ (figure 11.5a, b). Étant donné que les molécules de classe I du CMH sont exprimées sur la membrane de toutes les cellules nucléées, les molécules endogènes H-2^k

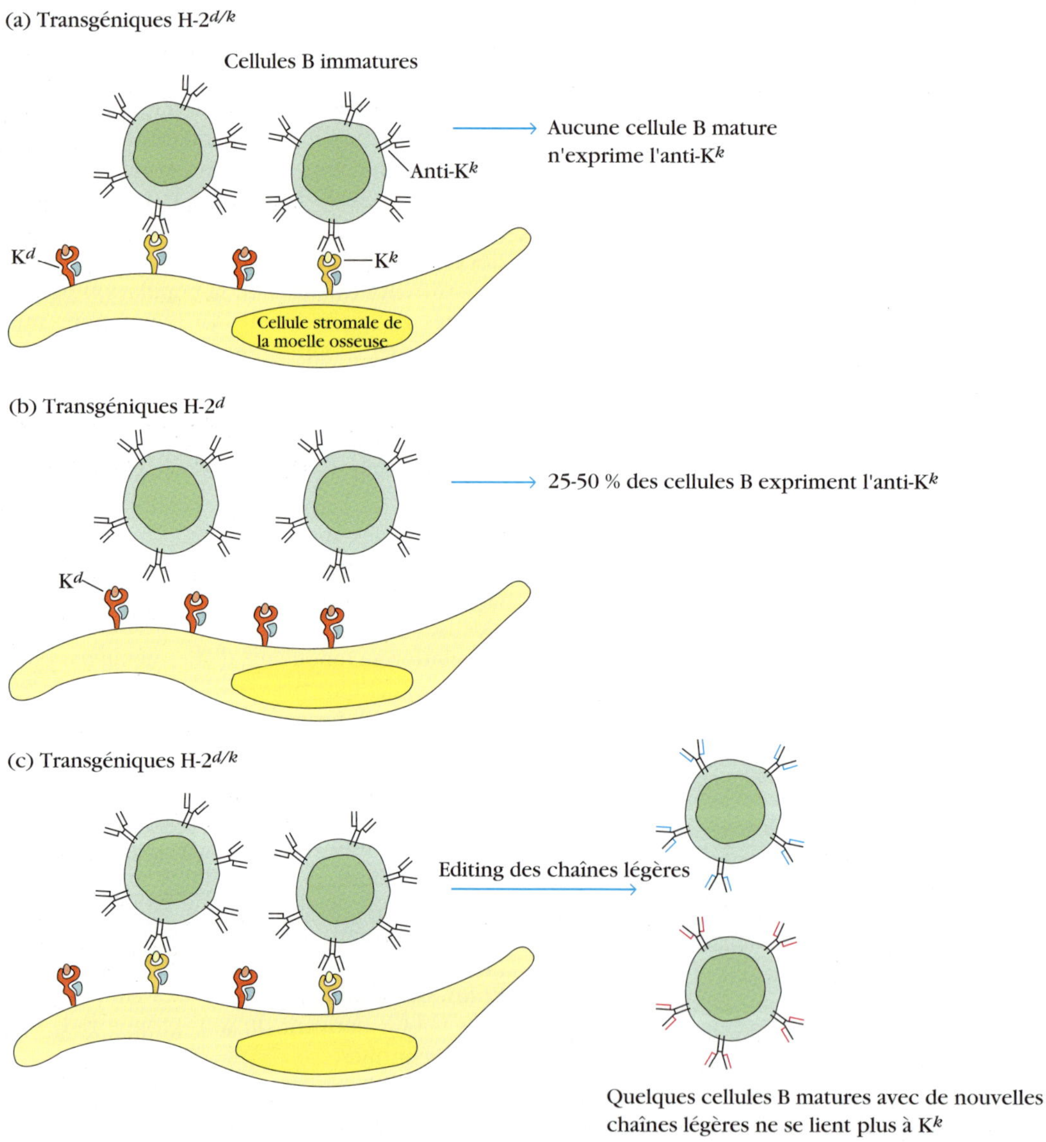

FIGURE 11.5 Preuve expérimentale de la sélection négative (délétion clonale) des cellules B autoréactives au cours de leur maturation dans la moelle osseuse. La présence ou l'absence de cellules B périphériques matures exprimant une IgM codée par un transgène dirigé contre la molécule de classe I K^k de H-2 a été déterminée chez des souris H-$2^{d/k}$ (a) et des souris H-2^d (b). Chez les transgéniques H-$2^{d/k}$, les cellules B immatures reconnaissaient l'auto-antigène K^k et étaient délétées par sélection négative. Chez les transgéniques H-2^d, les cellules B immatures ne se liaient pas à l'auto-antigène et, par conséquent, devenaient matures, de telle façon que 25 % à 50 % des cellules B spléniques exprimaient l'anti-K^k codé par le transgène sous forme d'Ig membranaire. Une analyse plus détaillée des transgéniques H-$2^{d/k}$ a révélé la présence de quelques cellules B périphériques qui exprimaient la chaîne μ codée par le transgène mais une chaîne légère différente (c). Apparemment, quelques cellules B immatures subissaient un editing de la chaîne légère, de telle façon qu'elles ne se liaient plus à la molécule K^k et échappaient par conséquent à la sélection négative. [Adapté de DA Nemazee et K Burki, 1989, *Nature* **337**:562 ; SL Tiegs *et al.*, 1993, *JEM* **177**:1009.]

TABLEAU 11.1 Expression du transgène codant un anticorps IgM dirigé contre les molécules de classe I H-2^k du CMH

Animal expérimental	Nombre d'animaux testés	Expression du transgène	
		Comme Ac membranaire	Comme Ac sécrété (µg/mL)
Non transgénique	13	(–)	< 0,3
Transgénique H-2^d	7	(+)	93,0
Transgénique H-2$^{d/k}$	6	(–)	< 0,3

Source : D'après DA Nemazee et K Burki, 1989, *Nature* **337**:562.

et H-2^d de classe I du CMH devraient être présentes sur les cellules stromales de la moelle osseuse des souris transgéniques. Chez les souris H-2^d, qui n'expriment pas K^k, 25 % à 50 % des cellules B matures périphériques exprimaient l'anti-K^k codé par le transgène, aussi bien comme anticorps membranaire que comme anticorps sécrété. En revanche, chez les souris H-2$^{d/k}$, qui expriment K^k, aucune cellule B mature périphérique n'exprimait l'anticorps contre H-2^k codé par le transgène (tableau 11.1). Ces résultats suggèrent qu'il y a une sélection négative dirigée contre toutes les cellules B immatures qui expriment des auto-anticorps sur leur membrane, parce que ces anticorps réagissent avec l'auto-antigène (par exemple, la molécule K^k chez les transgéniques H-2$^{d/k}$) présent sur les cellules stromales, ce qui conduit à une liaison croisée des anticorps et à la mort subséquente des cellules B immatures.

Sauvetage par editing des gènes des chaînes légères

Des travaux ultérieurs effectués par d'autres chercheurs qui utilisaient le système transgénique décrit par Nemazee et Burki ont montré que la sélection négative des cellules B immatures ne conduit pas toujours à leur délétion immédiate (figure 11.5c). Au lieu de cela, la maturation de la cellule autoréactive est arrêtée pendant que la cellule B « édite » (corrige) son récepteur. Dans ce cas, les transgéniques H-2$^{d/k}$ produisaient quelques cellules B matures exprimant une mIgM contenant des chaînes µ codées par le transgène, mais des chaînes légères endogènes différentes. Ce résultat expérimental suggère qu'un changement de l'expression de la chaîne légère peut convertir des cellules B immatures autoréactives en cellules non autoréactives, sauvant ainsi les cellules d'une mort cellulaire programmée.

Une explication de ces résultats est que lorsque certaines cellules B immatures se lient à un auto-antigène, leur maturation est arrêtée ; les cellules régulent positivement l'expression de RAG-1 et de RAG-2 et commencent le réarrangement ultérieur du DNA de leurs chaînes légères endogènes. Certaines de ces cellules réussissent à remplacer la chaîne légère κ de l'anticorps réactif vis-à-vis de l'auto-antigène par une chaîne λ codée par des segments géniques endogènes de chaîne λ. Il en résulte que ces cellules commenceront à exprimer une mIgM « éditée » (corrigée) avec une chaîne légère différente et une spécificité qui n'est pas autoréactive. Étant donné que ces cellules ne sont plus autoréactives, elles échapperont à la sélection négative et quitteront la moelle osseuse en tant que cellules B matures portant la mIgM éditée non autoréactive.

Activation et prolifération des cellules B

Après l'exportation des cellules B matures de la moelle osseuse, les étapes suivantes du développement des cellules B, l'activation, la prolifération et la différenciation, se produisent à la périphérie et nécessitent la présence de l'antigène. L'activation déclenchée par l'antigène et la sélection clonale des cellules B naïves conduisent à la création de plasmocytes et de cellules B à mémoire. En l'absence d'activation induite par l'antigène, les cellules B naïves de la périphérie ont une durée de vie courte, et meurent en quelques semaines par apoptose (voir la figure 11.1).

Antigènes thymodépendants et antigènes thymo-indépendants

En fonction de la nature de l'antigène, l'activation des cellules B se fait selon deux voies différentes : l'une est dépendante des cellules T_H et l'autre en est indépendante. La réponse des cellules B aux **antigènes thymodépendants** (**TD**, de *thymus-dependent*) nécessite un contact direct avec les cellules T_H et non pas une simple exposition aux cytokines dérivées des cellules T_H. Les antigènes qui peuvent activer les cellules B en l'absence de ce type de participation directe des cellules T_H sont connus sous le nom d'**antigènes thymo-indépendants** (**TI**, de *thymus-independent*). Les antigènes TI peuvent être divisés en deux types, le type 1 et le type 2, qui activent les cellules B par des mécanismes différents. Certains composants de la paroi cellulaire des bactéries, y compris le lipopolysaccharide (LPS), se comportent en *antigènes thymo-indépendants de type 1 (TI-1)*. Les *antigènes thymo-indépendants de type 2 (TI-2)* sont des molécules très répétitives, telles que les protéines polymériques (par exemple, la flagelline bactérienne) ou des polysaccharides de la paroi cellulaire des bactéries avec des unités polysaccharidiques répétitives.

La plupart des antigènes TI-1 sont des activateurs polyclonaux des cellules B (des **mitogènes**), c'est-à-dire qu'ils sont capables d'activer les cellules B indépendamment de leur spécificité antigénique. À fortes concentrations, certains antigènes TI-1 stimuleront la prolifération et la sécrétion de l'anticorps d'au moins un tiers de toutes les cellules B. Le mécanisme par lequel les antigènes TI-1 activent les cellules B n'est pas bien compris. Lorsque les cellules B sont exposées à des concentrations faibles d'antigènes TI-1, seules les cellules B spécifiques

TABLEAU 11.2 Propriétés des antigènes thymodépendants et des antigènes thymo-indépendants

Propriété	Antigènes TD	Antigènes TI	
		Type 1	Type 2
Nature chimique	Protéine soluble	Composants de la paroi cellulaire bactérienne (par exemple, le LPS)	Protéines polymériques antigéniques ; polysaccharides capsulaires
Réponse humorale			
Commutation de l'isotype	Oui	Non	Limitée
Maturation de l'affinité	Oui	Non	Non
Mémoire immunitaire	Oui	Non	Non
Activation polyclonale	Non	Oui (à fortes doses)	Non

d'épitopes de l'antigène seront activées. Ces antigènes peuvent stimuler la production d'anticorps chez les souris *nude* (nues) (qui n'ont pas de thymus et sont donc gravement déficitaires en cellules T) et les réponses ne sont pas considérablement augmentées en transférant les cellules T chez ces souris athymiques. Ainsi, les antigènes TI-1 sont vraiment indépendants des cellules T. Le prototype de l'antigène TI-1 est le **lipopolysaccharide (LPS)**, qui est un composant majeur des parois cellulaires des bactéries gram-négatives. Aux faibles concentrations, le LPS stimule la production d'anticorps spécifiques du LPS. Aux concentrations élevées, il est un activateur polyclonal des cellules B.

Les antigènes TI-2 activent les cellules B en établissant beaucoup de liaisons croisées au sein du récepteur mIg. Cependant, les antigènes TI-2 diffèrent des antigènes TI-1par trois aspects importants. Tout d'abord, ce ne sont pas des mitogènes des cellules B et ils n'agissent donc pas en tant qu'activateurs polyclonaux. Deuxièmement, les antigènes TI-1 activeront les cellules B matures tout autant que les cellules B immatures, mais les antigènes TI-2 activent les cellules B matures mais inactivent les cellules B immatures. Troisièmement, bien que la réponse des cellules B aux antigènes TI-2 ne requière pas une implication directe des cellules T_H, les cytokines dérivées des cellules T_H sont nécessaires à une prolifération efficace des cellules B et à une commutation de classe vers des isotypes autres que l'IgM. Cela peut être montré en comparant l'effet des antigènes TI-2 chez des souris rendues déficitaires en cellules T par différents moyens. Chez les souris nude (nues), qui n'ont pas de cellules T dérivées du thymus mais contiennent quelques cellules T venant d'autres sites vraisemblablement situés dans l'intestin, les antigènes TI-2 suscitent des réponses des cellules B. Les antigènes TI-2 n'induisent pas la production d'anticorps chez les souris qui ne peuvent exprimer ni les TCR $\alpha\beta$, ni les TCR $\gamma\delta$, parce que les gènes codant les chaînes β et δ des TCR sont knock-out. L'administration de quelques cellules T à ces souris knock-out de TCR restaure leur capacité à susciter des réponses des cellules B aux antigènes TI-2.

La réponse humorale aux antigènes thymo-indépendants est différente de la réponse aux antigènes thymodépendants (tableau 11.2). La réponse aux antigènes TI est généralement faible, les cellules à mémoire ne sont pas formées et l'IgM est l'anticorps sécrété prédominant, ce qui reflète un faible niveau de commutation de classe. Ces différences mettent en lumière le rôle important joué par les cellules T_H dans la création des cellules B à mémoire, la maturation de l'affinité et la commutation de classe vers d'autres isotypes.

Origine des signaux activateurs

Les cellules B naïves, ou au repos, sont des cellules en phase G_0 du cycle cellulaire qui ne sont pas en cours de division. L'activation fait entrer la cellule au repos dans le cycle cellulaire ; cette dernière, en passant par la phase G_1 arrive à la phase S au cours de laquelle le DNA est répliqué. La transition de G_1 à S est un point de restriction critique du cycle cellulaire. Une fois qu'une cellule a atteint S, elle termine le cycle cellulaire, en passant par G_2, puis M (mitose).

Après avoir analysé les événements qui apparaissent lors de la progression des lymphocytes de la phase G_0 à la phase S, Ken Ichi Arai a remarqué de nombreuses similitudes avec des événements qu'il avait identifié dans les fibroblastes. Il a réparti ces événements en deux catégories, signaux de compétence et signaux de progression. Les signaux de compétence sont considérés comme les événements qui conduisent les cellules B de la phase G_0 vers la phase G_1 précoce, ce qui rend la cellule compétente pour recevoir le niveau suivant des signaux. Les signaux de progression amènent la cellule de G_1 à S et finalement à la division et à la différenciation cellulaire. La compétence n'est pas réalisée par un seul événement de signalisation mais bien plutôt nécessite au moins deux événements distincts, qui sont appelés *signal 1* et *signal 2*. Ces événements de signalisation sont créés par différentes voies par les antigènes thymo-indépendants et des antigènes thymodépendants, mais les deux voies incluent des signaux créés lorsque des antigènes multivalents se lient et établissent des liaisons croisées entre les mIg (figure 11.6). Une fois que la cellule B a acquis un signal de compétence efficace de l'activation précoce, l'interaction des cytokines, ou peut-être d'autres ligands, et des récepteurs membranaires des cellules B fournit des signaux de progression.

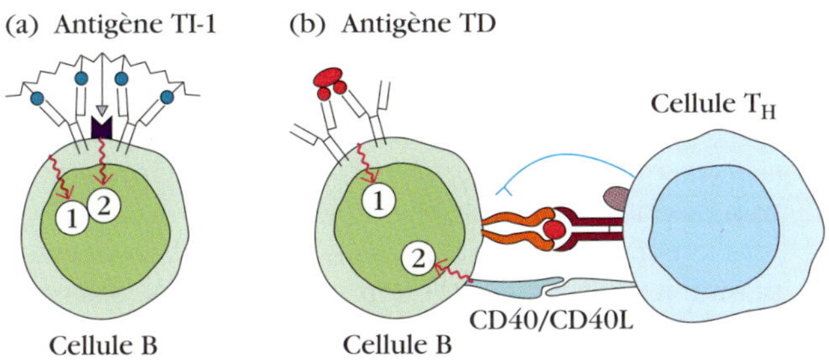

FIGURE 11.6 Un signal efficace pour l'activation des cellules B implique deux signaux distincts induits par des événements membranaires. La liaison d'un antigène de type 1 thymo-indépendant (TI-1) à une cellule B fournit deux signaux. Un antigène thymodépendant (TD) est à l'origine d'un signal 1 en établissant des liaisons croisées (pontages) entre les mIg, mais une interaction séparée entre le CD40 de la cellule B et le CD40L d'une cellule T_H activée est nécessaire pour créer le signal 2.

Transduction des signaux activateurs

Pendant de nombreuses années, les immunologistes se sont demandés comment l'engagement de l'Ig réceptrice par l'antigène pouvait activer les voies de signalisation intracellulaire. Tous les isotypes de la mIg ont des queues cytoplasmiques très courtes. La mIgM et la mIgD ne pénètrent dans le cytoplasme que par trois amino acides ; la queue de la mIgA est constituée de 14 amino acides et les queues de la mIgG et de la mIgE contiennent 28 amino acides. Dans chaque cas, les queues cytoplasmiques sont trop courtes pour être capables de créer un signal en s'associant à des molécules de signalisation intracellulaire (par exemple des tyrosine kinases ou des protéines G). La découverte de l'association de l'Ig membranaire et de l'hétérodimère uni par la liaison disulfure Ig-α/Ig-β, qui constitue le **récepteur des cellules B** (**BCR**, de *B-cell receptor*) a résolu cette longue énigme. Deux molécules d'hétérodimère Ig-α/Ig-β s'associent à une mIg pour former un BCR unique (figure 11.7). Ainsi, le BCR est fonctionnellement divisé en molécule d'immunoglobuline fixatrice du ligand et hétérodimère Ig-α/Ig-β transducteur du signal. Une division fonctionnelle identique caractérise le pré-BCR, complexe capable de transmettre le signal, constitué de deux molécules d'Ig-α/Ig-β et de chaînes lourdes μ avec la combinaison Vpré-B/λ5 qui constitue la chaîne légère de substitution (voir la figure 11.4). La chaîne Igα a une longue queue cytoplasmique contenant 61 amino acides ; la queue de la chaîne Igβ contient 48 amino acides. Les queues cytoplasmiques de l'Igα et de l'Igβ contiennent un motif de 18 résidus appelé **motif permettant l'activation des immunorécepteurs *via* une tyrosine** (**ITAM**, de *immuno-receptor tyrosine base activation motif* ; voir la figure 11.7) qui a déjà été décrit dans différentes molécules du complexe récepteur des cellules T (voir la figure 10.11). Les queues cytoplasmiques de l'Ig-α/Ig-β assurent la transduction du stimulus, produit par l'établissement de liaisons croisées entre des molécules de mIg, en un signal intracellulaire efficace.

Dans le BCR et le TCR, tout comme dans de nombreux récepteurs des régions Fc de classes particulières d'Ig (FcεRI pour l'IgE, FcγRIIA, FcγRIIC, FcγRIIIA pour l'IgG), la liaison du ligand et la transduction du signal

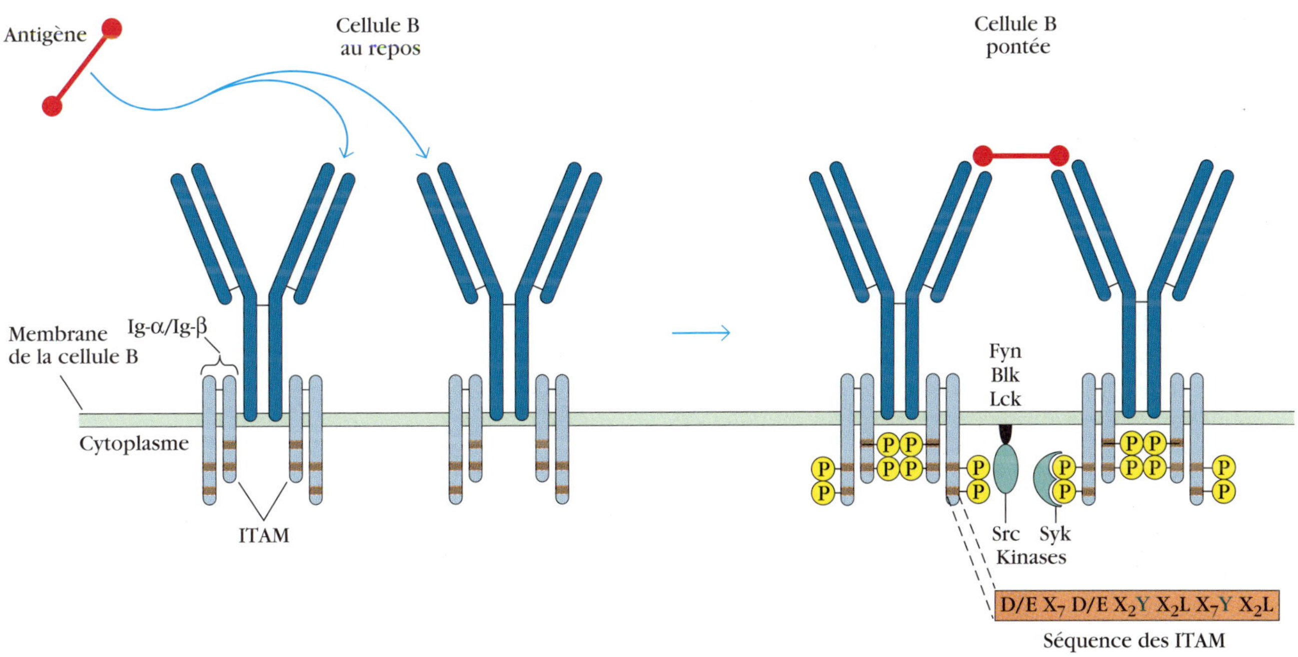

FIGURE 11.7 Étapes initiales de la transduction du signal par un récepteur des cellules B activé (BCR). Le BCR est constitué d'une mIg fixatrice de l'antigène et de deux hétérodimères Ig-α/Ig-β transducteurs du signal. À la suite de l'établissement de liaisons croisées (pontages) du BCR au moyen de l'antigène, les motifs qui permettent l'activation des immunorécepteurs *via* une tyrosine (ITAM) entrent en interaction avec plusieurs membres de la famille Src de tyrosine kinases (Fyn, Blk et Lck), activant ainsi les kinases. Les enzymes activés phosphorylent les résidus tyrosine des queues cytoplasmiques de l'hétérodimère Ig-α/Ig-β, créant ainsi des sites d'arrimage pour la kinase Syk, qui est alors activée. La séquence hautement conservée des ITAM est montrée avec les tyrosines (Y) en bleu. D/E indique qu'un aspartate ou qu'un glutamate peut apparaître à la position indiquée, et X que la position peut être occupée par n'importe quel amino acide.

sont médiées par un complexe multimérique de protéines fonctionnellement compartimenté. La partie de ces complexes dévolue à la liaison du ligand (la mIg dans le cas du BCR) est située à la surface de la cellule et la partie consacrée à la transduction du signal est essentiellement, ou totalement située au sein de la cellule. Comme c'est aussi le cas pour le TCR, le signal venant du BCR est médié par des tyrosine protéine kinases (PTK). De plus, comme dans le cas du TCR, le BCR lui-même n'a pas d'activité kinasique ; cette dernière est acquise par l'intervention de nombreuses kinases différentes, de localisations voisines au sein de la cellule au niveau des queues cytoplasmiques du signal. La phosphorylation de tyrosines au sein de l'ITAM des BCR figure parmi les premiers événements de l'activation des cellules B et elle joue un rôle central en apportant des PTK essentielles au BCR. Grâce à leur association, le BCR est capable d'initier de nombreuses cascades de signalisation qui finalement conduisent à des réponses de la cellule à l'établissement de liaisons croisées au niveau de son immunoglobuline de surface par l'antigène. La figure 11.8 montre certains des changements importants qui interviennent dans la cellule B à la suite de l'établissement de liaisons croisées au niveau de son Ig membranaire.

La figure 11.8 montre les nombreux points communs entre l'activation des cellules B et celle des cellules T. Ces derniers incluent :

- *La compartimentation de la fonction dans des sous-unités du récepteur :* Les voies des cellules B, ainsi que celles des cellules T, commencent par des récepteurs multimériques contenant des polypeptides spécifiques d'un antigène (idiotypiques) qui fixent le ligand, et par des polypeptides séparés qui amènent les signaux vers l'intérieur. Les chaînes des polypeptides fixant le ligand ont des queues cytoplasmiques courtes, mais les polypeptides de signalisation ont des domaines cytoplasmiques longs qui assurent la transduction du signal.
- *L'activation par les tyrosine protéine kinases membranaires Scr :* Les PTK Src, Lck dans les cellules T et, habituellement, Lyn dans les cellules B, effectuent des phosphorylations lors des phases initiales de la transduction du signal, essentielles à la formation d'un complexe de signalisation fonctionnel.
- *La déphosphorylation des tyrosine protéine kinases Src clé par le CD45 :* Cette tyrosine phosphatase effectue d'importantes fonctions d'élimination d'un phosphate inhibiteur d'une tyrosine des régions C-terminales de Lck, Lyn et d'autres PTK.
- *L'assemblage d'un gros complexe de signalisation doué d'une activité tyrosine protéine kinase :* Les tyrosines phosphorylées des ITAM du BCR et du TCR fournissent des sites d'arrimage pour les molécules qui dotent ces récepteurs d'une activité PTK ; ZAP-70 dans les cellules T et Syk dans les cellules B.
- *Le recrutement d'autres voies de transduction du signal :* Les signaux venant du BCR ou du TCR conduisent à la production des seconds messagers IP_3 et DAG. L'un d'eux, l'IP_3, provoque la libération du Ca^{2+} de ses sites d'accumulation intracellulaires et l'autre, le DAG, active la PKC. Une troisième voie de signalisation importante, la voie Ras, est elle aussi activée par les signaux reçus par l'intermédiaire du TCR ou du BCR.
- *Des changements dans l'expression des gènes :* L'une des plus importantes conséquences de nombreux processus de transduction du signal, mis en mouvement par l'engagement du BCR ou du TCR, est la création de facteurs de transcription actifs qui stimulent ou inhibent la transcription de gènes spécifiques dans le noyau. Pour les facteurs de transcription qui résident dans le cytoplasme jusqu'à ce qu'ils soient activés, l'étape d'activation inclut la translocation vers le noyau.

Des déficits dans la transduction des signaux peut avoir de graves conséquences pour le système immunitaire. Les « Regards sur la clinique », consacrés à l'agammaglobulinémie liée à l'X, décrivent l'effet d'un signal de transduction manquant sur le développement des cellules B.

Complexe corécepteur des cellules B

Un thème émergent en immunologie est que les conséquences de la stimulation, qui trouve son origine dans les récepteurs de l'antigène, peuvent être modifiées significativement par des signaux venant de corécepteurs. Rappelez-vous que la costimulation par le CD28 est une caractéristique essentielle d'une stimulation positive efficace des lymphocytes T, tandis qu'un signal venant du CTLA-4 inhibe la réponse de la cellule T. Dans les cellules B, un composant de la membrane cellulaire, appelé **corécepteur des cellules B**, fournit des signaux qui modifient la stimulation.

Le corécepteur des cellules B est un complexe de trois protéines : le CD19, le CR2 (CD21) et le TAPA-1 (CD81) (figure 11.9). Le CD19, qui est un membre de la superfamille des immunoglobulines, a une longue queue cytoplasmique et trois domaines extracellulaires qui présentent le repliement immunoglobulinique. Le composant CR2 est un récepteur du C3d, produit de dégradation du système du complément. Le TAPA-1 est une protéine transmembranaire qui traverse quatre fois la membrane. En plus du corécepteur de stimulation, une autre molécule, le CD22, qui est constitutivement associée au récepteur des cellules B dans les cellules B au repos, délivre un signal négatif qui rend les cellules B plus difficiles à activer. Comme il est montré dans la figure 11.9, le composant CR2 du complexe corécepteur se lie à l'antigène uni au complément qui a été capté par la mIg de la cellule B. Ceci établit une liaison entre le corécepteur et le BCR et permet au composant C19 du corécepteur d'entrer en interaction avec le composant Ig-α/Ig-β du BCR. Le CD19 contient six résidus tyrosine dans sa longue queue cytoplasmique et il est un substrat majeur de l'activité tyrosine protéine kinasique médiée par la liaison du BCR. La phosphorylation du CD19 lui permet de fixer de nombreuses molécules de signalisation, y compris la tyrosine protéine kinase Lyn. L'apport de ces molécules de signalisation au complexe BCR contribue à l'activation du processus et le complexe corécepteur sert à amplifier le signal d'activation transmis par le BCR. Dans un système expérimental *in vitro*, par exemple, 10^4 molécules de mIgM devaient être unies à l'antigène pour que l'activation des cellules B s'effectue lorsque le corécepteur n'était pas impliqué. Mais lorsque le corécepteur CD19/CD2/TAPA-1 était lié au BCR, il suffisait de 10^2 molécules d'IgM pour activer les cellules B. Une autre expérimentation frappante, l'immunisation par une protéine hybride dans laquelle une manipulation géné-

Visualisation des concepts

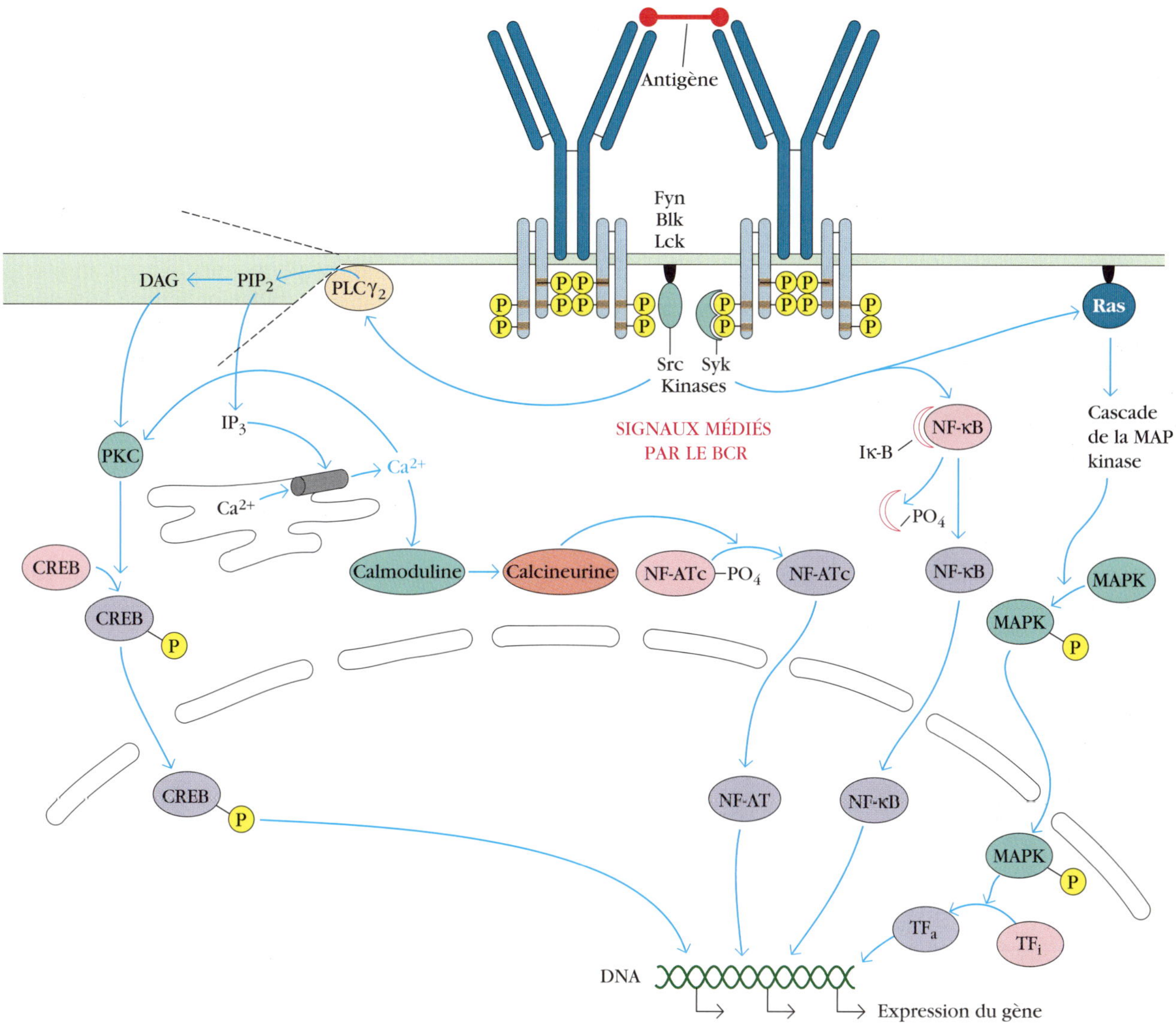

FIGURE 11.8 Quelques-unes des nombreuses voies de transduction du signal activées par le BCR. Dans une voie, Syk active la $PLC\gamma_2$ par phosphorylation d'une tyrosine. La $PLC\gamma_2$ hydrolyse ensuite le PIP_2, qui est un phospholipide membranaire, pour produire les seconds messagers DAG et IP_3. Le DAG et le Ca^{2+} libérés par l'action de l'IP_3 activent ensemble la PKC qui induit des voies supplémentaires de transduction du signal, y compris celle représentée ici qui active le facteur de transcription nucléaire CREB. Les signaux du complexe BCR activé provoquent aussi la phosphorylation de l'IκB, ce qui conduit à la libération du facteur de transcription NF-κB. Le complexe récepteur activé génère aussi des signaux qui initient une séquence d'événements qui conduit à l'activation de la voie Ras. Ras activé initie une cascade de phosphorylations connue sous le nom de cascade de la MAP kinase (MAPK), qui culmine dans l'activation de la MAPK qui se déplace vers le noyau où elle active certains facteurs de transcription (CTF). Dans le noyau, NF-AT, NF-κB, CREB et les facteurs de transcription activés par MAPK agissent au niveau de nombreux sites du génome pour induire l'expression de divers gènes, y compris des facteurs de transcription clé, tels que Fos et Jun. Ces facteurs à leur tour régulent positivement l'expression de nombreux gènes. $PLC\gamma_2$ = phospholipase C ; PKC = protéine kinase C ; PIP_2 = phosphaditylinositol 4,5-bisphosphate ; IP_3 = inositol 1,4,5-trisphosphophate ; DAG = diacylglycérol ; MAPK = protéine kinase activée par un mitogène ; RAS = une petite protéine G ; TF = facteur de transcription ; IκB = inhibiteur du NF-κB ; NF-AT = facteur nucléaire des cellules T activées (présent aussi dans les cellules B) ; CREB = élément de réponse de l'AMP cyclique/cellule B. [Adapté de A Defranco, p. 239, *Fundamental Immunology*, 4e éd., édité par WE Paul, Lippincott-Raven, Philadelphia et New York.]

Regards sur la clinique

L'agammaglobulinémie liée à l'X : une absence de transduction du signal et une absence de développement des cellules B

L'agammaglobulinémie liée à l'X (au sexe) est une maladie par immunodéficience déterminée génétiquement, caractérisée par l'incapacité à synthétiser toutes les classes d'anticorps. Elle a été découverte en 1952 par O.C. Bruton ; elle est encore considérée comme un excellent exemple de recherche en immunologie clinique. La recherche de Bruton concernait un patient, un jeune garçon, qui avait eu trois fois les oreillons et qui avait présenté 19 épisodes différents d'infections bactériennes graves au cours d'une période tout juste supérieure à quatre années. Étant donné que des pneumocoques avaient été isolés du sang de l'enfant lors de dix des épisodes d'infection bactérienne, des tentatives avaient été faites pour induire une immunité contre les pneumocoques par immunisation par un vaccin dirigé contre ces derniers. L'insuccès de ces efforts pour induire des réponses anticorps ont conduit Bruton à déterminer si le patient pouvait montrer des réponses anticorps lorsqu'il était agressé par d'autres antigènes. De façon surprenante, les immunisations par des préparations vaccinales contre la diphtérie ou la typhoïde n'ont pas suscité de réponse humorale chez ce patient. L'incapacité à développer des réponses humorales contre le toxoïde de la diphtérie ou le vaccin de la typhoïde a conduit Bruton à examiner le sérum du patient. L'analyse électrophorétique du sérum a révélé que bien que des quantités normales d'albumine et d'autres protéines sériques typiques étaient présentes, la gammaglobuline, qui est la principale fraction anticorps du sérum, était absente. Après avoir corrélé l'immunodéficience à une absence d'anticorps, Bruton tenta un nouveau traitement qui était à l'époque audacieux. Il a administré des doses mensuelles de globulines sériques immunitaires humaines à son patient. Ce dernier a connu alors une période de 14 mois sans infection bactérienne, ce qui témoignait de l'utilité de l'immunoglobuline de substitution pour le traitement de l'immunodéficience. Au cours de cette étude clinique pleine d'enseignement, les efforts de pionnier de Bruton ont permis d'établir la dose et le rythme qui par la suite ont été adoptés pour l'utilisation de l'immunoglobuline sérique humaine dans le traitement des maladies par déficit d'anticorps.

Bien qu'elle ait été appelée à l'origine agammaglobulinémie de Bruton, cette maladie héréditaire par immunodéficience a été rebaptisée agammaglobulinémie liée à l'X (au sexe), ou XLA (de *X-linked agammaglobulinemia*) après qu'on eut découvert que le gène responsable était localisé sur le chromosome X. La maladie présente les caractéristiques cliniques suivantes :

- Étant donné la localisation du défaut sur le chromosome X, presque tous les individus affectés sont du sexe mâle.

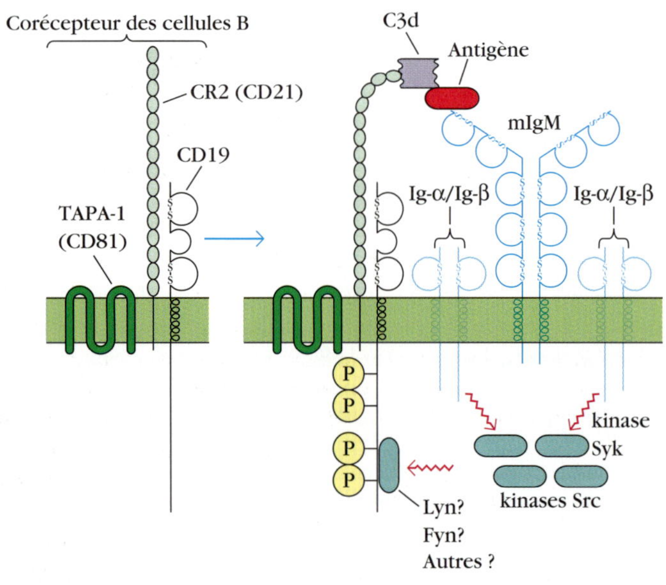

FIGURE 11.9 Le corécepteur des cellules B est un complexe de trois molécules de la membrane cellulaire : TAPA-1 (CD81), CR2 (CD21), et C19. La liaison du composant CR2 au C3d dérivé du complément capté par la mIg conduit à la phosphorylation du CD19. La tyrosine kinase de la famille Src se lie au CD19 phosphorylé. Lyn ou Fyn activés qui en résultent peuvent déclencher les voies de transduction du signal qui commencent par la phospholipase C et qui sont représentées dans la figure 11.8.

tique avait été utilisée pour unir le lysozyme du blanc d'œuf de poule au C3b, met en évidence le rôle joué par le récepteur du complément CR2 dans la costimulation par le complexe CD19/CD2/TAPA-1. La protéine de fusion portant deux ou trois copies du C3d produisait des réponses anti-lysozyme 1 000 à 10 000 fois plus fortes que celles provoquées par le lysozyme seul. Peut-être que des phénomènes faisant intervenir un corécepteur, tels que

- Les premiers signes de l'immunodéficience peuvent apparaître dès l'âge de 9 mois, lorsque le taux des anticorps maternels acquis *in utero* est passé au-dessous du niveau protecteur.
- Il y a une grande fréquence d'infections par *Streptococcus pneumoniae* et *Haemophilus influenzae* ; des pneumonies bactériennes, des sinusites, des méningites ou des septicémies sont souvent constatées chez ces patients.
- Bien que l'infection par de nombreux virus ne soit pas plus grave chez ces patients que chez les sujets normaux, une immunité antivirale de longue durée n'est habituellement pas induite.
- L'analyse par microscopie à fluorescence ou par cytométrie en flux montre peu ou pas de cellules B matures dans la circulation sanguine.

Des études de cette maladie, au niveau cellulaire et au niveau moléculaire, ont révélé sa nature profonde et apporté des informations sur le travail du système immunitaire. Une pauvreté en cellules B à la périphérie expliquait l'incapacité des patients présentant une XLA à faire des anticorps. L'étude des populations cellulaires de la moelle osseuse a montré que le manque de cellules B peut être rapporté à l'absence de développement de ces dernières. Les échantillons montraient que le rapport des cellules pro-B aux cellules pré-B était dix fois supérieur à la normale, ce qui suggérait une inhibition de la transition du stade pro-B au stade pré-B. La présence de très rares cellules B matures dans la moelle osseuse indiquait un blocage encore plus important dans le développement des cellules B à partir des cellules pré-B.

La poursuite de l'étude du problème au niveau moléculaire a identifié de façon précise le défaut responsable de l'XLA. Au début des années 1990, le gène responsable de l'XLA a été cloné. La contrepartie normale de ce gène code une tyrosine protéine kinase à laquelle on a donné le nom de tyrosine kinase de Bruton (BTK, de *Bruton tyrosine kinase*) en l'honneur du talentueux médecin qui a découvert l'XLA. Il s'est révélé que la BTK joue des rôles importants dans la signalisation des cellules B. Par exemple, l'établissement de liaisons croisées (pontages) entre les récepteurs des cellules B conduit à la phosphorylation d'un résidu tyrosine du domaine catalytique de la BTK. Cette phosphorylation active la BTK qui phosphoryle alors la phospholipase C-γ_2 (PLC-γ_2). Cette activation est importante car des études *in vitro* de culture de cellules dans lesquelles l'activité de la BTK avait été détruite montrent une diminution de l'activation de la PLC-γ_2. Une fois activée, la PLC-γ_2 hydrolyse les phospholipides membranaires libérant ainsi les puissants seconds messagers IP_3 et DAG. Comme il en a été fait mention précédemment, l'IP3 provoque une augmentation du Ca^{2+} intracellulaire et le DAG est un activateur de la protéine kinase C (PKC). Étant que la BTK joue un rôle essentiel dans l'activation d'un important réseau de signaux intracellulaires, elle est apparue comme un participant essentiel de la signalisation intracellulaire vitale pour le fonctionnement des cellules B matures et des premiers membres de la lignée des cellules B. Sa reconnaissance est un exemple qui montre que la recherche des mécanismes fondamentaux à l'origine d'une maladie peut conduire à des découvertes d'importance générale pour la compréhension du travail des cellules normales.

---

ceux décrits précédemment ou d'autres, aident à expliquer comment des cellules B naïves, qui expriment souvent une mIg de faible affinité pour l'antigène, sont capables de répondre à de faibles concentrations d'antigène lors d'une réponse primaire. De telles réponses, même si elles sont initialement de faible affinité, peuvent jouer un rôle significatif dans la création finale d'un anticorps de haute affinité. Comme il est décrit ultérieurement dans ce chapitre, la réponse à un antigène peut conduire à la maturation de l'affinité, ce dont il résulte une affinité moyenne plus élevée de la population des cellules B. Enfin, remarquez que l'implication d'un produit de dégradation du système du complément dans l'activité du corécepteur montre les voies par lesquelles différentes armes du système immunitaire entrent en interaction l'une avec l'autre.

Rôle des cellules T_H dans les réponses humorales

Comme il a déjà été remarqué, l'activation des cellules B par des antigènes protéiques solubles nécessite l'implication de cellules T_H. Dans ce cas, la liaison d'un antigène à la mIg n'induit pas un signal de compétence efficace, et une interaction supplémentaire avec des molécules membranaires de la cellule T_H est nécessaire pour induire l'activation de la cellule B. De plus, une progression médiée par des cytokines est nécessaire à la prolifération des cellules B. La figure 11.10 expose dans ses grandes lignes la séquence probable des événements de l'activation des cellules B par un antigène TD. Ce processus est considérablement plus complexe que l'activation induite par les antigènes TI.

Formation d'un conjugué T-B

Après la liaison de l'antigène par la mIg des cellules B, l'antigène est internalisé par endocytose médiée par un récepteur, puis apprêté en peptides dans la voie endocytaire. La liaison de l'antigène initie aussi un signal venant du BCR qui induit la cellule B à réguler positivement l'expression de nombreuses molécules membranaires, y compris les molécules de classe II du CMH et le ligand B7 de costimulation (voir la figure 11.10a). L'augmentation de l'expression de ces deux protéines membranaires augmente la capacité de la cellule B à se comporter en cellule présentatrice de l'antigène dans l'activation des cellules T_H, ce qui a été décrit en détail au chapitre 10. Les peptides antigéniques produits dans la voie d'apprêtement endocytaire s'associent à des molécules de classe II du CMH puis sont présentés sur la membrane de la cellule B à la cellule T_H, induisant ainsi l'activation de cette dernière. Il faut habituellement 30 à 60 min après l'internalisation de l'antigène pour que les peptides antigé-

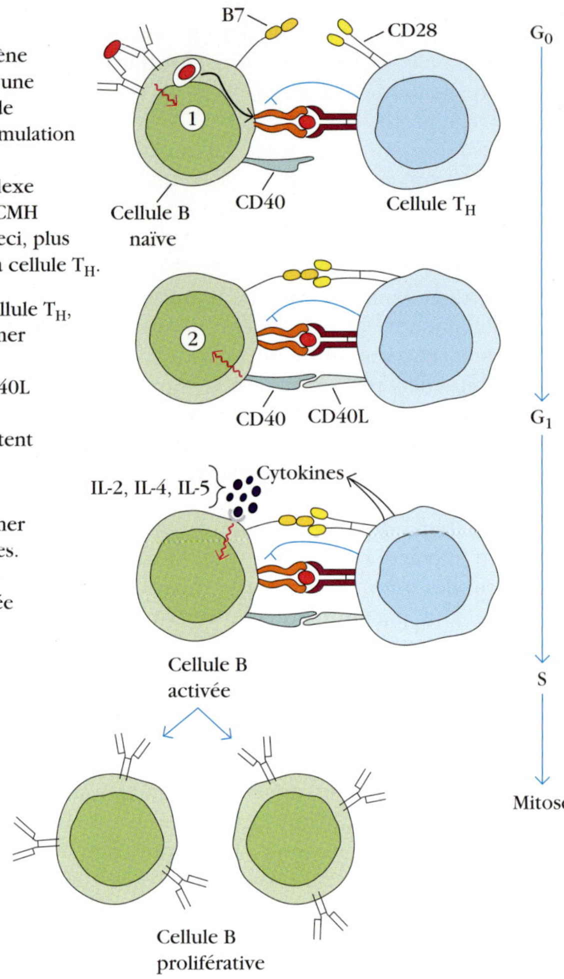

(a) 1. Le pontage de la mIg par l'antigène induit un signal (1), qui conduit à une expression accrue des molécules de classe II du CMH et du B7 de costimulation sur la cellule B.
2. La cellule T_H reconnaît le complexe antigène-molécule de classe II du CMH sur la membrane de la cellule B. Ceci, plus le signal de costimulation, active la cellule T_H.

(b) 1. À la suite de l'activation de la cellule T_H, cette dernière commence à exprimer le CD40L.
2. L'interaction du CD40 et du CD40L donne le signal (2).
3. Les interactions B7-CD28 apportent une costimulation à la cellule T_H.

(c) 1. La cellule B commence à exprimer les récepteurs de diverses cytokines.
2. La liaison des cytokines libérées par la cellule T_H d'une façon dirigée envoie des signaux qui amènent progressivement la cellule B à synthétiser du DNA.

FIGURE 11.10 Séquence des événements de l'activation des cellules B par un antigène thymodépendant. La phase du cycle cellulaire de la cellule B est indiquée sur la droite.

niques apprêtés soient présentés sur la membrane de la cellule B en association avec des molécules de classe II du CMH. Vraisemblablement, c'est le temps requis pour l'apprêtement de l'antigène et son association à des molécules du CMH au sein des cellules B.

Étant donné qu'une cellule B reconnaît et internalise spécifiquement un antigène par la voie de son Ig membranaire, elle est capable de présenter l'antigène aux cellules T à des concentrations d'antigène 100 à 10 000 fois plus faibles que celles qui sont nécessaires à la présentation par les macrophages ou les cellules dendritiques. Lorsque les concentrations d'antigène sont élevées, les macrophages et les cellules dendritiques servent de cellules présentatrices de l'antigène efficaces, mais, lorsque les concentrations d'antigène diminuent, les cellules B prennent la relève et apparaissent comme les principales cellules présentatrices de l'antigène aux cellules T_H.

Une fois qu'une cellule T_H a reconnu un peptide antigénique apprêté présenté par une molécule de classe II du CMH sur la membrane d'une cellule B, les deux cellules entrent en interaction pour former un **conjugué T-B** (figure 11.11). Les micrographies de conjugués T-B révèlent que les cellules T_H des conjugués spécifiques d'un antigène ont réorganisé leur appareil de Golgi et leur centre organisateur des microtubules vers la jonction avec la cellule B. Cette réorganisation de l'appareil de Golgi pourrait faciliter la libération de cytokines en direction de la cellule B spécifique de l'antigène. La formation d'un conjugué T-B ne conduit pas uniquement à la libération directionnelle de cytokines de la cellule T, mais aussi à la régulation positive de l'expression du CD40L (CD154), qui est une protéine membranaire des cellules T qui entre alors en interaction avec le CD40 des cellules B pour fournir un signal essentiel à l'activation des cellules B dépendantes des cellules T.

Aide dépendante du contact médiée par l'interaction CD40/CD40L

Les cellules B naïves expriment la glycoprotéine membranaire CD40, qui appartient à la famille des facteurs de nécrose tumorale (TNF) des protéines de la surface cellulaire et des cytokines solubles qui régulent la prolifération cellulaire et la mort cellulaire programmée par apoptose. Le CD40L, qui est régulé positivement après l'activation des cellules T_H, appartient à la famille des récepteurs des facteurs de nécrose tumorale (TNFR). L'interaction du CD40L et du CD40 de la cellule B délivre un signal (signal 2) à la cellule B qui, de concert avec le signal créé par les liaisons croisées entre les mIg (signal 1), amène la cellule B en G_1 (voir la figure 11.10b). Les signaux du CD40 sont transmis par de nombreuses voies de signalisation intracellulaires, ce dont il résulte finalement des changements dans l'expression des gènes. Des études ont montré que, bien que le CD40 n'ait pas d'activité kinasique, sa liaison est suivie de l'activation de tyrosine protéine kinases, telles que Lyn et Syk. La liaison du CD40 conduit aussi à l'activation de la phospholipase C et à la création subséquente des seconds messagers IP_3 et DAG, ainsi qu'à l'activation de nombreux facteurs de transcription. La liaison du CD40 conduit aussi à son association à des membres de la famille des facteurs associés au TNFR (TRAF). Une conséquence de cette interaction est l'activation du facteur de transcription NF-κB.

Le rôle d'une protéine membranaire inductible des cellules T_H, le CD40L, dans l'activation des cellules B a été révélé pour la première fois par des expérimentations dans lesquelles les cellules B naïves étaient incubées avec l'antigène et des membranes plasmiques préparées, soit à partir de clones de cellules T_H activées, soit à partir de clones de cellules T_H au repos. Seules les membranes des cellules T_H activées induisaient la prolifération des cellules B, ce qui suggérait qu'une ou plusieurs molécules exprimées sur la membrane d'une cellule T_H activée engagent les récepteurs de la cellule B à apporter une aide dépendante du contact.

Plusieurs preuves ont identifié l'interaction CD40/CD40L comme celle impliquée dans l'aide dépendante du contact. Par exemple, lorsque des cellules B stimulées par l'antigène sont traitées par des anticorps monoclonaux anti-CD40 en l'absence de cellules T_H, elles sont activées et prolifèrent. Ainsi, l'engagement du CD40, soit par des anticorps anti-CD40, soit par le CD40L, est essentiel à l'apport du signal 2 à la cellule B. Lorsque des cytokines appropriées sont, de plus, associées à ce système expérimental, les cellules B en prolifération se différencieront alors en plasmocytes. Inversement, on a montré que des anticorps anti-CD40L arrêtent l'activation des cellules B en bloquant l'interaction CD40/CD40L.

Signaux fournis par les cytokines des cellules T_H

Bien que les cellules B stimulées par les protéines membranaires des cellules T_H activées soient capables de proliférer, elles ne peuvent pas se différencier sans que des cytokines soient aussi présentes. Cette découverte suggère qu'un signal venant d'un contact membranaire et que des signaux venant de cytokines sont nécessaires à la prolifération et la différenciation des cellules B. Comme on l'a déjà fait remarquer, les micrographies électroniques des conjugués T-B révèlent que l'interaction spécifique de l'antigène entre une cellule T_H et une cellule B induit une redistribution des protéines membranaires et des éléments du cytosquelette de la cellule T_H qui pourrait se traduire par la libération polarisée de cytokines vers la cellule B en interaction.

Dans une expérimentation simple, mais ingénieuse, W.J. Poo et C.A. Janeway ont cherché à déterminer les cytokines libérées des cellules T_H d'une façon directionnelle. Ils ont travaillé avec un clone de cellules T_H qui sécrétait de l'IL-4 en réponse à la liaison d'un anticorps monoclonal clonotypique spécifique de l'idiotype du récepteur des cellules T. Ce clone T_H était centrifugé sur une membrane nucléopore dont les pores étaient de 3 μ. Étant donné que les cellules étaient supérieures à 3 μ, elles bouchaient complètement les pores. Les membranes chargées de cellules étaient ensuite tendues entre deux chambres et l'anticorps monoclonal anti-TCR était ajouté à l'une des chambres (figure 11.12). Le dosage de l'IL-4 dans les deux chambres montrait que l'IL-4 était libéré vers la chambre contenant l'anticorps monoclonal activateur. Ces résultats suggèrent que la formation de

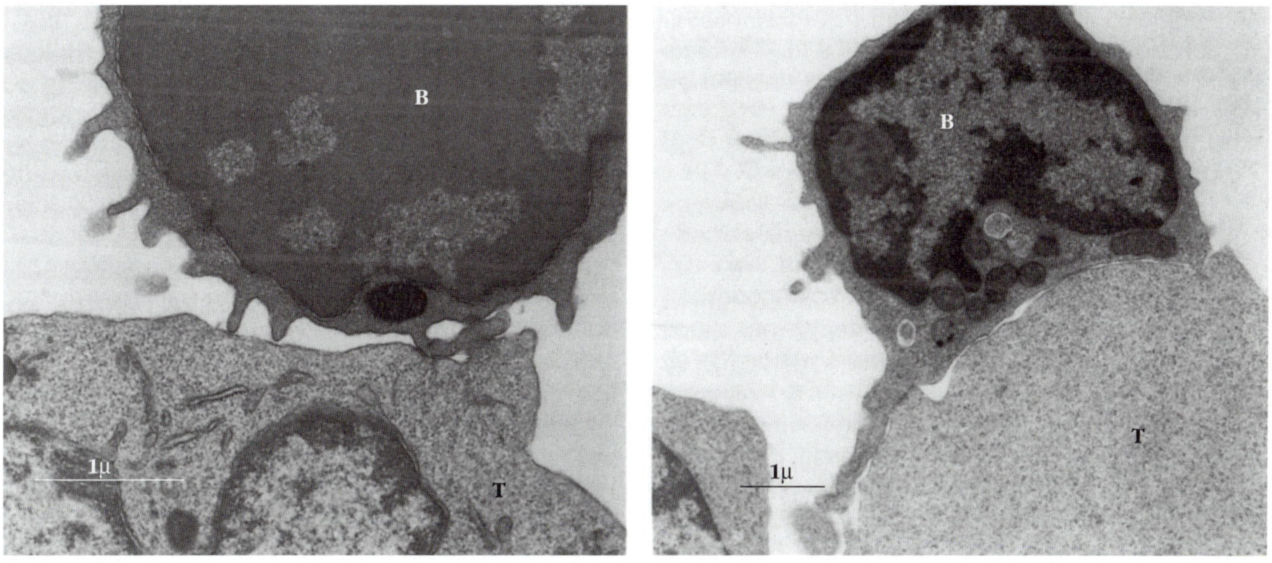

FIGURE 11.11 Micrographie électronique à transmission du contact initial entre une cellule T et une cellule B (*à gauche*) et d'un conjugué T-B (*à droite*). Remarquer la large zone de contact membranaire entre les cellules après la formation du conjugué. La barre = 1 μm. [D'après VM Sanders *et al.*, 1986, *J. Immunol.* **137**:395.]

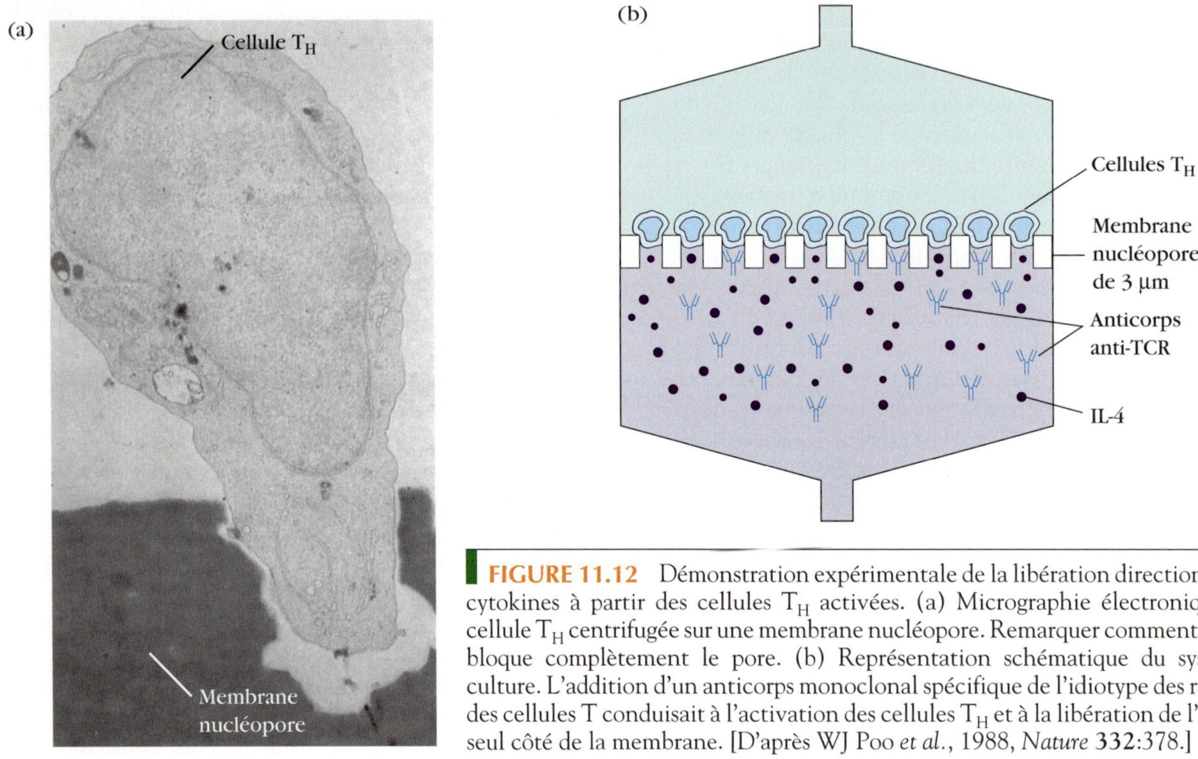

FIGURE 11.12 Démonstration expérimentale de la libération directionnelle des cytokines à partir des cellules T_H activées. (a) Micrographie électronique d'une cellule T_H centrifugée sur une membrane nucléopore. Remarquer comment la cellule bloque complètement le pore. (b) Représentation schématique du système de culture. L'addition d'un anticorps monoclonal spécifique de l'idiotype des récepteurs des cellules T conduisait à l'activation des cellules T_H et à la libération de l'IL-4 d'un seul côté de la membrane. [D'après WJ Poo *et al.*, 1988, *Nature* **332**:378.]

conjugués T-B spécifiques se traduit par une libération directionnelle de cytokines vers la cellule B qui entre en interaction.

Une fois activée, la cellule B commence à exprimer des récepteurs membranaires de plusieurs cytokines, telles que l'IL-2, l'IL-4, l'IL-5, ou encore d'autres cytokines. Ces récepteurs se lient ensuite aux cytokines produites par la cellule T_H qui entre en interaction. Les signaux produits par ces interactions cytokine-récepteur favorisent la prolifération des cellules B et peuvent induire la différenciation. Parmi ces événements de différenciation figurent la formation de plasmocytes et de cellules B à mémoire, la commutation de classe et la maturation de l'affinité. Chacun de ces événéments est décrit dans une section ultérieure.

Sélection négative des cellules B matures autoréactives

Étant donné que certains auto-antigènes n'ont pas accès à la moelle osseuse, les cellules B exprimant une mIgM spécifique de tels antigènes ne peuvent pas être éliminées par le processus de sélection négative dans la moelle osseuse décrit précédemment. Pour éviter des réponses auto-immunes de telles cellules B matures autoréactives, certains processus permettant de les éliminer ou de les rendre inactives doivent avoir lieu dans le tissu lymphoïde périphérique.

Un système transgénique développé par C. Goodnow et ses collaborateurs a servi à clarifier le processus de sélection négative des cellules matures dans la périphérie. Le système expérimental de Goodnow incluait deux groupes de souris transgéniques (figure 11.13a). Un groupe portait un transgène du lysozyme de blanc d'œuf de poule (HEL, de *hen-egg white lysozyme*) lié au promoteur d'une métallothionine qui plaçait la transcription du gène HEL sous le contrôle des taux de zinc. L'autre groupe de souris transgéniques portait des transgènes réarrangés de chaînes lourdes et de chaînes légères d'immunoglobuline codant un anticorps anti-HEL. Chez les souris normales, la fréquence des cellules B réactives de l'HEL est de l'ordre de 1 à 10^3, mais chez les souris transgéniques, le transgène anti-HEL réarrangé est exprimé par 60 %-90 % des cellules B périphériques matures. Goodnow a accouplé les deux groupes de transgéniques pour produire une descendance « double transgénique » portant à la fois les transgènes HEL et anti-HEL. La question que se posait Goodnow était de savoir quel serait l'effet de l'HEL, qui est exprimé à la périphérie mais pas dans la moelle osseuse, sur le développement des cellules B exprimant le transgène anti-HEL.

Le système double transgénique de Goodnow a apporté plusieurs découvertes intéressantes concernant la sélection négative des cellules B (tableau 11.3). Goodnow a constaté que les souris double transgéniques exprimant des taux élevés d'HEL (10^{-9} M) continuaient à avoir des cellules B périphériques matures portant l'anticorps membranaire anti-HEL, mais que ces cellules B étaient fonctionnellement non répondeuses, c'est-à-dire qu'elles étaient **anergiques**. Lorsque ces souris recevaient une dose immunisante d'HEL, peu de plasmocytes anti-HEL étaient induits et le titre sérique de l'anti-HEL était faible. Les concentrations endogènes d'HEL dans ces souris double transgéniques avant immunisation étaient estimées suffisantes pour occuper 45 % des anticorps anti-HEL sur les cellules B. Un second groupe de double transgéniques, exprimant des taux dix fois plus faibles d'HEL (10^{-10} M) a été aussi obtenu à partir des accouplements. Dans ce cas, l'HEL occupait moins de 5 % des anticorps anti-HEL des cellules B. Dans ces conditions, on a montré que les

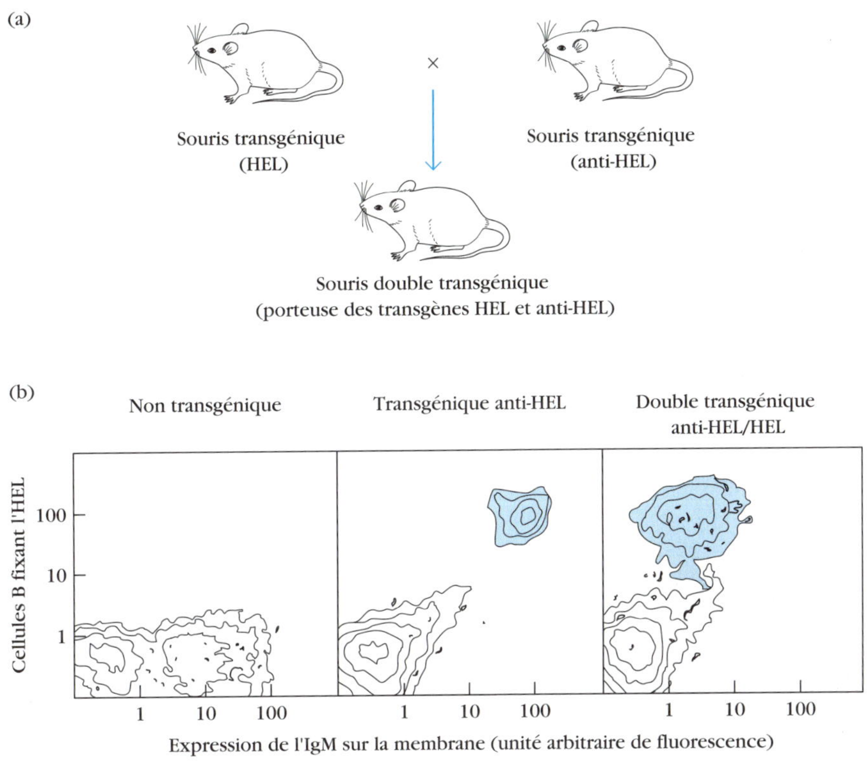

FIGURE 11.13 Système expérimental de Goodnow pour la démonstration de l'anergie clonale dans les cellules B matures périphériques. (a) Production de souris double transgéniques portant des transgènes codant l'HEL (lysozyme du blanc d'œuf de poule) et l'anticorps anti-HEL. (b) Analyse par FACS des cellules B périphériques qui se lient à l'HEL, comparativement au taux d'IgM membranaire. Le nombre des cellules B liées à l'HEL était mesuré en déterminant le nombre des cellules qui se liaient à l'HEL marqué par fluorescence. Le taux de l'IgM membranaire était déterminé par incubation des cellules avec un anticorps anti-IgM de souris marqué par une substance fluorescente autre que celle utilisée pour marquer l'HEL. La mesure de la fluorescence émise par ce marqueur indiquait le taux de l'IgM membranaire exprimée dans les cellules B. Les souris non transgéniques (*à gauche*) possédaient de nombreuses cellules B qui exprimaient des taux élevés d'IgM de surface mais presque pas de cellules B qui se liaient à l'HEL au-dessus du taux du bruit de fond de 1. Les souris transgéniques anti-HEL (*au milieu*) et les souris double transgéniques anti-HEL/HEL (*à droite*) avaient un grand nombre de cellules B qui se liaient à l'HEL (bleu), bien que le taux d'IgM membranaire était environ deux fois moins élevé chez les double transgéniques. Les données du tableau 11.3 indiquent que les cellules B exprimant l'anti-HEL dans les double transgéniques ne peuvent pas monter une réponse humorale contre l'HEL.

TABLEAU 11.3 Expression du transgène anti-HEL par les cellules B matures périphériques chez les souris transgéniques et les souris double transgéniques

Groupe expérimental	Taux d'HEL	Anti-HEL membranaire	Anti-HEL CFP / rate*	Titre sérique de l'anti-HEL *
Transgéniques anti-HEL	Aucun	+	Élevé	Élevé
Double transgéniques anti-HEL/HEL (groupe 1)	10^{-9} M	+	Faible	Faible

* Les animaux expérimentaux étaient immunisés par le lysozyme du blanc d'œuf de poule (HEL). Plusieurs jours après, le dosage du nombre des plasmocytes sécréteurs de l'anticorps anti-HEL était effectué et le titre sérique de l'anti-HEL était déterminé. CFP = cellules formant des plages ; voir la figure 23.1 pour une description du dosage par plage.

Source : Adapté de CC Goodnow, 1992, *Annu. Rev. Immunol.* 10:489.

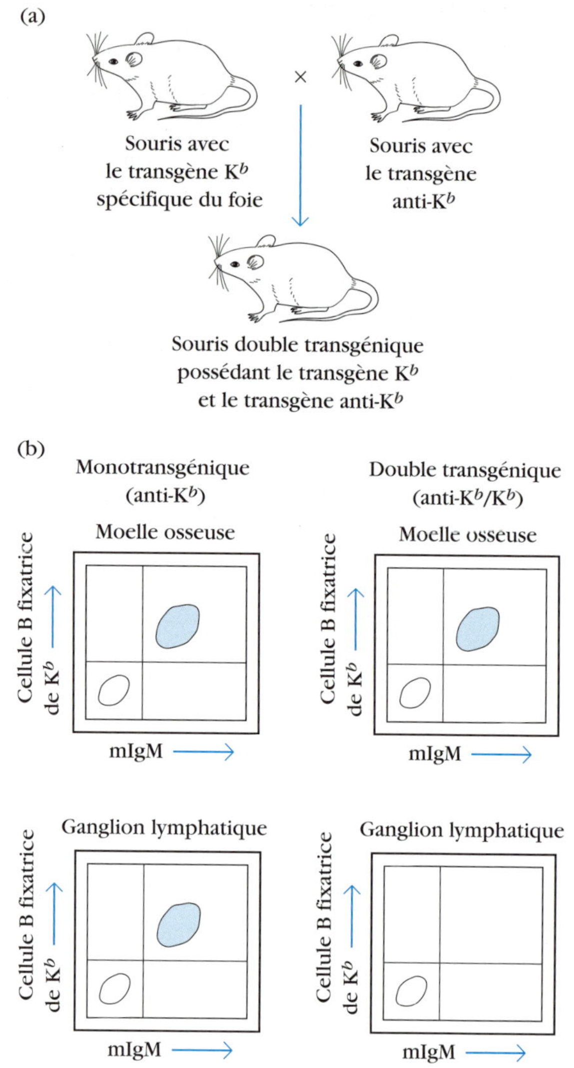

FIGURE 11.14 Démonstration expérimentale de la délétion clonale des cellules B matures périphériques autoréactives par Nemazee et Burki. (a) Production de souris double transgéniques exprimant la molécule K^b de classe I et l'anticorps anti-K^b. Étant donné que le transgène K^b contenait un promoteur spécifique du foie, K^b n'était pas exprimé dans la moelle osseuse chez les transgéniques. (b) Analyse par FACS des cellules B de la moelle osseuse et des cellules B périphériques (ganglion lymphatique) pour la fixation de K^b en fonction de l'IgM membranaire (mIgM). Chez les souris double transgéniques, les cellules B qui expriment l'anti-K^b (bleu) était présentes dans la moelle osseuse mais absentes des ganglions lymphatiques, ce qui indique que les cellules B matures autoréactives étaient délétées à la périphérie.

cellules B étaient fonctionnellement actives. Ainsi, la concentration d'HEL et l'occupation de la mIg semblaient déterminer le fait que les cellules B périphériques réactives à l'HEL devenaient ou non anergiques. Pour déterminer si les cellules B matures réactives à l'HEL chez les double transgéniques à faible taux d'HEL pouvaient être rendues anergiques ultérieurement, Goodnow a donné aux souris de l'eau contenant du zinc afin d'élever la concentration sérique d'HEL. Dans les quatre jours, les cellules B anti-HEL matures antérieurement répondeuses sont devenues fonctionnellement anergiques. Ainsi, l'anergie clonale pouvait être restaurée chez les animaux à faible taux d'HEL en élevant le taux d'HEL.

L'analyse des cellules B des double transgéniques a montré que les cellules anergiques anti-HEL exprimaient des taux d'IgM membranaire environ 20 fois plus faibles que ceux des cellules réactives, mais presque les mêmes taux d'IgD membranaire. Goodnow a suggéré que la réduction du taux de la mIgM pouvait provoquer des différences quantitatives dans la transduction du signal, conduisant ainsi à l'état d'anergie. L'observation selon laquelle les cellules B anergiques de ce système expriment à la fois l'IgM et l'IgD indiquent que l'anergie est induite dans les cellules B matures plutôt que dans les cellules B immatures.

Pour étudier ce qui pourrait arriver si un auto-antigène présenté sur une molécule de classe I du CMH était exprimé uniquement à la périphérie, Nemazee et Burki ont modifié le système transgénique utilisé dans les expérimentations de sélection négative dans la moelle osseuse décrit précédemment. Pour y parvenir, ils ont produit un transgène constitué d'un gène K^b de classe I lié à un promoteur spécifique du foie, de telle façon que la molécule K^b de classe I ne puisse être exprimée que par le foie. Des souris transgéniques exprimant un anticorps anti-K^b sur leurs cellules B ont été aussi produites et les deux groupes de souris transgéniques ont été croisés (figure 11.14a). Dans les souris double transgéniques résultantes, les cellules B immatures exprimant la mIgM anti-K^b ne rencontreraient pas la molécule K^b de classe I dans la moelle osseuse. L'analyse par FACS des cellules B des double transgéniques a montré que des cellules B immatures exprimant l'anti-K^b codé par le transgène étaient présentes dans la moelle osseuse, mais pas dans les organes lymphoïdes périphériques (figure 11.14b). Dans les expérimentations précédentes de Nemazee et Burki, l'auto-antigène de classe I du CMH (H-2^k) était exprimé sur toutes les cellules nucléées. Dans ce système, les cellules B immatures exprimant l'anticorps contre cette molécule de classe I, codée par le transgène, étaient sélectionnées et délétées dans la moelle osseuse (voir la figure 11.5a). Cependant, dans leur second système, l'auto-antigène de classe I (K^b) n'était exprimé que dans le foie, de telle façon que la sélection négative et la délétion aient lieu au stade de cellule B mature dans la périphérie.

La réponse humorale

Cette section considère les différences entre la réponse humorale primaire et la réponse humorale secondaire et l'utilisation de conjugués haptène-porteur dans l'étude de la réponse humorale.

Réponse primaire et réponse secondaire

La cinétique et les autres caractéristiques de la réponse humorale diffèrent considérablement suivant qu'elles résultent de l'activation des lymphocytes naïfs (réponse primaire) ou des lymphocytes à mémoire (réponse secondaire). Dans les deux cas, l'activation conduit à la production d'anticorps sécrétés de divers isotypes qui diffèrent dans leur capacité à médier des fonctions effectrices spécifiques (voir le tableau 4.2).

Le premier contact d'un antigène exogène et d'un individu crée une réponse humorale primaire, caractérisée par la production de plasmocytes sécréteurs d'anticorps et de cellules B à mémoire. Comme il a été montré au chapitre 3, la cinétique de la réponse primaire, mesurée par le taux d'anticorps sérique, dépend de la nature de l'antigène, de la voie d'administration de ce dernier, de la présence ou de l'absence d'adjuvants et de l'espèce ou de la souche immunisées.

Cependant, dans tous les cas, une réponse primaire à l'antigène est caractérisée par une phase de latence au cours de laquelle les cellules B naïves subissent une sélection clonale, une expansion clonale subséquente et une différenciation en cellules à mémoire ou en plasmocytes (figure 11.15). La phase de latence est suivie d'une augmentation logarithmique du taux de l'anticorps sérique qui atteint un pic, reste en plateau pendant un temps variable, puis diminue. La durée de la phase de latence varie avec la nature de l'antigène. L'immunisation de souris par un antigène tel que des cellules rouges du sang de mouton donne typiquement une phase de latence de 3-4 jours. Huit ou neuf divisions cellulaires successives des cellules B activées lors des jours 4 et 5 génèrent alors des plamocytes et des cellules à mémoire. Le pic du taux de plasmocytes est atteint au jour 4-5 ; le pic du taux de l'anticorps sérique est atteint entre les jours 7-10 environ. Pour les protéines antigéniques solubles, la phase de latence est un peu plus longue, s'étendant souvent sur une semaine, le taux de plasmocytes est atteint entre les jours 9-10 et le pic du titre sérique se situe au 14e jour environ. Au cours d'une réponse humorale primaire, l'IgM est tout d'abord sécrétée ; elle est souvent suivie d'une commutation vers une proportion croissante d'IgG. En fonction de la persistance de l'antigène, une réponse primaire peut s'étendre sur des périodes variables, de quelques jours à plusieurs semaines.

Les cellules B à mémoire formées lors d'une réponse primaire arrêtent de se diviser et entrent en phase G_0 du cycle cellulaire. Ces cellules ont des durées de vie variables et certaines persistent pendant toute la vie de l'individu. La capacité à développer une réponse humorale secondaire (voir la figure 11.15) dépend de l'existence de cette population de cellules B à mémoire, ainsi que de cellules T à mémoire. L'activation de ces cellules à mémoire par l'antigène se traduit par une réponse anticorps secondaire qui peut être distinguée de la réponse primaire de plusieurs façons (tableau 11.4). La réponse secondaire a une période de latence plus courte et elle est donc plus rapide ; elle atteint une plus grande intensité et dure plus longtemps. La réponse secondaire est caractérisée aussi par la sécrétion d'un anticorps d'une plus grande affinité pour l'antigène et des isotypes autres que l'IgM prédominent.

Un facteur essentiel du début plus rapide et de l'intensité plus grande des réponses secondaires est le fait que la population des cellules B à mémoire spécifiques d'un antigène donné est considérablement plus grande que la population des cellules B naïves correspondantes. Un autre facteur important est le fait que les cellules à mémoire sont plus facilement activées que les cellules B naïves. Les processus de maturation de l'affinité et de commutation de classe sont responsables de la plus grande affinité et des différences dans les isotypes présentés lors d'une réponse secondaire. Le taux d'anticorps plus élevé couplé à l'affinité globalement plus élevée apporte une

Visualisation des concepts

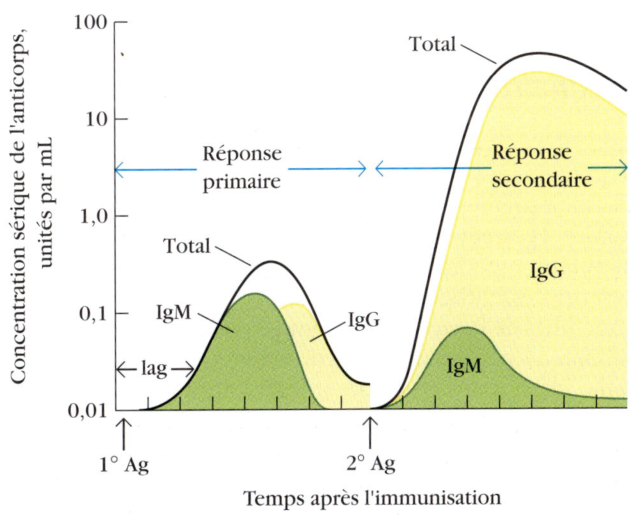

FIGURE 11.15 Concentration et isotype de l'anticorps sérique à la suite d'une immunisation primaire (1°) et d'une immunisation secondaire (2°) par l'antigène. Les concentrations d'anticorps sont sur une échelle logarithmique. Les unités de temps ne sont pas spécifiées parce que les cinétiques diffèrent quelque peu suivant le type et le mode d'administration de l'antigène, la présence ou l'absence d'adjuvant et l'espèce ou la souche de l'animal.

Tableau 11.4 Comparaison de la réponse anticorps primaire et de la réponse anticorps secondaire

Propriété	Réponse primaire	Réponse secondaire
Cellule B répondeuse	Cellule B naïve (vierge)	Cellule B à mémoire
Période de latence après l'administration de l'antigène	Habituellement 4-7 jours	Habituellement 1-3 jours
Temps auquel la réponse atteint un pic	7-10 jours	3-5 jours
Amplitude du pic de la réponse anticorps	Variable selon l'antigène	Généralement 100 à 1 000 fois plus forte que dans la réponse primaire
Isotype produit	L'IgM prédomine au début de la réponse	L'IgG prédomine
Antigènes	Thymodépendants et thymo-indépendants	Thymodépendants
Affinité de l'anticorps	Faible	Élevée

défense plus efficace à l'hôte après une réinfection. Le changement d'isotype apporte des anticorps dont les fonctions effectrices sont particulièrement adaptées à un pathogène donné.

L'existence de cellules B à mémoire à durée de vie longue explique un phénomène appelé « péché originel antigénique » qui a été observé pour la première fois lorsque la réponse anticorps aux vaccins contre la grippe a été contrôlée chez l'adulte. Le contrôle a révélé que l'immunisation par un vaccin contre la grippe d'une certaine souche suscitait une réponse anticorps contre cette souche, mais que paradoxalement, elle suscitait aussi une réponse anticorps d'une plus grande intensité contre une autre souche de la grippe à laquelle l'individu avait été exposé dans son enfance. C'était comme si la mémoire de la première exposition à l'antigène avait laissé une empreinte de longue durée sur le système immunitaire. Ce phénomène a pu être expliqué par la présence d'une population de cellules à mémoire, suscitée par la souche de la grippe rencontrée dans l'enfance, qui est activée par des épitopes de la souche du vaccin rencontrés plus tard et susceptibles de faire des réactions croisées. Ce processus crée ensuite une réponse secondaire, caractérisée par des anticorps d'une affinité plus grande pour la souche virale précédente.

La réponse humorale aux conjugués haptène-porteur et le rôle des cellules T auxiliaires

Comme il a été décrit au chapitre 3, lorsque des animaux sont immunisés par des composés organiques de faibles poids moléculaires (haptènes) conjugués à de grosses protéines (porteurs), le conjugué induit une réponse immunitaire humorale constituée d'anticorps dirigés à la fois contre des épitopes de l'haptène et contre des épitopes non modifiés de la protéine servant de porteur. Les conjugués haptène-porteur ont apporté aux immunologistes un système idéal pour l'étude des interactions cellulaires de la réponse humorale ; de telles études ont démontré que la création d'une réponse anticorps humorale nécessite la reconnaissance de l'antigène à la fois par les cellules B et les cellules T_H, chacune reconnaissant des épitopes différents du même antigène. Un grand nombre de conjugués haptène-porteur ont été utilisés dans la recherche immunologique (tableau 11.5).

Une des premières découvertes avec les conjugués haptène-porteur a été que l'haptène doit être chimiquement couplé à une molécule porteuse plus grosse pour induire une réponse humorale à l'haptène. Lorsqu'un animal était immunisé avec l'haptène et le porteur séparément, très peu, voire pas du tout d'anticorps spécifique de l'haptène était créé. Une seconde observation importante a été que, pour créer une réponse anticorps secondaire à un haptène, l'animal devait être à nouveau immunisé avec le même conjugué haptène-porteur que celui qui avait été utilisé pour l'immunisation primaire. Lorsque l'immunisation secondaire était effectuée avec le même haptène, mais conjugué à un porteur différent non apparenté, aucune réponse secondaire anti-haptène ne se produisait. Ce phénomène, appelé **effet porteur,** pouvait être évité en immunisant séparément l'animal avec le porteur non apparenté.

Des expérimentations semblables effectuées avec un système de transfert adoptif ont montré que les cellules activées par l'haptène (immunisées contre l'haptène) ainsi que les cellules activées par le porteur (immunisées contre le porteur) constituaient des populations dis-

Tableau 11.5 Conjugués haptène-porteur utilisés communément dans la recherche immunologique

Acronyme de l'haptène-porteur	Haptène	Protéine porteuse
DNP-BGG	Dinitrophénol	Gammaglobuline bovine
TNP-BSA	Trinitrophényle	Sérum albumine bovine
NIP-KLH	Acide 5-nitrophényl acétique	Hémocyanine de patelle
ARS-OVA	Azophénylarsiénate	Ovalbumine
LAC-HGG	Phényllactoside	Gammaglobuline humaine

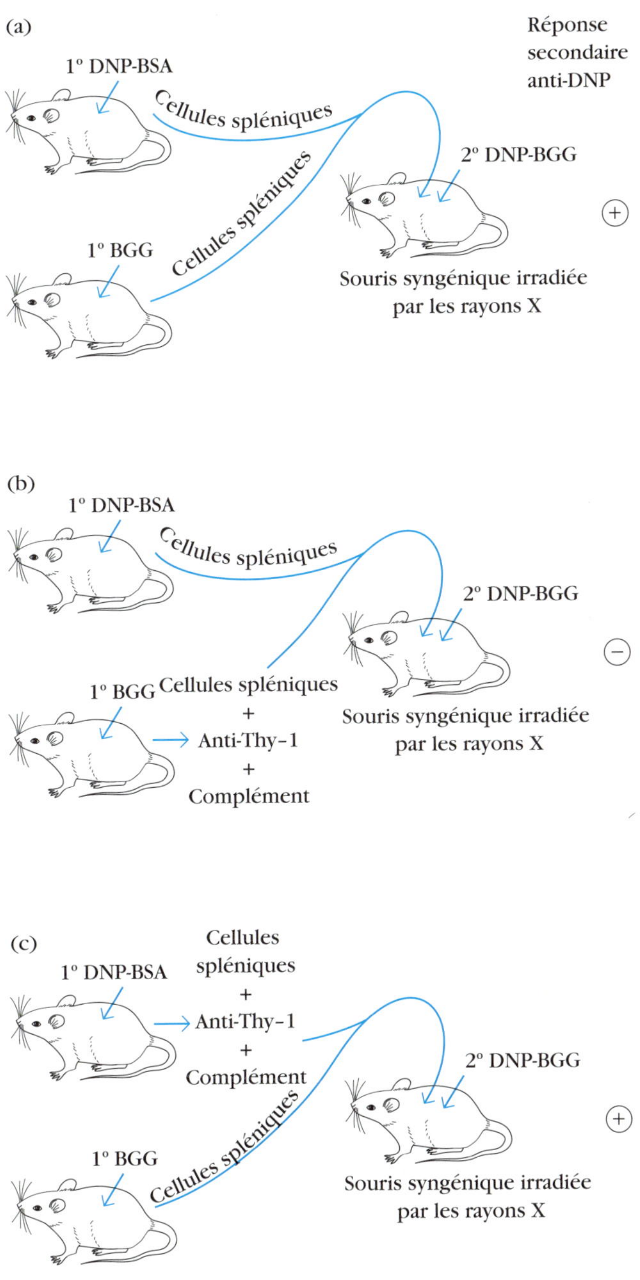

FIGURE 11.16 Expérimentations de transfert adoptif démontrant que les cellules activées par un haptène et les cellules activées par un porteur constituent des populations séparées. (a) Des souris syngéniques irradiées par les rayons X reconstituées par des cellules spléniques de souris activées par le DNP-BSA et de souris activées par le BGG et confrontées à un complexe DNP-BGG développaient une réponse secondaire anti-DNP. (b) L'élimination des cellules T des cellules spléniques activées par le BGG au moyen d'un traitement par un antisérum anti-Thy-1 abolissait la réponse secondaire anti-DNP. (c) L'élimination des cellules T des cellules spléniques activées par le DNP-BSA n'avait pas d'effet sur la réponse secondaire au DNP. Ces expérimentations montrent que les cellules activées par un porteur sont des cellules T et que les cellules activées par un haptène sont des cellules B.

tinctes. Dans ces études, une souris était activée par le conjugué DNP-BSA et une autre par le porteur non apparenté BGG non conjugué à l'haptène. Dans une expérimentation, les cellules spléniques des deux souris étaient mélangées et injectées à un receveur syngénique irradié de façon létale. Lorsque cette souris était confrontée au DNP conjugué au porteur non apparenté BGG, il y avait une réponse secondaire anti-haptène contre le DNP (figure 11.16a). Dans une deuxième expérimentation, les cellules spléniques des souris immunisées avec la BGG étaient traitées avec un antisérum anti-cellules T (anti-Thy-1) et du complément pour lyser les cellules T. Lorsque cet échantillon déplété en cellules T était mélangé à des cellules spléniques activées par le conjugué DNP-BSA et injecté à une souris irradiée, aucune réponse secondaire anti-haptène n'était observée à la suite d'une immunisation par le conjugué DNP-BGG (figure 11.16b). Cependant, un traitement semblable des cellules spléniques activées grâce au conjugué DNP-BSA par l'anti-Thy-1 et le complément n'abolissait pas la réponse secondaire anti-haptène contre le conjugué DNP-BGG (figure 11.16c). Des expérimentations ultérieures, dans lesquelles des antisérums étaient utilisés pour éliminer spécifiquement les cellules T $CD4^+$ ou $CD8^+$, ont montré que la sous-population de cellules T $CD4^+$ était responsable de l'effet porteur. Ces expérimentations démontrent que la réponse des cellules B activées par l'haptène au conjugué haptène-porteur nécessite la présence de cellules T_H $CD4^+$ activées par le porteur, spécifiques d'épitopes du porteur. (Il est important de garder présent à l'esprit que la réponse des cellules B n'est pas limitée au déterminant hapténique ; en fait, certaines cellules B réagissent aux épitopes du porteur ; cependant, le dosage peut être conduit de telle façon qu'il ne détecte que les réponses anti-haptène.)

Les expérimentations avec les conjugués haptène-porteur ont révélé que les cellules T_H, ainsi que les cellules B, doivent nécessairement reconnaître les déterminants antigéniques de la même molécule pour que l'activation des cellules B s'effectue. Cette caractéristique de l'interaction entre les cellules T et les cellules B au cours de la réponse humorale est appelée reconnaissance associative, ou liée. Les conclusions tirées des expérimentations avec les conjugués haptène-porteur s'appliquent à la réponse humorale aux antigènes en général et apportent des éléments en faveur de la nécessité de la participation des cellules T à l'activation des cellules B décrite antérieurement dans ce chapitre.

Sites in vivo de l'induction de la réponse humorale

L'activation et la différenciation *in vivo* des cellules B s'opèrent dans des sites anatomiques définis dont la structure place certaines restrictions aux types d'interactions cellulaires qui peuvent avoir lieu. Lorsqu'un antigène est introduit dans l'organisme, il est concentré dans divers organes lymphoïdes périphériques. Un antigène apporté par le sang est filtré par la rate, tandis qu'un antigène des espaces tissulaires drainés par le système lymphatique est filtré par les ganglions lymphatiques régionaux ou les nodules lymphatiques. La description se concentre sur la création de la réponse humorale dans les ganglions lymphatiques.

Un ganglion lymphatique est un filtre extrêmement efficace capable de capter plus de 90 % d'un antigène qui lui est apporté par les lymphatiques afférents. Lorsqu'un antigène passe à travers l'architecture cellulaire d'un ganglion, il rencontre l'un des trois types de cellules présentatrices de l'antigène : les cellules dendritiques interdigitées dans le paracortex, les macrophages disséminés dans tout le ganglion ou les cellules dendritiques folliculaires spécialisées dans les follicules et les centres germinatifs. Un défi antigénique conduisant à une réponse immunitaire humorale implique une série complexe d'événements qui prennent place dans des micro-environnements distincts au sein d'un ganglion lymphatique (figure 11.17). Des voies légèrement différentes peuvent opérer au cours d'une réponse primaire ou d'une réponse secondaire, étant donné que la plupart de l'antigène tissulaire est complexé à un anticorps circulant au cours d'une réponse secondaire.

L'antigène ou les complexes antigène-anticorps entrent dans les ganglions lymphatiques par les vaisseaux lymphatiques afférents, soit seuls, soit associés aux cellules transporteuses de l'antigène (par exemple les cellules de Langerhans ou les cellules dendritiques) ou aux macrophages. Les lymphocytes pénètrent dans les ganglions lymphatiques, soit par les lymphatiques afférents, soit à partir du sang par extravasation à travers les cellules de l'épithélium épais des veinules postcapillaires (voir la figure 2.18). On pense que l'activation initiale des cellules B et des cellules T s'effectue dans le paracortex. Cette région est fortement peuplée de cellules T, de macrophages et de cellules dendritiques interdigitées. Les cellules dendritiques interdigitéés du paracortex expriment des taux élevés de molécules de classe II du CMH et ont de longs prolongements que l'on a vu entrer en contact avec parfois plus de 200 cellules T_H.

Dans les 1-2 jours qui suivent le défi antigénique, l'antigène est présenté par les macrophages et les cellules dendritiques interdigitées aux cellules T naïves, ce qui

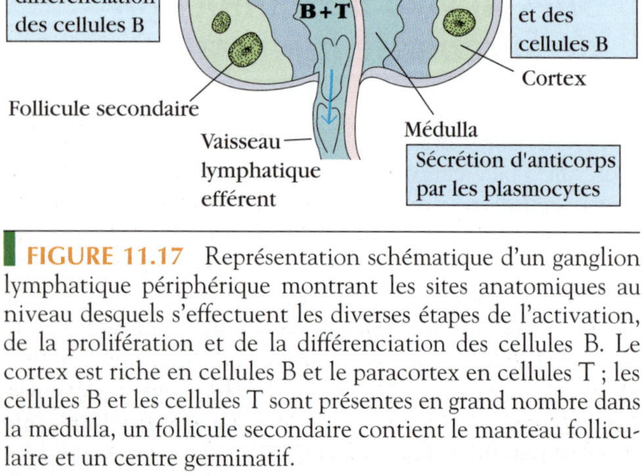

FIGURE 11.17 Représentation schématique d'un ganglion lymphatique périphérique montrant les sites anatomiques au niveau desquels s'effectuent les diverses étapes de l'activation, de la prolifération et de la différenciation des cellules B. Le cortex est riche en cellules B et le paracortex en cellules T ; les cellules B et les cellules T sont présentes en grand nombre dans la medulla, un follicule secondaire contient le manteau folliculaire et un centre germinatif.

conduit à une activation et à une prolifération intensives des cellules T_H au sein du paracortex. De plus, les cellules B naïves du cortex riche en cellules B migrent vers la zone riche en cellules T du ganglion lymphatique. Les cellules B qui ont fixé l'antigène par l'intermédiaire de la mIg internaliseront l'antigène et le présenteront associé à des molécules de classe II du CMH. En pénétrant dans la zone des cellules T, une cellule B présentatrice de l'antigène peut entrer en interaction avec une cellule T_H spécifique pour la présentation d'un peptide antigénique et former un conjugué T-B, induisant donc l'activation initiale des cellules B, comme il a été décrit antérieurement. Lorsque l'activation des cellules B s'effectue, de petits foyers de cellules B prolifératives se forment aux bords de la zone riche en cellules T et atteignent leur taille maximale dans les 3-4 jours qui suivent le défi antigénique. Les cellules B de ces foyers se différencient en plasmocytes sécréteurs d'isotypes IgM et IgG. La plupart de l'anticorps produit au cours d'une réponse primaire vient des plasmocytes de ces foyers. (Une séquence semblable d'événements se produit dans la rate, où l'activation initiale des cellules B a lieu dans le manchon lymphoïde périartériel (PALS) riche en cellules T ; voir la figure 2.19).

Quelques jours après la formation des foyers dans les ganglions lymphatiques, on pense que quelques cellules B activées, de concert avec quelques cellules T_H, migrent de ces foyers vers les follicules primaires. Ces derniers se développent alors en follicules secondaires qui fournissent un micro-environnement spécialisé favorable aux interactions entre les cellules B, les cellules T_H activées et les cellules dendritiques folliculaires. Il faut remarquer que, bien qu'elles partagent avec les cellules dendritiques dérivées de la moelle osseuse une morphologie très branchée, les cellules dendritiques folliculaires ne viennent pas de la moelle osseuse, n'expriment pas de molécules de classe II du CMH et ne présentent pas l'antigène aux cellules T $CD4^+$. Les cellules dendritiques folliculaires ont de longs prolongements le long desquels sont disposés des récepteurs du Fc qui se lient aux complexes antigène-anticorps par la partie Fc des anticorps et retiennent les complexes pendant de longues périodes, parfois des mois, sur la membrane cellulaire. Étant donné que les cellules dendritiques folliculaires se lient à l'antigène qui a été complexé à l'anticorps, on pense qu'elles sont particulièrement importantes dans la réponse secondaire, lorsque les taux d'anticorps circulants sont significatifs. On pense que la périodicité de ces complexes immuns le long des prolongements dendritiques de ces cellules apporte une présentation de l'antigène optimale pour l'activation des cellules B. On croit aussi que cette interaction contribue au signal d'activation et facilite donc l'activation ultérieure des cellules B.

Les cellules dendritiques folliculaires libèrent de petites particules dérivées de la membrane, de 0,3-0,4 µ de diamètre, qui semblent venir des structures perlées des prolongements dendritiques. Ces particules largement recouvertes de complexes immuns sont appelées **iccosomes**, de ***immuno-complex coated bodies***. Particulièrement lors de la réponse secondaire, les iccosomes libérés des cellules dendritiques folliculaires sont fixés par la mIg des cellules B porteuses de l'anticorps spécifique de l'antigène des complexes immuns puis endocytés. L'antigène endocyté est ensuite apprêté et présenté sur des

Visualisation des concepts

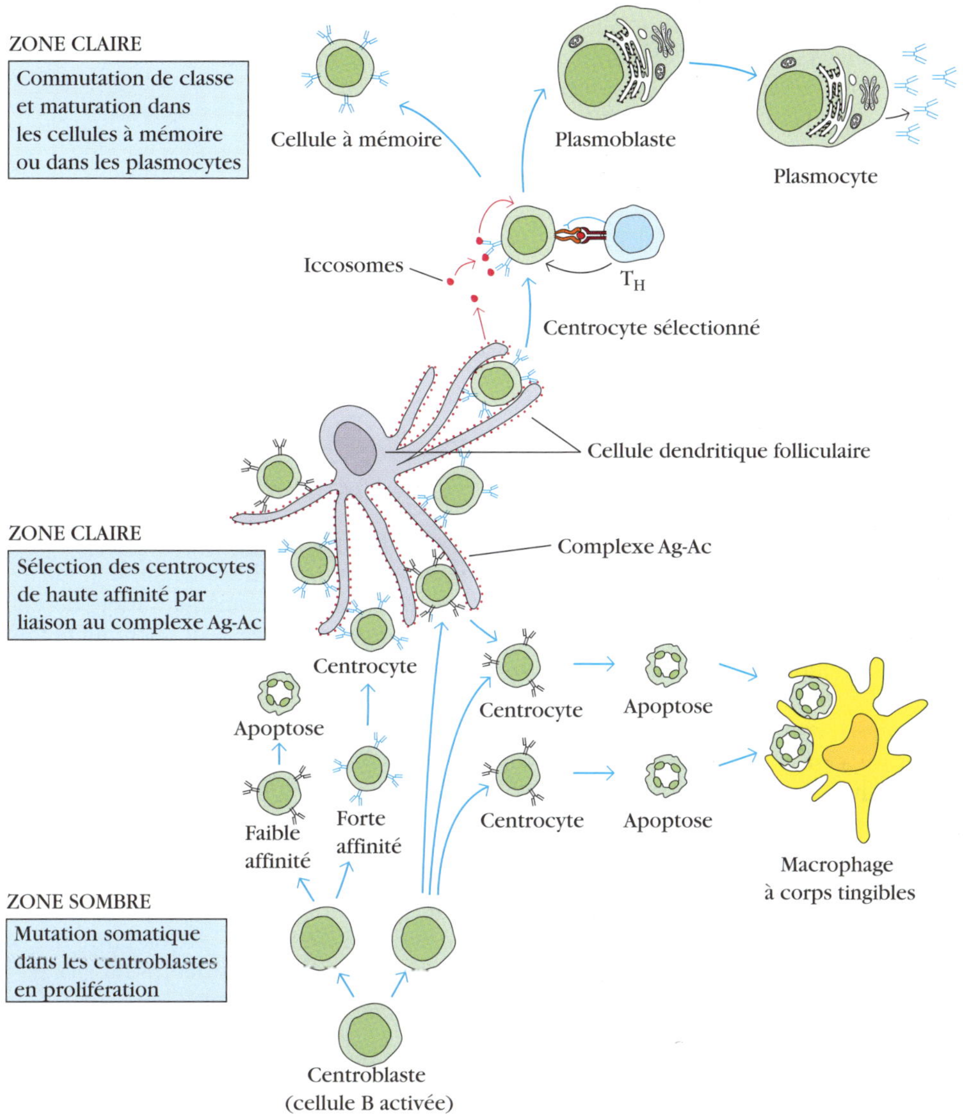

FIGURE 11.18 Vue d'ensemble des événements cellulaires au sein des follicules secondaires des ganglions lymphatiques périphériques. Les cellules dendritiques folliculaires se lient aux complexes antigène-anticorps au niveau de leurs longues extensions. On pense que les petites cellules B (centrocytes) portant une immunoglobuline membranaire de haute affinité (anticorps représenté en bleu) entrent en interaction avec l'antigène présenté sous la forme de complexes antigène-anticorps sur les cellules dendritiques folliculaires ; les centrocytes non sélectionnés qui portent une mIg de faible affinité (anticorps représenté en noir) meurent par apoptose et les débris sont phagocytés par des macrophages à corps tingibles. Les centrocytes sélectionnés, qui pourraient subir une commutation de classe, deviennent alors matures sous forme de cellules B à mémoire ou de plasmoblastes ; ces derniers se développent en plasmocytes.

molécules de classe II du CMH, ce qui permet aux cellules B de se comporter en cellules présentatrices de l'antigène efficaces vis-à-vis des cellules T_H activées. La formation de conjugués T-B peut s'ensuivre, ce qui conduit à l'activation des cellules B et à la prolifération de la cellule B et de la cellule T_H.

Étant donné que la prolifération cellulaire continue, les cellules B activées (de concert avec certaines cellules T_H activées) peuvent migrer vers le centre du follicule secondaire, formant le centre germinatif (voir la figure 2.18). Le développement des centres germinatifs dépend de l'interaction préalable des cellules B des foyers avec les cellules T_H activées et nécessite l'interaction CD40/CD40L. Si l'interaction CD40/CD40L est bloquée, les centres germinatifs ne peuvent pas se développer. Les centres germinatifs apparaissent typiquement dans les quelques jours (7-10 environ) qui font suite à l'exposition initiale à un antigène thymodépendant.

Au cours de la première étape de la formation des centres germinatifs, les cellules B activées subissent une intense prolifération au sein du follicule secondaire, où elles remplissent les espaces libres du réseau de cellules dendritiques folliculaires. Les cellules B activées en cours de prolifération, connues sous le nom de **centroblastes**, se déplacent vers le bord du follicule. Chez l'Homme, la forte densité des centroblastes se présentent comme une **zone sombre** bien définie (figure 11.18). Les centroblastes se distinguent morphologiquement par leur grande taille, leur cytoplasme étendu, leur chromatine diffuse et l'absence d'Ig membranaire. Les centroblastes sont associés de façon dense dans la zone sombre et se divisent pour donner naissance à des descendants appelés **centrocytes** qui sont de petites cellules qui ne se divisent pas et expriment alors une Ig membranaire. Le nombre des centrocytes augmentant, ces derniers passent de la zone sombre à une région contenant de nombreuses cellules dendritiques folliculaire appelée **zone claire**. Les centrocytes établissent un contact étroit avec l'antigène présenté sur les longs prolongements des cellules dendritiques folliculaires au sein de cette zone du centre germinatif. Comme il sera décrit ultérieurement, le contact avec les cellules T_H auxiliaires est aussi une caractéristique essentielle des interactions d'un centrocyte dans la zone claire.

Les centrocytes porteurs d'une Ig qui se lie à l'antigène présenté par les cellules dendritiques folliculaires de la zone claire subissent une différenciation au sein de cette zone claire, formant alors deux types de descendants : les petites cellules B à mémoire et les gros plasmoblastes. Les plasmoblastes quittent le centre germinatif et migrent vers la médullaire du ganglion lymphatique, où ils se développent en plasmocytes et commencent à sécréter des molécules d'anticorps. Certaines cellules B à mémoire restent au voisinage du centre germinatif, tandis que d'autres quittent le ganglion lymphatique par un vaisseau lymphatique efférent et recirculent vers d'autres régions de l'organisme.

Cependant, la majorité des centrocytes ne peuvent pas se fixer à l'antigène présenté par les cellules dendritiques folliculaires. Ces cellules meurent par apoptose dans la zone claire basale des centres germinatifs puis sont phagocytées par un type inhabituel de macrophage, le **macrophage à corps tingibles** spécialisé dans la phagocytose des cellules lymphoïdes (voir la figure 11.18). Le taux élevé de mort cellulaire par apoptose apporte un moyen d'élimination de ces cellules B qui portent une mIg de faible affinité pour l'antigène fixé par les cellules dendritiques folliculaires ou qui ne peuvent pas du tout reconnaître l'antigène. Comme décrit ci-après avec plus de détails, on pense que cette délétion des cellules B qui expriment une mIg est l'un des processus à la base de la maturation de l'affinité de la réponse humorale.

Centres germinatifs et différenciation des cellules B induite par l'antigène

Comme il est indiqué dans la figure 11.18, trois événements importants de la différenciation des cellules B ont lieu dans les centres germinatifs : la maturation de l'affinité, la commutation de classe et la formation de plasmocytes et de cellules B à mémoire. En général, la maturation de l'affinité et la formation de cellules à mémoire nécessite des centres germinatifs. Cependant, une commutation de classe et une formation significative de plasmocytes ont lieu hors des centres germinatifs.

TABLEAU 11.6 Effets de la dose immunisante et du temps sur l'affinité moyenne des anticorps anti-DNP induits chez le lapin

Groupe	Dose de DNP-BGG immunisante (mg par animal)	K des anticorps* anti-DNP (L/mol × 10^6) 2 semaines	5 semaines	8 semaines
I	5	0,86	14	120
II	250	0,18	0,13	0,15

* Les valeurs sont des moyennes de cinq animaux par groupe et sont basées sur la liaison de la DNP-L-lysine et des échantillons d'anticorps sériques obtenus aux temps indiqués après l'immunisation.
Source : Adapté de HN Eisen et GW Siskind, 1964, *Biochemistry* **3**:966.

Maturation de l'affinité

L'affinité moyenne des anticorps produits au cours de la réponse immunitaire augmente jusqu'à 100-1 000 fois. Cette remarquable augmentation de l'affinité des anticorps a été constatée pour la première fois par H.N. Eisen et G.W. Siskind, qui avaient immunisé deux groupes de lapins avec deux doses différentes du complexe haptène-porteur DNP-BGG. Le groupe I était immunisé avec 5 mg, et le groupe II avec 250 mg de DNP-BGG. L'affinité des anticorps sériques anti-DNP produits en réponse à l'antigène était ensuite déterminée 2, 5 ou 8 semaines après l'immunisation.

Comme le montre les résultats du tableau 11.6, l'affinité moyenne des anticorps anti-DNP du groupe I augmentait d'environ 140 fois entre la 2e et la 8e semaine, tandis que celle des anticorps du groupe II était initialement plus basse et n'augmentait pas. L'affinité moyenne environ 5 fois plus faible des anticorps du groupe II à 2 semaines suggère qu'à fortes doses d'immunisation, les plasmocytes venant des cellules B exprimant un anticorps membranaire de haute affinité et un anticorps membranaire de faible affinité apportent une contribution significative au pool de l'anticorps sérique. En revanche, lorsque la dose d'immunisation est faible, les plasmocytes venant des cellules B possédant un anticorps membranaire de haute affinité constituent la source principale de l'anticorps. Un travail ultérieur a montré que la maturation de l'affinité est essentiellement le résultat d'une hypermutation somatique, bien que la sélection médiée par l'antigène des clones de cellules B de haute affinité puisse apporter une contribution dans certaines réponses immunitaires.

Le rôle de l'hypermutation somatique

Le contrôle des gènes des anticorps au cours d'une réponse immunitaire montre qu'une mutation intensive des locus répondeurs ne commence pas avant l'établissement des centres germinatifs, événement qui se produit bien dans la réponse primaire. Typiquement, un nombre significatif de centres germinatifs apparaît une semaine environ après le premier défi antigénique, atteint son pic d'activité lors des 4-10 jours suivants et disparaît à partir de la 4e semaine après l'immunisation.

Une démonstration directe du fait que les centres germinatifs sont les sites d'une hypermutation somatique vient du travail de Kelsoe et de ses collaborateurs. Ces chercheurs ont comparé la fréquence des mutations dans les cellules B isolées des centres germinatifs avec celle des zones d'intense activation des cellules B en dehors de ces centres. Pour y parvenir, ils ont préparé des coupes fines de tissu splénique d'animaux immunisés par l'haptène 4-hydroxy-3-nitrophénylacétyle (NP) conjugué à la gammaglobuline de poulet comme porteur. Ce système est commode parce que la réponse initiale à cet haptène est dominée par un réarrangement particulier des gènes de la chaîne lourde et par l'utilisation d'une chaîne légère λ (chez la souris, > 95 % des anticorps portent des chaînes légères κ). Par conséquent, les anticorps contre l'idiotype de cet anticorps peuvent être utilisés pour diminuer rapidement les cellules B répondeuses. En utilisant des anticorps dirigés contre l'idiotype et des techniques de coloration immunohistologiques, ces chercheurs ont identifié les cellules B porteuses d'un anticorps anti-NP dans les foyers des centres germinatifs et des centres non germinatifs d'activation des cellules B présents dans des coupes fines de la rate de souris récemment immunisées. Ils ont isolé ces cellules B par microdissection, utilisé la PCR pour amplifier les gènes des immunoglobulines de chaque cellule individuellement, puis cloné et séquencé ces derniers. Les séquences des gènes des immunoglobulines obtenus des cellules B des centres germinatifs présentaient de nombreuses mutations, mais très peu de mutations étaient trouvées dans les gènes obtenus des cellules B activées venant des foyers de centres non germinatifs. Lorsque les séquences mutées de la collection de cellules B des centres germinatifs étaient examinées, il était évident que de nombreuses cellules avaient des séquences qui étaient suffisamment semblables à celles qui étaient vraisemblablement apparentées par descendance commune de la même cellule précurseur. Une analyse détaillée des séquences a permis à ces chercheurs de construire des arbres généalogiques dans lesquels on pouvait clairement voir la filiation de la descendance à partir des progéniteurs par hypermutation somatique progressive (figure 11.19).

Une mutation hypersomatique des gènes des régions variables des chaînes lourdes ou des chaînes légères se produit vraisemblablement lorsque les centroblastes prolifèrent dans la zone sombre du centre germinatif. L'introduction de mutations ponctuelles, de délétions et d'insertions dans les gènes d'immunoglobuline réarrangés est étonnamment focalisée. La figure 11.20 montre que l'immense majorité de ces mutations se produit dans une région qui s'étend d'environ 0,5 kb en 5' à environ 1,5 kb en 3' des segments V(D)J des gènes d'immunoglobuline réarrangés. Bien que le processus d'hypermutation amène des mutations dans toute la région V, la sélection déclenchée par les antigènes se traduit par l'émergence éventuelle de gènes d'immunoglobuline dans lesquels la majorité des mutations se situe dans les trois régions de complémentarité (CDR).

On a estimé que la vitesse de mutation au cours d'une mutation somatique est approximativement de 10^{-3}/paire de bases/division, ce qui est un million de fois supérieur à la vitesse de mutation normale des cellules. Étant donné que les segments V(D)J des chaînes lourdes ou des chaînes légères représentent environ 700 paires de bases, cette vitesse de mutation signifie qu'après deux divisions cellulaires, presque chaque centroblaste aura acquis une mutation, soit dans la région variable des chaînes lourdes, soit dans la région variable des chaînes légères. Sur la base de considérations théoriques, Perelson et ses collègues, à Los Alamos, ont suggéré que les cellules B des centres germinatifs subissent probablement plusieurs cycles de division cellulaire dans la zone sombre et accumulent les mutations, puis quittent cette zone pour la zone claire où elles subissent la sélection. Cependant, au lieu de quitter le centre germinatif en tant que cellules B à mémoire ou plasmocytes, certaines cellules B retournent vers la zone

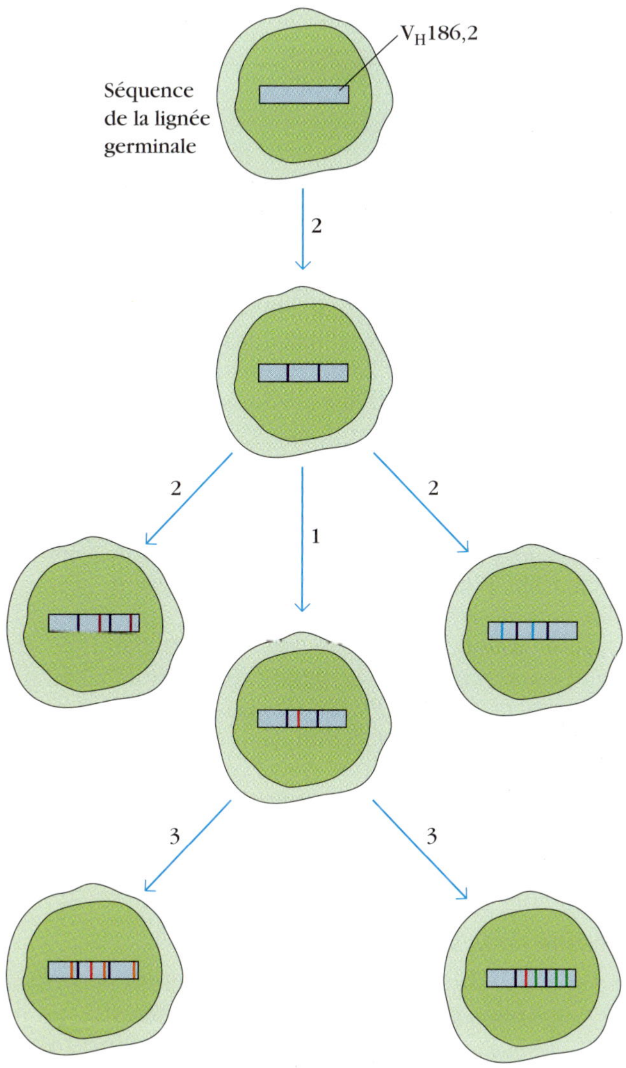

FIGURE 11.19 Arbre généalogique d'une cellule B. Par microdissection des cellules B de la même zone d'un centre germinatif et par utilisation de techniques de PCR soigneusement effectuées sur des cellules isolées pour déterminer la séquence du gène V_H (V_H 186,2 de souris) qui domine la réponse NP, il a été possible de construire un arbre généalogique qui montrait les relations entre un progéniteur et sa descendance parmi les cellules. Les numéros à côté des flèches indiquent le nombre de mutations (lignes colorées) qui surviennent dans la cellule parentale à chaque stade pour produire ses descendants immédiats. Les investigateurs ont donc été capables de montrer la diversification *in situ* des cellules B au sein d'un centre germinatif par une mutation somatique ponctuelle. [Adapté par C Berek de Jacob *et al.*, 1991, *Nature* **354**:389.]

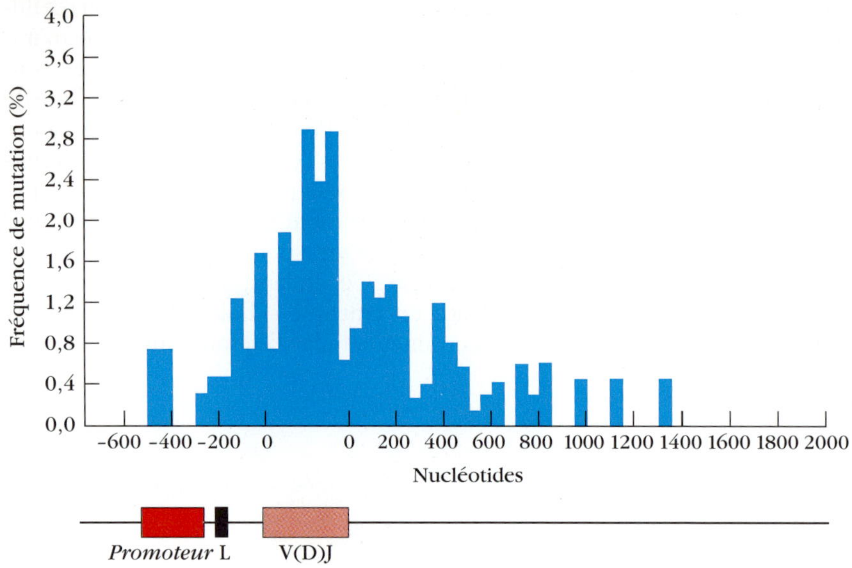

FIGURE 11.20 La fréquence de l'hypermutation somatique diminue avec la distance du gène réarrangé V(D)J. La mesure expérimentale de la fréquence de mutation montre que très peu, voire aucune, mutations ne sont constatées au-delà du promoteur du gène réarrangé et qu'il n'y a pas de mutation au niveau de positions situées à plus de 1,5 kb en 3' du gène réarrangé. [Adapté de P Gearhart, in *Fundamental Immunology*, 3e éd., 1993, p. 877.]

sombre pour des cyles supplémentaires de division et de mutation. La sélection subséquente de ces cellules dans la zone claire permet l'émergence de cellules productrices d'anticorps de haute affinité. Les vitesses extrêmement rapides et le ciblage précis de l'hypermutation somatique sont des caractéristiques remarquables spécifiques du système immunitaire. La détermination des bases moléculaires de cet extraordinaire processus reste un défi pour l'immunologie.

Étant donné que la mutation somatique se produit au hasard, elle crée quelques cellules avec des récepteurs de haute affinité et de nombreuses cellules dont les récepteurs pour un antigène particulier ont une affinité inchangée, plus faible, voire nulle. Cependant, la sélection est nécessaire pour produire une population de cellules ayant une affinité accrue. Comme il a été mentionné ci-dessus, le centre germinatif n'est pas uniquement un lieu où une énorme diversité est créée, mais aussi un site de sélection. Les cellules B qui ont des récepteurs de haute affinité pour l'antigène sont vraisemblablement sélectionnées positivement et quittent le centre germinatif, tandis que celles qui sont douées d'une faible affinité subissent probablement une sélection négative et meurent dans le centre germinatif.

Le rôle de la sélection

La sélection dans les centres germinatifs prend place dans la zone claire, parmi la population de centrocytes qui ne se divisent pas. De nombreux facteurs déterminent si un centrocyte doit subir une sélection négative et mourir dans le centre germinatif, ou bien s'il doit subir une sélection positive et sortir du centre germinatif. Le facteur le plus important dans la détermination de la sélection est la capacité des molécules d'Ig membranaires du centrocyte à reconnaître et à fixer l'antigène présenté par les cellules dendritiques folliculaires (FDC, de *follicular dendritic cells*). Étant donné que la surface des FDC est richement dotée de récepteurs du Fc et de récepteurs du complément, l'antigène complexé à un anticorps ou l'antigène lié au fragment C3 créé lors de l'activation du complément (voir le chapitre 13) peuvent tous deux se lier aux FDC grâce à des ponts anticorps ou C3. Un centrocyte dont l'Ig membranaire se fixe à l'antigène lié à une FDC et subit des réactions croisées par l'intermédiaire de cet antigène, reçoit un signal qui est essentiel à sa survie. Ceux qui ne reçoivent pas de tels signaux meurent. Cependant, les centrocytes doivent entrer en compétition pour les petites quantités d'antigène présents sur les FDC. Étant donné que la quantité d'antigène est limitée, les centrocytes possédant des récepteurs de haute affinité sont vraisemblablement plus aptes à se lier avec succès à l'antigène que ceux qui n'ont qu'une faible affinité.

Bien que la liaison à l'antigène soit nécessaire à la survie des centrocytes, elle n'est pas suffisante. Pour survivre, un centrocyte doit impérativement recevoir aussi des signaux créés par interaction avec une cellule T_H $CD4^+$. Une caractéristique indispensable de cette interaction est l'engagement du CD40 de la surface de la cellule B (centrocyte) par le CD40L de la surface de la cellule T auxiliaire. Il est aussi nécessaire que les molécules de costimulation (B7) et l'antigène apprêté sur des molécules de classe II du CMH de la cellule B entrent en interaction avec le CD28 et le TCR de la cellule T_H participante. Les centrocytes qui ne reçoivent, ni le signal d'une cellule T_H, ni le signal du complexe antigène-Ig membranaire subissent une apoptose dans le centre germinatif. En fait, une des caractéristiques les plus frappantes du centre germinatif est la mort cellulaire intensive par apoptose qui s'y produit. Cela est clairement mis en évidence par la présence de fragments de chromatine condensée, indicatifs de l'apoptose, dans les macrophages à corps tingibles.

Commutation de classe

Les anticorps effectuent deux importantes activités : la liaison spécifique à un antigène, qui est déterminée par les domaines V_H et V_L, et la participation à diverses fonctions biologiques effectrices qui sont déterminées par l'isotype du domaine constant de la chaîne lourde. Comme il a été décrit au chapitre 5, la commutation de classe permet à un domaine V_H donné de s'associer à la région constante de n'importe quel isotype. Ceci permet à la spécificité de l'anticorps de rester constante alors que les activités effectrices biologiques de la molécule varient. Nombre de cytokines interviennent dans le choix de la classe de l'Ig lorsqu'une cellule porteuse d'une IgM subit une commu-

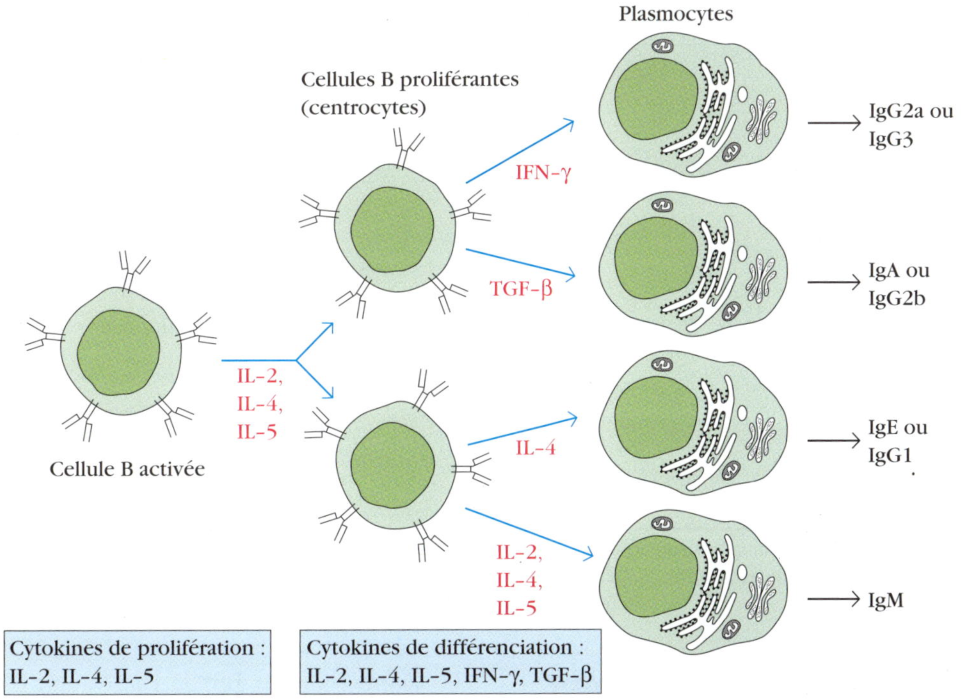

FIGURE 11.21 Les interactions de nombreuses cytokines avec les cellules B créent les signaux requis pour la prolifération et la commutation de classe au cours de la différenciation des cellules B en plasmocytes. La fixation des cytokines de prolifération, qui sont libérées par les cellules T_H activées, fournit le signal de progression nécessaire à la prolifération des cellules B activées. Les effets des cytokines indiquées ont été démontrés ; cependant, des effets semblables ou identiques peuvent être médiés par d'autres cytokines. La commutation de classe en réponse aux antigènes thymodépendants nécessite aussi l'interaction CD40-CD40L qui n'est pas représentée ici.

tation de classe (figure 11.12). Le rôle des cytokines dans la commutation de classe est étudié de façon plus approfondie au chapitre 12.

Comme il a été remarqué précédemment, la réponse humorale aux antigènes thymodépendants est marquée par une intense commutation de classe vers des isotypes autres que l'IgM, tandis que la réponse anticorps à des antigènes thymo-indépendants est dominée par l'IgM. Dans le cas des antigènes thymodépendants, l'interaction membranaire entre le CD40 de la cellule B et le CD40L de la cellule T_H est essentielle pour l'induction de la commutation de classe. La nécessité de cette interaction est mise en évidence par le **syndrome d'hyper-IgM lié à l'X** (lié au sexe) qui est une maladie par immunodéficience dans laquelle les cellules T_H n'expriment pas le CD40L. Des patients atteints de cette maladie produisent l'IgM, mais pas les autres isotypes. De tels patients ne produisent pas non plus de populations de cellules à mémoire ; ils ne peuvent pas former de centres germinatifs et leurs anticorps ne subissent pas d'hypermutations somatiques, ce qui illustre l'importance des interactions CD40/CD40L dans ces processus.

Création des plasmocytes et des cellules B à mémoire

Après sélection des centrocytes porteurs d'une mIg de haute affinité pour l'antigène présentée sur les cellules dendritiques folliculaires, les centrocytes se différencient en plasmoblastes et en cellules B à mémoire dans la zone claire (voir la figure 11.8). Les plasmocytes n'ont en général pas d'immunoglobuline membranaire détectable, mais, en revanche, ils synthétisent des taux élevés d'anticorps sécrété. La différenciation des cellules B matures en plasmocytes nécessite une modification de la maturation du RNA, de telle façon que la forme sécrétée de la chaîne lourde, et non pas sa forme membranaire, soit synthétisée. De plus, la vitesse de transcription des gènes des chaînes lourdes et des chaînes légères est significativement plus grande dans les plasmocytes que dans les cellules B moins différenciées. Divers auteurs ont suggéré que la transcription accrue dans les plasmocytes pouvait être expliquée par la synthèse de taux plus élevés des facteurs de transcription qui se lient aux activateurs (enhancers) des gènes des immunoglobulines. Certains mécanismes doivent aussi impérativement coordonner l'augmentation de la transcription des gènes des chaînes légères et des chaînes lourdes, même si ces gènes sont sur des chromosomes différents.

Des cellules à mémoire sont elles aussi créées à partir des centrocytes de haute affinité sélectionnés dans la zone claire des centres germinatifs. Certaines propriétés des cellules B naïves et des cellules B à mémoire sont résumées dans le tableau 11.7. À l'exception des immunoglobulines membranaires, on a identifié très peu de molécules membranaires distinguant les cellules B naïves des cellules B à mémoire. Les cellules B naïves n'expriment que l'IgM et l'IgD ; cependant, à la suite d'une commutation de classe, les cellules B à mémoire expriment des isotypes supplémentaires, y compris l'IgG, l'IgA et l'IgE. De plus, le taux de l'IgD semble souvent réduit sur les cellules B à mémoire.

TABLEAU 11.7 Comparaison des cellules B naïves et des cellules B à mémoire

Propriétés	Cellule B naïve	Cellule B à mémoire
Marqueurs membranaires		
Immunoglobuline	IgM, IgD	IgM, IgD (?), IgG, IgA, IgE
Récepteur du complément	Faible	Fort
Localisation anatomique	Rate	Moelle osseuse, ganglion lymphatique, rate
Durée de vie	Courte	Peut être longue
Recirculation	Oui	Oui
Affinité du récepteur	Affinité moyenne faible	Affinité moyenne élevée due à la maturation de l'affinité*
Molécules d'adhésion	ICAM-1 faible	ICAM-1 élevée

* La maturation de l'affinité résulte de la mutation somatique au cours de la prolifération des centroblastes et de la sélection antigénique subséquente des centrocytes porteurs d'une mIg de haute affinité.

Régulation du développement des cellules B

On a identifié de nombreux facteurs de transcription qui régulent l'expression des divers produits des gènes à différentes étapes du développement des cellules B. Parmi ces facteurs, figurent NF-κB, Ets-1, c-Jun, Ikaros, Oct-2, Pu.1, EBF, BCF et E2A. Comme tous les facteurs de transcription, ces protéines qui se fixent sur le DNA entrent en interaction avec les séquences des promoteurs ou des activateurs (enhancers), stimulant ou inhibant donc la transcription du gène associé. L'analyse des effets du knock-out (invalidation) du gène qui code un facteur de transcription particulier a apporté des indications sur le rôle de certains facteurs dans le développement des cellules B. Par exemple, chez les souris knock-out qui portent un gène Ikaros invalidé, il y a un déficit d'ensemble du développement des lymphocytes et les cellules pro-B ne réussissent pas à se développer dans la moelle osseuse.

Un des facteurs de transcription les plus importants dans les cellules B, la protéine activatrice spécifique des cellules B (BSAP, de *B-cell-specific activator protein*), qui a déjà été mentionnée (voir la figure 11.3), semble se comporter comme un régulateur clé des cellules B. Ce facteur n'est exprimé que par les cellules de la lignée B et a une influence sur toutes les étapes de la maturation des cellules B. Cependant, une donnée récente indique que le BSAP influence aussi les événements de la différenciation finale conduisant à la formation de cellules B à mémoire et de plasmocytes. Ces derniers sont les seules cellules de la lignée B qui n'expriment pas le BSAP. Le BSAP se lie aux séquences des promoteurs ou des activateurs de divers gènes spécifiques des cellules B, y compris les gènes de λ5 et de Vpré-B de la chaîne légère de substitution, le gène de la chaîne J de l'IgM polymérique et la région 3' de l'activateur de la chaîne lourde α, qui est l'un des deux activateurs qui se trouvent en 3' du gène α dans le DNA des chaînes lourdes de la lignée germinale. De plus, le BSAP se lie à divers sites de commutation de la chaîne lourde des immunoglobulines et à plusieurs gènes impliqués dans l'activation des cellules B.

Outre celui du BSAP, l'activateur 3'α de la chaîne lourde ($E_{3'\alpha}$) contient des sites de liaison pour d'autres facteurs de transcription. La liaison du BSAP à l'$E_{3'\alpha}$ semble influencer le développement des cellules en prévenant la liaison d'autres facteurs de transcription. Par exemple, lorsque les taux du BSAP sont élevés, ce facteur semble bloquer la liaison du NF-αP à l'activateur 3'α, bloquant ainsi la transcription du gène de la chaîne lourde et favorisant la formation de cellules B à mémoire. Lorsque les taux de BSAP sont faibles, le NF-αP peut se lier à l'$E_{3'\alpha}$. Il en résulte que la transcription du gène de la chaîne lourde de l'immunoglobuline est augmentée, ce qui conduit à la formation de plasmocytes.

Régulation de la réponse immunitaire effectrice

À la suite de sa rencontre avec un antigène, le système immunitaire peut soit développer une réponse immunitaire, soit entrer dans un état de non réponse appelé **tolérance**. Le développement de l'immunité ou de la tolérance, qui impliquent toutes deux une reconnaissance spécifique de l'antigène par des cellules T ou des cellules B réactives vis-à-vis de ce dernier, nécessite une régulation précise, étant donné qu'une réponse inappropriée, que ce soit l'immunité à l'encontre d'un auto-antigène ou la tolérance à un pathogène potentiel, peut avoir des conséquences graves, voire mortelles.

La régulation de la réponse immunitaire s'effectue dans la branche humorale, ainsi que dans la branche à médiation cellulaire. Chaque fois qu'un antigène est introduit, des décisions régulatrices importantes déterminent la branche du système immunitaire qui doit être activée, l'intensité de la réponse et sa durée. Le chapitre 12 décrit l'importance des cytokines pour l'orchestration des réponses immunitaires appropriées. En plus des cytokines, d'autres mécanismes de régulation peuvent aussi jouer des rôles immunorégulateurs importants. Une connaissance plus approfondie de ces événements régulateurs, qui ne sont pas encore bien compris, pourrait conduire à deux résultats souhaitables. L'un est une meilleure compré-

TABLEAU 11.8 Compétition antigénique entre les cellules rouges du sang de mouton et celles du sang de cheval

Antigène immunisant		Dosage par plage hémolytique (jour 8)*	
Ag1 (jour 0)	Ag2 (jour 3)	Test Ag	CFP/10^6 cellules spléniques
Aucun	Cellules rouges du sang de cheval	Cellules rouges du sang de cheval	205
Cellules rouges du sang de mouton	Cellules rouges du sang de cheval	Cellules rouges du sang de cheval	13
Aucun	Cellules rouges du sang de mouton	Cellules rouges du sang de mouton	626
Cellules rouges du sang de cheval	Cellules rouges du sang de mouton	Cellules rouges du sang de mouton	78

* Voir la figure 23.1 pour une description du dosage par plage.

hension du système immunitaire humoral. L'autre est l'utilisation de cette compréhension pour modifier de façon délibérée les réponses immunitaires, soit dans le sens de l'augmentation de réponses désirées, soit dans celui de la diminution de réponses non souhaitées.

Régulation médiée par l'antigène

Le passé immunologique d'un animal a une influence sur la qualité et l'intensité de sa réponse immunitaire. Un animal naïf répond aux défis antigéniques très différemment d'un animal préalablement stimulé. Une rencontre antérieure avec un antigène peut avoir rendu l'animal tolérant à l'antigène ou s'être traduite par la formation de cellules à mémoire. Dans certains cas, la présence d'un antigène compétitif peut réguler la réponse immunitaire à un antigène non apparenté. Cette **compétition antigénique** est illustrée par l'injection à des souris d'un antigène compétitif un jour ou deux avant l'immunisation par un antigène test. Par exemple, la réponse aux cellules rouges du sang de cheval est considérablement réduite par une immunisation antérieure par des cellules rouges du sang de mouton et *vice versa* (tableau 11.8). Bien que la compétition antigénique soit un phénomène bien établi, ses bases moléculaires et cellulaires ne sont pas connues.

Suppression médiée par un anticorps

Comme dans tant de réactions biochimiques soumises à une rétro-inhibition par le produit final, l'anticorps exerce une rétro-inhibition sur sa propre production ultérieure. Lorsqu'un animal est immunisé avec un antigène spécifique et qu'il lui est injecté un anticorps préformé dirigé contre le même anticorps, juste avant ou dans les cinq jours qui suivent l'administration de l'antigène, la réponse immunitaire à l'antigène est réduite au moins 100 fois.

Une explication de cette suppression médiée par l'anticorps est que l'anticorps administré passivement entre en compétition pour l'antigène avec les cellules B réactives de ce dernier, ce dont il résulte que les cellules B ne peuvent pas être l'objet d'une expansion clonale. Des preuves d'une telle compétition entre l'anticorps administré de façon passive et les cellules B réactives de l'antigène viennent d'études dans lesquelles il fallait dix fois plus d'anticorps anti-DNP de faible affinité que d'anticorps anti-DNP de haute affinité pour induire une suppression comparable. De plus, la compétition pour l'antigène entre l'anticorps administré de façon passive et les cellules B réactives à l'antigène dirige la réponse des cellules B vers un anticorps de haute affinité. Seules des cellules réactives de l'antigène de haute affinité peuvent soutenir avec succès une compétition avec l'anticorps administré de façon passive pour l'antigène disponible.

En raison de la suppression médiée par l'anticorps, certains vaccins (par exemple ceux de la rougeole ou des oreillons) ne sont pas administrés aux enfants avant l'âge de 1 an. Le taux d'IgG maternels acquis naturellement par le fœtus grâce au transfert placentaire reste élevé pendant les six mois environ qui suivent la naissance. Si un enfant était immunisé par le vaccin contre la rougeole ou les oreillons alors que l'anticorps maternel est encore présent, la réponse humorale serait faible et la production de cellules à mémoire incapable de conférer une immunité de longue durée.

Résumé

1. Le développement des cellules B implique une maturation indépendante de l'antigène dans la moelle osseuse et une activation et une différenciation des cellules B matures dépendantes de l'antigène à la périphérie, ce dont il résulte des plasmocytes sécréteurs d'anticorps et des cellules B à mémoire (voir la figure 11.1).
2. Au cours de la maturation des cellules B, un réarrangement séquentiel des gènes des Ig transforme la cellule pro-B, la première cellule de la lignée B qui puisse être distinguée, en cellule B immature, qui exprime une mIgM d'une spécificité antigénique unique (voir la figure 11.3). La prolifération et le développement des cellules pro-B en cellules pré-B dépend du micro-environnement apporté par les cellules stromales de la moelle osseuse (voir la figure 11.2). Les cellules pré-B expriment la chaîne lourde et une chaîne légère de substitution associées à l'hétérodimère Ig-α/Ig-β (voir la figure 11.4). Bien que la fonction de ce récepteur des cellules pré-B ne soit pas entièrement claire, on sait qu'il est nécessaire à la continuation de la maturation vers le stade cellule B immature. Un développement ultérieur, y compris des changements dans la maturation du RNA, donne les cellules B matures, exprimant l'IgM et l'IgD.
3. L'activation et la différenciation induites par l'antigène des cellules B matures se produisent à la périphérie, créant la réponse humorale. La réponse des cellules B aux protéines antigéniques solubles nécessite l'implication des cellules T_H ; en revanche, la réponse à certains produits de la paroi cellulaire bactérienne (par exemple, le LPS) ou à des molécules hautement polymérisées ne requiert pas les cellules T_H. La nature

de la réponse diffère considérablement selon que les antigènes sont thymodépendants ou thymo-indépendants (voir le tableau 11.2).

4. L'activation des cellules B matures implique des signaux créés par des événements membranaires et, dans certains cas, des cytokines. Ces signaux sont transmis par des voies intracellulaires conduisant finalement à des changements de l'expression de gènes spécifiques (voir la figure 11.8).
5. L'activation des cellules B et celle des cellules T ont de nombreux caractères communs, y compris la compartimentation des fonctions dans les sous-unités du récepteur, l'activation par des tyrosine protéine kinases membranaires, l'activation des déphosphorylations par le CD45, l'assemblage de gros complexes de signalisation dotés d'une activité tyrosine protéine kinase et le recrutement de diverses voies de transduction du signal. Dans les deux types de cellules, des changements de l'expression des gènes sont une conséquence de ces processus de transduction du signal.
6. Le corécepteur des cellules B peut intensifier le signal activateur résultant de liaisons croisées (pontages) entre les mIg (voir la figure 11.9). Ceci peut être particulièrement important lors de la réponse primaire à de faibles concentrations d'antigène, parce que de nombreuses cellules B naïves expriment une mIg de faible affinité pour l'antigène.
7. L'activation induite par les antigènes thymodépendants nécessite la délivrance d'une aide dépendante du contact. La formation de conjugués entre les cellules T et les cellules B (voir la figure 11.11) facilite l'interaction entre le CD40 des cellules B et le CD40L des cellules T_H activées, ainsi que la costimulation des cellules T_H par l'interaction du B7 de la cellule B avec le CD28 de sa cellule T partenaire. L'interaction CD40/CD40L est essentielle pour la survie des cellules B, la formation de centres germinatifs, la création de populations de cellules à mémoire et la mutation somatique.
8. La cinétique de formation des anticorps et les autres propriétés des réponses humorales primaire et secondaire diffèrent (voir la figure 11.15 et le tableau 11.4). La réponse primaire est marquée par une longue période de latence, une augmentation logarithmique de la formation des anticorps, un court plateau, puis un déclin. Lors d'une réponse primaire, l'IgM est la première classe d'anticorps produite. Elle est suivie d'une commutation graduelle vers d'autres classes, en particulier les sous-classes de l'IgG. La réponse secondaire a un temps de latence plus court, une phase logarithmique plus rapide, une phase en plateau plus longue et un déclin plus lent que la réponse primaire. Peu d'IgM est produite dans la réponse secondaire qui est caractérisée par la production de l'IgG ou d'autres isotypes et par une affinité moyenne de l'anticorps pour l'antigène plus élevée.
9. La création d'une réponse humorale à un antigène *in vivo* a essentiellement lieu dans les ganglions lymphatiques périphériques (voir la figure 11.17). Dans les 1 à 2 semaines qui suivent l'exposition à un antigène thymodépendant, des follicules secondaires se forment, constitués de quelques couches de cellules entourant un centre germinatif. Une intense prolifération des cellules B activées (centroblastes) a lieu dans la zone sombre des centres germinatifs. Environ 90 % des centrocytes résultants subissent une mort par apoptose dans la zone claire. Les centrocytes restants, qui expriment une mIg de haute affinité, entrent en interaction avec l'antigène lié aux cellules dendritiques folliculaires et subissent une différenciation dans la partie apicale de la zone claire, créant des cellules B à mémoire et des plasmoblastes. Ces derniers se développent en plasmocytes sécréteurs d'anticorps.
10. La maturation de l'affinité, la commutation de classe et la formation de plasmocytes et de cellules B à mémoire s'effectuent toutes trois lors de la prolifération et de la différenciation des cellules B au sein des centres germinatifs. Une hypermutation somatique lors de la prolifération des centroblastes et de la sélection antigénique des centrocytes de haute affinité conduit à la maturation de l'affinité, de telle façon que l'affinité moyenne des anticorps sériques induits augmente lors de l'évolution d'une réponse humorale dépendante des cellules T. La commutation de classe dépend de diverses cytokines (voir la figure 11.21). L'interaction CD40/CD40L est un signal supplémentaire essentiel nécessaire à la survie des centrocytes qui se lient à l'antigène présenté sur les cellules dendritiques folliculaires. De telles cellules, dont la plupart expriment une mIg de plus grande affinité que celle des cellules B progénitrices ayant créé le centre germinatif, se développent en cellules B à mémoire ou en plasmocytes (voir la figure 11.18).
11. L'induction des réponses immunitaires par les auto-antigènes peut avoir des conséquences graves, voire fatales. Lorsqu'un auto-antigène est exprimé dans la moelle osseuse, une sélection négative des cellules B immatures autoréactives se produit. Les cellules sélectionnées sont délétées par apoptose ou subissent un réarrangement ultérieur des gènes des chaînes légères conduisant à la production d'une mIg éditée qui n'est pas réactive vis-à-vis de l'auto-antigène (voir la figure 11.5). En revanche, lorsqu'un auto-antigène n'est exprimé que dans la périphérie, une sélection négative des cellules B autoréactives se produit au stade de cellules B matures dans la périphérie ; les cellules sélectionnées sont soit délétées, soit rendues anergiques. Ces processus assurent qu'un individu ne monte pas de réponses auto-immunes.

RÉFÉRENCES

Arulampalam, V, L Eckhardt, et S Pettersson. 1997. The enhancer shift: a model to explain the developmental control of IgH gene expression in B-lineage cells. *Immunology Today* **18**:549.

Benschop, RJ, et IC Cambier. 1999. B cell development: signal transduction by antigen receptors and their surrogates. *Curr. Opin. Immunol.* **11**:143.

Berek, C. 1999. Affinity Maturation. In *Fundamental Immunology*, 4e éd., éd. WE Paul. Lippincott- Raven, Philadelphia and New York.

Bruton, OC. 1952. Agammaglobulinemia. *Pediatrics* **9**:722.

Clevers, HC. 1996. Transcriptional control of lymphoid development: lessons from gene targeting. *Immunology Today* **17**:336.

Desiderio, S. 1997. Role of Btk in B cell development and signaling. *Curr. Opin. Immunol.* **9**:534.

Goodnow, CC, *et al.* 1988. Altered immunoglobulin expression and functional silencing of self-reactive B lymphocytes in transgenic mice. *Nature* **334**:676.

Hodgkin, PD, et A Basten. 1995. B cell activation, tolerance, and antigen- presenting function. *Curr. Opin. Immunol.* **7**:121.

Jacob, J, G Kelsoe, K Rajewsky, et U Weiss. 1991. Intraclonal generation of antibody mutants in germinal centres. *Nature* **354**:389.

Kurosaki, T. 1997. Molecular mechanisms in B cell antigen receptor signaling. *Curr. Opin. Immunol.* **9**:309.

Kelsoe, G. 1996. Life and death in germinal centers (reclux). *Immunity* **4**:107.

Klinman, NR. 1994. Selection in the expression of functionally distinct B-cell subsets. *Curr. Opin. Immunol.* **6**:420.

Melchers, F, et A Rolink. 1999. B-1ymphocyte development and biology. In *Fundamental Immunology*, 4e éd., éd. WE Paul. Lippincott-Raven, Philadelphia and New York.

Nemazee, DA, et K Burki. 1989. Clonal deletion of B lymphocytes in a transgenic mouse bearing anti-MHC class I antibody genes. Nature **337**:562.

Neuberger, MS, et C Milstein. 1995. Somatic hypermutation. *Curr. Opin. Immunol.* **7**:248.

O'Rourke, L, R Tooze R, et DT Fearon. 1997. Co-receptors of B lymphocytes. *Curr. Opin. Immunol.* **9**:324.

Reth, M. 1994. B cell antigen receptors. *Curr. Opin. Immunol.* **6**:3.

Rolink, A, et F Melchers. 1993. B lymphopoiesis in the mouse. *Adv. Immunol.* **53**:123.

Stavenezer, J. 1996. Immunoglobulin class switching. *Curr. Opin. Immunol.* **8**:199.

Storb, U. 1996. The molecular basis of somatic hypermutation of immunoglobulln *genes*. *Curr. Opin. Immunol.* **8**:206.

Tiegs, SL, DM Russell, et D Nemazee. 1993. Receptor editing in self-reactive bone marrow B cells. *Journal of Experimental Medicine* **177**:1009.

Sites Web utiles

http://www.ncbi.nbm.nih.gov/Omim/>

http://www.ncbi.nlm.nih.gov/htbinpost/Omim/getmim>

Le Site Web *Online Memdelian Inheritance in Man* contient un sous-site qui donne la liste de plus d'une douzaine de maladies héréditaires différentes associées à des défauts des cellules B. Toutes les maladies listées peuvent être étudiées en détail en suivant les liens de cette base de données.

http://www.bioscience.org/knockout/knockome.htm>

Avec les *Frontiers in Bioscience Database of Gene Knockout*, on peut obtenir des informations sur les effets du knock-out de nombreux gènes importants pour le développement et la fonction des cellules de la lignée B.

Questions à l'usage des étudiants

1. Dire si chacune des assertions suivantes concernant la maturation des cellules B est vraie ou fausse. Si vous pensez qu'une assertion est fausse, expliquez pourquoi.

a. Le réarrangement $V_HD_HJ_H$ des chaînes lourdes commence au stade des cellules pré-B.

b. Les cellules B immatures expriment une IgM et une IgD membranaires.

c. L'enzyme désoxyribonucléotidyl transférase terminale (TdT) est actif dans le stade cellule pré-B.

d. La chaîne légère de substitution est exprimée par les cellules pré-B.

e. Les cellules B autoréactives peuvent être sauvées d'une sélection négative par l'expression d'une chaîne légère différente.

f. Afin de se développer en cellules B immatures, les cellules pré-B doivent entrer directement en interaction avec les cellules stromales de la moelle osseuse.

g. La plupart des cellules B créées chaque jour ne quittent jamais la moelle osseuse sous forme de cellules B matures.

2. Vous avez un anticorps marqué à la fluorescéine (Fl) dirigé contre la chaîne lourde μ et un anticorps marqué à la rhodamine (Rh) dirigé contre la chaîne lourde δ. Décrire le profil de coloration par les anticorps fluorescents des stades de maturation des cellules B ci-après, en faisant l'hypothèse que vous pouvez visualiser à la fois la coloration membranaire et la coloration cytoplasmique :

(a) cellule B progénitrice (cellule pro-B), (b) cellule B précurseur (cellule pré-B), (c) cellule B immature, (d) cellule B mature et (e) plasmocyte avant que la commutation de classe se soit produite.

3. Décrire la structure générale et la fonction probable du complexe cellule B-corécepteur.

4. Dans l'expérimentation de Goodnow démontrant l'anergie clonale des cellules B, deux types de souris transgéniques étaient comparés : des monotransgéniques porteuses d'un anticorps codés par le transgène contre le lysozyme du blanc d'œuf de poule (HEL, de *hen egg-white lysozyme*) et des double transgéniques porteuses du trangène anti-HEL et d'un trangène de l'HEL lié au promoteur de la métallothionine activée par le zinc.

a. Chez les monotransgéniques et les double transgéniques, 60-90 % des cellules B exprimaient un anticorps membranaire anti-HEL. Expliquez pourquoi.

b. Comment pourriez-vous montrer que l'anticorps membranaire de ces cellules B est spécifique de l'HEL et comment pourriez-vous déterminer son isotype ?

c. Pourquoi le promoteur de la métallothionine est-il utilisé dans la construction du transgène de l'HEL ?

d. Concevoir une expérimentation permettant de montrer que les cellules B, mais pas les cellules T_H, venant des double transgéniques étaient anergiques.

5. Discuter l'origine de la compétence et des signaux de progression nécessaires à l'activation et à la prolifération des cellules B induites par (a) des protéines antigéniques solubles et (b) le lipopolysaccharide bactérien (LPS).

6. Remplir le(s) blanc(s) dans chacune des assertions ci-dessous (a-i) avec le(s) terme(s) le(s) plus approprié(s) de la liste ci-après. Chaque terme peut être utilisé plus d'une fois ou pas du tout.

zone sombre	centroblastes	cellules B à mémoire	
zone claire	centrocytes	plasmoblastes	
paracortex	cellules dendritiques folliculaires		cellules T_H
cortex	médullaire	plasmocytes	

a. La plupart des centrocytes meurent par apoptose dans ____________.

b. L'activation initiale des cellules B naïves induite par les antigènes thymodépendants se produit dans ________________ des ganglions lymphatiques.

c. ________________ sont des cellules B qui se divisent rapidement et qui sont localisées dans ________________ des centres germinatifs.

d. ________________ exprimant une mIg de haute affinité entrent en interaction avec l'antigène capté par ________________ de la zone claire.

e. La commutation de classe se produit dans ________________ et nécessite un contact direct entre les cellules B et ________________.

f. Les centrocytes exprimant une mIg spécifique d'un auto-antigène présent dans la moelle osseuse sont soumis à une sélection négative dans ________________.

g. Au sein des ganglions lymphatiques, les plasmocytes sont trouvés essentiellement dans __________________ des follicules secondaires.

h. La création de ______________ dans ________________ des centres germinatifs est induite par l'interaction des centrocytes avec l'IL-1 et le CD3.

i. L'hypermutation somatique, qui s'effectue dans _______________ en cours de prolifération, est essentielle pour la maturation de l'affinité.

7. L'activation et la différenciation des cellules B en réponse à des antigènes thymodépendants (TD) nécessitent des cellules T_H, tandis que la réponse des cellules B aux antigènes thymo-indépendants (TI) ne requière pas de cellule T_H.

a. Discuter les différences de structure des antigènes TD, TI-1 et TI-2 et les caractéristiques des réponses humorales induites par ces derniers.

b. Quelle est la classe de l'antigène dont la liaison à la mIg fournit un signal efficace pour l'activation des cellules B ?

8. Les signaux d'activation des cellules B doivent impérativement être amenés au sein de la cellule pour exercer une influence sur les processus développementaux. Cependant, les queues cytoplasmiques de tous les isotypes de la mIg des cellules B sont trop courtes pour intervenir dans la transduction du signal.

a. Comment les cellules B naïves effectuent-elles la transduction du signal induit par les liaisons croisées entre les IgM par l'intermédiaire de l'antigène ?

b. Décrire le résultat général de la transduction du signal dans les cellules B lors de l'activation et de la différenciation induites par l'antigène.

9. Dans certaines de leurs expérimentations, Nemazee et Burki ont accouplé des souris porteuses d'un transgène codant K^b, qui est une molécule de classe I du CMH, lié à un promoteur spécifique du foie et des souris porteuses d'un trangène codant un anticorps dirigé contre K^b. Dans les double transgéniques résultantes, des cellules B se liant à K^b ont été trouvées dans la moelle osseuse, mais pas dans les ganglions lymphatiques. En revanche, les monotransgéniques anti-K^b avaient des cellules B susceptibles de fixer K^b dans la moelle osseuse et dans les ganglions lymphatiques.

a. L'haplotype des souris qui recevaient les transgènes était-il H-2^b ou un autre haplotype ?

b. Pourquoi le transgène K^b était-il lié à un promoteur spécifique du foie dans ces expérimentations ?

c. Que suggèrent ces résultats sur l'induction de la tolérance des cellules B aux auto-antigènes.

10. Dire si chacune des assertions suivantes est vraie ou fausse. Si vous croyez qu'une assertion est fausse, expliquez pourquoi.

a. Les cytokines peuvent réguler une branche du système immunitaire qui est alors activée. Laquelle ?

b. L'immunisation par une conjugué haptène-porteur conduit à la production d'anticorps dirigés contre les épitopes de l'haptène et du porteur.

c. Tous les anticorps sécrétés par un seul plasmocyte ont le même idiotype et le même isotype.

d. Lorsque des souris sont immunisées avec des cellules rouges du sang de cheval, puis, un jour plus tard, avec des cellules rouges de sang de mouton, la réponse anticorps aux cellules rouges du sang de mouton sera supérieure à celle qui apparaît chez des souris témoin immunisées uniquement avec des cellules rouges du sang de mouton.

11. Quatre souris sont immunisées avec un antigène dans les conditions décrites ci-dessous (a-d). Dans chaque cas, dire si les anticorps sériques induits auront une affinité forte ou faible et s'ils seront essentiellement du type IgM ou du type IgG.

a. Une réponse primaire à une faible dose d'antigène.

b. Une réponse secondaire à une faible dose d'antigène.

c. Une réponse primaire à une forte dose d'antigène.

d. Une réponse secondaire à une forte dose d'antigène.

12. Du DNA était isolé de trois sources : des cellules hépatiques, des cellules de lymphome pré-B et des cellules de myélome sécrétrices d'IgM. Chaque échantillon de DNA était digéré séparément avec les enzymes de restriction *Bam*HI et *Eco*RI, qui clivent le DNA des chaînes lourdes et des chaînes légères κ de la lignée germinale comme il est indiqué dans la partie (a) de la figure d'accompagnement. Les échantillons digérés étaient analysés par Southern blotting en utilisant une sonde $C_\mu 1$ radiomarquée avec les digestats de *Bam*HI (blot #1) et une sonde C_κ radiomarquée avec les digestats d'*Eco*RI (blot #2). Les profils des blots sont décrits dans la partie (b) de la figure. En vous appuyant sur ces informations, quel échantillon de DNA (appelé A, B ou C) était isolé (a) des cellules du foie, (b) des cellules de lymphome pré-B et (c) des plasmocytes sécréteurs d'IgM ? Expliquez vos attributions.

À utiliser avec la question 12 :

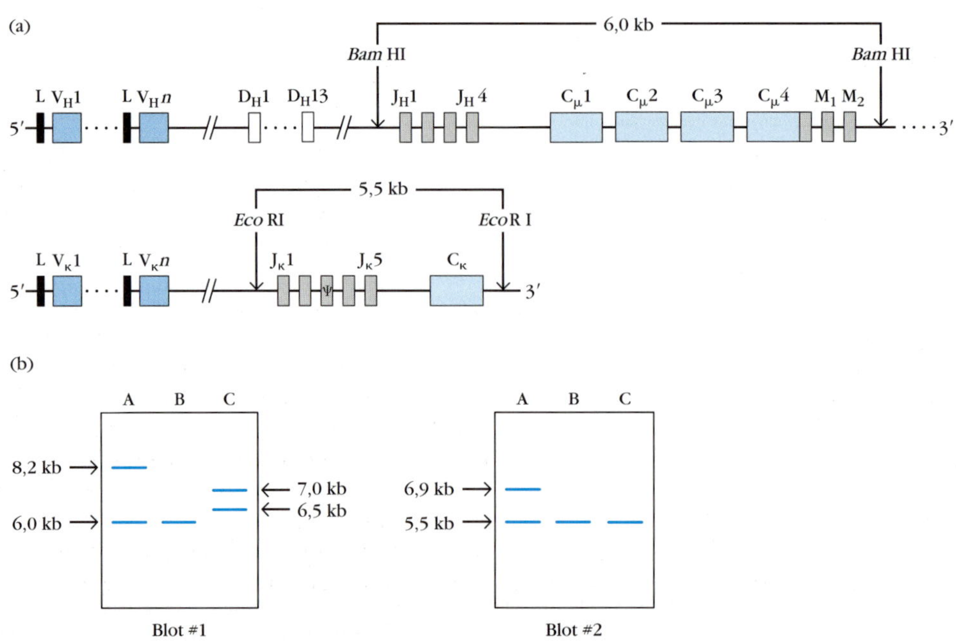

PARTIE 3 — MÉCANISMES EFFECTEURS DE L'IMMUNITÉ

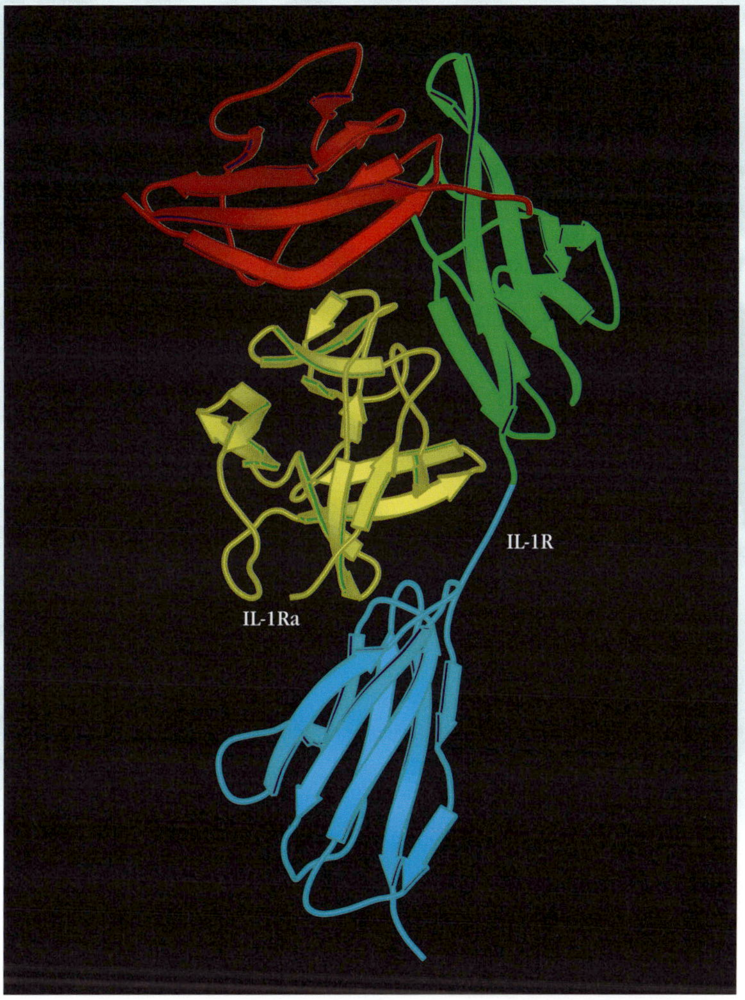

Récepteur de l'interleukine 1 (IL-1R) avec un antagoniste de l'IL-1 R(IL-1Ra) fixé sur ce dernier. [Extrait de HA Schreuder et al., Nature, *vol. 386, 1997, p. 196. © 1997 Macmillan Magazines Ltd, avec l'autorisation de Herman Schreuder, Hoechst Marion Roussel.]*

La reconnaissance d'un antigène par le système immunitaire induit toute une série de mécanismes associés aux réponses humorale et à médiation cellulaire. La partie III se concentre sur ces mécanismes effecteurs. Les anticorps sécrétés et les composants du complément sont des effecteurs de l'immunité humorale, tandis que des cellules spécifiques et des cellules non spécifiques sont les effecteurs clé de l'immunité à médiation cellulaire. La voie humorale du système immunitaire a pour fonction essentielle d'éliminer les bactéries extracellulaires et les produits bactériens, tandis que la voie à médiation cellulaire a pour mission d'éliminer les cellules du Soi altérées (les cellules infectées et les cellules tumorales) et les greffons étrangers.

Les cytokines décrites au chapitre 12 sont de petites protéines qui interviennent dans la régulation du développement des cellules effectrices immunitaires et/ou qui possèdent des fonctions effectrices directes. Sécrétés par les lymphocytes activés, les macrophages et certaines autres cellules, les cytokines sont des composants essentiels des réponses immunitaires humorale ou à médiation cellulaire. De nombreuses cytokines exercent leurs activités biologiques en se fixant à des récepteurs spécifiques de la membrane des cellules cible. Ces récepteurs peuvent être groupés en cinq familles de protéines. Lorsqu'une cytokine se fixe à son récepteur, elle déclenche des signaux intracellulaires qui conduisent à des changements spécifiques de l'expression des gènes. Certaines cytokines, appelées chémokines, attirent par chimiotaxie certains types de cellules, tandis que d'autres ont des effets cytotoxiques ou antiviraux directs.

In vitro, l'interaction d'un anticorps et d'un antigène conduit à la précipitation ou à l'agglutination des complexes antigène-anticorps (complexes immuns). Cependant, *in vivo*, l'activation du système du complément, qui est constitué de près de 30 protéines sériques ou membranaires, est le mécanisme effecteur essentiel de la réponse humorale. Le chapitre 13 montrera comment l'activation du complément crée de nombreux produits dont la fonction est d'éliminer les complexes immuns, de lyser les micro-organismes envahisseurs et de neutraliser une infection virale. Certains produits du complément facilitent aussi la phagocytose et jouent des rôles majeurs dans la réponse inflammatoire.

Le chapitre 14 décrit un mécanisme effecteur essentiel de l'immunité à médiation cellulaire : la cytotoxicité médiée par des cellules. Les lymphocytes T cytotoxiques (CTL), spécifiques d'un antigène, et divers types de cellules non spécifiques, y compris les cellules NK (de *natural killer*), assument la destruction des cellules du Soi altérées. La destruction des cellules cible résulte de la stimulation de voies intracellulaires qui conduisent à l'apoptose. Ce chapitre décrit les dosages courants qui permettent de mesurer la cytotoxicité à médiation cellulaire et explore les mécanismes par lesquels la mort cellulaire est initiée par les CTL et les cellules NK.

Le chapitre 15 décrit les déplacements des cellules du système immunitaire dans l'organisme, ainsi que les chémokines et les molécules d'adhésion cellulaire qui dirigent ces déplacements vers des sites spécifiques. Ces déplacements amènent les lymphocytes aux tissus lymphoïdes, où ils peuvent rencontrer l'antigène puis proliférer et se différencier, comme il a été décrit dans les chapitres antérieurs. Les cellules phagocytaires dirigées vers les sites de lésion tissulaire ou d'infection localisée médient l'inflammation, réponse non spécifique locale qui agit pour contenir l'infection ou les substances nocives dans une zone limitée. Les neutrophiles, les macrophages et de nombreux médiateurs jouent des rôles essentiels dans la réponse inflammatoire. Dans certaines circonstances, la réponse inflammatoire peut être trop prolongée ou excessive, avec des effets délétères.

Les quatre types de telles réactions d'hypersensibilité sont traités dans le chapitre 16. Les personnes souffrant d'une allergie aux pollens, aux spores des moisissures, à certains aliments ou à certains médicaments peuvent l'imputer à une hypersensibilité de type I. Le receveur d'une transfusion sanguine non adaptée à son groupe sanguin ABO développera une réaction de type II qui conduit à la destruction des cellules sanguines transfusées. Certaines maladies auto-immunes et certaines maladies infectieuses sont associées à des réactions de type III, qui sont déclenchées par des complexes antigène-anticorps. La manifestation de ces trois types d'hypersensibilité apparaît en quelques heures. L'hypersensibilité retardée (DTH, de *delayed type hypersensitivity*), qui est l'hypersensibilité de type IV, est une réponse à des pathogènes intracellulaires ou à des antigènes de contact (par exemple, le chêne vénéneux, le sumac vénéneux, certains composés organiques) ; pour se développer, elle prend typiquement de deux à trois jours.

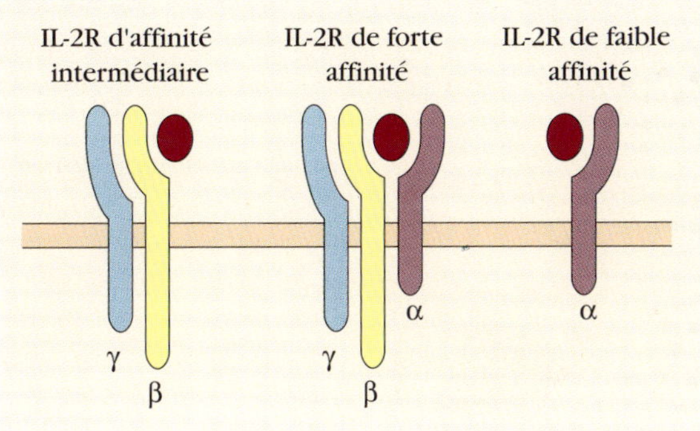

CHAPITRE 12

LES CYTOKINES

Le développement d'une réponse immunitaire efficace implique des cellules lymphoïdes, des cellules de l'inflammation et des cellules hématopoïétiques. Les interactions complexes entre ces cellules sont médiées par un groupe de protéines dénommées collectivement **cytokines** afin de mettre l'accent sur leur rôle dans la communication de cellule à cellule. Les cytokines sont des protéines régulatrices de faible masse moléculaire ou des glycoprotéines sécrétées par les cellules blanches du sang et par toute une varieté d'autres cellules de l'organisme, en réponse à de nombreux stimulus. Ces protéines participent à la régulation du développement des cellules immunitaires effectrices, et certaines cytokines possèdent par elles-mêmes des fonctions effectrices directes. Tout comme les hormones servent de messagers au système endocrine, les cytokines servent de messagers au système immunitaire. Cependant, contrairement aux hormones endocrines, qui exercent leurs effets à distance, les cytokines agissent généralement localement.

Ce chapitre est centré sur l'activité biologique des cytokines, la structure des cytokines et de leurs récepteurs, la transduction du signal par les récepteurs des cytokines, le rôle des anomalies des cytokines dans l'étiologie de certaines maladies et les utilisations thérapeutiques des cytokines ou de leurs récepteurs. Le rôle important des cytokines dans la réponse inflammatoire est décrit dans le chapitre 15.

Propriétés des cytokines

Les cytokines se lient à des récepteurs spécifiques de la membrane de leurs cellules cible ; elles déclenchent des voies de transduction du signal qui, en fin de compte, modifient l'expression des gènes de leurs cellules cible (figure 12.1a). La sensibilité d'une cellule cible à une cytokine particulière est déterminée par la présence de récepteurs membranaires spécifiques. En général, les cytokines et leurs récepteurs présentent une très forte affinité l'un pour l'autre, avec des constantes de dissociation allant de 10^{-10} à 10^{-12} M. En raison de cette forte affinité, des concentrations picomolaires de cytokines sont suffisantes pour médier un effet biologique.

Une cytokine donnée peut se lier aux récepteurs de la membrane de la cellule qui l'a sécrétée, exerçant alors une action **autocrine** ; elle peut aussi se fixer sur les récepteurs d'une cellule cible très proche de la cellule productrice, exerçant alors une action **paracrine** ; dans quelques rares cas, elle peut se lier à des cellules cible dans des régions éloignées de l'organisme, exerçant ainsi une action **endocrine** (figure 12.1b). Les cytokines régulent l'intensité et la durée de la réponse immunitaire en stimulant ou en inhibant l'activation, la prolifération et/ou la différenciation de différentes cellules et en régulant la sécrétion des anticorps ou d'autres cytokines. Comme il sera décrit ultérieurement, la liaison d'une cytokine donnée à des cellules cible sensibles stimule habituellement une augmentation de l'expression des récepteurs des cytokines, ainsi que celle d'autres cytokines, qui à leur tour affectent d'autres cellules cible. Ainsi, même les cytokines sécrétées par un petit nombre de lymphocytes activés par un antigène peuvent influencer l'activité de différentes cellules impliquées dans la réponse immunitaire. Par exemple, les cytokines produites par des cellules T_H activées peuvent exercer une influence sur l'activité des cellules B, des cellules T_C, des cellules NK (*natural killer*), des macrophages, des granulocytes et des cellules souche hématopoïétiques, activant de ce fait un réseau entier de cellules capables d'entrer en interaction.

Les cytokines présentent les attributs de pléïotropie, de redondance, de synergie, d'antagonisme et d'induction de cascades, ce qui leur permet de réguler l'activité cellulaire

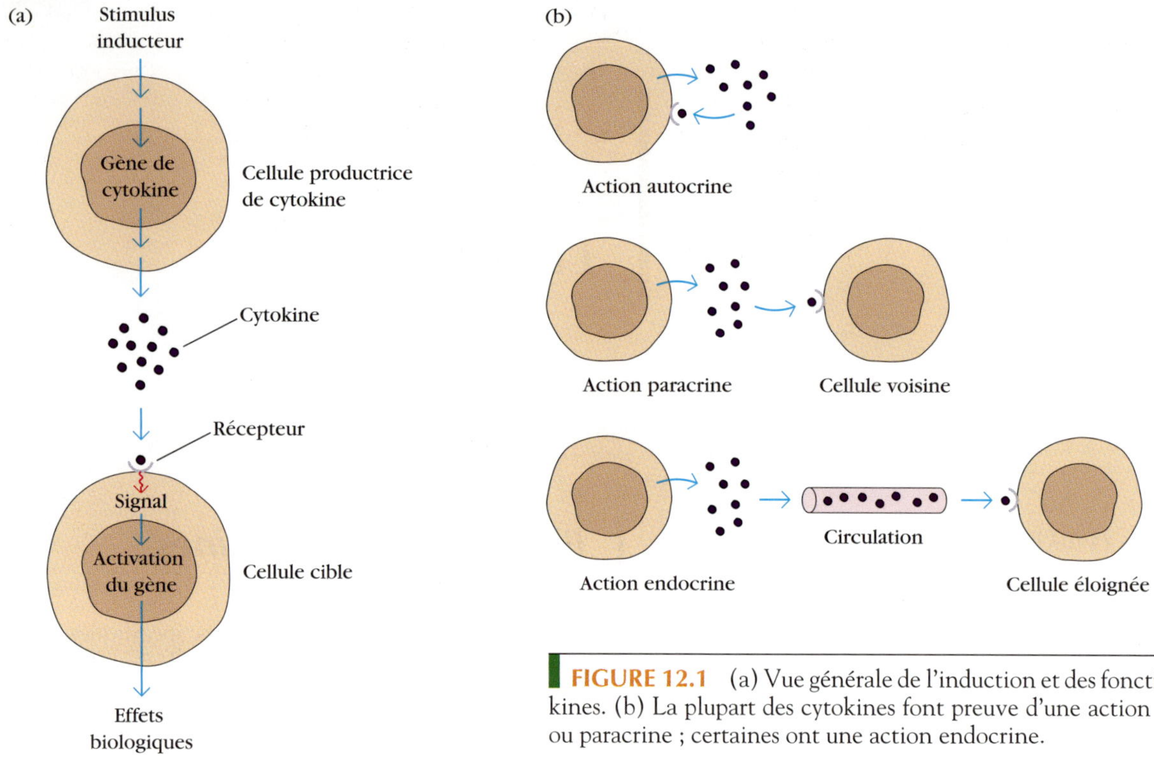

FIGURE 12.1 (a) Vue générale de l'induction et des fonctions des cytokines. (b) La plupart des cytokines font preuve d'une action autocrine et/ou paracrine ; certaines ont une action endocrine.

d'une façon coordonnée et interactive (figure 12.2). Une cytokine donnée, qui a différents effets biologiques sur diverses cellules souche, exerce une action pléïotropique. Deux ou plusieurs cytokines, qui médient des fonctions semblables, sont dites redondantes ; cette propriété rend difficile l'attribution d'une activité particulière à une seule cytokine. La synergie des cytokines apparaît lorsque l'effet combiné de deux cytokines sur une activité cellulaire est plus grand que celui qui résulterait de l'addition des effets de chaque cytokine pris séparément. Dans certains cas, les cytokines montrent un antagonisme ; ceci signifie que les effets d'une cytokine inhibent ou compensent ceux d'une autre cytokine. L'induction de cascades apparaît lorsque l'action d'une cytokine sur une cellule cible conduit cette dernière à produire une ou plusieurs autres cytokines qui, à leur tour, peuvent amener d'autres cellules cible à produire d'autres cytokines.

Le terme cytokine inclut les cytokines sécrétées par les lymphocytes, substances connues autrefois sous le nom de **lymphokines**, ainsi que les cytokines sécrétées par les monocytes et les macrophages, substances connues jadis sous le nom de **monokines**. Bien que ces deux termes continuent à être utilisés, ils sont trompeurs parce que la sécrétion de nombreuses lymphokines ou monokines n'est pas limitée aux lymphocytes et aux monocytes, comme l'impliquent ces termes, mais s'étend à une large gamme de cellules et de types cellulaires. Pour cette raison, le terme plus général de *cytokine* est préférable.

Nombre de cytokines sont dénommées **interleukines**, terme qui indique qu'elles sont sécrétées par certains leucocytes et agissent sur d'autres leucocytes. Les interleukines 1 à 18 ont été identifiées. Il est raisonnable de penser que d'autres cytokines seront découvertes et que, vraisemblablement, le groupe des interleukines s'enrichira. Certaines cytokines sont connues sous des noms communs ; ces derniers incluent les interférons et les facteurs de nécrose tumorale. Un autre groupe de cytokines, celui des **chémokines** (ou **chimiokines**), a récemment acquis une importance croissante ; il s'agit d'un groupe de cytokines de faible masse moléculaire, incluant l'interleukine 8, qui affecte la chimiotaxie, ainsi que d'autres aspects du comportement des leucocytes. Ces molécules jouent un rôle important dans la réponse inflammatoire et sont décrites dans le chapitre 15.

Étant donné que les cytokines partagent avec les hormones et les facteurs de croissance de nombreuses propriétés, la distinction entre ces trois classes de médiateurs est souvent floue. Ces trois classes de médiateurs sont constituées de facteurs sécrétés solubles qui manifestent leurs effets biologiques à des concentrations picomolaires, en se liant à des récepteurs de la surface des cellules cible. Les facteurs de croissance tendent à être produits de façon constitutive, tandis que la production des cytokines est soigneusement régulée. Les cytokines sont généralement sécrétées après activation d'une cellule particulière et cette sécrétion est de courte durée, habituellement de l'ordre de quelques heures ou de quelques jours. Contrairement aux hormones qui habituellement agissent à distance, de façon endocrine, la plupart des cytokines manifestent leur action à courte distance, de façon autocrine ou paracrine. De plus, la plupart des hormones sont produites par des glandes spécialisées et tendent à avoir une action spécifique sur un ou quelques types de cellules cible. En revanche, les cytokines sont souvent produites par une grande variété de cellules et se lient à des récepteurs présents à la surface de nombreux types cellulaires.

L'activité des cytokines a été reconnue pour la première fois au milieu des années 1960, lorsqu'on a trouvé que des surnageants de culture *in vitro* de lymphocytes contenaient des facteurs susceptibles de réguler la prolifération, la différenciation et la maturation des cellules du système immunitaire allogénique. Peu après, on a découvert que la production de ces facteurs par des lymphocytes cultivés était induite à la suite de l'activation par un antigène ou des mitogènes non spécifiques. L'isolement et la purification biochimique des cytokines ont été rendus difficiles par la faible concentration de ces dernières dans les surnageants de culture, ainsi que par l'absence de systèmes de dosage bien définis pour chaque cytokine. Le développement des techniques de clonage des gènes, au cours des années 1970 et 1980, a permis la production de cytokines pures grâce à l'expression de la protéine à partir de gènes clonés. La disponibilité de telles cytokines recombinantes, obtenues par la technologie du DNA recombinant, a été une avancée majeure. La découverte de lignées cellulaires dont le développement dépend d'une cytokine particulière a fourni aux chercheurs les premiers systèmes de dosage simples. La production d'anticorps monoclonaux spécifiques de chacune des plus importantes cytokines a rendu possible le développement d'immunodosages quantitatifs rapides pour chacune d'elles (figure 12.3).

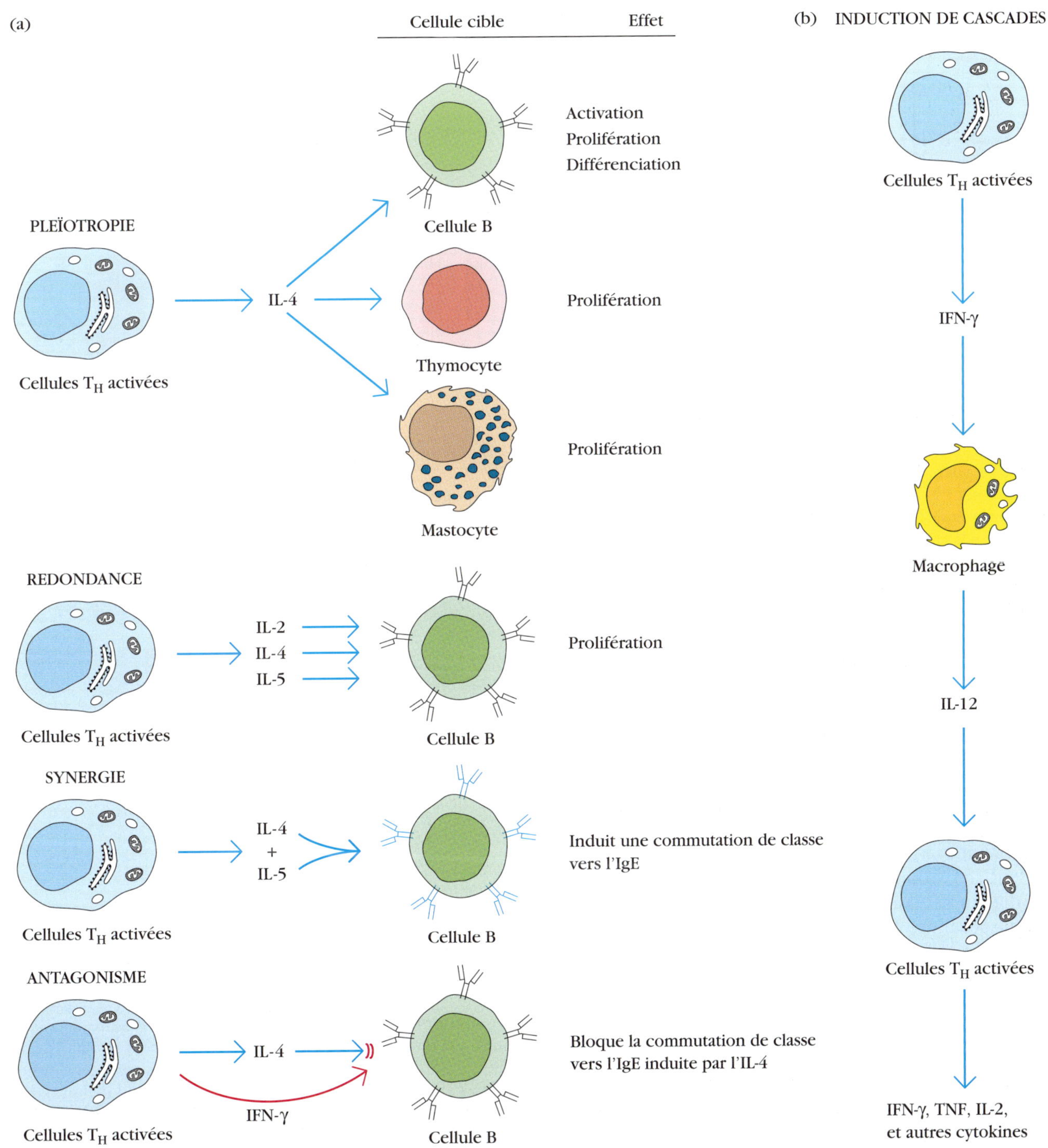

FIGURE 12.2 (a) Caractères de pléïotropie, de redondance, de synergie et d'antagonisme de l'action des cytokines ; (b) induction de cascades par les cytokines.

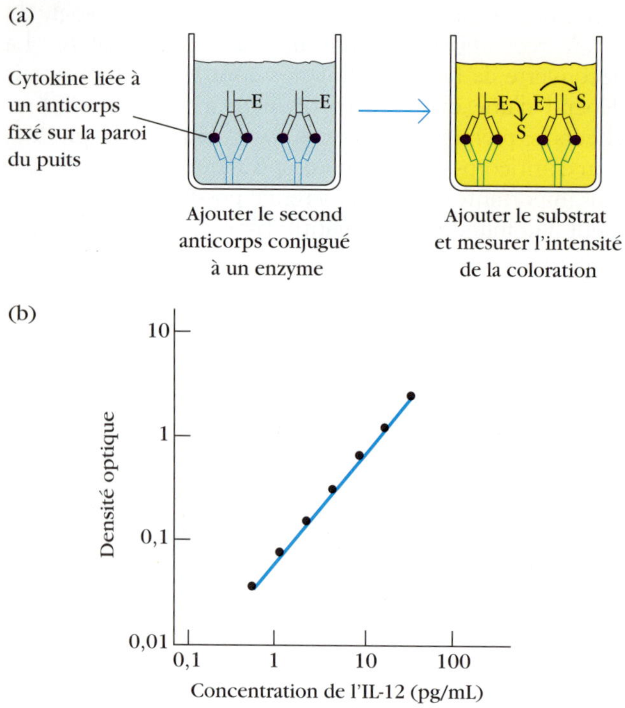

FIGURE 12.3 Dosage par ELISA d'une cytokine. (a) La cytokine à doser dans un échantillon est captée par un anticorps spécifique (bleu) fixé sur les parois des puits d'une plaque de microtitration. Un second anticorps spécifique (noir) conjugué à un enzyme (E), tel que la peroxydase du raifort, forme un sandwich avec la cytokine captée, immobilisant ainsi l'enzyme dans le puits de microtitration. Un substrat chromogène (S) est ajouté et l'enzyme crée une coloration dont l'intensité est proportionnelle à la quantité de cytokine liée à l'anticorps capteur. La densité optique de cette couleur produite par la cytokine à doser est comparée aux valeurs d'une courbe étalon. (b) La courbe étalon représentée ici est celle de l'interleukine-12 humaine (IL-12). Il est clair que ce dosage est suffisamment sensible pour détecter des quantités d'IL-12 de l'ordre de 1 picogramme.

Structure générale des cytokines

Une fois que les gènes qui codent les différentes cytokines eurent été clonés, des quantités suffisantes de préparations purifiées sont devenuest disponibles pour des études détaillées de la structure et de la fonction de ces importantes protéines. Les cytokines ont généralement une masse moléculaire inférieure à 30 kDa. Des études structurales ont montré que les cytokines caractérisées jusqu'à présent appartiennent à l'un des familles ci-après : la famille des hématopoïétines, la famille des interférons, la famille des chémokines et la famille des facteurs de nécrose tumorale (TNF, *de tumor necrosis factor*). Par exemple, de nombreuses cytokines, le GM-CSF, le G-CSF, les IL-2 à 7, les IL-11 à 13, l'IL-15, et d'autres, appartiennent à la **famille des hématopoïétines**.

La structure de deux membres de la famille des hématopoïétines, l'IL-2 et l'IL-4, sont décrites dans la figure 12.4. Bien que les séquences des amino acides des membres de cette famille diffèrent considérablement, tous ces derniers ont un haut degré de structure α-hélicoïdale et très peu, voire pas du tout, de structure en feuillets β. Les molécules ont en commun un même repliement polypeptidique, avec quatre régions α-hélicoïdales (A-D), où la première et la seconde hélices d'une part, et la troisième et la quatrième hélices d'autre part, sont approximativement parallèles l'une à l'autre et connectées par des boucles.

Fonction des cytokines

Les cytokines fonctionnent généralement comme des messagers moléculaires intercellulaires qui déclenchent des activités biologiques particulières après liaison à un récepteur de la surface d'une cellule cible sensible. Bien qu'un grand nombre de cellules puissent sécréter des cytokines, les deux principaux producteurs sont les cellules T_H et les macrophages. Les cytokines libérées par ces deux types de cellules activent tout un réseau de cellules susceptibles d'entrer en interaction (figure 12.5). Parmi

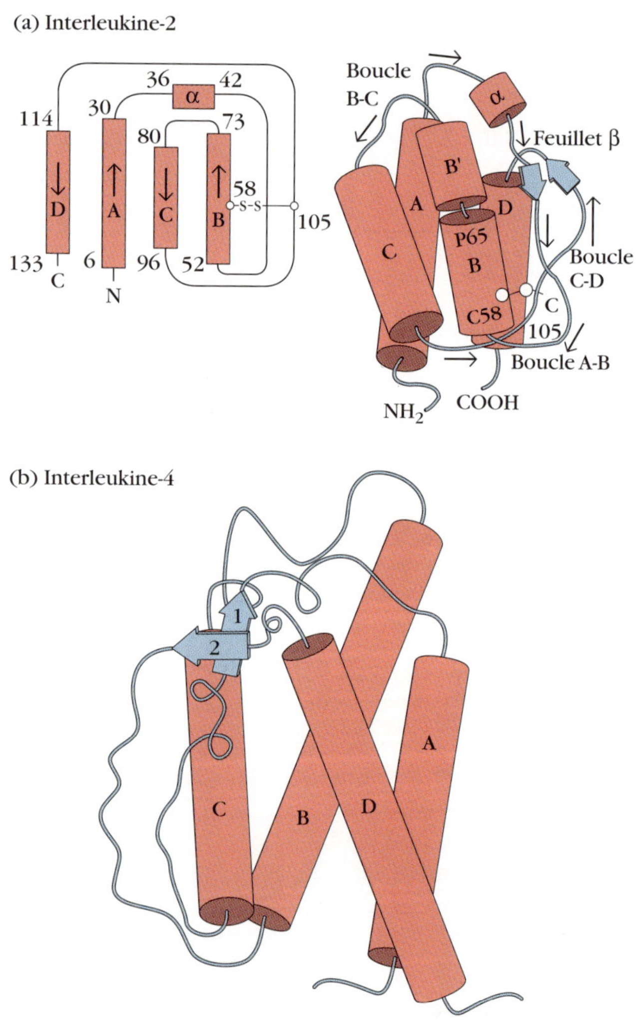

FIGURE 12.4 Quelques représentations des structures rencontrées dans la famille de l'hématopoïétine. (a) À *gauche* : Représentation topologique de la structure primaire de l'IL-2 montrant les régions α-hélicoïdales (α et A-D) et les chaînes de connexion de la molécule. À *droite* : Modèle tridimensionnel proposé pour l'IL-2. (b) Modèle en ruban de l'IL-4 déduit d'une analyse cristallographique de la molécule par rayons X. En (a) et (b) les hélices α sont représentées en rouge et les feuillets β en bleu. On pense que les structures des autres cytokines appartenant à la famille de l'hématopoïétine sont généralement semblables. [La partie (b) est tirée de JL Boulay et WE Paul, 1993, *Curr. Biol.* **3**:573.]

Visualisation des concepts

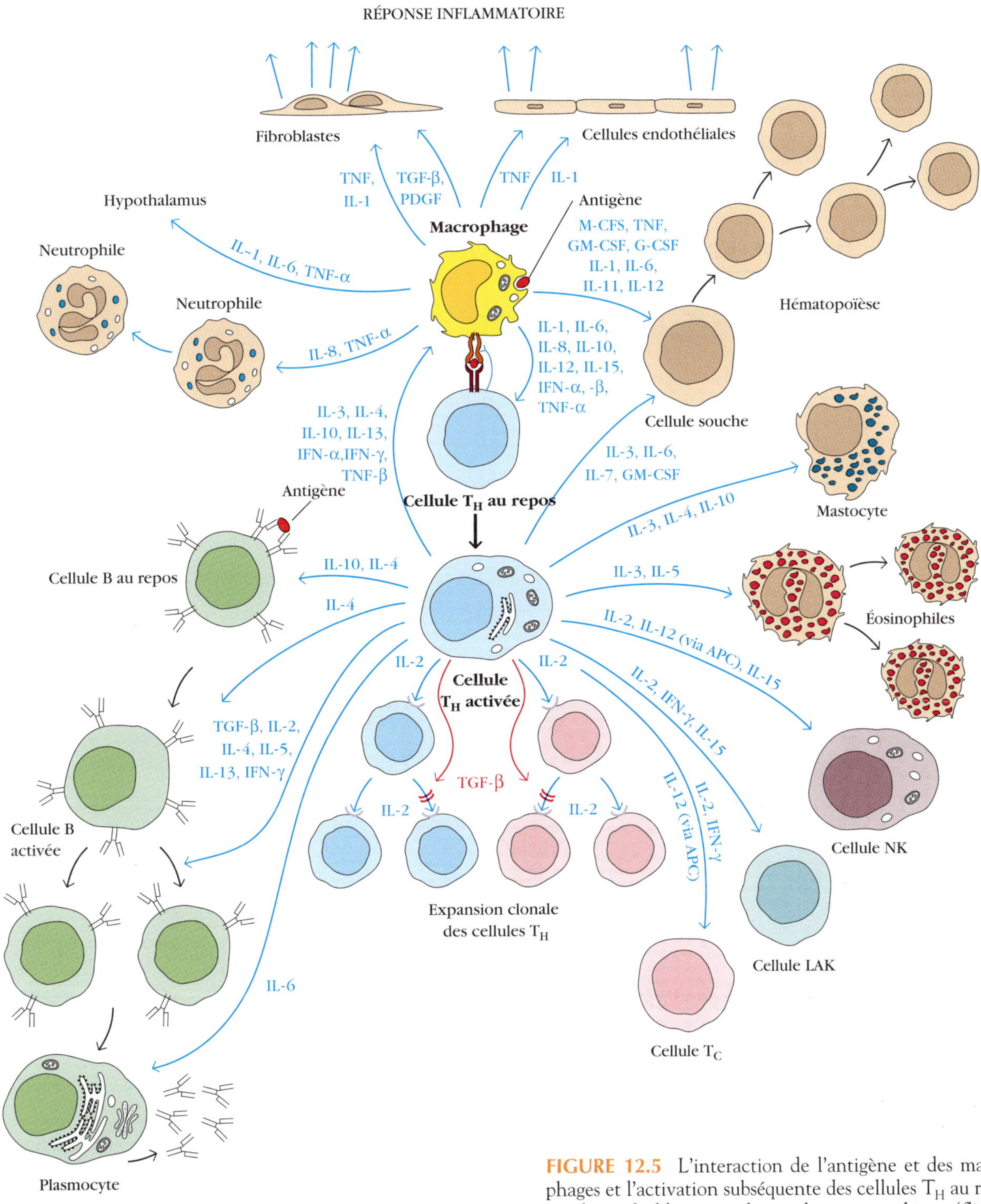

FIGURE 12.5 L'interaction de l'antigène et des macrophages et l'activation subséquente des cellules T_H au repos conduit à la libération de nombreuses cytokines (flèches bleues), ce qui crée un réseau complexe de cellules qui entrent en interaction lors de la réponse immunitaire. Un petit sous-groupe de cellules T_H sécrète du TGF-β, cytokine capable d'inhiber la prolifération des cellules T (voir les flèches rouges).

les nombreuses réponses physiologiques qui requièrent l'implication d'une cytokine, figurent le développement des réponses immunitaires, cellulaire ou humorale, l'induction de la réponse inflammatoire, la régulation de l'hématopoïèse, le contrôle de la prolifération et de la différenciation cellulaire et, enfin, la cicatrisation des plaies. Bien que la réponse immunitaire à un antigène spécifique puisse inclure la production de cytokines, il est important de se rappeler que les cytokines agissent de façon non spécifique d'un antigène. Ceci signifie qu'elles affectent n'importe quelles cellules rencontrées, à condition que ces dernières aient des récepteurs appropriés et se trouvent dans un état physiologique qui leur permette de répondre.

Le tableau 12.1 résume les principales activités biologiques de nombreuses cytokines. Il faut garder présent à l'esprit que la plupart des fonctions listées ont été identifiées à partir de l'analyse des effets de cytokines recombinantes, souvent à des concentrations non physiologiques, ajoutées individuellement à des systèmes *in vitro*. *In vivo*, cependant, les cytokines agissent rarement, sinon jamais, seules. Tout au contraire, une cellule cible est exposée à un milieu contenant un mélange de cytokines, dont les effets synergiques ou antagonistes combinés peuvent avoir des conséquences très différentes. De plus, les cytokines induisent souvent la synthèse d'autres cytokines, ce dont il résulte des cascades d'activités dans lesquelles les cytokines produites lors des dernières étapes de la cascade peuvent influencer les réponses des cytokines libérées dans les premières étapes.

Il est difficile de réconcilier la non-spécificité des cytokines et la spécificité bien établie du système immunitaire.

TABLEAU 12.1 Fonctions sélectives de certaines cytokines

		Fonctions biologiques majeures	
Cytokine	Secrétée par *	Cellules/tissus cible	Activité
Interleukine I (IL-1α, IL-1β)	Monocytes, macrophages, cellules B, cellules dendritiques, cellules endothéliales, autres types cellulaires	Cellules T_H Cellules B	Costimule l'activation Favorise la maturation et l'expansion clonale
		Cellules NK	Augmente l'activité
		Cellules endothéliales vasculaires	Intensifie l'expression des ICAM†
		Macrophages et neutrophiles	Attire par chimiotaxie
		Hépatocytes	Induit la synthèse des protéines de la phase aiguë
		Hypothalamus	Provoque la fièvre
Interleukine 2 (Il-2)	Cellules T_H1	Cellules T_H et T_C activées par l'antigène	Induit la prolifération
		Clones de cellules T spécifiques d'un antigène	Soutient la croissance de longue durée
		Cellules NK (certaines) et cellules T_C	Augmente l'activité
Interleukine 3 (IL-3)	Cellules T_H, cellules NK, mastocytes	Cellules hématopoïétiques,	Soutient la croissance et la différenciation
		Mastocytes	Stimule la croissance et la sécrétion d'histamine
Interleukine 4 (IL-4)	Cellules T_H2, mastocytes, cellules NK	Cellules B activées par l'antigène	Costimule l'activation
		Cellules B activées	Stimule la prolifération et la différenciation ; induit la commutation de classe vers l'IgG1 et l'IgE
		Cellules B au repos	Intensifie l'expression des protéines de classe II du CMH
		Thymocytes et cellules T	Induit la prolifération
		Macrophages	Intensifie l'expression des protéines de classe II du CMH ; augmente l'activité phagocytaire
		Mastocytes	Stimule la croissance

* Les cellules activées sécrètent généralement des quantités plus importantes de cytokine que ne le font les cellules non activées.
† ICAM (*intercellular adhesion molecule*) = molécule d'adhésion intercellulaire.

Qu'est-ce qui empêche des cytokines non spécifiques d'activer des cellules d'une façon non spécifique lors de la réponse immunitaire ? Clairement, des mécanismes doivent intervenir pour assurer que la spécificité de la réponse immunitaire est maintenue. Une voie par laquelle cette spécificité est conservée est la régulation précise de l'expression des récepteurs des cytokines à la surface des cellules. Souvent, les récepteurs des cytokines ne sont exprimés à la surface d'une cellule qu'après que cette dernière soit entrée en interaction avec l'antigène. De cette façon, l'activation par les cytokines est limitée aux lymphocytes activés par un antigène. D'autres moyens de maintenir la spécificité pourraient être la nécessité d'une interaction directe entre la cellule productrice de la cytokine et la cellule cible permettant le déclenchement de la sécrétion de la cytokine, ce qui assurerait que des concentrations efficaces de cytokine ne soient libérées qu'au voisinage de la cible visée. Dans le cas de la cellule T_H, qui est un producteur essentiel de cytokines, il se produit une étroite interaction cellulaire lorsque le récepteur des cellules T reconnaît un complexe antigène-CMH à la surface d'une cellule présentatrice de l'antigène appropriée, telle qu'un macrophage, une cellule dendritique ou un lymphocyte B. Les cytokines sécrétées à la jonction de ces cellules en interaction atteignent des concentrations locales suffisamment élevées pour affecter la cellule présentatrice de l'antigène cible, mais pas les cellules plus éloignées non complexées à la cellule T_H. De plus, la demi-vie des cytokines, dans le sang ou dans les autres fluides extracellulaires où elles sont sécrétées, est habituellement très courte, ce qui assure qu'elles n'agissent que pendant un temps limité et à courte distance.

		Fonctions biologiques majeures	
Cytokine	Secrétée par *	Cellules/tissus cible	Activité
Interleukine 5 (IL-5)	Cellules T_H2, mastocytes	Cellules B activées	Stimule la prolifération et la différenciation ; induit la commutation de classe vers l'IgA
		Éosinophiles	Favorise la croissance et la différenciation
Interleukine 6 (IL-6)	Monocytes, macrophages, cellules T_H2, cellules stromales de la moelle osseuse	Cellules B en prolifération	Favorise la différenciation terminale en plasmocytes
		Plasmocytes	Stimule la sécrétion des anticorps
		Cellules souche myéloïdes	Aide à promouvoir la différenciation
		Hépatocytes	Induit la synthèse des protéines de la phase aiguë
Interleukine 7 (IL-7)	Moelle osseuse, cellules stromales thymiques	Cellules souche lymphoïdes	Induit la différenciation en cellules progénitrices B ou T
		Cellules T au repos	Augmente l'expression de l'IL2 et de son récepteur
Interleukine 8 (IL-8)	Macrophages, cellules endothéliales	Neutrophiles	Chémokine ; attire par chimiotaxie ; induit l'adhérence à l'endothélium vasculaire et à l'extravasation vers les tissus
Interleukine 9 (IL-9)	Cellules T_H	Certaines cellules T_H	Agit comme mitogène en soutenant la prolifération en l'absence d'antigène
Interleukine 10 (IL-10)	Cellules T_H2	Macrophages	Supprime la production des cytokines et réduit ainsi indirectement la production des cytokines par les cellules T_H1
		Cellules présentatrices de l'antigène	Diminue l'expression des protéines de classe II du CMH

(à suivre)

TABLEAU 12.1 (SUITE) Fonctions sélectives de certaines cytokines

		Fonctions biologiques majeures	
Cytokine	Secrétée par *	Cellules/tissus cible	Activité
Interleukine 11 (IL-11)	Cellules stromales de la moelle osseuse	Plasmocytomes	Soutient la croissance
		Cellules progénitrices B	Favorise la différenciation
		Mégacaryocytes	Favorise la différenciation
		Hépatocytes	Induit la synthèse des protéines de la phase aiguë
Interleukine 12 (IL-12)	Macrophages, cellules B	Cellules T_C activées	Agit en synergie avec l'IL-2 pour induire la différenciation en CTL
		Cellules NK et LAK et cellules T_H1 activées	Stimule la prolifération
Interleukine 13 (IL-13)	Cellules T_H	Macrophages	Inhibe l'activation et libère les cytokines de l'inflammation ; important régulateur de la réponse inflammatoire
Interleukine 15 (IL-15)	Cellules T	Cellules T, épithélium intestinal	Stimule la croissance de l'épithélium intestinal, la prolifération des cellules T
		NK	Soutient la prolifération
		Cellules B activées	Comitogène de la prolifération et de la différenciation
Interleukine 16 (IL-16)	Cellules T (essentiellement $CD8^+$) et éosinophiles	Cellules T $CD4^+$	Chimiotaxie ; induit l'expression des protéines de classe II du CMH ; induit la synthèse des cytokines ; supprime la prolifération induite par l'antigène
		Monocytes	Chimiotaxie ; induit l'expression des protéines de classe II du CMH
		Éosinophiles	Chimiotaxie ; induit l'adhésion cellulaire
Interleukine 17 (IL-17)	Cellules T	Macrophages	Initie et maintient l'inflammation
Interleukine 18 (IL-18)	Macrophages activés	Cellules T	Induit la prolifération d'IFN-γ
		Cellules NK	Augmente la cytotoxicité des cellules NK
Interféron alpha (IFN-α)	Leucocytes	Cellules non infectées	Inhibe la réplication virale
Interféron bêta (IFN-β)	Fibroblastes	Cellules non infectées	Inhibe la réplication virale

Récepteurs des cytokines

Comme il a déjà été remarqué, pour exercer leurs effets biologiques, les cytokines doivent d'abord se lier à des récepteurs spécifiques exprimés au niveau de la membrane des cellules cible sensibles. Étant donné que ces récepteurs sont exprimés par de nombreux types de cellules, les cytokines peuvent affecter un réseau de cellules très diverses. La caractérisation biochimique des récepteurs des cytokines a tout d'abord progressé très lentement, en raison du très petit nombre de ces derniers à la surface de la membrane des cellules sensibles. Comme pour les molécules elles-mêmes, le clonage des gènes qui codent les récepteurs des cytokines a conduit rapidement à des avancées dans l'identification et la caractérisation de ces derniers.

Structure générale des récepteurs des cytokines

Les récepteurs des différentes cytokines sont structuralement très divers, mais presque tous appartiennent à l'une de cinq familles de récepteurs protéiques (figure 12.6) :

		Fonctions biologiques majeures	
Cytokine	Secrétée par *	Cellules/tissus cible	Activité
Interféron gamma (IFN-γ)	Cellules T_H1, T_C, NK	Cellules non infectées	Inhibe la réplication virale
		Macrophages	Augmente l'activité
		Nombreux types cellulaires	Augmente l'expression des molécules de classe I ou de classe II du CMH
		Cellules B en prolifération	Induit la commutation de classe vers l'IgG2a ; bloque la commutation de classe vers l'IgE et l'IgG1 induite par l'IL-4
		Cellules T_H2	Inhibe la prolifération
		Cellules inflammatoires	Médie divers effets importants dans l'hypersensibilité retardée
Facteur d'inhibition de la leucémie (LIF, *leukemia inhibitory factor*)	Cellules épithéliales du thymus, cellules stromales de la moelle osseuse	Hépatocytes	Induit la synthèse des protéines de la phase aiguë
		Cellules souche embryonnaires (ES, *embryonic stem*)	Soutient la prolifération et la différenciation
Oncostatine M (OSM)	Macrophages, cellules T	Cellules tumorales	Inhibe la croissance
		Hépatocytes	Induit la synthèse des protéines de la phase aiguë
		Sarcome de Kaposi	Stimule la croissance
Facteur de croissance transformant-β (TGF-β, *transforming growth factor* β)	Plaquettes, macrophages, lymphocytes, mastocytes	Monocytes et macrophages	Attire par chimiotaxie
		Macrophages activés	Induit une production accrue d'IL-1
		Cellules épithéliales, endothéliales, lymphoïdes et hématopoïétiques	Inhibe la prolifération, limitant ainsi la réponse inflammatoire et favorisant la cicatrisation
		Cellules B en prolifération	Induit la commutation de classe vers l'IgA
Facteur de nécrose tumorale-α (TNF-α, *tumor necrosis factor* α)	Macrophages, mastocytes	Cellules tumorales	A un effet cytotoxique
		Cellules inflammatoires	Induit la sécrétion des cytokines et est responsable de l'importante perte de poids (cachexie)) associée à l'inflammation chronique
Facteur de nécrose tumorale-β (TNF–β, *tumor necrosis factor* β)	Cellules T_H1 et T_C	Cellules tumorales	A des effets cytotoxiques et d'autres effets semblables à ceux du TNF-α
		Macrophages et neutrophiles	Augmente l'activité phagocytaire

- Récepteurs de la superfamille des immunoglobulines.
- Famille des récepteurs des cytokines de classe I (connue aussi sous le nom de famille des récepteurs des hématopoïétines).
- Famille des récepteurs des cytokines de classe II (connue aussi sous le nom de famille des récepteurs des interférons).
- Famille des récepteurs des TNF.
- Famille des récepteurs des chémokines.

La plupart des récepteurs des cytokines qui interviennent dans les systèmes immunitaire et hématopoïétique appartiennent à la famille des récepteurs des cytokines de classe I. Les membres de cette famille de récepteurs possèdent, dans leur domaine extracellulaire, des motifs de séquence d'amino acides conservés ; ces motifs sont constitués de quatre résidus cystéine dont la position est conservée (CCCC) ou d'une séquence conservée tryptophane-sérine-(un amino acide quelconque non conservé)-tryptophane-sérine (WSXWS, où X est l'amino acide non conservé). Les récepteurs de toutes les cytokines considérées comme des hématopoïétines appartiennent à la famille des récepteurs des cytokines de classe I, appelée aussi famille des récepteurs des hématopoïétines. Les

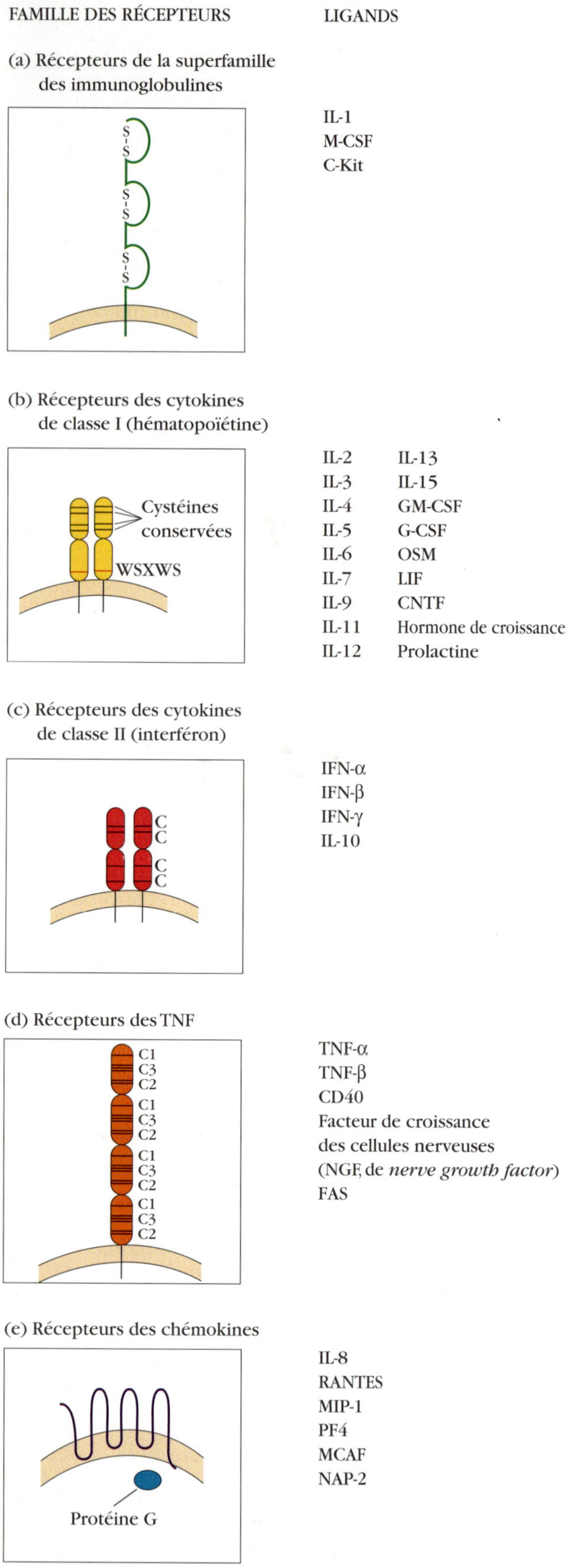

FIGURE 12.6 Représentations schématiques montrant les caractéristiques structurales qui définissent les cinq types de récepteurs protéiques auxquels se lient la plupart des cytokines. Les récepteurs de la plupart des interleukines appartiennent à la famille des récepteurs des cytokines de classe I. C représente un résidu cystéine conservé.

récepteurs des cytokines de classe II possèdent les motifs conservés CCCC, mais n'ont pas le motif WSXWS présent dans les récepteurs des cytokines de classe I. Initialement, on pensait que seuls les trois interférons, α, β et γ, étaient les ligands de ces récepteurs. Cependant, un travail récent a montré que le récepteur de l'IL-10 est, lui aussi, membre de ce groupe.

Une autre caractéristique commune des familles des récepteurs des hématopoïétines (cytokines de classe I) et des cytokines de classe II est que la plupart d'entre eux sont constitués de plus d'un type de chaîne polypeptidique et incluent souvent des **sous-unités spécifiques des cytokines** et une **sous-unité de transduction du signal** ; le plus souvent, cette dernière n'est pas spécifique d'une cytokine et ne joue qu'un rôle mineur, si elle en joue un, dans la liaison du ligand. La plupart de ces récepteurs sont des dimères constitués d'une sous-unité spécifique d'une cytokine et d'une sous-unité dont la fonction essentielle est la transduction du signal ; cependant, certains sont des trimères. Il y a certes une structure générale des récepteurs des cytokines qui assigne une fonction de fixation de la cytokine à une chaîne et une fonction de transduction du signal à une autre ; cependant, ce n'est pas toujours le cas. Il est possible de trouver des exemples de récepteurs dont les sous-unités spécifiques des cytokines participent aussi à la transduction du signal et des récepteurs où les sous-unités de transduction du signal contribuent à la liaison de la cytokine. On a montré que la mise en action de tous les récepteurs des cytokines de classe I ou de classe II étudiés à ce jour induit une tyrosine phosphorylation de ce récepteur, bien qu'aucun de ces récepteurs n'ait par lui-même une activité tyrosine kinase. Cette découverte suggère que les domaines cytosoliques de tels récepteurs sont étroitement associés à des tyrosine protéine kinases cytosoliques. En fait, on a montré que tel était bien le cas.

Sous-familles des récepteurs des cytokines de classe I

Une caractéristique importante de nombreux récepteurs des cytokines de classe I est que ces derniers partagent avec les autres membres de la même famille des sous-unités de transduction du signal communes. On a identifié diverses sous-familles des récepteurs des cytokines de classe I où tous les récepteurs d'une sous-famille ont une sous-unité de transduction du signal identique. La figure 12.7 représente schématiquement les membres de trois sous-familles de récepteurs, dénommées sous-familles du GM-CSF, de l'IL-2 et de l'IL-6.

Le partage des sous-unités de transduction du signal entre les récepteurs explique la redondance et l'antagonisme présentés par certaines cytokines. Considérez la sous-famille des récepteurs du GM-CSF, qui inclut les récepteurs de l'IL-3, de l'IL-5 et du GM-CSF (voir la figure 12.7a). Chacune de ces cytokines se lie à un récepteur donné, de faible affinité, spécifique d'une cytokine, constitué seulement d'une sous-unité α. Ces trois sous-unités de faible affinité peuvent s'associer de façon non covalente à une sous-unité β de transduction du signal commune. Le récepteur dimérique qui en résulte

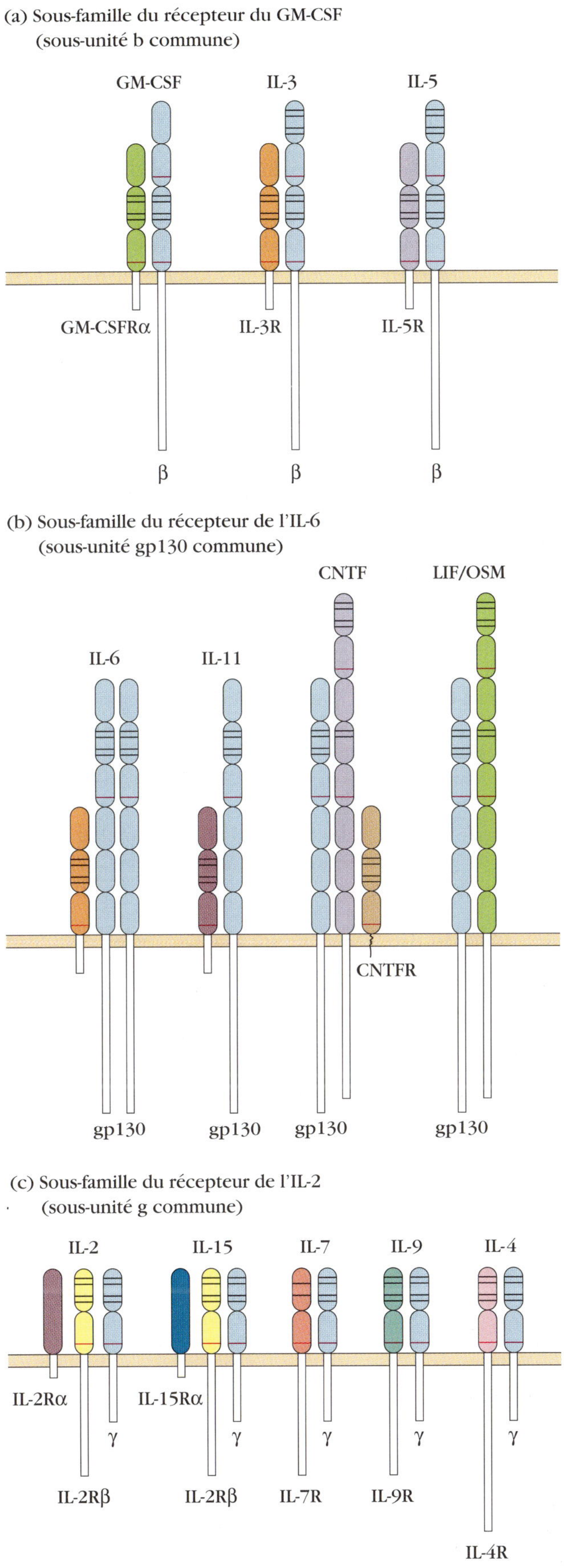

FIGURE 12.7 Représentations schématiques des trois sous-familles des récepteurs des cytokines de classe I. Tous les membres d'une sous-famille ont la même sous-unité de transduction du signal (gris-bleu) mais possèdent une sous-unité spécifique de chaque cytokine. Outre les résidus cystéine conservés (double ligne noire) et les motifs WSXWS (lignes rouges) qui caractérisent les récepteurs des cytokines de classe I, des domaines semblables à ceux des immunoglobulines sont présents dans certains de ces récepteurs. CNTF (*ciliary neutrophic factor*) = facteur neutrophile ciliaire ; LIF/OSM (*leukemia-inhibitory factor/oncostatin*) = facteur inhibiteur des leucémies/oncostatine. [Adapté de K Sugamura *et al.*, 1996, *Annu. Rev. Immunol.* **14**:179.]

présente non seulement une affinité accrue pour la cytokine, mais peut aussi assumer la transduction d'un signal à travers la membrane, à la suite de la fixation de la cytokine (figure 12.8a). Il est intéressant de remarquer que l'IL-3, l'IL-5 et le GM-CSF présentent une redondance importante. L'IL-3 et le GM-CSF agissent sur les cellules souche hématopoïétiques et les cellules progénitrices, activent les monocytes et induisent la différenciation des mégacaryocytes. Les trois cytokines induisent la prolifération des éosinophiles et la dégranulation des basophiles avec libération d'histamine.

Étant donné que les récepteurs de l'IL-3, de l'IL-5 et du GM-CSF partagent une sous-unité β de transduction du signal commune, on s'attendrait à ce que ces cytokines assument la transduction d'un signal d'activation semblable, ce qui expliquerait la redondance de leurs effets biologiques (figure 12.8b). En fait, les trois cytokines induisent les mêmes types de phosphorylation des protéines. De plus, l'IL-3 et le GM-CSF présentent un antagonisme ; on a montré que la liaison de l'IL-3 peut être inhibée par le GM-CSF et, qu'inversement, la liaison du GM-CSF est inhibée par l'IL-3. Étant donné que la sous-unité β de transduction du signal est commune aux récepteurs de ces deux cytokines, leur antagonisme est dû à la compétition entre les sous-unités α des récepteurs, spécifiques d'une cytokine, pour un nombre limité de sous-unités β (figure 12.8c).

Une situation semblable est rencontrée au sein de la sous-famille des récepteurs de l'IL-6, qui inclut les récepteurs de l'IL-6, de l'IL-11, de l'IL-12, du facteur d'inhibition des leucémies (LIF, de *leukemia-inhibitory factor*), de l'oncostatine M (OSM) et du facteur neurotrophique ciliaire (CNTF, de *ciliary neurotrophic factor*) (voir la figure 12.7b). Dans ce cas, une sous-unité de transduction du signal commune, appelée gp130, s'associe à une ou deux sous-unités spécifiques de cytokines différentes. Le LIF et l'OSM, qui doivent partager certaines caractéristiques structurales, se lient toutes deux à la même sous-unité α. Comme on pouvait s'y attendre, les cytokines qui se lient aux récepteurs de cette sous-famille présentent des activités biologiques qui se recouvrent : l'IL-6, l'OSM et le LIF induisent la synthèse des protéines de la phase aiguë par les hépatocytes du foie, ainsi que la différenciation des cellules leucémiques myéloïdes en macrophages ; l'IL-6, le LIF et le CNTF affectent le développement neuronal et l'IL-6, l'IL-11 et l'OSM stimulent la maturation des mégacaryocytes et la production des plaquettes. La présence de gp130 dans tous les récepteurs de la sous-famille de l'IL-6 explique leurs voies communes de signalisation, ainsi que la compétition de liaison pour un nombre limité de molécules de gp130, telle qu'elle est observée, entre ces cytokines.

Une troisième sous-unité de transduction du signal définit la sous-famille des récepteurs de l'IL-2, qui inclut les récepteurs de l'IL-2, de l'IL-4, de l'IL-7 de l'IL-9 et de

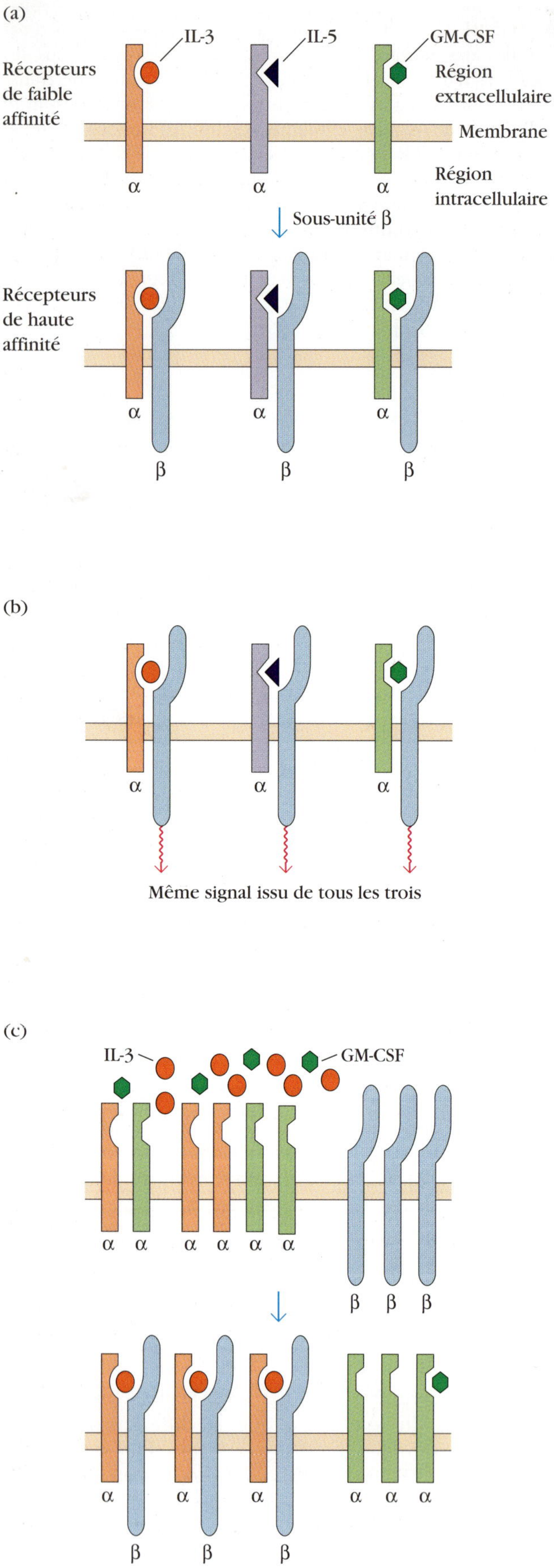

FIGURE 12.8 Interactions entre les sous-unités spécifiques des cytokines et une sous-unité de transduction du signal commune des récepteurs des cytokines. (a) Représentation schématique des récepteurs de faible affinité et des récepteurs de forte affinité de l'IL-3, de l'IL-5 et du GM-CSF. Les sous-unités spécifiques des cytokines ont une faible affinité de liaison et ne peuvent pas effectuer la transduction du signal d'activation. L'association non covalente de chaque sous-unité à une sous-unité β commune donne un récepteur dimérique de haute affinité qui peut effectuer la transduction du signal à travers la membrane. (b) L'association des sous-unités spécifiques de chaque cytokine et d'une unité de signalisation commune, la sous-unité β, permet la création de signaux spécifiques des cytokines en dépit de la création du même signal par les différents récepteurs des cytokines représentés. (c) La compétition des chaînes de liaison des différents récepteurs pour une sous-unité commune peut produire des effets antagonistes entre les cytokines. Ici, la liaison de l'IL-3 aux sous-unités α du récepteur de l'IL-3 permet à ces dernières de concurrencer les chaînes α du récepteur du GM-CSF pour la liaison aux sous-unités β. [La partie (a) est adaptée de T Kishimoto *et al.*, 1992, *Science* **258**:593.]

l'IL-15 (voir la figure 12.7c). Les récepteurs de l'IL-2 et de l'IL-15 sont des hétérotrimères, constitués d'une chaîne α spécifique d'une cytokine et de deux chaînes, β et γ, responsables de la transduction du signal. La chaîne γ du récepteur de l'IL-2 se comporte comme sous-unité de transduction du signal dans les autres récepteurs de cette sous-famille, qui sont tous des dimères. Récemment, on a montré que l'**immunodéficience combinée grave congénitale liée au chromosome X (XSCID**, *X-linked severe combined immunodeficiency*) résulte d'un défaut du gène de la chaîne γ, qui est localisé dans le chromosome X. Les immunodéficiences observées dans cette maladie sont dues à la perte de toutes les fonctions des cytokines médiées par les récepteurs de la sous-famille de l'IL-2.

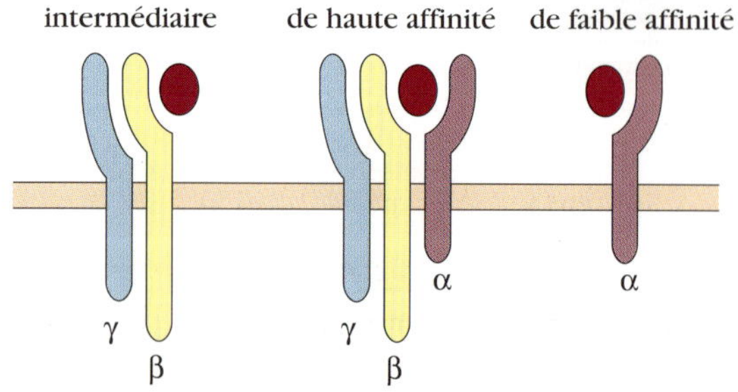

	IL-2R d'affinité intermédiaire	IL-2R de haute affinité	IL-2R de faible affinité
Composition sous-unitaire :	IL-2Rβ IL-2Rγ	IL-2Rα IL-2Rβ IL-2Rγ	IL-2Rα
Constante d'affinité (K_a) :	$10^7 M$	$10^{11} M$	$10^8 M$
Constante de dissociation (K_d) :	$10^{-9} M$	$10^{-11} M$	$10^{-8} M$
Exprimé par :	Cellules NK Cellules T au repos (en petit nombre)	Cellules T CD4⁺ et CD8⁺ T activées Cellules B activées (en petit nombre)	

FIGURE 12.9 Comparaison des trois formes du récepteur de l'IL-2. La transduction du signal est médiée par les chaînes β et γ, mais la présence des trois chaînes est nécessaire à une liaison de haute affinité à l'IL-2.

Récepteur de l'IL-2

En raison du rôle central de l'IL-2 et de son récepteur dans la prolifération clonale des cellules T, le récepteur de l'IL-2 est l'un des récepteurs des cytokines les plus intensément étudiés. Comme il a été remarqué dans la section précédente, le récepteur trimérique complet comprend trois sous-unités distinctes, les chaînes α, β et γ. Les chaînes β et γ appartiennent à la famille des récepteurs des cytokines de classe I, qui contiennent les motifs caractéristiques CCCC et WSXWS, tandis que la chaîne α a une structure complètement différente et n'est pas un membre de cette famille de récepteurs (voir la figure 12.7c).

Le récepteur de l'IL-2 se présente sous trois formes qui ont des affinités différentes pour l'IL-2 : la forme monomérique IL-2Rα de faible affinité, la forme dimérique IL-2R$\beta\gamma$ d'affinité intermédiaire et la forme trimérique IL-2R$\alpha\beta\gamma$ de haute affinité (figure 12.9). Étant donné que la chaîne α est exprimée par les cellules T activées, mais pas par les cellules T au repos, elle est souvent appelée antigène TAC (de *T-cell activation*). Un anticorps monoclonal, appelé anti-TAC, qui se lie à la chaîne α de 55 kDa, est souvent utilisé pour identifier l'IL-2Rα à la surface des cellules. La transduction du signal par le récepteur de l'IL-2 nécessite les deux chaînes β et γ, mais seul le récepteur trimérique contenant aussi la chaine α se lie à l'IL-2 avec une forte affinité. Bien que la chaîne γ semble être constitutivement exprimée à la surface de la plupart des cellules lymphoïdes, l'expression des chaînes α et β est plus limitée ; elle est considérablement intensifiée après qu'un l'antigène ait activé les lymphocytes au repos. Ce phénomène assure que seules les cellules T CD4$^+$ et les cellules T CD8$^+$ activées par un antigène exprimeront le récepteur de haute affinité de l'IL-2 et proliféreront en réponse à des taux physiologiques d'IL-2. Les cellules T activées expriment approximativement 5×10^3 récepteurs de haute affinité et dix fois plus de récepteurs de faible affinité. Les cellules NK expriment constitutivement les sous-unités β et γ, ce qui explique leur capacité à se lier à l'IL-2 avec une affinité intermédiaire et à être activées par l'IL-2.

Transduction du signal médiée par les récepteurs des cytokines

Bien que certains récepteurs importants des cytokines n'appartiennent pas aux familles de classe I ou de classe II, la majorité d'entre eux font partie de ces deux familles. Comme il en a été fait mention précédemment, les récepteurs des cytokines de classe I ou de classe II n'ont pas de motifs de transduction du signal (par exemple, de domaines intrinsèques doués d'activité tyrosine kinase). Cependant, des observations anciennes avaient démontré qu'un des premiers événements qui font suite à l'interaction d'une cytokine et d'un de ces récepteurs est une succession de phosphorylations de tyrosines de la protéine. Bien que ces résultats aient été initialement déroutants, ils ont été expliqués lorsqu'un modèle unificateur est résulté des études des événements moléculaires déclenchés par la liaison de l'interféron γ (IFN-γ) à son récepteur, qui est un membre de la famille de classe II.

L'IFN-γ a été découvert pour la première fois grâce à sa capacité à induire des cellules à bloquer ou inhiber la réplication de toute une varieté de virus. L'activité antivirale est une propriété qu'il partage avec l'IFN-α et IFN-β. Cependant, contrairement à ces deux autres interférons, l'IFN-γ joue un rôle essentiel dans de nombreux processus d'immunorégulation, y compris la régulation des phagocytes mononucléaires, la commutation des cellules B vers la production de certaines classes d'IgG et l'activation ou l'inhibition du développement des sous-populations de cellules T_H. La découverte de la voie majeure de signalisation déclenchée par l'interaction de l'IFN-γ et de son récepteur a conduit à considérer que la transduction du signal par la plupart des récepteurs des cytokines de classe I ou de classe II, peut-être même par tous, commence par une dimérisation des récepteurs induite par la cytokine. Cette dimérisation conduit à une succession de réactions qui, en fin de compte, génèrent un complexe de facteurs de transcription actifs qui initie la transcription de gènes spécifiques.

Les caractéristiques clés ci-après du système de l'IFN-γ constituent les bases du modèle de signalisation unifié :

- *Le récepteur des cytokines est composé de sous-unités séparées.* Comme il est montré dans la figure 12.10a, le récepteur de l'IFN-γ est constitué de deux chaînes polypeptidiques, une chaîne α, nécessaire à la liaison de la cytokine et à la transduction du signal, et une chaîne β, nécessaire à la signalisation, mais qui n'a qu'un rôle mineur dans la liaison.
- *Différentes tyrosine protéine kinases inactives sont associées à différentes sous-unités du récepteur.* Des études d'un autre récepteur des cytokines, le récepteur de l'IL-2, ont montré que la sous-unité gp130 était associée aux membres d'une nouvelle famille de tyrosine protéine kinases, connues sous le nom de kinases Janus (JAK).* L'immunoprécipitation par des anticorps spécifiques d'une sous-unité a montré que les kinases Janus sont associées à chacune des sous-unités du récepteur de l'IFN-γ. Le traitement de lysats de cellules par un anticorps spécifique de la sous-unité α donnait un immunoprécipité qui contenait JAK1, en plus de la sous-unité α attendue. De même, l'immunoprécipitation du lysat par un anticorps spécifique de la sous-unité β donnait un précipité qui contenait une kinase Janus différente, JAK2. Ainsi, la chaîne α du récepteur de l'IFN-γ est associée à JAK1, la chaîne β à JAK2 (tableau 12.2). Ces JAK étaient associées aux chaînes du récepteur de l'IFN-γ de cellules qui n'avaient pas été traitées par l'IFN-γ. Par conséquent, l'association de JAK et de la sous-unité du récepteur apparaît spontanément et ne nécessite pas la fixation de la cytokine. Cependant, il n'y avait pas d'activité tyrosine protéine kinase des JAK asssociées au récepteur dans des cellules qui n'avaient pas été traitées avec l'INF-γ.
- *La liaison de la cytokine induit l'association des deux sous-unités séparées du récepteur des cytokines ainsi que l'activation des JAK associées au récepteur.* En particulier, la liaison de l'INF-γ est à l'origine de l'association des

* Le dieu romain Janus avait deux faces. Les kinases de la famille Janus ont deux sites, un site de liaion au niveau duquel se fixe la sous-unité du récepteur des cytokines, et un site catalytique qui, lorsqu'il est activé, possède une activité tyrosine protéine kinase. Certains biochimistes, découragés par la multitude des différentes protéine kinases découvertes, prétendent que JAK signifie Just Another Kinase (simplement une autre kinase).

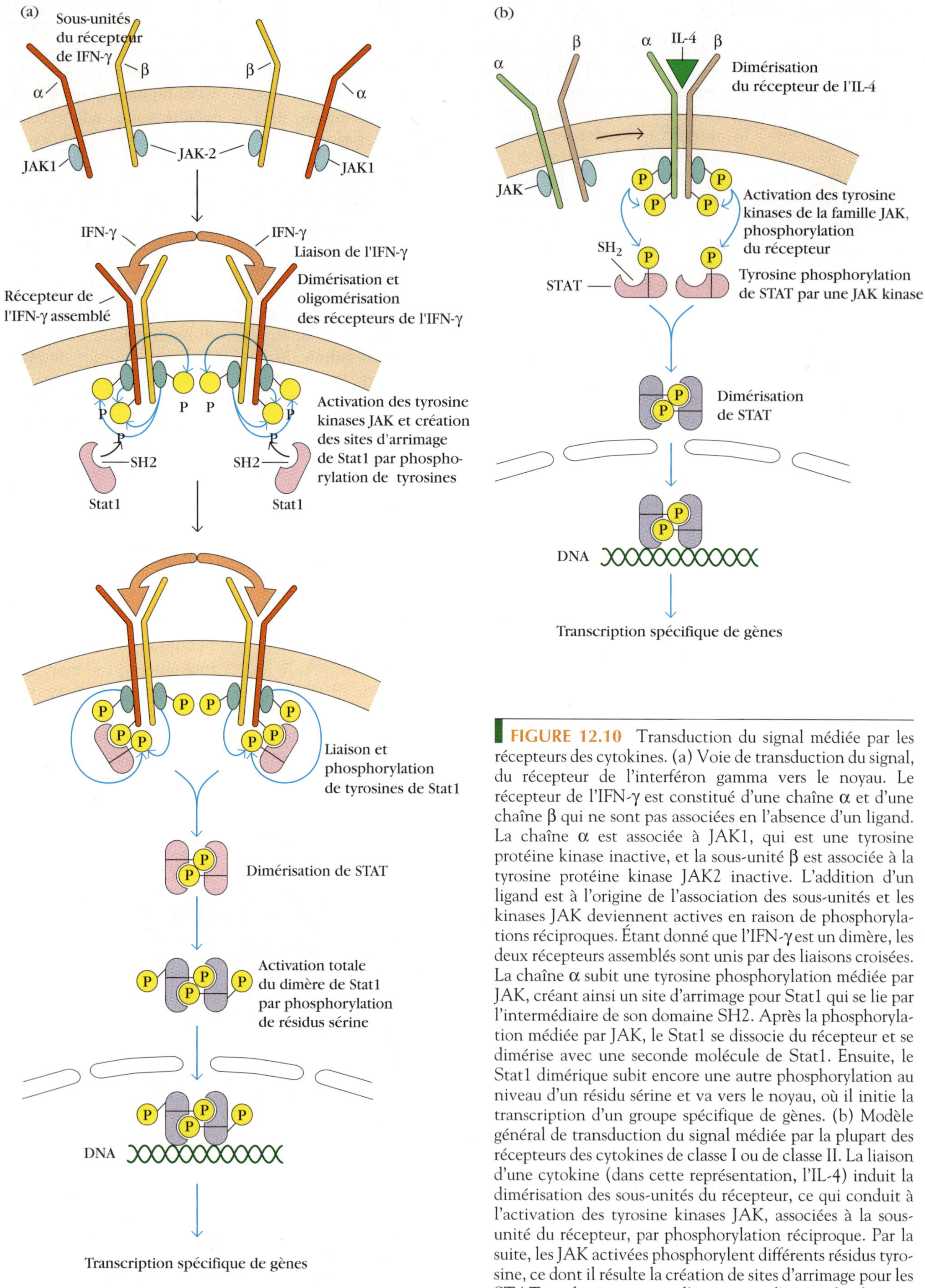

FIGURE 12.10 Transduction du signal médiée par les récepteurs des cytokines. (a) Voie de transduction du signal, du récepteur de l'interféron gamma vers le noyau. Le récepteur de l'IFN-γ est constitué d'une chaîne α et d'une chaîne β qui ne sont pas associées en l'absence d'un ligand. La chaîne α est associée à JAK1, qui est une tyrosine protéine kinase inactive, et la sous-unité β est associée à la tyrosine protéine kinase JAK2 inactive. L'addition d'un ligand est à l'origine de l'association des sous-unités et les kinases JAK deviennent actives en raison de phosphorylations réciproques. Étant donné que l'IFN-γ est un dimère, les deux récepteurs assemblés sont unis par des liaisons croisées. La chaîne α subit une tyrosine phosphorylation médiée par JAK, créant ainsi un site d'arrimage pour Stat1 qui se lie par l'intermédiaire de son domaine SH2. Après la phosphorylation médiée par JAK, le Stat1 se dissocie du récepteur et se dimérise avec une seconde molécule de Stat1. Ensuite, le Stat1 dimérique subit encore une autre phosphorylation au niveau d'un résidu sérine et va vers le noyau, où il initie la transcription d'un groupe spécifique de gènes. (b) Modèle général de transduction du signal médiée par la plupart des récepteurs des cytokines de classe I ou de classe II. La liaison d'une cytokine (dans cette représentation, l'IL-4) induit la dimérisation des sous-unités du récepteur, ce qui conduit à l'activation des tyrosine kinases JAK, associées à la sous-unité du récepteur, par phosphorylation réciproque. Par la suite, les JAK activées phosphorylent différents résidus tyrosine, ce dont il résulte la création de sites d'arrimage pour les STAT sur le récepteur et l'activation d'un ou de plusieurs facteurs de transcription STAT. Les STAT phosphorylés se dimérisent et vont vers le noyau où ils activent la transcription de gènes spécifiques. [La partie (a) est adaptée de Bach *et al.*, 1997, *Annu. Rev. Immunol.* **15**:563.]

TABLEAU 12.2 Interaction des STAT et des JAK avec quelques récepteurs des cytokines lors de la transduction du signal

Récepteur des cytokines	JAK	STAT
IFN-γ	JAK1 et JAK2	Stat1
IFN-α/β	JAK1 et Tyk-2	Stat2
IL-2	JAK1 et JAK3	Stat5
IL-3	JAK2	Stat5
IL-4	JAK1 et JAK3	Stat6
IL-6	JAK1 (et parfois d'autres)	Stat3
IL-10	JAK1 et Tyk-2*	Stat3
IL-12	JAK2 et Tyk-2*	Stat4

*En dépit de son nom, Tyk-2 est aussi une kinase Janus.
Source : Adapté de Bach, Aguet et Schreiber, 1997, *Annu. Rev. Immun.* **15**:563.

sous-unités α et β du récepteur. De plus, étant donné que l'IFN-γ est un dimère, il peut se lier à deux récepteurs, formant ainsi un oligomère qui présente des liaisons croisées (pontages). Lorsque des cellules sont incubées avec de l'IFN-γ avant la lyse et qu'une immunoprécipitation est effectuée avec un anticorps anti-α, le précipité contient non seulement les sous-unités α et JAK1, mais aussi les sous-unités β et JAK2. De plus, JAK1 et JAK2 ne sont plus inactives ; toutes deux ont été phosphorylées et possèdent une activité protéine kinase entière. Spécifiquement, JAK1 associée à la sous-unité α phosphoryle JAK2 et JAK2 associée à la sous-unité β phosphoryle JAK1.

- *Les JAK activées créent des sites d'arrimage pour les facteurs de transcription STAT, par phosphorylation de résidus tyrosine spécifiques des sous-unités du récepteur des cytokines.* Une fois que les JAK associées au récepteur sont activées, elles phosphorylent des tyrosines spécifiques des sous-unités du récepteur incluses dans le complexe. Des membres d'une famille de facteurs de transcription connus sous le nom de **STAT** (de *signal transducers and activators of transcription*) se lient à ces résidus tyrosine phosphorylés. Des STAT spécifiques (voir le tableau 12.2) jouent des rôles essentiels dans les voies de signalisation d'une grande variété de cytokines. La liaison des STAT aux sous-unités du récepteur est médiée par la jonction du domaine SH2 du STAT et du site d'arrimage créé par la phosphorylation effectuée par les JAK au niveau d'une tyrosine particulière des sous-unités du récepteur. Dans le cas du récepteur de l'IFN-γ, Stat1 est le membre de la famille STAT utilisé dans la transduction du signal ; la phosphorylation crée un site d'arrimage pour l'IFN-γ sur la sous-unité α du récepteur. Des études par mutation du gène qui code la sous-unité α humaine montrent que lorsque la tyrosine 440 est remplacée par une phénylalanine, Stat1 n'est plus capable de s'arrimer à la sous-unité α du récepteur de l'IFN-γ.
- *Après avoir subi une phosphorylation médiée par une JAK, les facteurs de transcription STAT sont transloqués des sites d'arrimage du récepteur de la membrane vers le noyau, où ils initient la transcription de gènes spécifiques.*

Pendant qu'ils sont arrimés aux sous-unités du récepteur, les STAT subissent une phosphorylation catalysée par des JAK au niveau d'une tyrosine clé. Il s'ensuit la dissociation des STAT des sous-unités du récepteur, suivie de la dimérisation de ces derniers. Chaque STAT d'un dimère subit alors une phosphorylation supplémentaire, cette fois au niveau d'un résidu sérine, qui active complètement le dimère en tant que facteur de transcription. Les dimères de STAT sont ensuite transloqués dans le noyau où ils induisent l'expression de gènes contenant des séquences de régulation appropriées dans leurs régions promotrices. Les homodimères activés des membres de la famille STAT qui médient la réponse induisent la transcription de nombreux gènes, y compris celle d'un groupe de gènes appelés gènes stimulés par l'interféron (ISG, de *interferon-stimulated genes*) qui sont rapidement induits dans les 15 à 30 min qui font suite à la liaison du ligand. Ces gènes contiennent deux types de séquences conservées dans leurs régions promotrices, l'élément de réponse stimulée par l'interféron (ISRE, de *interferon-stimulated response element*) et le site d'activation de l'interféron gamma (GAS, de *gamma-interferon activation site*).

Un résumé du mécanisme de signalisation dans le système de l'IFN-γ apparaît dans la figure 12.10a, ainsi qu'un modèle général du sytème de signalisation par les récepteurs de classe I ou de classe II dans la figure 12.10b. La capacité de l'IFN-γ à provoquer l'association des chaînes de liaison au ligand de son récepteur a été démontrée directement par des études cristallographiques par rayons X (figure 12.11). Outre l'IFN-γ, on a montré

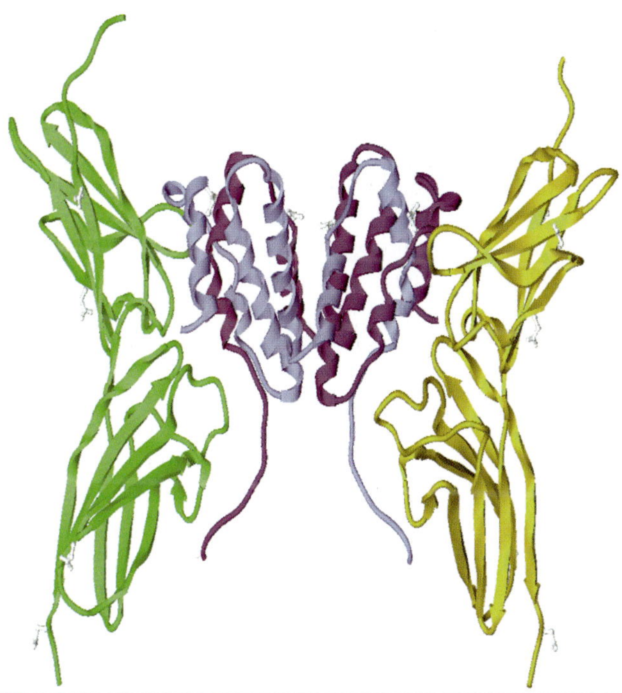

FIGURE 12.11 Complexe entre l'IFN-γ et les chaînes de fixation du ligand de son récepteur. Ce modèle se fonde sur une analyse cristallographique par rayons X d'un complexe cristallin d'interféron γ (rouge et bleu) fixé aux chaînes α de liaison du ligand du récepteur (vert et jaune). Remarquer que l'IFN-γ est représenté sous sa forme dimérique native. [D'après MR Walter *et al.*, 1995, *Nature* **376**:230, © Macmillan Magazines Ltd, avec l'autorisation de M Walter, *University of Alabama*.]

que de nombreux autres ligands de classe I ou de classe II sont à l'origine de la dimérisation de leurs récepteurs. Un important élément de la spécificité des cytokines résulte de l'extrême spécificité de leur appariement avec leurs récepteurs. Un autre aspect de la spécificité des cytokines est que chaque cytokine particulière (ou un groupe de cytokines redondantes) induit la transcription d'un sous-groupe spécifique de gènes dans un type cellulaire donné. Les produits des gènes qui en résultent médient alors les divers effets typiques de la cytokine en question. On peut alors retrouver la spécificité des effets des cytokines grâce à trois facteurs. Premièrement, des récepteurs des cytokines particuliers mettent en action des voies particulières JAK-STAT. Deuxièmement, l'activité transcriptionnelle des STAT activés est spécifique parce qu'un homodimère ou un hétérodimère STAT particulier ne reconnaîtra que certains motifs de la séquence et ne donc pourra interagir qu'avec les promoteurs de certains gènes. Troisièmement, seuls ces gènes cible, dont l'expression est permise par un type particulier de cellule, peuvent être activés au sein de cette variété de cellule. Ceci signifie que, dans un type de cellule donné, seul un sous-groupe de gènes cible potentiels d'un STAT particulier pourrait être exprimé. Par exemple, l'IL-4 induit un groupe de gènes dans les cellules T, un autre dans les cellules B et encore un troisième dans les éosinophiles.

Antagonistes des cytokines

De nombreuses protéines inhibitrices de l'activité biologique des cytokines ont été décrites. Ces protéines agissent selon l'une des deux voies ci-après : soit elles se fixent directement sur un récepteur des cytokines sans pouvoir activer la cellule, soit elles se lient à une cytokine dont elles inhibent l'activité. L'inhibiteur le mieux caractérisé est l'antagoniste du récepteur de l'IL-1 (IL-1Ra), qui se lie au récepteur de l'IL-1 mais n'a pas d'activité. La liaison de l'IL-1Ra au récepteur de l'IL-1 bloque la liaison de l'IL-1α ou de l'IL-1β, ce qui explique ses propriétés antagonistes. Certains ont pensé que la production de l'IL-1Ra joue un rôle dans la régulation de l'intensité de la réponse inflammatoire. L'IL-1Ra a été cloné et actuellement des études sont en cours en vue de son utilisation dans un traitement éventuel des maladies inflammatoires chroniques.

Des inhibiteurs des cytokines ont été trouvés dans le sang et les fluides extracellulaires. Ces antagonistes solubles viennent du clivage enzymatique du domaine extracellulaire des récepteurs des cytokines. Parmi les récepteurs des cytokines solubles détectés, figurent ceux de l'IL-2, de l'IL-4, de l'IL-6, de l'IL-7, de l'IFN-γ, du TNF-α, du TNF-β et du LIF. Parmi ces derniers, le récepteur soluble de l'IL-2 (sIL-2R), qui apparaît lors de l'activation chronique des cellules T, est le mieux caractérisé. Un segment contenant les 192 amino acides amino-terminaux de la sous-unité α est libéré par clivage protéolytique, formant ainsi un récepteur de l'IL-2 soluble de 45 kDa. La partie du récepteur ainsi libre peut se lier à l'IL-2 et prévenir l'interaction de cette dernière avec son récepteur membranaire. La présence du sIL-2R a été utilisée en clinique comme marqueur de l'activation chronique des cellules T ; elle est observée dans de nombreuses affections, y compris les maladies auto-immunes, le rejet des greffons et le SIDA.

TABLEAU 12.3 Imitations virales des cytokines et des récepteurs des cytokines

Virus	Produits
Léporipoxvirus (un virus du myxome)	Récepteur de l'IFN-γ soluble
Divers poxvirus	Récepteur de l'IFN-γ soluble
Virus de la vaccine, de la variole	Récepteur de l'IL-1 β soluble
Virus d'Epstein-Barr	Homologue de l'IL-10
Herpèsvirus-8 humain	Homologue de l'IL-6 ; et aussi homologue des chémokines MIP-I et MIPII
Cytomégalovirus	Homologue de trois récepteurs différents des chémokines, dont l'un se lie à trois chémokines solubles différentes (RANTES, MCP-1 et MIP-1α)

Certains virus produisent aussi des protéines susceptibles de se lier aux cytokines ou de reproduire l'action des cytokines. L'évolution de telles stratégies anticytokine par des pathogènes microbiens est une excellente preuve biologique de l'importance des cytokines dans l'organisation et la promotion de réponses immunitaires antimicrobiennes efficaces. On a montré que les poxvirus, par exemple, codent une protéine soluble qui se lie au TNF et une autre qui se lie à l'IL-1. Étant donné que le TNF et l'IL-1 présentent tous deux un large spectre d'activités dans la réponse inflammatoire, ces protéines solubles susceptibles de se lier à des cytokines pourraient empêcher ou diminuer les effets inflammatoires des cytokines, apportant ainsi aux virus un avantage sélectif. Le virus d'Epstein-Barr produit une molécule semblable à l'IL-10 (IL-10 viral ou vIL-10) qui se lie au récepteur de l'IL-10 et qui, comme l'IL-10 cellulaire, supprime les réponses à médiation cellulaire de type T_H1 (voir la section suivante) qui sont efficaces contre de nombreux parasites intracellulaires, tels que les virus. La production par les virus de molécules reproduisant l'action des cytokines permet à ces derniers de manipuler la réponse immunitaire selon des voies qui facilitent la survie du pathogène. Ceci est une modification intéressante et puissante que certains virus ont développée au cours de leur lutte continuelle pour surmonter la formidable barrière que constitue l'immunité de l'hôte. Le tableau 12.3 donne la liste de nombreux produits viraux reproduisant l'action des cytokines ou de leurs récepteurs.

Sécrétion des cytokines par les sous-populations T_H1 et T_H2

La réponse immunitaire à un pathogène particulier doit absolument induire un groupe approprié de fonctions effectrices qui peuvent éliminer de l'hôte l'agent de la maladie ou ses produits toxiques. Par exemple, la neutralisation d'une toxine bactérienne soluble nécessite des anticorps, tandis que la réponse à un virus intracellulaire ou à une cellule bactérienne nécessite une cytotoxicité médiée par une cellule ou une hypersensibilité retardée. De nombreuses preuves mettent en évidence des différences dans les profils de sécrétion des cytokines parmi les sous-populations de cellules T_H, qui sont considérées comme les cellules déterminant le type de réponse immunitaire à un défi antigénique particulier.

Les cellules T_H $CD4^+$ exercent la plupart de leurs fonctions d'agents auxiliaires grâce à des cytokines sécrétées qui agissent sur les cellules qui les produisent de façon autocrine ou modulent les réponses d'autres cellules par des effets paracrines. Les lymphocytes cytotoxiques $CD8^+$ sécrètent eux aussi des cytokines ; cependant, la diversité de ces dernières est généralement plus limitée que celle des cytokines secrétées par les cellules T_H $CD4^+$. Comme il en a été discuté brièvement dans le chapitre 10, deux sous-populations de cellules T_H $CD4^+$ peuvent être distinguées *in vitro* en fonction des cytokines qu'elles sécrètent. Ces deux sous-populations de cellules T, appelées T_H1 et T_H2, sécrètent de l'IL-3 et du GM-CSF, mais se distinguent par les cytokines qu'elles sécrètent par ailleurs (tableau 12.4) ; les cellules T_H1 et T_H2 sont caractérisées par les différences fonctionnelles ci-après :

- La sous-population T_H1 est responsable de nombreuses fonctions à médiation cellulaire (par exemple, l'hypersensibilité retardée et l'activation des cellules Tc), ainsi que de la production d'anticorps IgG promoteurs d'opsonisation (c'est-à-dire d'anticorps qui se lient aux récepteurs du Fc de haute affinité des phagocytes et entrent en interaction avec le système du complément). Cette sous-population est aussi associée au déclenchement d'une inflammation excessive ainsi qu'à des lésions tissulaires.
- La sous-population T_H2 stimule l'activation et la différenciation des éosinophiles ; elle fournit une aide aux cellules B et se trouve à l'origine de la production de quantités relativement importantes d'IgM, d'IgE et d'isotypes d'IgG qui n'activent pas le complément. La sous-population T_H2 intervient aussi dans les réactions allergiques.

TABLEAU 12.4 Sous-populations T_H1 et T_H2 de souris : sécrétion de cytokines et principales fonctions

Cytokine/fonction	T_H1	T_H2
Sécrétion de cytokines		
IL-2	+	–
IFN-γ	++	–
TNF-β	+	–
GM-CSF	++	+
IL-3	++	++
IL-4	–	++
IL-5	–	++
IL-10	–	++
IL-13	–	++
Fonctions		
Aide à la production de l'ensemble des anticorps	+	++
Aide à la production d'IgE	–	++
Aide à la production d'IgG2a	++	+
Production d'éosinophiles et de mastocytes	–	+
Activation des macrophages	++	–
Hypersensibilité retardée	++	–
Activation des cellules T_C	++	–

Source : Adapté de F Powrie et RL Coffman, 1993, *Immunol. Today* **14**:270.

Les différences dans les cytokines sécrétées par les cellules T_H1 et T_H2 déterminent les différentes fonctions biologiques de ces deux sous-populations. L'IFN-γ, qui est une cytokine caractéristique de la sous-population T_H1, active les macrophages ; il stimule ces cellules pour intensifier leur activité microbicide, augmenter le taux des molécules de classe II du CMH et sécréter des cytokines telles que l'IL-12 qui induit les cellules T_H à se différencier en sous-population de T_H1. La sécrétion de l'IFN-γ par les cellules T_H1 induit aussi la commutation vers des classes d'IgG (telles que l'IgG2a de la souris) qui participent à la phagocytose et à la fixation du complément. Le TNF-β et l'IFN-γ sont des cytokines qui médient l'inflammation et c'est leur sécrétion qui explique la participation des cellules T_H1 à des phénomènes inflammatoires tels que l'hypersensibilité retardée (chapitre 16). Les cellules T_H1 produisent les cytokines IL-2 et IFN-γ qui déclenchent la différenciation des cellules T_C totalement cytotoxiques à partir des précurseur CD8. Ce profil de production des cytokines rend la sous-population T_H1 particulièrement bien adaptée à la réponse aux infections virales et aux pathogènes intracellulaires. Finalement, l'IFN-γ s'oppose à l'expansion de la population T_H2.

La sécrétion de l'IL-4 et de l'IL-5 par les cellules de la sous-population T_H2 induit la production de l'IgE et intervient dans l'attaque médiée par les éosinophiles contre les infections helminthiques (celles dues aux vers ronds). L'IL-4 favorise un profil de commutation de classe produisant des IgG qui ne fixent pas le complément (IgG1 de la souris, par exemple). L'IL-4 augmente aussi le nombre des cellules B qui commutent de l'IgM vers l'IgE. Cet effet sur la production de l'IgE s'articule avec la différenciation et l'activation des éosinophiles par l'IL-5, parce que les éosinophiles sont riches en récepteurs du Fcε qui fixent l'IgE. Typiquement, les infections par les vers ronds induisent des réponses T_H2 et suscitent un anticorps IgE antihelminthique. L'anticorps lié au ver se fixe sur les récepteurs du Fc des éosinophiles, formant ainsi un pont spécifique de l'antigène entre le ver et les éosinophiles. L'attaque de l'éosinophile contre le ver est déclenchée par les liaisons croisées de l'IgE liée au Fcε. En dépit de telles actions bénéfiques de l'IgE, cette dernière constitue aussi la classe d'immunoglobulines responsable de l'allergie. Enfin, l'IL-4 et l'IL-10 s'opposent à l'expansion des populations de cellules T_H1. Ce type de comportement suggère que la sous-population T_H2 serait celle qui pourrait répondre le mieux aux parasites helminthiques et médier les réactions allergiques.

Étant donné que les sous-populations T_H1 et T_H2 ont été identifiées au départ dans des cultures *in vitro* longues de lignées de cellules T clonées, certains chercheurs ont mis en doute leur réalité en tant que sous-populations *in vivo*. En revanche, ils ont suggéré que ces sous-populations pourraient représenter des stades de maturation différents d'une seule lignée. De même, des observations anciennes chez l'Homme ont conduit certains à penser que T_H1, T_H2, ainsi que d'autres sous-populations de cellules T auxiliaires, n'existent pas dans cette espèce. Cependant, des recherches ultérieures ont corrigé ces deux points de vue. Des expériences faites avec des souris transgéniques ont démontré que les cellules T_H1 et T_H2 se développent indépendamment. De plus, les cellules T isolées chez l'Homme, lors de maladies infectieuses chroniques ou d'épisodes chroniques d'allergie, étaient constituées soit de population T_H1, soit de population T_H2. Apparemment, l'engagement total de populations de cellules T, soit dans le phénotype T_H1, soit dans le phénotype T_H2, signale souvent le point final d'une infection chronique ou d'une allergie. Par conséquent, il était difficile de prouver clairement l'existence des sous-populations T_H1 et T_H2 lors d'études anciennes employant souvent des êtres humains sains qui n'étaient pas à ce stade de réponse. Finalement, il est important d'insister sur le fait que de nombreuses cellules T auxiliaires ne sont ni des T_H1, ni des T_H2. Des dosages sensibles du profil des cytokines exprimées par une cellule individuelle ont montré une hétérogénéité frappante dans la population des cellules T_H. De nombreuses cellules T ne montrent ni un profil T_H1, ni un profil T_H2. Spécifiquement, certaines cellules produisent de l'IL-2, de l'IL-4, de l'IL-5, de l'IFN-γ et de l'IL-10, ainsi que d'autres cytokines. Le groupe le mieux décrit est le sous-groupe T_H0, qui secrète de l'IL-2, de l'IL-4, de l'IL-5, de l'IFN-γ et de l'IL-10, ainsi que l'IL-3 et du GM-CSF. Certains chercheurs pensent que les sous-populations T_H1 et T_H2 dérivent des cellules T_H0 par différenciation, mais cette hypothèse est difficile à prouver et reste spéculative.

De nombreux travaux chez la souris et chez l'Homme apportent maintenant des éléments en faveur du fait que le développement d'une réponse immunitaire peut être fortement influencé par les proportions relatives d'activités semblables à celles de T_H1 ou de T_H2. Le profil T_H1 des cytokines est prédominant dans la réponse à des pathogènes intracellulaires et le profil T_H2 est plus marqué dans les maladies allergiques et les infections helminthiques.

Développement des sous-populations T_H1 et T_H2

L'environnement en cytokines où se différencient les cellules T_H activées par un antigène détermine le sous-groupe dans lequel vont se développer ces dernières (figure 12.12). En particulier, l'IL-4 est essentielle pour le développement d'une réponse T_H2 et l'IL-12 est importante pour celui des cellules T_H1. Typiquement, les macrophages activés par leur rencontre avec des bactéries intracellulaires, des produits bactériens tels que le LPS (lipopolysaccharide) ou de nombreux autres parasites intracellulaires sont la source de l'IL-12. Cette cytokine se lie ensuite aux cellules T activées qui ont des récepteurs fonctionnels de l'IL-12 et initie la différenciation vers un phénotype T_H1. Le développement en T_H1 dépend aussi de l'IFN-γ car ce dernier intensifie la production de l'IL-12 par les macrophages et les cellules dendritiques et stimule le récepteur de l'IL-12 des cellules T activées grâce à une expression accrue de la chaîne β du récepteur de l'IL-12. Au début d'une réponse immunitaire,

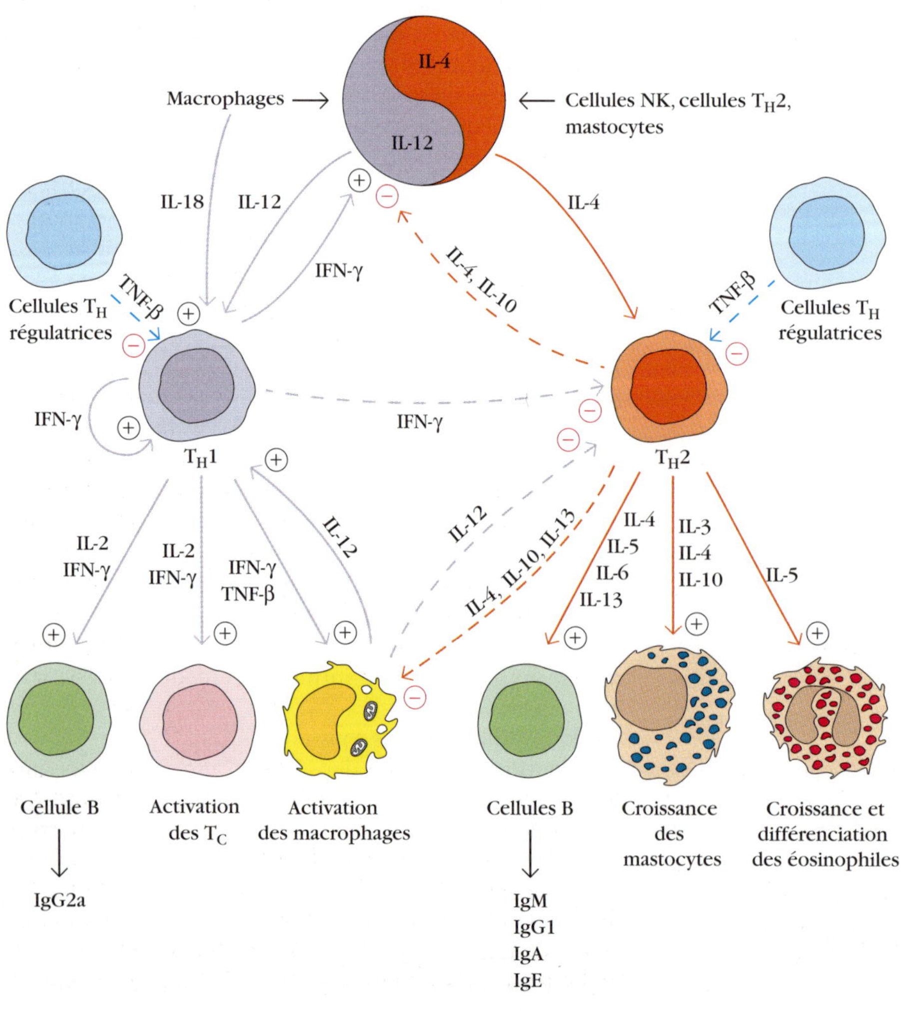

FIGURE 12.12 Régulation des sous-populations T_H par les cytokines. Les flèches en trait plein indiquent des effets de stimulation (+) ; les flèches en trait pointillé indiquent des effets d'inhibition (–). Les flèches violettes se rapportent aux cytokines de la voie des T_H1, les flèches orange à celles de la voie T_H2.

l'IFN-γ est créé par stimulation des cellules T, mais il peut aussi venir des cellules NK activées. Une autre cytokine, l'IL-18 (IGIF, de *interferon gamma inducing factor*) favorise la prolifération et la production de l'IFN-γ par les cellules T_H1 en cours de développement ou complètement différenciées, ainsi que par les cellules NK. Un tel réseau régulateur de cytokines contrôle positivement la création des cellules T_H1. Alors que l'IL-12 est essentielle à ce processus, son niveau d'expression est largement augmenté par l'IFN-γ dont la production est stimulée par l'IL-18. Le processus complet forme une sorte de boucle avec un feed-back positif, étant donné que des augmentations de la sécrétion d'IFN-γ par les cellules T_H1 ont pour conséquence une sécrétion accrue d'IL-12 par les macrophages, ce dont il résulte une augmentation du nombre des cellules T_H1 qui produisent davantage d'IFN-γ. Le rôle essentiel joué par ces cytokines et par leurs récepteurs a été démontré dans une série d'expérimentations dans lesquelles on avait éliminé l'une ou l'autre des cytokines ou leurs récepteurs. Des souris knock-out des gènes de l'un de ces constituants essentiels sont incapables de générer des populations de cellules T_H1.

Tout comme les cellules T_H1 nécessitent de l'IL-12 et de l'IFN-γ, la création de cellules T_H2 dépend essentiellement de l'IL-4. L'exposition des cellules auxiliaires naïves à l'IL-4, au début d'une réponse immunitaire, conduit ces dernières à se différencier en cellules T_H2. En fait, cette influence de l'IL-4 est prédominante pour diriger les cellules T_H vers la voie qui les mène aux cellules T_H2. À condition qu'un niveau seuil d'IL-4 soit atteint, le développement des T_H2 est grandement favorisé par rapport à celui des T_H1, même lorsque l'IL-12 est présente. Le rôle essentiel des signaux issus de l'IL-4 dans le développement des T_H2 est montré par l'observation selon laquelle le knock-out du gène qui code l'IL-4 empêche le développement de ce sous-groupe de cellules T. Une preuve supplémentaire à l'appui du rôle central de l'IL-4 est venue d'une expérience où la voie de transduction du signal de l'IL-4 était interrompue. Comme tant d'autres cytokines, l'IL-4 utilise une voie qui implique des protéines JAK et des protéines STAT. Le facteur de transcription Stat6 est celui qui est activé par le signal émis par l'IL-4. Par conséquent, chez les souris où le gène de Stat6 a été invalidé (souris knock-out de Stat6), les processus médiés par l'IL-4 sont considérablement inhibés, voire absents. L'observation selon laquelle les souris knock-out de Stat6 ont très peu de cellules T_H2, confirme l'importance de l'IL-4 pour la différenciation de ce sous-groupe.

Étant donné que les cellules T_H2 elles-mêmes constituent la source essentielle de l'IL-4, quelle est la source d'IL-4 qui initie leur différenciation ? Bien que des réponses définitives n'aient pas encore été apportées, des recherches ont montré que, tôt dans la réponse immunitaire, la stimulation par un antigène spécifique des cellules T $CD4^+$ naïves et des cellules T $CD4^+$ à mémoire pour conséquence la sécrétion d'une certaine quantité d'IL-4. D'autres types de cellules, telles que les mastocytes, les basophiles, les éosinophiles et les cellules T $NK1^+$ peuvent aussi produire de l'IL-4. Étant donné la capacité des taux seuil d'IL-4 à l'emporter sur les signaux conduisant à la différenciation en T_H1, même de faibles quantités d'IL-4 au tout début de la réponse immunitaire pourraient être suffisantes pour diriger le développement vers des cellules T_H2.

Régulation croisée des cytokines

Les cytokines essentielles produites par les sous-populations T_H1 et T_H2 ont trois effets caractéristiques sur le développement de ces dernières. Tout d'abord, elles favorisent la croissance de la sous-population qui les produit et, deuxièmement, elles inhibent le développement et l'activité de l'autre sous-population ; cet effet est connu sous le nom de régulation croisée (voir la figure 12.12). Par exemple, l'IFN-γ (sécrété par la sous-population T_H1) inhibe préférentiellement la prolifération de la sous-population T_H2, et l'IL-4 et l'IL-10 (sécrétées par la sous-population T_H2) régulent négativement la sécrétion de l'IL-12, cytokine essentielle pour la différenciation de T_H1 par les macrophages et les cellules dendritiques. De façon similaire, ces cytokines ont des effets opposés sur les cellules souche autres que celles des sous-populations T_H. L'IFN-γ sécrété par la sous-population T_H1 favorise la production de l'IgG2a par les cellules B, mais inhibe la production de l'IgG1 et de l'IgE. Par ailleurs, l'IL-4 sécrétée par la sous-population T_H2 favorise la production de l'IgG1 et de l'IgE et supprime la production d'IgG2a. Le phénomène de régulation croisée explique l'observation selon laquelle il y a souvent une relation inverse entre la production d'anticorps et l'hypersensibilité retardée ; ceci signifie que lorsque la production d'anticorps est élevée, l'hypersensibilité retardée est faible, et *vice versa*. De plus, des études récentes ont montré que l'IL-4 et l'IFN-γ rendent les membres du sous-groupe des cellules T qui les sécrètent moins sensibles à la cytokine qui dirige la différenciation de l'autre sous-population de cellules T. Ainsi, l'IL-4 renforce le développement des cellules T_H2 en diminuant l'expression de la sous-unité β du récepteur de l'IL-12, rendant ainsi les cellules T insensibles à l'IL-12, qui conduirait au développement des T_H1. D'autre part, l'IFN-γ augmente l'expression de cette sous-unité β, rendant les cellules T plus sensibles à l'IL-12, l'emportant alors sur les effets de l'IL-4 et favorisant la différenciation et l'activité des cellules T_H1.

La régulation croisée des cellules T_H1 par l'IL-10 sécrétée par les cellules T_H2 n'est pas une inhibition directe des cellules T_H1 ; bien au contraire, l'IL-10 agit sur les monocytes et les macrophages, interférant avec leur capacité à activer la sous-population T_H1. On pense que cette interférence résulte de la capacité démontrée de l'IL-10 à diminuer l'expression des molécules de classe II du CMH à la surface de ces cellules présentatrices de l'antigène. L'IL-10 a d'autres effets immunosuppresseurs puissants sur la lignée monocyte-macrophage : elle supprime la production d'oxyde nitrique et d'autres métabolites bactéricides impliqués dans la destruction des pathogènes, ainsi que dans la production de différents médiateurs de l'inflammation (par exemple, l'IL-1, l'IL-6, l'IL-8, le GM-CSF, le G-CSF et le TNF-α). Ces effets suppresseurs sur le macrophage servent à diminuer encore les conséquences biologiques de l'activation des cellules T_H1.

En plus de la régulation croisée des T_H1 et des T_H2, des recherches récentes ont révélé d'autres phénomènes régulateurs médiés par les sous-populations de cellules T_H $CD4^+$ qui ne sont pas aussi bien caractérisés que ceux des sous-populations T_H1 et T_H2. Ces cellules T régulatrices semblent utiliser la cytokine TGF-β pour inhiber un grand nombre de réponses immunitaires médiées par les cellules T_H1 et T_H2. La production de

TGF-β par ces sous-populations régulatrices est importante car cette cytokine est connue pour inhiber à la fois le développement des T_H1 et des T_H2. L'action d'une telle sous-population T_H régulatrice sur les réponses médiées par les cellules $_{TH}1$ est constatée dans la tolérance orale à l'induction de l'encéphalite allergique expérimentale (EAE, de *experimental allergic encephalitis*). Comme il est décrit dans le chapitre 20, l'injection à des souris de la protéine basique de la myéline (MBP, de *myelin basic protein*), qui est un constituant de la gaine de myéline, induit l'encéphalite allergique expérimentale. La pathologie de cette encéphalite résulte d'une attaque inflammatoire, médiée par les cellules T_H1, des cellules myélinisées du système nerveux central. L'apport alimentaire à des souris de doses appropriées de MBP, préalablement à des injections immunisantes de MBP, prévient le développement de l'encéphalite. Ainsi, l'exposition des animaux à un antigène par voie orale induit une tolérance. Des recherches sur la base cellulaire de ce phénomène ont révélé que l'administration orale de la MBP induit l'apparition de populations de cellules T spécifiques de l'antigène. Lorsque ces cellules ont été clonées, des lignées de cellules T $CD4^+$ produisant du TGF-β ont été obtenues. De façon surprenante, ces lignées n'ont pas un profil de cytokine typique de celui des cellules T_H1 ou T_H2 et, par conséquent, appartiennent à un groupe différent. Des études supplémentaires des populations de cellules T régulatrices produisant du TGF-β, qui ne sont ni des cellules T_H1, ni des cellules T_H2, montrent qu'elles jouent des rôles essentiels dans le contrôle de l'inflammation médiée par les T_H1 ; l'étude d'autres réponses immunitaires chez la souris, le rat, ainsi que dans des cultures de cellules T humaines *in vitro* a aussi impliqué de telles cellules dans l'inhibition des réponses immunitaires médiées par les cellules T_H1 ou T_H2. La découverte de ces nouveaux sous-groupes de cellules T_H laisse espérer une compréhension plus approfondie du contrôle des réponses immunitaires. Cependant, beaucoup reste à faire pour caractériser complètement ces populations de cellules T $CD4^+$ régulatrices et déterminer la façon dont elles diminuent les réponses des T_H1 et des T_H2.

Rôle de l'équilibre T_H1/T_H2 dans l'évolution de certaines maladies

L'évolution de certaines maladies pourrait dépendre de l'équilibre entre les sous-groupes T_H1 et T_H2. Chez l'Homme, un exemple bien étudié de ce phénomène est la lèpre provoquée par *Mycobacterium leprae*, pathogène intracellulaire qui peut survivre au sein des phagosomes des macrophages. La lèpre n'est pas une entité clinique unique ; bien au contraire, la maladie présente tout une série de réponses cliniques, avec deux formes majeures extrêmes, tuberculoïde et lépromateuse. Dans la **lèpre tuberculoïde**, une réponse immunitaire à médiation cellulaire forme des granulomes, dont il résulte la destruction de la plupart des mycobactéries, avec pour conséquence la persistance dans les tissus de très peu de pathogènes. Bien que la peau et les nerfs périphériques soient lésés, la lèpre tuberculoïde progresse lentement et habituellement les patients survivent. Dans la **lèpre lépromateuse**, la réponse à médiation cellulaire est déprimée et, par contre, des anticorps humoraux sont formés, avec parfois une hypergammaglobulinémie résultante. Les mycobactéries sont largement disséminées dans les macrophages, atteignant souvent le nombre de 10^{10} par gramme de tissu. La lèpre lépromateuse progresse dans des zones d'infection disséminées, telles que les os et les cartilages, avec des lésions étendues des nerfs.

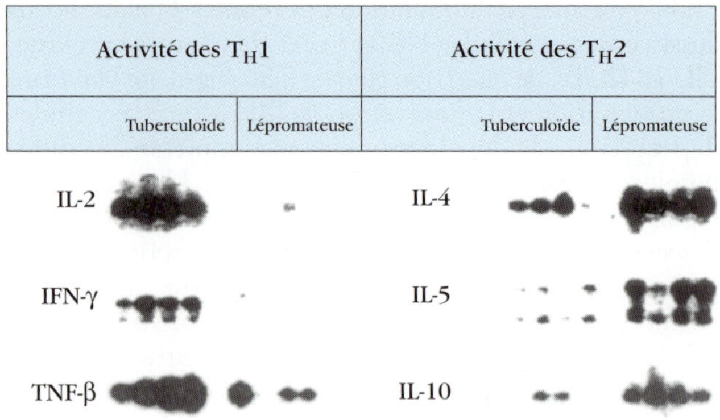

FIGURE 12.13 Corrélation entre la forme clinique de la lèpre et l'activité relative des T_H1 et des T_H2. Le RNA messager, isolé des lésions de patients atteints de lèpre tuberculoïde ou de lèpre lépromateuse, a été analysé par Northern blotting, en utilisant les sondes de cytokines indiquées. Les cytokines produites par les cellules T_H1 prédominent chez les patients atteints de lèpre tuberculoïde, tandis que celles qui sont sécrétées par les cellules T_H2 apparaissent chez les sujets atteints de lèpre lépromateuse. [D'après PA Sieling et RL Modlin, 1994, *Immunobiology* **191**:378.]

Le développement d'une lèpre lépromateuse ou tuberculoïde dépend de l'équilibre entre les cellules T_H1 et T_H2 (figure 12.13). Dans la lèpre tuberculoïde, la réponse immunitaire est caractérisée par une réponse de type T_H1, avec une hypersensibilité retardée (T_{DTH}, de *delayed-type hypersensitivity*) et un profil de cytokines constitué de taux élevés d'IL-2, d'IFN-γ et de TNF-β. Dans la lèpre lépromateuse, il y a une réponse immunitaire de type T_H2, avec des taux élevés d'IL-4, d'IL-5 et d'IL-10. Ce profil de cytokine explique l'immunité à médiation cellulaire diminuée et la production accrue d'anticorps sériques dans la lèpre lépromateuse.

Il y a aussi des données concernant des changements dans l'activité des sous-populations T_H dans le SIDA. Tout au début de cette maladie, l'activité T_H1 est élevée, mais certains chercheurs ont suggéré que lorsque le SIDA progresse, il pourrait y avoir un déplacement de la réponse de type T_H1 vers une réponse de type T_H2. De plus, certains pathogènes pourraient influencer l'activité des sous-populations T_H. Le virus d'Epstein-Barr, par exemple, produit la vIL-10, qui a une activité semblable à celle de l'IL-10 et qui, comme l'IL-10 cellulaire, tend à supprimer l'activité T_H1 par régulation croisée. Certains chercheurs ont émis l'hypothèse que la vIL-10 pourrait réduire la réponse à médiation cellulaire au virus d'Epstein-Barr, conférant ainsi un avantage de survie au virus.

Maladies en relation avec les cytokines

Des défauts dans les réseaux régulateurs complexes qui gouvernent l'expression des cytokines et de leurs récepteurs ont été impliqués dans de nombreuses maladies.

Cette section décrit diverses maladies résultant d'une surexpression ou d'une sous-expression des cytokines ou de leurs récepteurs.

Choc septique bactérien

Le rôle de la surproduction des cytokines dans la pathogène peut être illustré par le choc septique bactérien. Cette pathologie peut se développer quelques heures à peine après l'infection par certaines bactéries gram-négatives, parmi lesquelles *E. coli*, *Klebsiella pneumoniae*, *Pseudomonas aeruginosa*, *Enterobacter aerogenes* ou *Neisseria meningitidis*. Le syndrome de choc septique bactérien, qui est souvent fatal, associe une chute de la pression sanguine, de la fièvre, des diarrhées et des caillots sanguins dispersés dans divers organes. Cette pathologie touche environ 500 000 Américains par an et provoque plus de 7 000 décès. Le coût annuel du traitement du choc septique bactérien est estimé à plus de 5 milliards de dollars.

Le choc septique bactérien se développe apparemment parce que des **endotoxines** de la paroi cellulaire bactérienne stimulent des macrophages qui deviennent responsables d'une surproduction d'IL-1 et de TNF-α. Ce sont ces taux élevés d'IL-1 et de TNF-α qui provoquent le choc septique. Dans une étude, par exemple, on a trouvé chez des patients morts de méningite des taux plus élevés de TNF-α que chez des patients guéris de la même maladie. De plus, une pathologie semblable au choc septique bactérien peut être produite en injectant à des souris du TNF-α recombinant, en l'absence d'une infection bactérienne gram-négative. Diverses études apportent un certain espoir ; la neutralisation de l'activité du TNF-α ou de l'IL-1 par des anticorps monoclonaux ou des antagonistes pourrait prévenir le développement d'un choc fatal lors d'infections bactériennes. Dans une étude, un anticorps monoclonal dirigé contre le TNF-α a protégé des animaux d'un choc induit par une endotoxine. Une autre étude a montré que l'injection d'un antagoniste recombinant du récepteur de l'IL-1 (IL-1Ra), qui prévient la liaison de l'IL-1 à son récepteur, réduisait de 45 % à 16 % la mortalité due au choc septique chez l'Homme. On espère que ces résultats expérimentaux conduiront à des produits utilisables cliniquement pour le traitement du choc bactérien chez l'Homme.

Choc toxique bactérien et maladies apparentées

Toute une série de micro-organismes produisent des toxines qui agissent comme des **superantigènes**. Comme il a été décrit dans le chapitre 10, les superantigènes se lient simultanément à des molécules du CMH de classe II et au domaine V_β du récepteur des cellules T, ce qui a pour effet d'activer toutes les cellules T portant un domaine V_β particulier. Contrairement aux antigènes conventionnels, les superantigènes ne sont pas internalisés, apprêtés et présentés par des cellules présentatrices de l'antigène. Bien au contraire, ils se lient directement aux molécules de classe II du CMH, apparemment hors de la cavité de liaison à l'antigène. De plus, on pense que, vraisemblablement, ces antigènes se lient à une région exposée du feuillet plissé β située sur le côté du récepteur des cellules T, bien loin des sites qui fixent les peptides antigéniques normaux. En raison de cette capacité de liaison spécifique, les superantigènes peuvent activer un grand nombre de cellules T, indépendemment de leur spécificité antigénique.

Bien que moins de 0,01 % des cellules T répondent à un antigène conventionnel donné, entre 5 % et 25 % des cellules T peuvent répondre à un superantigène particulier. La grande proportion des cellules T qui répondent à un superantigène donné résulte du nombre limité des gènes des V_β des récepteurs des cellules T présents dans la lignée germinale. Les souris, par exemple, ont environ 20 gènes V_β. En admettant que chaque gène V_β soit exprimé avec une égale fréquence, on pourrait s'attendre à ce que chaque superantigène entre en interaction avec 1 cellule T sur 20, soit 5 % de la population totale de cellules T.

De nombreux superantigènes bactériens ont été impliqués en tant qu'agents responsables de différentes maladies, telles que le choc toxique bactérien et l'empoisonnement alimentaire. Parmi ces superantigènes bactériens, on trouve diverses entérotoxines, des toxines exfoliantes et la toxine du syndrome de choc toxique de *Staphylococcus aureus* (TSST1, de *toxic-shock syndrome toxin*), les exotoxines pyrogènes de *Streptococcus pyrogenes* et le surnagant de *Mycoplasma arthritidis* (MAS, de *Mycoplasma arthritidis supernatant*). Le grand nombre des cellules T activées par ces superantigènes a pour conséquence une production excessive de cytokines. Il a été montré que la toxine du syndrome de choc toxique, par exemple, induit des taux extrêmement élevés de TNF et d'IL-1. Comme dans le choc septique bactérien, ces concentrations élevées de cytokines peuvent induire des réactions systémiques avec fièvre, caillots sanguins dispersés et choc.

Cancers lymphoïdes et myéloïdes

Des anomalies dans la production des cytokines ou de leurs récepteurs ont été associées à certains types de cancer. Par exemple, des taux anormalement élevés d'IL-6 sont sécrétés par les cellules cardiaques myxomateuses (le myxome est une tumeur cardiaque bénigne), les cellules des myélomes et des plasmocytomes et les cellules du cancer du col utérin ou des voies biliaires. Dans les cellules des myélomes, l'IL-6 semble opérer d'une façon autocrine pour stimuler la prolifération cellulaire. Lorsque des anticorps monoclonaux dirigés contre l'IL-6 sont ajoutés à des cultures *in vitro* de cellules myélomateuses, la croissance de ces dernières est inhibée. De plus, on a trouvé que les souris transgéniques qui expriment des taux élevés d'IL-6 présentent une prolifération massive et fatale des plasmocytes, appelée plasmocytose. Bien que ces derniers n'aient pas de caractères malins, le taux élevé de leur prolifération contribue peut-être au développement d'un cancer.

Maladie de Chagas

Le protozoaire *Trypanosoma cruzi* est l'agent de la maladie de Chagas, caractérisée par une suppression immunitaire sévère. La capacité de *T. cruzi* à médier la suppression immunitaire peut être observée en cultivant des cellules T du sang périphérique en présence ou en l'absence de *T. cruzi*, puis en évaluant leur réactivité immunitaire. Les antigènes, les mitogènes ou l'anticorps monoclonal anti-CD3 peuvent normalement activer les cellules T périphériques, mais en présence de *T. cruzi*, ces dernières ne sont

Regards sur la clinique
Traitement par les interférons

Les interférons constituent un groupe de protéines extraordinaires dont l'activité antivirale a conduit à leur découverte, il y a environ 50 ans. Des études ultérieures ont montré que les interférons ont d'autres effets, y compris leur capacité à induire la différenciation cellulaire, inhiber la prolifération de certains types cellulaires, inhiber l'angiogenèse et participer à différents rôles immunorégulateurs. Leurs effets sur le système immunitaire sont importants et profonds. Les interférons induisent des augmentations de l'expression des molécules de classe I ou de classe II du CMH et intensifient l'activité des cellules NK. L'expression accrue des molécules de classe I favorise la présentation de l'antigène aux cellules $CD8^+$, classe de cellules qui inclut l'essentiel de la population TC. Cette présentation facilitée de l'antigène ne fait pas que rendre les cellules présentatrices de l'antigène plus efficaces dans l'induction des populations de cellules T cytotoxiques ; elle fait aussi de ces cellules présentatrices de l'antigène de meilleures cibles pour l'attaque par les cellules T_C. Outre la régulation accrue de l'expression des molécules de classe I du CMH dans de nombreux types cellulaires, l'IFN-γ augmente l'expression des molécules de classe II du CMH à la surface de cellules présentatrices de l'antigène, telles que les macrophages et les cellules dendritiques, ce qui en fait de meilleures cellules présentatrices de l'antigène aux cellules T_H. L'interféron gamma est aussi un puissant inducteur de l'activation des macrophages et un promoteur général des réponses inflammatoires. Le clonage des gènes qui codent les trois types d'interféron, l'IFN-α, l'IFN-β et l'IFN-γ, a rendu possible la production de grandes quantités de ces derniers par l'industrie biotechnologique à des coûts permettant leur utilisation clinique. Certaines applications cliniques des trois interférons sont rapportées ci-après :

- L'IFN-α (connu aussi sous ses noms commerciaux de Roferon et d'Intron-A) a été utilisé dans le traitement des hépatites C et des hépatites B. Il a trouvé aussi de nombreuses applications différentes dans le traitement des cancers. Un type de leucémie à cellules B, connue sous le nom de leucémie à tricholeucocytes (parce que les cellules sont couvertes de fines projections cytoplasmiques en forme de poil), répond bien à l'IFN-α. La leucémie myéloïde chronique, maladie caractérisée par une augmentation du nombre des granulocytes, commence par une phase chronique de lent développement qui se transforme en une phase accélérée et se termine dans une phase blastique habituellement résistante au traitement. L'IFN-α est un traitement efficace de cette leucémie dans sa phase chronique (70 % de réponses ont été rapportées) et certains patients (plus de 20 % dans certaines études) ont eu une rémission complète. Le sarcome de Kaposi, cancer le plus souvent rencontré chez les patients américains atteints du SIDA, répond lui aussi au traitement par l'IFN-α et il y a des observations qui montrent une tendance à une survie plus longue et à moins d'infections opportunistes chez les patients traités par l'IFN-α. L'IFN-α a aussi été utilisé, avec des succès divers, pour traiter toute une série d'affections malignes, y compris

pas activées par l'un de ces agents. On a montré que le défaut de ces lymphocytes résidait dans une réduction extrêmement importante de l'expression de la sous-unité α de 55 kDa du récepteur de l'IL-2. Comme il a été remarqué antérieurement, le récepteur de haute affinité de l'IL-2 contient les sous-unités $\alpha\beta$ et γ, et la sous-unité α est spécifique de la liaison à la cytokine (voir la figure 12.9). La coculture de cellules T et de *T. cruzi*, suivie d'une coloration par un anticorps anti-TAC marqué à la fluorescéine, qui se lie à la sous-unité α, a révélé une diminution de 90 % du taux de cette dernière.

Bien que le mécanisme par lequel *T. cruzi* supprime l'expression de la sous-unité α soit encore inconnu, la suppression peut être induite à travers un filtre qui empêche tout contact entre les lymphocytes et les protozoaires. Ce résultat suggère qu'un facteur diffusible médie la suppression. Un tel facteur, lorsqu'il aura été isolé, pourrait avoir de nombreuses applications cliniques permettant de réguler le taux des cellules T activées dans les leucémies et les maladies auto-immunes.

Utilisations thérapeutiques des cytokines et de leurs récepteurs

La disponibilité des cytokines et des récepteurs des cytokines solubles clonés et purifiés offre la perspective de thérapeutiques cliniques spécifiques permettant de moduler la réponse immunitaire. Quelques cytokines, en particulier les interférons (voir les « Regards sur la clinique »), ainsi que quelques facteurs stimulateurs des colonies, tels que le GM-CSF, se sont montrés utilisables en thérapeutique. Cependant, en dépit des effets prometteurs des cytokines en tant que puissants médiateurs des réponses immunitaires, ainsi que d'autres réponses biologiques, beaucoup d'entre elles n'ont pas encore trouvé leur application dans la pratique clinique. Il est probable que de nombreux facteurs vont provoquer des difficultés pour l'adaptation des cytokines à une utilisation médicale de routine sans danger et efficace. Un de ces facteurs est la nécessité de parvenir à des doses efficaces et de maintenir ces dernières pendant une période de temps cliniquement significative. Au cours d'une réponse immunitaire, les cellules qui entrent en interaction produisent des concentrations suffisamment élevées de cytokines au voisinage des cellules cible, mais il est difficile de parvenir à de telles concentrations locales lorsque les cytokines doivent être administrées de façon systémique pour un traitement clinique. De plus, les cytokines ont souvent une demi-vie très courte, ce qui implique une administration continue. Par exemple, l'IL-2 humaine recombinante a une demi-vie de 7 à 10 minutes seulement lorsqu'elle est administrée par voie intraveineuse. Enfin, les cytokines sont des modificateurs des réponses biologiques extrêmement puissants qui peuvent être à l'origine d'effets secondaires imprévisibles et indésirables. Les effets secondaires de l'administration les lymphomes non hodgkiniens, les lymphomes à cellules T cutanés et les myélomes multiples. La plupart des effets mentionnés ci-dessus ont été obtenus dans des études cliniques utilisant l'IFN-α seul. Dans le futur, des essais cliniques avec de l'IFN-α associé à d'autres agents thérapeutiques pourraient montrer une augmentation de l'efficacité de cet interféron dans le traitement des cancers.

- L'IFN-β a été le premier agent thérapeutique capable de faire apparaître une amélioration clinique dans la sclérose en plaques (SEP). Les adultes jeunes sont la principale cible de cette maladie neurologique auto-immune dans laquelle les nerfs du système nerveux central (SNC) sont l'objet d'une démyélinisation. Cette dernière a pour effet un dysfonctionnement neurologique progressif qui conduit à une incapacité importante et, dans certains cas, très grave. Cette maladie est souvent caractérisée par des périodes de non progression ou de rémission, alternant avec des poussées évolutives. Le traitement par l'IFN-β apporte des périodes de rémission plus longues et réduit la sévérité des poussées. De plus, des études par résonance magnétique des atteintes du système nerveux central chez des patients traités ou non traités ont révélé que les lésions induites lors de l'évolution d'une SEP étaient moindres dans un groupe de malades traités par l'IFN-β que dans un groupe non traité.
- L'IFN-γ a trouvé une application clinique en tant qu'agent thérapeutique dans le traitement de la granulomatose septique chronique (GSC). Cette maladie héréditaire est très rare. Son caractère essentiel est un grave défaut de la capacité des cellules phagocytaires à tuer les microbes qu'elles ont ingérés. Les patients atteints de GSC sont victimes d'infections récurrentes dues à de nombreuses bactéries (*Staphylococcus aureus*, *Klebsiella*, *Pseudomonas* et autres) ou à des champignons tels que *Aspergillus* ou *Candida*. Avant l'utilisation de l'interféron, le traitement standard de la maladie consistait à tenter d'éviter les infections, à administrer de façon lourde des antibiotiques et à drainer chirurgicalement les abcès. La base de la GSC est un défaut des leucocytes qui sont incapables de produire des agents microbicides oxydants (H_2O_2, anion superoxyde, et autres) ; l'administration d'IFN-γ compense de façon significative ce défaut. Le traitement des patients atteints de GSC par l'IFN-γ réduit considérablement le nombre des infections. De plus, ces dernières, lorsqu'elles sont contractées, sont moins graves et le nombre moyen de jours passés par les patients en milieu hospitalier diminue.

L'utilisation des interférons en pratique clinique va vraisemblablement s'élargir, particulièrement lorsqu'on en saura plus sur leurs effets lorsqu'ils sont utilisés en association avec d'autres agents thérapeutiques. Bien que, tout comme les autres cytokines, les interférons soient de puissants modificateurs des réponses biologiques, les effets secondaires qui accompagnent leur utilisation sont heureusement plus modérés. Ces derniers sont semblables à ceux de la grippe, maux de tête, fièvre, frissons et fatigue. Ils peuvent être largement contrôlés par l'acétaminophène (Tylénol) et diminuent en intensité lors d'un traitement continu. Bien qu'habituellement la toxicité des interférons ne soit pas très importante, des manifestations sévères, telles qu'anémie, thrombocytopénie et leucopénie, ont été observées. Des agents thérapeutiques expérimentaux apparentés aux cytokines offrent la perspective d'une modulation spécifique de la réponse immunitaire.

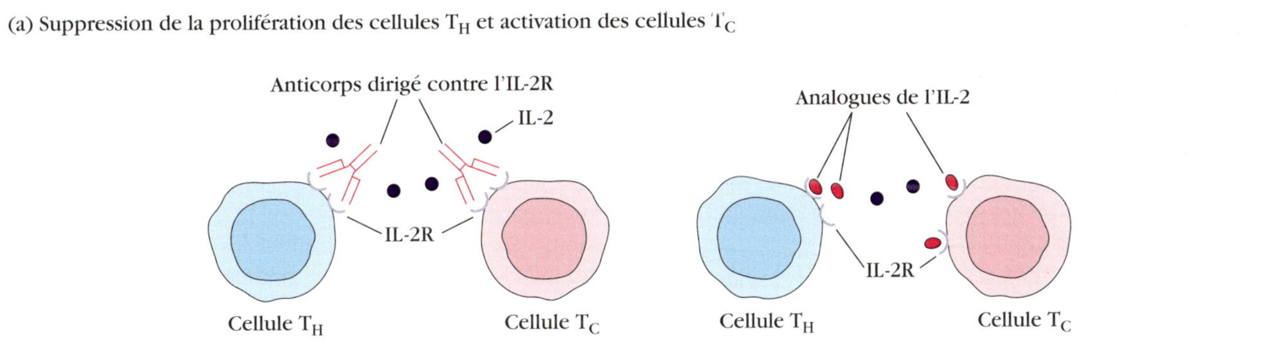

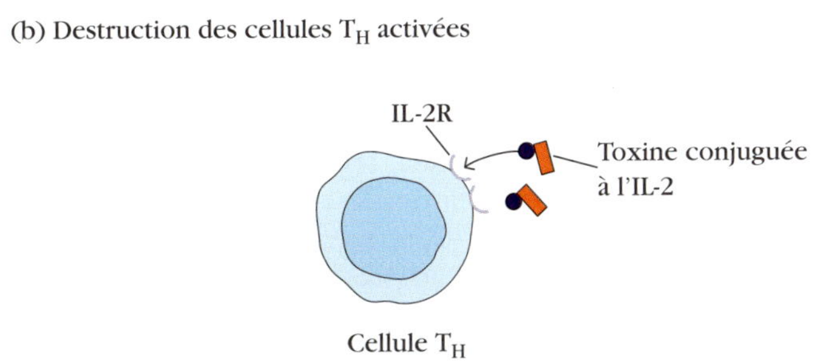

FIGURE 12.14 Des agents thérapeutiques expérimentaux apparentés aux cytokines offrent la perspective de modulations sélectives de la réponse immunitaire. (a) L'anticorps monoclonal anti-IL-2R se lie au récepteur de cytokine (IL-2R), à la surface de la cellule, prévenant ainsi l'interaction de la cytokine et de son récepteur. (b) La conjugaison d'une toxine et d'une cytokine conduit à la destruction des cellules exprimant le récepteur de cette cytokine.

de l'IL-2 recombinante, par exemple, vont des effets mineurs (fièvre, frissons, diarrhées et gain de poids, entre autres) à des effets plus sérieux, tels qu'anémie, thrombocytopénie, choc, détresse respiratoire et coma. En dépit de ces difficultés, les promesses des cytokines pour la clinique sont grandes et les efforts continuent en vue de développer des stratégies utilisant des cytokines, sans danger et efficaces, particulièrement dans des domaines tels que l'inflammation, le traitement des cancers et la modification des réponses des systèmes immunitaires au cours d'une transplantation d'organes, d'une maladie infectieuse ou d'une allergie.

Certains exemples spécifiques de différentes approches en cours d'exploration incluent le blocage des récepteurs des cytokines et l'utilisation d'analogues des cytokines ou de cytokines conjuguées à des toxines. Par exemple, la prolifération des cellules T_H activées et l'activation des cellules T_C peuvent être bloquées par un anti-TAC, anticorps monoclonal qui se lie à la sous-unité α du récepteur de haute affinité de l'IL-2 (figure 12.14a, tableau de gauche). L'administration d'un anti-TAC a prolongé la survie de transplants cardiaques chez le rat. Des résultats semblables ont été obtenus avec des analogues de l'IL-2 qui conservent leur capacité à se lier au récepteur de l'IL-2, mais ont perdu leur activité biologique (figure 12.14a, tableau de droite). De tels analogues ont été produits par mutagenèse dirigée de gènes clonés d'IL-2. Enfin, on a montré que des cytokines conjuguées à différentes toxines (par exemple, la chaîne β de la toxine diphtérique) diminuent le rejet des transplantations de rein et de cœur chez les animaux. De tels conjugués contennant de l'IL-2 se lient sélectivement aux cellules T_H activées et les tuent (figure 12.14b).

Résumé

1. Les interactions cellulaires complexes impliquant des cellules des systèmes immunitaire, inflammatoire et hématopoïétique sont médiées par un groupe de protéines sécrétées, de faible poids moléculaire, appelées collectivement cytokines. La plupart des cytokines agissent sur des cellules cible proches, bien que dans certains cas, une cytokine puisse agir sur la cellule qui l'a sécrétée ou sur une cellule éloignée (voir la figure 12.1). Les activités biologiques des cytokines présentent des caractères de pléïotropie, de redondance, de synergie et d'antagonisme qui contribuent à la complexité des réseaux de cytokines. Les cytokines peuvent aussi induire des cascades (voir la figure 12.2).
2. Les études portant sur la structure et la fonction des cytokines ont grandement progressé avec le clonage des gènes des cytokines. Les cytokines sont des protéines ou des glycoprotéines habituellement d'une masse moléculaire inférieure à 30 kDa. La plupart des cytokines impliquées dans les réponses immunitaires partagent certains des caractères structuraux qui définissent la famille de protéines de l'hématopoïétine (voir la figure 12.4). Les cytokines caractérisées à ce jour incluent les interférons α, β et γ, les interleukines 1 à 18, les facteurs de nécrose tumorale α et β et le facteur de croissance de transformation β.
3. Une cytokine particulière peut agir sur toute cellule cible exprimant des récepteurs de cette cytokine (voir la figure 12.6). Un processus important grâce auquel l'activité des cytokines est dirigée vers des cellules spécifiques est la régulation de l'expression des récepteurs de ces cytokines. Par exemple, seules les cellules T_H activées expriment le récepteur de haute affinité de l'IL-2.
4. Les protéines de la surface cellulaire qui fixent les cytokines peuvent être classées en cinq types, en fonction de leur structure (voir la figure 12.6). La plupart des cytokines essentielles aux réponses immunitaire et inflammatoire se lient aux récepteurs des cytokines de classe I ou de classe II, qui possèdent des motifs conservés dans leurs domaines extracellulaires. La plupart de ces récepteurs sont des hétérodimères contenant une sous-unité spécifique de chaque cytokine et une sous-unité de transduction du signal (voir la figure 12.8). Certains récepteurs des cytokines de classe I partagent une sous-unité de transduction du signal commune, ce qui explique la redondance des effets biologiques de ces cytokines.
5. La dimérisation induite par les cytokines des sous-unités des récepteurs des cytokines de classe I ou de classe II permet l'association des kinases cytosoliques JAK et du domaine cytoplasmique des récepteurs. Cette association active les kinases ; les JAK activées créent des sites d'arrimage pour les STAT (qui sont une famille de facteurs de transcription) par phosphorylation de tyrosines spécifiques des sous-unités du récepteur. Les JAK phosphorylent aussi des résidus tyrosine des protéines STAT et les STAT phosphorylés se dimérisent puis vont vers le noyau où ils activent la transcription de gènes spécifiques (voir la figure 12.10). Les produits des gènes qui en résultent médient les effets biologiques associés à différentes cytokines.
6. Les cellules T_H stimulées par un antigène, en présence de certaines cytokines, se développent préférentiellement en sous-populations T_H1 ou T_H2, dont les profils de sécrétion des cytokines sont caractéristiques (voir la figure 12.12). Les cytokines sécrétées par la sous-population T_H1 agissent essentiellement dans les réponses à médiation cellulaire, tandis que celles qui sont sécrétées par la sous-population T_H2 exercent leurs fonctions essentiellement dans l'activation des cellules B et la réponse humorale.
7. Des anomalies de l'expression des cytokines ou de leurs récepteurs pourraient être à l'origine de diverses maladies, parmi lesquelles figurent le choc toxique bactérien, certains cancers lymphoïdes ou myéloïdes et la maladie de Chagas. Des thérapeutiques mettant en oeuvre des cytokines qui intensifient ou diminuent la réponse immunitaire sont prometteuses pour la réduction du rejet des greffons, le traitement de certains cancers et de certaines maladies par immunodéficience, ainsi que pour la diminution des réactions allergiques.
8. L'utilisation thérapeutique de certaines cytokines d'intérêt immunologique, telles que les interférons et des facteurs de stimulation des colonies tel le GM-CSF, est passée dans la pratique médicale courante. Cependant, de nombreuses barrières ont empêché l'utilisation de nombre d'autres cytokines dans le traitement des maladies. Parmi ces barrières, il y a la nécessité de maintenir des taux appropriés de cytokines, de formuler des combinaisons efficaces de cytokines et d'autres médicaments ou de cytokines et d'autres cytokines ; dans certains cas, il y a aussi la nécessité de contrôler la toxicité des cytokines.

Références

Abbas, A, KM Murphy, et A Sher. 1996. Functional diversity of helper T lymphocytes. *Nature* **383**:787.

Bach, EA, M Aguet, et RD Schreffier. 1998. The IFN-γ receptor: a paradigm for cytokine receptor signaling. *Ann. Rev. Immunol.* **15**:563.

Baron, S, *et al.* 1991. The interferons: mechanism of action and clinical applications. *JAMA* **266**:1375.

Bazan, JF. 1992. Unraveling the structure of IL-2. *Science* **257**:410.

Boulay, JL, et WE Paul. 1993. Hematopoietin sub-family classification based on size, gene organization and sequence homology. *Curr. Biol.* **3**:573.

Brennan, FM, et M Feldmann. 1996. Cytokines in autoimmunity. *Curr. Opin. Immunol.* **8**:872.

Dalton, DK, *et al.* 1993. Multiple defects of immune cell function in mice with disrupted interferon-γ genes. *Science* **259**:1739.

Herman, A, *et al.* 1991. Superantigens: mechanism of T-cell stimulation and role in immune responses. *Annu. Rev. immunol.* **9**:745.

Hou, J, *et al.* 1994. An interleukin-4-induced transcription factor: IL-4 STAT. *Science* **265**:1701.

Huang, S, *et al.* 1993. Immune response in mice that lack the interferon-γ receptor. *Science* **259**:1742.

Ihle, JN, *et al.* 1995. Signaling through the hematopoietic cytokine receptors. *Annu. Rev. Immunol.* **13**:369.

Ivashkiv, LB, 1995. Cytokines and STATS: how can signals achieve specificity? *Immunity* **3**:1.

Mossman, TR, H Cherwinski, MW Bond, MA Gledlin, et RL Coffrnan. 1986. Two types of murine helper T cell done. I. Definition according to profiles of lymphokine activities and secreted proteins. *J. Immunology* **136**:2348.

O'Garra. A. 1998. Cytokines induce the development of functionally heterogeneous T helper cell subsets. *Immunity* **8**:275.

Smith, K. 1990. Interleukin-2. *Sci. Am.* **262**:50.

Sugamura, K, *et al.* 1996. The interleukin-2 receptory chain: its role in the multiple cytokine receptor complexes and T cell development in XSCID. *Annu. Rev. Immunol.* **14**:179.

Szabo, Sj, LH Glimcher, et IC Ho 1997. Genes that regulate interleukin-4 expression in T cells. *Curr. Opin. Immunol.* **9**:776.

Takeda K, *et al.* 1998. Defective NK cell activity and TH1 response in IL-18 deficient mice. *Immunity* **8**:383.

Trinchieri, G. 1995. Interleukin-12: a proinflammatory cytokine with immunoregulatory functions that bridge innate resistance and antigen-specific adaptive immunity. *Annu. Rev. Immunol.* **13**:251.

Waldmann, TA. 1993. The IL-2/IL-2 receptor system: a target for rational immune intervention. *Immunol. Today* **14**:264.

Walter, MR, *et al.* 1995. Crystal structure of a complex between interferon and its soluble high-affinity receptor. *Nature* **376**:230.

Sites Web utiles

http://www.psynix.co.uk/cytweb/index.html>

Cytokines Web site fournit des informations sur les cytokines et leurs récepteurs, y compris des informations sur la structure 3D. Il y a d'intéressantes remarques sur les utilisations thérapeutiques majeures des cytokines humaines récemment découvertes.

<http://www.copewithcytokines.de/>

Cytokines Online Pathfinder Encyclopaedia (COPE), créé par H Ibergauft, a plus de 6 300 pages consacrées à la recherche sur les cytokines et aux sujets connexes.

<http://www.rndsystems.com/>

Les minirevues consacrées aux cytokines trouvées sur le site Web de R&D Systems rapportent, pour de nombreuses cytokines et leurs récepteurs, des études complètes, détaillées, bien référencées et souvent illustrées de façon frappante.

Questions à l'usage des étudiants

1. Dire si chacune des assertions suivantes est vraie ou fausse. Si vous pensez qu'une assertion est fausse, expliquez pourquoi.

a. Le récepteur de haute affinité de l'IL-2 est constitué de deux protéines transmembranaires.

b. L'anticorps monoclonal anti-TAC reconnaît le récepteur de l'IL-1 sur les cellules T.

c. Tous les récepteurs qui se lient aux cytokines contiennent deux ou trois sous-unités.

d. L'expression de la sous-unité β du récepteur de l'IL-2 traduit l'activation des cellules T.

e. Certains récepteurs des cytokines possèdent des domaines présentant une activité tyrosine kinase qui intervient dans la transduction du signal.

f. Tous les membres de chaque sous-famille des récepteurs des cytokines de classe I (hématopoïétine) ont la même sous-unité de transduction du signal.

2. Lorsque l'IL-2 est sécrétée par une cellule T au niveau d'un organe lymphoïde périphérique, toutes les cellules T qui se trouvent à proximité, ou seulement certaines de ces dernières, prolifèrent-elles en réponse à l'IL-2 ? Expliquer.

3. Décrire brièvement les similitudes et les différences entre les cytokines, les facteurs de croissance et les hormones.

4. Indiquer quelle(s) sous-unité(s) du récepteur de l'IL-2 est (sont) exprimée(s) par les types de cellules ci-après :

a. — Cellules T au repos

b. — Cellules T activées

c. — Cellules T activées + cyclosporine A

d. — Cellules T_C au repos

e. — CTL

f. — Cellules NK

5. Des superantigènes ont été impliqués dans diverses maladies et ont été des outils de recherche utiles.

a. Quelles propriétés distinguent les superantigènes des antigènes conventionnels ?

b. Par quel mécanisme pense-t-on que les superantigènes bactériens sont à l'origine des symptômes associés aux intoxications alimentaires ou au syndrome de choc toxique ?

c. L'activité des superantigènes montre-t-elle une restriction au CMH ?

6. L'IL-3, l'IL-5 et le GM-CSF présentent une redondance considérable de leurs effets. Quelle caractéristique structurale des récepteurs de ces cytokines pourrait expliquer cette redondance ?

7. Des preuves importantes indiquent l'existence de deux sous-populations de cellules T_H qui se différencient par le profil des cytokines qu'elles sécrètent.

a. Quel est le type de réponse immunitaire médié par la sous-population T_H1 ? Quel type de défi antigénique induit vraisemblablement une réponse médiée par T_H1 ?

b. Quel est le type de réponse immunitaire médié par la sous-population T_H2 ? Quel type de défi antigénique induit vraisemblablement une réponse médiée par les $_{TH}2$?

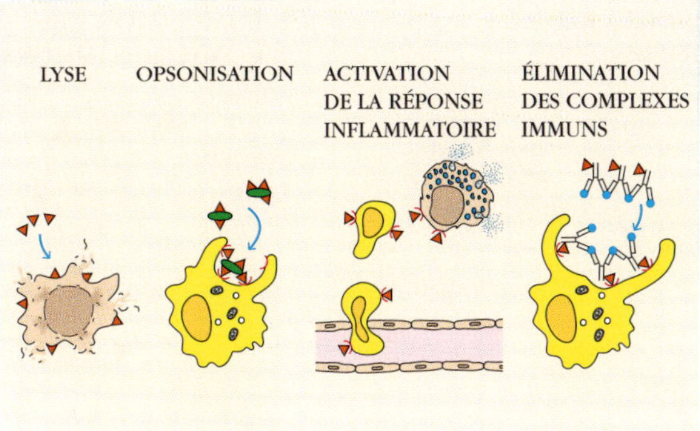

CHAPITRE 13
LE SYSTÈME DU COMPLÉMENT

Le système du complément est l'effecteur majeur de la branche humorale du système immunitaire. Les recherches sur le complément ont commencé dans les années 1890, lorsque Jules Bordet, à l'Institut Pasteur de Paris, a montré que l'antisérum contre la bactérie *Vibrio cholerae* provoquait la lyse des bactéries et que le chauffage de l'antisérum faisait disparaître son activité bactériolytique. De façon étonnante, la capacité à lyser les bactéries réapparaissait dans le sérum chauffé lorsqu'on y ajoutait du sérum frais qui ne contenait pas d'anticorps dirigés contre la bactérie et qui, par lui-même, était incapable de tuer cette dernière. Bordet en a conclu correctement que l'activité bactériolytique nécessite deux substances différentes : tout d'abord, des anticorps antibactériens spécifiques qui supportent le chauffage, et un second composant sensible à la chaleur, responsable de l'activité lytique. Bordet a mis au point un test simple de l'activité lytique, la lyse aisément détectable des cellules rouges du sang ayant fixé l'anticorps, appelée **hémolyse** ; Bordet a appelé la substance responsable *alexine* (du Grec *alexein*, éviter une maladie). Le nom donné par Bordet à cette activité n'a pas persisté longtemps. Peu après, à Berlin, Paul Ehrlich a effectué indépendamment des expériences semblables et a forgé le terme *complément*, le définissant comme « l'activité du sérum sanguin qui complète l'action de l'anticorps ». Dans les années qui ont suivi, les chercheurs ont découvert que l'action du complément est le résultat d'interactions au sein d'un groupe important et complexe de protéines. Les voies des réactions, les interactions et les activités des composants du système du complément ont été déterminées dans une série d'expériences effectuées avec des protéines isolées, purifiées puis réunies dans différentes combinaisons afin de reconstituer la capacité à provoquer la lyse. De cette façon, l'activité de chaque composant du système du complément a pu être déduite.

Ce chapitre décrit les composants du complément et leurs voies d'activation, la régulation du système du complément, les fonctions effectrices des différents composants du complément et les conséquences des déficits héréditaires de certains d'entre eux.

Fonctions du complément

Les recherches sur le complément concernent maintenant plus de 30 protéines solubles ou liées aux cellules. Les activités biologiques de ce système ont des impacts sur l'immunité naturelle et l'immunité acquise et vont bien au-delà des observations originales sur la lyse des bactéries et des cellules rouges du sang, médiée par les anticorps. Après une activation initiale, les différents composants du complément interagissent, au sein d'une cascade hautement régulée, pour effectuer un nombre de fonctions de base (figure 13.1) incluant :

- La lyse des cellules, des bactéries et des virus.
- L'opsonisation, qui favorise la phagocytose des antigènes particulaires.
- La liaison à des récepteurs du complément spécifiques de la surface des cellules du système immunitaire, déclenchant l'activation des réponses immunitaires, telles que l'inflammation et la sécrétion de molécules immunorégulatrices qui amplifient ou modifient les réponses immunitaires spécifiques.
- L'épuration immunitaire qui élimine les complexes immuns de la circulation et les dépose dans la rate ou le foie.

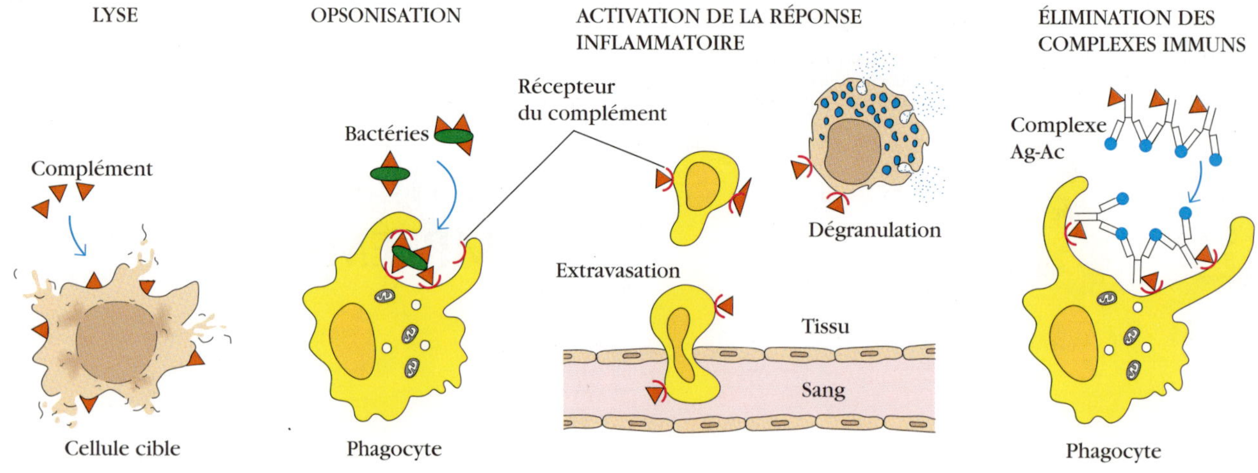

FIGURE 13.1 Les multiples activités du système du complément. Les protéines sériques du complément et les récepteurs membranaires du complément participent à de nombreuses activités immunitaires : lyse des cellules étrangères par des voies dépendantes ou indépendantes des anticorps ; opsonisation ou capture d'antigènes particulaires, y compris les bactéries, par phagocytose ; activation des réponses inflammatoires et élimination des complexes immuns circulants par les cellules du foie ou de la rate. Les protéines solubles du complément sont schématiquement indiquées par un triangle et les récepteurs par une demi-circonférence ; il n'y a ici aucune intention de différencier chaque constituant individuel du système du complément.

Composants du complément

Les protéines et les glycoprotéines qui composent le système du complément sont essentiellement synthétisées par les hépatocytes du foie, bien que des quantités significatives en soient aussi produites par les monocytes du sang, les macrophages des tissus et les cellules épithéliales des tractus gastro-intestinal et génito-urinaire. Ces constituants représentent 5 % (en poids) de la fraction globulinique du sérum et la plupart d'entre eux circulent dans le sérum sous une forme fonctionnellement inactive. De nombreux composants sont des proenzymes, ou *zymogènes*, qui sont inactifs jusqu'à ce qu'un clivage protéolytique élimine un fragment inhibiteur et expose le site actif. La séquence des réactions du complément commence par une cascade enzymatique. Certains des composés activés deviennent rapidement inactifs s'ils ne réagissent pas avec le composant suivant de la séquence.

Les composants du complément sont désignés par des numéros (C1-C9), par des symboles littéraux (par exemple, le facteur D) ou par des noms courants (par exemple, le facteur de restriction homologue). Les fragments peptidiques formés par l'activation d'un composant sont dénommés par des lettres minuscules. Dans la plupart des cas, le plus petit fragment résultant du clivage d'un composant est désigné « a » et le plus gros par « b » (par exemple, le C3a, le C3b ; remarquer que le C2 est une exception : C2a est le plus gros fragment du clivage). Les plus gros fragments se lient à la cible près du site d'activation tandis que les plus petits diffusent loin du site et peuvent initier des réponses inflammatoires localisées par liaison à des récepteurs spécifiques. Les fragments du complément entrent en interaction avec un autre fragment pour former des complexes fonctionnels. Ces derniers, doués d'une activité enzymatique, sont surlignés (par exemple, le $\overline{C4b2a}$, le $\overline{C3bBb}$).

Activation du complément

La figure 13.2 met en évidence les voies d'activation du complément. Les étapes initiales de l'activation du complément, qui se terminent par la formation du C5b, peuvent se produire selon la **voie classique**, la **voie alterne** ou la **voie lectine**. Les étapes finales, qui conduisent à l'attaque des membranes, sont les mêmes dans toutes les voies.

Voie classique

L'activation du complément par la voie classique commence habituellement par la formation de complexes antigène-anticorps solubles (complexes immuns) ou par la liaison d'un anticorps à un antigène à la surface d'une cible adéquate, telle qu'une cellule bactérienne. L'IgM et certaines sous-classes d'IgG (les IgG1, IgG2 et IgG3 humaines) peuvent activer la voie classique du complément, tout comme peuvent le faire certains activateurs non immunologiques. L'étape initiale de l'activation implique le C1, le C2, le C3 et le C4, qui sont présents dans le plasma sous des formes fonctionnellement inactives (tableau 13.1). Étant donné que les composants ont été numérotés selon l'ordre de leur découverte, avant que leur rôle fonctionnel ait été déterminé, les numéros figurant dans leur nom ne reflètent pas toujours l'ordre dans lequel ils réagissent.

La formation d'un complexe entre l'anticorps et l'antigène induit des changements conformationnels de la région Fc de la molécule d'IgM qui exposent un site de liaison pour le composant C1 du système du complément. Le C1 sérique est un complexe macromoléculaire constitué du C1q et de deux molécules de C1r et de C1s maintenues ensemble en un complexe ($C1qr_2s_2$) stabilisé par des ions Ca^{2+}. La molécule du C1q est constituée de

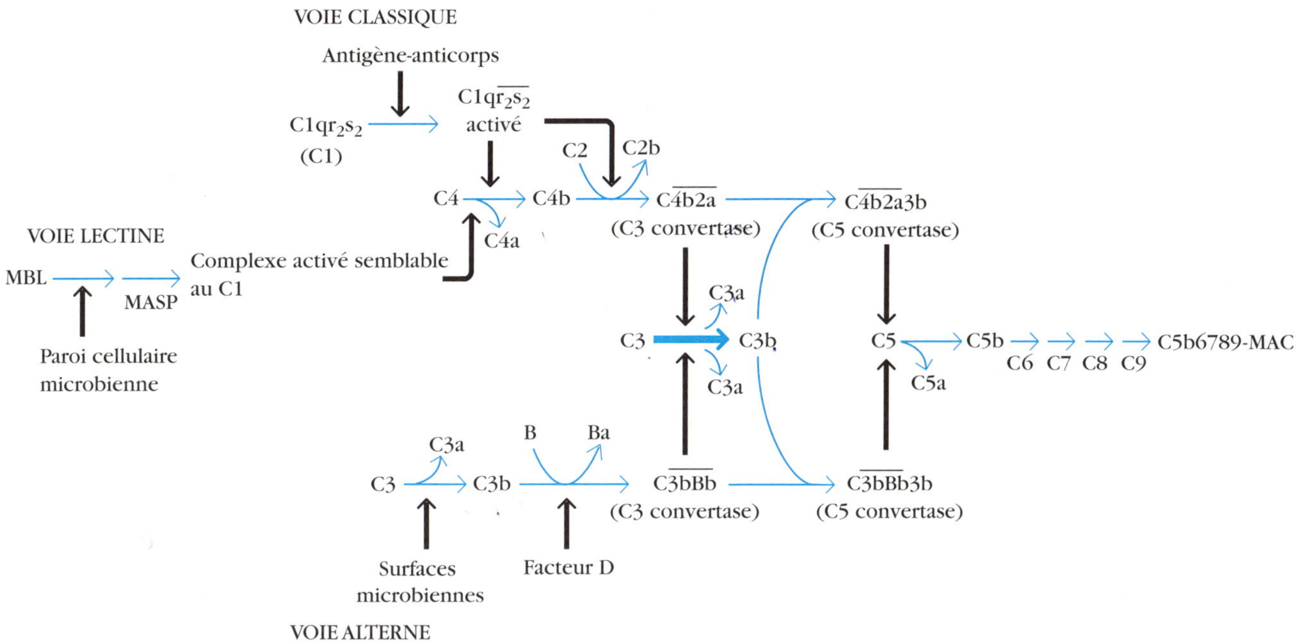

FIGURE 13.2 Vue d'ensemble des voies d'activation du complément. La voie classique est initiée par la liaison du C1 aux complexes antigène-anticorps. La voie alterne est initiée par la liaison du C3b aux surfaces activatrices, telles que les parois cellulaires microbiennes. La voie lectine est initiée par liaison de la protéine sérique MBL à la surface d'un pathogène. La voie alterne utilise certains composants (ou facteurs) spécifiques, tandis que les voies classique et lectine ont tous leurs composants en commun après le C1. Ces voies génèrent toutes trois les C3 et C5 convertases et le C5b lié, qui est converti en complexe d'attaque membranaire (CAM) par une séquence de réactions terminales commune. L'hydrolyse du C3 est l'étape amplificatrice majeure de toutes les voies ; elle génère de grandes quantités de C3b qui constituent une partie de la C5 convertase. Le C3b peut aussi s'écarter de la surface activante et se lier à des complexes immuns ou à des surfaces de cellules étrangères, où il se comporte en opsonine. Les flèches bleues indiquent les étapes de la réaction, les noires l'activité enzymatique ou activatrice.

18 chaînes polypeptidiques qui s'associent pour former six bras en triple hélice de type collagène, dont les extrémités se fixent sur les sites de liaison exposés du C1q du domaine C_H2 de la molécule d'anticorps (figure 13.3a, b). Le complexe $C1qr_2s_2$ peut exister sous deux conformations. Lorsqu'il est libre et n'est pas lié au C1q, il prend une forme en S ; après la liaison au C1q, le $C1qr_2s_2$ prend une forme en 8 (figure 13.3, c, d, e). Chaque monomère de C1r et de C1s contient un domaine catalytique et un domaine d'interaction ; ce dernier facilite l'interaction avec le C1q ou entre le C1r et le C1s.

TABLEAU 13.1 Voie classique du complément : protéines participant à la formation de la C5 convertase

Composant	Protéine active/produit de clivage	Fonction immunitaire
C1	C1q	Se lie à la région Fc de l'IgM ou de l'IgG
	C1r	Sérine protéase : active enzymatiquement le C1s
	C1s	Sérine protéase : active enzymatiquement le C4 et le C2
C4	C4a	Peptide médiateur de l'inflammation (anaphylatoxine)
	C4b	Se lie au C2 pour former un complexe qui est clivé par le C1s pour former le $\overline{C4b2a}$
C2	C2a	Sérine protéase : le $\overline{C4b2a}$ agit comme la C3 convertase
	C2b	Fonction inconnue
C3	C3a	Peptide médiateur de l'inflammation (anaphylatoxine)
	C3b	Se lie au $\overline{C4b2a}$ pour former la C5 convertase ; opsonine majeure

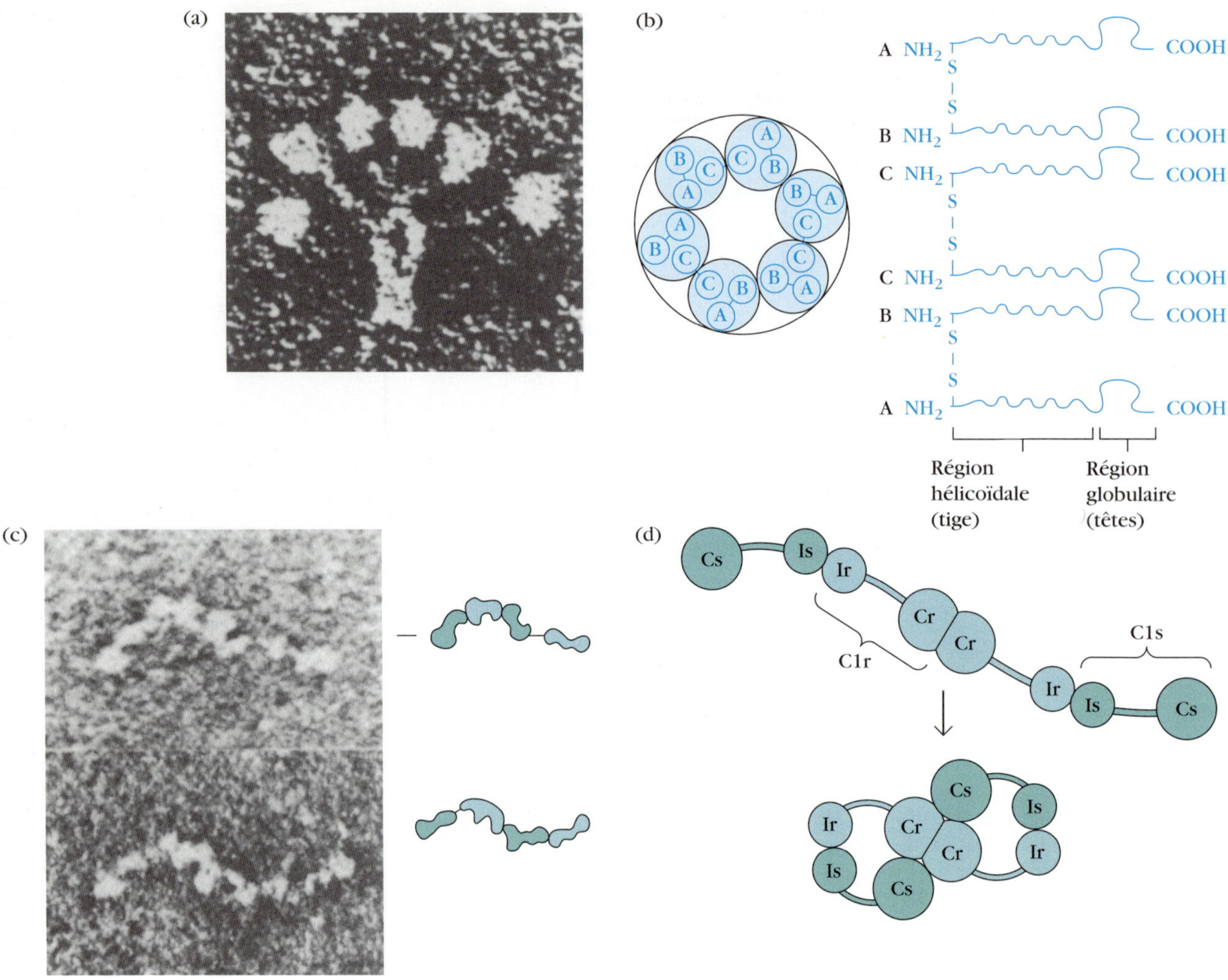

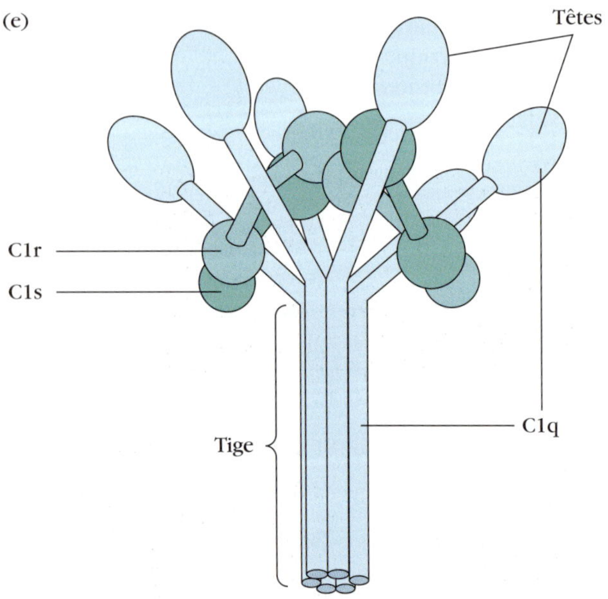

FIGURE 13.3 Structure du C1q, du $C1qr_2s_2$ et du complexe macromoléculaire C1. (a) Micrographie électronique de la molécule de C1q montrant la tige et les six têtes globulaires. (b) Coupe perpendiculaire de la tige du C1q *(à gauche)* et représentation schématique de la structure des chaînes de deux triplets *(à droite)*. Une molécule de C1q est constituée de 18 chaînes polypeptidiques disposées en six triplets, chacun d'eux contenant une chaîne A, une chaîne B et une chaîne C. La tige de la molécule correspond aux domaines hélicoïdaux des chaînes, et les têtes aux régions globulaires. (c) Micrographie électronique de complexes $C1qr_2s_2$ libres, montrant leur forme en S caractéristique. (d) Représentation schématique du complexe $C1qr_2s_2$ en forme de S *(en haut)* ou en forme de 8 *(en bas)* que prend ce complexe lorsqu'il se lie au C1q. Chaque monomère de C1r et de C1s contient un domaine catalytique (C) doué d'activité enzymatique et un domaine d'interaction (I) qui facilite la liaison au C1q ou entre les monomères eux-mêmes. (e) Représentation schématique du complexe $C1qr_2s_2$. [La partie (a) est extraite de HR Knobel *et al.*, 1975, *Eur. J. Immunol.* **5**:78 ; la partie (c) de J Tschopp *et al.*, 1980, *Proc. Natl. Acad. Sci. USA* **77**:7014]

Chaque molécule de C1 doit obligatoirement se lier par les têtes globulaires du C1q à au moins deux sites Fc pour qu'une interaction C1-anticorps stable se forme. Lorsqu'une IgM pentamérique est liée à un antigène au niveau d'une surface cible, elle prend la configuration dite en agrafe, dans laquelle au moins trois sites de liaison du C1q sont exposés. Cependant, l'gM circulante se présente dans une conformation plane dans laquelle les sites de liaison du C1q ne sont pas exposés (figure 13.4). Pour cette raison, l'IgM circulante ne peut pas activer par elle-même la cascade du complément. Une molécule d'IgG, d'autre part, ne contient qu'un seul site de liaison du C1q dans le domaine C_H2 du Fc ; une ferme liaison au C1q n'est donc réalisée que lorsque deux molécules d'IgG, distantes de 30 à 40 nm l'une de l'autre, sont présentes sur une surface cible ou dans un complexe, fournissant ainsi deux sites d'attachement au C1q. Cette différence de structure de l'IgM et de l'IgG explique l'observation selon laquelle une seule molécule d'IgM fixée à un globule rouge du sang est suffisante pour activer la voie classique du complément et lyser le globule rouge, tandis que quelques 1 000 molécules d'IgG sont nécessaires pour que deux molécules disposées au hasard se trouvent suffisamment proches l'une de l'autre pour initier une liaison avec le C1q.

Les intermédiaires de la voie d'activation classique sont décrits schématiquement dans la figure 13.5. La liaison du C1q aux sites de fixation du Fc induit un changement conformationnel du C1r qui convertit ce dernier en une sérine protéase active, le $\overline{C1}$r, qui clive alors le C1s en un enzyme actif, le $\overline{C1}$s. Le $\overline{C1}$s a deux substrats, le C4 et le C2 (voir la figure 13.2). Le composant C4 est une glycoprotéine contenant trois chaînes polypeptidiques α, β et γ. Le C4 est activé lorsque le $\overline{C1}$s hydrolyse un petit fragment (le C4a) de l'extrémité amino-terminale de la chaîne α, exposant ainsi un site de liaison sur le plus gros fragment (le C4b). Le fragment C4b s'attache à la surface cible au voisinage du C1 et le proenzyme C2 se lie alors aux sites de liaison exposés sur le C4b, où le C2 est ensuite clivé par le $\overline{C1}$s voisin ; le plus petit fragment (le C2b) s'éloigne par diffusion. Le complexe résultant $\overline{C4b2a}$ est appelé C3 convertase, par référence à son rôle dans la conversion du proenzyme C3 en une forme enzymatiquement active. Le plus petit fragment résultant du clivage du C4, le C4a, est une anaphylatoxine, ou médiateur de l'inflammation, qui ne participe pas directement à la cascade du complément. Les anaphylatoxines, qui incluent les plus petits fragments du C4, du C3 et du C5 sont étudiées ci-après.

Le composant C3 natif est constitué de deux chaînes polypeptidiques, α et β. L'hydrolyse d'un fragment court (le C3a) de l'extrémité amino-terminale de la chaîne α par la C3 convertase crée le C3b (figure 13.6). Une seule molécule de C3 convertase peut créer plus de 200 molécules de C3b, ce dont il résulte une énorme amplification à cette étape de la séquence. Certains des C3b se lient au $\overline{C4b2a}$ pour former un complexe trimoléculaire $\overline{C4b2a3b}$, appelé C5 convertase. Le composant C3b de ce complexe se lie au C5 et modifie sa conformation, de telle façon que le composant $\overline{C4b2a}$ puisse cliver le C5 en C5a, qui s'élimine par diffusion, et en C5b qui s'attache au C6 et initie la formation du complexe d'attaque membranaire lors d'une séquence qui sera décrite ultérieurement. Certains des C3b créés par l'activité C3 convertase ne s'associent pas au $\overline{C4b2a}$; bien au contraire, ils diffusent, puis ils recouvrent les complexes immuns et les antigènes particulaires, se comportant ainsi en opsonines, comme il sera discuté dans une section ultérieure. Le C3b pourrait aussi se lier directement aux membranes cellulaires.

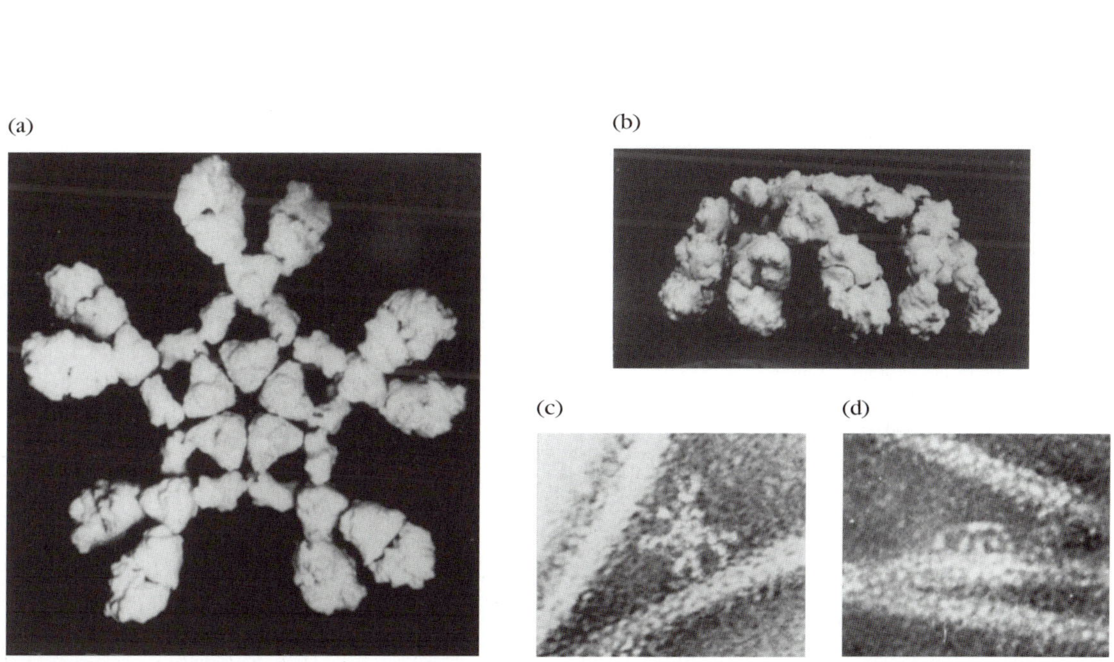

FIGURE 13.4 Modèles d'une IgM pentamérique dans sa forme plane (a) et dans sa forme en « agrafe » (b). Plusieurs sites de liaison au C1q situés dans la région Fc sont accessibles dans la forme en agrafe, tandis qu'aucun d'entre eux n'est exposé dans la forme plane. Micrographies électroniques d'un anticorps anti-flagellaire IgM lié à des flagelles, montrant la forme plane (c) et la forme en agrafe (d). [Extrait de A Feintiez *et al.*, 1981, *Monog. Allergie* **17**:28 et 1981, *Ann. N. Acad. Sci* **190**:1104.]

Visualisation des concepts

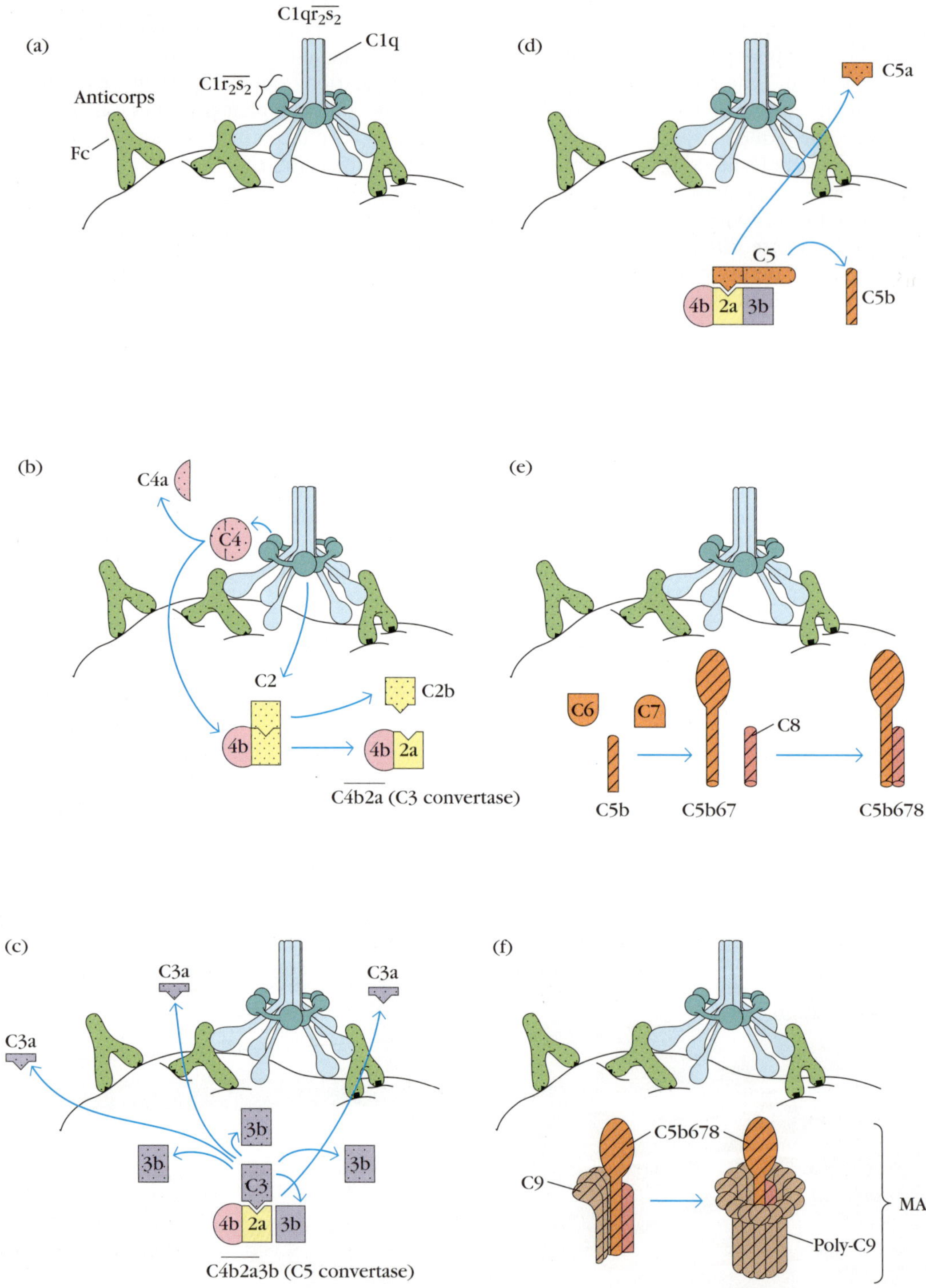

FIGURE 13.5 Représentation schématique des intermédiaires de la voie classique de l'activation du complément. Les composants du complément, représentés en aplats colorés, sont liés à la surface antigénique mais n'y pénètrent pas. Les composants qui peuvent s'insérer dans la membrane cellulaire sont hachurés ; les composants qui peuvent diffuser librement sont pointillés. Le complexe d'attaque membranaire complet (CAM) forme un large pore dans la membrane.

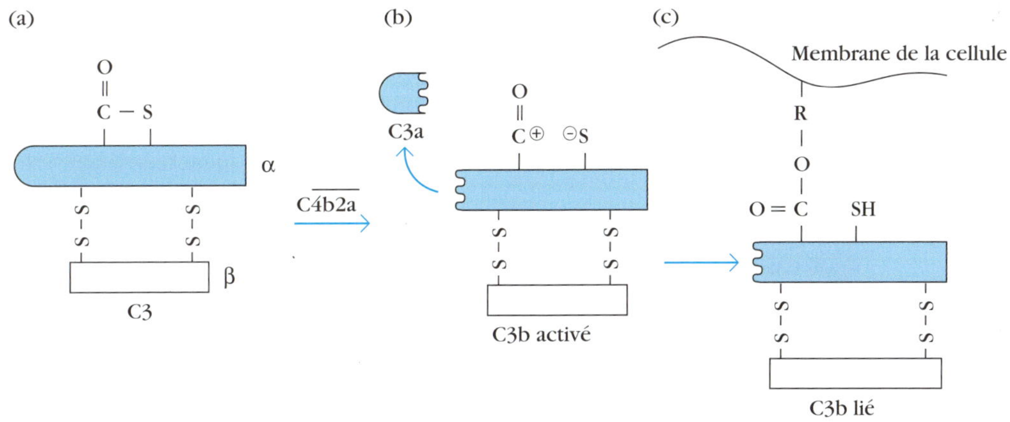

FIGURE 13.6 Hydrolyse du C3 par la C3 convertase $\overline{C4b2a}$. (a) C3 natif. (b) C3 activé montrant le site de clivage par le $\overline{C4b2a}$ conduisant à la production des fragments C3a et C3b. (c) Une liaison thioester interne labile dans le C3 est activée lorsque le C3b est formé, ce qui permet au fragment C3b de se lier à des groupes (R) libres hydroxyle ou amine d'une membrane cellulaire. Le C3b lié présente différentes activités biologiques, y compris la liaison au C5 et aux récepteurs du C3b de la surface des cellules phagocytaires.

Voie alterne

La voie alterne est un moyen indépendant des anticorps de créer du C5b lié, qui est le même produit que celui qui est généré dans la voie classique lors d'une séquence d'événements nécessitant des complexes antigène-anticorps pour l'initiation (voir la figure 13.2). Étant donné qu'aucun anticorps n'est nécessaire, la voie alterne est un constituant du système immunitaire naturel (inné). Cette voie majeure de l'activation du complément implique quatre protéines sériques : le C3, le facteur B, le facteur D et la properdine (tableau 13.2). Contrairement à la voie classique, la voie alterne est initiée sans qu'un anticorps soit nécessaire, dans la plupart des cas grâce à divers constituants de la surface cellulaire étrangers à l'hôte (tableau 13.3). Par exemple, les bactéries gram-négatives ou gram-positives possèdent dans leur paroi cellulaire des constituants qui peuvent activer la voie alterne. Les intermédiaires de la voie alterne, qui conduisent à la création du C5b, sont décrits schématiquement dans la figure 13.7.

Dans la voie classique, le C3 est clivé rapidement en C3a et C3b par l'activité enzymatique de la C3 convertase. Dans la voie alterne, le C3 sérique, qui possède une liaison thioester instable, est sujet à une lente hydrolyse spontanée pour donner le C3a et le C3b. Le composant C3b peut se lier à des antigènes de surface étrangers (tels que ceux présents à la surface des cellules bactériennes ou des particules virales) ou même aux propres cellules de l'hôte (voir la figure 13.6c). Les membranes de la plupart des cellules de mammifères ont un taux élevé d'acide sialique qui contribue à l'inactivation rapide des molécules de C3b liées à la surface des cellules de l'hôte. Par conséquent, cette liaison conduit rarement à des réactions ultérieures sur la membrane cellulaire de l'hôte. Étant donné que de nombreuses surfaces antigéniques étrangères (par exemple, les parois cellulaires des bactéries ou des levures, certaines enveloppes virales) n'ont que des

TABLEAU 13.2 Voie alterne du complément : protéines participant à la formation de la C5 convertase

Composant	Protéine active/produit de clivage	Fonction immunitaire
C3	C3a	Peptide médiateur de l'inflammation (anaphylatoxine)
	C3b	Se lie au facteur B, pour former un complexe qui est clivé par le facteur D pour donner le $\overline{C3bBb}$
Facteur B	Ba	Fonction inconnue
	Bb	Sérine protéase : le $\overline{C3bBb}$ agit comme la C3 convertase, qui génère le $\overline{C3bBb3b}$ (C5 convertase)
Facteur D	D	Sérine protéase ; clive le facteur B lié au C3b pour former la C3 convertase
Properdine		Se lie au $\overline{C3bBb}$ et le stabilise

Visualisation des concepts

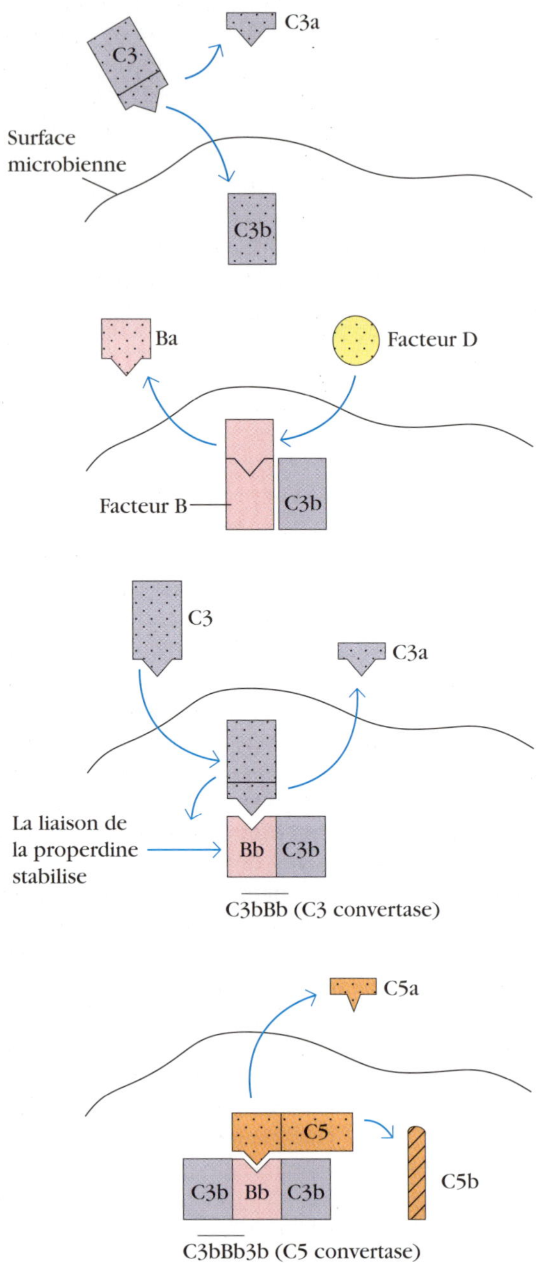

FIGURE 13.7 Représentation schématique des intermédiaires dans la formation du C5b lié par la voie alterne de l'activation du complément. Le complexe C3bBb est stabilisé par la liaison de la properdine. Les intermédiaires liés à la membrane sont représentés en aplats colorés ; les constituants qui peuvent pénétrer dans la membrane cellulaire sont hachurés ; les composants qui peuvent diffuser librement sont pointillés. La conversion du C5b lié au complexe d'attaque membranaire est réalisée par la même séquence de réaction que celle de la voie classique (voir les figures 13.5e et f).

taux faibles d'acide sialique, le C3b lié à ces surfaces demeure actif pendant de longues périodes. Le C3b présent à la surface des cellules étrangères peut se lier à une autre protéine sérique, appelée facteur B, par l'intermédiaire d'une liaison Mg^{2+}-dépendante. La liaison au C3b expose un site du facteur B qui sert de substrat à une protéine sérique enzymatiquement active, appelée facteur D. Le facteur D clive le facteur B lié au C3b, ce qui libère un petit fragment (Ba), qui s'élimine par diffusion, et crée le C3bBb. Le complexe C3bBb possède une activité C3 convertase et se présente ainsi comme l'analogue du complexe C4b2a de la voie classique (tableau 13.4). L'activité C3 convertase du C3bBb n'a qu'une demi-vie de 5 minutes, sauf lorsque la properdine, qui est une protéine sérique, se lie à lui, ce qui le stabilise et porte la demi-vie de son activité convertase à 30 minutes.

Le C3bBb généré dans la voie alterne peut activer le C3 non hydrolysé pour créer autocatalytiquement davantage de C3b. Il en résulte que les étapes initiales sont répétées et amplifiées de telle façon que plus de 2×10^6 molécules de C3b peuvent être déposées sur une surface antigénique en moins de 5 minutes. L'activité C3 convertase du C3bBb génère le complexe C3bBb3b qui montre une activité C5 convertase analogue à celle du complexe C4b2a3b de la voie classique. Le composant C3b non enzymatique se lie au C5 et le composant Bb hydrolyse par la suite le C5 lié pour générer le C5a et le C5b ; ce dernier se lie à la surface antigénique (voir la figure 13.7).

TABLEAU 13.3 Initiateurs de la voie alterne de l'activation du complément

Pathogènes et particules d'origine microbienne
Nombreuses souches de bactéries gram-négatives
Lipopolysaccharides des bactéries gram-négatives
Nombreuses souches de bactéries gram-positives
Acide teichoïque des parois des cellules gram-positives
Parois cellulaires des champignons et des levures (zymosan)
Certains virus et certaines cellules infectées par des virus
Certaines cellules tumorales (Raji)
Parasites (trypanosomes)
Agents non pathogènes
IgG, IgA et IgE humaines dans des complexes
IgG de lapin ou de cobaye dans des complexes
Facteur du venin du cobra
Érythrocytes hétérologues (lapin, souris, poulet)
Polymères anioniques (sulfate de dextran)
Carbohydrates purs (agarose, inuline)

Source : Adapté de MK Pangburn, 1986, dans *Immunobiology of the Complement System*, Academic Press.

Tableau 13.4 Composants du complément participant à la formation des C3 et C5 convertases

	Voie classique	Voie lectine	Voie alterne
Protéines précurseurs	C4 + C2	C4 + C2	C3 + facteur B
Protéase activatrice	$C\overline{1s}$	MASP	Facteur D
C3 convertase	$C\overline{4b2a}$	$C\overline{4b2a}$	$C3\overline{bBb}$
C5 convertase	$C\overline{4b2a3b}$	$C\overline{4b2a3b}$	$C3\overline{bBb3b}$
Composant qui se lie au C5	C3b	C3b	C3b

Voie lectine

Récemment, il a été décrit un moyen supplémentaire grâce auquel la cascade du complément peut être activée ; cette addition au répertoire du complément est appelée voie lectine. Les lectines sont des protéines qui se lient à un carbohydrate. La voie lectine, comme la voie alterne, ne dépend pas d'un anticorps pour son activation. Cependant, son mécanisme ressemble plus à celui de la voie classique, parce qu'après l'initiation, il conduit, à travers l'action du C4 et du C2 à la production d'une C5 convertase (voir la figure 13.2). Cette voie est activée par la fixation d'une lectine spécifique du mannose (MBL, de *mannose-binding lectin*) à des résidus mannose de glycoprotéines ou de carbohydrates de la surface des micro-organismes. La MBL est une **protéine de la phase aiguë** produite dans les réponses inflammatoires. Sa fonction dans la voie du complément est semblable à celle du C1q auquel elle ressemble structuralement. Après que la MBL se soit liée à la surface d'une cellule ou d'un pathogène, une sérine protéase associée à la MBL, ou MASP (de *MBL-associated serine protease*) se lie à la MBL. Le complexe actif formé par cette association provoque le clivage et l'activation du C4. La MASP a une structure qui ressemble à celle du C1r et du C1s et elle imite les activités de ces derniers. Les détails de la voie lectine demeurent obscurs, mais ce moyen d'activation des composants C2-C4 pour former une C5 convertase sans qu'une liaison à un anticorps spécifique soit nécessaire, représente certainement un important mécanisme de défense naturelle (innée) comparable à la voie alterne.

Séquence terminale : formation du complexe d'attaque membranaire

La séquence terminale de l'activation du complément implique le C5b, le C6, le C7, le C8 et le C9 qui interagissent de façon séquentielle pour former une structure macromoléculaire appelée **complexe d'attaque membranaire (CAM)**. Ce complexe déplace les phospholipides membranaires, formant ainsi un large canal transmembranaire qui rompt la membrane de la cellule cible et permet aux ions et aux petites molécules de diffuser librement à travers lui.

Comme il a été remarqué précédemment, dans les voies classique, lectine et alterne, une C5 convertase clive le C5 qui contient deux chaînes protéiques (α et β). Après liaison du C5 au constituant non enzymatique C3b de la convertase, l'extrémité amino-terminale de la chaîne α est clivée. Il en résulte le petit fragment C5a qui s'élimine par diffusion, et le gros fragment C5b qui se lie à la surface de la cellule cible et fournit un site de liaison pour les composants ultérieurs du complexe d'attaque membranaire (voir la figure 13.5d). Le composant C5b est extrêmement labile et il est inactivé en deux minutes à moins que le C6 se lie à lui et stabilise son activité.

À partir de là, toutes les réactions du complément ont lieu sur la surface hydrophile des membranes ou, en phase liquide, sur des complexes immuns. Lorsque le C5b6 se lie au C7, le complexe qui en résulte subit une transition structurale hydrophile-amphiphile qui expose des régions hydrophobes qui servent de sites de liaison pour les phospholipides membranaires. Si la réaction a lieu sur la membrane d'une cellule cible, les sites de liaison hydrophobes permettent au complexe C5b67 de s'insérer dans la bicouche phospholipidique (voir la figure 13.5e). Cependant, lorsque la réaction se produit sur un complexe immun ou une autre surface non cellulaire, les sites de liaison hydrophobes ne peuvent pas accrocher le complexe et ce dernier est libéré. Les complexes C5b67 peuvent s'insérer dans la membrane des cellules voisines et médier la lyse « du spectateur » (*innocent-bystander*), bien que cela se produise rarement. Dans de nombreuses maladies au cours desquelles des complexes immuns sont produits, des lésions tissulaires peuvent résulter d'une telle lyse du spectateur. Ce processus auto-immun sera discuté dans le chapitre 20.

La liaison du C8 au C5b67 fixé sur la membrane induit un changement conformationnel du C8, de telle façon que lui aussi subit une transition structurale hydrophile-amphiphile, exposant une région hydrophobe qui entre en interaction avec la membrane plasmique. Le complexe C5b678 crée un petit pore de 10 Å de diamètre. La formation de ce pore peut conduire à la lyse des cellules rouges du sang mais pas des cellules nucléées. L'étape finale de la formation du complexe d'attaque membranaire consiste en la liaison et la polymérisation du C9, molécule semblable à la perforine, au complexe C5b678. Jusqu'à 10 à 17 molécules de C9 peuvent être fixées et polymérisées par un seul complexe C5b678. Au cours de la polymérisation, les molécules de C9 subissent une transition hydrophile-amphiphile, de telle façon qu'elles puissent elles aussi s'insérer dans la membrane (voir la figure 13.5f). Le complexe d'attaque membranaire complet, qui a une forme tubulaire et dont la taille du pore fonctionnel est de 70-100 Å, est constitué d'un complexe C5b678 entouré d'un complexe poly-C9 (figure 13.8). Étant donné que les ions et les petites molécules peuvent diffuser librement à travers le canal central du complexe d'attaque membranaire, la cellule ne peut pas maintenir sa stabilité osmotique et elle est tuée par un influx d'eau et une perte d'électrolytes. Les composants de la séquence terminale des voies du complément sont présentés de façon résumée dans le tableau 13.5.

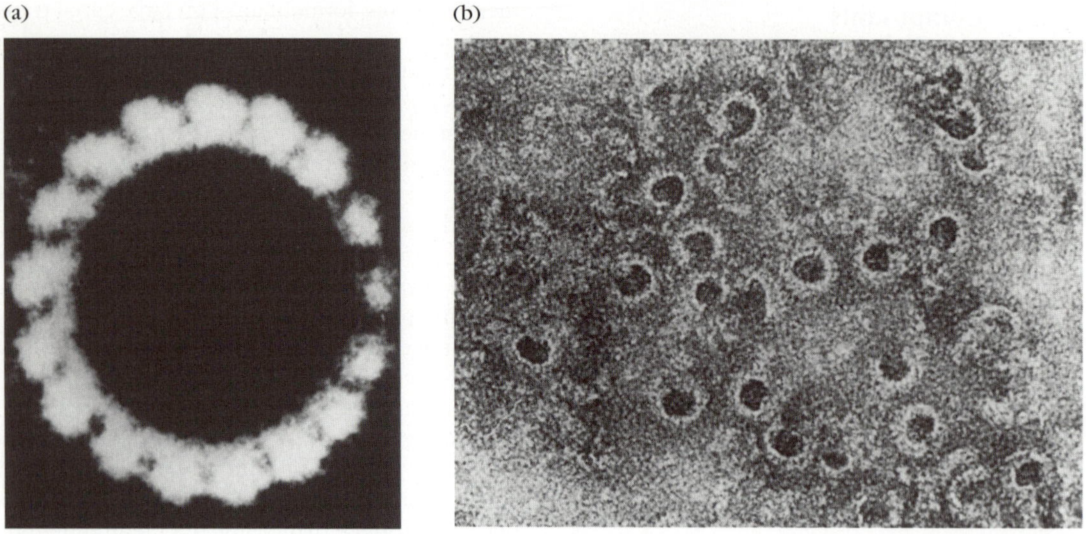

FIGURE 13.8 (a) Micrographie photonique du complexe poly-C9 formé par la polymérisation *in vitro* du C9. (b) Micrographie photonique des lésions de la membrane des cellules rouges du sang induites par le complément. Ces lésions résultent de la formation de complexes d'attaque membranaire. La partie (a) est extraite de ER Podack, 1986, dans *Immunobiology of the Complement System*, Academic Press, la partie (b) de J Humphrey et R Dourmashkin, 1969, *Adv. Immunol.* **11**:75.]

Régulation du système du complément

Étant donné que le système du complément n'est pas spécifique, et donc capable d'attaquer les cellules hôtes aussi bien que les micro-organismes, des mécanismes de régulation élaborés se sont développés pour limiter son activité à des cibles désignées. Un mécanisme général de régulation de toutes les voies du complément est l'inclusion de nombreux constituants extrêmement labiles qui subissent une inactivation spontanée lorsqu'ils diffusent loin des cellules cible. De plus, le système du complément comporte une série de protéines régulatrices qui inactivent différents composants du complément (tableau 13.6). Par exemple, la glycoprotéine inhibitrice du C1 (C1Inh) peut former un complexe avec le $C1r_2s_2$, obligeant ce dernier à se dissocier du C1q et prévenant ainsi l'activation ultérieure du C4 ou du C2 (figure 13.9a).

La réaction catalysée par les enzymes C3 convertase des voies classique, lectine et alterne est l'étape d'amplification essentielle de l'activation du complément, créant des centaines de molécules de C3b. Le C3b généré par ces enzymes a la potentialité de se lier aux cellules proches, médiant ainsi des lésions aux cellules saines par l'intermédiaire d'une opsonisation par des cellules phagocytaires porteuses de récepteurs du C3b ou encore par l'induction du complexe d'attaque membranaire. Les

TABLEAU 13.5 Voie terminale du complément : protéines impliquées dans la formation du complexe membranaire d'attaque (CAM)

Composant	Protéine active/produit de clivage	Fonction immunitaire
C5	C5a	Peptide médiateur de la chimiotaxie et de l'inflammation (anaphylatoxine)
	C5b	Se lie au C6 pour initier la formation du CAM
C6	C6	Le C5b6 se lie au C7
C7	C7	Après une transition amphiphile du C5b67, le complexe résultant s'insère dans la bicouche lipidique
C8	C8	Le C5b678 se lie à plusieurs molécules de C9, initiant ainsi leur polymérisation
C9	C9	Se polymérise pour parachever la formation du pore constitué par le CAM

lésions aux cellules hôtes normales sont évitées parce que le C3b subit une hydrolyse spontanée dès qu'il a diffusé à plus de 40 nm des convertases C4b2a ou C3bBb, ce qui fait qu'il ne peut plus se lier à son site cible. La destruction potentielle des cellules hôtes saines par le C3b est limitée non seulement par sa rapide inactivation spontanée, mais aussi par une famille de protéines apparentées qui régulent l'activité C3 convertase dans les voies classique et alterne. Ces protéines régulatrices de la C3 convertase contiennent toutes des séquences répétitives d'amino acides (ou motifs) d'environ 60 résidus, appelées courtes unités répétitives consensus (SCR, de *short consensus repeat*). Chez l'Homme, toutes ces protéines sont codées au niveau d'une seule localisation sur le chromosome 1, connue sous le nom de groupe de gènes des régulateurs de l'activation du complément (RCA, de *regulator of complement activation*).

Dans les voies classique et lectine, trois protéines RCA structuralement différentes agissent de façon semblable pour prévenir l'assemblage de la C3 convertase (figure 13.9b). Ces protéines régulatrices incluent une protéine soluble de liaison au C4b (C4bBP) et deux protéines membranaires, le récepteur du complément de type 1 (CR1) et le cofacteur protéique membranaire (MCP, de *membrane cofacteur protein*). Chacune de ces protéines régulatrices se lie au C4b et prévient son association au C2a. Une fois que la C4dBP, le CR1 ou le MCP sont liés au C4b, une autre protéine régulatrice, le facteur I, clive le C4b en C4d lié et C4c soluble (figure 13.10a). Une séquence régulatrice semblable intervient pour prévenir l'assemblage de la C3 convertase C3bBb dans la voie alterne. Dans ce cas, le CR1, le MCP ou un composant régulateur appelé facteur H se lie au C3b et empêche son association au facteur B (figure 13.9c).

Tableau 13.6 Protéines régulatrices du système du complément

Protéines	Type de protéine	Voie concernée	Fonction immunitaire
Inhibiteur du C1 (C1Iinh)	Soluble	Classique	Inhibiteur des sérine protéases ; provoque la dissociation du $C1r_2s_2$ du C1q
Protéine de liaison au C4b (C4bBP)*	Soluble	Classique et lectine	Bloque la formation de la C3 convertase en se liant au C4b ; cofacteur du clivage du C4b par le facteur I
Facteur H*	Soluble	Alterne	Bloque la formation de la C3 convertase en se liant au C3b ; cofacteur du clivage du C3b par le facteur I
Récepteur du complément du type 1 (CR1)* Cofacteur protéique membranaire (MCP)*	Membranaire	Classique, alterne et lectine	Bloque la fomation de la C3 convertase par liaison au C4b ou au C3b ; cofacteur du clivage catalysé par le facteur I du C4b ou du C3b
Facteur accélérateur de la dissociation (DAF)*	Membranaire	Classique, alterne et lectine	Accélère la dissociation du C4b2a et du C3bBb (C3 convertases classique et alterne)
Facteur I	Soluble	Classique, alterne et lectine	Sérine protéase : clive le C4b ou le C3b en utilisant le C4bBP, le CR1, le facteur H, le DAF ou le MCP comme cofacteur
Protéine S	Soluble	Terminale	Se lie au C5b67 soluble et prévient son insertion dans la membrane cellulaire
Facteur de restriction homologue (HRF) Inhibiteur membranaire de la lyse réactive (MIRL)	Membranaire	Terminale	Se lie au C5b678 sur les cellules autologues, bloquant ainsi la liaison du C9
Inactivateur des anaphylatoxines	Soluble	Effectrice	Inactive l'activité d'anaphylatoxine du C3a, du C4a et du C5a par élimination carboxypeptidasique N du résidu Arg C-terminal

* Protéine RCA (régulatrice de l'activation du complément). Chez l'Homme, toutes les protéines RCA sont codées sur le chromosome 1 et contiennent de courtes séquences consensus répétitives.

Visualisation des concepts

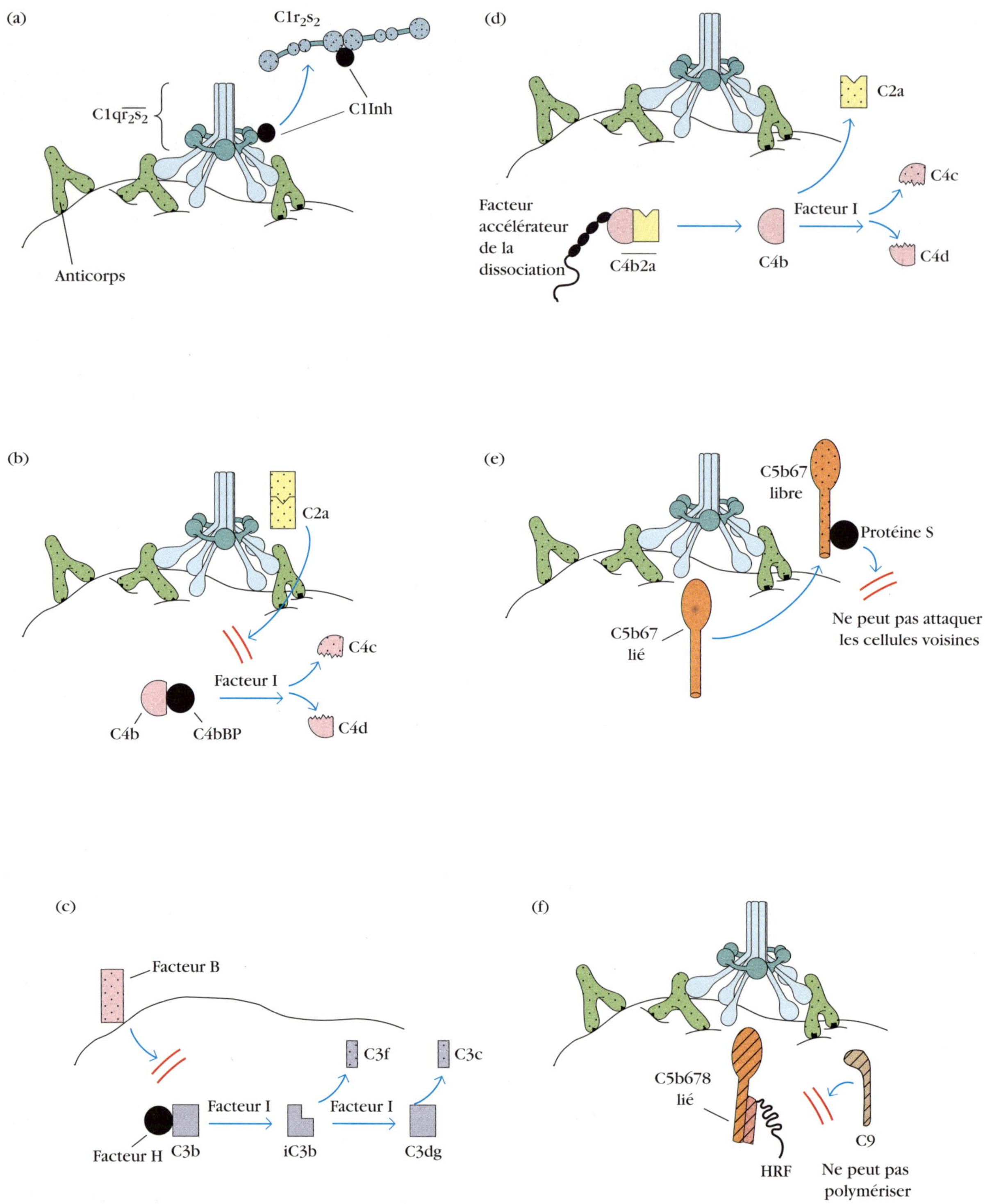

FIGURE 13.9 Représentation schématique de la régulation du système du complément par les protéines régulatrices (noir) qui provoquent la dissociation de divers intermédiaires ou bloquent leur formation. Les intermédiaires liés à la membrane sont représentés en aplats colorés ; les constituants qui peuvent pénétrer dans la membrane cellulaire sont hachurés ; les composants qui peuvent diffuser librement sont pointillés. C1Inh = inhibiteur du C1 ; C4bBP = protéine de liaison au C4b ; HRF = facteur de restriction homologue. Voir le tableau 13.6.

Une fois que le CR1, le MCP ou le facteur H est lié au C3b, le facteur I clive le C3b en un fragment lié iC3b et un fragment soluble C3f. Un clivage supplémentaire du iC3b par le facteur I libère le C3c et laisse le C3dg lié à la membrane (figure 13.10b).

Différentes protéines RCA agissent aussi sur la C3 convertase assemblée, provoquant sa dissociation ; ces protéines incluent la C4bBP, le CR1 et le facteur H mentionnés précédemment. De plus, le facteur accélérateur de la dissociation (DAF, de *dicay-accelerating factor*), qui est une glycoprotéine liée par covalence à une protéine membranaire glycophospholipidique, a la possibilité de dissocier la C3 convertase. Chacune de ces protéines RCA accélère la dissociation de la C3 convertase en libérant le composant doué d'activité enzymatique (C2a ou Bb) du composant lié à la cellule (C4b ou C3b). Une fois que la dissociation de la C3 convertase s'est produite, le facteur I clive le composant C4b ou C3b restant lié à la membrane afin d'inactiver irréversiblement la convertase (figure 13.9d).

Les protéines régulatrices interviennent aussi au niveau du complexe d'attaque membranaire. La possibilité d'une libération du complexe C5b67, puis de sa liaison aux cellules proches est une menace de lyse du spectateur pour les cellules saines. De nombreuses protéines sériques peuvent contrer cette menase en se liant au C5b67 libéré et en prévenant son insertion dans la membrane des cellules proches. Une protéine sérique appelée protéine S peut se lier au C5b67, ce qui induit une transition hydrophile et prévient par là-même l'insertion du C5b67 dans la membrane des cellules voisines (figure 13.9e).

La lyse des cellules médiée par le complément est plus efficace lorsque ce dernier vient d'une espèce différente de celle à laquelle appartiennent les cellules à lyser. Ce phénomène dépend de deux protéines membranaires qui bloquent la formation du CAM. Ces deux protéines, présentes sur la membrane de nombreux types cellulaires, sont le facteur de restriction homologue (HRF, de *homologous restriction factor*) et l'inhibiteur membranaire de lyse réactive (MIRL, de *membrane inhibitor of reactive lysis*, appelé maintenant CD59). Le HRF et le CD59 protègent tous deux les cellules d'une lyse non spécifique médiée par le complément en se liant au C8, prévenant ainsi l'assemblage du poly-C9 et son insertion dans la membrane plasmique (figure 13.9f). Cependant, cette inhibition n'a lieu que si les composants du complément sont de la même espèce que les cellules cible. Pour cette raison, on dit que le CD59 et le HFR présentent une restriction homologue ; c'est d'ailleurs de cette propriété que l'HFR tire son nom.

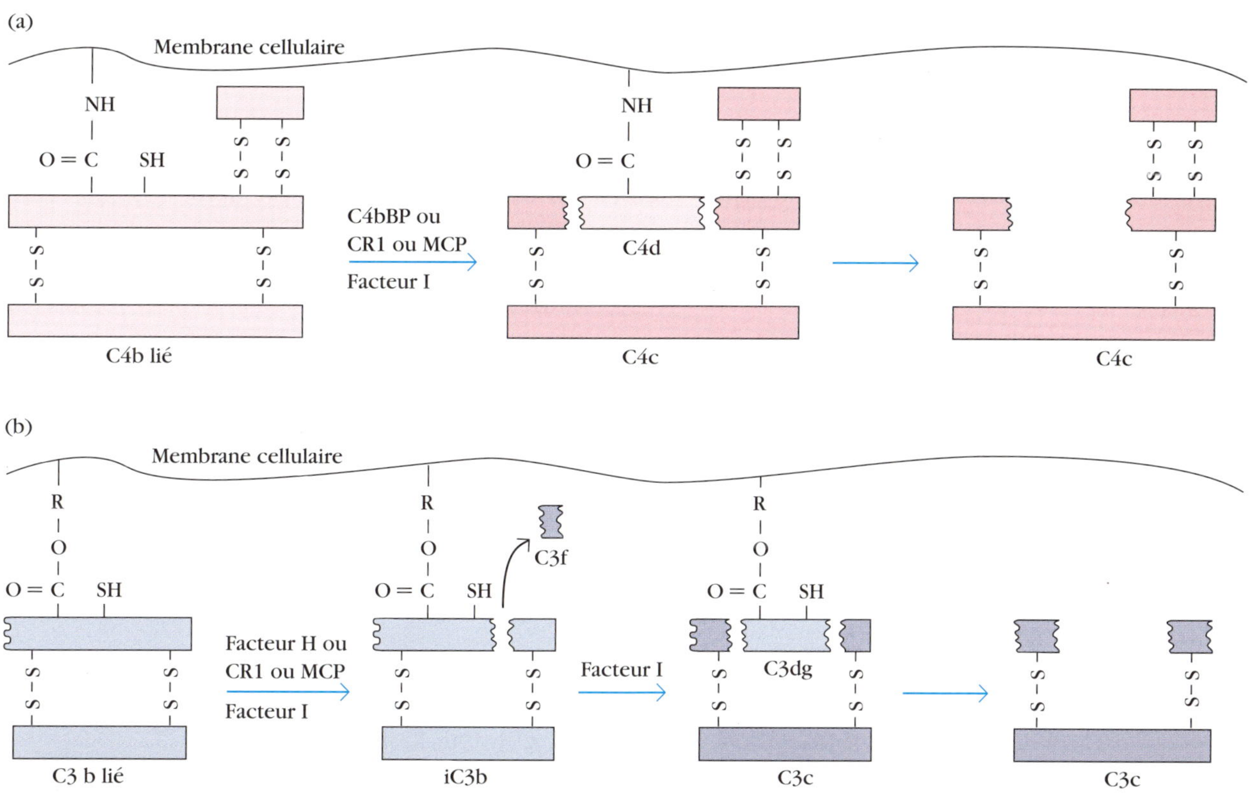

FIGURE 13.10 Inactivation des C4b et C3b liés par les protéines régulatrices du système du complément. (a) Dans la voie classique, la C4bBP (la protéine de liaison au C4b), le CR1 (le récepteur du complément de type 1) ou le MCP (le cofacteur protéique membranaire) se lient au C4b et agissent comme cofacteurs dans un clivage du C4b médié par le facteur I. (b) Dans la voie alterne, le facteur H, le CR1 ou le MCP se lient au C3b et agissent comme cofacteurs dans le clivage du C3b médié par le facteur I. Les fragments diffusibles libres sont représentés par des couleurs sombres, les constituants liés à la membrane par des couleurs claires.

Conséquences biologiques de l'activation du complément

Le complément joue un rôle de médiateur important dans la réponse humorale en amplifiant cette dernière et en la transformant en un mécanisme de défense efficace permettant de détruire les micro-organismes et les virus envahisseurs. Le complexe d'attaque membranaire médie la lyse cellulaire, alors que d'autres composants du complément ou d'autres produits de coupure participent à la réponse inflammatoire, à l'opsonisation de l'antigène, à la neutralisation des virus et à l'élimination des complexes immuns (tableau 13.7). De nombreuses activités biologiques du système du complément dépendent de la liaison de fragments du complément aux récepteurs du complément exprimés par différentes cellules. De plus, certains récepteurs du complément jouent un rôle important dans la régulation de l'activité du complément en fixant des composants biologiquement actifs du complément et en les dégradant en produits inactifs. Les récepteurs du complément et leurs ligands essentiels, qui incluent différents composants du complément ainsi que leurs produits de dégradation protéolytiques, sont listés dans le tableau 13.8.

Lyse cellulaire

Le complexe d'attaque membranaire formé par l'activation du complément est capable de lyser un large spectre de micro-organismes, de virus, d'érythrocytes et de cellules nucléées. Étant donné que les voies d'activation alterne et lectine interviennent en dehors d'une interaction initiale antigène-anticorps, ces dernières sont d'importants systèmes naturels de défense non spécifiques contre les micro-organismes infectieux. La nécessité d'une réaction initiale antigène-anticorps dans la voie classique vient en complément de ces défenses naturelles non spécifiques et apporte un mécanisme de défense plus spécifique.

L'importance de l'immunité à médiation cellulaire dans la défense de l'hôte contre les infections virales a été développée dans des chapitres antérieurs. Néanmoins, les anticorps et le complément ont un rôle dans la défense de l'hôte contre les virus et sont souvent déterminants pour contenir la diffusion virale au cours d'une infection aiguë et protéger d'une réinfection. La plupart, sinon tous les virus possédant une enveloppe sont sensibles à une lyse médiée par le complément. L'enveloppe virale est largement dérivée de la membrane plasmique de la cellule hôte infectée et elle est donc sensible à la formation de pores par le complexe d'attaque membranaire. Parmi les virus pathogènes susceptibles d'être lysés par l'action du complément figurent les herpèsvirus, les orthomyxovirus, les paramyxovirus et les rétrovirus.

Le système du complément est généralement très efficace pour la lyse des bactéries gram-négatives (figure 13.11). Cependant, certaines bactéries gram-négatives et la plupart des bactéries gram-positives possèdent des mécanismes qui leur permettent d'échapper aux dommages médiés par le complément (tableau 13.9). Par exemple, quelques bactéries gram-négatives peuvent développer une résistance à la lyse médiée par le complément en corrélation avec la virulence de ces organismes.

TABLEAU 13.7 Résumé des effets biologiques médiés par les produits du complément

Effet	Produit du complément effectuant la médiation
Lyse cellulaire	C5b-9, complexe d'attaque membranaire (CAM)
Réponse inflammatoire	
Dégranulation des mastocytes et des basophiles†	C3a, C4a et C5a (anaphylatoxines)
Dégranulation des éosinophiles	C3a, C5a
Extravasation et chimiotaxie des leucocytes au niveau du site inflammatoire	C3a, **C5a**, C5b67
Agrégation des plaquettes	C3a, C5a
Inhibition de la migration des monocytes ou des macrophages ainsi que de l'induction de leur dissémination	Bb
Libération des neutrophiles de la moelle osseuse	C3c
Libération d'enzymes hydrolytiques des neutrophiles	C5a
Expression intensifiée des récepteurs du complément de type 1 et de type 3 (CR1 et CR3) sur les neutrophiles	C5a
Opsonisation des antigènes particulaires, augmentation de leur phagocytose	**C3b**, C4b, iC3b
Neutralisation du virus	C3b, C5b-9 (CAM)
Solubilisation et élimination des complexes immuns	C3b

* Le composant en gras est le plus important dans la médiation de l'effet indiqué.

† La dégranulation conduit à la libération d'histamine et d'autres médiateurs qui induisent la contraction des muscles lisses et augmentent la perméabilité des vaisseaux.

Tableau 13.8 Récepteurs du complément

Récepteur	Ligands majeurs	Activité	Distribution cellulaire
CR1 (CD35)	C3b, C4b	Bloque la formation de la C3 convertase ; lie les complexes immuns aux cellules	Érythrocytes, neutrophiles, monocytes, macrophages, éosinophiles, cellules dendritiques folliculaires, cellules B et certaines cellules T
CR2 (CD21)	C3d, C3dg,* iC3b	Partie du corécepteur des cellules B ; se lie au virus d'Epstein-Barr	Cellules B, certaines cellules T
CR3 (CD11b/18) CR4 (CD11c/18)	iC3b	Se lient aux molécules d'adhésion cellulaire des neutrophiles, facilitant ainsi leur extravasation ; masquent les complexes immuns, augmentant ainsi leur phagocytose	Monocytes, macrophages, neutrophiles, cellules NK et certaines cellules T
Récepteur du C3a/C4a	C3a, C4a	Induit la dégranulation des mastocytes et des basophiles	Mastocytes, basophiles, granulocytes
Récepteur du C5a	C5a	Induit la dégranulation des mastocytes et des basophiles	Mastocytes, basophiles, granulocytes, monocytes, macrophages, plaquettes, cellules endothéliales

* Le clivage du C3dg par les protéases sériques génère le C3d et le C3g.

Chez *Escherichia coli* et *Salmonella*, la résistance au complément est associée au phénotype bactérien lisse, qui est caractérisé par la présence des longues chaînes latérales polysaccharidiques du composant lipopolysaccharidique (LPS) de la paroi cellulaire. On a émis l'hypothèse que l'augmentation du LPS de la paroi des souches résistantes pourrait prévenir l'insertion du CAM dans la membrane bactérienne ; il en résulterait que ce complexe n'adhérerait pas à la cellule bactérienne et n'y formerait pas de pore. Des souches de *Neisseria gonorrheae* résistantes à une destruction médiée par le complément ont été associées aux infections gonococciques disséminées chez l'Homme. Certaines preuves suggèrent que des protéines membranaires des souches résistantes de *Neisseria* développent des interactions non covalentes avec le CAM qui préviennent l'insertion de ce dernier dans la membrane externe des cellules bactériennes. Ces exemples de bactéries gram-négatives résistantes sont exceptionnels ; la plupart des bactéries gram-négatives sont sensibles à la lyse médiée par le complément.

En revanche, les bactéries gram-positives sont généralement résistantes à la lyse médiée par le complément parce que l'épaisse couche de peptidoglycannes de leur paroi cellulaire prévient l'insertion du CAM dans la membrane interne. Bien que l'activation du complément puisse avoir lieu sur la membrane cellulaire des bactéries encapsulées, telles que *Streptococcus pneumoniae*, la capsule empêche l'interaction entre le C3b déposé sur la membrane et le CR1 des cellules phagocytaires. Certaines bactéries possèdent une élastase qui inactive le C3a et le C5a, empêchant ces produits de clivage d'induire une réponse inflammatoire. En plus de ces mécanismes d'évasion, des bactéries et divers virus, champignons ou protozoaires contiennent des protéines qui peuvent interrompre la cascade du complément à leur surface, reproduisant ainsi les effets des protéines régulatrices du complément normales, tels que la C4bBP, le CR1 et le DAF.

Les cellules nucléées tendent à être plus résistantes à la lyse médiée par le complément que les globules rouges du sang. La lyse des cellules nucléées requière la formation de multiples complexes d'attaque membranaire, tandis qu'un seul CAM peut lyser un globule rouge du sang. De nombreuses cellules nucléées, y compris la majorité des cellules cancéreuses, peuvent endocyter le CAM. Si le complexe est éliminé suffisamment vite, la cellule peut réparer la lésion membranaire et restaurer son équilibre osmotique. C'est la raison pour laquelle la lyse médiée par le complément par un anticorps spécifique des antigènes des cellules tumorales est souvent inefficace. Des études expérimentales indiquent que des anticorps monoclonaux spécifiques de tumeurs doivent être conjugués à des toxines ou des isotopes radioactifs pour être des agents efficaces de destruction tumorale.

Réponse inflammatoire

La cascade du complément est souvent considérée en termes de survenue finale de lyse cellulaire, mais différents peptides générés lors de la formation du CAM jouent un rôle décisif dans le développement d'une réponse inflammatoire efficace (voir le tableau 13.7). Les plus petits fragments résultant du clivage du complément, le C3a, le C4a et le C5a, appelés **anaphylatoxines**, se lient aux récepteurs des mastocytes et des basophiles du sang et induisent une dégranulation avec libération d'histamine et d'autres médiateurs pharmacologiquement actifs. Les anaphylatoxines provoquent la contraction des muscles

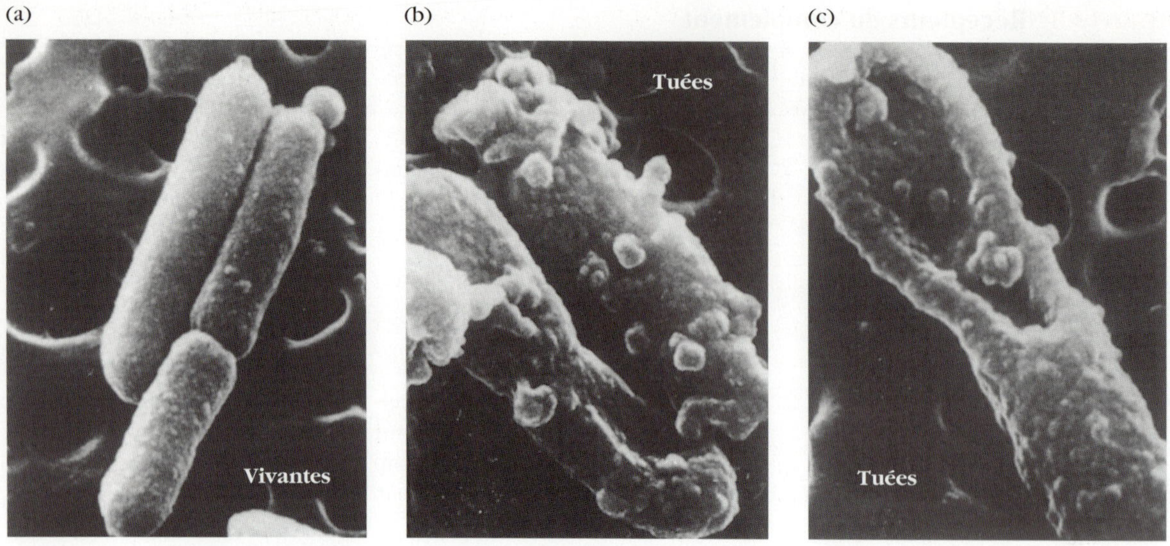

FIGURE 13.11 Micrographie électronique à balayage de *E. coli* montrant (a) des cellules intactes et (b, c) des cellules tuées par une lyse médiée par le complément. Remarquer le bourgeonnement membranaire des cellules lysées. [D'après RD Schreiber *et al.*, 1979, *J. Exp. Med.* **149**:870.]

TABLEAU 13.9 **Évasion microbienne aux lésions médiés par le complément**

Composant microbien	Mécanisme de l'évasion	Exemples
	Bactéries gram-négatives	
Longues chaînes polysaccharidiques du LPS des parois cellulaires	Les chaînes latérales préviennent l'insertion du CAM dans la membrane bactérienne	Souches résistantes de *E. coli* et de *Salmonella*
Protéine membranaire externe	Le CAM interagit avec la protéine membranaire et ne peut pas s'insérer dans la membrane bactérienne	Souches résistantes de *Neisseria gonorrhoeae*
Élastase	Les anaphylatoxines C3a et C5a sont inactivées par l'élastase microbienne	*Pseudomonas aeruginosa*
	Bactéries gram-positives	
Couche de peptidoglycannes de la paroi cellulaire	L'insertion du CAM dans la membrane bactérienne est empêchée par l'épaisse couche de peptidoglycannes	*Streptococcus*
Capsule bactérienne	La capsule se comporte comme une barrière physique entre le C3b déposé sur la membrane bactérienne et le CR1 des cellules phagocytaires	*Streptococcus pneumoniae*
	Autres microbes	
Protéines qui miment les protéines régulatrices du complément	Des protéines présentes dans diverses bactéries, virus, champignons ou protozoaires inhibent la cascade du complément	Virus de la vaccine, de l'herpès simplex, virus d'Epstein-Barr, *Trypanosoma cruzi*, *Candida albicans*

Légende : CR1 = récepteur du complément de type I ; LPS = lipopolysaccharide ; CAM = complexe d'attaque membranaire (C5b-9).

lisses et augmentent la perméabilité vasculaire. L'activation du système du complément a donc pour résultat un influx des fluides qui transportent des anticorps et des cellules phagocytaires vers le site d'entrée de l'antigène. Les activités de ces anaphylatoxines très réactives sont régulées par une protéase sérique appelée carboxypeptidase N qui clive un résidu Arg de l'extrémité C-terminale de ces molécules, ce dont il résulte ce qu'il est convenu d'appeler des formes dés-Arg (voir tableau 13.6). Les formes dés-Arg du C3a et du C4a sont complètement inactives, tandis que celle du C5a ne retient qu'environ 10 % de son activité chimiotactique (pouvoir chémoattractant) et 1 % de sa capacité à provoquer la contraction des muscles lisses.

Le C3a, le C5a et le C5b67 peuvent chacun induire les monocytes et les neutrophiles à adhérer aux cellules endothéliales vasculaires, à passer à travers la bordure endothéliale des capillaires et à migrer vers le site d'activation du complément dans les tissus. Des quantités picomolaires étant efficaces, le C5a est le plus puissant médiateur de ces processus. Le rôle du complément dans la chimiotaxie des leucocytes est discuté de façon plus approfondie dans le chapitre 15.

Opsonisation de l'antigène

Le C3b est l'**opsonine** majeure du système du complément, bien que le C4b et le iC3b aient aussi une activité d'opsonisation. L'amplification qui apparaît avec l'activation du C3 a pour résultat de recouvrir de C3b les complexes immuns et les antigènes particulaires. Les cellules phagocytaires, ainsi que certaines autres cellules, expriment des récepteurs du complément (CR1, CR3 et CR4) qui se lient au C3b, au C4b ou à l'iC3b (voir le tableau 13.8). Lorsque l'antigène a été recouvert de C3b au cours de l'activation du complément, l'antigène recouvert se fixe aux cellules porteuses du CR1. Lorsque la cellule est un phagocyte (par exemple, un neutrophile, un monocyte ou un macrophage), la phagocytose est intensifiée (figure 13.12). On a montré que l'activation des cellules phagocytaires par différents agents, y compris l'anaphylatoxine C5a, augmente le nombre des CR1 de 5 000 sur les phagocytes au repos à 50 000 sur les cellules activées, ce qui facilite grandement leur phagocytose de l'antigène recouvert de C3b.

Neutralisation virale

Le système du complément joue un rôle important dans la défense de l'hôte en neutralisant le pouvoir infectieux des virus. Certains virus (par exemple, les rétrovirus, le virus d'Epstein-Barr, le virus de la maladie de Newcastle et le virus de la rubéole) peuvent activer les voies alterne, lectine ou même classique en l'absence d'anticorps. Pour la plupart des virus, la liaison d'un anticorps sérique aux sous-unités répétitives des protéines structurales du virus crée des complexes immuns particulaires parfaitement adaptés à l'activation du complément par la voie classique.

Le système du complément médie la neutralisation virale par de nombreux mécanismes. Un certain degré de neutralisation est atteint par la formation de gros agrégats viraux, simplement parce que ces derniers réduisent le nombre global des particules infectieuses. Bien que les anticorps ne jouent pas un rôle dans la formation des agrégats viraux, des études *in vitro* ont montré que le composant C3b facilite la formation d'agrégats en présence de deux molécules seulement d'anticorps par virion. Par exemple, le virus du polyome recouvert d'anticorps est neutralisé lorsque du sérum contenant du C3 activé est ajouté.

La liaison d'un anticorps et/ou de complément à la surface d'une particule virale crée un épais revêtement protéique qui peut être visualisé par microscopie électronique (figure 13.13). Ce revêtement neutralise le pouvoir infectieux des virus en bloquant leur attachement aux

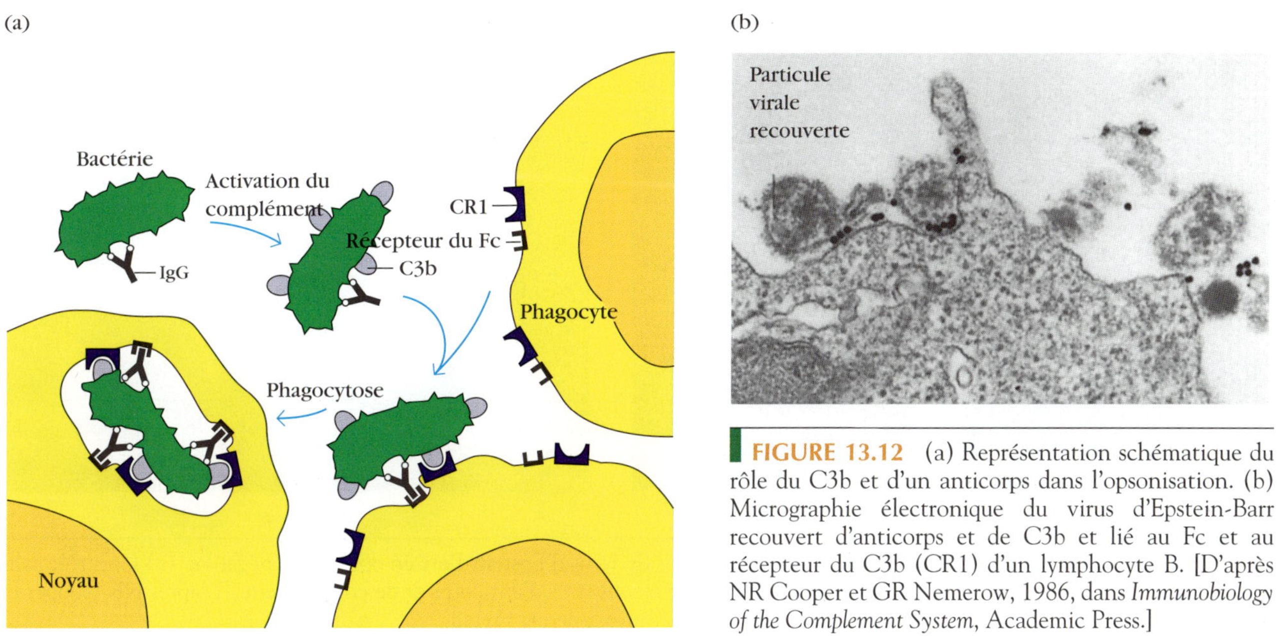

FIGURE 13.12 (a) Représentation schématique du rôle du C3b et d'un anticorps dans l'opsonisation. (b) Micrographie électronique du virus d'Epstein-Barr recouvert d'anticorps et de C3b et lié au Fc et au récepteur du C3b (CR1) d'un lymphocyte B. [D'après NR Cooper et GR Nemerow, 1986, dans *Immunobiology of the Complement System*, Academic Press.]

cellules hôtes sensibles. Le dépôt d'anticorps et de complément à la surface des particules virales facilite aussi la liaison de la particule virale aux cellules qui possèdent des récepteurs du Fc ou des récepteurs du complément de type 1 (CR1). Dans le cas des cellules phagocytaires, une telle liaison peut être suivie de la phagocytose et de la destruction intracellulaire de la particule virale ingérée. Enfin, le complément est efficace pour lyser la plupart, sinon tous les virus présentant une enveloppe, ce dont il résulte la fragmentation de l'enveloppe et la désintégration de toute la nucléocapside.

Solubilisation des complexes immuns

Le rôle du système du complément dans l'élimination des complexes immuns peut être constaté chez les patients atteints d'une maladie auto-immune, le lupus érythémateux systémique (LES). Ces personnes produisent de grandes quantités de complexes immuns et souffrent d'une lésion tissulaire qui résulte d'une lyse médiée par le complément et de l'induction d'une hypersensibilité de type II ou de type III (voir le chapitre 16). Bien que le complément joue un rôle significatif dans le développement de la lésion tissulaire du LES, une découverte paradoxale est que les déficits en C1, C2, C4 et CR1 prédisposent au LES ; en réalité, 90 % des individus qui manquent totalement de C4 développent un LES. On pense que les déficits en complément interfèrent avec la solubilisation efficace et l'élimination des complexes immuns ; il en résulte la persistance de ces complexes et des lésions tissulaires subséquentes par le système même dont le déficit est à mettre en cause.

On pense que le revêtement des complexes immuns solubles par le C3b facilite leur liaison au CR1 des érythrocytes. Bien que les cellules rouges du sang expriment des taux de CR1 (environ 5×10^2 par cellule) plus faibles que ceux des granulocytes (environ 5×10^4 par cellule), il y a dans le sang environ 10^3 cellules rouges pour une cellule blanche ; par conséquent, les érythrocytes possèdent environ 90 % des CR1 du sang. Pour cette raison, les érythrocytes jouent un rôle important dans la liaison des complexes immuns revêtus de C3b et dans le transport de ces derniers vers le foie et la rate. Dans ces organes, les complexes immuns sont séparés des cellules rouges du sang et phagocytés, ce qui prévient leur dépôt dans les tissus (figure 13.4). Chez les patients atteints de LES, les déficits en C1, C2 et C4 contribuent chacun à réduire le taux du C3b sur les complexes immuns et inhibent donc l'élimination de ces derniers. La diminution du taux du CR1 exprimé à la surface des érythrocytes des patients atteints de LES pourrait aussi intervenir dans une liaison correcte avec les complexes immuns et l'élimination de ceux-ci.

Déficits en complément

Observations cliniques

Des déficits génétiques ont été décrits pour chacun des composants du complément. Les déficits homozygotes en chacun des premiers composants de la voie classique (C1q, C1r, C1s, C4 et C2) se traduisent par des symptômes semblables, en particulier par une augmentation importante des maladies associées aux complexes immuns, telles que le lupus érythémateux systémique, la glomérulonéphrite et des vascularites. Ces déficits mettent en évidence le rôle important des premières réactions du complément dans la création du C3b, ainsi que la fonction essentielle de ce dernier dans la solubilisation et l'élimination des complexes immuns. Outre les maladies liées aux complexes immuns, les personnes atteintes de tels déficits en complément peuvent être affectées d'infections récurrentes par des bactéries pyogènes, telles

(a) (b) (c)

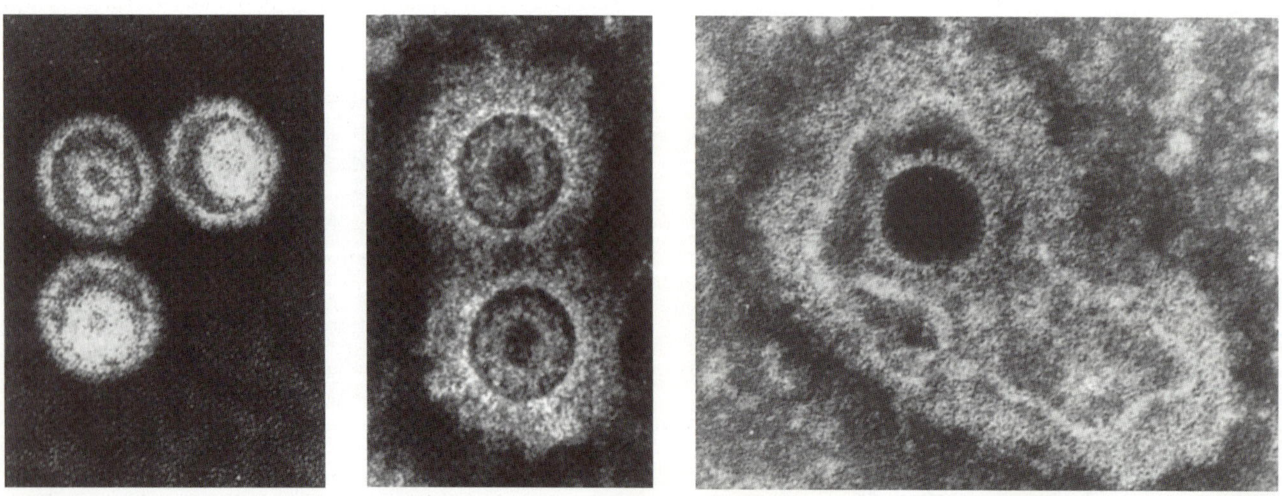

FIGURE 13.13 Micrographies électroniques de préparations de virus d'Epstein-Barr en coloration négative. (a) Contrôle sans anticorps. (b) Particules recouvertes d'anticorps. (c) Particules recouvertes d'anticorps et de complément. [D'après NR Cooper et GR Nemerow, 1986, dans *Immunobiology of the Complement System*, Academic Press.]

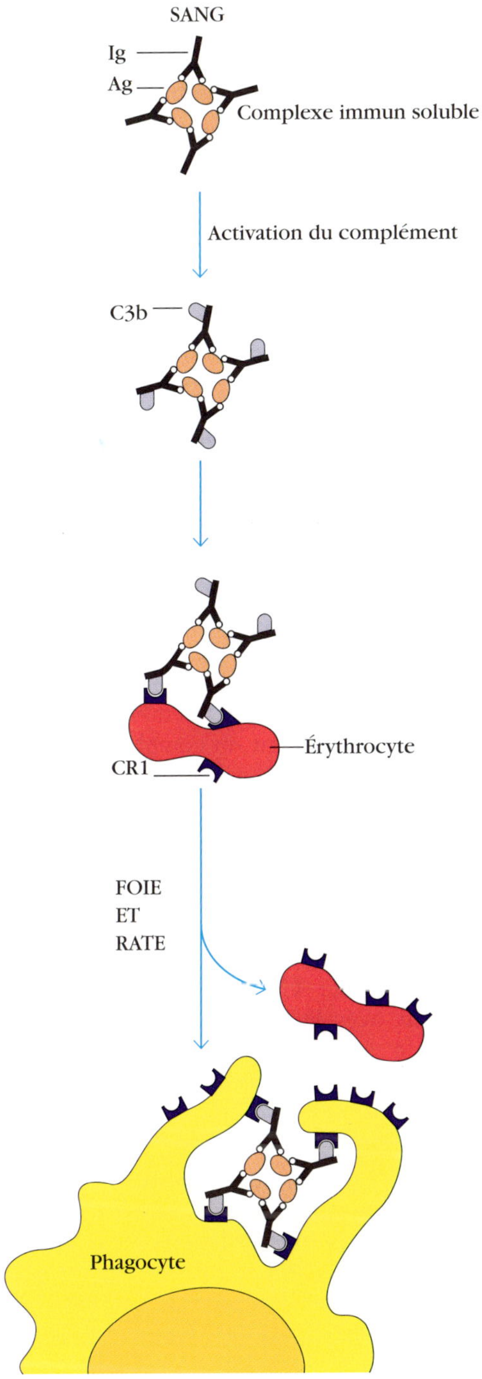

FIGURE 13.14 Élimination des complexes immuns circulants par réaction avec des récepteurs de produits du complément de la surface d'érythrocytes puis élimination de ces complexes par des récepteurs de la surface des macrophages dans le foie ou dans la rate. Étant donné que les érythrocytes ont beaucoup moins de récepteurs que les macrophages, ces derniers peuvent éliminer les complexes des érythrocytes lorsque ceux-ci passent dans le foie ou dans la rate. Le déficit d'un tel processus peut conduire à des lésions rénales dues à l'accumulation des complexes immuns.

que les streptocoques et les staphylocoques. Ces bactéries sont gram-positives et par conséquent résistantes aux effets lytiques du CMA. Néanmoins, les premiers composants du complément préviennent habituellement les infections récurrentes en médiant une réponse inflammatoire localisée et en opsonisant les bactéries. Les déficits en facteur D et en properdine, premiers composants de la voie alterne, semblent être associés à des infections par *Neisseria*, mais pas à des maladies des complexes immuns.

Les patients qui présentent des déficits en C3 ont les manifestations cliniques les plus graves ; ces dernières reflètent le rôle central du C3 dans l'activation du C5 et la formation du CAM. Le premier patient où un déficit en C3 a été reconnu était un enfant qui souffrait de fréquentes infections bactériennes et dont on pensait à tort qu'il avait une agammaglobulinémie. Après que des dosages eurent montré des taux normaux d'immunoglobulines, un déficit en C3 a été découvert. Ce cas met en évidence la fonction essentielle du système du complément dans la conversion d'une réponse anticorps humorale en un mécanisme efficace de défense. La majorité des patients présentant un déficit en C3 ont des infections bactériennes récurrentes et peuvent avoir des maladies associées aux complexes immuns.

Les sujets présentant des déficits homozygotes en composants impliqués dans le CAM développent des infections méningococciques ou gonococciques récurrentes dues à diverses espèces de *Neisseria*. Chez les individus normaux, ces bactéries gram-négatives sont généralement sensibles à la lyse médiée par le complément ou sont éliminées par l'activité d'opsonine du C3. Les sujets présentant un déficit en CAM développent rarement des maladies associées aux complexes immuns, ce qui suggère qu'ils produisent suffisamment de C3b pour éliminer les complexes immuns. Il est intéressant de remarquer qu'un déficit en C9 ne donne pas de symptômes cliniques, ce qui suggère que dans certains cas un CAM complet n'est pas indispensable à une lyse médiée par le complément.

Des déficits congénitaux en protéines régulatrices du complément ont été aussi rapportés. L'inhibiteur du C1 (C1Inh) régule l'activation de la voie classique en prévenant une activation excessive du C4 ou du C2 par le C1. Le déficit en C1Inh est une maladie transmise selon un mode autosomique dominant avec une fréquence de 1 pour 1 000. Ce déficit conduit au développement d'une maladie appelée angiœdème héréditaire qui se manifeste cliniquement par des œdèmes localisés des tissus souvent à la suite d'un traumatisme, mais parfois sans cause apparente. L'œdème peut apparaître dans les tissus sous-cutanés mais aussi dans l'intestin ou l'arbre respiratoire supérieur où il provoque des douleurs abdominales ou l'obstruction des voies aériennes supérieures.

De nombreux composants régulateurs membranaires, y compris le facteur accélérateur de la dissociation (DAF) et le facteur de restriction homologue (HRF) sont accrochés à la membrane plasmique par des liaisons glycosyl phosphatidylinositol. Chez les sujets présentant une hémoglobinurie paroxystique nocturne, la liaison au glycosyl phosphatidylinositol membranaire est manquante, et il en résulte une absence de DAS et de HRF sur la membrane cellulaire. En raison de ce déficit, les cellules rouges du sang peuvent être lysées par des taux de complément bien inférieurs à la normale. L'absence de ces inhibiteurs se traduit par une lyse accrue des cellules rouges du sang de l'hôte qui est alors la cause d'une anémie hémolytique chronique. L'hémoglobine libérée des cellules rouges du sang détruites apparaît dans les urines du patient (hémoglobinurie).

Études expérimentales

L'étude de cas cliniques de sujets présentant des déficits homozygotes en composants du complément a été la source essentielle des informations concernant le rôle de chaque composant du complément dans l'immunité. Cette information a été complétée par l'étude d'animaux expérimentaux déficitaires en complément en raison d'un état génétique ou d'une déplétion provoquée par un agent chimique ou biologique ; l'utilisation de ces animaux expérimentaux a aussi permis de tester la fonction immunitaire en inoculant des pathogènes à des animaux défectifs. L'utilisation de souris génétiquement manipulées pour perte de l'expression de composants spécifiques du complément par knock-out des gènes correspondant fournit un moyen d'étudier les déficits d'une manière contrôlée ; cette étude n'est pas toujours possible chez l'Homme ou des modèles animaux plus traditionnels où seule une déplétion partielle d'un composant donné est parfois possible. Les études *in vivo* de l'activité du complément chez les souris knock-out manipulées génétiquement en sont à leur début, mais elles promettent de permettre une dissection du système complexe des protéines du complément qui permettra l'attribution de rôles biologiques précis à chacune d'entre elles.

Le type d'information qui pourrait résulter de l'utilisation de souris knock-out est illustré par l'étude du facteur B dans ce système. Il n'existe pas d'observations bien documentées de déficit homozygote en facteur B chez l'Homme ; cependant, on pense que ce déficit constitue un trait létal en raison d'une extraordinaire sensibilité aux infections. Cependant, l'étude des souris dont le gène du facteur B est altéré n'a pas montré une grande différence entre ces animaux et leurs congénères normaux, bien que la voie alterne n'ait pas été fonctionnelle chez les souris knock-out. Cependant, les souris déficitaires en facteur B avaient une fonction reproductrice désavantagée par rapport à celle de leurs congénères hétérozygotes ; cette constatation apporte une explication possible à la rareté de ce trait dans les populations humaines. Comme chez l'Homme, les souris possédant des gènes de C3 ou de C4 altérés survivent et peuvent opposer des réponses immunitaires normales à la plupart des pathogènes. En revanche, chez la souris, la perte des récepteurs 1 ou 2 du complément est source de graves perturbations de la fonction immunitaire.

Résumé

1. Le système du complément, qui joue un rôle central dans la fonction immunitaire (voir la figure 13.1), est constitué d'un groupe de protéines sériques dont la plupart existent sous une forme inactive ou sous une forme active. L'activation du complément implique une cascade enzymatique qui génère les différentes protéines du complément ; ces dernières jouent un rôle important dans l'élimination des antigènes. Les trois voies de l'activation du complément, la voie classique, la voie alterne et la voie lectine mettent en œuvre des protéines du complément différentes et ne sont pas initiées de la même façon (voir la figure 13.2). Toutes les voies convergent vers une séquence de réactions terminales commune qui crée un complexe d'attaque membranaire (CAM) responsable de la lyse cellulaire.
2. La voie classique qui implique dans l'ordre les composés C1, C4, C2 et C3 est initiée par la liaison de l'IgM ou de certaines sous-classes de l'IgG à un antigène soluble ou à des antigènes de la surface cellulaire. La séquence de réactions génère le complexe enzymatiquement actif $\overline{C4a2b}$ (la C3 convertase) qui peut couper le C3 en C3a et C3b, ainsi que le complexe $\overline{C4a2b3b}$ (la C5 convertase) qui peut couper le C5 en C5a et C5b. Les voies alterne et lectine sont plus communément initiées par les constituants de la surface de toute une variété de micro-organismes (bactéries, champignons, certains virus et certains parasites) ; cependant, la voie alterne peut aussi être initiée par les complexes IgG-, IgA- et IgE-antigène (voir le tableau 13.3). La voie lectine est initiée par la liaison d'une protéine sérique, la MBL (de *mannose-binding lectin*) aux résidus glucidiques des surfaces cellulaires microbiennes, ainsi que par sa réaction avec la MASP (de *MBL-associated serine protease*). La MBL et la MASP ont des structures semblables à celles des composés C1 et forment un complexe dont l'activité est analogue au $C1qr_2s_2$ actif. Après l'initiation, la voie lectine passe par le C4 et le C2, comme la voie classique. La voie alterne implique le C3, le facteur B, le facteur D et la properdine. La séquence de réaction génère le $\overline{C3bBb}$ (la C3 convertase) et le $\overline{C3bBb3b}$ (la C5 convertase), analogues aux convertases de la voie classique. Les voies classique, alterne et lectine génèrent du C5b lié. Ce composant réagit de façon séquentielle avec le C6, le C7, le C8 et le C9 pour produire le complexe d'attaque membranaire qui médie la lyse cellulaire en formant un large pore dans la membrane de la cellule cible (voir les figures 13.5 et 13.7).
3. En raison de sa nature non spécifique, le système du complément requiert des mécanismes de régulation élaborés pour prévenir des lésions des tissus normaux. De nombreux mécanismes de régulation passifs ou actifs sont impliqués. Un contrôle passif est exercé par l'extrême labilité de nombre de composants actifs qui perdent leur activité rapidement, à moins qu'ils ne réagissent avec le composant suivant. Un contrôle actif est exercé par de nombreux composants régulateurs qui fonctionnent de façon à inactiver les produits du complément et à prévenir la production excessive de composants enzymatiquement actifs (voir la figure 13.9 et le tableau 13.6).
4. Le système du complément joue le rôle d'important effecteur de la réponse immunitaire humorale, avec divers composants qui médient des effets spécifiques (voir la figure 13.1 et le tableau 13.7). Le système du complément détruit les cellules étrangères grâce au processus de lyse médié par le CAM et il agit pour neutraliser le pouvoir infectieux des virus grâce à divers mécanismes. Le système du complément induit aussi une réponse inflammatoire localisée avec produc-

tion de fluides et de cellules inflammatoires, et il facilite la phagocytose des antigènes en se comportant comme une opsonine (voir la figure 13.2). Le complément tient aussi une fonction essentielle dans l'élimination des complexes immuns circulants (voir la figure 13.4).

5. Des déficits héréditaires de la plupart des composants du complément ont été décrits. Les conséquences de ces états dépendent des composants du complément déficitaires. Les déficits en composants de la voie classique, parmi lesquels les déficits en C3 sont cliniquement les plus graves, sont souvent associés à une maladie auto-immune et à une sensibilité à des infections bactériennes récurrentes. La gravité du déficit en C3 reflète le rôle central du C3 dans les voies classique, alterne et lectine de l'activation du complément. Le déficit en protéine régulatrice inhibitrice du C1 (C1Inh) est très commun et il est associé à un œdème localisé, appelé angiœdème héréditaire.

RÉFÉRENCES

Adinolfi, M. 1997. Ontogeny of human natural and acquired immunity. *Curr. Top. Microbiol. Immunol.* **222**:67.

Ahearn, JM, et DT Fearon. 1989. Structure and function of the complement receptors CRI (CD35) and CR2 (CD21). *Adv. Immunol.* **46**:183.

Brekke, OH, TE Michaelsen, et I Sandlie. 1995. The structural requirements for complement activation by IgG: does it hinge on the hinge? *Immunol. Today* **16**:85.

Carroll MC. 1998. The role of complement and complement receptors in induction and regulation of immunity. *Ann. Rev. Immunol.* **16**:545.

Davies, A. 1996. Policing the membrane: cell surface proteins which regulate complement. *Res. Immunol.* **147**:82.

Frank, MM. 1995. Animal models for complement deficiencies. *J. Clin. Immunol.* **6 (Suppl)**:113S-121S

Frank, MM, et LF Fries. 1991.The role of complement in inflammation and phagocytosis. *Immunol. Today* **12**:322.

Hostetter, MK. 1993. The third component of complement: new functions for an old friend. *J. Lab. Clin. Med.* **122**:491.

Johnston, RB, Jr. 1993. The complement system in host defense and inflammation: the cutting edges of a double-edged sword. *Pediatr. Infect. Dis. J.* **12**:933.

Kinoshita, T. 1991. Biology of complement: the overture. *Immunol. Today* **12**:291.

Kolble, K, et KB Reid. 1993. Genetic deficiencies of the complement system and association with disease-early components. *Int. Rev. Immunol.* **10**:17.

Law, SK, et AW Dodds. 1997. The internal thioester and the covalent binding properties of the complement proteins C3 and C4. *Protein Sci.* **2**:263.

Liszewski, MK, *et al.* 1996. Control of the complement system. *Adv. Immunol.* **61**:201.

Lokki, NIL, et HR Colten. 1995. Genetic deficiencies of complement. *Ann. Med.* **27**:451.

Matsushita, M. 1996. The lectin pathway of the complement system. *Microbiol. Immunol.* **12**:887.

Matsumoto, M, *et al.* 1997. Abrogation of the alternative complement pathway by targeted deletion of murine factor B. *Proc. Natl. Acad. Sci. USA* **94**:8720.

Molina, H, et VM Holers. 1996. Markedly impaired humoral immune response in mice deficient in complement receptors 1 and 2. *Proc. Natl. Acad. Sci. USA* **93**:3357.

Morgan, BP, et P Gasque. 1997. Extrahepatic complement bio synthesis: where, when and why? *Clin. Exp. Immunol.* **107**:1.

Morgan, BP, et MJ Walport. 1991. Complement deficiency and disease. *Immunol. Today* **12**:301.

Muller-Eberhard, HJ. 1988. Molecular organization and function of the complement system. *Annu. Rev. Biochem.* **57**:321.

Pascual, M, et LE French. 1995. Complement in human disease: looking toward the 21st century. *Immunol. Today* **16**:58.

Stoiber, H, MD Dierich, et A Clivio. 1997. Role of complement in HIV infection. *Ann. Rev. Immunol.* **15**:649.

Sultan, AA, *et al.* 1997. Sporozoites of *Plasmodium yoelii* infect mice with targeted deletions in ICAM-1 and ICAM-2 or complement components C3 and C4. *Mol. Biochem. Parasitol.* **88**:263.

Sylvestre, D, *et al.* 1996. Immunoglobulin G-mediated inflammatory responses develop normally in complement deficient mice. *J. Exp. Med.* **184**:2385.

Turner, MW. 1996. The lectin pathway of complement activation. *Res. Immunol.* **147**:110.

Walport, MJ, *et al.* 1997. Complement deficiency and autoimmunity. *Ann. NY.Acad. Sci.* **815**:267.

Wilson JG, *et al.* 1987. Deficiency of the C3b/C4b receptor (CRI) of erythrocytes in systemic lupus erythernatosus. *J. Immunol.* **138**:2706.

Sites Web utiles

http://www.cehs.siu.edu/fix/medmicro/cfix.htm
Représentation graphique astucieuse du dosage de base de l'activité du complément mettant à profit la lyse des cellules rouges du sang, d'après D. Fix, de l'*University of Southern Illinois*, Carbondale.

http://athena.bioc.uvic.ca/AJC/Tutorials/Complement/Comp1b.html
Travaux dirigés décrivant les voies du complément, avec des questions à choix multiples et des illustrations graphiques ; origine : *University of Victoria*, Canada.

http://www.gla.ac.uk/Acad/Immunology/compsyst.htm
Notes de DF Lappin de l'*University of Glasgow*, UK, sur le système du complément. Le site inclut une liste de toutes les protéines du complément et de leurs propriétés.

QUESTIONS À L'USAGE DES ÉTUDIANTS

1. Dire si chacune des propositions ci-après est vraie ou fausse. Si vous pensez qu'une proposition est fausse, expliquer pourquoi.

a. Une seule molécule d'IgM liée peut activer le composant C1q de la voie classique du complément.

b. Le C3a et le C3b sont des fragments du C3.

c. Les composants du complément C4 et C2 sont présents dans le sérum sous la forme de proenzymes fonctionnellement inactifs.

d. Les cellules nucléées tendent à être plus résistantes à la lyse médiée par le complément que les cellules rouges du sang.

e. Les virus entourés d'une enveloppe ne peuvent pas être lysés par le complément parce que leur enveloppe externe est résistante à la formation de pores par le complexe d'attaque membranaire.

f. Les sujets atteints d'un déficit en C4 ont des difficultés à éliminer les complexes immuns.

2. Expliquer pourquoi l'IgM sérique ne peut pas activer, par elle-même, le complément.

3. D'après vous, lequel des déficits en composés C1 ou C3 du complément est le plus grave cliniquement ? Pourquoi ?

4. Certains micro-organismes produisent des enzymes qui peuvent dégrader le fragment Fc des molécules d'anticorps. Pourquoi de tels enzymes sont-ils avantageux pour la survie des micro-organismes qui les possèdent ?

5. L'activation du complément peut se faire par les voies classique, alterne ou lectine.

a. Comment ces trois voies diffèrent-elles, en ce qui concerne les substances qui peuvent initier leur activation ?

b. Quelle est la partie de la séquence d'activation totale qui diffère dans les trois voies ? Quelle est la partie qui est semblable ?

c. Comment les conséquences biologiques de l'activation du complément par ces voies diffèrent-elles ?

6. Les cellules anucléées, telles que les cellules rouges du sang, sont plus sensibles à la lyse médiée par le complément que les cellules nucléées.

a. Expliquer pourquoi normalement les cellules rouges du sang d'un individu ne sont pas détruites par une lyse du spectateur médiée par le complément.

b. Sous quelles conditions le complément pourrait-il provoquer la lyse des propres cellules rouges du sang d'un individu ?

7. Expliquer brièvement le mécanisme d'action des protéines régulatrices du complément ci-après. Indiquer quelle(s) voie(s) chaque protéine régule.

a. L'inhibiteur du C1 (C1Inh)

b. La protéine de liaison au C4b (C4bBP)

c. Le facteur de restriction homologue (HRF)

d. Le facteur accélérateur de la dissociation (DAF)

e. Le facteur H

f. Le cofacteur protéique membranaire (MCP)

8. Pour chaque composant(s) du complément ou réaction (a-l), choisir la description la plus appropriée dans la liste ci-dessous (1-13). Chaque description peut être utilisée une ou plusieurs fois, ou pas du tout.

Composant(s) du complément/Réactions

a. C3b

b. CI, C4, C2 et C3

c. C9

d. C3, facteur B et facteur D

e. C1q

f. $\overline{\text{C4b2a3b}}$

g. C5b, C6, C7, C8 et C9

h. C3 → C3a + C3b

i. C3a, C5a et C5b67

j. C3a, C4a et C5a

k. $\overline{\text{C4b2a}}$

l. C3b + B → $\overline{\text{C3bBb}}$ + Ba

Descriptions

(1) Réaction qui produit une amplification essentielle lors de l'activation

(2) Sont des composants initiaux de la voie alterne

(3) Composent le complexe d'attaque membranaire

(4) Médie l'opsonisation

(5) Sont des composants initiaux de la voie classique

(6) A une activité semblable à celle de la perforine

(7) Se lie à la région Fc des anticorps

(8) A une activité chimiotactique (chémoattractante)

(9) A une activité C3 convertase

(10) Induisent la dégranulation des mastocytes (sont des anaphylatoxines)

(11) A une activité C5 convertase

(12) Réaction catalysée par le facteur D

(13) Réaction catalysée par le $C1qr_2s_2$

9. Vous avez préparé des souris knock-out affectées de mutations dans les gènes qui codent différents composants du complément. Chaque souche knock-out ne peut pas exprimer l'un des composants du complément listés à la partie supérieure du tableau ci-dessous. Prédire l'effet de chaque mutation sur les étapes de l'activation du complément et sur les fonctions effectrices du complément indiquées dans le tableau ci-dessous en utilisant les symboles ci-après : NE = sans effet ; D = processus/fonction diminué, mais pas aboli ; A = processus/fonction aboli.

	Composant knock-out						
	C1q	C4	C3	C5	C6	C9	Facteur B
Activation du complément							
Formation de la C3 convertase dans la voie classique							
Formation de la C3 convertase dans la voie alterne							
Formation de la C5 convertase dans la voie classique							
Formation de la C5 convertase dans la voie alterne							
Fonctions effectrices							
Opsonisation médiée par le C3							
Chimiotaxie des neutrophiles							
Lyse cellulaire							

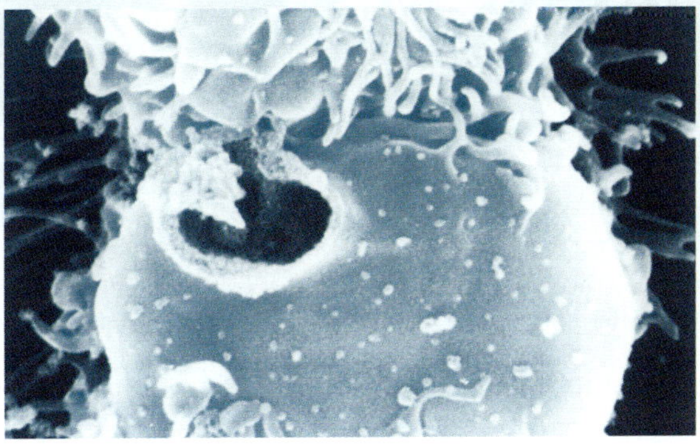

CHAPITRE 14
RÉPONSES EFFECTRICES À MÉDIATION CELLULAIRE

Les branches à médiation cellulaire et humorale du système immunitaire assument des rôles différents dans la protection de l'hôte. Les effecteurs de la branche humorale sont les anticorps sécrétés, molécules hautement spécifiques qui peuvent se lier aux antigènes de la surface des cellules ou des espaces extracellulaires, puis les neutraliser. Le domaine essentiel de la protection par les anticorps se situe hors de la cellule. Si les anticorps étaient les seuls agents de l'immunité, les pathogènes qui réussissent à leur échapper, puis à coloniser l'environnement intracellulaire, échapperaient au système immunitaire. Tel n'est pas le cas. Le rôle essentiel de l'immunité à médiation cellulaire est de détecter et d'éliminer les cellules qui hébergent des pathogènes intracellulaires. L'immunité à médiation cellulaire peut aussi reconnaître et éliminer des cellules, telles que les cellules tumorales, qui ont subi des modifications génétiques de telle façon qu'elles expriment des antigènes qui ne sont pas spécifiques des cellules normales.

Des cellules spécifiques d'un antigène, ainsi que des cellules non spécifiques, peuvent contribuer à la réponse immunitaire à médiation cellulaire. Les cellules spécifiques sont les cellules T_H $CD4^+$ sécrétrices de cytokines et les lymphocytes T cytotoxiques $CD8^+$ (T_C ou CTL) ; les cellules non spécifiques sont les cellules NK et des types de cellules non lymphoïdes, telles que les macrophages, les neutrophiles et les éosinophiles. L'activité des composants spécifiques, de même que celle des composants non spécifiques, dépend habituellement des concentrations locales efficaces des diverses cytokines. Les cellules T, les cellules NK et les macrophages sont les sources les plus importantes des cytokines qui organisent et soutiennent l'immunité à médiation cellulaire. Enfin, bien que l'immunité humorale et l'immunité à médiation cellulaire aient des caractères propres, elles ne sont pas complètement indépendantes. Des cellules telles que les macrophages, les cellules NK, les neutrophiles et les éosinophiles, peuvent utiliser des anticorps comme récepteurs pour reconnaître et marquer les cellules à détruire. De même, des peptides chimiotactiques générés par l'activation du complément par les complexes antigène-anticorps peuvent contribuer à assembler les types cellulaires nécessaires à une réponse à médiation cellulaire.

Dans les précédents chapitres, divers aspects des réponses effectrices humorale ou à médiation cellulaire ont été décrits. Ce chapitre étudie les mécanismes effecteurs cytotoxiques médiés par les cellules T_C, les cellules NK, la cytotoxicité à médiation cellulaire dépendante d'un anticorps (ADCC), le dosage expérimental de la cytotoxicité et la réponse d'hypersensibilité retardée (DTH) médiée par les cellules T_H effectrices.

Réponses effectrices

L'importance de l'immunité à médiation cellulaire devient évidente lorsque ce système est manquant. Des enfants présentant un syndrome de DiGeorge, qui sont nés sans thymus et n'ont donc pas de cellules T représentant le composant du système immunitaire à médiation cellulaire, sont généralement capables de faire face aux infections provoquées par des bactéries extracellulaires, mais ils ne peuvent pas éliminer efficacement les pathogènes intracellulaires. Leur manque d'immunité à médiation cellulaire fonctionnelle se traduit par des infections répétées dues à des virus, des bactéries intracellulaires et des champignons. Chez ces enfants, la gravité du déficit d'immunité à médiation cellulaire est telle que même un virus atténué d'un vaccin, capable d'une croissance limitée chez les individus normaux, peut produire des infections potentiellement mortelles.

Les réponses immunitaires à médiation cellulaire peuvent être divisées en deux catégories principales selon les différentes populations d'effecteurs. Un groupe contient les cellules effectrices qui ont une activité cytotoxique directe. Ces effecteurs éliminent les cellules étrangères et les cellules du Soi altérées en développant une réaction cytotoxique qui lyse leur cible. Les diverses cellules effectrices cytotoxiques peuvent être groupées en deux grandes catégories : les lymphocytes T cytotoxiques spécifiques d'un antigène (CTL) et les cellules non spécifiques, telles que les cellules NK (de *natural killer*) et les macrophages. Les cellules cible contre lesquelles ces effecteurs sont dirigés incluent les cellules allogéniques, les cellules malignes, les cellules infectées par un virus et les cellules conjuguées à un agent chimique. L'autre groupe est une sous-population de cellules T CD4$^+$ effectrices qui médie les réactions d'hypersensibilité retardée. La section suivante passe en revue les propriétés générales des cellules T effectrices et leurs différences par rapport aux cellules T naïves.

Propriétés générales des cellules T effectrices

Les trois types de cellules T effectrices, les cellules T$_H$1 et T$_H$2 CD4$^+$ et les CTL CD8$^+$, présentent diverses propriétés qui permettent de les distinguer des cellules T auxiliaires ou cytotoxiques naïves (tableau 14.1). En particulier, les cellules effectrices sont caractérisées par leurs exigences d'activation moins strictes, leur expression accrue de molécules d'adhésion cellulaire et leur production de molécules effectrices membranaires ou solubles.

Exigences d'activation

Les cellules T aux différents stades de différenciation peuvent répondre avec des efficacités différentes aux signaux médiés par le récepteur des cellules T et, par conséquent, nécessiter des niveaux différents d'un second groupe de signaux de costimulation. Comme il a été décrit dans le chapitre 10, l'activation des cellules T naïves et leur prolifération et différenciation subséquentes en cellules T effectrices nécessitent à la fois un signal primaire, délivré lorsque le complexe du TCR et le corécepteur CD4 ou CD8 entrent en interaction avec un complexe peptide étranger-molécule du CMH, et un signal de costimulation, délivré par l'interaction entre des molécules membranaires particulières de la cellule T et la cellule présentatrice de l'antigène. En revanche, les cellules effectrices activées par un antigène (de même que les cellules à mémoire) sont capables de répondre aux signaux médiés par les TCR avec une faible costimulation, voire même sans costimulation.

La raison des exigences d'activation différentes des cellules T naïves et des cellules T activées est un domaine de recherche ouvert. Cependant, certaines indications concernant ces différences ont été obtenues. L'une d'elles est que de nombreuses populations de cellules T naïves et de cellules T effectrices expriment des isoformes différents du CD45, désignés CD45RA et CD45RO, produits par épissage alternatif du transcrit du gène du CD45. Cette molécule membranaire a une activité phosphatasique et médie la transduction du signal du TCR en catalysant la déphosphorylation d'un résidu tyrosine des tyrosine protéine kinases Lck et Fyn ; ce changement active ces kinases et déclenche les étapes ultérieures de l'activation des cellules T (voir les figures 10.11 et 10.12). L'isoforme CD45RO, qui est exprimé sur les cellules T effectrices, s'associe au complexe du TCR et à ses corécepteurs CD4 et CD8 beaucoup mieux que ne le fait l'isoforme CD45RA, exprimé par les cellules T naïves. Les cellules T à mémoire ont les deux isoformes, mais le CD45RO est prédominant ; par conséquent, les cellules T effectrices et les cellules T à mémoire sont plus sensibles à l'activation par un complexe peptide-CMH médiée par le TCR. Ces dernières ont aussi des exigences moindres pour les signaux de costimulation et sont donc capables de répondre aux complexes peptide-CMH présentés sur les cellules cible ou les cellules présentatrices de l'antigène qui manquent de molécules B7 de costimulation.

Molécules d'adhésion cellulaire

Comparées aux cellules T naïves, les cellules T effectrices expriment aussi de plus fortes densités des diverses molécules d'adhésion cellulaire, y compris le CD2 et l'intégrine LFA-1, qui se lient, respectivement, au LFA-3 et aux ICAM des cellules présentatrices de l'antigène et des diverses cellules cible (voir la figure 9.13). Les taux de LFA-1 et de CD2 sont de 2 à 4 fois plus élevés sur les cellules T effectrices que sur les cellules T naïves, ce qui permet aux premières de se lier plus efficacement aux cellules présentatrices de l'antigène et aux diverses cellules cible qui expriment des taux faibles d'ICAM et de LFA-3.

Comme il a été montré au chapitre 9, l'interaction initiale d'une cellule T effectrice et d'une cellule présentatrice de l'antigène ou d'une cellule cible est faible, ce qui permet aux TCR de rechercher, sur la membrane, les peptides spécifiques présentés par les molécules du CMH du Soi. Lorsqu'aucun complexe peptide-CMH n'est reconnu par la cellule effectrice, cette dernière se désengage de l'APC ou de la cellule cible. Cependant, la reconnaissance d'un complexe peptide-CMH par le TCR produit un signal qui augmente l'affinité du LFA-1 pour les ICAM de la membrane de l'APC ou de la cellule cible,

TABLEAU 14.1 Comparaison des cellules T naïves et des cellules T effectrices

Propriété	Cellules T naïves	Cellules T effectrices
Signal de costimulation (interaction CD28-B7)	Requis pour l'activation	Non requis pour l'activation
Isoforme du CD45	CD45RA	CD45RO
Molécules d'adhésion cellulaire (CD2 et LFA-1)	Faible	Élevé
Profils de homing	HEV* du tissu lymphoïde secondaire	Tissus lymphoïdes tertiaires ; sites d'inflammation

* HEV = veinules à endothélium épais, sites d'un vaisseau sanguin utilisés par les lymphocytes pour leur extravasation.

prolongeant alors l'interaction entre les cellules. Par exemple, les cellules effectrices T_H1 restent liées aux macrophages qui présentent des complexes peptide-molécule de classe II du CMH ; les cellules effectrices T_H2 restent liées aux cellules B qui présentent des complexes peptide-molécule de classe II du CMH ; enfin, les cellules effectrices CTL se lient étroitement aux cellules cible infectées par un virus qui présentent des complexes peptide-molécule de classe I du CMH.

Comme le montrera le chapitre 15, les cellules T effectrices et les cellules T naïves circulent vers les divers tissus lymphoïdes. Alors que les cellules T naïves sont limitées au tissu lymphoïde secondaire, les cellules T effectrices peuvent entrer dans le tissu lymphoïde tertiaire (tel que la peau ou les épithéliums des muqueuses) et les sites d'inflammation, aussi bien que dans le tissu lymphoïde secondaire.

Molécules effectrices

Contrairement aux cellules T naïves, les cellules T effectrices expriment certaines molécules effectrices qui peuvent être membranaires ou solubles (tableau 14.2). Les molécules membranaires appartiennent à la famille de protéines membranaires du facteur de nécrose tumorale (TNF) et incluent le ligand de Fas (FAS) sur les cellules CTL $CD8^+$, le TNF-β sur les cellules T_H1 et le ligand du CD40 sur les cellules T_H2. Chaque population de cellules T effectrices sécrète aussi des profils distincts de molécules effectrices solubles. Les CTL sécrètent des cytotoxines (perforines et granzymes), ainsi que deux cytokines, l'IFN-γ et le TNF-β. Comme il a été décrit dans le chapitre 12, les sous-populations T_H1 et T_H2 sécrètent des groupes de cytokines largement distincts.

Chaque molécule membranaire et chaque molécule sécrétée joue un rôle important dans les diverses fonctions effectrices des cellules T. Le ligand de Fas, les perforines et les granzymes, par exemple, médient la destruction des cellules cible par le CTL ; le TNF-β membranaire et l'IFN-γ et le GM-CSF solubles déclenchent l'activation des macrophages par la cellule T_H1 ; le ligand membranaire du CD40 et l'IL-4, l'IL-5 et l'IL-6 solubles jouent un rôle dans l'activation de la cellule B par la cellule T_H2.

Cellules T cytotoxiques

Des lymphocytes T cytotoxiques, ou CTL, sont générés par l'activation immunitaire des cellules T cytotoxiques (T_C). Ces cellules effectrices ont le pouvoir de lyser et jouent un rôle essentiel dans la reconnaissance et l'élimination des cellules du Soi altérées (par exemple, les cellules infectées par un virus ou les cellules tumorales), ainsi que dans les réactions de rejet des greffes. En général, les CTL sont $CD8^+$ et donc restreints aux molécules de classe I du CMH, bien que, dans de rares circonstances, on ait montré que des cellules T $CD4^+$ restreintes aux molécules de classe II se comportent en CTL. Étant donné que pratiquement toutes les cellules nucléées de l'organisme expriment des molécules de classe I du CMH, les CTL peuvent reconnaître et éliminer presque toutes les cellules altérées de l'organisme.

La réponse immunitaire médiée par les CTL peut être divisée en deux phases qui reflètent les aspects différents de la réponse. La première phase active et différencie les cellules T_C naïves en CTL effecteurs fonctionnels. Dans la seconde phase, les CTL effecteurs reconnaissent les complexes antigène-molécule de classe I du CMH de cellules cible spécifiques, ce qui les conduit à détruire ces dernières.

Création des CTL

Les cellules T_C naïves sont incapables de tuer les cellules cible et sont donc désignées sous le nom de CTL précurseurs (CTL-P) pour mettre en évidence leur état fonctionnel immature. Ce n'est qu'après avoir été activé qu'un CTL-P se différenciera en un CTL fonctionnel doué d'une activité cytotoxique. La création des CTL à partir des CTL-P semble nécessiter au moins trois signaux successifs (figure 14.1) :

- Un signal 1 spécifique de l'antigène transmis par le complexe du TCR à la suite de la reconnaissance d'un complexe peptide-molécule de classe I du CMH.
- Un signal de costimulation transmis par l'interaction du CD28-B7 du CTL-P et de la cellule présentatrice de l'antigène.
- Un signal induit par l'interaction de l'IL-2 et du récepteur de l'IL-2 de haute affinité, conduisant à la prolifération et la différenciation du CTL-P activé par l'antigène en un CTL effecteur.

Les CTL-P non activés n'expriment ni l'IL-2 ni les récepteurs de l'IL-2, ne prolifèrent pas et ne présentent pas d'activité cytotoxique. L'activation par l'antigène induit un CTL-P à commencer à exprimer le récepteur de l'IL-2 et, à un moindre degré, l'IL-2, qui est la principale cytokine nécessaire à la prolifération et à la différenciation des CTL-P activés en CTL effecteurs. Dans certains cas, la quantité d'IL-2 sécrétée par un CTL-P activé par

TABLEAU 14.2 Molécules effectrices produites par les cellules T effectrices

Type cellulaire	Effecteurs solubles	Effecteurs membranaires
CTL	Cytotoxines (perforines et granzymes), IFN-γ, TNF-β	Ligand du Fas (FAS)
T_H1	IL-2, IL-3, TNF-β, IFN-γ, GM-CSF (élevé)	Facteur de nécrose tumorale β (TNF-β)
T_H2	IL-3, IL-4, IL-5, IL-6, IL-10, IL-13, GM-CSF (faible)	Ligand du CD40

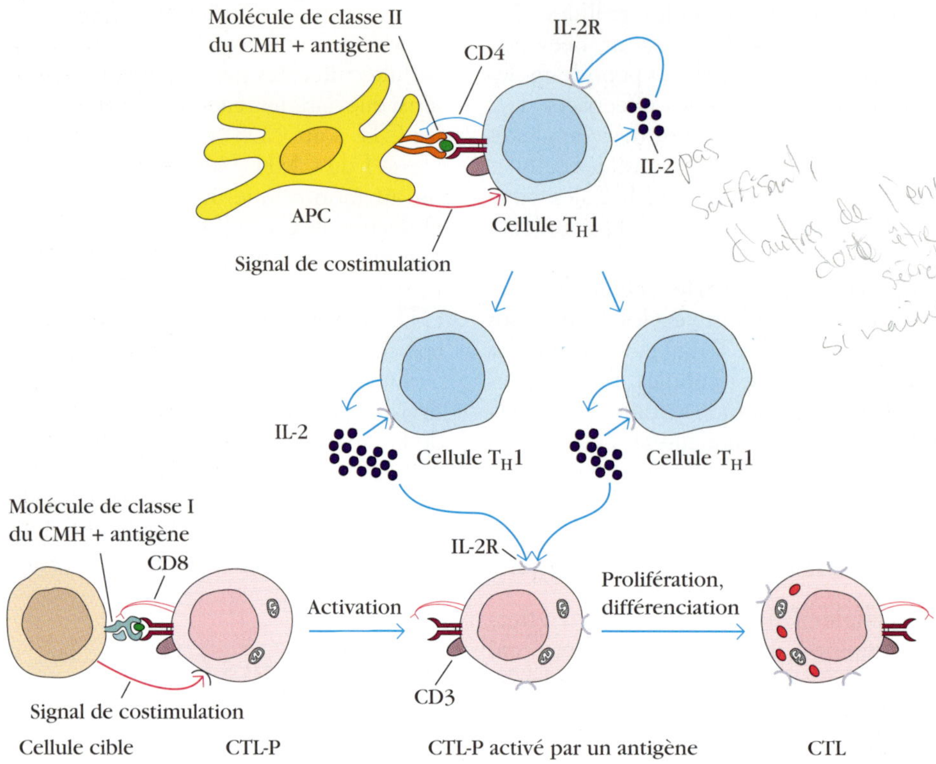

	CTL-P	CTL-P activé par un antigène	CTL
Expression de l'IL-2R	–	+	+
Expression de l'IL-2	–	±	±
Prolifération	–	–	+
Fonction effectrice cytotoxique	–	–	+

FIGURE 14.1 Création des CTL effecteurs. Par interaction avec les complexes antigène-molécule de classe I du CMH de cellules cible appropriées, les CTL-P commencent à exprimer des récepteurs de l'IL-2 (IL-2R) et, à un moindre degré, de l'IL-2. La prolifération et la différenciation des CTL-P activés par l'antigène nécessite généralement de l'IL-2 supplémentaire sécrétée par les cellules T_H1 qui résultent de l'activation induite par l'antigène et de la prolifération des cellules T $CD4^+$. Dans la phase effectrice ultérieure, les CTL détruisent les cellules cible spécifiques.

l'antigène peut être suffisante pour induire sa propre prolifération et sa propre différenciation ; ceci est particulièrement vrai pour les CTL-P à mémoire qui ont des exigences d'activation moindres que les cellules naïves (figure 14.2a). Cependant, en général, la plupart des CTL-P activés nécessitent de l'IL-2 supplémentaire produite par la prolifération des cellules T_H1 pour proliférer elles-mêmes et se différencier en CTL effecteurs. Le fait que le récepteur de l'IL-2 ne soit pas exprimé tant qu'un CTL-P n'a pas été activé par l'antigène et une molécule de classe I du CMH favorise l'expansion clonale et l'acquisition de la cytotoxicité par les seules CTL-P spécifiques de l'antigène.

La prolifération et la différenciation des cellules T_H1 activées par l'antigène et des CTL-P dépendent de l'IL-2. Chez les souris knock-out de l'IL-2, on a montré que l'absence de cette dernière abolit la cytotoxicité médiée par les CTL. Après l'élimination de l'antigène, le taux de l'IL-2 diminue. Cette diminution de l'IL-2 induit les cellules T_H1 et les CTL à subir une mort cellulaire programmée par apoptose. Ainsi, la réponse immunitaire est rapidement terminée, ce qui diminue la probabilité de lésions tissulaires non spécifiques par une réponse inflammatoire.

Le rôle des cellules T_H1 dans la création des CTL à partir des CTL-P naïfs n'est pas complètement compris, et il est improbable qu'une cellule T_H1 et un CTL-P entrent directement en interaction. Cependant, l'IL-2 et la costimulation sont importantes dans la transformation des CTL-P naïfs en cellules effectrices et les cellules T_H1 peuvent être des médiateurs dans la satisfaction de ces nécessités essentielles. Comme il est montré dans la figure 14.2b, l'interaction des cellules auxiliaires et des cellules présentatrices de l'antigène peut conduire à la production d'IL-2 par la cellule T_H1. L'action paracrine de cette cytokine sur les CTL-P naïfs voisins dont les TCR sont engagés peut provoquer la prolifération et la différenciation de ces derniers en CTL actifs. De plus, les T_H1 peuvent induire une régulation accrue des molécules de costimulation à la surface des cellules présentatrices de l'antigène. De cette façon, les cellules T_H1 aident à la division et à la différenciation des CTL-P en provoquant la création de niveaux adéquats de costimulation.

Destruction des cellules cible par les CTL

La phase effectrice d'une réponse médiée par les CTL implique une séquence soigneusement orchestrée d'évé-

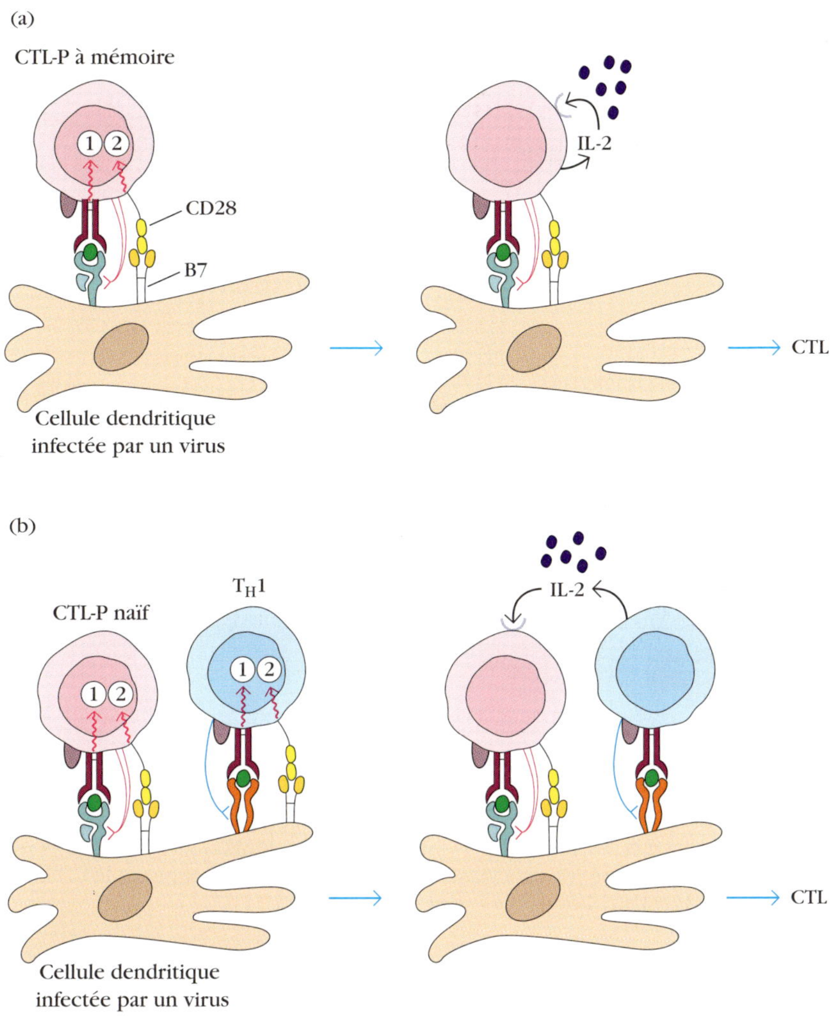

FIGURE 14.2 La prolifération des CTL-P à mémoire peut ne pas nécessiter l'aide des cellules T_H. (a) Les CTL-P à mémoire activés par l'antigène semblent sécréter des quantités suffisantes d'IL-2 pour stimuler leur propre prolifération et différenciation en CTL effecteurs. Ils pourraient aussi ne pas nécessiter, pour leur activation, le signal de costimulation CD28-B7. (b) Une cellule T_H pourrait apporter l'IL-2 nécessaire à la prolifération d'un CTL-P naïf activé par l'antigène lorsqu'elle se lie à la même APC que le CTL-P. Les cellules T_H pourraient aussi modifier le comportement des APC de nombreuses façons, par exemple une présence accrue des molécules de costimulation par l'APC.

nements culminants dans la destruction des cellules cible (figure 14.3). Des cultures de longue durée de clones de CTL ont été utilisées pour identifier les nombreuses molécules membranaires et les événements membranaires impliqués dans ce processus. Comme il est décrit ci-dessous, des études effectuées avec des souches de souris porteuses de mutations qui affectent la capacité des CTL à induire la mort ont conduit à l'identification des molécules nécessaires.

Les événements essentiels de la mort médiée par les CTL sont la formation d'un conjugué, l'attaque membranaire, la dissociation des CTL et la destruction de la cellule cible (figure 14.4). Lorsque des CTL spécifiques d'un antigène sont incubés avec des cellules appropriées, les deux types de cellules entrent en interaction et forment un conjugué. La formation d'un conjugué CTL-cellule cible conduit, dans les minutes qui suivent, à une étape Ca^{2+}-dépendante, nécessitant de l'énergie, au cours de laquelle le CTL programme la mort de la cellule cible. Le CTL se dissocie alors de la cellule cible et continue en se liant à une autre cellule cible. Dans une période de temps variable (pouvant aller jusqu'à quelques heures) faisant suite à la dissociation du CTL, la cellule cible meurt par apoptose. Chaque étape de ce processus a été étudiée en détail avec des CTL clonés.

Le complexe membranaire TCR-CD3 d'un CTL reconnaît l'antigène associé à des molécules de classe I du CMH de la cellule cible. Après cette reconnaissance spécifique de l'antigène, le récepteur de l'intégrine LFA-1 de la membrane du CTL se lie aux molécules d'adhésion cellulaire intercellulaires (ICAM) de la membrane de la cellule cible, ce dont il résulte la formation d'un conjugué.

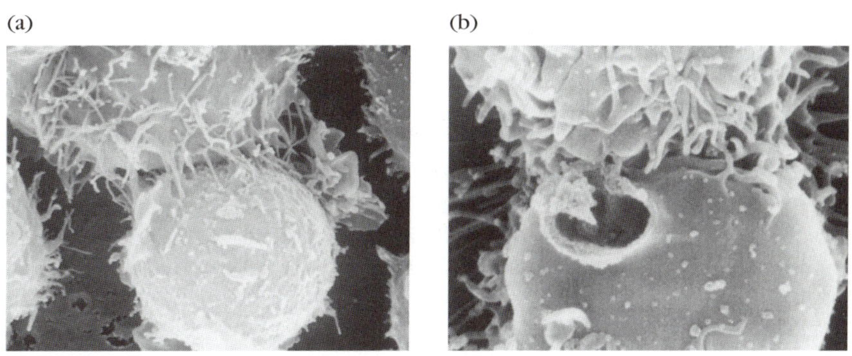

FIGURE 14.3 Micrographies électroniques à balayage de la destruction d'une cellule tumorale par un CTL. (a) Un CTL (*en haut, à gauche*) entre en contact avec une cellule tumorale plus petite. (b) Lésion membranaire de la cellule tumorale. [D'après JDE Young et ZA Cohn, 1988, *Sci. Am.* **258**(1):38.]

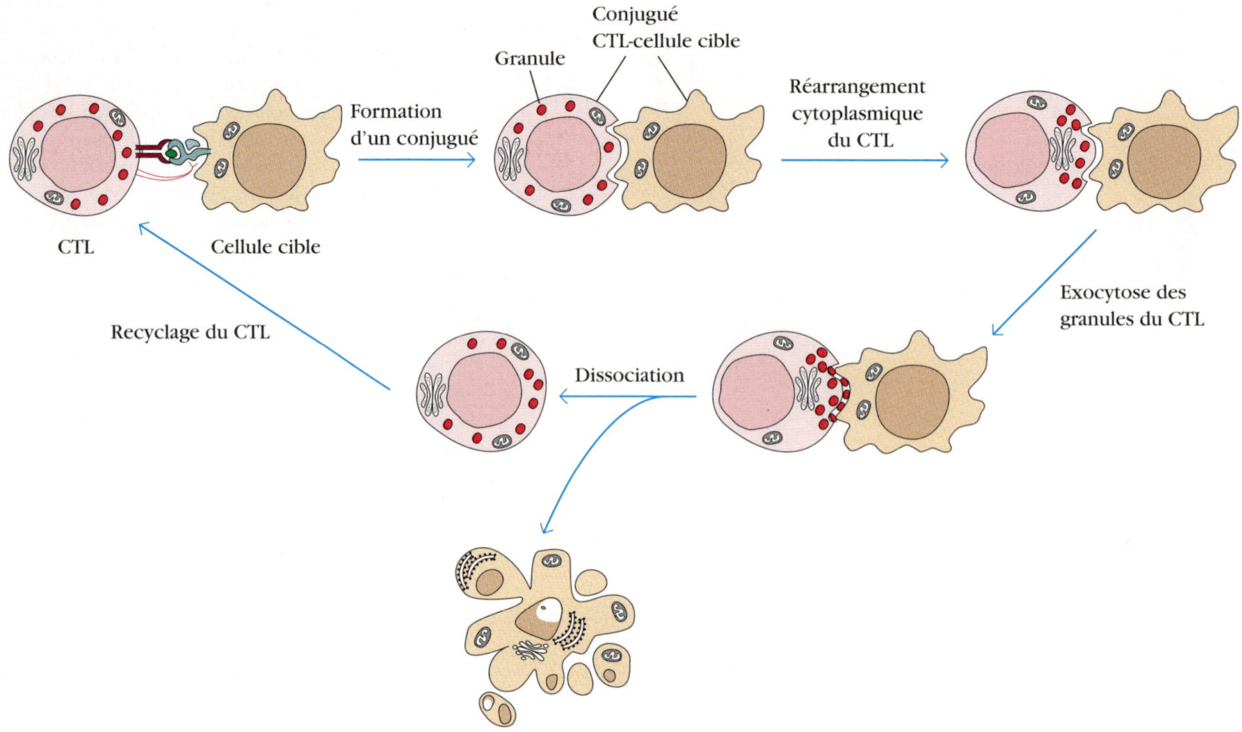

FIGURE 14.4 Étapes de la destruction de cellules cible médiée par un CTL. Les récepteurs des cellules T d'un CTL entrent en interaction avec les complexes antigène apprêté-molécule de classe I du CMH d'une cellule cible appropriée, ce qui conduit à la formation d'un conjugué CTL/cellule cible. Les citernes du Golgi et les granules présents dans le CTL se réorientent vers le point de contact avec la cellule cible ; le contenu des granules est alors libéré par exocytose. Après dissociation du conjugué, le CTL est recyclé et la cellule cible meurt par apoptose. [Adapté de PA Henkart, 1985, *Annu. Rev. Immunol.* **3**:31.]

L'activation d'un CTL médiée par un antigène fait passer le LFA-1 d'un état de faible affinité à un état de forte affinité (figure 14.5). En raison de ce phénomène, les CTL n'adhèrent qu'aux cellules cible appropriées qui présentent des peptides antigéniques associés aux molécules de classe I du CMH ; les CTL forment alors des conjugués avec ces cellules cible. Le LFA-1 reste à l'état de forte affinité pendant les cinq à dix minutes qui suivent l'activation médiée par l'antigène, puis il revient à l'état de faible affinité. On pense que cette chute de l'affinité du LFA-1 facilite la dissociation du CTL de la cellule cible.

La micrographie électronique de clones de CTL cultivés révèle la présence de granules de stockage intracellulaires denses aux électrons. Ces granules ont été isolés par fractionnement et on a montré qu'ils médient la lésion des cellules cible. Une analyse des granules de stockage isolés des CTL a montré qu'ils contiennent des monomères d'une protéine de 65 kDa susceptible de former des pores**,** appelée **perforine,** ainsi que diverses sérine protéases, appelées **granzymes** (ou **fragmentines**). Bien que les CTL-P n'aient pas de granules cytoplasmiques ni de perforine, leur activation y conduit à l'apparition de tels granules cytoplasmiques et à l'expression de monomères de perforine.

Immédiatement après la formation d'un conjugué CTL-cellule cible, les sacs (citernes) du Golgi et les granules de stockage se réorientent à l'intérieur du cytoplasme du CTL pour se concentrer vers la jonction avec la cellule cible (figure 14.6). Certaines constatations suggèrent que les monomères de perforine et les gran-

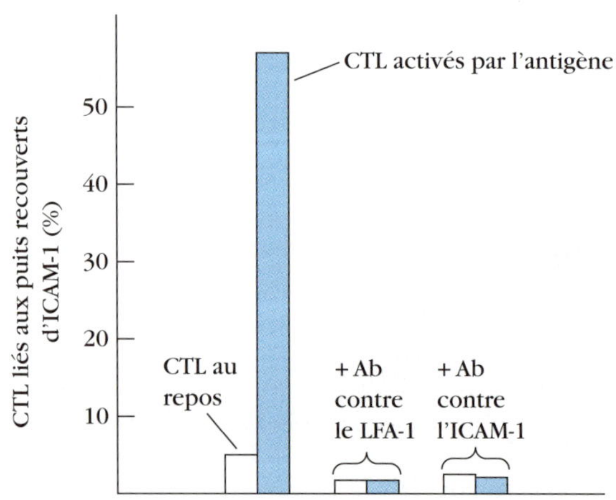

FIGURE 14.5 Effet de l'activation par l'antigène de la capacité des CTL à se lier à la molécule d'adhésion cellulaire intercellulaire ICAM-1. Des CTL de souris au repos étaient tout d'abord incubés avec des anticorps anti-CD3. La liaison de molécules de CD3 entre elles sur la membrane des CTL grâce à l'anti-CD3 a le même effet activateur que l'interaction avec les complexes antigène-molécule de classe I du CMH de la cellule cible. L'adhésion était mesurée par la liaison des CTL radiomarqués à des micropuits recouverts d'ICAM-1. L'activation par l'antigène augmentait d'un facteur 10 la liaison des CTL à l'ICAM-1. La présence d'un excès d'anticorps monoclonal dirigé contre le LFA-1 ou l'ICAM-1 dans le micropuits abolissait la liaison, ce qui démontrait que ces deux molécules étaient nécessaires à l'adhésion. [D'après ML Dustin et TA Springer, 1989, *Nature*, **341**:619.]

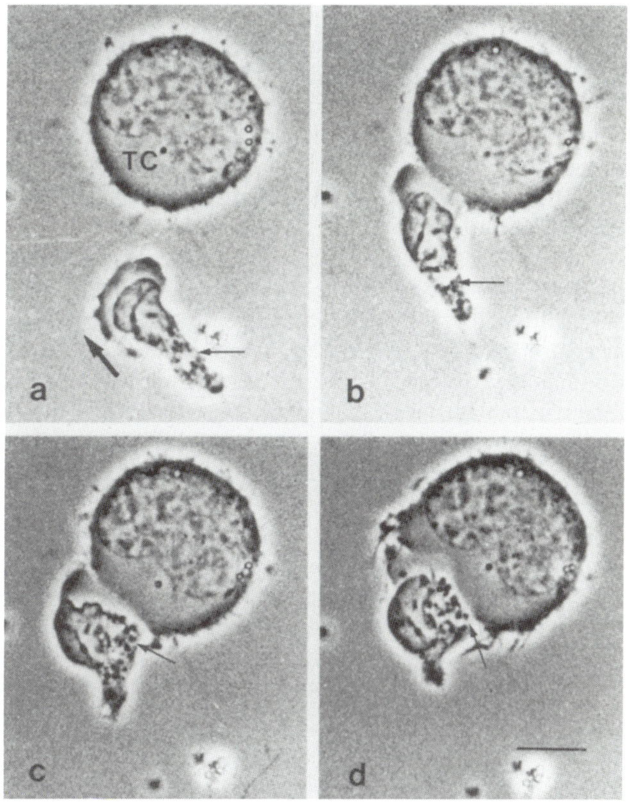

FIGURE 14.6 Formation d'un conjugué entre un CTL et une cellule cible, puis réorientation des granules cytoplasmiques du CTL, d'après un enregistrement cinématographique. (a) Un CTL de souris mobile (flèche fine) s'approche d'une cellule cible appropriée (TC). La flèche épaisse indique la direction du mouvement. (b) Le contact initial du CTL et de la cellule cible s'est produit. (c) Dans les deux minutes qui suivent le contact initial, la région de contact membranaire s'est élargie et le réarrangement des granules cytoplasmiques sombres à l'intérieur du CTL (flèche fine) est en cours. (d) Un mouvement ultérieur des granules sombres vers la cellule cible est évident 10 min après le contact initial. [D'après JR Yanelli *et al.*, 1986, *J. Immunol.* **136**:377.]

zymes, qui sont des protéases, sont alors libérés des granules par exocytose dans l'espace de jonction entre les deux cellules. Lorsque les monomères de perforine entrent en contact avec la membrane de la cellule cible, ils subissent un changement conformationnel qui expose un domaine amphipathique qui s'insère dans la membrane de la cellule cible ; les monomères se polymérisent alors (en présence de Ca^{2+}) pour former des pores cylindriques d'un diamètre interne de 5-20 nm (figure 14.7a). Un grand nombre de pores de perforine sont visibles sur la membrane de la cellule cible dans la région de formation du conjugué (figure 14.7b). Il est intéressant de remarquer que la perforine présente une certaine homologie de séquence avec le composant terminal C9 du système du complément et que les pores membranaires formés par la perforine sont semblables à ceux observés dans la lyse médiée par le complément. L'importance de la perforine dans la mort médiée par les CTL est démontrée par les souris knock-out déficitaires en perforine qui sont incapables d'éliminer le virus de la chorioméningite lymphocytaire (LCMV, de *lymphocytic choriomeningitis virus*), même si elles développent une réponse immunitaire $CD8^+$ significative contre le virus.

Les pores facilitent l'entrée des granzymes dans la cellule cible. Un résultat de cette introduction des granzymes est la fragmentation du DNA de la cellule cible en

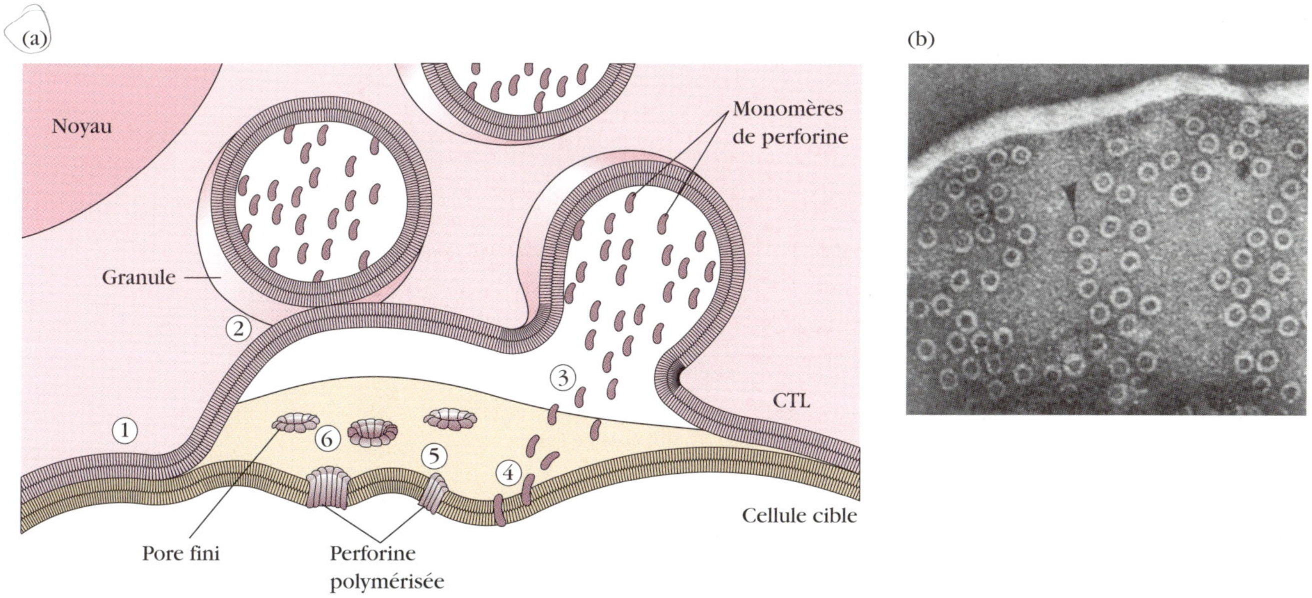

FIGURE 14.7 Formation de pores médiée par un CTL dans la membrane d'une cellule cible. (a) Dans ce modèle, une augmentation du Ca^{2+} intracellulaire déclenchée par l'interaction CTL-cellule cible (1) induit une exocytose au cours de laquelle les granules fusionnent avec la membrane cellulaire du CTL (2) et libèrent de la perforine monomérique dans le petit espace entre les deux cellules (3). Les monomères de perforine libérés subissent un changement conformationnel induit par le Ca^{2+} qui leur permet de s'insérer dans la membrane de la cellule cible (4). En présence de Ca^{2+}, les monomères se polymérisent avec la membrane (5), formant des pores cylindriques (6). (b) Micrographie électronique de pores de perforine à la surface d'une cellule cible d'érythrocyte de lapin. [La partie (a) est adaptée de JDE Young et ZA Cohn, 1988, *Sci. Am.* **258**(1):38 ; la partie (b) de ER Podack et G Dennert, 1983, *Nature* **301**:442.]

oligomères de 200 pb ; ce type de fragmentation du DNA est typique de l'apoptose. Étant donné que les granzymes sont des protéases, ils ne peuvent pas médier directement la fragmentation du DNA. En revanche, ils activent une voie apoptotique au sein de la cellule cible. Ce processus apoptotique ne requière pas la synthèse de mRNA ou de protéines, ni dans le CTL, ni dans la cellule cible. Dans les cinq minutes qui suivent le contact avec un CTL, les cellules cible commencent à présenter une fragmentation du DNA. Il est intéressant de remarquer que le DNA viral des cellules cible infectées est lui aussi fragmenté au cours de ce processus. Cette observation montre que la destruction médiée par les CTL ne tue pas seulement les cellules infectées par un virus, mais peut aussi détruire le DNA viral au sein de ces cellules. On a suggéré que le début rapide de la fragmentation du DNA à la suite du contact avec les CTL pourrait prévenir une réplication et un assemblage continus du virus au cours de la période précédent la destruction de la cellule cible.

Alors que la perforine et les granzymes jouent des rôles importants dans l'induction de la mort de la cellule, d'autres observations démontrent que ces protéines ne sont pas les seuls inducteurs. On a montré que certaines lignées de puissants CTL n'ont ni perforine ni granzymes. Dans ces cas, la cytotoxicité est médiée par Fas. Comme il a été montré dans le chapitre 10, cette protéine transmembranaire, qui est un membre de la famille des récepteurs du TNF, peut délivrer un signal de mort lorsqu'elle effectue des liaisons croisées (pontages) par l'intermédiaire de son ligand naturel, qui est un membre de la famille de nécrose tissulaire appelé ligand du Fas (voir la figure 10.20). Le ligand du Fas (FasL) est rencontré sur la membrane des CTL et l'interaction de FasL et de Fas sur la cellule cible déclenche l'apoptose.

Des découvertes clés concernant le rôle de la perforine et du système Fas-FasL dans la cytolyse médiée par les CTL ont été apportées par des expérimentations avec des souris mutantes. Ces expérimentations utilisaient deux types de souris mutantes, les souris knock-out pour la perforine mentionnée ci-dessus et une souche de souris connue sous le nom de lpr (figure 14.8). Les souris homozygotes pour la mutation lpr expriment peu de Fas, voire pas du tout et, par conséquent, les cellules de ces souris ne peuvent pas être tuées par interaction avec le ligand de Fas. Lorsque les lymphocytes de souris normales H-2^b sont incubés avec des cellules tuées de souris H-2^k, des CTL

(a) Création des CTL

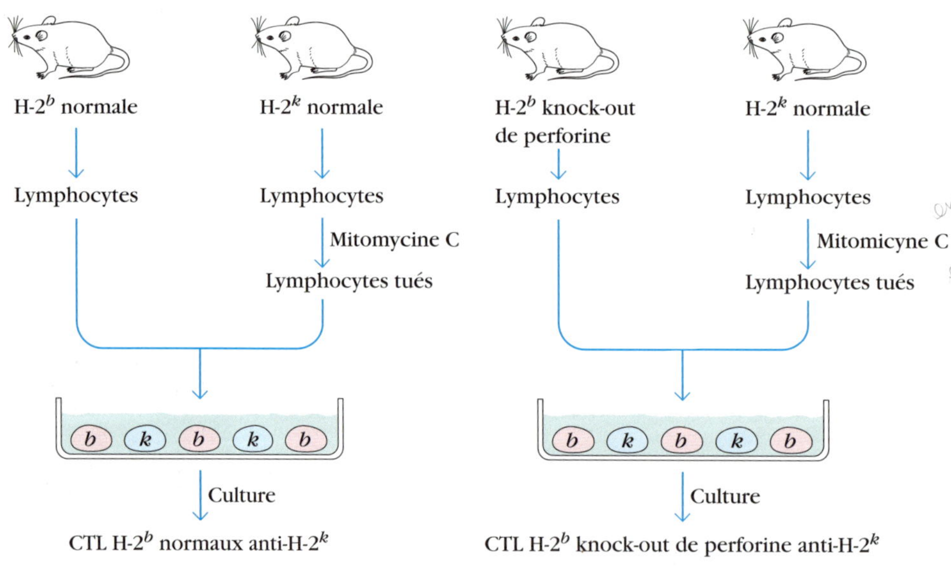

(b) Interaction des CTL avec les cibles Fas^+ et Fas^-

CTL	Cellules cible H-2^k normal	Cellules cible H-2^k mutante lpr (pas de Fas)
H-2^b normaux anti-H-2^k	Tuées	Tuées
H-2^b knock-out de perforine anti-H-2^k	Tuées	Survivantes

FIGURE 14.8 Démonstration expérimentale du fait que les CTL utilisent les voies du Fas et de la perforine. (a) Création de CTL. Les lymphocytes étaient prélevés chez des souris d'haplotype H-2^b ou H-2^k du CMH. Les cellules de l'haplotype H-2^k étaient tuées par traitement par la mitomycine C et cocultivées avec les cellules de l'haplotype H-2^b pour stimuler la création de CLT anti-H-2^k. Lorsque les lymphocytes H-2^b venaient d'une souris normale, ils donnaient naissance à des CTL qui avaient à la fois de la perforine et le ligand du Fas. Lorsque les CTL étaient suscités par stimulation de lymphocytes de souris knock-out (KO) de la perforine, ils exprimaient le ligand du Fas mais pas la perforine. (b) Interaction des CTL avec les cibles Fas^+ et Fas^-. Les CTL normaux H-2^b anti-H-2^k qui expriment le ligand du Fas et la perforine tuent les cellules cible normales H-2^k et les cellules mutantes H-2^k lpr qui n'expriment pas le Fas. Par contre, les CTL H-2^b anti-H2^k des souris KO de la perforine tuent les cellules normales Fas^+ par engagement de Fas et du ligand du Fas, mais elles sont incapables de tuer les cellules lpr qui n'ont pas le Fas.

anti-H-2^k sont créés. Ces CTL H-2^b tueront les cellules cible des souris normales H-2^k ou des animaux H-2^k qui sont homozygotes pour la mutation lpr. L'incubation des cellules H-2^b de souris knock-out de la perforine et des cellules tuées de souris H-2^k produisait des CTL qui tuaient les cellules souche de type sauvage, mais ne pouvait pas induire la lyse des cellules souche des souris H-2^k homozygotes pour la mutation lpr.

Les résultats de ces expériences, ainsi que ceux d'autres études, ont permis à des chercheurs de proposer l'interprétation suivante. Les CTL développés chez les souris normales peuvent tuer les cellules cible par un mécanisme médié par la perforine, par un mécanisme impliquant l'engagement du Fas des cellules cible et du ligand du Fas exposé sur la membrane des CTL, ou, dans certains cas, peut-être par une combinaison des deux mécanismes. De tels CTL peuvent tuer les cellules cible qui n'ont pas de Fas membranaire en utilisant uniquement le mécanisme de la perforine. Par ailleurs, les CTL des souris knock-out de la perforine ne peuvent tuer que par le mécanisme Fas-FasL. Par conséquent, les CTL des souris knock-out de la perforine peuvent tuer les cellules cible normales porteuses de Fas, mais pas les cellules lpr qui n'ont pas de Fas. Ces chercheurs ont aussi conclu que toutes les morts médiées par les CTL qu'ils avaient observé pouvaient être imputées à l'action d'une destruction dépendante de la perforine, une destruction médiée par Fas ou une combinaison des deux mécanismes. Aucun autre mécanisme n'a été détecté.

Cette expérience, de concert avec de nombreuses autres études, a montré que deux mécanismes sont responsables de l'initiation de toutes les morts apoptotiques des cellules cible médiées par les CTL :

- L'apport directionnel de protéines cytotoxiques (perforine et granzymes) qui sont libérées des CTL et pénètrent dans les cellules cible.
- L'interaction du ligand membranaire du Fas des CTL et du Fas de la surface des cellules cible.

Ces deux événements initiateurs se traduisent par l'activation d'une voie de signalisation qui se termine par la mort de la cellule cible par apoptose (figure 14.9). Une caractéristique de la mort cellulaire par apoptose est l'implication de la famille des caspases des cystéine protéases qui clivent après un résidu acide aspartique. Le mot **caspase** incorpore tous ces éléments (*c*ystéine, *asp*artate, proté*ase*). Normalement, les caspases sont présentes dans la cellule sous forme de proenzymes inactifs, les procaspases, qui requièrent un clivage protéolytique pour leur conversion en formes actives. Il y a de nombreuses caspases différentes, chacune d'une spécificité propre, et plus d'une douzaine de caspases différentes ont été trouvées. Le clivage d'une pro-caspase produit une caspase initiatrice active qui clive d'autres pro-caspases, activant ainsi leur activité protéolytique. Le résultat final est la désintégration systématique et ordonnée de la cellule qui est la marque de l'apoptose.

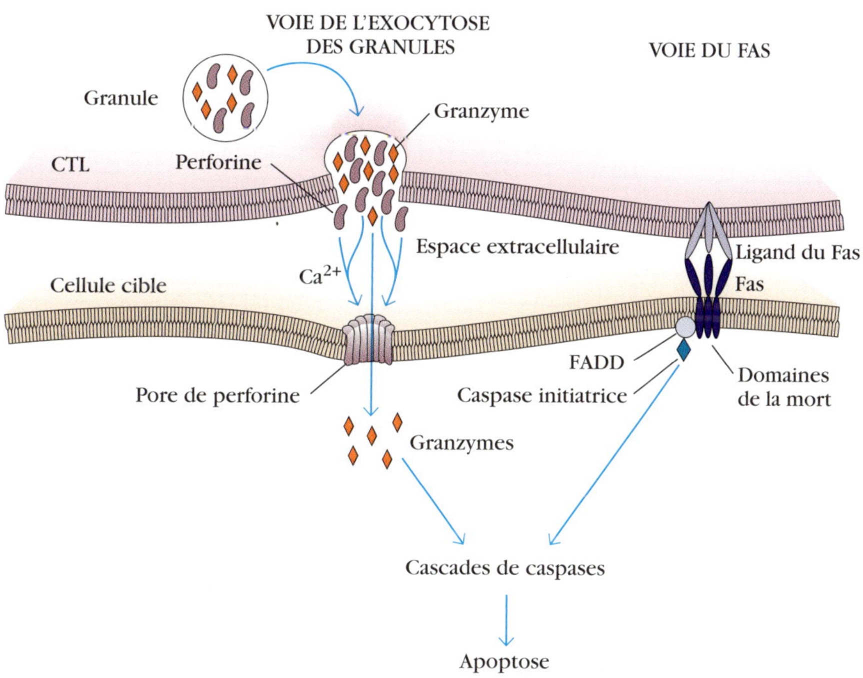

FIGURE 14.9 Modèle hypothétique de l'apoptose d'une cellule cible stimulée par les CTL. L'introduction des granzymes par la voie de l'exocytose des granules ou l'engagement du Fas par le ligand du Fas porté par les CTL active une cascade de caspases, chaîne de réactions protéolytiques médiées par des cystéine protéases, qui se termine par la mort de la cellule cible. Dans la voie de l'exocytose des granules (à gauche), le contenu des granules est libéré dans l'espace situé entre le CTL et la cellule cible. Dans cet espace, la perforine libérée subit une polymérisation Ca^{2+}-dépendante et forme des pores dans la membrane de la cellule cible, ce qui permet l'entrée des granzymes. Les granzymes pénètrent par ces pores et initient une cascade de caspases qui se traduit par la mort apoptotique de la cible. Les CTL peuvent aussi utiliser la voie du Fas (à droite) qui commence par la liaison des unités du Fas trimérique avec le ligand du Fas porté par le CTL. Cela se traduit par l'association des domaines de la mort de Fas avec FADD, ce qui conduit ensuite à l'activation des caspases, initiant ainsi une cascade de caspases qui finalement provoque l'apoptose de la cellule cible. [Adapté de Shresta et *al.*, 1998, *Curr. Opin. Immunol.* **10**:581.]

Les CTL utilisent les granzymes et le ligand du Fas pour initier des cascades de caspases dans leurs cibles. Les granzymes introduits dans la cellule cible à partir du CTL médient les événements protéolytiques qui activent une caspase initiatrice. De même, l'engagement du Fas d'une cellule cible par le ligand du Fas du CTL est à l'origine de l'activation d'une caspase initiatrice dans la cellule cible. Le Fas est associé à une protéine connue sous le nom de FADD (de *Fas-associated protein with death domain*), protéine associée au domaine de la mort de Fas, qui à son tour s'associe à une forme pro-caspase de la caspase 8. Par sa liaison croisée avec le Fas, la procaspase 8 est convertie en caspase 8 et initie une cascade de caspases apoptotique. Comme l'a si pertinemment dit un immunologiste, les CTL tuent moins les cellules cible qu'ils ne les persuadent de se suicider.

Cellules NK

Les cellules NK (de *natural killer*) ont été découvertes presque par accident lorsque des immunologistes ont mesuré l'activité *in vitro* de cellules spécifiques des tumeurs prélevées chez des souris présentant des tumeurs. Des souris normales non immunisées et des souris possédant des tumeurs non apparentées servaient de témoin négatif. Au grand étonnement des chercheurs, les témoins montraient eux aussi une lyse significative des cellules tumorales. La caractérisation de cette destruction non spécifique des cellules tumorales a révélé qu'une population de grands lymphocytes granulaires en était responsable. Ces cellules, qui ont été dénommées cellules NK (de *natural killer*) en raison de leur cytotoxicité non spécifique, représentent 5 à 10 % de la population des lymphocytes recirculants. Elles sont impliquées dans les défenses immunitaires contre les virus et les tumeurs. Étant donné que les cellules NK produisent un grand nombre de cytokines immunologiquement importantes (de l'IFN-γ, par exemple), elles peuvent jouer aussi des rôles considérables dans la régulation immunitaire.

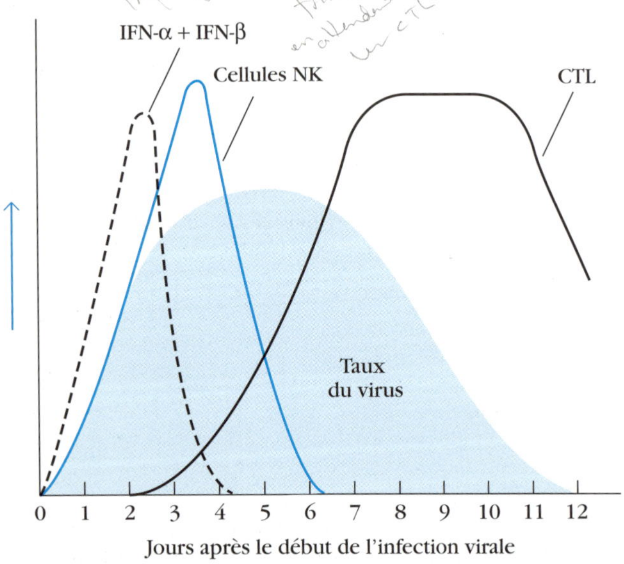

FIGURE 14.10 Évolution de l'infection virale. L'IFN-α et l'IFN-β (courbe en pointillé) sont libérées des cellules infectées par un virus peu après l'infection. Ces cytokines stimulent les cellules NK, ce qui conduit rapidement à une augmentation de la population des cellules NK (courbe bleue). Les cellules NK aident à contenir l'infection pendant la période nécessaire à la création des CTL (courbe noire). Lorsque la population des CTL atteint son maximum, le taux des virus (zone bleue) diminue rapidement.

Les cellules NK sont impliquées dans les premières réponses à l'infection par certains virus et certaines bactéries intracellulaires. L'activité NK est stimulée par l'IFN-α, l'IFN-β et l'IL-12. Dans le développement d'une infection virale, le taux de ces cytokines augmente rapidement, suivi de près par une vague de cellules NK qui atteint son maximum en trois jours environ (figure 14.10). Les cellules NK constituent la première ligne de défense contre l'infection virale en contrôlant la réplication des virus pendant la période nécessaire à l'activation, la prolifération et la différenciation des cellules CTL-P en CTL fonctionnels qui dure 7 jours environ. L'importance des cellules NK dans la défense contre les infections virales est illustrée par le cas d'une jeune femme qui manquait totalement de ces cellules. Bien que cette patiente ait eu des taux normaux de cellules T et de cellules B, elle a souffert d'infections sévères par le virus de la varicelle et d'une infection très grave par le cytomégalovirus.

Lignée des cellules NK

Les cellules NK sont des cellules lymphoïdes dérivées de la moelle osseuse qui partagent avec les cellules T un progéniteur initial commun, mais l'établissement détaillé de leur lignée reste à élucider. Elles expriment certains marqueurs membranaires trouvés sur les monocytes et les granulocytes, mais aussi des marqueurs typiques des cellules T. Des cellules NK expriment des groupes différents de molécules membranaires. On ne sait pas si cette hétérogénéité reflète des sous-populations de cellules NK ou différentes étapes de leur activation ou de leur maturation. Parmi les molécules membranaires exprimées par les cellules NK, figurent le CD2, la sous-unité β de 75 kDa du récepteur de l'IL-2 et, sur presque toutes les cellules NK, le CD16 (ou FcγRIII) qui est un récepteur de la région Fc de l'IgG. Une déplétion cellulaire avec l'anticorps monoclonal anti-CD16 élimine presque toute l'activité des cellules NK du sang périphérique.

En dépit de certaines similitudes avec les lymphocytes T, les cellules NK ne se développent pas dans le thymus. Les souris nude (nues) qui ont peu de cellules T, voire pas du tout, ont des populations de cellules NK fonctionnelles. Contrairement aux cellules T et aux cellules B, les cellules NK ne subissent pas de réarrangement des gènes du récepteur. Ceci est démontré par l'observation que les cellules NK se développent chez les souris chez lesquelles les gènes activateurs de la recombinaison RAG-1 ou RAG-2 sont knock-out. De plus, bien qu'aucune cellule T ou B ne soit trouvée chez les souris SCID, des populations fonctionnelles de cellules NK peuvent facilement y être démontrées.

Mécanisme de la destruction par les cellules NK

Les cellules NK semblent tuer les cellules tumorales et les cellules infectées par un virus selon un processus semblable à celui utilisé par les CTL. Le cytoplasme des cellules NK possède de nombreux granules contenant de la perforine et des granzymes. Contrairement aux CTL qui ont besoin d'être activés pour que les granules apparaissent, les cellules NK sont constitutivement cytotoxiques, étant donné qu'elles ont toujours de gros granules dans leur cytoplasme. Après qu'une cellule NK ait adhéré à une cellule cible, la dégranulation s'effectue avec libération de perforine et de granzymes à la jonction des cellules entrant en interaction. On pense que dans la destruction des cellules cible par apoptose médiée par les cellules NK, les rôles de la perforine et des granzymes sont identiques à ceux que ces molécules jouent dans les processus médiés par les CTL.

En dépit de ces similitudes, les cellules NK diffèrent significativement des CTL de diverses façons. Tout d'abord, les cellules NK n'expriment ni les récepteurs des cellules T spécifiques d'un antigène, ni le CD3. De plus, la reconnaissance des cellules cible par les cellules NK n'est pas restreinte au CMH ; c'est pourquoi, dans de nombreux cas, des taux d'activité identiques des cellules NK sont observés avec des cellules tumorales syngéniques ou allogéniques. Cependant, bien qu'une activation initiale augmente l'activité des CTL, l'activité des cellules NK n'augmente pas après une deuxième injection des mêmes cellules tumorales. En d'autres termes, la réponse des cellules NK ne génère pas de mémoire immunitaire.

Récepteurs des cellules NK

Étant donné que les cellules NK n'expriment pas de récepteurs spécifiques d'un antigène, le mécanisme par lequel elles reconnaissent les cellules du Soi altérées et distinguent ces dernières des cellules normales de l'organisme a amené les immunologistes à se poser des questions pendant plusieurs années. La solution à ce problème est apparue lorsqu'on a réalisé que les cellules NK emploient deux catégories différentes de récepteurs, une qui délivre des signaux d'inhibition aux cellules NK et une autre qui leur apporte des signaux d'activation. Initialement, on pensait qu'il y avait deux récepteurs, un qui activait et l'autre qui inhibait les cellules NK ; c'était le modèle dit des deux récepteurs. Il est maintenant évident qu'il existe de nombreux récepteurs différents à la surface des cellules pour les signaux d'activation, tout comme il y a de nombreux types différents de récepteurs d'inhibition. Par conséquent, il est plus approprié de penser en termes de « modèle d'opposition des signaux » que de « modèle à deux récepteurs ». On croit que c'est l'équilibre entre les signaux d'activation et les signaux d'inhibition qui permet aux cellules NK de distinguer les cellules saines des cellules infectées ou des cellules cancéreuses. Il est important d'être conscient que des signaux d'activation des cellules NK supplémentaires peuvent être délivrés par des facteurs solubles. Ces derniers incluent des cytokines, telles que les interférons α et β, le TNF-α, l'IL-12 et l'IL-15.

La nature exacte des récepteurs membranaires des cellules NK qui produisent l'activation n'est pas complètement claire. Les liaisons croisées (pontages), réalisées grâce à un anticorps, des nombreuses molécules trouvées à la surface des cellules NK peuvent activer ces cellules artificiellement, mais les ligands naturels des nombreux récepteurs d'activation (RA) possibles ne sont pas connus. Certains des RA candidats sont des membres d'une classe de glycoprotéines connues sous le nom de lectines de type C, désignées ainsi parce qu'elles ont des domaines de reconnaissance des carbohydrates calcium-dépendants. Le NKR-P1 est un exemple de lectine de type C douée de propriétés activatrices trouvées sur les cellules NK. Outre les lectines, d'autres molécules des cellules NK pourraient être impliquées dans l'activation, y compris le CD28 (récepteur de la famille des molécules B7 de costimulation), le CD2, récepteur de la molécule d'adhésion LFA-3 et le CD16, qui est le récepteur du FcγIII. Bien que le CD16 soit responsable de la reconnaissance médiée par un anticorps et de la destruction des cellules cible par les cellules NK, il n'est probablement pas impliqué dans la destruction qui n'implique pas une telle reconnaissance.

Des indications concernant les sources des signaux d'inhibition sont venues d'études de la destruction par les cellules NK des cellules tumorales et des cellules infectées par un virus. Dans les systèmes murins, on avait remarqué que la destruction préférentielle des cellules tumorales de souris, comparée à celle des cellules normales, était corrélée à un manque d'expression des molécules du CMH par les cellules tumorales. Des expériences effectuées avec des cellules humaines ont montré que les cellules NK lysaient une lignée cellulaire B déficitaire en CMH parce qu'elle avait été transformée par le virus d'Epstein-Barr. Cependant, lorsque cette lignée cellulaire était transformée avec des gènes HLA humains de telle façon qu'elle exprime des taux élevés de molécules du CMH, les cellules NK ne parvenaient pas à la lyser. Ces observations ont conduit à l'idée que les cellules NK prennent pour cible de destruction les cellules qui ont une expression aberrante du CMH. Étant donné que de nombreuses cellules infectées par un virus ou tumorales ont une expression du CMH réduite, ce modèle a pris tout son sens physiologique. La vérification de cette hypothèse est venue de la découverte de récepteurs des cellules NK produisant des signaux d'inhibition lorsqu'ils reconnaissent les molécules du CMH sur des cellules cible potentielles. Ces récepteurs d'inhibition de la cellule NK préviennent la destruction médiée par la cellule NK, la prolifération de la cellule NK et la libération de cytokines par la cellule NK.

Deux groupes principaux de récepteurs d'inhibition ont été trouvés sur les cellules NK. L'un d'eux est une famille de récepteurs d'inhibition appartenant au groupe des lectines de type C (CLIR, de *C-type-lectin-inhibitory receptors*) ; l'autre est un groupe de récepteurs d'inhibition appartenant à la superfamille des Ig (ISIR, de *Ig-superfamily-inhibitory receptors*), connus sous le nom de récepteurs d'inhibition des cellules tueuses (KIR, de *killer-cell-inhibitory*). Même si ces groupes sont chimiquement très différents, ils sont réunis sous le nom de superfamille des récepteurs d'inhibition (IRS, de *inhibitory-receptor-superfamily*). Chez l'Homme, le récepteur d'inhibition appartenant aux lectines de type C est le CD94/NKG2, qui est un hétérodimère stabilisé par liaison disulfure et constitué de deux glycoprotéines, dont l'une est le CD94 et l'autre un membre de la famille NKG2. Les récepteurs CD94/NKG2 reconnaissent l'HLA-E des cellules cible potentielles. Étant donné que l'HLA-E n'est pas transporté à la surface d'une cellule tant qu'il n'est pas lié à un peptide dérivé de l'HLA-A, l'HLA-B ou l'HLA-C, la quantité d'HLA-E à la surface sert d'indicateur du niveau global de la biosynthèse des molécules de classe I du CMH dans les cellules. Ces récepteurs CD94/NKG2 inhibiteurs ne sont donc pas spécifiques d'un allèle particulier de l'HLA et ils enverront

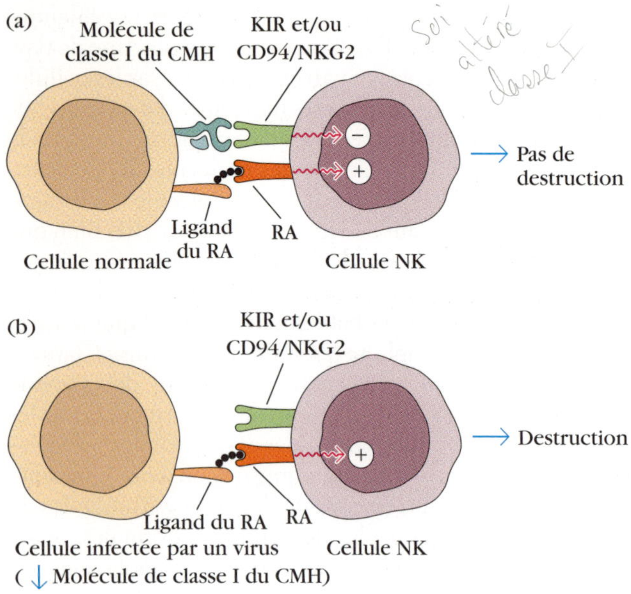

FIGURE 14.11 Modèle des signaux opposés montrant comment l'activité cytotoxique des cellules NK est limitée aux cellules du Soi altérées. Un récepteur d'activation (AR) de la surface des cellules NK entre en interaction avec son ligand de la surface des cellules du Soi normales ou altérées, ce qui induit un signal d'activation dont résulte une destruction. Cependant, l'engagement des récepteurs d'inhibition des cellules NK, tels que ceux de la famille KIR ou le CD94/NKG2, par les molécules de classe I du CMH délivre un signal d'inhibition qui s'oppose au signal d'activation. L'expression des molécules de classe I à la surface des cellules normales prévient ainsi la destruction de ces dernières par les cellules NK. Étant donné que l'expression des molécules de classe I est souvent diminuée sur les cellules du Soi altérées, le signal de mort prédomine, ce qui conduit à la destruction de ces dernières.

des signaux d'inhibition à la cellule NK avec, pour résultat global, l'inhibition de la destruction des cellules cible potentielles tant que ces dernières expriment des taux adéquats de molécules de classe I. En revanche, les récepteurs KIR, dont plus de 50 membres ont été découverts, sont spécifiques d'un seul ou d'un nombre limité de produits polymorphiques de locus particuliers de l'HLA. Contrairement aux cellules B et aux cellules T, les cellules NK ne sont pas limitées à l'expression d'un unique récepteur du CMH, mais elles peuvent en exprimer plusieurs ; chacun est spécifique d'une molécule du CMH ou d'un groupe de molécules du CMH étroitement apparentées. Par exemple, des clones individuels de cellules NK humaines exprimant un récepteur CD94/NKG2 et jusqu'à six récepteurs KIR différents ont été trouvés. Étant donné que les signaux des récepteurs d'inhibition ont un pouvoir de véto sur les signaux des récepteurs d'activation, un signal négatif d'un récepteur d'inhibition, qu'il soit du type CD94/NKG2 ou du type KIR, peut bloquer la lyse des cellules cible par les cellules NK. Ainsi, les cellules qui expriment des taux normaux de molécules de classe I du CMH non modifiées tendent à échapper à toutes les formes de destruction médiées par les cellules NK.

Dans le modèle d'opposition des signaux pour la régulation des cellules NK qui a résulté de l'étude de ces dernières (figure 14.11), les récepteurs d'activation s'unissent aux ligands de la cellule cible. Ces ligands pourraient être des formes ou des profils de glycosylation anormaux de la surface des cellules tumorales ou des cellules infectées par un virus. La reconnaissance de ces déterminants par les RA des cellules NK signifierait à ces dernières de tuer les cellules cible. La liaison de ligands par les récepteurs NKR-P1 de type lectine, ou par de nombreux autres RA, tels que le CD16, dans certains cas le CD2, et peut-être le CD28, crée des signaux qui orientent la cellule NK vers la destruction de la cellule cible. Ces signaux de destruction peuvent être annulés par un signal venant de récepteurs d'inhibition. Comme nous l'avons déjà vu, les membres de la superfamille des récepteurs d'inhibition (ISR, de *inhibitory superfamily of receptors*) délivrent des signaux qui annulent complètement les signaux d'activation lorsque ces récepteurs d'inhibition détectent des taux normaux d'expression des molécules de classe I du CMH sur les cellules cible potentielles. Ceci prévient la mort de la cellule cible. Ceci empêche aussi la prolifération des cellules NK et l'induction de la sécrétion de cytokines, telles que l'IFN-γ et le TNF-α. La conséquence globale du modèle d'opposition des signaux est d'épargner les cellules qui expriment des indicateurs essentiels du Soi normal, en l'occurence des molécules de classe I du CMH, et de tuer les cellules qui n'ont pas d'indicateurs du Soi (absence de taux normaux de molécules de classe I du CMH).

Cytotoxicité cellulaire dépendante des anticorps

De nombreuses cellules douées d'un potentiel cytotoxique expriment des récepteurs membranaires de la région Fc de la molécule d'anticorps. Lorsque l'anticorps est lié de façon spécifique à une cellule cible, les cellules porteuses de ce récepteur peuvent se lier à la région Fc de l'anticorps, et donc aux cellules cible, puis provoquer la lyse de ces dernières. Bien que ces cellules cytotoxiques

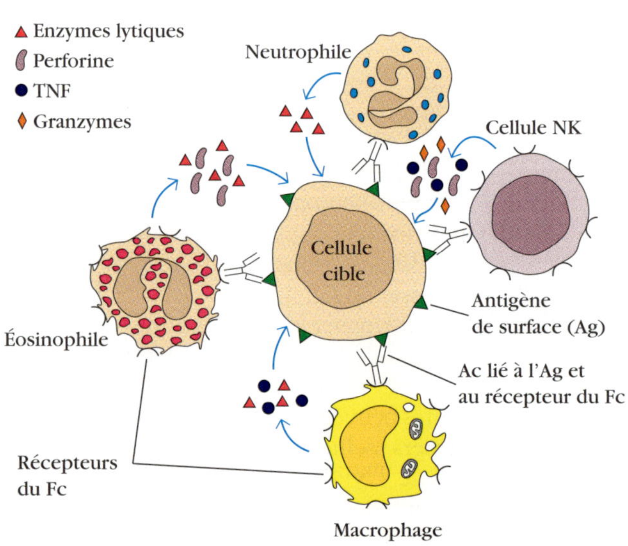

FIGURE 14.12 Cytotoxicité à médiation cellulaire dépendante de l'anticorps (ADCC). Les cellules cytotoxiques non spécifiques sont dirigées vers des cellules cible spécifiques par la liaison à la région Fc de l'anticorps lié aux antigènes de surface des cellules cible. Diverses substances (par exemple, les enzymes lytiques, le TNF, la perforine, les granzymes) sécrétées par les cellules cytotoxiques non spécifiques médient alors la destruction de la cellule cible.

ne soient pas spécifiques d'un antigène, la spécificité de l'anticorps les dirige vers des cellules cible spécifiques. Ce type de cytotoxicité est dénommé **cytotoxicité cellulaire dépendante des anticorps** (**ADCC**, de *antibody-dependent cell-mediated cytotoxicity*).

Parmi les cellules qui médient l'ADCC, figurent les cellules NK, les macrophages, les monocytes, les neutrophiles et les éosinophiles. La destruction par cytotoxicité cellulaire dépendante des anticorps des cellules infectées par le virus de la rougeole peut être observée *in vitro* en ajoutant des anticorps anti-rougeole et des macrophages à une culture de cellules infectées par le virus de la rougeole. De même, la destruction à médiation cellulaire d'helminthes, tels que les schistosomes ou les douves du sang, peut être observée *in vitro* en incubant des larves (schistosomules) avec des anticorps contre les schistosomules et des éosinophiles.

La destruction ciblée par l'ADCC n'implique pas une lyse médiée par le complément, mais semble faire appel à de nombreux mécanismes cytotoxiques différents (figure 14.12). Lorsque des macrophages, des neutrophiles ou des éosinophiles se lient à un cellule cible par la voie du récepteur du Fc, ils deviennent métaboliquement plus actifs ; il en résulte que les enzymes lytiques de leurs lysosomes ou de leurs granules cytoplasmiques augmentent. La libération de ces enzymes lytiques, au niveau des zones de contact créées par l'intermédiaire du Fc, peut se traduire par une lésion de la cellule cible. De plus, on a montré que les monocytes activés, les macrophages et les cellules NK sécrètent le facteur de nécrose tumorale (TNF), qui peut avoir un effet cytotoxique sur les cellules cible liées. Étant donné que les cellules NK et les éosinophiles contiennent tous deux de la perforine dans leurs granules cytoplasmiques, leur destruction d'une cellule cible pourrait aussi impliquer une lésion membranaire médiée par la perforine, selon un mécanisme semblable à celui décrit pour la cytotoxicité médiée par les CTL.

Évaluation expérimentale de la cytotoxicité cellulaire

Trois systèmes expérimentaux ont été particulièrement utiles pour mesurer l'activation et les phases effectrices des réponses cytotoxiques à médiation cellulaire. La réaction mixte lymphocytaire (MLR, de *mixed-lymphocyte reaction*) est un système *in vitro* permettant de doser la prolifération des cellules T_H lors d'une réponse à médiation cellulaire ; la lympholyse à médiation cellulaire (CML, de *cell-mediated lympholysis*) est un dosage *in vitro* de la fonction effectrice cytotoxique ; la réaction du greffon contre l'hôte (GVH, de *graft-versus-host*) chez les animaux expérimentaux représente un système *in vivo* permettant d'étudier la cytotoxicité à médiation cellulaire.

Réaction mixte lymphocytaire (MLR)

Au cours des années 1960, au début de l'histoire de l'immunologie cellulaire moderne, on a observé que lorsque des lymphocytes de rat étaient cultivés sur une monocouche de fibroblastes de souris, les lymphocytes de

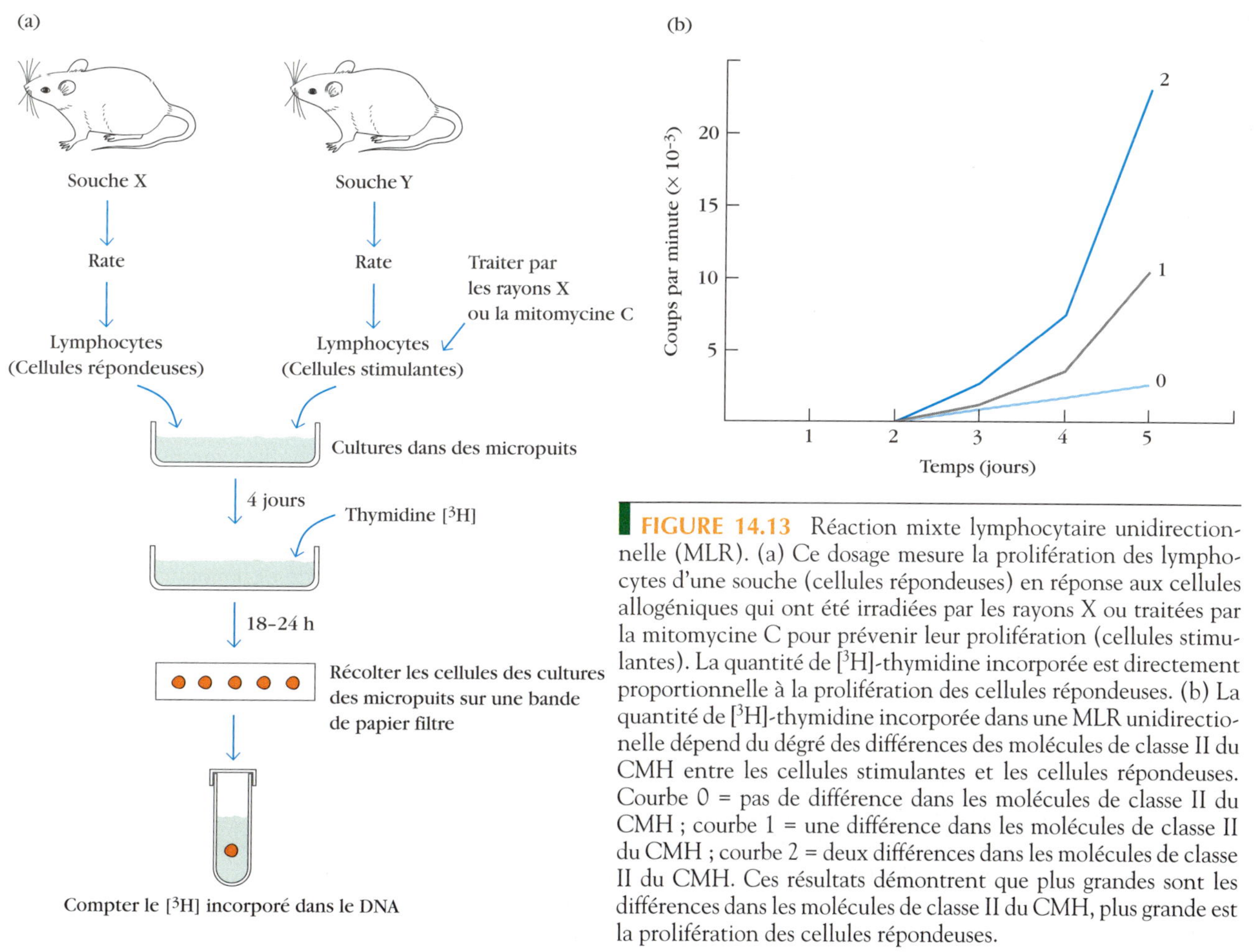

FIGURE 14.13 Réaction mixte lymphocytaire unidirectionnelle (MLR). (a) Ce dosage mesure la prolifération des lymphocytes d'une souche (cellules répondeuses) en réponse aux cellules allogéniques qui ont été irradiées par les rayons X ou traitées par la mitomycine C pour prévenir leur prolifération (cellules stimulantes). La quantité de [^{3}H]-thymidine incorporée est directement proportionnelle à la prolifération des cellules répondeuses. (b) La quantité de [^{3}H]-thymidine incorporée dans une MLR unidirectionnelle dépend du dégré des différences des molécules de classe II du CMH entre les cellules stimulantes et les cellules répondeuses. Courbe 0 = pas de différence dans les molécules de classe II du CMH ; courbe 1 = une différence dans les molécules de classe II du CMH ; courbe 2 = deux différences dans les molécules de classe II du CMH. Ces résultats démontrent que plus grandes sont les différences dans les molécules de classe II du CMH, plus grande est la prolifération des cellules répondeuses.

rat proliféraient et détruisaient les fibroblastes de souris. En 1970, on a découvert que des CTL fonctionnels pouvaient aussi être créés en co-cultivant des cellules spléniques allogéniques dans un système appelé réaction mixte lymphocytaire (MLR, de *mixed-lymphocyte reaction*). Dans une MLR, les lymphocytes T subissent une importante transformation blastique et une prolifération cellulaire. Le degré de prolifération peut être évalué en ajoutant de la [^{3}H]-thymidine au milieu de culture et en déterminant la capture du marqueur dans le DNA lors des divisions cellulaires répétées.

Dans une MLR, les deux populations de lymphocytes T allogéniques prolifèrent, à moins que la réponse d'une population soit annulée par traitement par la mitomycine C ou une irradiation X mortelle (figure 14.13). Dans le dernier système, appelé MLR unidirectionnel, la population qui ne répond pas fournit des cellules stimulantes qui expriment des allo-antigènes étrangers aux cellules T répondeuses. Dans les 24-48 h, les cellules T répondeuses commencent à se diviser en réponse aux allo-antigènes des cellules stimulantes, et à partir des 72-96 h qui suivent, une population en expansion de CTL fonctionnels est créée. Avec ce système expérimental, des CTL fonctionnels peuvent être créés entièrement *in vitro* ; par la suite, leur activité peut être évaluée par divers dosages.

Le rôle important des cellules T_H dans une MLR unidirectionnelle peut être démontré par l'utilisation d'anticorps dirigés contre le marqueur membranaire CD4 des cellules T_H. Dans une MLR unidirectionnelle, les cellules T_H répondeuses reconnaissent les molécules allogéniques de classe II du CMH sur les cellules stimulantes et prolifèrent en réponse à ces différences. L'élimination des cellules T_H $CD4^+$ de la population des cellules répondeuses par un anti-CD4 associé à du complément abolit la MLR et prévient la création de CTL. En plus des cellules T_H, des cellules accessoires, telles que les macrophages, sont elles aussi nécessaires pour que la MLR s'effectue. Lorsque les cellules adhérentes (pour la plupart des macrophages) sont éliminées de la population stimulatrice, la réponse proliférative dans la MLR est abolie et les CTL fonctionnels ne sont plus créés. On sait maintenant que la fonction de ces macrophages est d'activer les cellules T_H restreintes aux molécules de classe II du CMH dont la prolifération est mesurée dans la MLR. En l'absence de l'activation des cellules T_H, il n'y a pas de prolifération.

Lympholyse à médiation cellulaire (CML)

Le développement du dosage par lympholyse à médiation cellulaire (CML, de *cell-mediated lympholysis*) a été une avancée expérimentale essentielle qui a contribué à la compréhension du mécanisme de la destruction des cellules cible par des CTL. Dans ce dosage, des cellules cible appropriées sont marquées, de façon intracellulaire, par du chrome 51 (^{51}Cr), par incubation des cellules cible avec du $Na_2{}^{51}CrO_4$. Après que le ^{51}Cr ait diffusé dans une cellule, il se lie aux protéines cytoplasmiques, ce qui réduit la diffusion passive du marqueur hors de la cellule. Lorsque des CTL activés spécifiquement sont incubés pendant 1 à 4 h avec de telles cellules cible marquées, ces dernières se lysent et le ^{51}Cr est libéré. La quantité de ^{51}Cr libérée est directement liée au nombre de cellules cible lysées par les CTL. Au moyen de cet essai, on a démontré la spécificité des CTL pour des cellules allogéniques, des cellules tumorales, des cellules infectées par un virus et des cellules chimiquement modifiées (figure 14.14).

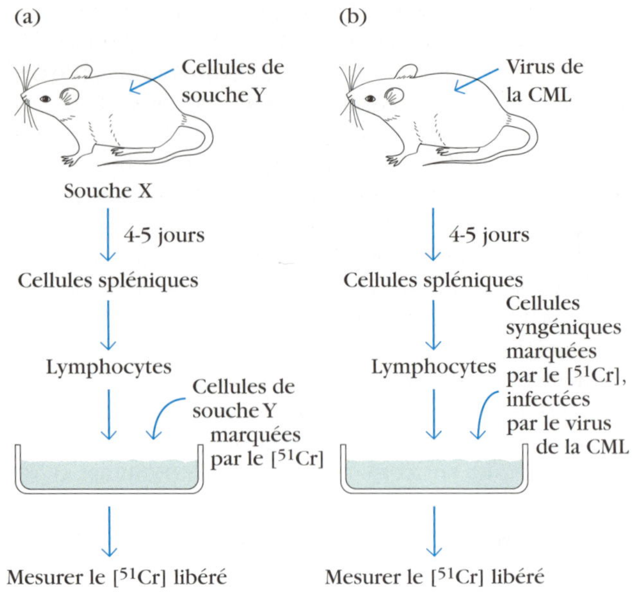

FIGURE 14.14 Dosage par lympholyse à médiation cellulaire (CML) *in vitro*. Ce dosage peut mesurer l'activité des lymphocytes T cytotoxiques (CTL) contre les cellules allogéniques (a) ou les cellules infectées par un virus (b). Dans les deux cas, la libération de ^{51}Cr dans le surnageant indique la présence de CTL qui peuvent lyser les cellules souche.

Les cellules T responsables de la CML ont été identifiées en utilisant sélectivement différentes sous-populations de cellules T au moyen d'une lyse par un anticorps associé au complément. En général, l'activité des CTL présente une restriction à la classe I du CMH. Les CTL ne peuvent donc tuer que les cellules cible qui présentent l'antigène associé aux molécules syngéniques de classe I du CMH. Cependant, occasionnellement, on a montré que des $CD4^+$, qui sont des cellules T restreintes à la classe II, se comportent en CTL.

Réactions du greffon contre l'hôte

La réaction du greffon contre l'hôte (GVH) est une indication *in vivo* de la cytotoxicité à médiation cellulaire. La réaction se développe lorsque des lymphocytes immunocompétents sont injectés à un receveur allogénique dont le système immunitaire est affaibli. Étant donné que le donneur et le receveur ne sont pas génétiquement identiques, les lymphocytes greffés commencent à attaquer l'hôte et l'état affaibli de ce dernier empêche le développement d'une réponse immunitaire contre le greffon. Chez l'Homme, des réactions GVH se développent souvent après une transplantation de moelle osseuse chez des patients qui ont été exposés aux radiations ou qui ont une leucémie, une maladie par immunodéficience ou une anémie auto-immune. Les manifestations cliniques de la réaction GVH incluent des diarrhées, des lésions cutanées, un ictère, une splénomégalie, voire la mort. Les cellules épithéliales de la peau et du tractus gastro-intestinal deviennent souvent nécrotiques, ce qui provoque la destruction de la peau et de la bordure intestinale.

Expérimentalement, les réactions GVH se développent lorsque des lymphocytes immunocompétents sont transférés à un animal allogénique néonatal ou irradié par les rayons X. Les receveurs, particulièrement les nouveau-nés, ont souvent des pertes de poids. Les lymphocytes greffés sont habituellement transportés vers de nombreux organes, y compris la rate, où ils commencent à proliférer en réponse aux antigènes allogéniques du CMH de l'hôte. Cette prolifération induit un influx de cellules hôte et se traduit par un gonflement visible de la rate, ou splénomégalie. L'intensité d'une réaction GVH peut être estimée en calculant l'index de rate de la façon suivante :

$$\text{Index de rate} = \frac{\text{poids de la rate expérimentale/poids corporel total}}{\text{poids de la rate témoin/poids corporel total}}$$

Un index de rate égal ou supérieur à 1,3 est considéré comme l'indication d'une réaction GVH positive. La splénomégalie résulte de la prolifération des populations de cellules T $CD4^+$ et $CD8^+$. On a montré aussi que les cellules NK jouent un rôle dans la réaction GVH et ces cellules pourraient contribuer à certaines des lésions observées au niveau de la peau et de la paroi intestinale.

Hypersensibilité retardée

Lorsque certaines sous-populations de cellules T_H activées rencontrent certains types d'antigènes, elles sécrètent des cytokines qui induisent une réaction inflammatoire localisée appelée hypersensibilité retardée (DTH, de *delayed-type hypersensitivity*). La réaction est caractérisée par de larges influx de cellules inflammatoires non spécifiques où les macrophages sont les principaux participants. Ce type de réaction a été décrit pour la première fois en 1890 par Robert Koch, qui avait observé que des individus infectés par *Mycobacterium tuberculosis* développaient une réponse inflammatoire localisée lorsqu'on leur administrait par voie intradermique un filtrat de culture de mycobactéries. Il a appelé cette réaction localisée de la peau « réaction à la tuberculine ».

Par la suite, lorsqu'il est apparu que toute une variété d'autres antigènes pouvaient induire cette réponse, son nom a été changé en hypersensibilité retardée par référence au début tardif de la réaction et de la lésion tissulaire étendue (hypersensibilité) qui est souvent associée à cette réaction. Le terme d'hypersensibilité est quelque peu trompeur, car il suggère qu'une réponse DTH est toujours préjudiciable. Bien que, dans certains cas, une réponse DTH provoque une lésion tissulaire étendue et est pathologique en elle-même, dans de nombreux cas, la lésion tissulaire est limitée et la réponse joue un rôle important dans la défense contre les pathogènes intracellulaires et les antigènes de contact (les antigènes de contact sont des substances synthétiques ou naturelles, telles que le sumac vénéneux, qui induisent des réactions DTH lorsqu'elles sont au contact de la peau ou des muqueuses).

Phases de la réponse DTH

Le développement de la réponse DTH nécessite une phase de sensibilisation initiale de 1 à 2 semaines à la suite d'un premier contact avec l'antigène. Au cours de cette période, des cellules T_H sont activées et développées de façon clonale par l'antigène présenté avec la molécule de classe II du CMH requise à la surface d'une cellule présentatrice de l'antigène appropriée (figure 14.15a). On a montré que toute une variété de cellules présentatrices de l'antigène étaient impliquées dans l'activation d'une réponse DTH, y compris les cellules de Langerhans et les macrophages. Les cellules de Langerhans sont des cellules dendritiques trouvées dans l'épiderme. On pense que ces cellules prennent l'antigène qui a pénétré à travers la peau et le portent aux ganglions lymphatiques régionaux où des cellules T sont activées par cet antigène. Dans certaines espèces, y compris chez l'Homme, les cellules endothéliales vasculaires expriment des molécules de classe II du CMH et se comportent aussi en cellules présentatrices de l'antigène dans le développement de la réponse DTH. Généralement, les cellules T activées lors de la phase de sensibilisation sont des cellules T $CD4^+$, essentiellement de la sous-population T_H1 mais, dans quelques cas, on a montré que des cellules $CD8^+$ pouvaient elles aussi induire une réponse DTH. Les cellules T activées sont souvent désignées sous le nom de cellules T_{DTH} pour mettre l'accent sur leur fonction dans la réponse DTH, bien qu'en réalité, elles soient simplement un sous-groupe de cellules T_H (ou, dans certains cas, de cellules T_C).

Une exposition ultérieure à l'antigène induit la phase effectrice de la réponse DTH (voir la figure 14.15). Lors de cette phase, les cellules T_{DTH} sécrètent toute une variété de cytokines qui sont responsables du recrutement et de l'activation de macrophages et d'autres cellules inflammatoires non spécifiques. Normalement, une réponse DTH n'est pas apparente avant 24 h en moyenne après un second contact avec l'antigène ; la réponse présente généralement son maximum dans les 48-72 h après ce deuxième contact. Le début retardé de cette réponse reflète le temps nécessaire pour que les cytokines induisent des influx de macrophages et activent ces derniers. Une fois qu'une réponse DTH a commencé, des interactions complexes de cellules non spécifiques et de médiateurs sont déclenchées ; elles peuvent se traduire par une énorme amplification. À partir du moment où la réponse DTH est totalement développée, seules 5 % des cellules participantes sont des cellules T_{DTH} spécifiques de l'antigène ; les autres sont des macrophages ou d'autres cellules non spécifiques.

Les macrophages sont les principales cellules effectrices de la réponse DTH. Des cytokines élaborées par les cellules T_{DTH} induisent les monocytes du sang à adhérer aux cellules endothéliales vasculaires et à migrer du sang dans les tissus environnants. Lors de ce processus, les monocytes se différencient en macrophages activés. Comme il a été décrit au chapitre 2, les macrophages activés ont des capacités de phagocytose augmentées et une possibilité accrue de tuer les micro-organismes au moyen de divers médiateurs cytotoxiques. En plus, les macrophages activés expriment des taux augmentés de molécules de classe II du CMH et de molécules d'adhésion cellulaire ; ils se comportent donc en cellules présentatrices de l'antigène plus efficaces.

L'influx et l'activation des macrophages lors de la réponse DTH sont des défenses efficaces de l'hôte contre les pathogènes intracellulaires. Généralement, le pathogène est éliminé rapidement avec peu de dommages tissulaires. Cependant, dans certains cas, particulièrement lorsque l'antigène n'est pas facilement éliminé, une

Visualisation des concepts

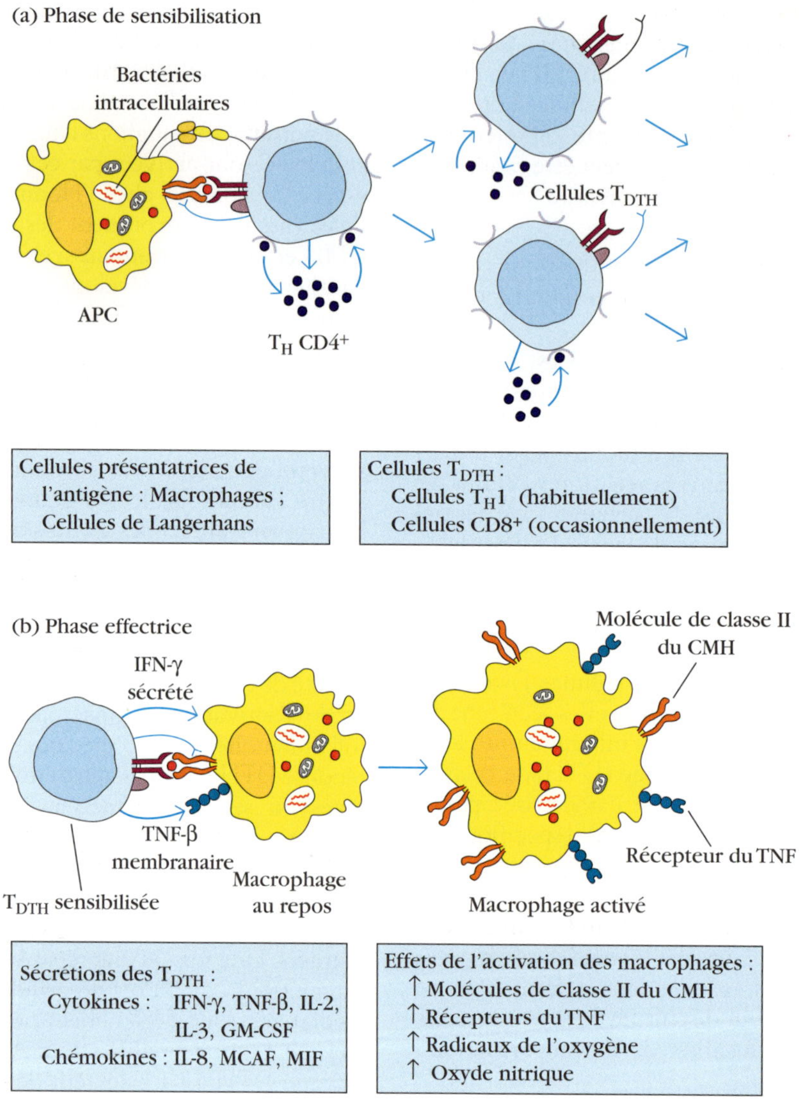

FIGURE 14.15 Vue d'ensemble de la réponse DTH. (a) Dans la phase de sensibilisation après le contact initial avec l'antigène (par exemple, des peptides dérivés des bactéries intracellulaires), les cellules T_H prolifèrent et se différencient en cellules T_{DTH}. Les cytokines sécrétées par ces cellules T sont indiquées par des points bleu foncé. (b) Dans la phase effectrice qui suit l'exposition subséquente aux cellules T_{DTH} sensibilisées à l'antigène, les cellules T_{DTH} sécrètent toute une variété de cytokines et de chémokines. Ces facteurs attirent et activent les macrophages, ainsi que d'autres cellules inflammatoires non spécifiques. Les macrophages activés sont plus efficaces dans la présentation de l'antigène, perpétuant ainsi la réponse DTH, et ils se comportent en cellules effectrices principales de cette réaction. MCAF = facteur chimiotactique et activateur des macrophages ; MIF = facteur inhibiteur de la migration des macrophages.

réponse DTH prolongée peut elle-même devenir destructrice pour l'hôte lorsqu'une intense réponse inflammatoire se développe dans une réaction granulomateuse visible. Un granulome apparaît lorsqu'une activation continue des macrophages induit ces derniers à adhérer étroitement les uns aux autres ; ils prennent une forme épithélioïde et parfois fusionnent pour donner des cellules géantes multinucléées (figure 14.16). Ces cellules géantes déplacent les cellules normales du tissu, formant alors des nodules palpables ; elles libèrent de fortes concentrations d'enzymes lytiques qui détruisent le tissu environnant. Dans ces cas, la réponse peut endommager les vaisseaux sanguins et conduire à une nécrose tissulaire étendue.

Cytokines impliquées dans la réaction DTH

De nombreuses cytokines jouent un rôle dans le déclenchement d'une réaction DTH. Le profil des cytokines impliquées dans une réponse DTH suggère que les cellules

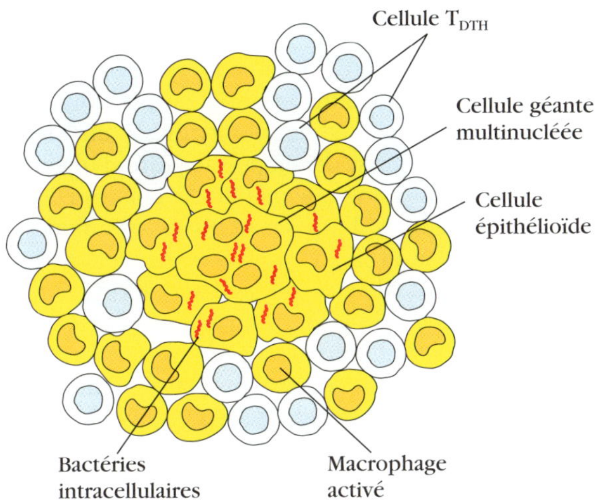

FIGURE 14.16 Une réponse DTH prolongée peut conduire à la formation d'un granulome, une masse qui ressemble à un nodule. Les enzymes lytiques libérés des macrophages activés d'un granulome peuvent provoquer une lésion tissulaire étendue.

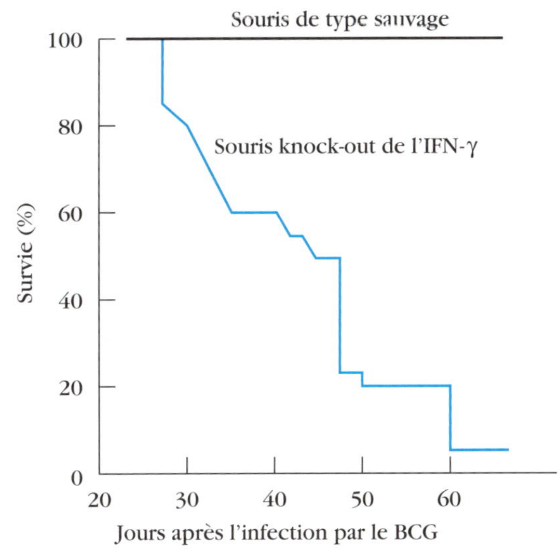

FIGURE 14.17 Démonstration expérimentale du rôle de l'IFN-γ dans la défense de l'hôte contre les pathogènes intracellulaires. Des souris knock-out ont été produites en introduisant une mutation ciblée dans le gène qui code l'IFN-γ ; ces souris ont ensuite été infectées par 10^7 unités de *Mycobacterium bovis* atttténué (BCG) et leur survie a été déterminée. [Adapté de DK Dalton et *al.*, 1993, *Science* **259**:1739.)

DTH pourraient appartenir essentiellement à la population T_H1 (voir le tableau 14.2). L'IL-2 agit de façon autocrine pour amplifier la population des cellules T productrice de cytokines. Parmi les cytokines produites par les cellules T_{DTH}, beaucoup servent à activer et à attirer les macrophages vers le site d'activation. L'IL-3 et le GM-CSF induisent une hématopoïèse localisée de la lignée granulocyte-monocyte. L'IFN-γ et le TNF-β (de concert avec le TNF-α et l'IL-1) dérivés des macrophages agissent sur les cellules endothéliales voisines, induisant de nombreux changements qui facilitent l'extravasation des monocytes et des autres cellules inflammatoires non spécifiques. Les neutrophiles et les monocytes circulants adhèrent aux molécules d'adhésion présentées sur les cellules endothéliales vasculaires et s'extravasent dans les espaces tissulaires. Les neutrophiles apparaissent tôt dans la réaction, atteignent leur maximum dès la 6e heure environ, puis voient leur nombre diminuer. L'infiltration des monocytes a lieu entre les 24 et 48 h qui suivent l'exposition à l'antigène.

Lorsque les monocytes pénètrent dans les tissus pour y devenir des macrophages, ils sont attirés par chimiotaxie vers le site de la réponse DTH par des chémokines (chimiokines), telles que le facteur d'attraction et d'activation des monocytes (MCAF, de *monocyte chemotactic and activating factor*). Une autre chémokine, appelée facteur d'inhibition de la migration (MIF, de *migration-inhibition factor*), inhibe une migration ultérieure des macrophages et les empêche donc de quitter le site de la réaction DTH. Lorsque les macrophages s'accumulent au niveau du site d'une réaction DTH, ils sont activés par des cytokines, particulièrement par l'IFN-γ et le TNF-β membranaire produits par les cellules T_{DTH}. Comme il a été remarqué précédemment, les macrophages activés sont des cellules présentatrices de l'antigène plus efficaces que les macrophages non activés. Ainsi, les macrophages activés peuvent médier efficacement l'activation de plus de cellules T, qui à leur tour sécrètent davantage de cytokines qui attirent et activent encore plus de macrophages. Cependant, cette réponse auto-entretenue est une épée à double tranchant, avec une limite étroite entre une réponse bénéfique et protectrice et une réponse préjudiciable caractérisée par une lésion tissulaire étendue.

La publication d'expérimentations effectuées sur des souris knock-out incapables de produire de l'IFN-γ a démontré l'importance de cette cytokine dans la réponse DTH. Lorsque ces souris knock-out étaient infectées par une souche atténuée de *Mycobacterium bovis*, connu sous le nom de BCG (bacille de Calmette-Guérin), presque tous les animaux mouraient dans les 60 jours, tandis que les souris de type sauvage survivaient (figure 14.17). On a montré que les macrophages des souris knock-out de l'IFN-γ avaient des taux réduits de molécules de classe II du CMH et de métabolites bactéricides, tels que l'oxyde nitrique et l'anion superoxyde.

Rôle protecteur de la réponse DTH

Toute une série de pathogènes intracellulaires et d'antigènes de contact peuvent induire une réponse DTH (tableau 14.3). Les cellules possédant des pathogènes intracellulaires sont rapidement détruites par les enzymes lytiques libérés par les macrophages activés qui s'accumulent au niveau du site d'une réaction DTH (figure 14.18). Cependant, la réponse initiale n'est pas spécifique et se traduit souvent par une lésion importante du tissu sain. Généralement, c'est le prix que l'organisme doit payer pour éliminer avec succès les cellules présentant des pathogènes intracellulaires ou fongiques. La réponse à *Mycobacterium tuberculosis* illustre la nature à double tranchant de la réponse DTH. L'immunité contre cette bactérie intracellulaire implique une réponse DTH dans laquelle des macrophages activés emmurent le pathogène

Tableau 14.3 Pathogènes intracellulaires et antigènes de contact induisant une hypersensibilité retardée

Bactéries intracellulaires	Virus intracellulaires
Mycobacterium tuberculosis	Herpesvirus simplex
Mycobacterium leprae	Virus de la variole
Listeria monocytogenes	Virus de la rougeole
Brucella abortus	Antigènes de contact
Champignons intracellulaires	Chlorure de picryle
Pneumocystis carinii	Teintures pour les cheveux
Candida albicans	Sels de nickel
Histoplasma capsulatum	Sumac vénéneux
Cryptococcus neoformans	Chêne vénéneux
Parasites intracellulaires	
Leishmania (diverses espèces)	

dans le poumon et le séquestrent au sein d'une lésion granulomateuse appelée tubercule. Cependant, il arrive souvent que les enzymes lytiques concentrés libérés par les macrophages activés des tubercules provoquent des lésions du tissu pulmonaire.

Le rôle vital de la réponse DTH dans la protection de l'hôte contre divers pathogènes intracellulaires est illustré par le SIDA. Dans cette maladie, les cellules T CD4$^+$ sont gravement diminuées, ce dont il résulte une perte de la réponse DTH. Souvent, les patients atteints de SIDA développent des infections potentiellement mortelles par des bactéries intracellulaires, des champignons ou des protozoaires qui n'auraient pas été capables de provoquer une infection grave chez des individus dont la réponse DTH était intacte. Le SIDA est décrit avec plus de détail dans le chapitre 19.

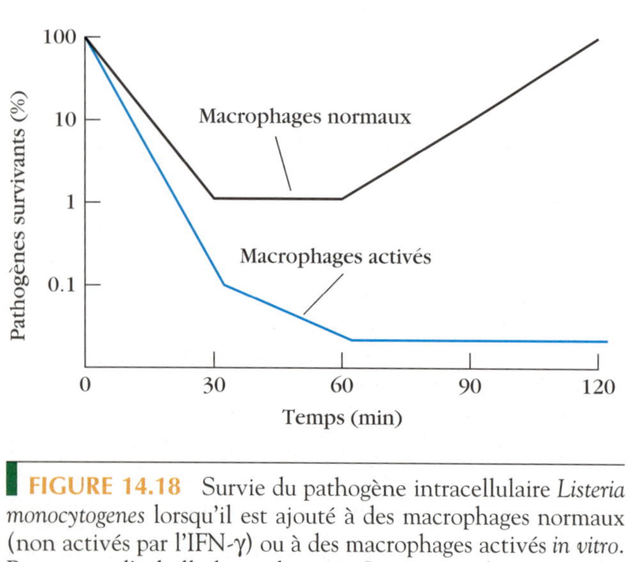

FIGURE 14.18 Survie du pathogène intracellulaire *Listeria monocytogenes* lorsqu'il est ajouté à des macrophages normaux (non activés par l'IFN-γ) ou à des macrophages activés *in vitro*. Remarquer l'échelle logarithmique. La capacité beaucoup plus grande des macrophages activés à détruire les pathogènes intracellulaires est évidente.

Détection de la réponse DTH

La présence d'une réaction DTH peut être mesurée expérimentalement en injectant un antigène par voie intradermique à un animal et en observant si une lésion cutanée caractéristique se développe au point d'injection. Un test cutané positif indique que l'individu possède une population de cellules T_{DTH} sensibilisées spécifiques de l'antigène testé. Par exemple, pour déterminer si un individu a été exposé à M. *tuberculosis*, de la PPD, protéine dérivée de la paroi cellulaire de cette mycobactérie, est injectée par voie intradermique. Le développement d'une lésion rouge, légèrement œdémateuse et dure, au niveau du site d'injection, dans les 40 à 72 h qui suivent, indique que l'individu a été exposé aux antigènes de M. *tuberculosis*. Cependant, un test positif ne permet pas de préciser s'il s'agissait d'une forme pathogène de M. *tuberculosis* ou d'une forme vaccinale reçue lors d'une immunisation qui est effectuée dans certaines régions du monde. Le développement d'une lésion cutanée chez un individu préalablement sensibilisé résulte de l'intense infiltration des cellules au niveau du site d'injection au cours d'une réaction DTH ; 80 %-90 % de ces cellules sont des macrophages.

Réponses DTH pathologiques

Dans certains cas, la réponse DTH à un pathogène intracellulaire peut provoquer une lésion tissulaire si intense que la réponse elle-même est pathologique et constitue un réel état d'hypersensibilité. L'essentiel de la lésion tissulaire de la tuberculose résulte de l'accumulation de macrophages activés dont les enzymes lysosomiaux détruisent le tissu pulmonaire sain. Des réactions d'hypersensibilité retardée peuvent aussi se développer contre le chêne vénéneux ou d'autres antigènes de contact. Certains exemples d'état de réactions d'hypersensibilité, dans lesquelles le dommage tissulaire l'emporte largement sur les effets bénéfiques, sont décrits dans le chapitre 17.

Résumé

1. La branche à médiation cellulaire du système immunitaire implique trois types de cellules effectrices spécifiques d'un antigène : les cellules T_H1 et T_H2 CD4$^+$ et les lymphocytes T cytotoxiques (CTL). Comparées aux cellules T_H ou T_C naïves, les cellules effectrices sont plus aisément activées, expriment des taux plus élevés de molécules d'adhésion cellulaire, présentent des profils de homing différents et produisent des molécules effectrices solubles ainsi que des molécules effectrices membranaires (voir les tableaux 14.1 et 14.2).
2. La première phase de la réponse immunitaire médiée par les CTL implique l'activation et la différenciation des cellules T_C, appelées CTL précurseurs (CTL-P). L'interaction d'un CTL-P avec un complexe antigène-molécule de classe I du CMH conduit à l'expression des récepteurs de l'IL-2 et de l'L-2 par le CTL-P activé. L'IL-2 produite par le CTL-P lui-même et/ou par les cellules T_H en cours de prolifération se lie alors aux récepteurs de l'IL-2, ce qui induit la prolifération et la différenciation du CTL-P en CTL effecteur (voir la figure 14.1).

3. La deuxième phase de la réponse médiée par les CTL implique différentes étapes : reconnaissance des cellules cible spécifiques portant l'antigène et des molécules de classe I du CMH, formation de conjugués CTL-cellule cible, réorientation des granules cytoplasmiques au sein du CTL vers la région de contact avec la cellule cible, libération du contenu des granules dans la zone d'adhésion cellulaire, formation de pores dans la membrane de la cellule cible, dissociation du CTL de la cellule cible et destruction subséquente de la cellule cible (voir la figure 14.4). Les monomères de perforine libérés des granules des CTL s'insèrent dans la membrane de la cellule cible et se polymérisent, formant alors des pores par lesquels des protéases, appelées granzymes, libérées du CTL peuvent pénétrer dans la cellule cible (voir la figure 14.7). La destruction de la cellule cible par les CTL semble s'opérer par apoptose induite par les granzymes solubles libérés du CTL ou induite par le ligand du Fas membranaire (voir la figure 14.9).
4. Différentes cellules cytotoxiques non spécifiques peuvent aussi tuer les cellules cible sans avoir à entrer en interaction avec des complexes antigène-CMH. Les cellules NK, par exemple, médient la lyse des cellules tumorales et des cellules infectées par un virus par formation de pores induite par la perforine, selon un mécanisme semblable à celui utilisé par les CTL. L'expression de taux relativement élevés de molécules de classe I du CMH sur les cellules normales semble protéger ces dernières d'une destruction médiée par les cellules NK. Cette destruction est régulée par l'équilibre entre des signaux positifs créés par l'engagement de récepteurs activateurs (le NKR-P1 et d'autres) et des signaux négatifs émis par des récepteurs d'inhibition (le CD94/NKG2 et la famille KIR) (voir la figure 14.11).
5. Les cellules NK et divers autres types de cellules cytotoxiques non spécifiques peuvent se lier à la région Fc d'un anticorps fixé sur des cellules cible et par la suite libérer des enzymes lytiques, de la perforine ou du TNF, qui endommagent la membrane des cellules cible. Ce processus, appelé cytotoxicité à médiation cellulaire dépendante de l'anticorps (ADCC), dirige ainsi des cellules cytotoxiques non spécifiques vers des cellules cible spécifiques.
6. L'immunité à médiation cellulaire impliquant une hypersensibilité retardée joue un rôle important dans la défense de l'hôte contre les pathogènes intracellulaires. Les cellules T associées à une DTH, ou cellule T_{DTH}, qui se différencient à partir de cellules T_H activées, sécrètent de nombreuses cytokines, semblables à celles sécrétées par les T_H1, qui provoquent l'accumulation et l'activation des macrophages. Les macrophages activés, qui sont les plus efficaces dans la destruction des pathogènes intracellulaires, sont les effecteurs essentiels de la réponse DTH (voir la figure 14.15 et le tableau 14.3).

RÉFÉRENCES

Atkinson, EA, et RC Bleackley. 1995. Mechanisms of lysis by cytotoxic T cells. *Crit. Rev. Immunol.* **15**:359.

Berke, G. 1995. Unlocking the secrets of CTL and NK cells. *Immunol. Today* **16**:343.

Braud, VM, *et al.* 1998. HLA-E binds to natural killer cell receptors CD94/NKG2A, B, and C. *Nature* **391**:795-799.

Croft, M. 1994, Activation of naive, memory and effector T cells. *Curr. Opin. Immunol.* **6**:431.

Gray, D. 1994. Regulation of immunological memory. *Curr. Opin. Immunol.* **6**:425.

Griffiths, GM. 1995. The cell biology of CTL killing. *Curr. Opin. Immunol.* **7**:343.

Henkart, PA, et MV Sitkovsky. 1994. Two ways to kill target cells. *Curr. Biol.* **4**:923.

Kagi, D, *et al.* 1994. Fas and perforin as major mechanisms of T cell-mediated cytotoxicity. *Science* **265**:528.

Lanier, LL. 1998. NK cell receptors. *Annu. Rev. of Immunol.* **16**:359.

Long, EO. 1999. Regulation of immune responses through inhibitory receptors. *Annu. Rev. Immunol.* **17**:875-904.

Sites Web utiles

http://www.cellsalive.com/ctl.htm
Ce sous-site de *Cells Alive* présente le mouvement des lymphocytes T cytotoxiques (CTL) reconnaissant, attaquant et tuant une cible beaucoup plus grande infectée par le virus de la grippe. La séquence enregistrée par MT Esser et V Lam Braciale, de l'*University of Virginia Beirne B. Carter Center for Immunology Research*, dure 30 minutes.

http://www.antibodyassay.com/nkcell.htm
Le site Web *AAL Reference Laboratories* présente les bases logiques des tests cliniques de la fonction des cellules NK et explique comment ces derniers doivent être effectués.

QUESTIONS À L'USAGE DES ÉTUDIANTS

1. Dire si chacune des assertions suivantes est vraie ou fausse. Si vous pensez qu'une assertion est fausse, expliquer pourquoi.

a. Les cytokines peuvent réguler une branche du système immunitaire activée.

b. Les CTL et les cellules NK libèrent de la perforine après interaction avec les cellules cible.

c. L'activation par un antigène des CTL-P naïfs requière un signal de costimulation délivré par interaction avec le CD28 et le B7.

d. Les CTL utilisent un seul mécanisme pour tuer les cellules cible.

e. La sécrétion de certaines cytokines essentielles est à la base du rôle joué par les cellules T dans les réactions DTH.

2. Vous possédez un anticorps monoclonal spécifique du LFA-1. Vous effectuez des dosages par CML d'un clone de CTL, en utilisant des cellules cible pour lesquelles le clone est spécifique, en présence ou en l'absence de cet anticorps. Prédire les quantités relatives de ^{51}Cr libérées dans les deux essais. Expliquez votre réponse.

3. Vous décidez de cocultiver des lymphocytes des souches énumérées dans le tableau ci-dessous afin d'observer la réaction mixte lymphocytaire (MLR). Dans chaque cas, dire quelle(s) population(s) va (vont) selon vous proliférer ?

Population 1	Population 2	Prolifération
C57BL/6 (H-2^b)	CBA (H-2^k)	
C57BL/6 (H-2^b)	CBA (H-2^k) traitée par la mitomycine C	
C57BL/6 (H-2^b)	(CBA × C57BL/6)F_1 (H-$2^{k/b}$)	
C57BL/6 (H-2^b)	C57L (H-2b)	

4. Dans la réaction mixte lymphocytaire (MLR), l'incorporation de la [^{3}H]thymidine est souvent utilisée pour estimer la prolifération cellulaire.

a. Quel type de cellule prolifère dans la MLR ?

b. Comment pourriez-vous prouver l'identité de la cellule proliférante ?

c. Expliquer pourquoi la production d'IL-2 peut aussi être utilisée pour estimer la prolifération cellulaire dans la MLR.

5. Indiquer laquelle des propriétés énumérées ci-dessous est présentée par les cellules T_H, les CTL, les cellules T_H et les CTL, ou ni l'un ni l'autre de ces types cellulaires.

a. — Peut produire de l'IL-1

b. — Peut produire de l'IL-2

c. — Est restreint(e) aux molécules de classe I du CMH

d. — Exprime le CD8

e. — Est restreint(e) à l'activation des cellules B

f. — Est cytotoxique pour les cellules cible

g. — Est la principale cellule proliférante dans une MLR

h. — Est la cellule effectrice dans un dosage par CML

i. — Est limitée aux molécules de classe II du CMH

j. — Exprime le CD4

k. — Est la cellule effectrice essentielle dans une réponse DTH

l. — Exprime le CD3

m. — Adhère aux cellules cible par le LFA-1

n. — Peut exprimer le récepteur de l'IL-2

o. — Exprime le récepteur des cellules T αβ

p. — Est la principale cible de l'HIV

q. — Répond aux antigènes solubles uniquement

r. — Produit de la perforine

s. — Exprime le ligand du CD40 à sa surface

6. Des souris de diverses souches consanguines étaient infectées par le virus de la chorioméningite lymphocytaire (CML) et, quelques jours plus tard, leurs cellules spléniques étaient isolées. La capacité des cellules spléniques activées à lyser des cellules souche infectées par le virus de la CML et marquées par le ^{51}Cr venant des diverses souches était déterminée. Dans le tableau ci-joint, indiquer par le signe (+) ou le signe (–) si les cellules spléniques listées dans la colonne de gauche provoqueraient la libération de ^{51}Cr des cellules souche énumérées dans les têtières des colonnes du tableau.

7. Une souris est infectée par le virus de la grippe. Comment pourriez-vous déterminer si la souris a des cellules T_H ou T_C spécifiques de la grippe ?

8. Expliquer pourquoi les cellules NK d'un hôte donné tuent de nombreux types de cellules infectées par un virus, mais pas les cellules normales de cet hôte.

9. Considérer les souris modifiées génétiquement ci-après et prédire l'apparition des processus indiqués. Les souris H-2^d, dans lesquelles la perforine et le ligand du Fas sont tous deux knock-out, sont immunisées avec le virus de la LCM. Une semaine après l'immunisation, les cellules T de ces souris sont récoltées et testées pour leur toxicité sur :

a. Les cellules cible des souris H-2^b normales infectées par le virus de la LCM

b. Les cellules cible des souris normales H-2^d

c. Les cellules cible des souris H-2^d dans lesquelles la perforine et Fas sont knock-out

d. Les cellules cible des souris H-2^d normales infectées par le virus de la LCM

e. Les cellules cible des souris H-2^d dans lesquelles la perforine et le FasL sont knock-out

À utiliser avec la question 6 :

Source des cellules spléniques activées	^{51}Cr libéré des cellules cible infectées par le virus de la CML			
	B10.D2 (H-2^d)	B10 (H-2^b)	B10.BR (H-2^k)	(BALB/c × B10)F_1 (H-$2^{b/d}$)
B10.D2 (H-2^d)				
B10 (H-2^b)				
BALB/c (H-2^d)				
(BALB/c × B10) (H-$2^{b/d}$)				

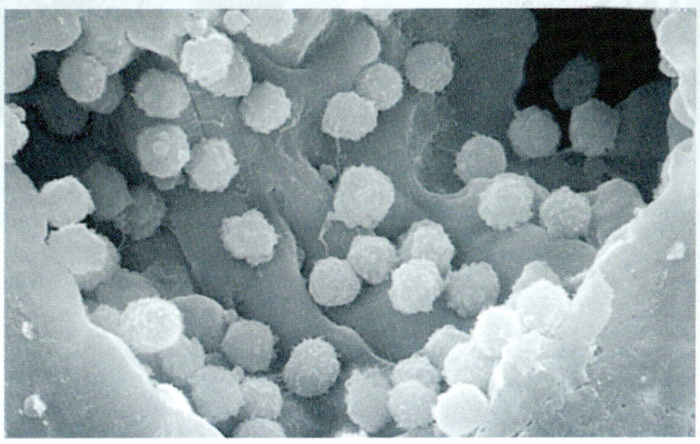

CHAPITRE 15

MIGRATION DES LEUCOCYTES ET INFLAMMATION

De nombreux types de leucocytes se déplacent d'une partie du corps à une autre. C'est particulièrement vrai pour les lymphocytes qui circulent continuellement dans le sang et dans la lymphe et, de concert avec les autres types de leucocytes, migrent dans les tissus au niveau des sites d'infection ou de lésion tissulaire. Cette recirculation, non seulement augmente la probabilité pour que des lymphocytes spécifiques d'un antigène particulier rencontrent ce dernier, mais aussi elle est essentielle au développement d'une **réponse inflammatoire**. L'inflammation est une réponse complexe à une lésion locale ou à tout autre traumatisme ; elle est caractérisée par la rougeur, la chaleur, le gonflement et la douleur. L'inflammation implique diverses cellules du système immunitaire et de nombreux médiateurs. L'assemblage et la régulation des réponses inflammatoires seraient impossibles sans la migration contrôlée des populations de leucocytes. Ce chapitre traite des molécules et des processus qui jouent un rôle dans la migration des leucocytes, des diverses molécules qui médient l'inflammation et des changements physiologiques caractéristiques qui accompagnent les réponses inflammatoires.

Recirculation des lymphocytes

Les lymphocytes ont une capacité remarquable de recirculation, étant donné qu'ils passent continuellement du sang ou de la lymphe dans les divers organes lymphoïdes (figure 15.1). Après un court temps de transit d'approximativement 30 minutes dans la circulation sanguine, presque 45 % de l'ensemble des lymphocytes passent directement du sang dans la rate, où ils séjournent pendant approximativement 5 h. Des quantités presqu'égales (42 %) de lymphocytes passent du sang dans les divers ganglions lymphatiques périphériques, où ils séjournent environ 12 h. Un plus petit nombre de lymphocytes (10 %) migrent vers les tissus extralymphoïdes tertiaires en passant entre les cellules endothéliales qui bordent les capillaires. Normalement, ces tissus ont peu, voire pas du tout, de cellules lymphoïdes, mais ils peuvent en importer au cours d'une réponse inflammatoire. Les tissus extralymphoïdes tertiaires les plus immunologiquement actifs sont ceux qui forment l'interface avec l'environnement externe, tels que la peau et les divers épithéliums des muqueuses des tractus gastro-intestinal, pulmonaire et génito-urinaire.

Le processus de recirculation continue des lymphocytes permet qu'un nombre maximal de lymphocytes engagés antigéniquement rencontrent l'antigène et entrent en interaction avec ce dernier. Un lymphocyte donné peut faire un circuit complet, du sang aux tissus ou à la lymphe puis retour au sang, jusqu'à une ou deux fois par jour. Étant donné qu'environ un seul lymphocyte sur 10^5 reconnaît un antigène particulier, un grand nombre de cellules T ou de cellules B engagées antigéniquement doivent entrer en contact avec l'antigène, au niveau d'une cellule présentatrice de ce dernier, dans un court laps de temps, pour qu'une réponse immunitaire spécifique puisse être créée. Les chances pour que le faible pourcentage de lymphocytes engagés contre un antigène donné entre effectivement en contact avec cet antigène lorsqu'il est présent sont augmentées par la recirculation importante des lymphocytes. La probabilité de tels contacts est aussi considérablement augmentée par les facteurs qui régulent, organisent et dirigent la circulation des lymphocytes et des cellules présentatrices de l'antigène.

Molécules d'adhésion cellulaire

L'endothélium vasculaire joue un important rôle de « gardien », en régulant le mouvement vers les tissus des molécules transportées par le sang et des leucocytes. Pour que les leucocytes circulants pénètrent dans un tissu inflammatoire ou des organes lymphoïdes périphériques, ils doivent adhérer aux cellules endothéliales qui bordent les parois des vaisseaux sanguins puis passer entre ces

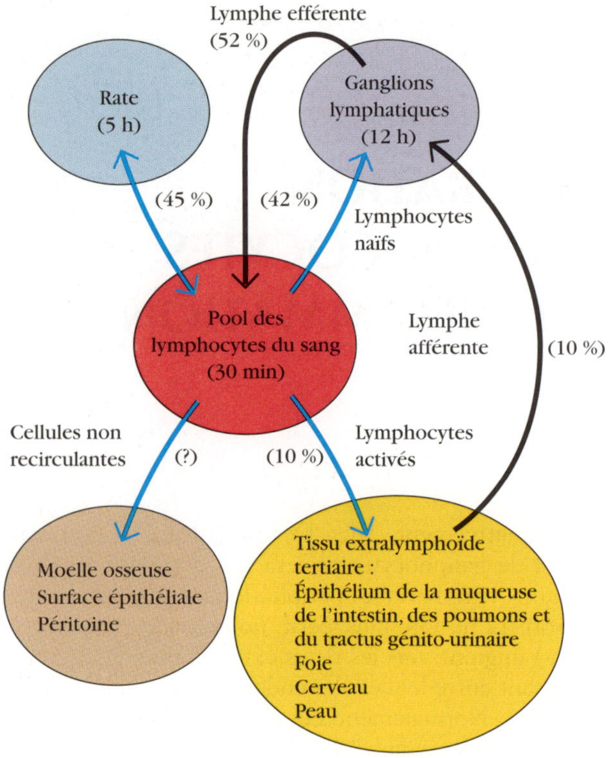

FIGURE 15.1 Voies de la recirculation des lymphocytes. Le pourcentage du pool de lymphocytes qui circule vers les divers sites et les temps moyens de transit dans les principaux sites sont indiqués. Les lymphocytes migrent du sang vers les ganglions lymphatiques en passant à travers des zones spécialisées des veinules postcapillaires appelées veinules à endothélium épais (HEV). Bien que la plupart des lymphocytes circulent, certains sites semblent contenir des lymphocytes qui ne le font pas. [D'après A. Ager, 1994, *Trends Cell Biol.* **4**:326.)

cellules endothéliales ; ce processus est appelé **extravasation**. Les cellules endothéliales expriment des **molécules d'adhésion cellulaire** (**CAM**, de *cell-adhesion molecule*) spécifiques des leucocytes. Certaines de ces protéines membranaires sont exprimées de façon constitutive ; d'autres ne le sont qu'en réponse à des concentrations locales de cytokines produites au cours d'une réponse inflammatoire. Les lymphocytes recirculants, les monocytes et les granulocytes portent des récepteurs qui se lient aux CAM de l'endothélium vasculaire, ce qui leur permet de passer dans les tissus.

En plus de leur rôle dans l'adhésion des leucocytes aux cellules endothéliales vasculaires, les CAM des leucocytes servent aussi à augmenter la force des interactions fonctionnelles entre les cellules du système immunitaire. On a montré que diverses molécules d'adhésion contribuent aux interactions entre les cellules T_H et les APC, les cellules T_H et les cellules B, et aussi les CTL et les cellules cible.

De nombreuses CAM endothéliales ou leucocytaires ont été clonées et caractérisées, ce qui a apporté de nombreux détails concernant le processus d'extravasation. La plupart de ces CAM appartiennent à quatre familles de protéines : la famille des sélectines, la famille des mucine-like, la famille des intégrines et la superfamille des immunoglobulines (Ig) (figure 15.2).

Famille des sélectines

Les glycoprotéines membranaires de la famille des **sélectines** ont un domaine distal semblable à une lectine, ce qui permet à ces molécules de se lier à des groupes glucidiques spécifiques. Les sélectines entrent essentiellement en interaction avec des parties glucidiques sialylées qui sont souvent liées à des molécules semblables à une mucine. La famille des sélectines inclut trois molécules, désignées L, E et P. La plupart des leucocytes circulant expriment la sélectine-L, tandis que la sélectine-E et la sélectine-P le sont à la surface des cellules endothéliales vasculaires. Les molécules de sélectine sont responsables de l'adhésion initiale des leucocytes à l'endothélium vasculaire.

Famille des mucine-like

Les **mucines** constituent un groupe de protéines riches en sérine et en thréonine qui sont très fortement glycosylées. Leur structure étirée leur permet de présenter leurs ligands osidiques sialylés aux sélectines. Par exemple, la sélectine-L des leucocytes reconnaît les oses sialylés de deux molécules mucine-like (le CD34 et le GlyCAM1) exprimées à la surface de certaines cellules endothéliales des ganglions lymphatiques. Une autre molécule mucine-like (le PSGL-1), rencontrée sur les neutrophiles, entre en interaction avec la sélectine-E et la sélectine-P exprimées sur un endothélium inflammatoire.

Famille des intégrines

Les **intégrines** sont des protéines hétérodimériques (constituées d'une chaîne α et d'une chaîne β) exprimées par les leucocytes, qui facilitent l'adhérence à l'endothélium vasculaire ainsi que d'autres interactions entre cellules. Les intégrines sont groupées en diverses catégories selon la sous-unité β qu'elles contiennent. Des intégrines différentes sont exprimées par les diverses populations de leucocytes, ce qui permet à ces cellules de se lier aux différents CAM qui appartiennent à la superfamille des immunoglobulines exprimés le long de l'endothélium vasculaire. Comme il sera décrit ultérieurement, certaines intégrines doivent être activées avant qu'elles puissent se fixer avec une forte affinité à leurs ligands. L'importance des molécules d'intégrine dans l'extravasation des leucocytes est démontrée par le **déficit en adhésion leucocytaire**, maladie autosomique récessive décrite ultérieurement dans ce chapitre (voir les « Regards sur la clinique »). Cette affection est caractérisée par des infections bactériennes récurrentes et un retard à la guérison des plaies.

Superfamille des immunoglobulines

Diverses molécules d'adhésion contiennent un nombre variable de domaines de type immunoglobulinique et sont donc classées dans la **superfamille des immunoglobulines**. Appartiennent à ce groupe l'ICAM-1, l'ICAM-2, l'ICAM-3 et le VCAM, qui sont exprimés sur les cellules

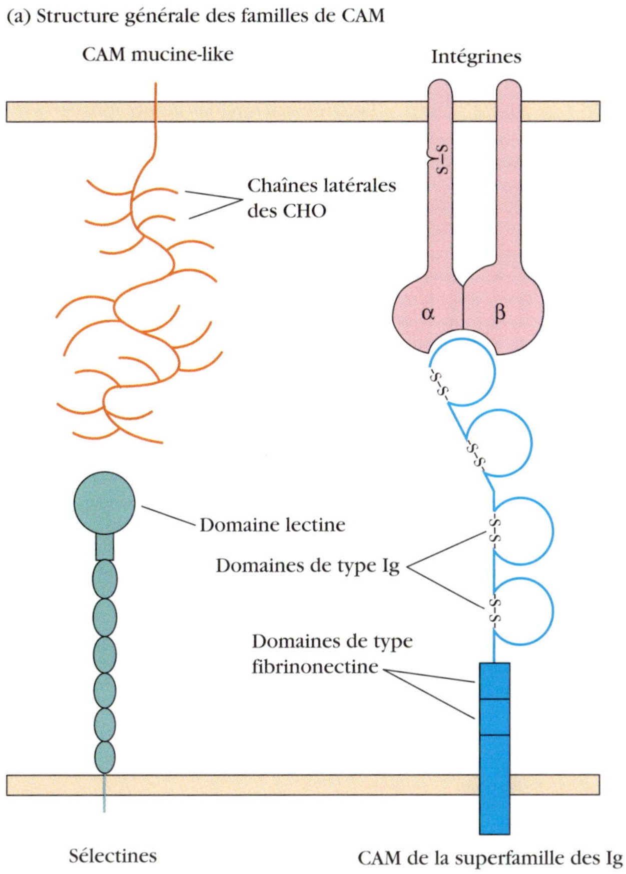

(b) Quelques CAM appartenant à chaque famille

CAM mucine-like
- GlyCAM-1
- CD34
- PSGL-1
- MAdCAM-1

Sélectines :
- Sélectine-L
- Sélectine-P
- Sélectine-E

CAM de la superfamille des Ig :
- ICAM-1, -2, -3
- VCAM-1
- LFA-2 (CD2)
- LFA-3 (CD58)
- MAdCAM-1

Intégrines :
- α4β1 (VLA-4, LPAM-2)
- α4β7 (LPAM-1)
- α6β1 (VLA-6)
- αLβ2 (LFA-1)
- αMβ2 (Mac-1)
- αXβ2 (CR4, p150/95)

FIGURE 15.2 Représentations schématiques montrant la structure générale des quatre familles de molécules d'adhésion cellulaire (a) et liste de molécules représentatives de chaque famille (b). Le domaine lectine des sélectines entre en interaction essentiellement avec les carbohydrates (CHO) des molécules des mucines-like. Les deux chaînes constituantes des molécules d'intégrine contribuent au site de liaison qui entre en interaction avec un domaine de type Ig des CAM appartenant à la superfamille des Ig. Le MAdCAM-1 contient un domaine mucine-like et un domaine Ig-like et peut se lier à la fois aux sélectines et aux intégrines.

endothéliales vasculaires et se lient à diverses molécules d'intégrine. Une molécule d'adhésion cellulaire importante appelée MAdCAM-1 possède à la fois des domaines de type immunoglobulinique et des domaines mucine-like. Cette molécule est exprimée sur l'endothélium des muqueuses et dirige l'entrée des lymphocytes dans la muqueuse. Elle se lie aux intégrines par son domaine de type immunoglobulinique et aux sélectines par son domaine mucine-like.

Extravasation des neutrophiles

Lorsqu'une réponse inflammatoire se développe, diverses cytokines, ainsi que d'autres médiateurs de l'inflammation, agissent sur les vaisseaux sanguins locaux, induisant alors une expression accrue des CAM des endothéliums. On dit alors que l'endothélium vasculaire est **activé ou inflammatoire**. Les neutrophiles sont généralement le premier type de cellules à se lier à l'endothélium activé et à passer dans les tissus. Pour cela, les neutrophiles doivent reconnaître l'endothélium activé et y adhérer suffisamment fort pour qu'ils ne soient pas emportés par le sang circulant. Les neutrophiles liés doivent ensuite pénétrer à travers la couche endothéliale et migrer dans le tissu sous-jacent. Les monocytes et les éosinophiles effectuent leur extravasation par un processus semblable, mais les étapes ont été mieux établies pour les neutrophiles, et donc la description se concentrera sur cette cellule.

Le processus d'extravasation des neutrophiles peut être divisé en quatre étapes successives : (1) roulement, (2) activation grâce à un stimulus par des chémoattractants, (3) arrêt et adhésion et (4) migration transendothéliale (figure 15.3a). Dans la première étape, les neutrophiles s'attachent de façon lâche à l'endothélium par une interaction de faible affinité carbohydrate-sélectine. Lors d'une réponse inflammatoire, des cytokines et d'autres médiateurs agissent sur l'endothélium local en induisant l'expression de molécules d'adhésion de la famille des sélectines. Ces molécules de sélectine-E et de sélectine-P se lient aux molécules d'adhésion cellulaire mucine-like de la membrane des neutrophiles ou avec un lactosaminoglycanne sialylé, appelé sialyl Lewis^x (figure 15.3b). Cette interaction attache brièvement le neutrophile à la cellule endothéliale, mais la force tangentielle du sang circulant détache rapidement le neutrophile. Les molécules de sélectine d'une autre cellule endothéliale fixent à nouveau le neutrophile ; ce processus se répète de telle façon que le neutrophile culbute le long de l'épithélium ; ce type de liaison est appelé roulement (*rolling*).

Lorsque le neutrophile roule, il est activé par divers **chémoattractants** (chimioattractants) ; ce sont des constituants permanents de la surface des cellules endothéliales ou des constituants sécrétés localement par les cellules impliquées dans la réponse inflammatoire. Parmi les chémoattractants, figurent les membres de la grande famille des cytokines chémoattractives, appelés **chémokines** (chimiokines). Deux chémokines impliquées dans

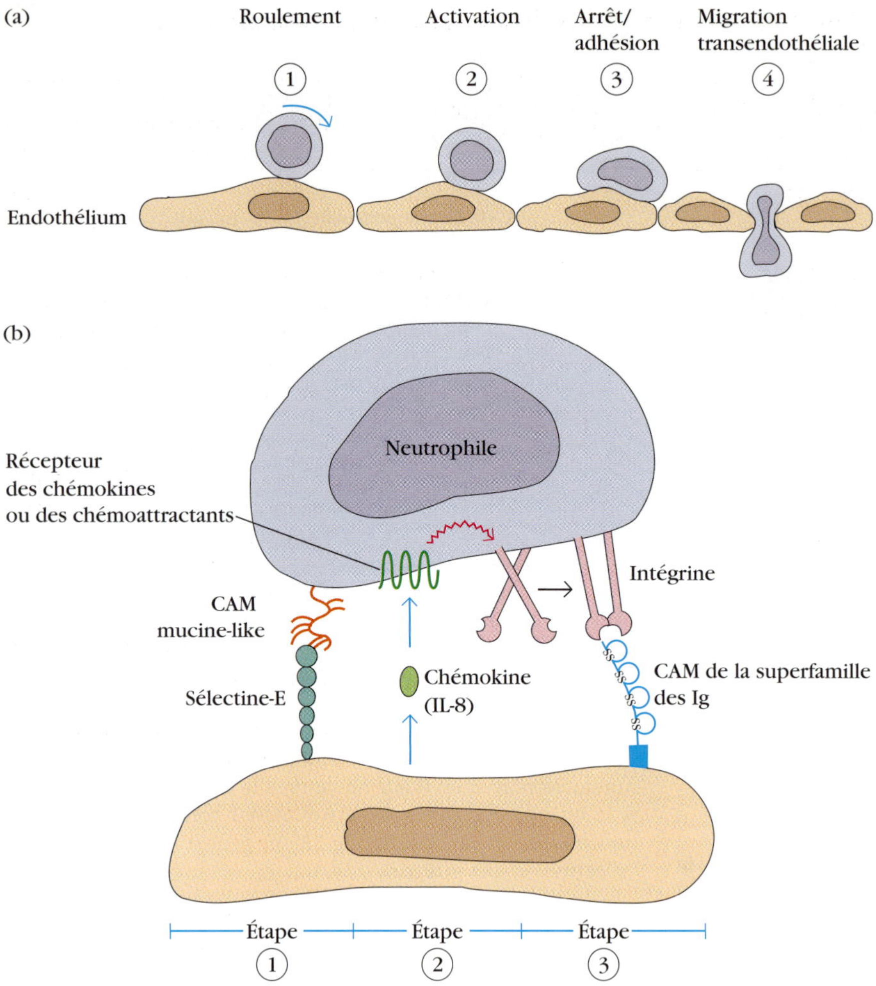

FIGURE 15.3 (a) Les quatre étapes intervenant de façon séquentielle, mais pouvant se recouper, de l'extravasation des neutrophiles. (b) Molécules d'adhésion cellulaire et chémokines impliquées dans les trois premières étapes de l'extravasation des neutrophiles. Le roulement initial est médié par la liaison des molécules de sélectine-E de l'endothélium vasculaire aux carbohydrates sialylés des CAM mucine-like. Une chémokine, telle que l'IL-8, se fixe ensuite à un récepteur lié à une protéine G du neutrophile, ce qui déclenche un signal d'activation. Ce signal induit un changement conformationnel des molécules d'intégrine, ce qui leur permet d'adhérer fermement aux molécules de la superfamille des Ig de l'endothélium.

le processus d'activation sont l'interleukine 8 (l'IL-8) et la protéine inflammatoire des macrophages (le MIP-1β). Cependant, tous les chémoattractants n'appartiennent pas au groupe des chémokines. D'autres chémoattractants sont le facteur d'activation des plaquettes (PAF, de *platelet-activating factor*), les produits de coupure du complément C5a, C3a et C5b67 et divers peptides N-formylés produits par la rupture des protéines bactériennes au cours d'une infection. La liaison de ces chémoattractants aux récepteurs de la membrane des neutrophiles déclenche un signal d'activation médié par les **protéines G** associées au récepteur. Ce signal induit un changement conformationnel des molécules d'intégrine de la membrane du neutrophile, ce qui augmente leur affinité pour les molécules d'adhésion de la superfamille des Ig à la surface de l'endothélium. L'interaction ultérieure entre les intégrines et les CAM de la superfamille des Ig stabilise l'adhésion des neutrophiles à la surface de la cellule endothéliale, ce qui permet aux neutrophiles d'adhérer fermement à la cellule endothéliale.

Par la suite, le neutrophile migre à travers la paroi des vaisseaux vers les tissus. Les étapes de la migration transendothéliale et la façon dont cette dernière est dirigée sont encore largement inconnues ; on pense qu'elles sont médiées par une activation ultérieure par des chémoattractants et par des interactions subséquentes intégrine-superfamille des Ig, ou par un stimulus de migration séparé.

Extravasation des lymphocytes

Divers sous-groupes de lymphocytes présentent une extravasation dirigée au niveau des sites inflammatoires et des organes lymphoïdes secondaires. La recirculation des lymphocytes est ainsi soigneusement contrôlée afin d'assurer que des populations appropriées de cellules B et de cellules T soient recrutées dans les différents tissus. Comme pour les neutrophiles, l'extravasation des lymphocytes implique des interactions entre de nombreuses molécules d'adhésion cellulaire (tableau 15.1). Le processus dans son ensemble est semblable à celui qui se produit lors de l'extravasation des neutrophiles et il comprend les mêmes quatre étapes de contact et de roulement, d'activation, d'arrêt et d'adhésion et, finalement, de migration transendothéliale.

Veinules à endothélium épais

Certaines régions de l'endothélium vasculaire des veinules postcapillaires de divers organes lymphoïdes sont constituées de cellules spécialisées de forme pleine et

TABLEAU 15.1 Quelques interactions entre les molécules d'adhésion cellulaire impliquées dans l'extravasation des leucocytes*

Récepteur des cellules	Expression	Ligands de l'endothélium	Étapes impliquant une interaction	Fonction principale
CLA ou ESL-1	Cellules T effectrices	Sélectine-E	Attachement/roulement	Homing vers la peau et migration dans le tissu inflammatoire
Sélectine-L	Tous les leucocytes	GlyCAM-1, CD34, MAdCAM-1	Attachement/roulement	Recirculation des lymphocytes *via* les HEV vers les ganglions lymphatiques périphériques et migration dans les sites tertiaires d'inflammation
LFA-1 (αLβ2)	Sous-groupes de leucocytes	ICAM-1, -2, -3	Adhésion/arrêt	Rôle général dans l'extravasation des lymphocytes *via* les HEV et migration des leucocytes dans un tissu inflammatoire
LPAM-1 (α4β7)	Cellules T effectrices, monocytes	MAdCAM-1, VCAM-1	Roulement/adhésion	Homing des cellules T vers l'intestin *via* les HEV de la muqueuse ; migration dans le tissu inflammatoire
Mac-1 (αMβ2)	Monocytes	VCAM-1	-	Migration des monocytes dans un tissu inflammatoire
PSGL-1	Neutrophiles	Sélectine-E Sélectine-P	Attachement/roulement	Migration des neutrophiles dans un tissu inflammatoire
VLA-4 (α4β1)	Neutrophiles, cellules T, monocytes	VCAM-1, MAdCAM-1, fibronectine	Roulement/adhésion	Rôle général dans la migration des leucocytes dans un tissu inflammatoire
VLA-6 (α6β1)	Cellules T	Laminine	-	Homing des cellules T progénitrices du thymus ; rôle possible dans le homing des cellules T vers les sites autres que les muqueuses

* La plupart des CAM des endothéliums et des leucocytes appartiennent à quatre groupes de protéines, comme il est montré dans la figure 15.2. En général, les molécules de la famille des intégrines se lient aux CAM de la superfamille des Ig, et les molécules de la famille des sélectines se lient aux CAM mucine-like. Des membres des familles des sélectines et des mucines-like peuvent être exprimés sur les leucocytes et les cellules endothéliales, tandis que les intégrines ne sont exprimées que sur les leucocytes et que les CAM de la superfamille des Ig ne sont exprimées que sur l'endothélium.

† Voir les figures 15.3a et 15.7 pour une illustration des étapes du processus d'extravasation.

cuboïde (« haute ») ; de telles régions sont appelées **veinules à endothélium épais (HEV**, de *high-endothelial venules*) (figure 15.4a, b). L'apparence de ces cellules contraste fortement avec celle des cellules endothéliales plates qui bordent le reste du capillaire. Tous les organes lymphoïdes secondaires, à l'exception de la rate, contiennent des HEV. Lorsque des coupes à la congélation de ganglions lymphatiques, de plaques de Peyer ou d'amygdales sont incubées avec des lymphocytes puis lavées pour éliminer les cellules non liées, on constate que plus de 85 % des cellules liées adhèrent aux HEV, même si ces HEV ne représentent que 1 à 2 % de la surface totale de la coupe congelée (figure 15.4c).

On a estimé que jusqu'à $1{,}4 \times 10^4$ lymphocytes s'extravasent chaque seconde à travers les HEV d'un seul ganglion lymphatique. Le développement et le maintien des HEV dans les organes lymphoïdes sont influencés par les cytokines produites en réponse à la capture de l'antigène. Par exemple, les HEV cessent de se développer chez les animaux maintenus dans un environnement sans germes (*germ-free*). Le rôle de l'activation antigénique des lymphocytes dans le maintien des HEV a été démontré en bloquant chirurgicalement la vascularisation lymphatique afférente d'un ganglion, de telle façon que l'entrée des antigènes dans ce ganglion soit bloquée. En peu de temps les HEV présentent une fonction diminuée puis finalement reviennent à une morphologie plus plate.

Les veinules à endothélium épais expriment toute une série de molécules d'adhésion cellulaire. De même que les autres cellules endothéliales vasculaires, les HEV expriment les CAM de la famille des sélectines (la sélectine-E et la sélectine-P), de la famille des mucine-like (le GlyCAM-1 et le CD34) et de la superfamille des immunoglobulines (l'ICAM-1, l'ICAM-2, l'ICAM-3, le VCAM-1 et le MAdCAM-1). Certaines de ces molécules

(a)

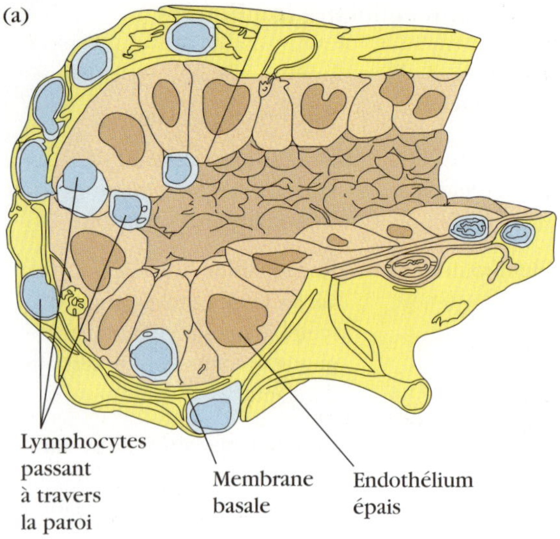

(b)

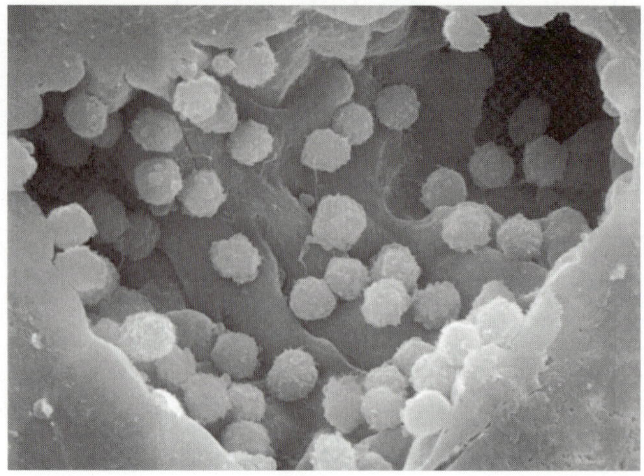

(c)

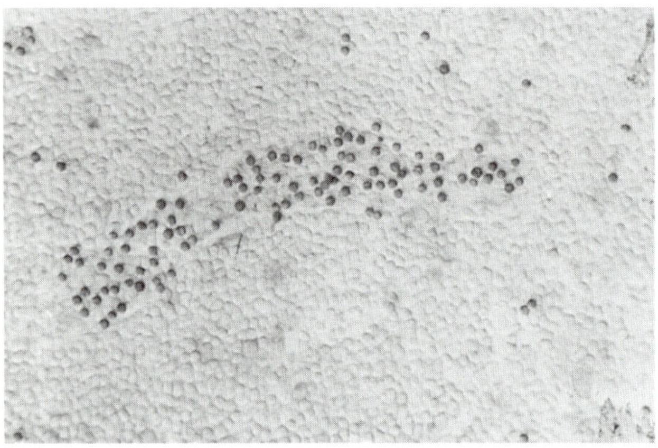

FIGURE 15.4 a) Représentation schématique sur une coupe d'une veinule postcapillaire d'un ganglion lymphatique avec un endothélium épais. Les lymphocytes sont représentés dans les différentes étapes de leur attachement à l'HEV et dans leur migration à travers la paroi dans le cortex du ganglion. (b) Micrographie électronique à balayage montrant les nombreux lymphocytes liés à la surface d'une veinule à endothélium épais. (c) Micrographie d'une coupe à la congélation d'un tissu lymphoïde. Quelques 85 % des lymphocytes (colorés en sombre) sont liés aux HEV (en coupe) qui représentent seulement 1 à 2 % de la surface totale de la coupe. [La partie (a) est adaptée de AO Anderson et ND Anderson, 1981, dans *Cellular Functions in Immunity and Inflammation*, JJ Oppenheim *et al.* (éds.), Elsevier, North-Holland ; la partie (b) est adaptée de SD Rosen et LM Stoolman, 1987, *Vertebrate Lectins*, Van Nostrand Reinhold ; la partie (c) est adaptée de SD Rosen, 1989, *Curr. Opin. Cell Biol.* **1**:913.]

d'adhésion sont distribuées d'une façon spécifique d'un tissu. Ces molécules d'adhésion spécifiques d'un tissu ont été appelées **adressines vasculaires** (**VA**, de *vascular addressins*) parce qu'elles servent à diriger l'extravasation des différentes populations de lymphocytes recirculants vers des organes lymphoïdes particuliers.

Homing des lymphocytes

Le processus général d'extravasation des lymphocytes est semblable à celui des neutrophiles. Une caractéristique importante qui distingue les deux processus est que les divers sous-groupes de lymphocytes migrent différemment selon les tissus. Ce processus est appelé **trafficking** ou **homing**. Les différents profils de homing des sous-groupes de lymphocytes sont médiés par des récepteurs de la surface des lymphocytes recirculants qui reconnaissent les adressines vasculaires particulières des HEV des divers tissus lymphoïdes secondaires et des endothéliums des sites d'inflammation. Étant donné que ces récepteurs dirigent la circulation des diverses populations de lymphocytes vers des tissus lymphoïdes ou inflammatoires particuliers, ils ont été appelés **récepteurs du homing**. Les chercheurs ont identifié de nombreux lymphocytes et de nombreuses molécules d'adhésion cellulaire endothéliales qui participent à l'interaction des lymphocytes avec les HEV et l'endothélium des sites tertiaires ou des sites d'inflammation (voir tableau 15.1). Il est devenu évident que toute une série de facteurs, y compris les différences dans les adressines et les récepteurs du homing, contribuent aux différences de homing parmi les sous-groupes de lymphocytes. Comme il est décrit ultérieurement, dans la section consacrée aux chémokines, ces molécules jouent un rôle primordial dans la détermination de l'hétérogénéité des profils de circulation des lymphocytes.

Lymphocytes naïfs

Un lymphocyte naïf (vierge) n'est pas capable de développer une réponse immunitaire tant qu'il n'a pas été activé pour devenir une cellule effectrice. L'activation d'une cellule naïve se produit dans des micro-environnements spécialisés au sein du tissu lymphoïde secondaire (par exemple les ganglions lymphatiques périphériques, les plaques de Peyer, les amygdales et la rate). Dans ces micro-environnements spécialisés, les cellules dendritiques captent l'antigène et le présentent au lymphocyte naïf, ce qui conduit à son activation. Les cellules naïves ne présentent pas de préférence pour un type particulier de tissu lymphoïde secondaire et circulent de façon non discriminative vers les tissus lymphoïdes secondaires de l'ensemble de l'organisme en reconnaissant les molécules d'adhésion sur les HEV.

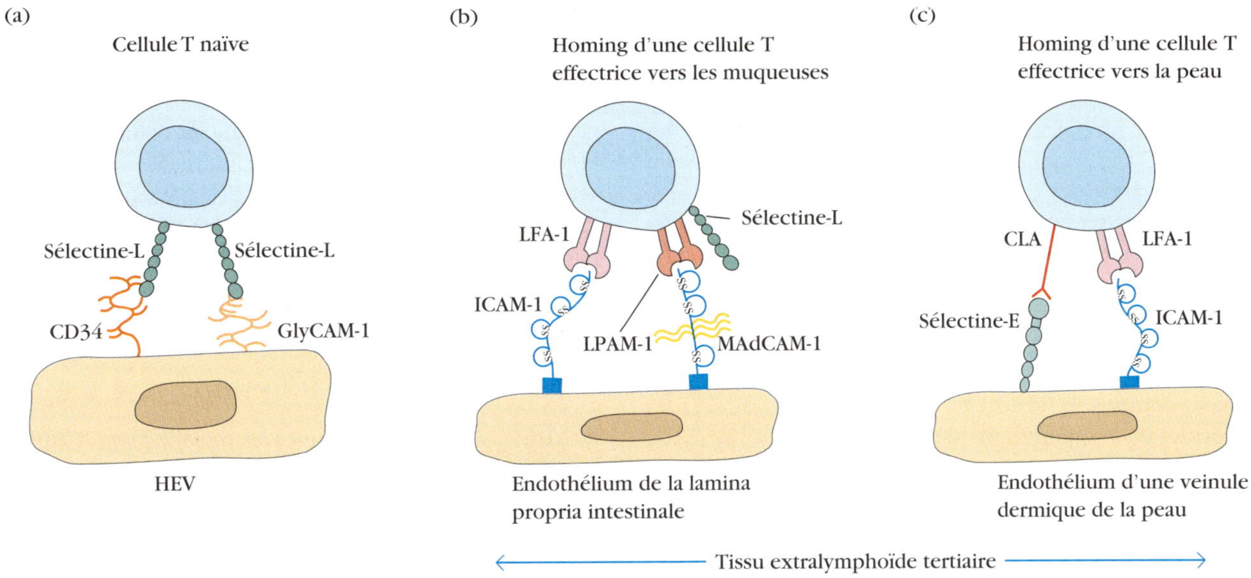

FIGURE 15.5 Exemples de récepteurs du homing et d'adressines vasculaires impliqués dans le homing sélectif des cellules T naïves et des cellules T effectrices. (a) Les cellules T naïves tendent à effectuer leur homing vers des tissus lymphoïdes secondaires en passant à travers les HEV de ces derniers. L'interaction initiale implique le récepteur du homing qui est la sélectine-L et des molécules d'adhésion cellulaire mucine-like, telles que le CD34 et le GlyCAM-1, exprimées sur les cellules des HEV. (b, c) Diverses sous-populations de cellules T effectrices expriment des taux élevés de récepteurs du homing particuliers qui leur permettent d'effectuer leur homing vers l'endothélium de tissus extralymphoïdes tertiaires particuliers. Les interactions initiales dans le homing des cellules T effectrices vers des sites des muqueuses et de la peau sont présentées.

L'attachement initial des lymphocytes naïfs aux HEV est généralement médié par la liaison du récepteur du homing, la sélectine-L, à des molécules d'adhésion telles que le GlyCAM-1 et le CD34 des HEV (figure 15.5a). Le profil du homing des cellules naïves est conçu pour que ces dernières recirculent de façon constante à travers les tissus lymphoïdes secondaires, dont la fonction essentielle est de capter les antigènes du sang et des tissus. Étant donné qu'environ un lymphocyte sur 10^5 est spécifique d'un antigène particulier, ce type de homing aide à rendre maximale la probabilité de rencontre entre l'antigène et un lymphocyte susceptible de le reconnaître.

Lorsque des lymphocytes naïfs rencontrent un antigène capté par un tissu lymphoïde secondaire, ils sont activés et se développent en lymphoblastes. L'activation prend environ 48 h, et au cours de cette période, les cellules blastiques sont retenues dans la région paracorticale du tissu lymphoïde secondaire. Lors de cette phase, appelée la phase de shut-down, les lymphocytes spécifiques de l'antigène ne peuvent pas être détectés dans la circulation (figure 15.6). La prolifération et la différenciation rapide des cellules naïves ont lieu au cours de cette phase de shut-down. Les cellules effectrices et les cellules à mémoire générées par ce processus quittent ensuite le tissu lymphoïde et commencent à recirculer.

Lymphocytes effecteurs et lymphocytes à mémoire

Les profils du homing des lymphocytes effecteurs et des lymphocytes à mémoire diffèrent de ceux des lymphocytes naïfs. Les cellules effectrices tendent à se localiser dans les régions d'infection en reconnaissant l'endothélium vasculaire activé et les molécules de chémoattractants qui sont générées au cours de la réponse inflammatoire. Les lymphocytes à mémoire, par ailleurs, se localisent sélectivement dans le type de tissu où ils ont rencontré pour la première fois l'antigène. Vraisemblablement, ceci assure qu'une cellule à mémoire particulière retournera aux tissus où elle aura le plus de chances de rencontrer à nouveau une menace ultérieure due à l'antigène qu'elle reconnaît.

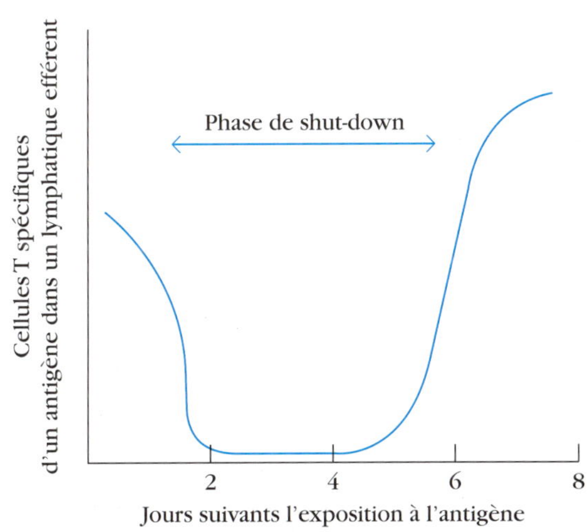

FIGURE 15.6 L'activation des cellules T dans la région paracorticale d'un ganglion lymphatique se traduit par une brève perte de la recirculation des lymphocytes. Durant cette phase de shut-down, on ne peut pas détecter dans la lymphe efférente les cellules T spécifiques d'un antigène en train de quitter le ganglion.

Les cellules effectrices et les cellules à mémoire expriment des taux augmentés de certaines molécules d'adhésion cellulaire, telles que le LFA-1, qui sont capables d'entrer en interaction avec les ligands présents sur les tissus extralymphoïdes tertiaires (tels que la peau et les épithéliums des muqueuses), les sites d'inflammation, en plus des ligands des organes lymphoïdes secondaires. De telles interactions permettent aux cellules effectrices et aux cellules à mémoire de pénétrer dans ces sites, tandis que les cellules naïves, qui expriment un taux élevé de sélectine-L et des taux faibles de molécules d'interaction avec ces sites, ne se localisent pas au niveau de ces derniers. L'endothélium activé exprime de nombreuses molécules d'adhésion, y compris la sélectine-E et la sélectine-P et des molécules de la superfamille des Ig, VCAM-1 et ICAM-1, qui se lient aux récepteurs exprimés à des taux élevés sur les cellules à mémoire et les cellules effectrices.

Contrairement aux lymphocytes naïfs, qui ne présentent pas une préférence pour un type particulier de tissu lymphoïde secondaire, les sous-groupes des populations à mémoire et des populations effectrices présentent un comportement de homing spécifique des tissus. Une telle spécificité tissulaire est conférée non pas par un seul récepteur d'adhésion, mais par différentes combinaisons de molécules d'adhésion. Par exemple, un sous-groupe de cellules à mémoire et de cellules effectrices effectuant un homing au niveau des muqueuses présente des taux élevés des intégrines LPAM-1 ($\alpha 4\beta 7$) et LFA-1 ($\alpha L\beta 2$), qui se lient au MAdCAM-1 et à diverses ICAM des veinules de la lamina propria intestinale (voir la figure 15.5b). Cependant, ces cellules ne se dirigent pas vers les tissus lymphoïdes secondaires parce qu'elles n'ont que des taux faibles de sélectine-L qui faciliterait leur entrée dans le tissu secondaire lymphoïde. Un deuxième sous-groupe de cellules à mémoire et de cellules effectrices présente un homing préférentiel pour la peau. Ce sous-groupe exprime lui aussi des taux faibles de sélectine-L, mais présente des taux élevés d'antigène lymphocytaire cutané (CLA, de *cutaneous lymphocyte antigen*) et de LFA-1 qui se lient à la sélectine-E et aux ICAM des veinules dermiques de la peau (voir la figure 15.5c). Bien que les cellules effectrices et les cellules à mémoire qui expriment des taux réduits de sélectine-L n'aient pas tendance à passer, à travers les HEV, dans les ganglions lymphatiques périphériques, elles peuvent pénétrer dans ces derniers par les vaisseaux lymphatiques afférents.

Interactions entre les molécules d'adhésion

L'extravasation des lymphocytes dans le tissu lymphoïde secondaire ou dans les régions d'inflammation est un processus qui évolue en plusieurs étapes et qui implique une cascade d'interactions entre des molécules d'adhésion semblables à celles impliquées dans l'émigration des neutrophiles à partir du sang. La figure 15.7 décrit les interactions typiques au cours de l'extravasation des cellules T naïves à travers les HEV des ganglions lymphatiques. La première étape est habituellement une interaction sélectine-carbohydrate semblable à celle vue dans l'adhésion des neutrophiles. Les lymphocytes naïfs se lient tout d'abord aux HEV par la sélectine-L, qui joue le rôle de récepteur de homing en dirigeant les lymphocytes vers des tissus particuliers qui expriment une adressine vasculaire mucine-like correspondante, tels que le CD34 ou le GlyCAM-1. Le roulement des lymphocytes est moins prononcé que celui des neutrophiles. Bien que l'interaction initiale sélectine-carbohydrate soit très faible, la lenteur du flux sanguin dans les veinules postcapillaires, particulièrement dans les HEV, minimise la probabilité pour que la force latérale du flux sanguin déloge le lymphocyte attaché.

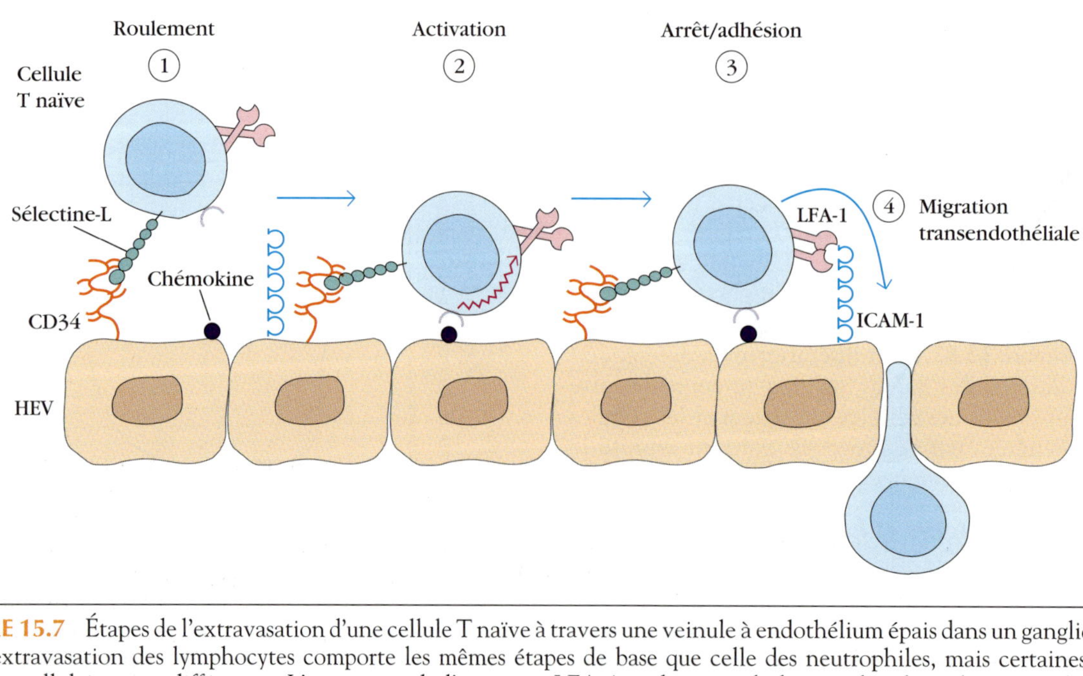

FIGURE 15.7 Étapes de l'extravasation d'une cellule T naïve à travers une veinule à endothélium épais dans un ganglion lymphatique. L'extravasation des lymphocytes comporte les mêmes étapes de base que celle des neutrophiles, mais certaines molécules d'adhésion cellulaire sont différentes. L'activation de l'intégrine LFA-1, induite par la liaison des chémokines aux lymphocytes, conduit à une ferme adhésion, suivie d'une migration entre les cellules endothéliales en direction du tissu.

Dans la seconde étape, un stimulus activateur de l'intégrine est médié par les chémokines localisées sur la surface endothéliale ou sécrétées localement. L'épais glycocalyx couvrant les HEV peut fonctionner de façon à retenir ces facteurs chémoattractants au niveau des HEV. Si, comme certains l'ont proposé, les HEV sécrètent des chémoattractants spécifiques des lymphocytes, cela pourrait expliquer pourquoi les neutrophiles ne s'extravasent pas dans les ganglions lymphatiques au niveau des HEV, même s'ils expriment la sélectine-L. La liaison des chémokines à la protéine G couplée aux récepteurs du lymphocyte conduit à l'activation des molécules d'intégrine de la membrane, comme cela se produit dans l'extravasation des neutrophiles. Une fois activées, les molécules d'intégrine entrent en interaction avec les molécules d'adhésion de la superfamille des Ig (par exemple, l'ICAM-1), de telle façon que le lymphocyte adhère étroitement à l'endothélium. Les mécanismes moléculaires impliqués dans l'étape finale, la migration transendothéliale, sont très peu compris.

Médiateurs de l'inflammation

Au cours de la réponse inflammatoire, toute une série de médiateurs sont libérés par les cellules du système immunitaire naturel et du système immunitaire acquis. Ces médiateurs servent à déclencher ou à amplifier des aspects spécifiques de la réponse inflammatoire. Ils sont libérés par les mastocytes, les plaquettes sanguines et toute une variété de leucocytes, comprenant les neutrophiles, les monocytes/macrophages, les éosinophiles, les basophiles et les lymphocytes.

Chémokines

Les chémokines (ou chimiokines) constituent une superfamille de petits polypeptides, dont la plupart contiennent 90-130 résidus amino acide. Elles contrôlent sélectivement, et souvent spécifiquement, l'adhésion, la chimiotaxie et l'activation de nombreux types de populations et de sous-populations de leucocytes. Par conséquent, elles sont les principaux régulateurs du traffic des leucocytes. Toute une variété de tissus lymphoïdes ou non lymphoïdes peuvent produire des chémokines, souvent en connexion avec l'initiation ou le développement de l'inflammation. Cependant, les membres de ce groupe sont aussi impliqués dans la régulation du traffic normal des leucocytes vers les tissus et les organes lymphoïdes, hors de ces derniers, mais aussi au sein même de ces tissus et organes. Les chémokines font que les leucocytes se déplacent vers divers sites tissulaires en induisant l'adhérence de ces cellules à l'endothélium vasculaire. Après avoir migré dans les tissus, les leucocytes sont attirés vers les concentrations localement élevées de chémokines. Un travail récent a aussi montré que certaines chémokines sont impliquées dans le développement des tissus non lymphoïdes, tels que le cœur.

Les chémokines possèdent quatre résidus cystéine conservés et elles peuvent être séparées en deux sous-groupes distincts sur la base de la position de deux des quatre résidus cystéine invariants.

- Les chémokines du **sous-groupe C-C**, dans lesquellles les cystéines conservées sont contiguës.
- Les chémokines du **sous-groupe C-X-C**, dans lesquelles les cystéines conservées sont séparées par un certain nombre d'autres amino acides (X).

L'action des chémokines est médiée par des récepteurs dont les chaînes polypeptidiques traversent sept fois la membrane. Étant donné que le profil des pénétrations et des émergences de ces protéines membranaires a la forme d'un serpent qui rampe, elles sont appelées récepteurs serpentin. Lorsqu'ils se lient à la chémokine appropriée, ces récepteurs activent des grosses protéines qui se lient au GTP et qui sont des protéines G hétérotrimériques. Cela initie des processus de transduction du signal qui génèrent des seconds messagers aussi puissants que le cAMP, l'IP_3, le Ca^{2+} et des petites protéines G activées (figure 15.8). À la suite de l'activation par les chémokines de ces voies de transduction du signal, des changements très importants s'effectuent. En quelques secondes, l'addition d'une chémokine appropriée à des leucocytes provoque des

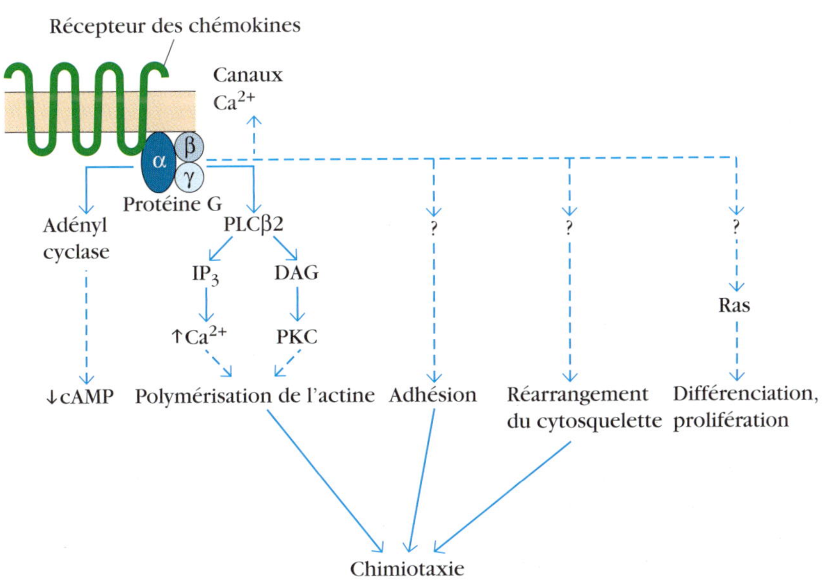

FIGURE 15.8 Les chémokines induisent un signal par l'intermédiaire de récepteurs couplés à de grosses protéines G hétérotrimériques. La liaison d'une chémokine à son récepteur active de nombreuses voies de transduction du signal, ce dont il résulte toute une série de modifications dans la physiologie de la cellule cible. Lorsque la voie de transduction du signal n'est pas connue, ou incomplètement déchiffrée, des lignes en pointillé et des points d'interrogation sont utilisés ici pour représenter les voies probables. [Adapté de Premack *et al.*, 1996, *Nature Medecine* **2**:1174.]

changements soudains et étendus de la forme de ces derniers, l'apparition d'une plus grande adhésivité aux parois endothéliales par activation des intégrines leucocytaires et la formation de radicaux oxygénés microbicides dans les phagocytes. Ces voies de transduction du signal provoquent aussi d'autres changements, tels que la libération du contenu des granules, des protéases des neutrophiles et des macrophages, de l'histamine des basophiles et des protéines cytotoxiques des éosinophiles. Comme on pouvait s'y attendre, les processus qui dépendent de la signalisation par les chémokines sont inhibés par la toxine de *Bordetella pertussis*, protéine qui bloque l'action de la sous-unité Gα des grosses protéines G.

TABLEAU 15.2 Chémokines humaines et leurs récepteurs*

Récepteurs des chémokines	Chémokines fixées par le récepteur
Sous-groupe CXC	
CXCR1	IL-8, GCP-2
CXCR2	IL-8, Gro-α, Gro-β, Gro-γ, NAP-2, ENA-78
CXCR3	IP-10, Mig, I-TAC
CXCR4	SDF-1, PBSF
CXCR5	BCA-1
Sous-groupe CC	
CCR1	MIP-1, RANTES, MCP-2, MIP-5
CCR2	MCP-1, MCP-2, MCP-3
CCR3	Éotaxine, RANTES, MCP-2, MCP-3, MCP4, Éotaxine-2, MIP-5
CCR4	TARC, RANTES
CCR5	MIP-1a, RANTES, MIP-1b
CCR6	Exodus-1
CCR7	ELC
CCR8	I-309
CCR10	MCP-1, MCP-2, MCP-3, RANTES
Sous-groupes CC et CXC	
DARC (l'antigène Duffy des cellules rouges du sang)	Se lie à de nombreuses chémokines des sous-groupes CC et CXC

* Ce tableau présente la plupart des récepteurs des chémokines connus, mais pas toutes les chémokines. Les noms entiers de nombreuses chémokines écrit en abrégé dans ce tableau sont les suivants : ELC (*Ebl1 ligand chemokine*) ; ENA-78 (*epithelial-cell-derived neutrophil-activating protein*) ; GCP-2 (*granulocyte chemotactic protein 2*) ; Gro-α, β, γ (*growth-related oncogene* α, β, γ) ; MCP-1, 2, 3 ou 4 (*monocyte chemoattractant protein* 1, 2, 3, ou 4) ; Mig (*monokine induced by interferon* γ) ; MIP-1α, 1β ou 5 (*macrophage inflammatory protein* 1α, 1β ou 5) ; NAP-2 (*neutrophil-activating protein* 2) ; RANTES (*regulated upon activation, normal T-cell expressed and secreted*) ; TARC (*thymus- and activation-regulated chemokine*).

Source : Adapté de Nelson et Krensky, 1998, *Curr. Opin. Immunol.* **10**:265, et Baggiolini, 1998, *Nature* **392**:565.

Un grand nombre de cytokines (plus de 50) et de récepteurs des chémokines (14) ont été décrits (tableau 15.2). Il y a deux sous-groupes de récepteurs, les récepteurs des CXC (CXCR), reconnaissent les chémokines CXC, et les récepteurs des CC (CCR), qui reconnaissent les chémokines CC. Comme pour les cytokines, l'interaction entre les chémokines et leurs récepteurs est de forte affinité ($K_a > 10^9$) et de grande spécificité. Cependant, comme le montre le tableau 15.2, la plupart des récepteurs se lient à plus d'une chémokine. Par exemple, le CXCR2 reconnaît au moins six chémokines différentes et de nombreuses chémokines peuvent se lier à plus d'un récepteur. Par exemple, RANTES peut être fixé par le CCR1, le CCR3, le CCR4, le CCR5 et le CCR10. Les cellules différentes présentent des profils différents de récepteurs des chémokines (figure 15.9). Parmi les principales populations de leucocytes humains, les neutrophiles expriment le CXCR1, le CXCR2 et le CXCR4 ; les éosinophiles ont le CCR1 et le CCR3. Alors que les cellules T naïves au repos présentent très peu de types de récepteurs des chémokines, certaines cellules T activées ont le CCR1, le CCR2, le CCR3, le CCR5, le CXCR3, le CXCR4 et peut-être même d'autres récepteurs. Évidemment, une cellule ne peut répondre à une chémokine que si elle possède un récepteur qui reconnaît cette dernière. Par conséquent, des différences dans l'expression des récepteurs des chémokines par les leucocytes, associées à la production de profils distincts de chémokines par les tissus et les sites de destination fournissent de nombreuses possibilités pour une régulation différenciée des activités des différentes populations des leucocytes. En fait, des différences dans les profils d'expression des récepteurs des chémokines apparaissent au sein des populations de leucocytes, aussi bien qu'entre les leucocytes eux-mêmes. Rappelez-vous que les sous-populations T_H1 et T_H2 de cellules T_H peuvent être distinguées par leurs profils différents de prodution de cytokines. Ces sous-populations présentent aussi des profils différents de récepteurs des chémokines. Les cellules T_H2 expriment le CCR3, le CCR4 et nombre d'autres récepteurs non exprimés par les cellules T_H1. Par ailleurs, les cellules T_H1 expriment le CCR5 et le CXCR3, mais la plupart des cellules T_H2 ne le font pas.

Médiateurs enzymatiques du plasma

Le plasma contient quatre systèmes interconnectés producteurs de médiateurs : le système des kinines, le système de la coagulation sanguine, le système fibrinolytique et le système du complément. À l'exception du système du complément, ces derniers ont un intermédiaire commun, comme il est montré dans la figure 15.10. Lorsque survient une lésion tissulaire, ces quatre systèmes sont activés pour former un réseau de systèmes interactifs qui génèrent de nombreux médiateurs de l'inflammation.

Système des kinines

Le système des kinines est une cascade enzymatique qui commence lorsqu'un facteur de la coagulation sanguine, appelé facteur Hageman, est activé à la suite d'une lésion tissulaire. Le facteur Hageman activé active ensuite la prékallikréine pour former la kallikréine, qui clive le kininogène pour former la **bradykinine** (voir la figure 15.10). Ce médiateur de l'inflammation est un peptide basique puissamment vasoactif qui augmente la perméabilité

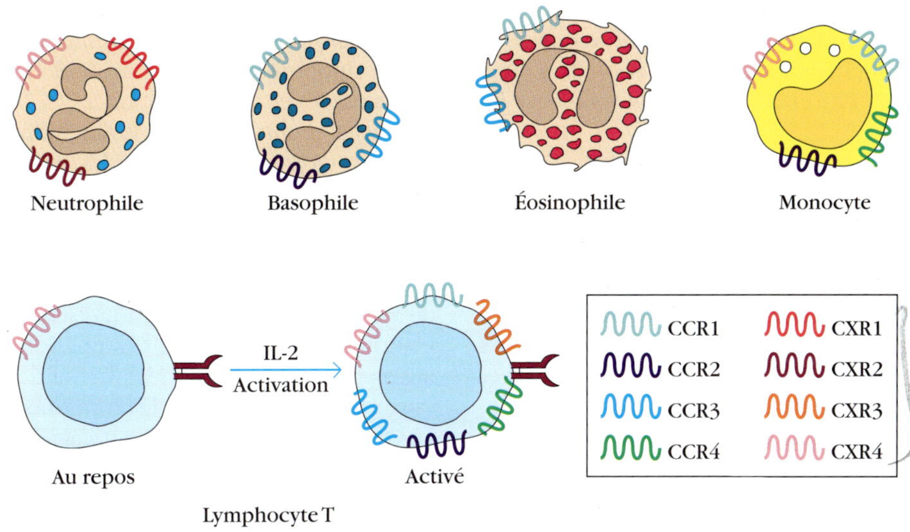

FIGURE 15.9 Profils d'expression de quelques-uns des principaux récepteurs des chémokines sur les différentes classes de leucocytes humains. Jusqu'à présent, la plus grande diversité des récepteurs des chémokines a été observée sur les lymphocytes T activés. [Adapté de M. Baggiolini, 1998, *Nature* **392**:565.]

vasculaire, induit une vasodilatation, provoque la douleur et déclenche la contraction du muscle lisse. La kallikréine agit aussi directement sur le système du complément en clivant le C5 en C5a et C5b. Le composant C5a du complément est une anaphylatoxine qui induit la dégranulation des mastocytes, ce qui conduit à la libération de nombreux médiateurs de l'inflammation.

Système de la coagulation sanguine

Une autre cascade enzymatique déclenchée par une lésion des vaisseaux sanguins produit de grandes quantités de thrombine. La thrombine agit sur le fibrinogène soluble du fluide tissulaire ou du plasma pour former des brins insolubles de **fibrine** et des **fibrinopeptides**. Les brins insolubles de fibrine s'enchevêtrent les uns avec les autres pour former un **caillot** qui sert de barrière contre la dissémination de l'infection. Le système de coagulation est déclenché très rapidement après la lésion tissulaire pour prévenir le saignement et limiter la dispersion des pathogènes envahisseurs dans la circulation sanguine. Les fibrinopeptides agissent comme médiateurs de l'inflammation en induisant une perméabilité vasculaire et une chimiotaxie pour les neutrophiles accrues.

Système fibrinolytique

L'élimination du caillot de fibrine du tissu lésé est réalisée par le système fibrinolytique. Le produit final de cette voie est la **plasmine** formée par conversion du plasminogène.

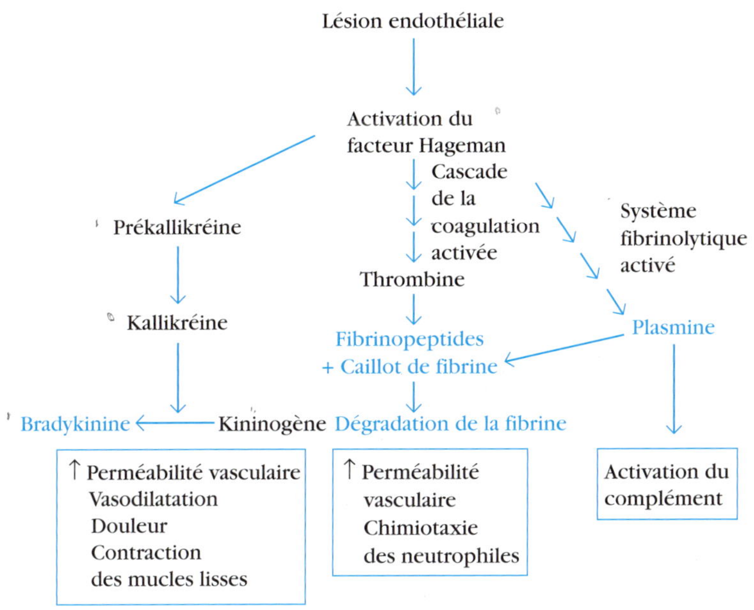

FIGURE 15.10 Une lésion tissulaire induit la formation de médiateurs enzymatiques plasmatiques par le système des kinines, le système de la coagulation et le système fibrinolytique. Ces médiateurs provoquent des changements vasculaires, parmi les premiers signes de l'inflammation, et divers autres effets. La plasmine non seulement dégrade les caillots de fibrine mais active aussi la voie classique du complément.

La plasmine, enzyme protéolytique puissant, dissocie les caillots de fibrine en produits de dégradation chimiotactiques pour les neutrophiles. La plasmine contribue aussi à la réponse inflammatoire en activant la voie classique du complément.

Système du complément

L'activation du système du complément par la voie classique et par la voie alterne se traduit par la formation de nombreux produits de coupure du complément qui servent d'importants médiateurs de l'inflammation. La liaison des **anaphylatoxines** (C3a, C4a et C5a) aux récepteurs de la membrane des mastocytes tissulaires induit une dégranulation avec libération d'histamine et d'autres médiateurs pharmacologiquement actifs. Ces médiateurs induisent la contraction des muscles lisses et augmentent la perméabilité vasculaire. Le C3a, le C5a et le C5b67 agissent ensemble pour induire l'adhésion des monocytes et des neutrophiles aux cellules endothéliales vasculaires, leur extravasation à travers la bordure endothéliale des capillaires et leur migration vers le site d'activation du complément dans les tissus. L'activation du système du complément se traduit donc par des influx de fluides qui transportent des anticorps et des cellules phagocytaires vers le site d'entrée de l'antigène.

Lipides médiateurs de l'inflammation

À la suite de perturbations membranaires, les phospholipides de la membrane de divers types cellulaires (par exemple, les macrophages, les monocytes, les neutrophiles et les mastocytes) sont dégradés en acide arachidonique et en facteur d'activation des plaquettes (forme lyso) (figure 15.11). Ce dernier est par la suite converti en facteur d'activation des plaquettes (PAF, de *platelet-activating factor*). Ce facteur active les plaquettes et a de nombreux effets inflammatoires, y compris la chimiotaxie des éosinophiles et l'activation et la dégranulation des neutrophiles et des éosinophiles.

Le métabolisme de l'acide arachidonique par la voie de la cyclo-oxygénase produit des **prostaglandines** et des **thromboxanes**. Diverses prostaglandines sont produites par les différentes cellules : les monocytes et les macrophages produisent de grandes quantités de PGE2 et de PGF2 ; les neutrophiles donnent des quantités modérées de PGE2 ; les mastocytes conduisent à PGE2. Les prostaglandines ont plusieurs effets physiologiques, tels qu'une augmentation de la perméabilité et de la dilatation cellulaire et une induction de la chimiotaxie des neutrophiles. Les thromboxanes provoquent l'agrégation des plaquettes et la constriction des vaisseaux sanguins.

L'acide arachidonique est aussi métabolisé par la voie de la lipoxygénase pour donner des leucotriènes. Il y a quatre **leucotriènes** : le LTB4, le LTC4, le LTD4 et le LTE4. Trois d'entre eux (le LTC4, le LTD4 et le LTE4) forment ensemble ce qu'on appelait autrefois le **SRS-A** (de *slow-reacting substance of anaphylaxis*) ; ces médiateurs induisent la contraction des muscles lisses. Le LTB4 est un puissant chémoattractant des neutrophiles. Les leucotriènes sont produits par toute une série de cellules, y compris les monocytes, les macrophages et les mastocytes.

Cytokines médiatrices de l'inflammation

De nombreuses cytokines jouent un rôle important dans le développement d'une réponse inflammatoire aiguë ou chronique. L'IL-1, l'IL-6, le TNF-α, l'IL-12 et de nombreuses chémokines présentent des effets redondants et pléïotropiques qui ensemble contribuent à la réaction

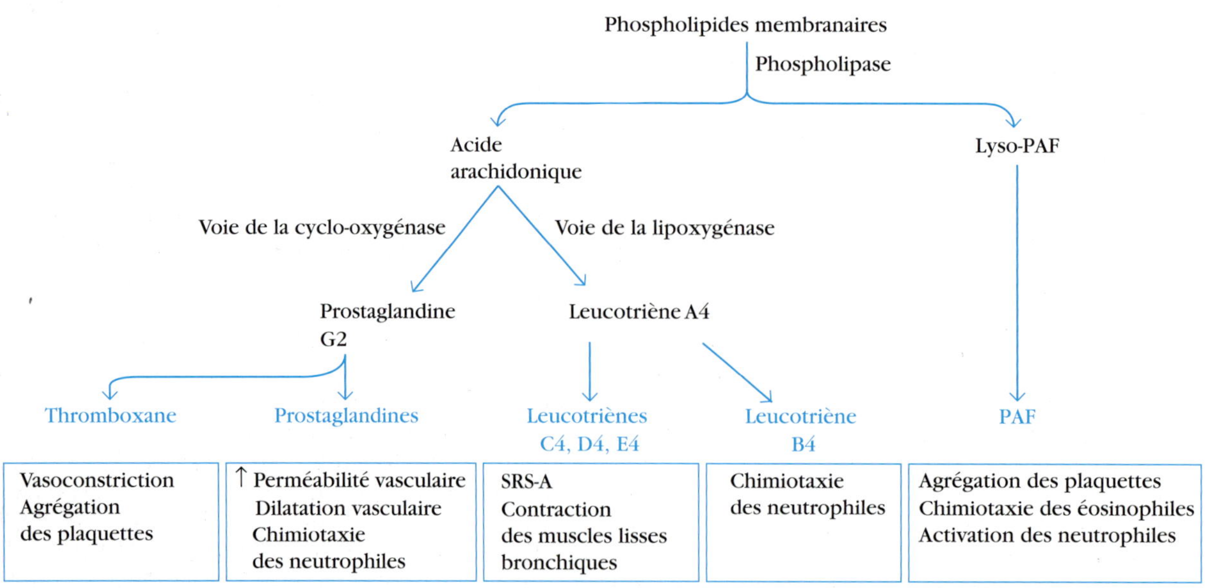

FIGURE 15.11 Le clivage des phospholipides membranaires génère d'importants médiateurs de l'inflammation, y compris le thromboxane, les prostaglandines, les leucotriènes et le facteur d'activation des plaquettes (PAF, de *platelet-activating factor*).

inflammatoire. Certains de ces effets médiés par l'IL-1, l'IL-6 et le TNF-α sont présentés dans le tableau 15.3. De plus, l'IFN-γ contribue à la réaction inflammatoire en agissant tardivement dans la réponse aiguë et en contribuant à une voie majeure de l'inflammation chronique par attraction et activation des macrophages. L'IL-12 induit la différenciation de la sous-population T_H1 pro-inflammatoire. Le rôle de plusieurs de ces cytokines inflammatoires dans le développement de l'inflammation aiguë et de l'inflammation chronique sera décrit plus complètement dans la section suivante.

Le processus inflammatoire

L'inflammation est une réponse physiologique à toute une série de stimulus, tels que les infections et les lésions tissulaires. En général, une réponse inflammatoire a un début rapide et s'étend sur une courte période. L'inflammation aiguë est généralement accompagnée d'une réponse systémique, connue sous le nom de réponse de la phase aiguë, caractérisée par une rapide modification du taux de diverses protéines plasmatiques. Dans certaines maladies, une activation immunitaire persistante peut conduire à une inflammation chronique qui a souvent des conséquences pathologiques.

Rôle central des neutrophiles dans l'inflammation

Dans les premières étapes d'une réponse inflammatoire, le type de cellule prédominant dans l'infiltration du tissu est le neutrophile. L'infiltration par les neutrophiles dans le tissu atteint son maximum dans les six premières heures d'une réponse inflammatoire. La production des neutrophiles dans la moelle osseuse augmente pour satisfaire la demande. Un adulte normal produit plus de 10^{10} neutrophiles par jour mais, durant la période de l'inflammation aiguë, la production des neutrophiles peut augmenter jusqu'à dix fois.

Les neutrophiles quittent la moelle osseuse et circulent dans le sang. En réponse aux médiateurs de l'inflammation aiguë, les cellules endothéliales vasculaires augmentent leur expression de sélectines-E et -P. La thrombine et l'histamine induisent une expression accrue de sélectine-P ; des cytokines telles que l'IL-1 et le TNF-α, induisent une augmentation de l'expression de la sélectine-E. Les neutrophiles circulants expriment des mucines telles que le PSGL-1 et les tétrasaccharides Lewis^a sialylé ou Lewis^x sialylé, qui se lient aux sélectines-E et -P.

Comme il a été décrit précédemment, cette liaison médie la fixation ou l'attachement des neutrophiles à l'endothélium vasculaire, ce qui permet aux cellules de rouler dans le sens de la circulation sanguine. Pendant ce temps, des chémokines, telles que l'IL-8 ou d'autres chémoattractants, agissent sur les neutrophiles, déclenchant un signal d'activation médié par des protéines G, signal qui conduit à un changement conformationnel des molécules d'adhésion, telles que les intégrines, ce dont il résulte une adhésion des neutrophiles et une migration transendothéliale subséquente (figure 15.3).

Une fois parvenus dans les tissus, les neutrophiles activés expriment aussi des taux accrus de récepteurs des chémoattractants et présentent par conséquent une

TABLEAU 15.3 Effets redondants et pleïotropiques de l'IL-1, du TNF-α et de l'IL-6

Effet	IL-1	TNF-α	IL-6
Fièvre par des pyrogènes endogènes	+	+	+
Synthèse des protéines de la phase aiguë par le foie	+	+	+
Augmentation de la perméabilité vasculaire	+	+	+
Augmentation des molécules d'adhésion sur l'endothélium vasculaire	+	+	–
Prolifération des fibroblastes	+	+	–
Production de plaquettes	+	–	+
Induction de chémokines (par exemple, l'IL-8)	+	+	–
Induction de l'IL-6	+	+	–
Activation des cellules T	+	+	+
Activation des cellules B	+	+	+
Augmentation de la synthèse des immunoglobulines	–	–	+

chimiotaxie en se déplaçant dans le sens du gradient des chémoattractants. Parmi les médiateurs de l'inflammation qui sont chimiotactiques pour les neutrophiles figurent diverses chémokines, des produits de coupure du complément (le C3a, le C5a et le C5b67), des fibrinopeptides, des prostaglandines et des leucotriènes. De plus, les molécules libérées par les micro-organismes, tels que des formyl méthionyl peptides, ont aussi un pouvoir chimiotactique pour les neutrophiles. Les neutrophiles activés expriment des taux augmentés de récepteurs du Fc des anticorps et de récepteurs du complément, ce qui rend ces cellules capables de se lier plus efficacement aux pathogènes recouverts par un anticorps ou un composant du complément et, par conséquent, d'augmenter leur pouvoir phagocytaire.

Le signal d'activation stimule aussi les voies métaboliques de la poussée respiratoire, ce qui produit des **intermédiaires réactifs dérivés de l'oxygène** et des **intermédiaires réactifs dérivés de l'azote**. La libération de certains de ces intermédiaires réactifs et la libération des médiateurs des granules primaires ou secondaires des neutrophiles (protéases, phospholipases, élastases et collagénases) jouent un rôle important dans la destruction des divers pathogènes. Ces substances contribuent aussi à la lésion tissulaire qui peut résulter d'une réponse inflammatoire. L'accumulation de cellules mortes et de micro-organismes, de concert avec l'accumulation de fluides et de diverses protéines, constituent ce qu'on appelle le pus.

Réponse inflammatoire aiguë

L'infection ou la lésion d'un tissu induit une cascade complexe d'événements non spécifiques, connue sous le nom de réponse inflammatoire, qui apporte une première protection en limitant les dommages tissulaires au site d'infection ou à la lésion tissulaire. La réponse inflammatoire aiguë implique une réponse localisée et une réponse systémique.

Réponse localisée

Les symptômes spécifiques d'une réponse inflammatoire aiguë localisée, décrits pour la première fois il y a presque 2 000 ans, sont le gonflement (*tumor*), la rougeur (*rubor*), la chaleur (*calor*), la douleur (*dolor*) et la perte de fonction. Dans les minutes qui suivent la lésion tissulaire, il y a une augmentation du diamètre des vaisseaux (vasodilatation), ce qui conduit à une augmentation du volume du sang dans la zone et à une réduction du flux sanguin. Le volume sanguin augmenté augmente la température du tissu et provoque sa rougeur. La perméabilité vasculaire augmente aussi, ce qui conduit à la fuite du liquide des vaisseaux sanguins, particulièrement au niveau des veinules postcapillaires. Il en résulte une accumulation de liquide (**œdème**) dans le tissu et, dans une certaine mesure, une extravasation des leucocytes, ce qui contribue au gonflement et à la rougeur de la zone. Lorsque des fluides sortent de la circulation sanguine, les systèmes des kinines, de la coagulation et de la fibrinolyse sont activés (voir la figure 15.10). Nombre des changements vasculaires qui se produisent tôt dans une réponse locale sont dus aux effets directs des médiateurs enzymatiques plasmatiques, tels que la bradykinine et les fibrinopeptides, qui induisent une vasodilatation et augmentent la perméabilité vasculaire. Certains de ces changements vasculaires sont dus aux effets indirects des anaphylatoxines du complément (le C3a, le C4a et le C5a) qui induisent une dégranulation des mastocytes locaux avec libération d'histamine. L'histamine est un puissant médiateur de l'inflammation, qui provoque une vasodilatation et une contraction des muscles lisses. Les prostaglandines peuvent aussi contribuer à la vasodilatation et à l'augmentation de la perméabilité vasculaire associées à la réponse inflammatoire aiguë.

Dans les quelques heures qui suivent le commencement de ces changements vasculaires, les neutrophiles adhèrent aux cellules endothéliales et migrent hors du sang en direction des espaces tissulaires (figure 15.12). Ces neutrophiles phagocytent les pathogènes envahisseurs et libèrent des médiateurs qui contribuent à la réponse inflammatoire. Parmi ces derniers, figurent les protéines inflammatoires des macrophages (le MIP-1α et le MIP-1β), qui sont des chémokines qui attirent les macrophages vers le site d'inflammation. Les macrophages arrivent environ 5 à 6 heures après que la réponse inflammatoire ait commencé. Ces derniers sont des cellules activées qui font montre d'un pouvoir accru de phagocytose et de libération de médiateurs et de cytokines susceptibles de contribuer à la réponse inflammatoire.

Les macrophages tissulaires activés sécrètent trois cytokines (l'IL-1, l'IL-6 et le TNF-α) qui induisent nombre des changements localisés ou systémiques observés dans la réponse inflammatoire aiguë (voir le tableau 15.3). Ces trois cytokines agissent localement, en induisant la coagulation et une perméabilité vasculaire accrue. Le TNF-α et l'IL-1 induisent une augmentation de l'expression des molécules d'adhésion à la surface des cellules endothéliales vasculaires. Par exemple, le TNF-α stimule l'expression de la sélectine-E, molécule d'adhésion endothéliale qui se lie sélectivement aux molécules d'adhésion des neutrophiles. L'IL-1 induit une augmentation de l'expression de l'ICAM-1 et du VCAM-1, qui se fixent aux intégrines des lymphocytes et des monocytes. Les neutrophiles, les monocytes et les lymphocytes circulants adhèrent à la paroi d'un vaisseau sanguin en reconnaissant ces molécules d'adhésion, puis passent à travers la paroi des vaisseaux sanguins en direction des espaces tissulaires. L'IL-1 et le TNF-α agissent aussi sur les macrophages et les cellules endothéliales pour induire la production de chémokines qui contribuent à l'influx des neutrophiles en augmentant leur adhésion aux cellules endothéliales vasculaires et en agissant en tant que puissants facteurs chimiotactiques. De plus, l'IFN-α et le TNF-α activent les macrophages et les neutrophiles, en favorisant une augmentation de l'activité phagocytaire et de la libération des enzymes lytiques dans les espaces tissulaires.

Une réponse inflammatoire aiguë locale peut apparaître en dehors de l'intervention ouverte du système immunitaire. Cependant, souvent, les cytokines libérées au niveau du site d'inflammation facilitent l'adhésion des cellules du système immunitaire aux cellules endothéliales vasculaires ainsi que leur migration à travers la paroi des vaisseaux en direction des espaces tissulaires. Il en résulte un influx de lymphocytes, de neutrophiles, de monocytes, d'éosinophiles, de basophiles et de mastocytes vers le lieu de la lésion cellulaire, où ces cellules participent à l'élimination de l'antigène et à la guérison du tissu.

La durée et l'intensité de la réponse inflammatoire aiguë locale doit impérativement être précisément régulée pour contrôler les dommages cellulaires et faciliter les mécanismes de réparation du tissu qui sont nécessaires à la guérison. On a constaté que le TGF-β jouait un rôle important dans la limitation de la réponse inflammatoire. Il provoque aussi l'accumulation et la prolifération des fibroblastes et le dépôt d'une matrice extracellulaire nécessaire à une réparation tissulaire correcte.

Manifestement, les processus d'adhésion leucocytaire sont d'une grande importance dans la réponse inflammatoire. Un manque d'adhésion correct des leucocytes peut se traduire par une maladie, comme dans le cas du déficit en adhésion leucocytaire (voir les « Regards sur la clinique »).

Réponse systémique de la phase aiguë

La réponse inflammatoire locale est accompagnée d'une réponse systémique connue sous le nom de **réponse de la phase aiguë** (figure 15.13). Cette réponse est marquée par de la fièvre, une augmentation de la synthèse d'hormones telles que l'ACTH et l'hydrocortisone, et de la production de cellules blanches du sang (leucocytose), ainsi que de la production d'un grand nombre de **protéines de la phase aiguë** dans le foie. L'élévation de la température corporelle inhibe la croissance de nombreux pathogènes et semble augmenter la réponse immunitaire à ces derniers.

La protéine C réactive est le prototype des protéines de la phase aiguë ; son taux sérique est multiplié par un facteur 1 000 au cours de la réponse de la phase aiguë. Elle

Visualisation des concepts

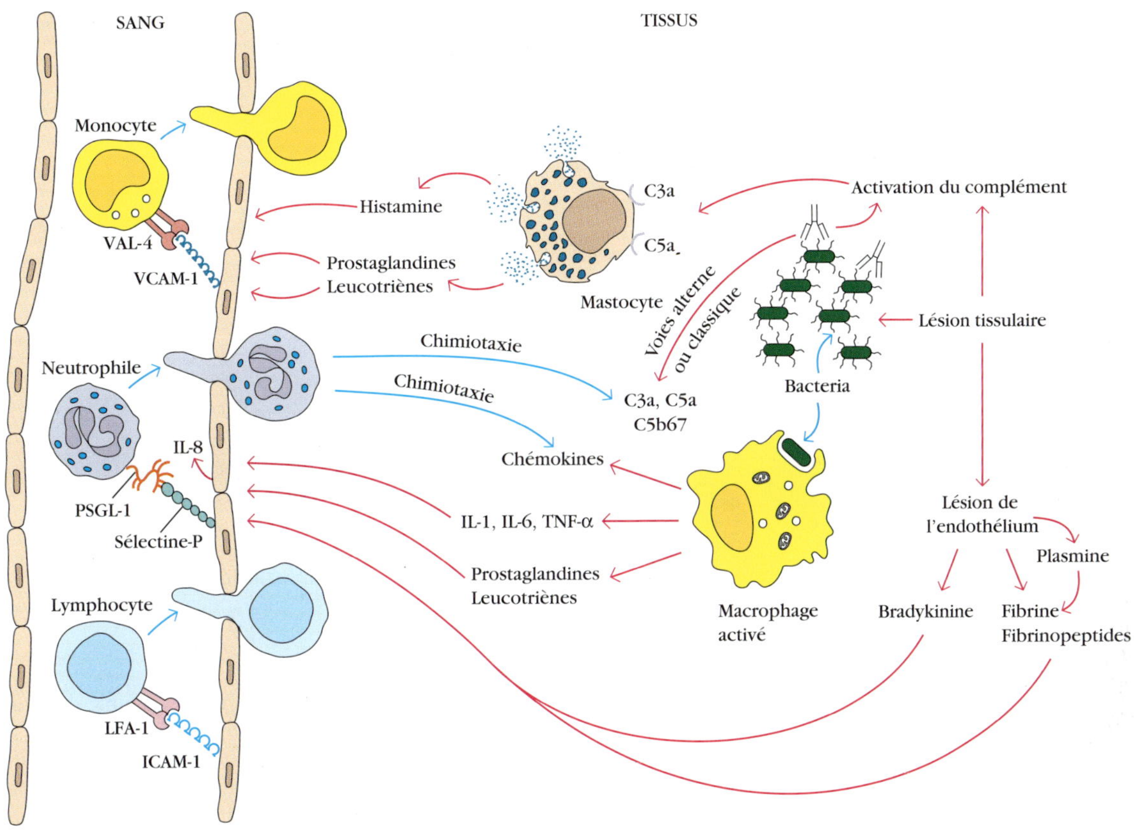

FIGURE 15.12 Vue d'ensemble des cellules et des médiateurs impliqués dans une réponse inflammatoire aiguë locale. Une lésion tissulaire conduit à la formation de produits du complément qui se comportent en opsonines, anaphylatoxines ou agents chimiotactiques. La bradikinine et les fibrinopeptides induits par la lésion endothéliale médient des changements vasculaires. Les neutrophiles sont habituellement les premiers leucocytes à migrer dans le tissu, où ils sont suivis par les monocytes et les lymphocytes. Seules quelques-unes des interactions impliquées dans l'extravasation des leucocytes sont décrites.

est constituée de cinq chaînes polypeptidiques identiques maintenues ensemble par des interactions non covalentes. La protéine C réactive se lie à une large gamme de micro-organismes et active le complément, ce dont il résulte le dépôt de l'opsonine C3b à la surface des micro-organismes. Les cellules phagocytaires, qui expriment les récepteurs du C3b, peuvent alors aisément phagocyter les micro-organismes recouverts de C3b.

De nombreux effets systémiques de la phase aiguë sont dus à l'action combinée de l'IL-1, du TNF-α et de l'IL-6 (voir la figure 15.13). Chacune de ces cytokines agit sur l'hypothalamus pour induire une réponse fébrile. Dans les 12-24 h du début de la phase aiguë d'une réponse inflammatoire, des taux augmentés d'IL-1, de TNF-α et d'IL-6 (ainsi que de LIF et d'OSM) induisent une production des protéines de la phase aiguë par les hépatocytes. Le TNF-α agit aussi sur les cellules endothéliales vasculaires et les macrophages pour induire des facteurs de stimulation des colonies (le M-CSF, le G-CSF et le GM-CSF). Ces CSF stimulent l'hématopoïèse, ce dont il résulte des augmentations transitoires du nombre des cellules rouges du sang nécessaires pour combattre l'infection.

La redondance de la capacité d'au moins cinq cytokines (le TNF-α, l'IL-1, l'IL-6, le LIF et l'OSM) à induire la production des protéines de la phase aiguë par le foie résulte de l'induction d'un facteur de transcription commun, le NF-IL6, après que chacune de ces cytokines soit entrée en interaction avec son récepteur. Le séquençage des amino acides du NF-IL6 cloné a révélé que ce dernier a un haut degré d'homologie de séquence avec le C/EBP, qui est un facteur de transcription spécifique du foie (figure 15.14a). Le NF-IL6 et le C/EBP contiennent tous deux un domaine leucine-zipper et un domaine basique de liaison au DNA, et les deux protéines se lient à la même séquence nucléotidique du promoteur ou de l'activateur (enhancer) des gènes codant diverses protéines du foie. Le C/EBP, qui stimule la production d'albumine et de transthyrétine, est exprimé constitutive-

Visualisation des concepts

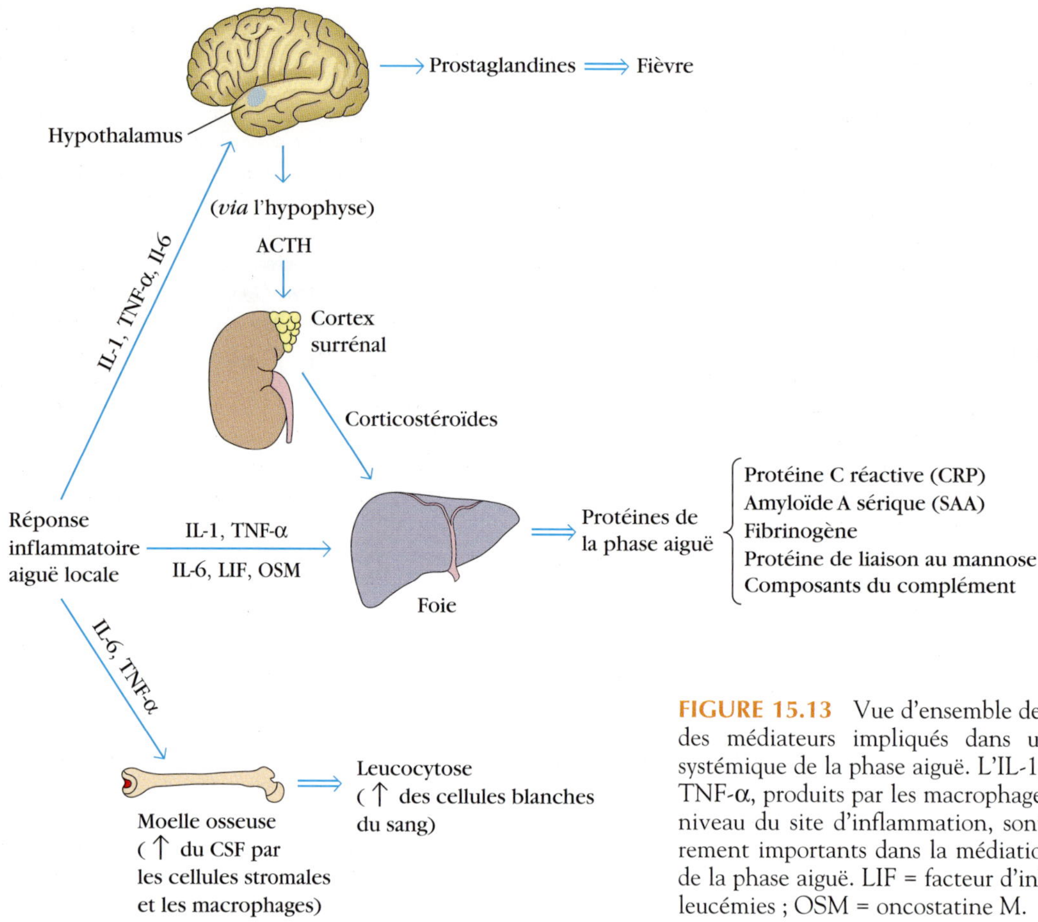

FIGURE 15.13 Vue d'ensemble des organes et des médiateurs impliqués dans une réponse systémique de la phase aiguë. L'IL-1, l'IL-6 et le TNF-α, produits par les macrophages activés au niveau du site d'inflammation, sont particulièrement importants dans la médiation des effets de la phase aiguë. LIF = facteur d'inhibition des leucémies ; OSM = oncostatine M.

ment par les hépatocytes. Lorsqu'une réponse inflammatoire se développe et que les cytokines entrent en interaction avec leurs récepteurs respectifs sur les hépatocytes du foie, l'expression du NF-IL6 augmente et celle du C/EBP diminue (figure 15.14b). La relation inverse entre ces deux facteurs de transcription explique l'observation selon laquelle les taux sériques de protéines telles que l'albumine et la transthyrétine diminuent, alors que ceux des protéines de la phase aiguë augmentent au cours d'une réponse inflammatoire.

Réponse inflammatoire chronique

Une inflammation chronique se développe en raison de la persistance d'un antigène. Certains micro-organismes, par exemple, ont des composants de leur paroi cellulaire qui leur permettent de résister à la phagocytose. De tels pathogènes induisent souvent une réponse inflammatoire chronique qui se traduit par une lésion tissulaire importante. L'inflammation chronique peut apparaître aussi dans de nombreuses maladies auto-immunes dans lesquelles des auto-antigènes activent continuellement les cellules T. Finalement, l'inflammation chronique peut aussi contribuer aux lésions et aux destructions tissulaires associées à de nombreux types de cancer.

L'accumulation et l'activation de macrophages sont la marque caractéristique de l'inflammation chronique. Les cytokines libérées de façon chronique par les macrophages activés stimulent aussi la prolifération des fibroblastes et la production de collagène. Un type de tissu cicatriciel se développe au niveau des sites d'inflammation chronique par un processus appelé **fibrose**. Bien que la fibrose soit une réaction de guérison d'une blessure, elle peut interférer avec la fonction tissulaire normale. L'inflammation chronique conduit souvent à la formation d'un **granulome**. Ce dernier est une masse semblable à une tumeur constituée d'une zone centrale de macrophages activés entourée de lymphocytes activés. Le centre du granulome contient souvent des cellules géantes multinucléées formées par la fusion de macrophages activés. Ces cellules géantes sont typiquement entourées de gros macrophages modifiés qui ressemblent aux cellules épithéliales et pour cette raison sont appelées cellules épithélioïdes.

Regards sur la clinique

Le déficit en adhésion leucocytaire chez l'homme et chez les bovins

Le système immunitaire utilise l'inflammation pour assembler les composants d'une réponse efficace et concentrer ces ressources au niveau du site d'infection. L'inflammation est complexe et implique de nombreux processus (vasodilatation, perméabilité vasculaire accrue, exsudation de protéines plasmatiques et accumulation de cellules de l'inflammation). Les chémoattractants sont des éléments clés qui attirent les leucocytes vers les sites d'inflammation. Ces chémoattractants incluent des chémokines, telles que l'IL-8, la protéine chémoattractante-1 des monocytes (MCP-1), la protéine inflammatoire-1 des macrophages (MIP-1) et des fragments peptidiques, tels que le C5a, générés au cours de la fixation du complément. Les chémoattractants conduisent les leucocytes qui passent à adhérer fermement à la surface des vaisseaux et, en utilisant des interactions adhésives pour leur traction, ces cellules s'insinuent entre les cellules endothéliales bordantes et arrivent à pénétrer dans le tissu environnant. Une fois qu'elles y sont parvenues, elles sont guidées par des gradients de chémoattractants vers les sites des réponses inflammatoires où elles participent au processus. Les principaux acteurs des interactions adhésives, essentielles à l'adhésion et l'extravasation, sont les molécules d'intégrine hétérodimériques de la surface des leucocytes migrants. Il y a de nombreuses intégrines, parmi lesquelles figurent le LFA-1 (constitué du CD11a et du CD18), le Mac-1, appelé aussi CR3 (constitué du CD11b et du CD18), et le p150/95 ou CR4 (constitué du CD11c et du CD18). Lorsque les leucocytes rencontrent la chémokine ou un autre chémoattractant approprié, leurs molécules d'intégrines membranaires complémentaires subissent un changement conformationnel qui les fait passer d'un état faiblement adhésif à un état fortement adhésif.

En 1979, un article intitulé « Chute retardée du cordon ombilical, infections généralisées et déficit de motilité des neutrophiles » a été publié dans le *Lancet*, journal médical britannique. Cet article s'est avéré être le premier d'une série de rapports qui ont été publiés dans les années qui ont suivi et qui décrivaient des patients atteints d'une maladie autosomique récessive rare dans laquelle le premier symptôme est très souvent une omphalite, qui est un gonflement et une rougeur périombilicals. Bien qu'ils ne soient pas plus sensibles aux infections virales que les sujets normaux, les sujets affligés de cette maladie souffrent d'infections bactériennes récurrentes et souvent chroniques, et les sites où l'on s'attendrait à trouver du pus, en fait n'en ont pas. Cette observation est particulièrement frappante parce que les patients ne sont pas déficitaires en granulocytes. En fait, ils ont typiquement des nombres très élevés de granulocytes dans la circulation. Une étude immunologique détaillée de ces malades a montré que le taux de leurs Ig se situait dans les limites normales et que leurs cellules B, leurs cellules T et leurs cellules NK avaient des fonctions pratiquement normales. Cependant, l'étude de la migration leucocytaire en réponse à une lésion tissulaire a révélé la cause fondamentale de la maladie de ces patients.

Une méthode d'évaluation de la migration leucocytaire implique un léger grattage de la peau d'une petite surface du bras ; les populations de cellules qui migrent dans la zone abrasée sont ensuite étudiées par prélèvement de certaines de ces cellules sur une lamelle couvre-objet en verre placée sur la peau lésée. Une série de lamelles de verre sont successivement déposées, laissées en place, puis enlevées, pendant une période de plusieurs heures. Typiquement, chaque lamelle est laissée en place pendant deux heures, et le procédé est répété quatre fois sur une période de huit heures. L'examen des lamelles au moyen d'un microscope montre si des leucocytes ont adhéré aux lamelles. Chez les sujets normaux, la réponse du système immunitaire à la lésion tissulaire est d'apporter des leucocytes à la zone endommagée et l'on trouve ces cellules sur les lamelles. Cependant, dans le cas des patients décrits ici, les lamelles sont largement négatives en ce qui concerne les leucocytes. L'examen des cellules blanches du sang de ces patients a révélé une absence de CD18, composant essentiel de nombreuses intégrines. Un élément clé de la migration des leucocytes est l'adhésion cellulaire médiée par les intégrines, et ces patients souffrent d'une incapacité de leurs leucocytes à effectuer une migration dépendante de l'adhésion dans les sites d'inflammation. Pour cette raison, ce syndrome a été dénommé déficit en adhésion leucocytaire (LAD, de *leukocyte-adhesion deficiency*).

Chez ces patients, les infections bactériennes peuvent être traitées par des antibiotiques, mais elles réapparaissent. De plus, il existe de nombreuses souches de bactéries pathogènes résistantes aux antibiotiques et les patients atteints d'un déficit en adhésion leucocytaires doivent vivre sous cette épée de Damoclès microbienne, ne sachant jamais quand le fil sauveur des antibiotiques se rompera. Lorsqu'un donneur de moelle osseuse approprié peut être trouvé (presque toujours un parent proche), il y a alors une stratégie curative. Le système hématopoïétique des patients atteints de déficit en adhésion leucocytaire est détruit, parfois par traitement avec des agents chimiques cytotoxiques, puis la transplantation de moelle osseuse est effectuée. Lorsqu'il est couronné de succès, ce procédé apporte au patient des leucocytes qui ont des taux normaux d'intégrine fonctionnelle et présentent une pleine capacité de migration.

Cette maladie n'est pas limitée à l'Homme. Une version étrangement semblable, connue sous le nom de maladie d'adhésion leucocytaires bovine, apparaît dans le bétail. La cause de cette dernière chez ces animaux est identique à celle du déficit en adhésion leucocytaire chez l'Homme, c'est-à-dire le manque d'une sous-unité fonctionnelle des intégrines. Ce qui est différent chez certains troupeaux de vaches laitières est la fréquence de la maladie ; bien que rare chez l'Homme, cette dernière peut apparaître avec une fréquence économiquement importante dans le bétail. Ceci est une conséquence du haut degré de consanguinité qui existe dans les populations de vaches laitières. Typiquement, les troupeaux de vaches

(À suivre)

Regards sur la clinique (suite)

laitières sont engendrés par insémination artificielle du sperme d'un nombre très limité de taureaux. La conséquence de cette pratique est que, depuis les années 1980, on a pu établir que près d'un taureau sur vingt avait été engendré par un taureau Holstein qui était hétérozygote pour la maladie de l'adhésion leucocytaire bovine. Une fréquence aussi élevée de ce trait récessif dans la population engendrée a augmenté considérablement la fréquence de cette maladie dans les troupeaux de vaches laitières. Au début des années 1990, dans certaines régions, la fréquence du gène de la maladie de l'adhésion leucocytaire bovine atteignait 10 % dans nombre de troupeaux de vaches laitières. Le gène du CD18 bovin a été cloné ; ceci a permis de mettre au point un dosage par PCR des formes aberrantes de ce gène. Il est maintenant possible de cribler en routine les animaux afin de savoir s'ils ont l'allèle de la maladie d'adhésion leucocytaire. Par conséquent, les taureaux qui sont porteurs du gène ont été identifiés et éliminés du pool des géniteurs. Ceci a conduit à une réduction très importante de la fréquence des nouveaux cas de maladie d'adhésion leucocytaire bovine et de la fréquence de l'allèle dans les populations de vaches laitières.

Rôle de l'IFN-γ et du TNF-α

Deux cytokines en particulier, l'IFN-γ et le TNF-α, jouent un rôle essentiel dans le développement de l'inflammation chronique. Les cellules T_H1, les cellules NK et les cellules T_C libèrent de l'IFN-γ alors que les macrophages activés sécrètent du TNF-α.

Les trois membres de la famille de glycoprotéines, appelée famille de l'interféron (l'IFN-α, l'IFN-β et l'IFN-γ), sont libérés des cellules infectées par des virus et confèrent une protection antivirale aux cellules voisines. La façon précise selon laquelle l'interféron est produit dépend du type de la cellule infectée. L'IFN-α est produit par les leucocytes, l'IFN-β, souvent appelé interféron fibroblastique, est fabriqué essentiellement par les fibroblastes, et l'IFN-γ est produit exclusivement par les cellules T et les cellules NK. Cependant, l'IFN-γ a de nombreuses activités pléïotropiques qui le distinguent de l'IFN-α et de l'IFN–β et contribuent à la réponse inflammatoire (figure 15.15). Un des effets les plus frappants de l'IFN-γ est sa capacité à activer les macrophages. Comparativement aux macrophages non activés, les macrophages activés se caractérisent par une augmentation de leur expression des molécules de classe II du CMH, de leur production de cytokines et de leur activité microbicide ; ainsi, ils sont plus efficaces dans la présentation de l'antigène et dans la destruction des pathogènes microbiens intracellulaires. Dans une réponse inflammatoire chronique, l'accumulation d'un grand nombre de macrophages activés est responsable de la plupart des lésions cellulaires. Ces cellules libèrent divers enzymes hydrolytiques et des intermédiaires réactifs dérivés de l'oxygène ou de l'azote qui endommagent le tissu environnant.

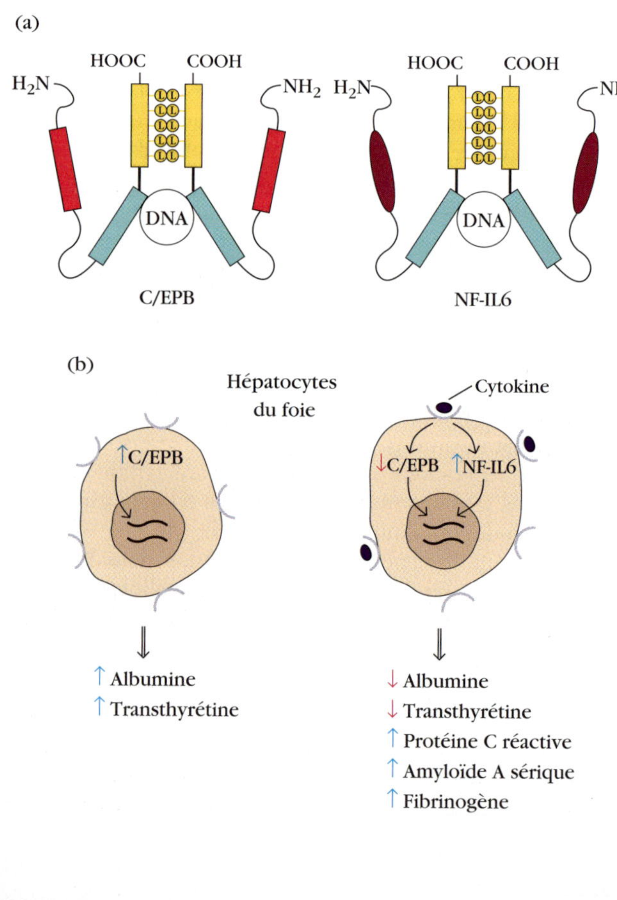

FIGURE 15.14 Comparaison de la structure et de la fonction du C/EBP et du NF-IL6. (a) Les deux facteurs de transcription sont des protéines dimériques contenant un domaine leucine-zipper (orange clair) et un domaine basique de liaison au DNA (bleu). (b) Le C/EBP est exprimé constitutivement dans les hépatocytes du foie et favorise la transcription des gènes de l'albumine et de la transthyrétine. Au cours d'une réponse inflammatoire, la liaison de l'IL-1, de l'IL-6, du TNF-α, du LIF ou de l'OSM aux récepteurs des hépatocytes du foie induit la production du NF-IL6 qui favorise la transcription des gènes codant diverses protéines de la phase aiguë. Simultanément, les taux du C/EBP diminuent et, par conséquent, ceux de l'albumine et de la transthyrétine baissent eux aussi.

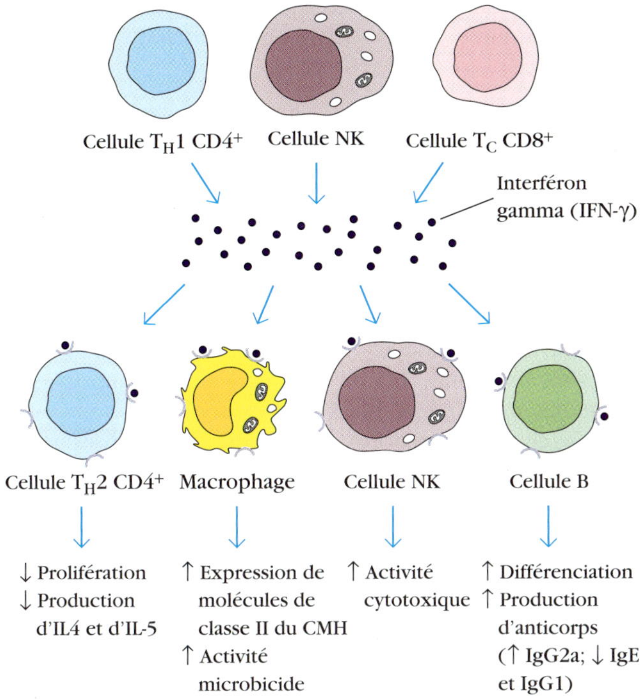

FIGURE 15.15 Résumé de l'activité pléïotropique de l'interféron gamma (IFN-γ). L'activation des macrophages induite par l'IFN-γ joue un rôle essentiel dans l'inflammation chronique. Cette cytokine est sécrétée par les cellules T_H1, les cellules NK et les cellules T_C et elle agit sur de nombreux types cellulaires. [D'après *Research News*, 1993, *Science* **259**:1693.]

Une des principales cytokines sécrétées par les macrophages activés est le TNF-α. L'activité de cette cytokine a été observée pour la première fois au début du siècle par un chirurgien, William Coley. Ce dernier a remarqué que lorsque des patients atteints de cancer développaient certaines affections bactériennes, les tumeurs devenaient nécrotiques. Dans l'espoir d'apporter un traitement au cancer, Coley a commencé à injecter à des patients cancéreux des surnageants dérivés de diverses cultures bactériennes. Ces surnageants de culture, appelés « toxines de Coley », induisaient une nécrose hémorrhagique des tumeurs, mais ils avaient de nombreux effets secondaires indésirables qui les rendaient inutilisables pour un traitement du cancer. Des décennies plus tard, on a montré que le composant actif de la toxine de Coley était un composant lipopolysaccharidique (endotoxine) de la paroi des cellules bactériennes. Cette endotoxine n'induit pas par elle-même une nécrose de la tumeur, mais conduit les macrophages à produire du TNF-α. Cette cytokine a un effet cytotoxique direct sur les cellules tumorales mais pas sur les cellules normales (figure 15.16a). Les approches immunothérapeutiques potentielles utilisant le TNF-α pour le traitement du cancer sont examinées dans le chapitre 22.

Diverses preuves indiquent que le TNF-α contribue aussi à une grande partie de la destruction cellulaire qui caractérise l'inflammation chronique. Par exemple, des souris porteuses d'un transgène du TNF-α deviennent gravement cachectiques (figure 15.16b). Dans des études effectuées par A. Cerami et ses collaborateurs, il a été montré que des lapins perdent presque la moitié de leur masse corporelle en deux mois lorsqu'ils sont infectés par des trypanosomes ; ces chercheurs ont découvert par la suite qu'un facteur dérivé des macrophages était responsable de cette profonde destruction ; ils ont appelé ce facteur cachétine. Le clonage des gènes du TNF-α et de la cachétine a révélé qu'il s'agissait de la même protéine.

L'activation des macrophages par l'INF-γ favorise une augmentation de la transcription du gène du TNF-α et de la stabilité du mRNA du TNF-α. Les deux effets conduisent à une production accrue de TNF-α. Le TNF-α agit en synergie avec l'IFN-γ pour initier une réponse inflammatoire chronique. Les deux cytokines induisent ensemble de beaucoup plus grandes augmentations

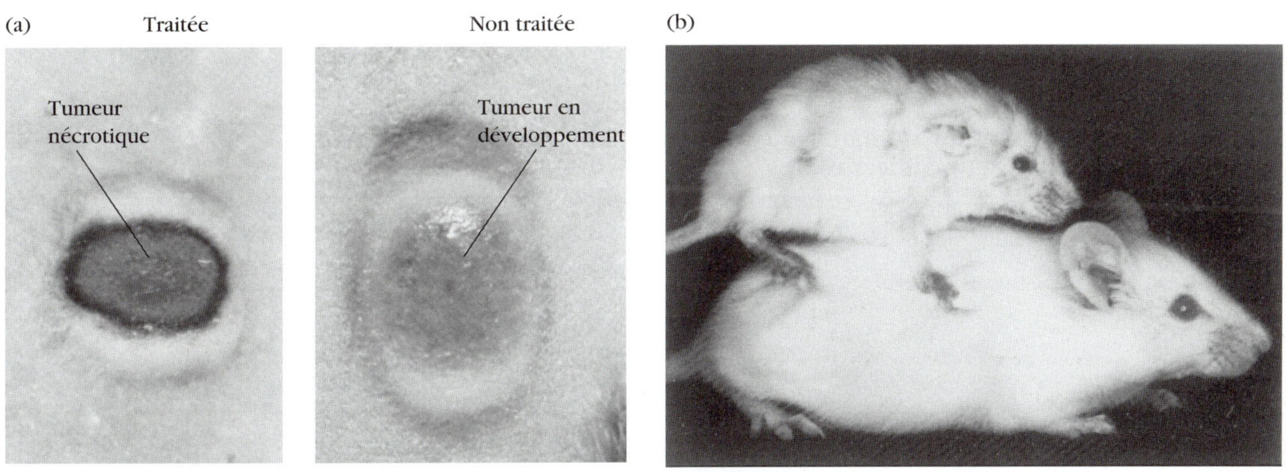

FIGURE 15.16 Activités biologiques du TNF-α. (a) Une tumeur cancéreuse d'une souris qui a reçu des injections d'endotoxine (à gauche) présente une nécrose hémorragique, contrairement à la tumeur d'une souris non traitée (à droite). L'endotoxine induit la production de TNF-α qui agit ensuite pour détruire la tumeur. (b) Une souris transgénique (en haut) porteuse d'un transgène du TNF-α devient anorexique et gravement cachectique. Une souris normale est représentée en bas. [La partie A vient de LJ Old, 1988, *Sci. Ame.* **258**:59, la partie (b) de B Beutler, 1993, *Hosp. Prac.* (April 15):45.]

d'ICAM-1, de sélectine-E et de molécules de classe I du CMH que ne le fait chaque cytokine isolément. L'augmentation des molécules d'adhésion intercellulaire facilite le recrutement d'un grand nombre de cellules dans une réponse inflammatoire chronique.

Maladies inflammatoires chroniques

Des études récentes ont suggéré que des régions constituées de cellules endothéliales pleines, qui ressemblent aux HEV, apparaissent le long des vaisseaux des sites extralymphoïdes tertiaires lors d'une infection chronique. Ces régions semblables aux HEV, qui semblent être des sites d'extravasation des lymphocytes dans le tissu inflammatoire, expriment diverses mucines (par exemple, le GlyCAM-1, le MAdCAM-1 et le CD34) qui sont souvent exposées à la surface des HEV normales. Diverses cytokines, en particulier l'INF-γ et le TNF-α, qui sont associées à l'inflammation chronique, pourrait jouer un rôle dans l'induction des régions semblables aux HEV le long des vaisseaux.

Ces régions semblables aux HEV ont été observées dans de nombreuses maladies inflammatoires chroniques chez l'Homme, y compris la polyarthrite rhumatoïde, la maladie de Crohn, la colite ulcérative, la maladie de Graves, la thyroïdite d'Hashimoto et le diabète sucré (voir le tableau 15.1). Le développement d'une vascularisation semblable aux HEV facilite vraisemblablement l'influx à grande échelle des leucocytes, ce qui contribue à l'inflammation chronique. Ces observations suggèrent qu'une approche efficace du traitement des maladies inflammatoires chroniques pourrait consister en une tentative de contrôle du développement de ces régions semblables aux HEV.

Anti-inflammatoires

Bien que le développement d'une réponse inflammatoire efficace puisse jouer un rôle important dans la défense de l'organisme, cette réponse peut parfois se faire au détriment de ce dernier. Les allergies, les maladies autoimmunes, les infections microbiennes, les transplantations et les brûlures peuvent initier une réponse inflammatoire chronique. Diverses approches thérapeutiques sont disponibles pour réduire les réponses inflammatoires de longue durée et donc les complications qui leur sont associées.

Agents qui réduisent l'extravasation des leucocytes

Étant donné que l'extravasation des leucocytes fait partie intégrante de la réponse inflammatoire, une approche en vue de réduire l'inflammation est d'empêcher ce processus. Théoriquement, un moyen de réduire l'extravasation des leucocytes est de bloquer l'activité des diverses molécules d'adhésion au moyen d'anticorps. Dans des modèles animaux, par exemple, des anticorps dirigés contre l'intégrine LFA-1 ont été utilisés pour réduire l'accumulation des neutrophiles dans un tissu inflammatoire. Des anticorps contre l'ICAM-1 ont aussi été utilisés, avec un certain succès, dans la prévention de la nécrose tissulaire associée aux brûlures et dans la réduction de la probabilité du rejet d'un greffon dans des modèles animaux. Les résultats obtenus avec des anticorps spécifiques de ces adhésines ont été si encourageants qu'une combinaison d'anticorps (anti-ICAM-1 et anti-LFA-1) a été utilisé lors d'essais cliniques chez des patients ayant subi une transplantation rénale. Une combinaison de deux anti-adhésines a dû être utilisée parce qu'un manque de blocage du LFA-1 et de l'ICAM-1 se traduit par un rejet.

Corticostéroïdes

Les corticostéroïdes, qui sont des dérivés du cholestérol, incluent la prednisone, la prednisolone et la méthylprednisolone. Ces puissants anti-inflammatoires exercent divers effets dont il résulte une réduction du nombre et de l'activité des cellules du système immunitaire. Ils sont régulièrement utilisés dans les traitements anti-inflammatoires.

Le traitement par les corticostéroïdes provoque une diminution du nombre des lymphocytes circulants qui résulte soit d'une lyse des lymphocytes induite par le stéroïde (lympholyse), soit d'une modification des profils de circulation des lymphocytes. Certaines espèces (par

TABLEAU 15.4 Maladies inflammatoires chroniques associées à une vascularisation semblable aux HEV

Maladie	Organe affecté	Endothélium épais	CAM mucine-like sur l'endothélium*
Maladie de Crohn	Intestin	+	+
Diabète sucré	Pancréas	+	+
Maladie de Graves	Thyroïde	+	+
Thyroïdite d'Hashimoto	Thyroïde	+	+
Polyarthrite rhumatoïde	Synovie	+	+
Colite ulcérative	Intestin	+	+

*Inclut le GlyCAM-1, le MAdCAM-1 et le CD34

Source : Adapté de JP Girard et TA Springer, 1995, *Immunol. Today* **16**:449.

exemple, le hamster, la souris, le rat et le lapin) sont particulièrement sensibles à la lympholyse induite par les corticostéroïdes. Chez ces animaux, un traitement par les corticostéroïdes à des doses aussi faibles que 10^{-7} M provoque une lympholyse si générale que le poids du thymus est réduit de 90 % ; la rate et les ganglions lymphatiques se rétractent de façon visible. Dans ces espèces, les thymocytes immatures semblent être particulièrement sensibles à une destruction médiée par les corticostéroïdes. Chez les rongeurs, les corticostéroïdes induisent la mort cellulaire programmée des thymocytes immatures, tandis que les thymocytes matures résistent à cette activité. Dans les 2 h qui suivent une incubation *in vitro* avec des corticostéroïdes, les thymocytes immatures commencent à présenter la morphologie caractéristique de l'apoptose et 90 % de la chromatine est dégradée en fragments nucléosomiques caractéristiques dans les 24 h qui suivent le traitement. Les étapes impliquées dans l'induction de l'apoptose par des corticostéroïdes restent à déteminer. Chez l'Homme, le cobaye et le singe, les corticostéroïdes n'induisent pas l'apoptose mais, en revanche affectent les profils de circulation des lymphocytes, ce qui est à l'origine d'une diminution du poids du thymus et du nombre des lymphocytes circulants.

Comme les autres hormones stéroïdes, les corticostéroïdes sont lipophiles et peuvent donc traverser la membrane plasmique et se lier à leurs récepteurs dans le cytosol. Les complexes récepteur-hormone qui en résultent sont par la suite transportés vers le noyau où ils se lient aux séquences spécifiques régulatrices du DNA, où ils activent ou inhibent la transcription. On a montré que les corticostéroïdes induisent une augmentation de la transcription de l'inhibiteur du NF-κB (I-κB). La liaison de cet inhibiteur au NF-κB dans le cytosol empêche la translocation du NF-κB vers le noyau et, par conséquent, prévient l'activation de nombreux gènes par le NF-κB, y compris ceux qui sont impliqués dans l'activation des cellules T et dans la production des cytokines.

Les corticostéroïdes réduisent aussi la capacité des macrophages et des neutrophiles à phagocyter et à tuer, et cet effet peut contribuer à leur action anti-inflammatoire. De plus, ils réduisent la chimiotaxie, et donc moins de cellules inflammatoires sont attirées vers le site d'activation des cellules T_H. En présence de corticoïdes, l'expression des molécules de classe II du CMH et la production d'IL-1 par les macrophages sont considérablement réduites et on pourrait s'attendre à ce que de telles réductions conduisent à des diminutions correspondantes de l'activation des cellules T_H. Les corticostéroïdes stabilisent aussi la membrane des lysosomes, ce dont il résulte une diminution du taux des enzymes lysosomiaux libérés au niveau du site d'inflammation.

Anti-inflammatoires non stéroïdiens

Depuis Hippocrate, des extraits d'écorce de saule ont été utilisés pour soulager la douleur. Le principe actif, le salicylate, qui est retrouvé dans l'aspirine, n'est qu'un des nombreux médicaments anti-inflammatoires non stéroïdiens. Ces derniers sont les produits les plus fréquemment utilisés pour traiter la douleur et l'inflammation. Un mécanisme par lequel ces médicaments exercent leurs effets anti-inflammatoires est l'inhibition de la voie de la cyclo-oxygénase par laquelle les prostaglandines et les thromboxanes sont produits à partir de l'acide arachidonique (voir la figure 15.11). La réduction de la production de prostaglandines limite l'augmentation de la perméabilité vasculaire et la chimiotaxie des neutrophiles lors de la réponse inflammatoire. Cliniquement, on a montré que les anti-inflammatoires non stéroïdiens sont efficaces dans le traitement de nombreuses réactions inflammatoires aiguës ou chroniques.

Résumé

1. Les lymphocytes effectuent une constante recirculation entre le sang, la lymphe, les organes lymphoïdes et les tissus extralymphoïdes tertiaires (voir la figure 15.1). Cette intense recirculation augmente considérablement les chances pour que le petit nombre de lymphocytes spécifiques d'un antigène donné (environ 1 parmi 10^5 cellules) rencontre effectivement cet antigène lorsqu'il est présent dans l'organisme. Bien que les tissus extralymphoïdes tertiaires ne contiennent normalement que très peu de cellules lymphoïdes, une migration de ces dernières dans ces sites s'effectue lors de la réponse inflammatoire.
2. La migration des leucocytes dans les tissus inflammatoires ou dans les organes lymphoïdes nécessite une interaction entre les molécules d'adhésion cellulaire (CAM) de l'endothélium vasculaire et celles des cellules circulantes. La plupart de ces CAM appartiennent à l'une de quatre familles de protéines : les sélectines, la famille des mucines-like, les intégrines et la superfamille des Ig (voir la figure 15.2). Les sélectines et les CAM mucine-like entrent en interaction les unes avec les autres et les membres de chacune de ces deux familles sont exprimés sur les leucocytes et les cellules endothéliales. Les intégrines exprimées sur les leucocytes interagissent avec les CAM de la superfamille des Ig exprimées sur les cellules endothéliales.
3. Les neutrophiles sont habituellement le premier type de cellules à passer de la circulation sanguine dans les sites d'inflammation. L'extravasation des neutrophiles et des lymphocytes implique quatre étapes : roulement, signal activateur des chémoattractants, arrêt et adhésion, puis migration transendothéliale (voir les figures 15.3 et 15.17). Contrairement aux neutrophiles, les diverses populations de lymphocytes font preuve d'une extravasation différenciée selon les divers tissus. Les récepteurs du homing des lymphocytes interagissent avec les molécules d'adhésion spécifiques de tissus, appelées adressines vasculaires, des veinules à endothélium épais (HEV) des organes lymphoïdes et de l'endothélium des tissus extralymphoïdes tertiaires (voir le tableau 15.1). Les lymphocytes naïfs effectuent leur homing vers les organes lymphoïdes secondaires en s'extravasant à travers les HEV, tandis que les lymphocytes effecteurs effectuent leur homing sélectivement vers les endothéliums vasculaires inflammatoires (voir la figure 15.5).
4. Divers types de médiateurs jouent un rôle dans la réponse inflammatoire. Les chémokines constituent un groupe de petits polypeptides qui agissent comme chémoattractants et comme molécules activatrices durant l'extravasation des leucocytes (voir le tableau 15.2 et les

figures 15.8 et 15.19). Les médiateurs enzymatiques du plasma incluent la bradykinine et les fibrinopeptides qui augmentent la perméabilité vasculaire, la plasmine, enzyme protéolytique qui dégrade les caillots de fibrine en produits chémoattractants et active le complément, et divers produits du complément qui agissent comme anaphylatoxines, opsonines et molécules chimiotactiques pour les neutrophiles et les monocytes (voir la figure 15.10). Les médiateurs lipidiques de l'inflammation, dérivés des phospholipides membranaires, incluent les thromboxanes, les prostaglandines, les leucotriènes et le facteur d'activation des plaquettes (voir la figure 15.11). Trois cytokines, l'IL-1, l'IL-6 et le TNF-α, médient de nombreuses caractéristiques locales ou systémiques de la réponse inflammatoire aiguë (voir le tableau 15.3).

5. L'inflammation est une réponse physiologique à toute une série de stimulus, tels qu'une lésion cellulaire ou une infection. Une réponse inflammatoire aiguë implique des effets locaux et des effets systémiques. La réponse locale commence lorsque la lésion tissulaire et endothéliale induit la formation de médiateurs enzymatiques plasmatiques qui conduisent à une vasodilatation et à une augmentation de la perméabilité vasculaire (voir la figure 15.12). Les neutrophiles, puis les monocytes, s'extravasent dans le site. L'activation des macrophages tissulaires et la dégranulation des mastocytes conduit à la libération de nombreux médiateurs de l'inflammation, dont certains d'entre eux induisent les effets systémiques de la phase aiguë. La réponse systémique inclut l'induction de la fièvre, de la leucocytose et la production de corticostéroïdes ainsi que de protéines de la phase aiguë, y compris la protéine C réactive (voir la figure 15.13).
6. L'inflammation chronique résulte de la persistance de l'antigène due à l'infection par certains micro-organismes résistants ou à diverses conditions pathologiques. Deux cytokines, l'INF-γ et le TNF-α, sont essentielles à la réponse inflammatoire chronique, qui souvent implique la formation de granulomes et une perte tissulaire. Diverses maladies chroniques inflammatoires humaines sont caractérisées par la présence d'une vascularisation semblable aux HEV dans les organes affectés (voir le tableau 15.4).
7. Une réponse inflammatoire chronique peut accompagner des allergies, des maladies auto-immunes, des infections microbiennes, des transplantations ou des brûlures. Les anticorps contre les molécules d'adhésion cellulaire impliquées dans l'extravasation des leucocytes se sont montrés prometteurs pour la réduction de l'inflammation chronique associée aux brûlures ou au rejet des greffons. Les corticostéroïdes ont de nombreux effets qui contribuent à leur action anti-inflammatoire. Toute une série d'anti-inflammatoires non stéroïdiens sont disponibles et constituent le traitement le plus habituellement utilisé contre la douleur et l'inflammation.

RÉFÉRENCES

Ager, A. 1994. Lymphocyte recirculation and homing: roles of adhesion molecules and chemoattractants. *Trends Cell Biol.* **4**:326.

Baggiolini, M. 1998. Chemokines and leukocyte traffic. *Nature* **392**:565.

Bargatze, RF, MA Jutila, et EC Butcher. 1995. Distinct roles of L-selectin and integrins α4β7 and LFA-1 in lymphocyte homing to Peyer's patch-HEV in situ: the multistep model confirmed and refined. *Immunity* **3**:99.

Baumann, H, et J Gauldie. 1994. The acute response. *Immunol. Today* **15**:74.

Bradley, LM, et SR Watson. 1996. Lymphocyte migration into tissue: the paradigm derived from CD4 subsets. *Curr. Opin. Immunol.* **8**:312.

Butcher, E, et Q Picker. 1996. Lymphocyte homing and homeostasis. *Science* **272**:60.

Dianzani, U, et F Malavasi. 1995. Lymphocyte adhesion to endothelium. *Crit. Rev. Immunol.* **15**:167.

Dinarello, CA. 1996. Biological basis for interleukin-1 in disease. *Blood* **87**:2095.

Girard, JP, et TA Springer. 1995. High endothelial venules (HEVs): specialized endothelium for lymphocyte migration. *Immunol. Today* **16**:449.

Hayward, AR, *et al.* 1979. Delayed separation of the umbilical cord, widespread infections, and defective neutrophil mobility. *Lancet* **1**:1099.

Hogg, N, et C Berlin. 1995. Structure and function of adhesion receptors in leukocyte trafficking. *Immunol. Today* **16**:327.

Hynes, RO. 1994. The impact of molecular biology on models for cell adhesion. *Bioessays* **16**:663.

Hynes, RO, et AD Lander. 1992. Contact and adhesive specificities in the associations, migrations, and targeting of cells and axons. *Cell* **68**:303.

Kuijpers, TW, *et al.* 1997. Leukocyte adhesion deficiency type 1 (LAD-I)/variant. A novel immunodeficiency syndrome characterized by dysfunctional beta2 integrins. *Journal of Clinical Investigation* **100**:1725.

Marx, J. 1995. How the glucocorticoids suppress immunity. *Science* **270**:232.

Nelson, PJ, et AM Krensky. 1998. Chemokines, lymphocytes and viruses: what goes around, comes around. *Curr. Opin. Immunol.* **10**:265.

Shuster, DE, *et al.* 1992. Identification and prevalence of a genetic defect that causes leukocyte adhesion deficiency in Holstein cattle. *Proceedings of the National Academy of Sciences (USA)* **89**:9225.

Springer, TA. 1994. Traffic signals for lymphocyte recirculation and leukocyte emigration: the multistep paradigm. *Cell* **76**:301.

Steel, DM, et AS Whitehead. 1994.The major acute phase reactants: C-reactive protein, serum amyloid P component and serum amyloid A protein. *Immunol. Today* **15**:81.

Trincheri, G. 1996. Interleukin 12: a proinflammatory cytokine with immunoregulatory functions that bridge innate resistance and antigen-specific adaptive immunity. *Annu. Rev. Immunol.* **13**:251.

Sites Web utiles

http://www.mdsystems.com
La *Cytokine Mini-Reviews Section (Site Map/Reviews & Technical Notes)* du site *R&D System* contient des revues exhaustives, détaillées et bien illustrées, consacrées à de nombreuses chémokines, ainsi qu'aux récepteurs de ces dernières.

http://www.ncbi.nlm.nih.gov/Omim/
OMIM : *Online Mendelian Inheritance in Man* est un catalogue des gènes humains et des maladies génétiques écrit et édité par le Dr V.A.

McKusick et ses collègues de la *Johns Hopkins* ou d'ailleurs ; il est développé pour le *World Wide Web* par le *National Center for Biotechnology Information (NCBI)*. Il contient des illustrations et des références sur de nombreuses maladies, y compris le déficit en adhésion leucocytaire.

QUESTIONS À L'USAGE DES ÉTUDIANTS

1. Dire si chacune des assertions suivantes est vraie ou fausse. Si vous pensez qu'une assertion est fausse, expliquer pourquoi.

a. Les chémokines sont des chémoattractants pour les lymphocytes, mais pas pour les autres leucocytes.

b. Les intégrines sont exprimées sur les leucocytes et les cellules endothéliales.

c. L'extravasation des leucocytes implique des interactions multiples entre les molécules d'adhésion cellulaire.

d. La plupart des organes lymphoïdes secondaires contiennent des veinules à endothélium épais (HEV).

e. Les CAM mucine-like interagissent avec les sélectines.

f. Une réponse inflammatoire aiguë n'implique que des effets localisés à la région où s'est produite la lésion ou l'infection tissulaire.

g. Le MAdCAM-1 est une molécule d'adhésion endothéliale qui se lie à la sélectine-L et à diverses intégrines.

h. La formation d'un granulome est un symptôme habituel de l'inflammation locale.

2. Divers médiateurs de l'inflammation induisent l'expression des ICAM dans toute une variété de tissus. Quel effet pourrait avoir cette induction sur la localisation des cellules immunitaires ?

3. L'extravasation des neutrophiles et des lymphocytes s'effectue par des mécanismes qui, dans leur ensemble, sont semblables, mais qui se distinguent par quelques différences.

a. Donner, dans l'ordre, la liste des quatre étapes fondamentales de l'extravasation des leucocytes.

b. Au niveau de quels sites les neutrophiles sont le plus vraisemblablement extravasés ? Pourquoi ?

c. Les diverses sous-populations de lymphocytes migrent préférentiellement dans des tissus différents, selon un processus appelé homing (ou trafficking). Discuter les rôles des trois types de molécules qui permettent le homing des lymphocytes.

4. Quelles sont les trois cytokines sécrétées par les macrophages activés qui jouent un rôle primordial dans la médiation des effets locaux ou systémiques associés à une réponse inflammatoire aiguë ?

5. Une réponse inflammatoire efficace nécessite la différenciation et la prolifération de diverses cellules blanches du sang non lymphoïdes. Expliquer comment l'hématopoïèse dans la moelle osseuse est induite par une lésion tissulaire ou une infection localisée.

6. Pour chaque couple de molécules énuméré ci-dessous, dire si les molécules entrent en interaction au cours des première, deuxième, troisième ou quatrième étapes de l'extravasation des neutrophiles au niveau d'un site inflammatoire. Utiliser N pour indiquer que les molécules n'entrent pas en interaction.

a. — Chémokine et sélectine-L

b. — Sélectine-E et CAM mucine-like

c. — IL-8 et sélectine-E

d.— CAM de la superfamille des Ig et intégrine

e. — ICAM et chémokine

f. — Chémokine et récepteur couplé à la protéine G

g. — ICAM et intégrine.

7. Discuter les principaux effets de l'IFN-γ et du TNF-α lors d'une réponse inflammatoire chronique.

8. Cinq cytokines (l'IL-1, l'IL-6, le TNF-α, le LIF et l'OSM) induisent la production de protéine C réactive et d'autres protéines de la phase aiguë par les hépatocytes. Expliquer brièvement comment ces différentes cytokines peuvent exercer le même effet sur les hépatocytes.

9. Pour chaque terme en rapport avec l'inflammation (a-h), choisir les descriptions énumérées ci-dessous (1-11) qui s'appliquent. Chaque description peut être utilisée une fois, plus d'une fois ou pas du tout. Plus d'une description peut être appliquée à certains termes.

Termes

a.— Tissu extralymphoïde tertiaire

b.— Sélectine-P et sélectine-E

c.— Prostaglandines

d.— Anti-inflammatoires non stéroïdiens

e.— ICAM-1, -2, -3

f.— MAdCAM

g.— Bradykinine

h.— Endothélium inflammatoire

Descriptions

(1) Se lient aux carbohydrates sialylés

(2) Inhibent la voie de la cyclo-oxygénase

(3) Induisent l'expression de l'inhibiteur du NF-κB

(4) A des domaines Ig et des domaines mucine-like

(5) Région de l'endothélium vasculaire trouvée dans les veinules post-capillaires

(6) Exprimé(e)(es) par un endothélium inflammatoire

(7) Présente une vascularisation semblable aux HEV dans l'inflammation chronique

(8) Appartiennent à la superfamille des Ig des CAM

(9) Présente une expression accrue de CAM

(10) Augmentent la perméabilité vasculaire et déclenchent la fièvre

(11) Déclenchent la fièvre

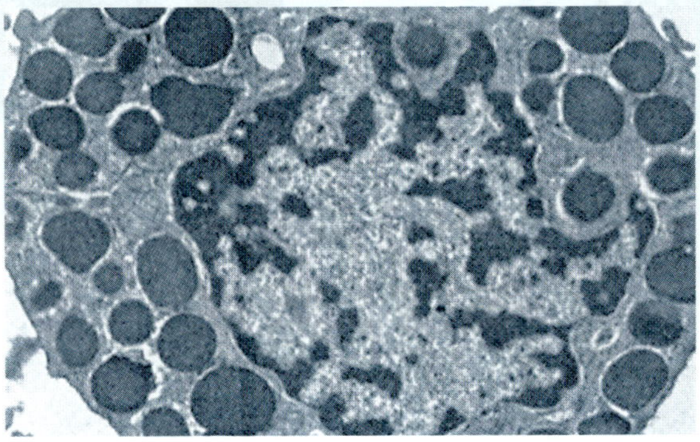

CHAPITRE 16

RÉACTIONS D'HYPERSENSIBILITÉ

Classification de Gell et Coombs

Hypersensibilité médiée par des IgE (type I)

Hypersensibilité cytotoxique médiée par des anticorps (type II)

Hypersensibilité médiée par des complexes immuns (type III)

Hypersensibilité médiée par des cellules T_{DTH} (type IV)

Une réponse immunitaire suscite une batterie de molécules effectrices qui interviennent dans l'élimination de l'antigène selon les divers mécanismes décrits dans les chapitres précédents. Généralement, ces molécules effectrices induisent une réponse inflammatoire localisée, infraclinique, qui élimine l'antigène sans endommager gravement le tissu de l'hôte. Cependant, dans certaines circonstances, cette réponse inflammatoire peut avoir des effets néfastes qui conduisent à une lésion tissulaire importante, voire même à la mort. Une telle réponse immunitaire inopportune est appelée **hypersensibilité** ou **allergie**. Bien que le mot *hypersensibilité* implique une réponse accrue, cette dernière n'est pas toujours très intense, mais elle peut être inappropriée à un antigène. Les réactions d'hypersensibilité peuvent se développer au cours des réponses humorale ou des réponses à médiation cellulaire.

La possibilité que possède le système immunitaire de répondre de façon inappropriée à un défi antigénique a été reconnue dès le début de ce siècle, lorsque le Prince de Monaco s'est rendu compte que les bains de mer en Méditerranée étaient perturbés par les brûlures occasionnées par les méduses. Pour résoudre ce problème, le Prince s'est assuré le concours de deux scientifiques français, Paul Portier et Charles Richet. Après avoir considéré le problème, ces derniers sont arrivés à la conclusion que la réaction locale des baigneurs aux piqûres des méduses était due à des toxines. Pour contrer cette réaction, Portier et Richet ont isolé les toxines des méduses et projeté de les utiliser comme immunogènes pour vacciner les baigneurs sensibles. Selon Portier et Richet, cela devait protéger ces derniers en cas de futures rencontres avec des méduses importunes. Cependant, leurs premières tentatives se soldèrent par des résultats désastreux. Pour tester leur vaccin, Portier et Richet ont injecté à des chiens les toxines purifiées. L'injection initiale a été suivie d'une injection de rappel des mêmes toxines. Au lieu de répondre au rappel par la production d'anticorps contre les toxines, les chiens ont réagi immédiatement par des vomissements, des diarrhées, une asphyxie et, dans certains cas, sont morts. Manifestement, il s'agissait d'un état où les animaux « hyperréagissaient » à l'antigène. Pour décrire cette hyperréaction, Richet et Portier ont créé le terme d'*anaphylaxie*, à partir de racines grecques dont le sens était le contraire de *prophylaxie*. Par la suite, en 1913, Richet a obtenu le Prix Nobel de médecine pour son travail sur l'anaphylaxie.

Actuellement, nous désignons par **hypersensibilité immédiate** les réactions anaphylactiques de la branche humorale déclenchées par des anticorps ou des complexes antigène-anticorps, parce que les symptômes se manifestent chez un receveur sensibilisé dans les minutes ou les heures qui suivent la rencontre avec l'antigène. Trois types de telles réactions d'hypersensibilité sont habituellement reconnues : l'hypersensibilité médiée par une IgE (type I), l'hypersensibilité médiée par un anticorps (type II) et l'hypersensibilité médiée par un complexe immun (type III). Un quatrième type d'hypersensibilité dépend de réactions de la branche à médiation cellulaire. Ces dernières sont initiées par les cellules T_{DTH} et sont appelées **hypersensibilité retardée** (**DTH**, de *delayed-type hypersensitivity*), pour marquer que les symptômes n'apparaissent que quelques jours après la rencontre avec l'antigène. Bien que les réactions de la DTH, telles qu'elles ont été décrites dans le chapitre 14, constituent une importante ligne de défense contre les pathogènes intracellulaires, elles provoquent parfois des lésions tissulaires étendues pathologiques et franchement dues à une hypersensibilité. Ce chapitre examine les mécanismes et les conséquences des quatre principaux types de réactions d'hypersensibilité.

Visualisation des concepts

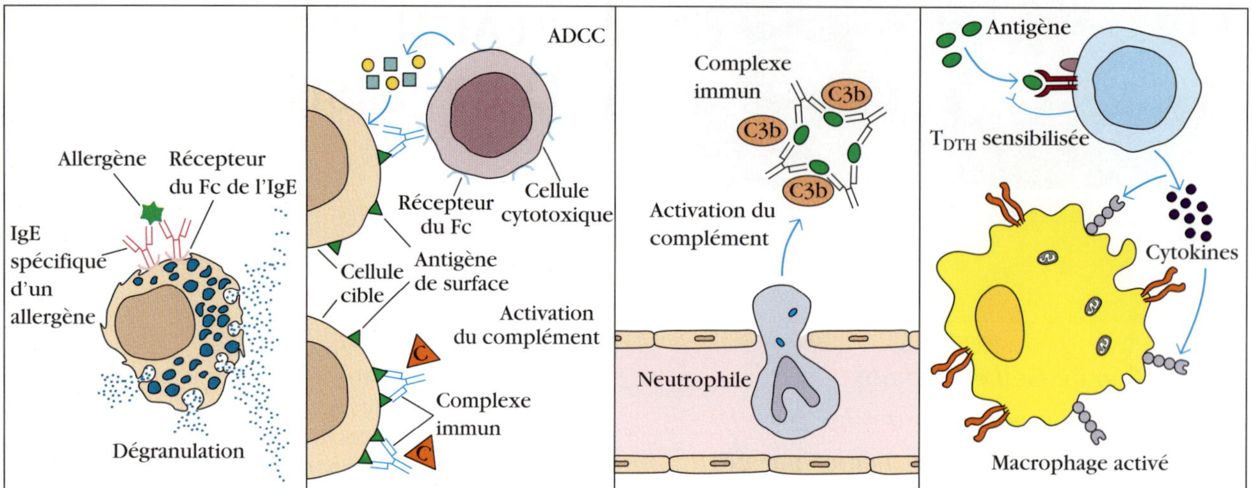

Type I	Type II	Type III	Type IV
Hypersensibilité médiée par l'IgE	Hypersensibilité cytotoxique médiée par l'IgG	Hypersensibilité médiée par un complexe immun	Hypersensibilité à médiation cellulaire
L'Ag induit la formation de liaisons croisées entre les IgE liées aux mastocytes ou aux basophiles avec libération de médiateurs vasoactifs	L'Ac dirigé contre les antigènes de surface de la cellule médie la destruction des cellules par l'activation du complément ou l'ADCC	Les complexes Ag-Ac déposés dans divers tissus induisent l'activation du complément, puis une réponse inflammatoire médiée par l'infiltration massive de neutrophiles	Les cellules T_{DTH} sensibilisées libèrent des cytokines qui activent les macrophages ou les cellules T_C qui médient une lésion cellulaire directe
Les manifestations typiques incluent celles de l'anaphylaxie systémique et celles de l'anaphylaxie localisée, telles que le rhume des foins, l'asthme, l'urticaire, les allergies alimentaires et l'eczéma	Les manifestations typiques incluent les réactions transfusionnelles, l'érythroblastose fœtale et l'anémie hémolytique auto-immune	Les manifestations typiques incluent la réaction d'Arthus localisée et des réactions généralisées, telles que la maladie sérique, la vascularite nécrosante, la glomérulonéphrite, la polyarthrite rhumatoïde et le lupus érythémateux disséminé	Les manifestations typiques incluent la dermatite de contact, les lésions tuberculeuses et le rejet des greffes

FIGURE 16.1 Les quatre types de réponses d'hypersensibilité.

Classification de Gell et Coombs

Diverses formes de réaction d'hypersensibilité peuvent être distinguées en fonction des différentes molécules effectrices créées lors de la réaction. Dans les réactions d'hypersensibilité immédiate, les divers isotypes d'anticorps induisent des molécules effectrices de l'immunité différentes. Les anticorps de type IgE, par exemple, induisent une dégranulation des mastocytes avec libération d'histamine et d'autres molécules biologiquement actives. Les anticorps de type IgG ou IgM, par ailleurs, induisent des réactions d'hypersensibilité en activant le complément. Les molécules effectrices de ces réactions sont le complexe d'attaque membranaire et les produits de coupure du complément, tels que le C3a, le C4a et le C5a. Dans les réactions d'hypersensibilité retardée, les molécules effectrices sont diverses cytokines sécrétées par les cellules T_{DTH}.

Lorsqu'il est devenu évident que des mécanismes immunitaires différents pouvaient donner naissance à des réactions d'hypersensibilité, P.G.H. Gell et R.R.A. Coombs ont proposé une classification dans laquelle les réactions d'hypersensibilité sont réparties en quatre types, I, II, III et IV, impliquant chacun des mécanismes, des cellules et des molécules médiatrices distincts (figure 16.1). Cette classification a joué un rôle important dans l'identification des différents mécanismes rencontrés dans les diverses réactions d'hypersensibilité, mais il est important de remarquer qu'il existe une beaucoup plus grande complexité dans le vaste réseau des effets secondaires qui estompe les frontières entre les quatre catégories.

Hypersensibilité médiée par l'IgE (Type I)

Une réaction d'hypersensibilité de type I est induite par certains antigènes, appelés allergènes ; elle a toutes les caractéristiques d'une réponse humorale normale. En ce sens, un allergène induit une réponse anticorps humorale par des mécanismes identiques à ceux décrits dans le chapitre 11 pour les autres antigènes solubles ; cette réponse conduit à la création de plasmocytes sécréteurs d'anticorps et de cellules à mémoire. Ce qui distingue une réponse d'hypersensibilité de type I d'une réponse humorale normale est le fait que les plasmocytes sécrètent de l'IgE. Cette classe d'anticorps se lie avec une forte affinité aux **récepteurs du Fc** des mastocytes tissulaires et des basophiles du sang. Les mastocytes et les basophiles recouverts d'IgE sont dits sensibilisés. Une exposition ultérieure au même allergène conduit à des liaisons croisées entre les IgE fixées sur la membrane des mastocytes ou des basophiles sensibilisés, ce qui provoque la **dégranulation** de ces cellules (figure 16.2). Les médiateurs pharmacologiquement actifs libérés des granules agissent sur les tissus avoisinants. Les principaux effets, vasodilatation et contraction des muscles lisses, peuvent être soit systémiques, soit localisés, selon la quantité de médiateurs libérés.

Composants des réactions de type I

Comme il a été décrit dans la figure 16.2, divers composants sont essentiels au développement des réactions d'hypersensibilité de type I. Cette section considérera tout d'abord ces composants puis elle décrira le mécanisme de la dégranulation.

Allergènes

La plupart des êtres humains ne développent des réponses à IgE significatives que comme défense contre des infections parasitaires. Après qu'un individu ait été exposé à un parasite, le taux d'IgE sérique augmente et reste élevé jusqu'à ce que le parasite ait été éliminé avec succès de l'organisme. Cependant, certaines sujets peuvent présenter une anomalie appelée **atopie**, qui est une prédisposition héréditaire au développement de réactions d'hypersensibilité immédiate contre des antigènes banaux de l'environnement. Les déficits de régulation de l'IgE dont souffrent les individus atopiques permettent à des antigènes non parasitaires de stimuler une production inappropriée d'IgE, ce qui conduit à une hypersensibilité de type I capable de léser les tissus. Le terme allergène désigne spécifiquement les antigènes non parasitaires capables de stimuler des réponses d'hypersensibilité de type I chez des individus allergiques.

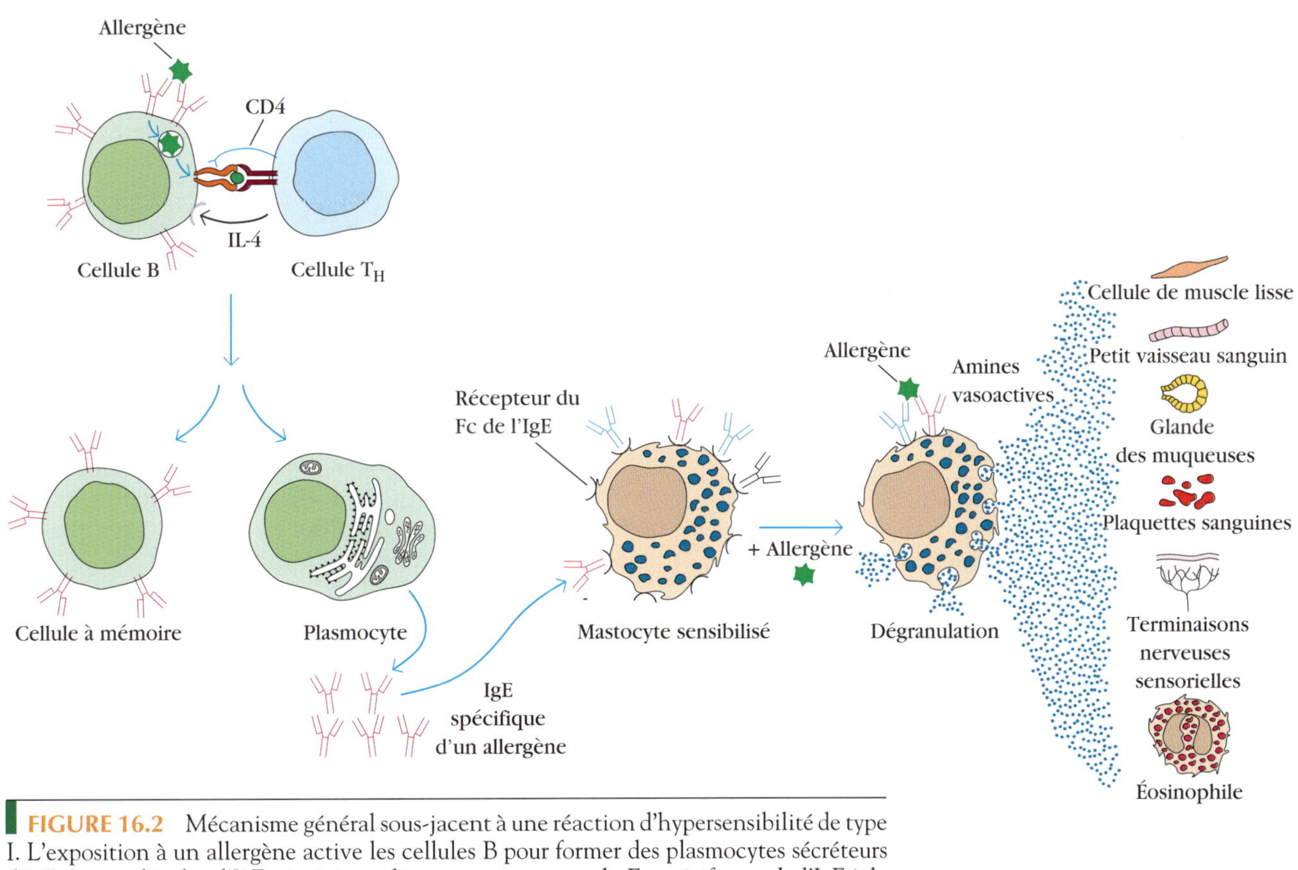

FIGURE 16.2 Mécanisme général sous-jacent à une réaction d'hypersensibilité de type I. L'exposition à un allergène active les cellules B pour former des plasmocytes sécréteurs d'IgE. Les molécules d'IgE sécrétées se lient aux récepteurs du Fc spécifiques de l'IgE à la surface des mastocytes et des basophiles du sang. (De nombreuses molécules d'IgE de spécificités diverses peuvent se lier au récepteur du Fc de l'IgE.) Une seconde exposition à l'allergène conduit à la formation de liaison croisée entre les IgE liées, ce qui déclenche la libération de médiateurs pharmacologiquement actifs, qui sont des amines vasoactives, à partir des mastocytes et des basophiles. Les médiateurs provoquent une contraction des muscles lisses, une perméabilité vasculaire accrue et une vasodilatation.

La réponse IgE anormale des individus atopiques est, au moins en partie, d'origine génétique ; elle est souvent familiale. Les individus atopiques ont un taux anormalement élevé d'IgE circulante et un nombre d'éosinophiles circulants supérieur à la normale. Ces individus sont plus sensibles aux allergies, telles que le rhume des foins, l'eczéma et l'asthme. La propension génétique aux réponses atopiques a été localisée dans divers locus candidat. Un locus, sur le chromosome 5q, est lié à une région qui code toute une variété de cytokines, y compris l'IL-3, l'IL-4, l'IL-5, l'IL-9, l'IL-13 et le GM-CSF. Un second locus, sur le chromosome 11q, est lié à une région qui code la chaîne β du récepteur de haute affinité de l'IgE. Il est connu que l'atopie héréditaire est multigénique et que d'autres locus sont probablement impliqués eux aussi. En fait, lorsque le séquençage du génome humain aura progressé, ces autres gènes candidat pourront être découverts.

La plupart des réponses allergiques à IgE se produisent à la surface des muqueuses en réponse à des allergènes qui pénètrent dans l'organisme, soit par inhalation, soit par ingestion. Parmi les allergènes courants énumérés dans le tableau 16.1, très peu ont été purifiés et caractérisés. Parmi ceux qui l'ont été, figurent les allergènes du pollen d'ivraie, du pollen de l'ambrosie, la morue, le pollen du bouleau, le pollen de la fléole des prés et le venin d'abeille. On a montré que tous ces allergènes étaient des systèmes multi-antigéniques qui contenaient de nombreux composants allergéniques. Le pollen de l'ambrosie, qui est un allergène important aux États-Unis, en est un bon exemple. On a rapporté qu'un mile carré d'ambrosie donne 16 tonnes de pollen en une seule saison. Les particules de pollen sont inhalées et leur paroi externe dure est dissoute par les enzymes des sécrétions des muqueuses, ce qui libère les allergènes. Le fractionnement chimique de l'ambrosie a révélé toute une variété de substances, dont la plupart ne sont pas des allergènes mais sont capables de susciter une réponse à IgM ou à IgG. Sur les cinq fractions qui contiennent des allergènes (c'est-à-dire qui sont capables d'induire une réponse à IgE), deux suscitent des réactions allergiques chez environ 95 % des individus sensibles à l'ambrosie et sont dites allergènes majeurs ; ce sont les fractions E et K. Les trois autres, appelées Ra3, Ra4 et Ra5, sont des allergènes mineurs qui n'induisent une réponse allergique que chez 20 à 30 % des sujets sensibles.

Qu'est-ce qui fait que ces substances sont des allergènes ? Pourquoi certains pollens (par exemple, celui de l'ambrosie) sont-ils de puissants allergènes, alors que d'autres, tout aussi abondants (par exemple celui de l'ortie) ne sont que rarement des allergènes ? Il semble qu'il n'y ait pas une unique propriété physico-chimique qui distingue les fractions E et K de l'ambrosie hautement allergéniques des fractions Ra3, Ra4 et Ra5 moins allergéniques ou des fractions non allergéniques. Bien au contraire, les allergènes, en tant que groupe, semblent posséder des propriétés diverses. Certains allergènes, y compris le sérum d'un autre individu et l'albumine d'œuf, sont de puissants antigènes ; d'autres, tels que les pollens des plantes, sont des antigènes faibles. Bien que la plupart des allergènes soient des petites protéines ou des substances liées aux protéines d'un poids moléculaire compris entre 15 000 et 40 000, les tentatives pour identifier certaines propriétés chimiques communes à ces antigènes, celles qui pourraient les rendre allergéniques, ont échoué. Il semble que l'allergénicité soit une conséquence d'une série complexe d'interactions impliquant non seulement l'allergène mais aussi la dose, la voie de sensibilisation, parfois un adjuvant, et la constitution génétique du receveur, ce qui est le plus important, comme il a été remarqué ci-dessus.

Tableau 16.1 Allergènes couramment associés à l'hypersensibilité de type I

Protéines	*Aliments*
Sérum étranger	Noix
Vaccins	Produits de la mer
	Œufs
	Pois, haricots
	Lait
Pollen végétaux	*Produits issus des insectes*
Ivraie	Venin d'abeille
Ambrosie	Venin de guêpe
Fléole des prés	Venin de fourmi
Bouleau	Excréments de cafards
	Grains de poussière de maison
Médicaments	*Spores de moisissures*
Pénicilline	
Sulfamides	
Anesthésiques locaux	*Poils et squames des animaux*
Salicylates	

Anticorps réaginique (IgE)

Comme il a été décrit dans le chapitre 4, l'existence d'un facteur sérique humain qui réagit avec les allergènes a été démontrée pour la première fois par K. Prausnitz et H. Kustner, en 1921. La réponse locale, sous forme d'une papule érythémateuse, qui se produit lorsqu'un allergène est injecté à un individu sensibilisé, est appelée réaction P-K. Étant donné que les composants sériques responsables de la réaction P-K montraient une spécificité pour l'allergène, on a pensé qu'ils étaient des anticorps, mais la nature de ces anticorps P-K, ou **réagines**, n'a pas été démontrée pendant de nombreuses années.

Des expériences conduites par K. et T. Ishizaka, dans le milieu des années 1960, ont montré que l'activité biologique de l'anticorps réaginique, dans un test P-K, pouvait être neutralisée par un antisérum de lapin dirigé contre le sérum de sujets atopiques, mais pas par un antisérum de lapin spécifique des quatre classes d'immunoglobulines humaines connues à l'époque (l'IgA, l'IgG, l'IgM et l'IgD) (tableau 16.2). De plus, lorsque les lapins étaient immunisés avec du sérum venant d'individus sensibilisés à l'ambrosie (ragweed), l'antisérum de lapin pouvait inhiber (neutraliser) un test P-K positif à l'ambrosie, même après précipitation des anticorps de lapin spécifiques des isotypes humains IgG, IgA, IgM et IgD. Les Ishizaka ont appelé ce nouvel isotype IgE par référence à l'antigène E de l'ambrosie qu'ils avaient utilisé pour le caractériser.

TABLEAU 16.2 Identification de l'IgE fondée sur la réactivité du sérum atopique dans le test P-K

Sérum	Traitement	Allergène ajouté	Réaction P-K au niveau d'un site de la peau
Atopique	Aucun	–	–
Atopique	Aucun	+	+
Non atopique	Aucun	+	–
Atopique	Antisérum de lapin contre le sérum humain atopique*	+	–
Atopique	Antisérum de lapin contre l'IgM, l'IgG, l'IgA et l'IgD humaines†	+	+

* Du sérum d'un individu atopique était injecté à des lapins pour produire un antisérum contre le sérum atopique humain. Lorsque cet antisérum était mis à réagir avec du sérum atopique humain, il neutralisait la réaction P-K.

† Du sérum d'un individu atopique était mis à réagir avec de l'antisérum de lapin dirigé contre des classes connues d'antisérum humain (IgM, IgA, IgG et IgD) pour éliminer ces isotypes du sérum atopique. Le sérum atopique traité continuait à donner une réaction P-K positive, ce qui indiquait qu'un isotype d'immunoglobuline nouveau était responsable de cette réactivité.

Source : D'après K. Ishizaka et T. Ishizaka, 1967, *J. Immunol.* **99**:1187.

Le taux d'IgE sérique chez les individus normaux est inférieur à 0,1-0,4 µg/mL ; même les individus les plus gravement allergiques ont rarement un taux d'IgE supérieur à 1 µg/mL. Ce taux faible a rendu difficiles l'étude physico-chimique de l'IgE ; ce n'est qu'après la découverte d'un myélome à IgE par S.G.O. Johansson et H. Bennich, en 1967, qu'une analyse chimique approfondie de l'IgE a pu être entreprise. On a montré que l'IgE était composée de deux chaînes lourdes (ε) et de deux chaînes légères, avec un poids moléculaire de 190 000 pour l'ensemble. Ce poids moléculaire, plus élevé que celui de l'IgG (150 000), est dû à la présence d'un domaine supplémentaire dans la région constante (voir la figure 4.13). Ce domaine additionnel (C_H4) contribue à une modification de la conformation de la partie Fc de la molécule qui rend cette dernière capable de se lier à des récepteurs glycoprotéiques de la surface des basophiles et des mastocytes. Bien que la demi-vie de l'IgE soit de 2-3 jours dans le sérum, une fois que l'IgE s'est liée à son récepteur sur les mastocytes et les basophiles, elle est stable dans cet état pendant de nombreuses semaines.

Mastocytes et basophiles

Les cellules qui fixent l'IgE ont été identifiées en incubant des leucocytes humains ou des cellules venant de tissus, soit avec la protéine myélomateuse IgE marquée à ^{125}I, soit avec un anti-IgE marqué à ^{125}I. Dans les deux cas, l'autoradiographie a révélé que la sonde marquée se liait avec une forte affinité aux basophiles du sang et aux mastocytes des tissus. Les basophiles sont des granulophiles qui circulent dans le sang de la plupart des vertébrés. Chez l'Homme, ils représentent de 0,5 % à 1 % des cellules blanches du sang circulantes. Leur cytoplasme granuleux prend les colorants basiques, d'où le nom de basophiles. La microscopie électronique révèle un noyau multilobé, très peu de mitochondries, de nombreux granules de glycogène et des granules denses aux électrons contenant des médiateurs pharmacologiquement actifs, disséminés dans tout le cytoplasme (voir la figure 2.10c).

Les précurseurs des mastocytes sont formés dans la moelle osseuse au cours de l'hématopoïèse et sont transportés vers pratiquement tous les tissus périphériques vascularisés, où ils se différencient en cellules matures. Les mastocytes sont rencontrés dans tout le tissu conjonctif, particulièrement au voisinage des vaisseaux sanguins ou lymphatiques. Certains tissus, y compris la peau et la surface des muqueuses des tractus respiratoire et gastro-intestinal, contiennent des concentrations élevées de mastocytes ; la peau, par exemple, contient 10 000 mastocytes par mm^3. Les micrographies électroniques des mastocytes révèlent de nombreux granules qui, comme ceux des basophiles, contiennent des médiateurs pharmacologiquement actifs et sont distribués dans tout le cytoplasme (figure 16.3). Après activation, ces médiateurs sont libérés des granules, ce dont il résulte les manifestations cliniques de la réaction d'hypersensibilité de type I.

Les populations de mastocytes des différents sites anatomiques diffèrent de façon significative par le type et la quantité des médiateurs de l'allergie qu'ils contiennent, ainsi que par leur sensibilité aux stimulus activateurs et aux cytokines. Les mastocytes sécrètent aussi toute une variété de cytokines, y compris l'IL-1, l'IL-3, l'IL-4, l'IL-5, l'IL-6, le GM-CSF, le TGF-β et le TNF-α. Étant donné que ces cytokines exercent divers effets biologiques (voir le tableau 12.1), les mastocytes contribuent à un large spectre de processus physiologiques, immunologiques ou pathologiques.

Récepteurs du Fc fixant l'IgE

L'activité réaginique de l'IgE dépend de sa capacité à se lier à un récepteur spécifique de la région Fc de la chaîne lourde ε. Deux classes de FcεR ont été identifiées, désignées FcεRI et FcεRII ; elles sont exprimées par divers types cellulaires et diffèrent par leur affinité pour l'IgE, qui peut varier d'un facteur 1 000.

Récepteur de haute affinité (FcεRI). Les mastocytes et les basophiles expriment le FcεRI qui se lie à l'IgE avec une forte affinité ($K_D = 1 - 2 \times 10^{-9}$ M). La forte affinité

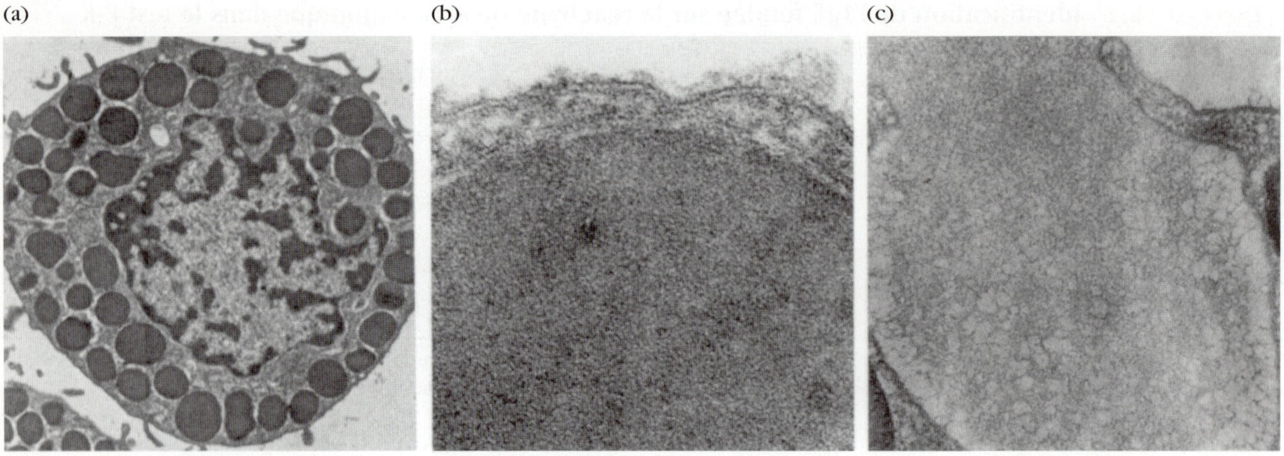

FIGURE 16.3 (a) Une micrographie électronique d'un mastocyte typique révèle de nombreux granules denses aux électrons fixés à la membrane avant la dégranulation. (b) Grossissement d'un granule intact sous-jacent à la membrane plasmique d'un mastocyte. (c) Granule libérant son contenu (vers la partie supérieure gauche) au cours de la dégranulation. [D'après S. Bruwen et B. Satir, 1977, *J. Cell Biol.* **73**:662.]

de ce récepteur le rend capable de fixer l'IgE en dépit de la faible concentration sérique de cette dernière (1×10^{-7} M). On a montré qu'entre 40 000 et 90 000 molécules de FcεRI sont présentes sur un basophile humain.

Le récepteur FcεRI contient quatre chaînes polypeptidiques : une chaîne α et une chaîne β et deux chaînes γ identiques unies par liaison disulfure (figure 16.4a). La région externe de la chaîne α contient deux domaines de 90 amino acides qui présentent une homologie de structure avec le repliement immunoglobulinique, ce qui permet de classer la molécule dans la superfamille des immunoglobulines (voir la figure 4.19). Le FcεRI entre en interaction avec les domaines C_H3/C_H3 et C_H4/C_H4 de la molécule d'IgE par l'intermédiaire des deux domaines de type immunoglobulinique de la chaîne α. La chaîne β passe quatre fois à travers la membrane plasmique et on pense qu'elle lie la chaîne α à l'homodimère γ. Les deux chaînes γ sont unies par liaison disulfure et s'étendent sur une distance considérable dans le cytoplasme. Chaque chaîne γ a une séquence conservée dans son domaine cytosolique connue pour être un ITAM (*immunoreceptor tyrosine-base activation motif*, motif

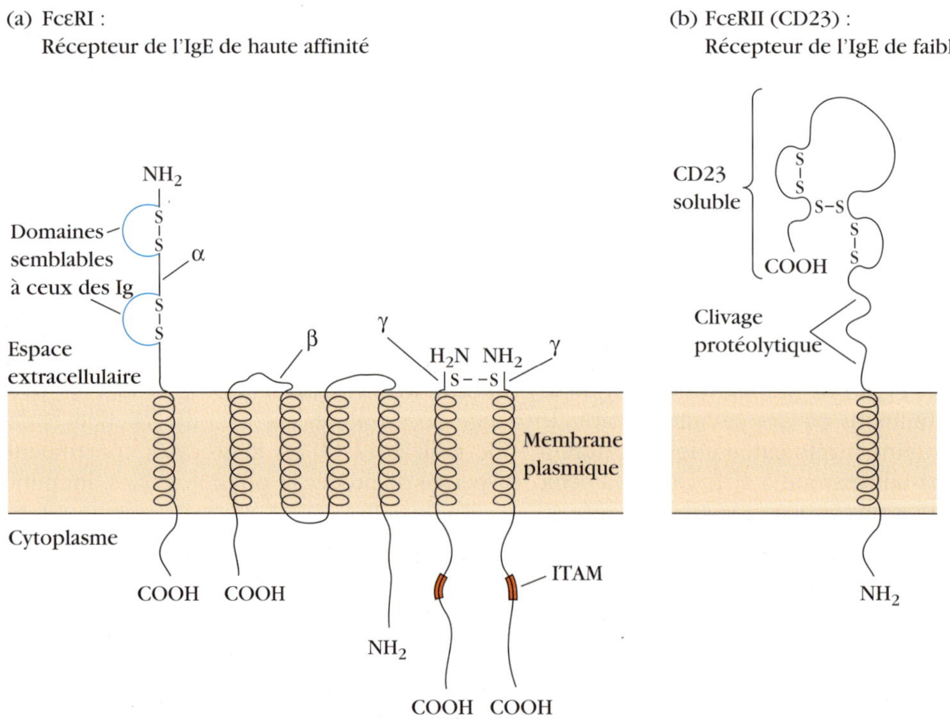

FIGURE 16.4 Représentations schématiques des récepteurs de haute affinité (FcεRI) et de faible affinité (FcεRII) qui se lient à la région Fc de l'IgE. (a) Chaque chaîne γ du récepteur de haute affinité contient un ITAM, motif présent aussi dans l'hétérodimère Ig-α/Ig-β du récepteur des cellules B et dans le complexe CD3 du récepteur des cellules T. (b) Le récepteur de faible affinité est inhabituel en ce sens qu'il est orienté dans la membrane de telle façon que son extrémité N-terminale soit dirigée vers l'intérieur de la cellule et son extrémité C-terminale vers l'espace extracellulaire.

permettant l'activation des immunorécepteurs *via* une tyrosine). Comme il a été décrit précédemment, deux autres récepteurs membranaires possèdant ce motif sont, d'une part, le complexe du CD3 et des chaînes ζ associées du récepteur des cellules T (voir la figure 10.11), d'autre part, les chaînes Ig-α/Ig-β associées à l'immunoglobuline membranaire des cellules B (voir la figure 11.7). On pense que le motif ITAM de ces trois récepteurs entre en interaction avec des tyrosine protéine kinases qui assurent la transduction d'un signal d'activation vers la cellule. La liaison croisée des IgE liées, médiée par l'allergène, se traduit par l'agrégation des récepteurs FcεRI et une rapide phosphorylation des tyrosines qui initient le processus de dégranulation des mastocytes. Le rôle du FcεRI dans l'anaphylaxie est confirmé par des expériences conduites chez des souris dépourvues de FcεRI. Ces souris ont des taux normaux de mastocytes, mais sont résistantes à l'anaphylaxie localisée ou systémique.

Récepteur de faible affinité (FcεRII). L'autre récepteur de l'IgE, désigné FcεRII (ou CD23), est spécifique du domaine C_H3-C_H3 de l'IgE et possède une plus faible affinité pour l'IgE ($K_D = 1 \times 10^{-6}$ M) que le FcεRI (figure 16.4b). Le récepteur FcεRII semble jouer toute une série de rôles dans la régulation de l'intensité de la réponse IgE. On a montré que la liaison croisée par l'allergène des IgE liées au FcεRII active les cellules B, les macrophages alvéolaires et les éosinophiles. Lorsque ce récepteur est bloqué par des anticorps monoclonaux, la sécrétion d'IgE par les cellules B est diminuée. On a montré qu'une forme soluble du FcεRII (ou sCD23), générée par l'autoprotéolyse du récepteur membranaire, augmente la production d'IgE par les cellules B. Il est intéressant de remarquer que les individus atopiques ont un taux de CD23 plus élevé sur leurs lymphocytes et leurs macrophages et un taux sérique de sCD23 plus élevé que les individus non atopiques.

Mécanisme de la dégranulation médiée par l'IgE

Les événements biochimiques qui médient la dégranulation des mastocytes et des basophiles du sang ont de nombreux caractères communs. Pour des raisons de simplicité, cette section présente une vue d'ensemble générale des mécanismes de dégranulation des mastocytes sans parler des légères différences entre les mastocytes et les basophiles. Bien que la dégranulation des mastocytes soit habituellement initiée par la liaison croisée des IgE liées par l'allergène, de nombreux autres stimulus peuvent aussi initier le processus, y compris les anaphylatoxines (le C3a, le C4a et le C5a), divers médicaments, tels que l'ACTH synthétique (hormone adrénocorticotrope), la codéïne et la morphine et des composés tels que les ionophores du calcium. Cette section se focalise sur les événements biochimiques qui font suite à la liaison croisée des IgE liées par l'allergène.

Liaison croisée des récepteurs

La dégranulation médiée par l'IgE commence lorsqu'un allergène établit des liaisons croisées (pontage) entre les IgE fixées au récepteur du Fc de la surface d'un mastocyte ou d'un basophile. Par elle-même, la liaison de l'IgE au FcεRI n'a apparemment pas d'effet sur la cellule cible, ce n'est que lorsque l'allergène établit des liaisons croisées au sein du complexe IgE-récepteur que la dégranulation a lieu. L'importance de la liaison croisée est indiquée par l'incapacité des allergènes monovalents, qui ne peuvent pas établir de liaison croisée entre les IgE fixées, à déclencher la dégranulation. Des études expérimentales avec des complexes IgE-allergène préformés, dans lesquels le rapport des IgE à l'allergène était soigneusement contrôlé, ont révélé que seuls les complexes ayant des rapports IgE:allergène de 2:1 ou supérieur, pouvaient induire la dégranulation. Les complexes avec un excès d'antigène (ayant un rapport IgE:allergène de 1:2) ne peuvent pas induire la dégranulation parce que la liaison croisée des récepteurs nécessaire ne se fait pas.

D'autres expérimentations ont révélé que c'est en fait la liaison croisée d'au moins deux molécules de FcεRI, avec ou sans IgE liée, qui est essentielle pour la dégranulation. Bien que la liaison croisée soit normalement effectuée par l'interaction de l'IgE fixée avec un allergène divalent ou multivalent, elle peut aussi être effectuée par toute une série de moyens expérimentaux qui contournent le besoin d'allergènes et dans certains cas même d'IgE (figure 16.5).

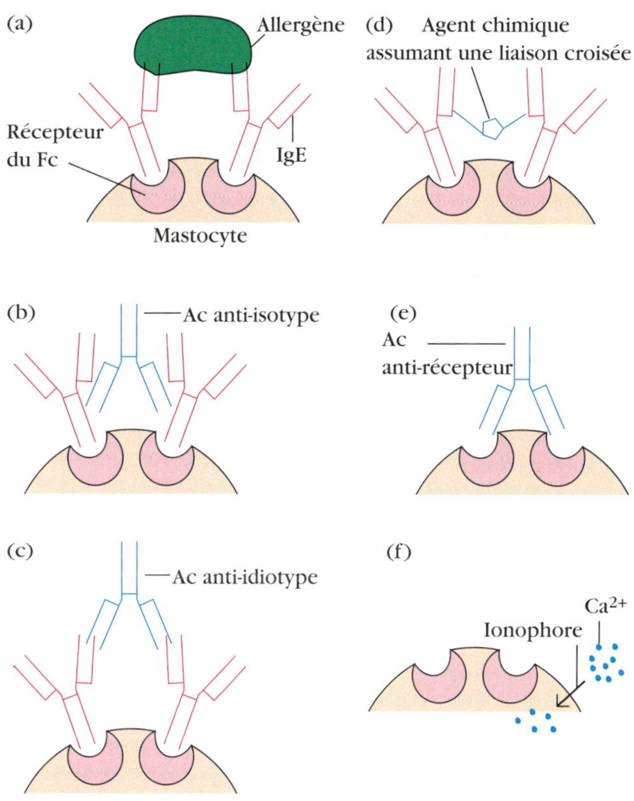

FIGURE 16.5 Représentations schématiques des mécanismes qui peuvent déclencher la dégranulation des mastocytes. (a) L'allergène établit des liaisons croisées entre les molécules d'IgE fixées à la cellule. (b, c) Formation de liaisons croisées entre des IgE grâce à un anticorps. (d) Formation de liaisons croisées entre les IgE grâce à un réactif chimique. (e) Formation de liaisons croisées entre les récepteurs du Fc de l'IgE par un anticorps antirécepteur. (f) Influx de Ca^{2+} accru à la suite de la stimulation par un ionophore qui augmente la perméabilité membranaire aux ions Ca^{2+}. Remarquer que les mécanismes (b), (c) et (d) ne nécessitent pas la présence d'un allergène ; les mécanismes (e) et (f) ne requièrent ni allergène, ni IgE ; le mécanisme (f) ne nécessite même pas la formation de liaisons croisées du récepteur.

Événements intracellulaires conduisant à la dégranulation des mastocytes

Les domaines cytoplasmiques des chaînes β et γ du FcεRI sont associés à des tyrosine protéine kinases (PTK). La liaison croisée des récepteurs FcεRI active les PTK associées, ce dont il résulte la phosphorylation des tyrosines au sein des ITAM de la sous-unité γ, ainsi que la phosphorylation des résidus de la sous-unité β et de la phospholipase C. Ces phosphorylations induisent la production de nombreux seconds messagers qui médient le processus de dégranulation (figure 16.6).

Dans les 15 s qui suivent la liaison croisée des FcεRI, on observe la méthylation de divers phospholipides membranaires, ce dont il résulte une augmentation de la fluidité membranaire et la formation de canaux Ca^{2+}. Une augmentation du Ca^{2+} atteint son maximum dans les 2 min qui suivent la liaison croisée des FcεRI (figure 16.7). Cette augmentation est due à la fois à la capture du Ca^{2+} extracellulaire et à la libération du Ca^{2+} des réservoirs intracellulaires du réticulum endoplasmique (voir la figure 16.6). L'augmentation de Ca^{2+} conduit alors à la formation d'acide arachidonique qui est converti en deux classes de puissants médiateurs : les prostaglandines et les leucotriènes (voir la figure 16.6). L'augmentation de Ca^{2+} provoque aussi l'assemblage des microtubules et la contraction des microfilaments qui sont tous les deux nécessaires au déplacement des granules vers la membrane plasmique. L'importance de l'augmentation du

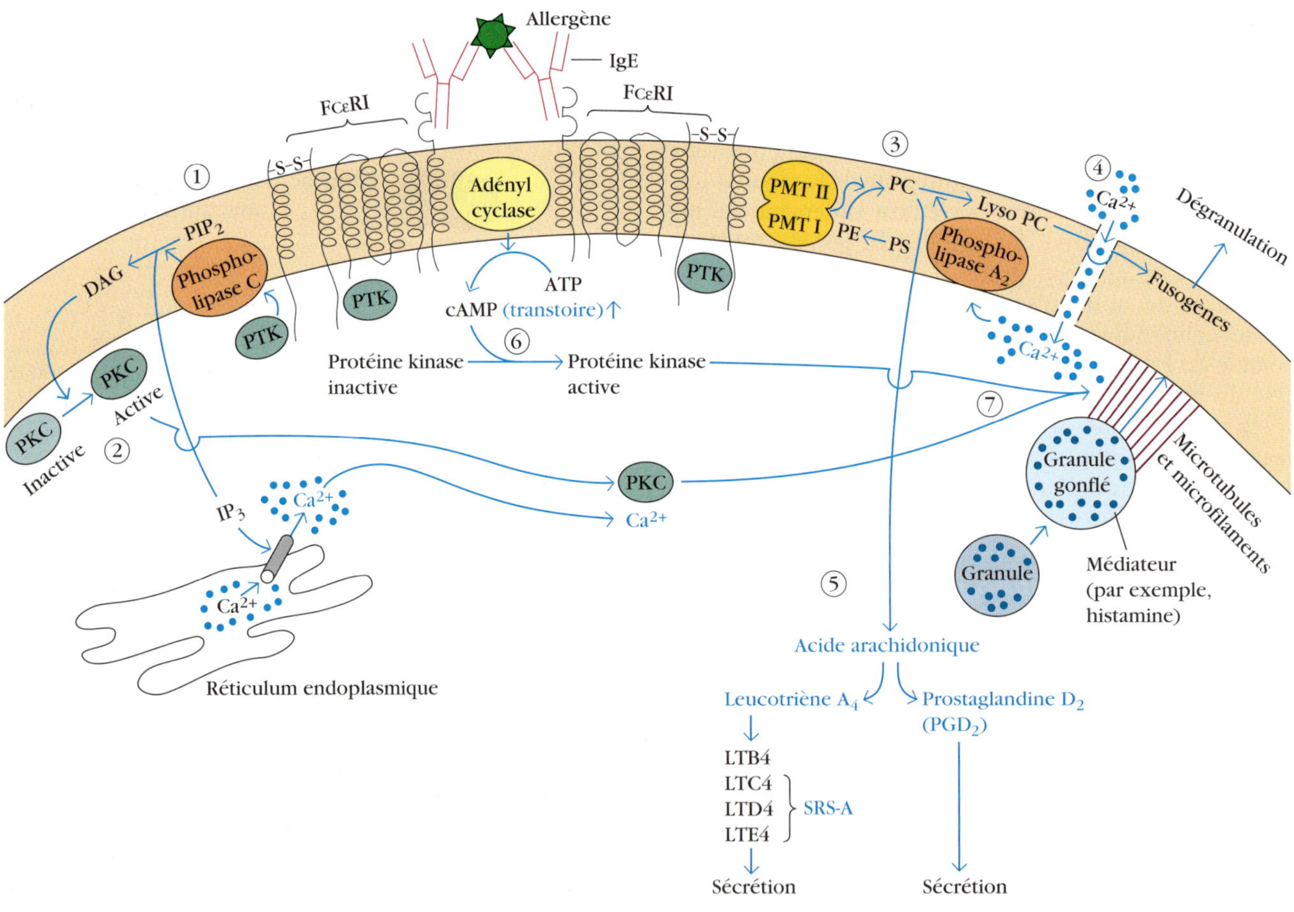

FIGURE 16.6 Vue d'ensemble schématique des événements biochimiques de l'activation et de la dégranulation des mastocytes. La formation de liaisons croisées entre les IgE liées grâce à un allergène conduit à une agrégation des FcεRI et à une activation d'une tyrosine protéine kinase (PTK). (1) La PTK phosphoryle alors la phospholipase C qui convertit le phosphatidylinositol-4,5 bisphosphate (PIP_2) en diacylglycérol (DAG) et en inositol trisphosphate (IP_3). (2) Le DAG active la protéine kinase C (PKC) qui, avec le Ca^{2+}, est nécessaire à l'assemblage des microtubules et à la fusion des granules avec la membrane plasmique. L'IP_3 est un puissant mobilisateur du Ca^{2+} des réservoirs intracellulaires du Ca^{2+}. (3) Les liaisons croisées des FcεRI activent aussi un enzyme qui convertit la phosphatidylsérine (PS) en phosphatidyléthanolamine (PE). Finalement, la PE est méthylée pour former la phosphatidylcholine (PC) par les phospholipide méthyl transférases I et II (PMT I et II). (4) L'accumulation de la PC à la surface externe de la membrane plasmique provoque une augmentation de la fluidité membranaire et facilite la formation de canaux Ca^{2+}. L'influx de Ca^{2+} qui en résulte active la phospholipase A_2, ce qui provoque le clivage de la PC en lysophosphatidylcholine (lyso PC) et acide arachidonique. (5) L'acide arachidonique est converti en puissants médiateurs : les leucotriènes et la prostaglandine D_2. (6) Les liaisons croisées entre les FcεRI activent aussi l'adényl cyclase membranaire, ce qui conduit à une augmentation transitoire du cAMP dans les 15 s. Une chute ultérieure du taux du cAMP est médiée par une protéine kinase et est requise pour que la dégranulation s'effectue. (7) On pense que les protéine kinases cAMP-dépendantes phosphorylent les protéines de la membrane du granule, changeant ainsi la perméabilité des granules pour l'eau et le Ca^{2+}. Le gonflement des granules qui en résulte facilite la fusion de ces derniers avec la membrane plasmique et la libération des médiateurs.

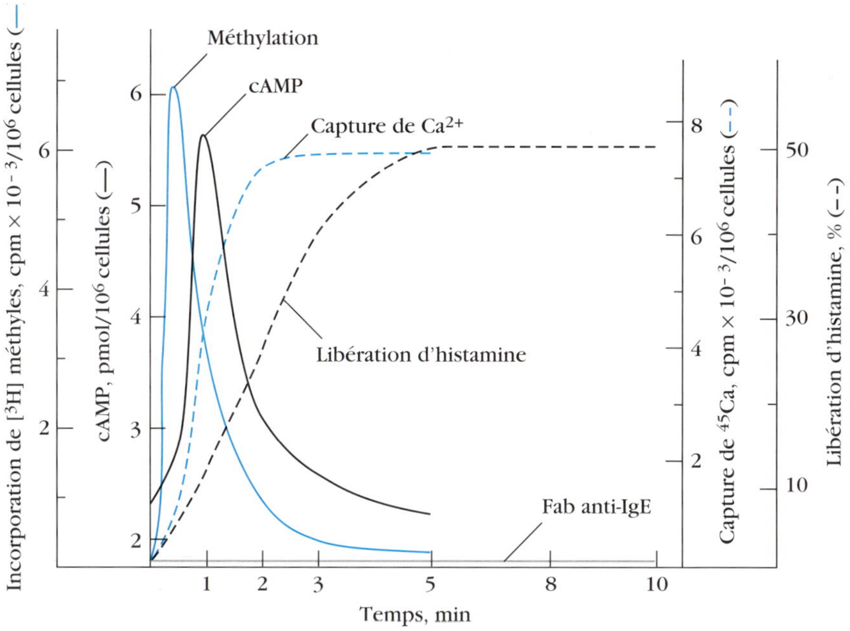

FIGURE 16.7 Cinétique des principaux événements biochimiques qui font suite aux liaisons croisées établies entre les molécules d'IgE liées à la surface de basophiles humains cultivés par des fragments $F(ab')_2$ d'anti-IgE. Des courbes sont présentées pour la méthylation des phospholipides (trait bleu), la production de cAMP (trait noir), l'influx de Ca^{2+} (pointillé bleu) et la libération d'histamine (pointillé noir). Dans les expériences de contrôle avec des fragments Fab d'anti-IgE, aucune modification significative n'était observée. [Adapté de T. Ishizaka *et al.*, 1985, *Int. Arch. Allergy Appl. Immunol.* **77**:137.]

Ca^{2+} dans la dégranulation des mastocytes est mise en lumière par l'utilisation de médicaments tels que le cromoglycate de sodium (Lomudal), qui bloque cet influx, dans le traitement des allergies.

De façon concomitante à la méthylation des phospholipides et à l'augmentation du Ca^{2+}, il y a une augmentation transitoire de l'activité de l'adényl cyclase membranaire avec un rapide pic de cAMP atteint environ 1 min après la liaison croisée des FcεRI (voir la figure 16.7). Les effets du cAMP sont exercés par l'intermédiaire de l'activation des protéine kinases cAMP-dépendantes qui phosphorylent les protéines membranaires du granule, changeant ainsi la perméabilité de ces derniers à l'eau et au Ca^{2+} (figure 16.6). Le gonflement des granules qui s'ensuit facilite leur fusion avec la membrane plasmique, ce qui libère leur contenu. L'augmentation du cAMP est transitoire et elle est suivie d'une chute du cAMP à des taux inférieurs aux taux de base (voir la figure 16.7). Cette chute du cAMP semble être nécessaire pour que la dégranulation s'effectue ; lorsque les taux de cAMP sont augmentés au moyen de certains médicaments, le processus de dégranulation est bloqué. Certains de ces médicaments sont prescrits dans le traitement des maladies allergiques et seront considérés ultérieurement dans cette section.

Médiateurs des réactions de type I

Les manifestations cliniques des réactions d'hypersensibilité de type I sont en rapport avec les effets biologiques des médiateurs libérés lors de la dégranulation des mastocytes ou des basophiles. Ces médiateurs sont des agents pharmacologiquement actifs qui agissent sur les tissus locaux ainsi que sur les populations de cellules effectrices secondaires, y compris les éosinophiles, les neutrophiles, les lymphocytes T, les monocytes et les plaquettes. Les médiateurs servent ainsi de mécanisme effecteur terminal d'amplification, tout comme le système du complément sert d'amplificateur et d'effecteur d'une interaction antigène-anticorps. Lorsqu'ils sont générés en réponse à une infection parasitaire, ces médiateurs initient un processus de défense bénéfique. La vasodilatation et l'augmentation de la perméabilité vasculaire résultent de la libération des médiateurs et apportent un influx de plasma et de cellules inflammatoires qui permettent d'attaquer le pathogène. D'autre part, la libération des médiateurs induites par des antigènes inappropriés, tels que les allergènes, se traduit par des augmentations non nécessaires de la perméabilité vasculaire et de l'inflammation dont les effets dommageables dépassent l'effet bénéfique.

Les médiateurs peuvent être classés en primaire et secondaire (tableau 16.3). Les médiateurs primaires sont produits avant la dégranulation et mis en réserve dans les granules. Les médiateurs primaires les plus importants sont l'histamine, les protéases, le facteur chimiotactique des éosinophiles, le facteur chimiotactique des neutrophiles et l'héparine. Les médiateurs secondaires sont, soit synthétisés après l'activation de la cellule cible, soit libérés par la rupture des phospholipides membranaires lors du processus de dégranulation. Les médiateurs secondaires incluent le facteur d'activation des plaquettes, les leucotriènes, les prostaglandines, la bradykinine et diverses cytokines. Les diverses manifestations de l'hypersensibilité de type I dans les différentes espèces ou les divers tissus reflètent partiellement les variations des médiateurs primaires ou secondaires présents. Les principaux effets biologiques de plusieurs de ces médiateurs sont décrits brièvement dans les prochaines sections.

Histamine

L'histamine, qui est formée par décarboxylation de l'amino acide histidine, est un composant majeur des granules des mastocytes, où elle représente environ 10 % du poids d'un granule. Étant donné qu'elle est mise en réserve (préformée) dans les granules, ses effets biologiques sont observés dans les minutes qui suivent l'activation des mastocytes. Une fois qu'elle est libérée de ces derniers, l'histamine se lie tout d'abord à des récepteurs spécifiques de diverses cellules cible. Trois types de récepteurs d'histamine, désignés par H_1, H_2 et H_3, ont été

Tableau 16.3 Principaux médiateurs impliqués dans l'hypersensibilité de type I

Médiateur	Effets
	Primaires
Histamine	Perméabilité vasculaire accrue ; contraction des muscles lisses
Sérotonine	Perméabilité vasculaire accrue ; contraction des muscles lisses
Facteur chimiotactique des éosinophiles (ECF-A)	Chimiotaxie des éosinophiles
Facteur chimiotactique des neutrophiles (NCF-A)	Chimiotaxie des neutrophiles
Protéases	Sécrétion de mucus bronchique ; dégradation de la membrane basale des vaisseaux sanguins ; création de produits de coupure du complément
	Secondaires
Facteur d'activation des plaquettes	Agrégation et dégranulation des plaquettes ; contraction des muscles lisses pulmonaires
Leucotriènes (substance réactive lente de l'anaphylaxie, SRS-A)	Perméabilité vasculaire accrue ; contraction des muscles lisses pulmonaires
Prostaglandines	Vasodilatation ; contraction des muscles lisses pulmonaires, agrégation des plaquettes
Bradykinine	Perméabilité vasculaire accrue ; contraction des muscles lisses
Cytokines IL-1 et TNF-α	Anaphylaxie systémique ; expression accrue des CAM sur les cellules endothéliales des veinules
IL-2, IL-3, IL-4, IL-5, IL-6, TGF-β et GM-CSF	Effets divers (voir le tableau 12.1)

identifiés ; ces récepteurs ont des distributions tissulaires différentes et médient des effets différents lorsqu'ils se lient à l'histamine.

La plupart des effets biologiques de l'histamine dans les réactions allergiques sont médiés par la liaison de l'histamine aux récepteurs H_1. Cette liaison induit la contraction des muscles lisses de l'intestin et des bronches, augmente la perméabilité des veinules et augmente la sécrétion de mucus par les cellules caliciformes. L'interaction de l'histamine et des récepteurs H_2 augmente la perméabilité et la dilatation des vaisseaux et stimule les glandes exocrines. La liaison de l'histamine aux récepteurs H_2 des mastocytes et des basophiles supprime la dégranulation ; ainsi, l'histamine exerce un feed-back négatif sur la libération des médiateurs.

Leucotriènes et prostaglandines

En tant que seconds médiateurs, les leucotriènes et les prostaglandines ne sont pas formés tant que le mastocyte n'a pas subi la dégranulation et la dégradation enzymatique des phospholipides de la membrane plasmique. Une cascade enzymatique qui s'ensuit génère les prostaglandines et les leucotriènes (voir la figure 16.6). Par conséquent, il s'écoule un temps plus long pour que les effets biologiques de ces médiateurs deviennent apparents. Cependant, ils sont plus prononcés et durent plus longtemps que ceux de l'histamine. Les leucotriènes médient une bronchoconstriction, augmentent la perméabilité vasculaire et la production de mucus. La prostaglandine D_2 provoque une bronchoconstriction.

Chez l'Homme, la contraction des muscles lisses des bronches et de la trachée semble être médiée tout d'abord par l'histamine mais, dans les 30 à 60 s, une contraction supplémentaire est médiée par les leucotriènes et les prostaglandines. Étant donné que les leucotriènes sont actifs à des concentrations nanomolaires, ce sont des bronchoconstricteurs au moins 1 000 fois plus puissants que l'histamine ; ce sont aussi de plus puissants stimulateurs de la perméabilité vasculaire et de la sécrétion de mucus. Chez l'Homme, on pense que les leucotriènes contribuent aux bronchospasmes prolongés et à la sécrétion de mucus vus chez les asthmatiques.

Cytokines

Toute une variété de cytokines sont libérées des mastocytes et des éosinophiles, ce qui ajoute à la complexité de la réaction de type I. Certaines d'entre elles pourraient contribuer aux manifestations cliniques de l'hypersensibilité de type I. Les mastocytes humains sécrètent de l'IL-4, de l'IL-5, de l'IL-6 et du TNF-α. Ces cytokines modifient le micro-environnement local, ce qui finalement conduit à l'accumulation de cellules inflammatoires, telles que les neutrophiles et les éosinophiles. L'IL-4 augmente la production de l'IgE par les cellules B. L'IL-5 est particulièrement importante dans l'accumulation et l'activation des éosinophiles. Les concentrations élevées du TNF-α sécrété par les mastocytes pourraient contribuer au choc de l'anaphylaxie systémique (cet effet pourrait être parallèle au rôle du TNF-α dans le choc septique bactérien et dans le syndrome de choc toxique décrits dans le chapitre 12).

Conséquences des réactions de type I

Les manifestations cliniques des réactions de type I peuvent aller d'états graves, potentiellement mortels, tels que l'anaphylaxie systémique et l'asthme, au rhume des foins et à l'eczéma, qui sont seulement ennuyeux.

Anaphylaxie systémique

L'anaphylaxie systémique est un état de choc souvent fatal dont le début se situe dans les premières minutes d'une réaction d'hypersensibilité de type I. C'était la réponse observée par Portier et Richet chez les chiens après un défi antigénique. L'anaphylaxie systémique peut être induite chez de nombreux animaux expérimentaux et est parfois rencontrée chez l'Homme. Chaque espèce présente des symptômes caractéristiques qui reflètent les différences dans la distribution des mastocytes et des constituants biologiquement actifs de leurs granules. Le modèle animal de choix pour l'étude de l'anaphylaxie systémique a été le cobaye. Chez ces derniers, l'anaphylaxie peut être aisément induite et ses symptômes sont très proches de ceux observés chez l'Homme.

Une sensibilisation active des cobayes est induite par une seule injection d'une protéine étrangère, telle que l'albumine d'œuf. Après une période d'incubation d'environ deux semaines, l'animal est habituellement soumis à une injection intraveineuse de la même protéine. En une minute, le cobaye devient agité, sa respiration est laborieuse et sa pression sanguine chute. Alors que les muscles lisses du tractus gastro-intestinal et de la vessie se contractent, le cobaye élimine des matières fécales et urine. Finalement, la constriction des bronchioles conduit à la mort par asphyxie dans les 2-4 min qui suivent l'injection. Ces événements trouvent tous leur origine dans la vasodilatation et la contraction des muscles lisses systémiques dues aux médiateurs libérés lors de la réaction. Un examen post-mortem révèle qu'un œdème massif, un choc et une constriction bronchiolaire sont les causes majeures de la mort.

L'anaphylaxie systémique chez l'Homme est caractérisée par une séquence semblable d'événements. On a montré qu'une large gamme d'antigènes déclenchent cette réaction chez les êtres humains sensibles. Parmi ces antigènes figurent le venin de l'abeille, de la guêpe, du frelon, les dards de fourmis, des médicaments tels que la pénicilline, l'insuline et les antitoxines, ainsi que les produits de la mer et les noix. En l'absence d'un traitement très rapide, ces réactions peuvent être fatales. L'adrénaline est le médicament de choix pour les réactions anaphylactiques systémiques. L'adrénaline s'oppose aux effets des médiateurs tels que l'histamine et les leucotriènes en assurant la relaxation des muscles lisses et en réduisant la perméabilité vasculaire. L'adrénaline augmente aussi le débit cardiaque nécessaire pour prévenir un collapsus vasculaire au cours d'une réaction anaphylactique. De plus, l'adrénaline augmente le taux du cAMP dans les mastocytes, bloquant ainsi une dégranulation plus prononcée.

Anaphylaxie localisée (atopie)

Dans l'anaphylaxie localisée, la réaction est limitée à un tissu ou à un organe spécifique cible, impliquant souvent des surfaces épithéliales au niveau du site d'entrée de l'allergène. La tendance à manifester des réactions anaphylactiques localisées est héréditaire et est appelée atopie. Les allergies atopiques, qui affligent au moins 20 % de la population des pays développés, incluent une large gamme de maladies médiées par l'IgE, telles que la rhinite allergique (rhume des foins), l'asthme, la dermatite atopique (eczéma) et les allergies alimentaires.

Rhinite allergique. La maladie atopique la plus commune, qui affecte environ 10 % de la population aux États-Unis, est la rhinite allergique, communément appelée rhume des foins. Elle résulte de la réaction des allergènes aériens et des mastocytes sensibilisés de la conjonctive et des muqueuses nasales pour induire la libération des médiateurs pharmacologiquement actifs des mastocytes. Ces médiateurs provoquent ensuite localement une vasodilatation et une perméabilité capillaire accrue. Les symptômes comportent une exsudation aqueuse des conjonctives, des muqueuses du nez et du tractus respiratoire supérieur, ainsi que des éternuements et de la toux.

Asthme. Une autre manifestation commune de l'anaphylaxie localisée est l'asthme. Dans certains cas, des allergènes véhiculés par l'air ambiant ou le sang, tels que les pollens, la poussière, les fumées, les produits venant des insectes ou les antigènes viraux, déclenchent une crise d'asthme (asthme allergique) ; dans d'autres cas, une crise d'asthme peut être induite par un exercice ou un rhume, apparemment indépendamment d'une stimulation par un allergène (asthme intrinsèque). Comme le rhume des foins, l'asthme est déclenché par la dégranulation des mastocytes avec libération de médiateurs, mais au lieu de se faire dans la muqueuse nasale, la réaction se développe dans la partie inférieure du tractus respiratoire. La contraction des muscles lisses bronchiques qui en résulte conduit à une bronchoconstriction. L'œdème des voies aériennes, la sécrétion de mucus et l'inflammation contribuent à la constriction bronchique et à l'obstruction des voies aériennes. Les patients asthmatiques peuvent avoir des niveaux anormaux des récepteurs des neuropeptides. Par exemple, on a rapporté que des patients asthmatiques avaient une expression accrue des récepteurs de la substance P, peptide qui contracte les muscles lisses, et une expression diminuée des récepteurs du peptide vasoactif intestinal, qui relâche les muscles lisses.

La plupart des cliniciens considèrent l'asthme comme une maladie essentiellement inflammatoire. La réponse asthmatique peut être divisée en réponse initiale et en réponse tardive (figure 16.8). La réponse initiale implique l'histamine, les leucotriènes (LTC_4) et la prostaglandine D_2 (PGD_2). Les effets de ces médiateurs conduisent à une bronchoconstriction, une vasodilatation et une certaine accumulation de mucus. La réponse tardive apparaît des heures plus tard et implique des médiateurs supplémentaires, incluant l'IL-4, l'IL-5, l'IL-6, le TNF-α, le facteur chimiotactique des éosinophiles (ECF, de *eosinophile chemotactif factor*) et le facteur d'activation des plaquettes (PAF, de *plaquelet-activating factor*). L'effet global de ces médiateurs est l'augmentation de l'adhésion cellulaire endothéliale ainsi que l'accumulation de cellules inflammatoires, y compris les éosinophiles et les neutrophiles, dans le tissu bronchique.

Les neutrophiles et les éosinophiles sont capables de provoquer une lésion tissulaire significative par libération d'enzymes toxiques, de radicaux oxygénés et de cytokines. Ces événements conduisent à l'occlusion de la lumière bronchique par le mucus, les protéines et les débris cellulaires, à la perte de l'épithélium, à l'épaississement de la membrane basale, à l'accumulation de fluide (œdème) et à l'hypertrophie des muscles lisses bronchiques. Un bouchon de mucus se forme souvent et adhère à la paroi bronchique. Le bouchon de mucus contient des amas de

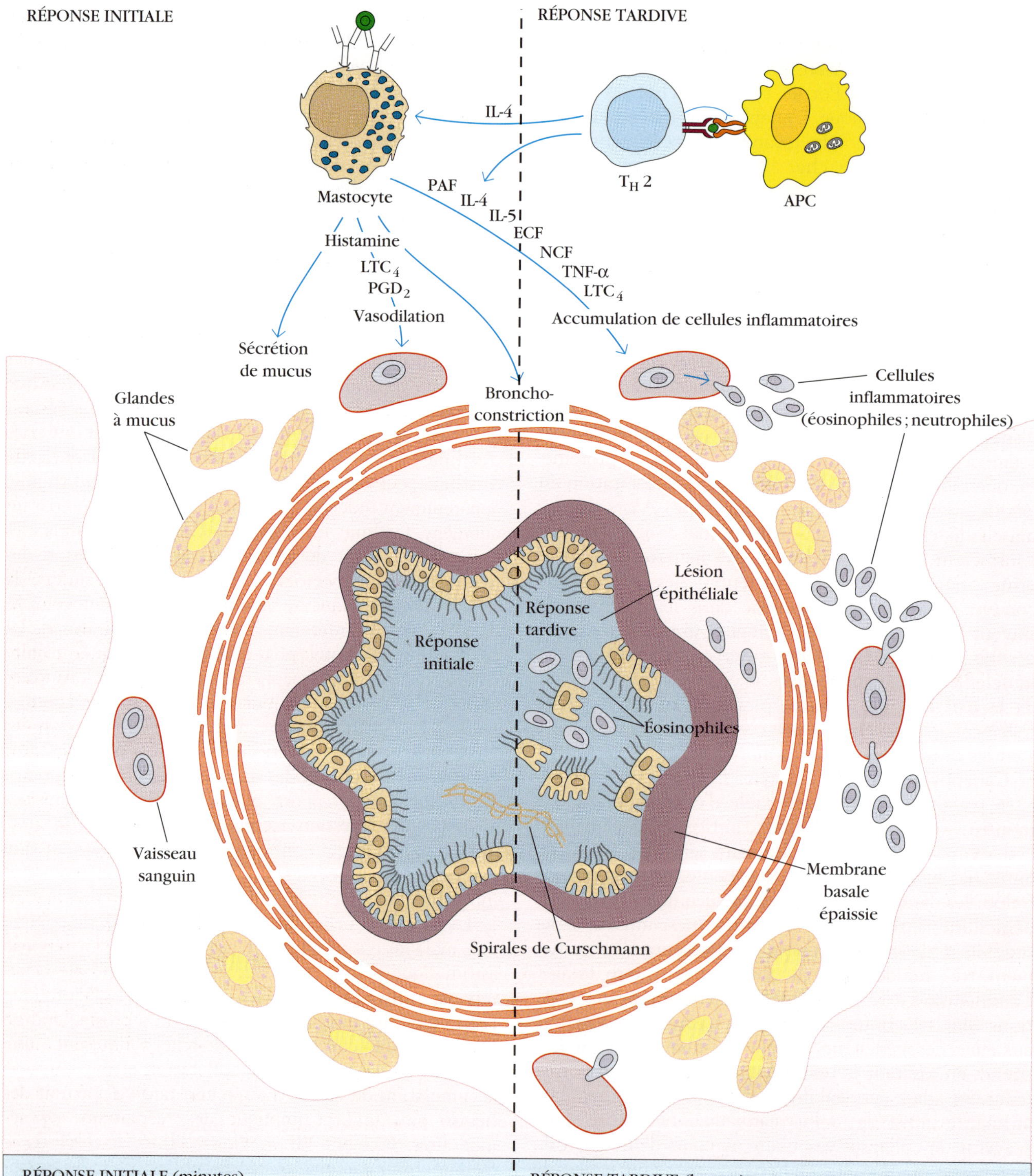

RÉPONSE INITIALE (minutes)		RÉPONSE TARDIVE (heures)	
Histamine	Vasodilation	IL-4, TNF-α, LTC_4	Adhésion des cellules endothéliales accrue
PGD_2	Bronchoconstriction	PAF, IL-5, ECF	Migration des leucocytes
LTC_4	Sécrétion de mucus	IL-4, IL-5	Migration des leucocytes

FIGURE 16.8 Réponse inflammatoire initiale et réponse inflammatoire tardive dans l'asthme. Les cellules immunitaires impliquées dans la réponse initiale et la réponse tardive sont représentées à la partie supérieure. Les effets des divers médiateurs sur une voie aérienne, représentée en coupe, sont illustrés au centre.

fragments de cellules épithéliales détachés, des éosinophiles, quelques neutrophiles et des spirales de tissu bronchique connues sous le nom de spirales de Curschmann. La fréquence de l'asthme est en augmentation aux États-Unis, particulièrement chez les enfants vivants à proximité des villes (voir les « Regards sur la clinique »).

Allergies alimentaires. Divers aliments peuvent aussi induire une anaphylaxie localisée chez les sujets allergiques. Un allergène établissant des liaisons croisées entre les IgE de la surface des mastocytes le long du tractus gastro-intestinal supérieur ou inférieur peut induire une contraction localisée des muscles lisses et une vasodilatation accompagnées de symptômes tels que vomissements ou diarrhées. La dégranulation des mastocytes le long de l'intestin peut augmenter la perméabilité des muqueuses de telle façon que l'allergène pénètre dans la circulation sanguine. Divers symptômes peuvent s'ensuivre, selon l'endroit où l'allergène se dépose. Par exemple, certains individus développent des crises d'asthme après avoir ingéré certains aliments. D'autres font de l'urticaire lorsqu'un allergène alimentaire est apporté aux mastocytes sensibilisés de la peau, ce qui provoque des éruptions œdémateuses et érythémateuses ; cette réponse est appelée **réaction papuleuse avec œdème et érythème** (*wheal and flare reaction*).

Dermatite atopique. La dermatite atopique (eczéma allergique) est une maladie inflammatoire de la peau qui est fréquemment associée à des antécédents familiaux d'atopie. La maladie est observée le plus souvent chez les jeunes enfants ; elle se développe souvent au cours de l'enfance. Le taux d'IgE sérique est souvent élevé. Le sujet allergique développe des éruptions cutanées érythémateuses et remplies de pus. Contrairement à la réaction d'hypersensibilité retardée, qui implique des cellules T_H1, les lésions cutanées de la dermatite atopique ont des cellules T_H2 et un nombre accru d'éosinophiles.

Réaction de la phase tardive

Lorsqu'une réaction d'hypersensibilité de type I commence à se calmer, les médiateurs libérés lors de la réaction induisent souvent une réaction inflammatoire localisée, appelée réaction de la phase tardive. La réaction de la phase tardive, distincte de la réponse tardive vue dans l'asthme, commence à se développer 4-6 h après la réaction de type I initiale et persiste pendant 1-2 jours. La réaction est caractérisée par l'infiltration de neutrophiles, d'éosinophiles, de macrophages, de lymphocytes et de basophiles. La réponse de la phase tardive localisée pourrait aussi être médiée partiellement par les cytokines libérées des mastocytes. Le TNF-α et l'IL-1 augmentent l'expression des molécules d'adhésion cellulaire des cellules endothéliales des veinules, facilitant ainsi l'accumulation des neutrophiles, des éosinophiles et des monocytes qui caractérise la réponse de la phase tardive.

Les éosinophiles jouent un rôle essentiel dans la réaction de la phase tardive où ils représentent environ 30 % des cellules qui s'accumulent. Le facteur chimiotactique des éosinophiles, libéré par les mastocytes durant la réaction initiale, attire de nombreux éosinophiles vers le site affecté. Diverses cytokines libérées au niveau du site, y compris l'IL-3, l'IL-5 et le GM-CSF, contribuent à la croissance et à la différenciation des éosinophiles. Les éosinophiles expriment des récepteurs du Fc pour les isotypes IgG et IgE et ils se lient directement à l'allergène recouvert d'anticorps. Tout comme dans la dégranulation des mastocytes, la liaison d'un antigène recouvert d'anticorps active les éosinophiles, ce qui conduit à leur dégranulation et à la libération des médiateurs de l'inflammation, y compris les leucotriènes, la protéine basique majeure, le facteur d'activation des plaquettes, la protéine cationique et la neurotoxine dérivée des éosinophiles. La libération de ces médiateurs dérivés des éosinophiles pourrait jouer un rôle protecteur dans les infections parasitaires. Cependant, en réponse aux allergènes, ces médiateurs contribuent à une lésion tissulaire étendue lors de la réaction de la phase tardive. On a montré que l'influx des éosinophiles dans la réponse de la phase tardive contribue à l'inflammation chronique des muqueuses bronchiques qui caractérise l'asthme persistant.

Les neutrophiles sont un autre participant essentiel des réactions de la phase tardive, où ils représentent eux aussi 30 % des cellules inflammatoires. Les neutrophiles sont attirés vers la zone où s'effectue une réaction de type I par le facteur chimiotactique des neutrophiles libéré des mastocytes en cours de dégranulation. De plus, on a montré que toute une variété de cytokines libérées au niveau du site, y compris l'IL-8, activent les neutrophiles, ce dont il résulte une libération du contenu de leurs granules, y compris des enzymes lytiques, le facteur d'activation des plaquettes et des leucotriènes.

Régulation de la réponse de type I

Comme on l'a remarqué précédemment, la constitution génétique d'un animal, la dose de l'antigène et le mode de présentation de l'antigène influent sur le niveau de la réponse IgE induite par un antigène (c'est-à-dire son allergénicité). Par exemple, on a montré que les souches consanguines de souris diffèrent dans leur tendance à monter une réponse IgE. Certaines souches (par exemple, SJL) ne produisent pas une réponse IgE aux allergènes, tandis que d'autres souches (par exemple, BDF1) ont une propension accrue à une production d'IgE. Des expériences de croisement ont montré que cette variation génétique n'est pas liée au CMH. On a aussi montré qu'un composant génétique influe sur la susceptibilité aux réactions d'hypersensibilité de type I chez l'Homme. Lorsque les deux parents sont allergiques, il y a un rique de 50 % pour que l'enfant soit lui aussi allergique. Lorsqu'un seul parent est allergique, il y a un risque de 30 % pour que l'enfant manifeste un certain type de réaction de type I.

L'effet de la dose d'antigène sur la réponse IgE est illustré par l'immunisation de souris BDF1. Des doses faibles répétées d'un antigène approprié induisent une réponse IgE persistante chez ces souris, mais des doses plus élevées d'antigènes conduisent à une production transitoire d'IgE et à une commutation vers l'IgG. Le mode de présentation de l'antigène influe aussi sur le développement de la réponse IgE. Par exemple, l'immunisation de rats de souche Lewis par de l'hémocyanine de patelle (KLH, de *keyhole limpet hemocyanin*) additionnée à un gel d'hydroxyde d'aluminium ou à *Bordetella pertussis* comme adjuvant, induit une forte réponse IgE, tandis que l'injection de KLH additionnée à l'adjuvant complet de Freund produit essentiellement une réponse IgG. On a rapporté des résultats expérimentaux semblables chez la souris.

Regards sur la clinique
La génétique de l'asthme

L'asthme est une maladie courante qui affecte presque 5 % de la population des États-Unis. Pour des raisons qui demeurent obscures, la fréquence de l'asthme a récemment augmenté de façon considérable dans les pays en voie de développement. Encore plus alarmant est le fait que la gravité de la maladie semble elle aussi augmenter. L'accroissement de la mortalité par asthme est plus importante chez les enfants et, aux États-Unis, la mortalité est plus grande chez les enfants afro-américains des quartiers défavorisés. En 1995, 4,8 millions d'enfants souffraient d'asthme et plus de 200 000 d'entre eux sont morts de cette maladie. Ces statistiques sont en augmentation chaque année. En plus de son coût humain, l'asthme a un coût financier élevé pour la société. En 1994, le coût du traitement de l'asthme aux États-Unis a été de plus à 12 milliards de dollars.

L'asthme est habituellement défini comme une maladie inflammatoire des voies aériennes et il est caractérisé par une hyperréactivité bronchique. Les individus atopiques, ceux qui ont une prédisposition à une réponse d'hypersensibilité de type I, sont plus sensibles au développement d'une hyperréactivité bronchique et à l'asthme, mais uniquement 10 %-30 % d'individus atopiques développent effectivement un asthme. La preuve que l'asthme a une composante génétique est venue tout d'abord d'études familiales, qui ont estimé que la contribution relative des facteurs génétiques à l'atopie et à l'asthme est de 40 %-60 %. Bien que les facteurs génétiques soient importants, des études ultérieures ont indiqué que les facteurs environnementaux jouent aussi un grand rôle. De plus, l'asthme est une maladie génétique complexe contrôlée par plusieurs gènes ; il en résulte que la sensibilité à cette maladie implique l'interaction de multiples facteurs génétiques et environnementaux.

Comment déterminer quels sont les gènes qui contribuent à une maladie multigénique complexe telle que l'asthme ? Une approche est celle du gène candidat, dans laquelle une hypothèse suggère qu'un gène particulier, ou un groupe de gènes, pourrait avoir quelques relations avec la maladie. Après qu'un tel gène ait été identifié, des familles présentant une prédisposition apparente à la maladie sont examinées afin de déterminer les allèles polymorphiques du gène en question. La comparaison au sein de ces familles des individus qui présentent la maladie et de ceux qui ne la manifestent pas permet d'établir une corrélation entre un allèle particulier et la présence de la maladie. Avec une telle approche, le problème vient de son préjugé en faveur de l'identification de gènes déjà suspectés de jouer un rôle dans la maladie, ce qui peut empêcher l'identification de nouveaux gènes. Un bon exemple de l'utilisation de l'approche du gène candidat est l'identification d'une région du chromosome 5, la région 5q31-33, qui semble être liée au développement de l'asthme. Dans la mise en œuvre de l'approche du gène candidat, cette région a été étudiée parce qu'elle inclut un groupe de gènes de cytokines, parmi lesquels figurent les gènes qui codent les interleukines 3, 4, 5, 9 et 13, ainsi que le gène qui code le facteur de stimulation des colonies granulocyte-macrophage. On pense que l'*interleukine-4* est un bon gène candidat, étant donné que l'IL-4 induit la commutation de classe des Ig vers l'IgE. Plusieurs groupes de chercheurs ont examiné cette région dans différentes populations et ont conclu qu'il y a un polymorphisme associé à la prédisposition à l'asthme qui se situe dans la région du promoteur de l'*IL-4*. De plus, deux allèles de l'*IL-9* associés à l'atopie ont été identifiés.

Une autre approche pour identifier les gènes associés à une maladie particulière est une recherche génomique au

---

L'infection par le nématode *Nippostrongylus brasiliensis* (Nb), de même que certains adjuvants, induit préférentiellement une réponse de type IgE. Par exemple, des souris infectées par Nb développent des taux plus élevés d'IgE spécifique pour un antigène non apparenté que ne le font des souris témoin non infectées.

Les taux relatifs des sous-populations T_H1 et T_H2 sont aussi des éléments clés de la régulation des réponses d'hypersensibilité de type I. Les cellules T_H1 réduisent la réponse tandis que les cellules T_H2 l'augmentent. Les cytokines sécrétées par les cellules T_H2, en l'occurence l'IL-3, l'IL-4, l'IL-5 et l'IL-10, stimulent la réponse de type I de différentes façons. L'IL-4 augmente la commutation de classe vers l'IgE et régule l'expansion clonale des cellules B présentant l'IgE ; l'IL-3, l'IL-4 et l'IL-10 augmentent la production des mastocytes ; l'IL-4 et l'IL-5 augmentent la maturation, l'activation et l'accumulation des éosinophiles. En revanche, les cellules T_H1 produisent de l'INF-γ qui inhibe la réponse de type I.

Le rôle essentiel de l'IL-4 dans la régulation de la réponse de type I a été démontré dans des expériences effectuées par W.E. Paul et ses collaborateurs. Lorsque ces chercheurs activaient des cellules B normales non engagées, *in vitro*, avec du LPS, seuls 2 % des cellules exprimaient l'IgG1 membranaire et seul 0,05 % exprimait l'IgE membranaire. Cependant, lorsque les cellules B non engagées étaient incubées avec du LPS et de l'IL-4, le pourcentage des cellules exprimant l'IgG1 augmentait jusqu'à 40 %-50 % et le pourcentage exprimant l'IgE passait à 15 %-25 %. En vue de déterminer le rôle éventuel joué par l'IL-4 dans la régulation de la production de l'IgE *in vivo*, Paul a activé des souris infectées par Nb avec du TNP-KLH en présence ou en l'absence d'un anticorps monoclonal dirigé contre l'IL-4. L'anticorps anti-IL-4 réduisait la production d'IgE spécifique du TNP-KLH chez ces souris infectées par Nb à 1 % du taux trouvé chez les animaux témoins.

Par la suite, des expériences de K. Rajewsky et de ses collaborateurs avec des souris knock-out de l'IL-4 sont venues à l'appui du rôle de l'IL-4 dans la réponse de type IgE. Ces souris déficitaires en IL-4 étaient incapables de monter une réponse de type IgE contre des antigènes hasard. Dans cette méthode, le génome tout entier est étudié pour rechercher les polymorphismes associés à la maladie en question. En utilisant l'approche génomique au hasard, une étude britannique (Lympany *et al.*, 1992) a identifié un lien entre un polymorphisme sur le chromosome 11, d'une façon plus précise au niveau de la région 11q-13, associé à l'atopie dans les familles britanniques. Cette région se situe dans le voisinage de la sous-unité β du récepteur pour l'IgE de haute affinité (FcεRIB). Cette association est excitante, étant donné que nous savons combien l'IgE est importante dans la médiation des réactions de type I. Cependant, une certaine prudence est nécessaire dans l'interprétation de ces résultats. Cette étude a considéré les associations entre les polymorphismes et l'atopie, mais la plupart des individus atopiques ne développent pas d'asthme. Par conséquent, cette association, bien qu'importante dans l'identification des facteurs qui président au développement de l'atopie, pourrait ne pas être en rapport avec le développement de l'asthme.

Plus récemment, un grand criblage à la recherche de locus liés à la sensibilité à l'asthme a été conduit dans diverses éthnies, où figuraient des sujets de race blanche, des hispaniques et des afro-américains. Cette étude, publiée grâce à une large collaboration de centres médicaux de tous les États-Unis, a identifié de nombreux locus candidat associés à l'asthme. Un locus sur le chromosome 5 coïncidait avec la région déjà identifiée au niveau de 5q. Cependant, il est intéressant de remarquer que ce locus était associé à l'asthme chez les sujets de race blanche, mais pas chez les hispaniques ni chez les afro-américains. Cette discordance a été vue avec divers autres gènes identifiés dans ce criblage. Certains locus semblaient avoir une forte corrélation avec l'asthme chez les hispaniques mais pas chez les afro-américains ni chez les sujets de race blanche, et d'autres locus étaient identifiés comme spécifiques aux afro-américains. Une autre conclusion intéressante a été que l'association entre le chromosome 11q et l'atopie ne semble pas être corrélée à l'asthme. Ceci pourrait indiquer que l'asthme et l'atopie ont des bases moléculaires différentes. Plus important encore, cela suggère que l'origine génétique de l'atopie ne doit pas être confondue avec celle de l'asthme. Dans l'ensemble, cette étude a identifié divers gènes liés à l'asthme et a découvert que le nombre et l'importance relative de ces derniers pourraient différer selon les groupes éthniques. Ceci suggère que des différences génétiques, ainsi que des différences de l'environnement, pourraient être la base sous-jacente aux différences observées dans la fréquence et dans la gravité de la maladie entre les groupes éthniques aux États-Unis.

Il est bien établi qu'un pourcentage supérieur à la moyenne d'enfants afro-américains des quartiers déshérités présentent des complications graves de l'asthme. Ceci a soulevé la question de savoir s'il y a une prédisposition génétique à l'asthme chez les afro-américains. Cependant, récemment, un rapport de Rosenstreich et de ses collaborateurs a mis en évidence un important lien entre l'environnement et l'asthme dans les quartiers déshérités. Ce groupe a mis en évidence le rôle des allergies aux cafards dans le développement de l'asthme ; il a trouvé qu'une combinaison de l'allergie aux cafards et l'exposition à de forts taux d'allergènes de cafards peut contribuer à expliquer la fréquence élevée des problèmes de santé en rapport avec l'asthme chez les enfants des quartiers défavorisés. Ces données mettent aussi en évidence les défauts des systèmes de santé publique dans les grandes villes. Manifestement, un effort concerté des pouvoirs publics pour éradiquer les insectes serait bénéfique à la santé de ceux qui vivent dans les communautés des quartiers déshérités.

Ainsi, des facteurs environnementaux associés à des facteurs génétiques spécifiques à certains groupes éthniques pourraient prédisposer ces derniers à l'asthme selon une fréquence supérieure à celle observée dans d'autres groupes. Ce n'est que lorsque les facteurs environnementaux et les gènes auront été identifiés que l'approche la plus efficace et la plus rationnelle pour une prévention de la maladie pourra être conçue.

---

helminthiques. De plus, des taux accrus de cellules T_H2 $CD4^+$ et d'IL-4 ont été détectés chez des sujets atopiques. Lorsque des cellules T $CD4^+$ spécifiques d'un allergène d'individus atopiques sont clonées et ajoutées à une culture de cellules B autologues, les cellules B synthétisent de l'IgE, tandis que les cellules T $CD4^+$ spécifiques d'un allergène venant d'un individu non atopique, ne confortent pas la production d'IgE.

Contrairement à l'IL-4, l'IFN-γ diminue la production d'IgE, ce qui suggère que l'équilibre entre l'IL-4 et l'IFN-γ pourrait déterminer la quantité d'IgE produite (figure 16.9). Étant donné que l'IFN-γ est sécrété par la sous-population T_H1 et l'IL-4 par la sous-population T_H2, l'activité relative de ces sous-populations pourrait influencer la réponse d'un individu aux allergènes. Selon cette hypothèse, les sujets atopiques et les sujets non atopiques présenteraient des réponses de type I qualitativement différentes contre un allergène : la réponse des sujets atopiques impliquerait la sous-population T_H2 et se traduirait par une production d'IgE ; la réponse des sujets non atopiques impliquerait la sous-population T_H1 et conduirait à une production d'IgM ou d'IgG. Pour tester cette hypothèse, des cellules T spécifiques d'un allergène ont été clonées à partir d'individus atopiques et d'individus non atopiques. Les cellules T clonées des sujets atopiques étaient essentiellement du phénotype T_H2 (sécrétant de l'IL-4), tandis que les cellules T clonées à partir des sujets non atopiques étaient de façon prédominante du phénotype T_H1 (sécrétant de l'IFN-γ). Cela va sans dire qu'il y a un vif intérêt pour une diminution de l'IL-4 comme traitement possible des individus allergiques.

Détection de l'hypersensibilité de type I

L'hypersensibilité de type I est habituellement identifiée et estimée par des tests cutanés. De petites quantités d'allergènes potentiels sont introduites au niveau de sites cutanés spécifiques, soit par injection intradermique, soit par scarification superficielle. De nombreux tests peuvent être appliqués simultanément sur des sites de l'avant-bras ou du dos d'un individu. Lorsqu'une personne est sensible à un allergène, les mastocytes locaux se dégranulent et la

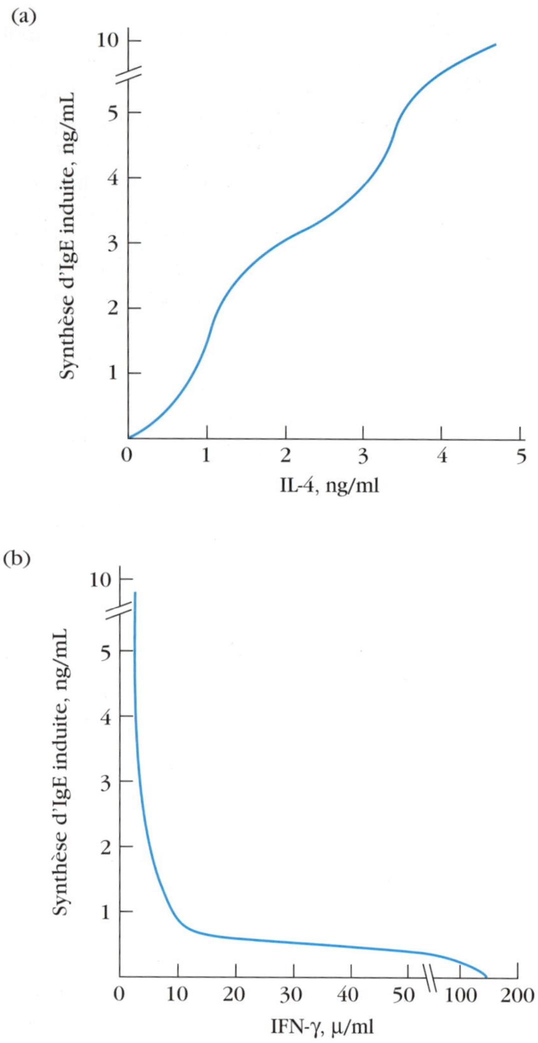

FIGURE 16.9 Effet de l'IL-4 et de l'IFN-γ sur la production *in vitro* d'IgE. Ces courbes montrent la quantité d'IgE produite par des plasmocytes cultivés en présence de diverses concentrations d'IL-4 (a) ou d'IFN-γ (b). [Adapté de G. Del Prete, 1988, *J. Immunol.* **140**:4193.]

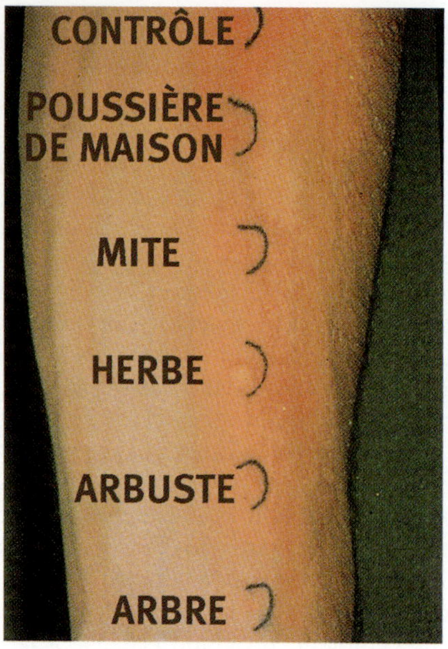

FIGURE 16.10 Tests cutanés par injection intradermique d'allergènes dans l'avant-bras. Chez cet individu, une réponse par une papule avec œdème et érythème s'est développée en quelques minutes au niveau du site d'injection de l'herbe, ce qui indiquait que l'individu était allergique à l'herbe. [D'après LM Lichtenstein, 1993, *Sci. Am.* **269**(2):117. Reproduit avec autorisation.]

libération d'histamine et d'autres médiateurs produit une papule avec œdème et érythème dans les 30 min (figure 16.10). L'avantage du test cutané est qu'il est relativement peu onéreux et permet le criblage d'un grand nombre d'allergènes au niveau d'un seul site. Son désavantage est qu'il sensibilise parfois l'individu allergique à de nouveaux allergènes et que, dans certains cas rares, il peut induire un choc anaphylactique systémique. Quelques individus manifestent aussi une réaction de phase tardive qui se produit 4-6 h après le test et dure parfois jusqu'à 24 h. Comme il a déjà été remarqué, les éosinophiles s'accumulent lors de la réaction de la phase tardive et la libération du contenu des granules des éosinophiles contribue à la lésion cellulaire au niveau du site de la réaction de la phase tardive.

Une autre méthode d'estimation de l'hypersensibilité de type I est de déterminer le taux sérique de l'IgE totale par le RIST (*radioimmunosorbent test*). Cette technique extrêmement sensible, basée sur un dosage radio-immunologique, peut détecter des taux de l'ordre du nanogramme d'IgE totale. Le sérum du patient est mis à réagir avec des perles d'agarose ou des disques de papier recouverts d'anti-IgE de lapin. Après lavage des perles ou des disques, de l'anti-IgE de lapin marqué à ^{125}I est ajouté. La radioactivité des perles ou des disques est mesurée au moyen d'un compteur gamma ; elle est proportionnelle au taux de l'IgE dans le sérum du patient (figure 16.11a).

Un test semblable, le RAST (de *radioallergosorbent test*), détecte le taux sérique de l'IgE spécifique d'un allergène donné. L'allergène est couplé à des perles ou à des disques, le sérum du patient est ajouté et l'anticorps non lié est éliminé par lavage. La quantité d'IgE spécifique liée à l'allergène de la phase solide est ensuite mesurée par addition d'anti-IgE de lapin marqué par l'iode radioactif ^{125}I, lavage des perles et comptage de la radioactivité liée (figure 16.11b).

Traitement des hypersensibilités de type I

De toute évidence, dans le contrôle des hypersensibilités de type I, la première étape est d'identifier l'allergène responsable et d'éviter si possible tout contact avec ce dernier. On peut souvent éliminer une réponse de type I en éloignant les petits animaux domestiques, en contrôlant la poussière de maison ou en évitant les aliments responsables. L'élimination des allergènes inhalés (tels que les pollens) est cependant physiquement impossible, et d'autres moyens d'intervention doivent être recherchés.

Une immunothérapie par des injections répétées de doses croissantes d'allergènes (désensibilisation) a été utilisée pendant quelques temps pour réduire la gravité

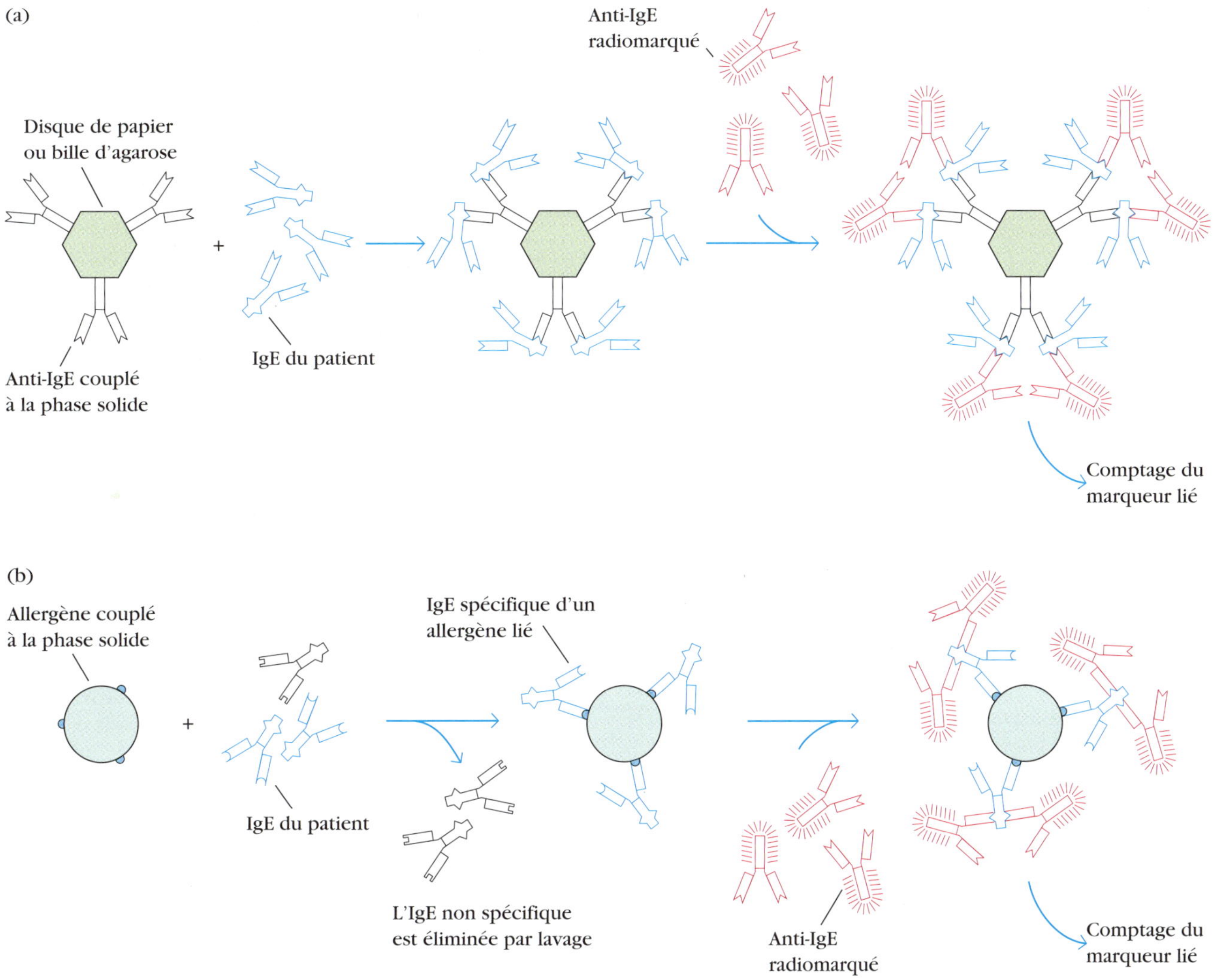

FIGURE 16.11 Procédés pour estimer l'hypersensibilité de type I. (a) Le RIST (*radioimmunosorbent test*) peut doser des quantités de l'ordre du nanogramme d'IgE sérique totale. (b) Le RAST (*radioallergosorbent test*) peut doser des quantités de l'ordre du nanogramme d'une IgE sérique spécifique d'un antigène particulier.

des réactions de type I, ou même les éliminer complètement chez un nombre important d'individus souffrant de rhinites allergiques. Une telle introduction répétée d'allergène par des injections sous-cutanées semble provoquer une commutation vers la production d'IgG ou induire une suppression médiée par les cellules T (peut-être par une commutation vers la sous-population T_H1 et la production d'IFN-γ) qui arrête la réponse de type IgE (figure 16.12). Dans cette situation, l'anticorps IgG est dit anticorps bloquant parce qu'il entre en compétition avec l'allergène, se lie à lui et forme un complexe qui peut être éliminé par phagocytose ; il en résulte que l'allergène n'est pas disponible pour établir des liaisons croisées entre les IgE fixées sur les membranes des mastocytes, ce qui se traduit par une diminution des symptômes allergiques.

Une autre approche pour le traitement des allergies trouve son origine dans la découverte selon laquelle des antigènes solubles tendent à induire un état d'anergie en activant les cellules T en l'absence du nécessaire signal de costimulation (voir la figure 10.15). Vraisemblablement, un antigène soluble est internalisé par endocytose, apprêté et présenté avec des molécules de classe II du CMH, mais il n'est pas capable d'induire l'expression du ligand de costimulation (B7) nécessaire sur les cellules présentatrices de l'antigène.

La connaissance du mécanisme de la dégranulation des mastocytes et des médiateurs impliqués dans les réactions de type I a ouvert la voie à des traitements médicamenteux des allergies. Les antihistaminiques ont été les médicaments les plus utilisés contre les symptômes de la rhinite allergique. Ces médicaments agissent en se liant aux récepteurs de l'histamine sur les cellules cible et en bloquant la liaison de l'histamine. Les récepteurs H_1 sont bloqués par les antihistaminiques classiques et les récepteurs H_2 par une nouvelle classe d'antihistaminiques.

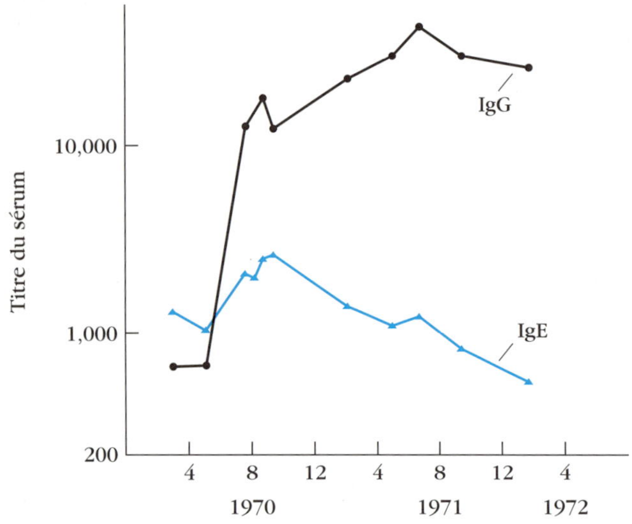

FIGURE 16.12 Traitement de l'allergie de type I par désensibilisation. L'injection de l'antigène de l'ambrosie périodiquement pendant deux ans à un individu sensible à l'ambrosie induit une diminution progressive des taux d'IgE et une augmentation importante de l'IgG. Les deux anticorps ont été mesurés par un dosage radio-immunologique. [Adapté de K Ishizaka et T Ishisaka, 1973, dans *Asthma Physiology, Immunopharmacology and Treatment*, KF Austen et LM Lichtenstein (eds.), Academic Press.]

TABLEAU 16.4 Mécanisme d'action de certains médicaments utilisés pour traiter l'hypersensibilité de type I

Médicament	Action
Antihistaminiques	Bloquent les récepteurs H_1 et H_2 des cellules cible
Cromoglycate de sodium	Bloque l'influx de calcium dans les mastocytes
Théophylline	Prolonge les taux élevés de cAMP dans les mastocytes en inhibant la phosphodiestérase qui clive le cAMP en 5'-AMP*
Adrénaline	Stimule la production de cAMP en se liant aux récepteurs β-adrénergiques des mastocytes*
Cortisone	Réduit les taux d'histamine en bloquant la conversion de l'histidine en histamine et stimule la production du cAMP* par les mastocytes

* Bien que le cAMP augmente transitoirement lors de l'activation des mastocytes, la dégranulation est prévenue lorsque les taux de cAMP restent élevés.

Plusieurs médicaments bloquent la libération des médiateurs de l'allergie en interférant avec diverses étapes biochimiques de l'activation et de la dégranulation des mastocytes (tableau 16.4). Le cromoglycate de sodium (Lomudal) prévient l'influx de Ca^{2+} dans les mastocytes. La théophylline, qui est habituellement administrée aux asthmatiques par voie orale ou par inhalation, bloque la phosphodiestérase qui catalyse la conversion du cAMP en 5'-AMP. Il en résulte une augmentation prolongée du taux du cAMP qui bloque la dégranulation. De nombreux médicaments stimulent le système β-adrénergique en stimulant les récepteurs β. Comme il en a été fait mention précédemment, l'adrénaline est habituellement administrée lors du choc anaphylactique. Elle agit en se liant aux récepteurs β des muscles lisses bronchiques et des mastocytes, augmentant ainsi le taux du cAMP dans ces cellules. Le taux accru de cAMP conduit à la relaxation des muscles bronchiques et à la diminution de la dégranulation des mastocytes. De nombreux analogues de l'adénaline ont été développés ; ils se lient à des récepteurs β sélectionnés et induisent des augmentations du cAMP avec moins d'effets secondaires que dans le cas de l'adrénaline. La cortisone et divers autres anti-inflammatoires ont été utilisés pour réduire les réactions de type I.

Hypersensibilité cytotoxique médiée par les anticorps (type II)

Les réactions d'hypersensibilité de type II impliquent la destruction de cellules médiée par des anticorps. Ce type de réaction est le mieux illustré par les réactions transfusionnelles, dans lesquelles les anticorps de l'hôte réagissent avec les antigènes étrangers des cellules sanguines incompatibles transfusées et médient la destruction de ces cellules. L'anticorps peut médier la destruction cellulaire en activant le système du complément pour créer des pores dans la membrane de la cellule étrangère (voir la figure 13.5). L'anticorps peut aussi médier la destruction cellulaire par cytotoxicité à médiation cellulaire dépendante des anticorps (ADCC). Dans ce processus, les cellules cytotoxiques qui possèdent des récepteurs du Fc se lient à la région Fc des anticorps sur les cellules cible et provoquent la destruction des cellules (voir la figure 14.12). L'anticorps lié à une cellule étrangère peut aussi servir d'opsonine, ce qui permet aux cellules phagocytaires avec des récepteurs du Fc ou du C3b de se fixer et de phagocyter la cellule recouverte d'anticorps (voir la figure 13.12).

Cette section examine trois exemples de réactions d'hypersensibilité de type II. Certaines maladies auto-immunes impliquent une destruction cellulaire médiée par un auto-anticorps selon des mécanismes de type II. Ces maladies sont décrites dans le chapitre 20.

Réactions transfusionnelles

Un grand nombre de protéines et de glycoprotéines de la membrane des cellules rouges du sang sont codées par divers gènes, chacun d'entre eux ayant de nombreux allèles alternatifs. Un individu possédant une forme allélique d'un antigène de groupe sanguin peut reconnaître d'autres formes alléliques du sang transfusé comme étrangères et développer une réponse anticorps. Dans certains cas, les anticorps ont déjà été induits par une exposition naturelle à des déterminants antigéniques semblables de toute une variété de micro-organismes dont on pense qu'ils appartiennent à la flore normale de l'intestin. C'est le cas avec les antigènes du groupe sanguin ABO (figure 16.13a).

(a)

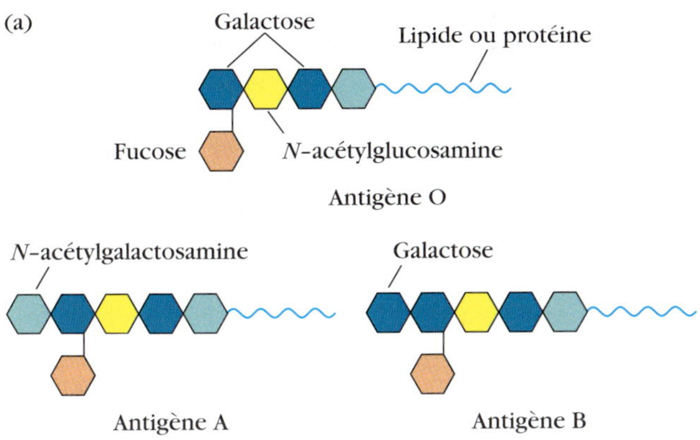

(b)

Génotype	Phénotype du groupe sanguin	Antigènes sur les érythrocytes (*agglutinines*)	Anticorps sériques (*isohémagglutinines*)
AA ou AO	A	A	Anti-B
BB ou BO	B	B	Anti-A
AB	AB	A et B	Aucun
OO	O	Aucun	Anti-A et anti-B

FIGURE 16.13 Groupe sanguin ABO. (a) Structure des oses terminaux, qui constituent les épitopes distinctifs dans les antigènes sanguins A, B et O. (b) Génotypes ABO et phénotypes agglutinines et isohémagglutinines correspondants.

Les anticorps contre les antigènes A, B et O, appelés isohémagglutinines, sont habituellement de la classe IgM. Un individu présentant un groupe sanguin de type A, par exemple, reconnaît des épitopes des micro-organismes intestinaux semblables à ceux du type B et produit des isohémagglutinines contre ces épitopes semblables du groupe B. Le même individu ne répond pas aux épitopes de ces mêmes micro-organismes intestinaux semblables à ceux du groupe A parce qu'ils sont trop semblables à ceux du Soi et qu'un état d'autotolérance à leur égard doit exister (figure 16.13b). Lorsqu'un individu de type A est accidentellement transfusé avec du sang contenant des cellules du type B, les isohémagglutinines anti-B se lieront aux cellules sanguines B et médieront leur destruction au moyen d'une lyse dépendante du complément. Les anticorps dirigés contre d'autres antigènes des groupes sanguins pourraient résulter de transfusions sanguines répétées car des différences alléliques mineures de ces antigènes pourraient stimuler la production d'anticorps. Ces anticorps sont habituellement de la classe IgG.

La transfusion de sang à un receveur possédant des anticorps contre l'un des antigènes des groupes sanguins peut conduire à une réaction transfusionnelle. Les manifestations cliniques des réactions transfusionnelles résultent de l'hémolyse intravasculaire massive des cellules rouges du sang transfusé par l'anticorps associé au complément. Ces manifestations peuvent être soit immédiates, soit retardées. Les réactions qui commencent immédiatement sont le plus souvent associées aux incompatibilités entre les groupes sanguins ABO qui conduisent à une lyse médiée par le complément et déclenchée par les isohémagglutinines de type IgM. Dans les heures qui suivent, de l'hémoglobine libre peut être détectée dans le plasma ; elle passe à travers le rein, ce qui se traduit par une hémoglobinurie. Une partie de l'hémoglobine est convertie en bilirubine qui, à taux élevé, est toxique. Les symptômes typiques sont la fièvre, les frissons, les nausées, des coagulations intravasculaires, des douleurs dans le bas du dos et de l'hémoglobine dans les urines. Le traitement implique de mettre fin rapidement à la transfusion et de maintenir la diurèse avec un diurétique, étant donné que l'accumulation d'hémoglobine dans le rein peut provoquer une nécrose tubulaire aiguë.

Les réactions hémolytiques transfusionnelles retardées apparaissent habituellement chez des individus qui ont reçu des transfusions répétées de sang compatible avec les groupes ABO mais incompatible avec d'autres antigènes des groupes sanguins. Les réactions se développent dans les deux à six jours qui suivent la transfusion et reflètent la nature secondaire de ces réactions. Le sang transfusé induit une sélection clonale et la production d'IgG dirigées contre toute une série d'antigènes membranaires des groupes sanguins. Les antigènes des groupes sanguins les plus courants, qui induisent des réactions transfusionnelles retardées, sont le Rh, le Kidd, le Kell et le Duffy. L'isotype prédominant impliqué dans ces réactions est l'IgG qui est moins efficace que l'IgM dans l'activation du complément. Pour cette raison, la lyse médiée par le complément des cellules rouges du sang transfusé est incomplète et nombre des cellules transfusées sont détruites au niveau de sites extravasculaires par agglutination, opsonisation et phagocytose subséquente par les macrophages. Les symptômes incluent de la fièvre, un taux faible d'hémoglobine, des taux augmentés de bilirubine, un léger ictère et de l'anémie. L'hémoglobine libre n'est habituellement pas détectée dans le plasma ou les urines lors de ces réactions parce que la destruction des cellules rouges du sang a lieu dans des sites extravasculaires.

Les réactions transfusionnelles peuvent être prévenues par un appariement correct entre le sang du donneur et celui du receveur. Un appariement correct peut révéler la présence dans le sérum du donneur ou dans celui du receveur des anticorps susceptibles de provoquer ces réactions.

Maladie hémolytique du nouveau-né

La maladie hémolytique du nouveau-né se développe lorsque des anticorps IgG maternels spécifiques des antigènes des groupes sanguins fœtaux passent le placenta et détruisent les cellules rouges du sang du fœtus. Les conséquences d'un tel transfert peuvent être bénignes, graves ou létales. Une maladie hémolytique grave du nouveau-né, appelée érythroblastose fœtale, se développe le plus souvent lorsqu'un fœtus Rh^+ exprime un antigène Rh sur ses cellules sanguines que la mère Rh^- n'exprime pas.

Au cours de la grossesse, les cellules rouges du sang fœtal sont séparées de la circulation de la mère par une couche de cellules du placenta appelée trophoblaste. Lors d'une première grossesse avec un fœtus Rh^+, une femme Rh^- n'est habituellement pas exposée à suffisamment de cellules rouges du sang fœtal pour activer ses cellules B spécifiques du Rh. Cependant, au moment de l'accouchement, la séparation du placenta de la paroi utérine permet à de grandes quantités de sang du cordon ombilical du fœtus de pénétrer dans la circulation de la mère. Ces cellules rouges du sang fœtal activent les cellules B spécifiques du Rh, ce dont il résulte une production de plasmocytes et de cellules B à mémoire spécifiques du Rh chez la mère. L'anticorps IgM sécrété élimine les cellules rouges fœtales Rh^+ de la circulation de la mère, mais les cellules à mémoire demeurent, ce qui constitue une menace pour une grossesse ultérieure avec un fœtus Rh^+. L'activation de ces cellules à mémoire lors d'une grossesse ultérieure se traduit par la formation d'anticorps IgG anti-Rh qui traversent le placenta et attaquent les cellules rouges du sang du fœtus (figure 16.14). Une anémie moyenne ou grave peut se développer dans le fœtus, parfois avec des conséquences fatales. De plus, la conversion de l'hémoglobine en bilirubine peut représenter une menace supplémentaire pour le nouveau-né parce que la bilirubine liposoluble peut s'accumuler dans le cerveau et provoquer des lésions de ce dernier.

La maladie hémolytique du nouveau-né causée par l'incompatibilité Rh lors d'une grossesse ultérieure peut être presqu'entièrement prévenue en administrant à la mère des anticorps dirigés contre l'antigène Rh dans les 24 à 48 h qui suivent le premier accouchement. Ces anticorps, appelés **Rhogam**, se lient à toutes les cellules rouges du sang du fœtus qui pénètrent dans la circulation de la mère au moment de l'accouchement et facilitent leur élimination avant que les cellules B n'aient été activées et que la production des cellules à mémoire qui s'ensuit n'ait pu être mise en place. Lors d'une grossesse ultérieure avec un fœtus Rh^+, une mère qui a été traitée par le Rhogam est incapable de produire des anticorps IgG anti-Rh ;

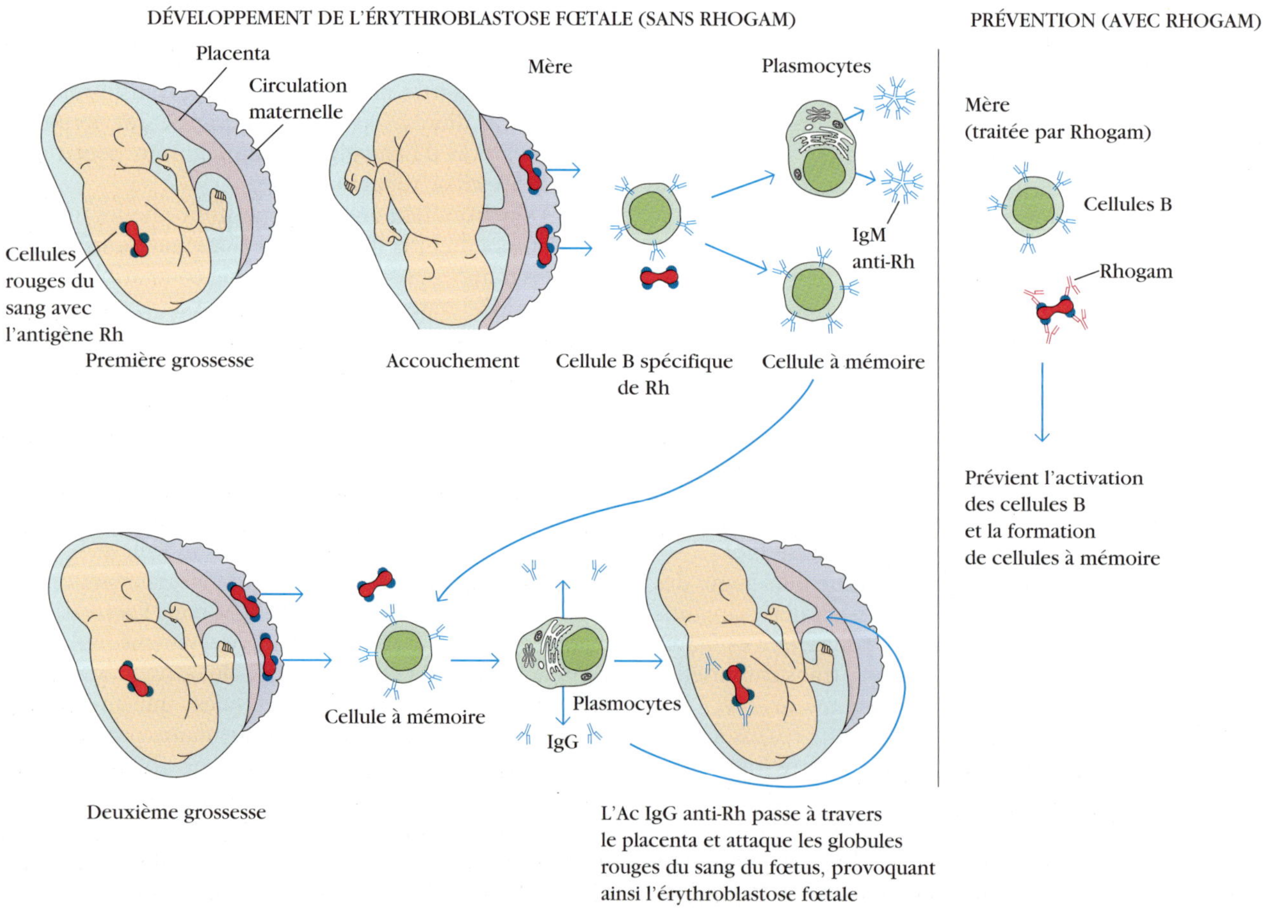

FIGURE 16.14 Développement de l'érythroblastose fœtale (maladie hémolytique du nouveau-né) provoquée lorsqu'une mère Rh^- porte un fœtus R^+ (*à gauche*), et effet du traitement par l'anticorps anti-Rh, ou Rhogam (*à droite*).

ainsi, le fœtus est protégé contre les lésions qui se produisent lorsque ces anticorps passent à travers le placenta.

Le développement de la maladie hémolytique du nouveau-né provoquée par l'incompatibilité Rh peut être détecté en testant le sérum maternel pour les anticorps dirigés contre l'antigène Rh, à des intervalles réguliers au cours de la grossesse. Une augmentation du titre de ces anticorps alors que la grossesse se développe indique que la mère a été exposée aux antigènes Rh et produit des quantités croissantes d'anticorps. La présence de l'IgG maternel à la surface des cellules rouges du sang du fœtus peut être détectée par un test de Coombs. Des cellules rouges du sang du fœtus isolées sont incubées avec le réactif de Coombs, qui est un anticorps de chèvre dirigé contre l'anticorps IgG humain. Lorsque l'IgG maternel est lié aux cellules rouges du sang du fœtus, ces dernières s'agglutinent avec le réactif de Coombs. Lorsqu'une maladie hémolytique causée par une incompatibilité Rh est détectée lors de la grossesse, le traitement dépend de la gravité de la réaction. Pour une réaction grave, le fœtus peut recevoir une transfusion de sang intra-utérine qui remplace les cellules rouges du sang Rh^+ du fœtus par des cellules Rh^- . Ces transfusions sont effectuées tous les 10-21 jours jusqu'à l'accouchement. Dans les cas moins graves, une transfusion de sang n'est effectuée qu'après la naissance, essentiellement pour éliminer la bilirubine. L'enfant est alors exposé à de faibles doses de rayons UV afin de détruire la bilirubine et de prévenir une lésion cérébrale. La mère peut aussi être traitée au cours de la grossesse par **plasmaphérèse**. Dans ce procédé, une machine permettant la séparation des cellules est utilisée pour répartir le sang de la mère en deux fractions, les cellules et le plasma. Le plasma contenant l'anticorps anti-Rh est éliminé et les cellules sont réinjectées à la mère dans une solution d'albumine ou de plasma frais.

La majorité des cas (65 %) de maladies hémolytiques du nouveau-né ont des conséquences mineures et sont causées par une incompatibilité des groupes sanguins ABO entre la mère et le fœtus. Les fœtus de type A ou de type B portés par des mères de type O développent le plus habituellement ces réactions. Une mère de type O a les plus grandes chances de développer un anticorps IgG contre les antigènes des groupes sanguins A ou B, soit par exposition naturelle, soit par exposition aux antigènes des groupes sanguins A ou B du fœtus lors de grossesses successives. Habituellement, l'anémie fœtale résultant de cette incompatibilité est bénigne. La manifestation clinique principale est une légère élévation du taux de la bilirubine avec ictère. Selon la gravité de l'anémie et de la jaunisse, une transfusion de sang peut être nécessaire chez ces enfants. Cependant, en général, la réaction est bénigne et l'exposition de l'enfant à de faibles doses de lumière ultraviolette est suffisante pour détruire la bilirubine et éviter une lésion cérébrale.

Anémie hémolytique induite par des médicaments

Certains antibiotiques (par exemple, la pénicilline, la céphalosporine et la streptomycine) peuvent s'adsorber de façon non spécifique sur des protéines de la membrane des cellules rouges du sang, formant alors un complexe semblable à un complexe haptène-porteur. Chez certains patients, de tels complexes médicament-protéine induisent la formation d'anticorps qui ensuite se lient au médicament adsorbé sur les cellules rouges du sang ; il s'ensuit une lyse médiée par le complément et donc une anémie progressive. Lorsqu'on supprime le médicament, l'anémie hémolytique disparaît. La pénicilline est remarquable par le fait qu'elle peut induire les quatre types d'hypersensibilité avec des manifestations cliniques diverses (tableau 16.5).

TABLEAU 16.5 Réactions d'hypersensibilité induites par la pénicilline

Type de réaction	Anticorps ou lymphocytes induits	Manisfestations cliniques
I	IgE	Urticaire, anaphylaxie systémique
II	IgM, IgG	Anémie hémolytique
III	IgG	Maladie sérique, glomérulonéphrite
IV	Cellules T_{DTH}	Dermatite de contact

Hypersensibilité médiée par des complexes immuns (type III)

La réaction des anticorps avec les antigènes génère des complexes immuns. Généralement, la formation d'un complexe entre l'antigène et l'anticorps facilite l'élimination de l'antigène par les cellules phagocytaires. Dans certains cas cependant, de grandes quantités de complexes immuns peuvent conduire à des réactions d'hypersensibilité de type III entraînant des lésions tissulaires. L'importance de la réaction est fonction du taux des complexes immuns et de la distribution de ces derniers dans l'organisme. Selon l'endroit où ces complexes sont amenés, différentes réactions dommageables aux tissus peuvent être observées. Lorsque les complexes sont déposés dans un tissu très proche du site d'entrée de l'antigène, une réaction localisée se développe. Lorsque les complexes sont formés dans le sang, une réaction peut se développer partout où ils se déposent. En particulier, le dépôt des complexes est fréquemment observé dans la paroi des vaisseaux sanguins, sur la membrane synoviale des articulations, la membrane basale glomérulaire du rein ou le plexus choroïde du cerveau. Le dépôt de ces complexes initie une réaction qui conduit à l'accumulation de neutrophiles au niveau du site. Le tissu y est lésé en raison de la libération du contenu des granules de ces derniers.

Les réactions d'hypersensibilité de type III se développent lorsque des complexes immuns activent le réseau de molécules effectrices immunitaires du système du complément (voir la figure 13.2). Comme il a été expliqué au chapitre 13, les produits de coupure du complément C3a, C4a et C5a sont des anaphylatoxines qui provoquent une dégranulation localisée des mastocytes et, par conséquent, une augmentation de la perméabilité vasculaire locale. Le C3a, le C5a et le C5b67 sont aussi des facteurs chimiotactiques pour les neutrophiles qui peuvent s'accumuler en grand nombre au niveau du site de dépôt du complexe immun. Les plus gros complexes immuns sont déposés sur la membrane basale des parois des vaisseaux sanguins ou des glomérules du rein, tandis que les petits complexes peuvent passer à travers la membrane basale et être déposés dans la zone sous-épithéliale. Le type de lésion qui en résulte dépend du site de dépôt des complexes.

La plupart des lésions cellulaires dans les réactions de type III trouvent leur origine dans la libération d'enzymes lytiques par les neutrophiles lorsque ces derniers tentent de phagocyter les complexes immuns. Le composant C3b du complément agit comme une opsonine, en recouvrant les complexes immuns. Un neutrophile se lie à un complexe immun recouvert de C3b grâce à son récepteur du complément de type I, spécifique du C3b. Étant donné que le complexe est déposé à la surface de la membrane basale, sa phagocytose est empêchée et des enzymes lytiques sont alors libérés au cours des essais infructueux du neutrophile pour ingérer le complexe immun adhérent. Une activation ultérieure du mécanisme d'attaque membranaire du système du complément peut aussi contribuer à la destruction du tissu. De plus, l'activation du complément peut induire l'agrégation des plaquettes et la libération des facteurs de la coagulation qui en résulte peut conduire à la formation de microthrombus.

Réactions de type III localisées

L'injection d'un antigène par voie intradermique ou sous-cutanée à un animal qui a des taux élevés d'anticorps circulants spécifiques de cet antigène conduit à la formation de complexes immuns localisés qui médient une réaction d'Arthus aiguë dans les 4-8 h (figure 16.15). L'examen microscopique du tissu révèle des neutrophiles adhérant à l'endothélium vasculaire, puis migrant dans les tissus au niveau du site de dépôt des complexes immuns. Lorsque la réaction se développe, une lésion tissulaire et vasculaire localisée se traduit par une accumulation de fluide (œdème) et de cellules rouges du sang (érythème) au niveau du site. La gravité de la réaction peut aller d'un gonflement et d'une rougeur modérés à la nécrose du tissu.

Après une piqûre d'insecte, un individu sensibilisé peut avoir une réaction de type I, rapide et localisée, au niveau du site. Souvent, quelques 4-8 h plus tard, une réaction d'Arthus typique se développe aussi au niveau du site avec un érythème et un œdème prononcés. Des réactions intra-pulmonaires de type Arthus induites par des spores bacté-

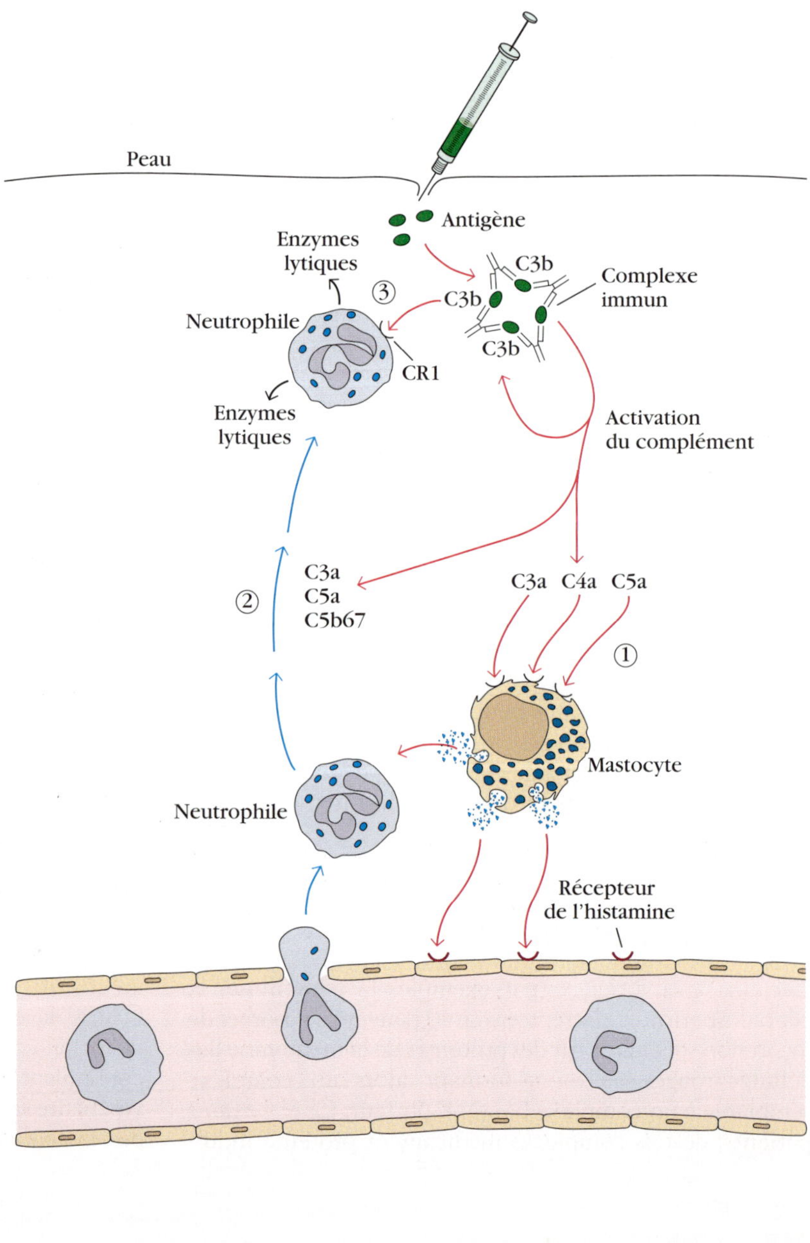

FIGURE 16.15 Développement d'une réaction d'Arthus localisée (réaction d'hypersensibilité de type III). L'activation du complément initiée par les complexes immuns (voie classique) produit des intermédiaires du complément qui (1) médient la dégranulation des mastocytes, (2) attirent par chimiotaxie les neutrophiles et (3) stimulent la libération d'enzymes lytiques des neutrophiles, qui tentent de phagocyter les complexes immuns recouverts de C3b.

riennes, des champignons ou des protéines fécales désséchées peuvent aussi être à l'origine d'une pneumonie ou d'une alvéolite. Ces réactions sont connues sous toute une série de noms communs qui reflètent la source de l'antigène. Par exemple, le « poumon des fermiers » se développe après l'inhalation d'actinomycètes thermophiles du foin moisi et la « maladie des colombophiles » résulte de l'inhalation d'une protéine sérique de la poussière venant des fèces séchées des pigeons.

Réactions de type III généralisées

Lorsque de grandes quantités d'antigène pénètrent dans la circulation sanguine et se lient à un anticorps, des complexes immuns circulants peuvent se former. Lorsque l'antigène est en excès, des petits complexes peuvent se former ; étant donné que ces derniers ne sont pas facilement éliminés par les cellules phagocytaires, ils peuvent être à l'origine de réactions de type III qui provoquent des lésions tissulaires au niveau de divers sites. Historiquement, les réactions de type III généralisées étaient souvent observées à la suite de l'administration d'antitoxines contenant des sérums étrangers, telles que le sérum de cheval antitétanique ou antidiphtérique. Dans certains cas, le receveur d'un antisérum étranger développe des anticorps spécifiques des protéines sériques étrangères ; ces anticorps forment ensuite des complexes immuns circulants avec les antigènes sériques étrangers. Typiquement, dans les jours ou semaines suivant l'exposition aux antigènes sériques étrangers, un individu commence à manifester un ensemble de symptômes appelé **maladie sérique** (figure 16.16). Ces symptômes incluent de la fièvre, de la fatigue, une vascularite généralisée (éruptions) avec œdème et érythème, une lymphadénopathie, une arthrite et parfois une glomérulonéphrite. Les manifestations précises de la maladie sérique dépendent de la quantité des complexes immuns et de la taille de ces derniers qui déterminent le lieu de leur dépôt. Comme il a été mentionné précédemment, les sites de dépôt varient, mais en général, les complexes s'accumulent dans les tissus où s'opère la filtration du plasma. Ceci explique la fréquence élevée des glomérulonéphrites (dépôt des complexes dans le rein), des vascularites (dépôt dans les artères) et des arthrites (dépôt dans la synoviale des articulations) causées par la maladie sérique.

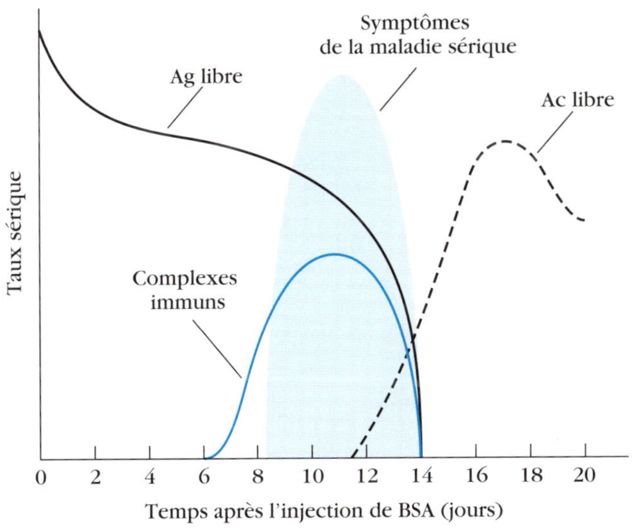

FIGURE 16.16 Corrélation entre la formation de complexes immuns et le développement des symptômes de la maladie sérique. Une forte dose d'antigène (BSA) était injectée à un lapin au jour 0. Lorsque l'anticorps a été formé, il s'est complexé à l'antigène et s'est déposé dans les reins, les articulations et les capillaires. Les symptômes de la maladie sérique (zone bleu pâle) correspondaient au pic de formation des complexes immuns. Lorsque les complexes immuns eurent été éliminés, l'anticorps circulant libre (courbe noire pointillée) a été détecté et les symptômes de la maladie sérique se sont apaisés. [D'après FG Germuth, Jr, 1953, *J. Exp. Med.* **97**:257.]

La formation de complexes immuns circulants contribue à la pathogenèse de nombreuses maladies autres que la maladie sérique. Parmi ces dernières, figurent :

- *Des maladies auto-immunes*
  Lupus érythémateux disséminé
  Polyarthrite rhumatoïde
  Syndrome de Goodpasture
- *Des réactions médicamenteuses*
  Allergies à la pénicilline et aux sulfamides
- *Des maladies infectieuses*
  Glomérulonéphrite post-streptococcique
  Méningite
  Hépatite
  Mononucléose
  Paludisme
  Trypanosomiase

On a montré que des complexes d'anticorps et de divers antigènes bactériens, viraux ou parasitaires induisent toute une série de réactions d'hypersensibilité de type III, y compris des éruptions cutanées, des symptômes articulaires et des glomérulonéphrites. La glomérulonéphrite post-streptococcique, par exemple, se développe lorsque des complexes circulants d'anticorps et d'antigènes streptococciques sont déposés dans le rein et provoquent des lésions au niveau des glomérules. De nombreuses maladies auto-immunes trouvent leur origine dans des complexes circulants d'anticorps avec des protéines du Soi, des glycoprotéines ou même du DNA. Dans le lupus érythémateux disséminé, des complexes de DNA et d'anticorps anti-DNA s'accumulent dans les membranes synoviales, provoquant des symptômes d'arthrite, ou bien s'accumulent sur la membrane basale du rein, causant une lésion rénale progressive.

Hypersensibilité médiée par les cellules T_{DTH} (type IV)

Les réactions d'hypersensibilité de type IV se développent lorsque l'antigène active des cellules T_{DTH} sensibilisées ; généralement, ces cellules semblent appartenir à une sous-population T_H1, bien que parfois des cellules T_C soient impliquées. L'activation des cellules T_{DTH} par l'antigène à la surface de cellules présentatrices de l'antigène appropriées se traduit par la sécrétion de diverses cytokines, y compris l'interleukine-2 (IL-2), l'interféron gamma (IFN-γ), le facteur d'inhibition des macrophages (MIF) et le facteur de nécrose tumorale β (TNF-β) (voir la figure 14.15). L'effet global de ces cytokines est d'attirer des macrophages vers la zone et de les activer, provoquant ainsi une activité phagocytaire accrue et des concentrations augmentées d'enzymes lytiques pour une destruction plus efficace. Lorsque les enzymes lytiques s'échappent des macrophages activés dans le tissu environnant, une destruction tissulaire localisée peut s'ensuivre. Ces réactions prennent habituellement 48-72 h pour se développer, ce qui est le temps requis pour une activation des cellules T_{DTH} et la sécrétion de cytokines afin de médier l'accumulation des macrophages et la libération subséquente de leurs enzymes lytiques. Les caractéristiques d'une réaction de type IV sont le délai nécessaire au développement de la réaction et l'accumulation de macrophages et non pas de neutrophiles, comme dans une réaction de type III. Les macrophages sont le composant majeur de l'infiltrat qui entoure le site d'inflammation.

Comme il a été expliqué dans le chapitre 14, plusieurs données suggèrent que la réaction de type IV (ou DTH) est importante dans la défense de l'hôte contre les parasites et les bactéries qui peuvent vivre au sein des cellules. Une fois que ces pathogènes sont à l'intérieur des cellules de l'hôte, les anticorps circulants ne peuvent plus les atteindre. Cependant, l'activité phagocytaire accrue et l'accumulation d'enzymes lytiques venus des macrophages dans la zone d'infection conduit une destruction non spécifique des cellules, et donc du pathogène intracellulaire. Lorsque ce processus de défense n'est pas totalement efficace, la présence continue des antigènes du pathogène peut provoquer une réaction DTH chronique caractérisée par un nombre excessif de macrophages, une libération continue d'enzymes lytiques et une destruction cellulaire importante. Les lésions cutanées granulomateuses constatées avec *Mycobacterium leprae* et les cavernes pulmonaires observées avec *Mycobacterium tuberculosis* sont des exemples des dommages tissulaires qui peuvent résulter du développement des réactions d'une hypersensibilité retardée chronique (voir les figures 14.16 et 17.9).

La réaction à une infection intradermique d'un antigène peut servir de test pour détecter la présence de cellules T_{DTH} préalablement sensibilisées à cet antigène. L'utilisation de l'antigène PPD pour détecter une exposition antérieure à *M. tuberculosis* a été décrite dans le chapitre 14. Des tests cutanés semblables pour détecter une exposition antérieure à la bactérie qui provoque la lèpre et aux champignons qui causent la coccidioïdomycose utilisent la lépromine et la coccidioïdine, respectivement, comme antigènes pour le test. Dans ces tests, l'apparition d'un gonflement et d'une rougeur au niveau du site d'injection dans les 48-72 h est une réaction positive. La déplétion en cellules T $CD4^+$ associée au SIDA peut être évaluée par des tests cutanés répétés avec divers antigènes, tels que des haptènes (par exemple, le nickel ou le chromate) ou des antigènes (par exemple, la tuberculine), qui induisent une réponse DTH de type IV chez la plupart des individus normaux. Lorsque le SIDA progresse, la diminution des cellules T_{DTH} est reflétée par un affaiblissement de la réactivité cutanée à de tels antigènes.

De nombreuses réactions dans les dermatites de contact, y compris les réponses au formaldéhyde, au trinitrophénol, au nickel, à la turpentine, à divers cosmétiques et teintures pour cheveux, au chêne vénéneux et au sumac vénéneux, sont médiées par des cellules T_{DTH}. La plupart de ces substances sont de petites molécules qui peuvent se complexer aux protéines de la peau. Ce complexe est internalisé par les cellules présentatrices de l'antigène de la peau (par exemple, les cellules de Langherans), puis apprêté et présenté avec des molécules de classe II du CMH, ce qui provoque l'activation des cellules T_{DTH} sensibilisées. Dans la réaction au chêne vénéneux, par exemple, un composé pentadécacatéchol des feuilles de la plante se complexe à des protéines de la peau. Lorsque les cellules T_H réagissent avec ce composé présenté de façon appropriée par les cellules présentatrices de l'antigène locales, elles se différencient en cellules T_{DTH} sensibilisées. Une exposition ultérieure au pentadécacatéchol suscitera l'activation des cellules T_{DTH} et induira la production de cytokines (figure 16.17). Approximativement 48-72 h après cette exposition secondaire, les cytokines sécrétées provoquent l'accumulation des macrophages au niveau du site. L'activation de ces macrophages et la libération de leurs enzymes lytiques se traduit par une rougeur et des pustules qui caractérisent la réaction au chêne vénéneux.

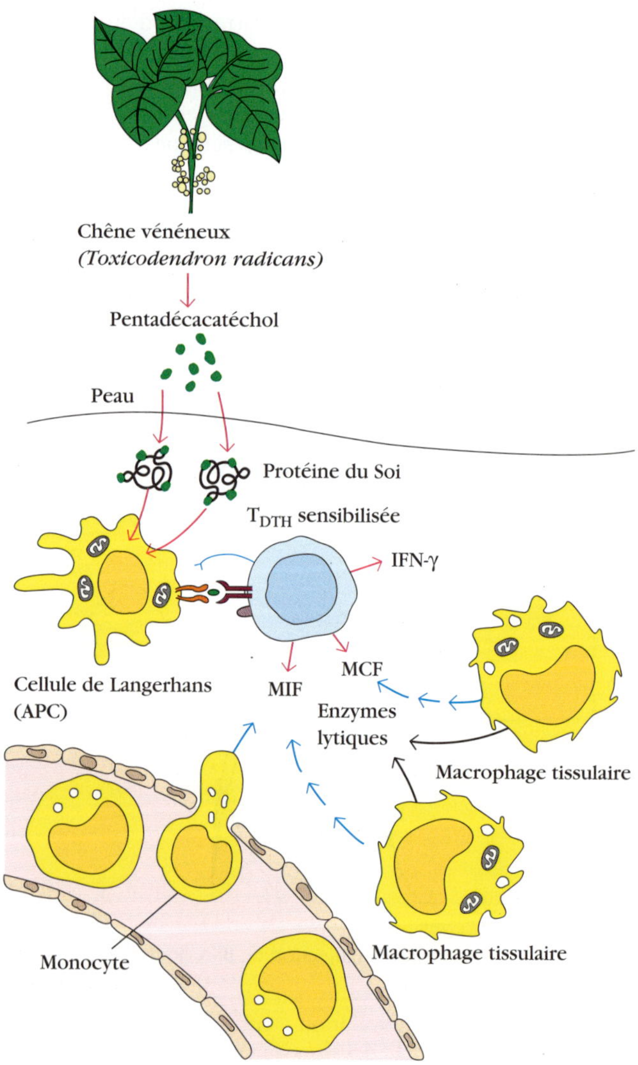

FIGURE 16.17 Développement d'une réaction d'hypersensibilité retardée après une seconde exposition au chêne vénéneux. Des cytokines, telles que l'IFN-γ, le MCF et le MIF libérées des cellules T_{DTH} sensibilisées, médient cette réaction. Une lésion tissulaire est provoquée par les enzymes lytiques libérés par les macrophages activés. MCF = facteur chimiotactique des macrophages ; MIF = facteur d'inhibition de la migration. Voir aussi la figure 14.15.

Résumé

1. Les réactions d'hypersensibilité sont des réactions inflammatoires des branches humorale ou à médiation cellulaire du système immunitaire qui conduisent à une lésion tissulaire étendue, ou même à la mort. Ces réactions sont classées en quatre types principaux selon le mécanisme qui les induit (voir la figure 16.1). Chaque type génère des molécules effectrices et des manifestations cliniques caractéristiques.

2. Une réaction d'hypersensibilité de type I est médiée par des anticorps IgE, dont la région Fc se lie aux récepteurs des mastocytes ou des basophiles du sang (voir la figure 16.2). Les liaisons croisées entre les IgE fixées, grâce à l'allergène, initient une séquence d'événements intracellulaires conduisant à la dégranulation des mastocytes ou des basophiles, avec libération de médiateurs pharmacologiquement actifs (voir le tableau 16.3). Les médiateurs sont les molécules effectrices immunitaires de cette réaction. Les principaux effets de ces médiateurs sont la contraction des muscles lisses et la vasodilatation. Les manifestations cliniques des réactions de type I incluent une anaphylaxie systémique éventuellement mortelle et des réponses localisées, telles que le rhume des foins ou l'asthme (voir la figure 16.8).

3. Une réaction d'hypersensibilité de type II apparaît lorsque l'anticorps réagit avec des déterminants antigéniques présents à la surface des cellules, ce qui conduit à une lésion ou à la mort de la cellule par lyse médiée par le complément ou cytotoxicité cellulaire dépendante d'un anticorps (ADCC). Les réactions transfusionnelles, qui résultent d'un mauvais appariement entre le sang du donneur et celui du receveur, et la maladie hémolytique du nouveau-né sont deux états cliniques provoqués par des réactions de type II. Le dernier se produit le plus souvent lorsqu'une mère Rh^- porte un fœtus Rh^+ (voir la figure 16.14).

4. Une réaction d'hypersensibilité de type III est médiée par la formation de complexes immuns et l'activation qui s'ensuit du complément. Les produits de coupure du complément servent de molécules effectrices immunitaires qui suscitent une vasodilatation localisée et attirent par chimiotaxie les neutrophiles. Le dépôt de complexes immuns près du site d'entrée de l'antigène peut induire une réaction d'Arthus, dans laquelle des enzymes lytiques libérés par les neutrophiles accumulés et le complexe d'attaque membranaire du complément provoquent une lésion tissulaire localisée (voir la figure 16.15). Des réactions de type III généralisées se produisent lorsque des complexes immuns circulants sont déposés au niveau de divers sites ; les manifestations de ces réactions varient selon le site de dépôt tissulaire.

5. Une réaction d'hypersensibilité de type IV implique la branche à médiation cellulaire du système immunitaire. L'activation par l'antigène des cellules T_{DTH} sensibilisées induit la libération de diverses cytokines, qui servent de molécules effectrices immunitaires dans cette réaction (voir la figure 16.17). L'effet global de ces cytokines est de provoquer une accumulation et une activation des macrophages qui libèrent des enzymes lytiques à l'origine de la lésion tissulaire localisée.

Références

Ansari, AA, *et al.* 1989. Human immune responsiveness to *Lolium perenne* pollen allergen Lol p III (rye III) is associated with HLA-DR3 and DR5. *Hum. Immunol.* **25**:59.

Aubry, JP, *et al.* 1992. CD21 is a ligand for CD23 and regulates IgE production. *Nature* **358**:505.

Barnes, KC, et DG Marsh. 1998. The genetics and complexity of allergy and asthma. *Immunol. Today* **19**:325.

Bonnefoy, JY, *et al.* 1993. A new pair of surface molecules involved in human IgE regulation. *Immunol. Today* **14**:1.

Borish, L. 1999. Genetics of allergy and asthma. *Ann. Allergy Asthma Immunol.* **82**:413.

The Collaborative Study on the Genetics of Asthma (CSGA). 1997. A genome-wide search for asthma susceptibility loci in ethnically diverse populations. *Nat. Genet.* **15**:389.

Daser, A, *et al.* 1995. Role and modulation of T-cell cytokines in allergy. *Curr. Opin. Immunol.* **7**:762.

Finkelman, FD, *et al.* 1988. IL-4 is required to generate and sustain in vivo IgE response. *J. Immunol.* **141**:2335.

Gordon, IR, PR Burd, et SJ Gali. 1990. Mast cells as a source of multifunctional cytokines. *Immunol. Today* **11**:457.

Holt, PG. 1994. Immunoprophylaxis of atopy: light at the end of the tunnel? *Immunol. Today* **15**:484.

Hoyne, GE *et al.* 1995. Peptide modulation of allergen-specific immune responses. *Curr. Opin. Immunol.* **7**:757.

Kawakami, T, *et al.* 1992. Tyrosine phosphorylation is required for mast cell activation by FcεR1 crosslinking. *J. Immunol.* **148**:3513.

Kuhn, R, K Rajewsky, et W Muller. 1991. Generation and analysis of interleukin-4 deficient mice. *Science* **254**:707.

Lympany, R *et al.* 1992. Genetic analysis of the linkage between chromosome 11q and atopy. *Clin. Exp. Allergy* **22**:1085.

Marsh, DG, *et al.* 1994. Linkage analysis of IL-4 and other chromosome 5q31.1 markers and total serum immunoglobulin E concentrations. *Science* **264**:1152.

Metzger, H. 1999. It's spring, and thoughts turn to ... allergies. *Cell* **97**:287.

Paul-Eugene, N, *et al.* 1993. Functional interaction between β_2-adrenoceptor agonists and interleukin-4 in the regulation of CD23 expression and release and IgE production in humans. *Molec. Immunol.* **30**:157.

Razin, E, I Pecht, et J Rivera. 1995. Signal transduction in the activation of mast cells and basophils. *Immunol. Today* **16**:370.

Rosenstreich, DL, *et al.* 1997. The role of cockroach allergy and exposure to cockroach allergen in causing morbidity among inner-city children with asthma. *N. Engl. J. Med.* **336**:1356.

Teixeira, MM, TJ Williams, et PG Hellewell. 1995. Mechanisms and pharmacological manipulation of cosinophil accumulation. *Trends Pharmacol. Sci.* **16**:418.

Thomas, P, *et al.* 1992. Glycosylation-inhibiting factor from human T cell hybridomas constructed from peripheral blood lymphocytes of a bee venom-sensitive allergic patient. *J. Immunol.* **148**:729.

Williams, J, *et al.* 1992. Regulation of low-affinity IgE receptor (CD23) expression on mononuclear phagocytes in normal and asthmatic subjects, *J. Immunol.* **149**:2821.

Sites Web utiles

http://www.niaid.nih.gov/
Page d'accueil du *National Institute of Allergy and Infectious Diseases*. NIAIDS est l'institut du NIH qui sponsorise la recherche dans les maladies infectieuses. Ce site Web comporte de nombreux liens vers d'autres sites apparentés.

http://allergy.mcg.edu/home.html
Ce site est maintenu par l'*American College of Allergy, Asthma & Immunology*. C'est une excellente source d'informations des patients sur de nombreuses allergies. Ce site contient de nombreux liens précieux.

http://www.glaxowellcome.co.uk/health/actiontb/
Action TB est une revue sur la tuberculose, conçue pour une large audience, qui apparaît dans le site Web de la société *Glaxo-Wellcome*.

http://www.aaaai.org/
Site Web de l'*American Association of Allergy, Asthma & Immunology*. C'est un bon site pour explorer les nombreux aspects de l'asthme.

Questions à l'usage des étudiants

1. Dire si chacune des assertions suivantes est vraie ou fausse. Si vous pensez qu'une assertion est fausse, expliquer pourquoi.

a. Des souris infectées par *Nippostrongylus brasiliensis* présentent une diminution de la production d'IgE.

b. L'IL-4 diminue la production d'IgE par les cellules B.

c. L'étape initiale du processus de dégranulation des mastocytes est la formation de liaisons croisées entre les récepteurs du Fc.

d. Les antihistaminiques sont efficaces dans le traitement de l'hypersensibilité de type III.

e. La plupart des allergènes des pollens contiennent un seul composant allergénique.

f. Les enfants peuvent acquérir des allergies médiées par l'IgE par transfert passif de l'anticorps maternel.

g. Les réactions transfusionnelles sont une manifestation de l'hypersensibilité de type II.

h. La plupart des cellules T_{DTH} appartiennent à la sous-population T_H1.

2. Dans le cadre d'un travail dans un laboratoire d'immunologie, vous êtes en train d'étudier la réponse de souris auxquelles ont été injectés par voie intradermique des anticorps complets dirigés contre le récepteur du fragment Fc de l'IgE (FcεRI) ou des fragments Fab de ces anticorps.

a. Prédire la réponse attendue avec chaque type d'anticorps.

b. Les réponses observées dépendront-elles de la façon dont les souris étaient allergiques ? Expliquer.

3. La maladie sérique peut apparaître lorsqu'un individu reçoit une forte dose d'antisérum, telle qu'une antitoxine de souris dirigée contre le venin de serpent. Comment tireriez-vous avantage des récentes avancées technologiques pour produire une antitoxine qui ne provoquerait pas une maladie sérique chez des patients qui reçoivent cette antitoxine.

4. Quels mécanismes immunitaires expliquent le plus fréquemment le développement chez une personne des réactions suivantes après une piqûre d'insecte ?

a. Dans les 1-2 min qui suivent la piqûre, un gonflement et une rougeur apparaissent au niveau du site de la piqûre, puis disparaissent au bout d'une heure.

b. 6-8 h plus tard, un gonflement et une rougeur apparaissent à nouveau et persistent pendant 24 h.

c. 72 h plus tard, le tissu devient le siège d'une inflammation puis d'une nécrose.

5. Indiquer à quel(s) type(s) de réactions d'hypersensibilité (I-VI) s'applique(nt) les caractéristiques suivantes. Chaque caractéristique peut s'appliquer à un ou à plusieurs types.

a. Est une défense importante contre les pathogènes intracellulaires.

b. Peut être induite par la pénicilline.

c. Implique l'histamine comme médiateur important.

d. Peut être induite par le chêne vénéneux chez les individus sensibles.

e. Peut conduire aux symptômes de l'asthme.

f. Apparaît à la suite d'une transfusion sanguine mal appariée.

g. La forme systémique de la réaction est traitée par l'adrénaline.

h. Peut être induite par des pollens ou certains aliments chez des individus sensibles.

i. Peut impliquer une destruction cellulaire par toxicité à médiation cellulaire dépendante des anticorps.

j. Une forme de manifestation clinique est prévenue par le Rhogam.

k. Forme localisée caractérisée par une réaction papuleuse et érythémateuse.

6. Dans le tableau de la page suivante, indiquer si chaque événement immunologique énuméré apparaît (+) ou n'apparaît pas (–) dans chaque type de réponse d'hypersensibilité.

Pour la question 6 :

	Hypersensibilité			
Événement immunologique	Type I	Type II	Type III	Type IV
Dégranulation médiée par l'IgE des mastocytes				
Lyse par le complément des cellules du sang recouvertes d'anticorps				
Destruction tissulaire en réponse au chêne vénéneux				
Dégranulation des mastocytes médiée par le C3a ou le C5a				
Chimiotaxie des neutrophiles				
Chimiotaxie des éosinophiles				
Activation des macrophages par l'IFN-γ				
Dépôt des complexes antigène-anticorps sur les membranes basales des capillaires				
Mort subite due à un collapsus vasculaire (choc) peu après l'injection ou l'ingestion de l'antigène				

PARTIE 4

LE SYSTÈME IMMUNITAIRE CHEZ L'HOMME SAIN ET CHEZ L'HOMME MALADE

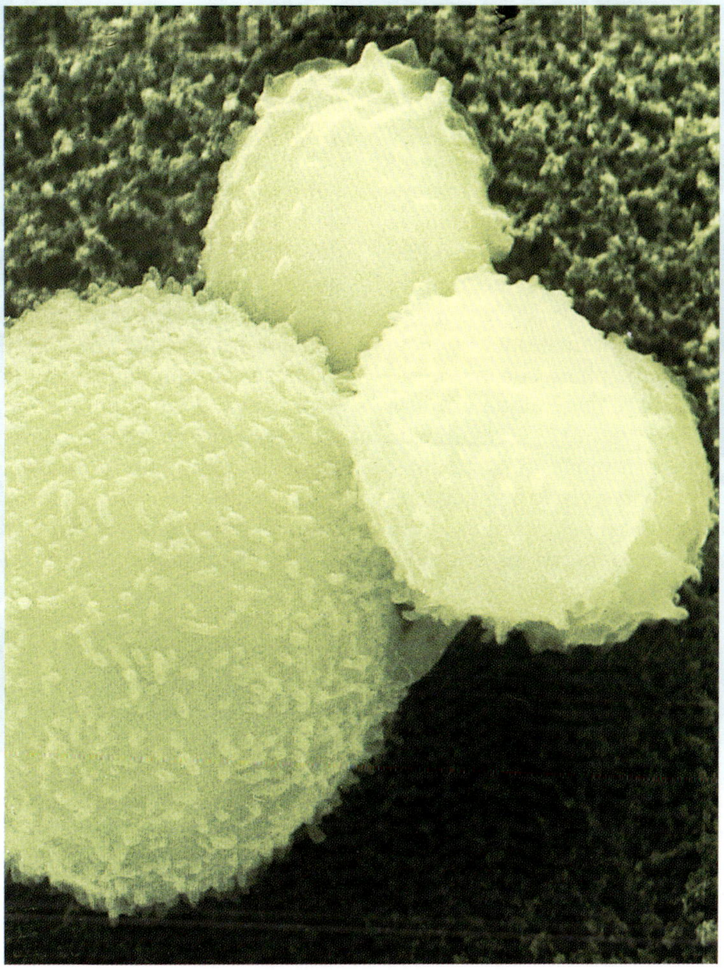

Lymphocytes T détruisant une cellule tumorale. [© Photo Researchers.]

L'immunologie apporte de nombreux éléments pour comprendre la pathogenèse de nombre de maladies et pour le développement de diverses mesures de prévention ou de traitement de maladies. Les chapitres de la Partie IV traitent de ces applications médicales directes.

Si le système immunitaire humain était efficace à 100 %, nous ne souffririons jamais de maladies infectieuses graves. Cependant, des millions de personnes sont infectées par des pathogènes et, particulièrement dans les pays les moins développés, beaucoup meurent de ces infections. Le chapitre 17 passe en revue les réponses du système immunitaire à quatre types principaux de pathogènes : les virus, les bactéries, les protozoaires et les vers parasites, en se focalisant sur des maladies spécifiques prises comme exemples. Il décrit aussi les stratégies mises en œuvre par les divers pathogènes pour échapper à la destruction immunitaire, de telle façon qu'ils puissent s'installer chez un hôte. Une section consacrée aux maladies émergentes présente de nouvelles maladies infectieuses qui comportent des risques potentiels pour la santé. Grâce à une connaissance détaillée de la façon dont le système immunitaire répond à un pathogène particulier, ainsi qu'à la connaissance de la façon dont les pathogènes échappent à cette réponse, les chercheurs sont plus aptes à concevoir des mesures préventives ou thérapeutiques.

Depuis la présentation publique par Pasteur de la technique de vaccination d'un enfant, il y a plus de 100 ans, les immunologistes ont développé des vaccins contre la plupart des maladies infectieuses dévastatrices. L'immunisation en routine des enfants de nombreux pays a réduit considérablement le tribut payé aux maladies infantiles courantes lors des 50 dernières années. Le chapitre 18 décrit tout d'abord les types habituels de vaccins ; il montre ensuite comment les avancées modernes de l'immunologie sont en cours d'application pour concevoir de nouveaux vaccins qui comportent moins de risques pour les receveurs.

Le chapitre 19 examine les causes et les conséquences dévastatrices des maladies par immunodéficience. Ceux qui sont affligés de telles maladies souffrent d'infections fréquentes, prolongées et graves, souvent causées par des pathogènes qu'un système immunitaire normal peut combattre efficacement. Toute une série de défauts congénitaux donne naissance à diverses maladies par immunodéficience primaire. Certaines d'entre elles sont caractérisées par des défauts dans les cellules phagocytaires ; d'autres conduisent à des anomalies dans la production des anticorps ou du système du complément. Ceux qui sont affectés d'immunodéficiences combinées, qui sont les plus graves de ces maladies, sont incapables de développer des réponses immunitaires humorale ou à médiation cellulaire efficaces. Beaucoup de ces patients meurent dans leur enfance, bien que les transplantations de moelle osseuse et la thérapie génique offrent des possibilités thérapeutiques.

En plus des défauts congénitaux, des causes secondaires (par exemple, les infections, la malnutrition et certains médicaments) peuvent affecter le système immunitaire. La plus significative de ces immunodéficiences acquises, le SIDA, rend ses victimes sensibles à de nombreuses infections opportunistes et à des formes rares de cancer qui sont habituellement les causes directes de la mort. La dissémination mondiale rapide du SIDA, qui a commencé au début des années 1980, a conduit à une explosion de la recherche sur sa cause, ses effets sur le système immunitaire et les approches pour son traitement ou sa prévention. Ce vaste ensemble de recherche est résumé dans le chapitre 19. L'agent causal est le virus de l'immunodéficience humaine (HIV), qui est un rétrovirus infectant les cellules T $CD4^+$ ainsi que certains autres types de cellules. L'infection par l'HIV reste asymptomatique chez la plupart des individus au cours d'une phase chronique, au cours de laquelle il y a un équilibre dynamique entre la quantité de virus produite (charge virale) et le nombre de cellules T $CD4^+$. Après la phase chronique, qui peut durer plus d'une dizaine d'années, la charge virale augmente et le nombre des cellules T $CD4^+$ diminue. À ce point, l'hôte devient sensible à toute une série d'infections et finalement en meurt.

Les lymphocytes qui reconnaissent les auto-antigènes sont normalement éliminés lors de la maturation des cellules B et des cellules T ou sont rendus non fonctionnels par différents processus. Les conséquences parfois dévastatrices d'une rupture des mécanismes créateurs de cette autotolérance sont décrites dans le chapitre 20. Les réactions auto-immunes sont la cause de diverses maladies chroniques très courantes, y compris le diabète sucré insulinodépendant, la myasthénie, la sclérose en plaque et la polyarthrite rhumatoïde. La plupart des traitements actuels des maladies auto-immunes réduisent de façon non spécifique la réponse immunitaire ; bien que ces derniers puissent alléger les symptômes auto-immuns, ils compromettent la capacité du patient à se défendre contre les infections. Les chercheurs sont en train de concevoir des traitements plus spécifiques fondés sur la connaissance des mécanismes moléculaires impliqués dans la réponse immunitaire.

Dans les dernières décennies, de grands pas ont été réalisés dans la transplantation des tissus ou des organes. Le principal obstacle à une transplantation couronnée de succès est le rejet du greffon par le système immunitaire du receveur. Le chapitre 21 analyse la base immunologique du rejet du greffon et décrit les méthodes mises en œuvre pour que ce dernier puisse être accepté. Le rejet du greffon résulte essentiellement d'une réponse à médiation cellulaire contre les antigènes d'histocompatibilité (surtout, mais pas exclusivement, les molécules du CMH) de la surface des cellules du greffon qui diffèrent de ceux des cellules du receveur. Le typage des tissus, en vue de minimiser les différences entre les antigènes d'histocompatibilité du donneur et ceux du receveur, augmente grandement les chances de l'acceptation d'une greffe. Les médicaments qui suppriment le système immunitaire sont utiles, mais ils augmentent les risques d'infection chez le receveur. Les efforts en cours promettent le développement de techniques plus spécifiques, y compris l'utilisation d'anticorps monoclonaux, pour augmenter les chances d'acceptation d'une greffe.

Dans certaines conditions, les cellules normales subissent une transformation en cellules tumorales (cancer) caractérisées par une croissance cellulaire non régulée. Le chapitre 22 montre que les cellules tumorales peuvent être considérées comme des cellules du Soi modifiées, qui expriment des antigènes membranaires capables d'induire une réponse immunitaire à médiation cellulaire. Bien que la réponse immunitaire aux cellules tumorales soit souvent inefficace, promouvoir ces mécanismes de défense naturels ou leur apporter un complément constitue la base de certains traitements des cancers. Ce chapitre se termine par une discussion des différentes immunothérapies dirigées contre le cancer.

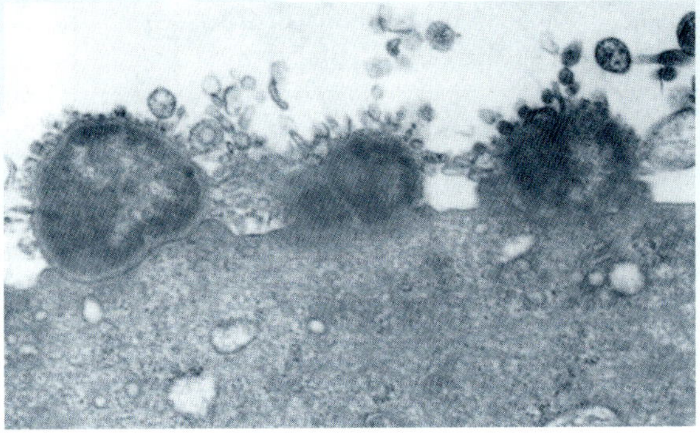

CHAPITRE 17
RÉPONSE IMMUNITAIRE AUX MALADIES INFECTIEUSES

Infections virales
Infections bactériennes
Maladies dues à des protozoaires
Maladies dues à des vers parasites (helminthes)
Maladies infectieuses émergentes

Pour qu'un pathogène puisse provoquer une infection chez un hôte sensible, une série d'événements coordonnés doivent impérativement contourner les défenses non spécifiques (naturelles) ou spécifiques (acquises) de l'hôte. Une des premières et plus importantes caractéristiques de l'immunité naturelle de l'hôte est la barrière formée par les surfaces épithéliales de la peau et de la bordure de l'intestin. La difficulté de pénétration de cette barrière épithéliale assure que la plupart des pathogènes ne pénétreront jamais chez l'hôte de façon efficace et que, bien au contraire, ils ne feront que passer, sans provoquer une infection caractérisée. En plus de leur fonction de barrière physique contre l'infection, les épithéliums produisent aussi des substances chimiques utiles pour prévenir une infection. La sécrétion d'enzymes gastriques par des cellules épithéliales spécialisées abaissent le pH de l'estomac et de la partie supérieure du tractus gastro-intestinal. D'autres cellules spécialisées produisent des peptides antibactériens dans l'intestin.

Un caractère essentiel de l'immunité naturelle est la présence de la flore normale de l'intestin qui peut inhiber complètement la fixation des pathogènes sur les cellules épithéliales de l'intestin. Les réponses naturelles peuvent aussi bloquer l'installation d'une infection. Par exemple, les parois cellulaires de certaines bactéries gram-positives contiennent un peptidoglycanne qui active la voie alterne du complément, ce dont il résulte la formation du C3b qui opsonise les bactéries et intensifie la phagocytose (voir chapitre 13). Certaines bactéries produisent des endotoxines, telles que le LPS (lipopolysaccharide), qui stimulent la production de cytokines, telles que le TNF, l'IL-1 ou l'IL-6, par les macrophages ou les cellules endothéliales. Ces cytokines peuvent activer les macrophages. La phagocytose des bactéries par les macrophages ou d'autres cellules phagocytaires est une autre ligne de défense naturelle extrêmement efficace. Cependant, certains types de bactéries qui, habituellement, croissent à l'intérieur des cellules, ont développé des mécanismes qui leur permettent de résister à une dégradation au sein d'un phagocyte.

Les virus sont bien connus pour leur stimulation des réponses naturelles. En particulier, de nombreux virus induisent la production d'interférons, qui peuvent inhiber la production virale en induisant une réponse antivirale. Les virus sont contrôlés aussi par les cellules NK (de *natural killer*). Comme il a été décrit dans le chapitre 14, les cellules NK forment fréquemment la première ligne de défense contre les infections virales.

Généralement, les pathogènes utilisent toute une série de stratégies pour échapper à une destruction par le système immunitaire acquis (adaptatif). De nombreux pathogènes réduisent leur propre antigénicité, soit en se développant à l'intérieur des cellules hôte, où ils sont protégés d'une attaque immunitaire, soit en se dépouillant de leurs antigènes membranaires. D'autres pathogènes se camouflent en copiant les surfaces des cellules hôte, soit en exprimant des molécules dont les séquences des amino acides sont semblables à celles des molécules membranaires des cellules hôte, soit en acquérant une couverture de molécules membranaires de l'hôte. Certains pathogènes sont capables de supprimer sélectivement la réponse immunitaire ou de la réguler pour qu'une branche du système immunitaire soit activée de telle façon qu'elle soit inefficace contre le pathogène. Une variation continuelle des antigènes de sa surface est une autre stratégie qui permet à un pathogène d'éviter le système immunitaire. Cette variation antigénique peut être due à l'accumulation graduelle de mutations ou impliquer un changement brusque des antigènes de surface.

Les réponses immunitaires naturelles, de même que les réponses immunitaires acquises, à des pathogènes apportent une défense essentielle ; cependant, des maladies infectieuses qui ont atteint les populations humaines tout au long de leur histoire, sont encore la cause de la mort de millions de personnes chaque année. Bien que l'usage largement répandu des vaccins et des médicaments ait réduit de façon drastique la mortalité due à des maladies infectieuses dans les pays développés, de telles maladies continuent à être la cause essentielle des décès dans le tiers monde. On estime qu'environ 1 milliard de personnes sont infectées de par le monde, ce dont il résulte près de 20 millions de morts chaque année (tableau 17.1). En dépit de ces chiffres alarmants, les dépenses estimées pour la recherche sur les maladies infectieuses qui prévalent dans le tiers monde sont inférieures à 5 % du total des dépenses mondiales consacrées à la recherche médicale. C'est une tragédie, non seulement pour ces pays, mais aussi pour les pays développés où certaines de ces maladies commencent à apparaître ou à réapparaître. Par exemple, certains militaires américains sont revenus du Golfe Persique avec une leishmaniose ; récemment, les cas de choléra ont augmenté dans le monde, avec plus de 47 cas rapportés aux États-Unis en 1994 ; une nouvelle souche de *Mycobacterium tuberculosis* résistante au traitement se dissémine avec une rapidité alarmante aux États-Unis.

Dans ce chapitre, les concepts décrits dans les chapitres antérieurs, l'antigénicitié (chapitre 3) et les mécanismes effecteurs de l'immunité (chapitres 12-16), ainsi que le développement des vaccins (qui sera étudié dans le chapitre 18) sont appliqués à une sélection de maladies infectieuses causées par des virus, des bactéries, des protozoaires ou des helminthes, qui sont les quatre principaux types de pathogènes.

Infections virales

De nombreux mécanismes effecteurs immunitaires spécifiques, de concert avec des mécanismes de défense non spécifiques, sont amenés à jouer un rôle dans l'élimination d'un virus infectant (tableau 17.2). Dans le même temps, le virus agit pour neutraliser un ou plusieurs de ces mécanismes afin de prolonger sa propre survie. Le développement d'une infection dépend de la façon dont les mécanismes défensifs de l'hôte résistent efficacement aux tactiques offensives du virus.

TABLEAU 17.1 Maladies infectieuses les plus mortelles en 1996

Cause de la mort	Nombre estimé de morts dans le monde
Infections respiratoires aiguës	4 000 000
Maladies diarrhéiques	4 200 000
Tuberculose	3 300 000
Paludisme	1 000 000-2 000 000
Hépatite	1 000 000-2 000 000
Rougeole	1 200 000
Méningite bactérienne	200 000
Coqueluche	250 000
Trypanosomiase africaine (maladie du sommeil)	150 000 ou plus
Leishmaniose	80 000
Rage	40 000-70 000
Amibiase	40 000-70 000
Ankylostome	65 000
Nématode	60 000
Fièvre jaune (épidémique)	30 000
Schistosomiase (maladie parasitaire tropicale)	20 000

Source : World Health Organization, U.S. Agency for International Development et *National Institute of Allergy and Infectious Diseases.*

TABLEAU 17.2 Mécanismes des réponses immunitaires humorale et à médiation cellulaire contre les virus

Type de réponse	Molécule ou cellule effectrice	Activité
Humorale	Anticorps (particulièrement, l'IgA sécrétoire)	Bloque la liaison du virus aux cellules hôtes, prévenant ainsi l'infection ou la réinfection
	Anticorps IgG, IgM et IgA	Bloque la fusion de l'enveloppe virale et de la membrane plasmique de la cellule hôte
	Anticorps IgG et IgM	Augmente la phagocytose des particules virales (opsonisation)
	Anticorps IgM	Agglutine les particules virales
	Complément activé par un anticorps IgG ou IgM	Médie l'opsonisation par le C3b et la lyse des particules virales enveloppées par le complexe d'attaque membranaire
À médiation cellulaire	IFN-γ sécrété par les cellules T_H ou les cellules T_C	A une activité antivirale directe
	Lymphocytes T cytotoxiques (CTL)	Tue les cellules du Soi infectées par un virus
	Cellules NK et macrophages	Tue les cellules infectées par un virus par cytotoxicité cellulaire dépendante des anticorps (ADCC)

La réponse immunitaire naturelle à l'infection virale passe essentiellement par l'induction des interférons de type I (IFN-α et IFN-β) et l'activation des cellules NK. Le RNA double brin produit lors du cycle viral peut induire l'expression de l'IFN-α et de l'IFN-β par la cellule infectée. Les macrophages, les monocytes et les fibroblastes sont eux aussi capables de synthétiser ces cytokines, mais les mécanismes qui induisent la production des interférons de type I dans ces cellules ne sont pas complètement élucidés. L'IFN-α et l'IFN-β peuvent induire une réponse antivirale ou une résistance à la réplication virale en se liant au récepteur de l'IFN-α/β. Une fois liés, l'IFN-α et l'IFN-β activent la voie JAK-STAT qui, à son tour, induit la synthèse de divers gènes. L'un d'eux code un enzyme connu sous le nom de 2'-5'-oligoadénylate synthétase [2-5(A)synthétase] qui active une ribonucléase (RNAse L) susceptible de dégrader le RNA viral. D'autres gènes activés par la liaison de l'IFN-α/β à son récepteur contribuent aussi à l'inhibition de la réplication virale. Par exemple, la liaison de l'IFN-α/β induit une protéine kinase spécifique appelée protéine kinase dsRNA-dépendante (PKR) qui inactive la synthèse des protéines, bloquant ainsi la réplication virale dans les cellules infectées (figure 17.1).

La liaison de l'IFN-α et de l'IFN-β aux cellules NK induit une activité lytique qui rend ces dernières très efficaces pour tuer les cellules infectées par un virus. L'activité des cellules NK est aussi grandement accrue par l'IL-12, qui est une cytokine produite très tôt dans une réponse à une infection virale.

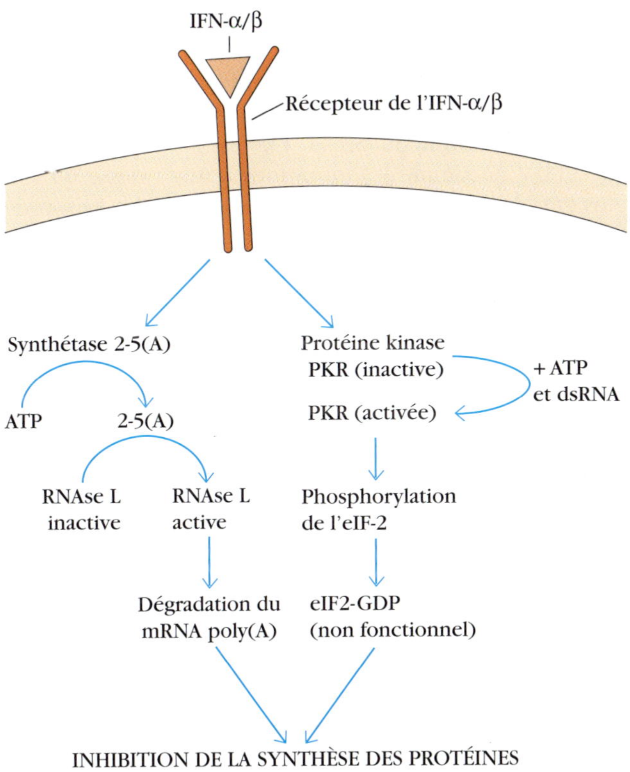

FIGURE 17.1 Induction de l'activité antivirale par l'IFN-α et l'IFN-β. Ces interférons se lient au récepteur de l'IFN qui, à son tour, induit la synthèse de la synthétase 2-5(A) et de la protéine kinase (PKR). L'action de la synthétase 2-5(A) a pour effet d'activer la RNase L qui peut dégrader le mRNA. La PKR inactive le facteur d'initiation de la traduction e1F-2 par phosphorylation. Ainsi, les deux voies concourent à l'inhibition de la synthèse des protéines et par conséquent, bloquent efficacement la réplication virale.

Neutralisation des virus par les anticorps humoraux

Les anticorps spécifiques des antigènes de surface des virus sont souvent essentiels pour contenir la dissémination de ces derniers lors d'une infection aiguë et pour protéger contre une réinfection. Les anticorps sont particulièrement efficaces pour protéger d'une infection lorsqu'ils sont localisés au niveau du site d'entrée du virus dans l'organisme. La plupart des virus expriment des récepteurs de surface qui les rendent capables d'initier une infection en se fixant à des molécules membranaires spécifiques de la cellule hôte. Par exemple, le virus de la grippe (influenza) se lie à des résidus acide sialique des glycoprotéines et des glycolipides de la membrane cellulaire ; le rhinovirus se lie à des molécules d'adhésion intercellulaires (ICAM) ; le virus d'Epstein-Barr se lie aux récepteurs du complément de type 2 à la surface des cellules B. Lorsqu'un anticorps dirigé contre le récepteur viral est produit, il peut bloquer complètement l'infection en prévenant la liaison des particules virales aux cellules hôte. L'IgA sécrétoire des sécrétions muqueuses joue un rôle important dans la défense de l'hôte contre les virus en bloquant l'attachement du virus aux cellules épithéliales des muqueuses. L'avantage du vaccin atténué contre la poliomyélite par voie orale, étudié dans le chapitre 18, est qu'il induit la production d'IgA sécrétoire qui bloque efficacement l'attachement du poliovirus le long du tractus gastro-intestinal.

La neutralisation d'un virus par un anticorps implique parfois des mécanismes qui opèrent après l'attachement du virus aux cellules hôte. Dans certains cas, les anticorps peuvent bloquer la pénétration virale en se liant aux épitopes nécessaires pour médier la fusion de l'enveloppe virale et de la membrane plasmique. Lorsque l'anticorps induit est un isotype activateur du complément, une lyse des virions enveloppés peut s'ensuivre. Les anticorps ou le complément peuvent aussi agglutiner les particules virales et se comporter en agents opsonisant pour faciliter la phagocytose des particules virales médiée par les récepteurs du Fc ou du C3b.

Mécanismes antiviraux à médiation cellulaire

Bien que les anticorps aient un rôle important pour contenir la dissémination d'un virus lors des phases aiguës de l'infection, ils ne sont habituellement pas capables d'éliminer le virus une fois que l'infection s'est installée, particulièrement lorsque le virus est capable d'entrer dans un état latent dans lequel son DNA est intégré au DNA des chromosomes de l'hôte. Une fois que l'infection est installée, les mécanismes immunitaires à médiation cellulaire sont les plus importants dans la défense de l'hôte. En général, les cellules T_C $CD8^+$ et les cellules T_H1 $CD4^+$ sont les composants essentiels de la défense antivirale à médiation cellulaire, bien que dans certains cas, des cellules T_C $CD4^+$ soient aussi impliquées. Les cellules T_H1

activées produisent de nombreuses cytokines, y compris l'IL-2, l'IFN-γ et le TNF qui défendent l'organisme contre les virus, soit directement, soit indirectement. L'IFN-γ agit directement en induisant un état antiviral dans les cellules. L'IL-2 agit indirectement en assistant le recrutement des précurseurs des lymphocytes T cytotoxiques (CTL) au sein d'une population d'effecteurs. L'IL-2 et l'IFN-γ activent tous deux les cellules NK qui jouent un rôle important dans la défense de l'hôte au cours des premiers jours de nombreuses infections virales, jusqu'à ce qu'une réponse par des CTL spécifiques se développe.

Dans la plupart des infections virales, l'activité des CTL spécifiques se développe dans les trois ou quatre jours qui suivent l'infection ; elle atteint un maximum entre les 7e et 10e jours, puis décline. Dans les 7 à 10 premiers jours d'une infection primaire, la plupart des virions sont éliminés, parallèlement au développement des CTL. Les CTL spécifiques du virus éliminent les cellules du Soi infectées puis les sources potentielles de nouveaux virus. Le rôle des CTL dans la défense contre les virus est démontré par la capacité des CTL spécifiques d'un virus à conférer une protection contre un virus spécifique par transfert adoptif chez des receveurs non immunisés. La spécificité virale des CTL peut aussi être démontrée par transfert adoptif : le transfert adoptif d'un clone de CTL spécifique du virus de la grippe de souche X protège les souris contre le virus de la grippe de souche X, mais pas contre le virus de la grippe de souche Y.

Échappement des virus aux mécanismes de défense de l'hôte

En dépit de la taille limitée de leur génome, on a montré que de nombreux virus codent des protéines qui interfèrent à différents niveaux avec les défenses spécifiques ou non spécifiques de l'hôte. Vraisemblablement, l'avantage de telles protéines est qu'elles rendent les virus capables de répliquer plus efficacement contre les défenses antivirales de l'hôte. Comme il a été décrit ci-dessus, l'induction de l'IFN-α et de l'IFN-β est une défense naturelle essentielle contre l'infection virale, mais certains virus ont développé des stratégies pour échapper à l'action de l'IFN-α/β. Ces derniers incluent le virus de l'hépatite C pour lequel on a montré qu'il surmonte l'effet antiviral des interférons en bloquant ou en inhibant l'action de la PKR (voir figure 7.1).

Un autre mécanisme pour échapper aux défenses de l'hôte, utilisé en particulier par les virus de l'herpès simplex (HSV) est l'inhibition de la présentation de l'antigène par les cellules hôte infectées. HSV-1 et HSV-2 expriment tous deux une protéine synthétisée très rapidement après la réplication virale, appelée ICP47 qui, chez l'Homme, inhibe très efficacement le transporteur nécessaire à l'apprêtement de l'antigène (TAP, de *transporter antigen processing* ; voir la figure 8.8). L'inhibition du TAP bloque la délivrance de l'antigène aux récepteurs de classe I du CMH des cellules infectées par le HSV, prévenant ainsi la présentation de l'antigène viral aux cellules T CD8$^+$. Il en résulte la séquestration des molécules de classe I du CMH vides dans le RE et l'arrêt de la réponse des cellules T CD8$^+$ aux cellules infectées par le HSV.

Le HSV n'est pas le seul à prendre pour cible les molécules du CMH. On a montré que d'autres virus freinent l'expression des molécules de classe I du CMH très peu de temps après l'infection. Dans deux des exemples les mieux étudiés, les adénovirus et les cytomégalovirus (CMV) utilisent des mécanismes moléculaires distincts pour réduire l'expression des molécules de classe I du CMH à la surface cellulaire inhibant, là aussi, la présentation de l'antigène aux cellules T CD8$^+$. On a montré que certains virus, le CMV, le virus de la rougeole et le HIV, réduisent le taux des molécules de classe II du CMH à la surface cellulaire, bloquant ainsi la fonction des cellules T auxiliaires antivirales spécifiques d'un antigène.

La destruction des virus médiée par un anticorps nécessite l'activation du complément, dont il résulte soit une lyse directe de la particule virale, soit une opsonisation et une élimination du virus par les cellules phagocytaires. De nombreux virus ont des stratégies pour échapper à la destruction médiée par le complément. Le virus de la vaccine, par exemple, sécrète une protéine qui se lie au composant C4b du complément, inhibant ainsi la voie classique du complément ; les virus de l'herpès simplex ont un composant glycoprotéique qui se lie au composant C3b du complément, inhibant ainsi tout à la fois les voies classique et alterne.

De nombreux virus échappent à l'attaque immunitaire en modifiant constamment leurs antigènes. Dans le virus de la grippe, une variation antigénique continuelle a pour résultat la fréquente apparition de nouvelles souches infectieuses. L'absence d'immunité protectrice contre ces souches récemment apparues conduit à des épidémies répétées de grippe. Une variation antigénique parmi les rhinovirus, l'agent du rhume banal, est responsable de notre incapacité à produire un vaccin efficace contre les rhumes. Il n'y a pas de variation antigénique plus grande que celle du virus de l'immunodéficience humaine (HIV), l'agent responsable du SIDA. Des estimations suggèrent que l'HIV accumule les mutations à une vitesse 65 fois plus grande que celle du virus de la grippe. En raison de l'importance du SIDA, une section du chapitre 19 traite de cette maladie.

Un grand nombre de virus échappent à la réponse immunitaire en provoquant une immunosuppression généralisée. Parmi ces derniers figurent les paramyxovirus des oreillons, le virus de la rougeole, le virus d'Epstein-Barr (EBV), le cytomégalovirus et l'HIV. Dans certains cas, l'immunosuppression est due à une infection virale directe des lymphocytes ou des macrophages. Le virus peut ensuite, soit détruire directement les cellules immunitaires par des mécanismes cytolytiques, soit modifier leur fonction. Dans d'autres cas, l'immunosuppression est le résultat d'un déséquilibre en cytokines. Par exemple, l'EBV produit une protéine, appelée BCRF1, qui est un homologue de l'IL-10 ; comme l'IL-10, le BCRF1 supprime la production de cytokines par la sous-population T_H1, ce dont il résulte une diminution des taux d'IL-2, de TNF et d'IFN-γ.

Grippe

Le virus de la grippe infecte le tractus respiratoire supérieur et les principales voies aériennes centrales, chez l'Homme, le cheval, les oiseaux, le porc et même le phoque. Il a été responsable de certaines des plus terribles pandémies (épidémies mondiales) de l'histoire de l'humanité, dont l'une a tué plus de 20 millions de personnes en 1918-1919, ce qui représente un nombre de décès supé-

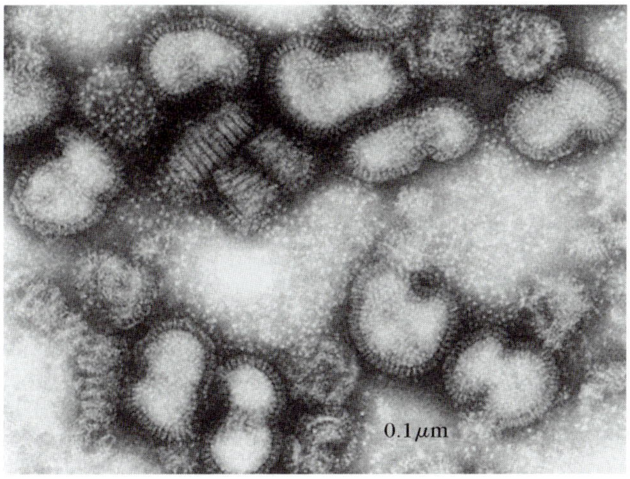

FIGURE 17.2 La micrographie électronique du virus de la grippe montre des particules virales grossièrement sphériques enfermées dans une bicouche lipidique avec des pointes constituées des glycoprotéines hémagglutinine et neuraminidase qui font protrusion. [Avec l'autorisation de G Murti, *Department of Virology, St. Jude Children's Research Hospital*, Memphis, Tenn.]

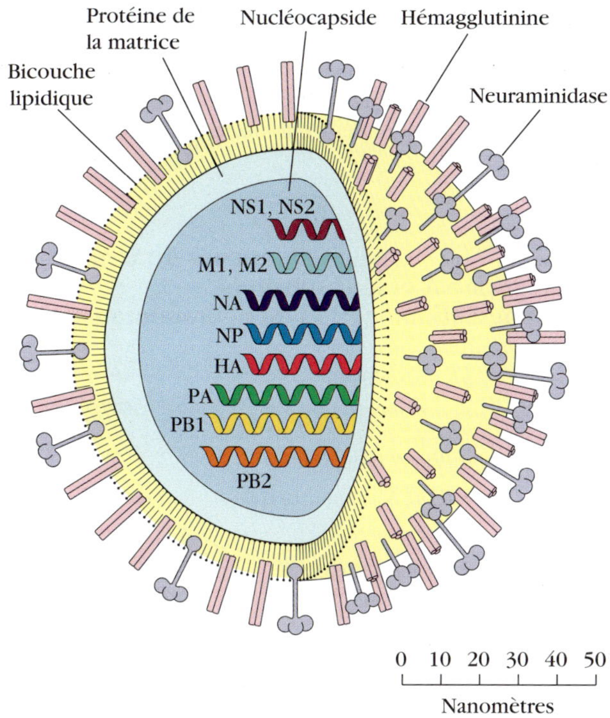

FIGURE 17.3 Représentation schématique de la structure du virus de la grippe. L'enveloppe est recouverte de pointes de neuraminidase et d'hémagglutinine. À l'intérieur, il y a une couche interne de protéines matricielles qui entoure la nucléocapside, constituée elle-même de huit molécules de ssRNA associées à la nucléoprotéine. Les huit brins de RNA codent dix protéines : PB1, PB2, PA, HA (hémagglutinine), NP (nucléoprotéine), NA (neuraminidase), M1, M2, NS1 et NS2.

rieur à celui des morts de la Première Guerre mondiale. Certaines régions, telles que l'Alaska et les îles du Pacifique, ont perdu plus de la moitié de leur population au cours de cette pandémie.

Propriétés du virus de la grippe

Les particules virales de la grippe, ou virions, ont une forme approximativement sphérique ou ovoïde et un diamètre moyen de 90-100 nm. Les virions sont entourés d'une enveloppe externe, qui est une double couche lipidique acquise à partir de la membrane plasmique de la cellule hôte infectée lors du processus de bourgeonnement. Insérées dans l'enveloppe, il y a deux glycoprotéines, l'**hémagglutinine (HA)** et la **neuraminidase (NA)**, qui forment des projections radiales visibles sur les micrographies électroniques (figure 17.2). Les projections d'hémagglutinine, en forme de trimères, sont responsables de l'attachement du virus aux cellules hôte. On compte approximativement 1 000 projections d'hémagglutinine par virion de grippe. Le trimère d'hémagglutinine se lie aux groupes acide sialique des glycoprotéines et des glycolipides de la cellule hôte par l'intermédiaire d'une séquence d'amino acides conservés qui forme une petite gorge dans la molécule d'hémagglutinine. La neuraminidase, comme son nom l'indique, clive l'acide *N*-acétylneuraminique (acide sialique) des glycoprotéines virales naissantes et des glycoprotéines membranaires de la cellule hôte ; cette activité facilite vraisemblablement le bourgeonnement viral de la cellule hôte infectée. À l'intérieur de l'enveloppe, une couche interne de la matrice protéique entoure la nucléocapside qui est constituée de huit brins différents de RNA simple brin (ssRNA) associés à des protéines et à une RNA polymérase (figure 17.3). Chaque brin de RNA code une ou plusieurs protéines différentes de la grippe.

Trois types de base du virus de la grippe (A, B et C) peuvent être distingués selon les différences qu'ils présentent dans leur nucléoprotéine et leurs protéines matricielles. Le type A, qui est le plus commun, est responsable des grandes pandémies humaines. Une variation antigénique de l'hémagglutinine et de la neuraminidase distingue les sous-types du type A du virus de la grippe. Suivant la nomemclature de l'Organisation mondiale de la santé, chaque souche de virus est définie par son animal hôte d'origine (qui est indiqué, s'il ne s'agit pas de l'Homme), son origine géographique, le numéro de la couche, l'année d'isolement et la description antigénique de l'HA et de la NA (tableau 17.3). Par exemple, A/Sw/Iowa/15/30 (H1N1) désigne la souche A 15 qui s'est développée chez le porc dans l'Iowa en 1930 et possède les sous-types antigéniques 1 de l'HA et de la NA, et A/Hong Kong/1/68 (H3N2) désigne la souche A 1 qui s'est développée chez l'Homme à Hong Kong en 1968 et possède les sous-types antigéniques 3 de l'HA et 2 de la NA, respectivement. Remarquez que les pointes H et N sont antigéniquement distinctes dans ces deux souches. Il y a 13 hémagglutinines et 9 neuraminidases différentes dans le type A des virus de la grippe.

La caractéristique distinctive du virus de la grippe est sa variabilité. Le virus peut changer ses antigènes de surface si complètement que la réponse immunitaire à une infection avec le virus d'une épidémie antérieure n'apporte qu'une faible protection, voire même aucune protection, contre le virus à l'origine d'une nouvelle épidémie. La variation antigénique résulte essentiellement de changements dans les pointes d'hémagglutinine et de neuraminidase faisant saillie de l'enveloppe virale (figure 17.4). Deux mécanismes différents créent la variation antigénique de l'HA et de la NA : la dérive antigénique et la substitution antigénique. La **dérive antigénique** implique une série de mutations ponctuelles spontanées qui apparaissent graduellement et qui conduisent à des changements mineurs de l'HA et de la NA. La **substitution antigénique** se traduit par l'apparition soudaine d'un nouveau sous-type de virus de la grippe dont l'HA et, éventuellement, la NA, elle aussi, sont considérablement différentes de celles du virus d'une épidémie précédente.

TABLEAU 17.3 Quelques souches du virus de la grippe A et leur sous-type d'hémagglutinine (H) et de neuraminidase (N)

Espèce	Dénomination de la souche virale	Sous-type antigénique
Homme	A/Puerto Rico/8/34	H0N1
	A/Fort Monmouth/1/47	H1N1
	A/Singapore/1/57	H2N2
	A/Hong Kong/1/68	H3N2
	A/USSR/80/77	H1N1
	A/Brazil/11/78	H1N1
	A/Bangkok/1/79	H3N2
	A/Taïwan/1/86	H1N1
	A/Shanghai/16/89	H3N2
	A/Johannesburg/33/95	H3N2
	A/Wuhan/359/95	H3N2
	A/Texas/36/95	H1N1
	A/Hong Kong/156/97	H5N1
Porc	A/Sw/Iowa/15/30	H1N1
	A/Sw/Taïwan/70	H3N2
Cheval	A/Eq/Prague/1/56	H7N7
	A/Eq/Miami/1/63	H3N8
Oiseaux	A/Fowl/Dutch/27	H7N7
	A/Tern/South America/61	H5N3
	A/Turkey/Ontario/68	H8N4
	A/Chicken/Hong Kong/258/97	H5N1

Le virus de la grippe humaine a été isolé pour la première fois en 1934 ; on a donné la désignation H0N1 à ce sous-type de virus. Le sous-type H0N1 a persisté jusqu'en 1947, lorsqu'une substitution antigénique majeure a créé le nouveau sous-type H1N1 qui a supplanté le sous-type précédent et s'est répandu dans le monde entier jusqu'en 1957, date à laquelle le virus H2N2 est apparu. Le sous-type H2N2 s'est répandu pendant la décennie suivante et a été remplacé en 1968 par H3N2. La substitution antigénique de 1977 a montré la réémergence de H1N1. Une substitution antigénique plus récente, en 1989, a apporté la réémergence de H3N2 qui est resté dominant au cours des années suivantes. Cependant, une souche H1N1 est réapparue au Texas, en 1995, et les vaccins actuels contre la grippe contiennent les deux souches H3N2 et H1N1. À chaque substitution antigénique, l'hémagglutinine et la neuraminidase subissent des changements majeurs dans leurs séquences, dont il résulte d'importantes variations antigéniques pour lesquelles le système immunitaire n'a pas de mémoire. Ainsi, chaque substitution antigénique trouve les populations non préparées sur le plan immunologique, ce dont il résulte des épidémies importantes de grippe qui atteignent parfois des proportions pandémiques.

Entre les substitutions antigéniques à l'origine des pandémies, le virus de la grippe subit une dérive antigénique génératrice de variations antigéniques mineures qui expliquent les différentes souches à l'intérieur d'un sous-type. Lorsque les individus infectés par une souche donnée de virus de la grippe développent une réponse immunitaire efficace, la souche est éliminée. Cependant, l'accumulation de mutations ponctuelles modifie suffisamment l'antigénicité de certains variants pour que ces derniers soient capables d'échapper à une élimination par le système immunitaire (figure 17.5a). Ces variants deviennent une nouvelle souche de grippe, à l'origine d'un autre cycle épidémique local. Le rôle des anticorps dans une telle sélection immunologique peut être démontré au laboratoire en mélangeant une souche de virus de la grippe avec un anticorps monoclonal spécifique de cette souche, puis en cultivant le virus dans des cellules. L'anticorps a neutralisé toutes les particules virales non modifiées et seules les particules virales mutées, présentant une antigénicitié modifiée, échappent à la neutralisation et sont capables de poursuivre l'infection. Dans le court laps de temps d'une culture, on peut montrer qu'une nouvelle souche de virus de la grippe est apparue.

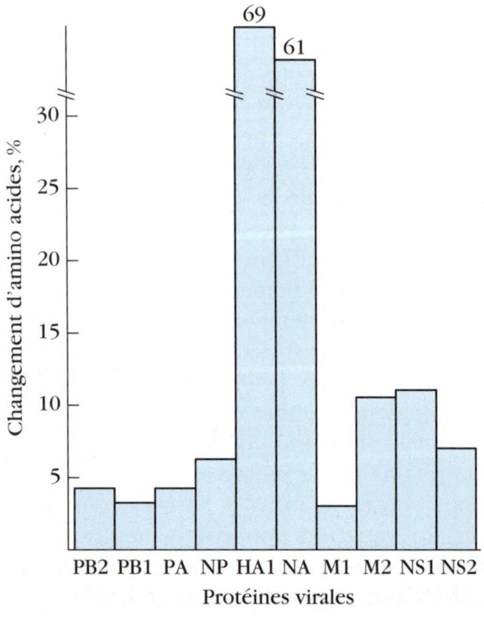

FIGURE 17.4 Variation de la séquence des amino acides dans 10 protéines du virus de la grippe provenant de deux souches H3N2 et d'une souche H1N1. Les deux glycoprotéines de surface, l'hémagglutinine (HA1) et la neuraminidase (NA), montrent une variation de séquence significative ; en revanche, les séquences des protéines virales internes, telles que les protéines de la matrice (M1 et M2) et la nucléoprotéine (NP), sont largement conservées. [D'après GG Brownlee, 1986, dans *Options for the Control of Influenza*, Alan R. Liss.]

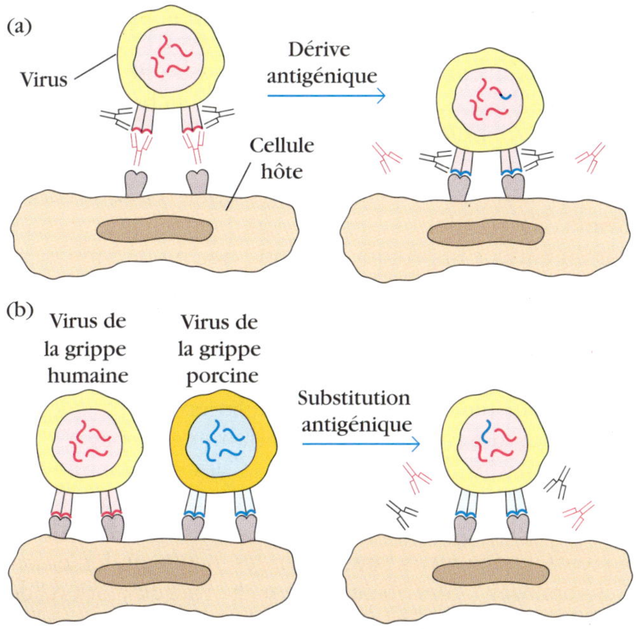

FIGURE 17.5 Deux mécanismes génèrent des variations dans les antigènes de surface du virus de la grippe. (a) Dans la dérive antigénique, l'accumulation de mutations ponctuelles donne finalement une protéine du variant qui n'est plus reconnue par l'anticorps contre l'antigène original. (b) La substitution antigénique peut apparaître par réassortiment d'un ssRNA entier entre les virions humains et animaux infectant la même cellule. Seuls quatre des huit brins de RNA sont représentés.

On pense qu'une substitution antigénique apparaît grâce à des réassortiments génétiques entre les virions de la grippe humaine et ceux des grippes animales, y compris le cheval, le porc et le canard (figure 17.5b). Le fait que le virus de la grippe contienne huit brins séparés de ssRNA rend possible le réassortiment des brins de RNA des virions humains et animaux au sein d'une cellule infectée par les deux virus. Une preuve du réassortiment génétique *in vivo* entre le virus de la grippe A de l'Homme et celui du porc domestique a été obtenue en 1971. Après avoir infecté un porc simultanément avec le virus de la grippe humaine Hong Kong (H3N2) et avec le virus de la grippe porcine (H1N1), les chercheurs ont été capables de retrouver des virions exprimant H3N1. Dans certains cas, une apparente substitution antigénique pourrait n'être que la réémergence d'une souche antérieure restée cachée pendant plusieurs décennies. En mai 1997, il est apparu une souche du virus de la grippe A/USSR/77 (H'1N1) qui s'est montrée identique à une souche qui avait provoqué une épidémie 27 ans plus tôt. Il se pourrait que le virus ait été préservé pendant des années à l'état congelé ou dans un réservoir animal. Lorsqu'une telle réémergence se produit, les antigènes HA et NA exprimés ne sont pas réellement nouveaux. Cependant, ils seront considérés par le système immunitaire d'une personne non exposée précédemment à cette souche (sujets âgés de moins de vingt-sept ans lors de l'épidémie de 1977, par exemple) comme s'ils étaient nouveaux parce qu'aucune cellule à mémoire spécifique de ces sous-types antigéniques n'existe dans la population sensible. Ainsi, d'un point de vue immunologique, la réémergence d'une ancienne souche A de la grippe peut avoir le même effet qu'une substitution antigénique qui crée un nouveau sous-type.

Réponse de l'hôte à l'infection par le virus de la grippe

Un anticorps humoral spécifique de la molécule HA est produit au cours de l'infection par le virus de la grippe. Cet anticorps protège contre l'infection grippale mais sa spécificité dépend de la souche et elle est facilement contournée par la dérive antigénique. La dérive antigénique de la molécule HA a pour conséquence des substitutions d'amino acides dans divers domaines antigéniques à l'extrémité distale de la molécule (figure 17.6). Deux de ces domaines sont situés de part et d'autre de la cavité conservée de liaison à l'acide sialique nécessaire à la fixation des virions aux cellules cible. Les anticorps sériques spécifiques de ces deux régions sont importants pour bloquer l'infectivité virale initiale. Les taux de ces anticorps atteignent un maximum dans les quelques jours qui suivent l'infection, puis diminuent dans les six mois qui

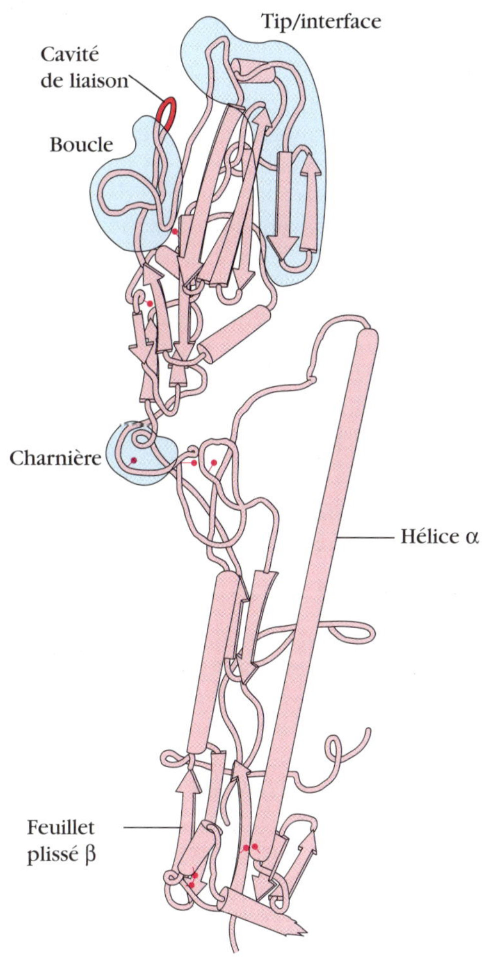

FIGURE 17.6 Structure de la molécule d'hémagglutinine. L'acide sialique des cellules hôte entre en interaction avec la cavité de liaison, qui est délimitée par des régions appelées boucle et pointe/interface, où la dérive antigénique est prédominante (zones en bleu). Les anticorps dirigés contre ces régions sont importants pour bloquer les infections virales. Des changements continuels des résidus amino acide de ces régions permettent au virus de la grippe d'échapper à la réponse anticorps. Les petits points rouges représentent les résidus qui présentent un haut degré de variation dans les différentes souches de virus. [D'après DC Willey *et al.*, 1981, *Nature* **289**:373.]

suivent ; ils atteignent alors un plateau et restent très stables pendant plusieurs années. Cet anticorps ne semble pas nécessaire pour guérir de la grippe, étant donné que des patients atteints d'agammaglobulinémie guérissent de la maladie. L'anticorps sérique semble plutôt jouer un rôle important dans la résistance à une réinfection par la même souche. Lorsque les taux de l'anticorps sérique contre une molécule HA particulière sont élevés, les souris et l'Homme résistent à l'infection par des virions exprimant cette molécule HA. Lorsque des souris sont infectées avec un virus de la grippe et que la production d'anticorps est supprimée expérimentalement, les souris guérissent de l'infection mais peuvent être réinfectées avec la même souche virale. En plus des réponses humorales, les CTL peuvent jouer un rôle dans les réponses immunitaires à la grippe.

Infections bactériennes

L'immunité contre les infections bactériennes est réalisée au moyen d'anticorps, à moins que la bactérie ne soit capable de croissance intracellulaire, auquel cas l'hypersensibilité retardée joue un rôle important. Les bactéries pénètrent dans l'organisme soit par de nombreuses voies naturelles (par exemple, les tractus respiratoire, gastro-intestinal et génito-urinaire), soit par des voies non naturelles ouvertes par des brèches dans les muqueuses ou la peau. Selon le nombre et la virulence des bactéres qui pénètrent, différents niveaux de la défense de l'hôte sont engagés. Si le nombre des bactéries inoculées est petit et si la virulence de ces dernières est faible, les phagocytes tissulaires locaux peuvent être capables d'éliminer les bactéries en mettant en jeu les défenses naturelles non spécifiques. L'inoculation d'un plus grand nombre de bactéries, ou une plus grande virulence de ces dernières, tend à induire une réponse acquise spécifique.

Réponse immunitaire à des bactéries extracellulaires ou à des bactéries intracellulaires

Une infection par des bactéries extracellulaires induit une production d'anticorps humoraux qui sont habituellement sécrétés par des plasmocytes dans les ganglions lymphatiques régionaux ou les sous-muqueuses des tractus respiratoire ou gastro-intestinal. La réponse immunitaire humorale est la principale réponse protectrice contre les bactéries extracellulaires. Les anticorps agissent de différentes façons, y compris par l'élimination des bactéries et l'inactivation des toxines bactériennes, pour protéger l'hôte des organismes envahisseurs (figure 17.7). Les bactéries extracellulaires peuvent être pathogènes parce qu'elles induisent une réponse inflammatoire localisée ou parce qu'elles produisent des toxines. Les toxines, endotoxines ou exotoxines, peuvent être cytotoxiques mais pourraient aussi être pathogènes par d'autres voies. Un excellent exemple en est la toxine produite par la diphtérie qui a un effet toxique sur la cellule en bloquant la synthèse des protéines. Les endotoxines, telles que les lipopolysaccharides (LPS), sont généralement des composants des parois cellulaires bactériennes, tandis que les exotoxines, telles que la toxine diphtérique, sont sécrétées par les bactéries.

Un anticorps qui se lie aux antigènes de surface accessibles d'une bactérie peut, de concert avec le composant C3b du complément, agir comme une opsonine qui accroît la phagocytose et donc l'élimination de la bactérie (voir figure 17.7). Dans le cas de certaines bactéries, notamment de celles qui sont gram-négatives, l'activation du complément peut conduire directement à la lyse de l'organisme. L'activation du système du complément, médiée par un anticorps, peut aussi induire une production localisée de molécules immunitaires effectrices qui aident à développer une réponse inflammatoire amplifiée et plus efficace. Par exemple, les produits de clivage du complément C3a, C4a et C5a agissent comme des anaphylatoxines qui induisent une dégranulation des mastocytes locaux et donc une vasodilatation, accompagnée de l'extravasation des lymphocytes et des neutrophiles du sang dans les espaces tissulaires (voir la figure 17.7). D'autres produits de clivage du complément servent de facteurs chémoattractants pour les neutrophiles et les macrophages, contribuant ainsi à l'accumulation de cellules phagocytaires au niveau du site d'infection. Un anticorps dirigé contre une toxine bactérienne est susceptible de se lier à cette dernière et de la neutraliser. Les complexes anticorps-toxine sont ensuite éliminés par les cellules phagocytaires de la même façon que tout autre complexe antigène-anticorps.

Alors que l'immunité naturelle n'est pas très efficace contre les pathogènes bactériens intracellulaires, les bactéries intracellulaires peuvent activer les cellules NK qui, à leur tour, apportent une défense initiale contre ces bactéries. Les infections bactériennes intracellulaires tendent à induire une réponse immunitaire à médiation cellulaire, spécifiquement une hypersensibilité retardée. Dans cette réponse, les cytokines sécrétées par les cellules T $CD4^+$ sont importantes, en particulier l'IFN-γ qui active les macrophages pour tuer les pathogènes ingérés plus efficacement (voir la figure 4.15).

Échappement des bactéries aux mécanismes de défense de l'hôte

On distingue quatre étapes principales dans l'infection bactérienne :

- L'attachement aux cellules hôte
- La prolifération
- L'invasion du tissu hôte
- La lésion des cellules de l'hôte induite par des toxines

Les mécanismes de défense de l'hôte agissent à chacune de ces étapes et de nombreuses bactéries ont développé des mécanismes permettant d'échapper à certaines de ces défenses de l'hôte (tableau 17.4).

Certaines bactéries ont des structures ou des molécules de surface qui augmentent leur capacité à s'attacher aux cellules hôte. De nombreuses bactéries gram-négatives, par exemple, ont des pili (longues projections en forme de poil) qui leur permettent de s'attacher à la membrane des tractus intestinal ou génito-urinaire (figure 17.8). D'autres bactéries, telles que *Bordetella pertussis*, sécrètent des molécules d'adhésion qui se lient à la fois à la bactérie et aux cellules épithéliales ciliées du tractus respiratoire supérieur.

Les anticorps IgA sécrétoires, spécifiques de telles structures bactériennes, peuvent bloquer l'attachement bactérien aux cellules épithéliales de la muqueuse et constituent la principale défense de l'hôte contre l'attachement bactérien. Cependant, certaines bactéries (par exemple, *Neisseria gonorrhoeae*, *Haemophilus influenzae* et *Neisseria meningitidis*) échappent à la réponse IgA en sécrétant des protéases qui clivent l'IgA sécrétoire au niveau de la région charnière ; les fragments Fab et Fc qui en résultent ont une durée de vie écourtée dans les sécrétions muqueuses et ne sont pas capables d'agglutiner les micro-organismes.

Visualisation des concepts

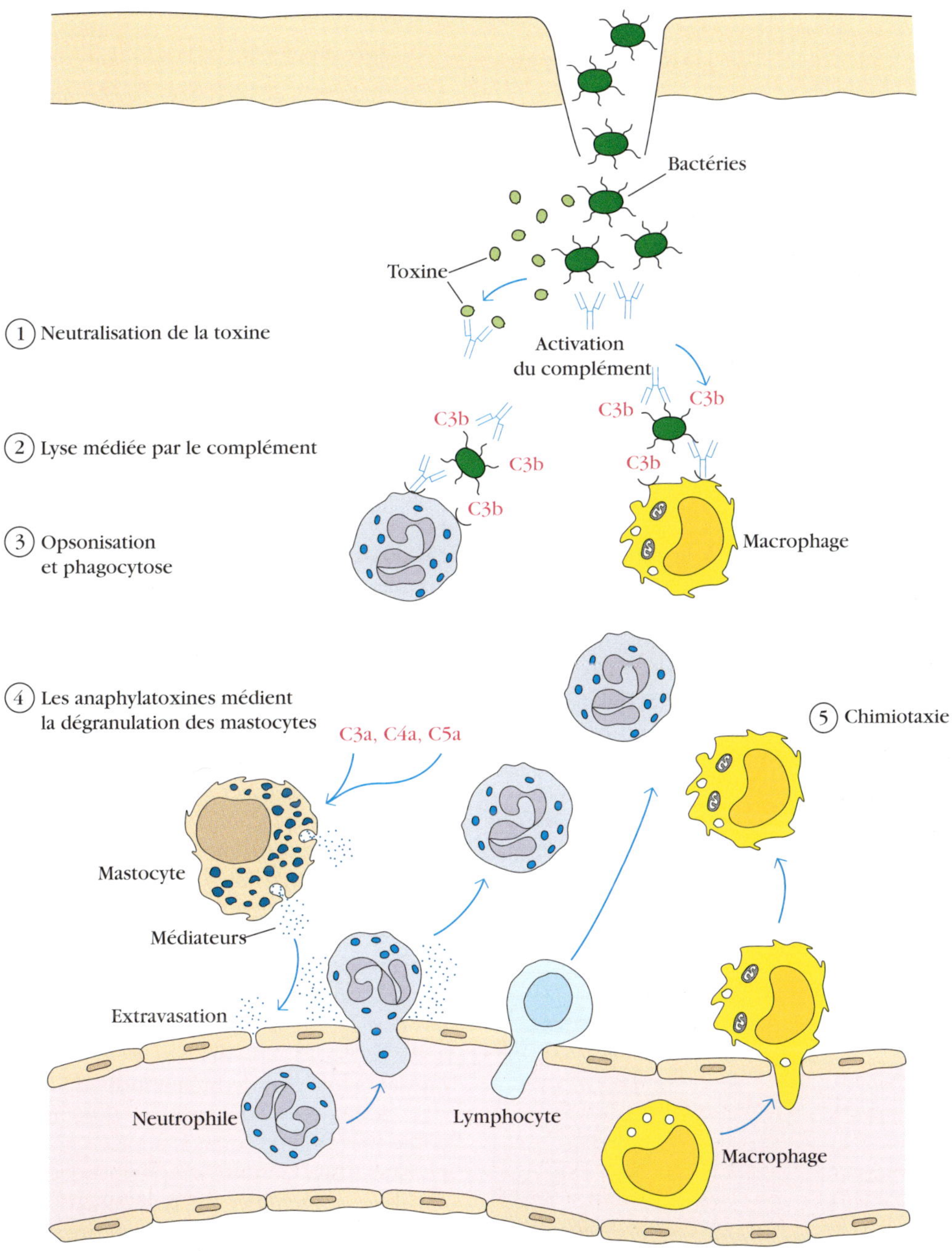

FIGURE 17.7 Mécanismes médiés par un anticorps pour combattre l'infection par les bactéries extracellulaires. (1) L'anticorps neutralise les toxines bactériennes. (2) L'activation du complément à la surface des bactéries conduit à une lyse des bactéries médiée par le complément. (3) L'anticorps et le produit C3b de clivage du complément se lient aux bactéries, et servent d'opsonines pour augmenter la phagocytose. (4) Le C3a et le C5a, créés par l'activation du complément initiée par l'anticorps, induisent une dégranulation des mastocytes locaux ; il en résulte la libération de substances qui médient la vasodilatation et l'extravasation des lymphocytes et des neutrophiles. (5) D'autres produits de clivage du complément sont des chémoattractants des neutrophiles et des macrophages.

TABLEAU 17.4 Réponses immunitaires de l'hôte à une infection bactérienne et mécanismes d'évasion bactériens

Processus d'infection	Défense de l'hôte	Mécanismes d'évasion bactériens
Attachement aux cellules de l'hôte	Blocage de l'attachement par les anticorps IgA sécrétoires	Sécrétion de protéases qui clivent les dimères d'IgA sécrétoire (*Neisseria meningitidis*, *N. gonorrhoeae*, *Haemophilus influenzae*)
		Variation antigénique dans les structures d'attachement (pili de *N-gonorrhoeae*)
Prolifération	Phagocytose (opsonisation médiée par les Ac et le C3b)	Production de structures de surface (capsule polysaccharidique, protéine M, revêtement de fibrine) qui inhibent les cellules phagocytaires
		Mécanismes de survie au sein des cellules phagocytaires
		Induction de l'apoptose dans les macrophages (*Shigella flexneri*)
	Lyse médiée par le complément et réponse inflammatoire localisée	Résistance généralisée des bactéries gram-positives à la lyse médiée par le complément
		Insertion du complexe d'attaque membranaire prévenue par la longue chaîne latérale du LPS de la paroi cellulaire (certaines bactéries gram-négatives)
Invasion des tissus de l'hôte	Agglutination médiée par un Ac	Sécrétion d'élastase qui inactive le C3a et le C5a (*Pseudomonas*)
Lésion des cellules de l'hôte induite par une toxine	Neutralisation de la toxine par un anticorps	Sécrétion de hyaluronidase qui augmente le pouvoir invasif des bactéries

Certaines bactéries échappent à la réponse IgA de l'hôte en changeant leurs antigènes de surface. Dans *N. gonorrhoeae*, par exemple, la piline, qui est le composant protéique des pili, a une structure extrêmement variable. La variation dans la séquence des amino acides de la piline est créée par des réarrangements des gènes qui codent sa séquence. Le locus piline est constitué d'un ou de deux gènes exprimés et de 10-20 gènes silencieux. Ces gènes sont disposés dans six régions appelées « mini-cassettes ». Une variation de la piline est créée par un processus de conversion de gènes dans lequel une ou plusieurs mini-cassettes de gènes silencieux remplace(nt) une mini-cassette du gène d'expression. Ce processus crée une très grande variation antigénique qui pourrait contribuer au pouvoir pathogène de *N. gonorrhoeae* en augmentant la probabilité pour que les pili exprimés se lient fermement aux cellules épithéliales. De plus, les changements continuels de la séquence de la piline permettent au pathogène d'échapper à la neutralisation par l'IgA.

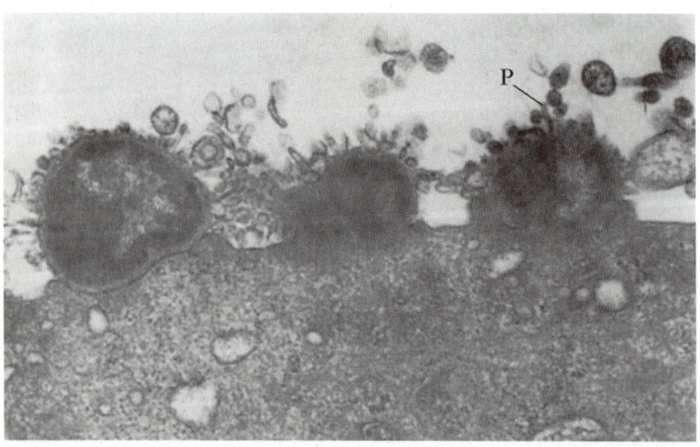

FIGURE 17.8 Micrographie électronique de *Neisseria gonorrhoeae* en cours d'attachement aux cellules épithéliales de l'urètre. Des pili (P) partent de la surface des gonocoques et médient leur attachement. [D'après ME Ward et PJ Watt, 1972, *J. Inf. Dis.* **126**:601.]

Certaines bactéries possèdent des structures de surface qui servent à inhiber la phagocytose. Un exemple classique est le *Streptococcus pneumoniae*, dont la capsule polysaccharidique prévient très efficacement la phagocytose. Il y a 84 sérotypes de *S. pneumoniae* qui diffèrent les uns des autres par des polysaccharides capsulaires différents. Au cours de l'infection, l'hôte produit un anticorps contre le sérotype infectant. Cet anticorps protège contre une réinfection avec le même sérotype, mais il ne protègera pas contre une infection due à un sérotype différent. De cette façon, *S. pneumoniae* peut provoquer la maladie plusieurs fois chez le même individu. Sur d'autres bactéries, telles que *Streptococcus pyogenes*, une projection d'une protéine de surface, appelée protéine M, inhibe la phagocytose. Certains staphylocoques pathogènes sont capables d'assembler un revêtement protecteur à partir des protéines de l'hôte. Ces bactéries sécrètent un enzyme appelé coagulase qui précipite la fibrine autour d'elles pour former un revêtement qui les protège des cellules phagocytaires.

Des mécanismes qui interfèrent avec le système du complément aident d'autres bactéries à survivre. Dans certaines bactéries gram-négatives, par exemple, les longues chaînes latérales du lipide A du lipopolysaccharide de la paroi cellulaire aident à résister à la lyse médiée par le complément. *Pseudomonas* sécrète un enzyme, l'élastase, qui inactive les anaphylatoxines C3a et C5a, diminuant ainsi la réaction inflammatoire localisée.

De nombreuses bactéries échappent aux mécanismes de défense de l'hôte grâce à leur capacité à survivre au sein des cellules phagocytaires. Certaines, telles que *Listeria monocytogenes*, le font en s'échappant du phagolysosome pour aller vers le cytoplasme qui présente un environnement plus favorable à leur croissance. D'autres bactéries, telles que *Mycobacterium avium*, bloquent la fusion du lysosome et du phagolysosome ; certaines mycobactéries sont résistantes à l'attaque oxydative qui a lieu au sein du phagolysosome.

Contribution de la réponse immunitaire à la pathogenèse bactérienne

Dans certains cas, la maladie est provoquée non pas par la bactérie pathogène elle-même, mais par la réponse immunitaire au pathogène. Comme il a été décrit au chapitre 12, une surproduction de cytokines stimulée par le pathogène conduit aux symptômes du choc septique bactérien, à l'empoisonnement alimentaire et au syndrome du choc toxique. Par exemple, les endotoxines de la paroi cellulaire de certaines bactéries gram-négatives activent les macrophages, ce dont il résulte la libération de taux élevés d'IL-1 et de TNF-α, qui peuvent provoquer un choc septique. Dans l'empoisonnement alimentaire staphylotoxique et le syndrome du choc toxique, les exotoxines produites par les pathogènes se comportent comme des superantigènes qui peuvent activer toutes les cellules exprimant des récepteurs des cellules T avec un domaine V_β particulier (voir le tableau 10-4). Il en résulte une surproduction de cytokines par les cellules T_H activées qui est à l'origine de nombreux symptômes de ces maladies.

La capacité de certaines bactéries à survivre au sein de cellules infectées peut se traduire par une activation antigénique chronique des cellules T $CD4^+$, ce qui conduit à une destruction des tissus par une réponse à médiation cellulaire avec les caractéristiques d'une réaction d'hypersensibilité retardée (voir le chapitre 14). Les cytokines sécrétées par ces cellules T CD4+ activées peuvent conduire à une importante accumulation et à une activation des macrophages conduisant à la formation d'un **granulome**. Les concentrations localisées d'enzymes lysosomiaux dans ces granulomes peuvent provoquer une nécrose étendue des tissus. Avec M. *tuberculosis*, la plupart des dommages tissulaires sont attribuables à une réponse immunitaire à médiation cellulaire.

*Diphtérie (*Corynebacterium diphtheriae*)*

La diphtérie est l'exemple classique de maladie bactérienne provoquée par une exotoxine sécrétée contre laquelle une immunité peut être induite par immunisation avec un **toxoïde** inactivé. L'agent causal, un organisme en forme de bâtonnet, gram-positif, appelé *Corynebacterium diphtheriae*, a été décrit pour la première fois par Klebs en 1883 et Loeffler a montré, l'année suivante, qu'il provoquait la diphtérie chez le cobaye et le lapin. L'autopsie des animaux infectés révélait des lésions dispersées dans toute une série d'organes, y compris le cœur, le foie et les reins, bien que la croissance bactérienne ait été limitée aux sites d'inoculation. Cette découverte a conduit Loeffler à faire l'hypothèse que les manifestations neurologiques et cardiaques de la maladie étaient dues à une substance toxique élaborée par le pathogène.

L'hypothèse de Loeffler a été validée en 1888, lorsque Roux et Yersin ont reproduit la maladie chez des animaux en injectant à ces derniers un filtrat stérile d'une culture de C. *diphtheriae*. Deux ans plus tard, von Behring a montré qu'un antisérum dirigé contre la toxine était capable de prévenir la mort des animaux infectés. Il préparait un toxoïde en traitant la toxine avec du trichlorure d'iode et il a démontré que ce toxoïde pouvait induire des anticorps protecteurs chez l'animal. Cependant, le toxoïde était encore très toxique et par conséquent, inadapté à une utilisation chez l'Homme. En 1923, Ramon a trouvé que l'exposition de la toxine à la chaleur et au formol la rendait non toxique mais ne détruisait pas son antigénicité. Des essais cliniques ont montré que le toxoïde traité par le formaldéhyde conférait un haut niveau de protection contre la diphtérie.

Parallèlement à l'augmentation des immunisations par le toxoïde, le nombre de cas de diphtérie a diminué rapidement. Dans les années 1920, il y avait approximativement 200 cas de diphtérie pour 100 000 habitants aux États-Unis. En 1989, les centres de contrôle des maladies (*centers for disease control*) rapportaient seulement trois cas de diphtérie dans tous les États-Unis. Récemment, dans l'ancienne Union soviétique, on a observé une épidémie alarmante de diphtérie due à la diminution des vaccinations.

L'infection naturelle par C. *diphtheriae* n'a lieu que chez l'Homme. La maladie est transmise d'un individu à un autre par les gouttelettes respiratoires de l'air ambiant. Le pathogène colonise le nasopharynx où il demeure dans les couches superficielles de la muqueuse respiratoire. La croissance de la bactérie elle-même ne provoque que peu de lésions tissulaires et seule une réaction inflammatoire modérée se développe. La virulence du pathogène est due entièrement à sa puissante exotoxine. La toxine provoque la destruction du tissu sous-jacent, ce dont il résulte la formation d'une épaisse membrane fibrineuse (« fausse membrane ») composée de fibrine, de cellules blanche du sang et de cellules épithéliales respiratoires mortes. La membrane elle-même peut provoquer la suffocation. L'exotoxine est aussi responsable des manifestations systémiques disséminées. Des lésions myocardiques importantes (conduisant souvent à une défaillance cardiaque congestive) et des lésions neurologiques (allant d'une simple faiblesse à une paralysie complète) sont communes.

L'exotoxine à l'origine des symptômes de la diphtérie, est codée par le gène *tox* porté par le phage β. Dans certaines souches de C. *diphtheriae*, le phage β peut exister à l'état de **lysogénie**, dans lequel le DNA du prophage β persiste dans la cellule bactérienne. Seules les souches qui portent le phage β lysogène sont capables de produire l'exotoxine. L'exotoxine diphtérique contient deux chaînes unies par une liaison disulfure, une chaîne de fixation et une chaîne toxine. La chaîne de fixation entre en interaction avec les récepteurs des gangliosides de la surface des cellules sensibles, facilitant l'internalisation de l'exotoxine. La toxicité résulte de l'effet inhibiteur de la chaîne toxine sur la synthèse des protéines. L'exotoxine diphtérique est extrêmement puissante ; on a vu une seule molécule tuer une cellule. L'élimination de la chaîne de liaison empêche l'exotoxine de pénétrer dans la cellule ; l'exotoxine dépourvue de chaîne de liaison perd donc sa toxicité. Comme il a été décrit au chapitre 4, une immunotoxine peut être préparée en remplaçant la chaîne de liaison par un anticorps monoclonal spécifique d'un antigène de surface d'une cellule tumorale ; de cette façon, la chaîne toxine peut être dirigée vers les cellules tumorales (voir la figure 4.23).

Actuellement, le toxoïde diphtérique est préparé en traitant la toxine diphtérique par le formaldéhyde. La réaction avec le formaldéhyde établit des liaisons croisées dans la toxine, ce dont il résulte une perte irréversible de sa toxicité, et une exaltation de son antigénicité. Le toxoïde est administré avec le toxoïde du tétanos et *Bordetella pertussis* inactivée dans un vaccin polyvalent qui est administré aux enfants dès l'âge de six à huit semaines. L'immunisation avec le toxoïde induit la production d'anticorps (antitoxine) qui peuvent se lier à la toxine et neutraliser son activité. Étant donné que les taux d'antitoxine diminuent lentement avec le temps, des doses de rappel sont recommandées tous les dix ans pour maintenir les taux d'antitoxine dans les limites protectrices. Il est intéressant de remarquer que les anticorps spécifiques de la chaîne de liaison de l'exotoxine diphtérique sont essentiels pour la neutralisation de la toxine parce qu'ils bloquent l'internalisation de la chaîne toxine active.

Tuberculose (Mycobacterium tuberculosis)

La tuberculose est, dans le monde, la cause majeure de mortalité due à un seul agent infectieux ; elle tue environ 3 millions d'individus chaque année et représente 18,5 % de tous les décès chez les adultes âgés de 15 à 59 ans. Environ 1,79 milliards d'individus, soit approximativement un tiers de la population mondiale, sont infectés par l'agent causal M. *tuberculosis* et présentent le risque de développer la maladie. On pensait depuis longtemps que la tuberculose avait été éliminée en tant que problème de santé publique aux États-Unis ; elle est réapparue au début des années 1990, particulièrement dans les villes et les zones où les taux d'infection par l'HIV sont élevés (voir la dernière section de ce chapitre). En 1995, approximativement 23 000 cas de tuberculose ont été diagnostiqués aux États-Unis.

Bien que diverses espèces de *Mycobacterium* puissent provoquer la tuberculose, M. *tuberculosis* est le principal agent causal. Cet organisme se dissémine facilement et une infection pulmonaire résulte habituellement de l'inhalation de petites gouttes de sécrétions respiratoires contenant quelques bacilles. Les bacilles inhalés sont ingérés par les macrophages alvéolaires et sont capables de survivre et de se multiplier au sein de ces cellules en inhibant la formation des phagolysosomes. Lorsque les macrophages infectés se lysent, comme cela arrive finalement, un grand nombre de bacilles sont libérés. Une réponse à médiation cellulaire impliquant les cellules T $CD4^+$, nécessaires pour l'aquisition d'une immunité contre la tuberculose, pourrait être responsable de la plupart des lésions tissulaires de la maladie. L'activité des cellules T $CD4^+$ est la base du test cutané à la tuberculine en réaction aux dérivés protéiques purifiés (PPD, de *purified protein derivative*) de M. *tuberculosis* (voir le chapitre 14).

À la suite d'une infection par M. *tuberculosis*, le tableau clinique le plus habituel, appelé tuberculose pulmonaire, apparaît dans environ 90 % des sujets infectés. Dans la tuberculose pulmonaire, les cellules T $CD4^+$ sont activées dans les 2-6 semaines suivant l'infection, ce qui induit l'infiltration de nombreux macrophages activés. Ces cellules séquestrent les bacilles dans une lésion granulomateuse appelée nodule (figure 17.9). Un nodule est constitué de quelques petits lymphocytes et d'une collection compacte de macrophages activés, qui parfois se différencient en cellules épithéloïdes ou en cellules géantes multinucléées. L'activation massive des macrophages qui se produit au sein des nodules conduit souvent à la libération d'enzymes lytiques fortement concentrés. Ces enzymes détruisent les cellules saines du voisinage, ce dont il résulte des régions sphériques de nécrose tissulaire qui, en fin de compte, forment une lésion de consistance caséeuse (analogue à celle du fromage) (voir la figure 17.9). Lorsque ces lésions caséeuses guérissent, elles se calcifient et sont facilement visibles sur les radiographies où elles sont appelées complexes de Ghon.

Étant donné que les macrophages activés suppriment la prolifération des bacilles phagocytosés, l'infection est contenue. Des cytokines produites par les cellules T $CD4^+$ (sous-population T_H1) jouent un rôle important dans la réponse en activant les macrophages de telle façon qu'ils soient capables de tuer les bacilles ou d'inhiber leur croissance. Le rôle de l'IFN-γ dans la réponse immunitaire aux mycobactéries a été démontré chez des souris knock-out dépourvues d'IFN-γ. Ces souris meurent lorsqu'elles sont infectées avec une souche atténuée de mycobactéries (BCG), tandis que les souris normales IFN-γ^+ survivent.

Des études récentes ont révélé des taux élevés d'IL-12 dans les effusions pleurales de patients atteints de tuberculose. Les taux élevés d'IL-12, produits par les

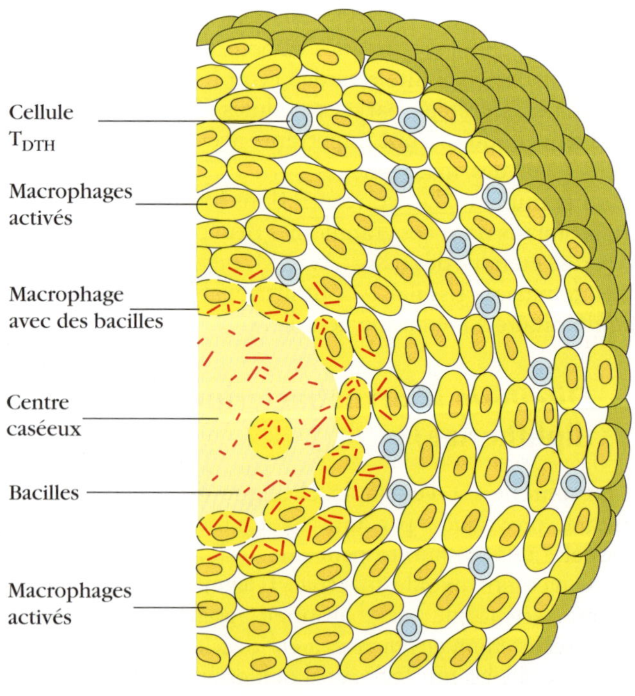

FIGURE 17.9 Nodule tuberculeux qui se forme dans la tuberculose pulmonaire. [Adapté de AM Dannenberg, 1993, *Hosp. Prac.*(Jan.15):51.]

macrophages activés, ne sont pas surprenants, étant donné le rôle décisif de l'IL-12 dans la stimulation des réponses médiées par les T_H1 (voir la figure 12.12). Dans des modèles de souris tuberculeuses, on a montré que l'IL-12 augmente la résistance à la maladie. Non seulement l'IL-12 stimule le développement des cellules T_H1, mais il pourrait contribuer aussi à la résistance en induisant la production de chémokines qui attirent les macrophages vers le site d'infection. Lorsque l'IL-12 est neutralisée par un anticorps anti-IL-12, la formation de granulome chez les souris tuberculeuses est bloquée.

La réponse immunitaire médiée par les cellules T $CD4^+$, montée par la majorité des sujets exposés à M. *tuberculosis*, contrôle donc l'infection et protège par la suite contre une réinfection. Cependant, environ 10 % des individus infectés par M. *tuberculosis* présentent une évolution clinique différente : la maladie progresse vers une tuberculose pulmonaire chronique ou une tuberculose extrapulmonaire. Cette progression peut apparaître des années après l'infection primaire. Dans cette évolution clinique, l'accumulation de grandes concentrations d'antigènes mycobactériens à l'intérieur des nodules conduit à une importante activation chronique des cellules T $CD4^+$ et à l'activation subséquente des macrophages. Les concentrations élevées d'enzymes lytiques qui en résultent provoquent la liquéfaction des lésions caséeuses nécrotiques, ce qui crée un milieu riche qui permet aux bacilles tuberculeux de proliférer en dehors des cellules. En fin de compte, les lésions se rompent et les bacilles se disséminent dans le poumon et/ou se répandent dans les vaisseaux sanguins ou lymphatiques vers la cavité pleurale, les os, le système génito-urinaire, les méninges, le péritoine ou la peau.

La tuberculose est traitée par divers médicaments utilisés en association : l'isoniazide, la rifampicine, la streptomycine, le pyrazinamide et l'éthambutol. L'association thérapeutique d'isoniazide et de rifampicine s'est montrée particulièrement efficace. La croissance intracellulaire de M. *tuberculosis* rend difficile l'atteinte des bacilles par les médicaments. Pour cette raison, le traitement médicamenteux doit impérativement être continué pendant au moins neuf mois afin d'éradiquer les bactéries. Certains patients atteints de tuberculose n'ont pas de symptômes cliniques, d'autres, qui présentent des symptômes, commencent à se sentir mieux dans les deux à quatre semaines qui font suite au traitement. Les effets secondaires associés à une thérapeutique de longue durée par les antibiotiques, en plus du fait que les patients se sentent mieux, conduisent nombre d'entre eux à arrêter de prendre leurs médicaments bien avant que le temps de traitement recommandé soit achevé. Étant donné qu'un traitement écourté ne peut pas éradiquer les bactéries les plus résistantes aux antibiotiques, une souche résistante aux associations de médicaments peut apparaître. Le non respect des schémas de traitement recommandés, l'un des aspects les plus inquiétants du grand nombre actuel de cas de tuberculose, compromet évidemment les efforts pour contenir la diffusion de la maladie.

Actuellement, le seul vaccin contre M. *tuberculosis* est une souche atténuée de M. *bovis* appelée BCG (bacille de Calmette-Guérin). Le vaccin semble apporter une protection très efficace contre la tuberculose extrapulmonaire, mais il est inopérant contre la tuberculose pulmonaire. Dans différentes études, le BCG a apporté une protection de 0 % à 80 % des individus vaccinés. Dans certains cas, la vaccination par le BCG a même augmenté le risque d'infection. De plus, après une vaccination par le BCG, le test cutané à la tuberculine ne peut plus être utilisé comme détecteur efficace de l'exposition à M. *tuberculosis*. En raison de l'efficacité douteuse du vaccin BCG et de l'impossibilité de détecter une exposition à M. *tuberculosis* par le test cutané après la vaccination, ce vaccin n'est pas utilisé aux États-Unis. Cependant, l'augmentation alarmante du nombre de souches multirésistantes aux médicaments a stimulé de nouveaux efforts pour développer un vaccin plus efficace contre la tuberculose.

*Maladie de Lyme (***Borrelia burgdorferi***)*

En 1975, environ 60 cas d'une maladie nouvellement observée étaient rapportés à Lyme. Les symptômes de la maladie incluent une macule ou une papule rouge, des maux de tête et une arthrite inexpliqués. Dans certains cas, des complications neurologiques graves se développent, y compris des maux de tête insupportables, une méningite, des pertes de mémoire et des sautes d'humeur. Une étude épidémiologique a été entreprise dans l'espoir d'identifier l'agent causal. On a constaté que la maladie présentait une plus grande fréquence dans les régions très boisées et que les individus infectés vivaient dans des zones géographiques limitées. De plus, on a vu que la maladie était contractée pendant les mois d'été, entre juin et septembre. En 1977, neuf patients atteints de la maladie se rappelèrent avoir été mordu par une tique au niveau de la lésion cutanée caractéristique. Par hasard, la tique avait été mise de côté par un patient et a été examinée par Willy Burgdorfer, une autorité reconnue dans les maladies provoquées par les tiques. Ce dernier a découvert que la tique (une espèce d'*Ixodes*) était elle-même infestée d'un spirochète gram-négatif d'une nouvelle espèce, qui a été par la suite dénommé *Borellia burgdorferi*.

Lorsqu'une tique infestée mord la peau pour se nourrir, B. *burgdorferi* pénètre dans le sang. Un marquage par des anticorps fluorescents dirigés contre B. *burgdorferi* révèle la présence de quelques spirochètes au niveau de la morsure et dans différents organes, y compris les reins, la rate, le foie, le liquide céphalo-rachidien et le cerveau. Les symptômes cliniques de la maladie de Lyme commencent généralement par une lésion cutanée caractéristique, qui apparaît tout d'abord comme une papule rouge qui s'étend pour former une lésion qui se présente comme un œil de bœuf de 10-50 cm de diamètre (figure 17.10). Après la lésion cutanée, des symptômes articulaires et neurologiques se développent souvent. Environ 80 % des individus atteints de la maladie de Lyme développent certains symptômes articulaires, allant d'une douleur des articulations à une atteinte articulaire chronique. Des symptômes neurologiques se développent chez 60 % des patients environ. La plupart se plaignent de maux de tête et environ 15 % développent une méningite ou une encéphalite. La maladie peut être traitée avec succès par des antibiotiques à large spectre, tels que la pénicilline ou la tétracycline.

Des anticorps dirigés contre une protéine associée aux flagelles de B. *burgdorferi* peuvent souvent être détectés après l'infection. Cependant, ces anticorps ne semblent pas conférer une protection contre le spirochète et peuvent même contribuer à la pathogenèse de la maladie

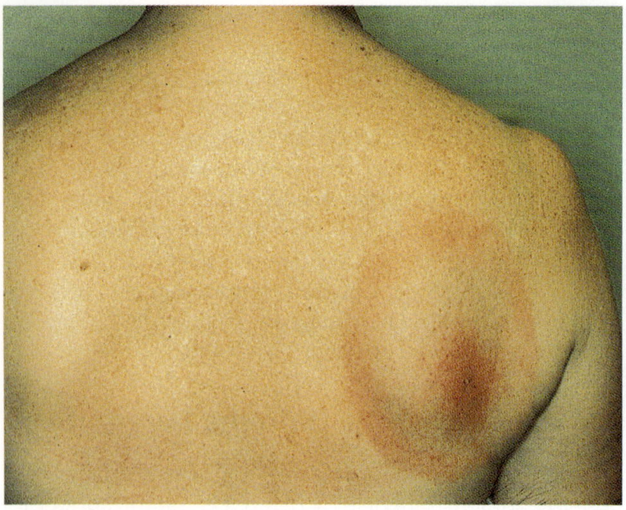

FIGURE 17.10 Une éruption en œil de bœuf est un symptôme précoce de la maladie de Lyme. [Avec l'autorisation de MS Klempner, *New England Medical Center*.]

de Lyme. On pense que des complexes immuns constitués d'antigènes de spirochète et d'anticorps sont à l'origine d'une réaction d'hypersensibilité de type III. Le dépôt de ces complexes près de la morsure d'origine provoque la lésion cutanée caractéristique ; on pense que le dépôt de ces complexes dans les articulations induit une réponse inflammatoire à l'origine des symptômes articulaires. Le dépôt de ces complexes dans les vaisseaux et le long des méninges conduit aux symptômes neurologiques. Ces complexes antigène-anticorps peuvent activer le système du complément, ce dont il résulte une lésion lytique directe des articulations ou du système vasculaire. De façon alternative, les produits de clivage du complément, tels que le C3a et le C5a induiront une chimiotaxie et une activation des neutrophiles. Certaines des lésions tissulaires peuvent aussi résulter de l'action des enzymes lytiques libérés par les neutrophiles activés.

Certains chercheurs ont suggéré que l'interleukine-1 (IL-1) est impliquée dans la pathogenèse de la maladie de Lyme. Comme d'autres bactéries gram-négatives, *Borrelia* a une paroi cellulaire contenant un lipopolysaccharide (LPS) et le LPS est un inducteur bien connu de l'IL-1 dans les macrophages. Lorsque des macrophages sont cultivés avec *B. burgdorferi*, ces derniers sécrètent de fortes quantités d'IL-1, qui pourraient être responsables de nombre de symptômes de la maladie. Par exemple, lorsque l'IL-1 est injectée dans la peau d'un lapin, une lésion cutanée caractéristique apparaît. De plus, lorsque de l'IL-1 est ajoutée à des cultures de cellules synoviales, les cellules commencent à sécréter de la collagénase et des prostaglandines. La libération de collagénase dans une articulation pourrait conduire à la dégradation du collagène et à la destruction de l'articulation. Ce mécanisme expliquerait la mystérieuse observation selon laquelle il y a une exacerbation temporaire des symptômes (appelée réaction de Jarish-Herxheimer) peu après l'administration d'un antibiotique. Cela suggère que l'exacerbation pourrait résulter de la destruction massive de *B. burgdorferi*, qui libère de grandes quantités de LPS de la paroi cellulaire gram-négative. On a admis l'hypothèse que le LPS, à son tour, induit une libération excessive d'IL-1, ce dont il résulte une aggravation des symptômes jusqu'à ce que les taux de LPS diminuent.

Bien que les souris soient un réservoir majeur de *B. burgdorferi*, les souris infectées avec *B. burgdorferi* ne développent pas la maladie de Lyme, ce qui suggère qu'elles ne peuvent pas développer une réponse immunitaire protectrice. La comparaison des réponses immunitaires à *B. burgdorferi* chez les souris et chez l'Homme a montré que les souris produisent des taux élevés d'anticorps contre deux protéines de la surface externe de l'enveloppe bactérienne, tandis que l'Homme ne le fait pas. En revanche, la plupart des humains infectés produisent des anticorps contre un antigène flagellaire. La capacité des anticorps des souris à protéger contre la maladie de Lyme a été étudiée dans les souris SCID qui, contrairement aux souris normales, sont sensibles à la maladie. Les anticorps monoclonaux dirigés contre les protéines de la surface externe, préparés chez des souris normales, protégeaient les souris SCID de la maladie, tandis que les anticorps monoclonaux dirigés contre l'antigène flagellaire ne le faisaient pas. De récentes études cliniques avec un vaccin à base de la protéine A de la surface externe (OspA, de *outer-surface protein* A), suggèrent fortement qu'il apporte une protection significative. La mise sur le marché de ce vaccin a été approuvée en janvier 1999.

Maladies dues à des protozoaires

Les protozoaires sont des organismes eucaryotes unicellulaires. Ils sont responsables de plusieurs maladies graves chez l'Homme, parmi lesquelles l'amibiase, la maladie de Chagas, la maladie du sommeil, le paludisme, la leishmaniose et la toxoplasmose. Le type de réponse immunitaire qui se développe contre une infection par des protozoaires et l'efficacité de cette réponse dépendent en partie de la localisation du parasite chez l'hôte. De nombreux protozoaires ont des phases de leur cycle biologique pendant lesquelles ils sont libres dans le sang et c'est au cours de ces phases que l'anticorps humoral est le plus efficace. La plupart de ces mêmes pathogènes sont aussi capables de croissance intracellulaire ; au cours de ces phases, les réactions immunitaires à médiation cellulaire sont efficaces dans la défense de l'hôte. Dans le développement de vaccins contre les maladies dues à des protozoaires, la branche du système immunitaire qui est la plus apte à conférer une protection doit être considérée avec soin.

Paludisme (diverses espèces de Plasmodium)

On estime que le paludisme (malaria), l'une des maladies les plus dévastatrices du monde aujourd'hui, infeste 600 millions de personnes dans le monde et cause 1-2 millions de décès chaque année. Le paludisme est provoqué par diverses espèces du genre *Plasmodium*, parmi lesquelles *P. falciparum* est la plus virulente et la plus répandue. Le développement alarmant de la résistance généralisée aux médicaments dirigés contre *Plasmodium* et la résistance accrue de son vecteur, le moustique *Anopheles*, au DDT souligne l'importance du développement de nouvelles stratégies pour arrêter la dissémination du paludisme.

Cycle biologique du plasmodium *et pathogenèse du paludisme*

Plasmodium passe par une remarquable série de phases de développement et de maturation au cours de son cycle biologique extrêmement complexe. Les moustiques *Anopheles* femelles, qui se nourrissent de sang, servent de vecteur à *Plasmodium* et une partie du cycle vital du parasite s'effectue dans le moustique (étant donné que les moustiques *Anopheles* mâles se nourrissent de sucs végétaux, ils ne transmettent pas *Plasmodium*).

L'infection humaine commence lorsque des sporozoïtes, l'un des stades de *Plasmodium*, sont introduits dans le sang d'un individu, alors qu'un moustique infecté se nourrit de sang (figure 17.11). En 30 minutes, les sporozoïtes disparaissent du sang et migrent vers le foie où ils infectent les hépatocytes. Les sporozoïtes sont des cellules longues et fines recouvertes d'une protéine de 45 kDa appelée antigène circumsporozoïte (CS, de *circumsporozoïte*) qui probablement médie leur adhésion aux hépatocytes. Une telle adhésion a été démontrée *in vitro* et on a vu des antigènes CS recombinants se lier aux hépatocytes *in vitro*. Le site de liaison de l'antigène CS est une région conservée de l'extrémité carboxy-terminale (appelée région II) qui présente un haut degré d'homologie de séquence avec les molécules d'adhésion cellulaire connues.

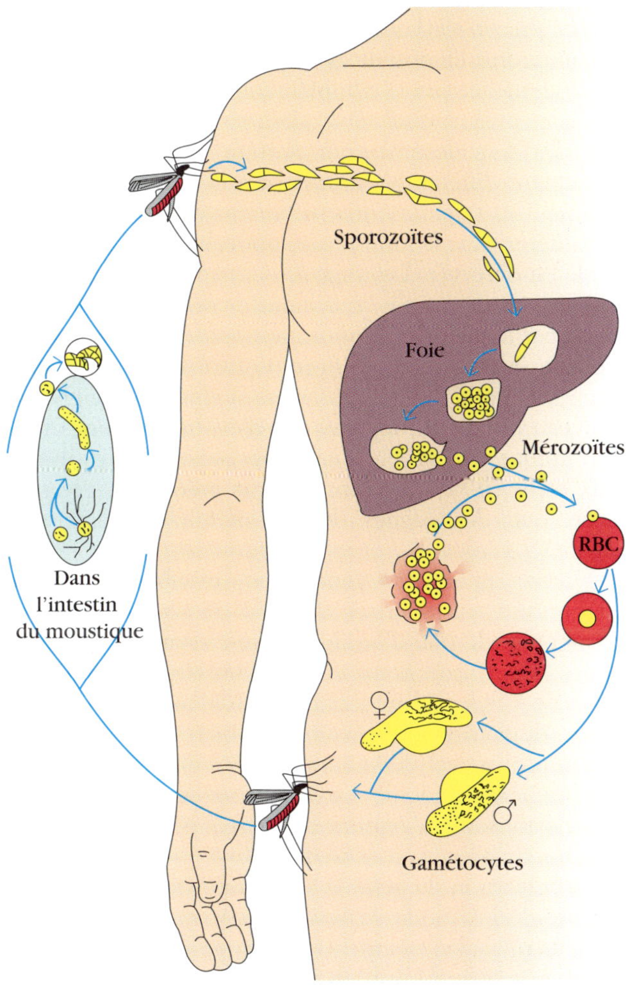

FIGURE 17.11 Cycle biologique de *Plasmodium*. Les sporozoïtes pénètrent dans le sang lorsqu'un moustique infecté prend son repas. Les sporozoïtes migrent vers le foie, où ils se multiplient, transformant les hépatocytes du foie en gigantesques schizontes multinucléés, qui libèrent des milliers de mérozoïtes dans la circulation sanguine. Les mérozoïtes infectent les cellules rouges du sang qui finalement se rompent, libérant encore plus de mérozoïtes. À la fin, certains mérozoïtes se différencient en gamétocytes mâles ou femelles, qui sont ingérés par un moustique et se différencient en gamètes. Les gamètes fusionnent pour former un zygote qui se différencie en sporozoïte dans les glandes salivaires du moustique.

Dans le foie, les sporozoïtes se multiplient activement et subissent une série complexe de transformations qui culminent avec la formation et la libération de mérozoïtes en environ une semaine. On a estimé qu'un hépatocyte infecté avec un seul sporozoïte peut libérer 5 000-10 000 mérozoïtes. Les mérozoïtes libérés infectent les globules rouges du sang, ce qui initie les symptômes et la pathologie du paludisme. À l'intérieur d'une cellule rouge du sang, les mérozoïtes se répliquent et subissent des différenciations successives ; finalement, la cellule se rompt et libère de nouveaux mérozoïtes, qui continuent à infecter de nouvelles cellules rouges du sang. Finalement, certains mérozoïtes se différencient en gamétocytes mâles ou femelles, qui sont éventuellement ingérés par un moustique *Anopheles* femelle lorsqu'elle se nourrit du sang d'un patient infecté. Dans l'intestin du moustique, les gamétocytes mâles et les gamétocytes femelles se différencient en gamètes qui fusionnent pour former un zygote qui se multiplie et se différencie en sporozoïtes dans la glande salivaire. Le moustique infecté est alors prêt pour initier un nouveau cycle.

Les symptômes du paludisme sont des accès de frissons, de la fièvre et des sueurs. Les symptômes se répètent à intervalles de 48 heures environ, lorsque des générations successives de mérozoïtes sont libérées des cellules rouges du sang. Finalement, un individu infecté devient faible et anémique et présente une splénomégalie. Le grand nombre de mérozoïtes formés peut bloquer les capillaires, provoquer d'intenses maux de tête, une insuffisance rénale, une insuffisance cardiaque ou des lésions cérébrales, souvent avec des conséquences fatales. On a pensé que certains symptômes du paludisme pourraient être provoqués non par *Plasmodium* lui-même mais par une production excessive de cytokines. Cette hypothèse a été émise à la suite de l'observation selon laquelle les patients atteints de cancer et traités au cours d'essais cliniques par le facteur de nécrose tumorale (TNF) présentaient des symptômes qui rappelaient ceux du paludisme. La relation entre le TNF et les symptômes du paludisme a été étudiée en injectant à des souris une souche de *Plasmodium* spécifique des souris qui provoque rapidement la mort par paludisme cérébral. On a constaté que l'injection à ces souris d'anticorps anti-TNF prévenait la mort rapide.

Réponse de l'hôte à l'infection par Plasmodium

Dans les régions où le paludisme est endémique, la réponse immunitaire à l'infection à *Plasmodium* est pauvre. Les enfants de moins de 14 ans développent la réponse immunitaire la plus faible et, par conséquent, ont le plus de malchance de développer le paludisme. Dans certaines régions, le taux de mortalité infantile par paludisme atteint 50 % et, dans l'ensemble du monde, la maladie tue environ un million d'enfants chaque année. La faible réponse immunitaire à *Plasmodium* chez les enfants peut être démontrée en mesurant les taux d'anticorps sériques contre la phase sporozoïte. Seuls 22 % des enfants vivants dans les régions d'endémie ont des anticorps contre la phase sporozoïte détectables, tandis que 84 % des adultes possèdent ces anticorps. Cependant, même chez les adultes, le degré d'immunité est loin d'être total, et la plupart des personnes qui vivent dans les régions d'endémie présentent, durant toute leur vie, des infections à *Plasmodium* à bas bruit

De nombreux facteurs pourraient contribuer aux faibles taux de réponse immunitaire efficace contre *Plasmodium*. Les changements qui s'opèrent lors de la maturation du sporozoïte en mérozoïte puis en gamétocyte permettent à *Plasmodium* de changer ses molécules de surface, ce dont il résulte une modification continuelle des antigènes repérés par le système immunitaire. Les phases intracellulaires du cycle biologique dans les cellules du foie et dans les érythrocytes réduisent aussi le degré de l'activation immunitaire créée par le pathogène et lui permettent de se multiplier pendant qu'il est protégé d'une attaque. De plus, la phase la plus accessible, le sporozoïte, ne circule dans le sang que pendant 30 minutes environ avant d'infecter les hépatocytes du foie ; il est improbable qu'une activation immunitaire importante puisse se produire en un temps aussi court. Et même lorsqu'une réponse anticorps se développe contre les sporozoïtes, *Plasmodium* a développé une voie pour échapper à cette réponse en se dépouillant de son revêtement d'antigènes CS de surface, ce qui rend les anticorps inefficaces.

Conception de vaccins contre le paludisme

Un vaccin efficace contre le paludisme devrait porter à leur maximum les mécanismes de défense immunitaire les plus efficaces. Malheureusement, on connaît peu le rôle que les réponses humorale ou à médiation cellulaire jouent dans le développement de l'immunité protectrice contre cette maladie. Les approches récentes pour concevoir des vaccins contre le paludisme se concentrent largement sur la phase sporozoïte. Un vaccin expérimental, par exemple, est constitué de sporozoïtes de plasmodium atténués par irradiation par les rayons X. Dans une étude, neuf volontaires ont été immunisés à plusieurs reprises par la morsure de moustiques infectés par *P. falciparum* irradié. Un test ultérieur par morsures de moustiques infectés par *P. falciparum* virulent a révélé que six des neuf volontaires étaient complètement protégés. Quelqu'encourageants que soient ces résultats, la nécessité de disposer d'un élevage de moustiques pour obtenir des sporozoïdes de *Plasmodium* rend cette approche impraticable pour immuniser les millions de gens vivants dans les régions d'endémie. Les sporozoïtes ne se développent pas bien dans les cultures cellulaires, ce qui explique qu'un grand nombre de moustiques soient nécessaires, ce qui rend cette approche déraisonnable. Par exemple, un énorme élevage serait nécessaire pour obtenir des moustiques et préparer suffisamment de sporozoïtes irradiés pour vacciner seulement un petit village d'une région d'endémie.

Les stratégies actuelles de vaccination tendent à produire des vaccins contre des sous-unités synthétiques constituées d'épitopes qui peuvent être reconnus par les cellules T et les cellules B. Étant donné qu'aucun vaccin efficace n'a encore été développé, c'est un domaine d'investigation actif.

Maladie africaine du sommeil (diverses espèces de Trypanosoma)

Deux espèces de trypanosomes africains, qui sont des protozoaires flagellés, peuvent être la cause de la maladie du sommeil, maladie chronique débilitante transmise à l'Homme et au bétail par la morsure de la mouche tsé-tsé. Dans le sang, un trypanosome se différencie en une forme longue et effilée qui continue à se diviser toutes les 4-6 h. La maladie évolue en différentes phases ; elle commence par une phase précoce (systémique) au cours de laquelle les trypanosomes se multiplient dans le sang, puis elle évolue vers une phase neurologique au cours de laquelle le parasite infecte le système nerveux central, où il provoque une méningo-encéphalite et finalement la perte de la conscience.

Lorsque le nombre des parasites augmente après l'infection, une réponse anticorps humorale efficace se développe contre le revêtement glycoprotéique, appelé glycoprotéine de surface du variant (VSG, de *variant surface glycoprotein*) qui couvre la surface du trypanosome. Ces anticorps éliminent la plupart des parasites du sang par lyse médiée par le complément ainsi que par opsonisation et phagocytose subséquente. Cependant, environ 1 % des trypanosomes qui portent une VSG antigéniquement différente, échappent à la réponse anticorps initiale. Ces trypanosomes survivants commencent alors à proliférer dans le sang et une nouvelle vague de parasitémie est observée. Les vagues successives de parasitémie reflètent un mécanisme spécifique de substitution antigénique par lequel les trypanosomes peuvent échapper à la réponse immunitaire dirigée contre leurs antigènes glycoprotéiques. Ce processus est si efficace que chaque nouveau variant qui apparaît dans l'évolution d'une infection unique est capable d'échapper aux anticorps humoraux créés en réponse aux variants précédents, de telle façon que des vagues de parasitémie réapparaissent (figure 17.12a).

Divers processus génétiques inhabituels créent l'importante variation de la VSG du trypanosome qui permet à ce dernier d'échapper à une élimination immunitaire. Un trypanosome contient un large répertoire de gènes de VSG, codant chacun une séquence primaire de VSG différente. *Trypanosoma brucei*, par exemple, contient plus de 1 000 gènes de VSG dans son génome, regroupés au niveau de multiples sites des chromosomes. Un trypanosome n'exprime qu'un seul gène de VSG à la fois. L'activation d'un gène de VSG a pour conséquence une duplication du gène et sa transposition vers un site d'expression (ES, de *expression site*) transcriptionnellement actif, à l'extrémité télomérique de chromosomes spécifiques (figure 1.12b). L'activation d'un nouveau gène de VSG déplace le gène précédent du site d'expression télomérique. Dans le trypanosome, de nombreux chromosomes ont des sites d'expression transcriptionnellement actifs aux extrémités télomériques, de telle façon que de nombreux gènes de VSG puissent potentiellement être exprimés, mais des mécanismes de contrôle inconnus limitent l'expression à un seul site d'expression de la VSG à la fois.

Il semble qu'il y ait un certain ordre dans la variation de la VSG au cours d'une infection. Chaque nouveau variant ne vient pas de l'expansion clonale d'une seule cellule de variant mais bien plutôt de la croissance de

Visualisation des concepts

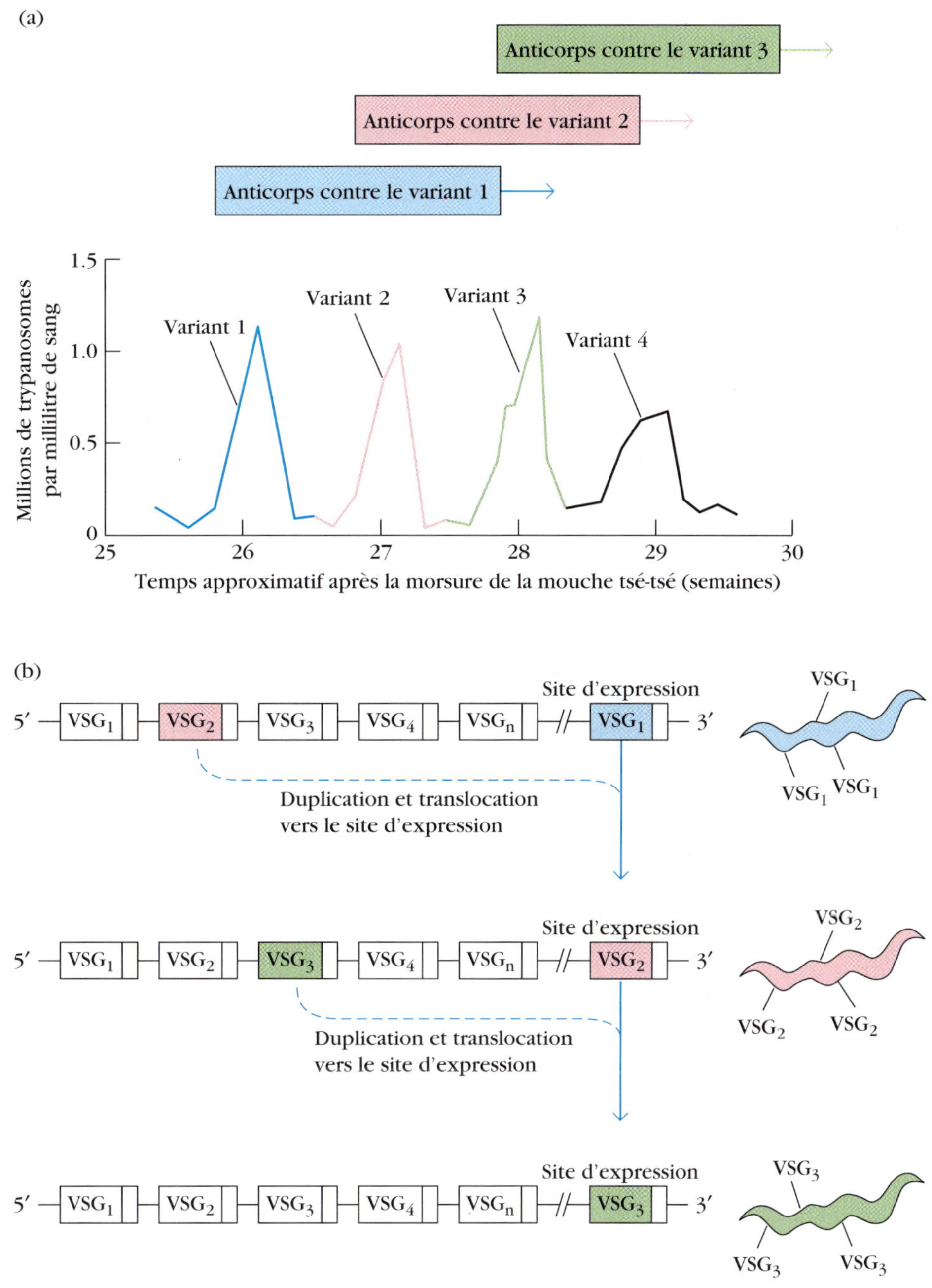

FIGURE 17.12 (a) Les vagues successives de parasitémie après infection par *Trypanosoma* résultent de substitutions antigéniques dans la glycoprotéine de surface du variant (VSG) du parasite. Chaque variant qui apparaît n'est pas affecté par les anticorps humoraux induits par le précédent variant. (b) Dans le trypanosome, les substitutions antigéniques apparaissent par duplication des segments géniques qui codent les molécules VSG du variant et par leur translocation à un site d'expression localisé près du télomère. [La partie (a) est adaptée de J Donelson, 1988, *The Biology of Parasitism*, Alan R. Liss.]

nombreuses cellules qui ont activé le même gène de VSG dans la vague de croissance du parasite en cours. On ne sait pas comment ce processus est régulé chez les différents trypanosomes. Les substitutions permanentes d'épitopes exposés par la VSG rendent extrêmement difficiles le développement d'un vaccin contre la maladie africaine du sommeil.

Leishmaniose

Le protozoaire parasite *Leishmania major* fournit un bon exemple qui démontre la façon dont les réponses de l'hôte peuvent différer selon les individus. Ces différences peuvent conduire soit à l'élimination du parasite, soit à la mort à la suite d'une infection. *Leishmania* est un protozoaire qui vit dans les phagosomes des macrophages. La résistance à l'infection est bien corrélée à la production d'IFN-γ et au développement d'une réponse T_H1. D'élégantes études chez la souris ont démontré que les souches résistantes à *Leishmania* développent une réponse T_H1 et produisent de l'IFN-γ à la suite de l'infection. De telles souches de souris deviennent extrêmement sensibles à une mort induite par Leishmania lorsqu'elles perdent leur IFN-γ ou leur récepteur de l'IFN-γ, ce qui souligne encore plus l'importance de l'IFN-γ dans le combat contre l'infection. Quelques souches de souris, telles que les souris BALB/c sont très sensibles à *Leishmania* et ces animaux succombent fréquemment à l'infection. Les souris développent une réponse de type T_H2 à l'infection par *Leishmania* ; elles produisent des taux élevés d'IL-4, mais pratiquement pas d'IFN-γ. Ainsi, une différence entre une défense efficace et une défense inefficace contre le parasite est le développement d'une réponse T_H1 ou T_H2. Des études récentes démontrent qu'une différence entre les souches de souris résistantes et les souris BALB/c est qu'un petit sous-groupe limité de cellules T $CD4^+$ de BALB/c est capable de reconnaître un épitope particulier de *L. major* et que ce sous-groupe produit des taux élevés d'IL-4 précocément au cours de la réponse contre le parasite. Ceci oriente la réponse plutôt vers un type T_H2. La compréhension de la façon dont ces différentes réponses des cellules T auxiliaires affecte le développement d'une infection pourrait apporter une approche plus rationnelle à la conception de traitements et de vaccins efficaces pour d'autres pathogènes.

Maladies causées par des vers parasites (Helminthes)

Contrairement aux protozoaires qui sont des êtres unicellulaires et se développent souvent à l'intérieur des cellules humaines, les helminthes sont de grands organismes multicellulaires qui résident chez l'Homme mais qui habituellement ne s'y multiplient pas et ne sont pas des pathogènes intracellulaires. Bien que les helminthes soient plus accessibles au système immunitaire que les protozoaires, la plupart des individus infectés portent très peu de ces parasites ; pour cette raison, le système immunitaire n'est pas fortement engagé et le niveau d'immunité développé contre les helminthes est souvent très faible.

Les vers parasites sont responsables de toute une série de maladies chez l'Homme et chez les animaux. Plus d'un milliard d'individus sont infectés par *Ascaris*, un nématode parasite qui infecte l'intestin grêle, et plus de 300 millions sont infectés par *Schistosoma*, un trématode qui cause une infection chronique débilitante. Plusieurs helminthes sont des pathogènes importants des animaux domestiques et envahissent les humains qui ont ingéré une nourriture contaminée. Ces helminthes incluent *Taenia*, un ver plat des bovins et du porc, et *Trichinella*, le nématode du porc qui cause la trichinose.

Plusieurs espèces de *Schistosoma* sont responsables d'une maladie chronique, débilitante et parfois fatale, la **schistosomiase** (connue jadis sous le nom de *bilharziose*). Trois espèces, *S. mansoni*, *S. japonicum* et *S. haematobium*, sont les principaux pathogènes chez l'Homme ; elles infectent l'Homme en Afrique, au Moyen-Orient, en Amérique du Sud, dans les Caraïbes, en Chine, en Asie du Sud-Est et aux Philippines. Une augmentation de l'incidence de la schistosomiase dans les récentes années est apparue parallèlement à l'augmentation mondiale de l'utilisation de l'irrigation qui a développé l'habitat de l'escargot d'eau douce qui sert d'intermédiaire aux schistosomes.

L'infection se développe par contact avec des larves infectieuses qui nagent librement, appelées cercaires, libérées d'un escargot infecté au taux de 300-3 000 par jour. Lorsque les cercaires entrent en contact avec la peau humaine, ils sécrètent des enzymes digestifs qui les aident à traverser la peau où ils perdent leur queue et sont transformés en schistosomules. Les schistosomules entrent dans les capillaires et migrent vers les poumons, puis vers le foie et finalement vers le site principal d'infection qui varie selon les espèces. *S. mansoni* et *S. japonicum* infectent les veines mésentériques intestinales, *S. haematobium* les veines de la vessie. Une fois dans leur site tissulaire final, les schistosomules se développent en vers adultes mâles ou femelles. Ces derniers s'accouplent et les femelles produisent au moins 300 œufs couverts de piquants par jour. Contrairement aux protozoaires parasites, les schistosomes et les autres helminthes ne se multiplient pas au sein de leurs hôtes. Les œufs produits par les vers femelles ne se développent pas en vers adultes chez l'Homme ; bien au contraire, certains d'entre eux passent dans les fèces ou l'urine puis sont excrétés pour infecter d'autres escargots. Le nombre de vers chez un individu infecté n'augmente que par une exposition répétée à des cercaires nageant librement et, ainsi, la plupart des individus infectés n'ont qu'un nombre très limité de vers.

La plupart des symptômes de la schistosomiase sont provoqués par les œufs. Plus de la moitié des œufs produits reste chez l'hôte, où ils envahissent la paroi intestinale, le foie ou la vessie et provoquent des hémorrhagies. Un état chronique peut ensuite se développer, dans lequel les vers adultes persistent et les œufs non excrétés induisent des réactions d'hypersensibilité retardée à médiation cellulaire, conduisant à de gros granulomes qui s'entourent progressivement de tissu fibreux. Bien que les œufs soient retenus par la formation des granulomes, ces derniers obstruent souvent le flux sanguin veineux du foie ou de la vessie.

Bien qu'une réponse immunitaire se développe contre les schistosomes, chez la plupart des individus, elle n'est pas suffisante pour éliminer les vers adultes, même si les sites intravasculaires des schistosomes font du ver une cible facile pour une attaque immunitaire. Bien au contraire, les vers peuvent survivre parfois plus de 20 ans. Les schistosomules sembleraient être les formes les plus sensibles à une attaque, mais étant donné qu'elles sont mobiles, elles peuvent échapper à une accumulation localisée des cellules du système immunitaire et à une réaction inflammatoire. Les vers schistosomes adultes disposent aussi de plusieurs mécanismes spécifiques qui les protègent des défenses immunitaires. On a constaté que le ver adulte diminue l'expression des antigènes de sa membrane externe et s'entoure aussi lui-même d'un revêtement de glycolipides et de glycoprotéines, empruntés à l'hôte, qui masque la présence de ses propres antigènes. Parmi les antigènes observés sur le ver adulte, figurent les antigènes des groupes sanguins ABO et les antigènes d'histocompatibilité propres à l'hôte ! Bien évidemment, la réponse immunitaire est diminuée par ce revêtement fait des

Visualisation des concepts

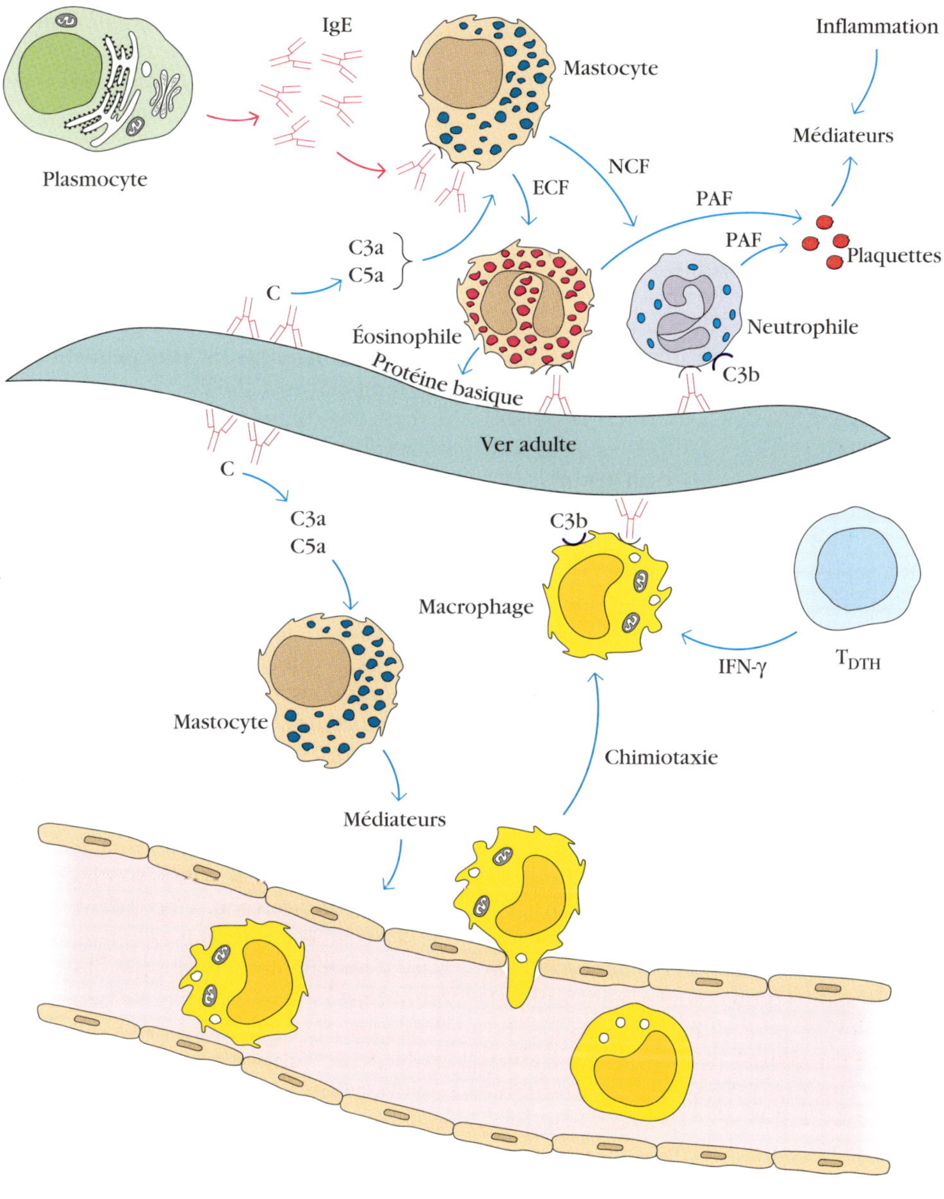

FIGURE 17.13 Vue d'ensemble de la réponse immunitaire créée contre *Schistosoma mansoni*. La réponse inclut une composante humorale à IgE (*en haut*) et une composante à médiation cellulaire impliquant les cellules T CD4⁺ (*en bas*). C = complément ; FCE = facteur chimiotactique des éosinophiles ; FCN = facteur chimiotactique des neutrophiles ; FAP = facteur d'activation des plaquettes.

antigènes de l'hôte, ce qui doit contribuer à la longue vie de ces organismes pathogènes.

L'importance relative des réponses humorale ou à médiation cellulaire dans l'immunité protectrice contre la schistosomiase est controversée. La réponse humorale à l'infection par *S. mansoni* est caractérisée par des titres élevés d'anticorps IgE anti-schistosome, des augmentations localisées de mastocytes qui se dégranulent et un accroissement du nombre des éosinophiles (figure 17.13, haut). Ces manifestations suggèrent que des cytokines produites par une sous-population semblable à T_H2 sont importantes pour la réponse immunitaire : l'IL-4, qui induit les cellules B à faire une commutation de classe pour produire des IgE ; l'IL-5 qui induit les précurseurs de la moelle osseuse à se différencier en éosinophiles ; l'IL-3, qui (de concert avec l'IL-4) stimule la croissance des mastocytes. La dégranulation des mastocytes libère des médiateurs qui augmentent l'infiltration des cellules de l'inflammation, telles que les macrophages et les éosinophiles. Les éosinophiles expriment les récepteurs du Fc de l'IgE et de l'IgG et se lient au parasite recouvert d'anticorps. Une fois lié au parasite, un éosinophile peut participer à une cytotoxicité à médiation cellulaire dépendante d'un anticorps (ADCC), en libérant les médiateurs de ses granules qui provoquent des lésions dans le parasite (voir la figure 14.12). Un médiateur des éosinophiles, appelé protéine basique, est particulièrement toxique pour les helminthes.

Cependant, des études d'immunisation effectuées chez des souris suggèrent que cette réponse humorale à IgE ne pourrait pas conférer une immunité protectrice. Lorsque des souris sont immunisées avec un vaccin contre *S. mansoni*, la réponse immunitaire protectrice qui se développe n'est pas une réponse IgE, mais plutôt une réponse T_H1 caractérisée par une production d'IFN-γ et une accumulation de macrophages (voir la figure 17.13, bas). De plus, des souches naturelles de souris présentant des déficits en mastocytes ou en IgE développent une immunité protectrice à la suite d'une vaccination, tandis que des souches naturelles ayant des déficits des réponses à médiation cellulaire par les cellules T $CD4^+$ ne peuvent pas développer une immunité protectrice en réponse au vaccin. Ces études suggèrent que la réponse par les cellules T $CD4^+$ pourrait être la plus importante dans l'immunité contre la schistosomiase. Il a été suggéré que la capacité à induire une réponse de type T_H2 inefficace pourrait avoir évoluée chez les schistosomes en tant que mécanisme de défense astucieux pour s'assurer que les cellules T_H2 produisent des taux d'IL-10 suffisants pour inhiber une immunité protectrice médiée par la sous-population de type T_H1 dans la réponse des cellules T $CD4^+$.

Les antigènes présents sur la membrane des cercaires et des jeunes schistosomules sont des composants prometteurs pour un vaccin, étant donné que ces stades semblent être les plus sensibles à l'attaque immunitaire. L'injection à des souris ou des rats d'anticorps monoclonaux dirigés contre les cercaires ou les jeunes schistosomules, transféraient une résistance passive à l'infection par des cercaires vivants. Lorsque ces anticorps protecteurs étaient utilisés dans des colonnes d'affinité pour purifier les antigènes membranaires des schistosomes à partir d'extraits membranaires bruts, on a trouvé que les souris immunisées puis soumises à des injections de rappel avec ces antigènes purifiés présentaient une résistance accrue à un défi ultérieur par des cercaires vivants. Des banques cDNA de schistosomes ont été établies et criblées (screenées) avec les anticorps monoclonaux protecteurs afin d'identifier les cDNA codant les antigènes de surface. Les expériences utilisant des antigènes clonés de cercaires ou de schistosomules sont actuellement en cours pour évaluer leur capacité à induire une immunité protectrice dans des modèles animaux. Cependant, dans le développement d'un vaccin efficace contre la schistosomiase, une ligne étroite sépare une réponse immunitaire bénéfique, qui, au mieux, limite la charge parasitaire, d'une réponse préjudiciable qui, par elle-même, pourrait devenir pathologique.

Maladies infectieuses émergentes

Un coup d'œil à l'offre actuelle dans votre librairie ou votre vidéo-club local met en évidence la préoccupation du public ou de la presse à propos des nouveaux agents infectieux. Plusieurs fois par an, semble-t-il, nous entendons parler d'un nouveau virus ou d'une nouvelle bactérie qui apparaît en un lieu particulier et cause une maladie grave ou sème la mort dans une population. Les pathogènes nouvellement décrits sont appelés pathogènes émergents. Certains d'entre eux, qui ont été décrits à partir du début des années 1970, sont présentés dans le tableau 17.5. On pense que ces nouveaux pathogènes sont apparus dans un passé récent. L'HIV est un exemple de pathogène récemment apparu.

Dans d'autres circonstances, des maladies qui n'étaient plus à l'origine d'une infection généralisée, ont recommencé soudainement à infecter un nombre beaucoup plus grand d'individus. Ces maladies sont appelées maladies infectieuses « réémergentes ». La réémergence de ces maladies n'est pas surprenante si nous considérons que les bactéries peuvent s'adapter pour vivre dans presque tous les environnements. Si elles peuvent s'adapter pour vivre aux températures élevées des cratères au fond des océans, il n'est pas difficile d'admettre qu'elles puissent évoluer pour échapper à des médicaments antimicrobiens.

La tuberculose est une maladie réémergente bien connue. Il y a dix ans, les responsables de la santé publique étaient convaincus que la tuberculose disparaîtrait rapidement en temps que problème de santé majeur aux États-Unis. Par la suite, en raison de nombreux événements parmi lesquels figurent l'épidémie de SIDA, des milliers de personnes infectées ont développé des souches de *M. tuberculosis* résistantes à la batterie conventionnelle d'antibiotiques. Ces personnes ont ensuite transmis à d'autres ces souches de *M. tuberculosis* résistantes aux antibiotiques, nouvellement apparues. Alors que le taux d'infection par *M. tuberculosis* avait augmenté considérablement aux États-Unis dans la première partie de cette décennie, à partir de 1995, son incidence a commencé à décroître de nouveau. Cependant, l'incidence mondiale de la maladie est encore en augmentation et l'Organisation Mondiale de la Santé prédit qu'entre 1998 et 2020, un milliard supplémentaire de personnes seront infectées et que plus de 70 millions mourront de cette maladie si des mesures préventives ne sont pas adoptées.

Une autre maladie réémergente est la diphtérie. Cette maladie était presqu'inexistante en Europe dans les dernières années en raison de la vaccination ; cependant, en 1994, des cas disséminés ont été rapportés dans certaines républiques de l'ancienne Union soviétique. À partir de 1995, il y avait plus de 50 000 cas répertoriés dans la même région et des milliers de personnes sont mortes d'une infection par la diphtérie. Le bouleversement social et l'instabilité qui suivirent l'éclatement de l'Union soviétique ont été presque certainement le facteur essentiel de la réémergence de cette maladie, en raison des carences qui s'en sont suivies dans les mesures de santé publique, parmi lesquelles la plus importantes a peut-être été la disparition des programmes d'immunisation. Depuis 1995, des programmes d'immunisation ont été réétablis et la tendance a été inversée, avec seulement 13 687 cas de diphtérie rapportés dans les républiques russes en 1996 et 6 932 en 1998.

D'autres maladies sont apparues, semble-t-il, sans que l'on sache d'où et, autant que l'on puisse en juger, sont dues à de nouveaux pathogènes. Parmi ceux-ci, figurent les pathogènes largement médiatisés que sont le virus Ebola et *Legionella pneumophilia*, la bactérie responsable de

Tableau 17.5 Pathogènes émergents reconnus depuis 1973

Année	Pathogène	Maladie
1973	Rotavirus	Cause majeure des diarrhées infantiles dans le monde entier
1974	Hépatite C	Hépatite non-A, non-B, habituellement transmise par des transfusions
1976	*Cryptosporidium parvum*	Diarrhée aiguë ou chronique
1977	Virus Ebola	Fièvre hémorrhagique de l'Ebola
	Legionella pneumophilia	Maladie des légionnaires
	Hantavirus	Fièvre hémorrhagique avec syndrome rénal
	Campylobacter jejuni	Maladies entériques distribuées dans le monde entier
1980	HTLV-1 (human T-lymphotrophic virus I)	Lymphomes à cellules T
1981	Souches de *Staphylococcus aureus* productrices de toxines	Syndrome de choc toxique
1982	*Escherichia coli* 0157:H7	Colite hémorrhagique
	HTLV-II	Leucémie à tricholeucocytes
	Borrelia burgdorferi	Maladie de Lyme
1983	HIV	SIDA
	Helicobacter pylori	Ulcères peptiques
1988	Hépatite E	Hépatite entérique non-A, non-B
1990	Virus Guanarito	Fièvre hémorrhagique du Vénézuela
1991	*Encephalotozzon hellem*	Conjonctivite, maladie disséminée
1992	*Vibrio cholerae* 0139	Nouvelle souche du choléra épidémique
	Bartonella henselae	Maladie des griffes de chat
1994	Virus Sabia	Fièvre hémorrhagique brésilienne
1995	Herpèsvirus-8 humain	Associé au sarcome de Kaposi chez les patients atteints de SIDA
1996	Agent causal de la TSE	Nouveau variant de la maladie de Creutzfeldt-Jakob (maladie de la vache folle)
1997	Virus A de la grippe, sous-type H5N1	Grippe aviaire
1999	Virus A de la grippe, sous-type H9N2	Nouvelle souche de grippe humaine
	Virus Nipah	Encéphalite

la maladie des légionnaires. Le virus Ebola a été découvert pour la première fois après l'apparition d'une épidémie en Afrique, en 1976. À partir de 1977, le virus responsable de cette maladie a été isolé et classé dans les filovirus, qui sont des virus à RNA incluant aussi le virus Marburg, proche parent de l'Ebola. L'Ebola est à l'origine d'une fièvre hémorrhagique particulièrement grave qui tue plus de 50 % de ceux qui sont infectés. En raison de la gravité de cette maladie et de la rapide évolution vers la mort après l'apparition initiale des symptômes, ce virus a été l'objet d'une grande attention. Cependant, quoique le risque de mort soit très élevé lorsqu'on est infecté par l'Ebola, il est très facile de contrôler la diffusion du virus. Par l'isolement des individus infectés, le personnel hospitalier et le personnel médical peuvent être protégés. De cette façon, la dissémination du virus Ebola a été contenue au cours des deux plus récentes épidémies.

Une autre maladie émergente récemment décrite est la maladie des légionnaires, qui est une pneumonie virulente rapportée pour la première fois chez 221 personnes qui s'étaient rendues à la Convention de l'*American Legion* à Philadelphie en 1976. Des 221 personnes atteintes, 34 sont mortes de cette infection. Le pathogène à l'origine de cette maladie n'était pas connu, mais des investigations ultérieures ont conduit à l'identification d'une bactérie qui a été dénommée *Legionella pneumophilia.* Cette dernière prolifère dans les zones froides et humides et peut être trouvée dans les unités de condensation des grands systèmes commerciaux d'air conditionné. Le système d'air conditionné peut produire un aérosol qui contient des bactéries, disséminant ainsi l'infection à travers toute la zone desservie par l'unité. On a montré que ce système était la source des bactéries de la Convention de 1976 à Philadelphie. Étant donné que le danger de tels aérosols est maintenu reconnu, une conception améliorée des systèmes de conditionnement de l'air et de sa distribution par des tuyaux a grandement réduit l'incidence de la maladie.

Pourquoi ces nouvelles maladies sont-elles émergentes et pourquoi d'autres sont-elles réémergentes ? Une raison possible suggérée par les responsables de la santé publique est l'entassement des populations les plus pauvres du monde dans des espaces très réduits au sein d'énormes villes. Un autre facteur est l'augmentation considérable des voyages internationaux. De plus, il est maintenant facile de traverser le globe en un très court laps de temps, ce qui rend possible qu'un individu soit infecté sur un continent puis qu'il dissémine la maladie sur un autre continent à des dizaines de milliers de miles. D'autres caractéristiques de la vie moderne qui pourraient intervenir seraient la distribution massive de nourriture, qui expose de larges populations au danger d'aliments potentiellement contaminés, ainsi que la préparation non hygiénique des aliments. L'Organisation Mondiale de la Santé et le Centre américain pour le contrôle des maladies contrôlent activement les nouvelles infections et travaillent étroitement ensemble pour détecter et identifier les nouveaux agents infectieux et fournir les informations les plus récentes aux voyageurs qui se rendent dans des régions du monde où de tels agents pourraient représenter un risque.

Résumé

1. Les réponses immunitaires naturelles constituent la défense essentielle contre les pathogènes. Elles incluent des barrières physiques, telles que la peau, aussi bien que la production non spécifique de composants du complément et de certaines cytokines en réponse à une infection par divers pathogènes.
2. La réponse immunitaire à une infection virale implique à la fois les composantes humorale et à médiation cellulaire (voir le tableau 17.2). Un anticorps contre un récepteur viral peut bloquer les infections virales des cellules hôte. Cependant, nombre de virus, y compris celui de la grippe, sont capables de muter les molécules de leurs récepteurs et ainsi d'échapper à la réponse anticorps humorale (voir la figure 17.5). Une fois que l'infection virale s'est établie, l'immunité à médiation cellulaire semble être plus importante que l'immunité humorale, et elle agit dans le sens d'une élimination des cellules infectées.
3. La réponse immunitaire aux infections bactériennes extracellulaires est généralement médiée par un anticorps (voir la figure 17.7). L'anticorps peut induire une production localisée des molécules effectrices immunitaires du système du complément, facilitant ainsi le développement d'une réponse inflammatoire. L'anticorps peut aussi activer la lyse médiée par le complément des bactéries, neutraliser les toxines et jouer le rôle d'opsonine pour augmenter la phagocytose. Les bactéries peuvent échapper à la réponse anticorps immunitaire par divers mécanismes (voir le tableau 17.4). Certaines bactéries sécrètent des enzymes protéasiques qui clivent les dimères d'IgA, réduisant ainsi l'efficacité de l'IgA dans les sécrétions muqueuses. D'autres bactéries échappent à la phagocytose en produisant à leur surface des capsules ou des protéines qui inhibent l'adhérence aux phagocytes, en sécrétant des toxines qui tuent les phagocytes ou mettent à profit leur capacité à survivre au sein des phagocytes. La défense de l'hôte contre les bactéries intracellulaires dépend largement des réponses médiées par les cellules T $CD4^+$.
4. Les réponses immunitaires humorale ou à médiation cellulaire ont toutes deux été impliquées dans l'immunité contre les infections par les protozoaires. L'efficacité de la réponse dépend en partie de la localisation du parasite, qui typiquement change avec les stades de son cycle biologique. En général, un anticorps humoral est efficace contre les stades qui se développent dans le sang, mais une fois que les protozoaires ont infecté les cellules hôte, une immunité à médiation cellulaire est nécessaire. Les protozoaires échappent à la réponse immunitaire par différents mécanismes. Certains, en particulier *Trypanosoma brucei*, sont recouverts d'un revêtement glycoprotéique qui est constamment modifié par un mécanisme de commutation génétique (voir la figure 17.12). D'autres (y compris *Plasmodium*, agent du paludisme) se débarrassent de leur revêtement glycoprotéique après qu'un anticorps s'y soit fixé.
5. Les helminthes sont de gros parasites qui normalement ne se multiplient pas dans les cellules. Étant donné que très peu de ces pathogènes sont portés par un individu affecté et que ces derniers ne se multiplient pas dans leur hôte, l'exposition des helminthes au système immunitaire est limitée ; par conséquent, il n'est induit qu'un faible niveau d'immunité. Bien que les helminthes soient habituellement attaqués par des défenses médiées par des anticorps, ces dernières peuvent être inefficaces. Une réponse à médiation cellulaire par les cellules T $CD4^+$ joue un rôle essentiel dans la réponse à *Schistosoma* (voir la figure 17.13).
6. De façon croissante, des pathogènes émergents ou réémergents sont devenus très importants au cours des récentes années (voir le tableau 17.5). Ces pathogènes incluent certains de ceux qui ont été décrits récemment, ainsi que d'autres que l'on croyait contrôlés par les pratiques de santé publique. Parmi les facteurs conduisant à l'émergence de tels pathogènes figurent notre capacité accrue à voyager sur de longues distances dans un court laps de temps et le considérable entassement de certaines populations dans d'étroits environnements urbains.

RÉFÉRENCES

Biron, CA. 1998. Role of early cytokines, including α and β interferons (IFN-α/β), in innate and adaptive immune responses to viral infections. *Semin. Immunol.* **10**:383.

Bloom, BR, et CJL Murray. 1992. Tuberculosis: commentary on a reemergent killer. *Science* **257**:1055.

Borst, P, *et al.* 1998. Control of VSG gene expression sites in *Trypanosoma brucei*. *Mol. Biochem. Parasitol.* **91**:67.

Bretscher, PA. 1992. A strategy to improve the efficacy of vaccination against tuberculosis and leprosy. *Immunol. Today* **13**:342.

Cooper, AM, et JL, Flynn. 1995.The protective immune response to *Mycobacterium tuberculosis*. *Curr. Opin. Immunol.* 7:512.

Cox, FE. 1997. Designer vaccines for parasitic diseases. *Int. J. Parasitol.* **27**:1147.

Doherty, PC. 1997. Effector $CD4^+$ and $CD8^+$ T-cell mechanisms in the control of respiratory virus infections. *Immunol. Rev.* **159**:105.

Evans, J. 1998. Lyme disease. *Curr. Opin. Rheumatol.* **10**:339.

Finkelman, FD, *et al*. 1997. Cytokine regulation of host defense against parasitic gastrointestinal nematodes: lessons from studies with rodent models. *Annu. Rev. Immunol.* **15**:505.

Good, MF *et al*. 1998. Pathways and strategies for developing a malaria blood-stage vaccine. *Annu. Rev. Immunol.* **16**:57.

Gooding, LR. 1992. Virus proteins that counteract host immune defenses. *Cell* **71**:5.

Hollingdale, MR, *et al*. 1998. Biology of malarial liver stages: implications for vaccine design. *Ann. Trop. Med. Parasitol* **92**:411.

Huebner, RE, et KG Castro. 1995. The changing face of tuberculosis. *Annu. Rev. Med.* **46**:47.

Kaufmann, SHE. 1993. Immunity to intracellular bacteria. *Annu. Rev. Immunol.* **11**:129.

Krause, RM, *et al*. 1997. Summary of antibody workshop: The role of humoral immunity in the treatment and prevention of emerging and extant infectious diseases. *J. Infect Dis.* **176**:549

Lachmann, PJ, et A Davies. 1997. Complement and immunity to viruses. *Immunol. Rev.* **159**:69.

Lamm, ME. 1997. Interaction of antigens and antibodies at mucosal surfaces. *Annu. Rev. Microbiol.* **51**:311.

Louis, J, *et al*. 1998. Regulation of protective immunity against *Leishmania major* in mice. *Curr. Opin. Immunol.* **10**:459.

Mims, CA. 1987. *Pathogenesis of Infectious Disease*, 2e éd. New York: Academic Press.

Nardin, EH, et RS Nussenzweig. 1993. T cell responses to preerythrocyte stages of malaria: role in protection and vaccill development against pre-erythrocyte stages. *Annu. Rev. Immunol.* **11**:687.

Rarnshaw, IA, *et al*. 1997. Cytokines and immunity to viral infections. *Immunol. Rev.* **159**:119.

Robertson, BD, et TF Meyer. 1992. Genetic variation in pathogenic bacteria. *Trends Genet.* **8**:422.

Scott, P. 1998. Differentiation, regulation, and death of T helper cell subsets during infection with *Leishmania major*. *Immunol. Res.* **17**:229.

Sher, A, et RL Coffman. 1992. Regulation of immunity to parasites by T cells and T-cell derived cytokines. *Annu. Rev. Immunol.* **10**:385.

Weiss, R. 1992. On the track of "killer" TB. *Science* **255**:148.

Welsh, RM. 1997. Alpha beta and gamma delta T-cell networks and their roles in natural resistance to viral infections. *Immunol. Rev.* **159**:79.

Sites Web utiles

http://www.cdc.gov/ncidod/
Page d'accueil du *National Center for Infectious Diseases* : un superbe site pour le contrôle des maladies émergentes. C'est une sous-division des *Centers for disease control* (CDC) ; les liens aux CDC sont trouvés dans ce site.

http://www.niaid.nih.gov/
Page d'accueil du *National Institute of Allergy and Infectious Diseases* : Le *NIAID* est l'Institut du *NIH* qui sponsorise la recherche dans le domaine des maladies infectieuses et son site Web apporte nombre de liens conduisant à d'autres sites en rapport.

http://www.who.int/
Page d'accueil de la *World Health Organization* (Organisation Mondiale de la Santé) : Organisation internationale qui contrôle les maladies infectieuses dans le monde entier.

Questions à l'usage des étudiants

1. L'effet du CMH sur la réponse immunitaire contre les peptides de la nucléoprotéine du virus de la grippe a été étudié chez des souris H-2^{b} qui avaient été préalablement immunisées avec des virions de grippe vivants. L'activité CTL des lymphocytes activés a été déterminée par des dosages *in vitro* par CML (voir p. 365), en utilisant des fibroblastes H-2^{k} comme cellules cible. Les cellules cible avaient été transfectées avec divers gènes H-2^{b} de classe I du CMH et étaient infectées soit avec du virus de la grippe vivant, soit incubées avec des peptides synthétiques de la nucléoprotéine. Les résultats de ces dosages sont présentés dans le tableau.

a. Pourquoi les cellules cible du système A n'étaient-elles pas tuées, même lorsqu'elles étaient infectées avec le virus de la grippe vivant ?

b. Pourquoi une réponse CTL était-elle générée contre la nucléoprotéine dans le système C, bien que cette dernière soit une protéine virale interne ?

c. Pourquoi y avait-il une bonne réponse CTL dans le système C contre le peptide 365-380, alors qu'il n'y avait pas de réponse dans le système D contre le peptide 50-63 ?

d. Si vous aviez à développer un peptide synthétique pour vacciner contre la grippe chez l'Homme, comment ces résultats obtenus chez les souris influenceraient-ils votre conception d'un vaccin ?

Cellule cible (fibroblaste H-2^{k})	Test antigénique	Activité CTL des lymphocytes H-2^{b} activés par la grippe (lyse %)
(A) Non transfectée	Virus de la grippe vivant	0
(B) Tranfectée avec la classe I D^{b}	Virus de la grippe vivant	60
(C) Transfectée avec la classe I D^{b}	Peptide 365-380 de la nucléoprotéine	50
(D) Transfectée avec la classe I D^{b}	Peptide 50-63 de la nucléoprotéine	2
(E) Transfectée avec la classe I K^{b}	Peptide 365-380 de la nucléoprotéine	0,5
(F) Transfectée avec la classe I K^{b}	Peptide 50-63 de la nucléoprotéine	1

2. Décrire les défenses non spécifiques qui opèrent lorsqu'un microorganisme pathogène pénètre pour la première fois dans l'organisme.

3. Décrire les différents mécanismes de défense spécifiques qu'emploie le système immunitaire pour combattre les divers pathogènes.

4. Quel est le rôle de la réponse humorale dans l'immunité contre la grippe ?

5. Décrire les mécanismes spécifiques utilisés par chacun des pathogènes ci-après pour échapper à la réponse immunitaire : (a) les trypanosomes africains, (b) les différentes espèces de *Plasmodium*, et (c) le virus de la grippe.

6. M.F. Good et ses collaborateurs ont analysé l'effet de l'haplotype du CMH sur la réponse anticorps à un peptide antigénique du circumsporozoïte du paludisme (CS) dans diverses souches de souris recombinantes congéniques. Leurs résultats sont présentés dans le tableau ci-dessous.

a. Selon les résultats de cette étude, quelle(s) molécule(s) du CMH serve(nt) d'élément(s) de restriction pour ce peptide antigénique ?

b. Étant donné que la reconnaissance de l'antigène par les cellules B n'est pas restreinte au CMH, pourquoi la réponse anticorps humorale est-elle influencée par l'haplotype du CMH ?

Souche	Allèles H-2					Réponse anticorps au peptide CS
	K	IA	IE	S	D	
B10.BR	*k*	*k*	*k*	*k*	*k*	< 1
B10.A (4R)	*k*	*k*	*b*	*b*	*b*	< 1
B10.HTT	*s*	*s*	*k*	*k*	*d*	< 1
B10.A (5R)	*b*	*b*	*k*	*d*	*d*	67
B10	*b*	*b*	*b*	*b*	*b*	73
B10.MBR	*b*	*k*	*k*	*k*	*q*	< 1

Source : Adapté de MF Good *et al.*, 1988, *Annu. Rev. Immunol.* **6**:633.

7. Remplir les blancs dans les assertions suivantes.

a. Le vaccin actuel contre la tuberculose est constitué d'une souche atténuée de M. *bovis* appelée ________________.

b. La variation dans les protéines de surface du virus de la grippe est générée par ________________ et ________________.

c. La variation dans la piline, qui est exprimée par de nombreuses bactéries gram-négatives, est créée par le processus de ________________.

d. Les mycobactéries qui causent la tuberculose sont séquestrées dans des lésions granulomateuses appelées ________________, qui contiennent un petit nombre de ________________ et nombre de ________________.

e. Le vaccin contre la diphtérie est une préparation d'exotoxine traitée par le formaldéhyde, appelée ________________.

f. Une contribution majeure à la défense non spécifique de l'hôte contre les virus est apportée par ________________ et ________________.

g. La défense essentielle de l'hôte contre l'attachement des virus et des bactéries aux surfaces épithéliales est ________________.

h. Deux cytokines d'une importance toute particulière dans la réponse à l'infection par M. *tuberculosis* sont ________________ ; elles stimulent le développement des cellules T_H1 et ________________ qui provoquent l'activation des macrophages.

8. Discuter les facteurs qui contribuent à l'émergence de nouveaux pathogènes ou à la réémergence de pathogènes que l'on croyait contrôlés dans les populations humaines.

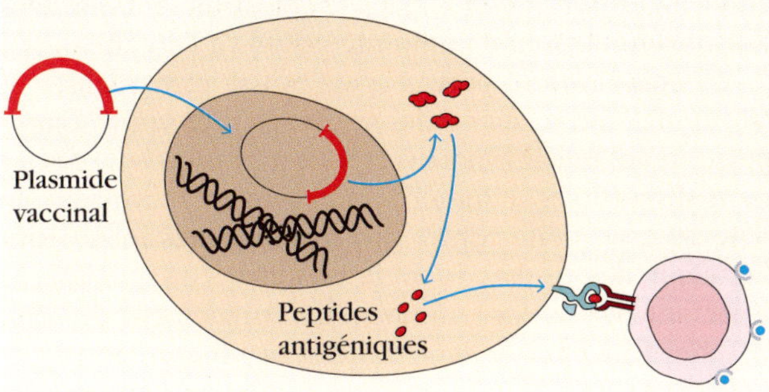

CHAPITRE 18
VACCINS

Immunisation active et immunisation passive

Conception de vaccins pour une immunisation active

Vaccins utilisant des organismes pathogènes entiers

Vaccins utilisant des macromolécules purifiées

Vaccins utilisant des vecteurs recombinants

Vaccins utilisant du DNA

Vaccins utilisant des peptides synthétiques

Vaccins utilisant des sous-unités multivalentes

L'immunologie, en tant que discipline, trouve ses racines dans les premiers essais de vaccination effectués par Edward Jenner et Louis Pasteur. Depuis les efforts de ces pionniers, on a développé des vaccins contre de nombreuses maladies qui figuraient parmi les afflictions majeures de l'humanité. La fréquence de maladies telles que la diphtérie, la rougeole, les oreillons, la coqueluche, la rubéole, la poliomyélite et le tétanos a diminué de façon très importante lorsque la vaccination est devenue plus habituelle. Manifestement, la vaccination est une arme rentable pour la prévention des maladies. Probablement, dans aucun autre cas, les bénéfices de la vaccination n'ont été aussi manifestement évidents que dans l'éradication de la variole, de longue date l'un des fléaux des plus terribles de l'humanité. Depuis octobre 1977, nulle part dans le monde, aucun cas de variole acquise naturellement n'a été rapporté. Également encourageante est l'éradication prévue de la polio. En 1999, il n'y a pas eu de cas de polio aux États-Unis et l'Organisation Mondiale de la Santé (OMS ou WHO, de *World Health Organization*) prédit que la polio, dans sa forme paralysisante, sera éradiquée dans le monde d'ici l'année 2003. Une nouvelle arme contre les maladies infantiles est le vaccin contre le rotavirus, cause majeure des diarrhées infantiles. L'utilisation de ce vaccin peut sauver les vies de millions d'enfants de par le monde et, aux États-Unis, prévenir la majorité des 250 000 épisodes de diarrhées infantiles nécessitant une hospitalisation.

Le contrôle de nombre des maladies à l'origine d'une mortalité et d'une morbidité significatives a fait des progrès exceptionnels, mais il reste un besoin criant de vaccins contre d'autres maladies. Chaque année, de par le monde, des millions de morts sont provoquées par le paludisme, la tuberculose et le SIDA, maladies contre lesquelles il n'y a pas de vaccin efficace. L'Organisation Mondiale de la Santé estime que 16 000 individus chaque jour, soit 5,8 millions par an, sont infectés par l'HIV-1, le virus qui cause le SIDA. On estime que depuis la fin des années 1990, 40 millions de décès peuvent être attribués au SIDA, ce qui laisse plus de 9 millions d'orphelins. Un vaccin efficace pourrait avoir un immense impact sur le contrôle d'une telle dissémination tragique de mort et de désastre. Outre les défis présentés par les maladies contre lesquelles il n'existe pas de vaccin, il demeure la nécessité d'améliorer la sécurité et l'efficacité des vaccins actuels et de découvrir des voies permettant d'abaisser leur coût et les dispenser efficacement à tous ceux qui en ont besoin, particulièrement dans les pays du monde en développement. L'OMS estime que 20 %-35 % des morts infantiles dans le monde sont dues à des maladies qui pourraient être prévenues par les vaccins existants.

Pour développer avec succès un vaccin qui puisse être approuvé pour une utilisation chez l'Homme, produit à un coût raisonnable et délivré efficacement aux populations à risque, la voie est coûteuse, longue et difficile. Les méthodes permettant de fabriquer des produits qui puissent être essayés chez l'Homme et les voies selon lesquelles ils sont testés dans des essais cliniques sont strictement régulées. Même les vaccins expérimentaux qui passent les premiers tests et sont approuvés pour leur utilisation lors d'essais chez l'Homme ne sont pas assurés de trouver leur place dans une utilisation de routine. L'expérience a montré que les vaccins expérimentaux utilisés avec succès au laboratoire ou dans des études animales ne préviennent pas tous la maladie chez l'Homme. Certains vaccins potentiels ont des effets secondaires inacceptables et d'autres aggravent la maladie qu'ils étaient censés prévenir. Les vaccins à base de virus vivants représentent une menace particulière pour ceux qui sont atteints d'une immunodéficience primaire ou acquise (voir le chapitre 19). Des essais très stricts sont une nécessité absolue, étant donné que les vaccins seront administrés à un très grand nombre de personnes bien portantes. Les effets secondaires néfastes, même ceux qui n'apparaissent que très rarement, doivent être impérativement confrontés aux bénéfices potentiels d'une protection par le vaccin.

Les débuts de toute voie de développement d'un vaccin se situent dans une recherche fondamentale. Les récentes avancées en immunologie et en biologie moléculaire ont conduit à de nouveaux vaccins efficaces et à des stratégies prometteuses pour la découverte de nouveaux vaccins. La connaissance des différences dans les épitopes reconnus par les cellules T ou les cellules B a permis aux immunologistes de commencer à concevoir des vaccins candidats permettant de porter à son maximum l'activation de la branche humorale ou de la branche à médiation cellulaire du système immunitaire. Étant donné que des différences dans les voies d'apprêtement de l'antigène sont devenues évidentes, les scientifiques ont commencé à concevoir des vaccins et à utiliser des adjuvants qui optimisent la présentation de l'antigène par des molécules de classe I ou de classe II du CMH. Les techniques du génie génétique peuvent être utilisées pour développer des vaccins permettant de porter à son maximum la réponse immunitaire contre des épitopes sélectionnés et pour simplifier l'administration des vaccins. Ce chapitre décrit les vaccins utilisés actuellement et les stratégies vaccinales, y compris les conceptions expérimentales qui pourraient conduire aux vaccins du futur.

Immunisation active et immunisation passive

L'immunité contre les micro-organismes infectieux peut être atteinte par **immunisation active** ou **immunisation passive**. Dans chaque cas, l'immunité peut être acquise, soit par des processus naturels (habituellement par transfert de la mère au fœtus ou par infection préalable par le pathogène), soit par des moyens artificiels, tels qu'une injection d'anticorps ou de vaccin (tableau 18.1). Les agents utilisés pour induire une immunité passive incluent les anticorps humains ou animaux, tandis que l'immunisation active est obtenue par inoculation de pathogènes microbiens qui induisent l'immunité sans provoquer la maladie ou par inoculation de composants antigéniques venant des pathogènes. Cette section décrit l'utilisation actuelle des techniques d'immunisation passive et d'immunisation active.

Immunisation passive

Jenner et Pasteur sont reconnus comme les immunologistes qui ont introduit la vaccination, ou induction d'une immunité active, mais on doit tout autant reconnaître Emil von Behring et Hidesaburo Kitasato pour leurs contributions à l'immunité passive. Ces chercheurs ont été les premiers à montrer que l'immunité suscitée chez un animal peut être transférée à un autre en lui injectant le sérum du premier (voir « Regards sur la clinique », chapitre 4).

L'immunisation passive, dans laquelle des anticorps préformés sont transférés à un receveur, se produit naturellement par transfert à travers le placenta des anticorps maternels au fœtus en cours de développement. Les anticorps maternels contre la diphtérie, le tétanos, les streptocoques, la rubéole, la rougeole, les oreillons et la poliomyélite apportent tous une protection acquise passivement au fœtus en cours de développement. Les anticorps maternels présents dans le colostrum et dans le lait fournissent aussi une immunité passive à l'enfant.

L'immunisation passive peut aussi être réalisée en injectant à un receveur des anticorps préformés. Dans le passé, avant que les vaccins et les antibiotiques ne deviennent disponibles, l'immunisation passive fournissait une défense essentielle contre diverses maladies infectieuses. En dépit des risques (voir le chapitre 16) encourus en injectant des sérums animaux, habituellement du sérum de cheval, c'était le seul traitement efficace contre des maladies par ailleurs mortelles. Actuellement, certaines conditions justifient l'utilisation de l'immunisation passive. Parmi celles-ci, figurent :

- le déficit de synthèse d'un anticorps à la suite d'un défaut congénital ou acquis des cellules B, seul ou associé à d'autres immunodéficiences ;
- l'exposition effective ou probable d'une personne sensible à une maladie qui provoquera des complications (par exemple, un enfant atteint de leucémie exposé à la varicelle ou à la rougeole), ou le manque de temps pour atteindre une protection adéquate par une immunisation active ;
- l'existence d'une maladie qu'un anticorps pourrait améliorer en contribuant à la suppression des effets d'une toxine (tétanos, diphtérie ou botulisme).

Par exemple, lorsque des individus qui n'ont pas reçu une immunisation active récente contre le tétanos se sont piqués, on leur fait une infection d'antisérum de cheval contre la toxine tétanique. L'anticorps de cheval préformé neutralise la toxine tétanique produite par *Clostridium tetani* dans la blessure.

TABLEAU 18.1 Acquisition de l'immunité passive ou de l'immunité active

Type	Acquise par
Immunité passive	Anticorps maternels naturels Immunoglobulines* Antitoxines†
Immunité active	Infections naturelles Vaccins‡ Organismes pathogènes atténués Organismes pathogènes inactivés Macromolécules microbiennes purifiées Antigènes microbiens clonés (seuls ou inclus dans un vecteur) Complexes multivalents Toxoïdes§

* Solution contenant des anticorps dérivés du sang humain, obtenue par fractionnement par l'éthanol à froid de larges pools de plasma ; disponible sous forme de préparations pour injection intramusculaire ou intraveineuse.

† Anticorps dérivés du sérum d'animaux stimulés par des antigènes spécifiques.

‡ Suspension de micro-organismes vivants atténués ou tués, ou encore de fragments de ces derniers, présentée à un hôte potentiel pour induire une immunité ou prévenir une maladie.

§ Toxines bactériennes modifiées afin qu'elles ne soient plus toxiques mais conservent leur capacité à stimuler la formation d'une antitoxine.

L'immunisation passive est administrée en routine aux individus exposés au botulisme, au tétanos, à la diphtérie, à l'hépatite, à la rougeole et à la rage (tableau 18.2). L'administration passive d'antisérum est aussi utilisée pour apporter une protection contre les morsures de serpents ou d'araignées. L'immunisation passive peut apporter une protection immédiate aux voyageurs ou aux travailleurs de santé qui vont être exposés à un organisme infectieux et qui manquent d'une immunité contre ce dernier. Étant donné que l'immunisation passive n'active pas le système immunitaire, elle ne crée pas de réponse mémorisée et la protection apportée est transitoire.

Pour certaines maladies, telles que l'insuffisance respiratoire aiguë de l'enfant causée par le virus syncytial respiratoire (RSV), l'immunisation passive est le meilleur traitement actuellement disponible. Les techniques d'immunologie moderne ont amélioré les méthodes d'utilisation. Actuellement, un anticorps monoclonal ou une combinaison de deux anticorps monoclonaux pourrait être administré à des enfants souffrant d'une maladie à RSV. Ces anticorps monoclonaux sont préparés chez des souris, mais ils ont été « humanisés » par le couplage des régions constantes de l'IgG humaine aux régions variables de la souris (voir le chapitre 5). Cette modification prévient les nombreuses complications qui pourraient survenir à la suite d'une deuxième injection de l'anticorps de souris complet, qui est une protéine étrangère très immunogène.

Bien que l'immunisation passive puisse être le traitement de choix, elle ne doit être utilisée que lorsque c'est nécessaire, en raison de certains risques associés à l'injection d'un anticorps préformé. Lorsque l'anticorps a été produit chez une autre espèce, telle que le cheval, le receveur peut développer une forte réponse contre les déterminants isotypiques de l'anticorps étranger. Cette réponse anti-isotype peut s'accompagner de sérieuses complications. Certains individus par exemple, produisent un anticorps de type IgE spécifique d'un anticorps passif. Des complexes immuns de cette IgE liée à l'anticorps administré passivement peuvent médier une dégranulation systémique des mastocytes conduisant à une anaphylaxie systémique. D'autres individus produisent des anticorps de type IgG ou IgM spécifiques de l'anticorps étranger ; ces derniers forment des complexes immuns activateurs du complément. Le dépôt de ces complexes dans les tissus peut conduire à des réactions d'hypersensibilité de type III. Même lorsque des gammaglobulines humaines sont administrées passivement, le receveur peut créer une réponse anti-allotype à l'immunoglobuline humaine, bien que son intensité soit habituellement moindre que celle d'une réponse anti-isotype.

TABLEAU 18.2 Agents couramment utilisés pour l'immunisation passive

Maladie	Agent
Morsure d'araignée veuve noire	Antivenin de cheval
Botulisme	Antitoxine de cheval
Diphtérie	Antitoxine de cheval
Hépatite A ou hépatite B	Pool de gammaglobulines humaines
Rougeole	Pool de gammaglobulines humaines
Rage	Pool de gammaglobulines humaines
Morsure de serpents	Antivenin de cheval
Tétanos	Pool de gammaglobulines humaines ou antitoxine de cheval

Immunisation active

Alors que le but de l'immunisation passive est une protection transitoire ou une amélioration d'un état existant, le but de l'immunisation active est de susciter une immunité protectrice et une mémoire immunitaire. Lorsque l'immunisation active est couronnée de succès, une exposition ultérieure au pathogène suscite une réponse immunitaire exaltée qui élimine avec succès le pathogène ou au moins prévient la maladie médiée par ses produits. L'immunisation active peut être réalisée par une infection naturelle par un micro-organisme, ou elle peut être acquise artificiellement par l'administration d'un **vaccin** (voir le tableau 18.1). Dans l'immunisation active, comme l'implique son nom, le système immunitaire joue un rôle actif ; la prolifération des cellules T ou des cellules B réactives à l'antigène se traduit par la formation de cellules à mémoire. L'immunisation active par différents types de vaccin a joué un rôle important dans la réduction des morts par maladies infectieuses, particulièrement chez les enfants.

La **vaccination** des enfants commence à environ deux mois. Le programme recommandé pour les immunisations au cours de l'enfance aux États-Unis, mis à jour en 1999 par l'*American Academy of Pediatrics*, est présenté dans le tableau 18.3. Le programme inclut les vaccins ci-après :

- Vaccin contre l'hépatite B.
- Vaccin combiné contre la diphtérie, la coqueluche et le tétanos (un vaccin acellulaire contre la coqueluche récemment développé est recommandé pour remplacer le vaccin total contre la coqueluche).
- Vaccin poliomyélitique oral trivalent (Sabin) ou vaccin poliomyélitique inactivé (Salk).
- Vaccin combiné contre la rougeole, les oreillons et la rubéole.
- Vaccin contre *Haemophilus influenzae*.
- Vaccin contre la varicelle.
- Vaccin contre les rotavirus des diarrhées infantiles (nouveau).

L'introduction et la large utilisation des divers vaccins pour l'immunisation au cours de l'enfance ont conduit à une diminution extrêmement importante de la fréquence des maladies infantiles courantes aux États-Unis (figure 18.1). Les fréquences comparées des maladies en 1996 et au cours des années où ces dernières ont atteint un maximum, montrent des chutes extrêmement importantes et, dans un cas, une totale élimination de la maladie aux États-Unis. Aussi longtemps que des programmes d'immunisation larges et efficaces seront maintenus, la fréquence de ces maladies infantiles devrait rester faible. Cependant, l'apparition de réactions secondaires à un vaccin pourrait provoquer une forte diminution de l'utilisation de ce dernier, ce qui pourrait conduire alors à une réémergence de cette maladie. Par exemple, les effets secondaires du vaccin bactérien atténué contre la coqueluche comportent des attaques, des encéphalites, des dommages cérébraux et même la mort. Bien que ces conséquences soient rares et beaucoup moins fréquentes que les mêmes symptômes causés par l'infection naturelle, leur apparition a conduit à une diminution de l'utilisation du vaccin. Il en est résulté une augmentation de la fréquence de la coqueluche. Heureusement, le développement récent d'un vaccin acellulaire contre la coqueluche, qui est aussi efficace que l'ancien vaccin mais ne comporte pas d'effets secondaires, va inverser cette tendance.

Comme il est indiqué dans le tableau 18.3, typiquement les enfants nécessitent de nombreux rappels (inoculations répétées) à des intervalles de temps appropriés pour qu'une immunité efficace s'installe. Dans les premiers mois de la vie, la raison pourrait en être la persistance d'anticorps maternels circulants chez le jeune enfant. Par exemple, des anticorps maternels acquis passivement se lient aux épitopes du vaccin diphtérie-coqueluche-tétanos et bloquent une activation adéquate du système immunitaire ; ce vaccin doit donc être administré quelques temps après que l'anticorps maternel ait été éliminé de la circulation de l'enfant, afin d'atteindre une immunité efficace. Les anticorps maternels acquis passivement interfèrent aussi avec l'efficacité du vaccin contre la rougeole ; pour cette raison, le vaccin rougeole-oreillons-rubéole n'est pas donné avant l'âge de 12-15 mois. Cependant, dans les pays du tiers-monde, le vaccin contre la rougeole est administré dès l'âge de 9 mois, même lorsque les anticorps maternels sont encore présents, parce que 30 %-50 % des jeunes enfants de ces pays contractent la maladie avant l'âge de 15 mois. Des immunisations multi-

TABLEAU 18.3 Programme de vaccination recommandé pour les enfants aux États-unis (janvier-décembre 1999)

Vaccin*	Âge								
	Naissance	1 mois	2 mois	4 mois	6 mois	12 mois	15 mois	18 mois	4-6 ans
Hépatite B†		+							
			+			+			
Diphtérie, tétanos, coqueluche‡			+	+	+		+		+
H. influenzae, type B			+	+	+	+			
Poliovirus§			+	+		+			
Rotavirus¶			+	+	+				
Rougeole, oreillons, rubéole						+			+
Varicelle#							+		

* Ce programme donne les âges recommandés pour l'administration de routine des vaccins actuellement autorisés pour les enfants. Les barres indiquent des plages d'âge recommandées. Une dose non administrée à l'âge recommandé doit être donnée au titre d'immunisation de « rattrapage » lors d'une visite ultérieure, lorsque cela est indiqué et faisable.

† Des programmes différents existent en fonction du statut en HbsAg de la mère.

‡ Le DTaP (toxoïdes diphtérique et tétanique et vaccin acellulaire contre la coqueluche) est le vaccin préféré pour toutes les doses dans les séries d'immunisation. Le Td (toxoïdes tétanique et diphtérique) est recommandé à l'âge de 11-12 ans si au moins cinq années se sont écoulées depuis la dernière dose.

§ Deux vaccins poliomyélitiques sont actuellement autorisés aux États-Unis : le vaccin utilisant le poliovirus inactivé (IPV, de *inactivated poliovirus*) et le vaccin poliomyélitique oral (OPV, de *oral poliovirus*). Il est maintenant recommandé que les deux premières doses de vaccins poliomyélitiques soient l'IPV, et qu'elles soient suivies par deux doses d'OPV à 12-18 mois et à 4-6 ans. L'utilisation de l'IPV pour toutes les doses est aussi possible et cette utilisation est recommandée chez les sujets immunodéprimés et les personnes avec lesquelles ils sont en contact à la maison. Cependant, l'OPV reste le vaccin de choix pour les campagnes d'immunisation de masse en vue du contrôle d'épidémies dues au poliovirus sauvage.

¶ La décision d'utiliser le vaccin contre le rotavirus (RV) doit être prise par les parents ou ceux qui ont la garde de l'enfant en accord avec leur médecin. La première dose de vaccin RV ne doit pas être administrée avant l'âge de six semaines et l'intervalle minimal entre les doses est de 3 semaines. Les vaccinations par le RV ne doivent pas être commencées à l'âge de 7 mois ou plus et toutes les doses doivent être terminées avant l'âge de 1 an.

\# Le vaccin contre la varicelle (Var) est recommandé à la première visite qui suit le premier anniversaire des enfants sensibles, c'est-à-dire ceux qui n'ont pas un passé sûr de varicelle (selon l'avis du médecin) et ceux qui n'ont pas été immunisés. Les sujets sensibles de 13 ans ou plus doivent recevoir deux doses distantes de 4 semaines.

Source : Adapté du site Web *ECBT* (voir les références) ; approuvé par l'*American Academy of Pediatrics*.

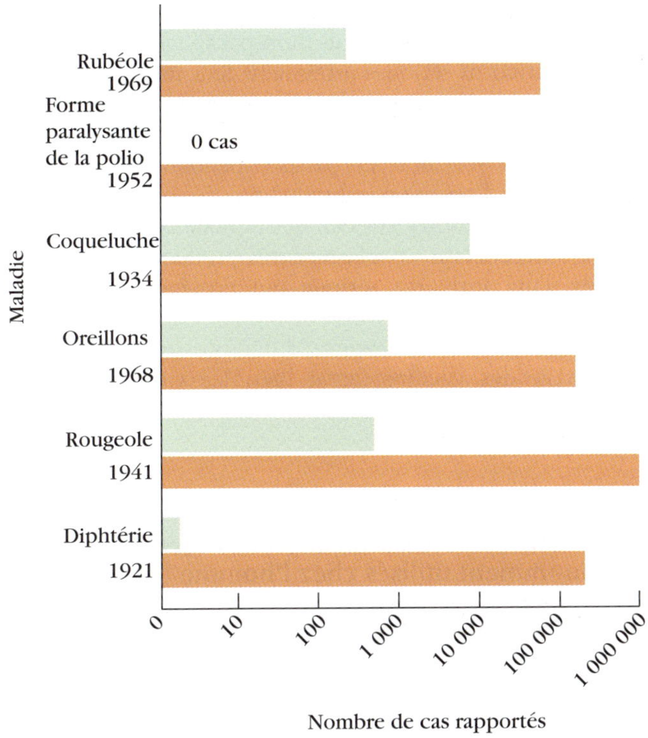

FIGURE 18.1 Nombre annuel de cas de rubéole, de poliomyélite, de coqueluche, d'oreillons, de rougeole et de diphtérie aux États-Unis dans l'année où ils ont été les plus nombreux et pour lesquels des renseignements sont disponibles (en orange) et comparaison avec le nombre de cas de chacune de ces maladies en 1996 (vert). Actuellement, des vaccins sont disponibles pour chacune de ces maladies, et la vaccination est recommandée pour tous les enfants aux États-Unis. [Données venant des *Centers for Disease Control.*]

ples par le vaccin oral contre la poliomyélite sont nécessaires pour assurer qu'une réponse immunitaire efficace a été créée contre chacune des trois souches de poliovirus qui constituent le vaccin.

Les recommandations pour la vaccination des adultes dépendent du groupe à risque. Les vaccins contre la méningite, la pneumonie et la grippe sont souvent administrés à des groupes qui vivent dans des quartiers fermés (par exemple, les recrues de l'armée) ou à des individus à l'immunité réduite (par exemple, les vieillards). Selon leur destination, les voyageurs internationaux sont aussi immunisés en routine contre des maladies endémiques, telles que le choléra, la fièvre jaune, la peste, la typhoïde, l'hépatite, le typhus et la poliomyélite. L'immunisation contre le charbon (l'anthrax), qui est une maladie mortelle, a été réservée aux travailleurs en contact étroit avec les animaux infectés ou avec les produits dérivés de ceux-ci. Cependant, récemment, on a suspecté l'usage de spores d'anthrax par des terroristes ou dans des guerres biologiques et on a élargi l'utilisation du vaccin au personnel militaire et aux civils des zones à risque d'attaque par cet agent mortel.

La vaccination n'est pas efficace à 100 %. Bien au contraire, pour un vaccin donné, un faible pourcentage de receveurs ne répondra que faiblement et par conséquent ne sera pas protégé efficacement. Cela n'est pas un problème grave lorsque la majorité de la population est immunisée contre l'agent infectieux. Dans ce cas, la probabilité pour qu'un individu sensible entre en contact avec un individu infecté est si faible que la personne sensible ne sera vraisemblablement pas infectée. Ce phénomène est connu sous le nom d'immunité collective. L'apparition d'épidémies de rougeole parmi les étudiants des collèges et des enfants d'âge préscolaire non vaccinés aux États-Unis, lors de la deuxième moitié des années 1980, résultait en partie d'une diminution globale des vaccinations qui avait affaibli l'immunité collective de la population (figure 18.2). Parmi les enfants d'âge présco-

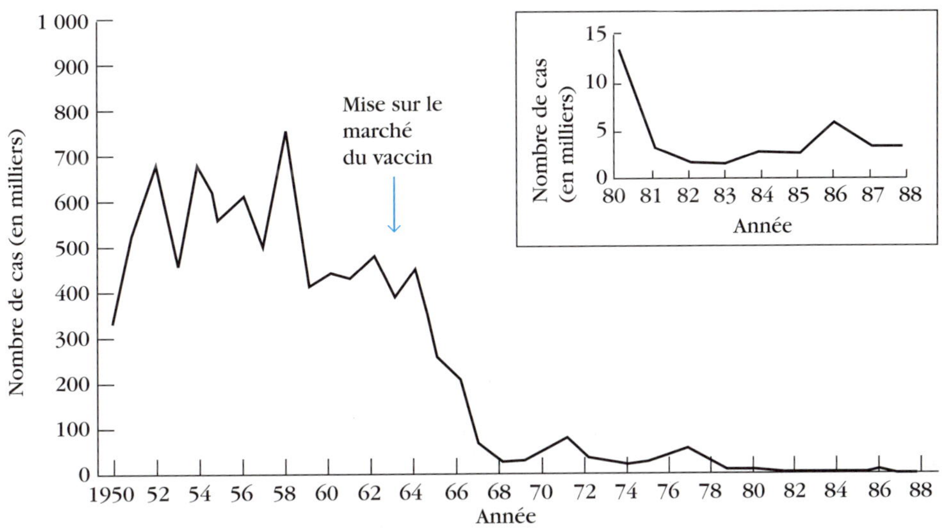

FIGURE 18.2 L'introduction du vaccin contre la rougeole en 1962 a conduit à une diminution extrêmement importante de la fréquence annuelle de cette maladie aux États-Unis. Des épidémies occasionnelles de rougeole dans les années 1980 (*encart*) sont survenues essentiellement chez les jeunes enfants et les élèves des collèges qui n'étaient pas vaccinés ; la plupart de ces derniers avaient été vaccinés, mais une seule fois, lorsqu'ils étaient jeunes. [Données des *Centers for Disease Control.*]

laire, 88 % de ceux qui ont eu la rougeole n'étaient pas vaccinés. La plupart des étudiants des collèges qui ont contracté la rougeole avaient été vaccinés dans leur enfance, mais une seule fois. L'incapacité d'une seule vaccination à les protéger résultait peut-être de la présence d'anticorps maternels acquis passivement qui auraient réduit leur réponse globale au vaccin. Cette augmentation de la fréquence de la rougeole a incité l'*Immunization practices Advisory Committee* des *Centers for Disease Control (CDD)* à recommander que les enfants reçoivent deux immunisations avec le vaccin polyvalent rougeole-oreillons-rubéole, l'une à 15 mois, l'autre à l'entrée au jardin d'enfants.

Le *CDD* a attiré l'attention sur la diminution des taux de vaccination et d'immunité collective parmi les enfants américains. Par exemple, une publication de 1995 rapporte qu'en Californie presqu'un tiers des enfants n'étaient pas vaccinés et qu'avant l'âge de deux ans la moitié des enfants sont en retard sur leur programme de vaccination. Une telle diminution de l'immunité collective a des conséquences graves, comme le montrent de récents événements dans les états nouvellement indépendants de l'ancienne Union Soviétique. À partir de l'année 1995, une épidémie de diphtérie a fait rage dans de nombreuses régions de ces nouveaux pays, liée à la diminution de l'immunité collective résultant d'une baisse des taux de vaccination après la fin de l'Union Soviétique.

Conception de vaccins pour une immunisation active

Plusieurs facteurs doivent être pris en compte pour que le développement d'un vaccin soit couronné de succès. Tout d'abord et par dessus tout, le développement d'une réponse immunitaire ne signifie pas nécessairement qu'un état d'immunité protectrice ait été atteint. Ce qui est souvent essentiel est de savoir quelle branche du système immunitaire est activée ; par conséquent, les concepteurs de vaccins doivent obligatoirement reconnaître les importantes différences entre l'activation de la branche humorale et celle de la branche à médiation cellulaire. Un deuxième facteur est le développement de la mémoire immunitaire. Par exemple, un vaccin qui induit une réponse primaire protectrice peut ne pas induire la formation de cellules à mémoire, laissant ainsi l'hôte non protégé après que la réponse primaire au vaccin ait disparu.

Le rôle des cellules à mémoire dans l'immunité dépend, en partie, de la période d'incubation du pathogène. Dans le cas du virus de la grippe, qui a une très courte période d'incubation (1 à 2 jours), les symptômes de la maladie sont déjà en cours d'apparition avant que les cellules à mémoire ne soient activées. Une protection efficace contre la grippe dépend donc du maintien de taux élevés d'anticorps neutralisant par des réimmunisations répétées. Pour les pathogènes à longue période d'incubation, la présence d'un anticorps neutralisant démontrable au moment de l'infection n'est pas nécessaire. Le poliovirus, par exemple, a besoin de plus de trois jours avant de commencer à infecter le système nerveux central. Une période d'incubation de cette longueur donne aux cellules B à mémoire le temps de répondre en produisant des taux élevés d'anticorps sériques. Ainsi, le vaccin contre la polio est conçu pour induire des taux élevés de mémoire immunitaire. Après immunisation par le vaccin Salk, les taux d'anticorps sériques atteignent leur maximum dans les deux semaines, puis diminuent, mais la réponse à mémoire continue à augmenter ; elle atteint son taux maximum à six mois et persiste pendant des années (figure 18.3). Lorsqu'un individu immunisé est par la suite exposé au poliovirus, ces cellules à mémoire répondront en se différenciant en plasmocytes producteurs de taux élevés d'un anticorps sérique qui protégera l'individu contre l'infection.

Dans le reste de ce chapitre, différentes approches pour concevoir des vaccins, aussi bien les vaccins utilisés actuellement que les vaccins expérimentaux, sont

TABLEAU 18.4 Classification des vaccins couramment utilisés chez l'homme

Maladie ou pathogène	Type de vaccin
Organismes entiers	
Cellules bactériennes	
Charbon	Inactivées
Choléra	Inactivées
Coqueluche*	Inactivées
Peste	Inactivées
Tuberculose	BCG† (cellules atténuées vivantes)
Typhoïde	Atténuées vivantes
Particules virales	
Hépatite A	Inactivées
Grippe	Inactivées
Rougeole	Atténuées vivantes
Oreillons	Atténuées vivantes
Polio (Sabin)	Atténuées vivantes
Polio (Salk)	Inactivées
Rage	Inactivées
Rotavirus	Atténuées vivantes
Rubéole	Inactivées
Varicelle	Atténuées vivantes
Fièvre jaune	Atténuées vivantes
Macromolécules purifiées	
Toxoïdes	
Diphtérie	Exotoxine inactivée
Tétanos	Exotoxine inactivée
Polysaccharides capsulaires	
Haemophilus influenzae type b	Polysaccharide + porteur protéique
Neissera meningitidis	Polysaccharide
Streptococcus pneumoniae	23 polysaccharides capsulaires distincts
Antigène de surface	
Hépatite B	Antigène de surface recombinant (HbsAg)

* Maintenant il y a aussi un vaccin acellulaire contre la coqueluche constitué de toxoïdes et de composants bactériens inactivés.

† Le bacille de Calmette-Guérin (BCG) est une souche non virulente de *Mycobacterium bovis*.

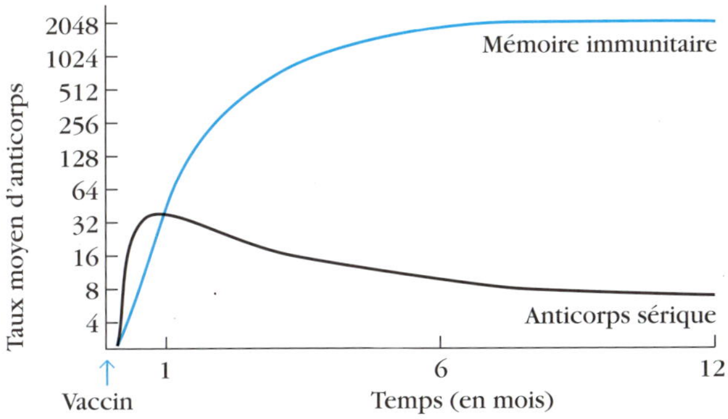

FIGURE 18.3 L'immunisation par une dose unique du vaccin Salk contre la poliomyélite induit une rapide augmentation du taux des anticorps sériques, qui atteint son maximum à partir de deux semaines, puis décline. L'induction d'une mémoire immunitaire suit une évolution dans le temps plus lente, atteignant son niveau maximal six mois après la vaccination. La persistance de la mémoire immunitaire pendant des années après la vaccination primaire est responsable de l'immunité contre la poliomyélite. [D'après M. Zanetti *et al.*, 1987, *Immunol. Today* 8:18.]

décrites et examinées en termes de capacité à induire une immunité humorale ou à médiation cellulaire ainsi que de production de cellules à mémoire.

Vaccins utilisant des organismes pathogènes entiers

Comme l'indique le tableau 18.4, la plupart des vaccins courants actuellement utilisés sont constitués de cellules bactériennes ou de particules virales inactivées (tuées) ou vivantes mais atténuées (non virulentes). Les caractéristiques essentielles de ces deux types de vaccin sont comparées dans le tableau 18.5.

Vaccins antiviraux ou antibactériens atténués

Dans certains cas, les micro-organismes peuvent être atténués de telle façon qu'ils perdent leur capacité à provoquer une maladie significative (pathogénicité), mais conservent leur capacité de croissance transitoire au sein d'un hôte inoculé. L'atténuation peut souvent être obtenue en faisant croître une bactérie ou un virus pathogène pendant des périodes prolongées dans des conditions de culture anormales. Ce procédé sélectionne les mutants qui sont les mieux équipés pour une croissance dans des conditions de culture anormales et, par conséquent, sont moins capables de croître au sein d'un hôte naturel. Par exemple, une souche atténuée de *Mycobacterium bovis*, appelée **bacille de Calmette-Guérin (BCG)**, a été développée en faisant croître *M. bovis* sur un milieu contenant des concentrations croissantes de bile. Après 13 ans, cette souche s'était adaptée à croître en présence de bile et était devenue suffisamment atténuée pour être utilisable comme vaccin contre la tuberculose. Le vaccin Sabin contre la poliomyélite et le vaccin contre la rougeole sont constitués de souches virales qui ont été atténuées avec succès et servent maintenant de vaccins efficaces. Le poliovirus utilisé dans le vaccin Sabin a été atténué par croissance dans des cellules épithéliales de rein de singe. Le vaccin contre la rougeole contient une souche de virus de la rougeole qui a été cultivé dans des cellules d'embryon de canard puis, ultérieurement, dans des lignées cellulaires humaines.

Les vaccins atténués ont des avantages et des inconvénients. En raison de leur capacité de croissance transitoire, de tels vaccins apportent une exposition prolongée du système immunitaire à des épitopes individuels des pathogènes atténués, ce dont il résulte une immunogénicité accrue et une production de cellules à mémoire. Par conséquent, ces vaccins ne nécessitent souvent qu'une seule immunisation, ce qui élimine la nécessité de rappels répétés. Cette propriété est un avantage essentiel dans les pays du Tiers Monde où des études épidémiologiques ont

TABLEAU 18.5 Comparaison des vaccins atténués (vivants) et des vaccins inactivés (tués)

Caractéristique	Vaccin atténué	Vaccin inactivé
Production	Sélection d'organismes pathogènes non virulents : culture d'un pathogène virulent dans des conditions défavorables ou passage prolongé d'un pathogène humain virulent dans divers hôtes	Un pathogène virulent est inactivé par des produits chimiques ou une irradiation par les rayons γ
Nécessité de rappels	Ne nécessite généralement qu'un seul rappel	Nécessite plusieurs rappels
Stabilité relative	Moins stable	Plus stable (ce qui est avantageux pour les pays du Tiers Monde où les possibilités de réfrigération sont limitées)
Type d'immunité induite	Produit une immunité humorale et une immunité à médiation cellulaire	Produit essentiellement une immunité humorale
Tendance à l'inversion	Peut revenir à une forme virulente	Ne peut pas revenir à une forme virulente

montré qu'environ 20 % des individus ne reviennent pas pour un rappel ultérieur. La capacité de nombreux vaccins atténués à se répliquer au sein des cellules hôte les rend particulièrement adaptés à l'induction d'une réponse à médiation cellulaire.

Le vaccin Sabin contre la poliomyélite, constituée de trois souches atténuées de poliovirus, est administré par voie orale aux enfants sur un morceau de sucre ou dans un liquide sucré. Les virus atténués colonisent l'intestin et induisent une immunité protectrice contre les trois souches de poliovirus virulents. La capacité du vaccin Sabin atténué à coloniser les intestins le rend capable d'induire une production d'IgA sécrétoire qui sert d'importante ligne de défense contre le poliovirus acquis naturellement. Le vaccin induit aussi les classes d'anticorps IgM et IgG. Contrairement à la plupart des autres vaccins atténués, qui requièrent une seule dose pour obtenir une immunisation, le vaccin Sabin contre la polio nécessite des rappels, parce que les trois souches de poliovirus atténuées du vaccin interfèrent l'une avec l'autre pour leur réplication dans l'intestin. Avec la première immunisation, une souche sera prédominante dans sa croissance, induisant une immunité contre cette souche. Avec la seconde immunisation, l'immunité générée par l'immunisation précédente limitera la croissance de la souche prédominante précédente du vaccin, ce qui permet à l'une des deux autres souches de prédominer et d'induire une immunité. Finalement, avec la troisième immunisation, l'immunité contre les trois souches sera acquise.

Un désavantage majeur des vaccins atténués est la possibilité de leur inversion en une forme virulente. Le taux d'inversion du vaccin Sabin contre la poliomyélite conduisant à une maladie paralysante ultérieure est d'un cas environ pour 4 millions de doses de vaccin. Cette inversion implique que des formes pathogènes du virus s'échappent de quelques individus immunisés et se retrouvent dans la distribution d'eau, particulièrement dans les zones où les standards sanitaires ne sont pas rigoureux, ou encore où les eaux usées doivent être recyclées. Cette possibilité a conduit certains à arguer que l'éradication projetée de la poliomyélite (figure 18.4) sera impossible tant que le vaccin Sabin contre la poliomyélite sera utilisé et que la solution alternative du vaccin Salk inactivé devrait être substituée afin que le nombre de cas diminue.

Un autre inconvénient du virus atténué est la présence d'autres virus présents en tant que contaminants. En 1960, on a découvert que le virus oncogène SV40 avait contaminé certaines cultures de rein de singe utilisées dans la production du vaccin Sabin. Bien qu'aucune réaction néfaste causée par ce contaminant n'ait été enregistrée, un contrôle plus strict du vaccin a été demandé pour éliminer le SV40 du vaccin oral contre la poliomyélite. Des vaccins atténués peuvent aussi être associés à des complications semblables à celles vues dans la maladie naturelle. Un faible pourcentage de receveurs du vaccin contre la rougeole, par exemple, développe une encéphalite post-vaccinale. Bien que ces complications soient indésirables, leur risque est bien moindre que celui observé dans l'infection rougeoleuse acquise naturellement.

Cependant, dans certains cas, des complications post-vaccinales pourraient rendre un vaccin potentiel inacceptable. Cette situation est illustrée par les essais conduits il y a plusieurs années avec un vaccin expérimental contre la rougeole. Ce vaccin, une souche atténuée du virus appelée Edmonston-Zagreb, est immunogène chez l'enfant dès le 4e ou le 6e mois. Les anticorps maternels rendent inefficace le vaccin standard contre la rougeole lorsqu'il est donné avant l'âge de 9 mois. Le nouveau vaccin a été développé pour être utilisé dans les pays du tiers monde, où de nombreux enfants sont infectés par le virus de la rougeole dès le premier âge. Malheureusement, les essais du vaccin Edmonston-Zagreb en Guinée, au Sénégal et à Haïti ont dû être arrêtés lorsque de nombreux enfants vaccinés ont commencé à mourir de maladies endémiques courantes telles que la diarrhée, la pneumonie ou les maladies parasitaires. Les taux de mortalité étaient plus élevés chez les filles que chez les garçons, ce qui demeure inexpliqué. Le taux élevé de complications post-vaccinales avec la souche Edmonston-Zagreb pourrait résulter d'une immunosuppression médiée par le

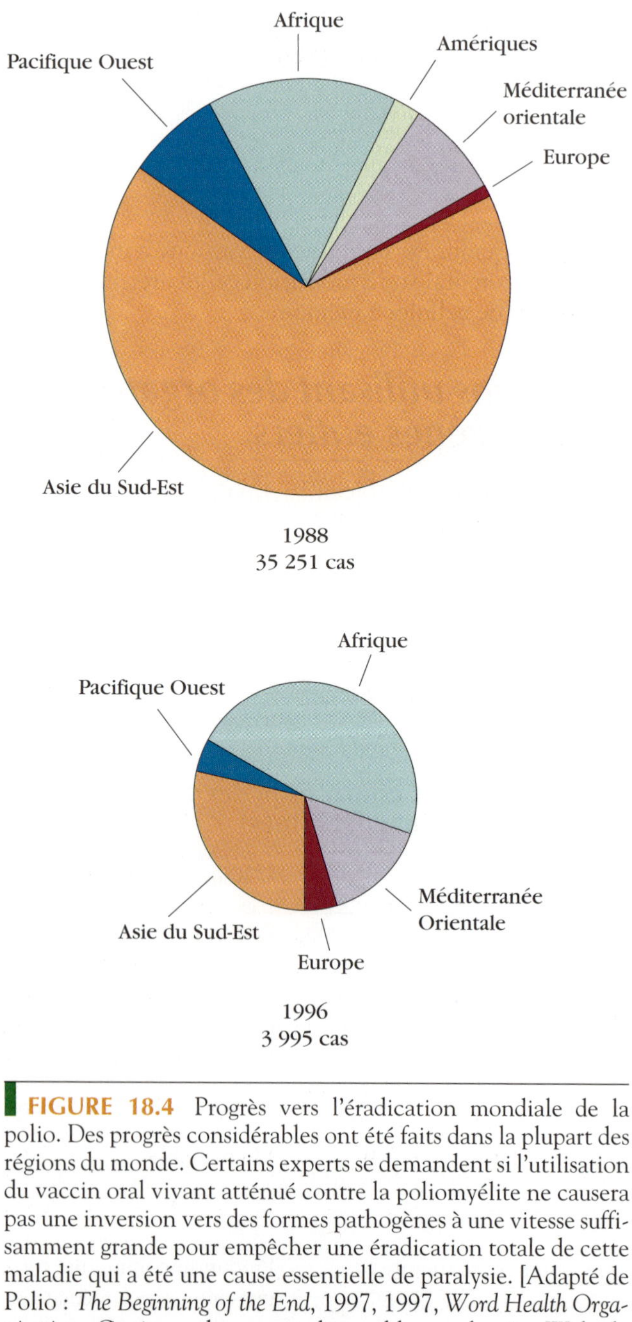

FIGURE 18.4 Progrès vers l'éradication mondiale de la polio. Des progrès considérables ont été faits dans la plupart des régions du monde. Certains experts se demandent si l'utilisation du vaccin oral vivant atténué contre la poliomyélite ne causera pas une inversion vers des formes pathogènes à une vitesse suffisamment grande pour empêcher une éradication totale de cette maladie qui a été une cause essentielle de paralysie. [Adapté de Polio : *The Beginning of the End*, 1997, 1997, *Word Health Organization*, Genève ; document disponible sur le site Web de l'OMS sur les vaccins et la vaccination.]

vaccin, étant donné que le virus de la rougeole est connu pour provoquer une immunosuppression transitoire. Certains ont émis l'hypothèse que la forte immunogénicité de la souche Edmonston-Zagreb, même en présence des anticorps maternels, pourrait être associée à de puissants effets immunosuppresseurs, exposant les enfants vaccinés au risque d'infection par d'autres pathogènes endémiques auxquels peuvent résister les enfants non vaccinés.

Les techniques du génie génétique fournissent une voie pour atténuer irréversiblement un virus en éliminant sélectivement les gènes nécessaires à sa virulence. Ceci a été réalisé avec un vaccin contre le virus de l'herpès du porc, dans lequel le gène de la thymidine kinase a été enlevé. Étant donné que la thymidine kinase est nécessaire à la croissance du virus dans certains types de cellules (par exemple, les neurones), l'élimination de ce gène rend le virus incapable de provoquer la maladie. Il est possible que des techniques de génie génétique semblables puissent éliminer le risque d'inversion du vaccin atténué contre la poliomyélite. Plus récemment, un vaccin contre le rotavirus, cause majeure des diarrhées infantiles, a été développé en utilisant des techniques de génie génétique pour modifier un rotavirus animal afin qu'il contienne les antigènes présents dans les virus humains (voir « Regards sur la clinique »).

Vaccins antiviraux ou antibactériens inactivés

Une autre approche habituelle dans la production d'un vaccin est d'inactiver le pathogène par la chaleur ou par des moyens chimiques, de telle façon qu'il ne soit plus capable de réplication chez l'hôte. Il est extrêmement important de maintenir la structure des épitopes des antigènes de surface au cours de l'inactivation. L'inactivation par la chaleur n'est généralement pas satisfaisante parce qu'elle provoque une large dénaturation des protéines ; ainsi, les épitopes qui dépendent des niveaux les plus élevés de la structure des protéines sont vraisemblablement modifiés de façon significative. L'inactivation chimique par le formaldéhyde ou divers agents alkylants ont été utilisés avec succès. Le vaccin Salk contre la poliomyélite et le vaccin contre la coqueluche sont produits par inactivation par le formaldéhyde.

Contrairement à l'immunisation par les vaccins atténués, qui généralement ne nécessite qu'une seule dose pour induire une immunité de longue durée, des rappels répétés de vaccins tués sont souvent nécessaires pour maintenir l'état immun de l'hôte. De plus, les vaccins tués induisent une réponse anticorps à prédominance humorale ; ils sont moins efficaces que les vaccins atténués dans l'induction d'une immunité à médiation cellulaire et dans la provocation d'une réponse IgA sécrétoire.

Même s'ils contiennent des pathogènes tués, les vaccins utilisant des pathogènes entiers inactivés sont encore associés à certains risques. Une complication grave avec les premiers vaccins Salk est apparue lorsque le formaldéhyde n'a pas tué tous les virus dans deux lots de vaccins, ce qui a provoqué une poliomyélite paralytique chez un pourcentage élevé de receveurs. Comme il a été mentionné précédemment, le vaccin contre la coqueluche met en évidence un autre problème qui peut survenir avec un vaccin utilisant un pathogène entier complexe. Les réactions de type encéphalite, qui surviennent chez un faible pourcentage d'enfants recevant ce vaccin, ont conduit au développement d'un nouveau vaccin acellulaire contre la coqueluche.

Vaccins utilisant des macromolécules purifiées

Certains des risques associés aux vaccins utilisant des organismes pathogènes entiers atténués ou tués peuvent être évités avec les vaccins qui sont constitués de macromolécules spécifiques purifiées dérivées des pathogènes. Trois formes générales de tels vaccins sont d'un usage courant : les exotoxines inactivées, les polysaccharides capsulaires et les antigènes de surface recombinant (voir le tableau 18.4).

Vaccins utilisant des polysaccharides

La virulence de certaines bactéries pathogènes dépend essentiellement des propriétés antiphagocytaires des polysaccharides hydrophiles de leur capsule. Le recouvrement de la capsule par des anticorps et/ou des composants du complément augmente considérablement la capacité des macrophages et des neutrophiles à phagocyter de tels pathogènes. Ces découvertes apportent les bases pour la conception de vaccins constitués de polysaccharides capsulaires purifiés.

Le vaccin actuel contre *Streptococcus pneumoniae*, qui provoque la pneumonie à pneumocoques, est constitué de 24 polysaccharides capsulaires antigéniquement différents. Il est commercialisé sous le nom de Pneumovax 23 par les Laboratoires Merck et sous celui de Pnu-Immune 23 par les Laboratoires Lederle. Le vaccin induit la formation d'anticorps opsonisants et il est administré aux groupes à haut risque, tels que les enfants, les patients splénectomisés, d'autres sujets soumis à une immunosuppression et les vieillards. Le vaccin contre *Neisseria meningitidis*, cause habituelle de la méningite bactérienne, est lui aussi constitué de polysaccharides capsulaires purifiés.

Une limitation des vaccins polysaccharidiques est leur incapacité à activer les cellules T_H. Ils activent les cellules B d'une façon thymo-indépendante de type 2 (TI-2), ce dont il résulte une production d'IgM, mais peu de commutation de classe, aucune maturation de l'affinité et un développement des cellules à mémoire faible, voire inexistant. Certains chercheurs ont rapporté l'induction de plasmocytes sécréteurs d'IgA chez l'Homme à la suite d'une immunisation sous-cutanée par le vaccin polysaccharidique anti-pneumococcique. Dans ce cas, étant donné que les cellules T_H ne sont pas impliquées dans la réponse, le vaccin pourrait activer les cellules B à mémoire spécifiques des IgA antérieurement créées par des antigènes bactériens naturels au niveau des muqueuses. Comme ces bactéries ont des épitopes polysaccharidiques et des épitopes protéiques, elles activeraient les cellules T_H qui, à leur tour, pourraient médier une commutation de classe et la formation de cellules à mémoire.

Une voie pour impliquer les cellules T_H directement dans la réponse à un antigène polysaccharidique est de conjuguer l'antigène à une petite protéine servant de porteur. Par exemple, le vaccin contre *Haemophilus influenzae* de type b (Hib), cause majeure de la méningite

Regards sur la clinique

Préparation d'un vaccin à base de virus vivants contre les diarrhées infantiles

Un récent développement dans la recherche sur les vaccins a combiné l'utilisation d'un virus animal atténué et des techniques d'immunologie et de biologie moléculaire modernes pour construire un vaccin qui ait le pouvoir de sauver des millions de vie et de prévenir les maladies diarrhéiques graves de part le monde. Dans les pays en voie de développement, la diarrhée infantile est une cause grave de mortalité responsable d'environ 2 millions de morts par an. Approximativement la moitié de ces décès sont causés par des infections à rotavirus. Ce pathogène intestinal provoque aussi de sévères diarrhées chez les enfants des pays développés et bien que la mort survienne rarement, chaque année, aux États-Unis, presque 50 000 sont hospitalisés et 500 000 autres consultent un médecin pour combattre les effets du rotavirus. Depuis la découverte du rotavirus dans les années 1970 et de son rapport avec les diarrhées infantiles, il est devenu évident qu'un vaccin contre cet agent était nécessaire.

Dans toute une série d'expérimentations soignées, qui ont commencé par l'identification des particules de rotavirus à l'origine de la diarrhée dans des échantillons de selles des enfants par microscopie électronique, les principaux antigènes qui donnent naissance aux anticorps protecteurs ont été caractérisés. Ces investigations ont révélé que ces derniers étaient les protéines externes de la capside, VP4 et VP7. On a constaté une corrélation entre la présence des anticorps contre l'antigène VP7 et la résistance à la maladie diarrhéique dans les crèches où certains enfants infectés par les rotavirus échappaient à la maladie. La présence d'anticorps maternels contre la protéine des rotavirus ou d'anticorps acquis à la suite d'une infection naturelle ne prévient pas une infection ultérieure par les rotavirus, mais cette présence était très efficace dans la prévention de la maladie. Des investigations ultérieures sur l'immunité contre le rotavirus ont révélé plusieurs sérotypes différents qui reflètent une variation dans l'antigène VP7. Cette variation impose qu'une protection largement efficace doit obligatoirement inclure une immunité contre tous les sérotypes principaux, qui sont au nombre de quatre. Étant donné qu'il y a des virus bovins et simiens dont la structure est semblable à celle des rotavirus humains, une approche « jennerienne » de la vaccination doit être considérée, c'est-à-dire que des virus animaux vivants pourraient être testés comme vaccins contre la maladie humaine. Des essais initiaux ont montré que les virus des veaux et des singes rhésus étaient atténués chez les enfants humains et pouvaient être administrés sans provoquer la maladie ni d'autres effets secondaires. L'immunité constatée dans les premiers essais du virus bovin n'était pas assez protectrice pour être utilisée comme vaccin, mais le rotavirus de rhésus était nettement plus efficace. Cependant, ce rotavirus de singe n'était pas hautement protecteur ; il ne protégeait de la maladie causée par le virus que dans un des quatre sérotypes essentiels ; par lui-même, il ne pouvait pas apporter une protection universelle.

Le problème de conférer l'immunité contre tous les sérotypes essentiels de rotavirus a été résolu par Albert Kapikian et ses collaborateurs au *National Institute for Allergy and Infectious Diseases, NIH*, qui ont donné un tour moderne à l'approche « jennerienne ». Ces chercheurs ont modifié le rotavirus de singe, en utilisant les techniques du génie génétique, pour produire des virus chimériques qui incluent les gènes des antigènes VP7 des quatre principaux sérotypes humains. Ce produit, appelé vaccin quadrivalent (contenant les antigènes des quatre principaux sérotypes) et utilisant des rotavirus vivants, a été testé dans des essais cliniques sur une grande échelle aux États-Unis, en Finlande et au Vénézuela. Les résultats de ces essais ont été très encourageants : le vaccin oral

---

bactérienne chez les enfants de moins de 5 ans, est constitué d'un polysaccharide capsulaire de type B, uni par covalence à une protéine porteuse, le toxoïde tétanique. Le conjugué polysaccharide-protéine est considérablement plus immunogène que le polysaccharide seul et, étant donné qu'il active les cellules T_H, il est capable d'effectuer la commutation de classe de l'IgM vers l'IgG. Bien que ce type de vaccin puisse induire des cellules B à mémoire, il ne peut pas induire des cellules T à mémoire spécifiques du pathogène. Dans le cas du vaccin Hib, il semble que les cellules B à mémoire puissent, dans une certaine mesure, être activées à un certain degré, en l'absence d'une population de cellules T_H à mémoire, ce qui expliquerait l'efficacité de ce vaccin.

Vaccins utilisant des toxoïdes

Certains pathogènes bactériens, parmi lesquels ceux qui sont à l'origine de la diphtérie et du tétanos, produisent des exotoxines. Ces exotoxines sont responsables de la plupart des symptômes de la maladie qui résultent de l'infection. Des vaccins contre la diphtérie ou le tétanos, par exemple, peuvent être préparés en purifiant l'exotoxine bactérienne, puis en l'inactivant par le formaldéhyde pour former un toxoïde. La vaccination avec le toxoïde induit des anticorps antitoxoïdes qui sont eux aussi capables de se lier à la toxine et de neutraliser ses effets. Dans la production des vaccins utilisant des toxoïdes, les conditions doivent être étroitement contrôlées pour assurer une perte de la toxicité sans modification excessive de la structure de l'épitope.

Un des problèmes qui apparaissent avec les vaccins constitués de macromolécules purifiées est la difficulté d'obtenir des quantités suffisantes de matériel de départ purifié. Dans le cas des vaccins utilisant les toxoïdes de la diphtérie et du tétanos, cette limitation a été surmontée en clonant les gènes de l'exotoxine et en les exprimant dans des cellules hôte qui croissent facilement. De cette façon, de grandes quantités d'exotoxine peuvent être produites, purifiées puis inactivées.

prévenait les diarrhées chez la majorité des enfants vaccinés et aucun des enfants vaccinés n'a eu une diarrhée suffisamment grave pour nécessiter une hospitalisation. L'efficacité du vaccin et l'absence d'effets secondaires significatifs ont conduit à son approbation par la *Food and Drug Administration* en décembre 1997. Le vaccin quadrivalent par rotavirus de rhésus apparaît maintenant sur la liste des vaccinations recommandées par l'*Academy of Pediatrics* et sur la liste internationale publiée par l'Organisation Mondiale de la Santé. Un usage largement répandu de ce vaccin a commencé et des millions d'enfants vaccinés vont être maintenant suivis étroitement pour confirmer que le vaccin prévient les diarrhées graves et pour voir s'il présente des effets secondaires ; la stratégie utilisée pour le développement du vaccin contre le rotavirus pourrait être appliquée à d'autres maladies pour lesquelles le développement d'un vaccin s'est montré difficile.

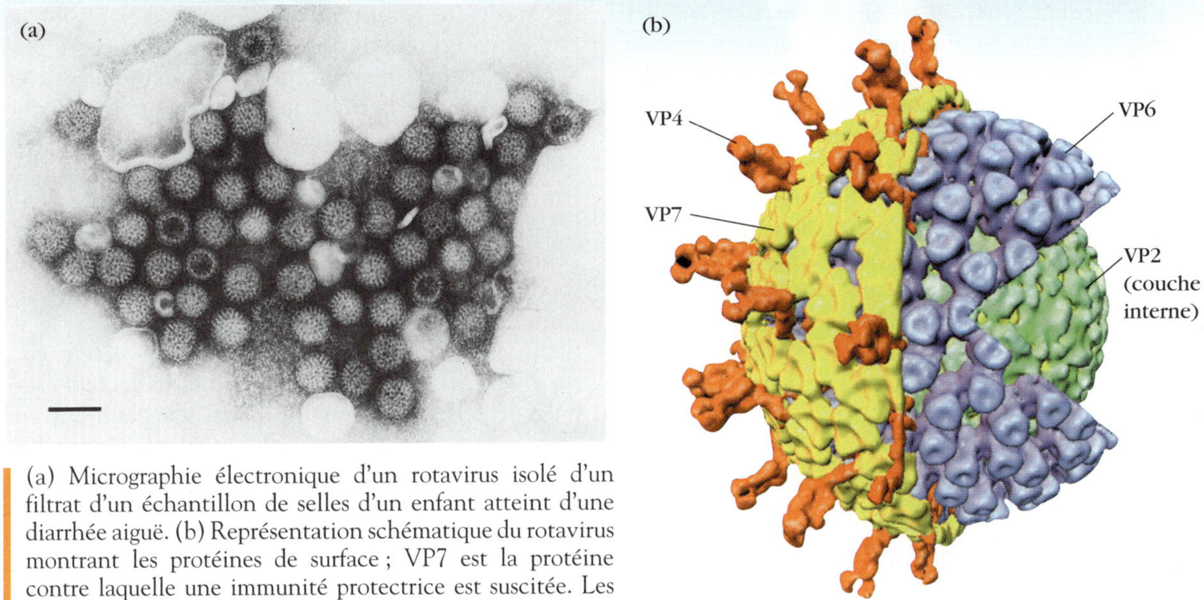

(a) Micrographie électronique d'un rotavirus isolé d'un filtrat d'un échantillon de selles d'un enfant atteint d'une diarrhée aiguë. (b) Représentation schématique du rotavirus montrant les protéines de surface ; VP7 est la protéine contre laquelle une immunité protectrice est suscitée. Les formes mutantes de la protéine VP7 humaine représentant les quatre principaux sérotypes de rotavirus sont contenues dans le vaccin, qui est basé sur un rotavirus de singe rhésus qui provoque une infection mais pas la maladie chez les enfants. [La partie (a) est tirée de A. Kapikian *et al.*, 1976, *New England Journal of Medecine* **294**:965-972, avec l'autorisation de AZ Kapikian, NIAID, NIH ; la partie (b) est présentée avec l'autorisation de BVV Prasad, *Baylor College of Medicine*.]

Vaccins utilisant des antigènes recombinants

Théoriquement, le gène codant une protéine immunogène peut être cloné et exprimé dans des bactéries, des levures ou des cellules de mammifère en utilisant la technologie du DNA recombinant. De nombreux gènes codant des antigènes de surface de pathogènes tels que des virus, des bactéries ou des protozoaires ont été clonés avec succès dans des systèmes d'expression utilisant des bactéries, des levures, des insectes ou des mammifères ; par la suite, les antigènes exprimés ont été utilisés pour le développement d'un vaccin. Le premier vaccin utilisant un antigène recombinant, approuvé pour une utilisation chez l'Homme, est le vaccin contre l'hépatite B. Ce vaccin a été développé en clonant le gène du principal antigène de surface du virus de l'hépatite B (HBsAg) dans des cellules de levure. Les cellules de levure recombinantes sont cultivées dans de grands fermenteurs, et l'HBsAg s'accumule à l'intérieur des cellules. Les cellules de levure sont récoltées puis rompues sous forte pression, ce qui libère l'HBsAg recombinant qui est ensuite purifié par des techniques biochimiques conventionnelles. On a constaté que ce vaccin recombinant contre l'hépatite B induit la production d'anticorps protecteurs. Ce vaccin est plein de promesses pour les 250 millions de sujets atteints d'une hépatite chronique B dans le monde !

Vaccins utilisant des vecteurs recombinants

Il est possible d'introduire les gènes qui codent les principaux antigènes des pathogènes particulièrement virulents dans des virus atténués ou des bactéries. L'organisme pathogène atténué sert de vecteur, en se répliquant au sein de l'hôte et en exprimant le produit du gène du pathogène. De nombreux organismes ont été utilisés pour préparer des vaccins utilisant un vecteur, y compris le virus de la vaccine, le virus canarypox, le poliovirus atténué, les adénovirus, les souches atténuées de *Salmonella* et la souche BCG de *Mycobacterium bovis*.

Le virus de la vaccine, qui constitue le vaccin atténué utilisé pour éradiquer la variole, a été largement employé dans les vaccins utilisant un vecteur. Ce gros virus complexe, avec un génome d'environ 200 gènes, peut être manipulé pour porter plusieurs douzaines de gènes étrangers sans destruction de sa capacité à infecter les cellules hôte et à se répliquer. Le procédé pour produire un vecteur à partir du virus de la vaccine porteur d'un gène étranger venant d'un pathogène est décrit dans la figure 18.5. Le virus de la vaccine génétiquement modifié exprime des taux élevés du produit du gène inséré, qui peuvent ensuite servir de puissants immunogènes chez un hôte inoculé. Tout comme le vaccin de la variole, les vaccins utilisant comme vecteur le virus de la vaccine génétiquement modifié peuvent être administrés simplement par scarification de la peau, ce qui cause une infection localisée dans les cellules hôte. Lorsque le produit du gène étranger exprimé par le virus de la vaccine est une protéine de l'enveloppe virale, il est inséré dans la membrane de la cellule hôte infectée, ce qui induit le développement d'une immunité à médiation cellulaire et d'une immunité médiée par un anticorps.

D'autres vaccins utilisant des vecteurs atténués peuvent se montrer plus sûrs que le vaccin utilisant le virus de la vaccine. Le virus canarypox a récemment été testé comme vecteur vaccinal. Tout comme le virus de la vaccine auquel il est apparenté, le virus canarypox est un gros virus qui peut facilement être manipulé pour porter de multiples gènes. Contrairement au virus de la vaccine, le virus canarypox ne semble pas être virulent, même chez des individus atteints d'une immunosuppression grave. Un autre vecteur possible est une souche atténuée de *Salmonella thyphimurium*, qui a été manipulée avec des gènes venant de la bactérie qui est à l'origine du choléra. L'avantage de ce vecteur vaccinal est que *Salmonella* infecte les cellules de la bordure muqueuse de l'intestin et, par conséquent, induira une production d'IgA sécrétoire. Une immunité efficace contre de nombreuses maladies, y compris le choléra et la blennorragie, dépend d'une production d'IgA sécrétoire au niveau des muqueuses. L'une des souches de poliovirus utilisées dans le vaccin Sabin est une autre candidate pour un vecteur vaccinal sûr et efficace. Dans ce cas, le poliovirus vecteur est manipulé de telle façon qu'une partie du gène qui code la protéine externe de sa capside soit remplacée par du DNA qui code l'épitope choisi. La chimère de poliovirus qui en résulte exprimera l'épitope désiré dans une présentation très accessible qui fait protrusion de la nucléocapside.

Vaccins utilisant le DNA

Dans une stratégie de vaccination récemment développée, le DNA de plasmides codant des protéines antigéniques est injecté directement dans le muscle du receveur. Le DNA est capté par les cellules musculaires et la protéine antigénique codée est exprimée, ce qui conduit à une réponse humorale par anticorps et à une réponse à médiation cellulaire. Ce qui est le plus surprenant dans cette découverte, c'est que le DNA injecté soit capté et exprimé par les cellules musculaires avec une beaucoup plus grande efficacité que dans une culture de tissu. Le DNA semble soit s'intégrer dans le DNA chromosomique, soit être maintenu pendant de longues périodes sous la forme d'un épisome. L'antigène viral est exprimé non seulement par les cellules musculaires, mais aussi par

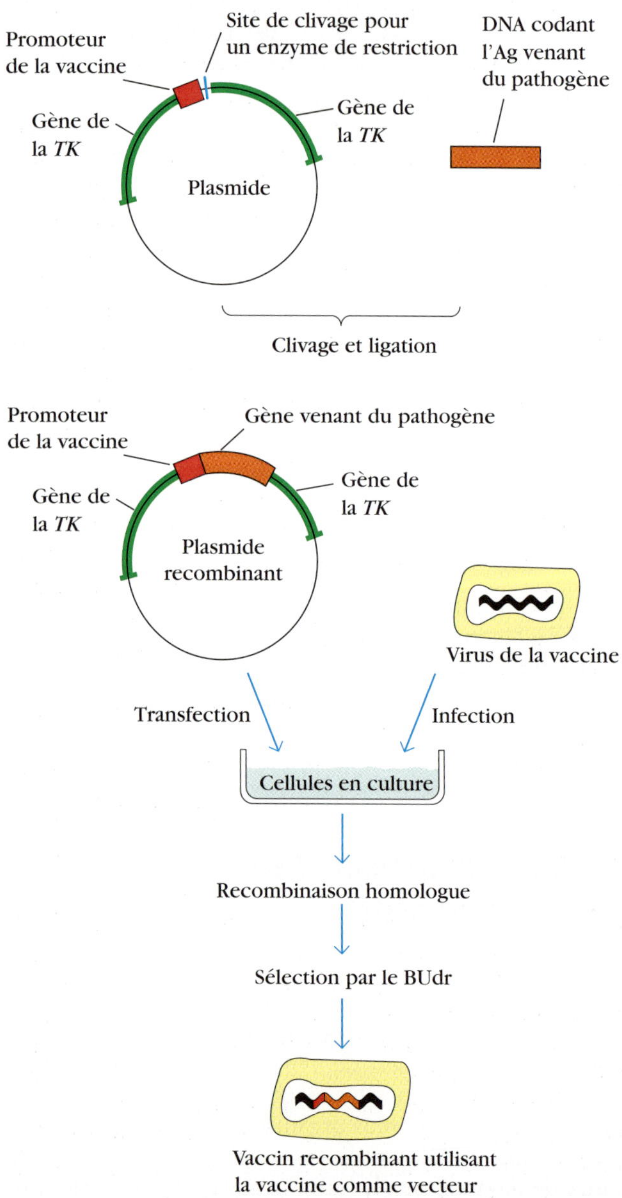

FIGURE 18.5 Production de vaccin utilisant comme vecteur la vaccine. Le gène qui code l'antigène recherché (orange) est inséré dans un vecteur plasmidique à côté du promoteur de la vaccine (magenta) et flanqué de chaque côté par le gène (vert) de la thymidine kinase (*TK*) de la vaccine (vert). Losque des cellules en culture sont incubées simultanément avec le virus de la vaccine et le plasmide recombinant, le gène de l'antigène et le promoteur sont insérés dans le génome du virus de la vaccine par recombinaison homologue au niveau du gène non essentiel *TK*, ce dont il résulte un virus recombinant TK^-. Les cellules contenant le virus recombinant de la vaccine sont sélectionnées par addition de bromodésoxyuridine (BUdr), qui tue les cellules TK^+. [Adapté de B Moss, 1985, *Immunol. Today* **6** : 243.]

les cellules dendritiques de la région qui captent le DNA du plasmide et expriment l'antigène viral. Le fait que les cellules musculaires expriment des taux plutôt faibles de molécules de classe I du CMH et n'expriment pas de molécules de costimulation suggère que les cellules dendritiques de la région pourraient être essentielles au développement des réponses antigéniques aux vaccins utilisant le DNA (figure 18.6).

Les vaccins utilisant le DNA offrent des avantages sur nombre de vaccins existants. La protéine codée est exprimée par l'hôte sous sa forme naturelle, sans dénaturation ni modification. La réponse immunitaire sera dirigée contre l'antigène, exactement comme s'il était exprimé par le pathogène. Les vaccins utilisant le DNA induisent à la fois une immunité humorale et une immunité à médiation cellulaire. Cette stimulation des deux branches de la réponse immunitaire requière une immunisation avec un vaccin vivant atténué. Les vaccins utilisant le DNA sont à l'origine d'une expression prolongée de l'antigène qui crée une mémoire immunitaire significative.

Les aspects pratiques des vaccins utilisant le DNA sont aussi très prometteurs. La réfrigération n'est pas nécessaire pour la manipulation et le stockage du DNA plasmidique, caractéristique qui abaisse considérablement le coût et la complexité de leur délivrance. Le même vecteur plasmidique peut être manipulé à la demande pour faire toute une série de protéines, de telle façon que les mêmes techniques de préparation puissent être utilisées pour différents vaccins utilisant le DNA, codant chacun un antigène d'un pathogène différent. Une méthode améliorée de l'administration de ces vaccins est de recouvrir de billes d'or microscopiques le DNA du plasmide puis de déposer les particules enrobées à travers la peau dans le muscle sous-jacent avec un canon à air (appelé *gene gun*). Cette méthode permettra une délivrance rapide du vaccin à de grandes populations sans avoir à recourir à des quantités massives d'aiguilles et de seringues.

Les tests des vaccins utilisant le DNA dans des modèles animaux ont montré que ces vaccins sont capables d'induire une immunité protectrice contre de nombreux pathogènes, y compris le virus de la grippe. À présent, il y a des essais chez l'Homme qui sont en cours avec différents vaccins utilisant le DNA, y compris ceux contre le paludisme, le SIDA, la grippe et les virus de l'herpès. Les prochains essais expérimentaux de vaccins à DNA mélangeront les gènes de protéines antigéniques avec ceux de cytokines ou de chémokines qui dirigent la réponse immunitaire vers la voie optimale. Par exemple, le gène de l'IL-12 pourrait être inclus dans un vaccin à DNA. L'expression de l'IL-12 au niveau du site d'immunisation stimulera l'immunité de type T_H1 induite par le vaccin.

Les résultats actuels des vaccins utilisant le DNA sont très prometteurs, et ils seront très probablement utilisés pour l'immunisation humaine dans les toutes prochaines années. Certains inconvénients pourraient empêcher leur application universelle ; par exemple, seuls des antigènes protéiques peuvent être codés, alors que certains vaccins tels que ceux dirigés contre les infections à pneumocoques ou à méningocoques, utilisent des antigènes polysaccharidiques protecteurs. Un autre défaut est la présente incapacité à utiliser l'immunisation par le DNA dans des vaccins tels que les vaccins par voie orale ou par administration sous forme de spray nasal, qui sont appliqués sur des muqueuses.

Vaccins utilisant des peptides synthétiques

Bien que considérée comme très prometteuse, l'utilisation de peptides synthétiques comme vaccins n'a pas progressé aussi rapidement que prévu. Les peptides ne sont pas aussi immunogènes que les protéines, et il est difficile de susciter à la fois une immunité humorale et une immunité cellulaire contre eux. L'utilisation de conjugués et d'adjuvants peut aider au développement d'une immunité protectrice contre les peptides, mais des barrières empêchant une large utilisation des vaccins à base de peptides persistent et posent un intéressant problème aux immunologistes. La construction de peptides synthétiques susceptibles d'être utilisés comme vaccins capables d'induire à la fois une immunité humorale et une immunité à médiation cellulaire nécessite une compréhension de la nature des épitopes de cellules T et des épitopes de cellules B.

Bien que la séquence des amino acides de nombre d'antigènes importants de pathogènes soit connue, très peu de ces derniers ont été soumis à une analyse cristallographique par rayons X et leur structure tridimensionnelle est donc inconnue. Cependant, étant donné que les épitopes de cellules B doivent constituer des régions accessibles de la surface, les concepteurs de vaccin analysent habituellement la structure primaire d'un antigène pour identifier les séquences fortement hydrophiles qui le plus vraisemblablement correspondent à de telles régions de la surface. Des peptides synthétiques correspondant à ces épitopes potentiels de cellules B sont ensuite préparés. Idéalement, des vaccins pour l'induction d'une immunité humorale devraient inclure des peptides qui composent les épitopes de cellules B immunodominants. De tels épitopes peuvent être identifiés en déterminant l'anticorps dominant dans le sérum d'individus qui ont guéri d'une maladie, puis en testant divers peptides synthétiques pour leur capacité à réagir fortement avec cet anticorps. Dans une telle expérimentation, deux peptides synthétiques linéaires représentant des épitopes potentiels de cellules B de l'HBsAg ont été testés pour leur affinité de liaison à un pool d'antisérums venant d'individus guéris d'une hépatite B. On a constaté qu'un peptide synthétique constitué d'unités répétitives cycliques des amino acides 139-147 avait une affinité dix fois supérieure à celle des unités répétitives cycliques des amino acides 124-137. Le peptide cyclique 139-147 a par conséquent été choisi comme candidat potentiel pour un vaccin synthétique contre l'hépatite B.

Une réponse mémorisée efficace de l'immunité humorale et de l'immunité à médiation cellulaire nécessite la création d'une population de cellules T_H à mémoire. Pour qu'un vaccin puisse être utilisé avec succès, il doit donc impérativement inclure des épitopes de cellules T immunodominants. Étant donné que les molécules du CMH diffèrent dans leur capacité à présenter les peptides aux cellules T, le polymorphisme du CMH au sein d'une espèce a une influence sur le taux de réponse des cellules T d'individus différents aux différents peptides. Cependant, des sous-populations différentes de cellules T reconnaissent probablement des épitopes différents. Des expérimentations faites par E. Sercarz ont identifié des peptides qui induisent une forte réponse auxiliaire à un antigène ainsi que d'autres peptides qui induisent une suppression immunitaire. Ces peptides auxiliaires et ces peptides suppresseurs présentent généralement des séquences différentes d'amino acides qui ne se recouvrent pas au sein d'un antigène. Par exemple, l'immunisation par les résidus amino-terminaux 1-17 du lysozyme du blanc d'œuf de poule supprimait la réponse au lysozyme

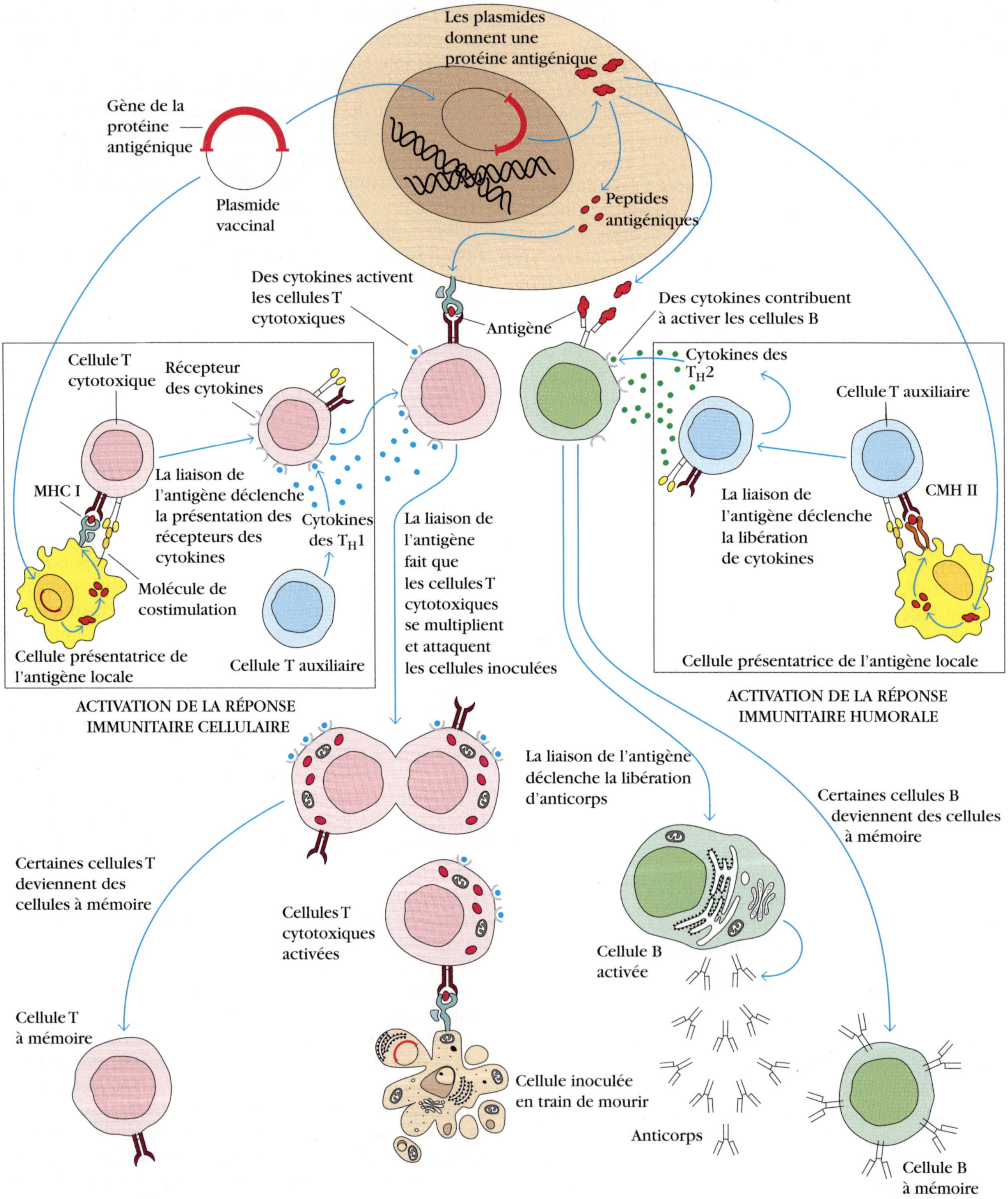

FIGURE 18.6 L'administration de vaccins utilisant le DNA suscite une immunité humorale et une immunité cellulaire. Le gène injecté est exprimé dans la cellule musculaire et les APC proches. Les peptides de la protéine codée par le DNA sont exprimés à la surface des deux types cellulaires après avoir été apprêtés comme un antigène endogène par la voie des protéines de classe I du CMH. Les cellules qui présentent l'antigène associées aux molécules de classe I du CMH stimulent le développement des cellules T cytotoxiques. La protéine codée par le DNA injecté est aussi exprimée sous la forme d'une protéine soluble sécrétée qui est captée, apprêtée et présentée avec des molécules de classe II du CMH. Cette voie stimule l'immunité par les cellules B et crée des anticorps et des cellules B à mémoire contre la protéine. [Adapté de DB Weiner et RC Kennedy, 1999, *Sci. Ame*. **281**:50.]

Visualisation des concepts

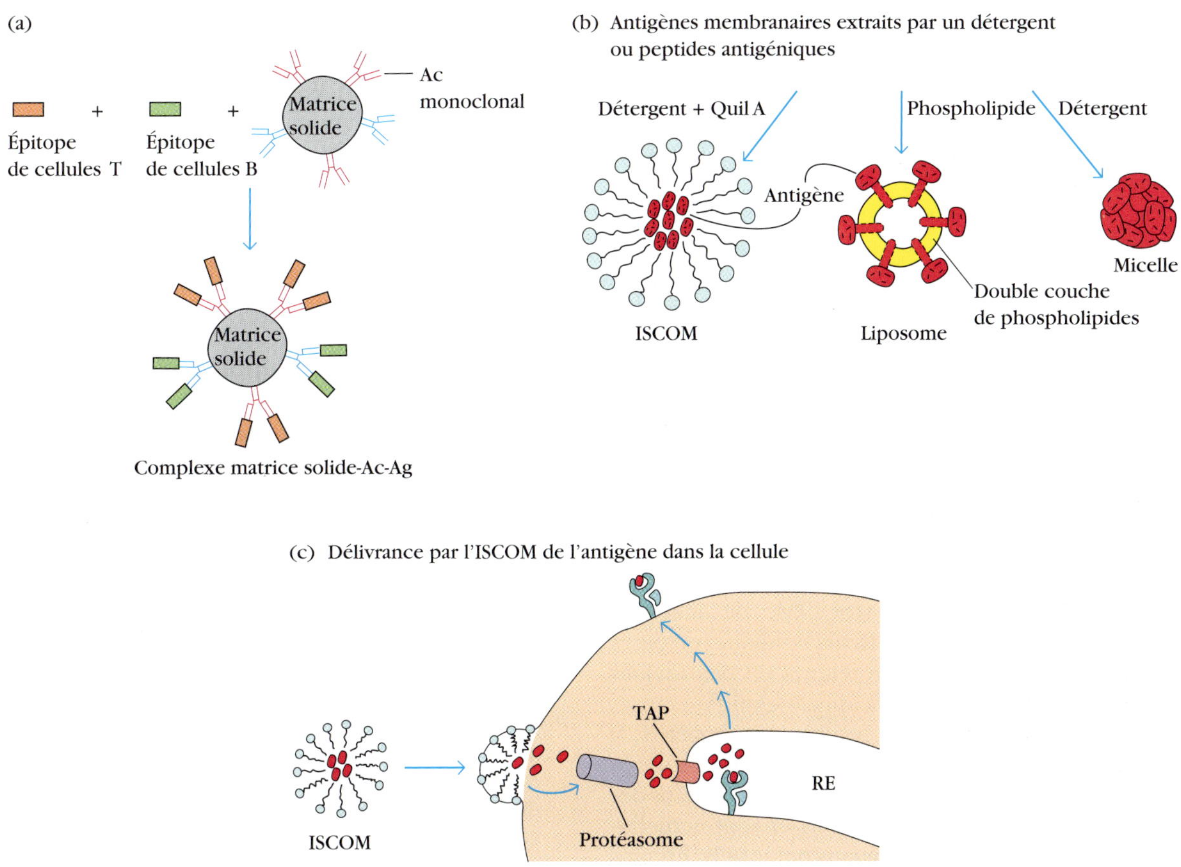

FIGURE 18.7 Vaccins utilisant des sous-unités multivalentes. (a) Des complexes matrice solide-anticorps-antigène peuvent être conçus pour contenir des peptides synthétiques représentant des épitopes de cellules T et des épitopes de cellules B. (b) Des micelles protéiques, des liposomes et des complexes immuno-stimulants peuvent tous être préparés avec des antigènes ou des peptides antigéniques d'extraction. Dans les micelles et les liposomes, les résidus hydrophiles des molécules d'antigène sont orientés vers l'extérieur. Dans les complexes immuno-stimulants, les longues queues des acides gras de la couche externe du détergent sont adjacentes aux résidus hydrophobes des molécules d'antigène localisées au centre. (c) Les complexes immuno-stimulants et les liposomes peuvent délivrer des antigènes à l'intérieur des cellules, et ils se comportent donc comme des antigènes endogènes. Par la suite, l'apprêtement par la voie cytosolique et la présentation par les molécules de classe I du CMH induisent une réponse à médiation cellulaire.

natif. En identifiant les peptides suppresseurs et en les éliminant des vaccins synthétiques, il pourrait être possible de créer une immunité accrue.

Vaccins utilisant des sous-unités multivalentes

Une des limitations des vaccins par des peptides synthétiques ou des vaccins utilisant des protéines recombinantes est qu'ils sont assez peu immunogènes ; de plus, ils tendent à induire une réponse anticorps humorale mais beaucoup moins une réponse à médiation cellulaire. Ce qui est nécessaire est une certaine méthode de conception d'un vaccin dirigé contre des peptides synthétiques qui contiennent à la fois des épitopes immunodominants pour les cellules B et pour les cellules T. De plus, si une réponse par les CTL est désirée, le vaccin doit être délivré au sein des cellules, de telle façon que les peptides puissent être apprêtés et présentés par des molécules de classe I du CMH. De nombreuses innovations techniques sont en cours d'application pour le développement de vaccins multivalents qui puissent présenter des copies multiples d'un peptide donné ou d'un mélange de peptides au système immunitaire.

Une approche est de préparer des complexes matrice solide-anticorps-antigène (SMAA, de *solid matrix-antibody-antigen*) en fixant des anticorps monoclonaux à des matrices solides particulaires puis en saturant l'anticorps par l'antigène désiré. Les complexes résultants sont ensuite utilisés comme vaccins. En fixant différents anticorps monoclonaux à la matrice solide, il est possible de lier un mélange de peptides ou de protéines, représentant les épitopes immunodominants pour les cellules T ainsi que pour les cellules B, à la matrice solide (figure 18.7a). On a montré que ces complexes multivalents induisent des réponses humorales et des réponses à médiation cellulaire vigoureuses. Leur nature particulaire contribue à leur immunogénicité accrue en facilitant la phagocytose par les cellules phagocytaires.

Un autre moyen de produire un vaccin multivalent est d'utiliser un détergent pour incorporer des antigènes protéiques ou des peptides antigéniques synthétiques dans des micelles protéiques, dans des vésicules lipidiques (appelées liposomes) ou encore dans des complexes immunostimulants (figure 18.7b). Les micelles sont formées en mélangeant des protéines et un détergent, puis en éliminant le détergent. Les protéines s'orientent d'elles-mêmes, avec leurs résidus hydrophiles dirigés vers l'environnement aqueux et leurs résidus hydrophobes orientés vers le centre, de façon à éviter leur interaction avec l'environnement aqueux. Les liposomes contenant des protéines antigéniques sont préparés en mélangeant les protéines à une suspension de phospholipides dans des conditions qui forment des vésicules limitées par une double couche. Les protéines sont incorporées dans la double couche avec les résidus hydrophiles exposés. Les complexes immunostimulants (ISCOM, de *immunostimulating complexes*) sont des porteurs lipidiques préparés en mélangeant des antigènes protéiques ou peptidiques avec un détergent et un glucoside appelé Quil A.

Les protéines membranaires de divers pathogènes, y compris le virus de la grippe, le virus de la rougeole, le virus de l'hépatite B et l'HIV ont été incorporées dans des micelles, des liposomes ou des ISCOM et sont actuellement en cours d'étude comme vaccins potentiels. En plus de leur immunogénicité accrue, les liposomes et les ISCOM semblent fusionner avec la membrane plasmique pour délivrer l'antigène au sein des cellules, où il peut être apprêté par la voie cytosolique et induire ainsi une réponse à médiation cellulaire (figure 18.7c).

Résumé

1. Un état d'immunité peut être induit par immunisation active ou immunisation passive (voir le tableau 18.1). Une immunisation passive implique le transfert d'anticorps préformés et confère une protection de courte durée sans nécessiter une réponse immunitaire active. L'immunisation active est induite par l'infection naturelle ou par l'inoculation d'agents microbiens ou de composés dérivés de ces derniers. Une immunisation active induit une sélection clonale des lymphocytes et conduit à la formation de cellules à mémoire.
2. Dans le développement d'un vaccin, la branche du système immunitaire à activer doit être prise en compte. Pour induire une immunité humorale, les épitopes doivent être accessibles aux récepteurs immunoglobuliniques des cellules B et représenter les épitopes immunodominants de l'agent infectieux. Pour induire une immunité à médiation cellulaire, un vaccin capable d'une croissance intracellulaire transitoire est recherché pour permettre la présentation des antigènes par des molécules de classe I du CMH.
3. Trois types de vaccins sont actuellement utilisés chez l'Homme : les micro-organismes atténués (non virulents), les micro-organismes inactivés (tués) ou encore les macromolécules purifiées (voir le tableau 18.4). Les vaccins atténués subissent une croissance transitoire chez le receveur et, par conséquent, stimulent une réponse immunitaire plus prononcée et une production de cellules à mémoire sans le recours à des rappels supplémentaires. Cependant, ils encourent le risque d'inversion vers un état pathogène. Les vaccins inactivés nécessitent des rappels répétés, mais ne comportent pas le risque d'inversion vers un état pathogène. L'utilisation de macromolécules purifiées, moins complexes que les vaccins utilisant des pathogènes entiers, évite certaines complications dues à des effets secondaires inconnus. En appliquant les techniques du DNA recombinant, il est possible de produire de grandes quantités d'un antigène défini pour une immunisation.
4. Les vecteurs recombinants, y compris le virus de la vaccine, le virus canarypox et *S. typhimurium* atténuée, peuvent être manipulés pour porter de multiples gènes venant de micro-organismes infectieux (voir la figure 18.5). Un avantage des vaccins faisant appel à un vecteur recombinant est que le vecteur manipulé se réplique dans les cellules hôte, ce qui permet de porter à son maximum l'immunité à médiation cellulaire contre les antigènes exprimés.
5. On a montré que le DNA de plasmides codant une protéine antigénique d'un pathogène peut servir de vaccin efficace (figure 18.6). Les vaccins à DNA induisent l'expression de l'antigène dans son état natif et suscitent une immunité humorale ainsi qu'une immunité à médiation cellulaire.
6. Des peptides synthétiques qui représentent des épitopes immunodominants pour les cellules T et les cellules B sont en cours d'évaluation comme vaccins contre diverses maladies. Cette approche rend les immunologistes capables de produire des vaccins définis qui pourraient permettre une activation sélective soit de la branche humorale, soit de la branche à médiation cellulaire du système immunitaire. Divers types de vaccins multivalents ont été conçus pour induire à la fois une immunité humorale et une immunité à médiation cellulaire (voir la figure 18.7).

RÉFÉRENCES

Bloom, BR. 1998. The highest attainable standard: ethical issues in AIDS vaccines. *Science* **279**:186.

Chattergoon, M, J Boyer, et DB Weiner. 1997. Genetic immunization: a new era in vaccines and immune therapeutics. *FASEB* 1. **11**:754.

DiTommaso, A, *et al.* 1997. Acellular pertussis vaccines containing genetically detoxified pertussis toxin induce long lasting humoral and cellular responses in adults. *Vaccine* **15**:1218.

Donnelly, JJ, *et al.* 1995. Preclinical efficacy of a prototype DNA vaccine: enhanced protection against antigenic drift in influenza virus. *Nature Med.* **1**:583.

Dove AR, et VIZ Racaniello. 1997. The polio eradication effort: should vaccine eradication be next? *Science* **277**:779.

Etlinger, HM. 1992. Carrier sequence selection-one key to successful vaccines. *Immunol. Today* **13**:52.

Evans, DJ, *et al.* 1989. An engineered poliovirus chimera elicits broadly reactive HIVA neutralizing antibodies. *Nature* **339**:385.

Henderson, DA. 1976.The eradication of smallpox. *Sci. Am.* **235**:25.

Kapikian, AZ, *et al.* 1997. Efficacy of a quadrivalent rhesus rotavirus-based human rotavirus vaccine aimed at preventing severe rotavirus diarrhea in infants and young children. *J. Inf. Dis.* **174** (Suppl 1): S65.

Milch, DR. 1989. Synthetic T and B cell recognition sites: implications for vaccine development. *Adv. Immunol.* **45**:195.

Stepanov, AV, *et al.* 1996. Development of novel vaccines against anthrax in man. *J. Biotechnology* **44**:155.

Steward, MW et CR Howard. 1987. Synthetic peptides: a next generation of vaccines? *Immunol. Today* **8**:51.

Stover, CK, *et al.* 1991. New use of BCG for recombinant vaccines. *Nature* **351**:456.

Suhrbier, A. 1997. Multi-epitope DNA vaccines. *Immunol. and Cell Biol.* **75**:402.

Takahashi, H, *et al.* 1990. Induction of CDS' cytotoxic T cells by immunization with purified HIV-1 envelope protein in Iscoms. *Nature* **344**:873.

Tasternain, C. 1995. Diphtheria disaster relief. *Nature Med.* **1**:503.

Van den Dobbelsteen, GP, et EP van Rees. 1995. Mucosal immune responses to pneumococcal polysacchar ides: implications for vaccination. *Trends Microbiol.* **3**:15-5.

Weiner, DB, et RC Kennedy. 1999. Genetic Vaccines. *Sci. Am.* **281**:50.

Weiss, R. 1992. Measles battle loses potent weapon. *Science* **258**:546.

Sites Web utiles

http:/www.who.int/gpv/

Pages de la *World Health Organization (WHO)* sur les vaccins et l'immunisation.

http:/www.ecbt.org/

Every Child by Two offre des informations sur la vaccination des enfants.

QUESTION À L'USAGE DES ÉTUDIANTS

1. Dire si chacune des assertions suivantes est vraie ou fausse. Si vous pensez qu'une assertion est fausse, expliquez pourquoi.

a. Le transfert transplacentaire des anticorps IgG maternels contre la rougeole confère une immunité de courte durée au fœtus.

b. Les vaccins atténués ont plus de chances d'induire une immunité à médiation cellulaire que les vaccins tués.

c. Les vaccins utilisant des sous-unités multivalentes induisent généralement une plus forte réponse que les vaccins utilisant des peptides synthétiques.

d. Un désavantage des vaccins utilisant le DNA est qu'ils ne créent pas une mémoire immunitaire significative.

e. Les macromolécules contiennent généralement un grand nombre d'épitopes potentiels.

f. Un vaccin utilisant le DNA n'induit qu'une réponse dirigée contre un seul épitope.

2. Quels sont les avantages et les inconvénients de l'utilisation d'organismes pathogènes atténués comme vaccins ?

3. Une jeune fille qui n'avait jamais été immunisée contre le tétanos avait marché sur un clou rouillé et s'était fait une profonde piqûre. Le médecin avait nettoyé la plaie et avait fait à l'enfant une injection d'antitoxine tétanique.

a. Pourquoi avoir adminitré une antitoxine au lieu d'avoir fait une injection de rappel de toxoïde tétanique ?

b. Si la jeune fille ne reçoit pas de traitement ultérieur et marche à nouveau sur un clou rouillé trois ans plus tard, sera-t-elle immunisée contre le tétanos ?

4. Quels sont les avantages du vaccin Sabin contre la poliomyélite comparativement à ceux du vaccin Salk ?

5. Dans le but de développer un vaccin utilisant des peptides synthétiques, vous avez analysé la séquence des amino acides d'une protéine antigénique pour déterminer (a) les peptides hydrophobes et (b) les peptides fortement hydrophiles. Comment des peptides de chaque type pourraient-ils être utilisés comme vaccins pour induire des réponses immunitaires différentes ?

6. Expliquer le phénomène de l'immunité collective. Comment ce phénomène est-il en rapport avec l'apparition de certaines épidémies ?

7. Vous avez identifié une protéine bactérienne antigénique qui confère une immunité protectrice contre une bactérie pathogène et vous avez cloné le gène qui la code. Les choix sont les suivants : soit exprimer la protéine dans une levure et utiliser cette protéine recombinante comme vaccin, soit utiliser le gène de la protéine pour préparer un vaccin utilisant le DNA. Quelle approche choisiriez-vous et pourquoi ?

8. Expliquer la relation entre la période d'incubation d'un pathogène et l'approche nécessaire pour réaliser une immunisation active efficace.

9. Donner la liste des trois types de macromolécules purifiées qui sont actuellement utilisés comme vaccins.

10. On a recommandé l'utilisation du vaccin Salk contre la poliomyélite chez les enfants infectés par l'HIV, et non pas le vaccin Sabin contre la poliomyélite. D'après vous, pour quelle raison cette recommandation a-t-elle été faite ?

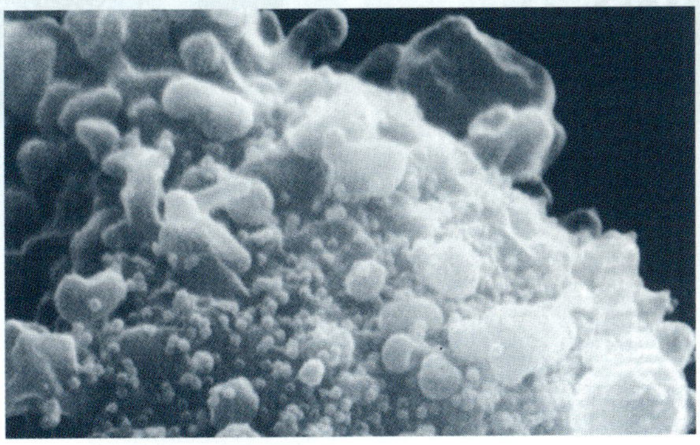

CHAPITRE 19

SIDA ET AUTRES IMMUNODÉFICIENCES

Immunodéficiences primaires

SIDA et autres immunodéficiences acquises ou secondaires

Comme tout système complexe constitué de plusieurs composants, le système immunitaire peut faire l'objet de défaillances d'une ou de toutes ses parties. Cette défaillance peut avoir des conséquences dramatiques. Lorsque le système perd son sens du Soi et commence à attaquer les cellules et les tissus de l'hôte, il en résulte une **auto-immunité** qui est décrite dans le chapitre 20. Lorsque le système est en défaut par manque de protection de l'hôte contre les pathogènes ou les cellules malignes, le résultat est une **immunodéficience**, qui est le sujet de ce chapitre.

Un état résultant d'un défaut génétique ou développemental du système immunitaire est appelé immunodéficience primaire. Dans un tel état, le défaut est présent dès la naissance bien qu'il puisse ne pas se manifester avant longtemps dans le cours de la vie. L'immunodéficience secondaire, ou immunodéficience acquise, est la perte de la fonction immunitaire résultant de l'exposition à divers agents. Le **syndrome d'immunodéficience acquise**, ou **SIDA**, est de loin l'immunodéficience secondaire la plus courante ; elle résulte de l'infection par le virus 1 de l'immunodéficience humaine (HIV-1, de *human immunodeficiency virus*). L'infection par l'HIV a atteint des proportions épidémiques dans certaines populations ; elle se traduit presqu'inévitablement par la mort ; les patients atteints de SIDA, comme d'autres individus présentant une immunodéficience grave, encourent le risque d'infection par des agents dits opportunistes. Ce sont des microorganismes que des individus sains peuvent héberger sans conséquence pathologique, mais qui provoquent des maladies chez ceux dont la fonction immunitaire est détériorée.

L'étude des maladies provoquées par une immunodéficience a apporté quantité d'informations sur le système immunitaire en ouvrant des fenêtres sur ses composants fonctionnels. Les progrès récents de l'immunologie moléculaire et l'analyse génétique des défauts immunitaires ont continuellement approfondi notre compréhension de l'immunodéficience et par conséquent du fonctionnement normal du système immunitaire. La possibilité de disséquer un dysfonctionnement donné et de localiser avec précision son origine cellulaire et moléculaire enrichit notre connaissance du système immunitaire, ce qui peut conduire à une importante amélioration du traitement de l'immunodéficience, ainsi que d'autres maladies.

La première partie de ce chapitre décrit les immunodéficiences primaires courantes, examine les progrès réalisés dans l'identification des défauts génétiques à l'origine de ces maladies et considère les approches pour leur traitement, y compris les innovations de la thérapie génique. Les modèles animaux de l'immunodéficience primaire sont eux aussi présentés. Le reste de ce chapitre décrit l'immunodéficience acquise, avec un regard tout particulier sur l'infection par l'HIV, le SIDA, et l'état actuel des stratégies pour le traitement et la prévention de cette immunodéficience acquise mortelle.

Immunodéficiences primaires

Une immunodéficience primaire peut affecter les fonctions immunitaires acquises ou innées. Les déficiences des composants spécifiques de l'immunité acquise, tels que les cellules T ou les cellules B, sont ainsi différenciées des immunodéficiences dans lesquelles les médiateurs non spécifiques de l'immunité naturelle, tels que les macrophages ou le complément, sont détruits. Les immunodéficiences sont commodément classées selon le type ou l'état de développement des cellules impliquées. La figure 19.1 passe en revue l'ensemble du développement cellulaire dans le système immunitaire et montre la localisation des défauts qui donnent naissance à des immunodéficiences primaires. Comme il a été expliqué dans le chapitre 2, les deux principales lignées cellulaires importantes pour la fonction immunitaire sont la lignée lymphoïde et la lignée myéloïde. La plupart des défauts qui conduisent aux immunodéficiences affectent soit l'une, soit l'autre de ces lignées. Les maladies des cellules lymphoïdes peuvent affecter les cellules T, les cellules B ou, dans les immunodéficiences combinées, les cellules B et les cellules T. Les maladies des cellules myéloïdes affectent la fonction phagocytaire. La plupart des immunodéficiences primaires sont héréditaires et les variations moléculaires précises et les défauts génétiques qui conduisent à nombre de ces

Visualisation des concepts

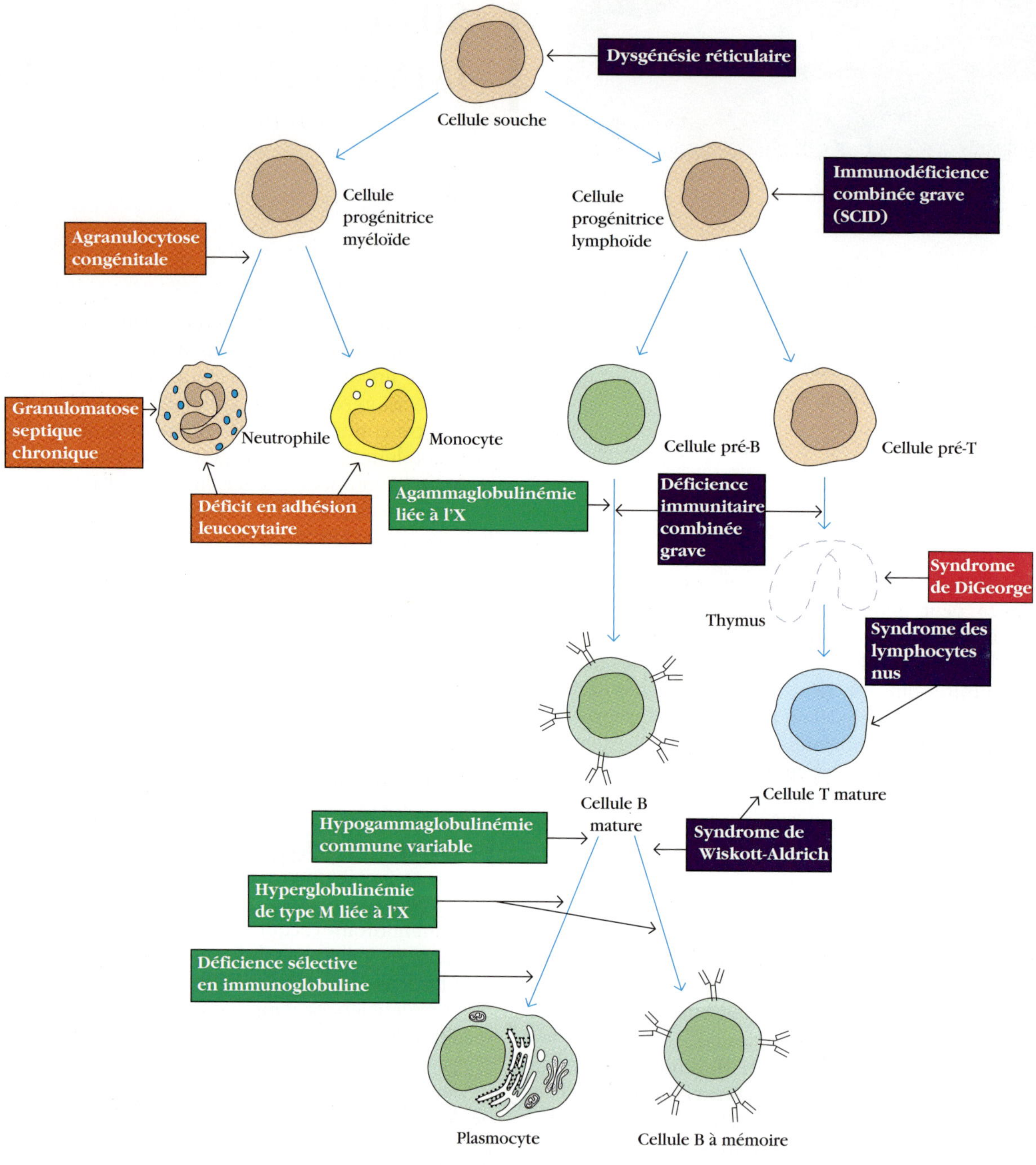

FIGURE 19.1 Les défauts congénitaux qui interrompent l'hématopoïèse ou altèrent le fonctionnement des cellules du système immunitaire se traduisent par diverses maladies par immunodéficience. (Cadres orange = déficits de la phagocytose, vert = déficits de l'immunité humorale, rouge = déficits de l'immunité à médiation cellulaire et violet = immunodéficiences combinées, défauts qui affectent plus d'une lignée cellulaire.)

dysfonctionnements ont été déterminés (tableau 19.1 et figure 19.2). De plus, il y a des immunodéficiences qui trouvent leur origine dans des défauts qui portent atteinte à la fonction propre à un organe du système immunitaire.

Les conséquences de l'immunodéficience primaire dépendent du nombre et du type de composants du système immunitaire impliqués. Des défauts des composants apparaissant tôt dans le schéma du développement de l'hématopoïèse affectent l'ensemble du système immunitaire. Dans cette catégorie, figurent la dysgénésie réticulaire, qui est un défaut des cellules souche affectant la maturation de tous les leucocytes ; l'effondrement général de l'immunité qui en résulte conduit à une sensibilité aux infections par toute une variété de micro-organismes. Sans traitement énergique, les individus affectés meurent habituellement dans leur jeune âge d'une affection grave. Dans le cas plus limité d'un déficit de la fonction phagocytaire, la conséquence principale est la sensibilité à l'infection par les bactéries. Des défauts dans des compartiments plus différenciés du système immunitaire ont des conséquences qui sont plus spécifiques et habituellement moins graves. Par exemple, un individu atteint d'un déficit sélectif en IgA peut mener une vie normale, affecté seulement par une plus grande sensibilité aux infections des tractus respiratoire ou génito-urinaire.

TABLEAU 19.1 Quelques maladies humaines dues à une immunodéficience primaire et défauts génétiques qui en sont à l'origine

Maladie par immunodéficience	Défaut spécifique	Fonction déficitaire	Mode de transmission héréditaire	Chromosome portant le défaut
Immunodéficience combinée grave (SCID)	Déficit en RAG-1/RAG-2	Pas de réarrangement des gènes du TCR ni des Ig	AR	11p13
	Déficit en ADA Déficit en PNP	Métabolite toxique dans les cellules T et les cellules B	AR AR	20q13 14q13
	Déficit en JAK-3 Déficit en IL-2Rγ	Signaux défectueux venants de l'IL-2, -4, -7, -9 ou 15	AR XL	19p13 Xq13
	Déficit en ZAP-70	Signal venant du TCR défectueux	AR	2q12
Syndrome des lymphocytes nus	Défaut dans le promoteur des gènes des molécules de classe II du CMH	Absence des molécules de classe II du CMH	AR	16p13
Syndrome de Wiskott-Aldrich (WAS)	Protéine du cytosquelette (CD43)	Cellules T et plaquettes défectueuses	XL	Xp11
Récepteur de l'interféron gamma	Défaut du récepteur de l'INF-γ	Immunité contre les mycobactéries diminuée	AR	6q23
Syndrome de DiGeorge	Aplasie thymique	Développement des cellules T et des cellules B	AD	22q11
Ataxie télangiectasie	Kinase du cycle cellulaire défectueuse	IgA, IgE faibles	AR	11q22
Gammaglobulinémies	Agammaglobulinémie liée à l'X	Tyrosine kinase de Bruton (Btk) ; pas de cellules B matures	XL	Xq21
	Hyperglobulinémie de type M liée à l'X	Ligand du CD40 défectueux	XL	Xq26
	Immunodéficience variable commune	IgG, IgA faibles ; IgM variable		Complexe
	Déficit sélectif en IgA	IgA faible ou absente		Complexe
Granulomatose chronique	Cyt $p91^{phox}$ Cyt $p67^{phox}$ Cyt $p22^{phox}$	Pas de poussée respiratoire pour tuer les bactéries	XL AR AR	Xp21 1q25 16q24
Syndrome de Chediak-Higashi	Protéine de transport intracellulaire (LYST) défectueuse	Incapacité à lyser les bactéries	AR	1q42
Syndrome du déficit en adhésion leucocytaire	Intégrine β2 (CD18) défectueuse	Extravasation des leucocytes	AR	21q22

*AR = Autosomique récessif ; AD = autosomique dominant ; XL = lié à l'X ; « complexe » indique des conditions pour lesquelles des données génétiques précises ne sont pas disponibles et qui pourraient impliquer plusieurs locus interactifs.

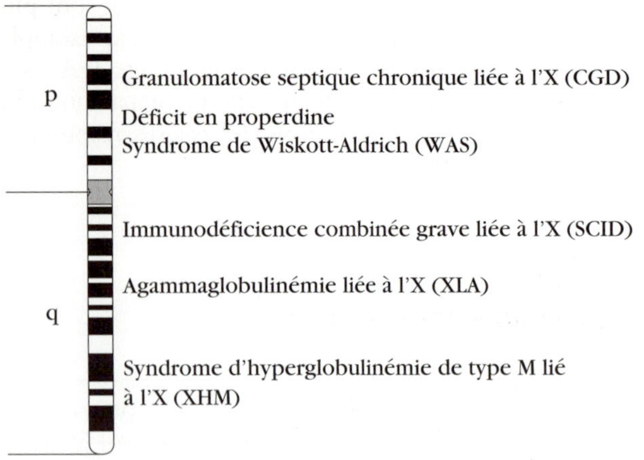

FIGURE 19.2 Plusieurs maladies par immunodéficience liées à l'X résultent de défauts situés dans des locus du chromosome X. [D'après JW Belmont, 1995, *Trends Genet.* **11**:112.]

Défauts de la lignée lymphoïde

Les immunodéficiences lymphoïdes peuvent impliquer les cellules B, les cellules T ou les deux lignées. Les formes combinées de l'immunodéficience lymphoïde qui affectent les deux lignées sont habituellement mortelles dans les toutes premières années de la vie. Elles résultent de défauts apparaissant tôt dans les voies du développement. Elles sont moins communes que certains états moins graves qui résultent de défauts de cellules plus différenciées. Par exemple, l'agammaglobulinémie liée au chromosome X, qui affecte la transduction du signal dans les cellules B, apparaît dans la proportion de 1 individu sur 200 000. Le déficit sélectif en IgA, qui n'affecte que la synthèse de l'IgA, apparaît à un taux de 1 pour 700.

Les troubles liés à l'immunodéficience des cellules B sont à l'origine d'un ensemble diversifié de maladies qui vont de l'absence totale de cellules B matures recirculantes, de plasmocytes et d'immunoglobuline à l'absence sélective de certaines classes d'immunoglobulines seulement. Les patients atteints de ces troubles sont habituellement sujets à des infections bactériennes récurrentes, mais montrent une immunité normale contre la plupart des infections virales ou fongiques, parce que la branche des cellules T du système immunitaire est largement épargnée. Chez les patients présentant des immunodéficiences humorales, les infections par des bactéries encapsulées, telles que les staphylocoques, les streptocoques et les pneumocoques, sont les plus habituelles, parce que les anticorps sont essentiels pour l'opsonisation et l'élimination de ces pathogènes.

En raison du rôle central des cellules T dans le système immunitaire, une déficience cellulaire T peut affecter les réponses humorales et les réponses à médiation cellulaire. L'impact sur le système à médiation cellulaire peut être grave, avec une réduction des réponses d'hypersensibilité retardée et de la cytotoxicité à médiation cellulaire.

Alors que les défauts du système humoral sont associés essentiellement à des infections par des bactéries encapsulées, les défauts du système à médiation cellulaire sont associés à une sensibilité accrue aux infections par les virus, les protozoaires et les champignons. Des pathogènes intracellulaires, tels que *Candida albicans*, *Pneumocystis carinii* et *Mycobacteria*, sont souvent impliqués, ce qui traduit l'importance des cellules T dans l'élimination des pathogènes intracellulaires. Les infections par les virus qui sont rarement pathogènes pour un individu normal (tel que le cytomégalovirus ou même un vaccin atténué contre la rougeole) peuvent mettre en danger la vie de ceux dont le système immunitaire à médiation cellulaire est affecté. Les défauts qui causent la diminution du taux des cellules T affectent habituellement aussi le système humoral, en raison de l'implication des cellules T_H dans l'activation des cellules B. Généralement, il y a une certaine diminution du taux des anticorps, particulièrement dans la production d'anticorps spécifiques à la suite d'une immunisation.

Comme on peut le prévoir, les déficiences combinées de la branche humorale et de la branche à médiation cellulaire sont les plus graves des maladies par immunodéficience. Les infections apparaissent tôt dans l'enfance, et le pronostic pour ces enfants est une mort précoce, à moins qu'une intervention thérapeutique ne reconstitue le système immunitaire défectueux. Comme il est décrit ci-après, on observe un nombre croissant d'options pour le traitement des immunodéficiences.

Les immunodéficiences qui affectent la fonction lymphoïde ont en commun l'incapacité à développer ou à maintenir une réponse immunitaire complète contre des pathogènes spécifiques. Toute une série de défauts peut conduire à une telle immunodéficience. Une communication intercellulaire défectueuse peut trouver son origine dans des mutations délétères des gènes qui codent les récepteurs de la surface des cellules ou les molécules de transduction du signal ; des défauts dans les mécanismes du réarrangement des gènes ou d'autres fonctions peuvent empêcher des réponses normales des cellules B ou des cellules T. La figure 19.3 est une vue d'ensemble des molécules impliquées dans les interactions les mieux décrites entre les cellules T et les cellules B qui donnent naissance à des réponses spécifiques, et tout particulièrement des protéines où les défauts conduisant à l'immunodéficience ont été identifiés.

Immunodéficience combinée grave (SCID)

La famille de maladies appelées SCID (de *severe combined immunodeficiency*) trouve son origine dans des défauts du développement lymphoïde qui affectent soit les cellules T, soit à la fois les cellules T et les cellules B. Plusieurs formes de SCID humaines résultent de défauts génétiques différents (voir le tableau 19.1). La première forme décrite de SCID humaine a été une maladie autosomique récessive. Dans ce cas, le gène responsable n'est ni sur le chromosome X ni sur le chromosome Y et seuls les homozygotes sont affectés. Cette forme a été révélée par le profil héréditaire et le fait que les hommes et les femmes sont également affectés. Il y a aussi une forme liée au chromosome X (et par conséquent apparaissant de façon prédominante chez les hommes) appelée déficience immunitaire lymphopénique primaire, qui est caractérisée par une agammaglobulinémie (absence d'immunoglobuline dans la circulation). Les formes de SCID n'impliquent pas toutes une agammaglobulinémie, mais elles ont des caractéristiques communes, en dépit des différences dans les défauts génétiques sous-jacents. Cliniquement, une SCID est caractérisée par un nombre très faible de

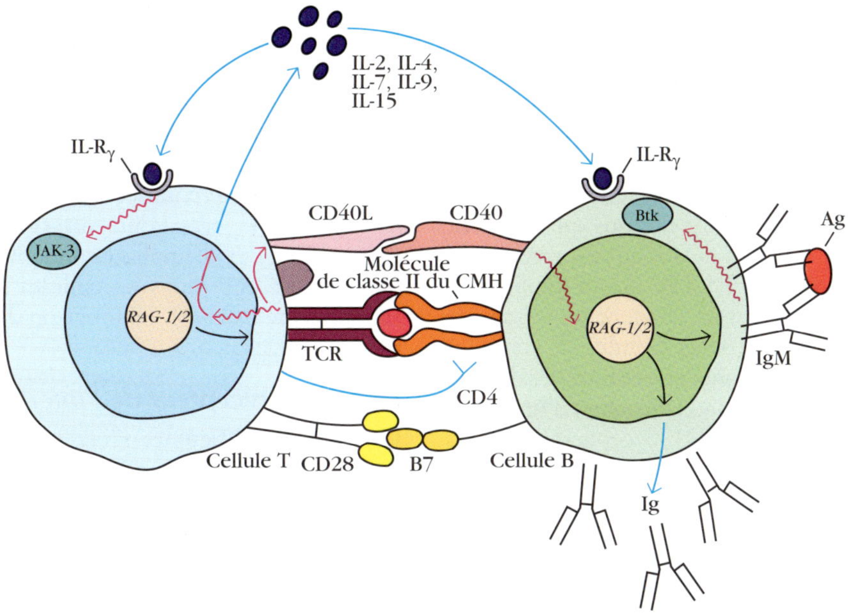

FIGURE 19.3 Des défauts dans l'interaction cellulaire ou dans la signalisation peuvent conduire à une immunodéficience grave. L'interaction entre une cellule T et une cellule B est représentée ici avec de nombreux composants importants des voies de signalisation intracellulaire ou extracellulaire. De nombreuses immunodéficiences primaires trouvent leur origine dans des défauts de ces interactions. La SCID pourrait résulter de défauts dans (1) les gènes activateurs de la recombinaison (*RAG-1* et *-2*) nécessaires à la synthèse des immunoglobulines fonctionnelles et des récepteurs des cellules T qui caractérisent les cellules B et les cellules T matures, (2) la chaîne γ des récepteurs des IL-2, -4, -7, -9 ou -15 (IL-Rγ), (3) JAK-3 qui assume la transduction des signaux de la chaîne γ du récepteur des cytokines, ou (4) l'expression d'une molécule de classe II du CMH (syndrome des lymphocytes nus). L'XLA résulte de la transduction défectueuse des signaux d'activation venant de l'IgM de la surface cellulaire par la tyrosine kinase de Bruton (Btk). L'XHM résulte de défauts dans le CD40L qui empêchent la maturation normale des cellules B. [Adapté de BA Smart et HD Ochs, 1997, *Curr. Opin. Pediatr.* **9**:570.]

lymphocytes circulants (les taux des autres cellules du sang sont normaux). Il y a un manque de réponses immunitaires médiées par les cellules T. Le thymus ne se développe pas et les rares cellules T circulantes chez un patient atteint de SCID ne répondent pas à une stimulation par les mitogènes, ce qui indique qu'elles ne peuvent pas proliférer en réponse à des antigènes. Les cellules myéloïdes et les cellules érythroïdes (les précurseurs des cellules rouges du sang) sont normales, tant par leur nombre que leur capacité fonctionnelle, ce qui indique que seules les cellules lymphoïdes sont déplétées dans la SCID. La SCID se traduit par des infections récurrentes graves et elle est habituellement mortelle dans les premières années de la vie. Bien que les lignées T et B puissent être toutes deux affectées, la manifestation initiale d'une SCID chez les enfants est presque toujours l'infection par des pathogènes, tels que les champignons ou les virus, qui sont normalement pris en charge par l'immunité médiée par les cellules T. Le défaut de cellules B n'est pas évident dans les tous premiers mois de la vie, parce que les enfants sont protégés par des anticorps obtenus passivement de la circulation transplacentaire ou du lait maternel. Les enfants présentant une SCID souffrent de diarrhée chronique, de pneumonie et de lésions de la peau, de la bouche et de la gorge, ainsi que de nombreuses autres infections opportunistes. Le système immunitaire est si atteint que même les vaccins atténués vivants, tels que le vaccin Sabin contre la poliomyélite, peuvent provoquer une infection et une maladie. L'espérance d'un patient atteint de SCID peut être prolongée en évitant tous les micro-organismes potentiellement dangereux. Des patients ont été gardés en vie grâce à un confinement dans une atmosphère stérile qui prévient l'exposition à des micro-organismes dangereux. Cela exige un extraordinaire effort pour n'avoir aucun contact direct avec d'autres personnes ou avec de l'air non filtré ; la nourriture ou tout autre objet venant en contact avec les patients atteints de SCID séquestrés doivent impérativement être stérilisés. Un tel confinement ne peut être qu'une mesure temporaire, dans l'attente d'un traitement.

La recherche des défauts à l'origine d'une SCID a révélé diverses causes différentes de ce déficit général d'immunité. Dans une étude portant sur 108 enfants atteints de SCID, effectuée par Rebecca Burckley, Jennifer Puck et leurs collègues, le défaut le plus souvent rencontré (trouvé chez 49 enfants) était dû à des mutations qui altèrent la fonction de la chaîne gamma commune du récepteur de l'IL-2 (IL-2Rγ; voir la figure 12.7). Des défauts dans cette chaîne empêchent le passage du signal à travers les récepteurs des IL-4, -7, -9 ou -15, tout autant qu'à travers le récepteur de l'IL-2, étant donné que cette chaîne est présente dans les récepteurs de toutes ces cytokines. Le défaut le plus communément rencontré ensuite (16 enfants) dans cette étude était localisé dans le gène codant l'enzyme adénosine désaminase (ADA). L'ADA est l'un des enzymes de la voie catabolique des purines, qui catalyse la conversion de l'adénosine en inosine. L'activité de l'ADA est particulièrement forte dans les lymphocytes, et son déficit se traduit par une accumulation de sous-produits métaboliques toxiques pour les cellules. Cinq des enfants avaient des défauts dans la kinase 3 Janus (JAK-3) qui, dans les cellules T, est impliquée dans la transduction du signal venant du récepteur de l'IL-2 (voir la figure 12.10). Les défauts restants étaient classés comme défauts récessifs autosomiques sans relation avec les mutations connues de l'IL-2Rγ ou de la JAK-3 ou encore ils étaient classés comme étant d'origine inconnue, sans défaut génétique apparent ou sans antécédents familiaux d'immunodéficience.

Il existe plusieurs autres défauts connus qui donnent naissance à une SCID. Il y a un défaut qui est caractérisé par une déplétion des cellules T $CD8^+$ et qui implique la tyrosine kinase ZAP-70, qui est un élément important de la transduction du signal dans les cellules T (voir les figures 10.11 et 10.12). Les enfants présentant des défauts de la ZAP-70 peuvent avoir des taux normaux d'immunoglobuline et de lymphocytes $CD4^+$; cependant, leurs cellules T $CD4^+$ ne sont pas fonctionnelles. Un déficit de la purine nucléoside phosphorylase (PNP) provoque une immunodéficience par un mécanisme semblable à celui du déficit en ADA, avec accumulation de métabolites toxiques dans les cellules lymphoïdes. Comme il a été décrit dans les chapitres 5 et 9, les gènes des immunoglobulines et du récepteur des cellules T subissent un réarrangement pour exprimer les formes actives de ces molécules. Un défaut des gènes qui codent les médiateurs des processus de réarrangements (les protéines RAG-1 et RAG-2 activatrices de la recombinaison) empêche le développement de cellules B et de cellules T possédant des récepteurs fonctionnels et conduit à une SCID.

Un défaut conduisant à un effondrement général de l'immunité semblable à celui de la SCID est l'impossibilité de la transcription des gènes qui codent les molécules de classe II du CMH. Sans ces molécules, les lymphocytes du patient ne peuvent pas participer aux interactions cellulaires avec les cellules T auxiliaires. Cette immunodéficience est aussi appelée syndrome des « lymphocytes nus ». Les études moléculaires du syndrome des lymphocytes nus ont révélé une interaction défectueuse entre une séquence du promoteur 5' du gène pour les molécules de classe II du CMH et d'une protéine de liaison au DNA nécessaire à la transcription du gène. Un défaut dans la fonction des gènes des molécules de classe I du CMH a été identifié chez un patient présentant des symptômes semblables à ceux de la SCID. Cette variante rare de l'immunodéficience a été attribuée à une mutation dans les gènes des TAP qui sont vitaux pour l'apprêtement de l'antigène par les molécules de classe I du CMH (voir le chapitre 8). Ce défaut cause un déficit dans l'immunité médiée par les CD8, caractérisée par une sensibilité à l'infection virale.

Syndrome de Wiskott-Aldrich (WAS)

Cette maladie liée au chromosome X est une immunodéficience qui augmente en gravité avec l'âge et se traduit habituellement par une infection mortelle ou une infection maligne du système lymphoïde. Initialement, les lymphocytes T et les lymphocytes B sont présents en nombres normaux et le WAS se manifeste tout d'abord par des réponses défectueuses aux polysaccharides bactériens et par des taux d'IgM plus faibles que la moyenne. Les autres réponses et les autres mécanismes effecteurs sont normaux dans les premières phases du syndrome. Lorsque les patients atteints du WAS avancent en âge, des infections bactériennes récurrentes apparaissent, ainsi qu'une perte graduelle des réponses humorales et des réponses cellulaires. Le syndrome inclut une thrombocytopénie (taux des plaquettes abaissé ; les plaquettes existantes sont plus petites que normalement et ont une demi-vie écourtée), qui peut conduire à une hémorragie fatale. Un eczéma (éruptions cutanées) de gravité variable peut aussi se produire ; il commençe habituellement aux environs de la première année. Le défaut dans le WAS a été localisé sur le bras court du chromosome X (voir le tableau 19.1) et il implique une glycoprotéine du cytosquelette présente dans les cellules lymphoïdes, appelées sialophorine (CD43). La fonction de cette protéine n'est pas connue.

Défaut du récepteur de l'interféron gamma

Une immunodéficience récemment décrite qui se classe dans la catégorie des déficiences cellulaires combinées implique un défaut du récepteur de l'interféron gamma (IFN-γ, voir le chapitre 12). Ce déficit est rencontré chez des patients souffrant d'infections causées par des mycobactéries atypiques (pathogènes intracellulaires apparentés aux bactéries qui provoquent la tuberculose et la lèpre). La plupart de ceux qui portent ce trait autosomique récessif appartiennent à des familles présentant des antécédents de consanguinité. La sensibilité à l'infection par les mycobactéries est sélective, en ce sens que ceux qui survivent à ces infections ne sont habituellement pas sensibles à d'autres agents, y compris les autres bactéries intracellulaires. Cette immunodéficience montre un rôle spécifique de l'INF-γ et de son récepteur dans la protection contre l'infection par les mycobactéries.

Tandis que la SCID et les immunodéficiences combinées apparentées affectent les cellules T ou toutes les cellules lymphoïdes, d'autres immunodéficiences primaires affectent la fonction des cellules B, ce dont il résulte la réduction ou l'absence de certaines, voire de toutes les classes d'immunoglobulines. Bien que les défauts sous-jacents aient été identifiés pour certaines d'entre elles, il existe peu d'informations concernant la cause exacte de certaines des déficiences les plus communes, telles que l'immunodéficience variable commune et le déficit sélectif en IgA.

Agammaglobulinémie liée au chromosome X

Un défaut des cellules B, appelé agammaglobulinémie liée à l'X (XLA, de *X-linked agammaglobulinemia*) ou hypogammaglobulinémie de Bruton, est caractérisé par des taux extrêmement faibles d'IgG et par l'absence des autres classes d'immunoglobulines. Les individus atteints de XLA n'ont pas de cellules périphériques B et souffrent d'infections bactériennes récurrentes, qui commencent à l'âge de neuf mois environ. Un traitement palliatif de cet état consiste en une administration périodique d'immunoglobulines, mais les patients survivent rarement après l'adolescence. Dans cette maladie, il y a un défaut de transduction du signal dans les cellules B, dû à un défaut d'une molécule de transduction appelée tyrosine kinase de Bruton (Btk), d'après le nom du chercheur qui a décrit le syndrome. Les cellules B d'un patient atteint d'XLA demeurent au stade pré-B avec des chaînes H réarrangées mais des chaînes L dans la même configuration que celle qu'elles présentaient dans les cellules germinales. (Les « Regards sur la clinique » du chapitre 11 décrivent en détail la découverte de cette immunodéficience et de son défaut sous-jacent.)

Syndrome d'hyperglobulinémie de type IgM liée au chromosome X

On a montré récemment qu'un déficit en immunoglobuline particulier, que l'on pensait dû à un défaut des cellules B, résulte en fait d'un défaut d'une molécule de la surface des cellules T. Le syndrome d'hyperglobulinémie de type IgM liée à l'X (XHM, de *X-linked hyper-IgM*) est caractérisé par un déficit en IgG, IgA et IgE et des taux élevés d'IgM, atteignant parfois 10 mg/mL (la concentration normale de l'IgM est de 1,5 mg/mL). Le syndrome XHM est habituellement héréditaire et se présente comme une maladie récessive liée à l'X (voir la figure 19.2), mais certaines formes semblent être acquises et affectent à la fois les hommes et les femmes. Les individus atteints ont, dans leur sang périphérique et dans leur tissu lymphoïde, un nombre élevé de plasmocytes sécréteurs d'IgM. De plus, les patients atteints d'XHM ont souvent des taux élevés d'autoanticorps contre les neutrophiles, les plaquettes et les cellules rouges du sang. Les enfants XHM souffrent d'infections récurrentes, particulièrement d'infections respiratoires provoquées par le pathogène opportuniste *Pneumocystis carinii*. Les infections observées dans l'XHM sont plus graves que ce que l'on pourrait attendre dans un déficit caractérisé par des taux faibles d'immunoglobulines.

Bien que les individus atteints d'XHM aient des nombres normaux de cellules B exprimant l'IgM ou l'IgD membranaire, ils semblent manquer de cellules B exprimant l'IgG, l'IgA ou l'IgE membranaire. Le défaut de l'XHM se trouve dans le gène codant le ligand du CD40 (CD40L) qui se situe sur le chromosome X. Les cellules T_H des patients atteints d'XHM n'expriment pas de CDL40L au niveau de leur membrane. Étant donné qu'une interaction entre le CD40 à la surface de la cellule B et le CD40L à la surface de la cellule T_H est nécessaire pour l'activation de la cellule B, l'absence de ce signal de costimulation inhibe la réponse de la cellule B aux antigènes dépendants des cellules T (voir les figure 19.3 et 11.10). Cependant, la réponse de la cellule B aux antigènes indépendants de la cellule T n'est pas affectée par ce défaut, ce qui explique la production des anticors IgM. Comme il en a été discuté dans le chapitre 11, la commutation de classe et la formation de cellules B à mémoire nécessite un contact avec les cellules T_H par une interaction CD40-CD40L. L'absence de cette interaction dans l'XHM se traduit par une perte de la commutation de classe vers les isotypes IgG, IgA ou IgE et par une incapacité à produire des cellules B à mémoire. De plus, les individus atteints d'XHM ne peuvent pas produire de centres germinatifs au cours d'une réponse humorale, ce qui met en évidence le rôle de l'interaction CD40-CD40L dans la création de ces derniers.

Immunodéficience variable commune (CVI)

L'immunodéficience variable commune (CVI, de *common variable immunodeficiency*) est caractérisée par une profonde diminution du nombre des plasmocytes produisant les anticorps, les faibles taux de la plupart des isotypes des immunoglobulines (hypogammaglobulinémie) et des infections récurrentes. Cet état se manifeste habituellement plus tard dans la vie que les autres déficiences et il est parfois appelé hypogammaglobulinémie d'apparition tardive ou acquise. Cependant, la CVI a un composant génétique et elle est considérée comme une immunodéficience primaire, bien que le profil exact de sa transmission héréditaire ne soit pas connu. Étant donné que les manifestations sont très semblables à celles de l'hypogammaglobulinémie acquise, il y a parfois une confusion entre les deux formes (voir ci-après). Les infections chez les sujets qui souffrent d'une CVI sont bactériennes et peuvent être contrôlées par l'administration d'immunoglobulines. Chez les patients atteints d'une CVI, les cellules B ne parviennent pas à devenir des plasmocytes ; cependant, des études *in vitro* montrent que les cellules B de la CVI sont capables de maturation en réponse à des signaux de différenciation appropriés. Le défaut sous-jacent de la CVI n'est pas connu, mais beaucoup pensent soit à un blocage *in vivo* de la maturation des cellules B vers le stade plasmocyte, soit à l'incapacité de ces dernières à produire la forme sécrétée des immunoglobulines.

Déficits sélectifs en classes d'immunoglobulines

De nombreux états d'immunodéficience sont caractérisés par des quantités significativement plus faibles d'isotypes d'immunoglobulines spécifiques. Parmi ceux-ci, le déficit en IgA est de loin le plus commun. Il y a des données montrant que le déficit en IgA prédomine dans les mêmes familles que celles qui sont atteintes de CVI, ce qui suggère une relation entre ces états. La gamme des symptômes cliniques du déficit en IgA est large ; la plupart de ceux qui en sont affectés sont asymptômatiques, tandis que d'autres souffrent de toute une série de problèmes graves. Des infections récurrentes des tractus respiratoire et génito-urinaire résultant du manque d'IgA sécrétée sur les muqueuses sont prévisibles et effectivement se produisent. De plus, des problèmes tels qu'une malabsorption intestinale, des maladies allergiques et des maladies auto-immunes pourraient aussi être associés à des taux bas d'IgA. Les raisons de cette variabilité du profil clinique du déficit en IgA ne sont pas claires, mais pourraient être corrélées à la capacité de certains patients, mais pas de tous, à substituer l'IgM à l'IgA comme anticorps des muqueuses. Le défaut dans le déficit en IgA est en rapport avec l'incapacité des cellules B à IgA de subir une transformation normale vers le stade plasmocyte. L'IgG2 et l'IgG4 peuvent aussi être déficitaires chez des patients présentant un déficit en IgA. Aucun défaut n'a été identifié dans les gènes de l'IgA et les molécules d'IgA semblent être exprimées normalement à la surface des cellules B des patients. On suspecte un gène extérieur au complexe des gènes des immunoglobulines d'être responsable de ce syndrome très commun.

On a décrit de nombreux déficits d'autres immunoglobulines, mais ceux-ci sont plus rares. Un déficit en IgM a été identifié comme un trait autosomal récessif. Les victimes de cet état sont soumises à des infections graves par des pathogènes tels que le méningocoque, qui est à l'origine d'une maladie mortelle. Le déficit en IgM peut être accompagné de divers cancers ou d'une maladie auto-immune. Les déficits en IgG sont plus rares. Ils sont souvent ignorés jusqu'à l'âge adulte et peuvent être efficacement traités par administration d'immunoglobulines.

Ataxie télangiectasie

Bien que non classée à l'origine comme immunodéficience, l'ataxie télangiectasie est un syndrome pathologique qui inclut un déficit en IgA et parfois en IgE. Le syndrome est caractérisé par la difficulté à maintenir l'équilibre (ataxie) et par l'apparition de ruptures des capillaires (télangiectasie) au niveau de l'œil. Le défaut primaire semble résider dans une kinase impliquée dans la régulation du cycle cellulaire. La relation entre l'immunodéficience et les autres défauts de l'ataxie télangiectasie demeure obscure.

Maladies immunitaires impliquant le thymus

Divers syndromes d'immunodéficience trouvent leur origine dans une incapacité du thymus à subir un développement normal. Le dysfonctionnement thymique a un profond effet sur la fonction des cellules T ; toutes les populations de cellules T, y compris les cellules T auxiliaires, cytolytiques et régulatrices, sont affectées. L'immunité contre les virus et les champignons est particulièrement compromise chez ceux qui souffrent de ces états.

Le syndrome de DiGeorge, ou aplasie congénitale du thymus, dans sa forme la plus grave, est l'absence totale de thymus. Ce défaut de développement, qui est associé chez l'embryon à la délétion d'une région du chromosome 22, provoque une immunodéficience accompagnée d'anomalies faciales caractéristiques, d'hypoparathyroïdisme et d'une maladie cardiaque congénitale (figure 19.4). On a déterminé à quel stade apparaissait le défaut de développement en cause et le syndrome est parfois appelé syndrome des 3e et 4e arcs branchiaux pour traduire son origine précise. Le déficit immunitaire inclut une profonde dépression du nombre des cellules T et une absence des réponses des cellules T. Bien que les cellules B soient présentes en nombre normal, les individus affectés ne produisent pas d'anticorps en réponse à une immunisation par des antigènes spécifiques. La transplantation thymique est parfois précieuse pour corriger le déficit en cellules T, mais de nombreux patients atteints du syndrome de DiGeorge ont des maladies cardiaques si graves que leurs chances de survivre pendant une longue durée sont faibles, même si les déficits immunitaires sont corrigés.

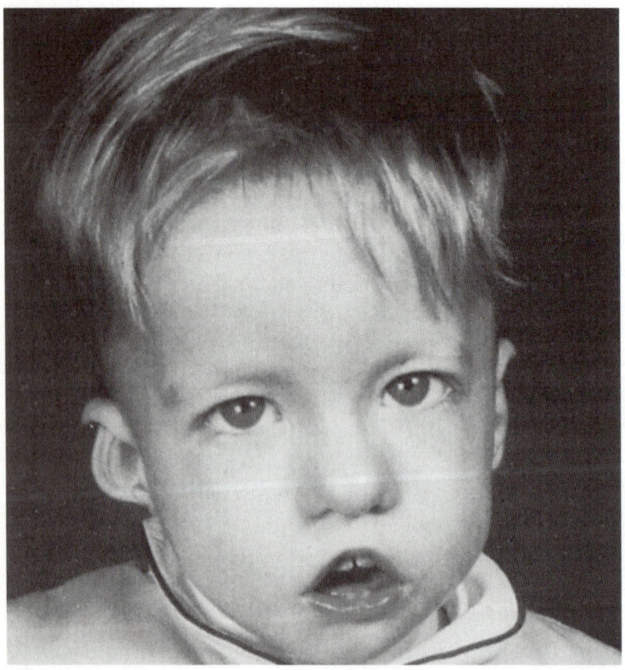

FIGURE 19.4 Enfant affecté du syndrome de DiGeorge présentant une dysplasie caractéristique des oreilles et de la bouche et un écart anormalement grand entre les yeux. [R Kretschmer *et al.*, 1968, *New Engl. J. Med.* **279**:1295 ; autorisation de reproduction de la photographie de FS Rosen.]

Tandis que le syndrome de DiGeorge résulte d'une anomalie intra-utérine ou développementale, l'hypoplasie thymique, ou syndrome de Nezelof, est une maladie héréditaire. Le mode de transmission héréditaire de cette maladie rare n'est pas connu et son expression clinique varie, ce qui rend parfois le diagnostic difficile. Comme son nom l'indique, l'hypoplasie thymique est un défaut dans lequel un thymus atrophié est incapable d'effectuer ses fonctions dans le développement des cellules T. Chez certains patients, les cellules B sont normales, bien que chez d'autres un déficit en cellules B soit secondaire au défaut de cellules T. Les individus affectés souffrent de diarrhées chroniques, d'infections virales ou fongiques et d'une incapacité générale à se développer.

Défauts de la lignée myéloïde

Les immunodéficiences de la lignée lymphoïde affectent l'immunité adaptative. En revanche, les défauts de la lignée cellulaire myéloïde affectent les fonctions de l'immunité naturelle (voir la figure 19.1). La plupart de ces défauts se traduisent par une atteinte des processus phagocytaires qui se manifeste par des infections microbiennes récurrentes plus ou moins graves. Il y a plusieurs étapes au cours desquelles les processus phagocytaires peuvent être défectueux ; il peut s'agir de la motilité cellulaire, de l'adhérence aux pathogènes ou encore de la phagocytose et de la destruction de ces derniers par les macrophages.

Diminution du nombre des neutrophiles

Comme il a été décrit dans le chapitre 2, les neutrophiles sont des granulocytes circulants possédant une fonction phagocytaire. Les déficits quantitatifs en neutrophiles peuvent aller de l'absence presque complète des cellules, appelée agranulocytose, à une réduction de la concentration des neutrophiles du sang périphérique au-dessous de 1 500/mm^3, appelée granulocytopénie ou neutropénie. Ces déficits quantitatifs peuvent résulter de défauts congénitaux ou être acquis sous l'action de facteurs extrinsèques. Les neutropénies acquises sont beaucoup plus communes que les neutropénies congénitales.

La neutropénie congénitale est souvent due à un défaut génétique qui affecte la cellule souche progénitrice myéloïde ; il en résulte une production réduite de neutrophiles lors de l'hématopoïèse. Dans l'agranulocytose congénitale, les cellules souche myéloïdes sont présentes dans la moelle osseuse, mais se différencient rarement au-delà du stade promyélocyte. Il en résulte que les enfants nés avec cet état montrent une neutropénie grave avec des taux inférieurs à 200 neutrophiles/mm^3. Ces enfants souffrent de fréquentes infections bactériennes commençant dès le 4e mois de la vie. Les enfants normaux sont protégés à cet âge par les anticorps maternels, ainsi que par les mécanismes immunitaires naturels, y compris les neutrophiles. Une preuve expérimentale suggère que ce défaut génétique se traduit par une production diminuée du facteur de stimulation des colonies de granulocytes (G-CSF, de *granulocyte colony-stimulating factor*) et donc d'une incapacité de la cellule souche myéloïde à se différencier dans la lignée granulocytaire (voir la figure 2.1).

Les neutrophiles ont une durée de vie courte et leurs précurseurs doivent se diviser rapidement dans la moelle osseuse pour maintenir le taux de ces cellules dans la circulation. Pour cette raison, des facteurs tels que les radiations et certains médicaments (par exemple, ceux utilisés lors d'une chimiothérapie) qui endommagent spécifiquement et rapidement les cellules en division peuvent être à l'origine d'une neutropénie. Occasionnellement, une neutropénie se développe dans une maladie auto-immune telle que le syndrome de Sjögren ou le lupus érythémateux disséminé. Dans ces états, des anticorps détruisent les neutrophiles. Une neutropénie transitoire se développe souvent après certaines infections bactériennes ou virales, mais le nombre de neutrophiles revient à la normale dès que l'infection a cessé.

Granulomatose chronique (CGD)

La granulomatose chronique (CGD, de *chronic granulomatose disease*) est une maladie génétique qui se présente sous deux formes distinctes au moins : une forme liée à l'X qui apparaît chez 70 % environ des patients et une forme autosomique récessive trouvée chez les autres. Cette maladie trouve son origine dans un défaut de la voie oxydative par laquelle les phagocytes génèrent du peroxyde d'hydrogène et les produits réactifs résultant, tel que l'acide hypochloreux, qui tuent les bactéries phagocytées. Les patients souffrant de CGD ont des réactions inflammatoires excessives qui se traduisent par une gingivite, un gonglement des ganglions lymphatiques et des granulomes non malins (masses cellulaires sous-cutanées grumeleuses). Ils sont aussi sensibles à l'infection bactérienne ou fongique. Les patients atteints de CGD ne sont pas sujets aux infections par les bactéries telles que le pneumocoque qui créent leur propre peroxyde d'hydrogène. Dans ce cas, la myéloperoxidase de la cellule hôte peut utiliser le peroxyde d'hydrogène bactérien pour générer suffisamment d'acide hypochloreux afin de juguler l'infection. Divers défauts apparentés peuvent conduire à une CGD ; parmi ceux-ci figurent un cytochrome (cyt b_{558}), manquant ou défectueux, qui fonctionne dans une voie oxydative, et des défauts dans les protéines (phagocyte oxydase ou phox) qui stabilisent le cytochrome. En plus du défaut général de la fonction destructrice des phagocytes, il y a aussi une diminution de la capacité des cellules mononucléées à servir d'APC. Les deux processus d'apprêtement et de présentation de l'antigène sont atteints. Des quantités accrues d'antigène sont nécessaires pour déclencher l'intervention des cellules T lorsque les cellules mononuclées des patients atteints de CGD sont utilisées comme APC.

On a montré que l'addition d'IFN-γ restaure la fonction des granulocytes et des monocytes des patients atteints de CGD *in vitro*. Cette observation a incité à faire des essais cliniques où l'on administrait de l'IFN-γ aux patients atteints de CGD. On a décrit, chez ces patients, des augmentations de la fonction oxydative et une restauration du cytochrome cytoplasmique tout à fait encourageantes. De plus, la connaissance précise des défauts génétiques à l'origine de la CGD fait de cette dernière une candidate à la thérapie génique et le remplacement du cytochrome défectueux a eu des résultats prometteurs (voir ci-après).

Syndrome de Chediak-Higashi

Cette maladie autosomique récessive est caractérisée par des infections bactériennes récurrentes, un albinisme occulo-cutané partiel (manque de pigmentation de la peau et de l'œil), et une infiltration aggressive mais non maligne des organes par des cellules lymphoïdes. Les phagocytes de patients présentant ce défaut immunitaire contiennent des granules géants mais non pas la capacité à tuer les bactéries. La base moléculaire de ce défaut est une mutation dans une protéine (LYST) impliquée dans la régulation du trafic intracellulaire. La mutation atteint l'adressage des protéines aux lysosomes sécréteurs, ce qui rend ces derniers incapables de lyser les bactéries.

Déficit en adhésion leucocytaire (LAD)

Comme il a été décrit dans le chapitre 15, les molécules de la surface cellulaire appartenant à la famille de protéines des intégrines se comportent comme des molécules d'adhésion et sont nécessaires pour faciliter l'interaction cellulaire. Trois d'entre elles, LFA-1, Mac-1 et gp150/95 (CD11a, b et c, respectivement) ont une chaîne β commune (CD18) et sont présentes de façon variable sur les différentes cellules monocytaires ; le CD11a est aussi exprimé sur les cellules B (tableau 19.2). Une immunodéficience en relation avec un dysfonctionnement des molécules d'adhésion trouve son origine dans un défaut localisé sur la chaîne β commune ; elle affecte l'expression des trois molécules qui utilisent cette chaîne. Ce défaut, appelé déficit en adhésion leucocytaire (LAD, de *leucocyte adhesion deficiency*) est la cause d'une sensibilité à l'infection par les bactéries gram-positives ou gram-négatives ou par divers champignons. Une atteinte de l'adhésion des leucocytes à l'endothélium vasculaire limite l'apport de cellules aux sites d'inflammation. L'immunité virale est quelque peu atteinte comme on pouvait le prévoir en raison de la coopération défectueuse entre les cellules T et les cellules B causée par le défaut d'adhésion. La LAD varie en gravité ; certains individus affectés meurent en quelques années, tandis que d'autres peuvent survivre jusqu'à l'âge de 40 ans. La raison de la variabilité des symptômes cliniques de cette maladie n'est pas connue. La LAD est le sujet des « Regards sur la clinique » du chapitre 15.

Défauts du système du complément

Les maladies par immunodéficience résultant de défauts du système du complément sont décrites dans le chapitre 13. De nombreuses déficiences du complément sont associées à une sensibilité accrue aux infections bactériennes et/ou aux maladies dues à des complexes immuns. Une de ces maladies du complément, un déficit en properdine, qui stabilise la C3 convertase dans la voie alterne du complément, a pour cause un défaut d'un gène localisé sur le chromosome X (voir la figure 19.2).

Traitement de l'immunodéficience

Bien qu'il n'y ait pas de traitement curatif pour les maladies par immunodéficience, il y a plusieurs possibilités thérapeutiques. Outre l'option radicale de l'isolement total afin de ne pas exposer les patients à un agent microbien, les options de traitement pour les immunodéficiences incluent :

- le remplacement d'une protéine manquante ;
- le remplacement d'un type cellulaire ou d'une lignée manquant ;
- le remplacement d'un gène manquant ou défectueux.

L'administration de la protéine immunoglobulinique manquante est la voie classique du traitement des maladies qui altèrent la production des anticorps. Un pool de gammaglobulines humaines administrées par voie intraveineuse ou sous-cutanée protège contre l'infection récurrente dans de nombreux types d'immunodéficience. Le maintien de taux raisonnablement élevés d'immunoglobuline sérique (5 mg/mL de sérum) préviendra la plupart des infections banales chez le patient agammaglobulinémique. Ceci est généralement réalisé par l'administration d'une immunoglobuline qui a été sélectionnée pour ses anticorps contre un pathogène particulier. De récentes avancées dans la préparation des anticorps monoclonaux humains et dans la capacité à modifier génétiquement des anticorps chimériques avec des régions V de souris et des régions C humaines rendent possible la préparation d'anticorps spécifiques de pathogènes importants (voir le chapitre 5). Des avancées en biologie moléculaire rendent possible le clonage des gènes qui codent d'autres protéines immunologiquement importantes, telles que les cytokines, ainsi que l'expression de ces gènes *in vitro*, en utilisant des systèmes d'expression bactériens ou eucaryotes. La disponibilité de telles protéines permet de nouveaux modes de traitement dans lesquels les protéines immunologiquement importantes peuvent être remplacées ou voir leurs concentrations augmentées chez le patient. Par exemple, l'administration d'IFN-γ recombinant s'est montrée efficace pour des patients atteints de CGD, et l'utilisation d'IL-2 recombinante pourrait aider à restaurer la fonction immunitaire chez des patients atteints de SIDA.

Le remplacement des cellules comme traitement des immunodéficiences a été rendu possible par des progrès récents dans la transplantation de moelle osseuse (voir le chapitre 21). Le remplacement des cellules souche par celles d'un donneur immunocompétent permet le développement d'un système immunitaire fonctionnel (voir les « Regards sur la Clinique » du chapitre 2). Des taux élevés de succès ont été rapportés chez des patients qui avaient suffisamment de chances pour avoir un donneur dont l'HLA était identique. Un appariement soigneux des patients et des donneurs, ainsi que la capacité à manipuler les populations de cellules souche pour sélectionner les précurseurs des cellules $CD34^+$, continuent à minimiser le risque de ce procédé, même lorsqu'aucun donneur idéal n'existe. Ces procédés ont été utilisés avec beaucoup de succès chez les enfants atteints de SCID lorsqu'on utilise une moelle de donneur haplo-identique (compatibilité totale du groupe des gènes HLA ou haplotype). Les cellules T sont éliminées et les cellules souche $CD34^+$ sont enrichies avant l'introduction de la moelle osseuse du donneur chez l'enfant atteint de SCID. Étant donné que cette thérapeutique n'a été utilisée que dans les dernières années, on ne sait pas si la transplantation guérit définitivement l'immunodéficience. Une variété de la transplantation de moelle osseuse est l'injection de cellules $CD34^+$ paternelles dans l'utérus lorsque la naissance d'un enfant atteint de SCID est attendue. Deux enfants nés après l'application de ce procédé ont eu une fonction normale des cellules T et n'ont pas développé les infections qui caractérisent la SCID.

Lorsqu'un seul défaut génétique est identifié, comme dans le déficit en adénosine désaminase ou dans la granulomatose chronique, le remplacement du gène défectueux pourrait être une option de traitement. Des tests cliniques sont en cours pour une telle thérapeutique de la SCID

TABLEAU 19.2 Propriétés des molécules d'intégrines absentes dans le syndrome du déficit en adhésion leucocytaire

Propriété	Molécules d'intégrines*		
	LFA-1	CR3	CR4
Désignation dans la nomemclature CD	CD11a/CS18	CS11b/CD18	CD11c/CD18
Composition sous-unitaire	αLβ2	αMβ2	αXβ2
Masse moléculaire (kDa) des sous-unités			
chaîne α	175 000	165 000	150 000
chaîne β	95 00	95 000	95 000
Expression cellulaire	Lymphocytes Monocytes Macrophages Granulocytes Cellules NK	Monocytes Macrophages Granulocytes Cellules NK	Monocytes Macrophages Granulocytes
Ligand	ICAM-1 ICAM-2	C3bi	C3bi
Fonctions inhibées par un anticorps monoclonal	Extravasation Destruction par les CTL Formation de conjugués T-B ADCC	Opsonisation Adhérence, agrégation et chimiotaxie des granulocytes ADCC	Adhérence et agrégation des granulocytes

* CR3 = récepteur du complément de type 3, connu aussi sous la désignation Mac-1 ; CR4 = récepteur du complément de type 4, connu aussi comme la gp150/90. LFA-1, CR3 et CR4 sont des hétérodimères contenant une chaîne β commune mais des chaînes α différentes, désignées L, M et X, respectivement.

causée par un déficit en ADA et la granulomatose chronique due à une p67 phox défectueuse ; les premiers résultats sont prometteurs. Une rémission de la maladie pouvant aller jusqu'à 18 mois, a été observée chez les patients atteints de SCID ou jusqu'à 6 mois pour des malades avec une CGD. Le même procédé a été utilisé dans les deux essais. Il commence par l'obtention de cellules (les cellules souche $CD34^+$ sont habituellement sélectionnées pour ces procédés) venant du patient, puis par la transfection de ces dernières par une copie normale du gène manquant. Les cellules transfectées sont ensuite réinjectées au patient. Si ce traitement améliore la maladie, il deviendra applicable à de nombreuses immunodéficiences pour lesquelles un défaut génétique est bien défini. Comme il a été mentionné ci-dessus, ces immunodéficiences incluent les déficits en gènes codant la chaine γ du récepteur de l'IL-2, JAK-3 et ZAP-70, qui tous sont à l'origine d'une SCID.

Modèles animaux de l'immunodéficience primaire

Les immunologistes utilisent deux modèles animaux bien étudiés de l'immunodéficience primaire pour effectuer toute une série d'expérimentations. L'un de ces modèles est la souris athymique, ou nude (nue) ; l'autre est la souris SCID ou souris atteinte d'une immunodéficience combinée grave.

Souris nude (athymique)

Un trait génétique désigné *nu*, contrôlé par un gène récessif du chromosome 11, a été découvert chez certaines souris. Les souris homozygotes pour ce trait (*nu*/*nu*) n'ont pas de poils et, en plus, n'ont pas de thymus (figure 19.5). Les hétérozygotes (*nu*/+) ont des poils et un thymus normal. On ne sait pas si le manque de poils et l'absence de thymus sont causés par le même gène. Il est possible que deux gènes très étroitement liés contrôlent ces défauts, qui, bien que sans relation, apparaissent ensemble chez cette souris mutante. Un gène qui contrôle le développement pourrait être impliqué, étant donné que la voie qui conduit au développement différenciel du thymus est apparentée à celle qui contrôle les cellules épithéliales de la peau. Les souris *nu*/*nu* ne peuvent pas facilement survivre ; dans les conditions normales, la mortalité est de 100 % dans les 25 semaines et 50 % meurent dans les deux semaines qui suivent la naissance. Ainsi, lorsque ces animaux doivent être utilisés à des fins expérimentales, ils doivent absolument être maintenus dans des conditions qui les protègent de toute infection. Les précautions incluent l'utilisation de nourriture, d'eau, de cage et de litière stériles. Les cages sont protégées de la poussière en les plaçant dans des racks à flux laminaire ou en utilisant des filtres à air recouvrant les cages individuelles.

Les souris nude (nues) n'ont pas de réponse immunitaire à médiation cellulaire et elles sont incapables de produire des anticorps contre la plupart des antigènes. L'immunodéficience de la souris nude peut être inversée par une transplantation thymique. Étant donné qu'elles peuvent tolérer de façon permanente les allogreffes et les xénogreffes, elles peuvent avoir de nombreuses applications expérimentales pratiques. Par exemple, des hybridomes ou des tumeurs solides d'une origine quelconque peuvent être développés sous forme d'ascite ou de tumeurs implantées chez une souris nude. On sait que la souris nude ne manque pas totalement de cellules T. Bien au contraire, elle en a une population limitée qui augmente avec l'âge. La source de ces cellules T n'est pas connue. Une étrange possibilité serait qu'il y ait une source extra-thymique de cellules T matures. Cependant, ceci est improbable, parce que les souris nude ont un thymus rudimentaire. La majorité des cellules de la circulation d'une souris nude porte des récepteurs des cellules T qui sont du type γδ et non pas du type αβ qui prévaut dans la circulation d'une souris normale.

La souris SCID

En 1983, Melvin et Gayle Bosma et leurs collaborateurs ont décrit une mutation autosomique récessive chez des souris qui développaient une déficience grave des lymphocytes matures. Ils ont appelé ce caractère SCID, en raison de sa similitude avec l'immunodéficience combinée grave humaine. On a montré que la souris SCID possédait les premières cellules des lignées B et des lignées T, mais qu'il n'y avait pratiquement pas de cellules lymphoïdes dans le thymus, la rate, les ganglions lymphatiques et le tissu intestinal, qui sont les localisations habituelles des cellules T et des cellules B fonctionnelles. Les cellules à l'origine des lignées B et T de la souris SCID semblent incapables de se différencier en lymphocytes B et en lymphocytes T fonctionnels matures. Des lignées de souris consanguines portant le défaut SCID ont été produites et étudiées très en détail. La souris SCID ne peut ni faire des anticorps, ni effectuer des réactions DTH ou des rejets de greffe. Si les animaux ne sont pas gardés dans un environnement extrêmement propre, ils succombent à une infection très tôt dans leur vie. Les cellules autres que les lymphocytes se développent normalement chez la souris SCID ; les cellules rouges du sang, les monocytes et les granulocytes sont présents et fonctionnels. La souris SCID peut être rendue immunologiquement compétente par transplantation de cellules souche de souris normales.

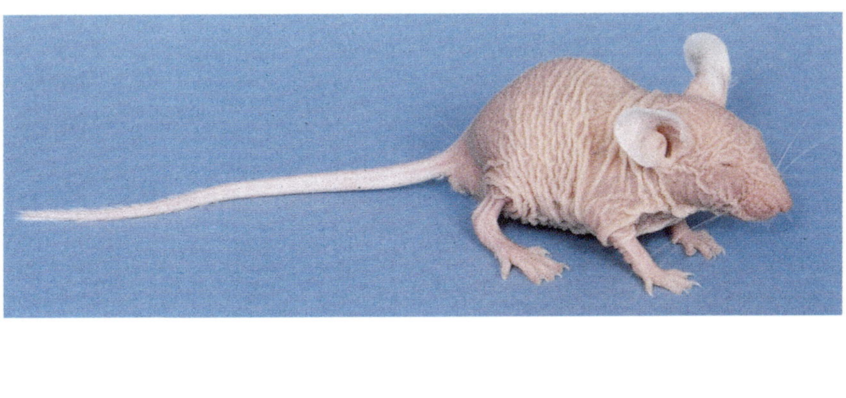

FIGURE 19.5 Souris nude (nues) (*nu*/*nu*). Ce défaut conduit à l'absence de thymus ou à un thymus atrophié, ainsi qu'à un déficit de l'immunité à médiation cellulaire. [Autorisation de Jackson Laboratory, Bar Harbor Maine.]

La mutation du DNA de la protéine kinase qui est à l'origine de la souris SCID est appelée « *leaky* » parce qu'un certain nombre de souris SCID produisent l'immunoglobuline. Environ la moitié de ces souris SCID *leaky* peuvent aussi rejeter les allogreffes de peau. Cette découverte suggère que l'enzyme défectueux peut fonctionner partiellement dans le développement des cellules T et des cellules B, ce qui permet une différenciation normale d'un faible pourcentage des précurseurs de ces cellules. Plus récemment, des souris immunodéficientes semblables aux souris SCID ont été développées par délétion des enzymes qui activent la recombinaison (RAG-1 ou RAG-2) et qui sont responsables du réarrangement des gènes des immunoglobulines et des gènes des récepteurs des cellules T dans les précurseurs des cellules B et des cellules T (souris knock-out de gènes *RAG*). Ceci donne naissance à un déficit dans les cellules B et les cellules T de la souris. Ni l'une ni l'autre ne peuvent réarranger les gènes de leur récepteur et ne peuvent donc pas suivre une voie de développement normal. Étant donné que les cellules présentant des réarrangements anormaux sont éliminées *in vivo*, les cellules B et les cellules T sont absentes des organes lymphoïdes des souris knock-out de RAG.

En plus d'ouvrir une fenêtre sur les causes possibles de l'immunodéficience combinée des cellules B et des cellules T, la souris SCID s'est montrée extrêmement utile dans des études d'immunologie cellulaire. Étant donné que ses mécanismes de rejet n'opèrent pas, la souris SCID peut être utilisée pour des études sur les cellules ou les organes de différentes origines. Par exemple, les précurseurs des cellules du système immunitaire de différentes sources humaines peuvent être utilisés pour rétablir le système immunitaire de la souris SCID. Ces cellules humaines peuvent se développer d'une façon normale, et par conséquent, la circulation de la souris SCID contiendra une immunoglobuline d'origine humaine. Dans une importante application, les souris SCID sont infectées par l'HIV-1. Bien que les souris normales ne soient pas sensibles à l'infection par l'HIV-1, la souris SCID reconstituée avec du tissu lymphoïde humaine (souris SCID-Hu) apporte un modèle animal dans lequel on peut tester des stratégies thérapeutiques ou prophylactiques contre l'infection par l'HIV du tissu lymphoïde humain transplanté.

En plus des souris nude et des souris SCID, les techniques de knock-out de gènes permettent maintenant la création de souches de souris déficitaires en d'autres gènes importants pour la fonction immunitaire. Cet instrument permet de déterminer les conséquences de la délétion de n'importe quel gène supposé jouer un rôle dans l'immunodéficience.

Le SIDA et les autres immunodéficiences acquises ou secondaires

Comme il a été décrit ci-dessus, toute une série de défauts du système immunitaire donne naissance à une immunodéficience. Outre les immunodéficiences primaires, il y a des immunodéficiences acquises, ou secondaires. L'une d'elles, connue depuis quelques temps, est appelée hypogammaglobulinémie acquise. (Comme il a été mentionné ci-dessus, cet état est parfois confondu avec l'immunodéficience variable commune, état qui présente une prédisposition génétique.) L'origine de l'hypogammaglobulinémie acquise est inconnue et son principal symptôme, les infections récurrentes, se manifestent chez les adultes jeunes. Les patients ont habituellement des taux très faibles mais détectables d'immunoglobuline totale. Le nombre et la fonction des cellules T peuvent être normaux, mais il y a des cas présentant des défauts des cellules T et ces derniers peuvent devenir plus graves au fur et à mesure que la maladie progresse. Cette maladie est habituellement traitée par les gammaglobulines, ce qui permet aux patients de survivre jusqu'à 70 ou 80 ans. Contrairement aux déficiences semblables décrites ci-dessus, il n'y a pas de preuve de transmission génétique de la maladie. Les mères présentant une hypogammaglobulinémie acquise ont des enfants normaux. Cependant, à la naissance, les enfants auront des taux faibles d'immunoglobuline circulante, étant donné que le déficit dans la circulation maternelle se reflète chez l'enfant. Une autre forme d'immunodéficience secondaire, connue sous le nom d'immunodéficience induite par un agent, résulte d'une exposition à l'un des nombreux agents chimiques ou biologiques qui induisent un état d'immunodéficience. Certains de ces derniers sont des médicaments utilisés pour combattre les maladies auto-immunes, tels que la polyarthrite rhumatoïde ou le lupus érythémateux. Les corticostéroïdes, qui sont communément utilisés dans les maladies auto-immunes, interfèrent avec la réponse immunitaire afin de soulager les symptômes de la maladie et donc d'induire un état d'immunodéficience chez les patients traités. De même, un état d'immunodéficience est délibérement induit chez des patients ayant subi une transplantation auxquels sont donnés des immunosuppresseurs, tels que la cyclosporine A, afin d'atténuer l'attaque du système immunitaire contre les organes transplantés. Comme il sera décrit dans le chapitre 21, des efforts ont été faits récemment pour utiliser des moyens plus spécifiques d'induction d'une tolérance aux allogreffes, afin d'éviter les effets secondaires non désirés d'une immunosuppression générale. Le mécanisme d'action des immunosuppresseurs varie ; les cellules T apparaissent être les cibles favorites. De plus, les médicaments cytotoxiques ou les radiations prescrits dans le traitement de diverses formes de cancer lèsent fréquemment les cellules de l'organisme en cours de division, y compris celles du système immunitaire, et induisent un état d'immunodéficience comme conséquence non désirée. Des patients subissant de tels traitements doivent être étroitement suivis et traités par des antibiotiques ou des gammaglobulines si une infection apparaît.

L'épidémie de SIDA

Dans les dernières années, toutes les autres formes d'immunodéficience ont été éclipsées par une épidémie d'une immunodéficience grave causée par un agent infectieux appelé le virus de l'immunodéficience humaine, ou HIV-1. La maladie causée par l'HIV-1, le syndrome d'immunodéficience acquis (SIDA) a tout d'abord été décrite aux États-Unis en 1981, à Los Angelès, à New-York et à San Francisco. Un groupe de patients présentait des infections inhabituelles, y compris par le pathogène fongique opportuniste *Pneumocystis carinii*, qui provoque

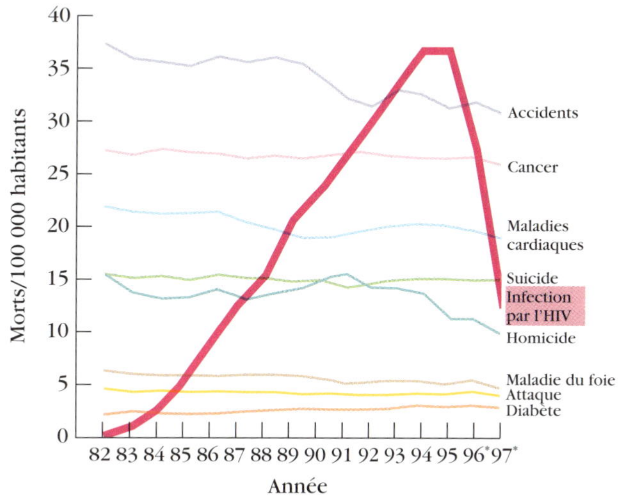

FIGURE 19.6 Taux des décès dus aux causes majeures de mortalité chez les personnes âgées de 25-44 ans aux États-Unis pour les années 1982-1997 (*= données préliminaires). La ligne en gras montre que le nombre de décès dus au SIDA pour 100 000 personnes est supérieur à toutes les autres causes de mortalité pour les personnes de cet âge au cours de la période 1993-1995. La récente diminution des décès dus au SIDA aux États-Unis est attribuée aux améliorations apportées au traitement médicamenteux anti-HIV qui prolonge la vie des patients. [*National Vital Statistic Report*, 1999, vol. 47(19).]

une pneumonie appelée PCP (*P. carinii pneumonia*) chez les personnes présentant une immunodéficience. En plus de la PCP, certains patients avaient un sarcome de Kaposi, qui est une tumeur de la peau extrêmement rare, ainsi que d'autres infections opportunistes rarement rencontrées. Un examen plus complet des patients a montré qu'ils avaient en commun un important déficit des réponses immunitaires cellulaires et une diminution significative de la sous-population des cellules T qui portent le marqueur CD4 (cellules T auxiliaires). Lorsque les épidémiologistes ont examiné les antécédents des premiers patients présentant ce nouveau syndrome, ils ont découvert que la majorité de ceux qui en étaient affectés étaient des hommes homosexuels. Étant donné que le nombre de cas de SIDA augmentait et que la maladie était découverte dans le monde entier, les personnes à risque élevé de SIDA s'avéraient être des hommes homosexuels, des individus hétérosexuels de mœurs légères des deux sexes, ainsi que leurs partenaires, les utilisateurs de drogues administrées par voie intraveineuse, des personnes qui avaient reçu du sang ou des produits sanguins avant 1985 et des enfants nés de mères infectées par l'HIV.

Depuis sa découverte en 1981, le SIDA a augmenté pour prendre des proportions épidémiques à travers le monde. Depuis décembre 1998, aux États-Unis, le nombre total

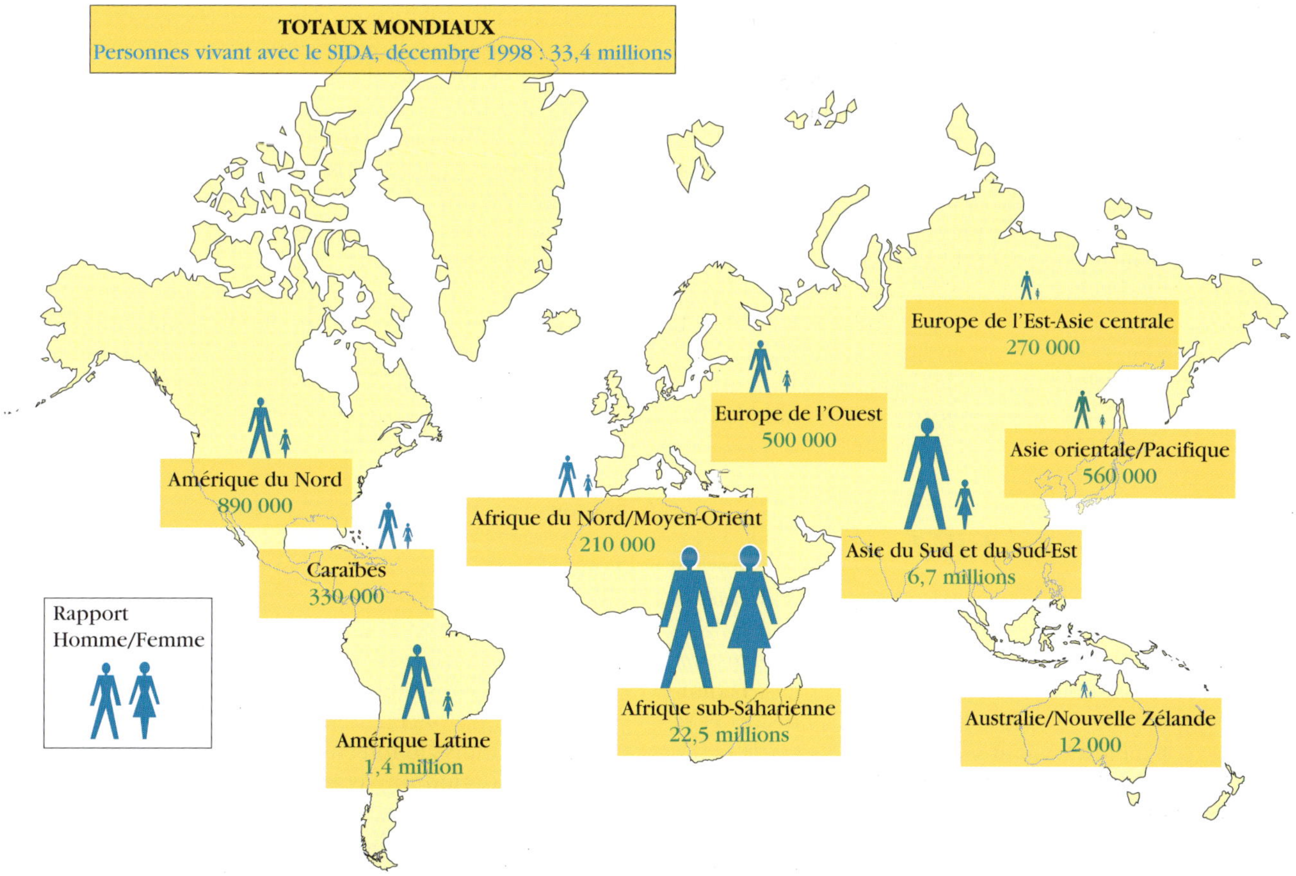

FIGURE 19.7 L'épidémie mondiale de SIDA. Distribution estimée des cas de SIDA dans le monde en décembre 1998. À cette date, il y avait approximativement 33,4 millions de personnes atteintes du SIDA ; la plupart d'entre elles vivaient dans l'Afrique sub-Saharienne ou dans le Sud-Est asiatique. En Amérique du Nord et en Europe de l'Ouest, environ 80 % des personnes atteintes étaient du sexe masculin, tandis qu'en Afrique, il y avait un nombre presqu'égal d'hommes et de femmes atteints du SIDA. [*HIV/AIDS UNAIDS : Report on the Global Epidemic*, 1998.]

cumulé des personnes diagnostiquées pour avoir contracté le SIDA était de 688 200, dont approximativement 420 000 en étaient mortes. Bien que la déclaration des cas de SIDA soit obligatoire, de nombreux États ne demandent pas que soient rapportés les cas d'infection par l'HIV qui n'ont pas encore évolué vers le SIDA. Par conséquent, il n'y a pas de recensement officiel du nombre de personnes infectées par l'HIV ; on estime qu'environ 1 million d'Américains sont infectés. Bien que le taux des décès dus au SIDA ait diminué dans les récentes années en raison de l'amélioration des traitements, le SIDA reste parmi les principales causes de mortalité chez les personnes âgées de 25 à 44 ans dans ce pays (voir la figure 19.6). La diminution du nombre de morts annuelles dues au SIDA est encourageante, mais n'indique pas la fin de l'épidémie dans ce pays ; il y avait 48 269 cas de SIDA rapportés en 1998.

L'amplitude de l'épidémie de SIDA aux États-Unis est minimisée par celle de l'épidémie dans d'autres parties du monde. La distribution mondiale des sujets atteints de SIDA est représentée dans la figure 19.7. Dans l'Afrique sub-Saharienne, on estimait que 22,5 millions de personnes avaient le SIDA à la fin de 1998 et dans l'Asie du Sud et du Sud-Est, il y avait 6,7 millions de patients à cette même époque. On estime à 33,4 millions le nombre de personnes atteintes du SIDA dans le monde ; ce chiffre inclut plus de 5 millions d'enfants. De plus, il y a plus de 8 millions d'enfants devenus orphelins en raison de la mort de leurs parents atteints du SIDA. Des estimations récentes de l'Organisation Mondiale de la Santé indiquent l'apparition de 5,8 millions de nouvelles infections par l'HIV en 1997, soit une moyenne de 16 000 personnes infectées chaque jour au cours de cette année.

Le groupe initial de patients atteints du SIDA aux États-Unis et dans l'Europe de l'Ouest était essentiellement constitué d'hommes blancs. Bien que ce groupe reste celui qui est affecté de façon prédominante, plus récemment la distribution aux États-Unis s'est modifié pour inclure une plus grande proportion de femmes (20 % en 1996 contre 6 % en 1985), ainsi qu'une proportion croissante d'individus appartenant à des minorités (39 % de Noirs et d'Hispaniques en 1996, contre 11 % en 1985). Dans le monde, le nombre de patients atteints du SIDA se répartit plus également entre les hommes et les femmes, et dans l'Afrique sub-Saharienne, qui a le nombre le plus élevé de cas de SIDA, environ 50 % de ceux qui en sont atteints sont des femmes.

Transmission de l'HIV-1

Bien que le mécanisme précis par lequel l'HIV-1 infecte un individu ne soit pas connu, des données épidémiologiques indiquent que les moyens habituels de transmission sont les rapports homosexuels ou hétérosexuels, l'administration de sang ou de produits sanguins infectés et le passage de la mère à l'enfant. Avant que des tests de l'HIV dans le sang des donneurs ne soient utilisés en routine, les patients transfusés et les hémophiles qui recevaient des produits sanguins étaient susceptibles de contracter l'infection par l'HIV-1 Une exposition au sang infecté explique la forte proportion de SIDA chez les utilisateurs de drogues intraveineuses qui normalement utilisent les mêmes seringues hypodermiques. Les enfants nés de mères infectées par l'HIV-1 sont à haut risque pour l'infection. À moins que les mères infectées ne soient traitées par des anti-viraux avant l'accouchement, approximativement 30 % des enfants nés de ces dernières seront infectés par le virus. Les véhicules possibles du passage de la mère vers l'enfant incluent le sang transféré lors de l'accouchement et le lait dans la période d'allaitement. La transmission d'un individu infecté à un individu non infecté se fait le plus vraisemblablement par la transmission des cellules infectées par l'HIV, en particulier les macrophages, les cellules dendritiques et les lymphocytes.

Dans l'épidémie mondiale, on estime que 75 % des cas de transmission d'HIV sont attribuables à des rapports hétérosexuels. Bien que la probabilité de transmission au cours des rapports vaginaux soit plus faible que celle due à d'autres moyens, tels que l'utilisation de drogues intraveineuses ou les rapports anaux, la probabilité d'infection est largement augmentée par la présence d'autres maladies sexuellement transmissibles (MST). Dans les populations où sévit la prostitution, les MST sont nombreuses et apportent un puissant cofacteur de la transmission hétérosexuelle de l'HIV-1. Les raisons de l'augmentation de la probabilité d'infection incluent les lésions et les plaies ouvertes présentes chez de nombreuses personnes atteintes de MST, ce qui favorise le transfert du sang infecté par l'HIV lors des rapports sexuels. De plus, l'infection par les microbes responsables des MST conduit à une stimulation immunitaire et les lymphocytes activés sont plus facilement infectés par l'HIV-1 que les lymphocytes au repos.

Alors que l'épidémie de SIDA a engendré une peur compréhensible de l'infection parmi les personnes les mieux informées, il y a aussi des craintes exagérées concernant la facilité avec laquelle l'infection HIV pouvait être transmise. À présent, il y a peu ou pas de preuve qu'un contact fortuit ou un attouchement avec une personne infectée puisse transmettre l'infection par l'HIV-1. On n'a jamais observé qu'une transmission aérienne puisse être à l'origine de l'infection. Dans pratiquement tous les cas bien documentés d'infection par l'HIV-1, il y a la preuve d'un contact avec le sang, le lait, le sperme ou les sécrétions vaginales d'une personne infectée. Les chercheurs et les professionnels de santé qui prennent des précautions raisonnables représentent une très faible proportion des cas de SIDA, en dépit de contacts répétés avec des matériaux infectés. Le risque de transmission de l'infection par HIV peut être minimisé en prenant des mesures de précaution simples ; parmi ces dernières, il faut éviter toute pratique qui pourrait permettre le contact d'une plaie, même légère, de la peau ou d'une muqueuse avec le sang d'une personne potentiellement infectée. L'utilisation de préservatifs pendant les rapports sexuels avec des individus dont l'état infectieux est inconnu est très recommandée. Un facteur contribuant à la dissémination de l'HIV est la longue période qui suit l'infection pendant laquelle il ne peut apparaître aucun signe clinique mais au cours de laquelle un individu infecté peut en contaminer d'autres. Ainsi, l'utilisation universelle de mesures de précaution est importante chaque fois que l'état infectieux est incertain. On doit se pencher sérieusement sur le fait qu'une épidémie de SIDA se soit développée, alors que beaucoup pensaient que les maladies infectieuses n'étaient plus une sérieuse menace pour les gens, aux États-Unis ainsi que dans les autres pays industrialisés. Les vaccins et les antibiotiques contrôlaient la plupart des agents infectieux graves. L'éradication de la variole dans le monde avait été

Visualisation des concepts

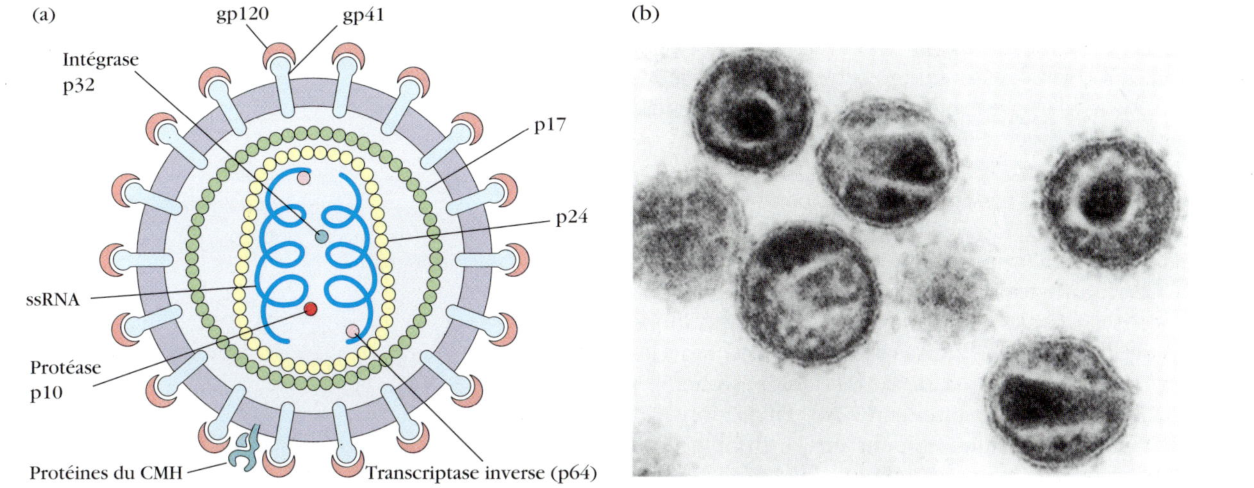

FIGURE 19.8 Structure de l'HIV. (a) Représentation schématique d'une coupe du virion de l'HIV. Chaque virion exprime 72 projections glycoprotéiques composées de gp120 et de gp41. La molécule gp41 est une molécule transmembranaire qui traverse la double couche lipidique de l'enveloppe virale. La gp120 est associée à la gp41 et joue le rôle de récepteur viral du CD4 des cellules hôte. L'enveloppe virale dérive de la cellule hôte et contient quelques protéines membranaires de cette dernière, y compris les molécules de classe I et les molécules de classe II du CMH. En dessous de l'enveloppe, se situe le core viral, ou nucléocapside, qui inclut une couche d'une protéine appelée p17 et une couche plus profonde d'une protéine appelée p24. Le génome de l'HIV est constitué de deux copies de RNA simple brin associées à deux molécules de transcriptase inverse (p64) et à des protéines nucléoïdes p10, qui est une protéase, et p32, qui est une intégrase. (b) Micrographie électronique de virions d'HIV grossis 200 000 fois. Les projections glycoprotéiques sont faiblement visibles sous la forme de « boutons » à la périphérie de chaque virion. [La partie (a) est adaptée de BM Peterlin et PA Luciw, 1988, *AIDS* 2:S29 ; la partie (b) vient d'une micrographie réalisée par Hans Geldenblom du *Robert Koch Institute* (Berlin), publiées dans RC Gallo et L Montagnier, 1988, *Sci. Am.* **259**(6):41.]

récemment célébrée et la polio tendait à disparaître grâce aux efforts de vaccination généralisée. Ces succès étaient considérés comme des jalons sur la route conduisant à l'élimination de la plupart des maladies infectieuses. L'explosion de l'épidémie de SIDA a ruiné cette auto-satisfaction et déclenché un effort massif pour combattre cette maladie. De plus, l'immunodéficience qui caractérise le SIDA a permis la réémergence d'autres maladies infectieuses, telles que la tuberculose qui a la capacité de s'étendre à des populations non infectées par l'HIV.

HIV-1 : le virus du SIDA

Dans les quelques années qui ont suivi la reconnaissance du SIDA comme maladie infectieuse, l'agent causal a été découvert et caractérisé par les efforts des laboratoires de Luc Montagnier à Paris et de Robert Gallo à Bethesda (figure 19.8). Ce syndrome d'immunodéficience était une nouveauté en ce qu'il était provoqué par un type de virus appelé **rétrovirus**. Les rétrovirus portent leur information génétique sous forme de RNA. Lorsque le virus pénètre dans une cellule, le RNA est rétrotranscrit en DNA par un enzyme codé par le virus, la rétrotranscriptase (RT, de *reverse transcriptase* ou transcriptase inverse). Comme son nom l'indique, la RT fonctionne de façon inverse au processus de transcription normal et prend une copie du RNA du génome viral sous forme de DNA. Cette copie, appelée **provirus**, est intégrée au génome de la cellule puis répliquée avec le DNA cellulaire. Lorsque le provirus est exprimé pour former de nouveaux virions, la cellule se lyse. Alternativement, le provirus peut rester latent dans la cellule jusqu'à ce que certains signaux de régulation initient le processus d'expression.

Seul un autre rétrovirus humain l'HTLV-I (de *human T-cell lymphotropic virus I*), le virus-I lymphotropique humain des cellules T, avait été décrit avant l'HIV-1. Ce rétrovirus est endémique dans le Sud du Japon et aux Caraïbes. Bien que la plupart des individus infectés par l'HTLV-I ne présente pas de signes cliniques de maladie, un faible pourcentage développe une maladie grave, soit une leucémie à cellules T de l'adulte, qui est agressive et habituellement mortelle, soit une maladie neurologique progressivement invalidante appelée myélopathie associée à l'HTLV-I (appelée paraparésie spastique tropicale dans les premières observations). Bien que la comparaison des séquences génomiques ait révélé que l'HIV-1 n'est pas étroitement apparenté à l'HTLV-I, des similitudes dans les caractéristiques globales ont conduit à utiliser le nom d'HTLV-III pour le virus du SIDA dans les premières publications. Il y a aussi un virus humain apparenté appelé HIV-2, qui est moins pathogène chez l'Homme que l'HIV-1. L'HIV-2 est semblable aux virus isolés des singes ; il infecte certains primates non humains qui ne sont pas infectés par l'HIV-1.

Des virus apparentés à l'HIV-1 ont été trouvés chez des primates non humains. Ces virus, qui sont des variants des virus de l'immunodéficience simiesque ou SIV, provoquent une maladie par immunodéficience chez certains singes infectés. Normalement, les souches de SIV ne provoquent pas la maladie chez leur hôte normal, mais produisent une immunodéficience semblable au SIDA lorsqu'elles sont infectées à d'autres espèces. Par exemple, le virus des singes verts africains (SIV_{agm}, de *african green monkey*) est présent dans un fort pourcentage de singes verts africains normalement sains à l'état sauvage. Cependant, lorsque le SIV_{agm} est injecté à des macaques, il cause une immunodéficience sévère, souvent létale.

De nombreux autres rétrovirus animaux, plus ou moins semblables à l'HIV-1, ont été décrits. Ceux-ci incluent les virus de l'immunodéficience féline ou bovine et le virus de la leucémie de la souris. L'étude de ces virus animaux a apporté des informations concernant la nature générale de l'action rétrovirale, mais une information spécifique concernant l'HIV-1 ne peut être obtenue en infectant des animaux, parce que l'HIV-1 ne se réplique pas chez ces derniers. Seul le chimpanzé supporte l'infection par l'HIV-1 à un niveau suffisant pour être utilisable dans l'essai de vaccins, mais les chimpanzés infectés ne développent que rarement le SIDA, ce qui limite la valeur de ce modèle dans l'étude de la pathogenèse virale. De plus, le nombre des chimpanzés disponibles pour de telles études est faible et le coût et les problèmes éthiques impliqués par les expériences avec les chimpanzés excluent l'utilisation généralisée de ce modèle d'infection. La souris SCID (voir plus haut) reconstituée avec du tissu lymphoïde humain pour l'infection par l'HIV-1 a été utilisée en vue de certaines études de l'infection par l'HIV-1, particulièrement dans le développement des médicaments qui combattent la réplication virale.

Les raisons du nombre limité d'hôtes de l'HIV-1 incluent non seulement les récepteurs de la surface cellulaire nécessaires à l'entrée dans la cellule hôte, mais aussi la dépendance du virus de facteurs de la cellule hôte pour les premiers événements de son processus de réplication, tels que la transcription et la maturation (excision-épissage) des messages viraux. Par exemple, les cellules de souris transfectées par des gènes qui médient l'expression des récepteurs humains de l'HIV-1 n'effectueront pas la réplication de l'HIV-1 parce qu'elles n'ont pas les autres facteurs de l'hôte. En revanche, les cellules de hamster ou de lapin transfectés pour exprimer les récepteurs humains ont des taux de réplication du virus semblables à ceux observés dans les cellules humaines. En dépit de quelques progrès dans la compréhension des facteurs nécessaires à l'infection par l'HIV-1, il n'existe aucun candidat évident pour être un modèle animal d'infection par l'HIV-1. Ce manque d'un modèle d'infection approprié limite les efforts déployés pour développer des médicaments ou des vaccins destinés à combattre le SIDA.

Études in vitro *du virus du SIDA*

Le virus du SIDA peut infecter les cellules T humaines en culture, où il se réplique lui-même et, dans de nombreux cas, provoque la lyse de la cellule hôte (figure 19.9). Les études *in vitro* nous ont appris beaucoup de choses sur le cycle biologique de l'HIV-1. Les différentes protéines codées par le génome viral ont été caractérisées et la fonction de beaucoup d'entre elles est connue (figure 19.10).

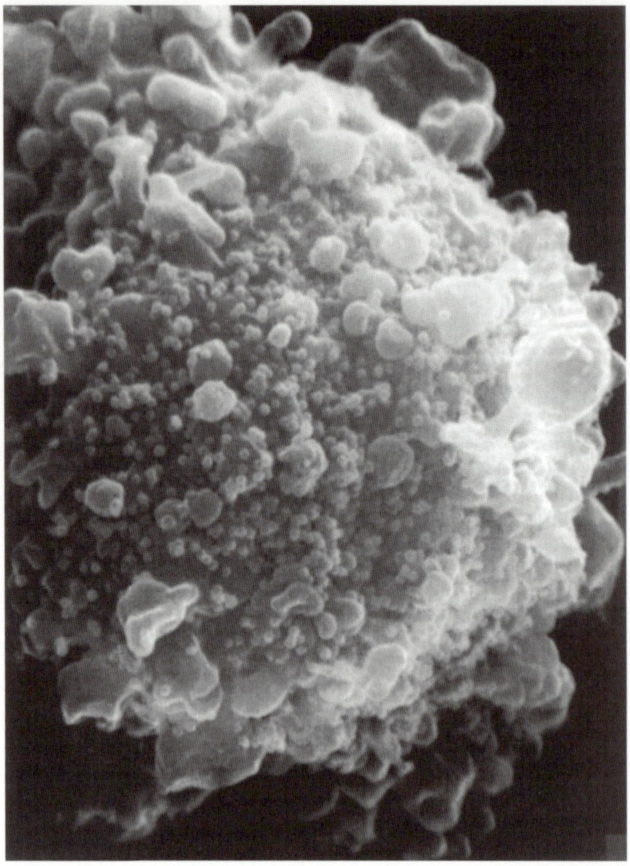

FIGURE 19.9 Une fois que le provirus de l'HIV a été activé, des bourgeonnements représentant des particules virales nouvellement formées peuvent être observés à la surface d'une cellule T infectée. La lésion cellulaire étendue qui résulte du bourgeonnement et de la libération des virions conduit à la mort des cellules infectées. [Autorisation de RC Gallo, 1988, *J. Acquired Immune Deficiency Syndromes* 1:521.]

La première étape de l'infection par l'HIV est l'attachement puis l'entrée du virus dans la cellule cible. L'HIV infecte les cellules T qui portent l'antigène CD4 à leur surface. De plus, certaines souches d'HIV infecteront des monocytes et d'autres cellules qui ont le CD4 à leur surface. La préférence pour les cellules $CD4^+$ est due à une interaction de haute affinité entre une protéine de l'enveloppe (ou env) de l'HIV-1 et du CD4 de la surface cellulaire. Bien que le virus se lie au CD4 de la surface cellulaire, cette interaction seule n'est pas suffisante pour une pénétration et une infection efficace. L'expression d'autres molécules de la surface membranaire, les corécepteurs présents sur les cellules T et les monocytes, est nécessaire à l'infection par l'HIV-1. L'infection d'une cellule T, décrite dans la figure 19.11a, est assistée par le corécepteur CXCR4 des cellules T (dans les premières publications, cette molécule était appelée fusine). Un récepteur analogue, appelé CCR5, a la même fonction dans le monocyte ou le macrophage.

Après que le virus ait pénétré dans la cellule, le RNA du génome du virus est transcrit de façon inverse et une copie de cDNA (provirus) s'intègre dans le génome de l'hôte. Le provirus intégré est transcrit et les différents RNA viraux sont épissés puis traduits en protéines, qui, avec une nouvelle copie complète du RNA du génome sont utilisées pour former de nouvelles particules virales

(a)

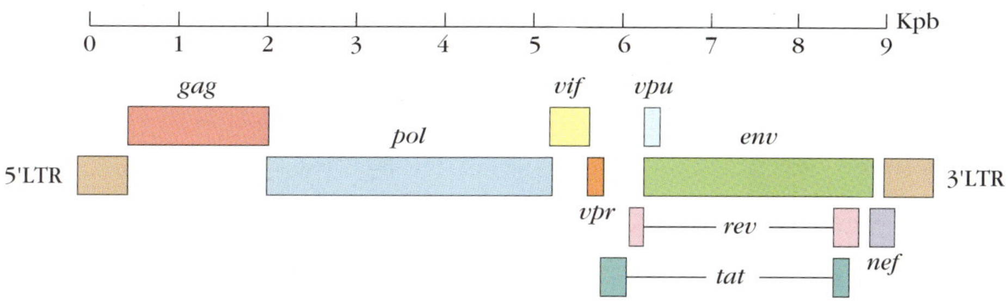

(b)

Gène	Protéine produite	Fonction des protéines codées
gag	Précurseur de 53 kDa ↓	*Protéines de la nucléocapside*
	p17	Forme la couche protéique externe du core
	p24	Forme la couche protéique interne du core
	p9	Est un composant du core nucléoïde
	p7	Se lie directement au RNA génomique
env	Précurseur de 160 kDa ↓	*Glycoprotéines de l'enveloppe*
	gp41	Est une protéine transmembranaire associée à la gp120 et nécessaire à la fusion
	gp120	Fait protrusion de l'enveloppe et se lie au CD4
pol	Précurseur ↓	*Enzymes*
	p64	A une activité de transcriptase inverse et une activité de RNase
	p51	A une activité de transcriptase inverse
	p10	Est la protéase qui clive le précurseur de gag
	p32	Est une intégrase
vif	p23	Est à l'origine du pouvoir infectieux de la particule virale
vpr	p15	Active faiblement la transcription du DNA proviral
tat	p14	Active fortement la transcription du DNA proviral
rev	p19	Permet l'exportation des mRNA non épissés et des mRNA épissés du noyau
nef	p27	Augmente la réplication virale ; diminue les cellules hôtes CD4
vpu	p16	Est nécessaire à un assemblage viral efficace et au bourgeonnement

FIGURE 19.10 Organisation génétique de l'HIV-1 (a) et fonctions des protéines codées (b). Les trois principaux gènes -*gag*, *pol* et *env*- codent des précurseurs polyprotéiques qui sont clivés pour donner les protéines de la nucléocapside, enzymes nécessaires à la réplication, et les protéines de l'enveloppe. Parmi les six gènes restants, trois (*tat*, *rev* et *nef*) codent des protéines régulatrices qui jouent un rôle essentiel dans le contrôle de l'expression, deux (*vif* et *vpu*) codent des protéines nécessaires à la maturation du virion, et une (*vpr*) code un activateur faible de la transcription. La longue unité répétitive terminale en 5' (LTR) contient des séquences auxquelles se lient diverses protéines régulatrices. L'organisation des génomes de l'HIV-2 et du SIV est très semblable, à ceci près que le gène *vpu* est remplacé par le gène *vpx* dans ces deux génomes.

(figure 19.11b). Les protéines gag du virus sont clivées par la protéase virale de façon à pouvoir former la capside nucléaire (figure 19.10) d'une particule virale infectieuse mature. Comme il sera décrit ci-après, différentes étapes de ce processus de réplication virale peuvent être la cible des antiviraux.

La découverte selon laquelle le CXCR4 et le CCR5 servent de corécepteurs à l'HIV-1, sur les cellules T et les macrophages respectivement, explique pourquoi certaines souches d'HIV-1 infectent préférentiellement les cellules T (souches à tropisme T) alors que d'autres préfèrent les macrophages (souches à tropisme M). Une souche à tropisme T utilise le CXCR4, tandis qu'une souche à tropisme M utilise le CCR5. Cette utilisation de corécepteurs différents aide aussi à expliquer les rôles différents des cytokines et des chémokines dans la réplication virale. Il était connu par des études *in vitro* que certaines chémokines avaient un effet négatif sur la réplication virale, alors que certaines cytokines proinflammatoires avaient un effet positif. Les deux corécepteurs de l'HIV, le CCR5 et le CXCR4, sont des récepteurs des cytokines (voir le tableau 15.2). Étant donné que les récepteurs ne peuvent pas se lier simultanément à l'HIV-1 et à leur chémokine, il y a une compétition pour le récepteur entre le virus et

Visualisation des concepts

(a) Infection de la cellule cible

(b) Activation du provirus

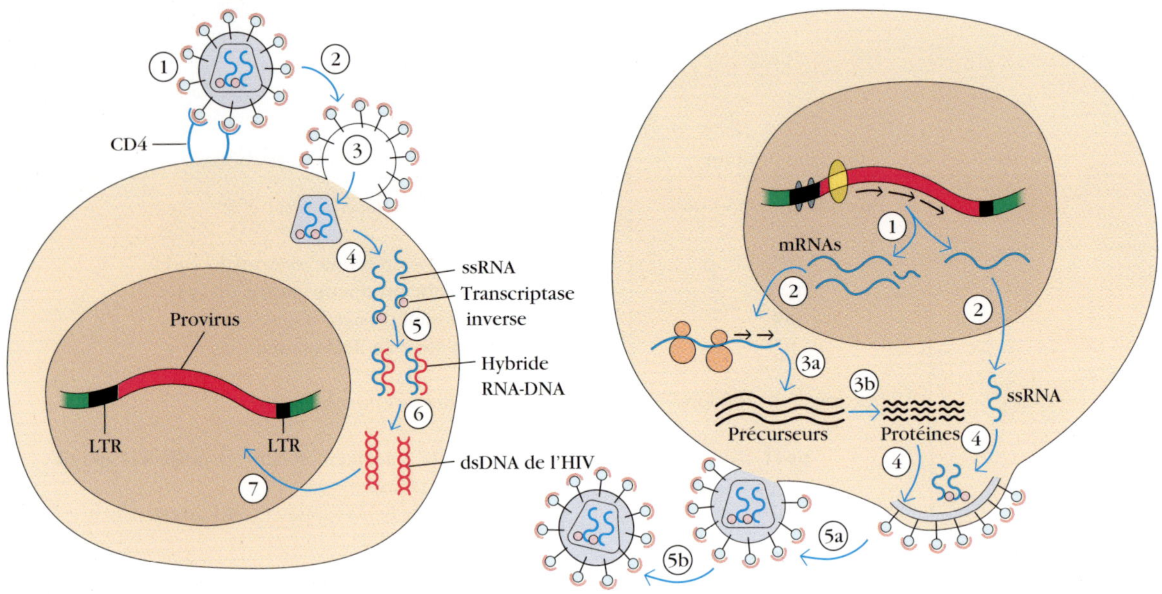

(1) La gp120 de l'HIV se lie au CD4 de la cellule cible.

(2) Le domaine fusiogène de la gp41 et le CXCR4, qui est un récepteur lié à une protéine G de la membrane de la cellule cible, médient la fusion.

(3) La nucléocapside qui contient le génome viral et les enzymes pénètrent dans les cellules.

(4) Le génome viral et les enzymes sont libérés à la suite de l'élimination des protéines du core.

(5) La transcriptase inverse virale catalyse la transcription inverse du ssRNA, formant des hybrides RNA-DNA.

(6) La matrice de RNA originelle est partiellement dégradée par la ribonucléase H ; vient ensuite la synthèse d'un second brin de DNA pour donner le dsDNA de l'HIV.

(7) Le dsDNA viral est ensuite transporté vers le noyau, puis intégré au DNA des chromosomes de l'hôte par l'intégrase virale.

(1) Des facteurs de transcription stimulent la transcription du DNA proviral en ssRNA génomique et, après maturation, en divers mRNA.

(2) Le RNA viral est exporté vers le cytoplasme.

(3a) Les ribosomes de la cellule hôte catalysent la synthèse des précurseurs des protéines virales.

(3b) La protéase virale clive les précurseurs en protéines virales.

(4) Le ssRNA de l'HIV et les protéines s'assemblent sous la membrane de la cellule hôte dans laquelle sont insérées la gp41 et la gp120.

(5a) La membrane bourgeonne, formant alors l'enveloppe virale.

(5b) Les particules virales libérées achèvent leur maturation ; les précurseurs des protéines incorporées sont clivés par la protéase virale présente dans les particules virales.

(c)

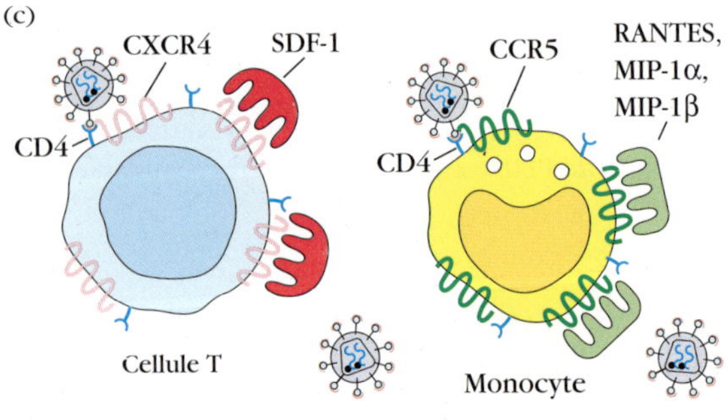

FIGURE 19.11 Vue d'ensemble de l'infection par l'HIV des cellules cible et de l'activation du provirus. (a) À la suite de l'entrée de l'HIV dans les cellules et de la formation du dsDNA, l'intégration du DNA viral dans le génome de la cellule hôte crée le provirus. (b) Le provirus reste latent jusqu'à ce que des événements de la cellule infectée déclenchent son activation, ce qui conduit à la formation et à la libération de particules virales. (c) Bien que le CD4 se lie à l'enveloppe glycoprotéique de l'HIV-1, un deuxième récepteur est nécessaire à la pénétration et à l'infection. Les souches d'HIV-1 qui présentent un tropisme pour les cellules T utilisent le corécepteur CXCR4, tandis que les souches qui présentent un tropisme pour les macrophages utilisent le CCR5. Tous deux sont des récepteurs des chémokines et leurs ligands normaux peuvent bloquer l'infection de la cellule par l'HIV.

le ligand normal (figure 19.11c) et la chémokine peut bloquer l'entrée du virus dans la cellule hôte. Alors que les chémokines entrent en compétition avec l'HIV pour l'utilisation du corécepteur et par conséquent, inhibent l'entrée du virus, les cytokines proinflammatoires induisent une plus grande expression des récepteurs des chémokines à la surface des cellules, ce qui rend ces dernières plus sensibles à l'entrée du virus.

L'infection des cellules T_H par certaines souches d'HIV-1 conduit à la formation de cellules géantes ou syncytium. Ces derniers sont formés par la fusion d'un groupe de cellules provoquée par l'interaction, à la surface des cellules infectées, de la protéine gp120 de l'enveloppe virale avec le CD4 et les corécepteurs de la surface d'autres cellules, infectées ou non. Après la liaison initiale, l'action des autres molécules d'adhésion cellulaire assemble les cellules en une grosse masse multinucléée avec une membrane fusionnée en forme de ballon caractéristique, qui finalement éclate. La formation de syncytium peut être bloquée par des anticorps dirigés contre certains épitopes de la molécule CD4, par des formes solubles de la molécule CD4 (préparées par l'expression *in vitro* d'un gène CD4 génétiquement modifié pour perdre sa partie transmembranaire) et par des anticorps contre les molécules d'adhésion cellulaire.

Les HIV-1 isolés de différentes souches étaient classés antérieurement en inducteurs de syncytium (SI, de *syncytia-inducing*) ou non inducteurs de syncytium (NSI, de *non-syncytium-inducing*). Dans la plupart des cas, ces différences étaient corrélées à la capacité du virus à infecter les cellules T ou les macrophages : les souches à tropisme T étaient SI, tandis que les souches à tropisme M étaient NSI. Les classifications de l'HIV-1 plus récentes sont fondées sur le corécepteur qu'utilise le virus ; il y a une corrélation bonne, mais pas absolue, entre l'utilisation du CXCR4, qui est présent sur les cellules T, et la capacité à induire des syncytium. Les souches NSI utilisent le CCR5, qui est présent sur les monocytes. Les études de la protéine gp120 de l'enveloppe virale ont identifié une région appelée boucle V3, qui joue un rôle dans le choix des récepteurs utilisés par le virus. Une étude récente de Mark Goldsmith, Bruce Chesebro et de leurs collègues indique qu'une différence d'un seul amino acide dans cette région de la gp120 pourrait être suffisante pour déterminer le récepteur utilisé.

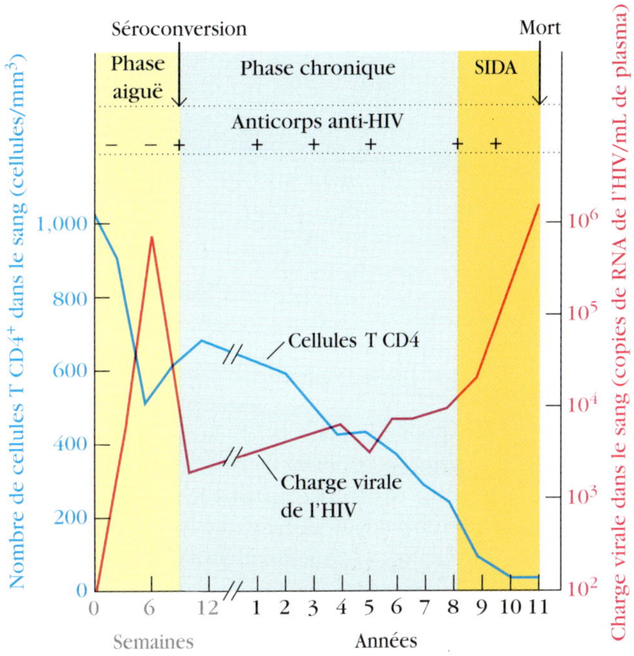

FIGURE 19.12 Profil sérologique de l'infection par l'HIV montrant les trois étapes du processus infectieux. Peu après l'infection, le RNA viral est détectable dans le sérum. Cependant, l'infection par l'HIV est le plus habituellement détectée par la présence d'anticorps anti-HIV après la séroconversion qui normalement se produit dans les quelques mois qui suivent l'infection. Habituellement, les symptômes cliniques caractéristiques du SIDA n'apparaissent pas avant la huitième année faisant suite à l'infection, mais cet intervalle est variable. Le début clinique du SIDA est habituellement marqué par une diminution du nombre des cellules T et une augmentation de la charge virale. [Adapté de A Fauci *et al.*, 1996, *Annals Int. Med.* **124**:654.]

Conséquences cliniques et immunologiques de l'infection par l'HIV-1

L'isolement de l'HIV-1 et sa croissance en culture ont permis la purification des protéines virales et le développement de tests de l'infection par le virus. Le test le plus communément utilisé met à profit la présence d'anticorps dirigés contre les protéines de l'HIV-1. Ces dernières apparaissent habituellement dans le sérum des individus infectés à partir du troisième mois suivant l'infection. Lorsque les anticorps apparaissent, l'individu est dit séroconverti, ou séropositif, pour l'HIV-1. Bien que l'évolution précise de l'infection par l'HIV-1 et le commencement de la maladie varient considérablement selon les patients, un schéma général de la progression du SIDA peut être établi (figure 19.12). L'évolution de l'infection par l'HIV-1 commence par des taux d'anticorps anti-HIV-1 ou de virus non détectables, puis elle progresse vers le syndrome du SIDA complet. Le diagnostic du SIDA inclut la mise en évidence de l'infection par l'HIV-1 (présence d'anticorps et de virus dans le sang), le nombre considérablement diminué des cellules T $CD4^+$ (< 200 mL/mm^3), des réactions d'hypersensibilité retardée diminuées ou absentes et l'apparition d'infections opportunistes (tableau 19.3). Les patients atteints de SIDA succombent généralement de tuberculose, de pneumonie, de diarrhée grave ou de divers cancers. Le temps qui s'écoule entre l'acquisition du virus et la mort par immunodéficience va de 9 à 12 ans. Dans la période située entre l'infection et une maladie grave, il se peut qu'il y ait très peu de symptômes. Une infection primaire chez une minorité de patients peut s'accompagner de symptômes tels que fièvre, adénopathies (gonflement des ganglions lymphatiques) et éruptions, mais ces symptômes ne persistent généralement pas plus de quelques semaines. Le plus souvent, l'infection primaire n'est pas remarquée et elle est suivie d'une longue phase chronique, au cours de laquelle les individus infectés montrent peu ou pas de signes d'une infection déclarée par l'HIV-1.

La première manifestation déclarée du SIDA peut être une infection opportuniste par le champignon *Candida albicans*, avec l'apparition de plaies buccales (muguet) ou, chez les femmes, d'une infection vulvo-vaginale par des levures qui ne répond pas au traitement. Une toux sèche et opiniâtre causée par une infection des poumons par *P. carinii* pourrait être aussi un des premiers symptômes. Une élévation du taux d'HIV-1 circulant dans le plasma et une chute concomittante du nombre des cellules T $CD4^+$ précède habituellement cette première apparition des symptômes. Une certaine relation entre le nombre des cellules T $CD4^+$ et le type d'infection subie par le patient

TABLEAU 19.3 Diagnostic clinique des sujets infectés par l'HIV

	Catégories cliniques*		
Nombre de cellules T $CD4^+$	A	B	C
≥ 500/µL	A1	B1	**C1**
200-499 µL	A2	B2	**C2**
< 200 µL	**A3**	**B3**	**C3**

Classification des maladies indicatrices du SIDA

Catégorie A
- Asymptomatique : pas de symptômes à cette période de l'infection par l'HIV
- Infection aiguë primaire : maladie fébrile durant quelques semaines au moment de l'infection
- Lymphadénopathie généralisée persistante : augmentation du volume des ganglions lymphatiques persistant trois mois ou plus sans preuve d'infection

Catégorie B
- Angiomatose bacillaire
- Candidose oropharyngienne (muguet)
- Candidose vulvovaginale ; persistante, fréquente, ou peu sensible au traitement
- Dysplasie cervicale (modérée ou grave)/carcinome cervical *in situ*
- Symptômes systémiques, comme fièvre (> 38,5 °C) ou diarrhée de plus d'un mois
- Leucoplasie villeuse, orale
- Herpès zoster (zona) avec au moins 2 épisodes distincts ou avec atteinte de plus d'un dermatomère
- Purpura thrombocytogénique idiopathique
- Listériose
- Maladie inflammatoire pelvienne, particulièrement si elle est compliquée par un abcès tubo-ovarien
- Neuropathie périphérique

Catégorie C
- Candidose bronchique, trachéale ou pulmonaire
- Candidose œsophagienne
- Cancer du col invasif
- Coccidioidomycose, disséminée ou extrapulmonaire
- Cryptococcose extrapulmonaire
- Cryptosporidiose, chronique intestinale (durée >1 mois)
- Infection à cytomégalovirus (avec localisations diverses : foie, rate ou ganglions lymphatiques)
- Rétinite à cytomégalovirus (avec cécité)
- Encéphalopathie à HIV
- Infection à herpes simplex : ulcération(s) chronique(s) (durée > 1 mois) ; ou bronchite, pneumonie ou œsophagite
- Histoplasmose, disséminée ou extrapulmonaire
- Isosporidiose, chronique intestinale (durée >1 mois)
- Sarcome de Kaposi
- Lymphome de Burkitt
- Lymphome immunoblastique
- Lymphome primaire du cerveau
- Infection à *Mycobacterium avium* complexe ou M. *Kansasii*, disséminée ou extrapulmonaire
- Infection à M. *tuberculosis*, quelle que soit la localisation (pulmonaire ou extrapulmonaire)
- Infection à *Mycobacterium*, autres espèces ou espèces non identifiées, disséminée ou extrapulmonaire
- Pneumonie à *Pneumocystis carinii*
- Pneumonies récidivantes
- Leucoencéphalopathie progressive multifocale
- Septicémie à *Salmonella* récidivante
- Toxoplasmose cérébrale
- Amaigrissement sévère ou syndrome de dépérissement provoqué par l'HIV

* Toutes les catégories présentées en caractères gras sont considérées comme un SIDA déclaré. Pour un diagnostic de catégorie A, aucune manifestation clinique des catégories B ou C ne doit apparaître ; pour un diagnostic de catégorie B, aucune manifestation clinique de la catégorie C ne doit appararaître.

Source : D'après les directives pour le diagnostic du SIDA du *Center for Disease Control* (CDC), mise à jour de 1993.

a été établie (voir le tableau 19.3). Les événements qui prennent place entre la confrontation initiale avec l'HIV-1 et le début de l'effondrement du système immunitaire sont d'un puissant intérêt pour les immunologistes. Comprendre comment le système immunitaire tient en échec l'HIV-1 au cours de cette phase chronique peut conduire à concevoir un traitement efficace et des stratégies préventives.

Des recherches sur le processus pathogénique à la base de la progression de l'infection par l'HIV vers le SIDA ont révélé une interaction dynamique entre le virus et le système immunitaire. L'événement initial de l'infection provoque la dissémination du virus vers les organes lymphoïdes et une forte réponse immunitaire résultante. Cette dernière, qui implique à la fois les anticorps et les lymphocytes cytotoxiques T $CD8^+$, tient en échec la réplication virale ; après la poussée initiale de virémie (taux élevés de virus dans la circulation), le taux des virus présents dans la circulation atteint un état d'équilibre. Bien qu'un individu n'ait normalement pas de signes cliniques à ce stade, la réplication virale continue et le virus peut être détecté dans la circulation au moyen de dosages sensibles du RNA viral par PCR. Les dosages par PCR, qui mesurent la *charge virale* (nombre de copies du génome viral dans le plasma) ont assumé un rôle majeur dans la détermination de l'état du patient et du pronostic. Même lorsque le taux des virus présents dans la circulation est stable, de grandes quantités de virus sont

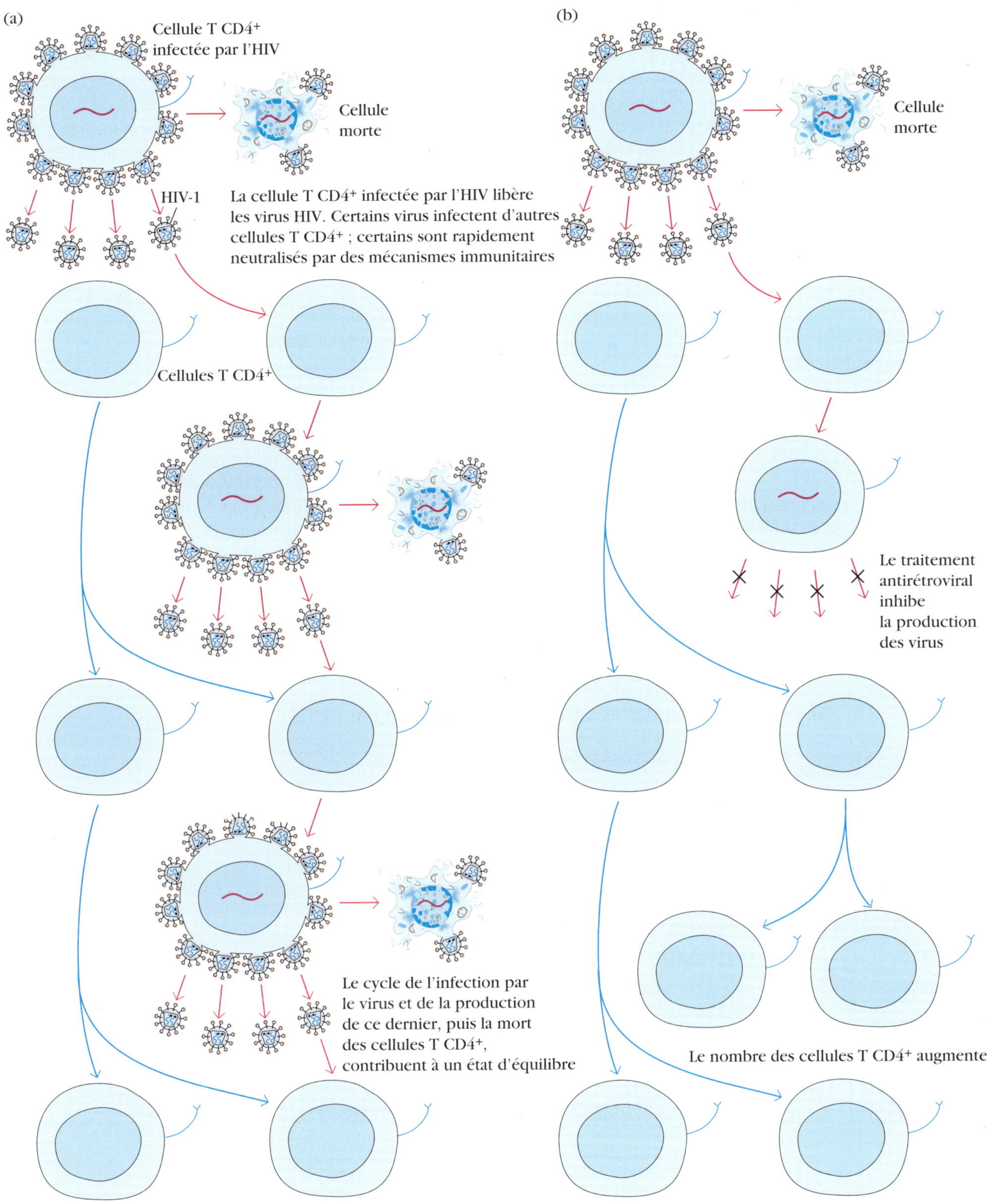

FIGURE 19.13 Production du virus par les cellules T CD4⁺ et maintien d'un état d'équilibre de la charge virale et du nombre de cellules T. (a) Une relation dynamique existe entre le nombre des cellules CD4⁺ et la quantité de virus produit. Lorsque le virus est produit, de nouvelles cellules CD4⁺ sont infectées et ces dernières ont une demi-vie de 1,5 jours. Dans la progression du SIDA, la charge virale augmente et le taux des cellules T CD4⁺ diminue avant que ne commencent les infections opportunistes. (b) Lorsque la charge virale est diminuée par un traitement antirétroviral, le nombre des cellules T CD4⁺ augmente presqu'immédiatement.

produites par les cellules T CD4⁺ infectées ; jusqu'à 10^9 virions sont libérés chaque jour et infectent et détruisent continuellement des cellules T hôte supplémentaires (figure 19.13a). En dépit de ce taux élevé de réplication, le virus est tenu en échec par le système immunitaire au cours de la phase chronique de l'infection, et le taux de virus dans la circulation dans les six mois qui suivent l'infection est un bon indicateur de l'évolution de la maladie. À cette période, des taux faibles de virus sont corrélés à une plus longue période pendant laquelle le sujet infecté demeure exempt d'infections opportunistiques. Mais le virus déborde inévitablement les défenses immunitaires de l'hôte, ce dont il résulte une augmentation de la charge virale, une diminution du nombre des cellules T CD4$^+$, un accroissement des infections opportunistes et éventuellement la mort du patient.

Bien que la charge virale dans le plasma reste pratiquement stable tout au long de la période de l'infection chronique par l'HIV, l'examen des ganglions lymphatiques a révélé une situation différente. Des fragments de ganglions obtenus par biopsie de sujets infectés ont montré des taux élevés de cellules infectées à tous les stades de l'infection ; dans de nombreux cas, la structure du ganglion lymphatique était complètement détruite par le virus bien avant que la charge virale plasmatique augmente au-delà de l'état d'équilibre.

La diminution des cellules T CD4$^+$ est une marque spécifique du SIDA. Il a été proposé différentes explications pour la déplétion de ces cellules chez les patients. Dans les premières études, l'infection virale directe et la destruction des cellules T CD4$^+$ étaient présentées comme la cause primaire, parce que le grand nombre de cellules T circulantes infectées par l'HIV prédit par le modèle n'était pas mis en évidence. Des études récentes indiquent que la raison de la difficulté de trouver les cellules infectées est qu'elles sont rapidement tuées par l'HIV ; la demi-vie d'une cellule T CD4$^+$ activement infectée est inférieure à 1,5 jours. Il y a un plus petit nombre de cellules T CD4$^+$ qui deviennent infectées mais qui ne répliquent pas activement le virus. Ces cellules infectées latentes persistent pendant de longues périodes et le DNA proviral intégré se réplique lors de la division cellulaire en même temps que le DNA cellulaire. Des études dans lesquelles la charge virale est diminuée par un traitement antirétroviral montrent une augmentation simultanée du nombre des cellules T CD4$^+$ (figure 19.13b). Ces données viennent à l'appui d'un modèle d'interaction dynamique entre le virus et les cellules T avec, simultanément, des taux élevés de production virale et une rapide déplétion des cellules T CD4$^+$ infectées. Bien que d'autres mécanismes de déplétion des cellules T CD4$^+$ puissent être envisagés, l'infection par l'HIV demeure le premier suspect.

Non seulement la déplétion des cellules T CD4$^+$, mais aussi d'autres conséquences immunitaires peuvent être mesurées chez les individus infectés par l'HIV lors de la progression du SIDA. Ces dernières incluent une diminution ou une absence d'hypersensibilité retardée aux antigènes contre lesquels l'individu réagit normalement. Le taux sérique des immunoglobulines, en particulier de celui de l'IgG et de celui de l'IgA, montrent une augmentation en flèche chez le patient atteint de SIDA. Cette augmentation est probablement en rapport avec la déplétion des cellules T, qui s'accompagne d'un manque de contrôle de la prolifération des cellules B. Les paramètres cellulaires de la réponse immunitaire, tels que la réponse

TABLEAU 19.4 Anomalies immunitaires associées à l'infection par l'HIV

Stade de l'infection	Anomalies typiques observées
	Structure des ganglions lymphatiques
Au début	Infection et destruction des cellules dendritiques ; une certaine altération structurale
Plus tardivement	Lésions étendues et nécrose tissulaire ; perte des cellules dendritiques et des centres germinatifs folliculaires ; incapacité à capter les antigènes ou à assurer l'activation des cellules B et des cellules T
	Cellules T auxiliaires (T_H)
Au début	*In vitro*, pas de réponse proliférative à un antigène spécifique
Plus tardivement	Diminution du nombre des cellules T_H et des activités auxiliaires correspondantes ; pas de réponse aux mitogènes ou aux allo-antigènes des cellules T
	Production d'anticorps
Au début	Augmentation de la production d'IgG et d'IgA non spécifiques, mais réduction de la synthèse d'IgM
Plus tardivement	Pas de prolifération des cellules B spécifiques de l'HIV-1 : pas d'anticorps anti-HIV détectables chez certains patients
	Production de cytokines
Au début	Augmentation du taux de certaines cytokines
Plus tardivement	Déplacement de la production des cytokines de la sous-population T_H1 à la sous-population T_H2
	Hypersensibilité retardée
Au début	Réduction très significative de la capacité de prolifération des cellules T_{DTH} et réduction de la réactivité dans les tests cutanés
Plus tardivement	Élimination de la réponse DTH ; absence totale de réactivité des tests cutanés
	Cellules T cytotoxiques (T_C)
Au début	Réactivité normale
Plus tardivement	Réduction, mais pas élimination de l'activité des CTL due à une capacité réduite à générer des CTL à partir des cellules T_C

proliférative aux mitogènes, aux antigènes ou aux allo-antigènes montrent tous une diminution marquée. Généralement, un individu infecté par le SIDA perd sa capacité à développer les réponses des cellules T selon une séquence prévisible : les réponses à des antigènes spécifiques (par exemple, le virus de la grippe) sont perdues les premières, puis les réponses aux allo-antigènes diminuent et enfin la réponse aux mitogènes, tels que la concanavaline A ou la phytohémagglutinine, ne peut plus être détectée. Le tableau 19.4 donne la liste de certaines anomalies immunitaires dans le SIDA.

Les individus infectés par l'HIV-1 présentent souvent un dysfonctionnement du système nerveux central et du système nerveux périphérique. L'HIV-1 infecte les cellules du système nerveux central (SNC). Des séquences de DNA et de RNA virales spécifiques ont été détectées par des sondes d'HIV-1 dans le cerveau des enfants et des adultes atteints du SIDA, ce qui suggère que la réplication virale s'y effectue. Une comparaison quantitative d'échantillons de cerveau, de ganglions lymphatiques, de rate et de poumon de patients atteints du SIDA et présentant une encéphalopathie progressive a indiqué que le cerveau était fortement infecté. Une complication fréquente dans les derniers stades de l'infection par l'HIV est la démence du SIDA, qui est un syndrome neurologique caractérisé par des anomalies de la connaissance, de la motricité et du comportement. On ne sait toujours pas si la démence du SIDA, ainsi que les autres effets cliniques et anatomo-pathologiques observés au niveau du SNC des individus infectés par l'HIV, sont une conséquence directe des antigènes viraux sur le cerveau, une conséquence des réponses immunitaires contre le virus ou le résultat des infections par les pathogènes opportunistes.

Agents thérapeutiques pour combattre le SIDA

Le développement d'un vaccin pour prévenir la dissémination du SIDA est la première priorité des immunologistes, mais il est aussi essentiel de développer des médicaments et des traitements qui puissent inverser les effets de l'HIV-1 chez les individus infectés. On estime que le nombre de personnes infectées par l'HIV est de près d'un million aux États-Unis uniquement ; pour tous ces individus, développer le SIDA serait une terrible tragédie humaine. Il y a plusieurs stratégies possibles pour développer des antiviraux efficaces. Le cycle biologique de l'HIV présente plusieurs points sensibles qui pourraient être bloqués par des produits pharmaceutiques (figure 19.14). La clé du succès de tels traitements est qu'ils doivent être impérativement spécifiques de l'HIV-1 et n'interférer que très peu avec les processus cellulaires normaux. Jusqu'à présent, deux types d'antiviraux sont utilisés couramment. Le premier traitement couronné de succès consistait en médicaments qui interfèrent avec la transcription inverse du RNA viral en cDNA. Plusieurs médicaments d'usage courant opèrent au niveau de cette étape. Un deuxième stade de la réplication virale qui peut être bloqué est l'étape au cours de laquelle les précurseurs protéiques sont clivés en unités nécessaires à la construction d'un nouveau virion mature. Cette étape requiert l'action d'une protéase virale spécifique, qui peut être inhibée par des agents chimiques ; ce traitement empêche la formation de particules virales infectieuses.

Divers antirétroviraux sont maintenant d'un usage largement répandu (tableau 19.5) ; ils interfèrent avec la transcription inverse ou inhibent la protéase virale. Le

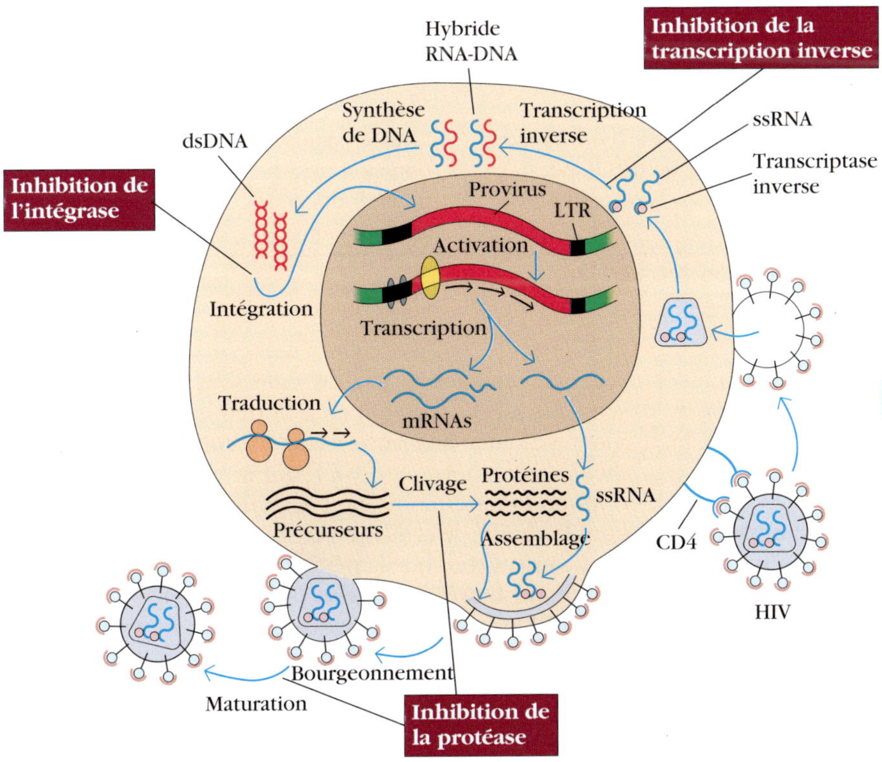

FIGURE 19.14 Étapes du cycle de la réplication virale qui constituent des cibles pour un traitement par des antirétroviraux. À présent, les médicaments mis sur le marché qui possèdent une activité anti-HIV bloquent l'étape de la transcription inverse du RNA viral en cDNA ou inhibent la protéase virale nécessaire au clivage des protéines virales qui sont des précurseurs des protéines nécessaires à l'assemblage d'un nouveau virion et à l'achèvement de sa maturation en virus infectieux.

TABLEAU 19.5 Quelques médicaments anti-HIV utilisés en clinique

Nom générique (autres noms)	Posologie habituelle	Effets secondaires potentiels
Inhibiteurs de la transcriptase inverse : analogues nucléosidiques		
Didanosine (Videx, ddl)	2 pilules, 2 fois par jour à jeûn	Nausées, diarrhées, pancréatite, neuropathie périphérique
Lamivudine (Epivir, 3TC)	1 pilule, 2 fois par jour	Habituellement, pas d'effet secondaire
Stavudine (Zerit, d4T)	1 pilule, 2 fois par jour	Neuropathie périphérique
Zalcitabine (HIVID, ddC)	1 pilule, 3 fois par jour	Neuropathie périphérique, inflammation buccale, pancréatite
Zidovudine (Retrovir, AZT)	1 pilule, 2 fois par jour	Nausées, maux de tête, anémie, neutropénie (réduction du taux des cellules blanches du sang neutrophiles), fatigue, insomnies
Pilule contenant lamivudine et zidovudine (Combivir)	1 pilule, 2 fois par jour	Les mêmes que pour la zidovudine
Inhibiteurs de la transcriptase inverse : analogues non nucléosidiques		
Delavirdine (Rescriptor)	4 pilules, 3 fois par jour (dans de l'eau) ; pas dans l'heure qui suit la prise d'antiacide ou de didanosine	Éruptions cutanées, maux de tête, hépatite
Nevirapine (Viramune)	1 pilule, 2 fois par jour	Éruptions cutanées, hépatite
Inhibiteurs des protéases		
Indinavir (Crixivan)	2 pilules, 3 fois par jour à jeûn ou avec un petit repas peu gras et pas dans les 2 heures qui suivent la prise de didanosine	Néphrolithiase, nausées, maux de tête, vision trouble, vertiges, éruptions cutanées, goût métallique dans la bouche, distribution anormale de la graisse, taux élevés des triglycérides et du cholestérol, intolérance au glucose
Nelfinavir (Viracept)	3 pilules, 3 fois par jour avec un peu de nourriture	Diarrhées, distribution anormale de la graisse, taux élevé des triglycérides et du cholestérol, intolérance au glucose
Ritonavir (Norvir)	6 pilules, 2 fois par jour (ou 4 pilules, 2 fois par jour si association avec saquinavir) avec de la nourriture mais pas dans les 2 heures qui suivent la prise de didanosine	Nausées, vomissements, diarrhées, douleurs abdominales, maux de tête, sensation de piqûre sur la peau, hépatite, faiblesse, distribution anormale de la graisse, taux élevé des triglycérides et du cholestérol, intolérance au glucose
Saquinavir (Invirase, gélule rigide ; Fortovase, gélule souple)	6 pilules, 3 fois par jour (ou 2 pilules, 2 fois par jour si prise simultanée de ritonavir) au cours d'un grand repas	Nausées, diarrhées, maux de tête, distribution anormale de la graisse, taux élevé des triglycérides et du cholestérol, intolérance au glucose

Source : JG Bartlett et RD Moore, 1998, *Improving HIV therapy*, *Sci. Am.* **279**(1):87.

prototype des médicaments qui interfèrent avec la transcription inverse est la zidovudine ou AZT. L'introduction de l'AZT, qui est un analogue des nucléosides, dans la chaîne en formation du cDNA du rétrovirus provoque l'interruption de la synthèse de cette dernière. L'AZT est efficace chez certains patients, mais pas chez tous ; de plus, son efficacité est limitée parce qu'une utilisation de longue durée a aussi plusieurs effets secondaires néfastes et parce que des mutants viraux résistants se développent chez les patients traités. L'AZT administré est utilisé non seulement par la transcriptase inverse de l'HIV-1, mais aussi par la DNA polymérase humaine. L'incorporation d'AZT dans le DNA des cellules hôte les tue. Les précurseurs des cellules rouges du sang sont particulièrement sensibles à l'AZT, ce qui est à l'origine d'une anémie qui vient s'ajouter aux autres effets secondaires. Outre des médicaments tels que l'AZT, qui interfère avec la transcription inverse en insérant un analogue des nucléosides dans la chaîne de cDNA en croissance, il y a aussi d'autres médicaments tels que la névirapine qui inhibe l'action de la transcriptase inverse (voir tableau 19.5).

L'utilisation d'une deuxième classe de médicaments efficaces, appelés inhibiteurs des protéases, en conjonction avec l'AZT et/ou d'autres analogues nucléosidiques, a prouvé son efficacité. Le traitement actuel du SIDA est une association médicamenteuse. Dans la plupart des cas, il combine l'utilisation de deux analogues nucléosidiques et d'un inhibiteur de protéases. Cette stratégie semble maîtriser la capacité du virus à produire rapidement des mutants résistants aux médicaments. Dans de nombreux cas, le traitement combiné a amené la charge virale à des niveaux qui ne sont pas détectables par les méthodes actuelles et à améliorer la santé des patients atteints du SIDA à un point tel qu'ils peuvent à nouveau vivre normalement. La diminution du nombre de décès par SIDA aux États-Unis lors des récentes années (voir la figure 19.6) est attribuée à cette avancée thérapeutique. En dépit de l'optimisme engendré par le succès des traitements combinés, ces derniers présentent des inconvénients dus à la stricte observation des horaires d'administration des médicaments, ainsi qu'au grand nombre de pilules à prendre chaque jour. De plus, il peut y avoir de graves effets secondaires (voir le tableau 19.5) qui, chez certains patients, peuvent être trop importants pour permettre l'utilisation de traitements combinés.

Le succès des traitements combinés du SIDA a ouvert la discussion sur la possibilité d'éradiquer la totalité du virus d'un individu infecté et donc d'un traitement effectivement curatif du SIDA. La plupart des experts sont convaincus que cela n'est pas possible, essentiellement en raison de la persistance de cellules T CD4+ et de macrophages infectés de façon latente, qui pourraient servir de réservoirs de virus infectieux si le provirus venait à être activé. Même avec une charge virale inférieure au niveau de détection au moyen de dosages par PCR, le système immunitaire pourrait ne pas guérir suffisamment pour éliminer le virus, au cas où ce dernier recommencerait à se répliquer en réponse à un signal d'activation quelconque. De plus, le virus pourrait persister au niveau de sites tels que le cerveau, qui n'est pas facilement accessible aux antirétroviraux, même si le virus est indétectable dans la circulation. L'utilisation de modulateurs du système immunitaire, tels que l'IL-2 recombinante, en conjonction avec les traitements combinés, est en cours d'évaluation en tant que stratégie d'aide à la reconstitution du système immunitaire et de restauration d'une fonction immunitaire normale.

En plus des médicaments largement utilisés, d'autres en sont à divers stades de développement. Parmi ces derniers, ceux qui interfèrent avec l'intégration du DNA viral dans le génome de l'hôte semblent prometteurs (voir la figure 19.14). D'autres médicaments sont considérés comme agissant au stade de l'attachement viral à la cellule hôte. On doit insister sur le fait que le développement d'un médicament qui puisse être utilisé chez les patients est un processus long et ardu. Les médicaments qui passent avec succès les tests rigoureux de sécurité et d'efficacité ne représentent qu'une petite fraction de ceux pris initialement en considération.

Vaccins pour la prévention du SIDA

L'épidémie de SIDA continue à faire rage en dépit des avancées dans les approches thérapeutiques décrites ci-dessus. Le coût actuel des traitements combinés (pouvant atteindre jusqu'à 15 000 $ par an), la stricte observation de ces derniers et la possibilité d'effets secondaires en empêchent une application universelle. Même si l'éradication du virus des individus recevant un traitement combiné devenait possible, cela n'aurait pas une grande influence sur l'épidémie dans les pays en voie de développement où se trouvent la plupart des victimes du SIDA. Il est vraisemblable que des médicaments efficaces, peu chers et bien tolérés seront développés dans le futur, mais à présent il apparaît que la meilleure option pour stopper le développement du SIDA est un vaccin sans danger et efficace qui prévienne l'infection et la progression de la maladie. Pourquoi n'avons-nous pas un vaccin contre le SIDA ? La meilleure réponse à cette question est d'examiner les conditions spéciales qui doivent être remplies pour développer un vaccin sans danger et efficace contre cette maladie (voir le tableau 19.6).

TABLEAU 19.6 Pourquoi le SIDA ne correspond-il pas au paradigme pour le développement d'un vaccin classique

Les vaccins classiques reproduisent l'immunité naturelle contre la réinfection généralement observée chez les sujets qui ont guéri d'une infection ; il n'y a pas de patients atteints du SIDA qui se soient guéris.

La plupart des vaccins protègent contre la maladie, pas contre l'infection ; l'infection par l'HIV peut demeurer latente pendant de longues périodes avant de provoquer le SIDA.

La plupart des vaccins protègent pendant des années contre des virus qui changent très peu dans le temps ; l'HIV-1 mute rapidement et sélectionne efficacement les formes mutantes qui échappent à l'immunité.

La plupart des vaccins efficaces sont des pathogènes tués ou des pathogènes vivants atténués ; l'HIV-1 tué ne retient pas son antigénicité et l'utilisation d'un vaccin par un rétrovirus vivant soulève des problèmes de sécurité.

La plupart des vaccins protègent contre les infections auxquelles on est rarement confronté ; l'HIV peut être rencontré chaque jour par les individus à haut risque.

La plupart des vaccins protègent contre les infections passant à travers les muqueuses des tractus respiratoire ou gastro-intestinal ; la grande majorité des infections par l'HIV se fait par le tractus génital.

La plupart des vaccins sont testés pour leur absence de danger et leur efficacité dans un modèle animal avant les essais sur des volontaires humains ; il n'y a pas à présent de modèle animal convenable pour l'HIV et le SIDA.

Source : Adapté de AS Fauci, 1996, An HIV *Vaccine Breaking the Paradigms*, *Proc. Am. Assoc. Phys.* **108**:6.

La plupart des vaccins efficaces miment l'état naturel de l'infection. Ceux qui guérissent de la plupart des maladies sont immunisés contre des attaques ultérieures. L'infection par l'HIV-1 et la progression d'un syndrome d'immunodéficience se développent même en présence d'anticorps circulants dirigés contre les protéines du virus. L'immunité pourrait tenir le virus en échec pendant un certain temps, mais, comme il a été mentionné ci-dessus, cela dépasse rarement 12 ans. Chez quelques rares sujets infectés appelés asymptomatiques de longue durée, la période de l'infection sans apparition de la maladie est plus longue et même indéfinie. Cependant, l'état exact de l'immunité de ces personnes (quels anticorps sont présents et quel type d'immunité cellulaire est actif ?) n'est ni clair, ni logique et, par conséquent, difficile à reproduire pour le développement d'un vaccin. De plus, les sujets asymptomatiques de longue durée présentent des mutations des gènes codant les corécepteurs cellulaires qui ralentissent la progression de l'attaque virale sur le système immunitaire, et non pas une réponse immunitaire qui tient en échec la réplication de l'HIV.

La plupart des vaccins préviennent la maladie, pas l'infection. Les vaccins contre la polio ou la grippe tiennent en échec le virus produit par les cellules infectées de telle façon qu'ils ne provoquent pas de dommage à l'hôte et soient éliminés par la suite. L'HIV-1 ne correspond pas à ce modèle parce qu'il s'intègre dans le génome de l'hôte et peut rester latent pendant de longues périodes. Comme il a été décrit ci-dessus dans le contexte des stratégies de traitement, l'éradication d'un rétrovirus n'est pas une affaire simple. L'élimination d'un rétrovirus est un objectif difficile à atteindre au moyen d'un vaccin ; toutes les copies du virus et toutes les cellules infectées, même celles qui le sont d'une façon latente, doivent nécessairement être éradiquées de l'hôte. Cependant, même sans éradication complète, un vaccin contre l'HIV pourrait être bénéfique pour un sujet infecté ; de plus, un tel vaccin pourrait aider à contrôler la dissémination de l'infection, parce que les sujets à faible charge virale sont vraisemblablement moins infectieux.

La plupart des vaccins préviennent l'infection par des virus qui ne présentent que de faibles variations. L'instabilité de son génome différencie l'HIV-1 de la plupart des virus contre lesquels des vaccins efficaces ont été développés. À l'exception du virus de la grippe, pour lequel les vaccins doivent être modifiés périodiquement, la plupart des virus qui peuvent être contrôlés par immunisation ne montrent qu'une faible variabilité de leur structure. Par comparaison, on peut considérer que les rhinovirus qui causent le rhume banal ont plus de 100 sous-types ; par conséquent, aucun vaccin efficace n'a été développé. L'HIV-1 montre une variation de la plupart des antigènes viraux et le taux de réplication peut atteindre 10^9 virus par jour. Cette variabilité, associée au taux élevé de réplication, rend possible la production de virus présentant de multiples mutations ; certaines de ces dernières permettent d'échapper à l'immunité. Le fait que des différences significatives dans les séquences des protéines de l'enveloppe virale aient été observées dans des extraits viraux prélevés chez le même patient à différentes périodes indiquent qu'une variation apparaît et que certains des variants se répliquent, vraisemblablement parce qu'ils ont appris à échapper aux défenses immunitaires de l'hôte. Des données montrant que l'anticorps de patients atteints d'un SIDA avancé ne neutralise pas le virus isolé de ces patients, mais tue d'autres souches d'HIV-1, plaident en faveur du fait que l'HIV-1 est tout à fait capable d'échapper au système immunitaire grâce à la mutation des protéines cible de l'anticorps.

La majorité des vaccins efficaces sont des pathogènes vivants atténués ou des pathogènes tués par la chaleur. Bien qu'il y ait des exceptions, en particulier la protéine recombinante utilisée comme vaccin de l'hépatite B et le conjugué utilisé comme vaccin de l'*Haemophilus influenzae* B (voir le chapitre 18), la plupart des vaccins largement répandus sont des pathogènes atténués. Le développement d'un vaccin par un rétrovirus atténué vivant à partir de virus animaux manipulés pour inclure des antigènes de l'HIV est une voie possible. Cependant, l'utilisation des vaccins vivants est fondée sur l'hypothèse que l'immunité développée éliminera de l'hôte le virus du vaccin. Cela n'est pas aisément réalisable avec un rétrovirus qui s'intègre dans le génome de l'hôte. Il faudrait que d'importants tests assurent l'inocuité d'un vaccin rétroviral vivant qui pourrait être à l'origine d'une infection chronique de l'hôte.

Pour la plupart des virus, la fréquence de l'exposition à l'infection est rare ou saisonnière. Chez de nombreux individus à haut risque, tels que les professionnels du sexe commercial, les partenaires sexuels monogames des sujets infectés par le HIV et les utilisateurs de drogues intraveineuses, le virus est fréquemment rencontré et éventuellement à fortes doses. On demande donc à un vaccin contre le SIDA de prévenir une infection contre une attaque constante et éventuellement massive par le virus ; ceci n'est pas normalement le cas avec les autres virus pour lesquels une immunisation s'est montrée efficace.

La plupart des vaccins protègent contre les infections respiratoires ou gastro-intestinales. Outre la fréquence de l'exposition à l'HIV, qui peut être extraordinairement grande pour certains individus à haut risque, il y a aussi le problème de la voie de pénétration. La majorité des vaccins efficaces protègent contre des virus rencontrés dans les tractus respiratoire et gastro-intestinal ; la voie la plus commune de l'infection par l'HIV-1 est le tractus génital. On ne sait pas si l'immunité établie par les procédés de vaccination conventionnels protègeront contre une infection réalisée par voie génitale. De plus, le manque d'un modèle animal parfaitement adapté empêche un test en profondeur de protection contre la voie génitale.

Le développement de la plupart des vaccins jusqu'aux essais cliniques s'appuie sur des expérimentations animales. Tester un vaccin pour son innocuité et son efficacité implique normalement des essais sur l'animal avec le virus dans des conditions semblables à celles rencontrées chez l'Homme. De cette façon, les corrélations de l'immunité protectrice sont établies. Par exemple, si des taux élevés de cellules T $CD8^+$ et d'anticorps neutralisant sont nécessaires pour la protection chez un animal, l'immunité par les cellules T $CD8^+$ et l'anticorps doit être mesurée dans les essais humains du virus. Jusqu'à présent, les études sur l'animal de l'infection et de la maladie causées par l'HIV n'ont pas apporté d'information importante sur les réponses immunitaires qui protègent contre l'infection ou préviennent la progression de la maladie. Bien qu'il y ait beaucoup de données résultant d'études sur diverses souches de SIV chez divers types de singes, aucune conclusion unificatrice n'a pu être tirée à ce moment. La plupart des résultats impliquent un virus spécifique d'un hôte particulier et ne sont pas facilement extrapolables à des concepts universels, étant donné qu'ils dépendent autant des facteurs de l'hôte que des relations entre des souches immunisantes et les souches infectieuses du virus.

Dans les études sur des vaccins potentiels qui ont progressé vers des vaccins humains, les résultats sont à ce jour désappointants. Dans un groupe d'individus auxquels on avait inoculé des molécules de gp120 venant de différentes souches d'HIV-1 ou un vaccin placebo, 18 sujets furent infectés au cours des deux premières années de l'étude. Parmi ceux qui furent infectés, 16 appartenaient au groupe recevant le vaccin et 2 seulement à celui qui recevait le placebo. Bien que la présence de l'anticorps ait été démontrée, les individus vaccinés n'étaient pas protégés par ces glycoprotéines de l'enveloppe virale.

TABLEAU 19.7 Stratégies vaccinales en cours d'étude

Constituants du vaccin	État	Avantages	Inconvénients
		Vaccins suscitant des anticorps anti-HIV	
Protéines de la surface virale, telles que gp120	Essais de phase I et de phase II, qui examinent la sécurité	Sûr et simple à préparer	Les anticorps suscités par le vaccin n'ont pas pu reconnaître l'HIV des patients
HIV entier, tué	Pas en cours d'étude chez l'Homme	Devrait présenter les protéines de surface de l'HIV d'une conformation relativement naturelle ; simple à préparer	Léger risque que les préparations puissent inclure un peu de virus actif ; le virus inactivé pourrait perdre ses protéines et devenir inefficace
Pseudovirions (virus artificiels contenant les protéines de surface de l'HIV)	Proche des essais de phase I	Présente les protéines de surface de l'HIV dans une conformation relativement naturelle	Difficile à produire et difficile d'assurer la stabilité pendant une longue durée
		Vaccins suscitant des réponses cellulaires	
Virus vecteurs vivants (virus non HIV manipulés pour porter des gènes codant les protéines de l'HIV)	Essais de phase II	Les fabricants peuvent contrôler le taux et les types de protéines virales produites	Compliqué à préparer ; les vaccins actuels suscitent une réponse immunitaire faible
DNA nu contenant un ou plusieurs gènes de l'HIV	Essais de phase I	Simple et peu onéreux à préparer	Quelque inquiétude que l'intégration des gènes de l'HIV dans des cellules humaines puisse être nuisible au patient
Peptides de l'HIV (fragments de protéines)	Essais de phase I	Simple à préparer	Ne suscite pas une forte réponse immunitaire
		Vaccins suscitant des anticorps et des réponses cellulaires	
Combinaisons d'éléments tels qu'une protéine gp120 pure plus le vecteur canarypox	Essais de phase II	Devrait stimuler les deux branches de la réponse immunitaire en même temps	Compliqué à préparer
HIV vivant atténué	N'est pas à l'étude chez l'Homme ; en cours d'évaluation chez les primates non humains	Reproduit plus étroitement l'HIV ; pourrait interférer avec la capacité de l'HIV infectieux à se répliquer	Le virus vaccinal pourrait éventuellement causer le SIDA

Source : D Baltimore et C Heilman, « *HIV vaccines : prospects and challenges* », 1998, *Sci. Am.* 279.

En plus des facteurs énumérés ci-dessus, des problèmes de comportement et de société influencent le développement et les essais des vaccins candidats contre le SIDA. Des conseils concernant une pratique sexuelle saine doivent faire partie des soins donnés aux volontaires pour un essai du vaccin. Auront-ils une influence sur les résultats ? Une diminution du taux de l'infection dans tous les groupes prenant part à l'essai empêchera-t-elle de voir une différence significative dans le taux d'infection entre le groupe vacciné et le groupe recevant le placebo ? Une autre considération est le fait qu'une personne immunisée avec succès contre le virus du SIDA deviendra séropositive et sera considérée comme positive dans les dosages de détection standard de l'infection. Quelles en seront les conséquences ? Quels types de tests doivent être utilisés pour assurer qu'un individu immunisé est en fait infecté ?

Il est clair que le développement d'un vaccin contre le SIDA n'est pas une simple variante du développement d'un vaccin classique. Une recherche supplémentaire est nécessaire pour comprendre comment cette attaque virale contre le système immunitaire peut être maîtrisée. Bien que beaucoup de choses aient été écrites sur le sujet et que des initiatives à large échelle aient été proposées, la voie vers un vaccin efficace n'est pas évidente. Il est seulement certain que tous les renseignements doivent être analysés soigneusement et que tous les moyens possibles de créer une immunité doivent être testés. C'est l'un des plus grands défis de santé publique de notre temps. Un effort intense et coopératif doit être lancé pour concevoir, tester et délivrer un vaccin sans danger et efficace contre le SIDA. L'état des efforts en cours pour le développement d'un vaccin contre le SIDA est résumé dans le tableau 19.7.

Résumé

1. L'immunidéficience résulte du défaut d'un ou de plusieurs composants du système immunitaire. Les immunodéficiences primaires sont causées par des défauts génétiques ou développementaux, les immunodéficiences secondaires résultent de toute une série de causes, y compris les rayons X, les traitements par des médicaments cytolytiques ou immunosuppresseurs et les infections, en particulier par l'HIV-1.
2. L'immunodéficience peut être classée selon le type des cellules impliquées. Elle peut affecter soit les lignées de cellules lymphoïdes, soit les lignées de cellules myéloïdes ou les deux (voir la figure 19.1). Les défauts des gènes qui sont à l'origine de l'immunodéficience primaire sont identifiés, ce qui conduit à une classification plus précise (voir la figure 19.12 et le tableau 19.1).
3. Les immunodéficiences lymphoïdes peuvent affecter les cellules T, les cellules B ou les deux. De nombreuses immunodéficiences sont causées par des défauts génétiques des molécules impliquées dans la transduction du signal ou dans la communication cellulaire (voir la figure 19.3). Un défaut de développement du thymus se traduit par une immunodéficience grave et peut empêcher le développement normal des cellules B, en raison du manque de coopération cellulaire.
4. L'immunodéficience combinée grave ou SCID est causée par toute une série de défauts dans la lignée lymphoïde et elle est habituellement fatale. Les déficits sélectifs en immunoglobulines, qui sont moins graves, apparaissent être le résultat de défauts dans des types cellulaires spécifiques plus différenciés.
5. L'immunodéficience myéloïde cause une atteinte de la fonction phagocytaire. Les sujets qui en sont affectés souffrent d'une sensibilité accrue à l'infection bactérienne.
6. L'immunodéficience peut être traitée par le remplacement de la protéine défectueuse ou manquante, des cellules ou du gène. L'administration d'immunoglobulines humaines est le traitement le plus habituel ; de plus en plus, la transplantation de moelle osseuse est utilisée et des stratégies de thérapie génique expérimentales sont en cours d'étude.
7. Il y a divers modèles animaux de l'immunodéficience. Les plus communément utilisés sont les souris nude (nues) (voir la figure 19.5) et les souris SCID. Les souris knock-out de gènes apportent un instrument pour l'étude des effets de gène spécifiques sur la fonction immunitaire.
8. L'immunodéficience secondaire ou acquise la plus commune est causée par un rétrovirus humain, l'HIV-1, le virus 1 de l'immunodéficience humaine (voir les figures 19.8 et 19.11). Ce dernier a donné naissance à une épidémie d'une maladie appelée SIDA (voir la figure 19-7), qui est caractérisée par la perte des cellules T $CD4^{+}$ et une profonde immunodéficience.
9. L'infection par l'HIV-1 est propagée essentiellement par le contact sexuel, l'administration de sang ou de produits sanguins et le passage de l'HIV de la mère infectée à l'enfant. L'infection avec l'HIV-1 conduit à la mort en raison d'infections opportunistes (voir le tableau 19.3), habituellement dans les dix ans suivant l'infection.
10. Le SIDA est traité par des antirétroviraux qui sont des analogues nucléosidiques ou des inhibiteurs de protéases virales (voir la figure 19.14 et le tableau 19.5). Il y a des limites au développement d'un vaccin efficace qui protègerait contre l'infection par l'HIV ou empêcherait le développement de la maladie chez des individus infectés (voir le tableau 19-6) ; on observe un effort de recherche intensif pour trouver un vaccin sans danger et efficace (voir le tableau 19.7).

RÉFÉRENCES

Ameisen, JC, *et al.*, 1995. The relevance of apoptosis to AIDS pathogenesis. *Trends Cell Biol.* **5**:27.

Bemiller, LS, *et al.* 1995. Safety and effectiveness of long-term interferon gamma therapy in patients with chronic gramilomatous disease. *Blood Cell. Molecules and Diseases* **21**:239-247.

Berger, EA. 1997. HIV-1 entry and tropism: the chemokine receptor connection. AIDS **11**(Supp A):S3.

Blanchard, A, L, Montagnier, et ML Gougeon. 1997. Influence of microbial infections on the progression of HIV disease. *Trends Microbiol.* **5**:326.

Buckley, RH, *et al.* 1997. Human severe Lonibined immunodeficiency: genetic, phenotypic, and functional diversity in one hundred eight infants. *J. Pediatr.* **130**:378.

Burton, DR, et JP Moore. 1998. Why do we not have an HIV vaccine and how can we make one? *Nature Med.* (Vaccine Supplement) **4**:495.

Carmichael, C. 1997. Prevention and treatment of common HIV-associated opportunistic complications. *Primary Cares; Clinics in Office Practice* **24**:561.

Coffin, JM, SH Hughe, et H Varmus, éds. 1997. *Retroviruses*. Cold Spring Harbor Laboratory Press, New York.

Cohen, OJ, A Kinter, et AS Fauci. 1997. Host factors in the pathogenesis of HIV disease. *Immunol. Rev.* **159**:31.

Cohen, 0J, *et al.*, 1997. Studies on lymphoid tissue from HIV-infected individuals: implications for the design of therapic strategies. *Springer Sem. Immunopathol.* **18**:305.

Connor, RI, *et al.* 1998. Imunological and virological analyses of persons infected by human immunodeficiency virus type 1 while participating in trials of recombinant gp120 subunit vaccines. *J. Virology* **72**:1552.

Defeating AIDS: What Will It Take? Scientific American Special Report, Juillet 1998, p. 81.

Doms, RW, et JP Moore. 1997. HIV-1 coreceptor use: a molecular window into viral tropism. pp. III-25–36. In BTM Korber *et al.*, éds., *HIV Molecular Immunology Database 1997*. Theoretical Biology and Biophysics, Los Alamos National Laboratories. Los Alamos, NM.

Elder, ME. 1997. SCID due to ZAP-70 deficiency. *J. Pediatr. Hematol. Oncol.* **19**:546.

Fauci, AS. 1996. An HIV vaccine: breaking the paradigms. *Proc. Assoc. Am. Phys.* **108**:6.

Feng, Y, *et al.* 1996. HIV-1 entry cofactor: functional cDNA cloning of a seven-transmembrane G protein-coupled receptor. *Science* **272**: 872.

Fischer, A, *et al.* 1997. Naturally occurring primary deficiencies of the immune system. *Annu. Rev. Immunol.* **15**:93.

Flake, AW. *et al.* 1996. Treatment of X-linked severe combined immunodeficiency by in utero transplantation of paternal bone marrow. *N. Eng. J. Med.* **335**:1806.

Hilleman, MR, 1996. Strategies for the achievement of prophylactic vaccination againtst HIV. *Antibiotics and Chemotherapy* **48**:161.

Ho, D, *et al.* 1995. Rapid turnover of plasma virions and CD4 lymphocytes in HIV-1 infection. *Nature* **373**:123.

Kaneshima, H. 1996. HIV-1–associated pathology in hematolymphoid organs and the experimental evaluation in the SCID-hu mouse. *Int. J. Hematol.* **63**:253.

Leonard, WJ. 1997. Genetic effects on immunity. Protein tyrosine kinases: disease loci-for inherited iniiiunodeficiencies. *Curr. Opin. Immunol.* **9**:525.

Levy, J. 1998, HIV *and* the Pathogenesis *of-AIDS*, 2e éd. American Society for Microbiology. Washington, DC.

Malech, HL, *et al.* 1997. Prolonged production of NADPH oxidase-corrected granulocytes after gene therapy of chronic granulomalous disease. *Proc. Natl. Acad. Sci. USA* **94**:12133,

Malech, HL et WM Nauseef. 1997. Primary inherited defects in neutrophil function: etiology and treatment. *Semin. Hematol.* **34**:279.

Markert, ML, *et al.* 1997. Complete DiGeorge syndrome: persistence of profound immunodeficiencv. *J. Pediatr.* **132**(1):15.

Onodera, M, *et al.* 1998. Successful Peripheral T-lymphocyte-directed gene transfer for a patient with severe combined immune deficiency caused by adenosine deaminase deficiency. *Blood* **91**:30.

Puck, JM. 1997. Primary immynodeficiency diseases. *JAMA* **278**:1835.

Resta, R, et LF Thompson. 1997, SCIlD: the role of adenosine deaminase deficiency. *Immunol. Today* **18**:371.

Rosen, RS, MD Cmoper, et RJ Wedgwood. 1995. The primary immunodeficiencies. N. *Engl. J. Med.* **333**:431.

Russell, SM, *et al.* 1995. Mutation of jak3 in a patient with SCID: essential role of Jak3 in lymphoid development, *Science* **270**:797.

Smart, BA, et HD Ochs. 1997. The molecular basis and treatment of primary immunodeficiency disorders, *Curr. Opin. Pediatr.* **9**:570.

Speck, RF, *et al.* 1997. Selective employment of chemokine receptors as human immunodeficiency virus type 1 coreceptors determined by individual amino acids within the envelope V3 loop. *J. Virol.* **71**:7136.

Steimle, V, W Reith, et B Mach. 1996. Major histocompatibility complex class II deficiency: a disease of gene regulation *Adv. Immunol.* **61**:327.

Stine, GT, 1998. *Acquired Immunodeficiency Syndrome: Biological, Medical, Social and Legal Issues*, 3e éd. Prentice-Hall.

Wei, X, *et al.* 1995, Viral dynamics in human immunodeficiency virus type 1 infection. *Nature* **373**:117.

Weil, WM, *et al.* 1997. Genctic correction of $p67^{phox}$-deficient chronic granulomatous disease using peripheral blood progenitor cells as a target for retrovirus mediated gene transfer. *Blood* **89**:1754.

Sites Web utiles

http:/www.scid.net/
La page d'accueil SCID contient des liens vers les périodiques et les bases de données en rapport avec une information sur les SCID.

http:/www.nhgri.nih.gov/DIR/LGT/SCID/
Ce site du *National Institute for Human Genome Research* inclut une base de données des mutations dans les SCID liées à l'X.

http:/hivinsite.ucsf.edu
Des informations concernant l'épidémie mondiale de SIDA peuvent être obtenues à partir de ce site.

http:/www.cdc.gov
Une information de dernière minute concernant l'épidémiologie de SIDA aux États-Unis peut être obtenue à partir de ce site.

http:/nlmpubs.nlm.nih.gov/aids/adatabases/drugs.txt
Liste apportant des informations détaillées sur plusieurs centaines de médicaments en cours de développement contre l'infection par l'HIV et les infections opportunistes associées au SIDA ; éditée par la *National Library of Medicine*.

http:/www.niaid.nih.gov/daids/vaccine/abtvaccines.htm
Informations sur les vaccins contre le SIDA du *National Institute of Allergy and Infectious Diseases, NIH*. Ce site inclut des liens vers des documents concernant les vaccins en général.

Questions à l'usage des étudiants

1. Dire si chacune des assertions suivantes est vraie ou fausse. Si vous pensez qu'une assertion est fausse, expliquez pourquoi.

a. Le syndrome de DiGeorge est un défaut congénital qui se traduit par une absence de thymus.

b. L'agammaglobulinémie liée à l'X est une maladie par immunodéficience combinée des cellules B et des cellules T.

c. La caractéristique d'un déficit phagocytaire est une sensibilité accrue aux infections virales.

d. Dans la granulomatose chronique, le défaut sous-jacent se situe au niveau d'un cytochrome ou d'une protéine associée.

e. Des injections de gammaglobulines sont faites pour traiter des individus atteints d'une agammaglobulinémie liée à l'X.

f. Des défauts multiples ont été identifiés dans la SCID humaine.

g. Des souris avec le défaut SCID manquent de lymphocytes B et de lymphocytes T fonctionnels.

h. Des souris présentant un phénotype semblable à celui des souris SCID peuvent être produites par knock-out des gènes RAG.

i. Des enfants nés avec une SCID manifestent souvent un nombre accru d'infections par des bactéries encapsulées au cours des premiers mois de leur vie.

j. Le manque d'expression des molécules de classe II du CMH dans le syndrome des lymphocytes nus n'affecte que l'immunité à médiation cellulaire.

2. Les granulocytes de patients présentant le syndrome du déficit d'adhésion leucocytaire expriment des taux extrêmement réduits des trois molécules d'intégrine désignées CR3, CR4 et LFA-1.

a. Quelle est la nature du défaut qui se traduit par une diminution de l'expression, voire du manque d'expression de ces récepteurs chez les patients présentant le syndrome du déficit en adhésion leucocytaire ?

b. Quelle est la fonction normale de la molécule d'intégrine LFA-1 ? Donner des exemples spécifiques.

3. Les immunologistes ont étudié le défaut présenté par les souris SCID dans le cadre d'un effort pour comprendre la base moléculaire de l'immunodéficience combinée grave chez l'Homme. Chez la souris SCID et chez l'Homme atteints de cette maladie, les cellules B et T matures ne se développent pas.

a. En quoi les gènes réarrangés des chaînes lourdes des Ig des souris SCID diffèrent-ils de ceux des souris normales ?

b. Chez les souris SCID, le réarrangement du DNA de la chaîne légère κ n'est pas entrepris. Expliquez pourquoi.

c. Si vous introduisez un gène réarrangé fonctionnel de la chaîne lourde μ dans les cellules B progénitrices des souris SCID, le DNA de la chaîne légère κ subit-il un réarrangement normal ? Expliquez votre réponse.

4. La figure ci-après décrit certaines étapes du développement des cellules du système immunitaire. Les flèches numérotées indiquent le type de cellule dont la fonction est défectueuse ou l'étape du développement qui ne se fait pas dans certaines maladies par immunodéficience. Identifier le type de cellule défectueuse ou l'étape du développement associée à chacune des maladies ci-après. Utiliser chaque numéro une fois seulement.

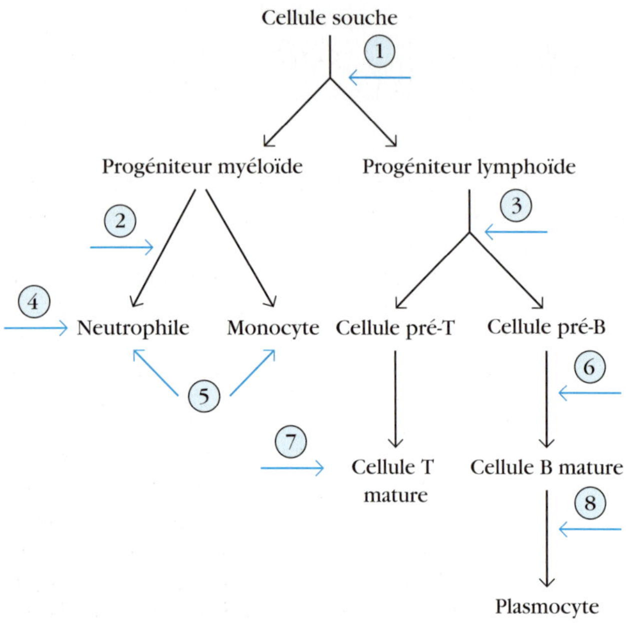

a. Granulomatose chronique
b. Maladie par immunodéficience combinée grave (SCID)
c. Agranulocytose congénitale
d. Dysgénésie réticulaire
e. Hypogammaglobulinémie variable commune
f. Agammaglobulinémie liée à l'X
g. Déficit en adhésion leucocytaire
h. Syndrome des lymphocytes nus

5. Dire si chacune des assertions suivantes est vraie ou fausse. Si vous pensez qu'une assertion est fausse, expliquez pourquoi.

a. L'HIV-1 et l'HIV-2 sont plus étroitement apparentés entre eux qu'ils ne le sont au SIV.

b. L'HIV-1 cause une suppression immunitaire chez l'Homme et chez le chimpanzé.

c. Le SIV est endémique chez le singe vert africain.

d. La zidovudine et l'indinavir, qui sont des médicaments anti-HIV, agissent tous deux au même point du cycle de réplication virale.

e. L'activation des cellules T augmente la transcription du génome proviral de l'HIV.

f. Les patients à des stades avancés du SIDA ont toujours des anticorps contre l'HIV détectables.

g. La PCR (*polymerase chain reaction*) est un test sensible pour détecter les anticorps contre l'HIV.

h. Lorsqu'un traitement combiné est efficace, la charge virale diminue.

6. Divers mécanismes ont été proposés pour expliquer la diminution du nombre des cellules T $CD4^+$ chez les sujets infectés par l'HIV. Quelle semble être la raison la plus probable de la déplétion des cellules T $CD4^+$?

7. Attendriez-vous une variation de la charge virale dans le sang des sujets infectés par l'HIV dans la phase chronique de l'infection par l'HIV-1 ?

8. Lorsque la charge virale commence à augmenter dans le sang d'un sujet infecté par l'HIV et que le taux des cellules T $CD4^+$ commence à diminuer, quelle est la signification de ces variations quant à l'infection ?

9. Pourquoi les médecins déterminent-ils le taux de réactivité des tests cutanés chez les sujets infectés par l'HIV ? Quels changements pourriez-vous vous attendre à constater dans la réactivité des tests cutanés au cours de la progression du SIDA ?

10. On a montré que certaines chémokines suppriment l'infection des cellules par l'HIV et que les cytokines pro-inflammatoires augmentent l'infection des cellules. Quelle en est l'explication ?

11. Des traitements par des combinaisons de médicaments anti-HIV ont réduit significativement le taux des virus chez certains patients traités et ont retardé le commencement du SIDA. Lorsqu'un patient atteint du SIDA ne présente aucune infection opportuniste et n'a plus de virus détectable dans la circulation, peut-il être considéré comme guéri ?

12. Supposez que vous soyez un médecin qui a deux patients infectés par l'HIV. Le patient BW a une mycose (candidose) buccale et le patient LX une infection par *Mycobacterium*. Les taux des cellules T $CD4^+$ chez ces deux patients sont d'environ 250 par mm^3. Porteriez-vous le diagnostic de SIDA chez l'un ou l'autre de ces patients ou chez les deux ?

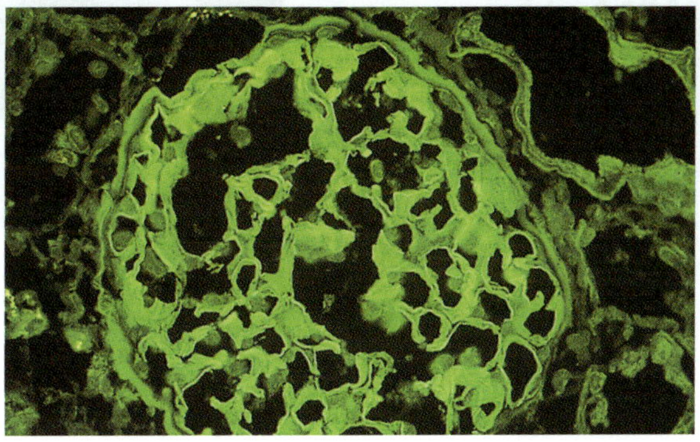

CHAPITRE 20
AUTO-IMMUNITÉ

- *Maladies auto-immunes spécifiques d'organes*
- *Maladies auto-immunes systémiques*
- *Modèles animaux pour l'étude des maladies auto-immunes*
- *Preuve impliquant la cellule T CD4^{+}, le CMH et le TCR dans l'auto-immunité*
- *Mécanismes proposés pour l'induction de l'auto-immunité*
- *Traitement des maladies auto-immunes*

Au début de ce siècle, Paul Ehrlich a réalisé que le système immunitaire pouvait présenter des dysfonctionnements et, au lieu de réagir contre des antigènes étrangers, pouvait concentrer son attaque sur des autoantigènes. Il a appelé cet état « *horror autotoxicus* ». Nous comprenons maintenant que, bien que des mécanismes d'autotolérance protègent normalement un individu contre les lymphocytes potentiellement autoréactifs, il puisse y avoir des manquements. Ces derniers se traduisent par une réponse inappropriée du système immunitaire contre les composants du Soi ; cette réponse est appelée **auto-immunité**. Dans les années 1960, on croyait que les lymphocytes autoréactifs étaient autoéliminés lors de leur développement et qu'un manque d'élimination de ces lymphocytes conduisait à des conséquences auto-immunes. Depuis la fin des années 1970, un large ensemble de preuves expérimentales est venu à l'encontre de cette conception, en révélant que tous les lymphocytes autoréactifs ne sont pas supprimés lors de la maturation des cellules T ou des cellules B. Bien au contraire, on a montré que des individus normaux et sains possèdent des lymphocytes autoréactifs matures et recirculants. Étant donné que la présence de ces derniers ne conduit pas automatiquement à des réactions auto-immunes, leur activité doit nécessairement être régulée chez les individus normaux par anergie clonale ou suppression clonale. Une défaillance de cette régulation peut conduire à l'activation de clones autoréactifs de cellules T ou de cellules B, en créant des réponses humorale ou à médiation cellulaire contre les autoantigènes. Ces réactions peuvent causer de graves dommages aux cellules et aux organes, parfois avec des conséquences fatales.

Parfois, la lésion des cellules ou des organes du Soi est causée par des anticorps ; dans d'autres cas, des cellules T sont les coupables. Par exemple, une forme courante d'auto-immunité est la lésion d'un tissu par des mécanismes semblables aux réactions d'hypersensibilité de type II. Comme nous l'avons vu dans le chapitre 16, les réactions d'hypersensibilité de type II impliquent une destruction des cellules médiée par un anticorps. L'anémie hémolytique auto-immune est un excellent exemple de ce type de maladie auto-immune. Dans cette affection, les antigènes des cellules rouges du sang sont reconnus par des autoanticorps, ce dont il résulte la destruction de ces cellules, puis une anémie. Les autoanticorps sont aussi les offenseurs principaux dans la thyroïdite d'Hashimoto, dans laquelle des anticorps réactifs d'antigènes spécifiques de la thyroïde, tels que la thyroïde peroxydase et la thyroglobuline, provoquent une grave destruction tissulaire. D'autres maladies auto-immunes impliquant des autoanticorps, sont listées dans le tableau 20.1.

De nombreuses maladies auto-immunes sont caractérisées par une destruction tissulaire médiée directement par des cellules T. Un exemple bien connu en est la polyarthrite rhumatoïde, dans laquelle des cellules T autoréactives attaquent le tissu des articulations, ce qui provoque une réponse inflammatoire traduite par un gonflement et une destruction tissulaire. En outre, des maladies telles que le diabète sucré insulinodépendant et la sclérose en plaques, sont dues essentiellement à l'action de cellules T autoréactives (voir le tableau 20.1). Ce chapitre décrit certaines maladies auto-immunes communes. Ces dernières peuvent être classées dans deux grandes catégories : les maladies auto-immunes spécifiques d'organes et les maladies auto-immunes systémiques (tableau 20.1). De telles maladies affectent 5 %-7 % de la population humaine, causant souvent une affection chronique débilitante. Quelques modèles animaux expérimentaux utilisés pour étudier l'auto-immunité et les divers mécanismes qui peuvent contribuer à l'induction des réactions auto-immunes sont aussi décrits. Finalement, les thérapeutiques actuelles et les thérapeutiques expérimentales pour le traitement des maladies auto-immunes sont décrites.

Tableau 20.1 Quelques maladies auto-immunes chez l'homme

Maladie	Autoantigène	Réponse immunitaire
	Maladies auto-immunes spécifiques d'organes	
Maladie d'Addison	Cellules de la surrénale	autoanticorps
Anémie hémolytique auto-immune	Protéines de la membrane des cellules rouges du sang	autoanticorps
Syndrome de Goodpasture	Membrane basale du rein et du poumon	autoanticorps
Maladie de Graves-Basedow	Récepteur de la TSH	autoanticorps (stimulant)
Thyroïdite d'Hashimoto	Protéines et cellules de la thyroïde	Cellules T_{DTH}, autoanticorps
Purpura thrombocytopénique idiopathique	Protéines membranaires des plaquettes	autoanticorps
Diabète sucré insulinodépendant	Cellules bêta du pancréas	Cellules T_{DTH}, autoanticorps
Myasthénie grave	Récepteurs de l'acétylcholine	autoanticorps (bloquants)
Infarctus du myocarde	Cœur	autoanticorps
Anémie pernicieuse	Cellules pariétales gastriques ; facteur intrinsèque	autoanticorps
Glomérulonéphrite post-streptococcique	Rein	Complexes antigène-anticorps
Stérilité spontanée	Spermatozoïde	autoanticorps
	Maladies auto-immunes systémiques	
Spondylarthrite ankylosante	Vertèbres	Complexes immuns
Sclérose en plaques	Cerveau ou matière blanche	Cellules T_{DTH} et cellules T_C, autoanticorps
Polyarthrite rhumatoïde	Tissu conjonctif, IgG	autoanticorps, complexes immuns
Sclérodermie	Noyau, cœur, poumon, tractus gastro-intestinal, rein	autoanticorps
Syndrome de Sjögren	Glandes salivaires, foie, rein, thyroïde	autoanticorps
Lupus érythémateux disséminé	DNA, protéines nucléaires, membranes des cellules rouges du sang et des plaquettes	autoanticorps, complexes immuns

Maladies auto-immunes spécifiques d'organes

Dans une maladie auto-immune spécifique d'un organe, la réponse immunitaire est dirigée contre un antigène cible spécifique d'un seul organe ou d'une seule glande, et ainsi les manifestations sont largement limitées à cet organe. Les cellules des organes cible peuvent être lésées directement par des mécanismes humoraux ou à médiation cellulaire. Les anticorps peuvent soit hyperstimuler, soit bloquer la fonction normale de l'organe cible.

Maladies médiées par une lésion cellulaire directe

Les maladies auto-immunes impliquant une lésion cellulaire directe se produisent lorsque des lymphocytes ou des anticorps se lient à des antigènes cellulaires membranaires, provoquant ainsi la lyse de la cellule et/ou une réaction inflammatoire dans l'organe affecté. Progressivement, la structure cellulaire endommagée est remplacée par du tissu conjonctif et la fonction de l'organe diminue. Cette section décrit brièvement quelques exemples de ce type de maladie auto-immune.

Thyroïdite d'Hashimoto

Dans la thyroïdite d'Hashimoto, qui est le plus fréquemment rencontrée chez des femmes d'un âge moyen, un individu produit des autoanticorps et des cellules T_{DTH} sensibilisées spécifiques d'antigènes thyroïdiens. La réponse DTH est caractérisée par une intense infiltration de la glande thyroïde par des lymphocytes, des macrophages et des plasmocytes qui forment des follicules lymphocytaires et des centres germinatifs (figure 20.1). La réponse inflammatoire qui s'ensuit donne un goitre, ou un élargissement visible de la glande thyroïde. Des anticorps sont formés contre nombre de protéines thyroïdiennes, y compris la thyroglobuline et la thyroïde peroxydase, qui sont toutes deux impliquées dans la fixation de l'iode. La liaison des anticorps auto-immuns à ces protéines interfère avec la fixation de l'iode et conduit à une production diminuée d'hormones thyroïdes (hypothyroïdie).

Anémies auto-immunes

Les anémies auto-immunes comprennent l'anémie pernicieuse, l'anémie hémolytique auto-immune et l'anémie hémolytique induite par les médicaments. L'anémie pernicieuse est causée par des autoanticorps dirigés contre une protéine membranaire intestinale des cellules gastriques pariétales, appelée facteur intrinsèque, qui facilite la fixation de la vitamine B_{12} de l'intestin grêle. La liaison de l'autoanticorps au facteur intrinsèque bloque l'absorption de la vitamine B_{12} médiée par le facteur intrinsèque. En l'absence d'une quantité suffisante de vitamine B_{12}, qui est nécessaire pour une hématopoïèse correcte, le nombre des cellules rouges du sang matures et fonctionnelles passe en dessous de la normale. L'anémie pernicieuse est traitée par des injections de vitamine B_{12} qui compensent le déficit de l'absorption de cette dernière.

Un individu présentant une anémie hémolytique auto-immune fabrique des autoanticorps contre des antigènes des cellules rouges du sang, ce qui déclenche une lyse médiée par le complément ou une opsonisation médiée par les anticorps et une phagocytose des cellules rouges du sang. Une forme d'anémie auto-immune est celle qui est induite par certains médicaments : lorsque des médicaments tels que la pénicilline ou la méthyldopa, qui est un antihypertenseur, interagissent avec les cellules rouges du sang, ces dernières deviennent antigéniques. Le test immunodiagnostique des anémies hémolytiques auto-immunes implique généralement un test de Coombs, dans lequel les cellules rouges sont incubées avec un antisérum anti-IgG humaine. Si des autoanticorps IgG sont présents sur les cellules rouges, ces dernières sont agglutinées par l'antisérum.

Syndrome de Goodpasture

Dans le **syndrome de Goodpasture**, des autoanticorps spécifiques de certains antigènes de la membrane basale se lient aux membranes basales des glomérules du rein et des alvéoles des poumons. L'activation subséquente du complément conduit à une lésion cellulaire directe et il s'ensuit une réponse inflammatoire médiée par l'accumulation des produits de clivage du complément. La lésion des membranes basales glomérulaire et alvéolaire conduit progressivement à des lésions du rein et à des hémorragies pulmonaires ; la mort survient souvent quelques mois après le début des symptômes. Les biopsies de patients atteints du syndrome de Goodpasture colorées avec des anticorps anti-IgG ou anti-C3b marqués par fluorescence révèlent des dépôts linéaires d'IgG et de C3b le long des membranes basales (figure 20.2).

Diabète sucré insulinodépendant

Une maladie qui affecte 0,2 % de la population, le **diabète sucré insulinodépendant** (*insulin-dependent diabetes mellitus*) est causé par une attaque auto-immune du pancréas. L'attaque est dirigée contre les cellules spécialisées dans la production d'insuline (cellules bêta) qui sont localisées dans des amas sphériques, appelés îlots de Langerhans, disséminés dans tout le pancréas. L'attaque auto-immune détruit les cellules bêta, ce dont il résulte une diminution de la production d'insuline et, par conséquent, des taux élevés de glucose sanguin. Différents facteurs sont importants dans la destruction des cellules bêta. Tout d'abord, les CTL activés migrent dans un îlot et commencent à attaquer les cellules productrices d'insuline. La production locale de cytokines libérées au cours de cette réponse inclut l'IFN-γ, le TNF-α et l'IL-1. La production d'anticorps peut aussi être un facteur contribuant au diabète sucré insulinodépendant. La première infiltration des CTL et l'activation des macrophages, souvent appelée insulite (figure 20.3), est suivie de la libération de cyto-

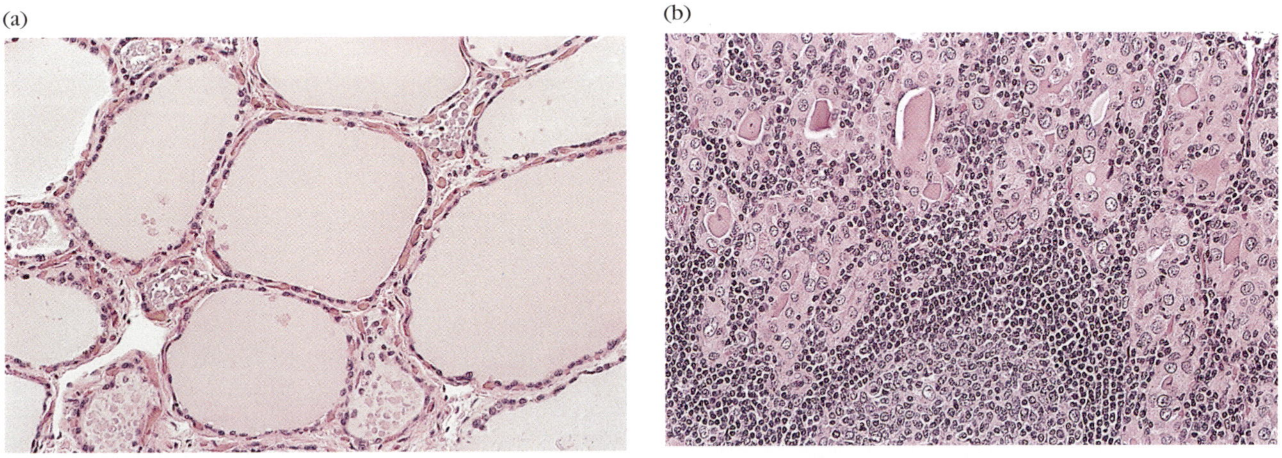

(a) (b)

FIGURE 20.1 Photomicrographies (a) d'une glande thyroïde normale montrant un follicule bordé par des cellules épithéliales folliculaires en forme de cube et (b) de la glande dans la thyroïdite d'Hashimoto montrant une intense infiltration de lymphocytes. [D'après Web Path, autorisation de EC Klatt, *University of Utah*.]

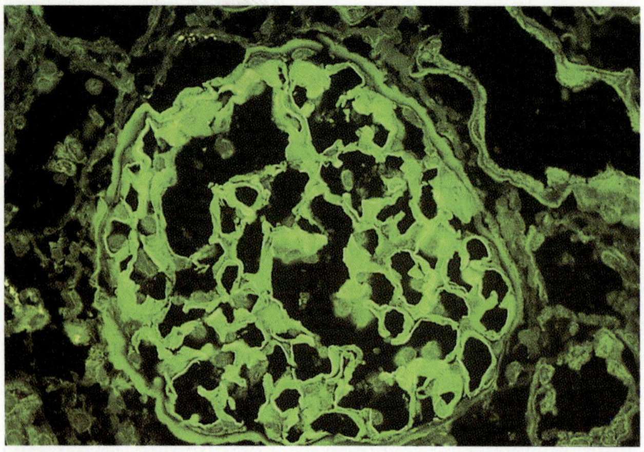

FIGURE 20.2 Le marquage par des anti-IgG fluorescents d'une biopsie du rein d'un patient atteint du syndrome de Goodpasture révèle des dépôts linéaires d'autoanticorps le long de la membrane basale. [D'après Web Path, autorisation de EC Klatt, *University of Utah.*]

kines et de la présence d'autoanticorps, ce qui conduit à une réponse à médiation cellulaire d'hypersensibilité retardée. On pense que la destruction subséquente des cellules bêta est médiée par les cytokines libérées lors de la réponse d'hypersensibilité retardée et par les enzymes lytiques libérés des macrophages activés. Des anticorps dirigés contre les cellules bêta pourraient contribuer à la destruction cellulaire en facilitant soit une lyse anticorps-plus-complément, soit une cytotoxicité à médiation cellulaire dépendante d'un anticorps (ADCC).

Les anomalies du métabolisme du glucose causées par la destruction des cellules bêta des îlots sont à l'origine de graves problèmes métaboliques, y compris une acidocétose et une production d'urine augmentée. Les stades tardifs de la maladie sont souvent caractérisés par des lésions vasculaires d'athérosclérose, qui, à leur tour, provoquent une gangrène des extrémités dues à l'ischémie, une insuffisance cardiaque et une cécité. Manifestement, le diabète est une maladie qui, si elle n'est pas correctement traitée, peut conduire à la mort. La thérapeutique la plus habituelle du diabète est l'administration quotidienne d'insuline. L'insuline est très utile pour contrôler la maladie, mais, étant donné que des injections périodiques d'insuline n'ont pas le même effet métabolique qu'une libération continue et contrôlée de l'hormone, l'insuline n'élimine pas totalement les problèmes provoqués par la maladie. Un autre problème qui complique le diabète est qu'il peut ne pas être détecté avant plusieurs années chez les sujets qui en sont atteints et qui alors présentent une perte irrémédiable du tissu pancréatique.

Maladies médiées par une stimulation ou un blocage par des autoanticorps

Dans certaines maladies auto-immunes, les anticorps agissent comme agonistes, en se liant aux récepteurs des hormones, à la place du ligand normal et en stimulant une activité inappropriée. Cela conduit à une surproduction de médiateurs ou à une augmentation de la croissance cellulaire. Dans d'autres conditions auto-immunes, des autoanticorps se fixent aux récepteurs des hormones, mais agissent comme antagonistes, bloquant la fonction du récepteur. Cela est généralement à l'origine d'une sécrétion diminuée de médiateurs et une atrophie progressive de l'organe atteint.

Maladie de Graves

La production d'hormones thyroïdes est finement régulée par la TSH (de *thyroïd stimulating hormone*) qui est produite par l'hypophyse. La liaison de la TSH à un récepteur des cellules de la thyroïde active l'adényl cyclase et stimule la synthèse de deux hormones thyroïdes, la thyroxine et la triiodothyronine. Un patient atteint de la **maladie de Graves** (ou de Basedow) produit des autoanticorps dirigés contre le récepteur de la TSH. La liaison de ces autoanticorps au récepteur reproduit l'action normale de la TSH, en activant l'adényl cyclase et en produisant des hormones thyroïdes. Cependant, contrairement à la TSH, les autoanticorps ne sont pas régulés et, par conséquent, ils hyperstimulent la thyroïde.

(a) (b)

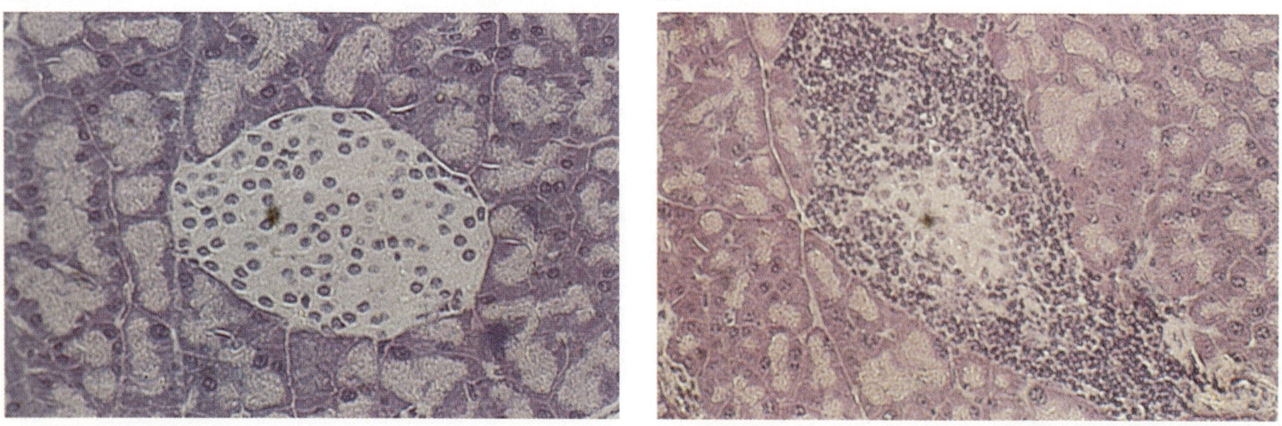

FIGURE 20.3 Photomicrographies d'un îlot de Langerhans (a) dans le pancréas d'une souris normale et (b) dans celui d'une souris affectée d'une maladie semblable au diabète sucré insulinodépendant. Remarquer l'infiltration lymphocytaire des îlots (insulite) dans (b). [D'après MA Atkinson et NK Maclaren, 1990, *Sci. Ame.* **263**(1):62.]

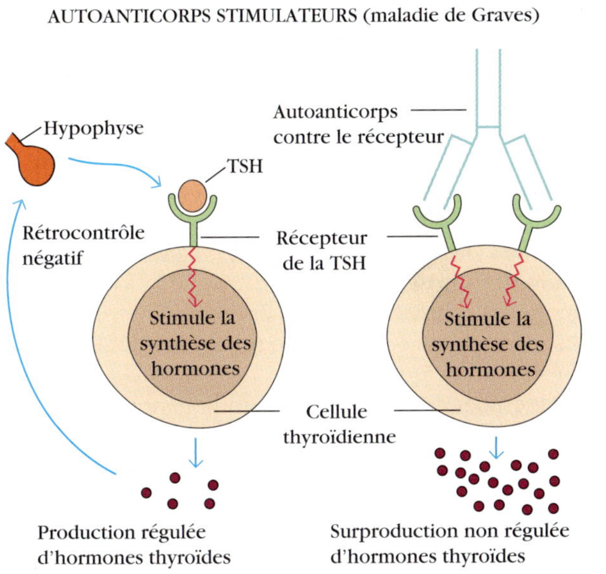

FIGURE 20.4 Dans la maladie de Graves, la liaison d'un autoanticorps au récepteur de la TSH induit une activation non régulée de la thyroïde, conduisant à une surproduction d'hormones thyroïdes (points violets).

Pour cette raison, ces autoanticorps sont appelés autoanticorps de stimulation de longue durée de la thyroïde (LATS, de *long-active thyroïd-stimulating*) (figure 20.4).

Myasthénie

La **myasthénie** est le prototype de maladie auto-immune médiée par des anticorps bloquants. Un patient atteint de cette maladie produit des autoanticorps contre les récepteurs de l'acétylcholine au niveau des plaques motrices des muscles. La liaison de ces autoanticorps aux récepteurs bloque la fixation normale de l'acétylcholine et induit aussi une dégradation des récepteurs médiée par le complément, ce dont il résulte une faiblesse progressive des muscles squelettiques (figure 20.5). À la fin, les anticorps détruisent les récepteurs. Les premiers signes de cette maladie incluent un ptosis et une incapacité à rétracter les coins des lèvres, ce qui donne un aspect hargneux.

Maladies auto-immunes systémiques

Dans les maladies auto-immunes systémiques, la réponse est dirigée contre toute une série d'antigènes cible et implique nombre d'organes et de tissus. Ces maladies reflètent un déficit général de la régulation de l'immunité qui conduit à des cellules T et à des cellules B hyperactives. Les dommages tissulaires sont disséminés, provoqués à la fois par les réponses immunitaires à médiation cellulaire et de lésions cellulaires directes causées par des autoanticorps ou l'accumulation de complexes immuns.

Lupus érythémateux disséminé

L'un des meilleurs exemples de maladie auto-immune systémique est le **lupus érythémateux disséminé** (LED) qui typiquement apparaît chez la femme entre 20 et 40 ans ; 90 % des cas concernent les femmes. Le LED est caractérisé par de la fièvre, une faiblesse, de l'arthrite, des éruptions cutanées, une pleurésie et un dysfonctionnement rénal (figure 20.6). Le lupus est plus fréquent chez les femmes américaines d'origine africaine et chez les femmes hispaniques que chez les blanches, bien que l'on n'en connaisse pas la raison. L'individu affecté pourrait produire des anticorps contre un vaste réseau d'antigènes tissulaires, tels que le DNA, les histones, les cellules rouges du sang, les plaquettes, les leucocytes et les facteurs de la coagulation. L'interaction de ces autoanticorps avec leurs antigènes spécifiques produit différents symptômes. L'autoanticorps spécifique des cellules rouges du sang ou des plaquettes, par exemple, peut conduire à une lyse

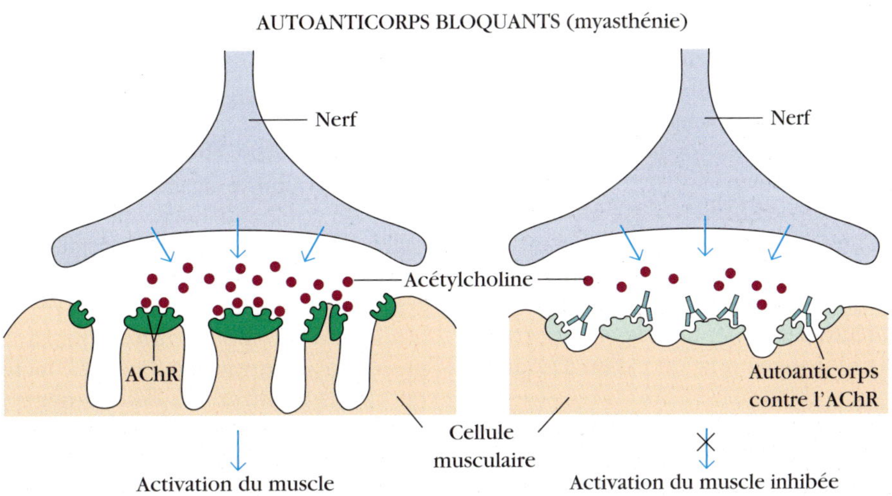

FIGURE 20.5 Dans la myasthénie, la liaison d'autoanticorps au récepteur de l'acétylcholine (*à droite*) bloque la liaison normale de l'acétylcholine (points bordeaux) et l'activation subséquente du muscle (*à gauche*). De plus, l'autoanticorps anti-AChR active le complément qui endommage la plaque terminale du muscle. Le nombre des récepteurs de l'acétylcholine diminue lorsque la maladie progresse. AChR = récepteur de l'acétylcholine.

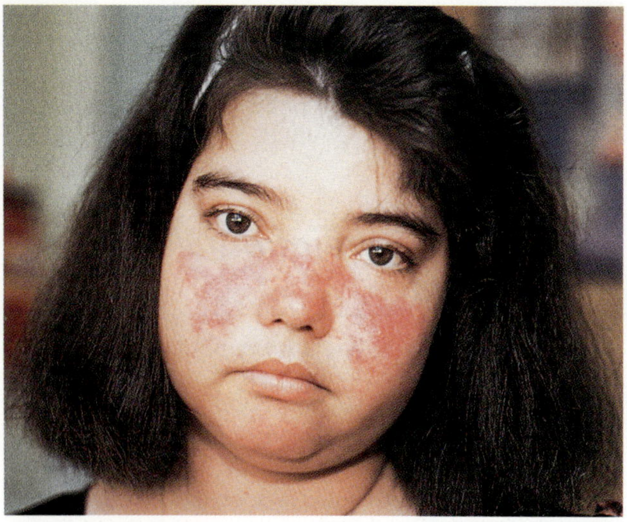

FIGURE 20.6 Éruption cutanée en forme d'ailes de papillon caractéristique sur les joues d'une jeune femme atteinte d'un lupus érythémateux disséminé. [D'après L. Steinman, 1993, *Sci. Am.* 269(3):80.]

médiée par le complément, ce dont il résulte une anémie hémorragique et une thrombocytopénie, respectivement. Lorsque des complexes immuns d'autoanticorps et de divers antigènes nucléaires sont déposés le long des parois des petits vaisseaux sanguins, une réaction d'hypersensibilité de type III se développe. Les complexes activent le système du complément et génèrent des complexes d'attaque membranaire et des produits de clivage du complément qui endommagent la paroi du vaisseau sanguin, ce dont il résulte une vascularite et une glomérulonéphrite.

Une activation excessive du complément chez des patients présentant un LED grave produit des taux sériques élevés des produits de clivage du complément C3a et C5a qui peuvent être trois ou quatre fois supérieurs à la normale. Le C5a induit une augmentation de l'expression du récepteur du complément de type 3 (CR3) à la surface des neutrophiles, ce qui facilite l'agrégation et la fixation de ces derniers à l'endothélium vasculaire. Lorsque les neutrophiles se fixent aux petits vaisseaux sanguins, le nombre des neutrophiles circulant diminue (neutropénie) et diverses occlusions des petits vaisseaux sanguins se développent (vascularite). Ces occlusions peuvent conduire à des dommages tissulaires disséminés.

Le diagnostic biologique du LED se concentre sur des anticorps antinucléaires caractéristiques dirigés contre le DNA double brin ou simple brin, les nucléoprotéines, les histones et le RNA nucléolaire. Le marquage par immunofluorescence indirecte par du sérum de patient atteint de LED produit des profils caractéristiques d'un marquage nucléaire.

Sclérose en plaques

La sclérose en plaque (SEP), maladie auto-immune qui affecte le système nerveux central, est, dans les pays occidentaux, la cause la plus commune de dysfonctionnement neurologique associé à une maladie. Les symptômes peuvent être légers, tels que la faiblesse ou la maladresse des membres, ou graves, tels que la paralysie ou la cécité. La plupart des SEP sont diagnostiquées entre 20 et 40 ans. Les individus atteints de cette maladie produisent des cellules T autoréactives qui participent à la formation de lésions inflammatoires le long de la gaine de myéline de la fibre nerveuse. Le liquide céphalo-rachidien des patients présentant une SEP active contient des lymphocytes T activés qui infiltrent le tissu cérébral et provoquent des lésions inflammatoires caractéristiques qui détruisent la myéline. Étant donné que la fonction de la myéline est d'isoler les fibres nerveuses, une rupture de la gaine de myéline conduit à de nombreux dysfonctionnements neurologiques.

Des études épidémiologiques indiquent que la SEP est plus fréquente dans l'hémisphère nord, et particulièrement aux États-Unis. Les populations qui vivent au nord du 37° parallèle ont une fréquence de 110-140 cas pour 100 000, tandis que celles qui vivent au sud du 37° parallèle n'ont qu'une fréquence de 57-78 cas pour 100 000. Lorsqu'un individu du sud du 37° parallèle se déplace vers le nord de ce dernier, il assume un nouveau risque si le déplacement se fait avant l'âge de 15 ans. Ces résultats provocateurs suggèrent qu'il y a une composante environnementale dans le risque de développement d'une SEP. Cependant, ce n'est pas tout, étant donné que les influences génétiques sont, elles aussi, importantes. Étant donné qu'aux États-Unis, une personne a un risque de 1 sur 1 000 de développer une SEP, ses proches, tels que ses enfants ont un risque de 1 sur 50 d'être affecté par la même maladie. Le vrai jumeau d'un sujet atteint de SEP a un risque de 1 sur 3 de développer la maladie. Ces résultats montrent fortement la composante génétique de la maladie. Et, comme il est décrit dans les « Regards sur la clinique », la SEP affecte les femmes deux ou trois fois plus fréquemment que les hommes.

La cause de la SEP, comme celle de la plupart des maladies auto-immunes, n'est pas bien comprise. Cependant, il y a quelques indications selon lesquelles une infection par certains virus pourrait prédisposer à la SEP. Il est certain que certains virus peuvent causer des maladies démyélénisantes et il est tentant de faire l'hypothèse qu'une infection virale jouerait un rôle significatif dans la SEP, mais jusqu'à présent, aucun résultat définitif n'a permis de mettre en cause un virus particulier.

Polyarthrite rhumatoïde

La **polyarthrite rhumatoïde** est une maladie auto-immune courante affectant le plus souvent les femmes entre 40 et 60 ans. Le symptôme majeur est une inflammation chronique des articulations, bien que les systèmes hématologique, cardio-vasculaire et respiratoire soient eux aussi fréquemment affectés. De nombreux individus atteints d'une polyarthrite rhumatoïde produisent un groupe d'autoanticorps, appelés **facteurs rhumatoïdes**, qui réagissent avec des déterminants de la région Fc de l'IgG. Le facteur rhumatoïde classique est un anticorps de type IgM présentant cette réactivité. De tels autoanticorps se fixent à l'IgG normale circulante, formant des complexes IgM-IgG qui se déposent dans les articulations. Ces complexes immuns peuvent activer la cascade du complément, ce dont il résulte une réaction d'hypersensibilité de type III conduisant à une inflammation chronique des articulations.

Sclérodermie

La sclérodermie est une maladie auto-immune qui a des effets localisés sur la peau ou des effets systémiques plus disséminés sur des organes internes et le système circulatoire. Le symptôme de la sclérodermie le plus communément rencontré est une induration progressive de la peau, habituellement aux extrémités, telles que les mains, les pieds et la face. Littéralement, le terme sclérodermie signifie « peau dure ». C'est une maladie dégénérative chronique qui conduit à une surproduction de collagène dans le tissu conjonctif. La forme localisée de la maladie se traduit par un épaississement de la peau et une tension au niveau de la face et des mains. De nombreux individus atteints de la forme localisée développent le syndrome CREST. Le terme CREST est un acronyme pour cinq symptômes qui habituellement apparaissent ensemble : calcinose, qui est un dépôt de calcium douloureux dans la peau, le syndrome de Raynaud, qui est un flux de sang anormal en réponse au froid ou au stress, dysfonctionnement œsophagien (le terme anglais étant *esophageal*) accompagné de problèmes de déglutition, sclérodactylie, qui est une induration de la peau, et télangiectasie, qui est la formation de taches rouges sur les mains, les paumes, les avant-bras, la face et les lèvres. Ces cinq symptômes apparaissent fréquemment après les effets localisés à la peau qui surgissent en premier. La plupart des patients qui présentent un syndrome CREST ne développent pas la forme systémique de la maladie. La forme systémique plus grave attaque les organes internes, tels que les reins, les poumons, le cœur, le tractus gastro-intestinal et les articulations, aussi bien que la peau. Cette forme de maladie peut être très douloureuse et conduit souvent à une mort prématurée.

La sclérodermie est une maladie plutôt rare. Aux États-Unis, on compte environ 50 000 individus atteints de sclérodermie. Environ 80 % sont des femmes dont la plupart ont été atteintes à la fleur de l'âge, entre 35 et 54 ans. La cause de la maladie est inconnue, mais des données récentes suggèrent, qu'au moins dans certains cas, la sclérodermie peut en fait ne pas être une maladie auto-immune au sens strict du terme. Une étude publiée récemment a démontré la présence d'un nombre anormalement élevé de cellules fœtales dans le sang de femmes atteintes de sclérodermie. Dans cette étude, 40 femmes ayant eu des enfant mâles ont été examinées ; 17 d'entre elles présentaient une sclérodermie. Un dosage du chromosome Y dans le sang de ces femmes a détecté 11,1 cellules mâles/16 mL de sang chez les patientes sclérodermiques, mais seulement 0,38 cellules/16 mL pour les autres. Ces données suggèrent que la sclérodermie pourrait être en fait le résultat d'une réponse immunitaire des cellules fœtales contre la mère, comme cela est observé dans la maladie du greffon contre l'hôte (voir le chapitre 21). Ces résultats, ainsi que d'autres plus anciens qui démontraient la persistance de cellules fœtales dans la circulation maternelle pendant une période pouvant aller jusqu'à 27 années, pourraient bien expliquer la liaison au sexe de la maladie ; mais alors, que penser de la sclérodermie chez des femmes qui n'ont pas eu d'enfants et chez les hommes ? Il apparaît que, tout comme les cellules fœtales peuvent pénétrer dans la circulation maternelle, les cellules maternelles peuvent être trouvées dans le fœtus. Ainsi, il est possible que chez les femmes sans enfant et chez les hommes, les cellules maternelles pourraient bien être les responsables. Il reste à déterminer si c'est la cause de tous les cas de sclérodermie, mais cette découverte a ouvert un champ d'exploration nouveau et passionant pour l'étude de cette maladie qui est encore très peu comprise.

Modèles animaux pour l'étude des maladies auto-immunes

Les modèles animaux pour l'étude des maladies auto-immunes ont apporté des informations précieuses sur le mécanisme de l'auto-immunité, pour la compréhension de l'auto-immunité chez l'Homme et pour des traitements éventuels. L'auto-immunité se développe spontanément chez certaines souches consanguines d'animaux ; l'auto-immunité peut aussi être induite par certaines manipulations expérimentales (tableau 20.2).

Auto-immunité spontanée chez les animaux

De nombreuses maladies auto-immunes qui se développent spontanément chez les animaux montrent d'importantes similitudes cliniques ou pathologiques avec certaines maladies auto-immunes chez l'Homme. Certaines souches consanguines de souris ont été des modèles particulièrement précieux pour mettre en lumière les défauts impliqués dans le développement de l'auto-immunité.

Les souris NZB (de *New Zealand Black*) et les souris hybrides F_1 de NZB et de NZW (de *New Zealand White*) développent spontanément des maladies auto-immunes qui ressemblent étroitement au lupus érythémateux disséminé. Les souris NZB développent spontanément une anémie hémolytique auto-immune entre 2 et 4 mois, époque à laquelle divers autoanticorps peuvent être détectés, y compris des anticorps contre les érythrocytes, les protéines nucléaires, le DNA et les lymphocytes T. Les animaux hybrides F_1 développent une glomérulonéphrite à partir de dépôts de complexes immuns dans le rein et meurent prématurément à 18 mois. Comme dans le cas du lupus érythémateux disséminé chez l'Homme, l'incidence de l'auto-immunité chez les hybrides (NZB × NZW) F_1 est plus grande chez les femelles.

Une forme accélérée et grave de maladie auto-immune systémique ressemblant au lupus érythémateux disséminé se développe dans la souche de souris appelée MRL/*lpr*/*lpr*. Ces souris sont homozygotes pour un gène appelé *lpr* qui a été identifié comme un gène *fas* défectif. Le produit du gène *fas* est une protéine de la surface cellulaire appartenant à la famille des récepteurs membranaires du TNF riches en cystéine (voir la figure 12-6d). Lorsque la protéine Fas normale entre en interaction avec son ligand, elle assume la transduction d'un signal qui conduit à la mort apoptotique des cellules porteuses de Fas. Ce mécanisme pourrait intervenir dans la destruction de cellules cible par certains CTL (voir la figure 14.9). Le Fas est connu aussi pour jouer un rôle essentiel dans la mort des cellules $CD4^+$ périphériques hyperactivées. Normalement, lorsque les cellules T périphériques matures sont activées, elles sont amenées à exprimer l'antigène Fas ; ces

Tableau 20.2 Modèles animaux expérimentaux des maladies auto-immunes

Modèle animal	Maladie équivalente possible chez l'Homme	Antigène inducteur	Transfert de la maladie par les cellules T
		Maladie auto-immune spontanée	
Souris diabétique non obèse (NOD)	Diabète sucré insulinodépendant	Inconnu	Oui
Souris (NZB × NZW) F_1	Lupus érythémateux disséminé	Inconnu	Oui
Poulet souche obèse	Thyroïdite d'Hashimoto	Thyroglobuline	Oui
		Maladie auto-immune induite expérimentalement*	
Myasthénie grave auto-immune expérimentale	Myasthénie	Récepteur de l'acétylcholine	Oui
Encéphalomyélite auto-immune expérimentale	Sclérose en plaque	Protéine basique de la myéline ; protéolipide	Oui
Arthrite auto-immune	Polyarthrite rhumatoïde	M. *tuberculosis* (protéoglycannes)	Oui
Thyroïdite auto-immune expérimentale	Thyroïdite d'Hashimoto	Thyroglobuline	Oui

* Ces maladies peuvent être induites par l'injection à un animal approprié de l'antigène indiqué dans l'adjuvant complet de Freund. Sauf pour l'arthrite auto-immune, les antigènes utilisés correspondent aux autoantigènes associés à la maladie humaine correspondante. La polyarthrite rhumatoïde implique une réaction contre les protéoglycannes qui sont les autoantigènes associés au tissu conjonctif.

cellules porteuses de Fas sont très vraisemblablement conduites à entrer en contact avec une cellule activée voisine porteuse du ligand de Fas et à mourir. Il est aussi possible que le ligand de Fas puisse s'engager avec le Fas de la même cellule, induisant alors un suicide cellulaire. En l'absence de Fas, les cellules T périphériques matures ne meurent pas et ces cellules activées continuent à proliférer et à produire des cytokines, ce dont il résulte un fort développement des ganglions lymphatiques et de la rate. Des défauts dans l'expression de *fas* semblables à ceux rencontrés chez la souris *lpr* sont observés chez l'Homme et ils peuvent avoir de graves conséquences. Cependant, il n'y a pas de lien entre l'expression de *fas* et le LED chez l'Homme, ce qui suggère que la souris *lpr* pourrait ne pas être un vrai modèle pour cette affection.

Un autre modèle animal important est la souris NOD (de *nonobese diabetic*) qui développe spontanément une forme de diabète qui ressemble au diabète sucré insulinodépendant humain. Comme la maladie humaine, la maladie de la souris NOD commence par une infiltration lymphocytaire des îlots du pancréas. De plus, comme dans le diabète insulinodépendant, il y a une forte association entre certains allèles du CMH et le développement du diabète chez ces souris. Les expérimentations réalisées avec ces animaux ont montré que les cellules T des souris diabétiques peuvent transférer le diabète à des non diabétiques. Par exemple, lorsque le système immunitaire des souris normales est détruit par des doses létales de rayons X, puis est reconstitué grâce à une injection de cellules de moelle osseuse de souris NOD, les souris reconstituées développent un diabète. À l'inverse, lorsque le système immunitaire de souris NOD encore saines est détruit par irradiation X, puis est reconstitué avec des cellules de moelle osseuse normales, les souris NOD ne développent pas un diabète. Différentes études ont démontré un rôle essentiel pour les cellules T CD4$^+$ chez la souris NOD, et une preuve récente implique la sous-population T_H1 dans le développement de la maladie.

Plusieurs autres maladies auto-immunes spontanées découvertes chez les animaux ont servi de modèle pour les maladies semblables chez l'Homme. Parmi celles-ci, il y a la souche des poulets obèses qui développent une réactivité, à la fois humorale et à médiation cellulaire, contre la thyroglobuline qui ressemble à la thyroïdite d'Hashimoto.

Auto-immunité expérimentale induite chez les animaux

Des dysfonctionnements auto-immuns semblables à certaines maladies auto-immunes humaines peuvent être induits expérimentalement chez certains animaux (voir le tableau 20.2). L'un des premiers modèles animaux décrits a été découvert par un heureux hasard en 1973 lorsque des lapins ont été immunisés avec des récepteurs de l'acétylcholine isolés des anguilles électriques. Les animaux développaient rapidement une faiblesse musculaire semblable à celle rencontrée dans la myasthénie. On a montré que cette myasthénie grave auto-immune expérimentale se développait lorsque des anticorps contre le récepteur de l'acétylcholine bloquaient la stimulation du muscle par l'acétylcholine au niveau de la synapse. Dans l'année qui a suivi, ce modèle animal a prouvé sa valeur lorsqu'on a découvert que les autoanticorps dirigés contre le récepteur de l'acétylcholine étaient la cause de la myasthénie chez l'Homme.

Une encéphalomyélite auto-immune expérimentale (EAE, de *experimental autoimmune encephalomyelitis*) est un autre modèle animal qui a considérablement augmenté la compréhension de l'auto-immunité. Ce dernier est l'un des modèles de maladies auto-immunes les mieux étudiés.

L'EAE n'est médiée que par les cellules T et elle peut être induite chez des espèces très variées par immunisation avec la protéine basique de la myéline (MBP, de *myosin basic protein*) ou avec le protéolipide (PLP, de *proteolipid protein*) dans l'adjuvant complet de Freund (figure 20.7). En deux ou trois semaines, les animaux développent une infiltration cellulaire des gaines de myéline du système nerveux central, dont il résulte une démyélinisation et une paralysie. La plupart des animaux meurent, mais d'autres ont des symptômes atténués et certains animaux développent une forme chronique de la maladie qui ressemble à la sclérose en plaque de l'Homme. Ceux qui guérissent sont résistants au développement de la maladie après une injection ultérieure de MBP et d'adjuvant. Le modèle EAE de la souris est un moyen de tester les traitements de la sclérose en plaque humaine. Par exemple, étant donné que des clones de cellules T spécifiques de la MBP ou du PLP sont trouvés à la périphérie, on suppose que ces derniers doivent avoir échappé à une sélection négative dans le thymus. Des expériences récentes sur des souris ont suggéré que la MBP administrée par voie orale pourrait rendre autotolérants ces clones de cellules T périphériques spécifiques de l'antigène. Ces études ont préparé la voie à des essais cliniques chez des patients atteints de sclérose en plaque.

Une thyroïdite auto-immune expérimentale (EAT, de *experimental autoimmune thyroiditis*) peut être induite chez de nombreux animaux en les immunisant par de la thyroglobuline dans l'adjuvant complet de Freund. Des anticorps tumoraux et des cellules T_{DTH} dirigés contre la thyroglobuline se développent, avec, pour conséquence, une inflammation de la thyroïde. L'EAT semble reproduire le mieux la thyroïdite d'Hashimoto. Contrairement à l'EAE et à l'EAT qui sont induites par immunisation avec des autoantigènes, l'arthrite auto-immune (AA, de *autoimmune arthritis*) est induite en immunisant des rats par *Mycobacterium tuberculosis* dans l'adjuvant complet de Freund. Ces animaux développent une arthrite dont les caractéristiques sont semblables à celles de la polyarthrite rhumatoïde chez l'Homme.

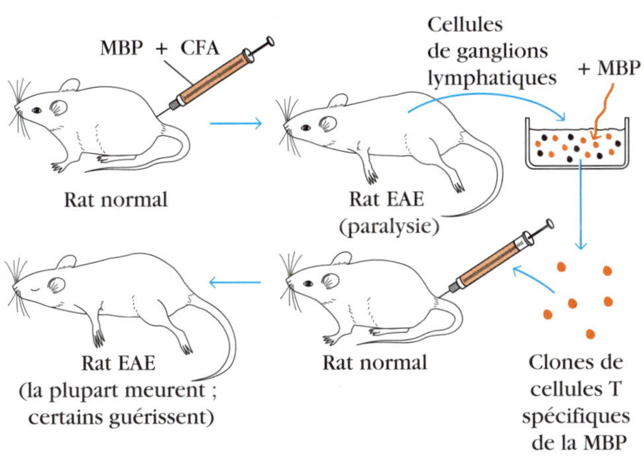

FIGURE 20.7 L'encéphalomyélite auto-immune expérimentale (EAE) peut être induite chez le rat en lui injectant la protéine basique de la myéline (MBP) dans l'adjuvant complet de Freund (CFA). Des clones de cellules T spécifiques de la MBP peuvent être créés par culture de cellules de ganglions lymphatiques de rats atteints d'EAE avec la MBP. Lorsque ces cellules T sont injectées à des animaux normaux, la plupart d'entre eux développent une EAE et meurent, alors que très peu en guérissent.

Preuve impliquant la cellule T CD4+, le CMH et le TCR dans l'auto-immunité

La réponse inappropriée à des autoantigènes qui caractérise toutes les maladies auto-immunes peut impliquer soit la branche humorale, soit la branche à médiation cellulaire. L'identification des défauts sous-jacents aux maladies auto-immunes humaines a été difficile, alors que la caractérisation des défauts immunitaires dans les différents modèles animaux a été davantage couronnée de succès. Chaque modèle animal a impliqué la cellule T $CD4^+$ comme médiateur essentiel de la maladie auto-immune. Par exemple, il y a de fortes preuves pour que, chez les souris, l'EAE soit causée par des cellules T_H1 $CD4^+$ spécifiques de l'antigène immunisant. La maladie peut être transférée d'un animal à un autre par les cellules T d'un animal immunisé par la MBP ou le PLP ou encore par des lignées de cellules T clonées de tels animaux. On a aussi montré que la maladie peut être prévenue en traitant les animaux avec des anticorps anti-CD4. Ces données sont des preuves indiscutables de l'implication du CD4 dans l'installation de l'EAE.

La reconnaissance d'un antigène par la cellule T, bien sûr, implique un complexe trimoléculaire constitué du récepteur des cellules T, d'une molécule du CMH et du peptide antigénique (voir figure 9.16). Ainsi, un individu sensible à l'auto-immunité doit impérativement posséder des molécules du CMH et des récepteurs des cellules T capables de se lier aux autoantigènes.

Rôle des cellules T CD4+ et de l'équilibre T_H1/T_H2

Des clones de cellules T auto-immunes ont été obtenus à partir de tous les modèles animaux listés dans le tableau 20.2 en cultivant des lymphocytes des animaux auto-immuns en présence de divers facteurs de croissance des cellules T et en induisant la prolifération de clones auto-immuns spécifiques avec les différents autoantigènes. Par exemple, lorsque les cellules d'un ganglion lymphatique de rat atteint d'EAE sont cultivées *in vitro* avec de la MBP, des clones de cellules T activées apparaissent. Lorsqu'un nombre suffisant de ces clones de cellules T spécifiques de la MBP sont injectés par voie intraveineuse à des animaux normaux syngéniques, les cellules passent la barrière située entre le sang et le cerveau et induisent une démyélinisation ; une EAE se développe dans les cinq jours (voir la figure 20.7).

Un protocole expérimental similaire a été utilisé pour isoler des clones de cellules T spécifiques de la thyroglobuline ou de *M. tuberculosis* chez des animaux affectés d'EAT ou de AA, respectivement. Dans chaque cas, le clone de cellules T induit la maladie auto-immune expérimentale chez les animaux normaux. L'examen de ces cellules T a révélé qu'elles portent le marqueur membranaire $CD4^+$. Dans de nombreux modèles animaux de maladies auto-immunes, il a été possible d'inverser l'auto-immunité en diminuant la population de cellules T avec un anticorps dirigé contre le CD4. Par exemple, des injections hebdomadaires d'un anticorps monoclonal anti-CD4 abolissent les symptômes de l'auto-immunité chez les souris (NZB × NZW) F_1 et chez les souris affectées d'EAE.

La plupart des cas de maladie auto-immune spécifique d'un organe se développent parallèlement à l'apparition de cellules T $CD4^+$ autoréactives. L'analyse de ces dernières a révélé que l'équilibre T_H1 /T_H2 peut affecter le développement de l'auto-immunité. Les cellules T_H1 ont été impliquées dans le développement de l'auto-immunité, alors que, dans de nombreux cas, les cellules T_H2 non seulement protègent contre l'induction de la maladie, mais aussi de l'évolution d'une maladie installée. Dans l'EAE, par exemple, des études immunohistologiques ont révélé la présence de cytokines sécrétées par les cellules T_H1 (l'IL-2, le TNF-α et l'IFN-γ) dans les tissus du système nerveux central au sommet de la maladie. De plus, les clones de cellules T $CD4^+$ spécifiques de la MBP, générés à partir d'animaux affectés d'EAE, comme il est montré dans la figure 20.7, peuvent être séparés en clones de T_H1 et de T_H2. Des expériences ont montré que seuls les clones de T_H1 transfèrent l'EAE aux souris saines normales, tandis que les clones de T_H2 non seulement ne transfèrent pas l'EAE aux souris saines normales, mais aussi protègent ces dernières contre l'induction de l'EAE par une immunisation ultérieure par la MBP et l'adjuvant.

Des expériences effectuées pour estimer le rôle des différentes cytokines ou de leurs inhibiteurs sur le développement de l'EAE ont apporté une preuve supplémentaire des rôles différents des cellules T_H1 et T_H2 dans l'auto-immunité. Lorsque des souris étaient injectées avec de l'IL-4 en même temps qu'elles étaient immunisées par de la MBP et de l'adjuvant, le développement de l'EAE était inhibé, tandis que l'administration de l'IL-12 avait l'effet opposé, en favorisant le développement de l'EAE. Comme il a été remarqué dans le chapitre 13, l'IL-4 provoque le développement des cellules T_H2 et l'IL-12 celui des cellules T_H1 (voir figure 12-12). Ainsi, les effets observés de l'IL-4 et de l'IL-12 sur le développement de l'EAE sont en accord avec le rôle des cellules T_H1 dans la genèse de l'auto-immunité.

Association avec le CMH

Plusieurs types d'études ont apporté des éléments en faveur d'une association entre l'expression d'un allèle particulier du CMH et une sensibilité à l'auto-immunité ; ce problème est considéré en détail dans le chapitre 7. La plus forte association entre un allèle du HLA et une maladie auto-immune est rencontrée dans la spondylarthrite ankylosante, maladie inflammatoire des articulations du rachis. Les individus qui ont l'*HLA-B27* ont une probabilité de développer une spondylarthrite ankylosante 90 fois plus grande que celle des individus possédant un allèle de l'*HLA*-B différent. Cependant, l'existence d'une telle association ne doit pas être interprétée dans le sens d'une implication de l'expression d'un allèle particulier du CMH comme cause de la maladie, étant donné que les relations entre les allèles du CMH et le développement d'une maladie auto-immune sont complexes. Il est intéressant de remarquer que, contrairement à de nombreuses autres maladies auto-immunes, 90 % des cas de spondylarthrite ankylosante apparaissent chez les hommes.

Association avec le récepteur des cellules T

La présence de récepteurs de cellules T contenant des domaines V_α et V_β particuliers a aussi été corrélée à de nombreuses maladies auto-immunes, y compris l'EAE expérimentale et son équivalent humain, la sclérose en plaque. Dans une approche, les cellules T spécifiques de divers peptides encéphalitogènes de la MBP étaient clonées et leurs récepteurs des cellules T analysés. Par exemple, des clones de cellules T étaient obtenus à partir de souris PL/J en cultivant leurs cellules T avec le nonapeptide amino-terminal acétylé de la MBP, présenté en association avec une molécule de classe II IA^u du CMH. L'analyse des récepteurs des cellules T de ces clones ont révélé un répertoire limité de domaines V_α et V_β : 100 % des clones de cellules T exprimaient V_α 4,3 et 80 % des clones de cellules T exprimaient V_β 8,2. Dans les maladies auto-immunes humaines, des preuves d'une expression limitée des TCR ont été obtenues dans des cas de sclérose en plaque et dans la myasthénie. L'expression préférentielle des gènes des régions variables des TCR dans ces clones de cellules T auto-immunes suggère qu'un seul épitope pourrait induire l'expression clonale d'un petit nombre de cellules T pathogènes.

Mécanismes proposés pour l'induction de l'auto-immunité

Toute une série de mécanismes ont été proposés pour expliquer l'apparition de maladies auto-immunes médiées par des cellules T (figure 20.8). Des preuves existent pour chacun de ces mécanismes, et il est probable que l'auto-immunité ne se développe pas à partir d'un seul événement, mais bien au contraire à partir de nombreux événements différents.

De plus, la sensibilité à de nombreuses maladies auto-immunes est différente dans les deux sexes. Comme on l'a fait remarquer précédemment, la thyroïdite d'Hashimoto, le lupus érythémateux disséminé, la sclérose en plaque, la polyarthrite rhumatoïde et la sclérodermie affectent préférentiellement les femmes. Les facteurs qui ont été proposés pour expliquer cette sensibilité préférentielle, tels que les différences hormonales entre les sexes et les effets potentiels des cellules fœtales dans la circulation maternelle au cours de la grossesse, sont discutés dans les « Regards sur la Clinique ».

Libération des antigènes séquestrés

Comme il a été discuté dans le chapitre 10, on pense que l'induction d'une auto-tolérance des cellules T résulte de l'exposition des thymocytes immatures aux autoantigènes et de la délétion clonale subséquente de ceux qui sont autoréactifs. Les antigènes d'un tissu qui n'apparaissent pas dans la circulation, et qui par conséquent ne sont pas vus par les cellules T en développement dans le thymus, n'induiront pas une autotolérance. Ultérieurement, l'exposition des cellules T matures à de tels antigènes normalement séquestrés pourraient conduire à leur activation.

La protéine basique de la myéline (MBP) est un exemple d'un antigène normalement isolé du système

Visualisation des concepts

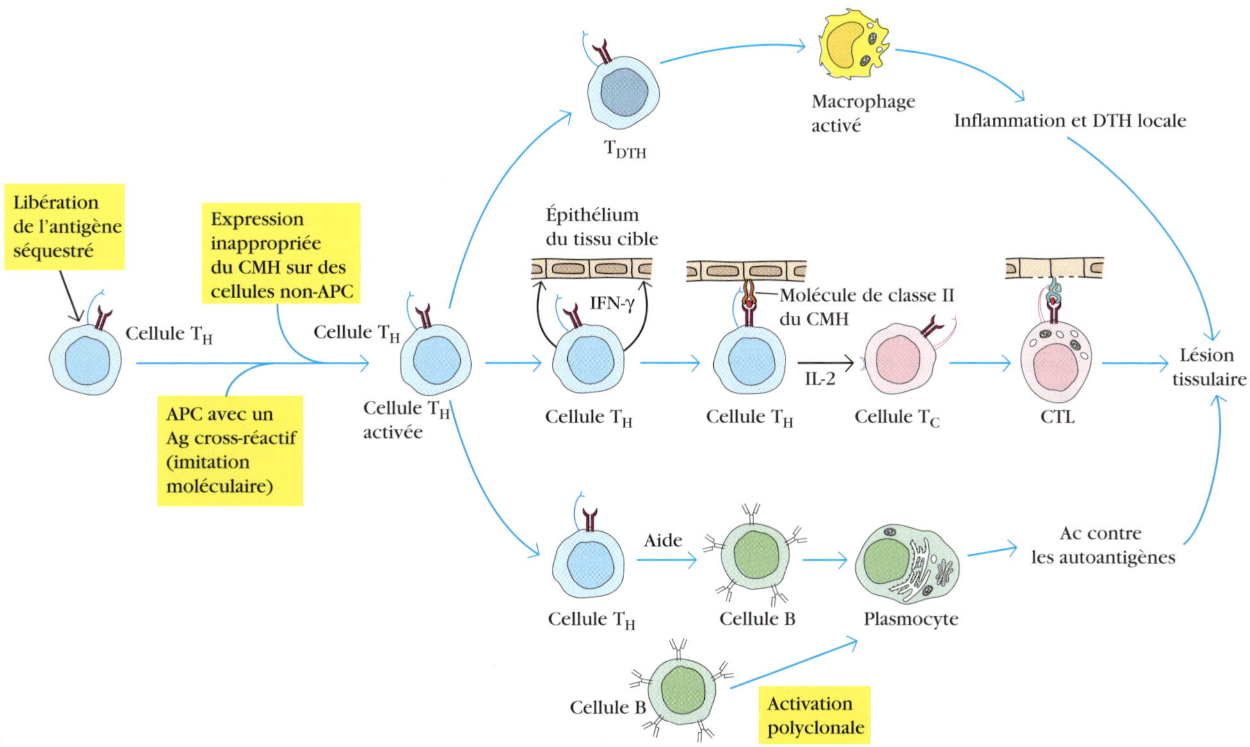

FIGURE 20.8 Mécanismes proposés pour l'induction des réponses auto-immunes. La sélection thymique normale semble créer certaines cellules T_H autoréactives ; des anomalies de ce processus pourraient créer même davantage de cellules T_H autoréactives. On pense que l'activation de ces cellules T autoréactives dans différentes voies, ainsi que l'activation polyclonale des cellules B, induisent une réponse auto-immune qui, dans ce cas, se traduisent par des dommages tissulaires. Selon toute vraisemblance, plusieurs mécanismes sont impliqués dans chaque maladie auto-immune. [Adapté de V Kumar *et al.*, 1989, *Annu. Rev. Immunol.* 7:657].

immunitaire, en l'occurence par la barrière entre le sang et le cerveau. Dans le modèle de l'EAE, les animaux sont injectés directement avec de la MBP dans un adjuvant, dans des conditions qui rendent maximale l'exposition immunitaire. Dans ce type de modèle animal, le système immunitaire est exposé à des autoantigènes séquestrés, dans des conditions non physiologiques ; cependant, des traumatismes des tissus, à la suite d'un accident ou d'une infection virale ou bactérienne, pourraient aussi libérer des antigènes séquestrés dans la circulation. Quelques antigènes tissulaires sont connus pour se classer dans cette catégorie. Par exemple, les spermatozoïdes arrivent tard dans le développement et sont isolés de la circulation. Cependant, après une vasectomie, certains antigènes des spermatozoïdes sont libérés dans la circulation et peuvent induire la formation d'autoanticorps chez certains hommes. De même, on a montré que la libération de protéines du cristallin après une lésion de l'œil, ou d'antigènes du muscle cardiaque après un infarctus du myocarde sont des occasions de formation d'autoanticorps.

Des données indiquent que l'injection, directement dans le thymus, d'antigènes normalement séquestrés, peut inverser le développement d'une maladie auto-immune spécifique d'un tissu dans les modèles animaux. Par exemple, l'injection intrathymique de cellules bêta des îlots pancréatiques prévient le développement de l'auto-immunité chez les souris NOD. De plus, le développement de l'EAE a été empêché chez des rats sensibles par l'injection préalable de MBP directement dans le thymus. Dans ces expérimentations, l'exposition des cellules T immatures aux autoantigènes qui ne sont pas normalement présents dans le thymus pourrait conduire à la tolérance de ces derniers.

Imitation moléculaire

Pour plusieurs raisons, la notion selon laquelle des agents microbiens ou viraux pourraient jouer un rôle dans l'auto-immunité est très séduisante. Il est admis que les populations humaines migrantes sont atteintes par les maladies des régions où elles se sont déplacées et que la fréquence de l'auto-immunité est très fortement augmentée lorsque les populations sont devenues plus mobiles. Cette constatation, ainsi que le fait que nombre de virus et de bactéries sont connus pour posséder des déterminants antigéniques

Regards sur la clinique

Pourquoi les femmes sont-elles plus sensibles que les hommes à l'auto-immunité ? Différences entre les sexes dans les maladies auto-immunes

Sur les 9 millions environ de personnes atteintes d'une maladie auto-immune aux États-Unis, approximativement 6,7 millions sont des femmes. Cette prédisposition à l'auto-immunité est plus apparente dans certaines maladies que dans d'autres. Par exemple, le rapport femme/homme des individus qui souffrent de certaines maladies telles que la sclérose en plaque ou la polyarthrite rhumatoïde est approximativement de deux ou trois femmes pour un homme, et, pour un homme, il y a neuf femmes affligées de lupus érythémateux disséminé. Cependant, ces statistiques ne disent pas tout, car, dans certaines maladies, la sclérose en plaque par exemple, la maladie peut être beaucoup plus grave chez l'homme que chez la femme. Le fait que les femmes soient plus sensibles aux maladies auto-immunes a été reconnu depuis plusieurs années, mais les raisons de ce risque accru ne sont pas entièrement comprises. Certaines des explications possibles sont considérées ici.

Bien que cela puisse sembler improbable, d'importantes preuves suggèrent qu'il y a des différences significatives liées au sexe dans les réponses immunitaires chez l'Homme et chez la souris. Les études d'immunisation chez la souris et chez l'Homme suggèrent que les femelles produisent un taux plus élevé d'anticorps que les mâles. En fait, les femelles tendent en général à développer des réponses immunitaires plus vigoureuses. Dans l'espèce humaine, cela est particulièrement apparent chez les femmes jeunes. Les femmes tendent à avoir des taux plus élevés de cellules T $CD4^+$ et des taux significativement plus forts d'IgM sérique. Chez les souris, où les différences liées au sexe sont plus faciles à étudier, une abondante littérature traite des différences liées au sexe dans les réponses immunitaires. Les souris femelles sont beaucoup plus aptes à développer des réponses T_H1 que les mâles et, dans les infections où des réponses T_H1 proinflammatoires sont bénéfiques, les femelles sont plus aptes à résister à l'infection. Un excellent exemple en est l'infection par des virus tels que ceux de la stomatite vésiculeuse (VSV), de l'herpès simplex (HSV) et de l'encéphalomyélite murine de Theiler (TMEV). L'élimination de ces virus est intensifiée par les réponses T_H1. Dans certains cas, cependant, une réponse proinflammatoire peut être délétère. Par exemple, une réponse T_H1 au virus de la chorioméningite lymphocytaire (LCMV) est corrélée à une maladie plus grave et une pathologie plus sévère. Ainsi, les souris femelles ont plus de risque de succomber à une infection due au LCMV. Le fait que le sexe soit important dans l'infection à LCMV est souligné par des expériences démontrant que les souris mâles castrées se comportent comme les souris femelles et ont plus de risque de succomber à l'infection que leurs congénères mâles non castrés.

Une autre maladie dans laquelle le sexe joue un rôle est l'infection par le virus coxsackie de type B-3 (CVB-3), agent causal de la myocardite immunitaire. Les souris mâles sont beaucoup plus sensibles à cette maladie que les femelles. Le CVB-3 induit une réponse T_H1 prédominante chez les mâles, tandis que les femelles, contrairement aux situations décrites ci-dessus, répondent en développant une réponse T_H2 protectrice. La réponse chez les femelles peut être modifiée en leur injectant de la testostérone, ce qui les rend plus sensibles à la maladie. De plus, la réponse chez les mâles peut être modifiée en leur injectant de l'œstradiol, ce qui les rend résistants au virus. Ces données chez la souris sont en accord avec la possibilité que des différences fondamentales puissent bien exister entre les hommes et les femmes dans leurs réponses aux pathogènes. Cependant, nous devons insister sur le fait que les différences propres au sexe observées chez les souris ne peuvent pas être étendues aux populations humaines.

Comment ces différences liées au sexe se manifestent-elles ? Il semble, au moins en partie, qu'elles puissent être corrélées aux hormones sexuelles. La preuve rapportée ci-dessus selon laquelle l'œstradiol et la testostérone peuvent modifier la réponse à l'infection par le CVB-3 suggère un rôle essentiel des hormones sexuelles. Chez l'Homme, il apparaît que les œstrogènes, en tant que tels, ne jouent pas un rôle significatif dans l'étiologie de la polyarthrite rhumatoïde ou de la sclérose en plaque, mais il y a des indices selon lesquels ils pourraient être importants dans le lupus érythémateux disséminé. Cela est suggéré par des données indiquant que les œstrogènes peuvent stimuler la production d'autoanticorps chez les souris prédisposées au lupus érythémateux disséminé et que ces effets peuvent être modulés par des anti-œstrogènes. De tels données impliquent qu'au moins chez la souris, les œstrogènes soient capables de déclencher une auto-immunité du type lupus érythémateux disséminé. De plus, des androgènes tels que la testostérone jouent manifestement un rôle important dans certaines maladies auto-immunes. Les souris femelles NOD sont beaucoup plus sensibles au diabète spontané et la castration augmente significativement la sensibilité des souris mâles NOD. Les souris femelles SJL semblent être plus sensibles à l'EAE, maladie de la souris semblable à la sclérose en plaque. Ceci indique que la testostérone pourrait bien être efficace pour améliorer certaines réponses auto-immunes et pourrait même protéger contre diverses maladies auto-immunes, y compris la sclérose en plaque, le diabète, le lupus érythémateux et le syndrome de Sjögren.

Pourquoi les stéroïdes sexuels affectent-ils les réponses immunitaires ? Ceci n'est pas encore bien compris, mais il est vraisemblable que ces hormones, qui circulent dans tout le corps, modifient la réponse immunitaire en changeant les profils d'expression des gènes. Les stéroïdes sexuels, qui constituent un groupe de composés très lipophiles, fonctionnent en passant à travers la membrane cellulaire et en se liant à un récepteur cytoplasmique. Chaque hormone a un récepteur défini et la liaison de l'hormone au récepteur conduit à l'activation ou, dans certains cas, à la répression de l'expression de gènes. Cela est médié par la liaison du complexe récepteur-hormone à une séquence spécifique du DNA ; cette liaison agit comme un modulateur de la transcription. Ainsi, les œstrogènes pénètrent dans une cellule, se lient au récepteur des œstrogènes, ce qui induit alors la liaison du récepteur de l'œstrogène à une séquence spécifique du DNA, ce qui à son tour se traduit par une modulation de la transcription. Par conséquent, dans les cellules qui contiennent des récepteurs hormonaux, les hormones sexuelles peuvent réguler l'expression des gènes. Ainsi, il est très probable que les stéroïdes sexuels jouent un rôle important dans le système immunitaire par l'intermédiaire de leurs récepteurs. Actuellement, on ne sait pas très bien si les différentes cellules du système immunitaire contiennent des récepteurs hormonaux ; pour comprendre comment les hormones sexuelles médient les réponses immunitaires, nous devons assurément déterminer quelles cellules expriment des récepteurs hormonaux.

Les effets hormonaux sur les réponses immunitaires pourraient ne pas être limités aux hormones stéroïdes sexuelles. La prolactine, hormone qui est exprimée à des taux plus élevés chez les femmes que chez les hommes n'est pas un membre de la famille des stéroïdes sexuels lipophiles qui incluent les œstrogènes, la progestérone et la testostérone. Mais la sécrétion de prolactine (par l'adénohypophyse) est stimulée par les œstrogènes, ce qui explique les taux plus élevés de prolactine chez les femmes et les taux très élevés observés au cours de la grossesse. La prolactine peut avoir une profonde influence sur les réponses immunitaires, comme cela est démontré chez les souris par l'ablation de l'adénohypophyse qui conduit à une grave immunosuppression susceptible d'être entièrement inversée grâce à un traitement par de la prolactine exogène. La présence de récepteurs de la prolactine sur les cellules B et les cellules T périphériques chez l'Homme est une preuve supplémentaire du fait que cette hormone pourrait jouer un rôle dans la régulation des réponses immunitaires. En fait, certaines preuves suggèrent que la prolactine pourrait tendre à orienter les cellules vers des réponses immunitaires dominées par les cellules T_H1.

La grossesse pourrait nous donner une indication sur la façon dont le sexe joue un rôle dans la régulation de la réponse immunitaire. Alors que les femmes développent normalement une réponse aux antigènes étrangers, il est clair qu'au cours de la grossesse, il est essentiel que la mère tolère le fœtus (qui est en fait un greffon étranger). Ceci fait qu'il est vraisemblable que le système immunitaire de la femme subit d'importantes modifications au cours de la grossesse. Rappelez-vous que les femmes tendent normalement à développer plus de réponses de type T_H1 que de réponses de type T_H2. Cependant, au cours de la grossesse, les femmes développent davantage de réponses de type T_H2. On pense que les taux des stéroïdes hormonaux associés à la grossesse favorisent un environnement anti-inflammatoire. À cet égard, il est remarquable que les maladies aggravées par des réponses de type T_H2, telles que le lupus érythémateux disséminé, qui a une forte composante à médiation par des anticorps, puissent être exacerbées au cours de la grossesse, alors que les maladies qui impliquent une réponse inflammatoire, telles que la polyarthrite rhumatoïde et la sclérose en plaque, sont parfois atténuées chez les femmes enceintes. Un autre effet de la grossesse est la présence de cellules fœtales dans la circulation maternelle (voir la description de la sclérodermie à la page 503). Il est connu que les cellules fœtales peuvent persister dans la circulation maternelle pendant des décennies, et que ces cellules fœtales à vie longue pourraient jouer un rôle significatif dans le développement d'une maladie auto-immune. De plus, l'échange des cellules au cours de la grossesse est bi-directionnel (les cellules de la mère peuvent aussi apparaître dans le système circulatoire fœtal) et cela a conduit certains à émettre l'hypothèse que la présence des cellules de la mère dans la circulation d'un enfant mâle pourrait être un facteur qui contribuerait à une maladie auto-immune.

En résumé, les femmes et les hommes diffèrent de façon significative dans leur capacité à développer une réponse immunitaire. Les femmes développent des réponses immunitaires plus fortes et ces réponses tendent à être plus de type T_H1. Il a été rapporté que les œstrogènes sont immunostimulants ; ceci pourrait être dû, en partie, à la capacité de l'hormone à réguler l'expression de gènes spécifiques par l'intermédiaire du récepteur des œstrogènes. De plus, la fréquence des maladies auto-immunes est considérablement plus grande chez les femmes que chez les hommes. Ces observations ont amené à l'hypothèse solidement étayée que la tendance des femmes à développer plus de réponses de type T_H1 pourrait, en partie, expliquer les différences dans la sensibilité à l'auto-immunité. Étant donné que ce type de réponse est proinflammatoire, il pourrait intensifier le développement de l'auto-immunité. Il est moins certain que la tendance vers une réponse T_H1 soit due aux différences dans les stéroïdes sexuels entre les hommes et les femmes, mais sûrement, dans les prochaines années, des expérimentations qui exploreront cette idée seront vraisemblablement conduites avec détermination.

Note : Les données discutées dans ces « Regards sur la clinique » ont été extraites d'une lettre à Science (CC Whitacre, SC Reingold, et PA O'Looney, 1999, Science 283:1277) venant de *Task Force on Gender, MS, Autoimmunity*, groupe réuni par la *National Multiple Sclerosis Society* pour commencer à dialoguer sur les problèmes de sexe et de maladie auto-immune. Science a aussi établi un site Web (http://www.sciencemag.org/feature/date/983519.shl) qui contient des renseignements plus détaillés concernant l'auto-immunité et le sexe.

identiques ou semblables aux composants normaux des cellules hôtes, ont conduit Michael Oldstone à proposer une hypothèse selon laquelle un pathogène pourrait exprimer une région de protéine qui ressemble, par sa conformation ou sa séquence primaire, à un composant du Soi particulier. Une telle imitation moléculaire apparaît dans une large gamme d'organismes (tableau 20.3). Dans une étude, 600 anticorps monoclonaux différents spécifiques de 11 virus différents ont été testés pour évaluer leur réactivité avec les antigènes tissulaires normaux. Plus de 3 % des anticorps spécifiques de virus testés se lient aussi au tissu normal, suggérant que l'imitation moléculaire est un phénomène très courant.

L'imitation moléculaire a été proposée comme un mécanisme qui conduit à l'auto-immunité. L'un des meilleurs exemples de ce type de réaction auto-immune est l'encéphalite post-rabique qui se développe chez certains individus qui ont reçu le vaccin contre la rage. Dans le passé, le virus de la rage était développé dans des cultures de cellules de cerveau de lapin et les préparations du vaccin comportaient des antigènes dérivés des cellules du cerveau de lapin. Chez une personne vaccinée, ces antigènes de cellules du cerveau de lapin pouvaient induire la formation d'anticorps et de cellules T activées qui pouvaient faire des réactions croisées avec les cellules du cerveau du receveur, ce qui conduisait à une encéphalite. On pense aussi que des anticorps susceptibles de faire des réactions croisées sont en cause dans les lésions cardiaques des fièvres rhumatismales qui peuvent parfois se développer après une infection par *Streptococcus*. Dans ce cas, les anticorps sont dirigés contre les antigènes streptococciques, mais ils font des réactions croisées avec le muscle cardiaque.

Imitation entre la MBP et les peptides viraux

Étant donné que les peptides encéphalitogènes de la MBP sont connus, on peut déterminer jusqu'à quel point ils sont semblables aux protéines d'autres organismes. Par exemple, un peptide de la MBP (61-69) est très semblable à un peptide de la protéine P3 du virus de la rougeole (voir le tableau 20.3). Dans une étude, la séquence d'un autre peptide encéphalitogène de la MBP (60-75) a été comparée aux séquences connues d'un grand nombre de protéines virales. Cette analyse par ordinateur a révélé des homologies de séquence entre ce peptide de la MBP et de nombreux peptides de virus animaux, y compris le virus de la grippe, du polyome, l'adénovirus, le virus du sarcome de Rous, de la leucémie d'Abelson, de la poliomyélite, le virus d'Epstein-Barr et le virus de l'hépatite B.

Un peptide de la polymérase du virus de l'hépatite B s'est révélé particulièrement frappant, en montrant 60 % d'homologie avec une séquence du peptide encéphalitogène de la MBP. Pour tester l'hypothèse selon laquelle l'imitation moléculaire peut générer une auto-

TABLEAU 20.3 Imitation moléculaire entre les protéines des organismes infectieux et les protéines de l'hôte humain

Protéine*	Résidu†	Séquence‡
Cytomégalovirus humain IE2	79	P D P L G R P D E D
Molécule HLA-DR	60	V T E L G R P D A E
Poliovirus VP2	70	S T T K E S R G T T
Récepteur de l'acétylcholine	176	T V I K E S R G T K
Papillomavirus E2	76	S L H L E S L K D S
Récepteur de l'insuline	66	V Y G L E S L K D L
Glycoprotéine du virus de la rage	147	T K E S L V I I S
Récepteur de l'insuline	764	N K E S L V I S E
Nitrogénase de *Klebsiella pneumoniae*	186	S R Q T D R E D E
Molécule HLA-B27	70	K A Q T D R E D L
Adénovirus 12 E1B	384	L R R G M F R P S Q C N
α-Gliadine	206	L G Q G S F R P S Q Q N
P24 virus de l'immunodéficience humaine	160	G V E T T T P S
Région constante de l'IgG humaine	466	G V E T T T P S
P3 virus de la rougeole	13	L E C I R A L K
Corticotropine	18	L E C I R A C K
P3 virus de la rougeole	31	E I S D N L G Q E
Protéine basique de la myéline	61	E I S F K L G Q E

* Dans chaque paire, la protéine humaine est la seconde. On a constaté que les protéines de chaque paire présentaient une réactivité immunologique croisée.

† Chaque numéro indique la position dans la protéine intacte de l'amino acide N-terminal de la séquence présentée.

‡ Les résidus amino acide sont indiqués selon le code à une lettre. Les résidus identiques sont représentés en bleu.

Source : adapté de MBA Oldstone, 1987, **Cell** 50:819.

immunité, des lapins ont été immunisés avec ce peptide du virus de l'hépatite B. On a vu que le peptide produisait la formation d'anticorps et la prolifération de cellules T qui présentaient des réactions croisées avec la MBP ; de plus, le tissu du système nerveux central des lapins immunisés montrait des infiltrations cellulaires caractéristiques de l'EAE.

Ces découvertes suggèrent que l'infection par certains virus exprimant des épitopes qui imitent des autocomposants séquestrés, tels que la MBP, pourrait induire une auto-immunité dirigée contre ces composants. La sensibilité à ce type d'auto-immunité pourrait aussi être influencée par l'haplotype du CMH de l'individu, étant donné que certaines molécules de classe I ou de classe II du CMH pourraient être plus efficaces que d'autres dans la présentation du peptide homologue pour l'activation des cellules T.

Un autre exemple d'imitation moléculaire particulièrement fort vient de l'étude de la kératite stromale herpétique (HSK, de *herpes stromal keratinitis*). Dans ces études, les chercheurs ont montré qu'une infection antérieure des souris par le virus de l'herpès simplex de type 1 conduit à une maladie connue sous le nom de kératite stromale herpétique (HSK) qui est une maladie semblable à une maladie auto-immune dans laquelle des cellules T spécifiques d'un peptide viral particulier attaquent le tissu cornéen, ce qui conduit à une cécité. Ces résultats démontrent très clairement qu'un épitope particulier de HSV-1 est responsable de la maladie et que les souches mutantes de HSV-1 qui n'ont pas cet épitope ne provoquent pas l'HSK. Ces renseignements fournissent une forte preuve de l'imitation moléculaire dans le développement d'une maladie auto-immune particulière.

Expression inappropriée de molécules de classe II du CMH

Les cellules pancréatiques bêta des individus présentant un diabète sucré insulinodépendant expriment des taux élevés de molécules de classe I ou de classe II du CMH, tandis que les cellules bêta saines expriment des taux plus faibles de molécules de classe I et n'expriment pas du tout de molécules de classe II. De même, on a vu que les cellules acineuses de la thyroïde des individus présentant une maladie de Graves expriment des molécules de classe II du CMH sur leurs membranes. Cette expression inappropriée de molécules de classe II du CMH, qui normalement ne sont exprimées que sur les cellules présentatrices de l'antigène, pourraient servir à sensibiliser les cellules T_H aux peptides dérivés des cellules bêta ou des cellules de la thyroïde, permettant l'activation des cellules B ou des cellules T_C ou la sensibilisation des cellules T_{DTH} contre les autoantigènes.

Une autre preuve suggère que certains agents peuvent induire certaines cellules à exprimer des molécules de classe II du CMH qu'elles n'expriment pas normalement. Par exemple, on a vu que la phytohémagglutinine (PHA), mitogène des cellules T induit les cellules de la thyroïde à exprimer des molécules de classe II. Des études *in vitro* révèlent que l'IFN-γ induit aussi des augmentations des molécules de classe II du CMH dans toute une série de cellules, y compris les cellules pancréatiques bêta, les cellules épithéliales intestinales, les cellules du mélanome et les cellules acineuses de la thyroïde. On a émis l'hypothèse qu'un traumatisme ou une infection virale d'un organe pourrait induire une réponse inflammatoire localisée et augmenter ainsi les concentrations d'IFN-γ dans l'organe concerné. Si l'IFN-γ induit l'expression des molécules de classe II du CMH dans des cellules non présentatrices de l'antigène, une activation inappropriée des cellules T_H pourrait suivre, avec des conséquences auto-immunes. Il est à remarquer que les patients atteints de lupus érythémateux disséminé ont, dans la phase active de la maladie, des taux sériques plus élevés d'IFN-γ que les patients dans phase inactive de la maladie. Ces informations suggèrent que l'augmentation de l'IFN-γ chez ces patients pourrait conduire à une expression inappropriée des molécules de classe II du CMH et donc à l'activation des cellules T contre toute une série d'autoantigènes.

Un intéressant système de souris transgéniques implique l'IFN-γ et une expression inappropriée de molécules de classe II du CMH dans l'auto-immunité. Dans ce système, le transgène de l'IFN-γ était génétiquement manipulé avec le promoteur de l'insuline, de telle façon que les souris transgéniques sécrètent de l'IFN-γ à partir de leurs cellules pancréatiques bêta (figure 20.9a). Étant donné que l'IFN-γ surrégule l'expression des molécules de classe II du CMH, ces souris transgéniques exprimaient aussi ces dernières dans leurs cellules pancréatiques bêta. Les souris développaient un diabète, qui était associé à une infiltration cellulaire de lymphocytes et de cellules inflammatoires semblable à celle constatée chez les souris auto-immunes NOD et les patients présentant un diabète sucré insulinodépendant (figure 20.9b).

Bien qu'une expression inappropriée des molécules de classe II du CMH sur les cellules pancréatiques bêta puisse être impliquée dans la réaction auto-immune des souris transgéniques, d'autres facteurs pourraient aussi jouer un rôle. Par exemple, l'IFN-γ est connu pour induire la production de plusieurs autres cytokines, y compris l'IL-1 et le TNF. Par conséquent, le développement d'une auto-immunité dans ce système transgénique pourrait impliquer la présentation de l'antigène par les molécules de classe II du CMH des cellules pancréatiques bêta, de concert avec un signal de costimulation, tel que l'IL-1, qui pourrait activer les cellules T autoréactives. Il existe aussi certaines preuves permettant de suggérer que l'IL-1, l'IFN-γ et le TNF pourraient diminuer directement la fonction de sécrétion dans les cellules bêta humaines.

Activation polyclonale des cellules B

Nombre de virus et de bactéries peuvent induire une activation polyclonale non spécifique des cellules B. Les bactéries gram-négatives, le cytomégalovirus et le virus d'Epstein-Barr (EBV) sont tous connus pour être de tels activateurs polyclonaux, induisant la prolifération de nombreux clones de cellules B qui expriment l'IgM en l'absence des cellules T_H. Lorsque les cellules B réactives aux autoantigènes sont activées par ce mécanisme, des autoanticorps peuvent apparaître. Par exemple, lors de la mononucléose infectieuse, qui est causée par l'EBV, toute une série d'autoanticorps sont produits, y compris des autoanticorps réactifs contre les cellules T et les cellules B, les facteurs rhumatoïdes et les anticorps antinucléaires. De même, les lymphocytes de patients atteints de lupus érythémateux disséminé produisent en culture de grandes quantités d'IgM, ce qui suggère qu'ils ont été activés de

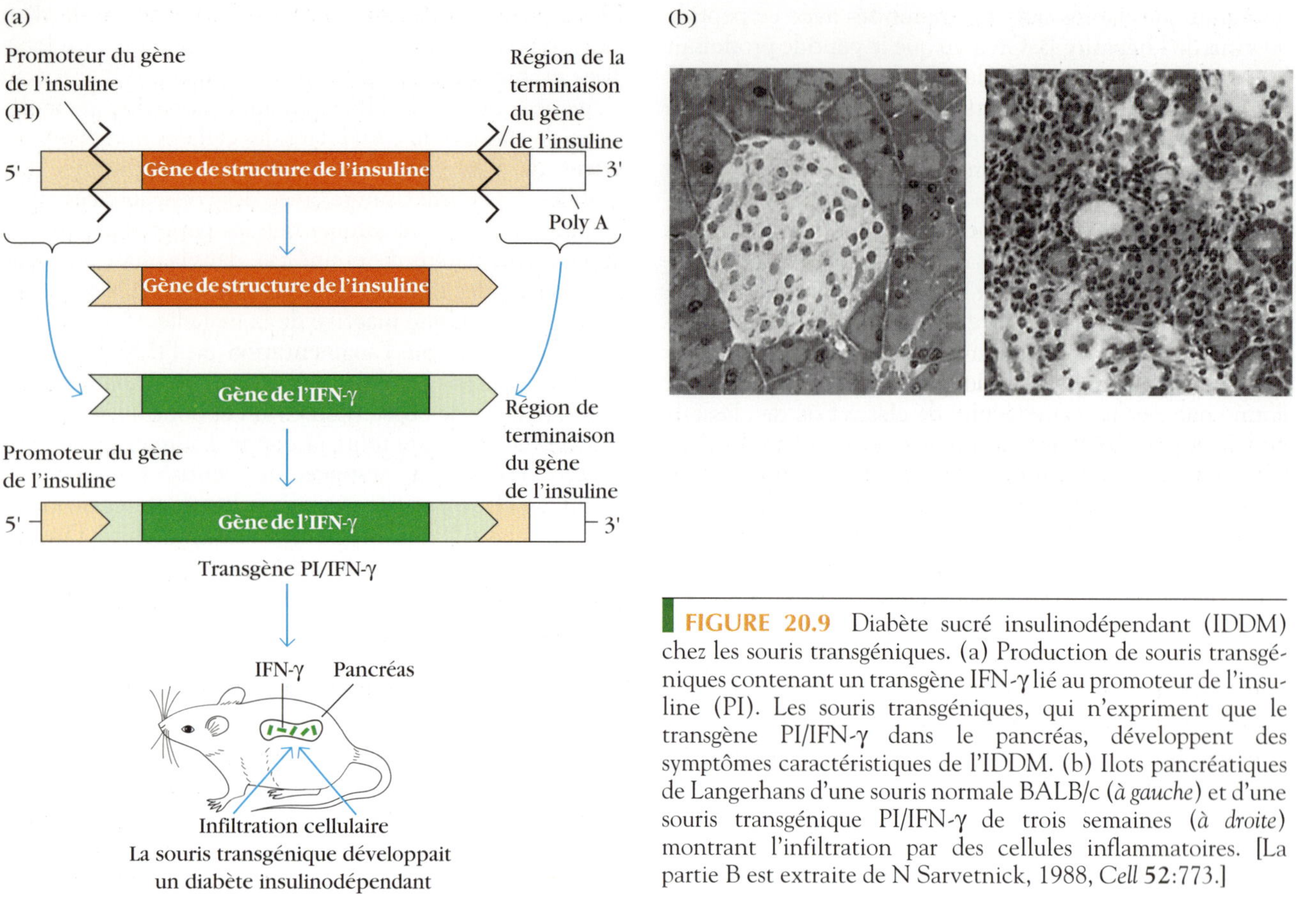

FIGURE 20.9 Diabète sucré insulinodépendant (IDDM) chez les souris transgéniques. (a) Production de souris transgéniques contenant un transgène IFN-γ lié au promoteur de l'insuline (PI). Les souris transgéniques, qui n'expriment que le transgène PI/IFN-γ dans le pancréas, développent des symptômes caractéristiques de l'IDDM. (b) Ilots pancréatiques de Langerhans d'une souris normale BALB/c (*à gauche*) et d'une souris transgénique PI/IFN-γ de trois semaines (*à droite*) montrant l'infiltration par des cellules inflammatoires. [La partie B est extraite de N Sarvetnick, 1988, *Cell* **52**:773.]

façon polyclonale. De nombreux patients atteints du SIDA ont aussi montré des taux élevés d'anticorps non spécifiques et d'autoanticorps dirigés contre les cellules rouges du sang et les plaquettes. Ces patients sont souvent co-infectés avec d'autres virus tels que l'EBV et le cytomégalovirus, ce qui pourrait induire une activation polyclonale des cellules B dont il résulterait une production d'autoanticorps.

Traitement des maladies auto-immunes

Idéalement, le traitement des maladies auto-immunes devrait avoir pour but de ne réduire que la réponse auto-immune, tout en laissant intact le reste du système immunitaire. Jusqu'à présent, ce but idéal n'a pas été atteint.

Thérapeutiques actuelles

Les thérapeutiques actuelles des maladies auto-immunes ne sont pas curatives, mais seulement palliatives, destinées à réduire les symptômes pour apporter au patient une qualité de vie acceptable. Pour la plupart, ces traitements apportent une suppression non spécifique du système immunitaire et ne font donc pas la distinction entre une réponse auto-immune pathologique et une réponse immunitaire protectrice. Les immunosuppresseurs (par exemple, les corticostéroïdes, l'azathioprine et le cyclophosphamide) sont souvent prescrits avec l'intention de ralentir la prolifération des lymphocytes. En déprimant la réponse immunitaire en général, de tels médicaments peuvent réduire la gravité des symptômes auto-immuns. Cependant, la réduction généralisée de la capacité de la réponse immunitaire expose le patient à un plus grand risque d'infection ou au développement de cancers. Une approche un peu plus sélective utilise la **cyclosporine A** ou le FK506 pour traiter l'auto-immunité. Étant donné que ces agents bloquent la transduction du signal médiée par le récepteur des cellules T (voir la figure 12.13), ils devraient inhiber les seules cellules T activées par l'antigène et épargner les cellules non activées.

Une autre approche thérapeutique qui a donné des résultats positifs dans certains cas de myasthénie grave est la thymectomie. Étant donné que les patients atteints de cette maladie ont souvent des anomalies du thymus (par exemple une hyperplasie thymique ou des thymomes) la thymectomie chez l'adulte augmente souvent la probabilité de rémission des symptômes. Les patients atteints d'une maladie de Graves, de myasthénie grave, de polyarthrite rhumatoïde ou de lupus érythémateux disséminé peuvent tirer un bénéfice de courte durée de la plasmaphérèse. Dans ce procédé, le plasma est séparé du sang du patient par centrifugation continue. Les cellules rouges du sang sont ensuite resuspendues dans un milieu convenable et réinjectées au patient. La plasmaphérèse a été bénéfique aux individus atteints de maladies auto-immunes impliquant des complexes antigène-anticorps qui sont éliminés avec le plasma. L'élimination de ces complexes, bien que temporaire, peut se traduire par une réduction des symptômes de courte durée.

Approches thérapeutiques expérimentales

Des études effectuées avec des modèles animaux auto-immuns expérimentaux ont apporté la preuve qu'il est en fait possible d'induire une immunité spécifique contre le développement d'une auto-immunité. Plusieurs de ces approches sont décrites dans cette section et représentées dans la figure 20.10.

Vaccination par des cellules T

La vaccination par des cellules T a été étudiée en tant que traitement de certaines maladies auto-immunes. La base de cette approche est venue d'expérimentations avec le modèle animal EAE. Lorsque de faibles doses ($< 10^4$) de cellules T clonées spécifiques de la MBP étaient injectées à des rats, les symptômes de l'EAE ne se développaient pas. Bien au contraire, les rats devenaient résistants au développement de l'EAE lorsqu'ils étaient confrontés ultérieurement à une dose létale de cellules T spécifiques de la MBP activée ou de la MBP dans un adjuvant. Des résultats ultérieurs ont révélé que l'efficacité de ces clones de cellules T auto-immunes en tant que vaccin pouvait être augmentée en établissant des liaisons croisées dans les composants de la membrane cellulaire au moyen du formaldéhyde ou du glutaraldéhyde. Lorsque des cellules T ainsi traitées étaient injectées à des animaux présentant une EAE active, une rémission permanente des symptômes était observée. Les cellules T possédant des liaisons croisées suscitent apparemment des cellules T régulatrices spécifiques des déterminants de la région variable des TCR des clones auto-immuns. Vraisemblablement, ces cellules T régulatrices agissent en supprimant les cellules T auto-immunes qui médient l'EAE.

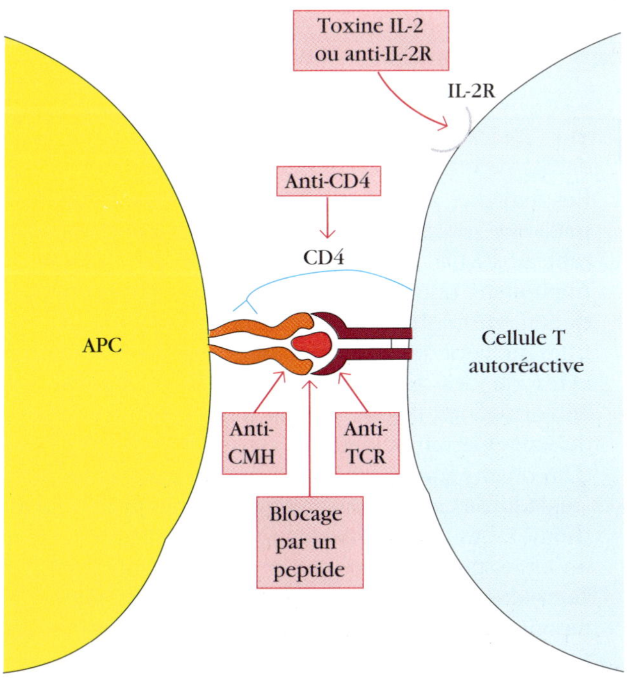

FIGURE 20.10 Quelques produits expérimentaux pour l'immunointervention dans les maladies auto-immunes.

Blocage des molécules du CMH par des peptides

L'identification et le séquençage de divers autoantigènes a conduit au développement de nouvelles approches pour moduler l'activité des cellules T auto-immunes. Dans l'EAE, par exemple, les peptides encéphalitogènes de la MBP ont été bien caractérisés. On a montré que des peptides synthétiques qui ne diffèrent que par un seul amino acide de leur contrepartie dans la MBP se lient à la molécule appropriée du CMH. De plus, lorsque des quantités suffisantes d'un tel peptide sont administrées avec le peptide encéphalitogène correspondant de la MBP, le développement clinique de l'EAE était bloqué. Vraisemblablement, le peptide synthétique agit comme un compétiteur, en occupant la cavité de liaison de l'antigène des molécules du CMH et en prévenant ainsi la liaison du peptide de la MBP.

Dans d'autres études, des peptides bloquants complexés à des molécules solubles de classe II du CMH inversent la progression clinique de l'EAE chez la souris, vraisemblablement en induisant un état d'anergie clonale dans les cellules T auto-immunes.

Traitement par les anticorps monoclonaux

Des anticorps monoclonaux ont été utilisés avec succès pour traiter une maladie auto-immune dans divers modèles animaux. Par exemple, un pourcentage élevé de souris (NZB × NZW) F_1 recevant des injections hebdomadaires de fortes doses d'un anticorps monoclonal spécifique de la molécule membranaire CD4 guérissaient de leurs symptômes semblables à ceux du lupus auto-immun (figure 20.11). Des résultats positifs semblables ont été observés avec des souris NOD chez lesquelles un traitement par un anticorps monoclonal anti-CD4 a conduit à la disparition de l'infiltration lymphocytaire et des symptômes diabétiques.

Étant donné que les anticorps monoclonaux anti-CD4 bloquent ou diminuent toutes les cellules T_H, indépendamment de leur spécificité, ils peuvent menacer l'ensemble de la capacité de réponse immunitaire du receveur. Une façon de remédier à ce désavantage est d'essayer de bloquer uniquement les cellules T_H activées par l'antigène, étant donné que ces cellules sont impliquées

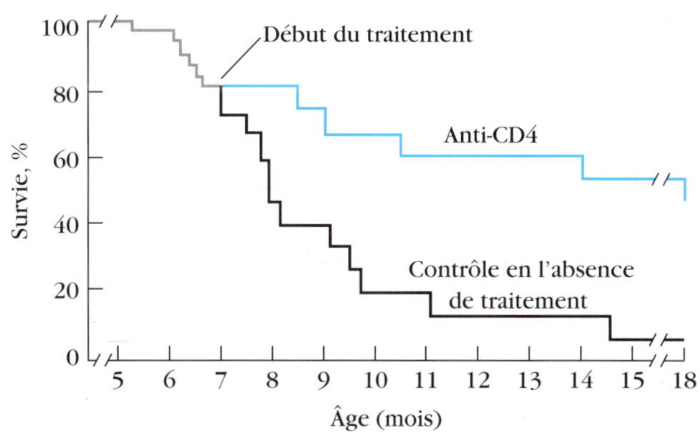

FIGURE 20.11 Des injections hebdomadaires d'anticorps monoclonaux anti-CD4 à des souris (NZB × NZW) F_1 présentant des symptômes semblables à ceux du lupus auto-immun augmentent significativement leur taux de survie. [Adapté de D Wofsy, 1988, *Prog. Allergy* **45**:106.]

dans l'état auto-immun. Pour y parvenir, les chercheurs ont utilisé un anticorps monoclonal dirigé contre la sous-unité α du récepteur de haute affinité de l'IL-2, qui n'est exprimée que par les cellules T_H activées par l'antigène. Étant donné que la sous-unité α de l'IL-2R est exprimée à des taux élevés dans les cellules T auto-immunes, l'anticorps monoclonal contre la sous-unité α (anti-TAC) pourrait bloquer préférentiellement les cellules T autoréactives. Cette approche a été testée chez des rats adultes auxquels on avait injectés des cellules T activées spécifiques de la MBP en présence ou en l'absence d'anti-TAC. Tous les rats servant de contrôle sont morts d'EAE, tandis que six des neufs rats traités par l'anti-TAC étaient asymptomatiques et que chez les trois autres rats les symptômes étaient atténués.

L'association d'une maladie auto-immune à une expression réduite des TCR dans nombre de modèles animaux a incité les chercheurs à chercher si le blocage des récepteurs concernés par un anticorps monoclonal pouvait être utilisé en thérapeutique. L'injection à des souris PL/J d'un anticorps monoclonal spécifique du récepteur des cellules T V_β 8.2 prévenait l'induction de l'EAE par la MBP dans un adjuvant. Encore plus prometteuse a été la découverte que l'anticorps monoclonal anti-V_β 8.2 pouvait aussi faire régresser les symptômes de l'auto-immunité chez des souris présentant une EAE induite (figure 20.12) et que ces souris présentaient une rémission de longue durée. Manifestement, l'utilisation d'anticorps monoclonaux comme traitement des maladies auto-immunes humaines présente des possibilités passionnantes.

De même, l'association de divers allèles du CMH à l'auto-immunité (voir le tableau 7.4), ainsi que la preuve d'une expression augmentée ou inappropriée du CMH dans certaines maladies auto-immunes, ouvrent la possibilité que des anticorps monoclonaux contre des molécules appropriées du CMH puissent retarder le développement de l'auto-immunité. De plus, étant donné

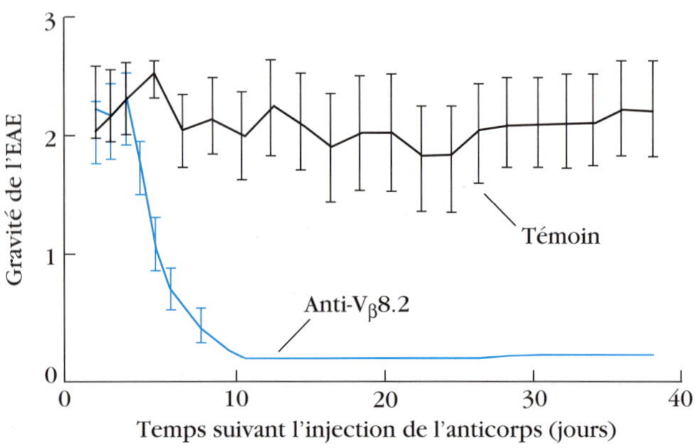

FIGURE 20.12 L'injection d'un anticorps monoclonal dirigée contre le domaine V_β 8.2 du récepteur des cellules T à des souris PL/J présentant des symptômes d'EAE produit une rémission presque complète des symptômes. L'EAE avait été induite par injection à des souris de clones de cellules T spécifiques de la MBP. Échelle de gravité de la EAE : 3 = paralysie totale des membres inférieurs ; 2 = paralysie partielle des membres inférieurs ; 1 = queue ; 0 = normal (absence de symptômes). [Adapté de H Acha-Orbea *et al.*, 1989, *Annu. Rev. Immunol.* 7:371.]

que les cellules présentatrices de l'antigène expriment de nombreuses molécules différentes de classe II du CMH, il devrait être théoriquement possible de bloquer sélectivement une molécule du CMH associée à l'auto-immunité tout en épargnant les autres. Dans une étude, l'injection à des souris d'anticorps monoclonaux dirigés contre les molécules de classe II du CMH avant l'injection de MBP bloquait le développement de l'EAE. Lorsque, en revanche, l'anticorps était administré après l'injection de la MBP, le développement de l'EAE était retardé, mais pas évité. Chez des primates non humains, on a vu que des anticorps monoclonaux anti-HLA-DR ou anti-HLA-DQ inversaient l'EAE.

Induction de la tolérance par des antigènes oraux

Lorsque des antigènes sont administrés par voie orale, ils tendent à induire un état de non réponse immunitaire appelé tolérance. Par exemple, comme il a été mentionné précédemment dans ce chapitre, des souris nourries avec de la MBP ne développent pas l'EAE à la suite d'une injection ultérieure de MBP. Cette constatation a conduit à un essai en double aveugle dans lequel 30 individus atteints de sclérose en plaque recevaient par voie orale soit un placebo, soit 300 mg de myéline bovine tous les jours pendant un an. Les résultats de cette étude ont révélé que le nombre des cellules T spécifiques de la MBP était réduit dans le groupe ingérant de la myéline ; il a aussi semblé qu'il y avait une certaine réduction des symptômes de la sclérose en plaque chez les hommes (quoique cette réduction était statistiquement à la limite du significatif), mais pas chez les femmes. Bien que les résultats de l'induction d'une tolérance par voie orale aient été prometteurs chez les souris, les résultats chez l'Homme n'apparaissent pas être aussi bénéfiques. Cependant, les essais cliniques chez l'Homme n'en sont qu'aux stades initiaux et il se pourrait que les peptides utilisés jusqu'à présent n'aient pas été les plus efficaces, ou peut-être que les doses n'aient pas été correctes. Étant donné l'aspect prometteur de cette approche, d'après les études chez l'animal, il est vraisemblable que de nouveaux essais cliniques seront entrepris dans les toutes prochaines années.

Résumé

1. Les maladies auto-immunes peuvent être divisées en maladies spécifiques d'organes ou systémiques (voir tableau 20.1). Les maladies spécifiques d'organes impliquent une réponse auto-immune dirigée essentiellement contre un seul organe ou une seul glande. Elles incluent des maladies dans lesquelles des lymphocytes ou des anticorps autoréactifs se lient à des autoantigènes, ce qui conduit à des lésions cellulaires directes. Certaines maladies auto-immunes spécifiques d'un organe sont médiées par des anticorps stimulants (maladie de Graves) ou des anticorps bloquants (myasthénie). Les maladies systémiques sont dirigées contre un large spectre de tissus et présentent des manifestations dans toute une série d'organes résultantes de réponses à médiation cellulaire et de dommages causés par des autoanticorps ou des complexes immuns.
2. Il y a deux modèles animaux pour les maladies auto-immunes : les modèles spontanés et les modèles expérimentaux (voir le tableau 20.2). Des maladies auto-

immunes spontanées ressemblant au lupus érythémateux disséminé apparaissent chez les souris NZB et les souris (NZB × NZW) F_1, ainsi que chez les souris MRL/*lpr/lpr*, qui ont un gène *fas* défectueux. D'autres modèles spontanés incluent une thyroïdite observée chez les poulets de souche Obèse, qui est semblable à la thyroïdite d'Hashimoto et un diabète chez les souris NOD qui ressemble au diabète sucré insulinodépendant humain. Plusieurs modèles animaux expérimentaux ont été développés en immunisant des animaux avec des autoantigènes en présence d'adjuvant. Dans la myasthénie auto-immune expérimentale (EAMG, de *experimental autoimmune myasthenia gravis*), l'antigène est le récepteur de l'acétylcholine ; dans l'encéphalomyélite auto-immune expérimentale (EAE, de *experimental autoimmune encephalomyelitis*), l'antigène est la protéine basique de la myéline ; dans la thyroïdite auto-immune expérimentale (EAT, de *experimental autoimmune thyroïditis*), l'antigène est la thyroglobuline.

3. Des études avec des modèles animaux auto-immuns expérimentaux ont révélé le rôle central des cellules T_H CD4⁺ dans le développement de l'auto-immunité. Dans chacune de ces maladies auto-immunes induites expérimentalement, on peut isoler des clones de cellules T auto-immunes qui induisent la maladie auto-immune chez les animaux normaux (voir la figure 20.7). Les nombres relatifs de cellules T_H1 et de cellules T_H2 apparaissent jouer un rôle essentiel dans la détermination du développement de l'auto-immunité : les cellules T_H1 favorisent le développement de l'auto-immunité, tandis que les cellules T_H2 semblent bloquer le développement de la maladie auto-immune, ainsi que la progression de la maladie une fois qu'elle est établie. L'haplotype du CMH de l'animal expérimental détermine la capacité à présenter divers autoantigènes aux cellules T_H. De plus, certains animaux auto-immuns utilisent un répertoire limité de gènes du TCR, ce qui pourrait prédisposer cet animal à l'activité des cellules T en réponse à un autoantigène donné.

4. De nombreux mécanismes ont été proposé pour expliquer l'induction de l'auto-immunité, y compris la libération d'antigènes séquestrés, l'imitation moléculaire, l'expression inappropriée de molécules de classe II du CMH sur les cellules (dans certains cas stimulée par l'IFN-γ) et l'activation polyclonale des cellules B (voir la figure 20.8). Il existe des preuves pour chacun de ces mécanismes, ce qui traduit le fait que de nombreuses voies différentes conduisent à des réactions d'auto-immunité.

5. Les traitements actuels des maladies auto-immunes incluent le traitement par les immunosuppresseurs, la thymectomie et la plasmaphérèse dans le cas des maladies impliquant des complexes immuns. Ces thérapeutiques, qui sont relativement non spécifiques, peuvent avoir d'importants effets secondaires. Plusieurs approches plus spécifiques ont apporté la preuve d'un certain succès dans divers modèles animaux de maladies auto-immunes (voir la figure 20.10). Celles-ci incluent la vaccination par des cellules T spécifiques d'un autoantigène donné, l'administration de peptides synthétiques bloquants qui entrent en compétition avec l'autoantigène pour la liaison aux molécules du CMH, le traitement par des anticorps monoclonaux qui réagissent avec certains composants spécifiquement impliqués dans une réaction auto-immune et l'induction de la tolérance aux autoantigènes en administrant ces derniers par voie orale.

RÉFÉRENCES

Benoist, C, et D Mathis. 1998. Autoimmunity: The pathogen connection. *Nature* **394**:227.

Bianchi, DW, *et al.* 1996. Male fetal progenitor cells persist in maternal blood for as long as 27 years postparturn. *Proc. Nafl. Acad. Sci. USA* **93**:705.

Brocke, S, *et al.* 1994. Infection and multiple sclerosis: a possible role for superantigens? *Trends Microbiol.* **2**:250.

Charlton, B, et KJ Lafferty. 1995. The T_H1/T_H2 balance in autoimmunity. *Curr. Opin. Immunol.* **7**:793.

Erikson, J, *et al.* 1998. Self-reactive B cells in nonautoimmune and autoimmune mice. *Immunol. Res.* **17**:49.

Hausmann, S, et KW Wucherpfermig. 1997. Activation of autoreactive T cells by peptides from human pathogens. *Curr. Opin. Immunol.* **9**:831.

Horwitz, MS, *et al.* 1998. Diabetes induced by Coxsackie virus: initiation by bystander damage and not molecular mimicry. *Nature Med.* **4**:781.

King, C, et N Sarvetnick. 1997. Organ specific autoinimunity. *Curr. Opin. Immunol.* **9**:863.

Liblau, RS, SM Singer, et HO McDevitt. 1995. T_H1 and T_H2 CD4⁺ T cells in the pathogenesis of organ-specific autoimmune diseases. *Immunol. Today* **16**:34.

Lockshin, MD. 1998. Why women? *J. Am. Med. Womens Assoc.* **53**:4.

Nelson, JL, *et al.* 1998. Microchimerism and HLA-compatible relationships of pregnancy in scleroderma. *Lancet* **351**:559.

O'Garra, A, L, Steinman, et K Gijbels. 1997. CD4⁺ T-cell subsets in autoimmunity. *Curr. Opin. Immunol.* **9**:872.

Rose, NR. 1998. The role of infection in the pathogenesis of autoimmune disease. *Semin. Immunol.* **10**:5.

Silverstein, AM, et NR Rose. 1997. On the mystique of the immunological self. *Immunol. Rev.* **159**:197.

Steinman, L, JR Oskenberg, et CCA Bernard. 1992. Association of susceptibility to multiple sclerosis with TCR genes. *Immunol. Today* **13**:49.

Streilein, JW, MR Dana, et BR Ksander. 1997. Immunity causing blindness: five different paths to herpes stromal keratitis. *Immunol. Today* **18**:443.

Theofilopoulos, AN. 1995. The basis of autoirnmunity. Part I: Mechanisms of aberrant self-recognition. *Immunol. Today* **16**:90.

Theofilopoulos, AN. 1995. The basis of autoimmunity. Part II: Genetic predisposition. *Immunol. Today* **16**:150.

Vyse, TJ, et BL Kotzin. 1998. Genetic susceptibility to systemic lupus erythematosus. *Annu. Rev. Immunol.* **16**:261.

Weiner, HL, *et al.* 1993. Double-blind pilot trial of oral tolerization with myelin antigens in multiple sclerosis. *Science* **259**:1321.

Wilder, RL. 1995. Neuroendocrine-immune system interactions and autoimmunity. *Annu. Rev. Immunol.* **13**:307.

Wucherpfennig, KW, et JL Strominger. 1995. Molecular mimicry in T-cell mediated autoimmunity: viral peptides activate human T cell clones specific for mvelin basic protein. *Cell* **80**:695.

Zhao, Z-S, *et al.* 1998. Molecular mimicry by herpes simplex virus type-I: autoimmune disease after viral infection. *Science* **279**:1344.

Sites Web utiles

http://www.lupus.org/index.html
Le site de la *Lupus Foundation of America* contient de précieuses informations pour les patients et les membres de leur famille, ainsi que des informations actuelles sur les recherches dans ce domaine.

http://www.nih.gov/niams/
Page d'accueil du *National Institute of Arthritis and Musculoskeletal and Skin Diseases*. Ce site contient des liens vers les autres sites consacrés à l'arthrite.

http://www.niddk.nih.gov/
Page d'accueil du *National Institute for Diabetes and Digestive and Kidney Diseases*. Ce site contient une liste complète des liens vers d'autres sites consacrés à des problèmes de santé en rapport avec le diabète.

http://www.sciencemag.org/feature/date/983519.shl
Lien vers un site Web qui apporte des informations spécifiques concernant le rôle du sexe dans les maladies auto-immunes.

Questions à l'usage des étudiants

1. Pour chacune des maladies auto-immunes suivantes (a-m), choisir la caractéristique la plus appropriée (1-13) figurant dans la liste ci-dessous.

Maladies

a. — Encéphalite auto-immune expérimentale (EAE)
b. — Syndrome de Goodpasture
c. — Maladie de Graves
d. — Lupus érythémateux disséminé (LED)
e. — Diabète sucré insulinodépendant
f. — Polyarthrite rhumatoïde
g. — Thyroïdite d'Hashimoto
h. — Myasthénie grave auto-immune expérimentale
i. — Myasthénie
j. — Sclérodermie
k. — Anémie pernicieuse
l. — Sclérose en plaque
m. — Anémie hémolytique auto-immune

Caractéristiques

(1) Les autoanticorps contre le facteur intrinsèque bloquent l'absorption de la vitamine B_{12}

(2) Autoanticorps contre le récepteur de l'acétylcholine

(3) Réaction des cellules T_{DTH} contre les antigènes de la thyroïde

(4) Autoanticorps contre des antigènes des cellules rouges du sang

(5) Réponse des cellules T à la myéline

(6) Induit par l'injection de la protéine basique de la myéline dans l'adjuvant complet de Freud

(7) Autoanticorps contre l'IgG

(8) Participation possible des cellules fœtales dans l'initiation de la maladie

(9) Autoanticorps contre la membrane basale

(10) Autoanticorps contre le DNA et les protéines associées au DNA

(11) Autoanticorps contre le récepteur de la TSH

(12) Induit(e) par l'injection de récepteurs de l'acétylcholine

(13) Réponse des cellules T_{DTH} aux cellules bêta du pancréas

2. L'encéphalite auto-immune expérimentale (EAE) a prouvé qu'elle était un modèle animal utile des maladies auto-immunes.

a. Décrire comment est réalisé ce modèle animal.

b. Qu'est-ce qui est inhabituel chez les animaux qui guérissent de l'EAE.

c. Comment ce modèle animal a-t-il indiqué un rôle des cellules T dans le développement de l'auto-immunité ?

3. L'imitation moléculaire est un mécanisme qui a été proposé pour expliquer le développement de l'auto-immunité. Comment l'induction de l'EAE par la protéine basique de la myéline a-t-elle contribué à la compréhension de l'imitation moléculaire dans la maladie auto-immune ?

4. Décrire au moins trois mécanismes différents par lesquels une infection virale localisée pourrait contribuer au développement d'une maladie auto-immune non spécifique d'un organe.

5. Des souris transgéniques exprimant le transgène IFN-γ lié au promoteur de l'insuline développent un diabète.

a. Pourquoi le promoteur de l'insuline est-il utilisé ?

b. Quelle est la preuve que le diabète de ces souris est dû à une lésion auto-immune ?

c. Qu'y a-t-il d'inhabituel dans l'expression du CMH de ce système ?

d. Comment ce système pourrait-il imiter les événements qui pourraient être causés par une infection virale localisée dans le pancréas ?

6. Des anticorps monoclonaux ont été administrés pour traiter différents modèles animaux auto-immuns. Quels sont les anticorps monoclonaux qui ont été utilisés ; quelle est la raison de ces approches ?

7. Dire si chacune des assertions suivantes est vraie ou fausse. Si vous pensez qu'une assertion est fausse, expliquer pourquoi.

a. Les cellules T_H1 ont été associées au développement de l'auto-immunité.

b. L'immunisation des souris par l'IL-12 prévient l'induction de l'EAE par injection de protéine basique de la myéline dans un adjuvant.

c. La présence de l'allèle *HLA B27* est un signe diagnostique de spondylarthrite ankylosante, maladie auto-immune qui affecte les vertèbres.

d. Des individus atteints d'une anémie pernicieuse produisent des anticorps contre le facteur intrinsèque.

e. Un défaut dans le gène codant la protéine fas peut réduire la mort cellulaire programmée par apoptose.

8. Pour quelles raisons les femmes sont-elles plus sensibles que les hommes aux maladies auto-immunes ?

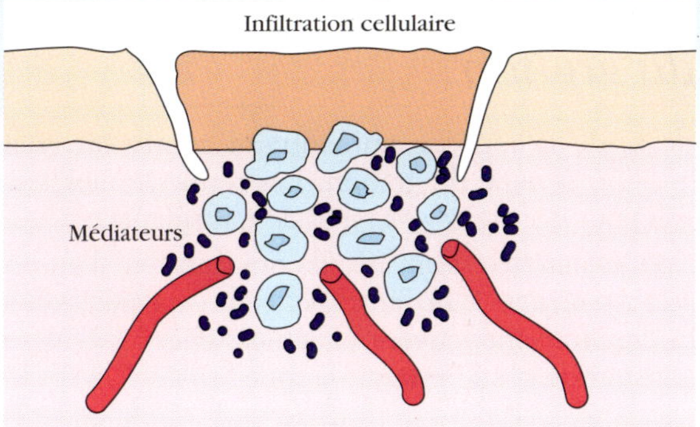

CHAPITRE 21

IMMUNOLOGIE DE LA TRANSPLANTATION

Base immunologique du rejet des greffons
Manifestations cliniques du rejet des greffons
Traitement immunosuppresseur général
Traitement immunosuppresseur spécifique
Transplantation en clinique

La transplantation, au sens où ce terme est utilisé en immunologie, se réfère à l'acte de transfert de cellules, de tissus ou d'organes d'un site à un autre. Le désir d'accomplir des transplantations trouve son origine dans la compréhension que de nombreuses maladies peuvent être guéries par implantation d'un organe, d'un tissu ou cellules sains (un greffon) d'un individu (le donneur) à un autre qui a besoin de ce greffon (le receveur ou l'hôte). Le développement de techniques chirurgicales qui permettent une réimplantation facile d'organes a levé l'un des obstacles à une transplantation réussie, mais d'autres demeurent. Un de ces obstacles est le manque d'organes à transplanter. Bien que les victimes d'accidents et, pour certains organes, des donneurs vivants, fournissent des organes, il y a plus de patients nécessitant une transplantation qu'il n'y a d'organes disponibles. La gravité de l'insuffisance de donneurs d'organes est traduite par une estimation de juillet 1999 selon laquelle, aux États-Unis, 64 000 patients étaient sur une liste d'attente pour une transplantation d'organe. La majorité des patients de cette liste (~ 70 %) était en attente d'un rein ; à présent, la période d'attente pour cet organe est supérieure à 800 jours. Bien que le manque d'organes à transplanter soit un problème grave, le plus grand obstacle à la transplantation en tant que traitement médical de routine est le système immunitaire. Ce dernier a développé des mécanismes élaborés et efficaces pour protéger l'organisme d'attaques par des agents étrangers et ces mêmes mécanismes sont à l'origine du rejet des greffons venant d'un autre individu, sauf lorsque ce dernier est génétiquement identique au receveur.

On a relevé plusieurs tentatives historiques de transplantation d'organe. La première étude systématique de la transplantation a été publiée en 1908 par Alexis Carrel qui avait interchangé les deux reins dans une série de neuf chats. Certains de ceux qui recevaient les reins d'autres chats maintenaient une émission d'urine pouvant aller jusqu'à 25 jours, mais pas plus, et tous les chats finalement mouraient. Cependant, cette expérience a été un succès en ce sens qu'elle a établi le fait qu'un organe transplanté pouvait réaliser sa fonction normale chez le receveur. La première transplantation de rein chez l'Homme a été tentée en 1935 par un chirurgien russe. Il y avait un mésappariement des types sanguins entre le donneur et le receveur, ce qui a provoqué presqu'immédiatement le rejet du rein et le patient est mort sans avoir restauré sa fonction rénale. Ce type de réponse immunitaire rapide, appelé rejet hyperaigu, est médié par les anticorps et sera décrit dans ce chapitre. La première transplantation réussie d'un rein humain, effectuée entre deux jumeaux identiques, a été accomplie à Boston en 1954. Aujourd'hui, des transplantations de rein, de pancréas, de cœur, de poumon, de foie, de moelle osseuse et de cornée sont effectuées entre des individus non identiques avec une fréquence et un succès toujours croissants, en utilisant les techniques développées pour affaiblir l'intensité de la réponse immunitaire contre l'organe étranger.

La découverte des groupes sanguins humains ABO (voir le tableau 6.2) par Karl Landsteiner a été un événement clé dans le développement de transplantations de cellules ou d'organes couronnées de succès. La transfusion sanguine, qui est une forme de transplantation, échouait de façon sporadique, et parfois avec des conséquences désastreuses, jusqu'à ce que la pratique de la compatibilité du receveur et du donneur pour les antigènes ABO ait été établie sur la base du travail de Landsteiner. Le système ABO apporte un modèle simplifié du concept selon lequel la reconnaissance immunitaire de composants génétiquement étrangers joue un rôle dans le rejet du greffon (voir la figure 16.13). L'administration de sang incompatible à un receveur qui a des anticorps (isoagglutinines) contre l'antigène du groupe sanguin du donneur provoque une réponse immédiate souvent mortelle. La pratique actuelle consistant à déterminer les antigènes ABO ainsi que d'autres antigènes des groupes sanguins pour tout sang à utiliser en transfusion rend rare les réactions négatives contre le sang transfusé.

En plus de son importance évidente dans la transfusion sanguine, la compatibilité des groupes sanguins ABO du donneur et du receveur est elle aussi essentielle pour la survie des tissus greffés, étant donné que l'"endothélium vasculaire exprime les antigènes des groupes sanguins. Ceci signifie que les vaisseaux sanguins de l'organe du donneur peuvent être attaqués par des anticorps contre les groupes sanguins présents chez des receveurs incompatibles. La compatibilité des antigènes des groupes sanguins autres que ceux du groupe ABO (par exemple, Rh ou Lewis) n'est pas critique pour une transplantation parce que ces antigènes ne sont exprimés que sur les cellules rouges du sang.

Diverses observations faites par P.B. Medawar au début des années 1940 ont permis une compréhension de la nature du rejet des greffons. Alors qu'il s'occupait de brûlés lors de la Deuxième Guerre mondiale, il a observé que les greffons de peau d'un site à un autre du même patient étaient facilement acceptés, tandis que les greffons venant de parents étaient rejetés. Chez un patient, un greffon de peau d'un frère avait été rejeté ; lorsqu'il a tenté d'implanter un second greffon du même donneur, la réaction de rejet est apparue beaucoup plus rapidement et avec une beaucoup plus grande intensité. Dans des expérimentations animales ultérieures, Medawar a découvert qu'une première sensibilisation par des cellules d'un donneur incompatible conduisait à un rejet intensifié d'un greffon ultérieur. En 1945, il a publié un article suggérant que le rejet d'un greffon résultait d'une réponse immunitaire contre l'organe du donneur. Indépendamment de l'habilité du chirurgien, une transplantation chirurgicalement réussie peut être annihilée par une attaque immunitaire. Le système développé pour reconnaître et détruire les cellules du Soi altérées est simplement en train d'effectuer sa fonction en reconnaissant et en détruisant les cellules étrangères d'un greffon. Depuis ces dernières découvertes, la sous-discipline de l'immunologie de la transplantation s'est développée pour étudier les bases immunologiques du rejet du greffon et pour trouver des techniques permettant la réduction de l'action du système immunitaire, augmentant par là l'acceptation du greffon. Il est à remarquer que les études de cet aspect pratique de l'immunologie ont conduit à nous faire avancer à pas de géant dans la compréhension des processus immunitaires fondamentaux. Comme il est détaillé dans le chapitre 7, la découverte du complexe majeur d'histocompatibilité a été un résultat direct de l'étude du rejet des greffes chez l'Homme et des transplantations des tumeurs chez les animaux.

Un but immédiat de l'immunologie de la transplantation est de prévenir le rejet des greffons venant de donneurs génétiquement non identiques. Divers agents immunosuppresseurs, développés dans le but de diminuer l'attaque immunitaire contre les greffons, peuvent certes aider à la survie des transplants, mais la majorité de ces agents ont un effet immunosuppresseur global et leur utilisation pendant une longue durée est délétère. De nouvelles méthodes permettant d'induire une tolérance spécifique aux greffons sans supprimer les autres réponses immunitaires sont en cours de développement et promettent une plus longue survie des transplants. Ce chapitre décrit les mécanismes à la base du rejet des greffons, les divers procédés utilisés pour prolonger la survie du greffon, ainsi que les obstacles qui doivent impérativement être surmontés pour maîtriser tout le potentiel de la transplantation en tant qu'instrument clinique.

Base immunologique du rejet du greffon

Le degré de la réponse immunitaire contre un greffon varie selon le type de greffon. Les termes ci-après sont utilisés pour décrire divers types de transplants :

- Une autogreffe est un tissu du Soi transféré d'un point de l'organisme à un autre, chez un même individu. Ces greffes sont souvent effectuées chez les brûlés par transfert de peau saine sur la zone brûlée.
- L'isogreffe est un tissu transféré entre individus génétiquement identiques. Dans des souches consanguines de souris, une isogreffe peut être effectuée d'une souris à une autre souris syngénique. Chez l'Homme, une isogreffe peut être effectuée entre des jumeaux génétiquement identiques (monozygotes).
- Une allogreffe est un tissu transféré entre des membres génétiquement différents de la même espèce. Chez les souris, une allogreffe est effectuée en transférant un tissu ou un organe d'une souche consanguine à une autre. Chez l'Homme, sauf lorsqu'un jumeau monozygote est disponible, les greffes d'organes d'un individu à un autre sont des allogreffes.
- La xénogreffe est un tissu transféré entre des espèces différentes (par exemple, la greffe du cœur d'un babouin à un Homme).

Les autogreffes et les isogreffes sont habituellement acceptées, étant donné l'identité génétique entre le greffon et l'hôte (figure 21.1a). Puisqu'une allogreffe est génétiquement dissemblable au tissu de l'hôte, elle est souvent reconnue comme étrangère par le système immunitaire et rejetée. Bien évidemment, les xénogreffes présentent la plus grande disparité génétique et, par conséquent, déclenchent un vigoureux rejet du greffon.

Spécificité et mémoire de la réponse de rejet

Le moment où est rejetée une allogreffe varie selon le tissu impliqué. En général, les greffes de peau sont rejetées plus rapidement que celles d'autres tissus, tels que le rein ou le cœur. En dépit de ces différences dans le temps, une réponse immunitaire qui se termine par un rejet du greffon présente toujours les attributs de spécificité et de mémoire. Lorsqu'une souche A de souris consanguine reçoit une greffe de peau d'une souche B, il apparaît un rejet primaire du greffon, connu sous le nom de rejet de première intention (figure 21.1b). Tout d'abord, la peau se revascularise entre les jours 3 et 7 ; alors que la réaction se développe, le transplant vascularisé est infiltré par des lymphocytes, des monocytes, des neutrophiles et d'autres cellules inflammatoires. Il y a une diminution de la vascularisation du tissu transplanté entre les 7e et 10e jours, une nécrose apparente à partir du 10e jour et un rejet complet à partir des 12e-14e jours.

La mémoire immunitaire est démontrée lorsqu'un second greffon de souche B est transféré à une souris de souche A préalablement greffée. Dans ce cas, une réaction de rejet du greffon se développe plus rapidement qu'après la première greffe, avec un rejet complet apparaissant dans les 5 à 6 jours. Cette réponse secondaire est appelée rejet de seconde intention (figure 21.1c). La spécificité du rejet

Visualisation des concepts

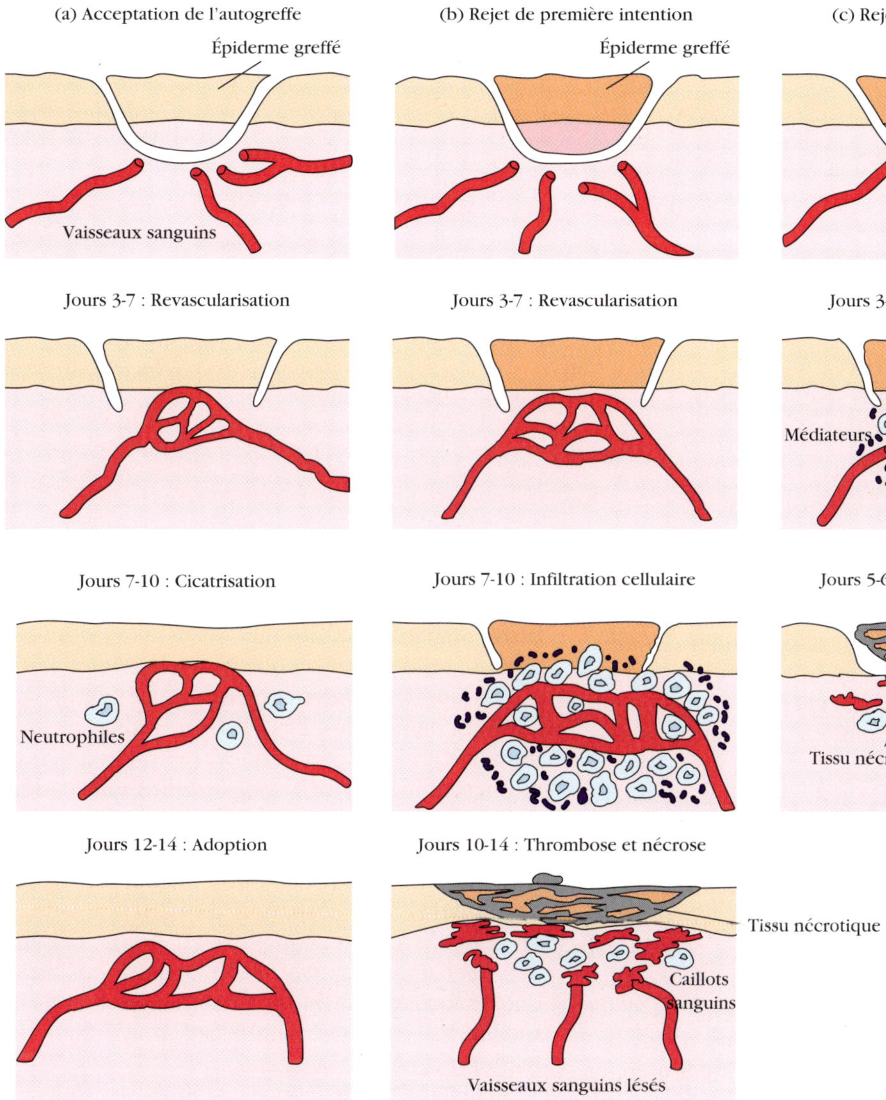

FIGURE 21.1 Représentations schématiques des processus d'acceptation ou de rejet d'une greffe. (a) L'acceptation d'une autogreffe est terminée entre les 12e et le 14e jours. (b) Un rejet de première intention d'une allogreffe commence entre les 7e et 10e jours qui suivent la greffe, avec un rejet complet qui se produit entre les 10e et 14e jours. (c) Un rejet de seconde intention d'une allogreffe commence entre les 3e et 4e jours, avec un rejet complet à partir des 5e ou 6e jours. L'infiltrat cellulaire qui envahit une allogreffe (b, c) contient des lymphocytes, des phagocytes et d'autres cellules inflammatoires.

de seconde intention peut être démontrée en implantant un greffon de souche C non apparentée en même temps que le second greffon de souche B. Le rejet de la greffe de souche C se déroule suivant la cinétique du rejet de première intention, tandis que le greffon de souche B est éliminé de façon accélérée comme un rejet de seconde intention.

Rôle des réponses à médiation cellulaire

Au début des années 1950, Avrion Mitchison a montré dans des expériences de transfert adoptif que les lymphocytes, mais pas l'anticorps sérique, pouvaient transférer l'immunité contre les allogreffes. Des études ultérieures ont commencé à impliquer les cellules T dans le rejet des allogreffes. Par exemple, des souris nude (ou nues), qui n'ont pas de thymus et par conséquent pas de cellules T fonctionnelles, se sont montrées incapables de rejeter les allogreffes. En fait, ces souris acceptent même les xénogreffes. Dans d'autres études, on a montré que les cellules T dérivées d'une souris activée contre les allogreffes, transfèrent la capacité de rejet de seconde intention d'une allogreffe à un receveur syngénique non activé, aussi longtemps que le receveur était greffé avec le même tissu allogénique (figure 21.2).

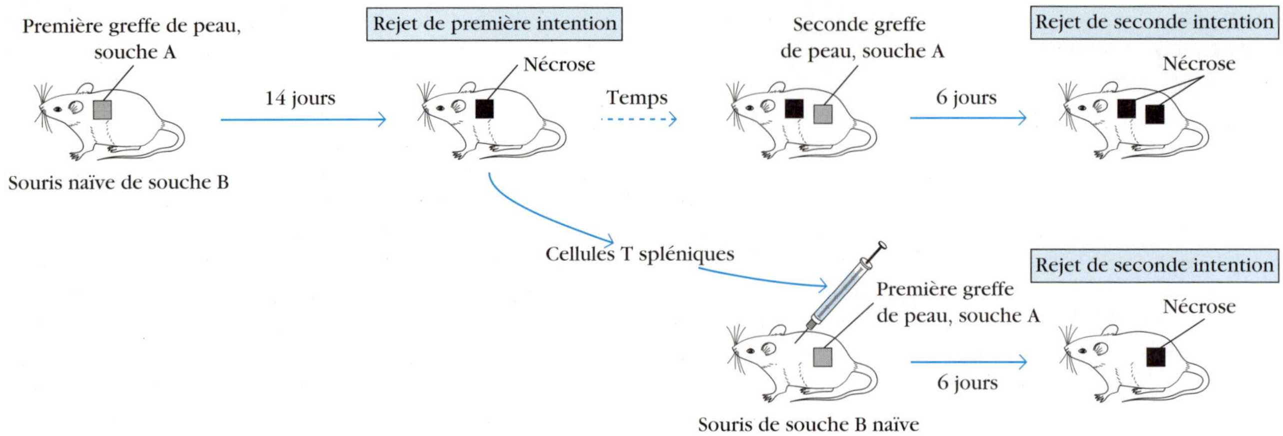

FIGURE 21.2 Démonstration expérimentale selon laquelle les cellules T peuvent transférer le rejet d'une allogreffe. Lorsque des cellules T dérivées d'une souris activée par une allogreffe sont transférées à une souris syngénique non activée, le receveur développe un rejet de seconde intention contre une allogreffe initiale de la souche allogénique originale.

L'analyse des sous-populations de cellules T impliquées dans le rejet des allogreffes a mis en cause les populations $CD4^+$ et $CD8^+$. Dans une étude, le rôle des sous-populations de cellules T $CD4^+$ et $CD8^+$ dans le rejet des allogreffes de peau a été analysé en injectant aux souris receveuses des anticorps monoclonaux pour diminuer l'un ou les deux types de cellules T puis en mesurant la vitesse du rejet de la greffe. Comme il est montré dans la figure 21.3, l'élimination de la population $CD8^+$ seule n'a pas d'effet sur la survie du greffon et ce dernier est éliminé à la même vitesse que chez les souris témoin (15 jours). L'élimination de la seule population de cellules T $CD4^+$ prolonge la survie du greffon de 15 à 30 jours. Cependant, l'élimination des cellules T $CD4^+$ et $CD8^+$ se traduit par une survie de longue durée (jusqu'à 60 jours) des allogreffes. Cette étude indiquait que les cellules T $CD4^+$ et $CD8^+$ participaient toutes deux au rejet et que la collaboration des deux sous-populations se traduisait par un rejet plus efficace du greffon.

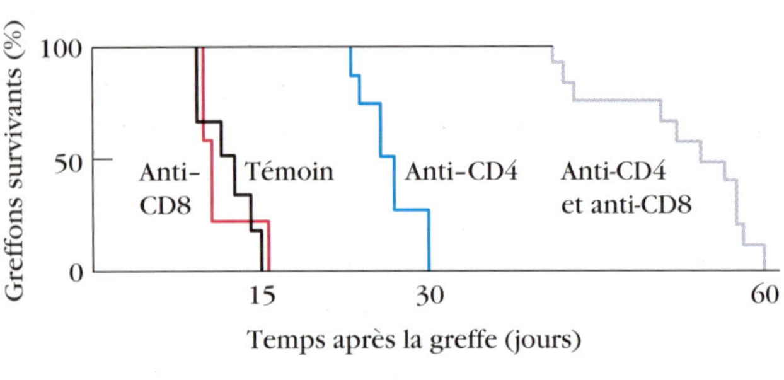

FIGURE 21.3 Le rôle des cellules T $CD4^+$ et T $CD8^+$ dans le rejet d'une allogreffe est démontré par les courbes présentant les temps de survie de greffons de peau entre des souris incompatibles pour le CMH. Les animaux chez lesquels les cellules T $CD8^+$ étaient éliminées par traitement avec un anticorps monoclonal anti-CD8 (rouge) montraient une petite différence avec les souris témoin non traitées (noir). Le traitement avec l'anti-CD4 monoclonal (bleu) améliorait la survie des greffons de façon significative et le traitement avec les deux anticorps, anti-CD4 et anti-CD8, prolongeait la survie du greffon de façon beaucoup plus importante (violet). [D'après SP Cobbold *et al.*, 1986, *Nature* **323**:165.]

Antigènes de transplantation

Les tissus qui sont antigénétiquement semblables sont dits **histocompatibles** ; de tels tissus n'induisent pas une réponse immunitaire conduisant à leur rejet. Les tissus qui présentent des différences antigéniques significatives sont histo-incompatibles. De tels tissus induisent une réponse immunitaire qui conduit à leur rejet. Les divers antigènes qui déterminent l'histocompatibilité sont codés par plus de 40 locus différents, mais les locus responsables de la plupart des réactions violentes de rejet d'une allogreffe sont localisés dans le **complexe majeur d'histocompatibilité (CMH)**. L'organisation du CMH, appelé complexe H-2 chez la souris et complexe HLA chez l'Homme, a été décrite dans le chapitre 7 (voir la figure 7.1). Étant donné que les locus du CMH sont étroitement liés, ils sont habituellement transmis comme un groupe complet, appelé **haplotype**, par chaque parent.

Dans une souche consanguine de souris, tous les animaux sont homozygotes pour chaque locus du CMH. Lorsque les souris de deux souches consanguines différentes, avec des haplotypes *b* et *k*, par exemple, sont croisées, toute la progéniture F1 hérite d'un haplotype de chaque parent (voir la figure 7.2a). Ces descendants F1 possèdent un CMH de type *b/k* et peuvent accepter des greffons de chacun de leurs parents. Cependant, aucune des souches parentales ne peut accepter des greffons venant des descendants F1, parce que chaque parent manque de l'un des haplotypes de F1. L'héritage du CMH dans des populations non consanguines est plus complexe, parce que le haut degré de polymorphisme présenté au niveau de chaque locus du CMH donne une forte probabilité d'hétérozygotie au niveau de la plupart des locus. Dans les accouplements de membres d'animaux non consanguins, il n'y a que 25 % de chances pour que deux descendants héritent d'haplotypes identiques du CMH (voir la figure 27.2c), à moins que les parents ne partagent un ou plusieurs haplotypes. Par conséquent, dans le cas des greffes d'organe ou de moelle osseuse, on peut assurer qu'il y a 25 % de chance d'identité du CMH entre les descendants. Dans les greffes de parent à enfant, le donneur et le receveur auront toujours un haplotype en commun, mais seront incompatibles pour l'haplotype hérité de l'autre parent.

Typage tissulaire

Étant donné que des différences dans les antigènes des groupes sanguins et du système majeur d'histocompatibilité sont responsables des réactions les plus violentes de rejet du greffon, différents procédés de typage des tissus permettant d'identifier ces antigènes ont été développés en vue de cribler les cellules du donneur potentiel et du receveur et d'évaluer la probabilité de la compatibilité des tissus. Tout d'abord, le donneur et le receveur sont criblés pour la compatibilité de leur groupe sanguin ABO. Les antigènes des groupes sanguins sont exprimés sur les globules rouges du sang, les cellules épithéliales et les cellules endothéliales. Les anticorps produits chez le receveur contre l'un de ces antigènes présents dans le tissu transplanté induiront une lyse, médiée par les anticorps et le complément, des cellules du donneur incompatible.

Le typage HLA des donneurs potentiels et d'un receveur peut être accompli par un test de microcytotoxicité (figure 21.4a, b). Dans ce test, des cellules blanches du sang des donneurs potentiels et du receveur sont distribuées dans une série de puits d'une plaque de microtitration, puis des anticorps spécifiques des divers allèles de classe I ou de classe II du CMH sont ajoutés aux différents puits. Après incubation, du complément est ajouté aux puits et la cytotoxicité est évaluée par la capture ou l'exclusion de divers colorants (par exemple, le bleu trypan ou l'éosine) par les cellules. Lorsque les cellules blanches du sang expriment l'allèle du CMH dont est spécifique un anticorps monoclonal particulier, alors les cellules seront lysées après addition de complément, et ces cellules mortes prendront un colorant tel que le bleu trypan. Le typage HLA fondé sur la microcytotoxicité médiée par un anticorps peut ainsi indiquer la présence ou l'absence des divers allèles du CMH.

Même lorsqu'un donneur totalement compatible pour l'HLA n'est pas disponible, la transplantation peut être couronnée de succès. Dans cette situation, une réaction mixte lymphocytaire unidirectionnelle (MLR, de *mixed-lymphocyte reaction*) peut être utilisée pour quantifier le degré de compatibilité des molécules de classe II du CMH entre les donneurs potentiels et un receveur (figure 21.4c). Les lymphocytes d'un donneur potentiel, préalablement irradiés par des rayons X ou traités par de la mitomycine C, servent de cellules stimulatrices et les lymphocytes du receveur servent de cellules répondeuses. La prolifération des cellules T du receveur, qui indiquent une activation des cellules T, est mesurée par l'incorporation de la [^{3}H]thymidine dans le DNA cellulaire. Plus les différences des molécules de classe II du CMH entre les cellules du donneur et celles du receveur sont grandes, plus l'incorporation de la [^{3}H]thymidine sera observée dans un dosage MLR. Une intense prolifération des lymphocytes du receveur indique un mauvais pronostic pour la survie du greffon. L'avantage de la MLR sur le typage par microcytotoxicité est qu'elle donne une meilleure indication du degré d'activation des cellules T_H créé en réponse aux antigènes de classe II du CMH du greffon potentiel. Le désavantage de la MLR est qu'elle prend plusieurs jours. Lorsque le donneur potentiel est un cadavre, par exemple, il n'est pas possible d'attendre aussi longtemps les résultats de la MLR parce que l'organe doit être utilisé rapidement après son prélèvement sur le cadavre. Dans ce cas, on doit faire confiance aux tests de microcytotoxicité qui peuvent être effectués en quelques heures.

L'importance de la compatibilité du CMH dans l'acceptation des allogreffes est confirmée par les données recueillies à propos des transplantations de rein. Les données de la figure 21.5 révèlent que la survie des greffons de rein dépend essentiellement de l'appariement donneur-receveur pour les antigènes HLA de classe II. L'appariement ou le non appariement des antigènes de classe I ont un effet moindre sur la survie du greffon, à moins qu'il n'y ait aussi non appariement des antigènes de classe II. Un taux de survie à deux ans de 90 % est obtenu pour des transplants de rein dans lesquels un ou deux locus HLA de classe I sont mésappariés, tandis que des reins transplantés avec des différences dans les molécules de classe II du CMH n'ont que 70 % de chances de durer pendant cette période. Ceux qui possèdent un plus grand nombre de mésappariements ont un très faible taux de survie à un an après la transplantation. Comme il est décrit ci-après, l'appariement de l'HLA est plus importante pour les transplantations de rein ou de moelle osseuse. Les transplantations de foie ou de cœur peuvent survivre malgré un plus grand mésappariement.

L'identité du CMH du donneur et de l'hôte n'est pas le seul facteur qui détermine l'acceptation d'un tissu. Lorsque le tissu est transplanté entre des individus génétiquement différents, même si leurs antigènes du CMH sont identiques, le tissu transplanté peut être rejeté en raison de différences au niveau de divers locus mineurs d'histocompatibilité. Comme il est décrit dans le chapitre 10, les antigènes majeurs d'histocompatibilité sont reconnus directement par les cellules T_H et les cellules T_C, phénomène connu sous le nom d'alloréactivité. En revanche, les antigènes mineurs d'histocompatibilité ne sont reconnus que lorsqu'ils sont présentés dans le contexte des molécules du CMH du Soi. Le rejet tissulaire induit par des différences dans les antigènes mineurs d'histocompatibilité est habituellement moins violent que lorsqu'il est induit par des différences dans les antigènes majeurs d'histocompatibilité. Néanmoins, la réaction à ces différences tissulaires mineures conduit souvent à un rejet du greffon. Pour cette raison, le succès d'une transplantation, même entre individus dont les HLA sont identiques, nécessite une certaine immunosuppression.

Mécanismes impliqués dans le rejet du greffon

Le rejet du greffon est causé essentiellement par une réponse immunitaire à médiation cellulaire contre les allo-antigènes (principalement, les molécules du CMH) exprimés à la surface des cellules du greffon. Les réactions d'hypersensibilité retardée et les réactions de cytotoxicité à médiation cellulaire ont été toutes deux mises en cause. Le processus de rejet du greffon peut être divisé en deux étapes : (1) une phase de sensibilisation, dans laquelle les lymphocytes du receveur réactifs aux antigènes prolifèrent en réponse aux allo-antigènes du greffon et (2) une étape effectrice, dans laquelle prend place la destruction immunitaire du greffon.

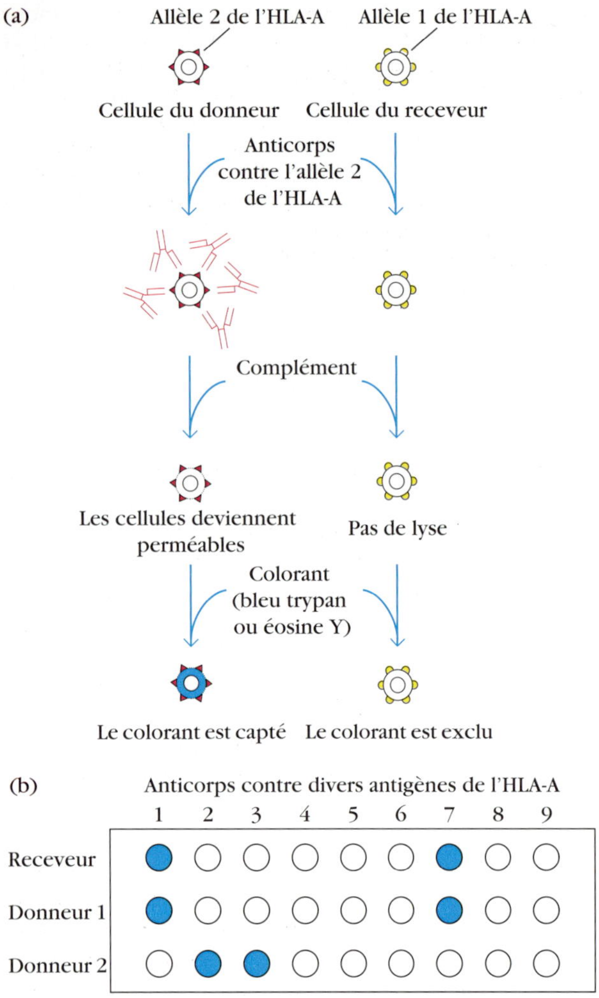

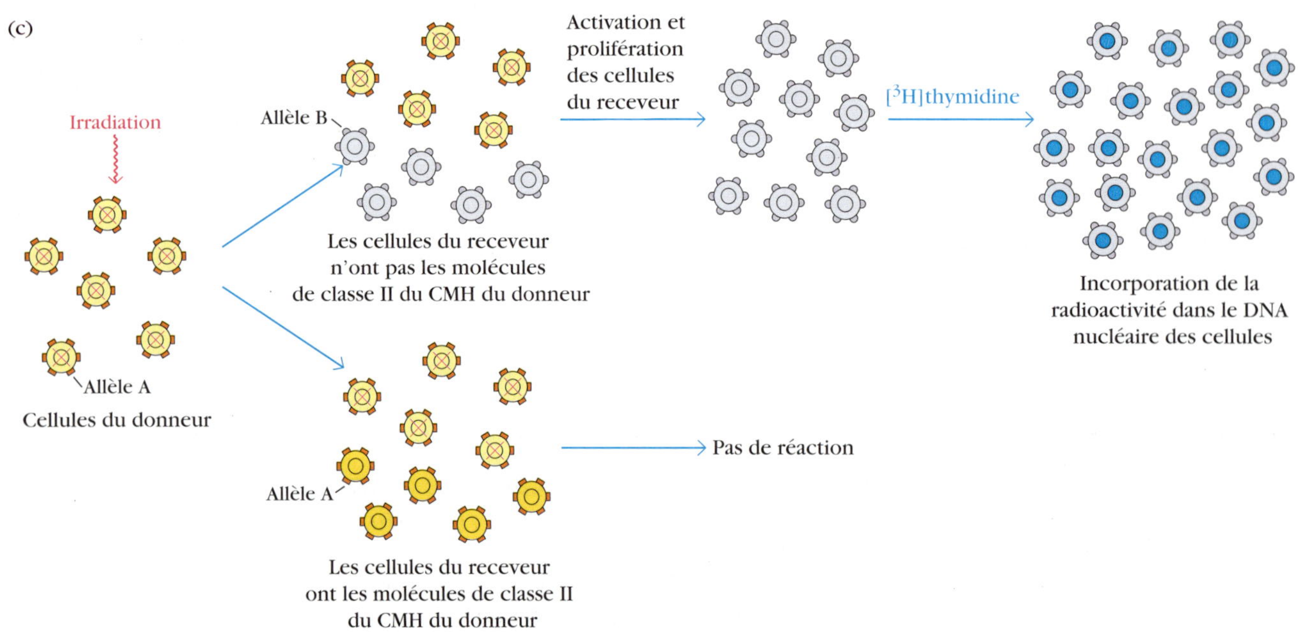

FIGURE 21.4 Procédés de typage des antigènes de l'HLA. (a, b) Typage de l'HLA par microcytotoxicité. (a) Les cellules rouges du sang de donneurs potentiels et celles du receveur sont déposées dans des puits séparés d'une plaque de microtitration. L'exemple décrit la réaction des cellules du donneur et de celles du receveur avec un seul anticorps dirigé contre un antigène HLA-A. La séquence des réactions montre que lorsque l'antigène est présent sur les lymphocytes, l'addition du complément les rendra poreuses et incapables d'exclure le colorant ajouté. (b) Étant donné que les cellules expriment de nombreux antigènes de l'HLA, elles sont testées séparément par une batterie d'anticorps spécifiques des différents antigènes HLA-A. Ici, le donneur A partage des antigènes HLA-A reconnus par les antisérums dans les puits 1 et 7 avec le receveur, tandis que le donneur 2 n'a pas d'antigènes HLA en commun avec le receveur. (c) Réaction mixte lymphocytaire permettant de déterminer l'identité des antigènes de classe II de l'HLA entre un donneur potentiel et un receveur. Les lymphocytes du donneur sont irradiés ou traités par la mitomycine C pour empêcher la division cellulaire, puis ils sont ajoutés aux cellules du receveur. Si les antigènes de classe II des deux populations cellulaires sont différents, les cellules du receveur se diviseront rapidement et incorporeront de grandes quantités de nucléotides radioactifs dans le DNA nucléaire nouvellement synthétisé. La quantité de nucléotides radioactifs incorporés est approximativement proportionelle aux différences des molécules de classe II du CMH entre les lymphocytes du donneur et ceux du receveur.

Étape de sensibilisation

Au cours de la phase de sensibilisation, les cellules T $CD4^+$ et $CD8^+$ reconnaissent les allo-antigènes exprimés sur les cellules du greffon étranger et répondent en proliférant. Les allo-antigènes majeurs ou mineurs d'histocompatibilité peuvent être reconnus. En général, la réponse aux antigènes mineurs d'histocompatibilité est faible, bien que la réponse combinée à certaines différences mineures puisse parfois être très vigoureuse. La réponse aux antigènes majeurs d'histocompatibilité implique la reconnaissance de la molécule du CMH du donneur et d'un peptide associé dans la cavité de la molécule du CMH. Les peptides présents dans la cavité des molécules allogènes de classe I du CMH dérivent des protéines

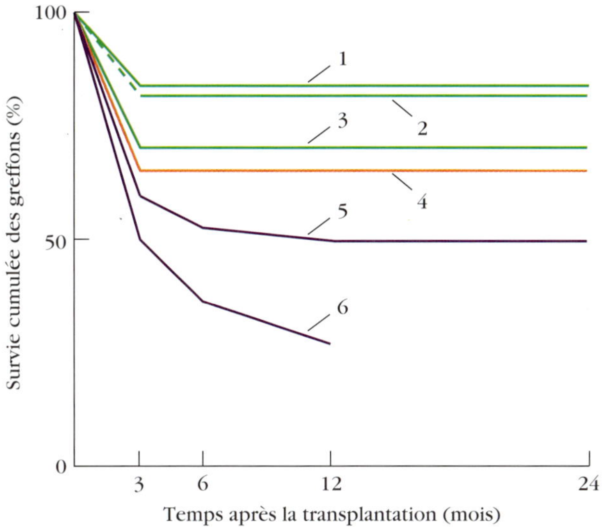

Courbe n°	Mésappariements de l'HLA (nombre de) Classe I	Classe II
1	0	0
2	1 ou 2	0
3	3 ou 4	0
4	0	1 ou 2
5	1 ou 2	1 ou 2
6	3 ou 4	1 ou 2

FIGURE 21.5 Effet de la compatibilité des antigènes de classe I et des antigènes de classe II de l'HLA sur la survie des reins greffés. L'incompatibilité d'un ou de deux antigènes de classe I (HLA-A ou HLA-B) a peu d'effet sur la survie du greffon. Une seule différence dans la classe II (ligne 4) a le même effet que trois ou quatre différences dans les antigènes de classe I (ligne 3). Lorsque les antigènes de classe I et de classe II sont tous deux incompatibles, le rejet est accéléré. [D'après T Moen *et al.*, 1980, *N. Engl. J. Med.* **303**:850.]

synthétisées au sein de la cellule allogénique. Les peptides présents dans la cavité des molécules allogéniques de classe I du CMH sont généralement des protéines captées et apprêtées par la voie endocytaire de la cellule allogénique présentatrice de l'antigène. Dans certains cas, les fragments peptidiques des molécules allogéniques de classe I du CMH peuvent être présentés au sein de la cavité d'une molécule de classe II.

Une cellule T_H hôte est activée lorsqu'elle interagit avec une cellule présentatrice de l'antigène (APC, de *antigen-presenting cell*) qui exprime un complexe entre un ligand antigénique approprié et une molécule du CMH et qui fournit le signal de costimulation nécessaire. Selon le tissu, différentes populations de cellules au sein d'un greffon peuvent fonctionner comme APC. Étant donné que les cellules dendritiques sont présentes dans la plupart des tissus et qu'elles expriment constitutivement des taux élevés de molécules de classe II du CMH, elles représentent les principales APC des greffons. Les APC originaires de l'hôte peuvent aussi migrer dans le greffon et effectuer l'endocytose d'allo-antigènes étrangers (les molécules majeures ou mineures d'histocompatibilité), puis les présenter sous forme de peptides apprêtés avec des molécules du CMH du Soi.

Dans certains organes et dans certaines greffes tissulaires (par exemple, les greffes de rein, de thymus ou d'îlôts pancréatiqus) on a montré qu'une population d'APC du donneur (appelée leucocytes passagers) migrait du greffon vers les ganglions lymphatiques régionaux (figure 21.6). Ces leucocytes passagers sont des cellules dendritiques qui expriment des taux élevés de molécules de classe II du CMH (avec des taux normaux de molécules de classe I du CMH) et qui sont largement distribuées dans les tissus des mammifères, à l'exception notable du cerveau. Étant donné que les leucocytes passagers expriment les antigènes allogéniques du CMH du donneur du greffon, ils sont reconnus comme étrangers et donc ils stimulent l'activation immunitaire des lymphocytes T dans le ganglion lymphatique.

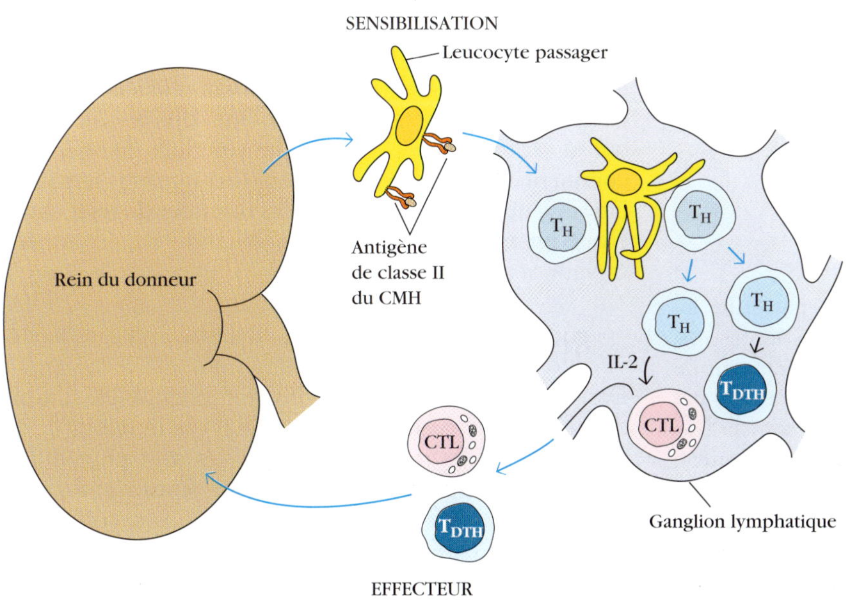

FIGURE 21.6 La migration des leucocytes passagers du greffon du donneur aux ganglions lymphatiques régionaux du receveur se traduit par l'activation des cellules T_H en réponse aux différents antigènes de classe II du CMH exprimés par les leucocytes passagers. Ces cellules T_H activées induisent ensuite la création de cellules T_{DTH} et/ou de CTL, qui tous deux médient le rejet du greffon.

Les leucocytes passagers ne sont pas les seules cellules impliquées dans la stimulation immunitaire. Par exemple, ils ne semblent jouer aucun rôle dans les greffes de peau. D'autres types de cellules, qui ont été impliqués dans la présentation des allo-antigènes au système immunitaire, incluent les cellules de Langerhans et les cellules endothéliales qui bordent les vaisseaux sanguins. Ces deux types de cellules expriment des antigènes de classe I et de classe II du CMH.

Le degré et le type de réponse immunitaire varient selon le type de transplantation. Comme il sera décrit ci-après, certaines transplantations dans des sites dits immunologiquement privilégiés (tels que l'œil et le cerveau) ne rencontrent pas les cellules du système immunitaire et peuvent être tolérées en dépit de l'incompatibitilité des types génétiques. Ceci n'est pas vrai pour la plupart des allogreffes. Lorsque de la peau, qui n'a pas de vaisseaux sanguins importants, est greffée, au début elle ne contient pas de vaisseaux sanguins fonctionnels. Lorsque ces derniers se rétablissent (voir la figure 21.1), les lymphocytes de l'hôte apportés aux tissus par les capillaires ou les lymphatiques, rencontrent les antigènes étrangers du greffon de peau, puis sont portés par les lymphatiques afférents vers les ganglions lymphatiques régionaux. Des lymphocytes effecteurs sont générés dans les ganglions régionaux, puis renvoyés par les lymphatiques au greffon pour développer une attaque immunitaire. Dans les transplantations de rein ou de cœur, la vascularisation sanguine est immédiatement restaurée parce qu'il est nécessaire de sutturer les principaux vaisseaux sanguins du greffon et ceux de l'hôte. Dans ce cas, les lymphocytes du sang de l'hôte rencontrent les allo-antigènes du greffon, puis ils sont apportés par les vaisseaux sanguins à la rate ou par les lymphatiques aux ganglions lymphatiques régionaux. Là, au sein de la rate ou des ganglions lymphatiques, des cellules effectrices sont générées, puis ramenées au greffon par les vaisseaux sanguins ou lymphatiques.

La reconnaissance des allo-antigènes exprimés à la surface des cellules d'un greffon induit une vigoureuse prolifération de cellules T chez l'hôte. Cette prolifération peut être démontrée *in vitro* dans une réaction mixte lymphocytaire (voir la figure 21.4c). Les cellules dendritiques et les cellules endothéliales vasculaires d'une greffe allogénique induisent une prolifération des cellules T de l'hôte. La principale cellule proliférative est la cellule T $CD4^+$ qui reconnaît directement les allo-antigènes de classe II ou les peptides allogéniques présentés par les cellules présentatrices de l'antigène de l'hôte. On pense que cette population amplifiée de cellules T_H activées joue un rôle central dans l'induction des divers mécanismes effecteurs du rejet d'une allogreffe.

Étape effectrice

Toute une série de mécanismes effecteurs participe au rejet d'une allogreffe (figure 21.7). Les plus habituels sont des réactions à médiation cellulaire impliquant une hypersensibilité retardée et une cytotoxicité médiée par les CTL ; les mécanismes les moins courants sont la lyse par un anticorps associé au complément et la destruction par cytotoxicité cellulaire dépendante des anticorps (ADCC, de *antibody-dependent cell mediated cytotoxicity*). La marque du rejet d'une greffe impliquant des réactions à médiation cellulaire est un influx de cellules T et de macrophages dans le greffon. Histologiquement, l'infiltration, dans de nombreux cas, ressemble à celle constatée lors d'une réponse d'hypersensibilité retardée, dans laquelle les cytokines produites par les cellules T_{DTH} favorisent l'infiltration des macrophages (voir la figure 14.15). La reconnaissance des allo-antigènes étrangers de classe I du greffon par les cellules $CD8^+$ de l'hôte peut conduire à une mort médiée par les CTL (voir la figure 14.4). Dans certains cas, le rejet du greffon est médié par les cellules T $CD4^+$ qui fonctionnent comme des cellules cytotoxiques restreintes à la classe II du CMH.

Dans chacun de ces mécanismes effecteurs, les cytokines sécrétées par les cellules T_H jouent un rôle central (voir la figure 21.7). Par exemple, on a constaté que l'IL-2, l'IFN-γ et le TNF-β étaient tous trois d'importants médiateurs du rejet du greffon. L'IL-2 favorise la prolifération des cellules T et est généralement nécessaire à la création des CTL effecteurs (voir la figure 14.1). L'IFN-γ est essentiel dans le développement d'une réponse DTH, l'augmentation de l'influx des macrophages dans le greffon et l'activation subséquente de ces derniers en cellules plus destructrices. On a montré que le TNF-β a un effet cytotoxique direct sur les cellules d'une greffe. De nombreuses cytokines favorisent le rejet du greffon en induisant l'expression de molécules de classe I ou de classe II du CMH à la surface des cellules du greffon. Les interférons (α, β et γ), le TNF-α et le TNF-β augmentent tous l'expression des molécules de classe I du CMH, et l'IFN-γ celle des molécules de classe II du CMH. Lors d'un épisode de rejet, les taux de ces cytokines augmentent, ce qui induit toute une série de types cellulaires au sein de la greffe pour exprimer les molécules de classe I ou de classe II du CMH. Dans les allogreffes de cœur chez le rat, par exemple, les cellules dendritiques sont, au début, les seules à exprimer les molécules de classe II du CMH. Cependant, lorsqu'une réaction à une allogreffe commence, une production localisée d'IFN-γ dans la greffe induit les cellules endothéliales vasculaires et les myocytes à exprimer des molécules de classe II du CMH, ce qui fait de ces cellules des cibles pour une attaque par les CTL.

Manifestations cliniques du rejet du greffon

L'évolution dans le temps des diverses réactions de rejet d'une greffe dépend du type du tissu ou de l'organe greffé et de celui de la réponse immunitaire impliquée. Les réactions du rejet hyperaigu apparaissent dans les 24 heures qui suivent la transplantation ; les réactions du rejet aigu commencent habituellement dans les premières semaines qui suivent la transplantation ; les réactions du rejet chronique peuvent n'apparaître que des mois ou des années suivant la transplantation.

Rejet hyperaigu

Dans des circonstances rares, un greffon est rejeté si rapidement que le tissu greffé n'a même pas le temps de se vasculariser. Ces réactions hyperaiguës sont provoquées par des anticorps spécifiques des antigènes de la greffe préexistants dans le sérum de l'hôte. Les complexes antigène-anticorps qui se forment activent le système du complément, ce dont il résulte une infiltration intense de

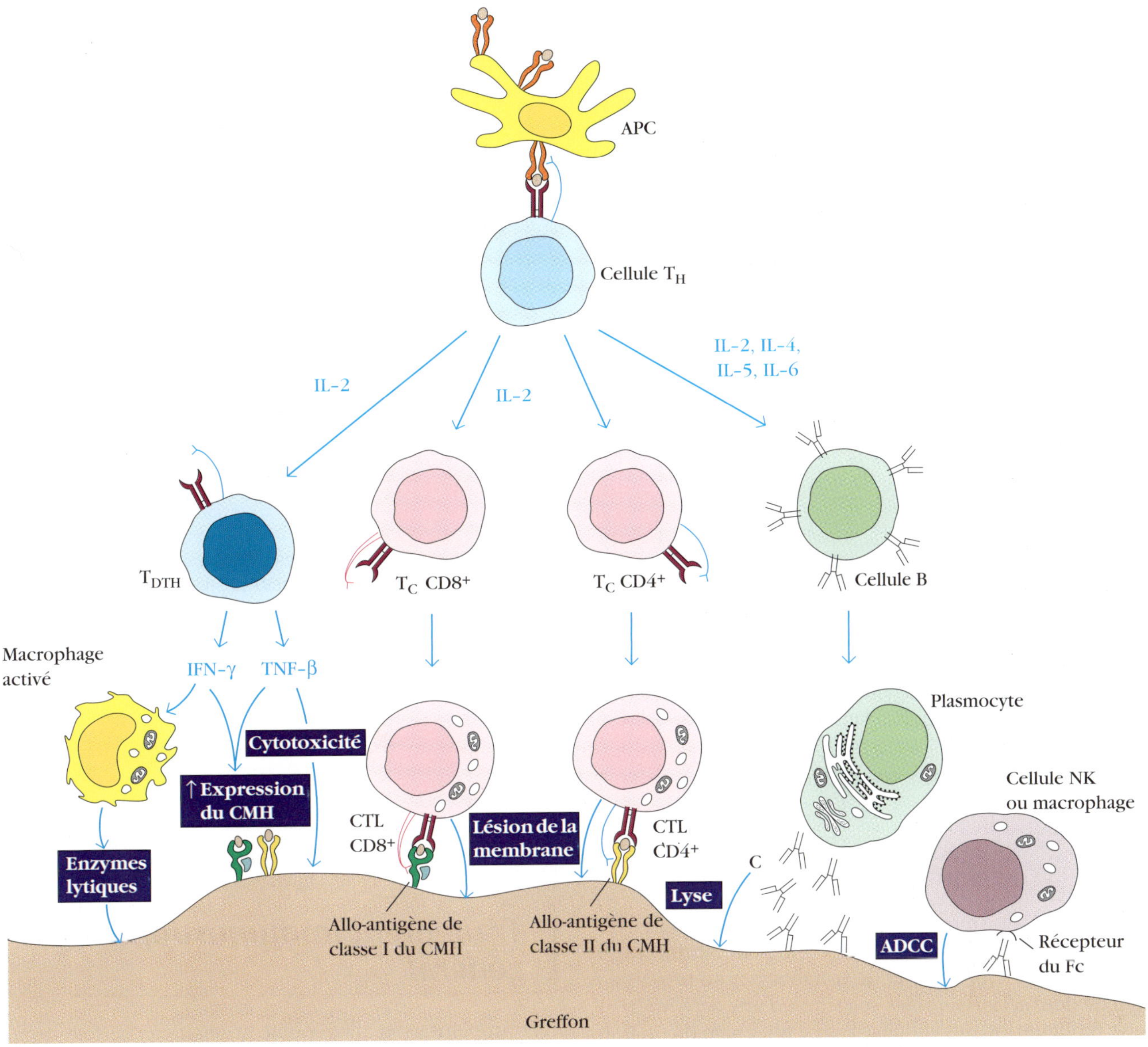

FIGURE 21.7 Mécanismes effecteurs (blocs violets) impliqués dans le rejet d'une allogreffe. La création ou l'activité de diverses cellules effectrices dépend directement ou indirectement des cytokines (bleu) secrétées par les cellules T_H activées. C = complément ; ADCC = cytotoxicité cellulaire dépendante des anticorps.

neutrophiles dans le tissu greffé. Les réactions inflammatoires qui s'ensuivent sont à l'origine de gros caillots sanguins au sein des capillaires, ce qui empêche la vascularisation du greffon (figure 21.8).

Divers mécanismes peuvent expliquer la présence d'anticorps préexistants spécifiques des antigènes allogéniques du CMH. Des transfusions de sang répétées développent parfois des taux significatifs d'anticorps contre les antigènes du CMH exprimés sur les cellules blanches du sang présentes dans le sang transfusé. Si certains de ces antigènes du CMH sont les mêmes que ceux exprimés par une greffe ultérieure, les anticorps peuvent alors réagir avec le greffon, ce qui induit une réaction de rejet hyperaigu. Avec des grossesses répétées, les femmes sont exposées aux allo-antigènes paternels du fœtus et peuvent développer des anticorps contre ces antigènes. Lorsqu'une femme reçoit une greffe exprimant certains de ces mêmes antigènes du CMH, le greffon est soumis à une réaction de rejet hyperaigu. Enfin, des individus qui ont déjà eu une greffe ont parfois des taux élevés d'anticorps contre les antigènes allogéniques du CMH de cette greffe ; ces anticorps médieront un rejet hyperaigu d'une greffe ultérieure qui exprime certains de ces mêmes antigènes allogéniques.

Dans certains cas, les anticorps préexistants qui participent au rejet hyperaigu du greffon pourraient être spécifiques des antigènes des groupes sanguins du greffon. Lorsqu'un typage cellulaire, ainsi qu'un typage des groupes sanguins ABO, sont effectués avant la transplantation, on peut détecter ces anticorps préexistants et éviter qu'une greffe conduise à un rejet hyperaigu.

Rejet aigu

Le rejet des allogreffes à médiation cellulaire se manifeste comme un rejet aigu du greffon commençant environ dix

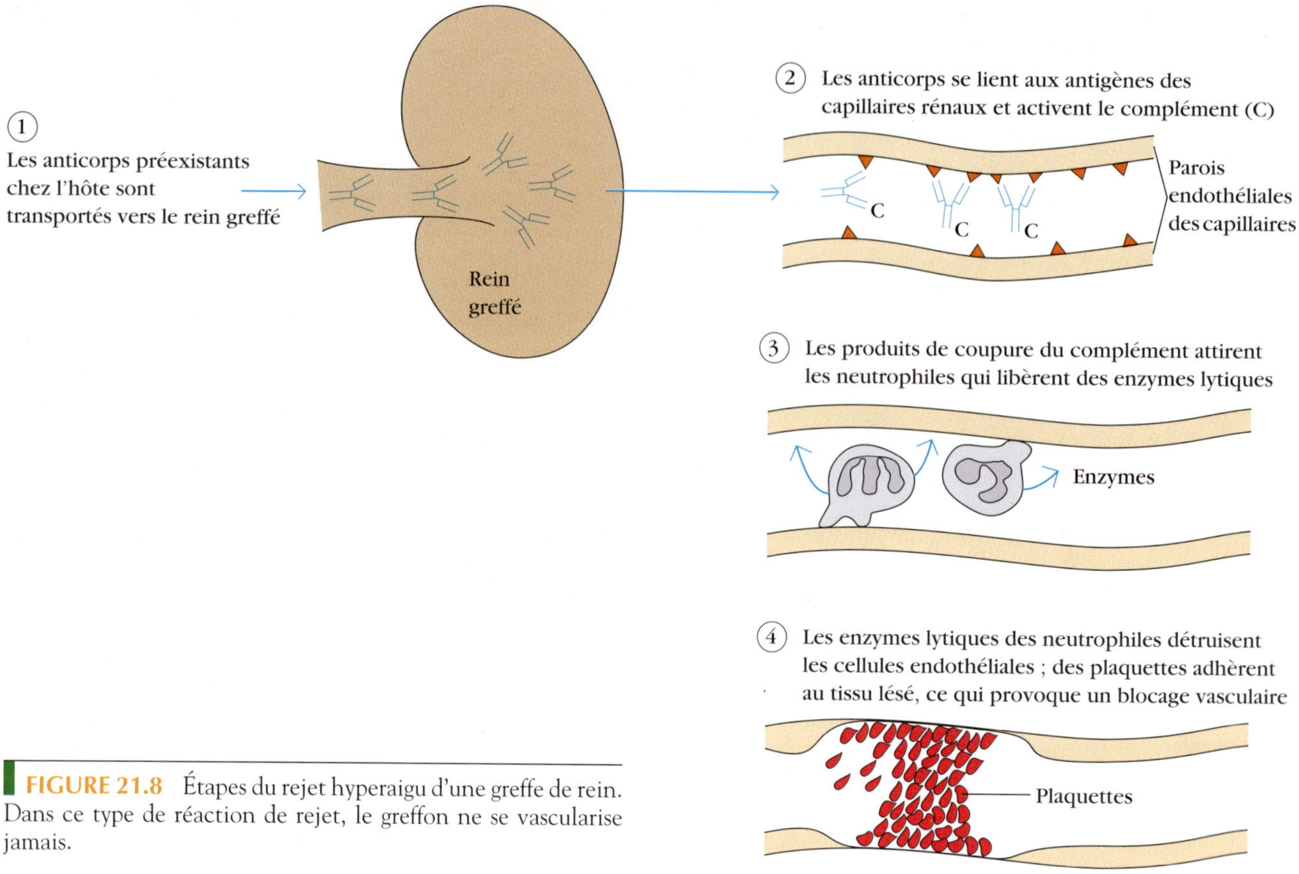

FIGURE 21.8 Étapes du rejet hyperaigu d'une greffe de rein. Dans ce type de réaction de rejet, le greffon ne se vascularise jamais.

jours après la transplantation (voir la figure 21.1b). L'examen histopathologique révèle une infiltration massive de macrophages et de lymphocytes au niveau du site de destruction du tissu, suggérant d'une activation et une prolifération des cellules T_H. Le rejet aigu du greffon est effectué par les mécanismes décrits précédemment (voir la figure 21.7).

Rejet chronique

Les réactions d'un rejet chronique se développent des mois, voire des années, après que les réactions de rejet aigu aient cessé. Les mécanismes du rejet chronique incluent des réponses humorales et des réponses à médiation cellulaire de la part du receveur. Bien que l'utilisation des immunosuppresseurs et l'application des méthodes de typage cellulaire permettant d'obtenir une compatibilité optimum entre le donneur et le receveur aient considérablement augmenté la survie des allogreffes au cours des premières années qui suivent la transplantation, peu de progrès ont été faits pour une survie de longue durée. L'utilisation des immunosuppresseurs décrits ci-après augmente grandement la survie de courte durée du transplant, mais dans la plupart des cas le rejet chronique n'est pas empêché. En fait, le temps moyen de survie d'un rein incompatible après la première année n'a pas été augmenté significativement depuis les années 1970. Les réactions du rejet chronique sont souvent difficiles à maitriser avec les immunosuppresseurs et peuvent entraîner une autre transplantation.

Traitement immunosuppresseur général

La transplantation allogénique nécessite un certain degré d'immunosuppression si l'on veut que le greffon survive. La plupart des traitements immunosuppresseurs qui ont été développés ont le désavantage d'être non spécifiques, c'est-à-dire qu'ils se traduisent par une immunosuppression généralisée des réponses à tous les antigènes, pas uniquement à ceux de l'allogreffe, ce qui augmente le risque d'infection chez le receveur. De plus, de nombreuses mesures immunosuppressives ont pour but de ralentir la prolifération des lymphocytes activés. Cependant, étant donné que les cellules autres que celles du système immunitaire, qui se divisent rapidement (par exemple, les cellules épithéliales de l'intestin ou les cellules souches hématopoïétiques de la moelle osseuse), sont elles aussi affectées, des complications graves ou même fatales peuvent survenir. Des patients soumis à un traitement immunosuppresseur de longue durée présentent un risque accru de cancers, d'hypertension et de maladies osseuses métaboliques.

Inhibiteurs de la mitose

L'azathioprine (Imuran), qui est un puissant inhibiteur des mitoses, est souvent donné immédiatement avant, puis après la transplantation pour diminuer la prolifération des cellules T en réponse aux allo-antigènes de la greffe. L'azathioprine agit sur les cellules en phase S du cycle cellulaire pour bloquer la synthèse de l'acide inosinique, qui est un précurseur des acides adénylique et guanylique des purines. La prolifération des cellules B, ainsi que celle des cellules T, est diminuée en présence d'azathioprine. Des essais immunitaires fonctionnels, tels que la MLR, la CML et les tests cutanés, montrent une diminution significative après traitement par l'azathioprine, ce qui indique une réduction globale du nombre des cellules T.

Deux autres inhibiteurs de la mitose, parfois utilisés en conjonction avec d'autres immunosuppresseurs, sont le cyclophosphamide et le méthotrexate. Le cyclophosphamide est un agent alkylant qui s'insère dans l'hélice du DNA où il contracte des liaisons croisées, ce qui conduit à la rupture de la chaîne de DNA. Il est particulièrement efficace contre les cellules en division rapide et, par conséquent, il est parfois donné au moment de la greffe pour bloquer la prolifération des cellules T. Le méthotrexate agit comme un antagoniste de l'acide folique pour bloquer la biosynthèse des purines. Le fait que les inhibiteurs de la mitose agissent sur toutes les cellules en division rapide, et non pas spécifiquement sur celles qui sont impliquées dans la réponse immunitaire contre l'allogreffe, peut conduire à des réactions secondaires délétères en contrariant la division des autres cellules fonctionnelles de l'organisme.

Corticostéroïdes

Comme il a été décrit à la fin du chapitre 15, les corticostéroïdes, tels que la prednisone et la dexaméthasone, sont de puissants agents anti-inflammatoires qui exercent leurs effets à de nombreux niveaux de la réponse immunitaire. Ces médicaments sont souvent donnés aux receveurs d'une greffe avec un inhibeur de la mitose, tel que l'azathioprine, pour prévenir les épisodes aigus du rejet du greffon.

Cyclosporine A, FK506 et rapamycine

La cyclosporine A (CsA), le FK506 et la rapamycine sont des métabolites fongiques doués de puissantes propriétés immunosuppressives. Bien que chimiquement non apparentés, la CsA et le FK506 ont des actions semblables. Les deux médicaments bloquent l'activation des cellules T au repos en inhibant la transcription des gènes qui codent l'IL-2 et le récepteur de haute affinité de l'IL-2 (IL-2R), qui sont essentiels pour l'activation. Comme il a été montré dans la figure 10-13 que la CsA et le FK506 exercent leurs effets en se liant à des protéines cytoplasmiques appelées immunophilines, pour former un complexe qui bloque l'activité phosphatasique de la calcineurine. Ceci prévient la formation et la translocation nucléaire de la sous-unité cytoplasmique NF-ATc et son assemblage ultérieur dans le NF-AT, protéine qui se lie au DNA et qui est nécessaire à la transcription des gènes codant de nombreuses molécules importantes pour l'activation des cellules T (voir la figure 10.12). La rapamycine est structuralement semblable au FK506 et se lie elle aussi à une immunophiline. Cependant, le complexe rapamycine-immunophiline n'inhibe pas l'activité de la calcineurine ; en fait, il bloque la prolifération et la différenciation des cellules T_H activées dans la phase G1 du cycle cellulaire. Les trois médicaments, inhibant la prolifération des cellules T_H et par conséquent l'expression des cytokines par les cellules T_H, réduisent l'activation subséquente de diverses populations effectrices impliquées dans le rejet des greffes, y compris les cellules T_{DTH}, les cellules T_C, les cellules NK, les macrophages et les cellules B.

Les propriétés profondément immunosuppressives de ces trois agents en ont fait le pivot des transplantations de cœur, de foie, de rein et de moelle osseuse. On a montré que la cyclosporine A prolonge la survie des greffons dans les transplantations de rein, de foie, de cœur et de cœur-poumon. Dans une étude de 209 transplantations de rein à partir de cadavres, le taux de survie à un an était de 64 % chez les receveurs auxquels on administrait d'autres traitements immunosuppresseurs et de 80 % chez ceux auxquels on donnait de la cyclosporine A. Des résultats semblables ont été obtenus avec les transplantations de foie (figure 21.9). En dépit de ces résultats impressionnants, la CsA a quelques effets secondaires négatifs, parmi lesquels le plus remarquable est sa toxicité pour le rein. Une néphrotoxicité aiguë est très courante, avec, dans certains cas, un passage progressif à la néphrotoxicité chronique et à l'insuffisance rénale médicamenteuse. Le FK506 et la rapamycine sont de nouveaux médicaments qui sont 10-100 fois plus puissants comme immunosuppresseurs que la CsA et, par conséquent, peuvent être administrés à des doses plus faibles, et donc avec des effets secondaires moindres que ceux de la CsA.

Irradiation lymphoïde totale

Étant donné que les lymphocytes sont extrêmement sensibles aux rayons X, une irradiation par ces derniers peut être utilisée pour éliminer les lymphocytes chez le receveur de la greffe juste avant que celle-ci ne soit pratiquée. Dans une irradiation lymphoïde totale par les rayons X, le receveur est soumis à de multiples expositions aux

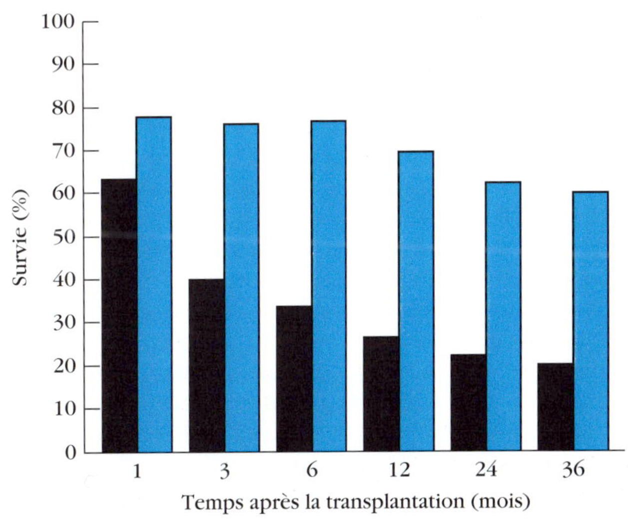

FIGURE 21.9 Comparaison des taux de survie des transplantations hépatiques chez 84 patients traités par une immunosuppression par l'azathioprine et les corticoïdes (noir) et du taux de survie chez 55 patients traités par une immunosuppression par la cyclosporine A et les corticoïdes (bleu). [Adapté de SM Sabesin et JW Williams, 1987, *Hosp. Pract.* **15**(july):75.]

rayons X dirigées contre le thymus, la rate et les ganglions lymphatiques avant la transplantation chirurgicale. Le protocole typique est une irradiation X journalière d'environ 200 rads pendant plusieurs semaines jusqu'à un total de 3 400 rads. Le receveur est greffé dans cet état d'immunosuppression. Étant donné que la moelle osseuse n'est pas irradiée, les cellules souches lymphoïdes prolifèrent et renouvellent la population des lymphocytes recirculants. Ces lymphocytes nouvellement formés semblent être plus tolérants aux antigènes de la greffe.

Traitement immunosuppresseur spécifique

En plus des effets secondaires néfastes propres aux divers traitements immunosuppresseurs décrits ci-dessus, une limitation qui leur est commune est qu'ils manquent de spécificité, produisant ainsi une immunosuppression plus ou moins généralisée et augmentant les risques d'infection chez le receveur. Ce qui est souhaitable, idéalement, est un immunosuppresseur spécifique d'antigènes qui réduise la réponse immunitaire aux allo-antigènes du greffon tout en préservant la capacité du receveur à répondre aux autres antigènes étrangers. Bien que ce but n'ait pas encore été atteint dans les greffes chez l'Homme, de récents succès dans des expérimentations animales indiquent que cela pourrait être possible. Une immunosuppression spécifique contre les allogreffes a été réalisée dans des expérimentations chez l'animal en utilisant des anticorps ou des ligands solubles réactifs des molécules de la surface cellulaire.

Anticorps monoclonaux contre les composants des cellules T ou les cytokines

Des anticorps monoclonaux dirigés contre diverses molécules de la surface des cellules du système immunitaire ont été utilisés avec succès pour supprimer l'activité des cellules T en général ou celle de sous-populations de cellules T. De plus, les résultats d'études effectuées sur des modèles animaux suggèrent de plus que certains monoclonaux pourraient être utilisés pour ne supprimer que les cellules T activées. Des succès avec des modèles animaux et des essais prévus chez l'Homme donnent des raisons de croire que les deux types de stratégie impliquant des anticorps pour supprimer le rejet seront disponibles tôt ou tard pour une utilisation clinique. Les anticorps monoclonaux peuvent être utilisés pour réduire, chez le receveur, une population de cellules plus ou moins spécifiques ; de façon alternative, ils peuvent être utilisés pour bloquer les signaux de costimulation. Dans le dernier cas, un état d'anergie est induit dans les cellules T qui réagissent aux antigènes présents dans l'allogreffe.

Une stratégie pour diminuer les cellules immunitaires met en œuvre l'utilisation d'un anticorps monoclonal contre la molécule CD3 du complexe du TCR. L'injection de tels anticorps monoclonaux se traduit par une rapide diminution des cellules T matures de la circulation. Cette diminution semble être provoquée par la liaison des cellules T recouvertes d'anticorps aux récepteurs du Fc de la surface des cellules phagocytaires qui ensuite phagocytent les cellules T et les éliminent de la circulation. En affinant ultérieurement cette stratégie, un agent cytotoxique tel que la toxine diphtérique est couplé à l'anticorps. La cellule avec laquelle l'anticorps réagit internalise la toxine, ce qui provoque sa mort. Une autre stratégie de déplétion utilisée pour augmenter la survie du greffon utilise des anticorps monoclonaux spécifiques du récepteur de l'IL-2 de forte affinité (anti-TAC). Étant donné que le récepteur de l'IL-2 de forte affinité n'est exprimé que sur les cellules T activées, l'exposition à l'anti-TAC après la greffe bloque spécifiquement la prolifération des cellules T activées en réponse aux allo-antigènes de la greffe.

Le traitement par des anticorps monoclonaux, qui était initialement employé pour la déplétion des cellules T chez les receveurs d'une greffe, a aussi été utilisé pour traiter la moelle osseuse des donneurs avant qu'elle ne soit transplantée. Un tel traitement est conçu pour diminuer les cellules T immunocompétentes dans une transplantation de moelle osseuse ; ces dernières sont les cellules qui réagissent avec les tissus du receveur, provoquant la maladie du greffon contre l'hôte (décrite ci-après). L'efficacité des anticorps monoclonaux contre les cellules T dans toutes ces stratégies est portée à son maximum en sélectionnant les isotypes des anticorps qui sont de bons activateurs du système du complément.

Le récepteur du CD3 et le récepteur de l'IL-2 de haute affinité sont des cibles présentes sur toutes les cellules T activées ; des molécules présentes dans des sous-populations particulières de cellules T pourraient aussi être des cibles pour un traitement immunosuppresseur. Par exemple, on a montré qu'un anticorps monoclonal contre le CD4 prolonge la survie du greffon. Dans une étude, on administrait à des singes une forte dose d'anti-CD4 juste avant qu'ils ne reçoivent une greffe de rein. La survie du greffon chez les animaux greffés était considérablement augmentée par rapport aux animaux témoin non traités. De façon intéressante, l'anti-CD4 ne réduisait pas le nombre des cellules T $CD4^+$ mais en fait semblait conduire les cellules T vers un état d'immunosuppression. C'est un exemple d'un anticorps non dépléteur.

D'autres cibles pour un traitement par un anticorps monoclonal sont les molécules d'adhésion de la surface cellulaire. Un traitement simultané avec des anticorps monoclonaux contre les molécules d'adhésion ICAM-1 et LFA-1 pendant 6 jours après la transplantation a permis une survie indéfinie de greffon cardiaque entre des souris allogéniques. Cependant, lorsque l'un ou l'autre des anticorps monoclonaux était administré seul, le transplant cardiaque était rejeté. La nécessité de deux anticorps monoclonaux administrés en même temps reflète probablement la redondance des molécules d'adhésion : le LFA-1 est connu pour se lier à l'ICAM-2 en plus de l'ICAM-1 ; l'ICAM-1 est connu pour se lier au Mac-1 et au CD43, en plus du LFA-1. Ce n'est que lorsque tous les appariements possibles parmi ces adhésines sont bloqués en même temps que l'adhésion et la transduction du signal par cette paire de ligands sont bloquées.

Une difficulté pratique potentielle dans l'utilisation des anticorps monoclonaux pour prolonger la survie de la greffe chez l'Homme est que ces derniers sont généralement des anticorps de souris. De nombreux receveurs développent une réponse anticorps contre l'anticorps monoclonal de souris, ce qui élimine rapidement ce dernier de l'organisme. Cette limitation a été levée par la fabrication d'anticorps monoclonaux humains et d'anticorps chimériques de souris humanisées (voir la figure 5.25 et les « Regards sur la clinique » du chapitre 5).

Étant donné que les cytokines semblent jouer un rôle important dans le rejet des allogreffes, une autre stratégie pour prolonger la survie du greffon est d'injecter à des animaux des anticorps monoclonaux spécifiques des cytokines impliquées, particulièrement le TNF-α, l'IFN-γ et l'IL-2. On a montré que des anticorps monoclonaux dirigés contre le TNF-α prolongent les transplants de moelle osseuse chez les souris et réduisent la fréquence de la maladie du greffon contre l'hôte. On a rapporté dans certains cas que les anticorps monoclonaux contre l'IFN-γ ou contre l'IL-2 prolongent les transplants cardiaques chez le rat.

Agents bloquant le signal de costimulation

Comme il a été décrit dans le chapitre 10, l'activation des cellules T_H nécessite un signal de costimulation en plus du signal du récepteur des cellules T. Un tel signal de costimulation est médié par l'interaction de la molécule B7 de la membrane des cellules présentatrices de l'antigène et les molécules CD28 ou CTLA-4 des cellules T (voir la figure 10.14). En l'absence de signal de costimulation, les cellules T activées par l'antigène deviennent anergiques (voir la figure 10.15). Le CD28 est exprimé sur les cellules T au repos et sur les cellules T activées et se lie à la molécule B7 avec une affinité moyenne ; le CTLA-4 est exprimé à des taux beaucoup plus faibles et seulement sur les cellules T activées, mais il se lie au B7 avec une activité 20 fois supérieure. Un deuxième couple de molécules de costimulation requises pour l'activation des cellules T est constitué du CD40, qui est présent sur l'APC, et du ligand du CD40 (CD40L ou CD154), qui est présent sur la cellule T.

Il a été démontré par D.J. Lenschow, J.A. Bluestone et leurs collègues que le blocage du signal de costimulation médié par le B7 par le CTLA-4 après une transplantation conduirait les cellules T de l'hôte dirigées contre le tissu greffé à devenir anergiques, permettant ainsi au greffon de survivre. Dans leur expérience, des ilôts pancréatiques humains étaient transplantés à des souris auxquelles on avait injecté du CTLA4-Ig, qui est une protéine de fusion soluble constituée des domaines extracellulaires du CTLA-4 et de la région constante de la chaîne lourde de l'IgG1 (l'inclusion de la région constante de la chaîne lourde de l'IgG1 augmente la demi-vie de la protéine de fusion soluble). La xénogreffe montrait une survie de longue durée chez les souris traitées, mais était rapidement rejetée chez les témoins non traités. Le fait que la forme soluble du récepteur du CTLA-4 est capable de bloquer le rejet du greffon du tissu humain chez les souris receveuses est une preuve que le blocage des signaux de costimulation *in vivo* est une stratégie viable (figure 21.10).

Ces passionnants résultats ont été étendus aux transplantations chez les singes par Allan Kirk, David Harlan et leurs collaborateurs. Dans ces expérimentations, dans lesquelles des reins étaient transplantés entre des singes non compatibles au niveau des antigènes de classe I, ainsi que de ceux de classe II, du CMH, les receveurs étaient traités pendant les quatre semaines environ qui suivaient leur transplantation, soit avec du CTLA4-Ig, soit avec un anticorps monoclonal dirigé contre le CD40L, ou par une combinaison des deux. Les animaux témoin non traités rejetaient les reins non compatibles dans les 5 à 8 jours, ceux qui étaient traités avec un seul produit gardaient leur greffe significativement plus longtemps, de 20 à 98 jours. Cependant, les animaux qui étaient traités avec les deux produits ne présentaient aucun signe de rejet

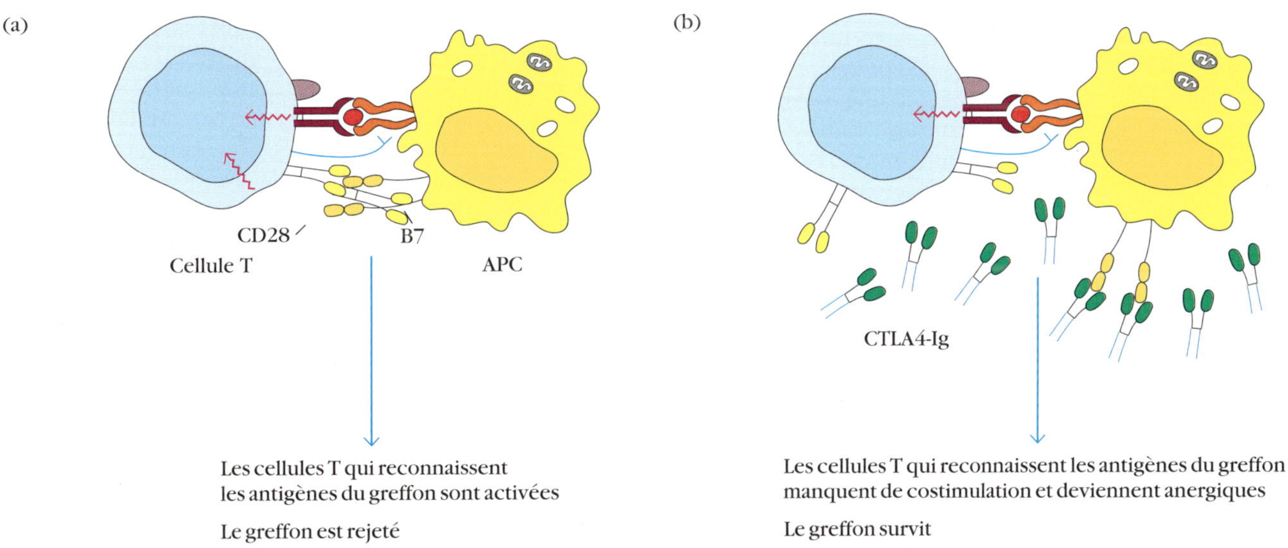

FIGURE 21.10 Le blocage des signaux de costimulation au moment de la transplantation peut provoquer une anergie au lieu d'une activation des cellules T réactives contre le greffon. L'activation des cellules T nécessite à la fois l'interaction du TCR et de son ligand et la réaction des récepteurs de costimulation avec leurs ligands (a). Dans (b), le contact entre l'un des récepteurs de costimulation, le CD28 sur la cellule T, et son ligand, le B7 sur l'APC, est bloqué par la réaction du B7 avec le ligand soluble CTLA4-Ig. Le CTLA-4 est couplé à la chaîne H de l'Ig, ce qui ralentit son élimination de la circulation. Ce processus supprime spécifiquement le rejet du greffon sans inhiber la réponse immunitaire à d'autres antigènes.

150 jours après la transplantation. Cette suppression du rejet d'une allogreffe ne conduisait pas à un état d'immunosuppression généralisé ; le nombre des cellules T périphériques restait normal et d'autres fonctions immunitaires étaient présentes, y compris la réactivité mixte lymphocytaire entre le donneur et les receveurs. Des essais cliniques chez l'Homme des procédures développées pour les singes sont prévus. S'ils sont couronnés de succès, ils pourraient révolutionner les procédés de transplantation clinique. La capacité à bloquer le rejet des allogreffes sans une immunosuppression générale et sans les effets secondaires délétères des médicaments suppresseurs redonnaient une vie normale aux receveurs.

Transplantation en clinique

Dans de nombreux cas, une transplantation est le seul moyen de traitement. La figure 21.11 résume les transplantations d'organes ou de cellules utilisées en routine actuellement. De plus, certaines combinaisons d'organes, telles que le cœur et le poumon ou le rein et le pancréas sont transférées simultanément avec une fréquence accrue. Depuis que la première transplantation de rein a été effectuée dans les années 1950, approximativement 400 000 reins ont été transplantés dans le monde. Après le rein, l'organe solide le plus fréquemment transplanté est le foie (52 000), suivi par le cœur (42 000) et bien après, par le poumon (6 000) et le pancréas (2 000). Le nombre de greffes de moelle osseuse est d'environ 80 000. Bien que les résultats cliniques des transplantations des diverses cellules, tissus ou organes chez l'Homme se soient considérablement améliorés dans les dernières années, des obstacles majeurs à l'utilisation de ce traitement existent. Comme il a été expliqué ci-dessus, l'utilisation des médicaments immunosuppresseurs augmente considérablement la survie de longue durée du greffon, mais des problèmes médicaux viennent de l'utilisation de ces médicaments et le rejet chronique n'est pas prévenu dans la plupart des cas. La nécessité d'une transplantation supplémentaire après un rejet rend plus critique encore le deuxième obstacle majeur à une large utilisation de la transplantation, qui est le manque d'organe.

Plusieurs des organes pour lesquels une transplantation offre une possibilité de traitement sont étudiés ci-après. La fréquence avec laquelle un organe ou un tissu donné est transplanté dépend de nombreux facteurs :

- Situations cliniques dans lesquelles la transplantation est indiquée.
- Disponibilité du tissu ou des organes.
- Difficulté de réaliser la transplantation et de prendre en charge les patients dans la période qui suit la transplantation.
- Facteurs spécifiques qui aident ou gênent l'acceptation d'une transplantation particulière.

L'urgence de la transplantation peut dépendre de l'organe affecté. Dans le cas du cœur, du poumon et du foie, peu de procédés alternatifs peuvent garder le patient en vie lorsque ses organes cessent de fonctionner. Bien que la dialyse puisse être utilisée pour maintenir un patient en attente de transplantation de rein, il n'y a pas de mesure comparable pour le cœur ou le poumon si l'allogreffe échoue. On a entrepris une recherche sur des organes artificiels, mais on n'a pas rapporté de succès de longue durée.

Transplantation rénale

Comme il a été mentionné ci-dessus, l'organe le plus communément transplanté est le rein ; en 1998, il y a eu 11 999 transplantations rénales effectuées aux États-Unis. Les facteurs essentiels contribuant à ce nombre sont les nombreuses indications cliniques de la transplantation rénale. De nombreuses maladies courantes, telles que le diabète et divers types de néphrite, conduisent à une insuffisance rénale qui peut être compensée par une transplantation. En ce qui concerne la disponibilité, des reins peuvent être obtenus non seulement de cadavres, mais aussi de parents vivants et volontaires, parce qu'il est possible de donner un rein et de vivre normalement avec un seul rein en fonction. Les procédés chirurgicaux de transplantation sont simples ; techniquement, le rein est plus simple à réimplanter que le foie ou le cœur. Étant donné qu'un grand nombre de transplantations rénales ont été faites, les procédures de prise en charge des patients ont été travaillées en détail. L'appariement des groupes sanguins et des groupes d'histocompatibilité est avantageux dans la transplantation rénale parce que l'organe est très vascularisé, mais le rein ne présente pas de problèmes spéciaux qui provoquent le rejet ou la **maladie du greffon contre l'hôte** (**GVHD**, de *graft-versus-host disease*), comme c'est le cas pour la moelle osseuse ou le foie.

Il y a deux problèmes majeurs pour répondre aux besoins des patients en attente de rein. L'un est le faible apport d'organes disponibles, et le second est le nombre croissant de receveurs sensibilisés. Ce dernier vient du rejet d'une première transplantation qui ensuite sensibilise l'individu et conduit à la formation d'anticorps et à l'activation des mécanismes cellulaires dirigés contre les antigènes du rein. Une greffe ultérieure contenant des antigènes communs avec ceux de la première greffe sera rapidement rejetée. Par conséquent, des procédures détaillées de typage tissulaire doivent être utilisées pour s'assurer que le patient n'a pas d'anticorps ou de mécanisme cellulaire actif dirigé contre le rein d'un donneur potentiel. Dans de nombreux cas, des patients ne peuvent jamais retrouver une compatibilité après un ou deux épisodes de rejet. Étant donné que le rein transplanté doit rester fonctionnel pour le reste de la vie du receveur, il est presque toujours nécessaire de maintenir chez les patients ayant reçu une transplantation rénale une certaine forme d'immunosuppression, habituellement pour le reste de leur vie. Malheureusement, cela entraîne des complications, y compris des risques de cancers et d'infections, ainsi que d'autres effets secondaires, tels que l'hypertension et les maladies osseuses métaboliques.

Greffe de moelle osseuse

Après celle du rein, la greffe de la moelle osseuse est la transplantation pratiquée le plus fréquemment. Depuis le début des années 1980, la greffe de moelle osseuse a été de plus en plus adoptée comme traitement de nombreuses maladies hématologiques malignes ou non malignes, y compris la leucémie, le lymphome, l'anémie aplastique, la thalassémie majeure et les maladies par immunodéficience, particulièrement l'immunodéficience combinée sévère, ou SCID (voir le chapitre 19). La moelle osseuse,

Visualisation des concepts

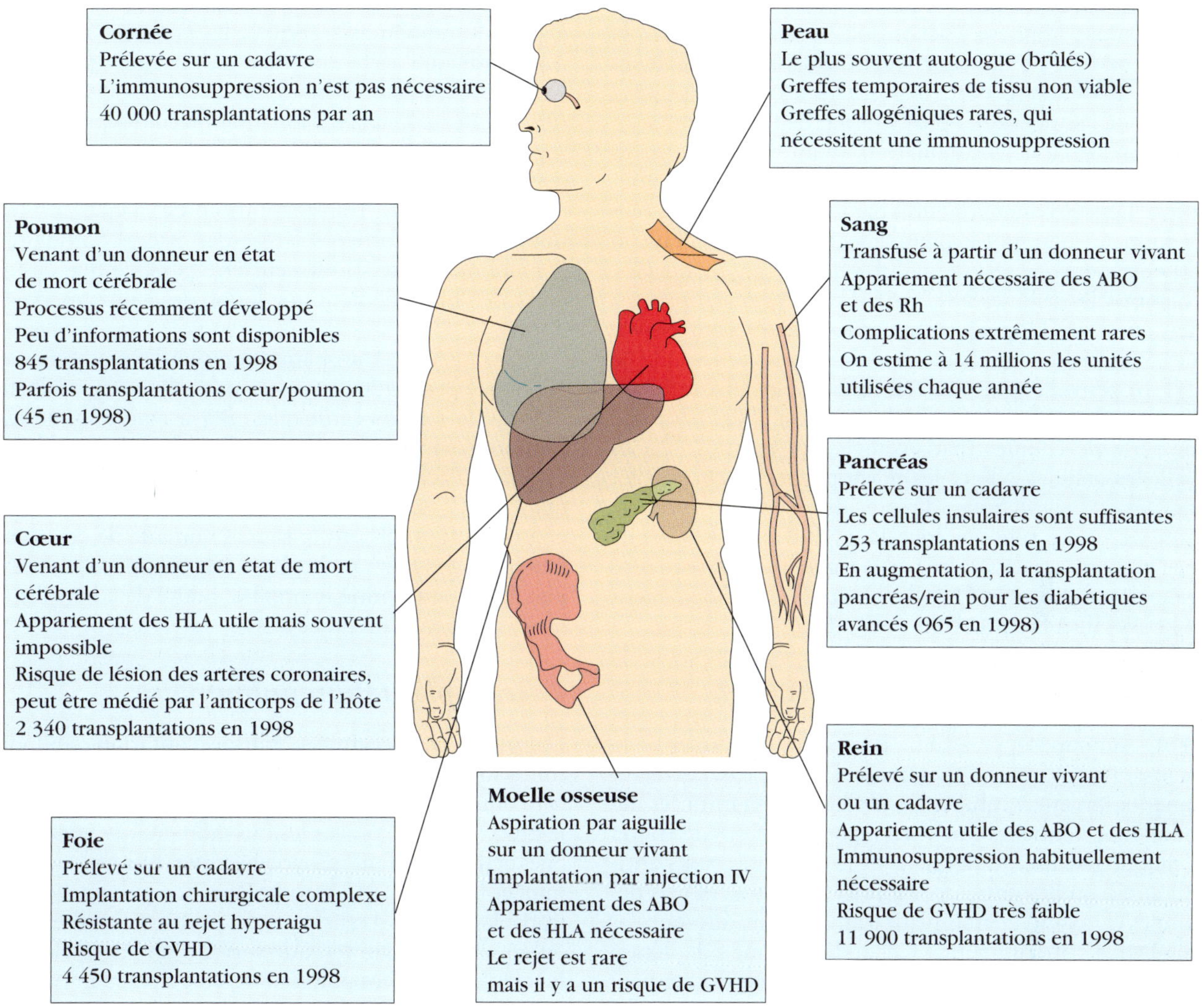

FIGURE 21.11 Transplantations utilisées en routine dans la pratique clinique. Pour les organes solides, le nombre de transplantations effectuées aux États-Unis en 1998 est indiqué. Des estimations sont incluses pour d'autres transplantations, lorsqu'elles sont disponibles.

qui est obtenue d'un donneur vivant par de multiples aspirations au moyen d'une aiguille est constituée des lignées érythroïde, myéloïde, monocytaire, mégacaryocytaire et lymphocytaire. Le greffon, habituellement d'environ 10^9 cellules par kilogramme du poids corporel de l'hôte, est injecté par voie intraveineuse chez le receveur. Les premières greffes de moelle osseuse réussies ont été effectuées entre des jumeaux identiques. Cependant, le développement des procédés de typage cellulaire décrit antérieurement rend maintenant possible l'identification des donneurs allogéniques dont les antigènes de l'HLA sont identiques ou presqu'identiques à ceux des receveurs. Étant donné que l'apport de moelle osseuse en vue de transplantation n'est pas un problème, il est aisé de trouver un donneur compatible.

Dans le procédé habituel, le receveur d'une greffe de moelle osseuse est immunologiquement déprimé avant d'être greffé. Les patients atteints de leucémie, par exemple, sont souvent traités par le cyclophosphamide et une irradiation de tout le corps pour tuer toutes les cellules cancéreuses. L'état d'immunodépression du receveur fait que le rejet du greffon est rare ; cependant, étant donné que la moelle osseuse du donneur contient des cellules immunocompétentes, la greffe pourrait rejeter l'hôte, provoquant la maladie du greffon contre l'hôte. Cette dernière affecte entre 50 et 70 % des patients recevant une greffe de moelle osseuse ; elle se développe lorsque les cellules du donneur reconnaissent les allo-antigènes des tissus de l'hôte. L'activation et la prolifération de ces cellules T et la production subséquente de cytokines génèrent des réactions inflammatoires au niveau de la peau, du tractus gastro-intestinal et du foie. Lorsqu'elle est grave, la GVHD peut se traduire par une érythrodermie généralisée de la peau, des hémorragies digestives et une insuffisance hépatique.

La GVHD a une phase d'activation et une phase effectrice. Durant la phase d'activation, les cellules T_H de la moelle osseuse du donneur reconnaissent les complexes peptide-CMH du receveur exposés sur les cellules présentatrices de l'antigène. La présentation de l'antigène, associée à un signal de costimulation, induit l'activation des cellules T_H du donneur, la production d'IL-2 et la prolifération. Les cytokines produites par les cellules T_H activées du donneur induisent la phase effectrice de la GVHD en activant toute une série de cellules effectrices secondaires, y compris les cellules NK, les CTL et les macrophages. Bien que les CTL puissent agir directement pour provoquer une lésion tissulaire, des cytokines, telles que le TNF-β, peuvent jouer un rôle important dans la phase effectrice de la GVHD. Le TNF-β, qui est libéré par toute une série de cellules (par exemple, les cellules T_H, les CTL, les cellules NK et les macrophages), peut médier une lésion cytolytique directe des cellules (voir la figure 21.7). Le rôle que joue le TNF-β dans la GVHD chez la souris est démontré par la capacité d'un anticorps monoclonal contre le TNF-β à bloquer le développement de la GVHD à la suite d'une greffe de moelle osseuse.

Divers traitements sont utilisés pour prévenir la GVHD à la suite d'une greffe de moelle osseuse. Le receveur de la greffe est habituellement soumis à un traitement immunosuppresseur, comportant souvent la cyclosporine A et le méthotrexate. Dans ce cas, ces médicaments servent à inhiber les réponses immunitaires des cellules du donneur. Une autre approche a été de traiter la moelle osseuse du donneur avec des antisérums anti-cellules T ou des anticorps monoclonaux spécifiques des cellules T avant la transplantation, ce qui diminue les cellules T incriminées. Cependant, une déplétion complète des cellules T de la moelle osseuse du donneur augmente la probabilité pour que la moelle soit rejetée et donc le procédé habituel consiste à réaliser une déplétion partielle des cellules T. Apparemment, un taux bas de l'activité des cellules T du donneur, qui se traduit par une faible GVHD, est finalement bénéfique étant donné que les cellules du donneur tuent toutes les cellules T de l'hôte qui survivent au traitement immunosuppresseur. Ceci empêche les cellules résiduelles du receveur de se sensibiliser et de provoquer le rejet de la greffe. Chez les patients atteints de leucémie, une faible GVHD semble aussi conduire à la destruction des cellules leucémiques de l'hôte, ce qui rend moins probable une reprise de la leucémie.

Transplantation cardiaque

La forme la plus difficile de la transplantation est vraisemblablement celle du cœur. Une fois que le cœur lésé a été enlevé, le patient doit rester en vie par des moyens totalement artificiels jusqu'à ce que le cœur transplanté soit mis en place et batte. Des machines cœur-poumon sont disponibles pour faire circuler et oxygéner le sang des patients après que le cœur ait été enlevé. Le cœur du donneur doit être maintenu de telle façon qu'il commence à battre lorsqu'il aura été placé dans le receveur. On a constaté que le cœur humain peut rester viable pendant une période limitée dans des solutions tamponnées refroidies qui court-circuitent efficacement les impulsions électriques contrôlant le battement rythmique qui pourrait endommager l'organe isolé. Des méthodes chirurgicales d'implantation d'un cœur sont disponibles depuis de nombreuses années. La première transplantation cardiaque a été effectuée en Afrique du Sud par le Docteur Christian Barnard, en 1964. Depuis, le taux de survie à un an pour la transplantation cardiaque est devenu supérieur à 80 %. En 1998, 2 340 transplantations cardiaques ont été effectuées aux États-Unis. Une complication particulière à la transplantation cardiaque a été un nouveau type d'athérosclérose des artères coronaires de l'organe implanté. Il est peut-être possible que des anticorps de l'hôte médient une lésion des vaisseaux du cœur donné.

Bien qu'une transplantation cardiaque puisse être bénéfique pour un patient atteint de divers types de maladies ou de lésions cardiaques, il y a manifestement une limitation stricte du nombre de cœurs disponibles. Les victimes d'accidents déclarées en état de mort cérébrale, mais qui possèdent un système circulatoire intact et un cœur fonctionnel sont la source normale de ces organes. Le typage des HLA est souhaitable mais n'est pas souvent possible, étant donné le nombre limité de cœurs disponibles et l'urgence du processus.

Transplantation pulmonaire

Dans les dernières années, la transplantation pulmonaire, soit seule, soit en conjonction avec une transplantation cardiaque, a été utilisée pour traiter des maladies telles que la mucoviscidose ou des lésions pulmonaires aiguës, telles que celles qui sont provoquées par une inhalation de fumée. En 1998, 845 transplantations pulmonaires et 45 transplantations cœur/poumon ont été réalisées. Bien qu'on ait publié un taux de survie à un an de 60 % pour les transplantations pulmonaires, il y a peu d'informations concernant les mécanismes et les problèmes spécifiques associés à ces transplantations.

Transplantation hépatique

Le foie est un gros organe qui effectue de nombreuses fonctions en rapport avec l'élimination et la détoxification des substances chimiques ou biologiques. Un mauvais fonctionnement du foie peut être provoqué par des lésions de cet organe par des maladies virales, telles que l'hépatite, ou par une exposition à des produits chimiques dangereux, comme dans le cas de l'alcoolisme chronique. Les lésions du foie peuvent se corriger d'elles-mêmes et le tissu endommagé peut se régénérer après que l'agent responsable de la lésion ait été éliminé. Lorsque le tissu hépatique ne se régénère pas, la lésion peut être fatale. La majorité des transplantations de foie sont utilisées comme traitement d'anomalies congénitales du foie. Étant donné que le foie est gros et a une circulation complexe, la réimplantation du foie a posé au début un problème technique. Des techniques ont été développées pour triompher de ce défi chirurgicale majeur et des transplantations de foie couronnées de succès ont récemment été effectuées avec un taux de survie à un an d'approximativement 65 %. En 1998, 4 450 foies ont été transplantés aux États-Unis. De plus en plus, le foie d'un seul donneur peut être coupé et donné à deux receveurs. Normalement, un enfant recevra la plus petite partie et un adulte la plus grosse.

L'immunologie de la transplantation du foie est intéressante parce que l'organe semble résister aux rejets provoqués par des mécanismes hyperaigus médiés par des anticorps. On a montré que même des transplantations entre des sujets de groupes sanguins différents, dont on aurait pu penser qu'ils déclencheraient un rejet hyperaigu, peuvent être couronnées de succès pendant une courte durée. Cependant, les leucocytes de l'organe du donneur associés aux anticorps anti-groupes sanguins peuvent médier une hémolyse dépendante des anticorps des cellules rouges du sang du receveur s'il y a incompatibilité des groupes sanguins. De plus, des manifestations de GVHD peuvent apparaître dans les transplantations de foie même lorsque le donneur et le receveur ont des groupes sanguins compatibles. Ces réactions sont évidemment provoquées par les lymphocytes du donneur apportés par le foie transplanté.

Transplantation pancréatique

Une des maladies les plus répandues aux États-Unis est le diabète sucré. Cette maladie est causée par un mauvais fonctionnement des cellules insulaires du pancréas productrices d'insuline. La transplantation d'un pancréas pourrait apporter les taux régulés appropriés d'insuline nécessaires pour rendre normal un individu diabétique. Récemment, on a publié, pour la transplantation du pancréas, des taux de succès à un an d'environ 55 %. La transplantation d'un pancréas entier n'est pas obligatoire pour restaurer la fonction nécessaire à la production d'insuline d'une façon contrôlée. La transplantation de cellules insulaires seules pourrait restaurer cette fonction. Étant donné que l'insuffisance rénale est une complication fréquente des diabètes avancés, il est souvent nécessaire d'effectuer des transplantations simultanées rein/pancréas. En 1998, il y a eu 253 transplantations de pancréas et 965 transplantations rein/pancréas. Un groupe de l'université du Visconsin rapporte qu'il a surmonté les barrières chirurgicales et médicales qui s'opposent à ce processus et a atteint des taux de survie à un an de 87 % et à 5 ans de 78 %, dans les 381 cas de leur étude.

Greffes cutanées

La plupart des transplantations de peau chez l'Homme sont faites avec des tissus autologues. Cependant, dans les cas de brûlures graves, des greffons de peau étrangère réchauffés venant de dépôts congelés des banques de tissus peuvent être utilisés. Ces greffons se comportent généralement en revêtements biologiques, étant donné que les éléments cellulaires ne sont plus viables et que le greffon ne se développe pas chez le nouvel hôte. Les greffons sont laissés en place pendant quelques jours mais sont régulièrement remplacés. De vraies greffes de peau allogéniques, utilisant de la peau de donneur fraîche et viable ont été entreprises dans certains cas, mais le rejet doit être prévenu par l'utilisation d'un traitement immunosuppresseur. Ce dernier n'est pas souhaitable parce qu'un problème majeur des victimes de brûlure est le haut risque d'infection et un traitement immunosuppresseur accentue ce dernier.

Xénotransplantation

Bien que le système immunitaire représente un formidable obstacle à l'utilisation des transplantations, des progrès significatifs ont été réalisés pour le surmonter. Cependant, il n'y a pas eu de progrès comparables dans la solution du problème complexe de l'apport d'organes pour ceux qui en ont besoin. Le nombre des organes disponibles est bien en-deça de celui des patients nécessitant une transplantation. Il en résulte qu'un fort pourcentage de malades meurent alors qu'ils attendent une transplantation. La nécessité d'une autre source d'organes de donneurs a attiré l'attention sur les xénotransplantations. Des primates non humains (chimpanzés, singes et babouins) ont servi de principaux donneurs de greffons et l'utilisation du porc comme source de reins est sérieusement prise en considération.

Les premières transplantations de rein de chimpanzés à des humains datent d'avant 1964. Depuis cette époque, des tentatives isolées de transplantation de rein, de cœur, de foie et de moelle osseuse de primates à l'Homme ont été entreprises, mais sans grand succès. Quelques tentatives récentes ont fait l'objet d'une certaine attention. En 1993, T.E. Starzl a effectué deux transplantations de foie de babouin chez des patients souffrant d'insuffisance hépatique. Les deux patients sont morts, l'un après 26 jours et l'autre après 70 jours. En 1994, un foie de porc a été transplanté chez un malade de 26 ans souffrant d'insuffisance hépatique aiguë. Le foie n'a fonctionné que 30 heures avant d'être rejeté par une réaction de rejet hyperaigu. En 1995, de la moelle osseuse de babouin a été infusée à un homme infecté par l'HIV dans le but de renforcer son système immunitaire affaibli au moyen des cellules immunitaires du babouin, que les virus n'infectent pas. Bien qu'il n'y ait pas eu de complications venant de la transplantation, la moelle osseuse du babouin ne sembla pas s'installer elle-même chez le receveur.

Un problème majeur avec les xénotransplantations est que le rejet immunitaire est souvent très brutal, même lorsque les receveurs sont traités avec de puissants immunosuppresseurs, tels que le FK506 ou la rapamycine. La réponse principale implique l'action de l'anticorps humoral et du complément, ce qui conduit au développement d'une réaction de rejet hyperaigu. Une approche possible pour limiter la destruction médiée par l'anticorps et le complément est de produire des porcs donneurs transgéniques qui expriment le facteur accélérant la dissociation (DAF, de *decay-accelerating factor*), qui dissocie la C3 convertase et prévient l'activation du C3 et du C5 (voir la figure 13.9d). La présence du DAF humain sur les cellules de l'organe implanté pourrait réduire l'activité du complément et diminuer la gravité de la réaction de rejet hyperaigu du greffon. Cette approche est en cours d'étude et des greffons venant de ces animaux seront évalués dans des essais cliniques chez l'Homme dans les toutes prochaines années.

Plusieurs raisons permettent de s'intéresser aux porcs comme donneurs potentiels de greffons. Ils se reproduisent rapidement, ont des portées nombreuses, peuvent être élevés dans des environnements sans pathogènes et partagent un nombre considérable de similitudes anatomiques et physiologiques avec l'Homme. Bien que les primates soient plus étroitement apparentés à l'Homme que le porc, la disponibilité des primates comme donneurs de greffons est limitée.

Outre le problème du rejet, il existe une crainte générale qu'une xénotransplantation soit à l'origine d'une dissémination des pathogènes du donneur au receveur. Ces pathogènes pourraient être des causes potentielles de maladies, appelées xénozoonoses, qui soient fatales à l'Homme. Par exemple, certains virus, parmi lesquels figurent des virus étroitement apparentés à l'HIV-1 trouvé chez le chimpanzé et à l'HIV-2 ou au virus B de l'herpès, qui apparaissent dans plusieurs espèces de primates, provoquent une pathologie limitée chez leurs hôtes primates mais peuvent conduire à des infections mortelles chez l'Homme. De plus, on peut craindre que les rétrovirus des primates (voir le chapitre 19), tels que le SIV, puissent se recombiner avec des variants humains pour produire de nouveaux agents de maladies. De nombreux scientifiques s'inquiètent du risque d'introduction de nouveaux pathogènes de primates dans la population humaine par l'intermédiaire d'une xénotransplantation et mettent en garde contre une progression trop rapide dans ce nouveau domaine. La possibilité d'introduire de nouveaux virus chez l'Homme pourrait être plus grande pour des greffons venant d'espèces étroitement apparentées, telles que les primates, et moindre dans le cas d'espèces plus éloignées, telles que le porc, parce que les virus ont moins de chances de se répliquer dans des cellules d'espèces non apparentées.

Transplantations dans des sites immunologiquement privilégiés

On trouve certains sites de l'organisme, appelés sites immunologiquement privilégiés, où une allogreffe peut être placée sans engendrer une réaction de rejet. Ces sites incluent la chambre antérieure de l'œil, la cornée, l'utérus, les testicules et le cerveau. La poche de la joue du hamster syrien est aussi un site privilégié qui a été utilisé dans des expérimentations. Chacun de ces sites est caractérisé par une absence de vaisseaux lymphatiques et, dans certains cas, par une absence de vaisseaux sanguins. Par conséquent, les allo-antigènes du greffon ne sont pas capables de sensibiliser les lymphocytes du receveur et la greffe a une chance accrue d'être acceptée, même lorsque les antigènes de l'HLA ne sont pas appariés.

La localisation privilégiée de la cornée a permis aux greffes de cornée d'être très largement couronnées de succès. Le cerveau est un site immunologiquement privilégié, étant donné que la barrière sang-cerveau prévient l'entrée ou la sortie de nombreuses molécules. La transplantation réussie des cellules insulaires pancréatiques allogéniques dans le thymus d'un modèle de rat diabétique suggère que le thymus pourrait être lui aussi un site immunologiquement privilégié.

Les sites immunologiquement privilégiés sont incapables d'induire une réponse immunitaire parce qu'ils sont efficacement séparés des cellules du système immunitaire. Ceci suggère la possibilité de cellules greffées séparées physiquement. Dans une étude, des cellules insulaires pancréatiques ont été encapsulées dans des membranes semi-perméables (fabriquées à partir d'un copolymère acrylique) puis transplantées chez des souris diabétiques. Les cellules insulaires ont survécu et produit de l'insuline. Les cellules transplantées n'ont pas été rejetées parce que les cellules immunitaires du receveur ne pouvaient pas passer à travers la membrane. Cette nouvelle méthode de transplantation a permis aux souris diabétiques de produire des taux normaux d'insuline et elle est en cours d'essai pour le traitement des diabétiques humains.

Résumé

1. Le rejet d'un greffon est une réponse immunitaire présentant les attributs de spécificité, de mémoire et de reconnaissance du Soi et du non Soi. Dans le rejet hyperaigu, des anticorps de l'hôte préexistants réagissent avec les antigènes de la greffe, ce qui conduit à une réponse inflammatoire qui empêche la vascularisation du greffon et sa perte en un jour (voir la figure 21.8). Le rejet aigu du greffon implique la branche à médiation cellulaire du système immunitaire, avec des lésions tissulaires médiées par les cellules T_{DTH} et/ou les CTL (voir la figure 21.7). La réponse aiguë à une allogreffe présente une mémoire immunitaire avec un rejet de seconde intention plus rapide que le rejet de première intention (voir la figure 21.1), et cette réaction peut être transférée par les cellules T (voir la figure 21.2). Le rejet chronique apparaît des mois ou des années après la transplantation et implique à la fois des composants immunitaires, cellulaires et humoraux.

2. La réponse immunitaire est créée par les antigènes tissulaires du tissu transplanté qui diffèrent de ceux de l'hôte. Bien que de nombreux locus différents codent de tels antigènes, les antigènes responsables des réactions de rejet les plus vigoureuses sont codés par le complexe majeur d'histocompatibilité (CMH), appelé complexe HLA chez l'Homme. Même lorsqu'un donneur et un receveur ont des antigènes de l'HLA identiques, des différences dans les locus mineurs d'histocompatibilité extérieurs au CMH peuvent contribuer au rejet du greffon.

3. Le degré de compatibilité des antigènes de l'HLA entre un receveur et des donneurs de greffon potentiels peut être évalué par le typage tissulaire. Dans le test de microcytotoxicité, des anticorps monoclonaux sont utilisés pour détecter la présence des divers antigènes de classe I et de classe II du CMH sur les cellules du donneur et du receveur (voir la figure 21.4 a et b). Plus le donneur et le receveur ont en commun d'antigènes du CMH, plus le greffon a de chances de survivre (voir la figure 21.5). La réaction mixte lymphocytaire (MLR) peut être utilisée pour évaluer quantitativement la compatibilité des molécules de classe I du CMH entre un receveur et des donneurs potentiels (voir la figure 21.4c).

4. Le processus du rejet du greffon peut être divisé en une phase de sensibilisation et une phase effectrice (voir la figure 21.6). Au cours de la phase de sensibilisation, des leucocytes passagers, venant du donneur du greffon, migrent du greffon vers les ganglions lymphatiques régionaux, où ils sont reconnus comme étrangers par les cellules T_H du receveur, ce qui stimule leur

prolifération. À la suite de la prolifération des cellules T_H, une population de cellules effectrices est créée ; ces dernières migrent vers le greffon et médient son rejet.

5. Dans la plupart des cas cliniques, le rejet du greffon est supprimé par des immunosuppresseurs non spécifiques (voir la figure 21.9). Ces agents non spécifiques incluent des inhibiteurs de la mitose (analogues des purines), des corticostéroïdes (déxaméthasone, prednisone), des métabolites fongiques (cyclosporine A, FK506, rapamycine) et une irradiation X totale lymphoïde. Cependant, l'utilisation pendant une longue durée de ces agents est délétère pour le patient en raison d'effets secondaires néfastes et parce que le système immunitaire est supprimé, ce qui conduit à une sensibilité accrue aux maladies infectieuses et au cancer.
6. Des approches expérimentales utilisant des anticorps monoclonaux offrent la possibilité d'une immunosuppression spécifique. Ces approches incluent le blocage de la prolifération des cellules T activées par les antigènes avec des anticorps monoclonaux dirigés contre le récepteur de l'IL-2 ou encore la déplétion des populations de cellules T avec des anticorps monoclonaux contre le CD3 ou le CD4. Une approche très prometteuse est le blocage des signaux de costimulation par liaison d'inhibiteurs qui interfèrent avec l'interraction du B7 et du CD28 ou du CTLA-4 (voir la figure 21.10) ou encore d'inhibiteurs impliqués dans la réaction du CD40 avec son ligand, le CD40L. En l'absence de ce signal de costimulation, les cellules T_H activées par un antigène spécifique deviennent anergiques, mais les autres réponses ne sont pas inhibées.
7. Une complication majeure de la greffe de moelle osseuse est la réaction du greffon contre l'hôte médiée par les lymphocytes contenus dans la moelle du donneur. La déplétion des cellules T de la moelle du donneur par un anticorps spécifique des populations de cellules T réduit le risque de la maladie du greffon contre l'hôte. Les transplantations de toute une série d'organes sont réalisées avec un remarquable succès (voir la figure 21.11). Le typage de l'HLA et le traitement immunosuppresseur ont ensemble amélioré les perspectives des transplantations d'organes.
8. Un problème critique empêchant une plus large utilisation de la transplantation est le manque d'organes disponibles pour la transplantation. Bien que des obstacles subsistent, la possibilité d'utiliser des organes venant d'espèces autres que l'espèce humaine (xénotransplantations) est l'objet d'une grande attention.
9. Il existe des sites de l'organisme où les cellules ou les organes transplantés ne sont pas rejetés en dépit d'un mauvais appariement génétique entre le donneur et le receveur. Ces sites immunologiquement privilégiés incluent la cornée de l'œil, le cerveau, les testicules et l'utérus qui ont en commun l'absence de vaisseaux lymphatiques.

RÉFÉRENCES

First, MR. 1998. Clinical application of immunosuppressive agents in renal transplantation. *Surg. Clin. N. Am.* **78**:61.

Goral, S, et JH Helderman. 1997. The evolution and future of immunosuppression in renal transplantation. *Sem. Nephrol.* **17**:364.

Grover, FL, *et al.* 1997. The past, present, and future of lung transplantation. *Am. J. Surg.* **173**:523.

Isobe, M, *et al.* 1992. Specific acceptance of cardiac allograft after treatment with antibodies to ICAM-1 and LFA-1. *Science* **255**:1125.

Kaufman, CL, B Gaines, et ST Ildstad. 1995. Xenotransplantation. *Annu. Rev. Immunol.* **13**:339,

Kirk, AD, *et al.* 1997. CTLA4-Ig and anti-CD40 ligand prevent renal allograft rejection in primates. *Proc. Natl. Scad. Sci. USA* **94**:8789.

Lacy, PE, *et al.* 1991. Maintenance of normoglycemia in diabetic mice by subcutaneous xenografts of encapsulated islets. *Science* **254**:1972.

Larsen, CP, et RC Pearson. 1997. The CD40 pathway in allograft rejection, acceptance, and tolerance. *Curr. Opin. Immunol.* **9**:641.

Lenschow, DJ, *et al.* 1992. Long-term survival of xenogeneic pancreatic islets induced by CTLA4-Ig. *Science* **257**:789.

Levy, AE, JW Alexander, et GF Babcock. 1997. A strategy for generating consistent long-term donor-specific tolerance to solid organ allografts. *Transplant Immunol.* **5**:83.

Markees, TG, *et al.* 1996. Tolerance to islet xenografts induced by dual manipulation of antigen presentation and costimulation. *Transplant. Proc.* **28**:814.

Markees, TG, *et al.* 1997. Prolonged survival of mouse skin allografts in recipients treated with donor splenocytes and antibody to CD40 ligand. *Transplantation* **64**:329.

Platt, JL. 1996. Xenotransplantation: recent progress and current perspectives. *Curr. Opin. Immunol.* **8**:721.

Rayhill, SC, *et al.* 1996. Simultaneous pancreas-kidney transplantation: recent experience at the University of Wisconsin. *Exp. Clin. Endocrinol. Diabetes* **104**:353.

Rosenberg, AS, et A Singer. 1992. Cellular basis of skin allograft rejection: an in vivo model of immune-mediated tissue destruction. *Annu. Rev. Immunol.* **10**:333.

Rowe, PM. 1996. Xenotransplantation: from animal facility to the clinic? *Mol. Med. Today* **2**:10.

Sherman, LA, et S Chattopadhyay. 1993. The molecular basis of allorecognition. *Annu. Rev. Immunol.* **11**:385.

Sigal, NH, et FJ Dumont. 1992. Cyclosporin A, FK-506, and rapamycin: pharmacologic probes of lymphocyte signal transduction. *Annu. Rev. Immunol.* **10**:519.

Steele, DJ, et H Auchincloss. 1995. Xenotransplantation. *Annu. Rev. Med.* **46**:345.

Weber, M, *et al.* 1998. Organ transplantation in the twenty-first century. *Urol. Clin. N. Am.* **25**:51.

Woo, S-B, SJ Lee, et MM Schubert. 1997. Graft-vs-host disease. *Crit. Rev. Oral Biol. Med.* **8**:201.

Sites Web utiles

http:/www.unos.org

Le site *United Network for Organ Sharing* présente des informations concernant tous les aspects de la transplantation des organes solides utilisables par les patients et leur famille, les médecins et les enseignants.

http:/www.marrow.org

Le site Web du *National Marrow Donnor Program* contient des informations sur tous les aspects de la greffe de moelle osseuse.

QUESTIONS À L'USAGE DES ÉTUDIANTS

1. Dire si chacune des assertions suivantes est vraie ou fausse. Si vous pensez qu'une assertion est fausse, expliquer pourquoi.

a. Un rejet aigu est médié par des anticorps préexistants de l'hôte, spécifiques des antigènes des tissus greffé.

b. Un rejet de deuxième intention est une manifestation de la mémoire immunitaire.

c. Les leucocytes passagers sont des cellules dendritiques de l'hôte qui migrent dans le tissu greffé et agissent comme cellules présentatrices de l'antigène.

d. Toutes les allogreffes entre individus d'haplotypes de l'HLA identiques seront acceptées.

e. Les cytokines produites par les cellules T_H de l'hôte activées en réponse aux allo-antigènes jouent un rôle majeur dans le rejet du greffon.

2. Vous êtes un pédiatre traitant un enfant qui a besoin d'une transplantation rénale. L'enfant n'a pas de jumeau vrai, mais les deux parents et plusieurs enfants donneront un rein si la compatibilité de leur CMH avec celui du patient est bonne.

a. Quelle est la meilleure compatibilité possible du CMH qui pourrait être réalisée dans cette situation ?

b. Chez quel membre de la famille pourriez-vous la trouver ? Pourquoi ?

c. Quel(s) test(s) effectuer, selon vous, pour trouver le rein le plus compatible ?

3. Indiquer dans la colonne réponse du tableau ci-dessous si une greffe de peau de chaque donneur à chaque receveur listé conduirait à une réponse de rejet (R) ou d'acceptation (A). Si vous croyez qu'une réaction de rejet se produirait, indiquez alors dans la colonne de droite si ce serait un rejet de première intention (FSR), se produisant dans les 12-14 jours, ou un rejet de seconde intention (SSR), se produisant dans les 5-6 jours. Toutes les souches de souris listées dans le tableau ont des haplotypes H-2 différents.

4. La maladie du greffon contre l'hôte (GVHD) se développe souvent après certains types de transplantations.

a. Décrire brièvement les mécanismes impliqués dans la GVHD.

b. Dans quelles conditions la GVHD a-t-elle le plus de chances d'apparaître ?

c. Certains chercheurs ont découvert que la GVHD peut être diminuée par un traitement préalable du greffon avec des anticorps monoclonaux plus du complément ou bien par un anticorps monoclonal conjugué à des toxines. Citez au moins deux antigènes de la surface cellulaire contre lesquels des anticorps monoclonaux pourraient être préparés et utilisés dans ce but, et donner la raison de vos choix.

5. Les deux parents et les cinq frères ou sœurs d'un enfant qui a besoin d'une transplantation rénale ont offert chacun un rein.

a. Les cellules des donneurs potentiels sont criblés avec des anticorps monoclonaux contre les antigènes HLA-A, -B et -C dans un dosage de microcytotoxicité. En plus, le typage des groupes sanguins ABO est réalisé. D'après les résultats du tableau ci-contre, quel(s) est (sont) le(s) donneur(s) dont le rein greffé aura le plus de chances de survivre ?

b. Maintenant une MLR unidirectionnelle est réalisée en utilisant diverses combinaisons de lymphocytes traités par la mitomycine. Les résultats, exprimés en coups par minute de [^{3}H]thymidine incorporée, sont présentés dans le tableau ci-contre ; l'index de stimulation (rapport de la valeur expérimentale à la valeur du témoin dans lequel des leucocytes identiques sont mélangés) est listé ci-dessous entre parenthèses. Fondé sur ces résultats, de quels donneurs le rein greffé a-t-il le plus de chances d'être accepté ?

6. Quelle est la base biologique de l'utilisation du CTLA-4 soluble ou d'un anti-CD40L pour bloquer le rejet d'une allogreffe ? Pourquoi cela serait-il mieux que de traiter le receveur d'un greffon avec la CsA ou le FK506 ?

Pour la Question 3 :

Donneur	Receveur	Réponse	Type de rejet
BALB/c	C3H		
BALB/c	Rat		
BALB/c	Souris nude (ou nue)		
BALB/c	C3H, avait reçu précédemment un greffon de BALB/c		
BALB/c	C3H, avait reçu précédemment un greffon de C57BL/6		
BALB/c	BALB/c		
BALB/c	(BALB/c × C3H)F_1		
BALB/c	(C3H × C57BL/6)F_1		
(BALB/c × C3H)F_1	BALB/c		
(BALB/c × C3H)F_1	BALB/c, avait reçu précédemment un greffon de F_1		

Pour la Question 5a :

	Type ABO	Type HLA-A	Type HLA-B	Type HLA-C
Receveur	O	*A1/A2*	*B8/B12*	*Cw3*
Donneurs potentiels				
Mère	A	*A1/A2*	*B8/B12*	*Cw1/Cw3*
Père	O	*A2*	*B12/B15*	*Cw3*
Enfant A	O	*A1/A2*	*B8/B15*	*Cw3*
Enfant B	O	*A2*	*B12*	*Cw1/Cw3*
Enfant C	O	*A1/A2*	*B8/B12*	*Cw3*
Enfant D	A	*A1/A2*	*B8/B12*	*Cw3*
Enfant E	O	*A1/A2*	*B8/B15*	*Cw3*

Pour la Question 5b :

	Cellules stimulatrices traitées par la mitomycine C					
Cellules répondeuses	Patient	Enfant A	Enfant B	Enfant C	Enfant D	Enfant E
Patient	1,672 (1,0)	1,800 (1,1)	13,479 (8,1)	5,210 (3,1)	13,927 (8,3)	13,808 (8,3)
Enfant A	1,495 (1,6)	933 (1,0)	11,606 (12,4)	8,443 (9,1)	11,708 (12,6)	13,430 (14,4)
Enfant B	25,418 (9,9)	26,209 (10,2)	2,570 (1,0)	13,170 (5,1)	19,722 (7,7)	4,510 (1,8)
Enfant C	10,722 (6,2)	10,714 (5,9)	13,032 (7,5)	1,731 (1,0)	1,740 (1,0)	14,365 (8,3)
Enfant D	15,988 (5,1)	13,492 (4,2)	18,519 (5,9)	3,300 (1,1)	3,151 (1,0)	18,334 (5,9)
Enfant E	5,777 (6,5)	8,053 (9,1)	2,024 (2,3)	6,895 (7,8)	10,720 (12,1)	888 (1,0)

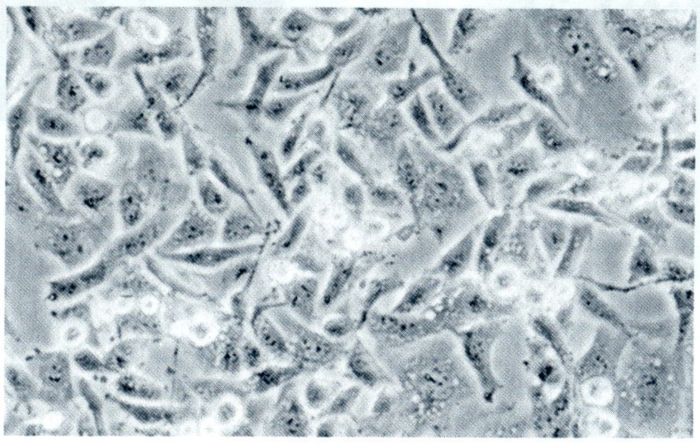

CHAPITRE 22
CANCER ET SYSTÈME IMMUNITAIRE

Cancer : origine et terminologie
Transformation maligne des cellules
Oncogènes et induction du cancer
Tumeurs du système immunitaire
Antigènes tumoraux
Réponses immunitaires aux tumeurs
Échappement des tumeurs au système immunitaire
Immunothérapie du cancer

Alors que la mortalité par maladie infectieuse a diminué dans le monde occidental, le cancer y est devenu la seconde cause de mortalité, devancée seulement par les maladies cardiaques. Les estimations actuelles prévoient qu'aux États-Unis, une personne sur trois développera un cancer et qu'une sur cinq en mourra. D'un point de vue immunologique, les cellules cancéreuses peuvent être considérées comme des cellules du Soi modifiées qui ont échappé aux mécanismes normaux de régulation de la croissance. Ce chapitre examine les propriétés spécifiques des cellules cancéreuses, en accordant une attention particulière à celles de ces propriétés qui peuvent être reconnues par le système immunitaire. Les réponses immunitaires qui se développent contre les cellules cancéreuses, ainsi que les méthodes par lesquelles les cancers réussissent à échapper à ces réponses, sont ensuite décrites. La section finale décrit les méthodes immunothérapiques, cliniques ou expérimentales, dirigées contre le cancer.

Cancer : origine et terminologie

Dans la plupart des organes ou tissus d'un animal mature, un équilibre est habituellement maintenu entre le renouvellement cellulaire et la mort cellulaire. Les différents types de cellules matures de l'organisme ont une durée de vie donnée ; lorsque ces cellules meurent, de nouvelles cellules sont générées par la prolifération et la différenciation de différents types de cellules souche. Dans les circonstances normales, la production des nouvelles cellules est régulée de telle façon que le nombre d'un type particulier de cellules demeure constant. Occasionnellement, cependant, il arrive que des cellules ne répondent plus aux mécanismes normaux de contrôle de la croissance. Ces dernières donnent naissance à des clones de cellules qui peuvent atteindre une taille considérable qui conduisent alors à une tumeur ou **néoplasme**.

Une tumeur qui n'est pas capable de croître indéfiniment et qui n'envahit pas largement les tissus sains environnants est **bénigne**. Une tumeur qui continue à croître et devient progressivement invasive est maligne ; le terme cancer se réfère spécifiquement à une tumeur **maligne**. En plus d'une croissance incontrôlée, les tumeurs malignes donnent des **métastases** ; dans ce processus, des petits groupes de cellules cancéreuses quittent la tumeur, envahissent les vaisseaux sanguins ou lymphatiques et sont amenés à d'autres tissus où ils continuent à proliférer. De cette façon, une tumeur primaire au niveau d'un site peut donner naissance à une tumeur secondaire au niveau d'un autre site (figure 22.1).

Les tumeurs malignes, ou cancers, sont classées selon l'origine embryonnaire du tissu dont dérive la tumeur. La plupart (> 80%) sont des **carcinomes**, tumeurs qui viennent des tissus endodermiques ou ectodermiques, tels que la peau ou la bordure épithéliale des organes internes et des glandes. La majorité des cancers du colon, du sein, de la prostate et du poumon sont des carcinomes. Les **leucémies** et les **lymphomes** sont des tumeurs malignes des cellules hématopoïétiques de la moelle osseuse et représentent environ 9 % des cancers aux États-Unis. Les leucémies prolifèrent en tant que cellules isolées, tandis que les lymphomes se développent sous forme de masse tumorale. Les **sarcomes**, qui sont les moins fréquents (environ 1 % des cancers aux États-Unis), dérivent des tissus conjonctifs mésodermiques, tels que les os, la graisse et les cartilages.

Transformation maligne des cellules

Le traitement des cellules cultivées normales par des carcinogènes chimiques, par une irradiation ou par certains virus, peut modifier la morphologie et les

Visualisation des concepts

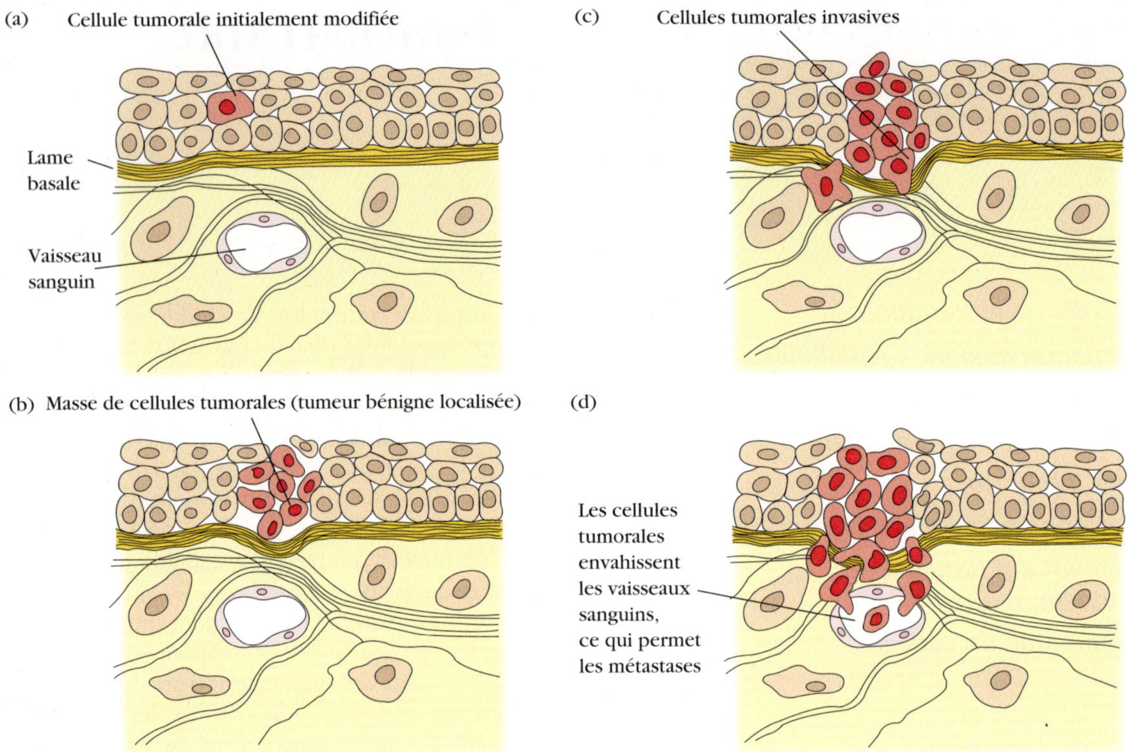

FIGURE 22.1 Croissance tumorale et métastase. (a) Une seule cellule développe des propriétés de croissance modifiées au niveau d'un site tissulaire. (b) La cellule modifiée prolifère, formant une masse de cellules tumorales localisées, ou tumeur bénigne. (c) Les cellules tumorales deviennent progressivement plus invasives, débordant la lame basale sous-jacente. La tumeur est alors classée comme maligne. (d) La tumeur maligne métastase en générant de petits groupes de cellules cancéreuses qui quittent la tumeur et sont amenés par le sang ou la lymphe vers d'autres sites de l'organisme. [Adapté de Darnell *et al.*, 1990, *Molecular Cell Biology*, 2e éd., Scientific American Books.]

propriétés de croissance de ces cellules. Dans certains cas, ce processus, appelé **transformation**, rend les cellules capables de produire des tumeurs lorsqu'elles sont injectées à des animaux. On dit de telles cellules qu'elles ont subi une transformation maligne ; elles présentent souvent des propriétés *in vitro* semblables à celles des cellules cancéreuses. Par exemple, elles ont un besoin moindre de facteurs de croissance et de sérum, elles ne sont plus dépendantes d'une adhésion et elles se développent d'une façon indépendante de la densité. De plus, les cellules cancéreuses et les cellules transformées peuvent toutes deux être sous-cultivées indéfiniment ; c'est-à-dire qu'elles sont pratiquement immortelles. Étant donné les propriétés semblables des cellules cancéreuses et des cellules transformées, le processus de transformation maligne a été largement étudié comme modèle de l'induction du cancer.

On a constaté que divers agents chimiques (par exemple, les réactifs d'alkylation du DNA) ou physiques (par exemple, les rayons ultraviolet et les radiations ionisantes) qui provoquent des mutations, induisent la transformation. L'induction de transformation maligne avec de tels carcinogènes chimiques ou physiques semble impliquer de multiples étapes et au moins deux phases distinctes : l'initiation et la promotion. L'initiation implique des changements dans le génome mais ne conduit pas, par elle-même, à une transformation maligne. Après l'initiation, des promoteurs stimulent la division cellulaire et conduisent à une transformation maligne. L'importance de la mutagenèse dans l'induction du cancer est illustrée dans certaines maladies, telles que la xérodermie pigmentaire. Cette maladie rare est causée par un défaut dans le gène qui code un enzyme de réparation du DNA appelé endonucléase spécifique des UV. Les individus présentant cette maladie sont incapables de réparer les mutations induites par les UV et, par conséquent, développent des cancers de la peau.

On a constaté que de nombreux virus à DNA ou à RNA induisent une transformation maligne. Deux des virus à DNA les mieux étudiés connus pour provoquer une transformation maligne sont le SV40 et le virus du polyome. Dans les deux cas, les génomes des virus, qui s'intègrent au hasard dans le DNA des chromosomes de l'hôte, s'incluent dans divers gènes exprimés précocément dans le processus de réplication virale. Le SV40 code deux protéines précoces, appelées grand T et petit T, et le polyome code trois protéines précoces appelées grand T, moyen T et petit T. Chacune de ces protéines joue un rôle dans la transformation maligne des cellules infectées par un virus.

La plupart des virus à RNA se répliquent dans le cytoplasme et n'induisent pas de transformation maligne. Les rétrovirus sont des exceptions qui transcrivent leur RNA en DNA au moyen de la transcriptase inverse puis intègrent le transcrit dans le DNA de l'hôte. Ce processus est le même dans les rétrovirus cytopathogènes, tels que l'HIV-1 et l'HIV-2, et dans les rétrovirus transformants, qui induisent des changements dans la cellule hôte qui conduisent à une transformation maligne. Dans certains cas, la transformation induite par un rétrovirus est liée à la présence d'**oncogènes**, ou « gènes du cancer », portés par le rétrovirus.

Un des rétrovirus transformants les mieux étudiés est le **virus du sarcome de Rous**. Ce virus porte un oncogène appelé v-*src* qui code la protéine kinase (v-Src) de 60 kDa susceptible de catalyser l'addition d'un groupe phosphate aux résidus tyrosine des protéines. La première preuve que les oncogènes isolés peuvent induire une transformation maligne a été apportée par l'étude de l'oncogène v-*src* du virus du sarcome de Rous. Lorsque cet oncogène a été cloné et transfecté dans des cellules normales en culture, les cellules ont subi une transformation maligne.

Oncogène et induction du cancer

En 1971, Howard Temin a suggéré que les oncogènes pourraient ne pas être spécifiques des virus transformants, mais qu'ils pourraient être aussi présents dans les cellules normales ; en fait, il a émis l'hypothèse qu'un virus pourrait acquérir des oncogènes du génome d'une cellule infectée. Il a appelé ces gènes cellulaires proto-oncogènes, ou **oncogènes cellulaires** (c-*onc*), pour les distinguer de leurs contreparties virales (v-*onc*). Dans le milieu des années 1970, J.M. Bishop et H.E. Varmus ont identifié une séquence de DNA dans des cellules normales de poulet qui est l'homologue de v-*src* du virus du sarcome de Rous. Cet oncogène cellulaire a été appelé c-*src*. Depuis ces premières découvertes, de nombreux oncogènes cellulaires ont été identifiés.

La comparaison des séquences des oncogènes viraux et des oncogènes cellulaires révèle qu'ils sont extrêmement conservés au cours de l'évolution. Bien que la plupart des oncogènes cellulaires soient constitués d'une série d'exons et d'introns, leurs contreparties virales sont constituées de séquences codantes ininterrompues, ce qui suggère que le virus pourrait avoir acquis l'oncogène par l'intermédiaire d'un RNA transcript dont les séquences introniques auraient été éliminées lors de la maturation du RNA. Les séquences codantes finales des oncogènes viraux et les proto-oncogènes correspondants présentent un haut degré d'homologie ; dans certains cas, une mutation ponctuelle est la seule caractéristique qui distingue un oncogène viral du proto-oncogène correspondant. Il est maintenant devenu évident que la plupart des oncogènes, sinon tous, (viraux ou cellulaires) dérivent de gènes cellulaires codant diverses protéines qui contrôlent la croissance. De plus, les protéines codées par un oncogène particulier et son proto-oncogène correspondant semblent avoir des fonctions très semblables. Comme il est décrit ci-dessous, la conversion d'un proto-oncogène en un oncogène semble, dans de nombreux cas, s'accompagne d'un changement du taux d'expression d'une protéine normale qui contrôle la croissance.

Fonction des gènes associés au cancer

L'homéostasie du tissu normal est maintenue par un processus hautement régulé de prolifération cellulaire équilibrée par la mort cellulaire. Lorsqu'il y a une rupture de cet équilibre, soit au niveau de l'étape de la prolifération cellulaire, soit au niveau de l'étape de la mort cellulaire, un processus cancéreux se développe alors. On a montré que les oncogènes et les gènes suppresseurs des tumeurs jouent un rôle important dans ce processus, en régulant soit la prolifération cellulaire, soit la mort cellulaire. Les gènes associés au cancer peuvent être divisés en trois catégories qui reflètent ces différentes activités (tableau 22.1).

Induction de la prolifération cellulaire

Une catégorie de proto-oncogènes et d'oncogènes correspondants codent des protéines qui induisent la prolifération cellulaire. Certaines d'entre elles assument les fonctions de facteurs de croissance ou de récepteurs des facteurs de croissance. Dans cette catégorie de proto-oncogènes et d'oncogènes, figurent *sis*, qui code une forme du facteur de croissance dérivé des plaquettes, et *fms*, *erbB* et *neu*, qui codent des récepteurs des facteurs de croissance. Dans les cellules normales, l'expression des facteurs de croissance et de leurs récepteurs est soigneusement régulée. Habituellement, une population de cellules sécrète un facteur de croissance qui agit sur d'autres populations de cellules qui portent le récepteur de ce facteur, stimulant ainsi la prolifération de la seconde population. Une expression inappropriée, soit d'un facteur de croissance, soit de son récepteur, peut conduire à une prolifération incontrôlée.

D'autres oncogènes de cette catégorie codent des produits qui interviennent dans les voies de transduction du signal ou qui se comportent en facteurs de transcription. Les oncogènes *src* et *abl* codent des tyrosine kinases et l'oncogène *ras* code une protéine de liaison du GTP. Les produits de ces gènes interviennent dans la transduction des signaux. Les oncogènes *myc*, *jun* et *fos* codent des facteurs de transcription. La suractivité de l'un de ces oncogènes pourrait conduire à une prolifération non régulée.

Inhibition de la prolifération cellulaire

Une deuxième catégorie de gènes associés au cancer, appelés **gènes suppresseurs du cancer**, ou anti-oncogènes, code des protéines qui inhibent une prolifération cellulaire excessive. L'inactivation de ces derniers se traduit par une prolifération non régulée. Le prototype de cette catégorie d'oncogènes est *Rb*, le gène du rétinoblastome. Le rétinoblastome héréditaire est un cancer rare de l'enfance, dans

TABLEAU 22.1 Classification fonctionnelle des gènes associés au cancer

Type/nom	Nature du produit du gène
Catégorie I : Gènes qui induisent une prolifération cellulaire	
Facteurs de croissance	
sis	Une forme du facteur de croissance dérivé des plaquettes (PDGF)
Récepteurs de facteurs de croissance	
fms	Récepteur du facteur de stimulation des colonies (CSF-1)
erbB	Récepteur du facteur de croissance épidermique (EGF)
neu	Protéine (HER2) apparentée au récepteur de l'EGF
erbA	Récepteur de l'hormone thyroïde
Protéines de la transduction du signal	
src	Tyrosine kinase
abl	Tyrosine kinase
Ha-*ras*	Protéine liant le GTP présentant une activité GTPasique
N-*ras*	Protéine liant le GTP présentant une activité GTPasique
K-*ras*	Protéine liant le GTP présentant une activité GTPasique
Facteurs de transcription	
jun	Composant du facteur de transcription AP1
fos	Composant du facteur de transcription AP1
myc	Protéine qui se lie au DNA
Catégorie II : Gènes suppresseurs du cancer, inhibiteurs de la prolifération cellulaire	
Rb	Suppresseur du rétinoblastome
p53	Phosphoprotéine nucléaire qui inhibe la formation du cancer du poumon à petites cellules et des cancers du colon
DCC	Suppresseur du carcinome du colon
APC	Suppresseur de la polypose adénomateuse
NF1	Suppresseur de la neurofibromatose
WT1	Suppresseur de la tumeur de Wilm
Catégorie III : Gènes qui régulent la mort cellulaire programmée	
bcl-2	Suppresseur de l'apoptose

* L'activité des produits normaux des gènes de la catégorie II inhibe la progression du cycle cellulaire. La perte d'un gène ou son activation par mutation dans un gène de suppresseur de tumeur indiqué est associée au développement des cancers indiqués.

lequel des tumeurs se développent à partir des cellules neurales de la rétine immature. L'enfant affecté a hérité d'un allèle *Rb* muté ; une inactivation somatique de l'allèle *Rb* restant conduit à la croissance d'une tumeur. L'anomalie génétique isolée la plus fréquente dans le cancer humain est probablement la mutation de la *p53* qui code une phosphoprotéine nucléaire. On a montré que plus de 90 % des cancers à petites cellules du poumon et plus de 50 % des cancers du sein et du cancer du colon sont associés à des mutations de la *p53*.

Régulation de la mort cellulaire programmée

Une troisième catégorie de gènes associés au cancer régule la mort cellulaire programmée. Ces gènes codent des protéines qui bloquent ou au contraire induisent l'apoptose. Parmi cette catégorie d'oncogènes, figure *bcl-2*, qui est un gène anti-apoptotique. À l'origine, cet oncogène a été découvert en raison de son association avec le lymphome folliculaire à cellules B. À la suite de sa découverte, on a montré que *bcl-2* joue un rôle important dans la régulation de la survie des cellules au cours de l'hématopoïèse et dans la survie des cellules B et des cellules T sélectionnées lors de la maturation. Il est intéressant de remarquer que le virus d'Epstein-Barr contient un gène qui a une homologie de séquence avec *bcl-2* et pourrait agir d'une façon semblable pour supprimer l'apoptose.

Conversion des proto-oncogènes en oncogènes

En 1972, R.J. Huebner et G.J. Todaro ont suggéré que des mutations ou des réarrangements génétiques des proto-oncogènes par des carcinogènes ou des virus pourraient modifier la fonction normalement régulée de ces gènes, en les convertissant en puissants oncogènes à l'origine de cancers (figure 22.2). Des preuves importantes venant à l'appui de cette hypothèse se sont accumulées lors des années suivantes. Par exemple, certaines cellules ayant subi une transformation maligne contiennent des copies multiples d'oncogènes cellulaires, ce dont il résulte une production accrue des produits des oncogènes. Une telle amplification des oncogènes cellulaires a été observée dans des cellules de divers types de cancers humains. Plusieurs groupes ont identifié les oncogènes c-*myc* dans des régions chromosomiques qui se colorent de manière uniforme (régions dites HSR, de *homogeneous staining regions*) de différentes cellules cancéreuses ; ces HSR représentent de longs réseaux en tandem de gènes amplifiés.

De plus, certaines cellules cancéreuses présentent des translocations chromosomiques qui, habituellement, résultent du déplacement d'un proto-oncogène d'un site chromosomique à un autre (figure 22.3). Dans de nombreux cas de lymphome de Burkitt, par exemple, c-*myc* est déplacé de sa position normale sur le chromosome 8 à une position proche de l'activateur (*enhancer*) de la chaîne lourde des immunoglobulines sur le chromosome 14. Il résulte de cette translocation une augmentation de la synthèse de la protéine c-*myc* qui se comporte comme un facteur de transcription.

Une mutation apparaissant dans des proto-oncogènes a aussi été associée à la transformation cellulaire ; cette mutation pourrait être un mécanisme essentiel dans lequel des carcinogènes chimiques ou une irradiation par les rayons X convertiraient un proto-oncogène en oncogène inducteur de cancer. Par exemple, des mutations ponctuelles de c-*ras* ont été détectées dans un nombre de cas significatif de divers cancers humains, y compris les carcinomes de la vessie, du colon et du poumon. Certaines de ces mutations semblent réduire la capacité de Ras à s'associer aux protéines stimulatrices de la GTPase, prolongeant ainsi son état activé par la croissance.

L'intégration virale dans le génome de la cellule hôte pourrait en elle-même servir à convertir un proto-oncogène en un oncogène transformant. Par exemple, le virus de la leucose aviaire (ALV, de *avian leukosis virus*) est un rétrovirus qui ne porte aucun oncogène viral et qui est cependant capable de transformer les cellules B en lymphomes. On a montré que ce rétrovirus particulier s'intègre dans le proto-oncogène c-*myc*, qui contient trois exons. L'exon 1 de c-*myc* a une fonction inconnue ; les exons 2 et 3 codent la protéine Myc. On a montré que l'insertion de l'ALV entre l'exon 1 et l'exon 2 permet, dans certains cas, au promoteur du provirus d'augmenter la transcription des exons 2 et 3, ce dont il résulte une augmentation de la synthèse de c-Myc.

On a montré que toute une variété de tumeurs expriment des taux significativement augmentés de facteurs de croissance ou de récepteurs de ces facteurs de croissance. On a montré que l'expression du récepteur du facteur de croissance des cellules épidermiques, qui est codé par c-*erB*,

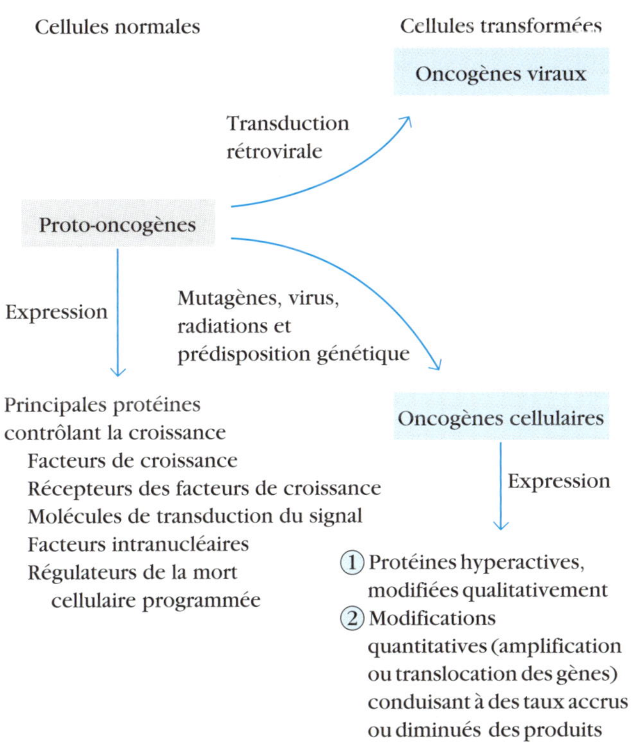

FIGURE 22.2 La conversion des proto-oncogènes en oncogènes peut impliquer une mutation qui conduit à une production de produits de gènes qualitativement différents, ou à une amplification ou une translocation du DNA, dont il résulte une expression accrue ou diminuée des produits des gènes.

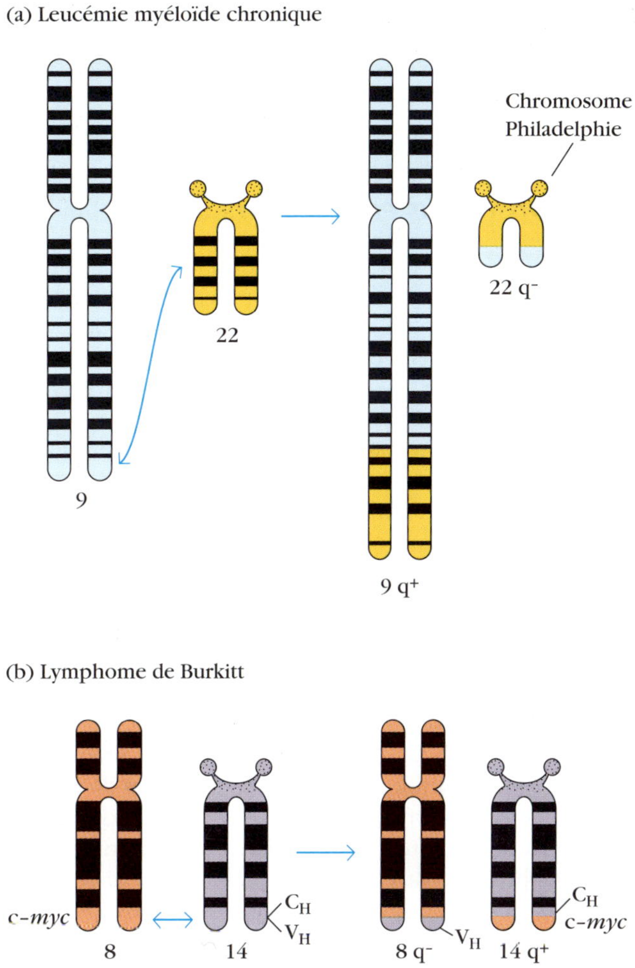

FIGURE 22.3 Translocations de chromosomes dans (a) une leucémie myéloïde chronique et (b) un lymphome de Burkitt. Les cellules leucémiques de tous les patients atteints de leucémie myéloïde chronique contiennent le chromosome dit chromosome Philadelphia qui résulte d'une translocation entre les chromosomes 9 et 22. Les cellules cancéreuses de certains patients atteints de lymphome de Burkitt présentent une translocation qui déplace une partie du chromosome 8 vers le chromosome 14. Il est maintenant connu que cette translocation implique c-*myc*, qui est un oncogène cellulaire. Des anomalies telles que ces dernières sont détectées par l'analyse des chromosomes en métaphase. Les chromosomes normaux sont représentés à gauche et les chromosomes transloqués à droite.

est amplifiée dans de nombreuses cellules de cancer. Dans le cancer du sein, une synthèse accrue du récepteur de facteur de croissance codé par c-*neu* a été corrélée à un mauvais pronostic.

Induction du cancer : un processus en plusieurs étapes

Le développement d'une cellule normale en une cellule cancéreuse est habituellement un processus en plusieurs étapes d'évolution clonale impliquant une série de mutations somatiques qui convertissent progressivement la cellule d'un état de croissance normale à un état précancéreux puis finalement à un état cancéreux.

La présence d'une multitude d'anomalies chromosomiques dans les cellules précancéreuses ou cancéreuses est en faveur du rôle de mutations multiples dans le développement du cancer. Ceci a été démontré dans le cancer du colon chez l'Homme qui progresse en une série d'étapes morphologiquement bien définies (figure 22.4). Le cancer du colon débute par de petites tumeurs bénignes appelées adénomes de l'épithélium colo-rectal. Ces tumeurs précancéreuses grossissent, deviennent progressivement de plus en plus désorganisées dans leur architecture intracellulaire, jusqu'à ce qu'elles acquièrent le phénotype malin. Ces étapes morphologiques bien définies du cancer du colon ont été corrélées à une séquence de modification des gènes impliquant l'inactivation ou la perte de trois gènes suppresseurs du cancer (*APC*, *DCC* et *p53*) et l'activation d'un oncogène de prolifération cellulaire (K-*ras*).

Des études effectuées sur des souris transgéniques viennent aussi à l'appui du rôle des étapes multiples dans l'induction du cancer. Les souris transgéniques qui expriment des taux élevés de Bcl-2 développent une population de petites cellules B au repos, dérivées de follicules lymphoïdes secondaires, qui ont une très longue durée de vie. Progressivement, ces souris transgéniques développent des lymphomes. L'analyse des lymphomes de ces souris a montré qu'approximativement la moitié d'entre elles avaient une translocation de c-*myc* dans le locus de la chaîne H des immunoglobulines. La synergie de Myc et de Bcl-2 est mise en évidence chez des souris double transgéniques produites en accouplant les souris transgéniques *bcl-2*$^+$ et des souris transgéniques myc$^+$. Ces souris développent très rapidement des leucémies.

Tumeurs du système immunitaire

Les tumeurs du système immunitaire sont classées en lymphomes ou en leucémies. Les lymphomes prolifèrent sous forme de tumeurs solides au sein d'un tissu lymphoïdes tel que la moelle osseuse, les ganglions lymphatiques ou le thymus. Ils incluent les lymphomes hodgkiniens et les lymphomes non hodgkiniens. Les leucémies tendent à proliférer sous la forme de cellules individualisées et sont détectées par l'augmentation du nombre de cellules dans le sang ou la lymphe. Les leucémies peuvent se développer dans les lignées lymphoïde ou myéloïde.

Historiquement, les leucémies sont classées en leucémies aiguës ou en leucémies chroniques, selon la rapidité de la progression clinique de la maladie. Les leucémies aiguës apparaissent soudainement et progressent rapidement, tandis que les leucémies chroniques sont beaucoup moins agressives et se développent lentement sous la forme de maladies légères, à peine symptomatiques. Ces distinctions cliniques s'appliquent aux leucémies non traitées ; avec les traitements actuels, les leucémies aiguës sont souvent d'un bon pronostic et une rémission définitive peut souvent être obtenue. Actuellement, la distinction essentielle entre leucémies aiguës et leucémies chroniques est fondée sur la maturité de la cellule impliquée. Les leucémies aiguës tendent à impliquer des cellules moins matures, tandis que les leucémies chroniques se développent dans des cellules matures. Les leucémies aiguës incluent la **leucémie lymphocytique aiguë** (**ALL**, de *acute lymphocytic leukemia*) et la **leucémie myéloblastique aiguë** (**AML**, de *acute myeloblastic leukemia*) ; ces maladies peuvent se développer à n'importe quel âge et ont un début rapide. Les leucémies chroniques incluent la **leucémie lymphoïde chronique** (**CLL**, de *chronic lymphocytic leukemia*) et la **leucémie myéloïde chronique** (**CML**, de *chronic myelogenous leukemia*) ; ces maladies se développent lentement et sont rencontrées chez l'adulte.

De nombreuses leucémies à cellules B ou à cellules T et de nombreux lymphomes impliquent un proto-oncogène qui a subi une translocation dans les gènes des immunoglobulines ou dans ceux des récepteurs des cellules T. Une des mieux caractérisées est la translocation de c-*myc* dans le lymphome de Burkitt et dans les

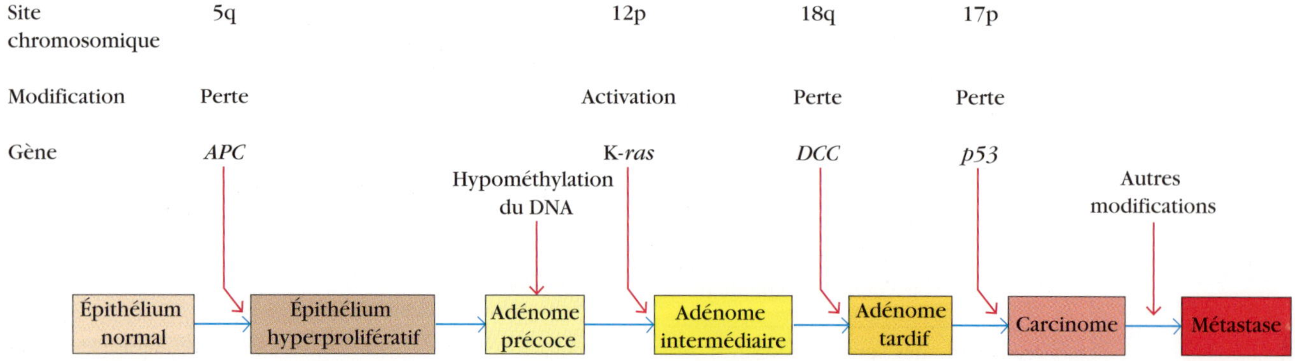

FIGURE 22.4 Modèle des modifications génétiques séquentielles conduisant à un cancer du colon métastatique. Chaque état indiqué en bas est morphologiquement distinct, ce qui permet aux chercheurs de déterminer la séquence des modifications génétiques. [Adapté de B Vogelstein et KW Kinzler, 1993, *Trends Genet.* **9**:138.]

plasmocytomes des souris. Chez 75 % des patients atteints d'un lymphome de Burkitt, c-*myc* est transloqué du chromosome 8 vers le groupe de gènes de la chaîne lourde de l'IgG sur le chromosome 14 (voir la figure 22.3b). Chez les autres patients, c-*myc* reste sur le chromosome 8 et les gènes des chaînes légères κ ou λ sont transloqués vers une région 3' de c-*myc*. Les translocations d'un gène κ du chromosome 2 vers le chromosome 8 apparaissent dans 9 % des cas, et les translocations d'un gène l du chromosome 22 vers le chromosome 8 apparaissent dans 16 % des cas.

Les translocations de c-*myc* vers le groupe de gènes de la chaîne légère de l'IgG sur le chromosome 14 ont été analysées et, dans certains cas, le gène c-*myc* tout entier est transloqué tête-à-tête vers une région proche de l'activateur de la chaîne lourde. Dans d'autres cas, les exons 1, 2 et 3 ou les exons 2 et 3 de c-*myc* sont transloqués tête-à-tête vers le site de commutation (*switch*) S_μ ou S_α (voir la figure 22.5). Dans chaque cas, la translocation élimine les exons codants de *myc* des mécanismes régulateurs qui opèrent au niveau du chromosome 8 et place ces exons dans la région des gènes des immunoglobulines, qui est une région très active exprimée constitutivement dans ces cellules. Les conséquences des taux élevés, médiés par l'activateur, de l'expression constitutive de *myc* dans les cellules lymphoïdes ont été étudiées chez des souris transgéniques. Dans une étude, des souris contenant un transgène constitué des trois exons de c-*myc* et de l'activateur de la chaîne lourde des immunoglobulines a été produit. Sur 15 souriceaux nés, 13 ont développé des lymphomes à cellules B dans les quelques mois qui ont suivi la naissance.

Antigènes tumoraux

La sous-discipline de l'immunologie tumorale comporte l'étude des antigènes des cellules tumorales et de la réponse immunitaire à ces antigènes. Deux types d'antigènes tumoraux ont été identifiés sur les cellules tumorales : les **antigènes de transplantation spécifiques des tumeurs** (TSTA, de *tumor specific transplantation antigen*) et les **antigènes de transplantation associés aux tumeurs** (TATA, de *tumor associated transplantation antigen*). Les antigènes spécifiques des tumeurs sont spécifiques des cellules tumorales et n'apparaissent pas à la surface des cellules normales de l'organisme. Ils pourraient résulter de mutations au sein des cellules tumorales qui créent des protéines cellulaires modifiées ; un apprêtement cytosolique de ces protéines donnerait naissance à de nouveaux peptides qui sont présentés par des molécules de classe I du CMH, ce qui induit une réponse à médiation cellulaire par des CTL spécifiques des tumeurs (figure 22.6). Les antigènes associés aux tumeurs, qui ne sont pas spécifiques des cellules tumorales, pourraient être des protéines exprimées dans les cellules normales au cours du développement fœtal lorsque le système immunitaire est immature et incapable de répondre, mais qui normalement ne sont pas exprimées chez l'adulte. La réactivation des gènes embryonnaires qui codent ces protéines dans les cellules tumorales a pour conséquence leur expression dans les cellules tumorales totalement différenciées. Les antigènes associés aux tumeurs pourraient être aussi des protéines normalement exprimées à des taux extrêmement faibles dans les cellules normales, mais à des taux beaucoup plus élevés dans les cellules tumorales. Il est maintenant clair que les antigènes tumoraux reconnus par les cellules T humaines peuvent être classés dans l'une des quatre catégories essentielles ci-après :

- Les antigènes codés par des gènes exprimés spécifiquement par les tumeurs.
- Les antigènes codés par des formes variantes des gènes normaux qui ont été modifiés par des mutations.
- Les antigènes qui ne sont normalement exprimés qu'à certaines étapes de la différenciation ou uniquement par certaines lignées de différenciation.
- Les antigènes qui sont surexprimés dans des tumeurs particulières.

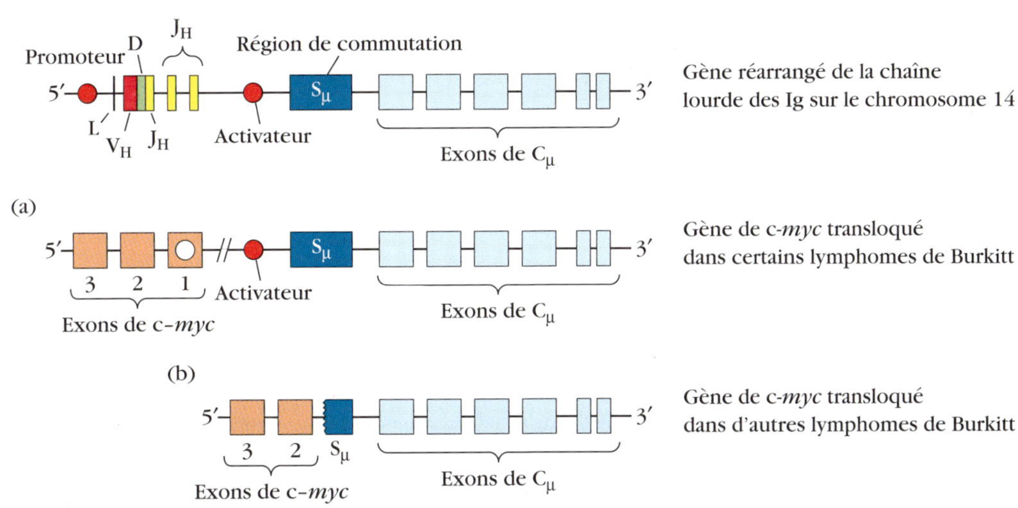

FIGURE 22.5 Chez de nombreux patients présentant un lymphome de Burkitt, le gène c-*myc* est transloqué vers le groupe de gènes de la chaîne lourde des immunoglobulines sur le chromosome 14. Dans certains cas, le gène c-*myc* tout entier est inséré près de l'activateur (*enhancer*) de la chaîne lourde (a), mais dans d'autres cas, seuls les exons codants (2 et 3) de c-*myc* sont insérés au niveau du site de commutation S_μ (b). Seuls les exons 2 et 3 de c-*myc* sont des exons codants. La translocation pourrait conduire à une surexpression de c-Myc.

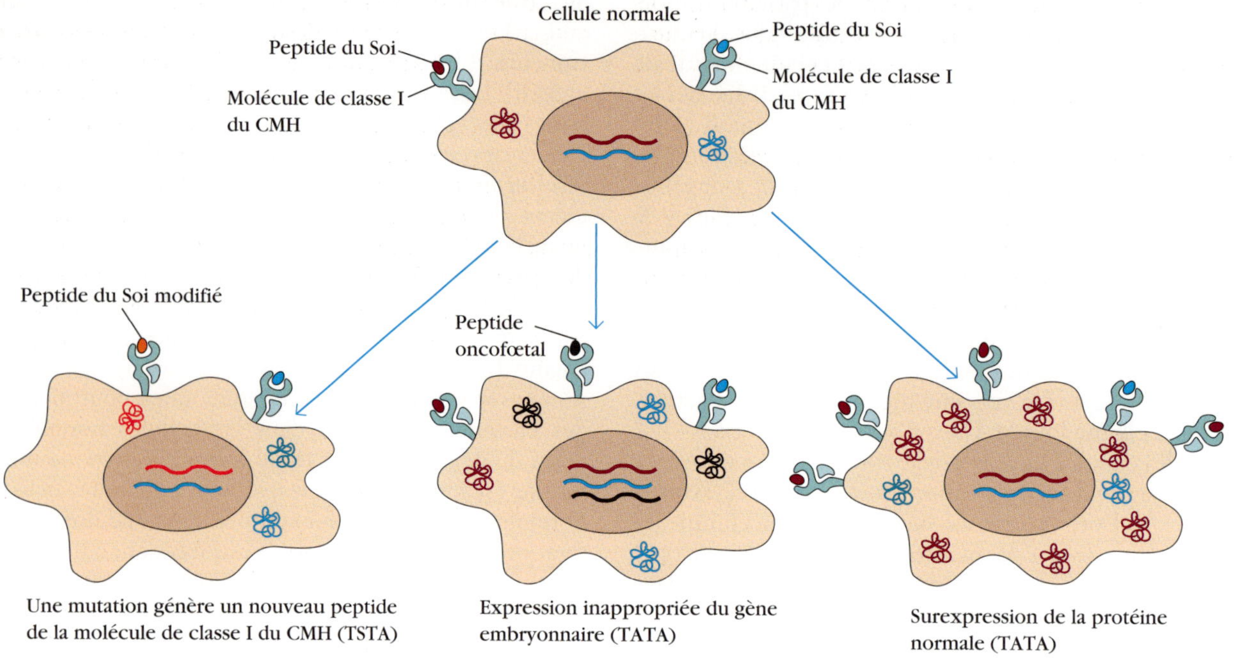

FIGURE 22.6 Différents mécanismes créent des antigènes de transplantation spécifiques des tumeurs (TSTA) et des antigènes de transplantation associés aux tumeurs (TATA). Le dernier mécanisme est le plus habituel.

De nombreux antigènes tumoraux sont des protéines cellulaires qui donnent naissance à des peptides présentés par des molécules du CMH ; typiquement, ces antigènes ont été identifiés par leur capacité à induire la prolifération de CTL spécifique de certains antigènes ou de cellules T auxiliaires.

Antigènes spécifiques de tumeur

Les antigènes spécifiques de tumeur ont été identifiés dans des tumeurs induites par des carcinogènes chimiques ou physiques, ainsi que dans certaines tumeurs induites par des virus. La démonstration de la présence d'antigènes spécifiques de tumeur dans des tumeurs apparaissant spontanément est particulièrement difficile parce que la réponse immunitaire à de telles tumeurs élimine toutes les cellules tumorales portant un nombre suffisant d'antigènes et, de cette façon, sélectionne les cellules porteuses de faibles taux d'antigènes.

Antigènes de tumeur induits par des agents chimiques ou physiques

Le méthylcholanthrène et les rayons ultraviolet sont deux carcinogènes qui ont été largement utilisés pour créer des lignées de cellules tumorales. Lorsque des cellules tuées appartenant à une lignée cellulaire tumorale induite par un carcinogène sont injectées à des animaux syngéniques, ces derniers développent une réponse immunitaire spécifique qui peut protéger contre une attaque ultérieure par des cellules vivantes de la même lignée, mais pas contre d'autres lignées de cellules tumorales (tableau 22.2). Même lorsque le même carcinome chimique induit deux tumeurs séparées au niveau de sites différents chez le même animal, les antigènes tumoraux sont distincts et la réponse immunitaire à une tumeur ne protège pas contre l'autre tumeur.

TABLEAU 22.2 Réponse immunitaire au méthyl-cholanthrène (MCA) ou au virus du polyome (PV)*

Cellules tumorales tuées transplantées	Cellules tumorales vivantes pour compétition	Croissance de la tumeur
	Induction chimique	
Sarcome A induit par le MCA	Sarcome A induit par le MCA	–
Sarcome A induit par le MCA	Sarcome B induit par le MCA	+
	Induction virale	
Sarcome A induit par le PV	Sarcome A induit par le PV	–
Sarcome A induit par le PV	Sarcome B induit par le PV	–
Sarcome A induit par le PV	Sarcome C induit par le SV40	+

* Les tumeurs étaient induites soit par le MCA soit par le PV, et les cellules tuées venant des tumeurs induites étaient injectées à des animaux syngéniques qui recevaient ensuite des cellules vivantes venant des lignées cellulaires tumorales indiquées. L'absence de croissance tumorale après l'injection de cellules vivantes indique que la réponse immunitaire induite par les antigènes tumoraux des cellules tuées apporte une protection contre les cellules vivantes.

Les antigènes de transplantation spécifiques de tumeurs induites chimiquement ont été difficiles à caractériser parce qu'ils ne peuvent pas être identifiés par des anticorps induits mais uniquement par leur rejet à médiation cellulaire T. Une approche expérimentale qui a permis l'identification des gènes codant certains TSTA est représentée dans la figure 22.7. Lorsqu'une lignée cellulaire tumorigène de souris (tum$^+$, de *tumorigenic cell line*), qui donne naissance à des tumeurs qui grossissent progressivement, est traitée *in vitro* par un mutagène chimique, certaines cellules sont mutées de telle façon qu'elles ne sont plus capables de se développer en une tumeur chez des souris syngéniques. Ces cellules tumorales mutantes sont désignées comme étant des variants tum$^-$. On a montré que la plupart des variants tum$^-$ expriment des TSTA qui ne sont pas exprimés par la lignée de cellules tumorales tum$^+$ originelle. Lorsque des cellules tum$^-$ sont injectées à des souris syngéniques, les TSTA spécifiques qu'expriment les cellules tum$^-$ sont reconnues par des CTL spécifiques. Les CTL spécifiques des TSTA détruisent les cellules tumorales tum$^-$, prévenant ainsi une croissance tumorale. Pour identifier les gènes codant les TSTA exprimés sur les lignées cellulaires tum$^-$, une banque génomique de cosmides est préparée à partir de

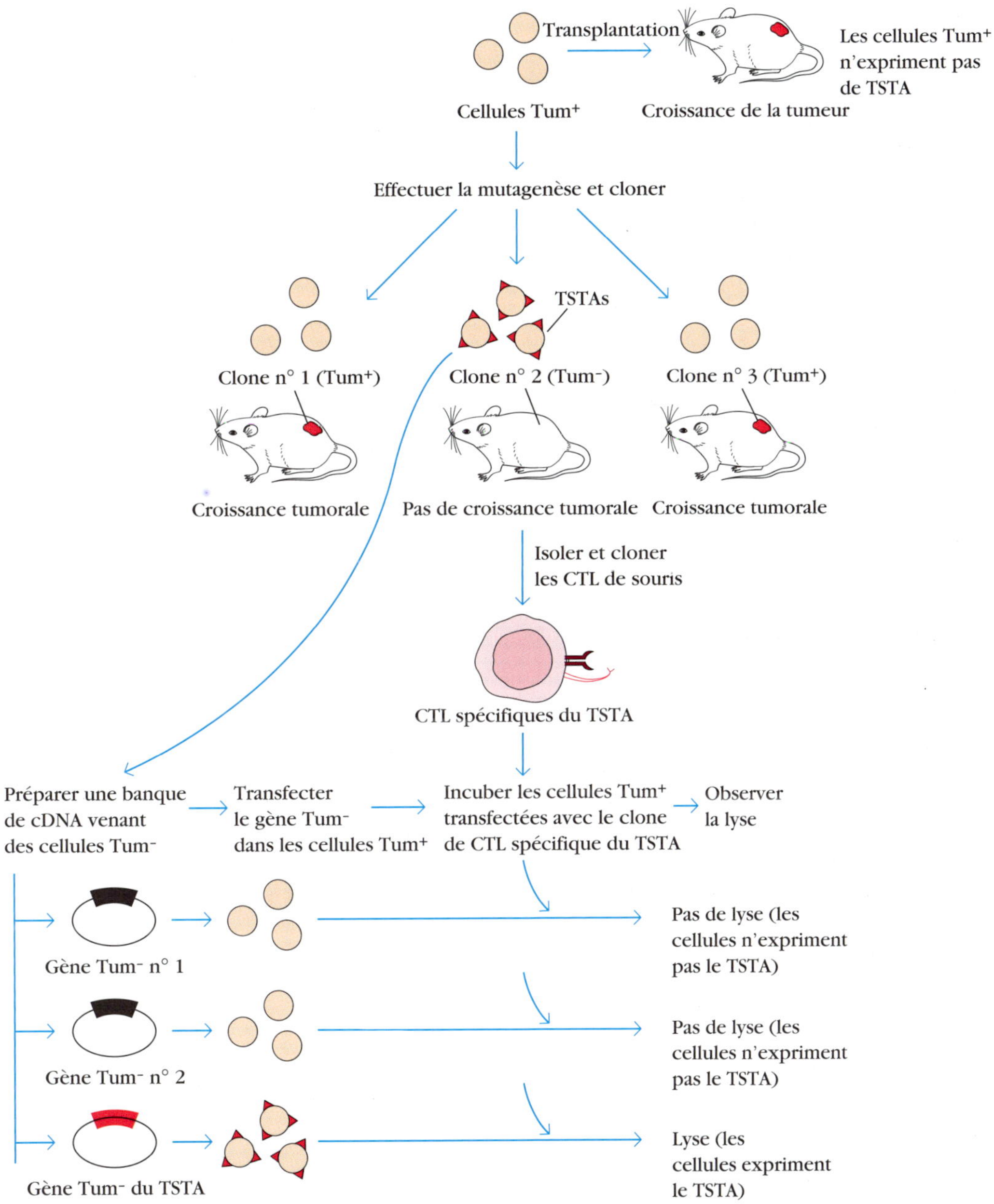

FIGURE 22.7 Procédé permettant l'identification des gènes qui codent les antigènes de transplantation spécifiques des tumeurs (TSTA). La plupart des TSTA ne peuvent être détectés que par le rejet à médiation cellulaire qu'ils suscitent. Dans la première partie de ce procédé, une lignée cellulaire non tumorigène (tum$^-$) est générée ; cette lignée cellulaire exprime un TSTA qui est reconnu par les souris syngéniques qui développent une réponse à médiation cellulaire contre lui. Pour isoler le gène codant le TSTA, une banque génomique de cosmides est préparée à partir de la lignée cellulaire tum$^-$, les gènes sont transfectés dans des cellules tumorigènes tum$^+$ et les cellules transfectées sont incubées avec des CTL spécifiques du TSTA.

cellules tum⁻. Les gènes des cellules tum⁻ sont transfectés dans les cellules tum⁺ d'origine. Les cellules tum⁺ transfectées sont testées pour l'expression de TSTA tum⁻ par leur capacité à activer des CTL clonés spécifiques du TSTA de tum⁻. De nombreux TSTA divers ont été identifiés par cette méthode.

Dans les dernières années, deux méthodes ont facilité la caractérisation des TSTA (figure 22.8). Dans l'une d'elles, les peptides liés aux molécules de classe I du CMH sur les membranes des cellules tumorales sont élués en milieu acide et purifiés par chromatographie liquide à haute pression (HPLC, de *high pressure liquide chromatography*). Dans certains cas, une quantité suffisante de peptides est éluée pour permettre son séquençage par la dégradation d'Edman. Dans une deuxième approche, des banques de cDNA sont préparées à partir de cellules tumorales. Ces banques de cDNA sont transfectées transitoirement dans des cellules COS, qui sont des cellules de rein de singe transfectées par le gène qui code l'antigène T du SV40. Lorsque ces cellules sont par la suite transfectées par des plasmides contenant à la fois le cDNA des cellules tumorales et l'origine de réplication du SV40, l'antigène T stimule la réplication des plasmides, de telle façon que plus de 10^4-10^5 copies de plasmides sont produites par cellule. Cela conduit à une expression de fortes quantités de DNA de cellules tumorales.

On a montré que les gènes qui codent certains TSTA diffèrent des gènes cellulaires normaux par une mutation ponctuelle. Une caractérisation ultérieure des TSTA a démontré que la plupart d'entre eux ne sont pas des protéines membranaires cellulaires. Bien au contraire, comme il a déjà été indiqué, ce sont des petits peptides dérivés des protéines cytosoliques qui ont été apprêtés et présentés par des molécules de classe I du CMH.

Antigènes tumoraux induits par des virus

Contrairement aux tumeurs induites chimiquement, les tumeurs induites par des virus expriment des antigènes tumoraux partagés par toutes les tumeurs induites par le même virus. Par exemple, lorsque des cellules tuées d'une tumeur induite par un polyome particulier sont injectées à des souris syngéniques, les receveurs sont protégés contre des attaques ultérieures par des cellules vivantes de n'importe quelles tumeurs induites par ce polyome (voir le tableau 22.2). Vraisemblablement, lorsque des lymphocytes sont transférés de souris présentant une tumeur induite par un virus chez des receveurs syngéniques normaux, ces derniers rejettent les transplantations ultérieures de toutes les tumeurs syngéniques induites par le même virus. Dans le cas des tumeurs induites par le SV40 ou le polyome, la présence d'antigènes tumoraux est corrélée à l'état néoplasique de la cellule. Chez l'Homme, on a montré que les cellules du lymphome de Burkitt expriment un antigène nucléaire du virus d'Epstein-Barr qui pourrait être en fait un antigène spécifique de tumeur pour ce type de lymphome. Les protéines E6 et E7 du virus du papillome humain (HPV, de *human papilloma virus*) sont trouvées dans plus de 80 % des cancers invasifs du col de l'utérus ; c'est l'exemple le plus clair d'un antigène tumoral codé par un virus. Par conséquent, on porte un grand intérêt aux HPV, tels que l'HPV-16, qui sont fortement associés au cancer cervical, comme candidats pour la préparation d'un vaccin.

La valeur potentielle de ces antigènes tumoraux induits par un virus peut être vue dans des modèles animaux. Dans une expérience, on a montré que des souris immunisées avec une préparation d'un antigène tumoral du virus du polyome génétiquement modifié étaient immunisées contre des injections ultérieures de cellules vivantes de tumeurs induites par le polyome. Dans une autre expérimentation, des souris étaient immunisées par un vaccin contre le virus de la vaccine modifié par le gène codant l'antigène tumoral du polyome. Ces souris développaient aussi une immunité leur permettant de rejeter des injections ultérieures de cellules vivantes d'une tumeur induite par le polyome (figure 22.9).

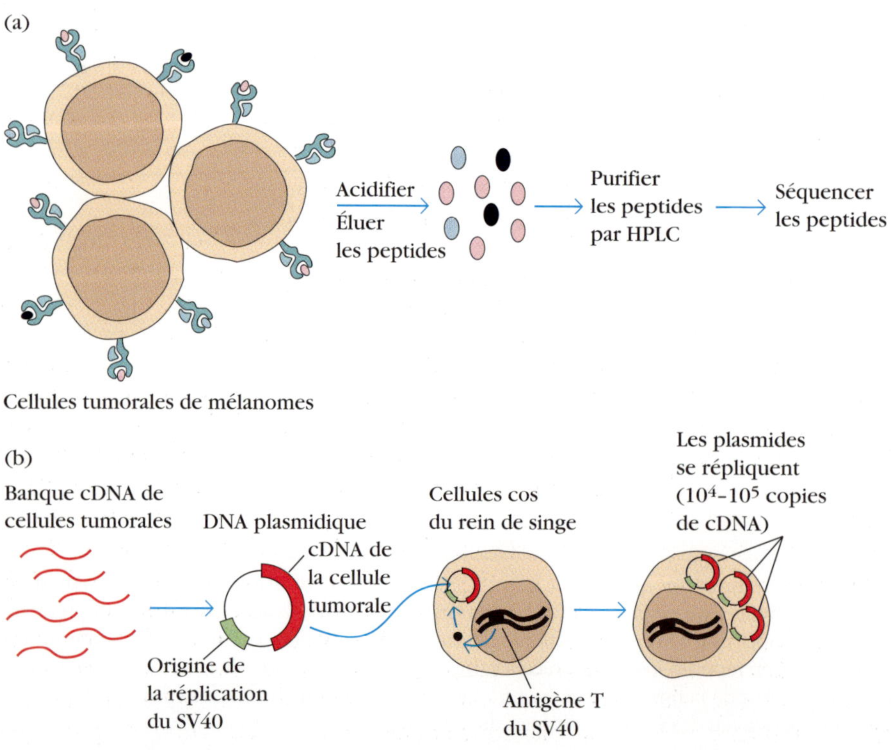

FIGURE 22.8 Deux méthodes utilisées pour isoler les antigènes tumoraux qui induisent des CTL spécifiques de tumeur. Voir le texte pour les détails.

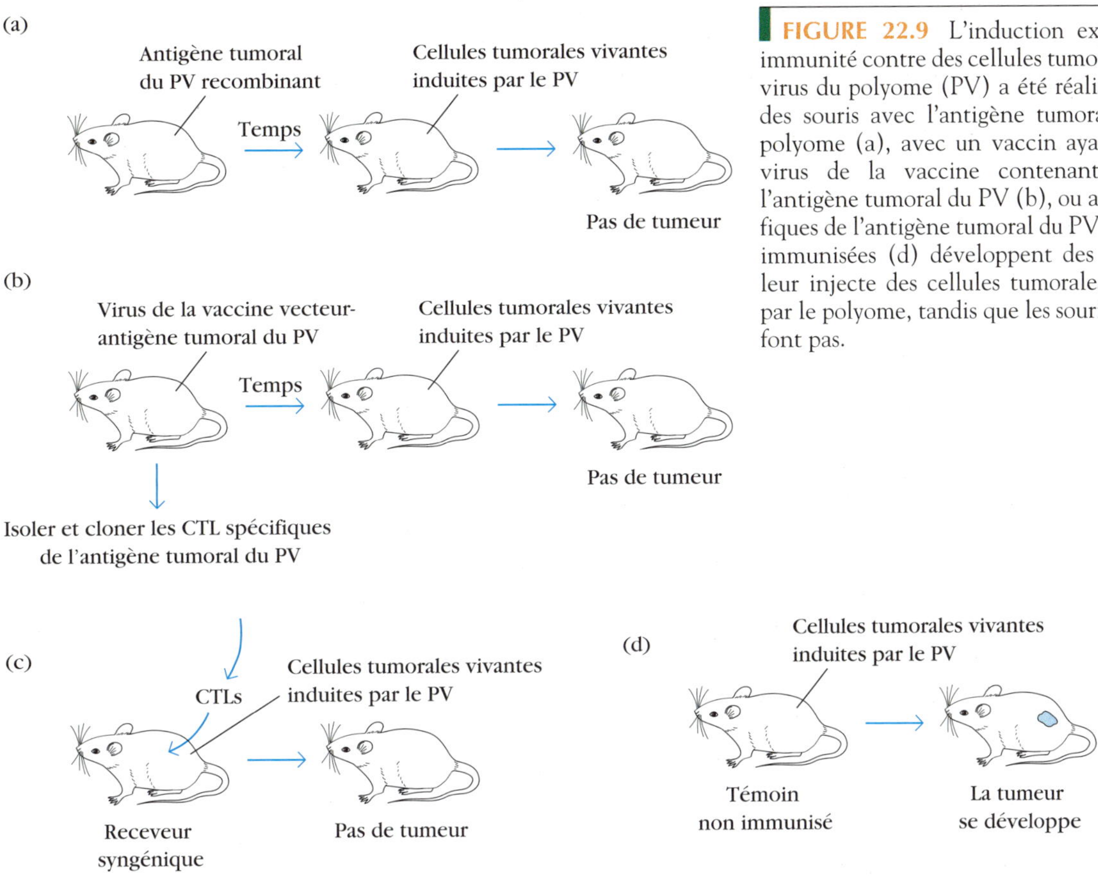

FIGURE 22.9 L'induction expérimentale d'une immunité contre des cellules tumorales induites par le virus du polyome (PV) a été réalisée en immunisant des souris avec l'antigène tumoral recombinant du polyome (a), avec un vaccin ayant pour vecteur le virus de la vaccine contenant le gène codant l'antigène tumoral du PV (b), ou avec des CTL spécifiques de l'antigène tumoral du PV (c). Les souris non immunisées (d) développent des tumeurs lorsqu'on leur injecte des cellules tumorales vivantes induites par le polyome, tandis que les souris immunisées ne le font pas.

Antigènes associés aux tumeurs

La majorité des antigènes des tumeurs ne sont pas spécifiques de cellules tumorales, mais sont aussi présents sur les cellules normales. Ces antigènes de transplantation associée aux tumeurs peuvent être des protéines qui ne sont habituellement exprimées que sur les cellules fœtales et pas sur les cellules adultes normales, ou encore il peut s'agir de protéines exprimées à des taux faibles par les cellules normales, mais à des taux beaucoup plus élevés par les cellules tumorales. La dernière catégorie inclut des facteurs de croissance et des récepteurs de facteur de croissance, aussi bien que des protéines codées par des oncogènes.

Différents récepteurs de facteur de croissance sont exprimés à des taux significativement augmentés à la surface des tumeurs et peuvent être considérés comme des antigènes associés à des tumeurs. Par exemple, toute une série de cellules expriment le récepteur de l'EGF à des taux 100 fois supérieurs à celui des cellules normales. Un exemple d'un facteur de croissance surexprimé servant d'antigène associé à une tumeur, est un facteur de croissance de la transferrine, désigné p97, qui contribue au transport du fer dans les cellules. Alors que les cellules normales expriment moins de 8 000 molécules de p97 par cellule, les cellules de mélanome expriment 50 000-500 000 molécules de p97 par cellule. Le gène qui code p97 a été cloné et on a préparé un vaccin avec le virus de la vaccine recombinant portant le gène cloné. Lorsque ce vaccin était injecté à des souris, il induisait des réponses immunitaires humorale et à médiation cellulaire, qui protégeaient les souris contre les cellules vivantes de mélanome exprimant l'antigène p97. Des résultats tels que celui-ci mettent en évidence l'importance de l'identification des antigènes de tumeurs comme cible potentielle de l'immunothérapie des tumeurs.

Antigènes tumoraux oncofœtaux

Les **antigènes tumoraux oncofœtaux**, comme l'indique leur nom, sont rencontrés non seulement sur les cellules cancéreuses, mais aussi sur les cellules fœtales normales. Ces antigènes apparaissent tôt dans le développement embryonnaire, avant que le système immunitaire n'acquière une immunocompétence ; lorsqu'ils apparaissent ultérieurement sur des cellules cancéreuses, ils peuvent être reconnus comme du non Soi et induire une réponse immunitaire. Deux antigènes onco-fœtaux bien étudiés sont l'**alpha-fœto-protéine (AFP)** et l'**antigène carcino-embryonnaire (CEA)**.

Bien que les taux de la concentration sérique de l'AFP chutent de quelques milligrammes dans le sérum du fœtus à quelques nanogrammes dans le sérum adulte normal, des taux élevés d'AFP sont rencontrés chez une majorité de patients atteints de cancer du foie (tableau 22.3). Le CEA est une glycoprotéine membranaire rencontrée dans les cellules gastro-intestinales et les cellules du foie des fœtus âgés de deux à six mois. Approximativement 90 % des patients présentant un cancer colo-rectal avancé et 50 % des patients atteints d'un cancer colo-rectal débutant ont des taux sériques de CEA élevés. Certains patients présentant d'autres types de cancer, ont eux aussi des taux augmentés de CEA. Cependant, étant donné que l'AFP et le CEA peuvent être trouvés à l'état de traces chez certains adultes normaux, ainsi que dans divers états pathologiques non cancéreux, la présence de ces antigènes onco-fœtaux n'a pas de valeur diagnostique pour les tumeurs mais sert plutôt à surveiller la croissance tumorale. Lorsque, par exemple, un patient a subi une intervention chirurgicale qui a permis d'éliminer un carcinome colo-rectal, les taux de CEA sont demandés par la suite. Une augmentation du taux de CEA est une indication de reprise de la croissance tumorale.

Protéines oncogènes en tant qu'antigènes tumoraux

On a montré que de nombreuses tumeurs expriment des antigènes associés à des tumeurs codés par des oncogènes cellulaires. Ces antigènes sont aussi présents dans les cellules normales où ils sont codés par le proto-oncogène correspondant. Dans de nombreux cas, il n'y a pas de différence qualitative entre le produit de l'oncogène et celui du proto-oncogène ; cependant, l'augmentation des taux du produit de l'oncogène peut être reconnue par le système immunitaire. Par exemple, comme il a été remarqué antérieurement, les cellules du cancer du sein humain montrent une expression élevée de la protéine codée par l'oncogène Neu, qui est un récepteur de facteur de croissance, tandis que les cellules adultes normales n'expriment que des traces de la protéine Neu. En raison de cette différence dans le taux de Neu, des anticorps monoclonaux anti-Neu peuvent reconnaître et éliminer sélectivement les cellules du cancer du sein sans endommager les cellules normales.

Tableau 22.3 Augmentation du taux d'alpha-fœtoprotéine (AFP) et de l'antigène carcinoembryonnaire (CEA) dans le sérum de patients présentant diverses maladies

Maladie	Nombre de patients testés	% de patients avec des taux* élevés d'AFP ou de CEA
AFP > 15 ng/mL		
Cirrhose alcoolique	non déterminé	0
Hépatite	non déterminé	1
Carcinome hépatocellulaire	non déterminé	69
Autres carcinomes	non déterminé	0
CEA > 10 ng/mL		
Maladies cancéreuses		
Carcinome du sein	125	14
Carcinome colorectal	544	35
Carcinome gastrique	79	19
Cancer non carcinomateux	228	2
Carcinome pancréatique	55	35
Carcinome pulmonaire	181	26
Maladies non cancéreuses		
Cirrhose alcoolique	120	2
Cholécystite	39	1
Maladie non maligne	115	0
Emphysème pulmonaire	49	4
Polypes rectaux	90	1
Colite ulcérative	146	5

* Bien que des traces d'AFP et de CEA puissent être trouvées chez certains adultes normaux, aucun de ces derniers n'a des taux supérieurs à ceux indiqués dans le tableau.

TATA des mélanomes humains

Différents antigènes de transplantation associée aux tumeurs ont été identifiés sur des mélanomes humains. Cinq d'entre eux, MAGE-1, MAGE-3, BAGE, GAGE-1, GAGE-2, sont des oncogènes de type fœtal. Chacun de ces antigènes est exprimé sur une proportion significative de mélanomes humains, de même que sur de nombreuses autres tumeurs humaines, mais pas sur les tissus différenciés normaux, à l'exception du testicule, où ils sont exprimés sur les cellules de la lignée germinale. De plus, de nombreux antigènes de différenciation exprimés sur les mélanocytes normaux, y compris la tyrosinase, la gp100, le Melan-A ou le MART-1, et le gp75, sont surexprimés par les cellules de mélanome, ce qui rend ces dernières capables de se comporter comme des antigènes de transplantation associés aux tumeurs.

Plusieurs des antigènes tumoraux des mélanomes humains sont partagés par de nombreuses autres tumeurs. Environ 40 % des mélanomes humains sont positifs pour MAGE-1 et environ 75 % pour MAGE-2 ou -3. En plus des mélanomes, un pourcentage significatif de lignées de cellules de glyome, de tumeurs du sein, de tumeurs du poumon autres que le cancer à petites cellules et de carcinomes de la tête ou du cou expriment MAGE1, -2 ou -3. Ces antigènes tumoraux communs pourraient être exploités pour un traitement clinique. Il pourrait être possible de produire un vaccin contre les tumeurs exprimant l'antigène commun en vue d'un traitement de nombreuses tumeurs, comme il est décrit à la fin de ce chapitre.

Réponses immunitaires aux tumeurs

Chez les animaux expérimentaux, les antigènes tumoraux peuvent être considérés comme induisant des réponses immunitaires humorale ou à médiation cellulaire qui se traduisent par une destruction des cellules tumorales. En général, la réponse à médiation semble jouer le rôle essentiel. On a montré que nombre de tumeurs induisent des CTL spécifiques des tumeurs qui reconnaissent des antigènes tumoraux présentés par des molécules de classe I du CMH à la surface des cellules tumorales. Cependant, comme il est discuté ci-après, l'expression des molécules de classe I du CMH est diminuée dans de nombreuses tumeurs, ce qui limite donc le rôle des CTL spécifiques dans la destruction de ces dernières.

Rôle des cellules NK et des macrophages

La reconnaissance des cellules tumorales par les cellules NK n'est pas restreinte au CMH. Ainsi, l'activité de ces cellules n'est pas compromise par la diminution de l'expression du CMH présentée par certaines cellules tumorales. Dans certains cas, les récepteurs du Fc de la surface des cellules NK peuvent se lier à des cellules tumorales recouvertes d'anticorps, ce qui conduit à une ADCC. L'importance des cellules NK dans l'immunité tumorale est suggérée par la souche de souris mutantes appelées beige et par le **syndrome de Chedia-Higashi** chez l'Homme. Dans certains cas, un défaut génétique provoque une altération des cellules NK et la fréquence de certains types de cancer en est accrue.

De nombreuses observations indiquent que les macrophages activés peuvent aussi jouer un rôle significatif dans la réponse immunitaire aux tumeurs. Par exemple, on observe souvent que des macrophages forment des amas autour des tumeurs et que leur présence est souvent corrélée à une régression de la tumeur. Comme les cellules NK, les macrophages ne sont pas restreints au CMH et expriment des récepteurs du Fc qui leur permettent de se lier à un anticorps présent à la surface des cellules tumorales et de médier une ADCC. L'activité anti-tumorale des macrophages activés est probablement médiée par des enzymes lytiques et des intermédiaires réactifs dérivés de l'oxygène ou de l'azote. De plus, des macrophages activés sécrètent une cytotoxine appelée facteur de nécrose tumorale (TNF-α) qui possède une puissante activité anti-tumorale. On a montré que, lorsqu'il est injecté à des animaux porteurs d'une tumeur, le TNF-α induit une hémorragie et une nécrose de la tumeur.

Théorie de la surveillance immunitaire

La théorie de la surveillance immunitaire a été conçue pour la première fois au début des années 1900 par Paul Ehrlich. Ce dernier a émis l'hypothèse que des cellules cancéreuses apparaissent fréquemment dans l'organisme mais sont reconnues comme des cellules étrangères et éliminées par le système immunitaire. Quelques 50 ans plus tard, Lewis Thomas a suggéré que la branche à médiation cellulaire du système immunitaire s'était développée pour explorer tout l'organisme et éliminer les cellules cancéreuses. Selon ces concepts, des tumeurs ne se développent que lorsque les cellules cancéreuses sont capables d'échapper à la surveillance immunitaire, soit en réduisant leur expression d'antigènes tumoraux, soit en modifiant la réponse immunitaire à ces cellules.

Parmi les premières observations qui semblaient venir à l'appui de la théorie de la surveillance immunitaire, on observait une fréquence accrue des cancers chez des patients ayant subi une transplantation et traités par des médicaments immunodépresseurs. Cependant, d'autres découvertes étaient difficilement conciliables avec cette théorie. Par exemple, les souris nues n'ont pas de thymus et, par conséquent, pas de cellules T fonctionnelles. Selon la théorie de la surveillance immunitaire, elles devraient avoir une augmentation du nombre de cancers ; bien au contraire, les souris nues ne sont pas plus sensibles au cancer que les autres souris. De plus, bien que des personnes sous immunodépresseurs montrent une fréquence accrue de cancers du système immunitaire, d'autres cancers communs (par exemple, les cancers du poumon, du sein et du colon) ne sont pas plus fréquents chez ces individus, contrairement à ce que prédit la théorie. Une explication possible de l'augmentation sélective des cancers du système immunitaire est que les agents immunosuppresseurs eux-mêmes pourraient exercer un effet carcinogène direct sur les cellules du système immunitaire.

Des renseignements expérimentaux concernant l'effet du taux des cellules tumorales sur la capacité du système immunitaire à répondre sont eux aussi incompatibles avec la théorie de la surveillance immunitaire. Par exemple, des animaux auxquels on a injecté de très faibles doses ou, au contraire, de très fortes doses de cellules tumorales développent des tumeurs, tandis que ceux auxquels on a injecté des doses intermédiaires ne le font pas. Le mécanisme par lequel une faible dose de cellules tumorales « s'esquive » est difficile à réconcilier avec la théorie de la surveillance immunitaire. Finalement, cette théorie suppose que les cellules cancéreuses et les cellules normales présentent des différences qualitatives de leurs antigènes. En fait, comme il a été établi antérieurement, de nombreux types de tumeurs n'expriment pas d'antigènes spécifiques des tumeurs et toute réponse immunitaire qui se développe doit être induite par des différences quantitatives dans l'expression des antigènes par les cellules normales et les cellules tumorales. Cependant, on s'attendrait à ce que les tumeurs induites par les virus expriment certains antigènes codés par le génome viral. Ces antigènes sont qualitativement différents de ceux exprimés par les tissus normaux et on devrait s'attendre à ce qu'ils attirent l'attention du système immunitaire. En fait, il y a de nombreux exemples de réponses immunitaires spécifiques aux tumeurs induites par les virus.

Néanmoins, à l'exception des tumeurs provoquées par des virus, le concept de base de la théorie de la surveillance immunitaire, selon lequel des tumeurs malignes ne se développent que lorsque le système immunitaire est quelque peu affaibli ou lorsque les cellules tumorales perdent leur immunogénicité, échappant ainsi à la surveillance immunitaire, demeure non prouvé actuellement. En dépit de cela, il est clair qu'une réponse immunitaire peut être créée contre des cellules tumorales et des approches thérapeutiques destinées à augmenter cette réponse pourraient servir de défense contre les cellules malignes.

Échappement des tumeurs au système immunitaire

Bien qu'à l'évidence le système immunitaire puisse répondre aux cellules tumorales, le fait qu'autant de personnes meurent chaque année d'un cancer suggèrent que la réponse immunitaire aux cellules tumorales est souvent inefficace. Cette section décrit divers mécanismes par lesquels les cellules tumorales semblent échapper au système immunitaire.

Activation immunologique de la croissance tumorale

À la suite de la découverte selon laquelle des anticorps pourraient être produits contre des antigènes spécifiques de tumeurs, des tentatives ont été faites pour protéger des animaux contre la croissance des tumeurs par immunisation active par des antigènes tumoraux ou par immunisation passive par des anticorps anti-tumoraux. À la grande surprise des chercheurs, ces immunisations n'ont pas protégé contre la croissance des tumeurs ; dans de nombreux cas, elles ont en fait augmenté la croissance de la tumeur.

La capacité des sérums immuns à augmenter les tumeurs a été étudiée par la suite dans des réactions de lympholyse à médiation cellulaire (CML, de *cell-mediated lympholysis*), *in vitro*. On a découvert que le sérum prélevé sur des animaux présentant une croissance tumorale progressive bloque la réaction CML, tandis que le sérum prélevé sur des animaux avec des tumeurs en régression avait une activité bloquante faible ou nulle. K.E. et I. Hellstrom ont élargi ces découvertes en montrant que des enfants atteints de neuroblastome progressif avaient des taux élevés d'un certain type de facteur bloquant dans leurs sérums et que les enfants présentant des neuroblastomes en régression n'avaient pas de tels facteurs. À la suite de ces premiers rapports, on a découvert que des facteurs bloquant étaient associés à de nombreuses tumeurs humaines.

Dans certains cas, l'anticorps anti-tumoral lui-même agit comme facteur bloquant. L'anticorps se lie probablement aux antigènes spécifiques des tumeurs et dissimule les antigènes aux cellules T cytotoxiques. Dans de nombreux cas, les facteurs bloquant ne sont pas uniquement des anticorps, mais plutôt des anticorps complexés aux antigènes tumoraux. Bien qu'on ait montré que ces complexes immuns bloquent la réponse des CTL, le mécanisme de cette inhibition n'est pas connu. Les complexes pourraient aussi inhiber l'ADCC en se liant aux récepteurs du Fc à la surface des cellules NK ou des macrophages et en bloquant leur activité.

Modulation des antigènes tumoraux

On a observé que certains antigènes spécifiques des tumeurs disparaissent de la surface des cellules tumorales en présence d'anticorps sériques, puis réapparaissent lorsque l'anticorps n'est plus présent. Ce phénomène, appelé modulation antigénique, est facilement observé lorsque des cellules T leucémiques sont injectées à des souris antérieurement immunisées par un antigène des cellules T leucémiques (*TL antigen*). Ces souris développent des taux très élevés d'un anticorps anti-TL qui se lie à l'antigène TL sur les cellules leucémiques et induit le capping, l'endocytose et/ou le shedding du complexe antigène-anticorps. Aussi longtemps que l'anticorps est présent, ces cellules leucémiques T ne présentent pas l'antigène TL et ne peuvent donc être éliminées.

Réduction des molécules de classe I du CMH

Étant donné que les CTL $CD8^+$ ne reconnaissent que les antigènes associés à des molécules de classe I du CMH, une modification de l'expression des molécules de classe I du CMH à la surface des cellules tumorales pourrait exercer un profond effet sur la réponse immunitaire médiée par les CTL. La transformation maligne des cellules est souvent associée à une réduction (voire même à une perte complète) des molécules de classe I du CMH, et on a

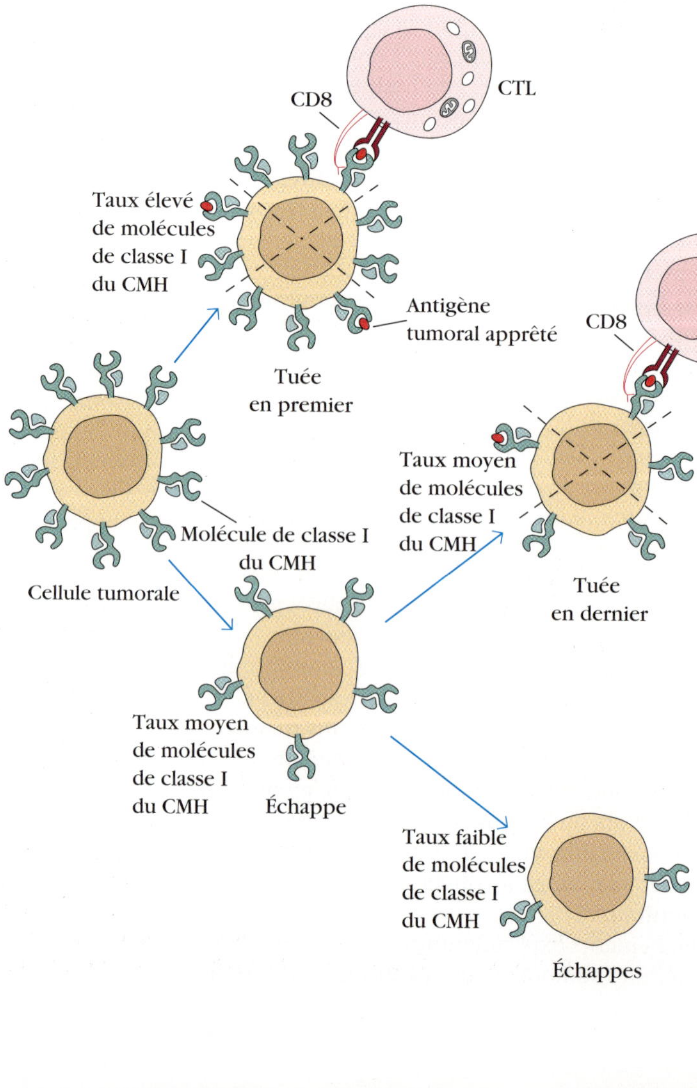

FIGURE 22.10 Une diminution de l'expression des molécules de classe I du CMH des cellules tumorales pourrait permettre à une tumeur d'échapper à la reconnaissance médiée par les CTL. La réponse immunitaire pourrait jouer un rôle dans la sélection des cellules tumorales exprimant des taux diminués de molécules de classe I du CMH en éliminant préférentiellement les cellules qui expriment des taux élevés de molécules de classe I. Avec le temps, les cellules tumorales malignes pourraient exprimer progressivement moins de molécules du CMH et ainsi échapper à la destruction médiée par les CTL.

montré que de nombreuses tumeurs expriment des taux diminués de molécules de classe I du CMH. La diminution de l'expression des molécules de classe I du CMH peut être accompagnée d'une croissance progressive de la tumeur et ainsi l'absence de molécules du CMH dans une tumeur est généralement l'indication d'un mauvais pronostic. Comme il est montré dans la figure 22.10, la réponse immunitaire elle-même pourrait jouer un rôle dans la sélection des cellules tumorales présentant une diminution de l'expression des molécules de classe I du CMH.

Manque de signal de costimulation

L'activation des cellules T requière un signal activateur, déclenché par la reconnaissance d'un complexe peptide-molécule du CMH par le récepteur des cellules T, ainsi qu'un signal de costimulation déclenché par l'interaction du B7 des cellules présentatrices de l'antigène et du CD28 des cellules T. Les deux signaux sont nécessaires pour induire la production d'IL-2 et la prolifération des cellules T. La faible immunogénicité de nombreuses cellules tumorales pourrait être due, pour une large part, au manque de molécules de costimulation. Sans un nombre suffisant de cellules présentatrices de l'antigène dans l'environnement immédiat d'une tumeur, les cellules T ne recevront qu'un signal d'activation partielle, ce qui pourrait conduire à une anergie clonale.

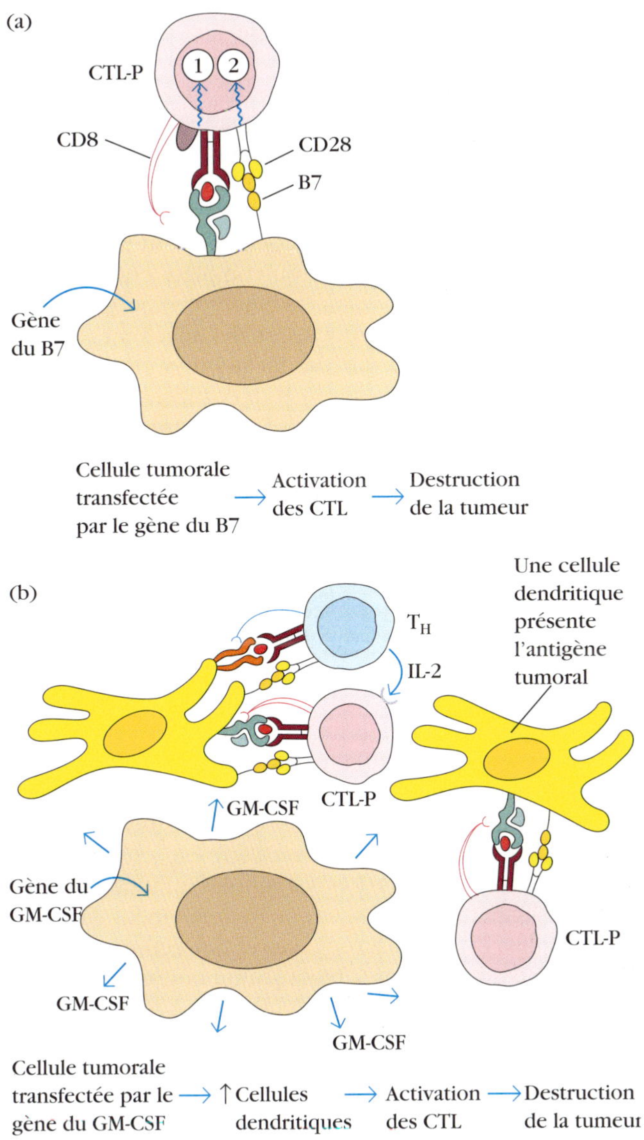

Immunothérapie du cancer

Bien que diverses réponses immunitaires puissent être générées contre les cellules tumorales, il est fréquent que la réponse ne soit pas suffisante pour prévenir le développement de la tumeur. Une approche du traitement du cancer est d'augmenter ou de compléter ces mécanismes de défense naturelle. Plusieurs types d'immunothérapie utilisés actuellement ou en cours de développement sont décrits dans cette section de conclusion.

Manipulation du signal de costimulation

Divers groupes de recherche ont démontré que l'immunothérapie des tumeurs peut être activée en fournissant le signal de costimulation nécessaire à l'activation des précurseurs des CTL (CTL-P, de *CTL precursors*). Lorsque des CTL-P de souris sont incubés avec des cellules de mélanome *in vitro*, la reconnaissance de l'antigène s'effectue, mais en l'absence de signal de costimulation, les CTL-P ne prolifèrent pas et ne se différencient pas en CTL effecteurs. Cependant, lorsque les cellules de mélanome sont transfectées par le gène qui code le ligand B7, les CTL-P se différencient alors en CTL effecteurs.

Ces découvertes offrent la possibilité que des cellules tumorales transfectées par le B7 puissent être utilisées pour induire une réponse CTL *in vivo*. Par exemple, lorsque P. Linsley, L. Chen et leurs collaborateurs ont injecté des cellules de mélanome $B7^+$ à des souris porteuses d'un mélanome, les mélanomes ont complètement régressé chez plus de 40 % des souris. S. Townsend et J. Allison ont utilisé une approche semblable pour vacciner des souris contre le mélanome malin. Les souris normales étaient tout d'abord immunisées par des cellules de mélanome transfectées par le B7 et irradiées, puis exposées à des cellules de mélanome malignes non modifiées. On a constaté que le « vaccin » protégeait un fort pourcentage de souris (figure 22.11a). On espère qu'un vaccin semblable pourrait prévenir des métastases après une ablation chirurgicale d'un mélanome primaire chez les patients humains.

Étant donné que les antigènes des mélanomes humains sont partagés par de nombreuses tumeurs humaines diffé-

FIGURE 22.11 Utilisation de cellules tumorales transfectées dans l'immunothérapie du cancer. (a) Les cellules tumorales transfectées par le gène du B7 expriment la molécule de costimulation B7, ce qui leur permet d'apporter un signal d'activation (1) et un signal de costimulation aux CTL-P. La conséquence des signaux combinés est que les CTL-P se différencient en CTL effecteurs qui peuvent médier une destruction tumorale. En effet, la cellule tumorale transfectée se comporte comme une cellule présentatrice de l'antigène. (b) La transfection des cellules tumorales par le gène codant le GM-CSF permet aux cellules tumorales de sécréter des taux élevés de GM-CSF. Cette cytokine activera les cellules dendritiques au voisinage de la tumeur, ce qui permet à ces dernières de présenter les antigènes tumoraux aux cellules T_H et aux CTL-P.

rentes, il pourrait être possible de créer un ensemble de lignées cellulaires de mélanomes transfectées par le B7 qui soient marquées pour l'expression d'antigènes tumoraux ainsi que pour l'expression d'HLA. Dans cette approche, on pourrait déterminer le ou les antigènes tumoraux exprimés par la tumeur d'un patient, puis ce dernier pourrait être vacciné par une lignée cellulaire transfectée par le B7 et irradiée exprimant un ou des antigènes tumoraux semblables.

Augmentation de l'activité des APC

On a constaté que les cellules dendritiques de souris cultivées en présence de GM-CSF et incubées avec des fragments de tumeur, puis réintroduites chez les souris, activent les cellules T_H et les CTL spécifiques des antigènes tumoraux. Lorsque les souris étaient par la suite mises en présence de cellules tumorales vivantes, elles montraient une immunité contre la tumeur. Ces expérimentations ont conduit à de nombreuses recherches ayant pour but l'augmentation de la population des cellules présentatrices de l'antigène, de façon telle que ces dernières puissent activer les T_H et les CTL spécifiques des antigènes tumoraux.

Une approche qui a été tentée est de transfecter les cellules tumorales par le gène codant le GM-CSF. Ces cellules tumorales manipulées, lorsqu'elles seront réintroduites chez le patient, sécrèteront du GM-CSF, ce qui augmentera la différenciation et l'activation des cellules présentatrices de l'antigène de l'hôte, et en particulier des cellules dendritiques. Comme ces cellules dendritiques s'accumulent autour des cellules tumorales, le GM-CSF sécrété par les cellules tumorales augmentera la présentation des antigènes tumoraux aux cellules T_H et aux CTL par les cellules dendritiques (figure 22.11b).

Une autre voie pour augmenter la population des cellules dendritiques est de cultiver ces dernières à partir de cellules progénitrices du sang périphérique en présence de GM-CSF, de TNF-α et d'IL-4. Ces trois cytokines induisent la création d'un grand nombre de cellules dendritiques. On peut espérer que, si ces cellules dendritiques sont activées par des fragments de tumeur puis réintroduites chez le patient, elles puissent activer les cellules T_H et les cellules T_C spécifiques des antigènes tumoraux. Des investigations complémentaires détermineront si ces espoirs sont justifiés.

De nombreux adjuvants, y compris les souches atténués de *Mycobacterium bovis*, appelé bacille de Calmette-Guérin (BCG), et de *Corynebacterium parvuum*, ont été utilisés pour renforcer l'immunité contre les tumeurs. Ces adjuvants activent les macrophages, en augmentant leur expression de diverses cytokines, de molécules de classe II du CMH et de la molécule B7 de costimulation. Ces macrophages activés sont les meilleurs activateurs des cellules T_H, ce dont il résulte une augmentation généralisée des réponses humorales et des réponses à médiation cellulaire. Jusqu'à présent, les adjuvants n'ont donné que de modestes résultats en thérapeutique.

Traitement par les cytokines

L'isolement et le clonage de divers gènes de cytokines a facilité leur production à grande échelle. Nombre d'approches expérimentales ou cliniques ont été développées pour utiliser les cytokines recombinantes, soit seules, soit en association, pour augmenter la réponse immunitaire contre le cancer. Parmi les cytokines qui ont été évaluées dans l'immunothérapie du cancer figurent les IFN-α, -β et -γ, l'IL-1, l'IL-2, l'IL-4, l'IL-5 et l'IL-12, le GM-CSF et le TNF. Bien que ces essais aient donné des résultats parfois intéressants, de nombreux obstacles s'opposent encore à l'utilisation fructueuse de ce type d'immunothérapie du cancer.

L'obstacle le plus important est la complexité du réseau de cytokines lui-même. Cette complexité fait qu'il est très difficile de connaître précisément comment l'intervention d'une cytokine recombinante donnée affectera la production des autres cytokines. Étant donné que certaines cytokines agissent de façon antagoniste, il est possible qu'une intervention avec une cytokine recombinante conçue pour augmenter une branche particulière de la réponse immunitaire puisse en fait conduire à une suppression. De plus, l'immunothérapie par les cytokines est compliquée par la difficulté d'administrer localement les cytokines. Dans certains cas, on a montré que l'administration systémique de taux élevés d'une cytokine donnée a des conséquences graves, voire fatales. Bien que les résultats de divers essais expérimentaux ou cliniques de traitements du cancer par les cytokines soient discutés ici, il est important de garder présent à l'esprit que cette approche thérapeutique n'en est qu'à ses débuts.

Interférons

De grandes quantités d'interférons IFN-α, IFN-β et IFN-γ purifiés recombinants sont maintenant disponibles ; ces interférons se sont tous montrés prometteurs dans le traitement du cancer humain. À présent, la plupart des essais cliniques ont utilisé l'IFN-α. On a montré que des injections journalières d'IFN-α recombinant induisent une régression tumorale partielle ou complète chez certains patients présentant des cancers hématologiques, tels que des leucémies, des lymphomes et des myélomes ou des tumeurs solides, telles que des mélanomes, des sarcomes de Kaposi, des cancers du rein et des cancers du sein.

L'activité antitumorale médiée par les interférons peut mettre en œuvre divers mécanismes. On a montré que les trois types d'interférons augmentent l'expression des molécules de classe I du CMH sur les cellules tumorales ; on a montré aussi que l'IFN-γ augmente l'expression des molécules de classe II du CMH sur les macrophages. Étant donné la diminution prouvée du taux des molécules de classe I du CMH dans les tumeurs malignes, les interférons pourraient agir par restauration de l'expression du CMH et donc par augmentation de l'activité des CTL contre les tumeurs. De plus, on a montré que les interférons inhibent *in vitro* la division cellulaire des cellules normales ainsi que celle des cellules transformées par un processus malin. Il est possible que certains de ces effets antitumoraux des interférons soient en rapport avec cette capacité à inhiber directement la prolifération des cellules tumorales. Enfin, l'IFN-γ augmente directement ou indirectement l'activité des cellules T_C, des macrophages et des cellules NK qui jouent tous un rôle dans la réponse immunitaire contre les cellules tumorales.

Facteurs de nécrose tumorale

On a montré que dans certaines circonstances, les facteurs de nécrose tumorale TNF-α et TNF-β ont une activité

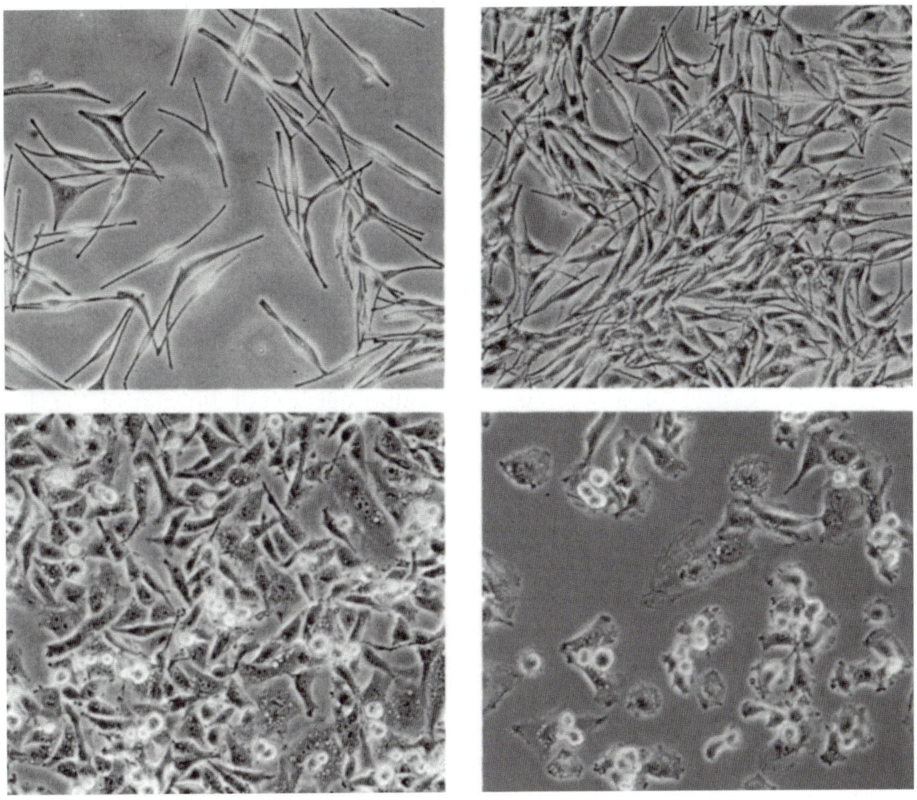

FIGURE 22.12 Photomicrographies de mélanocytes normaux en culture (*partie supérieure*) et de cellules de mélanome cancéreuses en culture (*partie inférieure*) en présence (*à gauche*) et en l'absence (*à droite*) de facteur nécrosant des tumeurs α (TNF-α). Remarquez qu'en présence de TNF-α les cellules cancéreuses arrêtent de proliférer, tandis que le TNF-α n'a pas d'effet inhibiteur sur la prolifération des cellules normales. [D'après LJ Old, 1988, *Sci Am.* **258**(5):59.]

antitumorale directe en tuant certaines cellules cancéreuses ou en réduisant la vitesse de prolifération d'autres, tout en épargnant les cellules normales (figure 22.12). En présence de TNF-α ou de TNF-β, une tumeur subit une nécrose hémorragique visible et une régression. On a montré aussi que le TNF-α inhibe la vascularisation induite par les tumeurs (angiogenèse) en lésant les cellules endothéliales vasculaires au voisinage d'une tumeur et donc en diminuant l'influx du sang et de l'oxygène nécessaires à une croissance progressive du cancer.

Cellules LAK et TIL activées in vitro

Des études chez les animaux ont montré que les lymphocytes peuvent être activés contre des antigènes tumoraux *in vitro* en les cultivant avec des cellules tumorales irradiées par les rayons X en présence d'IL-2 et d'antigènes tumoraux ajoutés. Ces lymphocytes activés médient une destruction tumorale plus efficace que les lymphocytes non traités lorsqu'ils sont réinjectés chez l'animal porteur de la tumeur d'origine. Cependant, il est difficile d'activer *in vitro* suffisamment de lymphocytes présentant une spécificité antitumorale pour que ce procédé soit utile dans le traitement du cancer.

Alors qu'il sensibilisait des lymphocytes contre des antigènes tumoraux par cette méthode, S. Rosenberg a découvert qu'en présence de fortes concentrations d'IL-2 cloné, mais sans l'addition d'antigènes tumoraux, un grand nombre de cellules lymphoïdes activées étaient générées et que ces dernières pouvaient tuer les cellules tumorales fraîches, mais pas les cellules normales. Rosenberg les a appelées **cellules tueuses activées par une lymphokine (LAK**, de *lymphokine-activated killer*). Au cours d'une étude, par exemple, Rosenberg a trouvé que l'administration de cellules LAK et d'IL-2 recombinante à des animaux porteurs d'une tumeur médiait une destruction efficace des cellules tumorales (figure 22.13). Les populations de cellules LAK sont constituées typiquement de plus de 90 % de cellules NK activées. Cependant, un petit nombre de cellules porteuses de TCR sont présentes dans les populations de cellules LAK et il est possible que ces dernières contribuent aussi à leur activité tumoricide.

Étant donné que de grandes quantités de cellules LAK peuvent être générées *in vitro* et que ces dernières sont actives contre une grande variété de tumeurs, leur efficacité dans l'immunothérapie des cancers chez l'Homme a été évaluée au cours de plusieurs essais cliniques. Dans ces derniers, des lymphocytes du sang périphérique étaient prélevés chez des patients présentant divers cancers métastatiques avancés et étaient activés *in vitro* pour générer des cellules LAK. Dans une étude ancienne, les patients étaient infusés avec leurs cellules LAK autologues associées à l'IL-2. Dans cet essai, qui portait sur 25 patients, une régression du cancer a été observée chez certains de ces derniers. Par la suite, un essai plus étendu sur 222 patients s'est traduit par une régression complète chez 16 d'entre eux. Cependant, de nombreux effets secondaires indésirables sont dus aux taux élevés d'IL-2 nécessaires à l'activité des cellules LAK. Le plus important est le syndrome de fuite vasculaire dans lequel les cellules

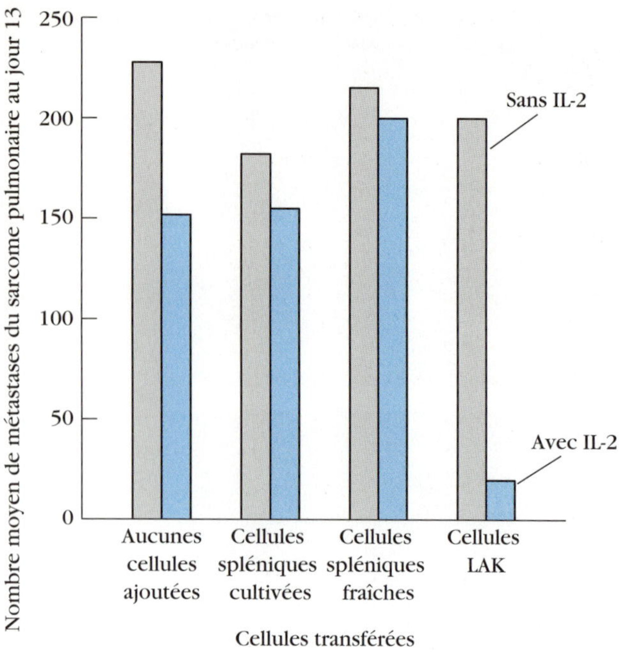

FIGURE 22.13 Démonstration expérimentale de l'activité destructrice de tumeurs des cellules LAK en présence d'IL-2. Des cellules spléniques ou des cellules LAK, en présence ou en l'absence d'IL-2 recombinante, étaient infusées à des souris présentant un sarcome pulmonaire. Les animaux étaient examinés 13 jours après et le nombre des métastases du sarcome pulmonaire déterminé. Les cellules LAK étaient préparées en isolant des lymphocytes d'animaux porteurs d'une tumeur et en incubant ces lymphocytes *in vitro* en présence de fortes concentrations d'IL-2. Remarquez que les cellules LAK ne provoquent la régression de la tumeur que lorsque de l'IL-2 est elle aussi administrée. [Données de S Rosenberg *et al.*, 1988, *Ann. Int. Med.* **108**:853.]

lymphoïdes et le plasma passent du sang périphérique dans les tissus, ce qui conduit à un état de choc.

Les tumeurs contiennent des lymphocytes qui les infiltrent et vraisemblablement prennent part à la réponse antitumorale. En prélevant des petits échantillons biopsiques des tumeurs, on peut obtenir une population de ces lymphocytes et la développer *in vitro* par de l'IL-2. Ces **lymphocytes infiltrants tumoraux activés** sont appelés **TIL** (de *tumor-infiltrating lymphocytes*). De nombreux TIL ont une large gamme d'activités antitumorales et semblent être indistinguables des cellules LAK. Cependant, certaines cellules des TIL ont une activité cytotoxique spécifique contre leur tumeur autologue. Ces TIL spécifiques d'une tumeur sont intéressants parce qu'ils ont une activité antitumorale accrue et nécessitent pour leur activité des taux d'IL-2 100 fois plus faibles que ceux qui sont nécessaires à l'activité des cellules LAK. Au cours d'une étude, des populations de TIL ont été développées *in vitro* à partir d'échantillons biopsiques prélevés chez des patients présentant des mélanomes malins, des carcinomes des cellules rénales ou des cancer du poumon à petites cellules. Les populations de TIL développées étaient réinjectées chez des patients autologues en association avec des perfusions continues d'IL-2 recombinante. Les carcinomes des cellules rénales et les mélanomes malins ont montré une régression partielle chez 29 % et 23 % des patients, respectivement.

Anticorps monoclonaux

Des anticorps monoclonaux ont été utilisés de différentes façons comme agents immunothérapiques expérimentaux contre le cancer. Par exemple, des anticorps monoclonaux anti-idiotypes ont été utilisés avec un certain succès dans le traitement des lymphomes à cellules B ou des leucémies à cellules T chez l'Homme. Dans une remarquable étude, R. Levy et ses collaborateurs ont traité avec succès un homme de 64 ans à la phase terminale d'un lymphome à cellules B. Au moment du traitement, des métastases du lymphome étaient présentes dans le foie, la rate, la moelle osseuse et le sang périphérique. Étant donné que c'était un cancer à cellules B, l'anticorps membranaire avait le même idiotype à la surface de toutes les cellules cancéreuses. En utilisant le procédé décrit dans la figure 22.14, ces chercheurs ont produit un anticorps monoclonal de souris spécifique de l'idiotype du lymphome B. Lorsque cet anticorps monoclonal de souris anti-idiotype a été injecté au malade, il s'est fixé spécifiquement sur les cellules du lymphome B puisque ces cellules exprimaient cet idiotype particulier. Étant donné que les cellules des lymphomes B sont sensibles à la lyse médiée par le complément, l'anticorps monoclonal a activé le système du complément et lysé les cellules du lymphome sans dommage pour les autres cellules. Après quatre injections de cet anticorps monoclonal anti-idiotype, les tumeurs ont commencé à régresser et ce patient a connu une période inhabituellement longue de complète rémission.

Cependant, cette approche nécessite qu'un anticorps monoclonal sur mesure soit préparé pour chaque patient atteint d'un lymphome. Cela coûte un prix prohibitif et ne peut pas être utilisé comme approche thérapeutique générale pour les milliers de patients chez lesquels un lymphome B est diagnostiqué chaque année. Récemment, Levy et ses collègues ont utilisé une immunisation directe pour impliquer les systèmes immunitaires des patients dans une attaque contre leur lymphome B. Au cours d'un essai clinique effectué avec 41 patients atteints de lymphome à cellules B, les gènes codant le réarrangement des gènes des immunoglobulines des lymphomes de chaque patient ont été isolés et utilisés pour coder la synthèse d'une immunoglobuline recombinante qui porte l'idiotype typique de la tumeur du patient. Ces Ig étaient couplées à l'hémocyanine de patelle (KLH, de *keyhole limpet hemocyanine*), qui est une protéine de ce mollusque souvent utilisée comme porteur en raison de son efficace mobilisation des cellules T auxiliaires. Les patients ont été immunisés avec les antigènes spécifiques de leur propre tumeur, c'est-à-dire les immunoglobulines présentant un idiotype spécifique produites par leur propre lymphome. Environ 50 % des patients ont développé des anticorps anti-idiotype contre leur tumeur. De façon significative, des améliorations cliniques ont été constatées chez les 20 patients qui présentaient des réponses anti-idiotypes, mais pas chez les autres. En fait, deux de ces vingt patients ont eu une rémission complète.

En dépit de ses promesses, l'approche anti-idiotype est par nature spécifique du patient. Un traitement plus général par un anticorps monoclonal dirigé contre les lymphomes à cellules B est basé sur le fait que la plupart des cellules B, qu'elles soient normales ou cancéreuses, portent des antigènes distinctifs de la lignée. Un de ces

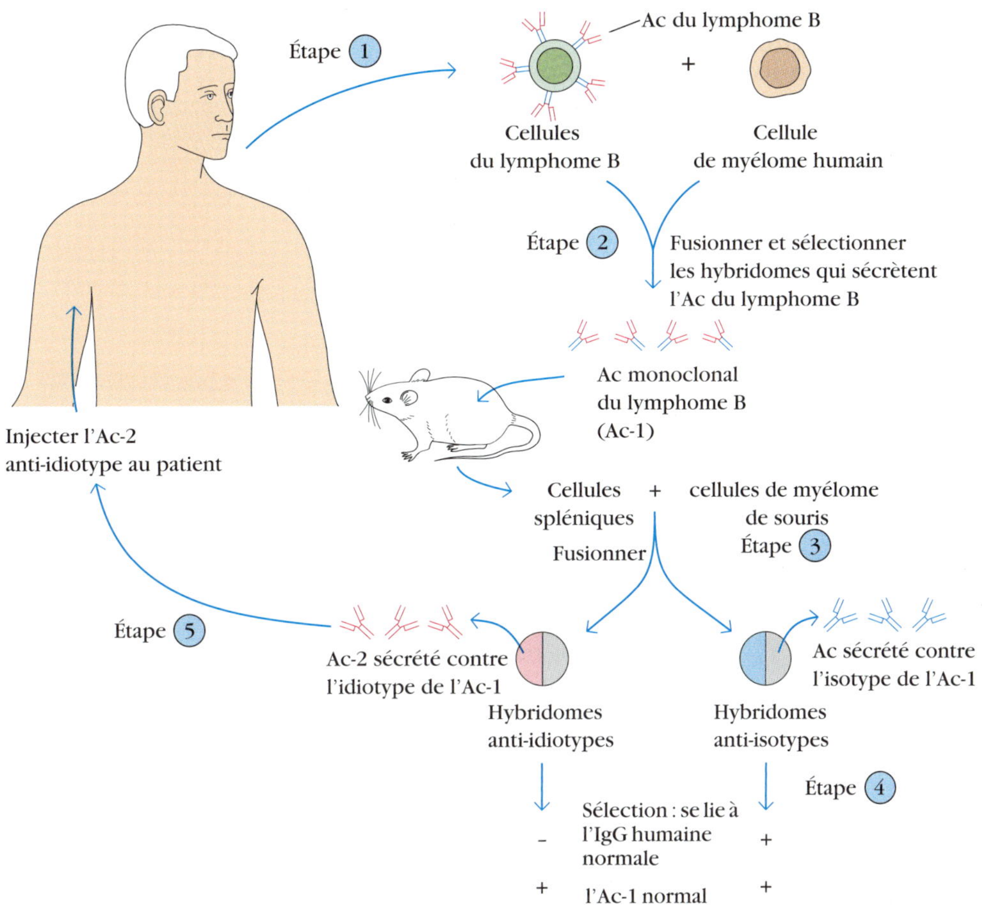

FIGURE 22.14 Traitement d'un lymphome à cellules B par un anticorps monoclonal spécifique de déterminants idiotypiques des cellules de cancer. Étant donné que toutes les cellules du lymphome dérivent d'une seule cellule B transformée, elles expriment toutes un anticorps membranaire (Ac-1) présentant le même idiotype (c'est-à-dire la même spécificité antigénique). Dans le procédé représenté, un anticorps monoclonal anti-idiotype (Ac-2) dirigé contre l'anticorps membranaire du lymphome B était produit (étapes 1-4). Lorsque cet anticorps anti-idiotype était injecté aux patients (étape 5), il se fixait sélectivement aux cellules du lymphome B qui devenaient alors sensibles à une lyse par le complément en présence d'anticorps.

déterminants, le CD20, a fait l'objet d'efforts intensifs ; un anticorps monoclonal dirigé contre ce dernier, suscité chez la souris et manipulé pour contenir essentiellement des séquences humaines, a été utilisé dans le traitement des lymphomes à cellules B (voir les « Regards sur la Clinique » du chapitre 5). En plus du CD20, de nombreux antigènes associés aux tumeurs (tableau 22.4) ont été testés dans des essais cliniques afin de déterminer s'ils constituaient des cibles appropriées pour un traitement antitumoral médié par un anticorps.

Toute une variété de tumeurs expriment des taux significativement accrus des récepteurs des facteurs de croissance qui sont des cibles prometteuses pour des anticorps monoclonaux antitumoraux. Par exemple, chez 25 à 30 % des femmes présentant un cancer du sein métastatique, une modification génétique des cellules tumorales se traduit par une expression accrue d'HER2, qui est un récepteur apparenté au récepteur de l'EGF. Un anticorps monoclonal anti-HER2 a été développé chez la souris et les gènes qui le codent ont été isolés. À l'exception des séquences qui codent les CDR de l'anticorps, les séquences de l'Ig de souris ont été remplacées par leurs contreparties humaines. Ceci prévient la formation d'anticorps humains anti-souris et permet au patient de recevoir des doses répétées de grandes quantités d'anti-HER2 « humanisé » (100 milligrammes ou plus). Des préparations de cet anticorps, appelées Herceptin, ont été approuvées par la FDA pour le traitement des cancers du sein porteurs du récepteur HER-2 (voir les « Regards sur la clinique » du chapitre 5). Des anticorps monoclonaux ont aussi été utilisés pour préparer des agents anti-tumoraux spécifiques de tumeurs. Dans cette approche, des anticorps dirigés contre des antigènes spécifiques des tumeurs ou associés à des tumeurs sont couplés à des isotopes radio-actifs, des médicaments chimiothérapiques ou de puissantes toxines d'origine biologique. Dans de telles thérapeutiques par des « missiles guidés », les agents toxiques sont délivrés spécifiquement aux cellules tumorales. Ces traitements focalisent les effets toxiques sur la tumeur et épargnent les tissus normaux. Des réactifs connus sous le nom d'**immunotoxines** ont été construits en couplant la chaîne inhibitrice d'une toxine (par exemple, la toxine diphtérique) à un anticorps dirigé contre un antigène spécifique des tumeurs ou un antigène associé aux tumeurs (voir la figure 4.24). Des études *in vitro* ont démontré que ces « balles enchantées (magiques) » peuvent tuer des cellules tumorales sans endommager les cellules normales. Des immunotoxines spécifiques des

TABLEAU 22.4 Quelques antigènes associés aux tumeurs en cours d'étude comme cible potentielle d'un traitement par des anticorps monoclonaux

Antigène tumoral	Type de tumeur	Antigène cible
	Marqueurs de surface des cellules lymphoïdes	
Marqueur des cellules T	Leucémie/lymphome à cellules T	CD5
Marqueur des cellules B	Lymphome à cellules B	CD20
Marqueurs des cellules hématopoïétiques	Leucémie myéloblastique aiguë	CD45
Anti-idiotype	Lymphome à cellules B	Immunoglobuline
	Marqueurs des tissus non lymphoïdes	
Antigènes de la surface cellulaire		
Antigène carcinoembryonnaire (CEA)	Cancer du colon (et d'autres organes)	Glycoprotéine
MUC1	Cancer du sein	Glycoprotéine
Gangliosides tels que GD2 et GD3	Tumeurs neuroectodermiques	Glycolipides associés au tissu nerveux
Récepteurs des facteurs de croissance		
Récepteur du facteur de croissance des cellules épidermiques (EGFR)	Certaines tumeurs du poumon, de la tête, du cou et du sein	Protéine de la surface cellulaire qui se lie à l'EGF
HER2 (récepteur apparenté à celui de l'EGF)	Tumeurs du sein ou de l'ovaire	Protéine de la surface cellulaire se lie à l'EGF et présente une homologie avec l'EGFR

Source : Adapté de Scott and Welt, 1997, *Curr. Opin. Immunol.* 9:717.

antigènes tumoraux de toute une série de cancers (par exemple, des mélanomes, des carcinomes colo-rectaux, des carcinomes du sein métastatiques et divers lymphomes ou leucémies) ont été évaluées dans des essais cliniques de phase I ou de phase II. Dans de nombreux essais, des nombres significatifs de patients atteints de leucémie ou de lymphome ont présenté une rémission partielle ou totale. Cependant, dans de nombreux cas, les réponses cliniques de patients ayant de grosses massses tumorales étaient décevantes. Chez certains de ces patients, la taille de la tumeur pouvait rendre la plupart des cellules de cette dernière inaccessible à l'immunotoxine.

Vaccins contre le cancer

La création de populations de cellules T activées qui reconnaissent les antigènes présentés par les molécules du CMH est un élément clé de la création de l'immunité anti-tumorale. Étant donné qu'on pense que de nombreux antigènes tumoraux pourraient être le résultat de mutations au hasard et donc spécifiques d'une tumeur particulière, les premiers efforts pour développer des stratégies de vaccination anticancéreuse ont été fondés sur l'utilisation des propres cellules tumorales du patient ou sur des extraits tumoraux utilisés comme antigènes. Dans certains essais cliniques de cette approche, des préparations tumorales dérivées de patients pris individuellement étaient mélangées à des adjuvants bactériens tels que le bacille de Calmette-Guérin (BCG) et utilisées pour immuniser le patient. Bien qu'il y ait eu quelques succès occasionnels, ces essais ont été perturbés par des résultats contradictoires et la faible capacité des vaccins à susciter de fortes réponses des cellules T cytotoxiques spécifiques des tumeurs. La plupart des efforts récents dans ce domaine ont été dirigés vers l'identification des antigènes tumoraux qui sont reconnus par les cellules T. La plupart des succès de ces efforts (tableau 22.5) peuvent être attribués à l'application des deux approches décrites ci-dessous :

- Génétique : des banques de DNA recombinant de tumeurs et d'autres sources sont transfectées dans des cellules exprimant les molécules de classe I du HLA. Les cellules transfectées sont ensuite testées pour leur capacité à stimuler l'attaque par les CTL. Le gène transfecté codant la protéine antigénique cible est identifié et le fragment peptidique antigénique est isolé et séquencé.
- Biochimique : les molécules du CMH sont isolées des cellules d'une tumeur particulière et leur mélange complexe de nombreux peptides liés différents sont élués et partiellement séparés par chromatographie liquide à haute pression (HPLC). Les nombreux produits peptidiques différents partiellement purifiés obtenus sont testés individuellement pour déterminer ceux qui sont capables de sensibiliser les cellules cible humaines à une lyse par les CTL capables de réagir avec la tumeur. Une analyse plus poussée du mélange de peptides permet d'identifier les peptides antigéniques et de déterminer leur structure.

Beaucoup de travaux sont entrepris pour apprendre à utiliser ces peptides tumoraux antigéniques, ainsi que d'autres antigènes tumoraux, pour vacciner efficacement contre le cancer. Un problème majeur est de déterminer les voies les plus efficaces pour présenter les antigènes. Un grand espoir est fondé sur des approches qui utilisent des

TABLEAU 22.5 Peptides antigéniques associés aux tumeurs ou spécifiques de tumeurs reconnus par les cellules T humaines

Tumeur humaine	Protéine	Peptide
De nombreux mélanomes, carcinomes de l'œsophage, carcinomes du poumon autres que ceux à petites cellules et carcinomes hépatocellulaires	MAGE-1	EADPTGHSY et SAYGEPRKL
Mélanome	Tyrosinase	MLLAVLYCL, YMNGTMSQV, YMD-GTMSQV et d'autres
Cancer du colon	Antigène carcinoembryonnaire (CEA)	YLSGANLNL
Cancer du sein ou de l'ovaire	HER2/NEU	KIFGSLAFL
Carcinome à cellules squameuses de la tête ou du cou	Caspase 8	FPSDSWCYF
Leucémie myéloïde chronique	Protéine de fusion *bcr-abl* (produit d'une fusion d'un gène d'Ig avec le gène *abl*)	ATGFKQSSKALQRPVAS
Cancer de la prostate	PSA	FLTPKKKLQCV et VISNDVCAQV

Source : Adapté de B. Van Den Eynde et P. van der Bruggen, 1996, *Curr. Opin. Immunol.* **9**:684.

agents recombinants viraux ou bactériens pour délivrer les gènes qui codent les antigènes tumoraux appropriés. L'infection par ces vecteurs de vaccin et l'expression subséquente des antigènes de tumeur qu'ils portent dans des compartiments cellulaires appropriés pourrait fournir des voies efficaces de présentation immunogène de peptides antigéniques sur les molécules du CMH des cellules tumorales.

Enfin, selon une perspective globale, les virus représentent une cause significative de cancer. Les exemples incluent le cancer du col de l'utérus associé au papillomavirus (90 % de ces tumeurs) et le cancer du foie induit par le virus de l'hépatite. Les cancers induits par les virus tumoraux sont parmi les cibles les plus prometteuses pour les vaccins anti-cancéreux. Dans ces tumeurs, des protéines codées par le virus se comportent comme des antigènes spécifiques des tumeurs. En fait, comme il a été mentionné précédemment, deux des protéines (E6 et E7) produites par le HPV, le papillomavirus humain, sont trouvées dans la plupart des cancers cervicaux. Certainement, le lien entre ces antigènes et les tumeurs est le plus étroit qui soit connu. De plus, des formes modifiées de façon appropriée de l'HPV ou d'autres vecteurs viraux dans lesquels les gènes E6 et E7 ont été insérés par les techniques du DNA recombinant sont une voie attractive pour l'introduction et l'expression de gènes qui codent ces protéines. Si la vaccination contre le cancer s'avère possible, les vaccins contre des virus tumoraux humains bien établis seront vraisemblablement parmi les premiers succès.

Résumé

1. Les cellules tumorales diffèrent des cellules normales par de nombreux points. En particulier, des changements dans la régulation de la croissance des cellules tumorales leur permettent de proliférer indéfiniment, puis d'envahir le tissu sous-jacent et éventuellement de métastaser dans d'autres tissus (voir la figure 22.1). Les cellules normales peuvent être transformées *in vitro* par des carcinogènes chimiques ou physiques ou par des virus transformants. Les cellules transformées présentent des propriétés de croissance modifiées et sont parfois capables d'induire un cancer lorsqu'elles sont injectées à un animal.
2. Les proto-oncogènes codent des protéines impliquées dans le contrôle de la croissance cellulaire normale. La conversion des proto-oncogènes en oncogènes est l'une des étapes clé de l'induction de la plupart des cancers humains. Cette conversion pourrait résulter de la mutation d'un oncogène, de sa translocation ou de son amplification (voir la figure 22.2). Une étude des cellules transformées a révélé le rôle important des oncogènes cellulaires ou viraux dans le processus de transformation.
3. Nombre de leucémies et de lymphomes à cellules B ou à cellules T sont associés à des proto-oncogènes transloqués. Dans son nouveau site, le gène transloqué pourrait être sous l'influence des activateurs ou des promoteurs qui provoquent sa transcription à des niveaux plus élevés que normalement (voir la figure 22.5).
4. Les cellules tumorales présentent des antigènes spécifiques des tumeurs ainsi que des antigènes associés aux tumeurs plus courants. Parmi ces derniers figurent les antigènes onco-fœtaux (voir le tableau 22.3) et les taux augmentés des produits des oncogènes normaux (voir la figure 22.6). Contrairement aux antigènes tumoraux induits par des agents chimiques ou des radiations, les antigènes tumoraux codés par des virus sont partagés par toutes les tumeurs induites par le même virus.

5. Les antigènes tumoraux reconnus par les cellules T peuvent être classés dans l'une des quatre catégories principales ci-après : les antigènes codés par des gènes avec une expression spécifique des tumeurs, les antigènes codés par des formes variantes des gènes normaux qui ont été modifiés par mutation, certains antigènes qui ne sont normalement exprimés qu'à certaines étapes de la différenciation ou dans des lignées différenciées, les antigènes qui sont surexprimés dans des tumeurs particulières.
6. L'utilisation de toute une série d'approches génétiques, biochimiques ou immunologiques a permis l'identification de divers antigènes associés aux tumeurs (voir le tableau 22.4). Dans de nombreux cas, l'antigène est exprimé sur plus d'un type de tumeur. Les antigènes tumoraux habituels permettent d'espérer la conception de meilleurs traitements, détection ou contrôle et ils ont d'importantes implications dans la possibilité d'une immunisation anti-tumorale.
7. Les réponses immunitaires aux tumeurs incluent la lyse médiée par les CTL, l'activité des cellules NK, la destruction des tumeurs médiées par les macrophages et la destruction médiée par l'ADCC. Divers facteurs cytotoxiques, incluant le TNF-α et le TNF-β, aident à médier la mort des cellules tumorales. Les tumeurs peuvent échapper à la réponse immunitaire en modulant leurs antigènes tumoraux, en réduisant leur expression des molécules de classe I du CMH ou encore par l'inhibition, médiée par un anticorps ou un complexe immun, de l'activité des CTL.
8. L'immunothérapie expérimentale du cancer explore toute une série d'approches. Certaines de ces dernières s'appuient sur l'augmentation du signal de costimulation nécessaire à l'activation des cellules T (voir la figure 22.11a), sur les cellules tumorales génétiquement modifiées pour qu'elles sécrètent des cytokines qui pourraient augmenter l'intensité de la réponse immunitaire contre elles (voir la figure 22.11b), sur l'utilisation thérapeutique de cytokines (voir la figure 22.12) et sur les voies d'augmentation de l'activité des cellules présentatrices de l'antigène.
9. De nombreux résultats cliniques encourageants ont été obtenus avec l'utilisation thérapeutique d'anticorps monoclonaux dirigés contre des antigènes associés aux tumeurs et (dans certains cas) des antigènes spécifiques de tumeurs (voir la figure 22.14). Le couplage des anticorps dirigé contre les antigènes tumoraux à des toxines, des agents chimiothérapiques ou des éléments radioactifs est en cours d'étude. On attend de telles stratégies qu'elles focalisent les effets toxiques de ces agents sur la tumeur et épargent aux cellules normales leurs effets délétères.
10. Les éléments clé dans la conception des stratégies de vaccination contre le cancer sont l'identification d'antigènes tumoraux significatifs par des approches génétiques ou biochimiques, le développement de stratégies pour une présentation efficace des antigènes tumoraux et la création de populations de cellules T auxiliaires ou cytotoxiques activées. Dans le cas de quelques cancers humains dont on sait qu'ils sont provoqués par des virus tumoraux parfaitement identifiés, une vaccination contre ces virus ou leurs sous-unités pourrait être efficace.

Références

Aisenberg, AC. 1993. Utility of gene rearrangements in lymphoid malignancies. *Annu. Rev. Med.* **44**:75.

Allison, JP, AA Hurwitz, et DR Leach. 1995. Manipulation of costimulatory signals to enhance antitumor T-cell responses. *Curr. Opin. Immunol.* **7**:682.

Baselga J, *et al.* 1996. Phase 11 study of weekly intravenous recombinant humanized anti-p185HER2 monoclonal antibody in patients with *her2/neu*-overexpressing metastatic breast cancer. *Journal of Clinical Oncology* **14**:737.

Boon, T, *et al.* 1994. Turnor antigens recognized by T lymphocytes. *Annu. Rev. Immunol.* **12**:337.

Coulie, PG, *et al.* 1994. A new gene coding for a differentiation antigen recognized by autologous cytolytic T lymphocytes on HLA-A2 melanomas. *J. Exp. Med.* **180**:35.

Cournoyer, D, et CT Caskey. 1993. Gene therapy of the immune system. *Annu. Rev. Immunol.* **11**:297.

DeVita, VT, S Hellman, et SA Rosenberg. 1997. *Cancer Principles & Practice of Oncology*, 5e éd., Lippincott Williams & Wilkins.

Hsu, FJ, *et al.* 1997. Tumor-specific idiotype vaccines in the treatment of patients with B-cell lymphoma. *Blood.* **89**:3129.

Pardoll, DM. 1996. Cancer vaccines: a road map for the next decade. *Curr. Opin. Immunol.* **8**:619.

Paterson, Y, et G Ikonomidis. 1996. Recombinant *Listeria monocytogenes* cancer vaccines *Curr. Opin. Immunol.* **8**:651.

Rosenberg, SA, *et al.* 1994. Treatment of patients with metastatic melanoma with autologous tumor-inffitrating lymphocytes and interleukin 2. *Journal of the National Cancer Institute.* **86**:1159.

Sahin, U, 0 Tureci, et M Pfreundschuh 1997. Serological identification of human tumor antigens *Curr. Opin. Immunol.* **9**:709.

Scott, AM, et S Welt. 1997. Antibody-based immunological therapies. *Curr. Opin. Immunol.* **9**:717.

Tindle, RW. 1996. Human papillornavirus vaccines for cervical cancer. *Curr. Opin. Immunol.* **8**:643.

Van Den Eynde, B, et P van der Bruggen. 1996. T cell defined tumor antigens. *Curr. Opin. Immunol.* **9**:684.

Weinberg, RA. 1996. How cancer arises. *Sci. Am.* **275**(3):62.

Sites Web utiles

http://www.oncolink.upenn.edu/
Oncolink est un site qui offre une information complète sur de nombreux types de cancer. C'est une bonne source d'informations concernant la recherche sur le cancer et les progrès de la thérapeutique anti-cancéreuse. Le site est régulièrement mis à jour et il inclut de nombreux liens utiles vers d'autres sources.

http://www.cancer.org/index_4up.html
C'est le site Web de l'*American Cancer Society*. Il contient une grande quantité d'informations sur la fréquence, le traitement et la prévention du cancer. Le site met aussi en lumière les réalisations significatives dans la recherche sur le cancer.

http://www.cytopathnet.org/
Une bonne source d'informations sur l'examen cytologique des tumeurs et sur les profils de coloration typique des populations cellulaires rencontrés dans de nombreux cancers.

Questions à l'usage des étudiants

1. Dire si chacune des assertions suivantes est vraie ou fausse. Si vous pensez qu'une assertion est fausse, expliquez pourquoi.

a. Le rétinoblastome héréditaire résulte d'une surexpression d'un oncogène cellulaire.

b. La translocation du gène *c-myc* est rencontrée chez de nombreux patients présentant un lymphome de Burkitt.

c. Des copies multiples d'oncogènes cellulaires sont parfois observées dans les cellules cancéreuses.

d. L'intégration de virus dans le génome cellulaire pourrait convertir un proto-oncogène en un oncogène transformant.

e. Tous les rétrovirus oncogènes portent des oncogènes viraux.

f. La réponse immunitaire contre une tumeur induite par un virus protège contre une autre tumeur induite par le même virus.

g. Les cellules LAK sont spécifiques des tumeurs.

2. Vous êtes un immunologiste clinicien qui étudie la leucémie lymphoblastique aiguë (ALL, de *acute lymphoblastic leukemia*). Les cellules leucémiques de la plupart des patients atteints d'ALL ont la morphologie des lymphocytes, mais n'expriment pas les marqueurs de surface cellulaires caractéristiques des cellules B ou des cellules T matures. Vous avez isolé des cellules de patients atteints d'ALL qui n'expriment pas l'Ig membranaire, mais réagissent avec un anticorps monoclonal dirigé contre un marqueur normal des cellules pré-B (B-200). Vous pensez dès lors que ces cellules leucémiques sont des cellules pré-B. Comment utiliseriez-vous l'analyse génétique pour confirmer que les cellules leucémiques sont engagées dans la lignée cellulaire B ?

3. Dans une expérimentation récente, des cellules de mélanome ont été isolées de patients présentant des stades primaires ou des stades avancés de mélanome malin. Dans le même temps, des cellules T spécifiques de l'antigène toxoïde du tétanos étaient isolées et clonées chez chaque patient.

a. Lorsque des cellules de mélanome au stade initial étaient cultivées avec l'antigène toxoïde du tétanos et des clones de cellules T spécifiques du toxoïde tétanique, on observait que les clones de cellules T proliféraient. Cette prolifération était bloquée par l'addition de chloroquine ou d'un anticorps monoclonal contre l'HLA-DR. La prolifération n'était pas bloquée par l'adjonction d'un anticorps monoclonal contre l'HLA-A, -B, -DQ ou -DP. Dans ce système expérimental, quelle information concernant les cellules de mélanome dans les stades précoces pourrait être apportée par ces découvertes ?

b. Lorsque la même expérience était répétée avec des cellules de mélanome à un stade avancé, les clones de cellules T spécifiques du toxoïde tétanique ne réussissaient pas à proliférer en réponse à l'antigène toxoïde tétanique. Quelle information cela pourrait-il apporter sur les cellules de mélanome à un stade avancé ?

c. Lorsque des cellules de mélanome malin dans les premiers stades ou dans des stades avancés étaient fixées par le paraformaldéhyde, puis incubées avec le toxoïde tétanique, seules les cellules de mélanome dans les premiers stades pouvaient induire la prolifération des clones de cellules T spécifiques du toxoïde tétanique. Que pourrait indiquer cette expérimentation sur les cellules de mélanome dans les stades précoces ?

d. Comment pourriez-vous confirmer votre hypothèse expérimentalement ?

4. Indiquer trois sources probables d'antigènes tumoraux ?

5. Diverses cytokines ont été évaluées pour leur utilisation dans l'immunothérapie tumorale. Décrire quatre mécanismes par lesquels les cytokines médient des effets antitumoraux et indiquer les cytokines qui induisent chaque type d'effet.

6. L'administration de cellules de mélanome transfectées à des patients atteints de cancer est une immunothérapie prometteuse.

a. Quels sont les deux gènes qui ont été transfectés dans les cellules de mélanome à cet effet ? Quel est le raisonnement sur lequel s'appuie l'utilisation de chacun de ces gènes ?

b. Pourquoi l'utilisation de telles cellules de mélanome transfectées pourrait-elle être aussi efficace dans le traitement d'autres types de cancers ?

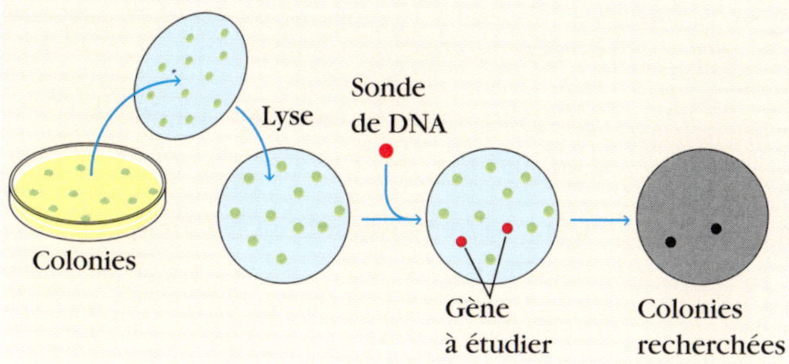

CHAPITRE 23
SYSTÈMES EXPÉRIMENTAUX

Modèles animaux expérimentaux
Systèmes de culture cellulaire
Biochimie des protéines
Technologie du DNA recombinant
Analyse des séquences régulatrices du DNA
Transfert de gènes dans des cellules de mammifères

Des systèmes expérimentaux de divers types sont utilisés pour déchiffrer les interactions cellulaires complexes de la réponse immunitaire. Le choix du système expérimental influence le type des résultats qui peuvent être obtenus et met certaines limites à l'interprétation de ces données.

Les systèmes *in vivo*, qui impliquent l'animal entier, fournissent les conditions expérimentales les plus naturelles. Cependant, en raison de leur complexité, les systèmes *in vivo* mettent en œuvre de nombreuses interactions cellulaires inconnues et incontrôlables qui ajoutent à l'ambiguité de l'interprétation des résultats. À l'autre extrême, il y a les systèmes *in vitro*, dans lesquels des populations définies de lymphocytes sont étudiées dans des conditions contrôlées et donc reproductibles ; les systèmes *in vitro* peuvent être simplifiés au point de permettre une étude efficace des interactions individuelles entre cellules. Cependant, ils ont leurs propres limites, la plus notable étant leur caractère artificiel. Par exemple, l'apport d'un antigène à des cellules B purifiées *in vitro* ne stimule pas une production maximale d'anticorps, à moins que des cellules T ne soient présentes. Ainsi, une étude de la production d'anticorps dans un système *in vitro* artificiel qui n'a pas de cellules T pourrait conduire à la conclusion erronée que les cellules B ne synthétisent pas de fortes quantités d'anticorps. On doit se demander si une réponse cellulaire observée *in vitro* reflète la réalité ou si elle résulte des conditions spécifiques du système *in vitro* lui-même.

Ce chapitre décrit quelques-uns des systèmes expérimentaux utilisés en routine pour étudier le système immunitaire. Il présente aussi quelques-unes des techniques du DNA recombinant qui ont révolutionné l'étude du système immunitaire lors de la dernière décennie. D'autres chapitres décrivent aussi en détail des systèmes expérimentaux et des techniques. Le tableau 23.1 en donne la liste et dirige le lecteur vers une description appropriée.

Modèles animaux expérimentaux

L'étude du système immunitaire chez les vertébrés nécessite des modèles animaux appropriés. Le choix d'un animal dépend de sa pertinence pour atteindre un but de recherche particulier. Lorsqu'on cherche à obtenir de grandes quantités d'antisérum, un lapin, une chèvre, un mouton ou un cheval peut être l'animal expérimental adéquat. Lorsque le but recherché est le développement d'un vaccin protecteur, l'animal choisi doit être sensible à l'agent infectieux de telle façon que l'efficacité du vaccin puisse être estimée. La souris et le lapin peuvent être utilisés pour le développement d'un vaccin lorsqu'ils sont sensibles au pathogène. Mais lorsque le développement de l'agent infectieux est limité à l'Homme et aux primates, le développement du vaccin doit nécessiter l'utilisation de singes, de chimpanzés ou de babouins. L'utilisation des primates dans des buts de recherche doit être soigneusement contrôlée pour assurer que chaque espèce en voie de disparition est protégée contre une extinction.

Dans la plupart des recherches fondamentales en immunologie, la souris a été l'animal expérimental de choix. Elle est facile à manipuler, elle est génétiquement bien caractérisée et elle a un cycle de reproduction rapide. Le système immunitaire de la souris a été étudié plus en détail que celui des autres espèces. La valeur de la recherche fondamentale dans le système de la souris est mis en lumière par l'immense impact qu'a eu cette recherche sur la clinique des maladies humaines.

Souches consanguines

Afin de contrôler les variations expérimentales provoquées par des différences dans le génome des animaux expérimentaux, les immunologistes ont souvent travaillé avec des souches consanguines, c'est-à-dire avec des animaux génétiquement identiques produits par croisement d'animaux de même souche. Le cycle de reproduction rapide des souris fait qu'elles sont particulièrement bien adaptées à la production de souches consanguines

TABLEAU 23.1 Méthodes immunologiques décrites dans d'autres chapitres

Méthode	Emplacement
Transplantation de moelle osseuse	« Regards sur la clinique » du chapitre 2
Préparation d'immunotoxines	Figure 4.23
Manipulation génétique des anticorps monoclonaux chimériques de souris humanisées	Figure 5.22 et « Regards sur la Clinique » du chapitre 5
Détermination de l'affinité des anticorps par dialyse à l'équilibre	Figure 6.2
Réactions de précipitation	Figure 6.4
Immunodiffusion et immunoélectrophorèse	Figures 6.5, 6.6 et 6.7
Hémagglutination	Figure 6.8
Dosage radio-immunologique (RIA, de *radioimmunoassay*)	Figure 6.10
Dosages ELISA	Figure 6.11
Dosage ELISPOT	Figure 6.12
Western blotting	Figure 6.13
Immunoprécipitation	Figure 6.14
Immunofluorescence	Figure 6.15
Cytométrie en flux (analyse par FACS)	Figure 6.16
Production de souris congéniques	Figure 7.3
Transfert adoptif de lymphocytes à des hôtes irradiés	Figure 11.16
Réaction mixte lymphocytaire (MLR)	Figure 14.13
Lympholyse à médiation cellulaire (CML)	Figure 14.14
Production de vaccins utilisant le virus de la vaccine comme vecteur	Figure 18.5
Production de vaccins utilisant des sous-unités multivalentes	Figure 18.7
Typage de l'HLA	Figure 21.4

obtenues par des accouplements répétés entre frères et sœurs. De cette façon, l'hétérozygotie des allèles normalement rencontrée chez les souris accouplées au hasard est remplacée par une homozygotie au niveau de tous les locus. Des accouplements répétés pendant vingt générations donnent habituellement une souche consanguine dont les membres sont homozygotes à plus de 98 % pour tous les locus. Plus de 150 souches de souris consanguines différentes sont disponibles. Elles sont désignées par une série de lettres et/ou de numéros (tableau 23.2). La plupart de ces souches sont obtenues par les immunologistes auprès de fournisseurs tels que *Jackson Laboratory* à *Bar Harbor, Maine*. Des souches consanguines ont aussi été produites chez le rat, le cobaye, le hamster, le lapin et la poule. Étant donné que les animaux consanguins sont génétiquement identiques (**syngéniques**), leurs réponses immunitaires peuvent être étudiées sans qu'interviennent des variables introduites par des différences génétiques individuelles. Les souches consanguines sont précieuses dans les études immunologiques. Avec des souches consanguines, des sous-populations de lymphocytes isolées d'un animal peuvent être injectées à un autre animal de la même souche sans déclencher de réactions de rejet. Ce type de système expérimental a permis aux immunologistes de démontrer pour la première fois que les lymphocytes d'un animal activés par un antigène peuvent transférer l'immunité à un receveur syngénique non activé.

Systèmes de transfert adoptif

Dans certaines expérimentations, il est important d'éliminer la réponse immunitaire de l'hôte syngénique de telle façon que la réponse des seuls lymphocytes transférés puisse être étudiée isolément. Ceci peut être réalisé par une technique appelée **transfert adoptif** : tout d'abord, l'exposition de l'hôte syngénique aux rayons X tue ses propres lymphocytes ; les cellules immunitaires du donneur sont ensuite introduites. Le fait de soumettre une souris qui servira d'hôte à des doses élevées de rayons X (650-750 rads) peut tuer 99,99 % des lymphocytes de cette dernière ; après cela, les activités des lymphocytes transplantés venant de la rate d'un donneur syngénique peuvent être étudiées sans interférence avec les lymphocytes de l'hôte. Lorsque les cellules hématopoïétiques de l'hôte peuvent influencer une expérimentation mettant en jeu un transfert adoptif, des doses plus élevées de rayons X (900-1 000 rads) peuvent alors être utilisées pour éliminer la totalité du système hématopoïétique. Les souris irradiées par de telles doses mourront, à moins qu'elles ne soient reconstituées avec de la moelle osseuse d'un donneur syngénique.

TABLEAU 23.2 Quelques souches de souris consanguines communément utilisées en immunologie

Souche	Sous-souches habituelles	Caractéristiques
A	A/He A/J A/WySn	Fréquence élevée de tumeurs mammaires chez certaines sous-souches
AKR	AKR/J AKR/N AKR/Cum	Fréquence élevée de leucémies Allèle *Thy 1.2* dans AKR/Cum et allèle *Thy 1.1* chez d'autres sous-souches (le gène *Thy* code une protéine de surface des cellules T)
BALB/c	BALB/cj BALB/c AnN BALB/cBy	Sensibilité aux radiations Utilisé dans la technologie des hybridomes De nombreuses lignées cellulaires myélomateuses ont été créées chez ces souris
CBA	CBA/J CBA/H CBA/N	Gène (*rd*) provoquant la dégénérescence rétinienne dans CBA/J Gène (*xid*) provoquant l'immunodéficience liée à l'X chez CBA/N
C3H	C3H/He C3H/HeJ C3H/HeN	Gène (*rd*) provoquant une dégénérescence rétinienne Fréquence élevée de tumeurs mammaires dans de nombreuses sous-souches (ces dernières portent un virus de tumeur mammaire transmis par le lait maternel aux descendants)
C57BL/6	C57BL/6J C57BL/6By C57BL/6N	Fréquence élevée d'hépatomes après irradiation Activité élevée du complément
C57BL/10	C57BL/10J C57BL/10ScSn C57BL/10N	Très proche de C57BL/6, mais différences dans au moins deux locus Partenaire fréquemment utilisé dans la préparation de souris congéniques
C57BR	C57BR/cdj	Fréquence élevée de tumeurs de l'hypophyse et du foie Très résistante à l'irradiation par les rayons X
C57L	C57L/J C57L/N	Sensible à l'encéphalomyélite auto-immune expérimentale (EAE) Fréquence élevée de tumeurs de l'hypophyse et des cellules réticulaires
C58	C58/J C58/LwN	Fréquence élevée de leucémies
DBA/1	DBA/1J DBA/1N	Fréquence élevée de tumeurs mammaires
DBA/2	DBA/2J DBA/2N	Réponse immunitaire faible à certains antigènes Réponse faible au polysaccharide pneumococcique de type III
HRS	HRS/J	Gène hairless (*hr*), habituellement à l'état hétérozygote
NZB	NZB/BINJ NZB/N	Fréquence élevée d'une anémie hémolytique auto-immune et d'une néphrite semblable à celle du lupus Maladie auto-immune semblable au lupus érythémateux systémique (SLE) dans la descendance F1 résultant de croisements avec NZW
NZW	NZW/N	Maladie auto-immune de type SLE dans la descendance F1 venant de croisements avec NZB
P	P/J	Fréquence élevée de leucémies
SJL	SJL/J	Taux élevé d'agression et de batailles graves pouvant aller jusqu'à la mort, particulièrement chez les mâles Tendance au développement de certaines maladies auto-immunes, sensibilité accrue à l'EAE
SWR	SWR/J	Tendance à développer diverses maladies auto-immunes, particulièrement l'EAE
129	129/J 129/SvJ	Fréquence élevée de tératocarcinome spontané

Source : D'après la *Fédération of American Society for Experimental Biology*, 1979, *Biological Handbooks*, vol. III : *Inbred and Genetically Defined Strains of Laboratory Animals*.

Le système de transfert adoptif a permis aux immunologistes d'étudier le développement de cellules souches lymphoïdes injectées dans divers organes du receveur. Des expérimentations mettant en jeu un transfert adoptif ont aussi facilité l'étude des diverses populations de lymphocytes et des interactions cellulaires requises pour la création de la réponse immunitaire. De telles expérimentations, par exemple, ont permis pour la première fois aux immunologistes de montrer qu'une cellule T auxiliaire est nécessaire à l'activation d'une cellule B lors de la réponse humorale.

Dans ces expérimentations, le transfert adoptif de cellules B ou de cellules T purifiées n'a pas produit d'anticorps chez l'hôte irradié. Ce n'est que lorsque les deux populations de cellules ont été transférées qu'un anticorps a été produit en réponse à un antigène.

Le dosage par plages hémolytiques

Pendant de nombreuses années, la réponse immunitaire humorale n'a pu être suivie que par la mesure de la production d'anticorps au moyen de diverses méthodes de dosage fondées sur l'interaction antigène-anticorps (voir le chapitre 6). Cette situation a changé avec le développement du dosage par plages hémolytiques, qui dénombre les plasmocytes dans un échantillon. Développé à l'origine par N.K. Jerne, A.A. Nordin et C. Henry, puis modifié par la suite par d'autres chercheurs, ce dosage a joué un rôle important dans l'étude de la réponse humorale.

Le dosage original direct par plages hémolytiques, qui est semblable dans son principe au dosage par plages virales, est utilisé pour mesurer le nombre de plasmocytes chez des souris sensibilisées aux cellules rouges de sang de mouton (SRBC). Les cellules spléniques des souris sensibilisées sont mélangées dans de l'agar fondu chaud à un excès de SRBC (figure 23.1a). L'agar contenant la suspension cellulaire est coulé dans une boîte de Petri dont le fond est recouvert d'une couche d'agar solide ; on le laisse refroidir et il se solidifie. Les lymphocytes spléniques sont ainsi immobilisés dans l'agar où ils sont intimement entourés de SRBC. La boîte de Petri est incubée à 37 °C pendant une heure, temps pendant lequel l'anticorps

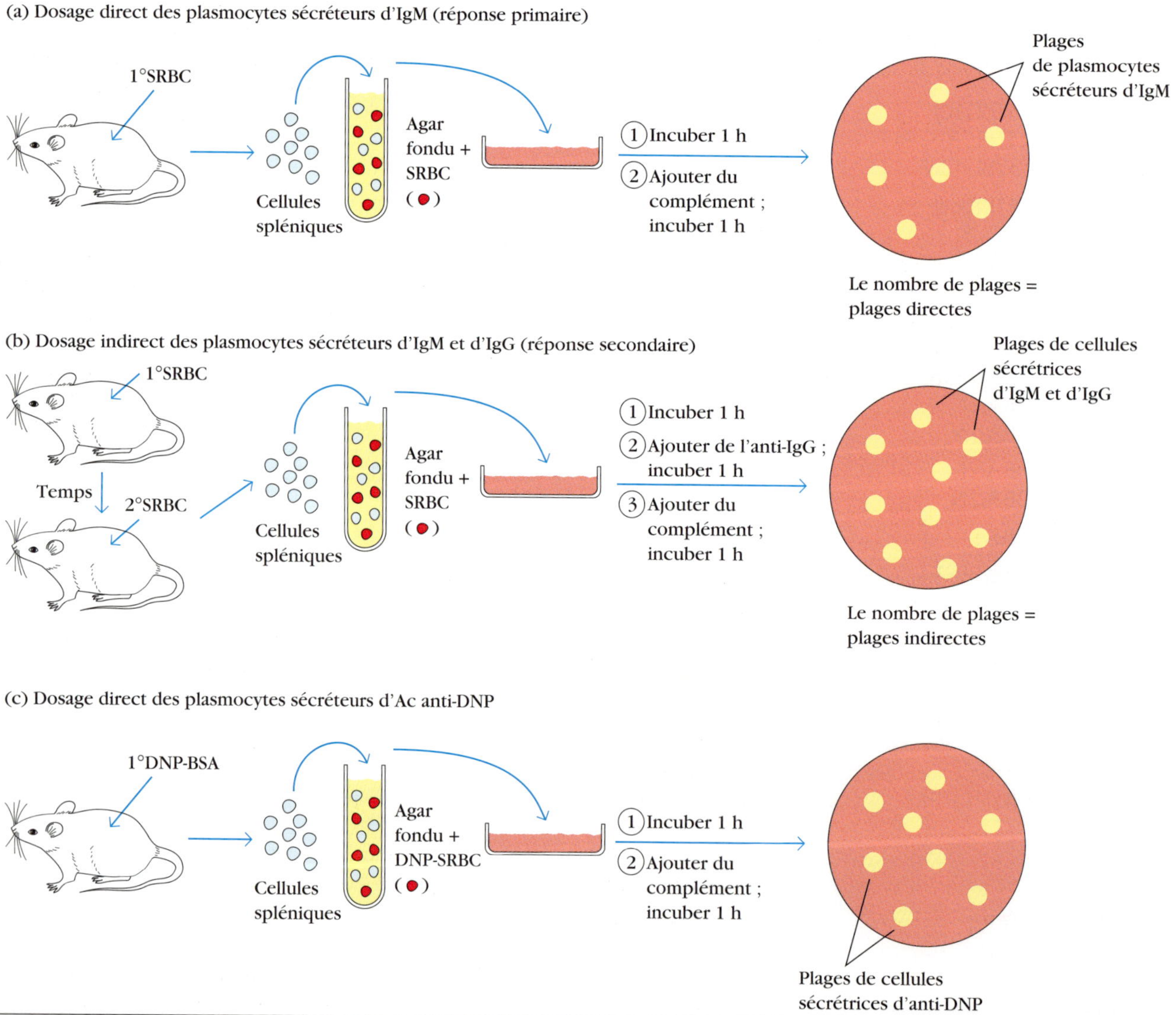

FIGURE 23.1 Dosages par plages hémolytiques. (a) Un dosage direct détecte les plasmocytes sécréteurs d'IgM qui prédominent dans une réponse primaire. (b) Dans un dosage indirect, qui détecte à la fois les plasmocytes sécréteurs d'IgM et les plasmocytes sécréteurs d'IgG, des anticorps dirigés contre l'IgG de souris sont ajoutés de telle façon que la lyse médiée par le complément des complexes IgG-SRBC se produise. En soustrayant les résultats des plages directes de ceux des plages indirectes, on peut déterminer le nombre des plasmocytes sécréteurs d'IgG. Dans une réponse secondaire, les plages indirectes sont élevées et les plages directes sont faibles. (c) La réponse à l'immunisation par des antigènes autres que les SRBC peut être déterminée par le dosage des plages hémolytiques lorsque la protéine immunisante ou l'haptène est couplé aux SRBC.

sécrété par les plasmocytes diffuse dans la matrice d'agar et se lie aux SRBC proches de chaque plasmocyte sécréteur d'anticorps. Du sérum de cobaye contenant du complément est ensuite ajouté. Le complément réagit avec l'anticorps lié aux SRBC et médie leur lyse, ce qui laisse chaque plasmocyte entouré d'une plage claire dépourvue de cellules rouges du sang. Les plages sont comptées et leur nombre correspond à celui des plasmocytes producteurs d'anticorps spécifiques de l'antigène des SRBC. Ce dosage, appelé dosage par plages directes (*direct plaque-forming cells, direct PFC*), identifie essentiellement les plasmocytes producteurs d'IgM.

Le dosage par plage hémolytique peut être adapté à la détermination, non seulement du nombre des plasmocytes sécréteurs d'IgM, mais aussi de celui des plasmocytes sécréteurs d'IgG. Dans le cas de l'IgM, la lyse médiée par le complément est déclenchée par la liaison d'une seule molécule pentamérique d'IgM à un SRBC. Cependant, dans le cas de l'IgG, qui se présente sous la forme d'un monomère, la lyse médiée par le complément ne se produit pas, à moins que les régions Fc de deux molécules d'IgG soient distantes de 30-40 nm de l'autre sur la membrane d'un SRBC. Normalement, une telle proximité ne résulte pas d'une liaison au hasard d'une IgG sécrétée par un seul plasmocyte. Par conséquent, un anticorps anti-isotype, qui réagit avec l'IgG lié, est ajouté à la boîte de Petri après la première d'incubation. Les boîtes sont incubées pendant une heure supplémentaire, temps au bout duquel le complément est ajouté et les boîtes incubées pendant encore une heure (figure 23.1b). Ce procédé, appelé dosage par plages hémolytiques indirectes (ou *indirect PFC*), se traduit par la lyse des SRBC auxquelles s'est liée une IgM ou une IgG. La soustraction du nombre de plages formées dans le dosage direct et dans le dosage indirect donne le nombre de plasmocytes sécréteurs d'IgG. Étant donné qu'au cours d'une réponse primaire la plupart de l'anticorps sécrété est de type IgM, le dosage direct est élevé et le dosage indirect n'est pas beaucoup plus important. Par contre, une réponse secondaire conduit à un dosage direct faible et à un dosage indirect beaucoup plus élevé, ce qui reflète la commutation de la sécrétion de l'IgM vers celle de l'IgG.

Le dosage par plages hémolytiques peut aussi être modifié pour compter les plasmocytes qui sécrètent des anticorps dirigés contre des protéines spécifiques, des polysaccharides ou des petits haptènes. Dans ce cas, l'animal est immunisé par l'antigène désiré, mais, avant que les SRBC ne soient mélangés aux cellules spléniques isolées, ils sont recouverts de l'antigène qui a servi à l'immunisation. L'anticorps induit se lie à ces SRBC recouverts de l'antigène ; ces derniers sont lysés après que du complément ait été ajouté (figure 23.1c). Des SRBC non recouverts d'anticorps peuvent servir de témoins, étant donné qu'ils ne se lysent pas en réponse à un anticorps sécrété par des plasmocytes spécifiques de l'antigène.

Souris SCID et souris SCID humanisées

Une mutation autosomique récessive se traduisant par une maladie par **immunodéficience combinée grave** (**SCID**, de *severe combined immunodeficiency disease*) s'est développée spontanément dans une souche de souris appelée CB-17. Ces souris SCID CB-17 sont incapables de développer des cellules T et des cellules B matures et par conséquent sont gravement compromises du point de vue immunologique. Ce défaut est dû à un manque de recombinaison V(D)J (voir la figure 5.10). Les souris SCID doivent être hébergées dans un environnement stérile (*germ-free*) lorsqu'elles doivent survivre, parce qu'elles ne peuvent pas combattre les micro-organismes même de faible pathogénicité. L'absence de cellules T et de cellules B fonctionnelles permet à ces souris d'accepter des cellules étrangères et des greffes venant d'autres souches de souris ou même d'autres espèces.

À part leur manque de cellules T et de cellules B fonctionnelles, les souris SCID semblent par ailleurs totalement normales. Lorsque des cellules de moelle osseuse normales sont injectées à des souris SCID, des cellules T et des cellules B normales se développent et les souris sont guéries de leur immunodéficience. Cette découverte a fait des souris SCID un modèle précieux pour l'étude de l'immunodéficience et du processus de différenciation des cellules souche de la moelle osseuse en cellules T ou en cellules B matures.

L'intérêt pour les souris SCID s'est considérablement développé lorsqu'on a découvert qu'elles pouvaient être utilisées pour l'étude du système immunitaire humain. Dans ce système, des fragments de foie fœtal humain, de thymus adulte et de ganglions lymphatiques humains sont implantés dans les souris SCID (figure 23.2). Étant donné que ces souris n'ont ni cellules T, ni cellules B matures qui leur soient propres, elles ne rejettent pas le tissu humain transplanté. Le foie fœtal humain implanté contient des

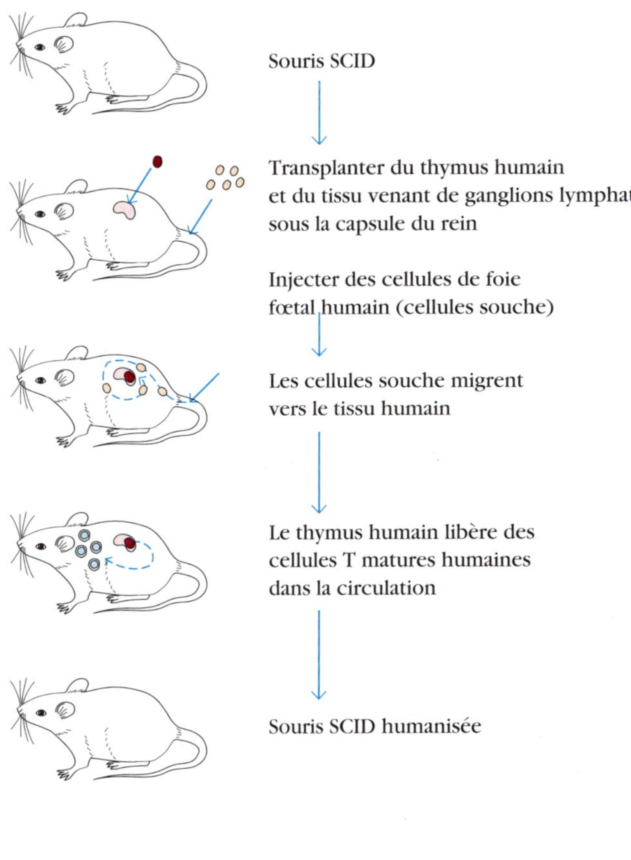

FIGURE 23.2 Production de souris SCID humanisées. Ce système permet d'étudier les lymphocytes humains dans un modèle animal. Dans cet exemple, des cellules T humaines sont transférées à des souris SCID, mais des cellules B peuvent elles aussi être transférées par l'utilisation de précurseurs de la moelle osseuse.

lymphocytes immatures (des cellules souche) qui migrent vers les tissus humains implantés où ils effectuent leur maturation en cellules T ou en cellules B, produisant ainsi une **souris SCID humanisée**. Étant donné que les lymphocytes humains sont exposés aux antigènes de souris lorsqu'ils sont encore immatures, ils reconnaissent par la suite les cellules de souris comme faisant partie du Soi et ne développent pas de réponse immunologique contre la souris hôte.

La beauté de la souris SCID humanisée est qu'elle nous rend capables d'étudier les lymphocytes humains au sein d'un modèle animal. Ce précieux modèle s'est montré utile dans la recherche sur le développement des diverses cellules lymphoïdes et s'est aussi révélé être un important modèle animal dans la recherche sur le SIDA, étant donné que les lymphocytes de souris ne peuvent pas être infectés par l'HIV, mais que les lymphocytes de la souris SCID humanisée sont facilement infectés.

Systèmes de culture cellulaire

La complexité des interactions cellulaires qui génèrent une réponse immunitaire a conduit les immunologistes à se tourner bien souvent vers divers types de systèmes de culture cellulaire *in vitro*. Toute une variété de cellules ont été cultivées, y compris les cellules lymphoïdes primaires, les lignées cellulaires lymphoïdes clonées et les cellules hybrides.

Culture de cellules lymphoïdes primaires

Des cultures de cellules lymphoïdes primaires peuvent être obtenues en isolant directement des lymphocytes du sang ou de la lymphe ou encore de divers organes lymphoïdes par dispersion tissulaire. Les lymphocytes peuvent ensuite être cultivés dans un milieu de base chimiquement défini (contenant des sels, des glucides, des amino acides, des vitamines, des oligoéléments et d'autres substances nutritives) supplémenté par divers sérums. Dans certaines expérimentations, des conditions de culture n'utilisant pas de sérum sont utilisées. Étant donné que les techniques de culture *in vitro* nécessitent 10 à 100 fois moins de lymphocytes que les techniques *in vivo* habituelles, elles ont permis aux immunologistes capables d'estimer les propriétés fonctionnelles de sous-populations peu nombreuses de lymphocytes. C'est par le moyen des techniques de culture cellulaire que, par exemple, les immunologistes ont été capables pour la première fois de définir les différences fonctionnelles entre les cellules T auxiliaires $CD4^+$ et les cellules T cytotoxiques $CD8^+$.

Les techniques de culture cellulaire ont aussi été utilisées pour identifier de nombreuses cytokines impliquées dans l'activation, la croissance et la différenciation des diverses cellules impliquées dans la réponse immunitaire. Les premières expériences ont montré que des milieux conditionnés, ou modifiés, par la croissance de divers lymphocytes ou cellules présentatrices de l'antigène, permettent la croissance d'autres cellules lymphoïdes. Les milieux conditionnés contiennent les produits sécrétés par les cellules en croissance active. De nombreuses cytokines qui caractérisaient divers milieux conditionnés ont par la suite été identifiées et purifiées et, dans de nombreux cas, les gènes qui les codent ont été clonés. Ces cytokines, qui jouent un rôle essentiel dans l'activation et la régulation de la réponse immunitaire, sont décrites dans le chapitre 12 ainsi que dans d'autres parties du livre.

Lignées cellulaires lymphoïdes clonées

Une culture primaire de cellules lymphoïdes est constituée d'un groupe hétérogène de cellules qui ne peuvent se développer que pendant un temps limité. Cette hétérogénéité peut compliquer l'interprétation des résultats expérimentaux. Pour éviter ces problèmes, les immunologistes utilisent des lignées cellulaires lymphoïdes clonées et des cellules hybrides.

Les cellules de mammifères normales ont généralement une durée de vie limitée en culture, c'est-à-dire qu'après un certain nombre de divisions cellulaires caractéristique de l'espèce et du type cellulaire, les cellules cessent de se diviser. Par contre, les cellules tumorales ou les cellules normales qui ont subi une transformation induite par des carcinogènes chimiques ou des virus peuvent se propager indéfiniment en culture de tissu ; elles sont donc dites immortelles. De telles cellules sont appelées lignées cellulaires.

La première lignée cellulaire, la cellule L de fibroblastes de souris, a été tirée dans les années 1940 du tissu conjonctif sous-cutané de souris en culture grâce à l'exposition des cellules cultivées à un carcinogène chimique, le méthylcholanthrène, pendant une période de 4 mois. Dans les années 1950, une autre lignée cellulaire importante, la cellule HeLa, a été tirée de la culture de cellules d'un cancer du col utérin humain. Depuis ces premières études, des centaines de lignées cellulaires ont été établies. Diverses techniques peuvent être utilisées pour s'assurer qu'une lignée dérive d'une seule cellule parentale. Une telle lignée cellulaire clonée est constituée d'une population de cellules génétiquement identiques (syngéniques) qui peuvent être développées indéfiniment en culture.

Toute une variété de lignées cellulaires sont utilisées dans les recherches immunologiques. Le tableau 23.3 donne la liste de quelques-unes de ces lignées et décrit brièvement leurs propriétés. Certaines d'entre elles dérivent de tumeurs spontanées de lymphocytes, de macrophages ou d'autres cellules accessoires impliquées dans la réponse immunitaire. Dans d'autres cas, la lignée cellulaire a été induite par transformation de cellules lymphoïdes normales par des virus, tels que le virus de la leucémie murine d'Abelson (A-MLV), le SV40 (*simian virus 40*), le virus d'Epstein-Barr (EBV) ou le virus de la leucémie humaine à cellules T de type 1 (HTLV-1).

Les lignées cellulaires lymphoïdes diffèrent des cultures primaires de cellules lymphoïdes par plusieurs points importants : elles survivent indéfiniment en culture de tissu, présentent diverses propriétés de croissance anormale et ont souvent un nombre anormal de chromosomes. Les cellules possédant un nombre de chromosomes supérieur ou inférieur à celui des cellules normales diploïdes d'une espèce sont dites aneuploïdes. Le grand avantage des lignées cellulaires lymphoïdes clonées est qu'elles peuvent être cultivées pendant de longues périodes en culture de tissu, ce qui permet aux immunologistes d'obtenir un grand nombre de cellules homogènes en culture.

Jusqu'à la fin des années 1970, les immunologistes n'ont pas réussi à maintenir des cellules T normales en culture pendant de longues périodes. En 1978, une

Tableau 23.3 Lignées cellulaires communément utilisées dans la recherche immunologique

Lignée cellulaire	Description
L-929	Lignée cellulaire de fibroblastes de souris ; souvent utilisée dans les études de transfection du DNA et pour le dosage du facteur de nécrose tumorale (TNF)
SP2/0	Myélome de souris non sécrétant ; souvent utilisé comme partenaire de fusion pour les hybridomes sécrétants
P3X63-Ag8.653	Myélome de souris non sécrétant ; souvent utilisé comme partenaire de fusion pour les hybridomes sécrétants
MPC 11	Myélome de souris sécréteur d'IgG2b
P3X63-Ag8	Myélome de souris sécréteur d'IgG1
MOPC 315	Myélome de souris sécréteur d'IgA
J558	Myélome de souris sécréteur d'IgA
7OZ/3	Lymphome à cellules pré-B de souris, utilisé pour étudier les événements précoces de la différenciation des cellules B
BCL 1	Lymphome leucémique à cellules B de souris qui exprime l'IgM et l'IgD membranaires et peut être activé par des mitogènes pour sécréter l'IgM
CTLL-2	Lignée de cellules T de souris dont la croissance est dépendante de l'IL-2 ; souvent utilisée pour doser la production d'IL-2
Jurkat	Leucémie à cellules T humaines qui sécrète de l'IL-2
DO11.10	Hybridome de cellules T de souris avec une spécificité pour l'ovalbumine
PU 5-1.8	Lignée de monocytes-macrophages de souris
P338 D1	Lignée de monocytes-macrophages de souris qui sécrète des taux élevés d'IL-1
WEHI 265.1	Lignée de monocytes de souris
P815	Cellules de mastocytome de souris ; souvent utilisées comme cible pour mesurer la destruction par les lymphocytes T cytotoxiques (CTL)
YAC-1	Cellules de lymphome de souris ; souvent utilisées comme cible des cellules NK
HL-60	Lignée cellulaire de leucémie myéloïde humaine
COS-1	Cellules du rein de singe vert africain transformées par le SV40 ; souvent utilisées dans les études de transfection du DNA

heureuse découverte a conduit à l'observation selon laquelle un milieu conditionné contenant un facteur de croissance des cellules T était nécessaire. Le composant essentiel du milieu conditionné s'est révélé être l'interleukine-2 (IL-2). En cultivant des lymphocytes T normaux avec un antigène en présence d'IL-2, des clones de lymphocytes T spécifiques d'un antigène ont pu être isolés. Ces clones individuels peuvent être développés et étudiés en culture, et même congelés pour leur mise en réserve. Après décongélation, les clones ont continué à se développer et à exprimer leurs fonctions de départ spécifiques d'un antigène.

Le développement de lignées cellulaires lymphoïdes clonées a permis aux immunologistes capables d'étudier de nombreux événements qui n'avaient pu être examinés antérieurement. Par exemple, la recherche sur les événements moléculaires impliqués dans l'activation des lymphocytes naïfs par un antigène était gênée par la faible quantité des cellules B et des cellules T naïves spécifiques d'un antigène particulier. Dans une population hétérogène de lymphocytes, les changements moléculaires qui se développent dans une cellule répondeuse ne pouvaient pas être détectés au milieu de l'activité de 10^3-10^6 cellules non répondeuses. Les lignées cellulaires T et les lignées cellulaires B d'une spécificité antigénique connue ont fourni aux immunologistes de grandes populations de cellules homogènes où pouvaient être étudiés les événements membranaires ou intracellulaires impliqués dans la reconnaissance d'un antigène. De même, les changements génétiques moléculaires correspondant aux différentes étapes de la maturation peuvent être étudiés dans les lignées cellulaires qui semblent être « figées » à des niveaux différents de différenciation. Les lignées cellulaires ont aussi été utilisées dans l'étude des facteurs solubles produits par les cellules lymphoïdes. Certaines lignées cellulaires sécrètent de grandes quantités de cytokines diverses ; d'autres expriment des récepteurs membranaires de cytokines particulières. Ces lignées cellulaires ont été utilisées par les immunologistes pour purifier diverses cytokines et leurs récepteurs, et, éventuellement, pour cloner leurs gènes.

Cependant, les lignées cellulaires lymphoïdes ont de nombreuses limitations. Des variants apparaissent spontanément au cours d'une culture prolongée, ce qui nécessite un fréquent sous-clonage pour limiter l'hétérogénéité cellulaire qui peut se développer. Lorsque des variants sont sélectionnés par sous-clonage, il est possible que les deux sous-clones dérivés d'un même clone parental puissent représenter différentes sous-populations. De plus, une lignée cellulaire dérivée de cellules tumorales ou de cellules transformées peut avoir des contributions génétiques inconnues caractéristiques de la tumeur ou de l'état transformé ; en raison de cette possibilité, les chercheurs doivent être prudents lorsqu'ils extrapolent les résultats obtenus avec des lignées cellulaires à la situation normale *in vivo*. Néanmoins, les lignées cellulaires transformées ont apporté une contribution majeure à l'étude de la réponse immunitaire et de nombreux événements moléculaires découverts dans des expériences effectuées avec des lignées cellulaires transformées ont par la suite été reconnus comme intervenant dans les lymphocytes normaux.

Lignées de cellules lymphoïdes hybrides

Dans l'hybridation des cellules somatiques, les immunologistes fusionnent des lymphocytes B ou des lymphocytes T normaux et des cellules tumorales, obtenant ainsi des cellules hybrides, ou hétérocaryons, contenant des noyaux venant des deux cellules parentales. La perte au hasard de certains chromosomes et la prolifération cellulaire subséquente donnent un clone de cellules qui contient un seul noyau possédant des chromosomes venant de chacune des cellules fusionnées ; un tel clone est appelé **hybridome**.

Historiquement, la fusion cellulaire était déclenchée par le virus Sendai mais maintenant, elle est habituellement réalisée par le polyéthylène glycol. Des cellules B normales sensibilisées à un antigène peuvent être fusionnées avec des plasmocytes cancéreux, appelés **cellules de myélome** (figure 23.3). L'hybridome ainsi formé continue à exprimer les gènes de l'anticorps du lymphocyte B normal, mais il est capable d'une croissance illimitée, ce qui est caractéristique de la cellule de myélome. Les hybridomes de cellules B qui sécrètent un anticorps d'une spécificité antigénique unique, appelé anticorps monoclonal, par référence au fait qu'ils dérivent d'un seul clone, ont révolutionné non seulement l'immunologie, mais aussi la recherche biomédicale et la biochimique clinique. Le chapitre 4 décrit en détail la production et l'utilisation des anticorps monoclonaux (voir les figures 4.20 et 4.22).

Des hybridomes de cellules T peuvent aussi être obtenus en fusionnant des lymphocytes T et des cellules T cancéreuses de lymphome. À nouveau, l'hybridome résultant continue à exprimer les gènes de la cellule T normale, mais acquiert les propriétés d'immortalité de la cellule T cancéreuse du lymphome. Les immunologistes ont créé de nombreuses lignées cellulaires d'hybridome stables représentant des lignées T auxiliaires et des lignées T cytotoxiques.

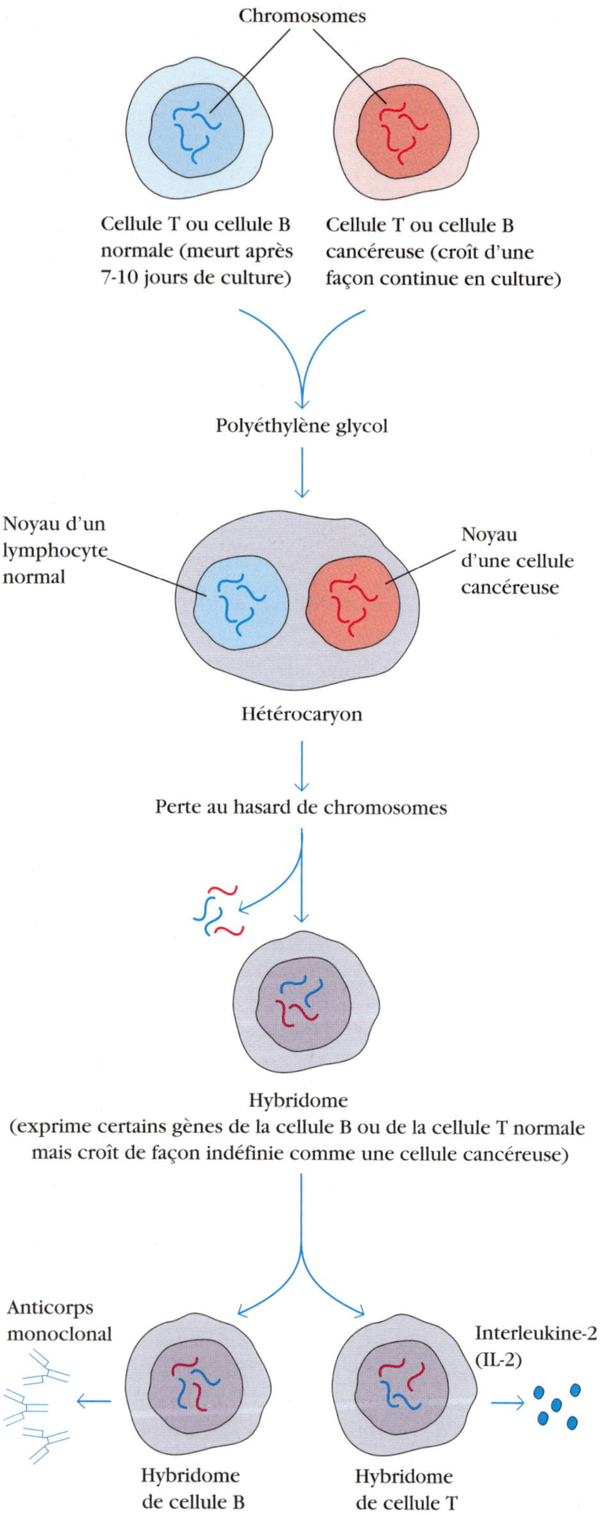

FIGURE 23.3 Production d'hybridomes de cellules B et d'hybridomes de cellules T par hybridation de cellules somatiques. Les hybridomes qui en résultent expriment certains gènes de la cellule normale B ou T d'origine mais présentent aussi les propriétés d'immortalité de la cellule tumorale. Ce procédé est utilisé pour produire des hybridomes de cellules B qui sécrètent un anticorps monoclonal ou des hybridomes de cellules T qui sécrètent divers facteurs de croissance.

Biochimie des protéines

Les techniques de biochimie des protéines ont été très importantes en immunologie. L'étude de la biochimie des protéines que sont les immunoglobulines a conduit à la détermination de la structure de ces dernières et a contribué à formuler certaines des hypothèses initiales concernant leur diversification. La biochimie des protéines a joué un rôle essentiel dans la détermination de la structure des molécules du CMH. En fait, la structure de nombreuses molécules importantes du système immunitaire a été déterminée par les techniques de la biochimie des protéines. Aujourd'hui, certaines d'entre elles sont utilisées en immunologie expérimentale. Par exemple, des anticorps marqués par des molécules fluorescentes ou radioactives permettent aux immunologistes de détecter les cellules qui portent des antigènes reconnus par l'anticorps. De plus, la possibilité de déterminer des caractéristiques biochimiques d'une protéine, telles que sa taille, sa forme et sa structure tridimensionnelle, apporte des informations essentielles à la compréhension de sa fonction.

Techniques de radiomarquage

Les éléments radioactifs fixés à un antigène ou à un anticorps constituent des marqueurs extrêmement sensibles pour la détection et le dosage. Il y a de nombreuses façons d'introduire des isotopes radioactifs dans les protéines ou les peptides. Toute protéine ou tout peptide qui contient des résidus tyrosine peut être marqué par l'iode radioactif

TABLEAU 23.4 Radio-isotopes communément utilisés dans les laboratoires d'immunologie

Isotope	Demi-Vie	Type de radiation émise*	Autoradiographie†
^{125}I	60,0 jours	γ	+
^{131}I	6,8 jours	γ	+
^{51}Cr	27,8 jours	γ	–
^{32}P	14,3 jours	β	+
^{35}S	87,4 jours	β	+
^{14}C	57,30 années	β	+
^{3}H	12,35 années	β	–

* Les radiations γ (gamma) peuvent être détectées par un compteur à scintillation solide. Les radiations β (bêta) sont détectées dans un compteur à scintillation liquide grâce à leur capacité à convertir leur énergie en photons lumineux dans une solution contenant des composés phosphorescents.

† Les radiations peuvent aussi être détectées par exposition à un film sensible aux rayons X. ^{35}S et ^{14}C peuvent être placés directement au contact du film pour être détectés. ^{3}H ne peut pas être détecté par les techniques habituelles d'autoradiographie.

au moyen de procédés chimiques ou enzymatiques. Ces réactions fixent un atome d'iode au cycle phénol de la molécule de tyrosine. L'une des techniques de iodation enzymatique, qui utilise la lactopéroxydase, peut marquer les protéines de la membrane plasmique d'une cellule vivante sans atteindre les protéines du cytoplasme, ce qui permet l'étude des protéines de la surface de la cellule sans avoir besoin de les isoler des autres constituants cellulaires.

Un radiomarquage général des protéines des cellules peut être effectué en cultivant ces dernières dans un milieu qui contient un ou plusieurs amino acides radiomarqués. Les amino acides sélectionnés en vue de cette application sont ceux qui sont les plus résistants aux modifications métaboliques pouvant s'effectuer au cours de la croissance des cellules ; ainsi, le marqueur radioactif apparaîtra dans les protéines de la cellule et non pas dans tous ses constituants. La leucine marquée par le ^{14}C ou le ^{3}H, ainsi que la cystéine ou la méthionine marquée par le ^{35}S, sont les amino acides les plus habituellement utilisés pour le marquage métabolique des protéines. Le tableau 23.4 donne la liste de certaines propriétés des radioisotopes utilisés en recherche immunologique.

Marquage des protéines par la biotine

Dans certaines circonstances, un marquage direct des protéines, particulièrement grâce à des enzymes ou à d'autres grosses molécules, tel qu'il a été décrit dans le chapitre 6, peut provoquer une dénaturation et une perte d'activité. Un système de marquage commode a été développé ; il peut être utilisé en conjonction avec les dosages ELISA ou ELISPOT décrits dans le chapitre 6. Cette technique de marquage exploite la forte affinité de la réaction entre la biotine, qui est une vitamine, et l'avidine, qui est une grosse molécule susceptible d'être marquée par des isotopes radioactifs, des molécules fluorescentes ou des enzymes. La biotine est une petite molécule (masse moléculaire de 244) qui peut être couplée à un anticorps (ou à toute autre molécule protéique) par une réaction chimique douce qui ne provoque pas de perte de l'activité de l'anticorps. Après que l'anticorps couplé à la biotine ait réagi dans un système de dosage, l'avidine marquée est introduite et sa liaison est détectée grâce à un marqueur qui lui est attaché (figure 23.4). La réaction entre la biotine et l'avidine est extrêmement spécifique et d'une affinité si élevée que la liaison entre les deux molécules est pratiquement irréversible dans la plupart des conditions de dosage.

Électrophorèse en gel

La séparation de mélanges de macromolécules biologiques en fonction de la charge et de la taille des molécules est commodément effectuée par électrophorèse. Lorsqu'elle est soumise à un champ électrique, une molécule chargée se déplace vers l'électrode de charge opposée. En particulier, des molécules chargées positivement, ou cationiques, se déplacent vers le pôle négatif (cathode), tandis que les molécules chargées négativement, ou anioniques, se déplacent dans la direction du pôle positif (anode). De plus, lorsqu'elles sont soumises à un potentiel électrique donné, ou voltage, la vitesse à laquelle une molécule chargée se déplace (sa mobilité électrophorétique) dépend de deux facteurs : l'un est le signe et la grandeur de sa charge électrique globale et l'autre est la taille et la forme de la molécule. Tous les autres facteurs étant par ailleurs égaux, lorsque les molécules sont de taille égale, celle qui possède la charge globale la plus élevée se déplacera le plus rapidement dans le champ électrique appliqué. De plus, les petites molécules migreront plus vite que les grosses, à charge égale. Bien qu'il y ait des

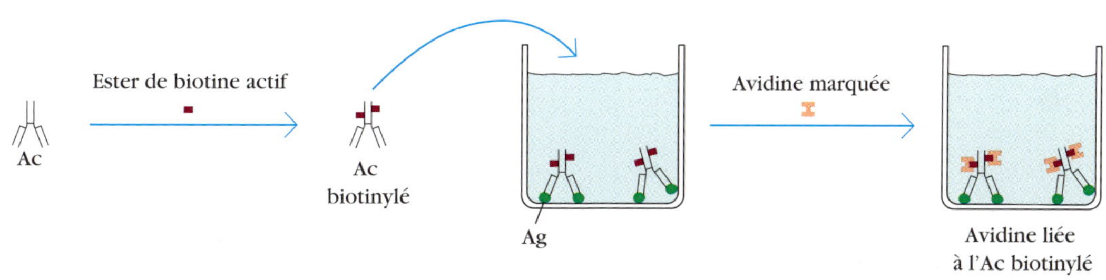

FIGURE 23.4 Marquage d'un anticorps par la biotine. Une préparation d'anticorps est mélangée à un ester de biotine qui réagit avec l'anticorps. L'anticorps marqué par la biotine peut être utilisé pour détecter des antigènes sur un substrat solide, tel qu'un puits d'une plaque de microtitration. Après élimination par lavage de l'anticorps non fixé, l'anticorps lié peut être détecté par l'avidine marquée. L'avidine peut être marquée par un isotope radioactif ou liée à un enzyme qui catalyse une réaction colorée, comme dans un ELISA (voir la figure 6.11).

exceptions dans lesquelles la forme d'une molécule peut augmenter ou diminuer son coefficient de friction et être à l'origine d'un comportement migratoire atypique, ces principes généraux sont à la base de toutes les séparations électrophorétiques.

Étant donné que des différences de taille, de forme et de charge sont habituelles dans les molécules d'intérêt biologique, l'électrophorèse est souvent la méthode de choix pour séparer et analyser ces substances. Par commodité et pour éviter une distorsion du potentiel provoqué par un mouvement brusque de l'appareillage ou même les effets subtils d'un changement de température, la plupart des séparations électrophorétiques ne sont pas réalisées en solution libre mais plutôt dans un support stable, tel qu'un gel. De nombreux matériaux possibles, tels que l'amidon ou l'agarose, sont employés pour la préparation des gels, mais celui qui est probablement le plus fréquemment employé dans les recherches de laboratoire résulte de la polymérisation de l'acrylamide, avec formation contrôlée de liaisons croisées, en polyacrylamide. La séparation sur les gels de polyacrylamide, habituellement appelée PAGE (de *polyacrylamide gel electrophoresis*), peut être utilisée pour l'analyse des protéines ou des acides nucléiques (figure 23.4).

Dans une application courante, l'électrophorèse des protéines au sein d'un gel de polyacrylamide approprié est effectuée en présence d'un détergent, le dodécylsulfate de sodium (SDS, de *sodium dodecyl sulfate*). Cette méthode, connue sous le nom de SDS-PAGE, fournit un moyen relativement simple et très efficace pour séparer des mélanges de protéines en fonction de leur taille. La capacité de la SDS-PAGE à séparer les protéines en fonction de leur taille, indépendamment de leur charge, est fondée sur le fait que le SDS, qui est un détergent chargé négativement, se lie aux protéines. La quantité de SDS fixée est proportionnelle à la longueur de la protéine et cette liaison détruit les structures tertiaire et secondaire caractéristiques de la protéine, ce qui transforme cette dernière en un bâtonnet chargé négativement. En fait, il y a suffisamment de molécules de SDS chargées négativement liées à la protéine pour que la charge intrinsèque de cette dernière devienne comparativement insignifiante et que la charge globale d'une protéine traitée par une concentration appropriée de SDS soit négative. Par conséquent, le traitement d'un mélange de protéines par le SDS transforme ce dernier en une collection de bâtonnets dont la longueur, et donc la charge électrique, est proportionnelle à la masse moléculaire. Cela a deux conséquences extrê-

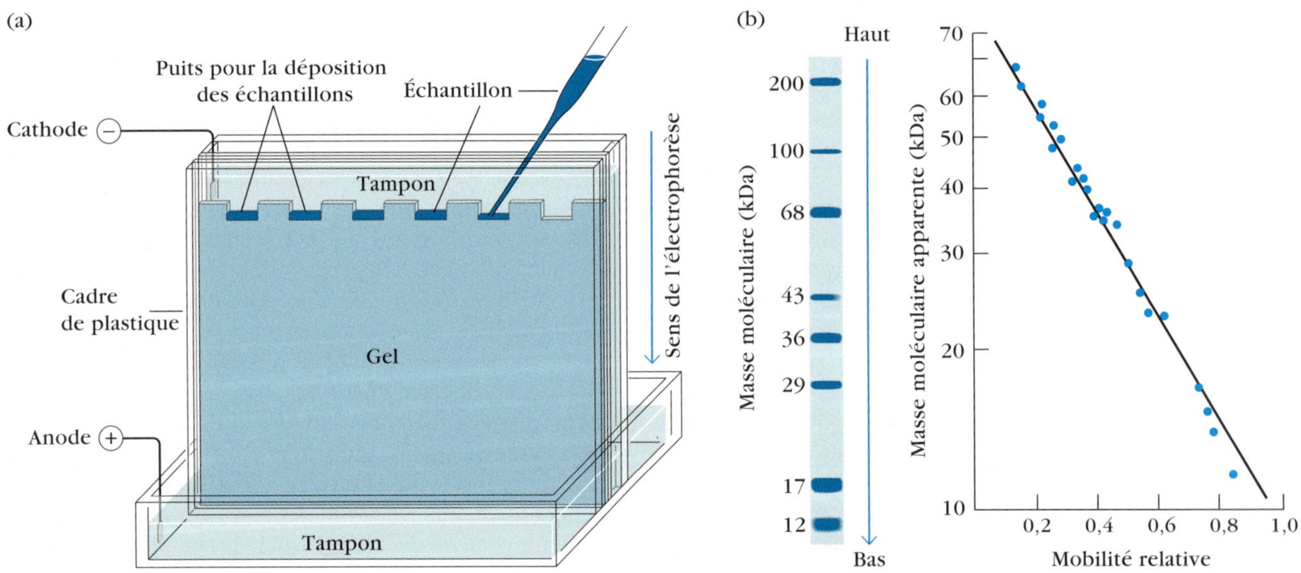

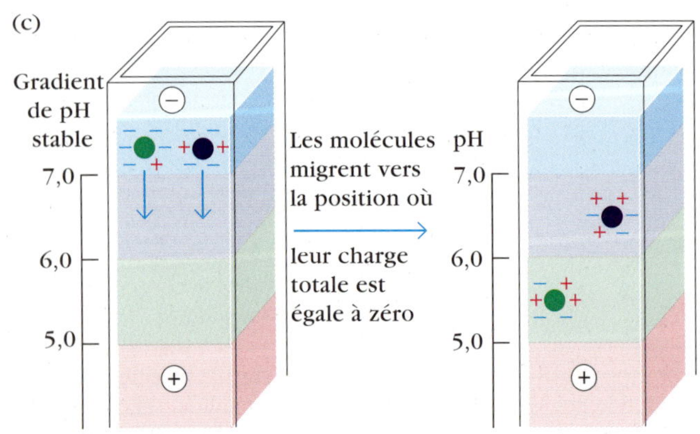

FIGURE 23.5 Électrophorèse sur gel. (a) Appareil de PAGE standard avec la cathode à la partie supérieure et l'anode à l'extrémité inférieure. Les échantillons sont déposés à la partie supérieure du gel dans des puits échantillon et l'électrophorèse est réalisée en faisant passer un courant de la cathode vers l'anode. (b) La mobilité électrophorétique, ou distance parcourue par une molécule dans une SDS-PAGE, est inversement proportionnelle au logarithme de la masse moléculaire. La masse moléculaire d'une protéine est facilement déterminée par le logarithme de sa distance de migration grâce à une courbe standard qui porte les migrations d'un groupe de protéines standard en fonction des logarithmes de leur masse moléculaire. (c) La focalisation isoélectrique (ou IEF, de *isoelectric focusing*) sépare les protéines uniquement en fonction de leur charge. Les protéines sont déposées sur un gradient de pH stable et soumises à une électrophorèse. Chaque protéine migre vers son point isoélectrique, qui est le point où sa charge globale est égale à zéro. [La partie (b) est d'après K Weber et M Osborn, 1975, *The Proteins*, 3e éd., vol. 1, p. 179, Academic Press.]

mement utiles. Tout d'abord, il est possible de séparer les composants d'un mélange de protéines en fonction de leur poids moléculaire. Deuxièmement, étant donné que la mobilité électrophorétique, c'est-à-dire la distance parcourue par une molécule dans une SDS-PAGE, est inversement proportionnelle au logarithme de sa masse moléculaire, cette distance est donc une mesure de sa masse moléculaire. Le gel est traité par un colorant qui réagit avec les protéines afin de visualiser la localisation des protéines. La distance de migration d'une protéine à étudier est alors comparée à une courbe établie d'après les distances de migration d'un ensemble de protéines standard (figure 23.5b).

Une autre technique électrophorétique, la focalisation isoélectrique (IEF, de *isoelectric focusing*) sépare les protéines uniquement sur la base de leur charge. Cette méthode est fondée sur le fait qu'une molécule se déplace dans un champ électrique aussi longtemps qu'elle possède une charge globale positive ou négative ; les molécules qui portent un nombre égal de charges positives et de charges négatives et ont donc une charge globale de 0, ne se déplacent pas. À la plupart des valeurs de pH, les protéines (qui portent de façon caractéristique de nombreuses charges positives et de nombreuses charges négatives) ont soit une charge globale négative, soit une charge globale positive. Cependant, pour chaque protéine, il y a un pH particulier, appelé point isoélectrique (pI), pour lequel la protéine a un nombre égal de charges positives et de charges négatives. La focalisation isoélectrique utilise un gel qui contient des substances appelées ampholytes, qui se disposent d'elles-mêmes dans un gradient de pH continu lorsqu'elles sont soumises à un champ électrique. Lorsqu'un mélange de protéines est déposé sur un tel gel puis soumis à électrophorèse, chaque protéine migre jusqu'à ce qu'elle atteigne le point du gradient où le pH du gel est égal à son point isoélectrique. Elle cesse alors de se déplacer parce qu'elle a une charge globale nulle. La focalisation isoélectrique est un moyen extrêmement doux et efficace pour séparer diverses protéines (figure 23.5c).

Une méthode connue sous le nom d'électrophorèse sur gel à deux dimensions (électrophorèse sur gel 2D) combine les avantages de la SDS-PAGE et de la focalisation isoélectrique dans l'une des méthodes les plus sensibles et les plus discriminatives de l'analyse d'un mélange de protéines. Dans cette méthode, on soumet tout d'abord le mélange à une focalisation isoélectrique sur un gel en tube d'IEF, qui sépare les molécules sur la base de leurs points isoélectriques, sans égard à leur masse moléculaire. C'est la première dimension. Dans l'étape suivante, on place le gel d'IEF selon sa longueur au-dessus d'une plaque de gel de polyacrylamide (c'est-à-dire à la place des puits d'échantillons de la figure 23.5a) et on effectue la SDS-PAGE. Préalablement à cette étape, on avait fait réagir toutes les protéines avec le SDS et, par conséquent, ces dernières migrent hors du gel d'IEF et à travers la plaque de SDS-PAGE selon leur masse moléculaire. C'est la seconde dimension. La position des protéines dans le gel 2D qui en résulte peut être visualisée de différentes façons. La moins sensible est le traitement par un colorant qui se fixe sur les protéines (tel que le bleu de Coomassie). Lorsque les protéines ont été radiomarquées, la méthode plus sensible d'autoradiographie peut être utilisée. De façon alternative, la coloration par

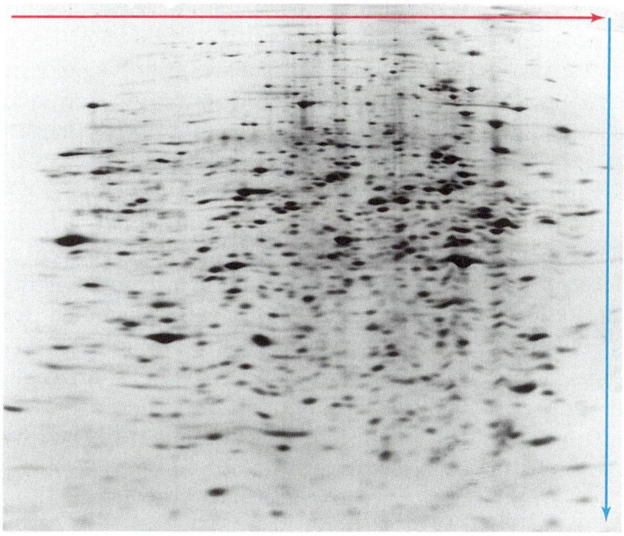

FIGURE 23.6 Électrophorèse sur gel bidimensionnelle de l'ensemble des protéines cellulaires marquées extraites de thymocytes murins. Ces protéines ont été tout d'abord soumises à une focalisation isoélectrique (la direction de migration est indiquée par une flèche rouge), puis les protéines focalisées ont été séparées par SDS-PAGE (la direction de migration est indiquée par une flèche bleue. [Avec l'autorisation de BA Osborne.]

l'argent est une méthode de grande sensibilité qui tire avantage de la capacité des protéines à réduire les ions argent en un dépôt facilement visualisable d'argent métallique. Finalement, l'immunoblotting, c'est-à-dire le transfert des protéines sur une membrane (voir la figure 6.13) peut être utilisé comme méthode de localisation de la position des protéines spécifiques sur des gels 2D lorsqu'un anticorps approprié est disponible. La figure 23.6 montre une autoradiographie d'un gel à deux dimensions de protéines marquées extraites de thymocytes murins.

Cristallographie de rayons X

Une grande quantité d'informations sur la structure des cellules, sur certaines parties des cellules et même sur des molécules ont été obtenues par microscopie photonique. Le microscope utilise une lentille pour focaliser la lumière afin de former une image après que cette lumière soit passée à travers un échantillon. Cependant, des considérations théoriques et des limitations pratiques amènent des contraintes quant aux dimensions minimales qui peuvent être examinées de cette façon. L'une d'elles est la limite de résolution, qui est la plus petite distance entre deux points pour que ces derniers puissent encore être distingués. Une lumière d'une longueur d'onde donnée ne peut pas résoudre des caractéristiques structurales bien inférieures à sa longueur d'onde (inférieures à environ la moitié de la longueur d'onde). Étant donné que la longueur d'onde la plus courte de la lumière visible est d'environ 400 nm, même les meilleurs microscopes à lumière ont une limite théorique de résolution qui n'est pas supérieure à 200 nm.

En raison de la longueur d'onde beaucoup plus courte (0,004 nm) de l'électron aux voltages normalement utilisés dans la microscopie électronique, la limite théorique de résolution du microscope électronique est d'environ 0,002 nm. S'il était possible de construire un instrument qui puisse effectivement approcher cette limite, le microscope électronique pourrait facilement être utilisé pour déterminer la disposition atomique détaillée des molécules biologiques, étant donné que les atomes constituants sont séparés par des distances de 0,1 nm à 0,2 nm. En pratique, les aberrations inhérentes aux lentilles magnétiques utilisées pour former l'image du faisceau électronique limitent la résolution à environ 0,1 nm (1 Å). Cette limite pratique peut être obtenue lors de l'examen de certains échantillons, particulièrement les métaux. Cependant, d'autres considérations, telles que la préparation de l'échantillon et le contraste, limitent la résolution pour les matériaux biologiques à environ 2 nm (20 Å). Pour déterminer la disposition des atomes d'une molécule, nous devons alors nous tourner vers les rayons X, qui sont une forme de radiation électromagnétique facilement créée avec des longueurs d'onde de l'ordre des distances interatomiques. Bien qu'il n'y ait pas de microscope ni de lentille qui puissent focaliser les rayons X en images, la cristallographie par rayons X peut révéler la structure moléculaire à un niveau de détail extraordinaire.

La cristallographie de rayons X est fondée sur l'analyse des diagrammes de diffraction produits lorsqu'un faisceau de rayons X traverse un cristal. Lorsque les rayons X passent à travers un cristal, certains d'entre eux sont diffractés par les électrons des atomes qui constituent le cristal. Le degré selon lequel un atome donné diffracte les rayons X dépend de sa taille. Des atomes tels que le carbone, l'oxygène ou l'azote diffusent les rayons X plus intensément que ne le font les atomes d'hydrogène et des atomes plus gros, tels que le fer, l'iode ou le mercure, donnent une intense diffusion. Les rayons X sont l'une des formes des radiations électromagnétiques ; lorsque les ondes diffractées se recouvrent, elles interfèrent ou se renforcent l'une l'autre. Un détecteur disposé de façon appropriée, c'est-à-dire un film sensible aux rayons X, enregistrera une série de spots (un diagramme de diffraction) dont la distribution et les intensités sont déterminées par la structure du cristal diffractant. Cette relation entre la structure du cristal et le diagramme de diffraction est la base de l'analyse cristallographique par rayons X. Une vue d'ensemble du procédé utilisé est présentée ci-après :

Obtention des cristaux de la protéine à étudier. Pour ceux qui n'ont pas connu les difficultés de la cristallisation des protéines, cela semble être une étape banale et accessoire d'un processus autrement plus compliqué. Ce n'est pas le cas. Il y a de grandes variations d'une protéine à une autre dans les conditions requises pour produire des cristaux qui aient la taille et la géométrie appropriées à une analyse par diffraction des rayons X. Par exemple, la myoglobine forme des cristaux en quelques jours à pH 7 dans une solution 3 M de sulfate d'ammonium, mais une solution de sulfate d'ammonium 1,5 M à pH 4 convient parfaitement pour une IgG1 humaine. Il n'y a pas de recette générale qui puisse être appliquée et ceux qui réussissent sont des chercheurs persévérants et déterminés qui, de plus, comme les grands chefs, ont un tour de main pour faire la bonne « sauce ». L'IgG2a a été le premier anticorps intact à être cristallisé ; quelques-uns de ces cristaux sont représentés dans la figure 23.7.

Sélection et montage. Étant donné que les gros cristaux sont plus faciles à manipuler et à aligner dans le faisceau de rayons X, ils sont préférés. En pratique, de tels spécimens ne dépassent pas quelques millimètres dans leur plus grande dimension et ils sont inférieurs à 0,1 mm dans leur plus petite dimension. Une fois sélectionné, le cristal est récupéré dans un tube capillaire avec la solution où il s'est développé (la « liqueur mère »). Ceci préserve le cristal du dessèchement et maintient son contenu en solvant, ce qui est important pour conserver l'ordre interne de l'échantillon. Le capillaire est monté dans l'appareil de diffraction et l'orientation est ajustée pour centrer le cristal dans le faisceau de rayons X.

Création et enregistrement d'un diagramme de diffraction. Le cristal précisément orienté est ensuite irradié par des rayons X de longueur d'onde connue produits par des électrons accélérés frappant la cible en cuivre d'un tube à rayons X. Lorsque le faisceau de rayons X frappe le cristal, une partie traverse directement et une autre est diffusée dans des directions et selon des intensités qui reflètent la géométrie interne détaillée du cristal (figure 23.8a). La diffraction du cristal est enregistrée sous la forme d'un ensemble de taches sur une série de films sensibles aux rayons X. Les positions des taches indiquent les directions dans lesquelles les rayons X ont diffusé et le degré de noircissement des taches traduit leur intensité (figure 23.8b).

Interprétation des diagrammes de diffraction. Les diagrammes de diffraction des protéines sont complexes et même une protéine d'un poids moléculaire faible peut donner un réseau de plusieurs dizaines de milliers de taches. L'essentiel de l'analyse de la diffraction est la déduction mathématique de la structure détaillée qui produit le diagramme de diffraction observé. On doit calculer la contribution des ondes diffractées par chaque atome au renforcement

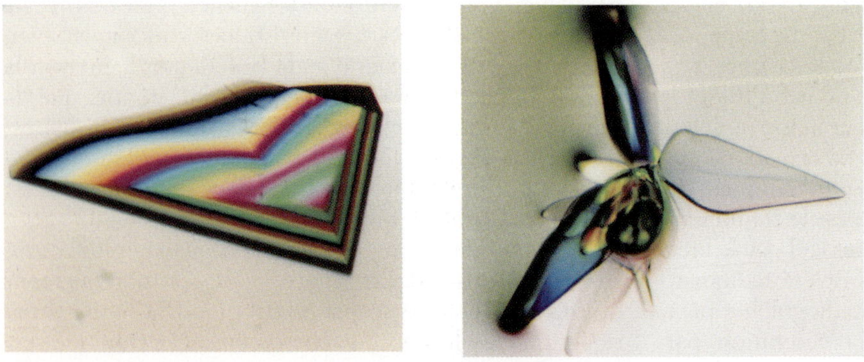

FIGURE 23.7 Cristaux d'IgG2a murine. [Avec l'autorisation de A McPherson.]

ou à l'annulation de ces dernières les unes par rapport aux autres à la production de l'intensité résultante observée au niveau de chaque tache du diagramme. Une difficulté vient de l'interprétation des diagrammes de diffraction complexes parce que les ondes diffèrent par leur phase, qui est le temps de la période comprise entre les maxima et les minima. Étant donné que le diagramme observé est le résultat global des interactions de nombreuses ondes, l'information sur la phase est essentielle pour calculer la distribution des densités électroniques qui en sont responsables. La solution de ce « problème de la phase » apparaît toujours comme un obstacle majeur à la détermination de la structure à haute résolution d'une molécule complexe.

Le problème est résolu en modifiant la protéine par adjonction d'atomes lourds, tels que le mercure, et en obtenant des cristaux qui ont la même géométrie (c'est-à-dire qui sont isomorphes) que ceux de la protéine non modifiée. Le diagramme de diffraction du cristal isomorphe est obtenu et comparé à celui de la protéine native. Habituellement, à la lumière de la connaissance des diagrammes de diffraction d'au moins deux dérivés isomorphes d'atomes lourds, les phases d'une protéine native peuvent être calculées par référence aux diagrammes de diffraction caractéristiques créés par les atomes lourds. Une fois que les phases sont établies, il est possible de passer alors au calcul de la distribution de la densité électronique. Ceci est réalisé par la synthèse de Fourier, qui est un traitement mathématique particulièrement bien adapté à l'analyse des phénomènes périodiques tels que ceux qui impliquent des ondes. Dans ce cas, elle est utilisée pour calculer la distribution de la densité électronique selon les axes x et y au sein d'une cellule unité du cristal. La densité électronique déduite est traduite sous forme d'une série de contours tracés dans le plan xy d'un transparent rigide en plastique (ou alternativement sur un écran). Un empilement de telles cartes de densité électronique tracées chacune pour l'un des nombreux points consécutifs le long de l'axe z fournit une représentation tridimensionnelle de la distribution électronique au sein de la molécule (figure 23.8c).

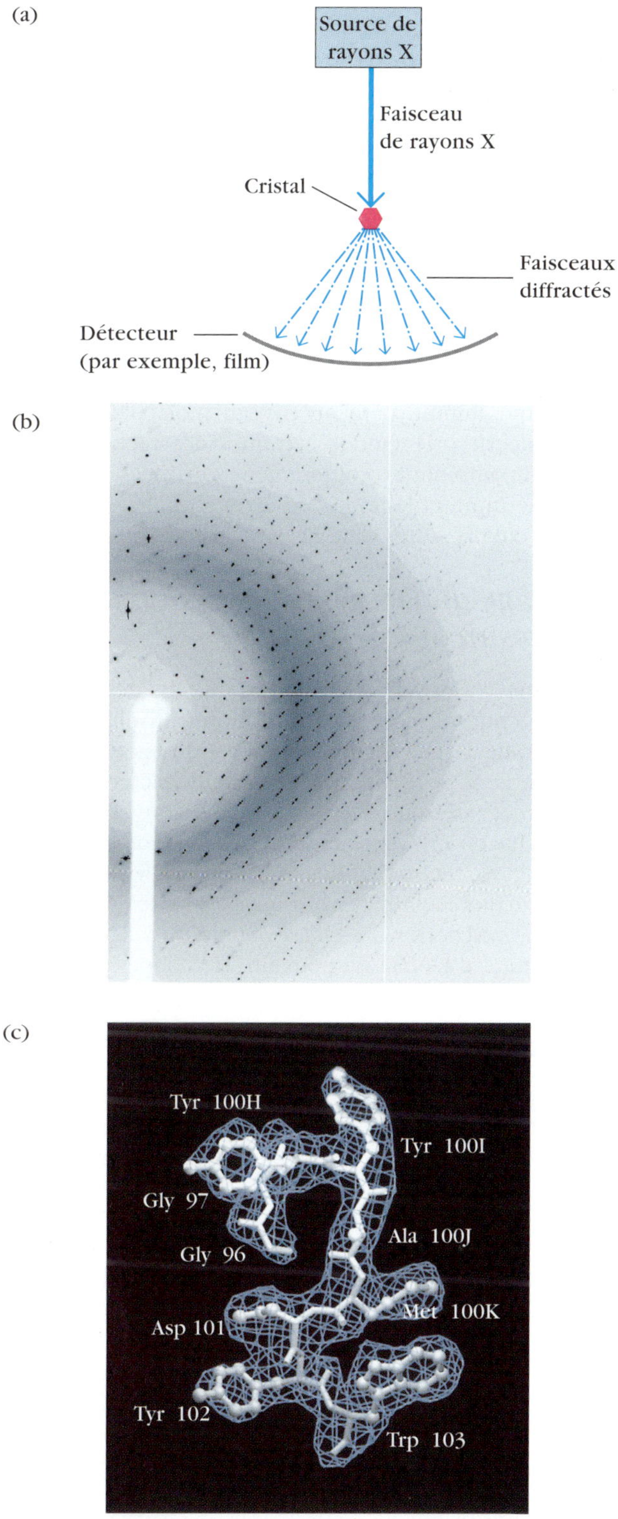

FIGURE 23.8 Cristallographie de rayons X. (a) Représentation schématique d'une expérience de cristallographie de rayons X où un faisceau de rayons X bombarde le cristal et où les rayons diffractés sont détectés. (b) Coupe d'un diagramme de diffraction des rayons X d'un cristal d'IgG2a murine. (c) Coupe de la carte de densité électronique de l'IgG2a murine. [La partie (a) vient de L. Stryer, 1995, *Biochemistry*, 4e éd. ; les parties (b) et (c) sont présentées avec l'autorisation de A McPherson.]

Détermination de la structure. Étant donné que la carte de densité électronique est un indicateur des positions et des dimensions relatives des atomes dans une molécule, elle est la base de la construction d'un modèle moléculaire. Traditionnellement, ces modèles ont été construits manuellement à partir de pièces préformées qui fournissent des angles et des longueurs de liaison précis. De plus en plus, ces modèles sont remplacés par des programmes graphiques sophistiqués utilisables par un ordinateur. Quel que soit le processus utilisé, la résolution du modèle dépend de nombreux facteurs. Tout d'abord, la résolution limite possible est donnée par la qualité du cristal et par l'ordre interne de ce dernier. Même les cristaux de la plus haute qualité ont un certain degré de désordre interne qui met la limite de résolution à environ 2 Å. Deuxièmement, un facteur d'une grande importance est le nombre d'intensités introduites dans la synthèse de Fourier. Un nombre relativement petit de taches peut produire une image à faible résolution (6 Å) qui donne l'allure générale de la chaîne polypeptidique, mais n'apporte que peu d'informations supplémentaires sur la structure. Par ailleurs, le traitement des données apportées par des dizaines de milliers de taches permet de tracer des cartes de densité électronique très détaillées. Étant donné qu'on connaît la séquence des amino acides de la protéine, de telles cartes peuvent guider la construction de modèles tridimensionnels à haute résolution. Les données sur la séquence des amino acides sont nécessaires car il peut être difficile, et dans certains cas impossible, de distinguer de façon non ambiguë certaines des chaînes latérales des amino acides sur les cartes de densité électronique, même les plus détaillées.

Il doit être clair que la détermination d'une structure par analyse cristallographique par rayons X n'est pas entreprise à la légère. À côté de la chimie artisanale de la cristallisation, un nombre réellement formidable de données doit être collecté et analysé. Une alternative à l'utilisation traditionnelle du film sensible aux rayons X, qui permet de gagner du temps et de simplifier le travail, est l'utilisation de détecteurs électroniques qui déterminent les positions et enregistrent les intensités des rayons diffractés. Le nombre énorme de calculs qui doivent être faits pour analyser la position et l'intensité des taches, ainsi que pour déterminer les phases des dizaines de milliers ou même des centaines de milliers de réflexions générées ne peut pas être entrepris sans l'aide d'un puissant calculateur. La construction pénible et fastidieuse d'un modèle et les affinements structuraux qui sont nécessaires à la réalisation des structures à haute résolution sont de plus en plus écrits sous forme d'algorithmes. Ces derniers produisent des tables de coordonnées atomiques qui localisent précisément chaque atome de la protéine dans les trois dimensions. Ils peuvent aussi permettre la création rapide et souvent frappante de la visualisation de la beauté d'une structure protéique.

Aussi impressionnante qui soit la tâche, depuis 1960, date à laquelle les premières structures détaillées des protéines ont été établies, la structure de plusieurs centaines de protéines a été résolue. Ces dernières vont des protéines, petites et relativement simples, telles que le lysozyme, constituées d'une seule chaîne polypeptidique, au poliovirus qui est une nucléoprotéine étonnamment complexe de 8 500 000 daltons faite de RNA entouré de nombreuses copies de quatre sous-unités polypeptidiques différentes. Les nombreuses molécules qui interviennent dans le système immunitaire et dont les structures cristallines détaillées sont maintenant accessibles, revêtent une importance toute particulière pour les immunologistes. Parmi celles-ci figurent les immunoglobulines, les protéines du CMH et les protéines des récepteurs des cellules T.

Technologie du DNA recombinant

Les diverses techniques regroupées sous le nom de technologie du DNA recombinant (ou recombiné) ont eu un impact dans tous les domaines de la recherche immunologique. Les gènes peuvent être clonés, le DNA peut être séquencé et des protéines recombinantes peuvent être produites, ce qui apporte aux immunologistes des composants définis pour l'étude de la structure et de la fonction du système immunitaire au niveau moléculaire. Cette section décrit brièvement certaines des techniques du DNA recombinant couramment utilisées dans la recherche immunologique ; des exemples de leur utilisation ont été présentés tout au long de ce livre.

Clivage du DNA par des endonucléases de restriction

Toute une variété de bactéries produisent des enzymes, appelées endonucléases de restriction, qui dégradent le DNA étranger (par exemple, le DNA du bactériophage) mais épargent le DNA de la cellule bactérienne qui contient des résidus méthylés. La découverte de ces enzymes bactériens dans les années 1970 a ouvert la voie à une avancée technologique majeure dans le domaine de la biologie moléculaire. Avant la découverte des endonucléases de restriction, le DNA double brin (dsDNA, de *double-stranded DNA*) ne pouvait être coupé que par les

TABLEAU 23.5 Quelques enzymes de restriction et leurs séquences de reconnaissance

Source des micro-organismes	Abréviation	Séquence* 5' → 3' 3' → 5'
Bacillus amyloliquefaciens H	*Bam*HI	G|G A T C C C C T A G|G
Escherichia coli RY13	*Eco*RI	G|A A T T C C T T A A|G
Haemophilus aegyptius	*Hae*III	G G|C C C C|G G
Haemophilus influenzae Rd	*Hind*III	A|A G C T T T T C G A|A
Haemophilus parainfluenzae	*Hpa*I	G T T|A A C C A A|T T G
Nocardia otitidis-caviarum	*Not*I	G C|G G C C G C C G C C G G|C G
Providencia stuartii 164	*Pst*I	C T G C A|G G|A C G T C
Staphylococcus aureus 3A	*Sau*3A	|G A T C C T A G|

* Les lignes bleues indiquent la localisation des coupures simple brin dans les sites de restriction. Les enzymes qui agissent en coupant de part et d'autre du centre de symétrie produisent des fragments présentant de courtes extensions simple brin à leurs extrémités.
Source : D'après *New England Biolabs*, http://www.neb.com.

DNases. Ces enzymes ne reconnaissaient pas des sites définis et clivaient donc au hasard le DNA en une série variable de petits fragments impossibles à trier selon leur taille ou leur séquence. En revanche, les endonucléases de restriction reconnaissent et clivent le DNA au niveau de sites spécifiques, appelés sites de restriction, qui sont de courts segments double-brin de séquences spécifiques contenant de 4 à 8 nucléotides (tableau 23.5).

Une endonucléase de restriction coupe les deux brins du DNA au niveau d'un point spécifique au sein de son site de restriction. Certains enzymes, tels que *Hpa*I, coupent au niveau de l'axe central et génèrent ainsi des fragments à extrémités franches (*blunt-ended*). D'autres enzymes, tels qu'*Eco*RI, coupent le DNA au niveau de points situés de part et d'autre du centre de symétrie (*staggered points*) dans le site de reconnaissance. Dans ce cas, l'extrémité de chaque fragment clivé est un court segment de DNA simple brin, appelé extrémité adhésive (ou bout collant). Lorsque deux molécules de DNA différentes sont coupées par le même enzyme de restriction, cela donne des fragments dont les extrémités adhésives sont complémentaires ; dans des conditions appropriées, les fragments des deux molécules peuvent être unis par appariement de bases pour créer une molécule de DNA recombinant. Plusieurs centaines d'endonucléases de restriction différentes ont été isolées et la plupart d'entre elles sont disponibles commercialement, ce qui permet aux chercheurs de se procurer des enzymes qui coupent le DNA au niveau de sites de restriction définis.

Clonage des séquences de DNA

Le développement de la technologie du clonage du DNA, dans les années 1970, a fourni un moyen d'amplifier un fragment de DNA donné à un point tel que des quantités illimitées de fragments de DNA identiques (DNA cloné) peuvent être produites.

Vecteurs de clonage

Dans le clonage du DNA, un fragment de DNA donné est inséré dans une molécule de DNA capable de se répliquer de façon autonome, appelée vecteur de clonage, ce dont il résulte que le DNA inséré est répliqué en même temps que le vecteur. Nombre de virus différents ont été utilisés comme vecteurs, y compris les virus des bactéries, les virus des insectes et les rétrovirus des mammifères. Un virus des bactéries communément utilisé comme vecteur est le bactériophage λ. Lorsqu'un gène est inséré dans le bactériophage λ et que le phage λ recombiné résultant est utilisé pour infecter *E. coli*, le gène inséré est exprimé par la bactérie.

Les **rétrovirus**, qui peuvent infecter pratiquement tous les types de cellules des mammifères, constituent un vecteur couramment utilisé pour cloner le DNA dans les cellules de mammifères. Les rétrovirus sont des virus à RNA qui contiennent une transcriptase inverse (rétrotranscriptase), enzyme qui catalyse la conversion du RNA du génome viral en DNA. Le DNA viral s'intègre alors dans le DNA chromosomique de l'hôte où il est retenu sous forme de provirus qui se réplique avec le DNA chromosomique de l'hôte à chaque division cellulaire. Lorsqu'un rétrovirus est utilisé comme vecteur, la plupart des gènes rétroviraux sont éliminés afin que le vecteur ne puisse pas produire de particules virales. Les gènes rétroviraux qui sont laissés en place incluent une forte région promotrice, localisée à l'extrémité 3' du génome viral, dans une séquence appelée LTR (de *long terminal repeat*). Lorsqu'un gène est inséré dans un tel vecteur rétroviral et que ce dernier est ensuite utilisé pour infecter des cellules de mammifères, l'expression du gène sera sous le contrôle de la région promotrice rétrovirale.

Les **plasmides** sont un autre type courant de vecteurs de clonage. Un plasmide est une petite molécule de DNA circulaire extrachromosomique qui peut se répliquer indépendamment dans une cellule hôte ; l'hôte le plus habituellement utilisé dans le clonage du DNA est *E. coli*. En général, le DNA à cloner est inséré dans un plasmide qui contient un gène de résistance à un antibiotique. Après que le plasmide recombinant ait été incubé avec des cellules bactériennes, celles qui contiennent le plasmide recombinant peuvent être sélectionnées grâce à leur capacité à croître en présence de l'antibiotique.

Un autre type de vecteur qui est souvent utilisé pour le clonage est un vecteur appelé **cosmide**. Ce type de vecteur est un plasmide modifié génétiquement pour contenir les sites COS du DNA du phage λ, un gène de résistance à un médicament et une origine de réplication. Les sites COS sont des séquences de DNA qui permettent à tout DNA ne dépassant pas 50 kb d'être empaqueté dans la tête d'un phage λ.

Clonage du cDNA et du DNA génomique

Le RNA messager (mRNA) isolé des cellules peut être transcrit en DNA complémentaire (cDNA) grâce à la transcriptase inverse. Le cDNA peut être cloné par insertion dans un vecteur plasmidique porteur d'un gène qui confère la résistance à un antibiotique, tel que l'ampicilline. Le DNA plasmidique recombinant qui en résulte est ensuite transféré dans des cellules de *E. coli* traitées spécialement par l'une des techniques possibles ; ce processus de transfert est appelé **transfection**. Lorsque le DNA étranger est incorporé dans la cellule hôte puis exprimé, la cellule est dite **transformée**. Lorsque les cellules sont cultivées sur des plaques d'agar contenant de l'ampicilline, seules les cellules transformées contenant le gène de résistance à l'ampicilline survivent et se développent (figure 23.9). Une collection de séquences de DNA au sein de vecteurs plasmidiques représentant toutes les séquences des mRNA dérivés d'une cellule ou d'un tissu est appelée banque cDNA. Une banque cDNA diffère d'une banque génomique (voir ci-après) par le fait qu'elle ne contient que les séquences dérivées des mRNA qui représentent les gènes exprimés.

Le clonage génomique, ou clonage du génome tout entier d'un animal, nécessite des vecteurs spécialisés. Les plasmides de *E. coli* ne sont pas utilisables pour le clonage de tous les fragments de DNA génomique qui constituent un gros génome étant donné la faible transformation de *E. coli* et le petit nombre de colonies transformées qui peuvent être détectées sur une boîte de Petri classique. Par contre, des vecteurs de clonage dérivés du bactériophage λ sont utilisés pour cloner des fragments de DNA génomique obtenus par clivage du DNA chromosomique au moyen d'enzymes de restriction (figure 23.10). Le DNA du bactériophage λ a une longueur de 48,5 kb et contient une section centrale d'environ 15 kb qui n'est pas nécessaire à la réplication de λ dans *E. coli* et peut par conséquent être remplacé par du DNA génomique étranger. Tant que le DNA recombinant n'excède pas la longueur du DNA original du phage λ de plus de 5 %, il peut être empaqueté dans la tête d'un phage λ et propagé dans *E. coli*. Ceci signifie qu'un peu plus de $1{,}5 \times 10^4$ paires de bases peuvent être clonées dans une particule de phage λ. Une collection de clones λ qui inclut toutes les

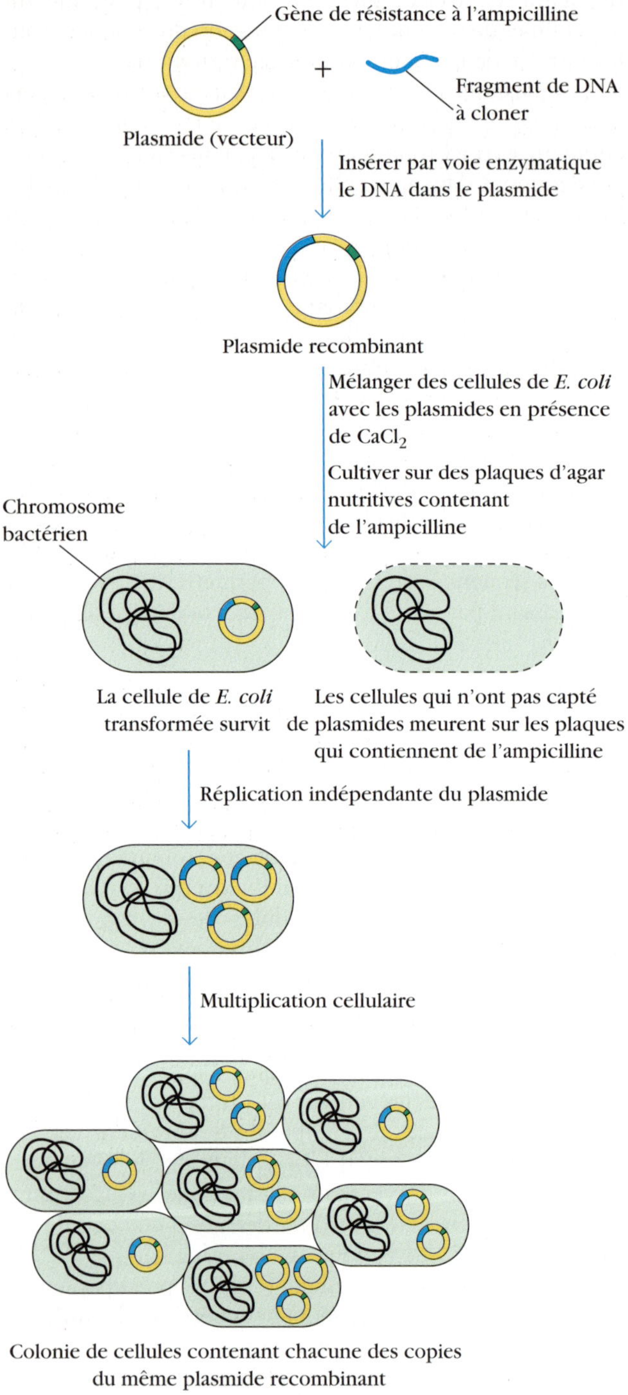

FIGURE 23.9 Clonage du cDNA utilisant un plasmide comme vecteur. Un plasmide contenant une origine de réplication et un gène de résistance à l'ampicilline est coupé par une endonucléase de restriction qui produit des extrémités franches. Après addition d'une queue poly-C aux extrémités 3' du cDNA, et d'une queue poly-G complémentaire aux extrémités 3' du plasmide coupé, les deux DNA sont mélangés, hybridés (annelés) et joints par une DNA ligase, ce qui forme le plasmide recombinant. La capture du plasmide recombinant dans les cellules de *E. coli* est stimulée par de fortes concentrations de $CaCl_2$. La transformation s'effectue avec une faible probabilité, mais les cellules transformées peuvent être sélectionnées en présence d'ampicilline. [Adapté de H Lodish *et al.*, 1995, *Molecular Cell Biology*, 3e éd. Scientific American Books.]

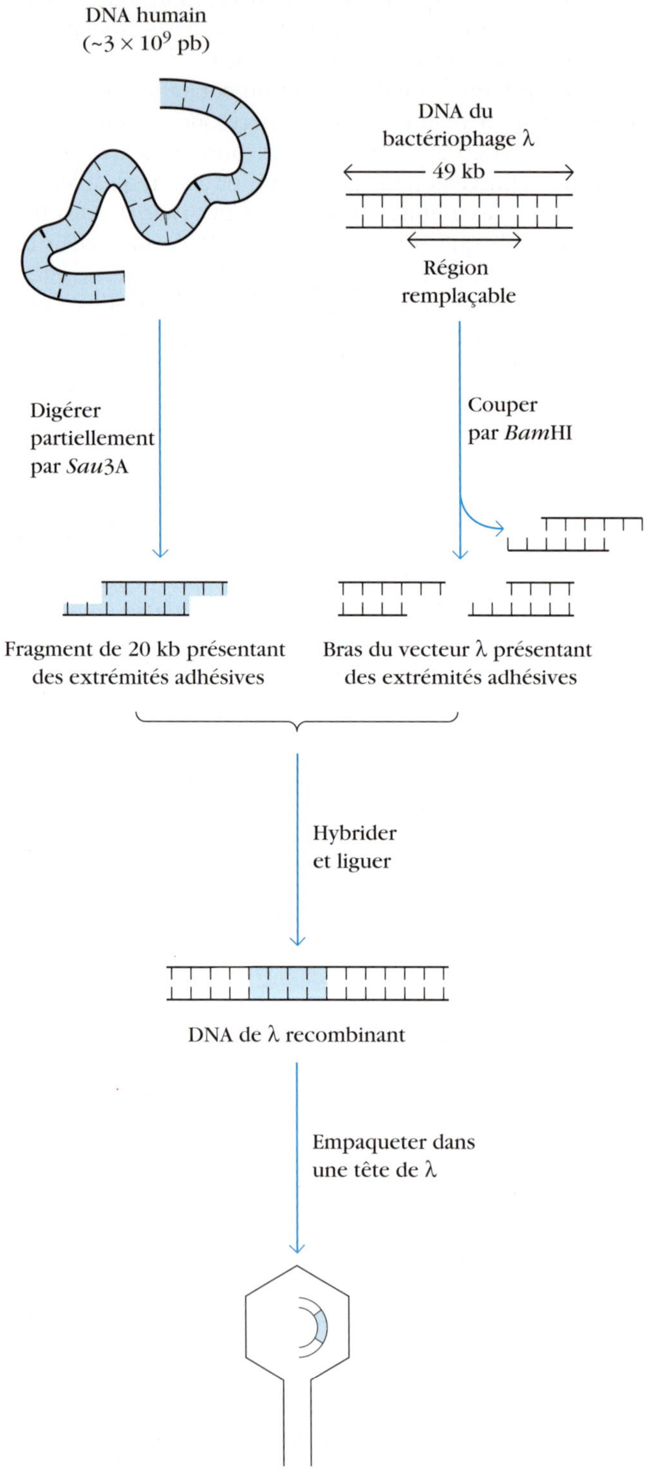

FIGURE 23.10 Clonage du DNA génomique utilisant un bactériophage λ comme vecteur. Le DNA génomique est partiellement digéré par *Sau*3A, ce qui produit des fragments présentant des extrémités adhésives. La région centrale de 15 kb du DNA du phage λ est coupée par *Bam*HI et éliminée. Ces deux enzymes de restriction produisent des extrémités adhésives complémentaires, et ainsi les fragments de DNA peuvent être hybridés (annelés) et ligués. Après que le DNA recombinant résultant ait été empaqueté dans la tête d'un phage λ, il peut être amplifié dans *E. coli*.

TABLEAU 23.6 Vecteurs et longueur maximum du DNA qu'ils peuvent porter

Type de vecteur	Longueur maximale du DNA cloné (kb)
Plasmide	20
Bactériophage λ	25
Cosmide	45
Bactériophage P1	100
YAC (*yeast artificial chromosome*)	> 1 000

séquences du DNA d'une espèce donnée est appelée banque génomique. On a calculé qu'environ un million de particules de phages λ recombinantes différentes peuvent être nécessaires pour former une banque de DNA génomique représentant un génome de mammifère entier qui contient environ 3×10^9 paires de bases.

Il arrive souvent qu'un fragment de DNA de 20 à 25-kb qui peut être cloné dans un bactériophage λ ne soit pas assez long pour inclure les séquences régulatrices qui se situent en dehors des extrémités 5' ou 3' des séquences codantes directes d'un gène. Comme il a déjà été remarqué, des fragments de DNA génomique compris entre 30 et 50 kb peuvent être clonés dans un cosmide. Un cosmide recombinant, bien qu'il ne soit pas un bactériophage totalement fonctionnel, peut infecter *E. coli* et se répliquer comme un plasmide, générant ainsi une banque cosmidique. Récemment, un virus de *E. coli* plus gros, appelé bactériophage P1, a été utilisé pour empaqueter des fragments de DNA allant jusqu'à 100 kb. Même des fragments de DNA plus gros, supérieurs à un mégabase (1 000 kb) peuvent être clonés dans des YAC (de *yeast artificial chromosome*) qui sont des segments de DNA linéaires pouvant se répliquer dans des cellules de levure (tableau 23.6).

Sélection des clones de DNA

Une fois qu'une banque cDNA ou qu'une banque génomique a été préparée, elle peut être criblée pour identifier un fragment de DNA particulier par une technique appelée hybridation *in situ*. Les colonies de bactéries, de levure ou les plages de phage clonées contenant le DNA recombinant sont transférées par adsorption sur des membranes de nitrocellulose ou de nylon (figure 23.11). Les membranes sont ensuite traitées par de la soude qui, à la fois, lyse les bactéries et dénature le DNA, ce qui permet au DNA simple brin (ssDNA) de se lier à la membrane. La membrane avec le DNA lié est ensuite incubée avec une sonde radioactive spécifique du gène à étudier. La sonde s'hybride avec le DNA des colonies ou des plages du filtre qui contiennent le gène recherché et peuvent être identifiées par autoradiographie. La position des colonies ou des plages positives sur le filtre montre où les clones correspondants peuvent être trouvés sur la plaque d'agar d'origine.

Diverses sondes radioactives peuvent être utilisées pour cribler une banque. Dans certains cas, du mRNA ou du cDNA radiomarqué sert de sonde. Lorsque la protéine codée par le gène à étudier a été purifiée et partiellement séquencée, il est possible de partir à l'inverse de la séquence des amino acides pour déterminer la séquence probable des nucléotides du gène correspondant. Une séquence connue de cinq ou six résidus amino acides est suffisante pour synthétiser des sondes oligonucléotidiques radiomarquées capables de cribler une banque cDNA ou une banque génomique afin d'y rechercher un gène donné. Pour éviter des erreurs dues à la dégénérescence du code génétique, des segments peptidiques contenant des amino acides codés par un nombre limité de codons sont habituellement choisis. Des oligonucléotides représentant tous les codons possibles pour le peptide sont synthétisés et utilisés comme sondes pour criber une banque de DNA.

Southern blotting

Des fragments de DNA générés par clivage par des endonucléases de restriction peuvent être séparés en fonction de leur longueur par une électrophorèse sur gel d'agarose. Plus un fragment est petit, plus il se déplace rapidement dans le gel. Une élégante technique développée par E.M. Southern peut être utilisée pour identifier toute bande

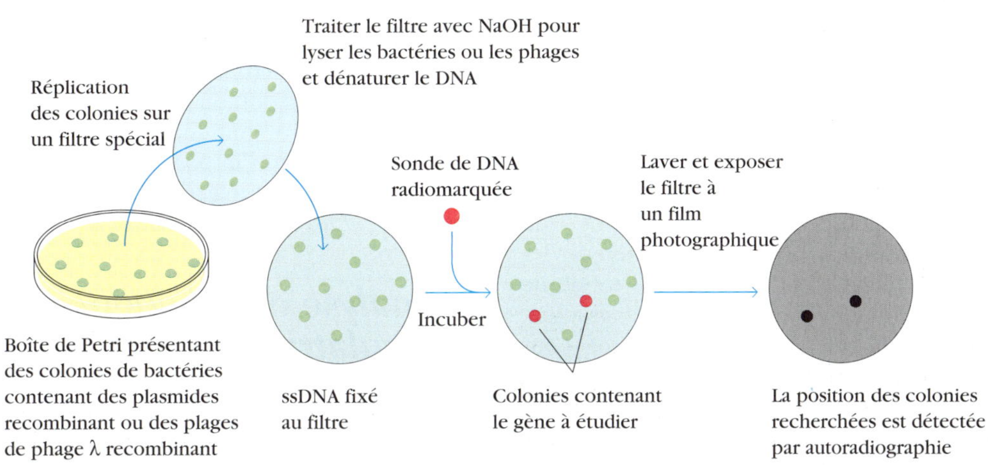

FIGURE 23.11 Sélection des clones spécifiques d'une banque cDNA ou d'une banque génomique par hybridation *in situ*. Une membrane de nitrocellulose ou de nylon est placée contre la plaque pour fixer les colonies bactériennes ou les plages de phages contenant les gènes clonés. Après que le filtre ait été placé dans une solution de NaOH et chauffé, le ssDNA dénaturé se fixe sur la membrane. Une sonde radioactive spécifique du gène à étudier est incubée avec la membrane. La position des colonies ou des plages contenant les gènes désirés est révélée par autoradiographie.

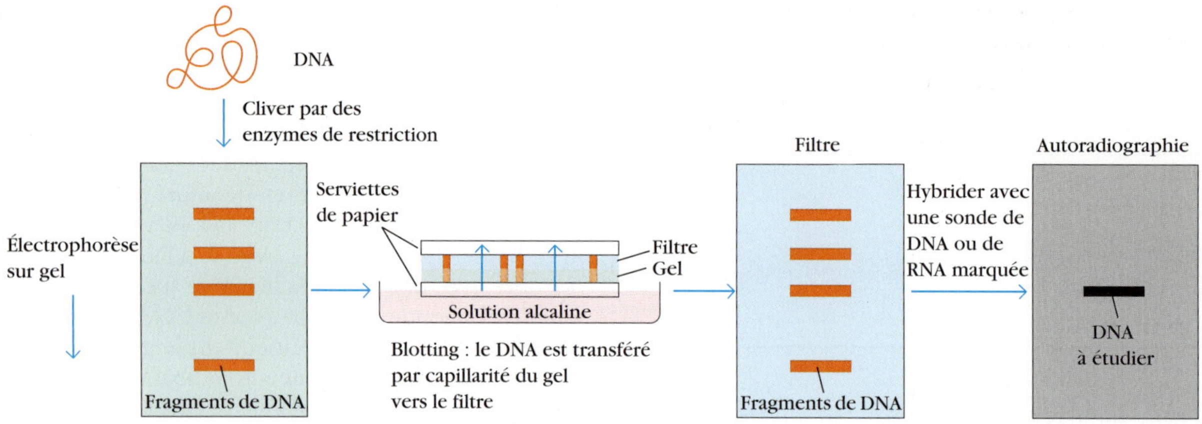

FIGURE 23.12 Technique du Southern blotting pour la détection des séquences spécifiques dans des fragments de DNA. Les fragments de DNA produits par clivage au moyen d'enzymes de restriction sont séparés en fonction de leur taille par électrophorèse sur gel d'agarose. Ce dernier est ensuite recouvert d'une membrane de nitrocellulose ou de nylon, puis d'un empilement de serviettes en papier. Le gel est ensuite placé dans une solution saline alcaline qui dénature le DNA. Lorsque les serviettes en papier s'imprègnent d'humidité, la solution traverse le gel en direction du filtre, transférant ainsi chaque bande de ssDNA sur le filtre. Ce processus est appelé blotting (absorber une tache sur un buvard). Après chauffage, le filtre est incubé avec une sonde radiomarquée spécifique de la séquence à étudier ; les fragments de DNA qui s'hybrident avec la sonde sont détectés par autoradiographie. [Adapté de J Darnell *et al.*, 1990, *Molecular Cell Biology*, 2e éd., Scientific American Books.]

contenant des fragments de la séquence d'un gène donné (figure 23.12). Dans cette technique, appelée **Southern blotting**, le DNA est coupé par des enzymes de restriction et les fragments sont séparés en fonction de leur taille par électrophorèse sur un gel d'agarose. Le gel est ensuite mis en contact de soude pour dénaturer le dsDNA et les fragments résultants de ssDNA sont transférés sur une membrane de nitrocellulose ou de nylon par capillarité. Après que le transfert ait été effectué, le filtre est incubé avec une sonde radiomarquée appropriée spécifique du gène à étudier. La sonde s'hybride avec le fragment de ssDNA contenant le gène à étudier et la position de la bande contenant ces fragments hybridés est déterminée par autoradiographie. L'analyse par Southern blotting a joué un rôle essentiel dans le déchiffrage du mécanisme par lequel est créée la diversité des anticorps et des récepteurs des cellules T (voir les figures 5.2 et 9.4).

Northern blotting

Le **Northern blotting** (qui tire son nom de sa similitude avec le Southern blotting) est utilisé pour détecter la présence de molécules de mRNA spécifique. Dans ce procédé, le mRNA est tout d'abord dénaturé pour s'assurer qu'il est bien sous forme linéaire dépliée. Les molécules de mRNA sont ensuite séparées en fonction de leur taille par électrophorèse et transférées sur une membrane de nitrocellulose à laquelle adhèrent les mRNA. Le filtre est ensuite incubé avec une sonde de DNA marquée et soumis à une autoradiographie. L'analyse par Northern blot est souvent utilisée pour déterminer combien de mRNA spécifiques sont exprimés dans des cellules qui se présentent dans divers états. Des taux accrus de mRNA se fixeront proportionnellement plus à la sonde de DNA marquée.

PCR

La PCR (de *polymerase chain reaction*, c'est-à-dire réaction de polymérisation en chaîne) est une puissante technique pour amplifier des séquences spécifiques de DNA même lorsqu'elles sont présentes à des taux extrêmement faibles dans un mélange complexe (figure 23.13). Le processus nécessite que les séquences de DNA qui flanquent la séquence de DNA recherché soient connues, de telle façon que de courtes amorces (primers) oligonucléotidiques puissent être synthétisées. Le mélange de DNA est dénaturé en simples brins par un bref traitement par la chaleur. Le DNA est ensuite refroidi en présence d'un excès d'amorces nucléotidiques qui s'hybrident avec le ssDNA complémentaire. Une DNA polymérase résistante à la chaleur (appelée Taq polymérase) est ensuite ajoutée en même temps que les quatre désoxyribonucléotides triphosphate et chaque brin est copié. Le duplex de DNA nouvellement synthétisé est dénaturé par chauffage et le cycle est répété. Dans chaque cycle, il y a un doublement de la séquence de DNA désirée. En seulement 25 cycles, la séquence du DNA désirée peut être amplifiée un million de fois environ.

Le DNA amplifié par PCR peut être caractérisé plus avant par Southern blotting, cartographie par des enzymes de restriction ou séquençage direct du DNA. La PCR a permis aux immunologistes d'amplifier les gènes codant des protéines importantes de la réponse immunitaire, telles que les molécules du CMH, le récepteur des cellules T et les immunoglobulines.

Analyse des séquences régulatrices du DNA

L'activité transcriptionnelle des gènes est régulée par les séquences du promoteur et des activateurs. Ces séquences sont des activateurs cis, ce qui signifie qu'elles ne régulent que les gènes de la même molécule de DNA. La séquence promotrice se situe en amont du gène qu'elle régule et inclut une TATA box, où la machinerie générale de transcription, y compris la RNA polymérase II, se fixe et commence la transcription. La séquence activatrice

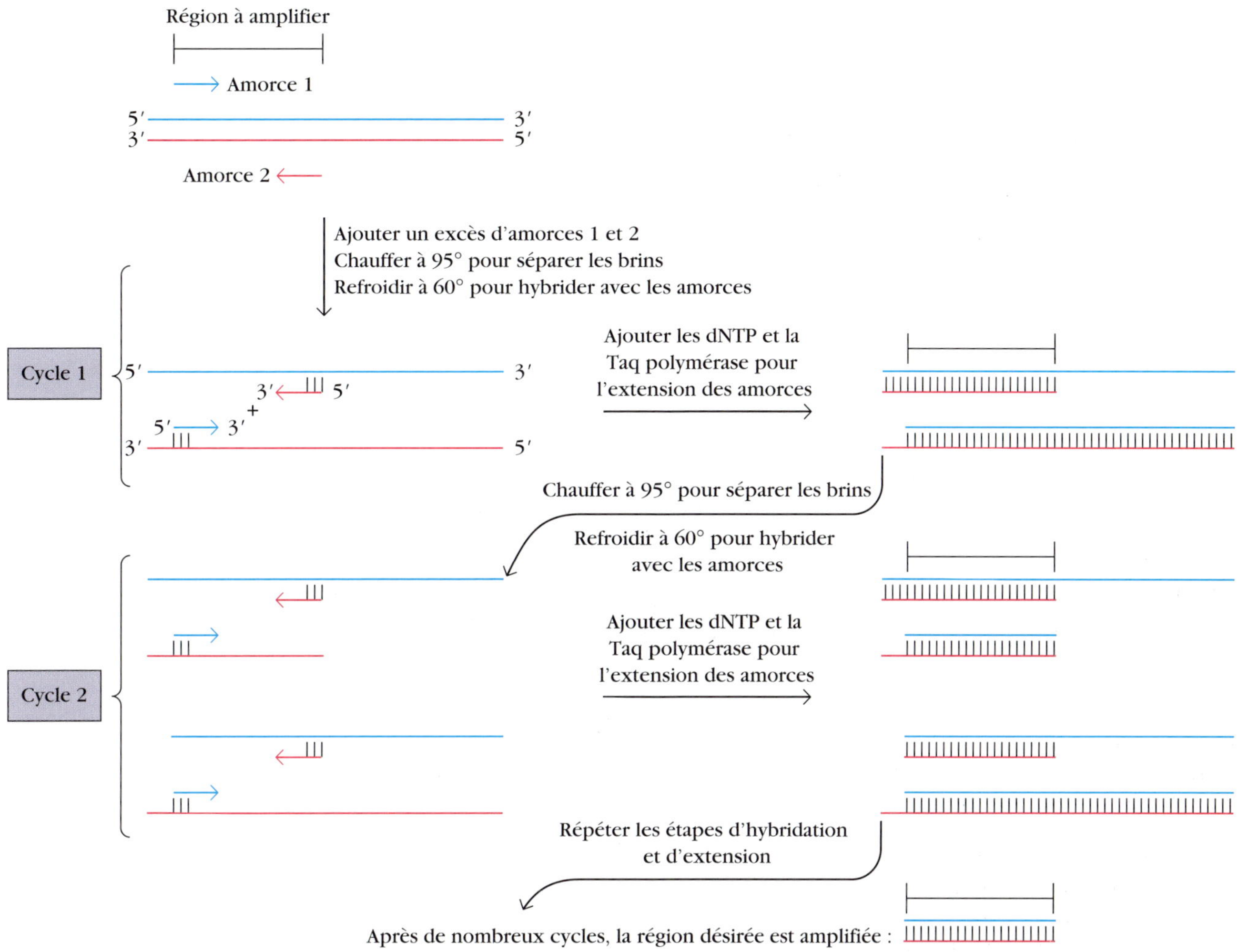

FIGURE 23.13 PCR (de *polymerase chain reaction*, c'est-à-dire réaction de polymérisation en chaîne). Le DNA est dénaturé en simple brin par un bref traitement par la chaleur, puis il est refroidi en présence d'un excès d'amorces oligonucléotidiques complémentaires des séquences du DNA flanquant le segment de DNA à étudier. La Tac polymérase, qui est une DNA polymérase thermorésistante isolée d'une bactérie thermophile, est utilisée pour copier le DNA à partir des extrémités 3' des amorces. Étant donné que tous les composants de la réaction sont thermostables, le cycle de chauffage et de refroidissement peut être répété de nombreuses fois, ce dont il résulte une fusion et une synthèse alternées du DNA et une rapide amplification d'une séquence donnée. [Adapté de H Lodish *et al.*, 1995, *Molecular Cell Biology*, 3e éd., Scientific American Books.]

confère une vitesse de transcription élevée au promoteur. Contrairement au promoteur qui se situe toujours en amont du gène qu'il contrôle, un élément activateur peut être localisé n'importe où dans le gène (en 5' du promoteur, en 3' du gène ou même dans un intron du gène).

L'activité des séquences activatrices et promotrices est contrôlée par des facteurs de transcription qui sont des protéines qui se lient au DNA. Ces protéines se fixent sur des séquences nucléotidiques spécifiques au sein des promoteurs et des activateurs et agissent, soit en augmentant, soit en supprimant l'activité de ces derniers. Les séquences activatrices et promotrices et leurs protéines de liaison au DNA respectives ont été identifiées par toute une série de techniques, y compris celles des empreintes, du retardement sur gel et du dosage de l'activité de CAT.

Empreintes sur le DNA

Les sites de liaison pour les protéines qui se fixent au DNA au niveau des activateurs et des promoteurs peuvent être identifiés par une technique appelée empreintes sur le DNA (*DNA footprinting*) (figure 23.14a). Dans cette technique, un fragment de DNA cloné contenant une séquence activatrice ou promotrice potentielle est tout d'abord radiomarqué à son extrémité 5' par le ^{32}P. Le DNA marqué est ensuite divisé en deux parties. Une partie est incubée avec un extrait nucléaire contenant une protéine de liaison au DNA, l'autre partie du DNA n'est pas incubée avec l'extrait. Les deux échantillons de DNA sont ensuite digérés par une nucléase ou un produit chimique qui opère des coupures au hasard dans les liaisons phosphodiester du DNA et les brins sont séparés. Les fragments de DNA résultants sont mis sur un gel afin de séparer les fragments de différentes tailles. En l'absence de protéines qui se lient au DNA, une série complète de bandes est obtenue sur le gel d'électrophorèse. Lorsqu'une protéine qui se lie à un site du fragment de DNA est présente, elle recouvre un certain nombre de nucléotides, protégeant ainsi le fragment de DNA d'une digestion. Le diagramme électrophorétique d'un DNA ainsi protégé contient des régions blanches (ou empreintes). Chaque empreinte représente le site où un activateur ou un

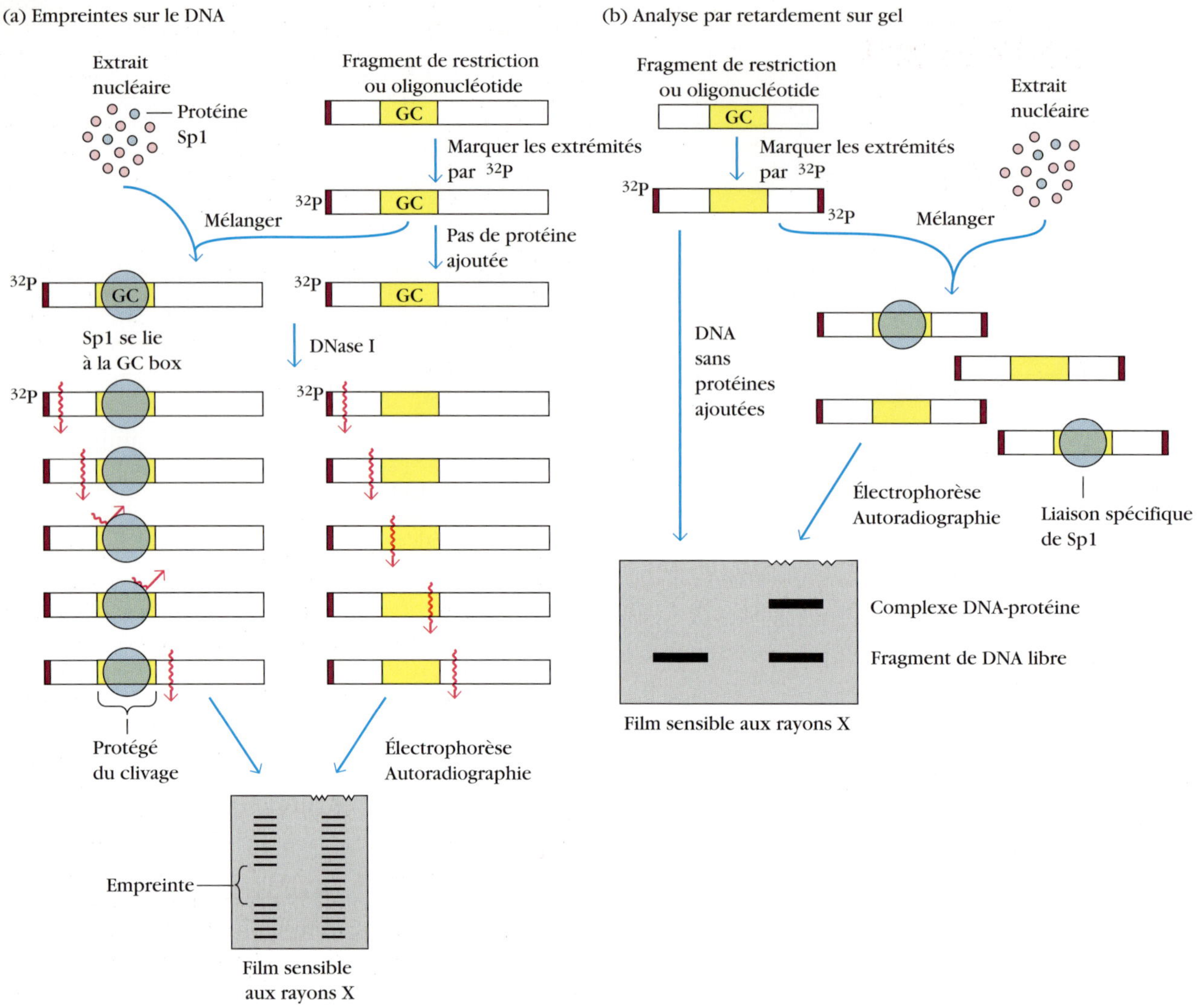

FIGURE 23.14 Identification des séquences de DNA qui fixent une protéine par la méthode des empreintes et par celle du retardement sur gel. (a) Dans la technique des empreintes, des fragments de DNA marqué contenant une séquence promotrice ou activatrice potentielle sont incubés en la présence ou en l'absence de la protéine qui se lie au DNA (par exemple, la protéine Sp1 qui se fixe à une « GC box » qui est une région du DNA riche en GC). Après que les échantillons aient été traités par la DNase et que les brins aient été séparés, les fragments résultants sont soumis à électrophorèse ; le gène est ensuite étudié par autoradiographie. Une région blanche (une empreinte) dans le profil du gel indique que la protéine s'était liée au DNA. (b) Dans l'analyse par retardement sur gel, un fragment de DNA marqué est incubé avec un extrait cellulaire contenant des facteurs de transcription. La mobilité électrophorétique du complexe DNA-protéine est plus faible que celle des fragments de DNA libre. [Adapté de JD Watson *et al.*, 1992, *Recombinant DNA*, 2e éd., W.H. Freeman and Company.]

promoteur peut fixer une protéine particulière qui se lie au DNA.

Analyse par retardement sur gel

Lorsqu'une protéine se lie à un fragment de DNA, formant ainsi un complexe DNA-protéine, la mobilité électrophorétique du fragment de DNA dans un gel est réduite, ce qui produit un déplacement de la position de la bande contenant ce fragment. Ce phénomène est à la base de l'analyse par retardement sur gel (*gel-shift analysis*). Dans cette technique, du DNA cloné radiomarqué contenant une séquence activatrice ou promotrice est incubé avec un extrait nucléaire contenant une protéine qui se lie au DNA (figure 23.14b). Le complexe DNA-protéine est ensuite soumis à une électrophorèse et sa mobilité électrophorétique est comparée à celle du DNA cloné seul. Un retardement de la motilité indique qu'une protéine est liée au DNA, ce qui retarde sa migration sur le gel électrophorétique.

Technique du gène reporter CAT

Une façon d'analyser l'activité d'un promoteur est de construire et de cloner une séquence de DNA contenant un gène reporter attaché au promoteur à analyser. Lorsque cette séquence, ou construction, est introduite dans des cellules eucaryotes, la transcription sera initiée à partir du promoteur s'il est actif, et le gène reporter sera transcrit et la protéine qui en résulte synthétisée. Mesurer la quantité de cette protéine produite est donc une façon de déterminer l'activité du promoteur.

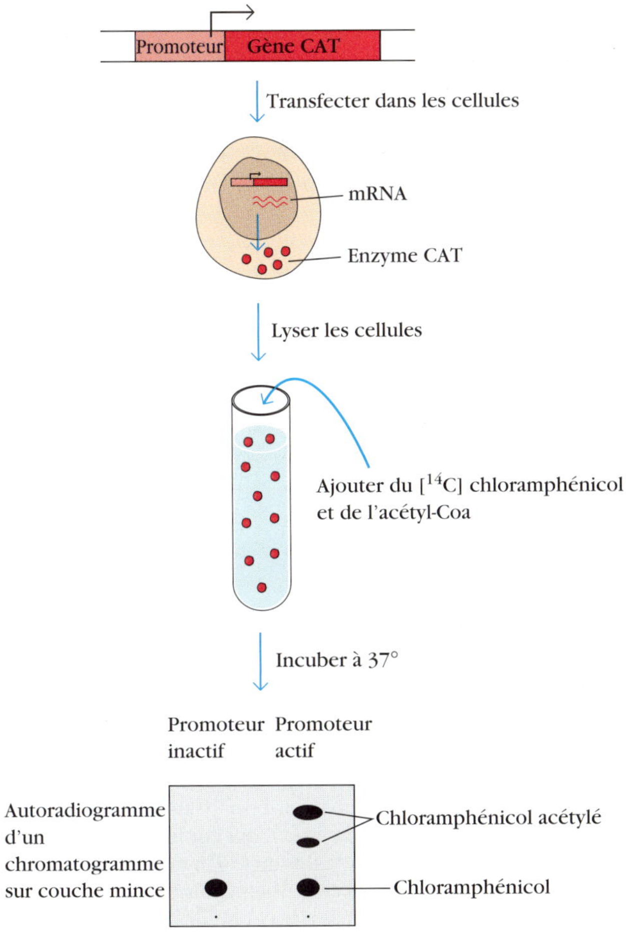

FIGURE 23.15 Dosage CAT pour l'évaluation de l'activité fonctionnelle d'une séquence promotrice. Dans cet essai, une construction de DNA constituée du promoteur à étudier et du gène reporter codant la chloramphénicol acétyltransférase (CAT) est introduite (transfectée) dans des cellules eucaryotes. Lorsque le promoteur est actif, le gène CAT sera transcrit et l'enzyme CAT sera produit dans la cellule transfectée. La présence de l'enzyme peut facilement être détectée en lysant la cellule et en incubant le lysat cellulaire avec le [^{14}C] chloramphénicol et l'acétyl CoA. Lorsqu'il est présent, l'enzyme CAT transfèrera le groupe acétyle de l'acétyl CoA au chloramphénicol, formant ainsi le chloramphénicol acétylé qui peut être facilement détecté par chromatographie sur couche mince. [Adapté de JD Watson *et al.*, 1992, *Recombinant DNA*, 2e éd., W.H. Freeman and Company.]

La plupart des gènes reporter sont choisis en fonction des protéines qu'ils codent et qui peuvent être aisément mesurées ; parmi ces dernières figure la chloramphénicol acétyltransférase (CAT) qui transfère le groupe acétyle de l'acétyl-CoA à l'antibiotique chloramphénicol (figure 23.15). Plus le promoteur est actif, plus CAT sera produite au sein de la cellule transfectée. En introduisant des mutations dans les séquences promotrices, puis en dosant l'activité du promoteur avec le gène reporter correspondant, des motifs de séquences conservés ont été identifiés au sein des promoteurs.

Transfert de gènes dans des cellules de mammifères

Toute une série de gènes impliqués dans la réponse immunitaire ont été isolés et clonés grâce à l'utilisation des techniques du DNA recombinant. L'expression et la régulation de ces gènes ont été étudiées en les introduisant dans des cellules de mammifère en culture et, plus récemment, dans la **lignée germinale** d'animaux.

Transfert de gènes clonés dans des cellules en culture

On a développé diverses techniques pour transfecter des gènes dans des cellules. Une technique courante implique l'utilisation d'un rétrovirus dans lequel un gène structural viral a été remplacé par le gène cloné à transfecter. Le rétrovirus modifié est ensuite utilisé comme vecteur pour introduire le gène cloné dans des cellules en culture. Étant donné les propriétés des rétrovirus, le DNA recombinant s'intègre dans le génome cellulaire avec une forte probabilité. Dans une méthode alternative, le gène cloné à étudier est complexé au phosphate de calcium. Le complexe phosphate de calcium-DNA précipite lentement sur les cellules et le DNA est capté par un certain nombre d'entre elles. Dans une autre méthode de transfection, appelée électroporation, un courant électrique crée des pores dans les membranes cellulaires par lesquels le DNA cloné est capté. Dans ces deux dernières méthodes, le DNA transfecté s'intègre, apparemment au hasard, au DNA d'un faible pourcentage de cellules traitées.

Généralement, le DNA cloné à transfecter est manipulé pour contenir un gène marqueur repérable, tel que celui qui confère la résistance à la néomycine. Après la transfection, les cellules sont cultivées en présence de néomycine. Étant donné que seules les cellules transfectées sont capables de se développer, le petit nombre de cellules transfectées de la population cellulaire totale peut être identifié et sélectionné.

La transfection de gènes clonés dans des cellules s'est montré très efficace dans les recherches immunologiques. En transfectant des gènes impliqués dans la réponse immunitaire de cellules qui n'ont pas ces gènes, le produit d'un gène spécifique peut être étudié indépendamment des protéines codées par d'autres gènes. Par exemple, la transfection des gènes du CMH, sous le contrôle de promoteurs appropriés, dans une lignée cellulaire de fibroblastes de souris (cellules L929, ou simplement L) a permis aux immunologistes d'étudier le rôle des molécules du CMH dans la présentation de l'antigène aux cellules T (figure 23.16). La transfection du gène qui code le récepteur des cellules T a apporté des informations sur la spécificité antigène-CMH du récepteur des cellules T.

Transfert de gènes clonés dans des embryons de souris

Le développement de techniques permettant d'introduire des gènes étrangers clonés (appelés **transgènes**) dans des

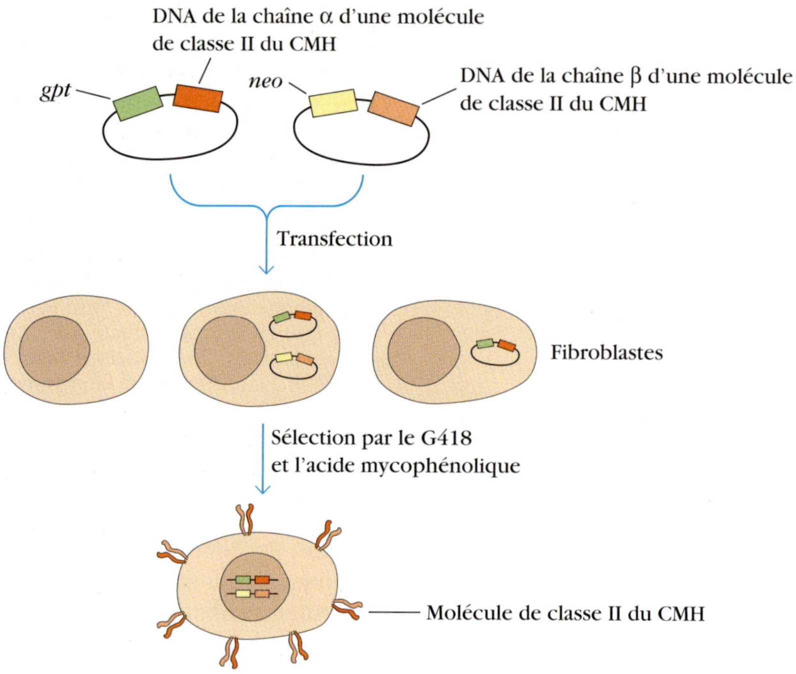

FIGURE 23.16 Transfection des gènes codant la chaîne α et la chaîne β d'une molécule de classe II du CMH dans les cellules de fibroblastes L de souris, qui normalement ne contiennent pas ces protéines. Deux constructions contenant l'un des gènes du CMH et un gène de sélection ont été réalisées : le gène de la chaîne α avec le gène de la guanine phosphoribosyl transférase (gpt), qui confère la résistance au médicament G418, et le gène de la chaîne β avec le gène de la néomycine (*neo*), qui confère la résistance à l'acide mycophénolique. Après transfection, les cellules sont placées dans un milieu contenant à la fois du G418 et de l'acide mycophénolique. Seuls les fibroblastes contenant les deux gènes *neo* et *gpt* (et par conséquent les gènes codant les chaînes α et les chaînes β des molécules de classe II du CMH) survivront à cette sélection. Ces fibroblastes exprimeront les deux chaînes des molécules de classe II du CMH sur leur membrane.

embryons de souris a permis aux immunologistes d'étudier les effets des gènes du système immunitaire *in vivo*. Lorsque le gène introduit s'intègre de façon stable dans les cellules de la lignée germinale, il est transmis à la descendance. Deux techniques de production de souris transgéniques sont décrites dans cette section ; l'une d'elles a été utilisée pour produire des souris **knock-out** qui ne peuvent pas exprimer le produit d'un gène particulier (tableau 23.7).

Souris transgéniques

La première étape dans la production des souris transgéniques est l'injection de DNA cloné étranger dans un œuf fertilisé. Dans ce processus techniquement élaboré, les œufs de souris fertilisés sont fixés par succion à l'extrémité d'une pipette et le transgène est microinjecté dans l'un des pronucléi au moyen d'une aiguille fine. Le transgène s'intègre dans le DNA chromosomique du pronucléus et passe dans les cellules filles des œufs qui survivent à ce procédé. Les œufs sont ensuite implantés dans l'oviducte de femelles « pseudo-gestantes » et des petits naissent après 19 à 20 jours de gestation (figure 23.17). En général, l'efficacité de ce procédé est faible, avec seulement une ou deux souris transgéniques produites pour 100 œufs fertilisés collectés.

Avec les souris transgéniques, les immunologistes ont été capables d'étudier l'expression d'un gène donné chez un animal vivant. Bien que toutes les cellules d'un animal

TABLEAU 23.7 Comparaison des souris transgéniques et des souris knock-out

Caractéristique	Souris transgéniques	Souris knock-out
Cellules recevant le DNA	Zygote	Cellules souche embryonnaires (ES)
Constructions de DNA utilisées	Gène naturel ou cDNA	Gène muté
Moyens de délivrance	Micro-injection dans le zygote et implantation dans la mère porteuse	Transfert de cellules ES dans le blastocyste et implantation dans la mère porteuse
Devenir	Gain d'un gène	Perte d'un gène

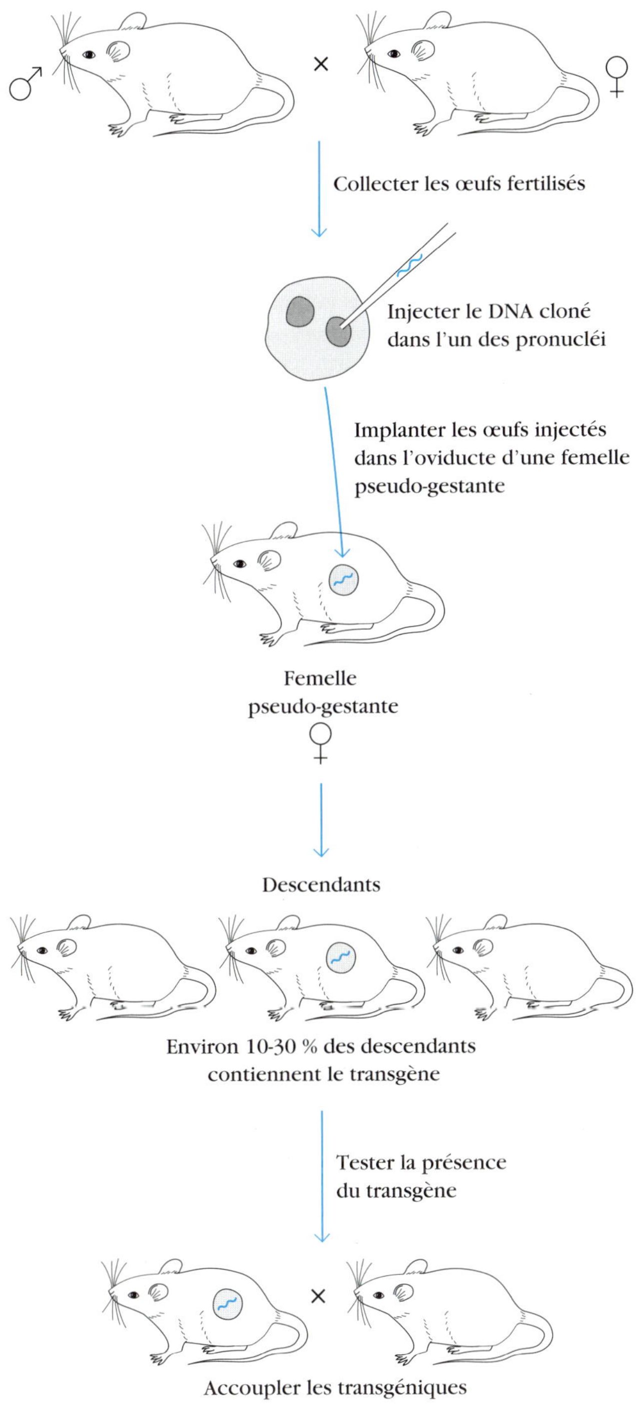

FIGURE 23.17 Procédé général permettant de produire des souris transgéniques. Des œufs fertilisés sont collectés chez une souris femelle gestante. Du DNA cloné (appelé ici transgène) est micro-injecté dans l'un des pronucléi de l'œuf fertilisé. Les œufs sont ensuite implantés dans l'oviducte de mères porteuses pseudo-gestantes (obtenues en accouplant des femelles normales avec un mâle stérile). Le transgène sera incorporé dans le DNA chromosomique d'environ 10 %-30 % des descendants et sera exprimé dans toutes les cellules somatiques de ces derniers. Lorsqu'un promoteur spécifique d'un tissu est lié à un transgène, il en résulte une expression du transgène spécifique du tissu.

transgénique contiennent le transgène, des différences dans l'expression de ce dernier dans les divers tissus ont apporté des informations sur les mécanismes de l'expression des gènes spécifiques des tissus. En construisant un transgène avec un promoteur particulier, les chercheurs peuvent contrôler l'expression d'un transgène donné. Par exemple, le promoteur de la métallothionéine est activé par le zinc. Les souris transgéniques porteuses d'un transgène lié au promoteur de la métallothionéine n'expriment le transgène que lorsque du zinc est ajouté à leur eau de boisson. D'autres promoteurs ne sont fonctionnels que dans certains tissus. Le promoteur de l'insuline, par exemple, ne favorise la transcription que dans les cellules pancréatiques. Des souris transgéniques porteuses d'un transgène lié au promoteur de l'insuline exprimeront, par conséquent, le transgène dans le pancréas, mais pas dans les autres tissus.

Étant donné qu'un transgène est intégré dans le DNA chromosomique des embryons de souris à une cellule, il sera intégré à la fois dans les cellules somatiques et dans les cellules de la lignée germinale. Les souris transgéniques résultantes pourront donc transmettre le transgène à leur descendance comme un trait mendélien. De cette façon, il a été possible de produire des lignées de souris transgéniques dans lesquelles chaque membre de la lignée contient le même transgène. Toute une variété de telles lignées transgéniques sont couramment disponibles et largement utilisées dans la recherche immunologique. Parmi ces dernières figurent des lignées porteuses de trangènes qui codent des immunoglobulines, des récepteurs des cellules T, des molécules de classe I ou de classe II du CMH, divers antigènes étrangers ou de nombreuses cytokines. On a produit aussi plusieurs lignées qui portent comme transgène des oncogènes.

Souris knock-out de gènes ciblés

Une des limitations des souris transgéniques est que le transgène est intégré au hasard dans le génome. Ceci signifie que certains transgènes s'insèrent dans des régions du DNA qui ne sont pas transcriptionnellement actives et donc que le gène n'est pas exprimé. Pour contourner cette limitation, les chercheurs ont développé une technique dans laquelle un gène choisi est dirigé vers des sites spécifiques de la lignée germinale d'une souris. L'utilisation essentielle de cette technique a été de remplacer un gène normal par un allèle mutant ou une forme altérée du gène, invalidant ainsi la fonction du gène. Les souris transgéniques qui portent un tel gène invalidé, appelées souris knock-out, ont été extrêmement utiles aux immunologistes qui cherchaient à comprendre comment l'élimination du produit d'un gène particulier affectait le système immunitaire. Toute une variété de souris knock-out sont utilisées dans la recherche immunologique, y compris les souris dépourvues de cytokines particulières ou de molécules du CMH.

La production des souris knock-out de gènes ciblés implique les étapes suivantes :

- Isolement et culture de cellules souche embryonnaires (ES, de *embryonic stem*) de la masse cellulaire interne d'un blastocyste de souris.
- Introduction d'un gène mutant ou invalidé dans les cellules ES cultivées et sélection des cellules recombinantes homologues dans lesquelles le gène à étudier a

été invalidé (par exemple, remplacé par une forme non fonctionnelle du gène).

- Injection des cellules ES recombinantes homologues dans un blastocyste de souris receveur et implantation chirurgicale du blastocyste dans une souris pseudo-gestante.
- Accouplement de la descendance chimérique hétérozygote pour le gène invalidé afin de produire des souris knock-out homozygotes.

Les cellules ES utilisées dans ce procédé sont obtenues par culture de la masse des cellules internes d'un blastocyste de souris sur une couche de fibroblastes ou en présence du facteur d'inhibition des leucémies. Dans ces conditions, les cellules souche se développent mais demeurent pluripotentes et capables d'une différenciation ultérieure dans toute une série de directions, créant des lignées cellulaires distinctes (par exemple, des cellules germinales, du myocarde, des vaisseaux sanguins, des myoblastes, des cellules nerveuses). Un des avantages des cellules ES est la facilité avec laquelle elles peuvent être génétiquement manipulées. Du DNA cloné contenant un gène sélectionné peut être introduit dans des cellules ES en culture par diverses techniques de transfection. Le DNA introduit sera inséré par recombinaison dans le DNA chromosomique d'un petit nombre de cellules ES. Les constructions d'insertion introduites dans les cellules ES contiennent trois gènes : le gène cible à étudier et deux gènes de sélection, tels que *neo*^{R}, qui confère la résistance à la néomycine, et le gène de la thymidine kinase du virus de l'herpès simplex (*tk*^{HSV}), qui confère la sensibilité au gancyclovir, analogue nucléotidique cytotoxique (figure 23.18a). La construction est souvent conçue avec la séquence du gène cible, invalidé par le gène *neo*^{R}, et le gène *tk*^{HSV} à une extrémité, au-delà de la séquence du gène cible. La plupart des constructions s'insèreront au hasard par recombinaison non homologue plutôt que par insertion ciblée de gènes par recombinaison homologue. Comme il est montré dans la figure 23.18b, un schéma de sélection en deux étapes est utilisé pour obtenir les cellules ES qui ont subi une recombinaison homologue, où le gène invalidé remplace le gène cible.

Les cellules ES obtenues par ce procédé sont hétérozygotes pour la mutation knock-out dans le gène cible. Ces cellules sont multipliées de façon clonale par culture de cellules, puis injectées à un blastocyste de souris qui par la suite est implanté dans une femelle pseudo-gestante. Les descendants transgéniques qui se développent sont chimériques, composés de cellules dérivées des cellules ES génétiquement modifiées et des cellules dérivées des cellules normales du blastocyste de l'hôte. Lorsque les cellules de la lignée germinale dérivent

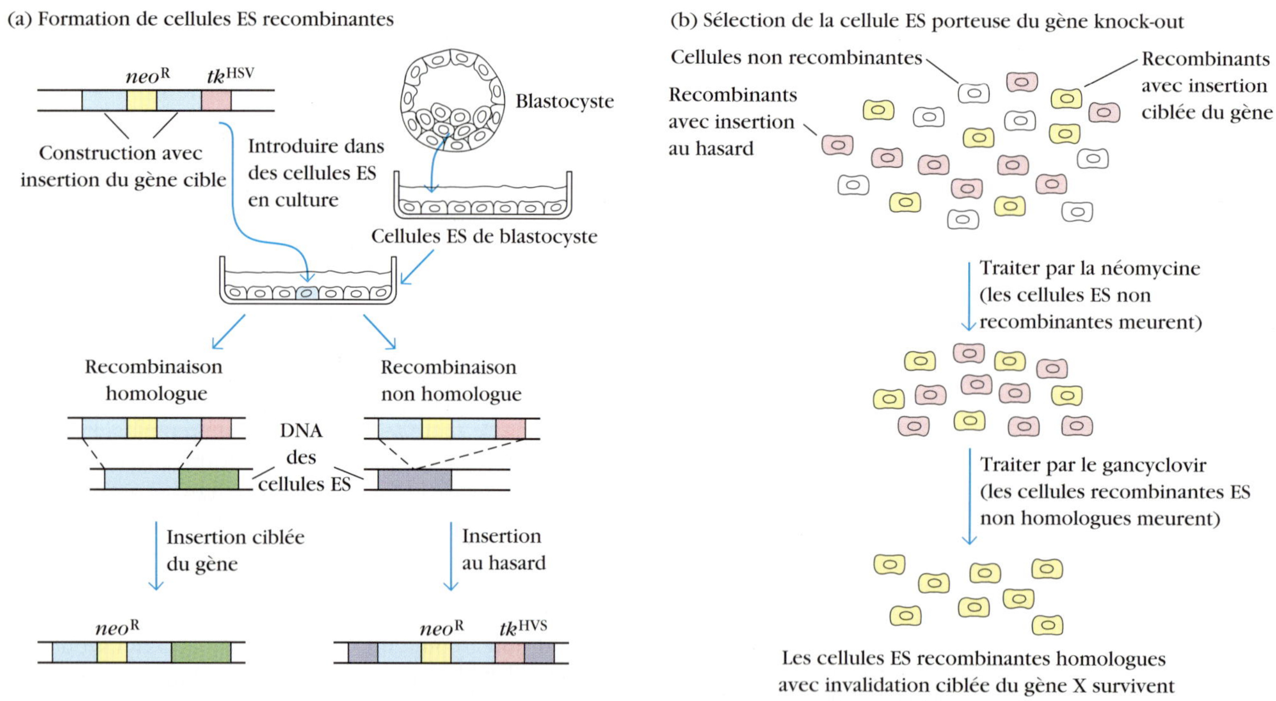

FIGURE 23.18 Formation et sélection de cellules ES recombinantes de souris où un gène cible particulier est invalidé. (a) Dans la construction, le gène cible est invalidé par le gène *neo*^{R}, et le gène de la thymidine kinase *tk*^{HSV} est localisé hors du gène cible. La construction est transfectée dans des cellules ES en culture. Lorsqu'une recombinaison homologue se produit, seuls le gène cible et le gène *neo*^{R} seront insérés dans le DNA chromosomique des cellules ES. Lorsqu'une recombinaison non homologue a lieu, les trois gènes seront insérés. La recombinaison ne s'effectue que dans 1 % environ des cellules, avec une recombinaison non homologue beaucoup plus fréquente qu'une recombinaison homologue. (b) Sélection par le médicament G418, semblable à la néomycine, qui tuera toutes les cellules ES non recombinantes étant donné que ces dernières n'ont pas le gène *néo*^{R}. La sélection par le gancyclovir tuera les recombinants non homologues porteurs du gène *tk*^{HSV} qui confère la sensibilité au gancyclovir. Seuls les recombinants ES homologues survivront à ce schéma de sélection. [Adapté de H Lodish *et al.*, 1995, *Molecular Cell Biology*, 3e éd., Scientific American Books.]

des cellules ES génétiquement modifiées, la modification génétique peut être transmise aux descendants. Lorsque les cellules ES recombinantes sont homozygotes pour la couleur noire de la robe (ou tout autre marqueur visible) et qu'elles sont injectées dans un blastocyste homozygote pour la couleur blanche de la robe, les descendants chimériques qui portent la mutation knock-out hétérozygote dans leur lignée germinale peuvent alors être facilement identifiés (figure 23.19). Lorsque ces derniers sont accouplés les uns avec les autres, certains des descendants seront homozygotes pour la mutation knock-out.

La technologie du « knock-in »

Outre la délétion d'un gène sélectionné, il est aussi possible de remplacer le gène endogène par une forme mutée de ce gène. Comme dans la stratégie d'invalidation d'un gène, des constructions de DNA qui portent des mutations d'un gène particulier peuvent être échangées avec le gène endogène. Il est aussi possible de remplacer tout un gène endogène par une séquence de DNA sélectionnée. Par exemple, dans une publication récente, le gène du CD4 a été remplacé par la β-galactosidase. Dans ces expérimentations, le promoteur du CD4 était laissé intact pour permettre l'expression de la β-galactosidase qui catalyse le changement de couleur de certains produits chimiques reporter en bleu. En utilisant la couleur bleue comme indicateur, les expérimentateurs ont pu visualiser des cellules dans le thymus en cours de développement qui normalement transcrivent le CD4. Étant donné que le promoteur du CD4 conduit l'expression de la β-galactosidase, seules les cellules destinées à exprimer le CD4 deviennent bleues en présence des produits chimiques reporter. Des données apportées par ces expérimentations ont été utiles pour suivre l'engagement des lignées CD4/CD8 dans les cellules T en cours de développement.

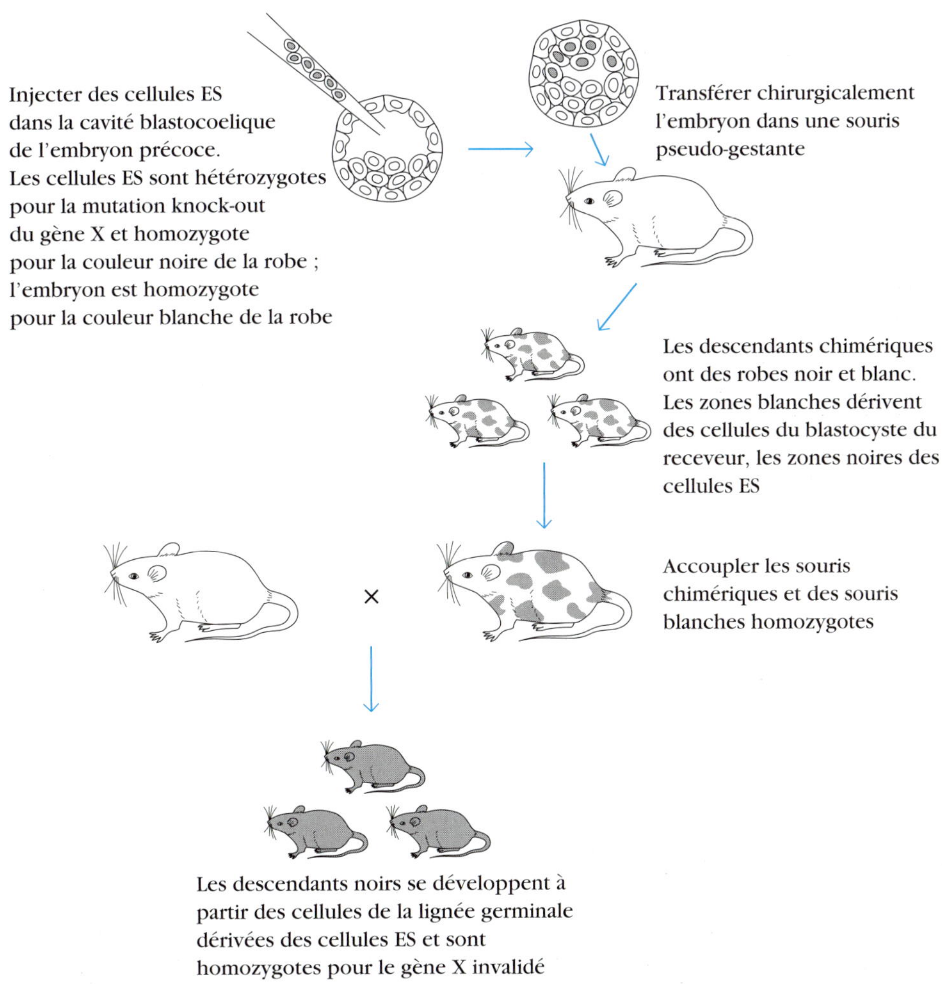

FIGURE 23.19 Procédé général pour produire des souris knock-out homozygotes. Les cellules ES homozygotes pour un gène marqueur (par exemple, la couleur noire de la robe) et hétérozygotes pour un gène cible invalidé (voir la figure 23.18) sont injectées dans un embryon précoce homozygote pour un autre marqueur (par exemple, la couleur blanche de la robe). Les descendants transgéniques chimériques avec des robes noir et blanc sont ensuite accouplés avec des souris blanches homozygotes. Les descendants complètement noirs venant de cet accouplement ont des cellules dérivées de ES dans leur lignée germinale hétérozygotes pour le gène cible invalidé. L'accouplement de ces souris entre elles produit des animaux homozygotes pour le gène cible invalidé, c'est-à-dire des souris knock-out. [Adapté de MR Capecchi, 1989, *Trends Genet.* 5:70.]

Ciblage de gène inductible – Le système Cre-lox

En plus des délétions de gènes par ciblage de gènes, on a développé récemment des stratégies expérimentales qui permettent la délétion spécifique d'un gène à étudier dans un tissu précisément choisi. Ces technologies s'appuient sur l'utilisation de recombinases spécifiques de sites venant de bactéries ou de levures. La recombinase la plus fréquemment utilisée est Cre, isolée du bactériophage P1. Cre reconnaît un site spécifique du DNA de 34 pb connu sous le nom de *loxP* et, après reconnaissance, catalyse une recombinaison. Par conséquent, les séquences de DNA flanquées par *loxP* sont reconnues par Cre et l'événement de recombinaison se traduit par la délétion des séquences de DNA intercalées. En d'autres termes, les animaux qui expriment de façon ubiquitaire la recombinase Cre délèteront toutes les séquences flanquées par *loxP*. La réelle innovation de cette technique est que l'expression du gène de la recombinase Cre peut être contrôlée par l'utilisation d'un promoteur spécifique de tissu. Cela permet une expression spécifique de tissu de la protéine recombinase et donc la délétion spécifique de tissu du DNA flanqué par *loxP*. Par exemple, on peut exprimer Cre dans les cellules B en utilisant le promoteur de l'immunoglobuline et cela se traduirait par la délétion ciblée des séquences du DNA flanquées de *loxP* uniquement dans les cellules B.

Cette technologie est particulièrement utile lorsque la délétion ciblée d'un gène particulier est létale. Ceci est vrai dans de nombreuses circonstances. Par exemple, le gène de la DNA polymérase β est nécessaire au développement embryonnaire. Dans des expérimentations conçues pour tester le système Cre/*lox*, les scientifiques ont flanqué le gène de la DNA polymérase β de souris par *loxP* et ils ont accouplé ces souris avec d'autres souris porteuses d'un transgène Cre sous le contrôle du promoteur d'une cellule T (figure 23.20a). Cet accouplement donne des descendants qui expriment la recombinase Cre spécifiquement dans les cellules T. En utilisant de telles souris, les scientifiques ont été capables d'examiner les effets de la délétion de l'enzyme DNA polymérase β spécifiquement dans les cellules T. Les effets de la délétion de ce gène ne pouvaient pas être examinés dans des expériences conventionnelles de ciblage de gènes, étant donné que la délétion de la DNA polymérase β dans tout l'animal serait létale. Cependant, avec le système Cre/*lox*,

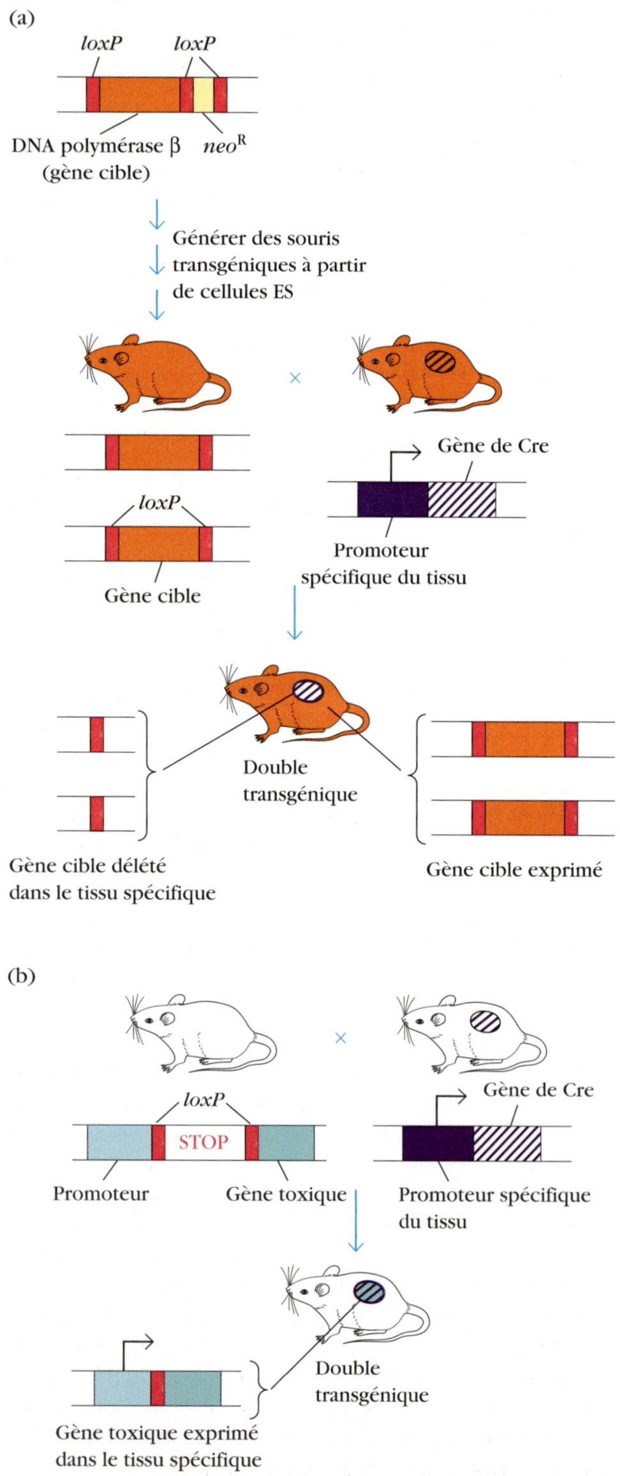

FIGURE 23.20 Ciblage de gènes avec Cre/*loxP*. (a) Délétion conditionnelle par la recombinase Cre. Le gène de la DNA polymérase β ciblé est modifié en flanquant le gène de sites *loxP* (pour des raisons de simplicité, un seul allèle est représenté). Des souris sont générées à partir des cellules ES par les procédés standard. L'accouplement de souris modifiées par *loxP* avec un transgénique Cre donnera des souris transgéniques double dans lesquelles le gène de la DNA polymérase β flanqué de *loxP* sera délété dans le tissu où Cre est exprimé. Dans cet exemple, Cre est exprimé dans le thymus (en hachuré), de telle façon que la délétion du gène flanquant *loxP* ne se produise que dans le thymus (blanc) du transgénique double. D'autres tissus ou organes expriment aussi le gène flanqué de *lox* (orange). (b) Activation de l'expression du gène utilisant Cre/*lox*. Une cassette de traduction STOP flanquée de *loxP* est insérée entre le promoteur et le gène potentiellement toxique, et des souris sont générées à partir de cellules ES en utilisant les procédés standard. Ces souris sont accouplées à une lignée transgénique porteuse du gène Cre activé par un promoteur spécifique d'un tissu. Dans cet exemple, Cre est exprimé dans le thymus, de telle façon que l'accouplement se traduise par l'expression du gène toxique (bleu) uniquement dans le thymus. En utilisant cette stratégie, il est possible de déterminer les effets de l'expression d'un gène potentiellement toxique d'une façon spécifique d'un tissu. [Adapté de B Sauer, 1998, *Methods* **14**:381.]

il est maintenant possible d'examiner les effets de la délétion de ce gène dans un tissu spécifique du système immunitaire.

Le système Cre/*lox* peut aussi être utilisé pour déclencher l'expression d'un gène dans un tissu particulier. Tout comme le manque d'un gène particulier peut être létal lors du développement embryonnaire, l'expression d'un gène peut être toxique. Pour examiner l'expression spécifique d'un tissu d'un gel gène, il est possible d'insérer une séquence stop de traduction flanquée par *loxP* dans un intron au début du gène (figure 23.20b). En utilisant un promoteur spécifique d'un tissu déclenchant l'expression de Cre, la séquence stop peut être délétée dans le tissu choisi et l'expression du gène potentiellement toxique examinée dans ce tissu. Ces modifications de la technologie du ciblage de gène ont été très utiles pour déterminer les effets de gènes particuliers dans les cellules et les tissus du système immunitaire.

Résumé

1. Les souches consanguines de souris permettent aux immunologistes de travailler en routine avec des animaux syngéniques ou des animaux génétiquement identiques (voir le tableau 23.2). Avec ces souches, les aspects de la réponse immunitaire peuvent être étudiés sans qu'ils soient compliqués par des variables inconnues qui pourraient être introduites par des différences génétiques entre les animaux.

2. Dans les expériences de transfert adoptif, les lymphocytes sont transférés d'une souris à une souris receveuse syngénique qui a été exposée à une dose sublétale (ou potentiellement létale) de rayons X. L'irradiation inactive les cellules immunitaires du receveur de telle façon qu'on peut étudier la réponse des seules cellules transférées. Une technique couramment utilisée pour déterminer le nombre des plasmocytes produisant un anticorps est le dosage par plages hémolytiques (voir la figure 23.1). Ce dosage peut déterminer le nombre des plasmocytes sécréteurs d'IgM, ainsi que celui des plasmocytes sécréteurs d'IgG ; il est donc une excellente mesure de la réponse immunitaire.

3. Avec les systèmes de culture cellulaire *in vitro*, des populations de lymphocytes peuvent être étudiées dans des conditions mieux définies que celles qu'il est possible d'obtenir avec des systèmes animaux *in vivo*. De tels systèmes incluent les cultures primaires de cellules lymphoïdes, les lignées cellulaires lymphoïdes clonées et les lignées cellulaires lymphoïdes hybrides (voir la figure 23.3). Contrairement aux cultures primaires, les lignées cellulaires sont immortelles et homogènes. Avec les lignées cellulaires, les événements intracellulaires et les produits cellulaires associés à des sous-populations individuelles de lymphocytes peuvent être étudiés (voir le tableau 23.3). De telles études sont difficiles, voire impossibles, avec des populations hétérogènes typiques des cultures primaires.

4. Les techniques biochimiques apportent des instruments qui permettent le marquage des protéines importantes du système immunitaire. Le marquage des anticorps par des molécules telles que la biotine et l'avidine permet une détermination précise du niveau de la réponse anticorps (voir la figure 23.4). L'électrophorèse en gel est un instrument pratique pour déterminer la masse moléculaire d'une protéine (voir les figures 23.5 et 23.6). Des avancées dans la biochimie des protéines ont conduit à la détermination des structures tridimensionnelles de nombreuses molécules immunologiquement importantes, telles que les immunoglobulines, les récepteurs des cellules T et les protéines de classe I ou de classe II du CMH par cristallographie par diffraction des rayons X (voir la figure 23.8).

5. La possibilité d'identifier, de cloner et de séquencer les gènes du système immunitaire, en utilisant les techniques du DNA recombinant, a révolutionné l'étude de la réponse immunitaire dans tous ses aspects. Le cDNA, qui est préparé par transcription du mRNA par la transcriptase inverse, ainsi que le DNA génomique, peuvent être clonés. Habituellement, le cDNA est cloné en utilisant comme vecteur un plasmide ; le DNA recombinant contenant le gène à cloner est amplifié dans les cellules d'*E. coli* (voir la figure 23.9). Le DNA génomique peut être cloné dans un bactériophage λ ou un cosmide, utilisés comme vecteurs, qui sont alors amplifiés dans *E. coli* (voir la figure 23.10). Des fragments de DNA génomique plus gros peuvent même être clonés dans des vecteurs tels que le bactériophage P1, qui peut se répliquer dans *E. coli*, ou encore dans des YAC (de *yeast artificial chromosome*), qui peuvent se répliquer dans des cellules de levure (voir le tableau 23.6). La PCR (de *polymerase chain reaction*) est un instrument commode pour amplifier de petites quantités de DNA (voir la figure 23.13).

6. La transcription des gènes est régulée par des séquences promotrices et des séquences activatrices ; l'activité de ces séquences est contrôlée par des protéines qui se lient au DNA. La méthode des empreintes, ainsi que celle du retardement sur gel, peuvent être utilisées pour identifier les protéines qui se lient au DNA et les sites de liaison de ces dernières au sein des séquences promotrices ou des séquences activatrices (voir la figure 23.14). L'activité du promoteur peut être estimée par le dosage de l'activité de la CAT (voir la figure 23.15).

7. Les gènes clonés peuvent être transfectés (transférés) dans des cellules en culture par diverses méthodes. Habituellement, les gènes du système immunitaire sont transfectés dans des cellules qui n'expriment pas normalement le gène à étudier. Les gènes clonés peuvent aussi être incorporés dans les cellules de la lignée germinale des embryons de souris, ce qui donne des souris transgéniques susceptibles de transmettre le transgène incorporé à leurs descendants (voir la figure 23.17). Avec les souris transgéniques, l'expression d'un gène sélectionné peut être étudiée chez un animal vivant. Les souris knock-out sont des souris transgéniques chez lesquelles un gène cible particulier a été remplacé par une forme non fonctionnelle du gène, de telle façon que le produit du gène ne soit pas exprimé (voir la figure 23.18 et le tableau 23.7). Le système Cre/*lox* fournit un mécanisme qui permet l'expression ou la délétion spécifiques d'un tissu d'un gène particulier (voir la figure 23.20).

Références

Bell, J. 1989. The polymerase chain reaction. *Immunol. Today* **10**:351.

Betz, UAK, *et al.* 1996 Bypass of lethality with mosaic mice generated by Cre-*loxP*-mediated recombination. *Current Biology* **6**:1307.

Camper, SA. 1987. Research applications of transgenic mice. *Biotechniques* **5**:638.

Capecchi, MR. 1989. Altering the genome by homologous recombination. *Science* **244**:1288.

Denis, KA, et ON Witte. 1989. Long-term lymphoid cultures in the study of B cell differentiation. In *Immunoglobulin Genes*. Academic Press, p. 45.

Depamphilis, ML, *et al.* 1988. Microinjecting DNA into mouse ova to study DNA replication and gene expression and to produce transgenic animals. *Biotechniques* **6**(7):622.

Koller, BH., et O Smithies. 1992. Altering genes in animals by gene targeting. *Annu. Rev, Immunol.* **10**:705.

McCune, JM, *et al.* 1988. The SCID-Hu mouse; murine model for analysis of human hematolymphoid differentiation and function. *Science* **241**:1632.

Meiril, E, *et al.* 1995. Immortalization of human T cells by *herpesvirus saimiri*. *Immunol. Today* **16**:55.

Melton, DW 1994. Gene targeting in the mouse. *BioEssays* **16**:633.

Sauer, B. 1998. Inducible gene targeting in mice using the Crellox system. *Methods* **14**:381.

Schlessinger, D. 1990. Yeast artificial chromosomes: tools for mapping and analysis of complex genomes. *Trends Genet.* **6**(8):254.

Sharpe, AH. 1995. Analysis of lymphocyte costimulation in vivo using transgenic and knockout mice. *Curr. Opin. Immunol.* **7**:389.

Watson, J, *et al.* 1992. *Recombinant DNA*, 2e éd. W H. Freeman and Company.

Sites Web utiles

http://www.biomednet.com/db/mkmd
Accès à toutes les souris knock-out connues, régulièrement mis à jour par *Current Biology*. Ce site nécessite que vous soyez enregistré, mais l'enregistrement est actuellement gratuit.

http://www.jax.org/
Page d'accueil de *Jackson Laboratory*, qui est le principal dépositaire mondial de souris consanguines.

http://www.neb.com/
Page d'accueil de *New England Biolabs*, qui est un fournisseur spécialisé dans la biologie moléculaire. On trouve dans ce site d'utiles informations concernant les enzymes de restriction, dans *Technical Resources*.

http://www.public.iastate.edu/~pedro/research_tools.html
Site très utile pour la biologie moléculaire qui contient des liens vers de nombreux sites informatifs. Il est mis à jour régulièrement.

Questions à l'usage des étudiants

1. Expliquer pourquoi les assertions suivantes sont fausses.

a. La séquence des amino acides d'une protéine peut être déterminée à partir de la séquence nucléotidique d'un clone génomique codant la protéine.

b. Des souris transgéniques peuvent être préparées par micro-injection de DNA dans le noyau d'une cellule somatique.

c. Les cultures lymphoïdes primaires peuvent être maintenues indéfiniment et sont utiles pour l'étude des sous-populations spécifiques de lymphocytes.

2. Remplir les blancs dans les assertions suivantes en utilisant les termes les plus appropriés :

a. Dans les souches de souris consanguines, tous, ou presque tous les locus génétiques sont ____________ ; de telles souches sont dites ______________.

b. Les souris SCID ont un défaut génétique qui empêche le développement de cellules ____________ et ____________ fonctionnelles.

c. Les hybridomes de cellules B sont formés par fusion de ____________ et de ____________. Ils sont capables de croissance ____________ et sont utilisés pour produire ____________.

d. Une cellule lymphoïde normale qui subit ____________ peut donner naissance à une lignée cellulaire qui a une durée de vie ____________.

3. Le gène schématisé ci-dessous contient un leader (L), trois exons (E) et trois introns (I). Décrire le transcrit primaire, le mRNA et la protéine qui peuvent être créés à partir d'un tel gène.

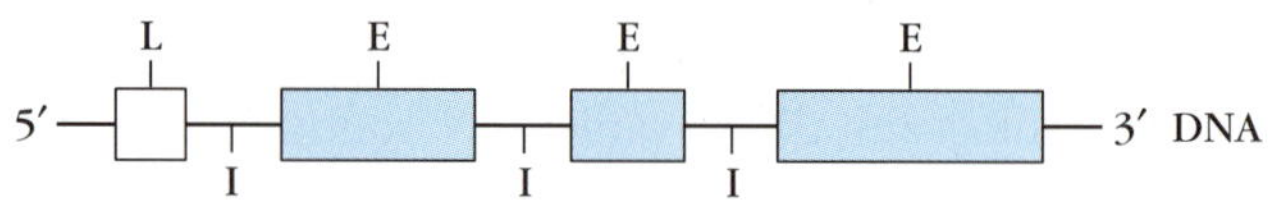

4. À quelle assertion se réfère le terme transfection :

a. Synthèse de mRNA à partir d'une matrice de DNA

b. Synthèse d'une protéine fondée sur une séquence de mRNA

c. Introduction de DNA étranger dans une cellule

d. Processus par lequel une cellule normale devient maligne

e. Transfert d'un signal extérieur à une cellule vers l'intérieur de la cellule

5. Parmi les éléments ci-après, quels sont ceux qui sont requis pour effectuer la PCR ?

a. Courtes amorces oligonucléotidiques

b. DNA polymérase thermostable

c. Anticorps dirigés contre la protéine codée

d. Une méthode de chauffage et de refroidissement périodiques du mélange réactionnel

e. Tout ce qui précède

6. Pourquoi est-il nécessaire d'inclure un gène marqueur sélectionnable dans les expériences de transfection ?

7. Que résulterait-il de l'injection d'un transgène dans l'une des cellules d'un œuf de souris au stade de quatre cellules, comparé avec l'injection du même transgène dans un œuf de souris fertilisé avant qu'il ne se divise ?

8. Un plasmide circulaire a été clivé par *Eco*RI, ce qui a donné une bande de 5,4 kb sur un gel. Une bande de 5,4 kb a aussi été observée lorsque le plasmide a été clivé par *Hind*III. Le clivage simultané du plasmide par les deux enzymes s'est traduit par une seule bande de 2,7 kb. Faire un schéma de ce plasmide montrant la localisation relative de ses sites de restriction. Expliquer votre raisonnement.

9. La technique des empreintes sur le DNA est une technique utilisable pour identifier :

a. Des mRNA particuliers dans un mélange

b. Des tRNA particuliers dans un mélange

c. Des introns au sein d'un gène

d. Des sites de liaison de protéines au sein du DNA

e. Des sites spécifiques du DNA au niveau desquels des endonucléases de restriction clivent la chaîne nucléotidique

10. Expliquer brièvement comment vous pourriez cloner un gène de l'interleukine-2 (IL-2). Faites l'hypothèse que vous avez un anticorps monoclonal spécifique de l'IL-2 à votre disposition.

11. Vous avez un échantillon d'une protéine de souris qui se lie au DNA, ainsi qu'un échantillon du mRNA qui code cette protéine. En faisant l'hypothèse que vous disposez d'une banque génomique de souris, décrivez brièvement comment vous pourriez sélectionner un clone porteur d'un fragment de DNA qui contient le gène codant la protéine qui se fixe au DNA.

12. Quelles sont les différences essentielles entre des souris transgéniques et des souris knock-out ? Quelles sont les différences dans les procédés qui permettent de les produire ?

13. Comment une souris knock-in diffère-t-elle d'une souris knock-out ?

14. Comment la technologie Cre/*lox* améliore-t-elle les stratégies knock-out et knock-in ?

15. Pour chaque terme de la technologie du DNA recombinant (a-i), choisir la description la plus appropriée (1-10) donnée dans la liste ci-dessous. Chaque description peut être utilisée une fois, plus d'une fois ou pas du tout.

Termes

a. — YAC (*yeast artificial chromosome*)

b. — Endonucléase de restriction

c. — cDNA

d. — Sites COS

e. — Rétrovirus

f. — Plasmide

g. — Banque cDNA

h. — Extrémités adhésives

i. — Banque génomique

Descriptions

(1) Clive le mRNA au niveau de sites spécifiques.

(2) Clive le DNA double brin au niveau de sites spécifiques.

(3) Élément génétique circulaire qui peut se répliquer dans les cellules de *E. coli*.

(4) Utilisé pour cloner le DNA dans des cellules de mammifères.

(5) Formé par action de la transcriptase inverse.

(6) Collection de séquences de DNA au sein de plasmides utilisés comme vecteurs représentant toutes les séquences des mRNA dérivés d'une cellule.

(7) Produit par l'action de certains enzymes qui clivent le DNA.

(8) Utilisé pour cloner de très grandes séquences de DNA.

(9) Utilisé pour introduire des fragments de DNA plus grands que normalement dans les phages λ utilisés comme vecteurs.

(10) Collection de clones λ qui inclut toutes les séquences de DNA d'une espèce donnée.

APPENDICE
ANTIGÈNES CD

On a beaucoup d'informations sur la nature, la distribution et la fonction des antigènes CD. Le tableau suivant présente quelques informations essentielles concernant chacun de ces antigènes. Étant donné que de nombreux antigènes CD sont connus sous toute une série de noms, les synonymes sont indiqués en plus de la dénomination officielle dans la nomenclature CD. La masse moléculaire est donnée pour les antigènes CD qui sont des protéines, mais pas pour ceux qui sont des carbohydrates ou des lipides. En résumant les profils d'expression des antigènes CD, nous nous sommes concentrés sur les cellules du système immunitaire (leucocytes). Cependant, beaucoup de ces antigènes sont exprimés aussi dans d'autres types cellulaires et nous avons donné aussi quelques exemples de ces derniers. La description des fonctions de chaque antigène CD se concentre aussi sur les cellules du système immunitaire, avec à l'occasion des exemples de fonctions dans d'autres types de cellules.

Des revues détaillées de la plupart des antigènes CD, y compris une liste exhaustive des profils d'expression cellulaire et des fonctions de ces derniers dans les leucocytes aussi bien que dans d'autres types de cellules, peuvent être trouvées en ligne dans l'index CD du site Web PROW (*Protein Resources on the Web*) de la *National Library of Medicine* :

http://www.ncbi.nlm.nih.gov/PROW/

Ces revues sont régulièrement mises à jour et fournissent des listes complètes de références.

L'évolution de la recherche donnera sûrement de nouvelles informations sur nombre de ces antigènes CD ; elles enrichiront et, dans certains cas, changeront notre compréhension de ces derniers. La plupart des immunologistes pensent que de nouveaux antigènes restent à découvrir. Par conséquent, pour une information plus complète concernant un antigène CD, ou une mise à jour sur des antigènes nouveaux ou déjà décrits, consultez le site Web PROW.

Une source supplémentaire d'information est un autre site Web de la *National Library of Medicine, PubMed* :

http://www.ncbi.nlm.nih.gov/PubMed/medline.html

Ce site est une base de données bibliographiques en ligne qui contient des références, avec un résumé pour nombre d'entre elles, concernant plus de neuf millions d'articles tirés d'une collection exhaustive des revues médicales ou biologiques. Les articles allant de 1966 à ce jour sont indexés et de nouvelles références sont ajoutées quotidiennement. Un moteur de recherche du site Web permet des recherches par mots clé ou toute autre variable, telle que le nom du chercheur ou l'année de publication. Une recherche par mot clé utilisant le nom d'un antigène CD particulier fournira une liste des articles les plus récents le concernant. Pour une recherche plus exhaustive sur un antigène particulier, les synonymes donnés dans ce tableau peuvent être inclus comme mots clé alternatifs.

Antigène CD	Synonymes ; propriétés	Masse moléculaire en kDa	Expression dans les leucocytes	Fonction
CD1a, b, c, d, e	Structure semblable à celle des molécules de classe I du CMH	43-49	Cellules dendritiques, cellules B, cellules de Langerhans, certains thymocytes	Présentation d'antigènes non peptidiques ou glycolipidiques pour les réponses des cellules T
CD2	LFA-2, T11, récepteur en rosette E ; molécule d'adhésion liant le CD58	45-58	Cellules T, thymocytes, cellules NK	Molécule d'adhésion impliquée dans l'activation des cellules T
CD3	T3 ; composé de 3 chaînes polypeptidiques : γ, δ, ε	γ, 25-28 ; δ, 20 ; ε, 20	Thymocytes, cellules T, cellules T NK1	Rôle essentiel dans la transduction du signal des TCR et dans l'expression à la surface cellulaire du TCR
CD4	L3T4	55	Cellules T restreintes aux molécules de classe II du CMH, certains thymocytes, monocytes/macrophages, granulocytes	Corécepteur pour l'activation des cellules T restreintes aux molécules de classe II du CMH, marqueur de la différenciation thymique pour les cellules T ; récepteur de l'HIV

À suivre

Antigène CD	Synonymes ; propriétés	Masse moléculaire en kDa	Expression dans les leucocytes	Fonction
CD5	Leu1, T1, Ly-1	58	Cellules T matures, thymocytes précoces ; taux faibles sur un sous-groupe de cellules B matures (cellules B B1a)	Modulation positive ou négative de la signalisation venant des TCR ou des BCR, en fonction du type et du stade de développement de la cellule qui le présente
CD6	T12	105 ou 130	La plupart des cellules T périphériques, thymocytes, un sous-groupe de cellules B	Molécule d'adhésion qui lie les thymocytes en cours de développement aux cellules épithéliales thymiques ; molécule de costimulation possible pour les cellules T matures
CD7	gp40	40	Cellules hématopoïétiques pluripotentes, cellules T, thymocytes	Inconnue
CD8	T8, Leu-2, Lty-2 ; dimère membranaire de deux chaînes, hétérodimère $\alpha\beta$ ou homodimère $\alpha\alpha$		Cellules T restreintes aux molécules de classe I du CMH, certains thymocytes	Corécepteur des cellules T restreintes aux molécules de classe I du CMH
CD9	MRP-1, p24	24	Plaquettes, cellules B précoces, cellules B activées, cellules T activées, éosinophiles, basophiles	Modulation de l'adhésion cellulaire et de la migration ; déclenchement de l'activation des plaquettes
CD10	Antigène de la leucémie aiguë lymphoblastique commune (CALLA), EC 3.4.24.11 (néprilysine), enképhalinase, gp100, endopeptidase neutre (NEP), métalloendopeptidase	100	Précurseurs des cellules B, précurseurs des cellules T, cellules stromales de la moelle osseuse	Protéase
CD11a	Chaîne α de l'intégrine L, chaîne α de LFA-1 (molécule-1 α associée à la fonction des leucocytes) ; forme LFA-1 par association avec le CD18	180	Monocytes, macrophages, granulocytes, lymphocytes	Sous-unité du LFA-1, glycoprotéine membranaire qui participe à l'adhésion entre les cellules par interaction avec l'ICAM-1 (molécule 1 d'adhésion intercellulaire)
CD11b	C3biR, CR3 ; chaîne α de l'intégrine MAC-1 ; forme MAC-1 par association avec le CD18	165	Granulocytes, monocytes, cellules NK, sous-groupe de cellules T, sous-groupes de cellules B	Sous-unité de MAC-1 qui médie les interactions des neutrophiles et des monocytes avec l'endothélium stimulé, la phagocytose de particules recouvertes d'iC3b ou d'IgG, la dissémination ou la chimiotaxie des leucocytes ; molécule de liaison à un ligand qui fixe le C3b, l'ICAM-1 (le CD54), l'ICAM-2 (le CD102) et le fibrinogène
CD11c	Chaîne α des intégrines X, $\alpha x\beta 2$, chaîne α de l'intégrine CR4, antigène de la surface des leucocytes, p150, 95 ; forme le CR4 par association avec le CD18	145	Monocytes, macrophages, cellules NK, granulocytes, sous-groupe de cellules T, sous-groupe de cellules B	Sous-unité du complexe avec le CD18 qui est semblable au complexe CD11b/CD18, avec lequel il agit en coopération ; forme principale du CD11/CD18 sur les macrophages tissulaires
CD12w		90-120	Monocytes, granulocytes, plaquettes	Inconnue

Antigène CD	Synonymes ; propriétés	Masse moléculaire en kDa	Expression dans les leucocytes	Fonction
CD13	Aminopeptidase N (APN), EC3.4.11.2, gp150	150	Progéniteurs précoces des granulocytes et des monocytes (CFU-GM), granulocytes et monocytes matures, cellules stromales de la moelle osseuse, ostéoclastes, un petit nombre de grands lymphocytes granulaires	Inconnue
CD14	Récepteur du LPS (LPS-R)	53	Monocytes, macrophages, granulocytes (expression faible)	Récepteur de l'endotoxine (lipopolysaccharide [LPS]), activateur des monocytes ou des neutrophiles pour la libération de cytokines (TNF) et la régulation positive des molécules d'adhésion lorsque le LPS est fixé
CD15	Lewis X, Lex, SSEA-1, 3-FAL, 3-FL, LNFP III (lacto-*N*-néo-fucopentose III) ; polymère glucidique de masse moléculaire indéfinie de la poly-*N*-acétyl lactosamine	Non définie	Inconnue	Inconnue
CD15s	Sialyl Lewis X (sLex), Lewis X sialylé (Slex), poly-*N*-acétyl lactosamine, polymère glucidique de masse moléculaire indéfinie	Non définie	Inconnue	Inconnue
CD16	FCγRIIIA	50-80	Macrophages, cellules NK, neutrophiles	Sous-unité du récepteur de faible affinité du Fc, impliqué dans la phagocytose des antigènes complexés à un anticorps et dans la cytotoxicité dépendante des anticorps (ADCC)
CDw17	Lactosylcéramide (LacCer) ; antigène glucidique		Monocytes, granulocytes, basophiles, plaquettes, sous-groupe de cellules B périphériques ($CD19^+$), cellules dendritiques des amygdales	Inconnue ; capacité à fixer les bactéries pour un rôle éventuel dans la phagocytose
CD18	Chaîne β2 des intégrines ; sous-unité β qui se combine aux sous-unités CD11a, CD11b ou CD11c pour former des intégrines	95	Tous les leucocytes	Adhésion et signalisation dans le système hématopoïétique (voir les entrées CD11a, CD11b et CD11c)
CD19	B4	> 120	Cellules dendritiques folliculaires ; présence sur les cellules B depuis les stades les plus précocément reconnaissables des cellules de la lignée B jusqu'à leur développement en lymphoblastes, mais disparition lors de la maturation de ces derniers en plasmocytes	Partie du corécepteur des cellules B, de concert avec le CD21 et le CD81 ; molécule essentielle de la transduction du signal qui régule le développement, l'activation et la différenciation des cellules B
CD20	B1, Bp35	33	Cellules B	Inconnue
CD21	Récepteur du C3d, CR2, récepteur du virus d'Epstein Barr (EBV-R)	145 (forme membranaire) ; 130 (forme soluble	Cellules B, cellules dendritiques folliculaires, sous-groupe de thymocytes immatures	Récepteur de l'EBV, du C3d, du C3dg et de l'IC3b ; avec le CD19 et le CD81, il fait partie du corécepteur des cellules B, qui est un large complexe de transduction du signal

(*À suivre*)

Antigène CD	Synonymes ; propriétés	Masse moléculaire en kDa	Expression dans les leucocytes	Fonction
CD22	BL-CAM, Lyb8 chez la souris	140	Surface des cellules B matures, cytoplasme des cellules pro-B tardives et des cellules pré-B précoces	Molécule d'adhésion, molécule de signalisation
CD23	B6, BLAST-2, FcεRII, Leu-20 ; récepteur de faible affinité de l'IgE	45	Cellules B humaines, monocytes, cellules dendritiques folliculaires	Régulation de la synthèse de l'IgE ; déclenchement de la libération du TNF, de l'IL-1, de l'IL-6 et du GM-CSF des monocytes humains
CD24	BA-1, antigène thermostable (HSA) de la souris	35-45	Lignée B mais disparition au niveau du stade plasmocyte, granulocytes matures	Inconnue
CD25	Chaîne α du récepteur de l'IL-2, IL-2R, antigène Tac	55	Cellules T stimulées par la PHA ; cellules B stimulées par l'anti-IgM ; monocytes/macrophages stimulés par le LPS	Sous-unité α du récepteur de la cytokine IL-2
CD26	EC 3.4.14.5, protéine qui se lie à l'adénosine désaminase (protéine de liaison à l'ADA), dipeptidylpeptidase IV (ectoenzyme DPP IV)	110, 120	Cellules T matures ou activées, cellules B, cellules NK, macrophages	Molécule de costimulation dans l'activation des cellules T
CD27	S152, T14	55	Thymocytes matures, cellules T et cellules B activées, cellules NK, macrophages, la plupart des cellules T périphériques, cellules B à mémoire	Médiation d'un signal de costimulation pour l'activation des cellules T et des cellules B ; rôle dans le développement des cellules T murines
CD28	T44, Tp44	≈ 90 (forme homodimérique)	Thymocytes CD3$^+$ matures, la plupart des cellules T périphériques, plasmocytes	Costimulation de la prolifération des cellules T et de la production des cytokines après liaison du CD80 ou du CD86
CD29	Chaîne β1 des intégrines, GP, GPIIa des plaquettes, chaîne VLA-β	130	Leucocytes	Sous-unité β de l'intégrine VLA-1
CD30	Antigène Ber-H2, antigène Ki-1	120	Cellules T activées, cellules B activées, cellules NK activées, monocytes	Stimulation de la prolifération ou de l'induction de la mort cellulaire, en fonction des conditions et du type de cellule qui l'exprime
CD31	CPiia', endocam, molécule d'adhésion cellulaire endothéliale des plaquettes (PECAM-1)	130-140	Cellules endothéliales, plaquettes, monocytes, neutrophiles, cellules NK, sous-groupes de cellules T	Molécule d'adhésion
CD32	FCRII, FcγRII	40	Cellules B, granulocytes, monocytes	Récepteur de la partie Fc des molécules d'Ig complexées à un antigène
CD33	gp67, p67	67	Monocytes, précurseurs myéloïdes	Molécule de cytoadhésion dépendante de l'acide sialique, sialoadhésine
CD34	gp105-120	40 (d'après la séquence des amino acides)	Cellules souche et cellules progénitrices lympho-hématopoïétiques précoces, cellules endothéliales des petits vaisseaux, fibroblastes embryonnaires, certaines cellules du tissu nerveux fœtal ou adulte	Molécule d'adhésion cellule-cellule

Antigène CD	Synonymes ; propriétés	Masse moléculaire en kDa	Expression dans les leucocytes	Fonction
CD35	C3bR, C4bR, récepteur du complément de type un (CR1), récepteur d'adhérence immunitaire	De nombreuses formes : 160, 190, 220, 250, 165, 195, 225, 255	Érythrocytes, neutrophiles, monocytes, éosinophiles, cellules B	Récepteur des particules recouvertes de C4b/C3b, médiant leur adhérence et leur phagocytose ; facilite le clivage du C3b et du C4b, limitant ainsi l'activation du complément
CD36	GPIIIb, GPIV, antigène OKM5, PASIV	88-113 (forme plaquettaire)	Plaquettes, monocytes/macrophages matures, cellules endothéliales	Molécule d'adhésion dans l'adhésion et l'agrégation des plaquettes et dans l'interaction plaquette/monocyte ou plaquette/cellule tumorale ; molécule de reconnaissance des neutrophiles apoptotiques ; récepteur pour l'élimination des LDL oxydées
CD37	gp52-40	40-52	Cellules B ; taux faibles sur les cellules T, les neutrophiles, les granulocytes et les monocytes	Rôle dans la transduction du signal
CD38	T10	45	Stade précoce des cellules B et des cellules T, cellules B des centres germinatifs, plasmocytes	NAD glycohydrolase
CD39	Bp50	40-52	Cellules B, cellules T, neutrophiles, granulocytes, monocytes	Rôle dans la transduction du signal
CD40	Bp50	48 (monomère)	Cellules de la lignée B (des cellules pro-B aux plasmocytes), macrophages, cellules dendritiques folliculaires, cellules endothéliales, fibroblastes, kératinocytes, progéniteurs des cellules hématopoïétiques CD34⁺	Rôles dans le développement, la différenciation et la commutation de classe des cellules B ; signal d'apoptose pour les cellules B des centres germinatifs ; stimulation de la production de cytokines dans les macrophages et les cellules dendritiques ; régulation positive des molécules d'adhésion sur les cellules dendritiques
CD41	Glycoprotéine IIb (GP IIb), chaîne αIIb des intégrines ; forme le récepteur pour le fibrinogène des plaquettes par association avec le GP IIIa	Dimère αβ ; α, 125 ; β, 122	Plaquettes, mégacaryocytes	Sous-unité du récepteur des plaquettes pour le fibrinogène qui médie l'agrégation plaquettaire en agissant comme récepteur du fibrinogène ; probablement aussi récepteur du facteur de von Willebrand, de la fibronectine et de la thrombospondine
CD42a, b, c, d	a, GPIX ; b, GPIb-α ; c, GPIb-β ; d, GPV	a, 23 ; b, 135, 23 ; c, 22 ; d, 85	Plaquettes, mégacaryocytes	Adhésion des plaquettes à l'endothélium ; amplification de la réponse des plaquettes à la thrombine
CD43	gpL115, sialoglycoprotéine des leucocytes, leucosialine, sialophorine	95-115 dans les cellules T ; 115-135 dans les neutrophiles	Tous les leucocytes à l'exception de la plupart des cellules B au repos	Probablement molécule anti-adhésive (« barrière ») médiant la répulsion entre les leucocytes et les autres cellules
CD44	ECMR III, H-CAM, HUTCH-1, Hermes, Lu (*In-related*), Pgp-1, gp85	85	Surface de la plupart des types cellulaires	Molécule d'adhésion médiatrice de l'attachement des leucocytes et de leur homing vers les organes lymphoïdes périphériques et les sites d'inflammation

(*À suivre*)

Antigène CD	Synonymes ; propriétés	Masse moléculaire en kDa	Expression dans les leucocytes	Fonction
CD44R	CD44v, CD44v9 ; groupe hétérogène d'isoformes des variants du CD44 désignés par les exons des variants qu'ils contiennent (v2-V10 chez l'Homme)	85-250 dans les cellules épithéliales ; 85-200 dans les lymphocytes	Cellules épithéliales et monocytes (constitutivement), leucocytes activés	Rôle possible (en particulier pour le CD44v6) dans l'attachement des leucocytes aux cellules endothéliales, dans le roulement des leucocytes, dans le homing vers les organes lymphoïdes périphériques et les sites d'inflammation
CD45	Antigène leucocytaire commun (LCA), T200, EC 3.1.3.4. ; de nombreux isoformes différents avec des masses moléculaires différentes, par exemple, B220, CD45R, CD45RA, CD45RB, CD45RC, CD45RO	210, 220, 180, 200	Toutes les cellules hématopoïétiques ; différents isoformes sont caractéristiques de sous-groupes différenciés de diverses cellules hématopoïétiques	Rôle majeur dans l'activation des cellules T et des cellules B médiées par l'association antigène-récepteur ; rôle possible dans l'activation médiée par un récepteur dans d'autres leucocytes
CD46	Cofacteur protéique membranaire (MCP)	52-58, 35-40	Lymphocytes du sang périphérique, tissus non hématopoïétiques, tels que les glandes salivaires et des tubes rénaux	Barrière protectrice contre une activation et un dépôt inappropriés du complément sur les membranes plasmiques
CD47	Protéine associée au Rh, gp42, protéine associée aux intégrines (IAP), neutrophiline, antigène 3 du carcinome de l'ovaire (OA3)	45-60, 47-55	La plupart des cellules	Molécule d'adhésion ; récepteur de la thrombospondine
CD48	BCM1 chez la souris, Blast-1, Hu Lym3, OX-45 chez le rat	45	Tous les leucocytes à l'exception des neutrophiles	Molécule d'adhésion par l'intermédiaire de son récepteur, le CD2
CD49a	Chaîne α-1 des intégrines, chaîne α-1 de l'antigène très tardif (chaîne α du VLA-1)	200	Cellules T activées, monocytes, cellules neurales, muscle lisse	Intégrine qui s'associe au CD29, qui se lie au collagène, à la laminine-1
CD49b	Chaîne α-2 des intégrines, GPIa, chaîne α du VLA-2	160	Cellules B, monocytes, plaquettes, mégacaryocytes ; cellules neurales ; épithéliales ou endothéliales, ostéoclastes	Intégrine qui s'associe au CD29, se lie au collagène, à la laminine-1
CD49c	Chaîne α-3 des intégrines, chaîne α du VLA-3	125, 30	Cellules B, la plupart des cellules adhérentes	Intégrine qui s'associe au CD29, qui se lie au collagène, à la laminine-5, à la fibronectine, à l'entactine, à l'invasine
CD49d	Chaîne α-4 des intégrines, chaîne α du VL-4	145	La plupart des types cellulaires, y compris les cellules T, les cellules B, les monocytes, les éosinophiles, les basophiles, les mastocytes, les thymocytes, les cellules NK, les cellules dendritiques ; n'est pas exprimé sur les neutrophiles	Molécule d'adhésion cellulaire pour l'attachement aux ligands de la surface cellulaire VCAM-1 (α4β1 et α4β7) et MAdCAM-1 (α4β7) et pour l'attachement aux protéines de la matrice extracellulaire, la fibronectine (α4β1 et α4β7) et la thrombospondine (α4β1), ainsi que pour la migration et le homing des lymphocytes ; molécule de costimulation pour l'activation des cellules T
C49e	Chaîne α-5 des intégrines, chaîne α du FNR, chaîne α du VLA-5	135	Nombreux types cellulaires, y compris les cellules T à mémoire, les monocytes et les plaquettes	Intégrine qui s'associe au CD29, qui se lie à la fibronectine et à l'invasine

Antigène CD	Synonymes ; propriétés	Masse moléculaire en kDa	Expression dans les leucocytes	Fonction
CD49f	Chaîne α-6 des intégrines, gpI des plaquettes, chaîne α du VLA-6	125	Cellules T, monocytes, plaquettes, mégacaryocytes, trophoblastes	Intégrine qui s'associe au CD29, qui se lie à la laminine, à l'invasine et à la mérosine
CD50	Molécule 3 intercellulaire, ICAM-3	130	Leucocytes de toutes les lignées	Molécule de costimulation dans la réponse immunitaire ; régulateur de l'adhésion dépendante de LFA-1/ICAM-1 et de l'intégrine β
CD51	Chaîne α de VNR, chaîne α de l'intégrine V, récepteur de la vitronectine ; forme une intégrine α-V par association avec le CD61	125	Plaquettes, mégacaryotes	Sous-unité α de l'intégrine V qui se lie à la vitronectine, au facteur de von Willebrand, à la fibronectine, à la thrombospondine et probablement aux cellules apoptotiques
CD52	CAMPATH-1, HE5	25-29	Thymocytes, lymphocytes, monocytes, macrophages, cellules épithéliales bordant le tractus reproducteur mâle	Inconnue
CD53	MRC OX44	32-42	Leucocytes	Transduction du signal ; en formant des liaisons croisées favorise l'activation des cellules B humaines
CD54	Molécule d'adhésion intercellulaire 1 (ICAM-1)	90, 75-115	Cellules endothéliales activées, cellules T activées, cellules B activées, monocytes, cellules endothéliales	Ligand pour le CD11a/CD18 ou pour le CD11b/CD18 ; récepteur des rhinovirus et des cellules rouges du sang infectées par les parasites du paludisme
CD55	Facteur accélérateur de la dissociation (DAF)	70, 55	La plupart des cellules	Barrière protectrice contre une activation et un dépôt inappropriés du complément sur la membrane plasmique
CD56	Leu-19, NKH1, molécule d'adhésion des cellules neurales (NCAM)	175-220	Cellules NK humaines, un sous-groupe de cellules T CD4^{+} ou CD8^{+}	Inconnue dans le système immunitaire ; molécule d'adhésion pour les cellules du système nerveux
CD57	HNK1, Leu-7 ; antigène glucidique (oligosaccharide), constituant de nombreuses glycoprotéines		Cellules NK ; sous-groupes de cellules T, cellules B et monocytes	Inconnue
CD58	Antigène 3 associé à la fonction des lymphocytes (LFA-3)	55-70	De nombreux types de cellules hématopoïétiques ou non hématopoïétiques	Adhésion entre les cellules T tueuses et les cellules cible, entre les cellules présentatrices de l'antigène et les cellules T ou entre les thymocytes et les cellules épithéliales thymiques
CD59	IF-5Ag, H19, HRF20, MACIF, MIRL, protectine P-18	18-25	La plupart des types de cellules hématopoïétiques ou non hématopoïétiques	Inhibiteur de l'assemblage du complexe d'attaque membranaire, protégeant ainsi les cellules d'une lyse médiée par le complément ; rôle de signalisation (en tant que molécule ancrée à la GPI) dans l'activation des cellules T ; rôle possible dans l'adhésion cellulaire
CDw60	9-O-acétyl-GD3 ; modification glucidique rencontrée dans certains gangliosides		Sous-groupe de cellules T, plaquettes, épithélium du thymus, kératinocytes activés, fibroblastes de la synovie, glomérules, cellules des muscles lisses, astrocytes	Contribution possible aux signaux costimulateurs/comitogènes pour les cellules T

(À suivre)

Antigène CD	Synonymes ; propriétés	Masse moléculaire en kDa	Expression dans les leucocytes	Fonction
CD61	CD61A, GPIIb/IIIa, chaîne β3 des intégrines	110	Plaquettes, mégacaryocytes, macrophages	Sous-unité des intégrines, s'associe au CD41 (GpIIb/IIa) ou au CD51 (récepteur de la vitronectine)
CD62E	Sélectine-E, ELAM-1, LECAM-2	140	Endothélium activé de façon aigüe, lésions inflammatoires chroniques de la peau et de la synovie	Molécule d'adhésion qui médie le roulement des leucocytes sur l'endothélium activé au niveau des sites inflammatoires
CD62L	Sélectine-L, LAM-1, LECAM-1, Leu-8, MEL-14, TQ-1	65	La plupart des cellules B du sang périphérique, des cellules T, des monocytes, des granulocytes, des cellules NK ; lymphocytes de la moelle osseuse et cellules myéloïdes, thymocytes	Molécule d'adhésion qui médie le homing des lymphocytes vers les veinules post-capillaires à endothélium épais (HEV) du tissu lymphoïde périphérique et le roulement des leucocytes sur l'endothélium activé au niveau des sites inflammatoires
CD62P	Sélectine-P, GMP-140 (*granule membrane protein-140*), PADGEM (*platelet activation-dependent granule-external membrane protein*)	120	Endothélium, plaquettes, mégacaryocytes	Interaction avec le PSGL-1 pour médier l'attachement et le roulement des leucocytes à la surface des cellules endothéliales activées qui constituent la première étape de l'extravasation des leucocytes et de leur migration vers les sites d'inflammation
CD63	LIMP, MLA1, PTLGP40, gp55, LAMP-3 (*granulophysine lysosomal-membrane-associated glycoprotein 3*), antigène associé au mélanome (ME491), antigène neuroglandulaire (NGA)	40-60	Plaquettes, endothélium, neutrophiles dégranulés, monocytes, macrophages endothélium	Inconnue
CD64	FcγRI, FCRI	72	Monocytes, macrophages, cellules dendritiques du sang et des centres germinatifs, PMN activés par l'IFN–γ ou le G-CSF, cellules précoces de la lignée myéloïde	Phagocytose ; endocytose médiée par un récepteur des complexes IgG-antigène ; captation de l'antigène pour la présentation aux cellules T ; cytotoxicité cellulaire dépendante des anticorps ; médiateur de la libération par certaines cellules de cytokines et de dérivés réactifs de l'oxygène
CD65	Céramide-dodécasaccharide, VIM-2 ; glycolipide		Cellules myéloïdes	Inconnue
CD65s	CD65 ou VIM-2 sialylés ; carbohydrate		Granulocytes, monocytes	Implication possible dans la phagocytose et dans l'influx de Ca^{2+}
Cd66a	NCA-160, glycoprotéine biliaire (BGP)	160-180	Granulocytes, cellules épithéliales	Molécule d'adhésion cellulaire, récepteur de *Neisseria gonorrheae* et de *N. meningitidis* ; déclenchement de l'activation des neutrophiles
CD66b	CD67, CGM6, NCA-95	95-100	Granulocytes	Molécule d'adhésion cellulaire, déclenchement de l'activation des neutrophiles
CD66c	NCA, NCA-50/90	90	Granulocytes, cellules épithéliales	Molécule d'adhésion cellulaire, déclenchement de l'activation des neutrophiles
CD66d	CGM1	30	Granulocytes	Peu claire ; récepteur de *Neisseria gonorrheae* et de *N. meningiditis*

Antigène CD	Synonymes ; propriétés	Masse moléculaire en kDa	Expression dans les leucocytes	Fonction
CD66e	Antigène carcinoembryonnaire (CEA)	180-200	Cellules épithéliales	Peu claire ; molécule d'adhésion éventuelle
CD66f	Glycoprotéine b1 spécifique de la grossesse, SP-1, glycoprotéine spécifique de la grossesse (PSG)	54-72	Foie fœtal ; produit dans le placenta puis libéré	Peu claire ; implication éventuelle dans la régulation immunitaire et dans la protection du fœtus contre le système immunitaire maternel ; nécessaire à une grossesse menée à terme
CD68	gp110, macrosialine	110	Monocytes, macrophages, cellules dendritiques, neutrophiles, basophiles, mastocytes, cellules progénitrices myéloïdes, sous-groupe de cellules progénitrices hématopoïétiques $CD34^+$, cellules T activées, certaines cellules B du sang périphérique	Inconnue
CD69	Molécule inductrice de l'activation (AIM, de *activation-induced molecule*), EA 1, MLR3, gp34/28, activation très précoce (VEA, de *very early activation*)	60	Leucocytes activés, y compris les cellules T, les thymocytes, les cellules B, les cellules NK, les neutrophiles, les éosinophiles, les cellules de Langerhans ; sous-groupe de thymocytes matures, sous-groupe de cellules B de la zone du manteau des centres germinatifs, certaines cellules T $CD4^+$ des centres germinatifs	Implication dans les événéments précoces de l'activation des lymphocytes, des monocytes et des plaquettes : favorise l'influx de Ca^{2+}, la synthèse des cytokines et de leurs récepteurs, l'induction de l'expression des proto-oncogènes c-*myc* et c-*fos* ; rôle dans la promotion de la lyse médiée par les cellules NK activées
CD70	Ligand du CD27, antigène Ki-24	75, 95, 170	Cellules T et cellules B activées et macrophages	Ligand du CD27 ; rôle possible dans la costimulation des cellules B et des cellules T
CD71	T9, récepteur de la transferrine	190	Toutes les cellules en cours de prolifération	Assimilation du fer : se lie à la transferrine à pH neutre et internalise le complexe vers le compartiment des endosomes acides où le fer est libéré
CD72	Ly-19.2, Ly-32.2, Lyb-2	42	Cellules B (à l'exception des plasmocytes)	Inconnue
CD73	Ecto-5'-nucléotidase	69, 70, 72	Sous-populations de cellules T et de cellules B, de nombreuses cellules B du sang périphérique, cellules dendritiques folliculaires, cellules épithéliales, cellules endothéliales	Déphosphorylation des purine et des pyrimidine ribo- ou désoxyribonucléosides monophosphate en leurs nucléosides correspondants
CD74	Chaperon spécifique des molécules de classe II, Li, chaîne invariante	33, 35, 41	Cellules B, cellules T activées, macrophages, cellules endothéliales ou épithéliales activées	Tri intracellulaire des molécules de classe II du CMH
CDw75			Cellules B, sous-population de cellules T du sang périphérique, érythrocytes	Adhésion cellulaire, ligand du CD22
CDw76	Antigène glucidique		Cellules B, sous-population de cellules T	Inconnue
CD77	Antigène de groupe sanguin Pk, antigène du lymphome de Burkitt (BLA), céramide trihexoside (CTH), globotriaosylcéramide (Gb3) ; antigène sphingolipidique		Cellules B des centres germinatifs	Inconnue

(*À suivre*)

Antigène CD	Synonymes ; propriétés	Masse moléculaire en kDa	Expression dans les leucocytes	Fonction
CD79a	Ig-α, MB1	40-45	Cellules B	Composant du récepteur de l'antigène des cellules B analogue au CD3, nécessaire à l'expression à la surface cellulaire et à la transduction du signal
CD79b	B29, Ig-β	37	Cellules B	Composant du récepteur de l'antigène des cellules B analogue au CD3, nécessaire à l'expression à la surface cellulaire et à la transduction du signal
CD80	B7, B7.1, BB1	60	Cellules B et cellules T activées ; macrophages	Costimulation de l'activation des cellules T par le CD86
CD81	Cible de l'antigène-1 antiprolifératif (TAPA-1, de *target for anti-proliferative antigen-1*)	26	Largement exprimé sur les cellules hématopoïétiques ; exprimé par les cellules endothéliales et les cellules épithéliales ; absent des érythrocytes, des plaquettes et des neutrophiles	Membre du complexe de transduction du signal CD19/CD21/Leu-13, corécepteur des cellules B
CD82	4F9, C33, IA4, KAI1, R2	45-90	Cellules hématopoïétiques activées/différenciées	Transduction du signal : peut induire la dissémination des cellules T et la formation de pseudopodes, moduler la prolifération des cellules T et fournir des signaux de costimulation pour la production de cytokines ; rôle possible dans l'activation des monocytes
CD83	HB15	43	Cellules dendritiques, cellules B, cellules de Langerhans	Inconnue
CD84	GR6	73	Monocytes, plaquettes, cellules B circulantes	Inconnue
CD85	GR4	110	Plasmocytes, cellules B de la zone du manteau et des centres germinatifs, sous-population de cellules NK du sang périphérique	Rôle possible dans l'activation des cellules T dans le sang périphérique
CD86	B7.2	80	Cellules dendritiques, cellules B à mémoire, cellules des centres germinatifs, monocytes	Molécule essentielle de la costimulation des cellules T, qui entre en interaction avec le CD28 (stimulation) et le CTLA-4 (inhibition)
CD87	Récepteur de l'uPA (de *urokinase plasminogen activator*) (uPAR)	41-68, 35-59	Cellules T, cellules NK, monocytes, neutrophiles ; cellules non hématopoïétiques telles que les cellules endothéliales vasculaires, les fibroblastes, les cellules musculaires lisses, les kératinocytes, les trophoblastes placentaires, les hépatocytes	Récepteur de l'uPA, qui peut convertir le plasminogène en plasmine ; rôle possible dans l'adhérence dépendante de l'intégrine β2 et dans la chimiotaxie
CD88	Récepteur du C5a (C5aR)	43	Granulocytes, monocytes, cellules dendritiques	Inflammation médiée par le C5a ; activation des granulocytes
CD89	Récepteur du Fcα (Fcα-R), récepteur du Fc de l'IgA, récepteur de l'IgA	45-70, 55-75, 70-100, 50-65	Cellules de la lignée myéloïde des promyélocytes aux neutrophiles et des promonocytes aux monocytes ; éosinophiles activés, macrophages alvéolaires et spléniques	Induction de la phagocytose, de la dégranulation, de la poussée respiratoire, de la destruction des microorganismes

Antigène CD	Synonymes ; propriétés	Masse moléculaire en kDa	Expression dans les leucocytes	Fonction
CD90	Thy-1	25-35	Cellules souche hématopoïétiques, thymocytes, cellules T périphériques, endothélium HEV des ganglions lymphatiques humains	Implication possible dans la costimulation des lymphocytes ; inhibition possible de la prolifération et de la différenciation des cellules souche hématopoïétiques
CD91	Récepteur del'α-2-macroglobuline (ALPHA2M-R), protéine apparentée au récepteur de la lipoprotéine de faible densité (LRP)	515-85	Monocytes, de nombreuses cellules non hématopoïétiques	Récepteur de l'α-2 macroglobuline
CDw92	GR9	70	Monocytes, granulocytes, lymphocytes du sang périphérique	Inconnue
CDw93	GR11	110	Monocytes, granulocytes, cellules endothéliales	Inconnue
CD94	Kp43 ; forme un complexe avec le NKG2-A (qui contient des motifs cytoplasmiques permettant l'inhibition des immunorécepteurs *via* une tyrosine)	70	Cellules NK, sous-groupes de cellules T αβ ou γδ $CD8^+$	Sous-unité du complexe avec le NKG2-A qui est impliqué dans l'inhibition des cellules NK
CD95	APO-1, antigène Fas (Fas)	45, 90, >/200	Cellules T et cellules B activées	Médiation des signaux inducteurs de l'apoptose
CD96	TACTILE (*T-cell activation increased late expression*)	160	Cellules T activées, cellules NK	Inconnue
CD97	BL-KDD/F12	75-85	Cellules B et cellules T activées, monocytes, granulocytes	Liaison au CD55
CD98	4F2, FRP-1, RL-388 chez la souris	125	Spécifique des cellules non hématopoïétiques ; cellules activées et cellules transformées ; taux faibles sur les cellules quiescentes	Rôle dans la régulation de l'activation cellulaire
CD99	CD99R (épitope restreint au sous-groupe des molécules de CD99), E2, produit du gène *MIC2*	32	Lymphocytes du sang périphérique, thymocytes	Inconnue
CD100		300, 120	La plupart des cellules hématopoïétiques, à l'exception des cellules immatures de la moelle osseuse, cellules rouges du sang et plaquettes ; cellules T activées, cellules B des centres germinatifs	Promotion de l'activation et de l'adhésion des cellules T
CD101	P126, V7	240	Monocytes, granulocytes, cellules dendritiques, cellules T activées	Rôle possible dans l'activation des cellules T
CD102	Molécule 2 d'adhésion intercellulaire (ICAM-2)	55-65	Cellules endothéliales vasculaires, monocytes, plaquettes, certaines populations de lymphocytes au repos	Costimulation des réponses immunitaires ; recirculation des lymphocytes

(*À suivre*)

Antigène CD	Synonymes ; propriétés	Masse moléculaire en kDa	Expression dans les leucocytes	Fonction
CD103	HML-1, chaîne αE des intégrines	175	Lymphocytes intraépithéliaux (dans des tissus tels que l'intestin, les bronches, ainsi que la peau, le sein et les glandes salivaires inflammatoires), nombreuses cellules T de la lamina propria, certains lymphocytes du sang périphérique et des organes lymphoïdes périphériques	Rôle dans la rétention spécifique de tissu des lymphocytes au niveau de la surface basolatérale des cellules épithéliales intestinales ; molécule accessoire possible pour l'activation des lymphocytes intraépithéliaux
CD104	Chaîne β4 des intégrines, antigène protéique 180 spécifique des tumeur (TSP-180) chez la souris	220	Thymocytes CD4 CD8, cellules neurales, épithéliales ou parfois endothéliales, cellules de Schwann, trophoblastes	Intégrine qui s'associe au CD49f, qui se lie aux laminines
CD105	Endogline	180	Cellules endothéliales des petits ou des gros vaisseaux, monocytes et macrophages tissulaires activés, cellules stromales de certains tissus, y compris la moelle osseuse, cellules pré-B de la moelle fœtale, précurseurs érythroïdes dans la moelle osseuse fœtale ou adulte, syncytiotrophoblaste tout au long de la grossesse et cytotrophoblastes transitoirement lors du premier trimestre	Modulateur des réponses cellulaires au TGF-β1
CD106	INCAM-110, molécule 1 d'adhésion des cellules vasculaires (VCAM-1)	100-110	Cellules endothéliales	Molécule d'adhésion qui est un ligand du VLA-4
CD107a	Protéine 1 membranaire associée aux lysosomes (LAMP-1)	100-120	Membrane des lysosomes, plaquettes dégranulées, cellules T activées par la PHA, endothélium activés par le TNF-α, neutrophiles activés par FMLP	Inconnue
CD107b	Protéine 2 membranaire associée aux lysosomes (LAMP-2)	100-120	Membrane des lysosomes, plaquettes dégranulées, endothélium activés par le TNF-α, neutrophiles activés par FMLP	Inconnue
CDw108	Antigène de groupe sanguin humain de John-Milton-Hagen (JMH)	76	Lymphocytes, lymphoblastes	Protéine d'adhésion possible
CD109	8A3, E123 (7D1)	170	Cellules T activées, plaquettes activées, endothélium vasculaire	Inconnue
CD114	CSF3R, HG-CSFR, récepteur du facteur de stimulation des colonies de granulocytes (G-CSFR)	150	Tous les stades de la différenciation des granulocytes, monocytes, plaquettes matures, divers types de cellules ou de tissus non hématopoïétiques, y compris les cellules endothéliales, le placenta, les cellules trophoblastiques	Régulateur spécifique de la prolifération et de la différenciation myéloïde

Antigène CD	Synonymes ; propriétés	Masse moléculaire en kDa	Expression dans les leucocytes	Fonction
CD115	C-fms, facteur 1R de stimulation des colonies (CSF-1R), récepteur du facteur de stimulation des colonies de macrophages (M-CSFR)	150	Monocytes, macrophages	Récepteur du facteur de stimulation des colonies de macrophages (M-CSF)
CD116	Chaîne α du récepteur du GM-CSF	80	Diverses cellules myéloïdes, y compris les macrophages, les neutrophiles, les éosinophiles ; cellules dendritiques et leurs précurseurs	Sous-unité de liaison essentielle du récepteur du GM-CSF
CD117	C-KIT, récepteur du facteur des cellules souche (SCFR)	145	Cellules souche et cellules progénitrices hématopoïétiques, mastocytes	Récepteur de facteurs de croissance
CDw119	IFN-γR, IFN-γRa	90-100	Macrophages, monocytes, cellules B, endothélium	Récepteur de l'interféron
CD120a	TNFRI, p55	50-60	Cellules hématopoïétiques ou non hématopoïétiques ; taux les plus élevés sur les cellules épithéliales	Récepteur du TNF
CD120b	TNFRII, p75	75-85	Cellules hématopoïétiques ou non hématopoïétiques	Récepteur du TNF
CD121a	IL-1R, IL-1R de type 1, type 1 IL-1R	80	Thymocytes, cellules T	Récepteur de l'interleukine 1 de type I
CDw121b	IL-1R de type 2, type 2 IL-1R	60-70	Cellules B, macrophages, monocytes	Récepteur de l'interleukine 1 de type I
CD122	Chaîne β du récepteur de l'interleukine 2 (IL-2Rβ)	70-75	Cellules T, cellules B, cellules NK, monocytes/macrophages	Composant essentiel de la signalisation médiée par l'IL-2 ou l'IL-15
CD123	Sous-unité α du récepteur de l'IL3 (IL-3Rα)	70	Cellules souche de la moelle osseuse, granulocytes, monocytes, mégacaryocytes	Chaîne du récepteur de l'IL-3
CD124	IL-4R	140	Cellules hématopoïétiques ou non hématopoïétiques	Sous-unité du récepteur de l'IL-4 ou de l'IL-13
CDw125	IL-5Rα	60	Éosinophiles, cellules B activées, basophiles	Récepteur de faible affinité de l'IL-5 ; chaîne α du récepteur de l'IL-5
CD126	Récepteur de l'interleukine 6 (IL-6R) ; s'associe au CD130	80	Cellules T, monocytes, cellules B activées, hépatocytes et certaines autres cellules non hématopoïétiques	Récepteur de l'IL-6
CD127	Récepteur de l'IL-7 (IL-7R), récepteur α de l'IL-7 (IL-7Rα), P90 I17R	65-75, 90	Précurseurs des cellules B, cellules T	Récepteur spécifique de l'interleukine 7
CDw128a	CXCR1, récepteur A de l'interleukine 8 (IL-8RA)	58-67	Inconnue	Inconnue
Cw128b	CXCR2, récepteur B de l'interleukine 8 (IL-8RB)	58-67	Inconnue	Inconnue
CD130	gp130	~ 130-140	Taux faibles sur presque tous les types cellulaires	Sous-unité d'un récepteur nécessaire à la transduction du signal lorsque l'interleukine 6, l'interleukine 11, le facteur d'inhibition des leucémies, le facteur neurotrophique ciliaire, l'oncostatine M et la cardiotrophine 1 se lient à leurs récepteurs

(À suivre)

Antigène CD	Synonymes ; propriétés	Masse moléculaire en kDa	Expression dans les leucocytes	Fonction
CDw131	Sous-unité bêta commune	120-140	La plupart des cellules myéloïdes, y compris les progéniteurs précoces, les cellules B précoces	Sous-unité d'un récepteur nécessaire à la transduction du signal par les récepteurs de l'IL-3, du GM-CSF et de l'IL-5
CD132	Chaîne γ commune du récepteur des cytokines, chaîne γ commune	64, 65-70	Cellules T, cellules B, cellules NK, monocytes/macrophages, neutrophiles	Sous-unité des récepteurs de l'IL-2, de l'IL-4, de l'IL-7, de l'IL-9 et de l'IL-15
CD134	OX40	50	Cellules T activées	Costimulateur possible des molécules d'adhésion
CD135	Tyrosine kinase 3 semblable au FMS, Flk-2 chez la souris, STK-1	130	Progéniteurs multipotentiels, progéniteurs myélomonocytaires et progéniteurs des cellules B primitives	Récepteur des facteurs de croissance pour les progéniteurs hématopoïétiques précoces
CDw136	Récepteur de la protéine de stimulation des macrophages (récepteur de la msp), ron (p158-ron)	180	Monocytes ; tissus épithéliaux, y compris la peau, le rein, le poumon, le foie, l'intestin et le côlon	Induction de la migration, des changements morphologiques et de la prolifération de différentes cellules cible
CDw137	4-1BB, induite par l'activation des lymphocytes (ILA)	85	Cellules T, cellules B, monocytes	Costimulateur de la prolifération des cellules T
CD138	Protéoglycanne héparine sulfate, syndécanne-1	Inconnue	Cellules B	Liaison au collagène de type 1
CD139		209, 228	Cellules B, monocytes, granulocytes, cellules dendritiques folliculaires	Inconnue
CD140a	Récepteur du PDGF (PDGF-R), PDGFR, récepteur du facteur de croissance dérivé des plaquettes α (PDGFRa)	180	Certaines cellules endothéliales	Récepteur du facteur de croissance dérivé des plaquettes (PDGF)
CD140b	Récepteur du facteur de croissance dérivé des plaquettes β (PDGFRb)	180	Certaines cellules endothéliales	Récepteur du facteur de croissance dérivé des plaquettes (PDGF)
CD141	Fœtomoduline, thrombomoduline (TM)	75	Cellules endothéliales, mégacaryocytes, plaquettes, monocytes, neutrophiles	Molécules essentielles de l'activation de la protéine C et de l'initiation de la voie dépendante de la protéine C anticoagulante
CD142	Facteur III de la coagulation, thromboplastine, facteur tissulaire (TF)	45-47	Inductible sur les monocytes et les cellules endothéliales vasculaires par divers médiateurs de l'inflammation	Aide à l'établissement d'un environnement favorable à la coagulation
CD143	EC 3.4.15.1, enzyme de conversion de l'angiotensine (ACE), kinase II, peptidyl dipeptidase A	170, 180, 90, 110	Cellules endothéliales, macrophages activés, certaines cellules T	Enzyme important dans la régulation de la pression sanguine, qui agit essentiellement comme une peptidyl dipeptide hydrolase et est impliqué dans le métabolisme de deux peptides vasoactifs essentiels, l'angiotensine II et la bradykinine
CD144	Cadhérine-5, VE-cadhérine	135	Endothélium	Contrôle de l'adhésion cellule-cellule endothéliale, de la perméabilité et de la migration
CDw145		Inconnue	Inconnue	Inconnue

Antigène CD	Synonymes ; propriétés	Masse moléculaire en kDa	Expression dans les leucocytes	Fonction
CD146	A32, MCAM, MUC18, mel-CAM, S-endo	118	Endothélium, une sous-population de cellules T activées	Molécule d'adhésion potentielle
CD147	5A11, basigine, CE9, HT7, M6, neurothéline, OX-47, inducteur de la métalloprotéinase de la matrice extracellulaire (EMMPRIN), gp42 chez la souris	50-60	Tous les leucocytes, toutes les cellules rouges du sang, toutes les plaquettes et toutes les cellules endothéliales	Molécule d'adhésion
CD148	HPTP-êta, DEP-1 (*high-cell-density-enhanced PTP1*), p260	240-260, 200-250	Granulocytes, monocytes, cellules T, cellules dendritiques, plaquettes	Inhibition de contact de la croissance cellulaire
CDw149	MEM-133	120	Lymphocytes du sang périphérique, monocytes, neutrophiles, éosinophiles, plaquettes	Inconnue
CDw150	IPO-3, SLAM (*signaling lymphocyte activation molecule*)	75-95, 70	Thymocytes, sous-population de cellules T, cellules B, cellules dendritiques, cellules endothéliales	Costimulation des cellules B
CD151	PETA-3, SFA-1	32	Plaquettes, mégacaryocytes, cellules hématopoïétiques immatures, cellules endothéliales	Molécule d'adhésion
CD152	Protéine-4 associée aux lymphocytes T cytotoxiques (CTLA-4)	~46, ~50	Cellules T activées, peut-être certaines cellules B activées	Régulateur négatif de l'activation des cellules T
CD153	Ligand du CD30, CD30L	38-40	Cellules T activées, macrophages activés, neutrophiles, cellules B	Ligand du CD30, peut costimuler les cellules T
CD154	Ligand du CD40 (CD40L), T-BAM, protéine d'activation apparentée au TNF (TRAP), gp39	30	Cellules CD4 activées	Ligand du CD40, inducteur de la prolifération et de l'activation des cellules B
CD155	Récepteur du poliovirus (PVR)	80-90	Monocytes, macrophages, thymocytes, neurones du système nerveux central	Fonction normale inconnue ; récepteur du poliovirus
CD156	ADAM8, MS2 humain	69	Neutrophiles, monocytes	Rôle possible dans l'extravasation des leucocytes
CD157	BP-3/IF-7, BST-1, Mo5	42-45, 50	Granulocytes, monocytes, macrophages, certains progéniteurs de cellules B, certains progéniteurs de cellules T	Favorise la croissance des progéniteurs des lymphocytes
CD158a	EB6, récepteurs spécifiques des molécules de classe I du CMH, p50.1, p58.1	58, 50	Sous-population de cellules NK, certaines cellules T	Régulation de l'activité cytolytique médiée par les cellules NK par interaction avec les allèles de l'HLA-C appropriés
CD158b	GL183, récepteurs spécifiques des molécules de classe I du CMH, p50.2, p58.2	58, 50	Sous-population de cellules NK, certaines cellules T	Régulation de l'activité cytolytique médiée par les cellules NK par interaction avec les allèles de l'HLA-C appropriés

(*À suivre*)

Antigène CD	Synonymes ; propriétés	Masse moléculaire en kDa	Expression dans les leucocytes	Fonction
CD161	NKR-P1A	~80	La plupart des cellules NK, une sous-population de cellules T $CD4^+$ ou $CD8^+$, thymocytes	Modulation de la cytotoxicité médiée par les cellules NK contre certaines cibles porteuses du récepteur du Fc ; induction de la prolifération des thymocytes immatures
CD162	PSGL-1	250, 160, 220	La plupart des cellules T du sang périphérique, monocytes, granulocytes, cellules B	Médiation du roulement des leucocytes
CD163	GHI/61, M130	130	Inconnue	Inconnue
CD164	MUC-24, MGC-24v (*multi-glycosylated core protein 24*)	80	Inconnue	Inconnue
CD165	AD2, gp37	37	Lymphocytes périphériques, thymocytes immatures, monocytes, la plupart des plaquettes, thymocytes	Interactions adhésives incluant l'adhésion entre les thymocytes et les cellules épithéliales du thymus
CD166	BEN, DM-GRASP, KG-CAM, neuroline, SC-1, ALCAM (*activated-leukocyte cell-adhesion molecule*)	100-105	Cellules T activées, monocytes activés, épithélium, neurones, fibroblastes	Molécule d'adhésion qui se lie au CD6

GLOSSAIRE

Abzyme Anticorps monoclonal doué d'une activité catalytique.

Activateur (*enhancer*) Séquence régulatrice du DNA qui augmente la transcription des gènes localisée en 5' ou en 3' de ces derniers. Les activateurs se comportent indépendamment de leur orientation, ce qui fait que l'inversion de la séquence d'un activateur n'empêche pas ce dernier d'être actif.

Addition N Addition de nucléotides par la désoxynucléotidyl transférase terminale au cours des processus de jonction D-J ou V-DJ.

Addition P Addition de nucléotides venant des boucles en épingle à cheveux clivées formées par la jonction de segments géniques V-D ou D-J durant le réarrangement des gènes des Ig ou des TCR.

Adressines vasculaires Molécules d'adhésion spécifiques des tissus qui dirigent l'extravasation des différentes populations de lymphocytes circulants dans des organes lymphoïdes particuliers.

Adjuvant Substance (par exemple, l'adjuvant de Freund, l'alun, le LPS bactérien) qui augmente de façon non spécifique la réponse immunitaire à un antigène (voir le tableau 3.2).

Adjuvant complet de Freund Émulsion d'huile dans l'eau à laquelle ont été ajoutées des mycobactéries tuées par la chaleur ; les antigènes sont administrés dans l'adjuvant complet de Freund pour augmenter leur immunogénicité.

Adjuvant incomplet de Freund Adjuvant de Freund dépourvu de mycobactéries tuées par la chaleur.

Affinité Force par laquelle un ligand entre en interaction avec un site de liaison. Elle est représentée quantitativement par la constante d'affinité K_a.

Agglutination Agrégation de particules (par exemple, des billes de latex) ou de cellules (par exemple, des globules rouges du sang).

Agglutinine Substance capable de médier l'agrégation de cellules ou de particules. En particulier, une hémagglutinine provoque l'agrégation des cellules rouges du sang.

Agrétope Région d'un peptide antigénique apprêté qui se lie à une **molécule du CMH** (voir la figure 3.9).

Allèle Deux ou plusieurs formes alternatives d'un gène au niveau d'un **locus** particulier qui confèrent des caractères différents. La présence d'allèles multiples se traduit par un **polymorphisme**.

Allergène Antigènes non infectieux qui induisent des réactions d'**hypersensibilité**, le plus habituellement des réactions de type I médiées par l'IgE.

Allergie Réactions d'**hypersensibilité** qui peuvent induire le rhume des foins, l'asthme, la **maladie sérique**, l'**anaphylaxie** systémique ou une dermatose de contact.

Allo-antigène Déterminants antigéniques présents sur des molécules qui diffèrent selon les membres d'une même espèce en raison d'une variation génétique.

Allogénique Caractérise les membres d'une même espèce qui diffèrent génétiquement.

Allogreffe Transplantation d'un tissu entre des individus **allogéniques**.

Allotype Groupe de **déterminants allotypiques** caractéristiques de certains membres d'une espèce, mais pas de tous.

Alpha-fœto protéine (AFP) *Voir* **Antigène tumoral oncofœtal**.

Amygdales Structures nodulaires contenant un réseau de cellules réticulaires et de fibres qui contiennent des lymphocytes, des macrophages, des granulocytes et des mastocytes. Elles défendent l'organisme contre les antigènes pénétrant par les voies nasale ou orale.

Analyse selon Ouchterlony Technique de double immunodiffusion impliquant la diffusion de l'antigène et de l'anticorps au sein d'un gène et se traduisant par la formation d'une bande de précipité visible dans la région d'**équivalence** (voir la figure 6.6).

Anaphylatoxines Produits C3a et C5a de la coupure du **complément** qui médient la **dégranulation** des mastocytes et des basophiles, ce dont il résulte la libération de médiateurs qui induisent la contraction des muscles lisses et augmentent la perméabilité vasculaire.

Anaphylaxie Réaction d'hypersensibilité immédiate de type I déclenchée par la **dégranulation** des mastocytes médiée par l'IgE. L'anaphylaxie systémique conduit à un état de choc et elle est souvent fatale. L'anaphylaxie localisée implique divers types de réactions **atopiques**.

Anergie État de non réponse aux antigènes.

Anergie clonale État physiologique où les cellules sont incapables d'être activées par l'antigène.

Angiœdème héréditaire Déficit autosomique dominant de l'inhibiteur du complément C1 qui conduit à un œdème localisé ; l'affection peut être aiguë lorsqu'elle affecte le tractus respiratoire.

Anticorps Protéine (immunoglobuline) constituée de deux chaînes lourdes identiques et de deux chaînes légères identiques, qui reconnaît un **épitope** particulier d'un antigène et facilite l'élimination de ce dernier (voir la figure 4.2). Un anticorps membranaire est exprimé par les **cellules B** qui n'ont pas rencontré l'antigène. L'anticorps sécrété est produit par les **plasmocytes**. Certains anticorps sont des multiples de la structure à quatre chaînes de base.

Anticorps anti-idiotype Anticorps secondaire (Ac-2) qui est spécifique du **paratope** d'un anticorps primaire (Ac-1) et mime ainsi l'**épitope** de l'antigène d'origine. Il représente une image interne de l'antigène d'origine et peut ainsi être efficace comme vaccin, ce qui évite une immunisation avec un pathogène.

Anticorps bi-spécifique Anticorps hybride réalisé soit par union chimique de deux anticorps différents, soit par fusion d'hybridomes qui produisent des anticorps monoclonaux différents.

Anticorps fluorescent Anticorps avec un fluorochrome conjugué à sa région Fc utilisé pour marquer les molécules de la surface cellulaire ou les tissus ; la technique est appelée immunofluorescence.

Anticorps humanisé Anticorps qui contient les séquences des amino acides qui assurent la liaison à l'antigène venant d'une autre espèce insérées dans l'armature de la séquence d'une immunoglobuline humaine.

Anticorps incomplet Anticorps qui se fixe à l'antigène mais qui n'induit pas l'agglutination.

Anticorps monoclonal Préparation homogène de molécules d'anticorps produite par un seul clone de cellules de la lignée B, souvent un hybridome, qui ont toutes la même spécificité antigénique (voir la figure 4.22).

Anticorps polyclonal Mélange d'anticorps produit par toute une variété de clones de cellules B qui ont reconnu le même antigène. Bien que tous les anticorps réagissent avec l'antigène qui a servi à l'immunisation, ils diffèrent les uns des autres par la séquence de leurs amino acides.

Antigène Substance (habituellement étrangère) qui se lie spécifiquement à un anticorps ou au récepteur des cellules T ; souvent utilisé comme synonyme d'**immunogène**.

Antigène carcino-embryonnaire Antigène oncofœtal (trouvé non seulement à la surface des cellules cancéreuses mais aussi des cellules normales) qui peut être un antigène associé à une tumeur.

Antigène CD Molécule de la membrane cellulaire utilisée pour différencier les sous-populations de leucocytes humains et identifiée par un anticorps monoclonal. Tous les anticorps monoclonaux qui réagissent avec la même molécule membranaire sont rassemblés dans un groupe commun de différenciation, ou CD (de *cluster of differentiation*) (voir le tableau 2.4).

Antigène commun leucocytaire (LCA) L'antigène commun leucocytaire est le CD45, qui est une tyrosine protéine phosphatase trouvée sur tous les leucocytes. Il existe plusieurs formes de CD45.

Antigène de différenciation Marqueur de la surface cellulaire qui n'est exprimé que lors d'une étape particulière du développement ou par une lignée cellulaire particulière.

Antigène d'histocompatibilité Famille de protéines qui déterminent la capacité d'un individu à accepter des greffes de tissus ou de cellules venant d'un autre individu. Les antigènes majeurs d'histocompatibilité, qui sont codés par le **CMH**, interviennent dans la présentation de l'antigène.

Antigène du groupe sanguin ABO Déterminants antigéniques du système du groupe sanguin définis par l'agglutination des cellules rouges du sang exposées à des anticorps anti-A ou anti-B.

Antigène Rh L'un des très nombreux antigènes présents à la surface des cellules du sang qui constituent le groupe sanguin Rh. Voir aussi **Érythroblastose fœtale**.

Antigène thymodépendant Protéine soluble que ne peut induire la production d'anticorps qu'avec l'aide des cellules TH ; une réponse à de tels antigènes implique une commutation de classe, une maturation de l'affinité et une production de cellules à mémoire (voir le tableau 11.2).

Antigène thymo-indépendant (TI) Les réponses des cellules B aux antigènes TI ne nécessitent pas l'intervention des cellules T. Il y a deux types d'antigènes TI : la plupart des antigènes TI-1 sont des activateurs polyclonaux des cellules B et agissent indépendamment de la spécificité antigénique des cellules B ; les antigènes TI-2 activent les cellules B en effectuant des liaisons croisées étendues du récepteur de la mIg et ils suscitent des réponses spécifiques d'un antigène (voir le tableau 11.2).

Antigène tumoral oncofœtal Antigène qui est présent lors du développement fœtal mais qui n'est pas exprimé dans les tissus sauf dans les cellules tumorales. L'alpha-fœto protéine (AFP) et l'antigène carcino-embryonnaire (CEA) en sont deux exemples qui ont été associés à divers cancers (voir le tableau 22.3).

Antigènes de transplantation associés aux tumeurs (TATA) Antigènes qui sont exprimés sur des tumeurs particulières ou des types de tumeurs mais ne sont pas spécifiques des cellules tumorales. Ils sont généralement absents de la plupart des cellules adultes normales où ils y sont exprimés à des taux faibles.

Antigènes de transplantation spécifique de tumeurs (TSTA) Antigènes spécifiques des cellules tumorales.

Antigènes tumoraux Protéines de la surface cellulaire présentes à la surface des cellules tumorales qui peuvent induire une réponse immunitaire à médiation cellulaire. Certains ne sont trouvés sur certaines tumeurs ; d'autres sont aussi rencontrés sur les cellules normales (voir la figure 22.6).

Antigénicité Capacité de se combiner spécifiquement à des anticorps ou à des récepteurs des cellules T/CMH.

Apoptose Changements morphologiques associés à la mort cellulaire programmée, incluant la fragmentation du noyau, la turgescence de la membrane plasmique et la libération de corps apoptotiques qui sont phagocytés (voir la figure 2.3). Contrairement à la **nécrose**, elle ne se traduit pas par des lésions des cellules avoisinantes.

Appendice Poche bien définie de tissu lymphoïde organisé qui s'ouvre dans l'intestin.

Apprêtement de l'antigène Dégradation des antigènes par l'une des deux voies donnant des peptides antigéniques qui sont présentés liés aux molécules du CMH à la surface des cellules présentatrices de l'antigène ou des cellules du Soi altérées (voir la figure 8.8).

Armature Séquence relativement conservée d'amino acides localisée de part et d'autre des régions hypervariables des domaines variables des chaînes lourdes et des chaînes légères des immunoglobulines (voir la figure 4.8).

Atopique Caractéristique des manifestations cliniques de l'hypersensibilité de type I (médiées par l'IgE) incluant la rhinite allergique (le rhume des foins), l'eczéma, l'asthme et diverses allergies alimentaires.

Atténuer Diminuer la virulence d'un pathogène et le rendre incapable de provoquer une maladie. De nombreux vaccins sont des bactéries ou des virus atténués qui augmentent l'immunité protectrice sans provoquer d'infections dangereuses.

Autocrine État dans lequel la cellule activée par une cytokine est la source de la cytokine.

Autogreffe Tissu greffé d'une partie du corps sur une autre partie du même individu.

Auto-immunité Réponse immunitaire anormale contre les antigènes du Soi.

Autologue Caractérise les cellules, les tissus et les organes transplantés dérivés du même individu.

Autosomique Caractéristique de tous les chromosomes, à l'exception des chromosomes sexuels.

Autotolérance Non réponse aux auto-antigènes.

Avidité Force de liaison antigène-anticorps lorsque les épitopes multiples d'un antigène réagissent avec les sites de liaison multiples d'un anticorps. *Voir aussi* **Affinité**.

B220 Forme du CD45, qui est une tyrosine protéine phosphatase.

B7-1 Protéine de 60 kDa, connue aussi sous le nom de CD80, qui est un ligand de costimulation pour le CD28 et un ligand inhibiteur lorsqu'elle entre en interaction avec le CTLA-4.

B7-2 Protéine de 80 kDa, connue aussi sous le nom de CD86, qui est un ligand de costimulation pour le CD28 et un ligand inhibiteur lorsqu'elle interagit avec le CTLA-4.

Bacille de Calmette-Guérin *Voir* **BCG**.

Bactériémie Infection dans laquelle des bactéries vivantes sont présentes dans le sang.

Basophile Granulocyte non phagocytaire qui exprime des récepteurs du Fc pour l'IgE (voir la figure 2.10). La liaison croisée médiée par l'antigène de l'IgE lié induit la **dégranulation** des basophiles.

BCG (Bacille de Calmette-Guérin) Forme atténuée de *Mycobacterium bovis* utilisée comme vaccin spécifique ou comme composant d'un adjuvant.

Bénin Caractérise une forme non maligne d'une néoplasie ou une forme atténuée d'une maladie.

Bourse de Fabricius **Organe lymphoïde primaire** des oiseaux où s'effectue la maturation des cellules B. La moelle osseuse est l'équivalent fonctionnel chez les mammifères.

Bradykinine Peptide produit de façon endogène qui déclenche une réaction inflammatoire.

Caillot Masse coagulée ; se réfère habituellement au sang coagulé où la conversion du fibrinogène du plasma en fibrine a produit une substance gélatineuse contenant des cellules rouges incluses.

Calcineurine Protéine phosphatase dépendante du calcium et de la calmoduline.

CAM *Voir* **Molécules d'adhésion cellulaire**.

Canal thoracique Le plus gros des vaisseaux lymphatiques. Il ramène la lymphe à la circulation en se déversant dans la veine sous-clavière gauche près du cœur.

Carcinome Tumeur venant de tissus endo- ou ectodermiques (par exemple la peau ou l'épithélium). La plupart des cancers (> 80 %) sont des carcinomes.

Caryotype Constitution chromosomique d'une cellule donnée.

Caspase Famille de cystéine protéases qui clivent après un résidu aspartate. Le terme caspase incorpore ces éléments (cystéine, *asp*artate, proté*ase*) qui jouent des rôles importants dans la chaîne des réactions qui conduit à l'**apoptose**.

CD (de *cluster of differentiation*) Collection d'anticorps monoclonaux qui tous reconnaissent un antigène trouvé sur un type ou des types particuliers de cellules différenciées. Chaque antigène reconnu par une telle collection d'anticorps est appelé marqueur CD et il est assorti d'un numéro d'identification spécifique.

CD3 Complexe polypeptidique contenant trois dimères : un hétérodimère $\gamma\varepsilon$, un hétérodimère $\varepsilon\delta$ et soit un homodimère $\zeta\zeta$, soit un hétérodimère $\zeta\eta$ (voir la figure 9.9). Il est associé au récepteur des cellules T et intervient dans la transduction du signal.

CD4 Glycoprotéine qui sert de corécepteur sur les cellules T restreintes aux molécules de classe II du CMH. La plupart des cellules T auxiliaires sont $CD4^+$.

$CD4^+$ simple positif Thymocytes qui expriment un corécepteur CD4.

CD8 Protéine dimérique qui sert de corécepteur aux cellules T restreintes aux molécules de classe I du CMH. La plupart des cellules T cytotoxiques sont $CD8^+$.

$CD8^+$ simple positif Thymocytes qui expriment un corécepteur CD8.

CD28 Protéine de la membrane des cellules T qui est le récepteur des ligands de costimulation sur les cellules présentatrices de l'antigène.

CD40 Molécule de la surface des cellules B qui est le récepteur d'un signal de survie délivré par la gp39 sur la surface des cellules T auxiliaires. Le CD40 est un membre de la famille des récepteurs du TNF.

CD45 Tyrosine protéine phosphatase qui a plusieurs formes moléculaires différentes. Elle est connue comme l'antigène commun des leucocytes (LCA, de *leucocyte common antigen*) et elle est trouvée à la surface de tous les leucocytes.

Cellule B Lymphocyte qui se développe dans la moelle osseuse et exprime un anticorps membranaire. Après interaction avec l'antigène, elle se différencie en plasmocytes sécréteurs d'anticorps et en cellules à mémoire.

Cellule de Kupffer Type de macrophage tissulaire fixe trouvé dans le foie.

Cellule de Langerhans Type de **cellule dendritique** trouvée dans l'épiderme qui porte des récepteurs du Fc.

Cellule de myélome Plasmocyte cancéreux.

Cellule dendritique circulante Cellules dendritiques qui ont capté un antigène et qui migrent vers un tissu lymphoïde secondaire, tel qu'un ganglion lymphatique.

Cellule dendritique folliculaire Cellule avec de nombreuses expansions dendritiques trouvée dans les follicules des ganglions lymphatiques. Bien qu'elles n'expriment pas les molécules de classe II du CMH, elles sont richement dotées de récepteurs pour le complément et de récepteurs du Fc pour les anticorps. Elles appartiennent à une lignée distincte de celle des cellules dendritiques qui portent les molécules de classe II du CMH.

Cellule double négative (DN) Étape du développement des cellules T où la cellule α/β en cours de différenciation n'a pas le récepteur des cellules T et ne présente ni le corécepteur CD4 ni le corécepteur CD8.

Cellule double positive (DP) Étape du développement des cellules T où la cellule α/β en cours de différenciation présente le récepteur des cellules pré-T et les deux corécepteurs CD4 et CD8.

Cellule effectrice Toute cellule capable de médier une fonction immunitaire (par exemple, les cellules T_H activées, les CTL et les plasmocytes).

Cellule mésangiale Type de macrophage trouvé dans le rein.

Cellule microgliale Type de macrophage trouvé dans le système nerveux central.

Cellule nulle Petite population de lymphocytes du sang périphérique qui n'ont pas les marqueurs membranaires caractéristiques des cellules B ou des cellules T. Les cellules NK appartiennent à ce groupe.

Cellule pré-B (précurseur des cellules B) Stade du développement des cellules B qui suit le stade des cellules pro-B. Les cellules pré-B produisent des chaînes lourdes μ cytoplasmiques et la plupart d'entre elles présentent le récepteur des cellules pré-B.

Cellule présentatrice de l'antigène (APC, de *antigen-presenting cell*) Cellule qui peut apprêter et présenter les peptides antigéniques en association avec des **molécules de classe II du CMH** et délivrer un **signal de costimulation** nécessaire à l'activation des cellules T. Les macrophages, les cellules dendritiques et les cellules B constituent les APC professionnelles (voir la figure 10.18). Les APC non professionnelles qui n'interviennent dans la présentation d'un antigène que pendant de courtes périodes, incluent les cellules épithéliales thymiques et les cellules endothéliales vasculaires.

Cellule pro-B (progéniteur des cellules B) Première cellule distincte de la lignée des cellules B.

Cellule progénitrice Cellule qui a perdu la capacité d'autorenouvellement et qui est engagée dans la création d'une lignée cellulaire particulière.

Cellule progénitrice lymphoïde Cellule engagée vers la lignée lymphoïde d'où dérivent tous les lymphocytes.

Cellule souche Cellule dont dérivent les cellules différenciées.

Cellule souche hématopoïétique (HSC, de *hematopoïetic stem cell*) Type cellulaire dont dérivent toutes les lignées des cellules sanguines.

Cellule souche myéloïde Cellule qui peut donner naissance à de nombreux types de cellules myéloïdes.

Cellule stromale Cellule non hématopoïétique qui favorise la croissance et la différenciation des cellules hématopoïétiques.

Cellule T Lymphocyte qui effectue sa maturation dans le thymus et exprime le récepteur des cellules T, le CD3 et le CD4 ou le CD8. Plusieurs sous-populations distinctes de cellules T sont connues.

Cellule T NK1 Lymphocyte présentant certaines caractéristiques des cellules T (il a des récepteurs des cellules T), ainsi que des caractéristiques des cellules NK.

Cellule tueuse activée par les lymphokines (LAK) Cellules anti-tumorales générées en traitant des leucocytes du sang périphérique de sujets atteints de tumeur par de fortes concentrations d'IL-2. Elles viennent de la population des cellules NK.

Cellule voilée Variante morphologique des cellules de Langerhans qui passent des sites d'acquisition de l'antigène aux tissus lymphoïdes secondaires. Les extensions dendritiques que ces cellules enroulent autour d'elles-mêmes produisent l'impression d'un voile.

Cellules à mémoire Lymphocytes créés à la suite de rencontres avec un antigène, caractérisés par une longue durée de vie ; ils sont plus facilement stimulés que les lymphocytes naïfs et ils médient une **réponse immunitaire secondaire** lors de rencontres ultérieures avec l'antigène.

Cellules dendritiques **Cellules présentatrices de l'antigène** professionnelles qui ont de longues expansions membranaires ressemblant aux dendrites des cellules nerveuses. Elles sont trouvées dans les ganglions lymphatiques, la rate et le thymus (cellules dendritiques folliculaires et cellules dendritiques interdigitées), dans la peau (cellule de Langerhans), ainsi que dans d'autres tissus (cellules dendritiques interstitielles). Étant donné qu'elles expriment les molécules de classe II du CMH et les molécules de costimulation B7, les cellules dendritiques sont des présentatrices efficaces de l'antigène aux cellules T auxiliaires.

Cellules dendritiques interdigitées Cellules dendritiques trouvées dans le sang et dans les zones des cellules T du tissu lymphoïde secondaire et de la médullaire du thymus.

Cellules dendritiques interstitielles Cellules dendritiques qui peuplent la plupart des organes (par exemple, le cœur, les poumons, le foie, les reins et le tractus gastro-intestinal).

Cellules M Cellules spécialisées de la muqueuse intestinale et d'autres sites, tel que le tractus uro-génital, qui délivrent l'antigène de la face apicale de la cellule à des lymphocytes groupés dans des poches de la face baso-latérale de cette dernière.

Cellules NK (*natural killer*) Classe de grands lymphocytes granulaires cytotoxiques qui n'ont pas les récepteurs des cellules T ou des cellules B. Ce sont des cellules tueuses, des cellules tumorales indépendantes des anticorps ; elles peuvent aussi participer à la **cytotoxicité à médiation cellulaire dépendante d'un anticorps.**

Cellules T auxiliaires (T_H) Cellules T qui sont stimulées par l'antigène pour fournir des signaux qui déclenchent les réponses immunitaires.

Cellules T cytotoxiques (TC) Cellules T qui tuent les cellules cible d'une façon spécifique de l'antigène.

Cellules T suppressives (T_S) Population de cellules T que l'on pense distinctes des cellules T_H et T_C qui suppriment les branches humorale et à médiation cellulaire du système immunitaire d'une façon spécifique de l'antigène.

Cellules T_{DTH} Généralement lymphocytes $CD4^+$ dérivés d'une cellule T_H qui médie une **hypersensibilité de type retardé**.

Centre germinatif Région des ganglions lymphatiques et de la rate où se produit l'activation, la prolifération et la différenciation des cellules B (voir la figure 11.17). Les centres germinatifs sont des sites d'intense mutation et de sélection des cellules B.

Centroblaste Cellule B proliférative du centre germinatif trouvée dans la zone sombre.

Centrocyte Cellule B non proliférative du centre germinatif trouvée dans la zone claire.

Chaîne invariante (Ii) Composant de la protéine de classe II du CMH qui ne présente pas de polymorphisme génétique. La chaîne Ii stabilise la molécule de classe II avant qu'elle n'acquière un peptide antigénique.

Chaîne J (de jonction) Polypeptide qui relie les chaînes lourdes des unités monomériques de l'IgM polymérique ou de l'IgA dimérique ou trimérique. L'union est réalisée par des liaisons disulfure entre la chaîne J et les cystéines carboxy-terminales des chaînes lourdes de l'IgM et de l'IgA (voir la figure 4.13).

Chaîne kappa (κ) Un des deux types de chaînes légères. Lambda est l'autre type.

Chaîne lamda (λ) Un des deux types de chaînes légères. Kappa est l'autre type.

Chaîne légère de substitution Chaîne constituée des polypeptides **Vpré-B** et **λ5** qui s'associe aux chaînes lourdes μ lors du stade cellule pré-B du développement des cellules B pour former le récepteur des cellules pré-B.

Chaîne lourde H Le plus gros polypeptide d'une molécule d'anticorps ; elle est composée d'un domaine variable (V_H) et de trois ou quatre domaines constants (C_H1, C_H2, etc.). Il y a cinq classes majeures de chaînes lourdes chez l'Homme (les chaînes α, γ, δ, ε et μ), qui déterminent l'**isotype** d'un anticorps (voir le tableau 4.1).

Chaînes légères (L) Polypeptides des immunoglobulines de type lambda ou de type kappa qui s'unissent aux polypeptides des chaînes lourdes pour former l'hétérodimère de l'anticorps.

Chémoattractant (*chimioattractant*) Substance qui attire les leucocytes. Certains chémoattractants provoquent aussi des modifications significatives dans la physiologie des cellules qui portent des récepteurs de ces chémoattractants.

Chémokine L'un des polypeptides sécrétés, de faible masse moléculaire, qui médient la **chimiotaxie** pour différents leucocytes et régulent l'expression et/ou l'adhésivité des **intégrines** des leucocytes (voir le tableau 15.2).

Chimère Animal ou tissu composé d'éléments dérivés d'individus génétiquement distincts. La **souris SCID humanisée** est une chimère (voir la figure 23.2). De même, anticorps qui contient la séquence des amino acides d'une espèce dans une région et la séquence des amino acides d'une deuxième espèce dans une autre région (par exemple, un anticorps avec une région constante humaine et une région variable de souris).

Chimiotaxie Mouvement directionnel des cellules dans le sens du gradient de concentration de certaines substances.

Cils Projection en forme de poils à la surface des cellules épithéliales des tractus respiratoire ou gastro-intestinal. Les cils participent à l'éjection des microbes hors du tractus.

Clone Cellules venant d'une unique cellule progénitrice.

CMH (complexe majeur d'histocompatibilité) Complexe de gènes codant des molécules de la surface cellulaire requises pour la présentation de l'antigène aux cellules ou un rejet rapide des greffes. Il est appelé complexe H-2 chez la souris et complexe HLA chez l'Homme.

Coloration directe L'une des variantes de la coloration par un anticorps fluorescent dans laquelle l'anticorps primaire est directement conjugué au marqueur fluorescent.

Commutation de classe (d'isotype) Changement de la classe d'anticorps que produit une cellule B.

Commutation d'isotypes Conversion d'une classe d'anticorps (**isotype**) en une autre résultant du réarrangement géniques des gènes de la région constante des chaînes lourdes dans les cellules B ; appelée aussi commutation de classe.

Compétition antigénique Inhibition de la réponse immunitaire à un antigène par immunisation avec divers antigènes. Par exemple, la réponse anticorps aux cellules rouges du sang de cheval est inhibée par une immunisation antérieure par des cellules rouges de mouton.

Complément Groupe de protéines sériques qui participe à une cascade enzymatique conduisant finalement au **complexe d'attaque membranaire cytolytique** (voir les tableaux 13.1 et 13.2).

Complexe d'attaque membranaire (MCA, de *membrane-attack complex*) Complexe constitué des composants C5-C9 du complément formé dans les étapes terminales, soit de la voie classique, soit de la voie alterne du complément et médie la lyse cellulaire en créant un pore membranaire dans la cellule cible.

Complexe H-2 Terme qui désigne le **CMH** de la souris.

Complexe HLA (*human leucocyte antigen*) Terme qui caractérise le **CMH** chez l'Homme.

Complexe immun Complexe macromoléculaire d'un anticorps lié à l'antigène qui parfois inclut des composants du **complément**. Le dépôt des complexes immuns dans divers tissus se traduit par une **hypersensibilité** de type III.

Composant sécrétoire Fragment du **récepteur des Ig polymérisées** qui reste lié à l'Ig après la transcytose à travers un épithélium et après le clivage (voir la figure 4.15).

Congénique Se rapporte à des individus qui diffèrent génétiquement au niveau d'un seul locus ou région génétique ; appelés aussi co-isogéniques.

Congénique recombinante Souches de souris obtenues par le processus de dérivation d'une souche congénique qui diffèrent dans la partie de la région du gène venant de la souche du donneur (voir la figure 7.4).

Conjugué haptène-porteur Combinaison covalente d'une petite molécule avec une grosse molécule ou structure immunogène servant de porteur.

Conjugué T-B Association spécifique d'un antigène entre une cellule B présentatrice de l'antigène et une cellule T_H spécifique du peptide antigénique présenté.

Corécepteur des cellules B Complexe de trois protéines (le CR2, le CD19 et le TAPA-1) associé au récepteur des cellules B (voir la figure 11.9). On pense qu'il amplifie le signal activateur induit par la liaison croisée du récepteur.

Cortex Couche externe ou périphérique d'un organe.

Cosmide Plasmide génétiquement modifié qui contient les sites Cos du phage λ. Utilisé comme vecteur de clonage pour les gros fragments de DNA étranger.

CR1 Récepteur 1 du complément ou CD35, récepteur de la surface cellulaire présent sur toute une variété de cellules lymphoïdes, myéloïdes ou d'autres types. Les fonctions du CR1 incluent l'opsonisation et l'élimination des complexes immuns.

CR2 Récepteur 2 du complément ou CD21, molécule de la surface cellulaire présente sur les cellules B, les cellules dendritiques et l'épithélium du col de l'utérus et du nasopharynx. Le CR2 intervient dans l'activation des cellules B et il est le récepteur du virus d'Epstein-Barr.

CSF multilignées (M-CSF) Cytokine qui favorise la différenciation et la croissance de nombreuses lignées cellulaires myéloïdes.

CTL *Voir* **Lymphocyte T cytotoxique**.

Cyclosporine A Produit d'origine fongique utilisé comme médicament pour supprimer le rejet des allogreffes. Le composé bloque l'activation des cellules T en interférant avec les facteurs de transcription et en prévenant l'activation des gènes.

Cytokine L'une des nombreuses protéines sécrétées, de faible masse moléculaire, qui régulent l'intensité et la durée de la réponse immunitaire en manifestant toute une série d'effets sur les lymphocytes et les autres cellules immunitaires (voir le tableau 12.1).

Cytotoxicité à médiation cellulaire dépendante des anticorps (ADCC, de *antibody-dependent cell-mediated cytotoxicity*) Réaction à médiation cellulaire dans laquelle des cellules cytotoxiques non spécifiques qui expriment des **récepteurs du Fc** (par exemple les cellules NK, les neutrophiles, les macrophages) reconnaissent l'anticorps lié à une cellule cible et provoquent alors la lyse de la cellule cible (voir la figure 14.12).

Cytotoxique Qui a la capacité de tuer les cellules.

Défensines Peptides antimicrobiens riches en cystéine, chargés positivement, qui contiennent 25 à 35 amino acides et sont trouvés dans les macrophages et les neutrophiles.

Déficit en adhésion leucocytaire Maladie héréditaire dans laquelle les leucocytes sont incapables de réaliser la migration dépendante de l'adhésion dans les sites d'inflammation. Des infections bactériennes récurrentes et une diminution de la cicatrisation des blessures sont caractéristiques de cette maladie.

Dégranulation Libération du contenu des granules cytoplasmiques par les **basophiles** et les **mastocytes** à la suite de la liaison croisée (habituellement par l'antigène) de l'IgE liée (voir la figure 16.6). Elle est caractéristique de l'**hypersensibilité** de type I.

Délétion clonale Mort induite des membres d'un clone de lymphocytes présentant des récepteurs inappropriés (ceux qui réagissent fortement avec le Soi au cours du développement, par exemple).

Dérive antigénique (*antigenic drift*) Série de mutations ponctuelles spontanées qui génèrent des variations antigéniques mineures dans les pathogènes et conduit à des différences dans les souches.

Derme Couche de la peau située sous l'épiderme qui contient des vaisseaux sanguins ou lymphatiques, des follicules pileux, des nerfs et des terminaisons nerveuses.

Déterminant allotypique Déterminant antigénique qui varie selon les membres d'une espèce. Les régions constantes des anticorps possèdent des déterminants allotypiques (voir la figure 4.17b).

Déterminant antigénique Site d'un antigène qui est reconnu et fixé par un anticorps particulier, un complexe TCR-peptide-CMH ou un complexe TCR-ligand-CD1 ; appelé aussi **épitope**.

Déterminant isotypique **Déterminant antigénique** au sein des régions constantes des immunoglobulines qui est caractéristique d'une espèce (voir la figure 4.17).

Déterminants conformationnels Épitopes d'une protéine constitués d'amino acides qui sont proches les uns des autres dans la structure tridimensionnelle de la protéine mais éloignés dans la séquence des amino acides.

Déterminants mineurs stimulateurs des lymphocytes Déterminants antigéniques qui sont codés par les rétrovirus endogènes de la famille des virus de la tumeur mammaire murine et présentés à la surface de certaines cellules.

Diabète sucré insulinodépendant Maladie auto-immune causée par une attaque auto-immune du pancréas dirigée contre les cellules spécialisées dans la production de l'insuline, appelées îlôts de Langerhans, disséminées dans le pancréas.

Dialyse à l'équilibre Technique expérimentale qui peut être utilisée pour déterminer l'affinité d'un anticorps vis-à-vis d'un antigène ainsi que sa **valence** (voir la figure 6.2).

Diapédèse Passage des cellules du sang à travers la paroi intacte d'un vaisseau sanguin.

Domaine Partie d'une chaîne polypeptidique repliée de façon indépendante qui forme une unité structurale au sein d'une protéine. Voir aussi **Repliement immunoglobulinique**.

Dosage par plage hémolytique Technique *in vitro* permettant de détecter les **plasmocytes** par leur capacité à lyser les érythrocytes sensibilisés par un antigène en présence du complément, formant alors des plages visibles (voir la figure 23.1).

Double immunodiffusion Type d'analyse par précipitation au sein d'un gel dans laquelle l'antigène et l'anticorps diffusent tous deux radialement l'un vers l'autre à partir de puits ; il s'établit donc un gradient de concentration. Lorsque l'équivalence est atteinte, une ligne visible de précipitation, ou ligne de précipitation, se forme.

E2A Facteur de transcription nécessaire à l'expression des gènes activateurs de la recombinase (RAG) ainsi que de l'expression du composant lambda 5 (λ5) du récepteur des cellules pré-B lors du développement des cellules B. Il est essentiel au développement des cellules B.

Effet porteur Réponse immunitaire secondaire à un haptène qui dépend de l'**haptène** et du **porteur** utilisés dans l'immunisation initiale.

Effet prozone Diminution apparente de la réaction antigène-anticorps observée parfois lorsque la concentration de l'antigène ou de l'anticorps est augmentée.

Électrophorèse en fusée Électrophorèse d'un échantillon d'un antigène chargé négativement dans un gel qui contient l'anticorps. Le précipité formé entre l'antigène et l'anticorps a la forme d'une fusée dont la hauteur est proportionnelle à la concentration de l'antigène dans l'échantillon.

ELISA (*enzyme-linked immunosorbent assay*) Dosage permettant de quantifier soit un anticorps, soit un antigène, par l'utilisation d'un anticorps lié à un enzyme et d'un substrat qui forme un produit de réaction coloré (voir la figure 6.11).

Endocrine Se réfère aux sécrétions régulatrices, telles que celles des hormones ou des cytokines, qui passent d'une cellule productrice à une cellule cible par l'intermédiaire de la circulation sanguine.

Endocytose Processus par lequel les cellules ingèrent des macromolécules extracellulaires en les incluant dans une petite partie de la membrane plasmique qui s'invagine puis se referme sur elle-même pour former une vésicule intracellulaire contenant le matériel ingéré.

Endogène Venant de l'intérieur d'un organisme ou d'une cellule.

Endotoxines Certains composants du lipopolysaccharide (LPS) de la paroi cellulaire des bactéries gram-négatives qui sont responsables de nombreux effets pathogènes associés à ces organismes. Certaines se comportent en **superantigènes**.

Enflammé Présentant rougeur, douleur, chaleur et gonflement.

Éosinophile Granulocytes mobiles, quelque peu phagocytaires, qui peuvent migrer du sang vers les espaces tissulaires. Ils ont un grand nombre de récepteurs de l'IgE et sont très granulaires. On pense qu'ils jouent un rôle dans la défense contre les parasites tels que les vers ronds. Voir la figure 2.10.

Épiderme Couche la plus externe de la peau.

Épissage du RNA Maturation des RNA transcrits primaires qui élimine les séquences transcrites du DNA intronique et connectent les séquences transcrites des exons pour créer le RNA messager.

Épitope Partie d'un antigène reconnu et fixé par un anticorps ou une combinaison TCR-CMH ; appelé aussi **déterminant antigénique**.

Épitopes non séquentiels Épitopes éloignés dans la séquence primaire de la chaîne polypeptidique, mais proches l'un de l'autre dans la structure tertiaire de la molécule.

Épitopes séquentiels Deux déterminants antigéniques, ou davantage, formés par une seule séquence d'amino acides.

Équation de Scatchard L'équation, $(r/c) = K_a n - K_a r$, où r = rapport de la concentration du ligand lié à la concentration de l'anticorps total, c = concentration du ligand libre et n = nombre de sites de liaison par molécule d'anticorps, permet le calcul des constantes d'affinité de l'antigène pour l'anticorps.

Équivalence Mesure de la proportion d'anticorps et d'antigènes qui donne le précipité maximal dans les liquides et les gels (voir la figure 6.4).

Érythème Rougeur de la peau provoquée par l'engorgement des capillaires au cours d'une **réponse inflammatoire**.

Érythroblastose fœtale Réaction d'hypersensibilité de type II où les anticorps maternels dirigés contre les **antigènes** fœtaux **Rh** provoquent l'hémolyse des érythrocytes du nouveau-né (voir la figure 16.14) ; appelée aussi maladie hémolytique du nouveau-né.

Érythropoïèse Création des cellules rouges du sang.

Érythropoïétine (EPO) Cytokine qui induit l'engagement des cellules progénitrices dans la lignée érythroïde.

Exclusion allélique Processus qui ne permet l'expression que d'une seule des formes alléliques d'un gène. Par exemple, une cellule B n'exprime qu'un allèle pour une chaîne lourde et un allèle pour une chaîne légère (voir la figure 5.13).

Exocytose Processus par lequel les cellules libèrent des molécules (par exemple, des cytokines, des enzymes lytiques, des produits de dégradation) contenues au sein de vésicules par fusion de ces dernières avec la membrane plasmique (voir la figure 2.9).

Exogène Qui trouve son origine hors d'un organisme ou d'une cellule.

Exon Segment de DNA continu qui code une partie d'un produit d'un gène ; appelé aussi séquence codante.

Exotoxines Protéines toxiques sécrétées par les bactéries gram-positives et les bactéries gram-négatives ; certaines se comportent comme des **superantigènes**. Elles sont à l'origine de l'empoisonnement alimentaire, du syndrome de choc toxique et d'autres états pathologiques. *Voir aussi* **Immunotoxine**

Exprimé de façon codominante Se rapporte à des formes alléliques d'un gène qui code des protéines produites dans toutes les cellules où le gène est actif.

Exsudat Fluide contenant une forte concentrattion de protéines, sels et débris cellulaires qui s'accumule hors des vaisseaux, habituellement à la suite d'une inflammation.

Extravasation Mouvement des cellules du sang à travers la paroi non interrompue d'un vaisseau dans le tissu environnant, particulièrement au niveau des sites d'inflammation (voir les figures 15.3 et 15.7).

Facteur chimiotactique Agent qui peut amener des leucocytes à se déplacer selon son gradient de concentration.

Facteur précoce des cellules B (EBF, de *early B-cell factor*) Facteur de transcription essentiel au développement précoce des cellules B. Il est nécessaire à l'expression de RAG.

Facteur rhumatoïde Autoanticorps trouvé dans le sérum des individus atteints d'une polyarthrite rhumatoïde ou d'autres maladies du tissu conjonctif.

Facteurs de nécrose tumorale (TNF) Deux **cytokines** apparentées produites par les macrophages (le TNF-α) et certaines cellules T (le TNF-β). Les deux facteurs sont cytotoxiques pour les cellules tumorales, mais pas pour les cellules normales ; ils jouent aussi un rôle dans les réponses inflammatoires.

Facteurs de stimulation des colonies Protéines capables d'induire et de maintenir la croissance et le développement de lignées cellulaires hématopoïétiques distinctes.

FcγRII Protéine membranaire connue aussi comme le CD32 qui se comporte en récepteur de la région Fc de l'IgG.

Fibrine Protéine fibreuse produite par l'action de la thrombine sur le fibrinogène ; la fibrine est l'élément essentiel du caillot sanguin.

Fibrinopeptide Un des deux petits peptides de 20 amino acides environ libérés du fibrinogène par clivage par la thrombine lors de la conversion en fibrine.

Fibrose Processus responsable du développement d'un type de tissu cicatriciel au niveau du site d'une inflammation chronique.

Fimbria Terme général pour désigner une structure anatomique en forme de frange. Les pili des bactéries sont des fimbriae.

Flexibilité jonctionnelle Diversité des gènes des anticorps et des récepteurs des cellules T créée par la jonction imprécise des séquences codantes lors de l'assemblage des gènes réarrangés.

Fluide interstitiel Fluide trouvé dans les espaces situés entre les cellules d'un organe ou d'un tissu.

Fluorescéine Colorant qui produit une brillante fluorescence verte lorsqu'il est excité. Elle est largement utilisée comme marqueur fluorescent dans de nombreux types d'analyse par immunofluorescence.

Fluorochrome Molécule qui fluoresce lorsqu'elle est excitée par une lumière de longueur d'onde appropriée. *Voir* **Immunofluorescence**.

Follicule primaire Follicule lymphoïde avant la stimulation par l'antigène, qui contient un réseau de cellules dendritiques folliculaires et de petites cellules B au repos.

Follicule secondaire Follicule primaire ayant subi une stimulation antigénique ; il se développe dans un anneau de cellules B concentriques entourant un centre germinatif.

Fraction γ (gamma) globulinique Fraction électrophorétique du sérum qui contient la plupart des classes d'immunoglobulines.

Fragment Fc « *Fragment crystallizable* » Fragment cristallisable d'une molécule d'immunoglobuline qui ne se lie pas à l'antigène, qui est constitué des parties carboxy-terminales des deux chaînes lourdes et qui possède les sites de liaisons pour les récepteurs du Fc et le composant C1q du complément. Il est obtenu par une brève digestion par la papaïne (voir la figure 4.3).

Fragment Fab « *Fragment antigen binding* » Fragment monovalent d'une molécule d'immunoglobuline qui se lie à l'antigène et qui est constitué d'une chaîne légère et d'une partie d'une chaîne lourde, unies par une liaison disulfure interchaîne. Il est obtenu par une brève digestion par la papaïne (figure 4.3).

Fragment F(ab')$_2$ Deux unités Fab unies par des liaisons disulfure entre les fragments de la chaîne lourde. Ils sont obtenus par une digestion de l'anticorps par la pepsine (voir la figure 4.3).

Fragmentine Enzyme présent dans les granules des lymphocytes cytotoxiques qui induisent la fragmentation du DNA.

Fusine Récepteur présent sur certaines cellules humaines, y compris les cellules T $CD4^+$, qui est lié aux protéines G et qu'on pense être nécessaire à la fusion de l'**HIV** et des cellules cible.

Gammaglobulines Groupe de protéines sériques caractérisées à l'origine par leur mobilité électrophorétique plus grande que celle des autres fractions ; on a montré par la suite qu'elles contenaient les immunoglobulines.

Ganglion lymphatique Petit **organe lymphoïde secondaire** qui contient des lymphocytes, des macrophages et des cellules dendritiques et sert de site de filtration des antigènes étrangers ainsi que d'activation et de prolifération des lymphocytes (voir les figures 2.6 et 2.18). *Voir aussi* **Centre germinatif**.

Gène *GATA-2* Gène codant un facteur de transcription essentiel au développement des diverses lignées cellulaires hématopoïétiques, y compris les lignées lymphoïdes, érythroïdes et myéloïdes.

Gène *Pax-5* Ce gène code une protéine activatrice spécifique des cellules B qui est un facteur de transcription essentiel au développement des cellules B.

Gènes activateurs de la recombinaison *Voir* **RAG**.

Gènes de suppression des tumeurs Gènes qui codent des produits capables d'inhiber une prolifération cellulaire excessive.

Génome Totalité du matériel génétique contenu dans un groupe haploïde de chromosomes.

Génotype Matériel génétique combiné hérité des deux parents ; aussi, **allèles** présents au niveau d'un ou de plusieurs locus spécifiques.

Granulocyte Tout **leucocyte** qui contient des granules cytoplasmiques, particulièrement les basophiles, les éosinophiles et les neutrophiles (voir la figure 2.10).

Granulocyte CSF (G-CSF) Cytokine essentielle au développement des cellules de la lignée granulocytaire.

Granulocyte-macrophage CSF (GM-CSF) Cytokine essentielle pour le développement des cellules des lignées granulocytaires et monocytaires.

Granulome Masse semblable à une tumeur ou nodule qui se développe en raison d'une **réponse inflammatoire** chronique et contient de nombreux macrophages activés, des cellules épithélioïdes (macrophages modifiés), des cellules T_{DTH} et des cellules géantes multinucléées formées par la fusion de macrophages (voir la figure 14.16).

Granzyme Groupe d'enzymes trouvé dans les granules des cellules T_C qui peuvent aider à l'initiation de l'apoptose dans les cellules cible.

Haplotype Groupe d'**allèles** de gènes liés présents sur l'un des chromosomes parentaux, habituellement utilisé en référence aux gènes du CMH.

Haptène Molécule de faible masse moléculaire capable de devenir immunogène par conjugaison à un porteur approprié (voir la figure 3.12).

Hémagglutinine *Voir* **Agglutinine.**

Hématopoïèse Formation et différenciation des cellules du sang (voir la figure 2.1).

Hématopoïétines Facteurs de croissance qui favorisent la croissance et le développement des cellules du sang (voir les figures 12.4 et 12.6).

Hémolyse Modification ou destruction des cellules rouges du sang qui libère l'hémoglobine.

Hétéroconjugués Hybrides de deux molécules d'anticorps différents.

Hétérologue Venant d'espèces différentes ; **xénogénique**.

Histamine Amine trouvée dans les granules des mastocytes qui dilate les capillaires et stimule les muscles des viscères.

Histiocyte Macrophage immobilisé (dit parfois « fixé dans les tissus ») trouvé dans le tissu conjonctif lâche.

Histocompatible Dénote les individus dont les antigènes d'histocompatibilité majeurs sont identiques. Les greffes entre de tels individus sont habituellement acceptées.

HIV (Virus de l'immunodéficience humaine) Rétrovirus qui infecte les cellules $CD4^+$ humaines et provoque le **syndrome d'immunodéficience acquise (SIDA)**.

Homing Migration différentielle des lymphocytes ou des autres leucocytes vers des tissus ou des organes particuliers.

Homologue Venant de la même espèce ; se réfère aussi à la similitude des séquences du DNA ou des séquences des protéines.

HTLV (*human T lymphotrophic virus*) **Rétrovirus** qui infecte les cellules T $CD4^+$ humaines et provoque une leucémie à cellules T chez l'adulte.

Humoral(e) Qui se rapporte aux liquides extracellulaires, y compris le plasma, la lymphe et les fluides tissulaires.

Hybridome Clone de cellules hybrides formé par la fusion de lymphocytes normaux et de cellules de **myélome** ; il retient les propriétés de la cellule normale en ce qui concerne la production des anticorps ou des récepteurs des cellules T, mais il présente le caractère de croissance indéfini (immortalité) des cellules de myélome (voir la figure 23.3). Les hybridomes sont utilisés pour produire des **anticorps monoclonaux**.

Hypermutation somatique Augmentation induite de la mutation, de 10^5 à 10^6 fois supérieure au bruit de fond, dans les régions situées au sein et à l'extérieur des gènes des immunoglobulines réarrangés. Chez les animaux tels que l'Homme et la souris, l'hypermutation somatique s'effectue dans les centres germinatifs.

Hypersensibilité Réponse immunitaire exagérée qui provoque des lésions chez l'individu. L'hypersensibilité immédiate (les types I, II et III) est médiée par l'anticorps ou les complexes immuns, et l'hypersensibilité retardée (le type IV) est médiée par les cellules T_{DTH} (voir le tableau 16.1).

Hypersensibilité immédiate Réponse immunitaire excessive médiée par un anticorps (type I ou type II) ou des complexes antigène-anticorps (type III) qui se manifeste dans les minutes ou dans les heures qui suivent l'exposition d'un individu sensibilisé à un antigène (voir le tableau 16.1).

Hypersensibilité retardée (DTH, de *delayed-type hypersensitivity*) Réponse d'hypersensibilité de type IV médiée par des cellules T_{DTH} sensibilisées qui libèrent diverses **cytokines** ou **chémokines** (figure 14.15). La réponse apparaît généralement 2-3 jours après que les cellules T_{DTH} aient interagi avec l'antigène. C'est une partie importante de la défense de l'hôte contre les parasites ou les bactéries intracellulaires.

Iccosomes (de *immune-complex coated bodies*) Particules fortement recouvertes de complexes immuns qui sont libérés des extensions des cellules dendritiques folliculaires.

Identité Résultat de l'analyse selon Ouchterlony lorsque deux antigènes partagent des épitopes identiques ; l'antisérum forme une seule ligne de précipitation avec chaque antigène et les deux lignes fusionnent pour donner une seule ligne courbe.

Identité partielle Condition rencontrée dans l'**analyse selon Ouchterlony** qui se produit lorsque deux antigènes partagent certains épitopes, mais lorsque l'un ou l'autre de ces antigènes a un épitope ou des épitopes spécifiques. L'antisérum forme une ligne d'identité avec le ou les épitopes communs et un éperon incurvé avec le ou les épitopes spécifiques.

Idiotope Déterminant antigénique unique des domaines variables d'un anticorps ou du récepteur des cellules T ; appelé aussi déterminant idiotypique. Les idiotopes sont générés par la séquence des amino acides spécifiques de chaque antigène (voir la figure 4.17).

Idiotype Groupe de déterminants antigéniques (**idiotopes**) caractérisant un anticorps ou un récepteur des cellules T spécifiques.

IgA sécrétoire Dimères ou plus hauts polymères d'IgA liés par la chaîne J qui ont transité par l'épithélium et retiennent un reste lié du récepteur des Ig polymérisées (voir la figure 4.15).

Ikaros Facteur de transcription nécessaire au développement de toutes les lignées cellulaires lymphoïdes.

Immunisation Processus de production d'un état d'immunité chez un sujet. *Voir aussi* **Immunité active** et **immunité passive**.

Immunisation passive Acquisition de l'immunité par réception d'anticorps préformés et non pas par production active d'anticorps après exposition à un antigène.

Immunité État ou qualité d'un être résistant (immun), soit en raison d'une exposition antérieure (**immunité adaptative**), soit d'un trait inhérent (**immunité innée**).

Immunité acquise *Voir* **Immunité adaptative**.

Immunité active Immunité adaptative induite par une exposition naturelle à un pathogène ou par **vaccination**.

Immunité adaptative Défenses de l'hôte médiées par les cellules B et les cellules T à la suite de l'exposition à un antigène ; elles présentent les caractères de spécificité, de diversité, de mémoire et de reconnaissance du Soi du non Soi. *Voir aussi* **Immunité Innée.**

Immunité innée Défenses non spécifiques de l'hôte qui existent avant l'exposition à un antigène et impliquent des mécanismes anatomiques, physiologiques, endocytaires, phagocytaires et inflammatoires. *Voir aussi* **Immunité adaptative**.

Immunité passive Immunité adaptative conférée par le transfert de produits immuns, tels qu'un anticorps ou des cellules T sensibilisées, d'un individu immunisé à un autre non immunisé. *Voir aussi* **Immunité active**.

Immunoadsorption Élimination d'un anticorps ou d'un antigène d'un échantillon par adsorption sur un système en phase solide auquel l'antigène ou l'anticorps complémentaire est lié.

Immunocompétent Caractérise un lymphocyte mature qui est capable de reconnaître un antigène spécifique et de médier une réponse immunitaire.

Immunodéficience Toute déficience du système immunitaire. Elle peut résulter d'un déficit de phagocytose, de réponse humorale ou de réponse à médiation cellulaire. Les immunodéficiences combinées affectent à la fois la réponse immunitaire humorale et la réponse immunitaire à médiation cellulaire (voir la figure 19.1).

Immunodéficience combinée sévère *Voir* **SCID**.

Immunodéficience sévère combinée liée à l'X (XSCID) Immunodéficience résultant de mutations héréditaires de la chaîne γ commune aux récepteurs des IL-2, 4, 7, 9 et 15 qui empêchent cette dernière de transmettre les signaux du récepteur vers les protéines intracellulaires.

Immunodiffusion radiale Méthode qui permet de déterminer la concentration relative d'un antigène. Le prélèvement qui contient l'antigène est placé dans un puits d'où on le laisse diffuser dans de l'agar contenant une dilution appropriée d'un antisérum. La surface de l'anneau de précipitine qui se forme autour du puits dans la région d'équivalence est proportionnelle à la concentration de l'antigène.

Immunodominant Se réfère aux épitopes qui produisent une réponse immunitaire plus importante que ne le font d'autres épitopes dans les mêmes conditions.

Immunoélectrophorèse Technique dans laquelle un mélange d'antigènes est tout d'abord séparé en ses composants par électrophorèse puis testé par **double immunodiffusion**.

Immunofluorescence Technique de coloration des cellules ou des tissus par un anticorps fluorescent et de visualisation de ces derniers sous un microscope fluorescent (voir la figure 6.15).

Immunogène Substance capable de susciter une réponse immunitaire. Tous les immunogènes sont des **antigènes**, mais certains antigènes (par exemple les haptènes) ne sont pas des immunogènes.

Immunogénicité Capacité d'une substance à induire une réponse immunitaire dans des conditions données.

Immunoglobuline Anticorps ou chaîne polypeptidique lourde ou légère qui fait partie d'une molécule d'anticorps.

Immunoglobuline membranaire (mIg) Forme d'un anticorps liée à une cellule en tant que protéine transmembranaire. Elle agit comme récepteur spécifique de l'antigène des cellules B.

Immunoglobuline sécrétée (sIg) Forme d'anticorps sécrétée par les cellules de la lignée B, essentiellement par les plasmocytes. Cette forme d'Ig n'a pas de domaine transmembranaire.

Immunotoxine Agents très cytotoxiques produits par conjugaison d'un anticorps et d'un agent très toxique, habituellement une protéine telle que le ricin (voir la figure 4.23).

In vitro Se réfère aux expérimentations avec des cellules vivantes ou des composés cellulaires effectuées hors d'un organisme intact.

In vivo Se réfère à des expériences effectuées dans un organisme intact et vivant.

Inhibition de l'agglutination Réduction de l'agrégation des particules médiée par un anticorps par addition de formes solubles de l'épitope reconnu par l'anticorps agglutinant.

Intégrines Groupe de molécules d'adhésion cellulaire hétérodimérique (par exemple, le LFA-1, le VLA-4 et le Mac-1) présentes sur divers leucocytes qui se lient aux CAM de la superfamille des Ig (par exemple, les ICAM, le VCAM-1) sur l'endothélium (voir la figure 15.2).

Interférons (IFN) Diverses **cytokines** glycoprotéiques produites et sécrétées par certaines cellules qui induisent un état antiviral dans d'autres cellules et contribuent à la régulation de la réponse immunitaire (voir le tableau 12.1).

Interleukines (IL) Groupe de **cytokines** sécrétées par des leucocytes qui affectent essentiellement la croissance et la différenciation de diverses cellules hématopoïétiques ou du système immunitaire (voir le tableau 12.1).

Intermédiaires réactifs dérivés de l'azote (RNI) Composés anti-microbiens extrêmement cytotoxiques formés par la combinaison de l'oxygène et de l'azote au sein de phagocytes tels que les neutrophiles et les macrophages.

Intermédiaires réactifs dérivés de l'oxygène (ROI) Composés extrêmement réactifs tels que l'anion superoxyde ($O_2^{\cdot -}$), les radicaux hydroxyles ($OH^{\cdot}$) et le peroxyde d'hydrogène (H_2O_2) formés lors de nombreuses conditions dans les cellules et les tissus.

Intron Séquence non codante au sein d'un gène qui est transcrite dans le transcrit primaire mais qui est éliminée lors de la maturation et qui donc n'est pas traduite dans un mRNA.

Isogreffe Greffe entre des individus génétiquement identiques.

Isotype Classe d'anticorps qui est déterminée par la séquence de la région constante de la chaîne lourde. Les cinq isotypes humains, appelés IgA, IgD, IgE, IgG et IgM, présentent des différences structurales et fonctionnelles (voir le tableau 4.2). Se réfère aussi au groupe de **déterminants isotypiques** porté par tous les membres d'une espèce.

Isotype L'un des cinq types majeurs de chaînes lourdes des molécules d'anticorps (α, γ, δ, ε et μ).

ITAM (de *immunoreceptor tyrosine-based activation motif*, ou motif permettant l'activation des immunorécepteurs *via* une tyrosine) Séquence d'amino acides dans la partie intracellulaire des molécules de la surface cellulaire transductrices du signal ; elle entre en interaction avec des kinases intracellulaires qu'elle active après que le ligand se soit fixé à la surface de la molécule.

Jonction codante Séquence au niveau du point d'union des séquences codantes lors du réarrangement VDJ pour former les gènes réarrangés des anticorps ou des récepteurs des cellules T.

Jonction signal Dans le réarrangement des gènes V(D)J, séquence formée par l'union de séquences signal de recombinaison.

Kinines Groupe de peptides libérés dans une **réponse inflammatoire** qui agissent comme vasodilatateurs, induisant la contraction des muscles lisses et une augmentation de la perméabilité vasculaire.

λ5 Polypeptidique qui s'associe à **Vpré-B** pour former la **chaîne légère de substitution** du **récepteur des cellules pré-B**.

Lèpre lépromateuse Maladie de Hansen, état chronique granulomateux contagieux causé par *Mycobacterium leprae*. L'autre forme de lèpre est tuberculoïde, forme plus bénigne et stable de la maladie. Les deux formes de lèpre infectent le système nerveux périphérique.

Lèpre tuberculoïde Forme de lèpre qui est plus limitée et contrôlée que la forme lépromateuse. Voir **Lèpre lépromateuse**.

Leucémie Cancer trouvant son origine dans n'importe quelle classe de cellule hématopoïétique qui tend à proliférer sous la forme de cellules isolées dans la lymphe ou le sang.

Leucémie lymphoblastique aiguë Forme de cancer où apparaît une prolifération non controlée d'une cellule de la lignée lymphoïde. Les cellules prolifératrices sont habituellement présentes dans le sang.

Leucémie lymphoïde chronique Type de leucémie où des lymphocytes cancéreux sont continuellement produits.

Leucémie myéloïde aiguë Forme de cancer où apparaît une prolifération non controlée d'une cellule de la lignée myéloïde. Les cellules proliférantes sont habituellement présentes dans le sang.

Leucémie myéloïde chronique Type de leucémie où des cellules de la lignée myéloïde sont continuellement produites.

Leucocyte Cellule blanche du sang. Cette catégorie inclut les lymphocytes, les granulocytes, les plaquettes, les monocytes et les macrophages.

Leucocytose Nombre anormalement élevé de leucocytes, habituellement associé à une infection aiguë. Des taux supérieurs à 10 000/mm^3 peuvent être considérés comme une leucocytose.

Leucopénie Réduction du nombre des cellules blanches circulantes du sang.

Leucotriènes Divers médiateurs lipidiques de l'inflammation et de l'hypersensibilité de type I ; appelés substances réactives lentes de l'anaphylaxie. Ce sont des produits métaboliques de l'acide arachidonique (voir la figure 15.11).

Ligand Toute molécule reconnue par un **récepteur**.

Lignée cellulaire Population de cellules tumorales ou de cellules normales qui ont été soumises à une **transformation** chimique ou virale puis mises en culture (voir le tableau 23.3). Les lignées cellulaires peuvent être propagées indéfiniment en culture.

Lignée germinale Matériel génétique non modifié qui est transmis d'une génération à la suivante par les gamètes. Les gènes de la lignée germinale d'un individu sont ceux qui étaient présents dans le zygote dont ils dérivent.

Locus Localisation chromosomique spécifique d'un gène.

Locus génique *Voir* **Locus**.

Locus mineurs d'histocompatibilité Gènes situés hors du CMH qui codent des antigènes contribuant au rejet des greffes.

LPS (lipopolysaccharide) Oligomère de lipide et de carbohydrate qui constitue l'endotoxine des bactéries gram-négatives. Le LPS intervient comme activateur polyclonal des cellules B murines, induisant leur division et leur différenciation en plasmocytes producteurs de l'anticorps.

Lupus érythémateux disséminé Maladie auto-immune caractérisée par des anticorps dirigés contre un vaste réseau d'antigènes tissulaires, tels que le DNA, les histones, les cellules rouges du sang, les plaquettes, les leucocytes et les facteurs de la coagulation.

Lymphe Fluide interstitiel dérivé du plasma sanguin qui contient toute une série de petites et de grosses molécules, des lymphocytes et certaines autres cellules. Elle circule dans les vaisseaux lymphatiques.

Lymphoblaste Lymphocyte proliférant.

Lymphocyte Leucocyte mononucléé qui médie l'immunité humorale ou l'immunité à médiation cellulaire. *Voir aussi* **Cellule B** et **Cellule T**.

Lymphocyte T cytotoxique (CTL) Cellule T effectrice (habituellement $CD8^+$) qui peut médier la lyse des cellules cible porteuses de peptides antigéniques complexés à une molécule du CMH (voir la figure 14.4). Il vient habituellement d'une cellule T_C activée par un antigène (voir la figure 14.1).

Lymphocytes infiltrants des tumeurs (TIL) Populations de lymphocytes doués d'une activité anti-tumorale obtenue en prélevant de petits échantillons biopsiques de tumeur et en les faisant se développer *in vitro* avec l'aide de l'IL-2.

Lymphocytes intraépidermiques Cellules T $\gamma\delta$ trouvées dans les couches de l'épiderme.

Lymphocytes intraépithéliaux Cellules T $\gamma\delta$ trouvées dans les couches épithéliales des organes et du tractus gastro-intestinal.

Lymphocytes T (cellules T) Lymphocytes qui effectuent leur maturation dans le thymus et possèdent le récepteur des cellules T.

Lymphokine Terme appliqué à l'origine aux cytokines sécrétées par les lymphocytes, particulièrement par les cellules T_H. Il a été largement supplanté par le terme plus général de *cytokine*.

Lympholyse à médiation cellulaire (CML, de *cell-mediated lympholysis*) Lyse *in vitro* par les cellules T de cellules allogéniques ou de cellules syngéniques infectées par un virus (voir la figure 14.14) ; elle peut être utilisée pour doser l'activité des CTL ou des molécules de classe I du CMH.

Lymphome Cancer des cellules lymphoïdes qui tend à proliférer sous la forme d'une tumeur solide.

Lymphopoïèse Différenciation des lymphocytes à partir des cellules souche hématopoïétiques.

Lysogénie État dans lequel un génome viral (**provirus**) est associé au génome de l'hôte de telle façon que les gènes viraux restent inexprimés.

Lysosome Petite vésicule cytoplasmique trouvée dans de nombreux types de cellules qui contient des enzymes hydrolytiques jouant un rôle important dans la dégradation du matériel ingéré par **phagocytose** ou **endocytose**.

Lysozyme Enzyme présent dans les larmes, la salive et les sécrétions des muqueuses qui digère les mucopeptides des parois cellulaires bactériennes et se comporte donc comme un agent antibactérien non spécifique. Il a fréquemment été utilisé comme antigène cible dans des études immunologiques.

Macrophage Leucocyte mononucléé phagocytaire qui joue des rôles dans l'immunité adaptative et dans l'immunité innée. Il y a de nombreux types de macrophages ; certains sont migrateurs, tandis que d'autres sont fixes dans les tissus.

Macrophage à corps tingibles Macrophage trouvé dans les centres germinatifs qui phagocyte les lymphocytes en fin de vie.

Macrophage alvéolaire Macrophage trouvé dans une alvéole du poumon.

Macrophage CSF (M-CSF) Cytokine qui favorise la croissance et la différenciation des macrophages.

Maladie de Graves Maladie auto-immune où l'individu produit des auto-anticorps dirigés contre le récepteur de la TSH.

Maladie du greffon contre l'hôte (GVHD, de *Graft-versus-host disease*) Réaction qui se développe lorsqu'une greffe contient des cellules T immunocompétentes qui reconnaissent et attaquent les cellules du receveur.

Maladie sérique Réaction d'hypersensibilité de type III qui se développe lorsque l'antigène est administré par voie intraveineuse, ce dont il résulte la formation de grandes quantités de complexes antigène-anticorps qui se déposent dans les tissus. Elle se développe souvent lorsque des individus sont immunisés avec un anti-sérum venant d'autres espèces.

Malin Résistant au traitement ou mortel ; se réfère aux néoplasies récurrentes incontrôlables.

MALT (de *mucosal-associated lymphoïd tissue*, tissu lymphoïde associé aux muqueuses) Tissu lymphoïde localisé le long des muqueuses qui bordent les tractus digestif, respiratoire et génito-urinaire.

Margination Accumulation de lymphocytes au niveau de la paroi des vaisseaux sanguins dès le début d'une inflammation.

Marquage d'affinité Réaction covalente d'un analogue de l'antigène très réactif avec le site de liaison d'un anticorps. L'affinité du site de liaison pour l'analogue concentre sa réactivité au niveau du site de liaison.

Marquage indirect Méthode de marquage par immunofluorescence dans laquelle l'anticorps primaire n'est pas marqué, mais où il est détecté par un réactif supplémentaire marqué par un fluorochrome.

Mastocyte Cellule dérivée de la moelle osseuse présente dans toute une variété de tissus qui ressemble à des basophiles du sang périphérique, porte des **récepteurs du Fc** pour l'IgE et subit une **dégranulation** médiée par l'IgE.

Maturation de l'affinité Augmentation de l'affinité moyenne d'un anticorps pour un antigène qui apparaît au cours d'une réponse immunitaire ou lors d'expositions ultérieures à l'antigène.

Médullaire Partie la plus interne ou région centrale d'un organe.

Mégacaryocyte Cellule blanche du sang qui produit des **plaquettes** par bourgeonnement cytoplasmique.

Mémoire, immunologique Propriété du système immunitaire médiée par les cellules à mémoire grâce à laquelle une deuxième rencontre avec un antigène induit un état renforcé de la réactivité immunitaire.

Métastase Colonisation par des cellules tumorales de sites distants du site primaire.

Microenvironnement inducteur de l'hématopoïèse Site anatomique qui contient toutes les cellules et tous les facteurs cellulaires requis pour la création et le développement des cellules du sang.

β_2-microglobuline Sous-unité invariante qui s'associe à la chaîne α polymorphique pour former les **molécules de classe I du CMH** ; elle n'est pas codée par les gènes du CMH.

Microscopie immunoélectronique Technique dans laquelle les anticorps utilisés pour colorer une cellule ou un tissu sont marqués par un matériel dense aux électrons et visualisés dans un microscope électronique.

Mitogène Toute substance qui induit de façon non spécifique la synthèse du DNA et la division cellulaire, particulièrement dans les lymphocytes. Les mitogènes les plus courants sont la concanavaline A, la phytohémagglutinine, le **LPS** et divers **superantigènes**.

Modèle instructionnel Théorie qui explique la diversité des anticorps en postulant que l'antigène sert de matrice pour l'anticorps qui prend une forme complémentaire.

Moelle osseuse Tissu vivant entouré par la partie externe dure de l'os.

Molécule d'adhésion cellulaire (CAM, de *cell-adhesion molecule*) Groupe de molécules de la surface cellulaire qui médient l'adhésion intercellulaire. La plupart appartiennent à l'une des quatre familles de protéines ci-après : les **intégrines**, les **sélectines**, les protéines semblables aux mucines et la **superfamille des immunoglobulines** (voir la figure 15.2).

Molécule de classe I du CMH Protéines membranaires hétérodimériques qui sont constituées d'une chaîne α codée par le **CMH** associée à la **β_2-microglobuline** de façon non covalente (voir la figure 7.5a). Elles sont exprimées par presque toutes les cellules nucléées et interviennent pour présenter l'antigène aux cellules T $CD8^+$. Les molécules classiques de classe I sont H-2 K, D et L chez la souris et HLA-A, -B et -C chez l'Homme.

Molécule de classe II du CMH Protéine membranaire hétérodimérique constituée d'une chaîne α et d'une chaîne β associées de façon non covalente, codées toutes deux par le **CMH** (voir la figure 7.5b). Elles sont exprimées par les **cellules présentatrices de l'antigène** et interviennent pour présenter l'antigène aux cellules T $CD4^+$. Les molécules classiques de classe II sont H-2 IA et IE chez la souris et HLA-DP, -DQ et -DR chez l'Homme.

Molécules de classe III du CMH Diverses protéines codées dans le **CMH** mais distinctes des molécules de classe I et des molécules de classe II du CMH. Elles incluent certains composants du complément, deux 21-hydroxylases de stéroïde et les facteurs de nécrose tumorale α et β.

Molécules du CMH Protéines codées par le complexe majeur d'histocompatibilité et réparties en molécules de classe I, de classe II ou de classe III du CMH.

Monoclonal Dérivé d'une seule cellule.

Monocyte Leucocyte mononucléé phagocytaire qui circule brièvement dans le sang avant de migrer dans les tissus où il devient un **macrophage**.

Monokine Cytokine produite par les macrophages. Ce terme a été largement supplanté par celui de *cytokine*.

Mort cellulaire programmée Processus induit et ordonné dans lequel la cellule participe activement à ce qui va être sa propre mort.

Mucine Groupe de protéines riches en sérine et en thréonine et fortement glycosylées. Ce sont des ligands des sélectines.

Mutation somatique Mécanisme par lequel des mutations ponctuelles sont introduites dans les gènes réarrangés des régions variables des immunoglobulines au cours de l'activation et de la prolifération des cellules B. Elle contribue efficacement à la diversité des anticorps.

Myasthénie Maladie auto-immune médiée par des anticorps qui bloquent les récepteurs de l'acétylcholine au niveau des plaques motrices des muscles ; il en résulte une faiblesse progressive des muscles squelettiques.

Myélome multiple Cancer des plasmocytes.

Naïf Qualifie les cellules B et les cellules T matures qui n'ont pas rencontré l'antigène ; synonyme de non activé ou de vierge.

Nécrose Changement morphologique qui accompagne la mort des cellules individuelles ou des groupes de cellules et libère de grandes quantités de composants intracellulaires dans l'environnement, ce qui conduit à la désagrégation et à l'atrophie du tissu. *Voir aussi* **Apoptose**.

Néoplasme Toute croissance nouvelle et anormale ; tumeur bénigne ou tumeur maligne.

Neutrophile Granulocyte phagocytaire circulant impliqué dans les phases précoces de la **réponse inflammatoire** (voir la figure 2.10). Il exprime des **récepteurs du Fc** et peut participer à la **cytotoxicité à médiation cellulaire dépendante d'un anticorps**. Les neutrophiles sont les cellules blanches du sang les plus nombreuses dans la circulation.

Non-identité Incapacité à former des lignes d'**identité** lors de l'analyse par immunoprécipitation connue sous le nom d'**analyse selon Ouchterlony**.

Northern blotting Technique courante permettant de détecter les mRNA spécifiques dans laquelle les mRNA dénaturés sont séparés par électrophorèse, puis transférés sur une membrane de polymère qui est ensuite incubée avec une sonde de DNA radiomarquée spécifique du RNA à étudier.

NO-Synthase Enzyme qui catalyse la transformation de la L-arginine, de l'oxygène et du NADPH en **oxyde nitrique (NO)**, L-citrulline et NADP.

Nucléotides N Nucléotides ajoutés par la désoxynucléotidyl transférase terminale (TdT) à l'extrémité 3' des segments codants V, D et J lors du réarrangement.

Nucléotides P Nucléotides ajoutés lors de l'**addition P**.

Œdème Accumulation anormale de liquide dans les espaces intercellulaires résultant souvent de l'incapacité du système lymphatique à drainer l'écoulement normal venant des capillaires.

Oncogène Gène qui code une protéine capable d'induire une **transformation** cellulaire. Les oncogènes dérivés des virus sont écrits v-*onc* ; leurs contreparties (les **proto-oncogènes**) dans les cellules normales sont écrits c-*onc*.

Oncogène (*adj.*) Qui provoque un cancer.

Opsonine Substance (par exemple, un anticorps ou le C3b) qui provoque la phagocytose des antigènes en se liant à ces derniers.

Opsonisation Dépôt d'une opsonine sur un antigène provoquant alors un contact d'adhésion stable avec une cellule phagocytaire appropriée (voir la figure 13.12).

Organes lymphoïdes primaires Organes dans lesquels les précurseurs des lymphocytes deviennent matures pour donner des cellules immunocompétentes engagées génétiquement. Chez les mammifères, la moelle osseuse et le thymus sont les organes lymphoïdes primaires dans lesquels s'effectue la maturation des cellules B et des cellules T, respectivement.

Organes lymphoïdes secondaires Organes et tissus dans lesquels des lymphocytes matures, immunocompétents, rencontrent des antigènes captés et sont activés en **cellules effectrices**. Chez les mammifères, les **ganglions lymphatiques**, la **rate** et le tissu lymphoïde associé aux muqueuses (**MALT**) constituent les organes lymphoïdes secondaires.

ostéoclaste Macrophage de l'os.

Oxyde nitrique (NO) Gaz qui joue des rôles importants dans la signalisation intercellulaire.

PALS (de *periarteriolar lymphoid sheath*, manchon lymphoïde périartériel) *Voir* **Pulpe blanche**.

Paracortex Zone des ganglions lymphatiques proche du cortex peuplée essentiellement de cellules T et de cellules dendritiques interdigitées.

Paracrine Sécrétions régulatrices, telles que celles des cytokines, qui viennent par diffusion d'une source cellulaire proche.

Paratope Site du domaine variable (V) d'un anticorps ou d'un récepteur des cellules T qui se lie à un épitope d'un antigène.

Parentéral Introduction de substances par l'intermédiaire des vaisseaux sanguins ou des tissus et non pas par le tractus gastro-intestinal.

Pathogène Organisme à l'origine d'une maladie.

Pathogènes intracellulaires Agents microbiens qui se développent au sein des cellules (par exemple, les virus et les bactéries intracellulaires telles que *Salmonella*).

Peptide antigénique En général, peptide capable d'augmenter une réponse immunitaire et partie d'un peptide qui forme un complexe avec le CMH susceptible d'être reconnu par un récepteur de cellules T.

Peptide leader (L) Courte séquence hydrophobe d'amino acides à l'extrémité N-terminale des immunoglobulines nouvellement synthétisées ; elle s'insère dans la double couche lipidique des vésicules qui transportent les Ig à la surface de la cellule. Le leader est éliminé des extrémités de la molécule d'anticorps matures par protéolyse.

Peptide signal Petite séquence d'amino acides, appelée aussi séquence leader, qui guide la chaîne légère ou la chaîne lourde vers le réticulum endoplasmique et qui est éliminée des chaînes naissantes avant l'assemblage de la molécule d'immunoglobuline terminée.

Perforine Produit cytolytique des CTL qui, en présence de Ca^{2+}, se polymérise pour former des pores transmembranaires dans des cellules cible (voir la figure 14.7).

Phagocyte Cellule douée de la capacité à internaliser et dégrader les microbes ou les antigènes particulaires ; les neutrophiles et les monocytes sont les principaux phagocytes.

Phagocytose Capture de matériel particulaire par les cellules (voir la figure 1.13).

Phagolysosome Corps cellulaire formé par la fusion d'un phagosome et d'un lysosome.

Phagosome Vacuole intracellulaire contenant du matériel particulaire ingéré ; formé par la fusion de pseudopodes autour d'une particule subissant la **phagocytose**.

Phycoérythrine Protéine végétale qui absorbe fortement la lumière et émet une brillante fluorescence rouge ; elle est largement utilisée comme marqueur dans l'immunofluorescence.

Phylogénie Histoire de l'évolution d'une espèce.

Pili Projections en forme de poils sur les cellules bactériennes gram-négatives. Parmi les fonctions des pili, figure l'adhésion aux cellules ou aux tissus ou l'échange d'informations génétiques dans la conjugaison bactérienne.

Pinocytose Type d'**endocytose** dans laquelle la cellule ingère des fluides extracellulaires et les matériaux qui y sont dissous.

Plaques de Peyer Follicules lymphoïdes localisés le long de la paroi de l'intestin grêle qui captent les antigènes venant du tractus gastro-intestinal et fournissent des sites où les cellules B et les cellules T peuvent entrer en interaction avec l'antigène.

Plaquette Petite structure cytoplasmique dérivée des mégacaryocytes, qui contient des substances vaso-actives et des facteurs de la coagulation importants dans la coagulation du sang, l'inflammation et les réactions allergiques. Appelée aussi thrombocyte.

Plasma Partie liquide du sang, dépourvue de cellules, qui contient tous les facteurs de la coagulation.

Plasmide Petit DNA circulaire extra-chromosomique qui se réplique de façon autonome chez *E. coli*. Fréquemment utilisé comme vecteur de clonage pour l'introduction de petits fragments de DNA étranger dans les bactéries.

Plasmine Protéase sérique formée par clivage du plasminogène. Sa fonction essentielle est d'hydrolyser la fibrine.

Plasmocyte Cellule effectrice de la lignée B qui sécrète les anticorps.

Plasmocytome Cancer des plasmocytes.

Polyarthrite rhumatoïde Maladie auto-immune courante qui affecte essentiellement les femmes de 40 à 60 ans et provoque une inflammation chronique des articulations.

Polyclonal Qui implique plus d'un seul clone de cellules ou qui vient de plus d'un seul clone de cellules.

Polygénique Divers gènes non alléliques codent la même protéine ou des protéines semblables. Également tout trait qui est dû à l'héritage de plus d'un seul gène.

Polymorphisme Présence d'**allèles** multiples au niveau d'un locus génétique spécifique. Le complexe majeur d'histocompatibilité est très polymorphique.

Porteur Molécule immunogène contenant des déterminants antigéniques reconnus par les cellules T. La conjugaison d'un porteur à un **haptène** non immunogène rend ce dernier immunogène.

Poussée respiratoire Processus métabolique dans les phagocytes activés au cours duquel la capture rapide de l'oxygène est utilisée pour produire des intermédiaires réactifs dérivés de l'oxygène qui sont toxiques pour les micro-organismes ingérés.

Précipitine Anticorps qui s'agrège à un antigène soluble, formant un complexe macromoléculaire qui donne un précipité visible.

Promoteur Courte séquence de DNA d'environ 200 paires de bases en amont de la séquence de transcription qui provoque l'initiation de la transcription du mRNA dans une direction spécifique.

Prostaglandines Groupe de lipides biologiquement actifs dérivés de l'acide arachidonique (voir la figure 15.11). Elles médient la réponse inflammatoire et la réaction d'hypersensibilité de type I en inhibant l'agrégation des plaquettes, en augmentant la perméabilité vasculaire et en induisant la contraction des muscles lisses.

Protéasome Gros complexe multi-fonctionnel de protéases responsable de la dégradation des protéines intracellulaires (voir la figure 8.5).

Protéine activatrice spécifique des cellules B (BSAP, de *B-cell spécific activator protein*) Facteur de transcription codé par le gène *Pax-5* qui joue un rôle essentiel dans les stades précoce et tardif du développement des cellules B.

Protéine de Bence-Jones Protéine trouvée à fortes concentrations dans les urines de patients atteints de myélome multiple ; habituellement, il s'agit d'une chaîne légère d'Ig ou d'un fragment de cette dernière.

Protéine de choc thermique (HSP, de *heat-shock protein*) Famille de protéines conservées dont la concentration augmente en réponse à la chaleur ou à d'autres stress dirigés contre les cellules. Les HSP interviennent dans l'assemblage, le transport et le repliement des autres protéines cellulaires.

Protéine de la phase aiguë Groupe de protéines sériques dont la concentration augmente en réponse à une inflammation. Certains composants du **complément** et les **interférons** sont des protéines de la phase aiguë.

Protéine de myélome Immunoglobuline monoclonale produite par une cellule de myélome.

Protéines G Protéines hétérotrimériques qui sont actives lorsque leur site de liaison à la guanine est occupé par le GTP et inactives lorsqu'il porte le GDP. Ces protéines jouent des rôles essentiels dans toute une série de voies de signalisation, y compris celles qui médient les effets des chémokines.

Proto-oncogène Gène associé au cancer qui code un facteur régulant la prolifération cellulaire, la survie ou la mort ; il est nécessaire à la fonction cellulaire normale (voir le tableau 22.1) mais, lorsqu'il est muté ou produit à des taux inappropriés, il devient un oncogène qui peut provoquer la transformation de la cellule (voir la figure 22.2).

Provirus DNA viral qui est intégré dans le génome de la cellule hôte à l'état latent et doit subir une activation avant d'être transcrit, ce qui conduit à la formation de particules virales.

Pseudogène Séquence de nucléotides qui est un composé stable du génome mais qui ne peut pas être exprimé. On pense que les pseudogènes dérivent par mutation de gènes ancestraux actifs.

Pseudopodes Protrusions membranaires qui s'étendent à partir de cellules mobiles ou de cellules en train d'effectuer la phagocytose.

Pulpe blanche Partie de la rate qui entoure les artères formant un manchon lymphoïde périartériolaire (PALS) peuplé essentiellement de cellules T (voir la figure 2.49).

Pulpe rouge Partie de la rate constituée d'un réseau de sinusoïdes peuplés de macrophages et d'érythrocytes. C'est le site où les cellules rouges du sang vieillies ou défectueuses sont détruites.

Pyogène Qui produit du pus.

Pyrogène Substance qui provoque la fièvre libérée par des leucocytes activés.

Radioimmunodosage (RIA, de radioimmunoassay) Technique extrêmement sensible de mesure de la concentration d'un antigène ou d'un anticorps qui implique la liaison compétitive d'un antigène ou d'un anticorps radiomarqué (voir la figure 6.10).

RAG (Gènes activant la recombinaison) Deux gènes étroitement apparentés, *RAG-1* et *RAG-2*, qui codent des protéines essentielles au réarrangement des segments géniques des immunoglobulines pour l'assemblage d'un gène d'immunoglobuline fonctionnelle.

Rappel Inoculation faite pour stimuler la réponse immunitaire à mémoire.

Rate Organe lymphoïde secondaire où les érythrocytes vieillis sont détruits et où les antigènes apportés par le sang sont captés et présentés aux lymphocytes dans les PALS et dans la zone marginale (voir la figure 2.19).

Réaction lymphocytaire mixte (MLR, de *mixed-lymphocyte reaction*) Prolifération des cellules T *in vitro* en réponse aux cellules exprimant les molécules du CMH allogéniques (voir la figure 14.13) ; peut être utilisée comme dosage pour l'activité des molécules de classe II.

Réaction papuleuse avec œdème et érythrème Réponse caractéristique de l'hypersensibilité de type I au niveau de la peau, faisant apparaître un gonflement de cette dernière entouré d'une rougeur.

Réaction P-K Réaction de Prausnitz-Kustner, réaction localisée de la peau à un allergène chez un sujet normal au niveau du site d'injection d'IgE venant d'un individu allergique. (Cette réaction n'est plus utilisée en raison du risque de la transmission d'hépatites ou du SIDA.)

Réactivité croisée Capacité d'un anticorps particulier ou d'un récepteur des cellules T à réagir avec un ou plusieurs antigènes qui possèdent un **épitope** commun.

Réagine Anticorps IgE qui médie l'**hypersensibilité** immédiate de type I

Réarrangement non productif Réarrangements dans lesquels des segments géniques sont joints de telle façon que le cadre de lecture du triplet pour la traduction n'est pas préservé.

Réarrangement productif Jonction des segments géniques V(D)J en phase pour produire une unité VJ ou V(D)J qui peut être traduite dans sa totalité.

Récepteur des cellules B (BCR, de *B-cell receptor*) Complexe contenant une molécule d'immunoglobuline membranaire et deux molécules associées à la transduction du signal Ig-α/Ig-β (voir la figure 11.7).

Récepteur des cellules pré-B Complexe de l'hétérodimère Ig-α/Ig-β avec l'Ig membranaire constituée de la chaîne lourde μ liée à la **chaîne légère de substitution** Vpré-B/λ5.

Récepteur des cellules pré-T (pré-TCR) Complexe du groupe CD3 et d'une structure constituée de la chaîne β du récepteur des cellules T complexée à une glycoprotéine de 33 kDa appelée chaîne α pré-T.

Récepteur des cellules T (TCR) Molécule capable de fixer l'antigène exprimée à la surface des cellules T et associée au **CD3**. C'est un hétérodimère constitué soit des chaînes α et β, soit des chaînes γ et δ (voir les figures 9.3 et 9.9).

Récepteur des Ig polymérisées Récepteur des molécules d'Ig polymériques (l'IgA ou l'IgM) exprimé à la surface basolatérale de la plupart des cellules épithéliales des muqueuses. Il transporte les Ig polymérisées à travers les épithéliums.

Récepteur du Fc (FcR) Récepteur de la surface des cellules spécifique de la partie Fc de certaines classes d'immunoglobuline. Il est présent sur les lymphocytes, les mastocytes, les macrophages et d'autres cellules accessoires.

Récepteur du homing Récepteur qui dirige diverses populations de lymphocytes vers des tissus lymphoïdes ou inflammatoires particuliers.

Récepteur, de la surface cellulaire Molécule de la membrane cellulaire qui a une forte affinité pour un ligand particulier.

Recombinase V(D)J Groupe d'activités enzymatiques qui collectivement permettent la jonction des segments géniques en une unité V(D)J réarrangée.

Région charnière Segment d'une chaîne lourde d'immunoglobuline situé entre les régions **Fc** et **Fab**. Il confère une flexibilité à la molécule et permet aux deux sites de liaison à l'antigène de fonctionner indépendamment.

Région constante (C) Partie pratiquement invariante de la molécule d'immunoglobuline qui ne contient pas de domaines de liaison à l'antigène. La séquence des amino acides de la région constante détermine l'isotype (α, γ, δ, ε ou μ) des chaînes lourdes et le type (κ ou λ) des chaînes légères.

Région de complémentarité (CDR, de *complementarity-determining region*) Parties des régions variables des molécules d'anticorps qui sortent des domaines V et ont le pouvoir d'entrer en contact avec les antigènes. Les sites de fixation de l'antigène des molécules d'anticorps sont composés de CDR.

Région hypervariable L'une des trois régions situées à l'intérieur du domaine variable de chaque chaîne des immunoglobulines et des récepteurs des cellules T qui présente la plus grande variabilité de séquence et contribue à l'essentiel du site de liaison à l'antigène ; appelée aussi région de complémentarité (CDR, de *complementarity determining region*).

Région variable (V) Partie amino-terminale des chaînes des immunoglobulines et des récepteurs des cellules T qui sont très variables et responsables de la **spécificité antigénique** de ces molécules.

Régions de commutation Lors de la commutation de classe, séquences du DNA localisées dans l'intron 5' de chaque segment C_H (à l'exception de C_δ).

Régions V Domaine amino-terminal d'une molécule d'immunoglobuline ; il est constitué de 100-110 amino acides et contient les CDR qui constituent le site de liaison à l'antigène.

Rejet de greffe de première intention Processus par lequel une **allogreffe** est rejetée après la première exposition aux alloantigènes du donneur. Le rejet complet se fait habituellement dans les 12-14 jours (voir la figure 21.1b). *Voir aussi* **Rejet des greffes de seconde intention**.

Rejet des greffes de deuxième intention Rejet aigu rapide d'une allogreffe chez des individus qui avaient reçu antérieurement une greffe du même donneur (voir la figure 21.1c). La réaction est médiée par des cellules T activées.

Repliement immunoglobulinique Structure caractéristique des immunoglobulines qui est constituée d'un **domaine** de 100-110 amino acides repliés en deux feuillets plissés β, contenant chacun trois ou quatre brins β anti-parallèles et stabilisés par une liaison disulfure intrachaîne (voir la figure 4.6).

Réponse de la phase aiguë Production de certaines protéines et de certaines cellules qui apparaissent dans le sang très tôt après de nombreuses infections. Elle fait partie des défenses précoces de l'hôte contre l'infection et précède la phase d'adaptation de la réponse immunitaire (voir la figure 5.11).

Réponse effectrice Action qui se développe après la reconnaissance et la liaison de l'antigène par l'anticorps ; la lyse par les protéines du complément est une fonction effectrice.

Réponse immunitaire à médiation cellulaire Défenses de l'hôte médiées par les cellules T spécifiques d'un antigène ou diverses cellules non spécifiques du système immunitaire. Elles protègent contre les bactéries intracellulaires, les virus et le cancer et elles sont responsables du rejet des greffes. Le transfert de cellules T activées confère ce type d'immunité au receveur. *Voir aussi* **Réponse immunitaire humorale**.

Réponse immunitaire humorale Défenses de l'hôte médiées par les anticorps présents dans le plasma, la lymphe et les fluides tissulaires. Elles protègent contre les bactéries extracellulaires et les macromolécules étrangères. Le transfert des anticorps confère ce type d'immunité au receveur. *Voir aussi* **Réponse immunitaire à médiation cellulaire**.

Réponse immunitaire primaire Réponse induite par l'exposition initiale à un antigène, qui active les lymphocytes naïfs. Elle est médiée largement par l'anticorps IgM et les cellules T sensibilisées. Elle se développe plus lentement et moins intensément que la **réponse immunitaire secondaire** (voir la figure 11.15).

Réponse immunitaire secondaire Réponse immunitaire induite par une seconde exposition à un antigène qui active les lymphocytes à mémoire. Elle se produit plus rapidement et avec une plus grande intensité que la **réponse immunitaire primaire** (voir la figure 11.15).

Réponse inflammatoire Réponse tissulaire localisée à une blessure ou à un autre traumatisme caractérisée par une douleur, une chaleur, une rougeur et un gonflement. La réponse, qui inclut des effets localisés et des effets systémiques, est constituée de modifications du flux sanguin, d'un influx de cellules phagocytaires et d'autres cellules immunitaires, de l'élimination des antigènes étrangers et de la guérison du tissu lésé (voir les figures 15.12 et 15.13).

Réponse T_H1 Cette réponse produit un profil de cytokine qui favorise l'inflammation et les réponses à médiation cellulaire. Elle est antagoniste de la réponse T_H2.

Réponse T_H2 Cette réponse produit un profil de cytokines qui active essentiellement les réponses immunitaires qui dépendent des anticorps. Elle est antagoniste de la réponse T_H1.

Restriction au CMH Caractéristique des cellules T qui leur permet de ne reconnaître un antigène qu'après qu'il ait été apprêté et que les peptides antigéniques résultants aient été présentés en association, soit avec une **molécule de classe I**, soit avec une **molécule de classe II du CMH**.

Rétrovirus Type de virus à RNA qui utilise la transcriptase inverse pour produire une copie de DNA du RNA de son génome. L'HIV, qui provoque le SIDA, et l'HTLV, qui est à l'origine de la leucémie à cellules T de l'adulte, sont tous deux des rétrovirus.

Rhodamine Colorant organique qui absorbe dans la zone jaune-vert (515 nm) et émet une fluorescence rouge profond (546 nm). Étant donné qu'elle fluoresce à une longueur d'onde différente, elle est souvent associée à la **fluorescéine** dans les dosages par **immunofluorescence** mettant en jeu deux couleurs.

Rhogam Anticorps contre l'**antigène Rh** utilisé pour prévenir l'érythroblastose fœtale.

Risque relatif Probabilité pour qu'un individu possédant un trait donné (habituellement, mais pas exclusivement, un trait génétique) acquière une maladie, par comparaison avec les individus du même groupe de population qui n'ont pas ce trait.

Sarcome Tumeur des tissus de support ou des tissus conjonctifs.

Sarcome de Kaposi Lésion néoplasique caractérisée par de multiples nodules dans la peau et par des hémorragies ; il est habituel chez les patients atteints du SIDA.

Schistosomiase Maladie provoquée par le ver parasite *Schistoma.*

SCID (de *severe combined immunodeficiency,* immunodéficience combinée grave) État dans lequel les réponses immunitaires adaptatives ne se font plus en raison d'un manque de lymphocytes B ou de lymphocytes T.

Sclérose en plaque Maladie auto-immune qui affecte le système nerveux central. Dans les pays occidentaux, elle est la cause la plus commune d'incapacité neurologique due à une maladie.

SDS-PAGE (*SDS-polyacrylamide gel electrophoresis,* électrophorèse en gel de polyacrylamide-SDS) Méthode électrophorétique pour la séparation des protéines. Elle utilise le SDS pour dénaturer les protéines et leur donner une charge négative. Lorsque les protéines dénaturées par le SDS sont soumises à une électrophorèse dans des gels de polyacrylamide, elles se séparent selon leur masse moléculaire.

Sebum Sécrétion acide des glandes sébacées du derme.

Segment C Exon qui code un domaine de la région constante d'une molécule d'immunoglobuline.

Segment génique C (constant) Région 3' codante d'un gène réarrangé d'immunoglobuline ou de récepteur des cellules T. Il existe de multiples segments géniques C dans le DNA de la lignée germinale mais en raison du réarrangement génique et, dans certains cas, de la maturation du RNA, un seul segment est exprimé dans une protéine donnée.

Segment génique D (diversité) Partie d'un gène réarrangé de la chaîne lourde d'une immunoglobuline ou d'un gène d'un récepteur des cellules T qui est située entre les segments géniques V et J et code une partie de la région hypervariable. Il y a de multiples segments géniques D dans le DNA de la lignée germinale, mais le réarrangement des gènes n'en laisse qu'un seul dans chaque gène réarrangé fonctionnel.

Segment génique J (de jonction) Partie d'un gène réarrangé d'immunoglobuline ou de récepteur des cellules T qui joint la région variable à la région constante et code une partie de la **région hypervariable**. Il y a de multiples segments géniques J dans le DNA de la lignée germinale, mais le réarrangement des gènes n'en laisse qu'un seul dans chaque gène réarrangé fonctionnel.

Segment génique V (variable) Partie 5' codante des gènes réarrangés des immunoglobulines et des récepteurs des cellules T. Il y a de multiples segments géniques V dans le DNA de la lignée germinale, mais le réarrangement des gènes ne laisse qu'un seul segment dans chaque gène fonctionnel.

Sélectine Groupe de **molécules d'adhésion cellulaire** monomériques présentes sur les leucocytes (sélectine-L) et les endothéliums (sélectine-E et sélectine-P) qui se lient aux CAM semblables à la mucine (par exemple, GlyCam, PSGL-1) (voir la figure 15.2).

Sélection clonale Activation et prolifération médiées par l'antigène des membres d'un clone de cellules B qui ont des récepteurs pour l'antigène (ou pour des complexes du CMH et de peptides dérivés de l'antigène, dans le cas des cellules T).

Sélection négative Induction de la mort des lymphocytes porteurs de récepteurs qui réagissent trop fortement avec les autoantigènes.

Sélection positive Processus qui ne permet que la survie des cellules T dont les récepteurs des cellules T reconnaissent le CMH du Soi.

Séquences signal de recombinaison (RSS) Séquences de nucléotides heptamériques ou nonamériques extrêmement conservées qui servent de signaux pour le processus de réarrangement des gènes et flanquent chaque segment V, D ou J de la lignée germinale (voir la figure 5.6).

Séquences signal de recombinaison à deux tours Séquences signal de recombinaison des gènes des immunoglobulines séparées par une séquence intercalaire de 23 paires de bases.

Séquences signal de recombinaison à un tour Séquences signal de recombinaison des gènes d'immunoglobulines séparées par une séquence intercalaire de 12 paires de bases.

Sérum Partie fluide du sang qui ne contient pas de cellules ni de facteurs de la coagulation.

Signal de costimulation Signal supplémentaire qui est nécessaire à l'induction de la prolifération des cellules T activées par l'antigène et qui est créé par interaction du CD8 des cellules T avec le B7 des cellules présentatrices de l'antigène ou des cellules du Soi altérées (voir les figure 10.17 et 14.2). Dans l'activation des cellules B, un signal analogue (signal 2 de compétence) est apporté par l'interaction du CD40 des cellules B avec le CD40L des cellules T_H activées (voir la figure 11.10).

Silencers (séquence extinctrices) Séquences nucléotidiques qui régulent négativement la transcription en opérant à distance dans les deux directions.

Site inductif Petites régions d'une membrane qui se situent au-dessus des follicules lymphoïdes organisés et contiennent des **cellules M**.

Soi altéré Idée selon laquelle la liaison d'un peptide du non Soi au CMH crée une structure peptide-CMH qui est différente de celle trouvée dans les cellules normales d'un individu.

Souris knock-out Forme d'une **souris transgénique** dans laquelle un gène normal est remplacé par un allèle mutant ou une forme invalidée du gène ; il en résulte que l'animal n'a pas le produit du gène fonctionnel (voir les figures 23.18 et 23.19).

Souris nude (nue) Défaut génétique homozygote (*nu/nu*) porté par une souche de souris consanguine qui se traduit par l'absence de thymus et donc par un déficit important de cellules T et d'immunité à médiation cellulaire. Les souris n'ont pas de poils (d'où leur nom) et peuvent accepter des greffes venant d'autres espèces.

Souris SCID humanisée Souris immunodéficiente dans laquelle les éléments du système immunitaire humain, tels que la moelle ou des fragments du thymus, ont été greffés. De telles souris favorisent la différenciation des cellules souche hématopoïétiques pluripotentes humaines en immunocytes matures et sont donc précieuses pour les études portant sur le développement des lymphocytes.

Souris transgénique Souris porteuse d'un transgène qui a été introduit et incorporé durablement dans les cellules de la lignée germinale, de telle façon qu'il puisse être transmis à la descendance (voir la figure 23.17). *Voir aussi* **Souris knock-out.**

Sous-groupe C-C Sous-groupe de chémokines où une liaison disulfure lie des cystéines adjacentes.

Sous-groupe C-X-C Famille de chémokines qui contient un pont disulfure entre des cystéines séparées par un résidu amino acide différent (X).

Sous-groupe T_H1 Sous-groupe (sous-population) de cellules T auxiliaires responsables de la réponse T_H1 (voir le tableau 12.4).

Sous-groupe T_H2 Sous-groupe (sous-population) de cellules T auxiliaires responsables de la réponse T_H2 (voir le tableau 12.4).

Sous-unité de transduction du signal Chaîne d'un récepteur de cytokines multimérique qui, après fixation du ligand, active la voie de transduction du signal médiée par les cytokines.

Sous-unité spécifique des cytokines Chaîne polypeptidique d'un récepteur multimérique de cytokines impliquée dans une interaction stéréospécifique avec la cytokine cible. Elle est responsable de la spécificité du récepteur d'une cytokine particulière.

Southern blotting Technique courante permettant de détecter des séquences de DNA spécifiques dans laquelle des fragments obtenus grâce à des enzymes de restriction sont séparés par électrophorèse puis dénaturés et transférés sur une membrane de polymère qui est incubée avec une sonde radiomarquée spécifique de la séquence à étudier (voir la figure 23.12).

Sox-4 Facteur de transcription essentiel pour les stades précoces du développement des cellules B.

Spécificité antigénique Capacité d'un anticorps ou d'un récepteur des cellules T à reconnaître et à entrer en interaction avec un seul **déterminant antigénique** spécifique.

SRS-A (*Slow-reacting substance of anaphylaxis*) Terme collectif appliqué aux leucotriènes qui médient l'inflammation.

STAT (transducteur du signal et activateur de la transcription) Famille de facteurs de transcription qui se lient aux résidus phosphorylés de certains récepteurs au niveau de leurs domaines SH_2. Ces molécules jouent un rôle essentiel dans la transduction des signaux venant de toute une série de cytokines.

Substitution antigénique (*antigenic shift*) Apparition soudaine d'un nouveau sous-type de pathogène, vraisemblablement par réassortiment génétique, qui a conduit à des différences antigéniques importantes.

Substrat chromogène Substance incolore qui est transformée en produit coloré par une réaction enzymatique.

Superantigène Toute substance qui se lie au domaine V_β du récepteur des cellules T et à des résidus de la chaîne α des molécules de classe II du CMH (voir la figure 10.16). Il induit l'activation de toutes les cellules T qui expriment des récepteurs des cellules T avec un domaine V_β particulier. Il se comporte comme un puissant **mitogène** des cellules T et peut provoquer un empoisonnement alimentaire et d'autres pathologies.

Superfamille des immunoglobulines Groupe de protéines qui contiennent des domaines présentant le repliement immunoglobulinique ou des domaines structuralement apparentés ; elle inclut les immunoglobulines, les récepteurs des cellules T, les molécules du CMH et de nombreuses autres molécules membranaires (voir la figure 4.19).

Syndrome de Chediak-Higashi Immunodéficience récessive autosomique provoquée par un défaut dans les granules des lysosomes qui empêche la destruction par les cellules NK.

Syndrome de DiGeorge Aplasie congénitale du thymus provoquée par la délétion d'une séquence du chromosome 22 lors de la vie embryonnaire. Les conséquences incluent une immunodéficience, des anomalies de la face et une maladie cardiaque congénitale.

Syndrome de Goodpasture Maladie auto-immune caractérisée par des anticorps spécifiques de certains antigènes de la membrane basale des glomérules du rein et des alvéoles pulmonaires.

Syndrome d'hyper-IgM liée à l'X Maladie par immunodéficience dans laquelle les cellules T_H n'expriment pas le CD40L. Les patients atteints de cette maladie produisent de l'IgM, mais pas les autres isotypes, ne développent pas de centres germinatifs ou présentent une hypermutation somatique et enfin ne créent pas de cellules B à mémoire.

Syndrome d'immunodéficience acquise (SIDA) Maladie provoquée par le virus de l'immunodéficience humaine (HIV), marquée par une diminution significative des cellules T $CD4^+$, qui se traduit par une sensibilité accrue à toute une variété d'infections ou de cancers.

Synergie Se produit lorsque l'action combinée de deux cytokines différentes est plus grande que la somme de leurs actions isolées.

Syngénique Qualifie des individus génétiquement identiques.

Système lymphatique Réseau de vaisseaux et de ganglions qui convoie la lymphe. Il ramène les fluides interstitiels dérivés du plasma vers le flux sanguin et joue un rôle important dans l'intégration du système immunitaire.

TAP (transporteurs associés à l'apprêtement de l'antigène) Protéines hétérodimériques présentes dans la membrane du réticulum endoplasmique rugueux (RER) qui transportent les peptides dans la lumière du RER où ils se lient aux molécules de classe I du CMH.

Tapasine Protéine associée aux molécules de classe I du CMH et aux TAP lors de l'apprêtement de l'antigène dans la voie cytosolique.

TdT (désoxynucléotidyl transférase terminale) Enzyme qui ajoute des désoxynucléotides triphosphate aux extrémités 3' du DNA.

Théorie du réseau Théorie selon laquelle le système immunitaire est régulé par un réseau de réactions idiotypes et anti-idiotypes impliquant les anticorps et les récepteurs des cellules T. *Voir aussi* **Anticorps anti-idiotypes**.

Théories de la lignée germinale Théories qui expliquent la diversité des anticorps en postulant que tous les anticorps sont codés dans les chromosomes de l'hôte.

Théories de la variation somatique Théories maintenant que le génome contient un petit nombre de gènes d'immunogluline à partir desquels un très grand nombre de spécificités anticorps sont créées dans les cellules somatiques par mutation ou par recombinaison.

Thromboxane Médiateur lipidique de l'inflammation dérivé de l'acide arachidonique (voir la figure 15.11).

Thy-1 Glycoprotéine qui est le marqueur de surface le plus précoce à apparaître dans la lignée des cellules T.

Thymocyte Cellules T en cours de développement présentes dans le thymus.

Thymus Organe lymphoïde primaire de la cavité thoracique où s'effectue la maturation des cellules T.

Tissus lymphoïdes tertiaires Tissus qui normalement contiennent peu de cellules lymphoïdes, n'ont pas l'organisation élaborée du tissu lymphoïde secondaire et importent des cellules lymphoïdes au cours d'une réponse inflammatoire.

Titre Mesure de la force relative d'un antisérum. Le titre est l'inverse de la dernière dilution d'un antisérum capable de médier un effet mesurable, tel qu'une précipation ou une agglutination.

Tolérance Stade de non réponse immunitaire à des antigènes particulaires ou à des groupes d'antigène. Typiquement, un organisme ne répond pas, ou encore est dit tolérant, aux antigènes du Soi.

Toxoïde Toxine qui a été modifiée pour éliminer sa toxicité, mais qui peut encore se comporter en **immunogène**.

Trafficking Migration différentielle des cellules lymphoïdes vers les différents tissus ou venant de ces derniers.

Transcytose Mouvement des molécules d'anticorps (IgA ou IgM polymérique) à travers les couches épithéliales, médié par le récepteur des Ig polymérisées.

Transfection Introduction expérimentale de DNA étranger dans des cellules en culture, habituellement suivie de l'expression des gènes du DNA introduit (voir la figure 23.16).

Transfert adoptif Transfert de la capacité de déclencher une réponse immunitaire, ou de participer à cette dernière, par transplantation de cellules du système immunitaire.

Transformation Changement que subit une cellule normale lorsqu'elle devient maligne ; également modification permanente transmissible d'une cellule résultant de la capture et de l'incorporation de DNA étranger dans le génome.

Transgène Gène étranger cloné présent chez un animal ou dans une plante.

Tuberculine Fraction protéique brute isolée du surnageant des cultures de *Mycobacterium tuberculosis*. Elle peut être utilisée dans un test cutané pour détecter une exposition à M. *tuberculosis*.

Vaccin Préparation de matériel antigénique utilisée pour induire une immunité contre des pathogènes.

Vaccination Administration intentionnelle d'une forme inoffensive ou atténuée d'un pathogène afin d'induire une réponse immunitaire spécifique qui protège l'individu contre des expositions ultérieures au même pathogène.

Vaisseaux lymphatiques Vaisseaux à paroi fine par lesquels le fluide et les cellules du système lymphatique se déplacent vers les ganglions lymphatiques et finalement le canal thoracique, où ils rejoignent la circulation sanguine.

Valence Mesure numérique de la capacité de combinaison, généralement égale au nombre de sites de liaison. Les molécules d'anticorps sont bivalentes ou multivalentes, tandis que les récepteurs des cellules T sont univalents.

Variolisation Inoculation de la variole ; utilisée pour décrire les premières tentatives destinées à provoquer une immunité contre la variole par inoculation de croûtes ou d'exsudats de lésions varioliques.

Veinule à endothélium épais (HEV, de *high-endothelial venule*) Zone d'une veinule capillaire composée de cellules spécialisées de forme cuboïdale (« *high* ») entre lesquels les lymphocytes migrent pour pénétrer dans divers organes lymphoïdes (voir la figure 15.4).

Veinules post-capillaires Vaisseaux sanguins qui contiennent une couche de cellules endothéliales spécialisées à travers laquelle les lymphocytes migrent du sang vers un ganglion lymphatique.

Vierge *Voir* **Naïf.**

Virulence Mesure de la capacité infectieuse d'un pathogène.

Virus d'Epstein-Barr (EBV) Agent causal du **lymphome** de Burkitt et de la mononucléose infectieuse. Il peut transformer les cellules B humaines en **lignées cellulaires** stables.

Virus du sarcome de Rous (RSV) Rétrovirus qui induit des tumeurs dans des espèces aviaires.

Voie alterne du complément Activation du **complément** qui est initiée par des constituants de la surface cellulaire étrangers, tels que les antigènes microbiens ; elle est indépendante des anticorps, elle implique C3-C9, les facteurs B et D et la properdine ; elle crée le **complexe d'attaque membranaire** (voir la figure 13.2).

Voie classique du complément Activation du **complément** qui est initiée par les complexes antigène-anticorps, qui implique C1-C9 et qui génère le **complexe d'attaque membranaire** (voir la figure 13.2).

Voie lectine Voie d'activation du complément initiée par la liaison de la protéine sérique MBL au composant contenant du mannose des parois cellulaires microbiennes (voir la figure 13.2).

Vpré-B Chaîne polypeptidique qui avec λ5 forme la **chaîne légère de substitution** du **récepteur des cellules pré-B.**

Xénogénique Caractérise des individus d'espèces différentes.

Xénogreffe Greffe ou tissu transplanté d'une espèce à une autre.

ZAP-70 (protéine associée à ξ) Polypeptide de 70 kDa qui devient une tyrosine kinase active lorsqu'il se lie aux ITAM de la chaine ξ et subit une phosphorylation.

Zone claire Région d'un centre germinatif qui contient de nombreuses cellules dendritiques folliculaires.

Zone d'équivalence Point ou région d'un gel où le rapport de l'antigène à l'anticorps est optimal pour la production d'un précipité antigène-anticorps.

Zone marginale Région diffuse de la rate, localisée à la périphérie des **PALS** (*periarteriolar lymphoïde sheath*, manchon lymphoïde périartériel) entre la **pulpe rouge** et la **pulpe blanche** ; elle est riche en cellules B et contient des follicules lymphoïdes pouvant se développer en **centres germinatifs** (voir la figure 2.19).

Zone sombre Partie du centre germinatif qui est le site de division cellulaire rapide où se forment les cellules B appelées centroblastes.

Zone thymodépendante Paracortex d'un ganglion lymphatique

Zone thymo-indépendante Cortex d'un ganglion lymphatique.

RÉPONSES AUX QUESTIONS À L'USAGE DES ÉTUDIANTS

Chapitre 1

1. (a) CM. (b) H et CM. (c) H et CM. (d) H et CM. (e) CM. (f) CM. (g) H. (h) CM. (i) H. (j) H. (k) CM.

2. Les quatres caractéristiques immunologiques sont la spécificité, la diversité, la mémoire et la reconnaissance du Soi et du non Soi. La spécificité se réfère à la capacité de certaines molécules membranaires d'un lymphocyte mature à ne reconnaître qu'un seul antigène (ou un petit nombre d'antigènes étroitement apparentés). Le réarrangement des gènes des immunoglobulines lors de la maturation des lymphocytes donne la spécificité antigénique ; il crée aussi un vaste réseau de spécificités différentes, ou diversité, parmi les lymphocytes matures. La capacité du système immunitaire à répondre aux molécules du non Soi, mais (généralement) pas aux molécules du Soi, résulte de l'élimination, lors de la maturation des lymphocytes, des cellules immatures qui reconnaissent les autoantigènes. Après exposition à un antigène particulier, les lymphocytes matures réactifs à cet antigène prolifèrent et se différencient, créant une vaste population de cellules à mémoire partageant la même spécificité ; cette population développée peut répondre plus rapidement et plus intensément à une exposition ultérieure au même antigène, ce qui traduit donc une mémoire immunologique.

3. La réponse immunitaire secondaire implique une population développée de cellules à mémoire. La réponse est plus rapide et atteint des taux plus élevés que lors de la réponse primaire.

4. (a) Les anticorps et les récepteurs des cellules T présentent tous deux une très grande spécificité vis-à-vis d'un antigène ; de très faibles modifications au sein d'un antigène peuvent lui interdire de se lier à l'anticorps ou au récepteur des cellules T correspondants. Les molécules du CMH ne possèdent pas une spécificité aussi extrême et toute une variété d'antigènes peptidiques non apparentés peuvent se lier à la même molécule du CMH. (b) Les anticorps ne sont exprimés que par les cellules de la lignée B ; les récepteurs des cellules T sont exprimés par les cellules de la lignée T ; les molécules de classe I du CMH sont exprimées par pratiquement toutes les cellules nucléées ; les molécules de classe II du CMH ne sont exprimées que par des cellules spécialisées qui se comportent en cellules présentatrices de l'antigène (par exemple, les cellules B, les macrophages et les cellules dendritiques). (c) Les anticorps peuvent se lier aux antigènes protéiques ou polysaccharidiques ; les récepteurs des cellules T ne reconnaissent que les peptides associés à des molécules du CMH ; les molécules du CMH ne se lient qu'à des peptides apprêtés.

5. (a) Macrophages, cellules B, cellules dendritiques. (b) Costimulation ; cellules T_H. (c) II ; I. (d) Exogène ; voie d'apprêtement endocytaire ; II. (e) Endogène ; cytoplasme ; I.

6. Au cours de la réponse inflammatoire, le diamètre des capillaires de la région affectée augmente (vasodilatation), ainsi que leur perméabilité, ce qui facilite l'influx des cellules blanches du sang, en particulier des phagocytes.

7. Elles ne peuvent reconnaître l'antigène que lorsqu'il est associé à des molécules de classe I du CMH.

8. (a) 13. (b) 19. (c) 6. (d) 12. (e) 2. (f) 18. (g) 8. (h) 15. (i) 4. (j) 14. (k) 7. (l) 9. (m) 17. (n) 5. (o) 3. (p) 10.

9. L'immunité naturelle et l'immunité acquise coopèrent pour donner une réponse protectrice complète contre les pathogènes. Un exemple est la cellule phagocytaire qui capte le matériel étranger et l'apprête pour former des peptides qui sont présentés par le phagocyte. Les antigènes présentés stimulent les cellules T qui, soit apportent leur aide aux cellules B pour la production d'un anticorps, soit stimulent les cellules T cytotoxiques pour fournir une protection contre les cellules infectées ou les cellules cancéreuses. De plus, les cellules phagocytaires prennent part à l'inflammation, en produisant des cytokines qui attirent les cellules T et les cellules B vers le site.

10. Les invertébrés peuvent se protéger contre les pathogènes de l'environnement par les formes simples de l'immunité naturelle. Par exemple, la mouche des fruits produit des peptides qui présentent une activité antifongique. Ces petites molécules protègent l'insecte d'un pathogène fongique couramment rencontré dans son environnement. L'immunité des plantes est du même type ; en effet, les plantes produisent des peptides anti-microbiens et toute une série d'autres agents, tels que des radicaux oxydants et des enzymes qui attaquent la paroi des cellules microbiennes. Une des nombreuses différences entre l'immunité des plantes et celle des arthropodes est que les plantes n'ont pas de réponses phagocytaires qui, elles, sont présentes chez les arthropodes (voir le tableau 1.3).

11. Les conséquences des formes atténuées du dysfonctionnement immunitaire incluent les éternuements, les frissons et les éruptions cutanées provoquées par des allergies. L'asthme et les réactions anaphylactiques sont les conséquences les plus graves de l'allergie et peuvent conduire à la mort. Les conséquences d'un dysfonctionnement immunitaire grave incluent la sensibilité à l'infection par toute une variété de pathogènes microbiens lorsque le dysfonctionnement implique une immunodéficience, ou à des maladies chroniques débilitantes, telles que la polyarthrite rhumatoïde, lorsque le dysfonctionnement implique une auto-immunité. La cause la plus courante de l'immunodéficience est l'infection par le rétrovirus HIV-1, qui conduit au SIDA.

Chapitre 2

1. (a) En général, les cellules T $CD4^+$, qui reconnaissent les molécules de classe II du CMH, se comportent en cellules

T_H, tandis que les cellules T CD8+, qui reconnaissent les molécules de classe I du CMH, se comportent en cellules T_C. Cependant, certaines cellules T_H fonctionnelles expriment le CD8 et sont restreintes à la classe I et certaines cellules T_C fonctionnelles expriment le CD4 et sont restreintes à la classe II. Cependant, ce sont des exceptions au comportement général. (b) La moelle osseuse contient très peu de cellules souche pluripotentes qui ne constituent qu'environ 0,05 % de l'ensemble des cellules de la moelle osseuse. (c) Les cellules T_H reconnaissent l'antigène associé à des molécules de classe II du CMH. L'activation des macrophages augmente leur expression des molécules de classe II du CMH. (d) Des follicules lymphoïdes organisés sont aussi présents dans les amygdales, les plaques de Peyer et dans d'autres tissus associés aux muqueuses. (e) En réponse à l'infection, les cellules T_H et les macrophages sont activés et sécrètent diverses cytokines qui induisent une activité hématopoïétique augmentée. L'hématopoïèse induite développe la population de cellules blanches du sang qui peuvent combattre l'infection. (f) Contrairement à d'autres types de cellules dendritiques, les cellules dendritiques folliculaires n'expriment pas de molécules de classe II du CMH et ne se comportent pas en cellules présentatrices de l'antigène pour l'activation des cellules T_H. Ces cellules, qui ne sont présentes que dans les follicules lymphoïdes, peuvent capter les complexes anticorps-antigène circulants ; on pense que cette possibilité facilite l'activation des cellules B et le développement des cellules B à mémoire. (g) Les lymphocytes B et les lymphocytes T ont des récepteurs qui permettent la fixation d'un antigène, mais une petite population de cellules lymphoïdes, appelées cellules nulles, n'en ont pas. (h) Bien que de nombreux animaux, tels que l'Homme et la souris, créent des cellules B dans la moelle osseuse, d'autres, tels que certains ruminants, ne le font pas.

2. (a) Cellules T_H des zones paracorticales ; cellules B des centres germinatifs au sein des follicules secondaires localisés dans le cortex du ganglion. (b) Cellules T_H dans les zones paracorticales. (c) Aucune zone de prolifération cellulaire rapide, étant donné que des cellules T_H sont nécessaires à l'activation des cellules B. (d) Cellules B des follicules secondaires et des centres germinatifs.

3. Les cellules progénitrices des monocytes ont des récepteurs du M-CSF ; elles ne le secrètent pas. Lorsque le M-CSF et son récepteur sont exprimés tous deux par ces cellules, elles peuvent stimuler leur propre prolifération.

4. Les organes lymphoïdes primaires sont la moelle osseuse (la bourse de Fabricius chez les oiseaux) et le thymus. Ces organes se comportent en sites de maturation des cellules B et des cellules T, respectivement.

5. Les organes lymphoïdes secondaires sont la rate, les ganglions lymphatiques et le tissu lymphoïde associé aux muqueuses (MALT) au niveau de diverses localisations. Le MALT inclut les amygdales, les plaques de Peyer et l'appendice, ainsi que des collections diffuses de cellules lymphoïdes associées aux muqueuses qui bordent les tractus respiratoire, digestif et génito-urinaire. Ces organes captent tous l'antigène et fournissent des sites où les lymphocytes peuvent entrer en interaction avec l'antigène et subir par la suite une expansion clonale.

6. Les cellules souche sont capables d'autorenouvellement et peuvent donner naissance à plus d'un type cellulaire, tandis que les cellules progénitrices ont perdu la capacité d'autorenouvellement et sont engagées dans une lignée cellulaire unique. L'engagement des cellules progénitrices dépend de leur acquisition de la possibilité de répondre à des facteurs de croissance particuliers.

7. Les souris nude (nue) et les sujets qui présentent le syndrome de DiGeorge ont un défaut congénital qui empêche le développement du thymus. Ils n'ont pas de cellules T circulantes et ne peuvent pas développer de réponses immunitaires à médiation cellulaire.

8. Le stroma du thymus contient des cellules épithéliales, des cellules dendritiques interdigitées et des macrophages qui forment un réseau tridimensionnel. Ces cellules sécrètent divers facteurs hormonaux qui sont nécessaires à la croissance des thymocytes et, à la maturation de ces derniers, en cellules T immunocompétentes. Les cellules stromales thymiques jouent aussi un rôle dans la sélection des cellules T au sein du thymus.

9. b : Le thymus d'un individu atteint sa taille maximale à la puberté. Au fil des ans, le thymus s'atrophie graduellement.

10. Les souris irradiées de façon létale servent de système de dosage pour les cellules souche pluripotentes, étant donné que seules les souris auxquelles on a injecté des échantillons de moelle osseuse contenant des cellules souche pluripotentes peuvent survivre. Lorsqu'un échantillon de moelle osseuse est enrichi en cellules souche pluripotentes, le nombre de cellules qui doivent être injectées pour restaurer l'hématopoïèse décroît (voir la figure 2.6).

11. Chez une souris néonatale, la thymectomie élimine la maturation des cellules T, ce qui amène l'animal vers une immunodéficience et éventuellement vers la mort. Chez une souris adulte, la thymectomie n'a pas d'effet profond, parce que la plupart des cellules T recirculantes ont une longue durée de vie et peuvent répondre à un défi antigénique par la sélection clonale.

12. Chez les oiseaux, la bourse de Fabricius est le site essentiel où se développent les lymphocytes. L'ablation de la bourse se traduirait par un manque de cellules B circulantes et d'immunité humorale ; elle serait vraisemblablement fatale.

13. Après phagocytose par les macrophages, la plupart des bactéries et des champignons sont détruits et fragmentés. Les peptides antigéniques qui en résultent sont présentés avec des molécules de classe II du CMH à la surface de la cellule, où ils peuvent induire l'activation des cellules T_H et une réponse anticorps (humorale) subséquente. En revanche, les bactéries et les champignons intracellulaires possèdent divers mécanismes pour survivre dans les macrophages après la phagocytose. Ces bactéries n'induisent donc pas de réponse anticorps.

14. (a) Vrai. (b) Faux : La zone marginale est riche en cellules B et le manchon lymphoïde périartériolaire (PALS) est riche en cellules T. (c) Vrai. (d) Vrai. (e) Faux : La rate n'est pas approvisionnée par des lymphatiques afférents.

15. (a) 5. (b) 10. (c) 3. (d) 6. (e) 11. (f) 4. (g) 12. (h) 15. (i) 7. (j) 2. (k) 8. (l) 13. (m) 16.

Chapitre 3

1. (a) Vrai. (b) Vrai. (c) Faux : Un haptène ne peut pas stimuler une réponse immunitaire à moins qu'il ne soit conjugué à une grosse protéine jouant le rôle de porteur. Cependant, l'haptène peut se combiner avec un anticorps préformé spécifique de l'haptène. (d) Vrai. (e) Faux : Une cellule T ne peut reconnaître que des peptides qui ont été apprêtés et qui sont présentés par des molécules du CMH. Ces épitopes tendent à être des peptides internes. (f) Vrai. (g) Vrai. (h) Faux : Chaque molécule du CMH se lie à de nombreux peptides différents. On ne sait pas encore quelles caractéristiques doivent avoir en commun les différents peptides pour être capables de se lier à la même molécule du CMH. (i) Faux : Les immunogènes sont capables de stimuler une réponse immunitaire spécifique ; les antigènes sont capables de se combiner spécifiquement à des anticorps ou des récepteurs des cellules T induits lors d'une réponse immunitaire. Bien que tous les immunogènes présentent une antigénicité, certains antigènes ne sont pas immunogènes.

2. Probablement non. Afin de stimuler la prolifération des cellules T, le peptide antigénique doit entrer en interaction avec des molécules de classe II du CMH exprimées par la souris. Étant donné que l'IA^k et l'IA^d sont codées par des gènes alléliques du CMH et présentent donc des différences alléliques, elles ne se lieront probablement pas au même peptide de l'hémagglutinine. Ainsi, un peptide qui est immunogène pour des souris exprimant l'IA^k ne le sera probablement pas pour des souris exprimant l'IA^d.

3. (a) Le vaccin inactivé par les UV serait considéré comme un antigène exogène. Les antigènes exogènes sont internalisés par phagocytose ou endocytose puis apprêtés dans la voie endocytaire. Les peptides antigéniques résultants sont présentés par des molécules de classe II du CMH à la surface des cellules présentatrices de l'antigène. Étant donné que les cellules T_C sont généralement restreintes aux molécules de classe I du CMH, elles ne seraient pas activées par ce type de vaccin, alors que les cellules T_H restreintes aux molécules de classe II du CMH pourraient l'être. (b) Étant donné que le virus atténué se réplique au sein des cellules hôtes, il est considéré comme un antigène endogène. Les antigènes endogènes sont apprêtés au sein du cytoplasme ou du réticulum endoplasmique puis présentés par des molécules de classe I du CMH présentes sur la membrane de la plupart des cellules nucléées. Par conséquent, le virus atténué activerait vraisemblablement les cellules T_C qui sont restreintes aux molécules de classe I du CMH.

4. (a) La BSA native : La dénaturation par la chaleur détruit vraisemblablement les épitopes de cellules B d'une protéine globulaire, tandis que les épitopes de cellules T sont généralement thermostables. (b) HEL : l'immunogénicité d'un antigène est habituellement fonction du caractère étranger de ce dernier pour l'animal exposé. Cependant, le collagène et certaines autres protéines très conservées au cours de l'évolution sont très peu différents dans les diverses espèces et sont donc souvent des antigènes faibles. (c) Protéine d'une masse moléculaire de 150 000 : Toutes choses étant égales par ailleurs, les plus grosses protéines sont plus immunogènes que les petites. (d) Le copolymère qui inclut des résidus tyrosine : l'immunogénicité des copolymères synthétiques est augmentée par l'inclusion de résidus aromatiques.

5. b, d.

6. (a) T. (b) T. (c) B. (d) B. (e) T. (f) T. (g) BT. (h) B. (i) BT.

Chapitre 4

1. (a) Vrai. (b) Faux : Une cellule de myélome $HGPRT^-$ n'a pas l'enzyme qui lui permettrait d'utiliser l'hypoxanthine. (c) Vrai. (d) Faux : Des isotypes multiples peuvent apparaître à la surface d'une unique cellule B. Une cellule B mature exprime l'IgM et l'IgD. Une cellule B à mémoire peut exprimer des isotypes supplémentaires, tels que l'IgG. (e) Vrai. (f) Vrai. (g) Vrai. (h) Faux : L'IgM sérique sécrétée est un pentamère. Étant donné sa taille plus grande et sa valence plus élevée, l'IgM est plus efficace que l'IgG dans la liaison croisée des antigènes de la surface bactérienne, ce qui conduit à l'agglutination. (i) Faux : L'hypoxanthine permet la croissance de la cellule par la voie de récupération. (j) Vrai. (k) Faux : Les régions variables des chaînes lourdes, ainsi que celles des chaînes légères, contiennent toutes deux approximativement 110 amino acides. (l) Faux : La cellule révertante non fusionnée pourrait croître dans le milieu HAT, ce qui rendrait impossible la sélection des hybridomes.

2. (a) La molécule devrait posséder les caractéristiques structurales suivantes : 2 chaînes lourdes identiques et deux chaînes légères identiques (H_2-L_2) ; des liaisons disulfure interchaînes unissant les chaînes lourdes (H-H) et les chaînes lourde et légère (H-L) ; une série de domaines intrachaînes contenant approximativement 110 amino acides et stabilisées par un pont disulfure intradomaine formant une boucle d'environ 60 amino acides ; un seul domaine constant dans les chaînes légères et trois ou quatre domaines constants dans les chaînes lourdes. Le domaine amino-terminal des chaînes lourde et légère devrait présenter des variations dans sa séquence. (b) Les antisérums dirigés contre l'IgG totale humaine et la chaîne κ humaine devraient présenter des réactions croisées avec la nouvelle classe d'immunoglobuline, étant donné que ces deux antisérums possèdent des anticorps spécifiques de la chaîne légère. On devrait s'attendre à ce que le nouvel isotype contienne soit des chaînes légères kappa, soit des chaînes lambda. (c) Réduire les liaisons disulfure interchaînes du nouvel isotype par le mercaptoéthanol puis alkyler. Séparer les chaînes lourdes des chaînes légères, immuniser un lapin avec la chaîne lourde. Les antisérums de lapin devraient réagir avec le nouvel isotype, mais pas avec les autres isotypes connus.

3. L'IgM et l'IgD diffèrent par les domaines de leurs régions constantes, tandis que la spécificité antigénique est déterminée par les domaines de la région variable. Les molécules d'IgM et d'IgD qui ont des domaines C différents, mais des domaines V_H et V_L identiques, sont trouvées sur une cellule B donnée ; ainsi, la cellule est monospécifique, bien qu'elle porte deux isotypes.

4. Les avantages de l'IgG comparés à ceux de l'IgM sont (1) sa capacité à passer à travers le placenta et à protéger le fœtus en cours du développement ; (2) sa concentration sérique plus élevée, ce dont il résulte que les anticorps de type IgG fixent et neutralisent davantage de molécules d'antigène et sont plus efficaces dans l'élimination de ce dernier ; (3) sa taille plus petite qui permet à l'IgG de diffuser plus facilement dans les liquides intercellulaires. Les désavantages de l'IgG comparés à ceux de l'IgM sont sa plus faible capacité à (1) agglutiner les antigènes et (2) activer le système du complément ; ces deux désavantages sont dus à la valence plus faible de l'IgG.

5. (a) Voir les figures 4.2 et 4.3. Le nombre de liaisons disulfure interchaînes unissant les chaînes lourdes varie selon les sous-classes de l'IgG (voir la figure 4.14). (b) Dessiner un dimère contenant des chaînes lourdes α. Ajouter une chaîne J et un composant sécrétoire (voir la figure 4.15a). (c) Dessiner un pentamère contenant des chaînes lourdes μ. La chaîne lourde μ contient cinq domaines et pas de région charnière ; le domaine C_H supplémentaire remplace la région charnière. Ajouter la chaîne J. L'IgM pentamérique a aussi des liaisons disulfure interchaînes supplémentaires unissant les domaines C_H des sous-unités et la chaîne J entre deux sous-unités (voir la figure 4.13e).

6.

Propriété	IgG complète	Chaîne H	Chaîne L	Fab	$F(ab')_2$	Fc
Se lie à l'antigène	+	+/–	+/–	+	+	–
Liaison à un antigène bivalent	+	–	–	–	+	–
Se lie aux récepteurs du Fc	+	–	–	–	–	+
Fixe le complément en présence de l'antigène	+	–	–	–	–	–
A des domaines V	+	+	+	+	+	–
A des domaines C	+	+	+	+	+	+

7. (a) AL. (b) ID. (c) IS. (d) AL. (e) Aucun anticorps ne sera formé.

8.

	Antisérums de lapin contre le composant de l'anticorps de souris				
	Chaîne γ	Chaîne κ	Fragment Fab de l'IgG	Fragment Fc de l'IgG	Chaîne J
Chaîne γ de souris	Oui	Non	Oui	Oui	Non
Chaîne κ de souris	Non	Oui	Oui	Oui	Non
IgM totale de souris	Non	Oui	Oui	Non	Oui
Fragment Fc de l'IgM de souris	Oui	Non	Non	Oui	Non

9. Les cellules de myélome utilisables pour la production d'hybridomes (1) sont immortelles, ce qui permet de cultiver indéfiniment les hybridomes ; (2) sont Ab^-, ce qui permet d'assurer que l'hybridome ne sécrète que l'anticorps caractéristique du plasmocyte utilisé comme partenaire de la fusion ; et (3) sont $HGPRT^-$, ce qui assure que les cellules de myélome non fusionnées ne peuvent pas croître dans le milieu de sélection HAT.

10. (a) Les domaines présentant le repliement immunoglobulinique contiennent approximativement 110 résidus amino acides disposés dans deux feuillets plissés β antiparallèles composés chacun de multiples brins β séparés par de courtes boucles de longueur variable (voir la figure 4.6). Chaque domaine présentant le repliement immunoglobulinique est stabilisé par une liaison disulfure intradomaine entre deux résidus cystéine conservés distants d'environ 60 résidus. (b) Voir la figure 4.19. On pense que la structure en domaines présentant le repliement immunoglobulinique facilite les interactions entre les domaines ; de telles interactions entre des domaines non homologues pourraient permettre à divers membres de la superfamille des immunoglobulines de se lier les uns aux autres.

11. Les régions hypervariables, appelées aussi régions de complémentarité (CDR, *de complementarity-determining regions*), sont localisées dans les boucles des repliements immunoglobuliniques constituant les domaines V_H et V_L (voir les figures 4.6 et 4.8). Il y a trois régions hypervariables dans chaque domaine V_H, et trois dans chaque domaines V_L. Des résidus des régions hypervariables constituent la plupart des amino acides impliqués dans la liaison à l'antigène.

12. En l'absence d'aminoptérine, vous ne pourriez pas sélectionner les hybridomes parce que les cellules fusionnées, de même que les cellules non fusionnées, pourraient croître en utilisant la voie *de novo*.

13. (a) Certaines cellules normales seraient vraisemblablement tuées. Bien qu'une immunotoxine se lie préférentiellement aux cellules tumorales, la région Fc du composant anticorps peut se lier aux récepteurs du Fc de diverses cellules du système immunitaire. Si cela se produisait, la toxine serait endocytée et tuerait la cellule normale. Une façon d'éviter de léser les cellules normales et de modifier une immunotoxine de telle façon que la chaîne toxine remplace la région Fc de l'anticorps (voir la figure 5.23c). (b) Non. Dans une immunotoxine, la chaîne de liaison de la toxine qui permet à cette dernière de pénétrer dans les cellules est remplacée par un anticorps spécifique de la tumeur qui dirige la toxine vers les cellules tumorales (voir la figure 4.23). Ainsi, si l'anticorps était dégradé, la toxine serait incapable de pénétrer dans les cellules normales et de les tuer.

14. L'antisérum contiendrait aussi des anticorps contre les chaînes légères kappa et les chaînes légères lambda, qui sont présentes dans tous les isotypes. Pour préparer un antisérum spécifique de l'IgG, le chercheur doit réduire les liaisons disulfure interchaînes de l'IgG de souris par le mercaptoéthanol et isoler la chaîne lourde. Les lapins immunisés par les seules chaînes lourdes de souris seront spécifiques de l'isotype de l'IgG.

15. (a) Quatre sites de liaison à l'antigène différents (indiqués en gras) et 10 molécules d'anticorps différentes : $\mathbf{H_sL_s}/H_sL_s$, $\mathbf{H_mL_m}/H_mL_m$, $\mathbf{H_sL_m}/H_sL_m$, $\mathbf{H_mL_s}/H_mL_s$, H_sL_s/H_mL_m, H_sL_s/H_sL_m, H_sL_s/H_mL_s, H_mL_m/H_sL_m, H_mL_m/H_mL_s, et H_sL_m/H_mL_s. (b) Deux sites de liaison à l'antigène différents et trois molécules d'anticorps différentes : $\mathbf{H_sL_s}/H_sL_s$, $\mathbf{H_mL_s}/H_mL_s$, et H_sL_s/H_mL_s. (c) Un site de liaison et une molécule d'anticorps : $\mathbf{H_sL_s}/H_sL_s$.

16. (a) 3, 6, 10, 11. (b) 4. (c) 2, 9, 12. (d) 5. (e) 1, 3, 4, 7, 8, 11.

Chapitre 5

1. (a) Faux : Les segments géniques V_κ et C_λ sont localisés sur des chromosomes séparés et ne peuvent pas être réunis lors du réarrangement génique. (b) Vrai. (c) Vrai. (d) Vrai. (e) Vrai. (f). Vrai.

2. Les segments géniques V_H et J_H ne peuvent pas être joints parce que tous deux sont flanqués par des séquences signal de recombinaison (RSS, de *recombination signal sequence*), contenant un espaceur de 23 pb (2 tours) (voir la figure 5.6b). Suivant la règle de jonction un tour/deux tours, les séquences signal ayant un espaceur à deux tours se peuvent se joindre qu'à des séquences signal ayant un espaceur à un tour (12 pb).

3. Chaînes légères : $500\ V_L \times 4\ J_L = 2 \times 10^3$
Chaînes lourdes : $300\ V_H \times 15\ D_H \times 4\ J_H = 1{,}8 \times 10^4$
Molécules d'anticorps :
(2×10^3) LC) $\times (1{,}8 \times 10^4$ HC) $= 3{,}6 \times 10^7$

4. (a) 1, 2, 3. (b) 3. (c) 3. (d) 5. (e) 2, 3, 4. (f) 2. (g) 5.

5. La mutation somatique contribue à la variabilité des trois régions de complémentarité. Une variabilité supplémentaire est créée dans la CDR3 des chaînes lourde et légère par flexibilité jonctionnelle, qui se produit lors des réarrangements D-J et V-DJ des chaînes lourdes et des réarrangements V-J des chaînes légères par addition de nucléotides N aux jonctions D-J et V-D-J des chaînes lourdes (voir le tableau 5.3).

6. (a) R : Un réarrangement productif de l'allèle 1 de la chaîne lourde doit avoir eu lieu étant donné que la lignée cellulaire exprime des chaînes lourdes codées par cet allèle. (b) G : L'exclusion allélique interdit à l'allèle 2 de la chaîne lourde de subir un réarrangement productif ou un réarrangement non productif. (c) NP : Les gènes κ se réarrangent avant les gènes λ. Étant donné que la lignée cellulaire exprime des chaînes légères λ, les deux allèles κ doivent avoir subi un réarrangement non productif, ce qui permet au réarrangement des gènes λ de se produire. (d) NP : Même raison que celle donnée ci-dessus en (c). (e) R : Un réarrangement productif de l'allèle 1 de la chaîne λ doit avoir eu lieu, étant donné que la lignée cellulaire exprime les chaînes légères λ codées par cet allèle. (f) G : L'exclusion allélique interdit à l'allèle 2 de la chaîne λ de subir un réarrangement productif ou un réarrangement non productif (voir la figure 5.13).

7. Le DNA de la chaîne κ doit avoir la configuration de la lignée germinale parce qu'un réarrangement productif de la chaîne lourde doit avoir lieu avant que le DNA de la chaîne légère (κ) puisse commencer à se réarranger.

8. (a) Non. (b) Oui. (c) Non. (d) Non. (e) Oui.

9. L'addition au hasard de nucléotides N aux jonctions D-J et V-DJ contribue à la diversité de la CDR3 des chaînes lourdes, mais ce processus peut conduire à un réarrangement non productif si le cadre de lecture n'est pas préservé.

10. Les jonctions entre les segments géniques des régions variables (V_L-J_L et V_H-D_H-J_H) ont lieu dans la CDR3. Lors de la formation de ces jonctions, la flexibilité jonctionnelle, l'addition des nucléotides P et l'addition des nucléotides N introduisent une diversité. Étant donné que ces processus n'affectent pas le reste de la région variable, la CDR3 présente la plus grande diversité.

11. Quatre chances (voir la figure 5.13).

12. (a) 5. (b) 5, 6, 9. (c) 1. (d) 4. (e) 2, 8. (f) 2, 11. (g) 3, 7. (h) 3, 10.

13. (a) 5. (b) 1. (c) 6. d) 2. (e) 3. (f) 7. (g) 4.

Chapitre 6

1. (a) Vrai. (b) Vrai. (c) Faux : La digestion par la papaïne donne des fragments Fab monovalents (voir la figure 4.3) qui ne peuvent pas faire de liaison croisée entre les antigènes. (d) Vrai. (e) Vrai. (f) Vrai. (g) Faux : C'est qualitatif mais pas quantitatif. (h) Faux : Les tests d'agglutination sont plus sensibles.

2. Couvrir une plaque de microtitration d'antigènes d'HIV. Ajouter du sérum d'un patient suspecté d'être infecté par l'HIV. Incuber la plaque puis éliminer par lavage les anticorps non fixés. Ajouter une immunoglobuline de chèvre anti-humaine qui a été conjuguée à un enzyme. Incuber la plaque et éliminer par lavage l'anticorps non lié. Ajouter le substrat et observer la réaction colorée.

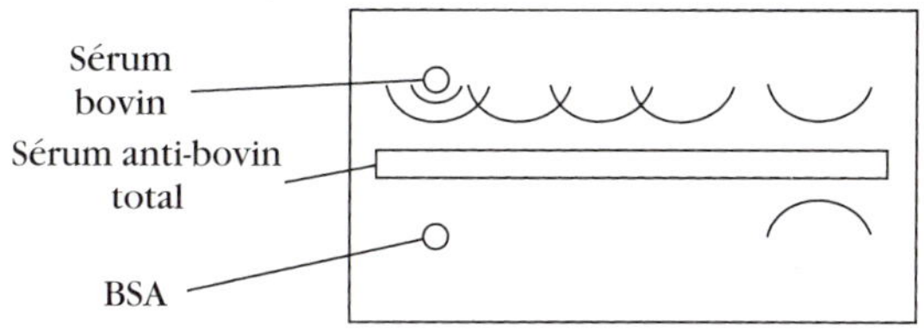

3. (a) Sérum bovin total. (b) Voir la figure ci-dessus.

4. Flacon A : H1-C1. Flacon B : H2-C2. Flacon C : H2-C1. Flacon D : H1-C2.

5. a et d : Un ELISA et un RIA peuvent être tous deux utilisés pour déterminer la concentration d'un haptène.

6. (a) A. (b) D. (c) B. (d) E. (e) F. (f) C.

7. (a) Isoler les chaînes lourdes des protéines de myélome d'un isotype connu. Immuniser les lapins avec les chaînes lourdes isolées pour obtenir des anticorps spécifiques de chaque classe de chaîne lourde. Déterminer ensuite lequel de ces antisérums anti-isotypes réagit avec la protéine de myélome X. (b) Le taux de la protéine X de myélome peut être déterminé par immunodiffusion radiale (méthode de Mancini) ou par un dosage plus sensible, tel qu'un ELISA.

8. (a) Une électrophorèse en fusée ou une immunodiffusion radiale selon Mancini avec un sérum anti-isotype de chèvre spécifique de l'IgG. (b) Un ELISA ou un RIA avec un anticorps anti-insuline et de l'insuline radiomarquée ou de l'insuline liée à un enzyme. (c) Un RIA avec de l'IgE radiomarquée. (d) Une immunofluorescence avec un anticorps marqué par un fluorochrome dirigé contre le C3. (e) Un test d'agglutination avec des cellules rouges du sang de type A. (f) Une double immunodiffusion selon Ouchterlony de l'extrait de hamburger et de l'antisérum dirigé contre la viande de cheval. (g) Une immunofluorescence avec un anticorps marqué par un fluorochrome dirigé contre le spirochète de la syphilis.

9. b.

10. L'affinité se réfère à la force de l'interaction entre un unique site de liaison à l'antigène d'un anticorps et le ligand correspondant. L'avidité se réfère à la force efficace totale de toutes les interactions entre de multiples sites de liaison à l'antigène d'un anticorps et les multiples épitopes identiques d'un antigène complexe. Étant donné que les bactéries ont souvent des copies multiples d'un épitope particulier à leur surface, l'avidité d'un anticorps est une meilleure mesure que son affinité pour sa capacité à combattre les bactéries.

11. (a) Antisérum #1 $K_0 = 1{,}2 \times 10^5$; antisérum #2 $K_0 = 4{,}5 \times 10^6$; antisérum #3 $K_0 = 4{,}5 \times 10^6$; (b) Chaque anticorps a une valence de 2. (c) Antisérum #2. (d) L'antisérum monoclonal #2 serait préférable parce qu'il reconnaît un seul épitope de l'hormone et serait donc moins susceptible que les anticorps polyclonaux de faire des réactions croisées avec d'autres protéines sériques.

12. (a) Le tube 1 contenait des fragments $F(ab')_2$. Étant donné que ces fragments ont deux sites de liaison à l'antigène, ils peuvent contracter des liaisons croisées et finalement agglutiner les SRBC (cellules rouges du sang de mouton). L'activation du complément par l'IgG nécessite la présence du fragment Fc qui manque dans les fragments $F(ab')_2$. (b) Le tube 2 contenait des fragments Fab. Les fragments Fab monovalents peuvent se lier au SRBC et inhiber l'agglutination ultérieure par un anti-SRBC total. (c) Le tube 3 contenait un anticorps intact. (d) Le tube 4 contenait des fragments Fc. Ces fragments n'ont pas de site de liaison à l'antigène et ne peuvent donc pas médier des fonctions anticorps effectrices.

13. (a) Dans les réactions de précipitation, un excès d'anticorps ou d'antigène inhibe la formation d'un précipité (voir la figure 6.4b). La formation d'un précipité lorsque des volumes égaux des solutions d'origine non diluées sont mélangés indique que cette réaction était dans la zone d'équivalence. L'absence de précipité avec l'anti-X dilué indique que cette réaction a un excès d'antigène. (b) Dans la première réaction (non diluée), peu, voire pas, de protéine X ou d'anti-X se trouverait dans le surnageant. Dans la seconde réaction (diluée), le surnageant contiendrait la protéine X qui est en excès.

Chapitre 7

1. (a) Vrai. (b) Vrai. (c) Faux : Les molécules de classe III du CMH sont des protéines solubles qui n'interviennent pas dans la présentation de l'antigène. Elles incluent divers composants du complément, le TNF-α, le TNF-β et deux protéines du choc thermique. (d) Faux : Les descendants des parents hétérozygotes héritent d'un haplotype du CMH de chaque parent et exprimeront donc certaines molécules qui diffèrent de celles de chaque parent ; pour cette raison, les parents et les descendants sont histo-incompatibles. En revanche, les membres d'une portée ont une chance sur quatre d'être histocompatibles (voir la figure 7.2c). (e) Vrai. (f) Faux : La plupart des cellules nucléées expriment des molécules de classe I du CMH, mais les neurones, les cellules du placenta et les spermatozoïdes à certains stades de différenciation semblent ne pas avoir de molécules de classe I. (g) Vrai.

2. (a) S. (b) S et C. (c) S. (d) C. (e) S et C. (f) S. (g) C.

3. (a) Souche A. (b) Souche B. (c) Souche A. (d) Pour introduire des allèles parentaux de souche A au niveau de tous les locus, à l'exception du CMH sélectionné. (e) Pour réaliser l'homozygotie au sein du CMH. (f) Pour identifier les descendants qui sont homozygotes *b/b* au sein du CMH. Ceci est effectué en sélectionnant les souris qui rejettent des greffes de souche A (voir la figure 7.3).

4. (a) Les cellules du foie : Classe I K^d, K^k, D^d, D^k, L^d et L^k. (b) Les macrophages : Classe I K^d, K^k, D^d, D^k, L^d et L^k. Classe II $IA\alpha^k\beta^k$, $IA\alpha^d\beta^d$, $IA\alpha^k\beta^d$, $IA\alpha^d\beta^k$, $IE\alpha^k\beta^k$, $IE\alpha^d\beta^d$, $IE\alpha^k\beta^d$ et $IE\alpha^d\beta^k$.

5.

Gène transfecté	Molécules du CMH exprimées sur la membrane des cellules L transfectées					
	D^k	D^b	K^k	K^b	IA^k	IA^b
Aucune	+	–	+	–	–	–
K^b	+	–	+	+	–	–
$IA\alpha^b$	+	–	+	–	–	–
$IA\beta^b$	+	–	+	–	–	–
$IA\alpha^b$ et $IA\beta^b$	+	–	+	–	–	+

6. (a) Les macrophages SLJ expriment les molécules du CMH suivantes : K^s, D^s, L^s et IA^s. En raison de la délétion du locus IEα, IE^s n'est pas exprimée par ces cellules. (b) Les cellules transfectées exprimeraient une molécule IE hétérologue, $IE\alpha^k\beta^s$ et une molécule IE homologue, $IE\alpha^k\beta^k$, en plus des molécules listées en (a).

7. Voir les figures 7.5, 4.2 et 4.19.

8. (a) Les résidus polymorphiques sont groupés dans de courts segments, essentiellement dans les domaines éloignés de la membrane des molécules de classe I et des molécules de classe II du CMH (voir figure 7.14). Ces régions forment la cavité de liaison au peptide des molécules du CMH. (b) On pense que le polymorphisme du CMH vient de la conversion de gènes de séquences de DNA courtes, presqu'homologues, au sein de pseudogènes non exprimés dans le CMH en gènes fonctionnels de classe I ou de classe II.

9. (a) La prolifération des cellules T_H et la production d'IL-2 par ces dernières sont mesurées dans le dosage 1, et la destruction des cellules cible infectées par le LCM grâce aux lymphocytes T cytotoxiques (CTL) est détectée dans l'essai 2. (b) Le dosage 1 est un dosage fonctionnel des molécules de classe II du CMH et le dosage 2 est un dosage fonctionnel des molécules de classe I. (c) Les molécules de classe II IA^k sont nécessaires dans le dosage 1 et les molécules de classe I D^d sont nécessaires dans l'essai 2. (d) Vous pourriez transfecter les cellules L par le gène IA^k et déterminer la réponse des cellules transfectées dans le dosage 1. De même, vous pourriez transfecter un échantillon séparé de cellules L par le gène D^d et déterminer la réponse des cellules transfectées dans le dosage 2. Dans chaque cas, une réponse positive confirmerait l'identité des molécules du CMH nécessaires pour l'activité spécifique du LMC des cellules spléniques. Dans chaque cas, comme contrôle, les cellules L doivent être transfectées par un gène différent de classe I ou de classe II du CMH et dosées par un dosage approprié. (e) Les cellules spléniques immunisées expriment les molécules IA^k et les molécules D^d. Parmi les souches listées, seules ATL et (BALB/c × B10.A)F_1 expriment à la fois ces deux molécules du CMH ; ce sont donc les seules souches dont les cellules spléniques peuvent avoir été isolées.

10. Il n'est pas possible de faire une prévision. Étant donné que la cavité de liaison au peptide est identique, les deux molécules du CMH doivent se lier aux mêmes peptides. Cependant, les différences dans les amino acides à l'extérieur de la cavité pourraient empêcher la reconnaissance de la deuxième molécule du CMH par le récepteur des cellules T sur les cellules T_C.

11. Utiliser une batterie d'anticorps monoclonaux spécifiques des molécules du CMH correspondant à chaque haplotype du CMH afin de déterminer si les deux souches expriment le même groupe de molécules du CMH. Cette approche est utilisée dans le typage des tissus pour identifier des donneurs de greffe potentiels (voir la figure 21.4).

12. Si les cellules rouges du sang exprimaient des molécules du CMH, un important typage tissulaire serait nécessaire avant toute transfusion de sang et seuls quelques individus seraient des donneurs acceptables pour un autre individu.

13. (a) Non. Bien que ceux qui possèdent l'haplotype A99/B276 soient à risque relatif significativement accru, il n'y a pas de corrélation absolue entre ces allèles et la maladie. (b) Presque tous ceux qui ont la maladie auront probablement l'haplotype A99/B276, mais en fonction du ou des gènes responsables, il se pourrait qu'il n'y ait pas nécessité de cet haplotype pour le développement de la maladie. Si le gène responsable de la maladie se situe entre les locus A et B, des associations plus faibles à A99 et à B276 pourraient alors être observées. Si le gène est localisé hors des régions A ou B et n'est lié à l'haplotype que par assocation chez un fondateur, des associations peuvent alors avoir lieu avec d'autres gènes du CMH. (c) Il n'est pas possible de connaître avec quelle fréquence la combinaison se fera par rapport à la fréquence des deux allèles individuels ; le déséquilibre de liaison est difficile à prédire. Cependant, sur la base des résultats donnés, on pourrait faire l'hypothèse que le lien avec une maladie qui est fatale chez les individus qui n'ont pas atteint l'âge de reproduction aurait un effet négatif sur la fréquence de l'haplotype du fondateur. Une supposition éclairée serait que la combinaison A99/B276 serait plus rare que prédite sur la base de la fréquence des allèles A99 et B276.

Chapitre 8

1. Par convention, les cellules présentatrices de l'antigène sont définies comme des cellules qui peuvent présenter des peptides antigéniques associés à des molécules de classe II du CMH et délivrer un signal de costimulation aux cellules T_H $CD4^+$. Les cellules cible présentent les peptides associés aux molécules de classe I du CMH aux cellules T_C $CD8^+$.

2. (a) La restriction au CMH du Soi est l'attribut des cellules T qui limite la réponse de ces dernières à l'antigène associé à des molécules du CMH du Soi sur la membrane des cellules présentatrices de l'antigène ou des cellules cible. En général, les cellules T_H $CD4^+$ sont restreintes à la classe II du CMH et les cellules T_C $CD8^+$ sont restreintes à la classe I du CMH, bien qu'il y ait quelques exceptions à cette règle. (b) L'apprêtement de l'antigène implique la dégradation intracellulaire des antigènes protéiques en peptides qui s'associent aux molécules de classe I ou de classe II du CMH. (c) Les antigènes endogènes sont synthétisés au sein des cellules du Soi altérées (par exemple, les cellules infectées par un virus ou les cellules tumorales), ils sont apprêtés dans la voie cytosolique et ils sont présentés par les molécules de classe I du CMH aux cellules T_C $CD8^+$. (d) Les antigènes exogènes sont internalisés par les cellules présentatrices de l'antigène, apprêtés dans la voie endocytaire et présentés par les molécules de classe II du CMH aux cellules T_H $CD4^+$.

3. (a) Les molécules de classe I du CMH ne présentent que les peptides dérivés des antigènes endogènes par la voie d'apprêtement cytosolique. Étant donné que le virus de la grippe inactivé (tué) par les UV ne peut pas se répliquer dans les cellules cible, aucune protéine virale endogène n'est synthétisée. (b) Les molécules de classe II du CMH ne présentent que des peptides produits dans la voie d'apprêtement endocytaire, qui est inhibée par la chloroquine. Ainsi, ce composé inhibe la réponse des cellules T restreintes à la classe II. (c) L'émétine inhibe la synthèse protéique et empêche donc la synthèse des protéines virales dans les cellules cible infectées par le virus de la grippe vivant. Il en résulte que les cellules T restreintes à la classe I ne répondent pas. Étant donné que la réponse aux cellules restreintes à la classe II ne dépend pas de la synthèse des protéines, leur réponse n'est pas inhibée par l'émétine.

4. (a) EN : Les molécules de classe I s'associent aux peptides antigéniques et présentent ces derniers à la surface des cellules cible aux cellules T_C $CD8^+$. (b) EX : Les molécules de classe II s'associent aux peptides antigéniques et présentent ces derniers à la surface des APC aux cellules T_H $CD4^+$. (c) EX : La chaîne invariante entre en interaction avec la cavité de liaison aux peptides des molécules de classe II du CMH dans le réticulum endoplasmique rugueux, prévenant ainsi la liaison des peptides venant des antigènes endogènes. Elle assiste aussi le repliement des chaînes α et β de la classe II et le déplacement des molécules de classe II du RER vers les compartiments endocytaires. (d) EX : Les hydrolases des lysosomes dégradent les antigènes exogènes en peptides ; ces enzymes dégradent aussi la chaîne invariante associée à des molécules de classe II, de telle façon que les peptides et les molécules du CMH puissent s'associer. (e) EN : Le TAP, protéine membranaire localisée dans la membrane du RER, médie le transport des peptides antigéniques produits dans la voie cytosolique vers la lumière du RER où ils s'associent ensuite à des molécules de classe I du CMH. (f) B : Dans la voie endogène, les vésicules qui contiennent les complexes peptide-molécule de classe I du CMH se déplacent du RER vers le complexe de Golgi, puis vers la surface de la cellule. Dans la voie exogène, les vésicules qui contiennent la chaîne invariante associée à des molécules de classe II du CMH se déplacent du RER vers le Golgi et vers les compartiments endocytaires. (g) EN : Les protéasomes sont de gros complexes protéiques doués d'une activité peptidasique multiple qui dégradent les protéines intracellulaires au sein du cytosol. Lorsqu'ils sont associés au LMP2 ou au LMP7, qui sont codés dans la région du CMH, ou au LMP10, qui n'est pas codé par le CMH, les protéasomes créent préférentiellement des peptides qui s'associent aux molécules de classe I du CMH. (h) EX : Les cellules présentatrices de l'antigène internalisent les antigènes exogènes (externes) par phagocytose ou endocytose. (i) EN : La calnexine est une protéine localisée dans la membrane du RER qui se comporte comme un chaperon moléculaire, en assistant le repliement et l'association des chaînes α de classe I nouvellement formées et de la β_2-microglobuline dans des hétérodimères. (j) EX : Après dégradation de la chaîne invariante associée à une molécule de classe II du CMH, un petit fragment appelé CLIP reste lié à la cavité de liaison du peptide, ce qui vraisemblablement prévient le chargement prématuré d'un peptide sur la molécule de CMH. Finalement, le CLIP est déplacé par un peptide antigénique. (k) EN : La tapasine (protéine associée à TAP) amène le transporteur TAP à proximité d'une molécule de classe I du CMH et permet à la molécule du CMH d'acquérir un peptide antigénique (voir la figure 8.7).

5. (a) La chloroquine inhibe la voie d'apprêtement endocytaire, de telle façon que les APC ne puissent pas présenter des peptides dérivés du lysozyme natif. Le peptide synthétique du lysozyme s'échangera avec d'autres peptides associés à des molécules de classe II sur la membrane des APC, de telle façon qu'il sera présenté aux cellules T_H et induira leur activation. (b) Un retard dans l'addition de la chloroquine fournit le temps nécessaire pour que le lysozyme natif soit dégradé dans la voie endocytaire.

6. (a) Les cellules dendritiques : Elles expriment constitutivement les molécules de classe II du CMH et le signal de costimulation. Les cellules B : Elles expriment constitutivement les molécules de classe II, mais doivent être activées avant d'exprimer le signal de costimulation B7. Les macrophages : Ils doivent être activés avant d'exprimer leurs molécules de classe II ou le signal de costimulation. (b) Voir le tableau 8.2. De nombreuses APC non professionnelles ne fonctionnent que lors des réponses inflammatoires prolongées.

7. (a) R. (b) R. (c) NR. (d) R. (e) NR. (f) R.

8. (a) Les bactéries intracellulaires, telles que les membres de la famille *Mycobacterium*, sont une source majeure d'antigènes non peptidiques ; les antigènes observés en combinaison avec le CD1 sont des composants lipidiques ou glycolipidiques de la paroi des cellules bactériennes. (b) Les membres de la famille du CD1 s'associent avec la β_2-microglobuline et présentent une similitude structurale avec les molécules de classe I du CMH. Ce ne sont pas de vraies molécules du CMH, parce qu'ils ne sont pas codés dans le CMH et qu'ils sont sur un chromosome différent. (c) La voie d'apprêtement de l'antigène prise par les molécules du CD1 diffère de celle prise par les molécules de classe I du CMH. Une différence majeure est que l'apprêtement de l'antigène CD1 n'est pas inhibé dans les cellules déficitaires en TAP, tandis que les molécules de classe I du CMH ne peuvent pas présenter l'antigène dans les cellules déficitaires en TAP.

Chapitre 9

1. (a) Faux : La distance entre le CD4 et le TCR est trop grande pour qu'ils coprécipitent ; cependant, le CD3 et le TCR sont suffisamment proches pour qu'ils coprécipitent en réponse à l'anti-CD3 monoclonal. (b) Vrai. (c) Vrai. (d) Faux : les gènes de la région variable des TCR sont localisés sur des chromosomes différents de ceux où sont situés les gènes des régions variables des Ig. (e) Faux : tous les récepteurs des cellules T ont un seul site de liaison pour les complexes peptide-CMH. (f) Faux : Étant donné que l'exclusion allélique n'est pas complète pour la chaîne α du TCR, une cellule T exprime occasionnellement deux chaînes α résultant du réarrangement de deux allèles de chaînes α. (g) Faux : Les mécanismes sont très semblables, mais les récepteurs des cellules T ne créent pas la diversité par mutation somatique comme le font les immunoglobulines. (h) Vrai.

2. Les gènes des TCR $\alpha\beta$ fonctionnels d'un clone T_C spécifique d'un haptène sur une cellule cible H-2^d étaient transfectés dans un autre clone de TCR spécifique d'un deuxième haptène sur une cellule cible H-2^k. Les dosages par cytolyse ont révélé que les cellules T_C transfectées ne tuaient que les cellules cible qui présentaient l'antigène associé à l'élément de restriction du CMH d'origine.

3. Voir la figure 9.3.

4. (a) Le CD3 est un complexe de trois dimères contenant cinq chaînes polypeptidiques différentes. Il est nécessaire à l'expression du récepteur des cellules T et joue un rôle dans la transduction du signal à travers la membrane. Le CD3 et le récepteur des cellules T s'associent pour former le complexe membranaire TCR-CD3 (voir la figure 9.9). (b) Le CD4 et le CD8 entrent en interaction avec les domaines proches de la membrane des molécules de classe I et des molécules de classe II du CMH, respectivement, augmentant ainsi l'avidité de l'interaction entre les cellules T et les complexes peptide-CMH. Le CD4 et le CD8 jouent aussi un rôle dans la transduction du signal. (c) Le CD2 et d'autres molécules accessoires (le LFA-1, le CD28 et le CD45R) se lient à leurs ligands sur les cellules présentatrices de l'antigène ou les cellules cible. Le contact initial entre une cellule T et une cellule présentatrice de l'antigène ou une cellule cible est vraisemblablement médié par ces molécules d'adhésion cellulaire. Ultérieurement, le récepteur des cellules T entre en interaction avec les complexes peptide-CMH. Ces molécules peuvent aussi intervenir dans la transduction du signal.

5. (a) TCR. (b) TCR. (c) Ig. (d) TCR/Ig. (e) TCR. (f) TCR/Ig. (g) Ig.

6. (a) Les trois hypothèses étaient : 1) Que le mRNA du TCR devait être associé aux polyribosomes membranaires, comme les mRNA codant d'autres protéines membranaires ; par conséquent, l'isolement de la fraction du mRNA polyribosomal membranaire enrichirait de façon significative la proportion du mRNA du TCR dans les préparations. 2) Que les cellules B et les cellules T exprimeraient de nombreux gènes communs et que les mRNA spécifiques des cellules T incluraient ceux qui codent le récepteur des cellules T ; par conséquent, l'hybridation soustractive utilisant le mRNA des cellules B éliminerait tous les cDNA communs aux cellules B et aux cellules T, laissant le cDNA spécifique des cellules T non hybridé. 3) Que les gènes des TCR subissent un réarrangement du DNA et puissent être donc détectés par Southern blotting avec des sondes de cDNA (voir la figure 9.4). (b) Lorsqu'ils voulaient identifier le gène de l'IL-4, ils devaient effectuer une hybridation soustractive en utilisant un clone de T_H comme producteur d'IL-4 et un clone de T_C comme source de mRNA dépourvue du message pour l'IL-4. De plus, le gène de l'IL-4 ne devait pas se réarranger et par conséquent ne pouvait pas être identifié par analyse par Southern blot pour le réarrangement génique.

7.

Produit du gène	Source du cDNA	Source du mRNA
IL-2	A	B
CD8	C	A ou B
Chaîne J	E	F
IL-1	D	G
CD3	A, B ou C	H

8.

Source des cellules spléniques des souris infectées par le LCM	Libération de ^{51}Cr à partir des cellules cible infectées par le LCM			
	B10.D2 (H-2^d)	B10 (H-2^b)	B10.BR (H-2^k)	(BALB/c x B10)F_1 (H-$2^{b/d}$)
B10.D2 (H-2^d)	+	–	–	+
B10 (H-2^b)	–	+	–	+
BALB/c (H-2^d)	+	–	–	+
BALB/b (H-2^b)				

Chapitre 10

1. (a) Les thymocytes immatures expriment le CD4 et le CD8, tandis que les thymocytes matures CD8$^+$ n'expriment pas le CD4. Pour distinguer ces cellules, les thymocytes sont doublement colorés par un anti-CD4 et un anti-CD8 marqués par un fluorochrome, puis ils sont analysés par FACS. (b) Voir le tableau ci-dessous.

Souris transgénique	Thymocytes immatures	Thymocytes matures CD8$^+$
Femelle H-2^k	+	+
Mâle H-2^k	+	–
Femelle H-2^d	+	–
Mâle H-2^d	+	–

(c) Étant donné que le gène qui code l'antigène H-Y est sur le chromosome Y, cet antigène n'est pas présent chez les femelles. Les thymocytes qui portent le récepteur des cellules T transgéniques, qui est restreint à H-2^k, subiraient une sélection positive chez les transgéniques mâles aussi bien que chez les transgéniques femelles H-2^k. Cependant, une sélection négative ultérieure éliminerait les thymocytes qui portent le récepteur transgénique qui est spécifique de l'antigène H-Y chez les transgéniques mâles H-2^k (voir la figure 10.8). (d) Étant donné que les transgéniques H-2^d n'exprimeraient pas les molécules du CMH appropriées, les cellules T qui portent le récepteur des cellules T transgénique ne subiraient pas de sélection positive.

2. La cyclosporine A bloque la production du NF-ATc, qui est l'un des facteurs de transcription nécessaire à la prolifération des cellules T_H activées par un antigène (voir la figure 10.13).

3. (a) NF-kB et NF-ATc. (b) Activateur de l'IL-2. Voir la figure 10.12.

4.

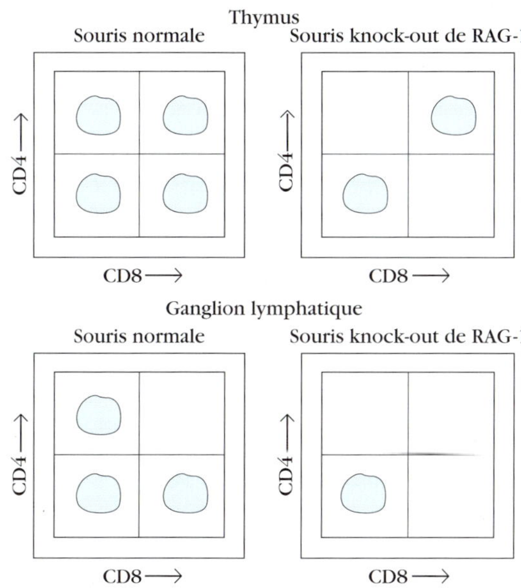

5. (a) Molécules K, D et L de classe I et molécules IA de classe II. (b) Molécules de classe I uniquement. (c) Les souris normales H-2^b devraient avoir des cellules T $CD4^+$ et des cellules T $CD8^+$, étant donné que les molécules de classe I et les molécules de classe II seraient présentent sur les cellules stromales du thymus lors de la sélection positive. Les souris H-2^b knock-out du gène *IA* n'exprimeraient aucune molécule de classe II ; ainsi, ces souris n'auraient que des cellules $CD8^+$.

6. (a) Le donneur de thymus dans l'expérimentation A était H-2^d (BALB/c) et dans l'expérimentation B, il était H-2^b (C57BL/6). (b) L'haplotype du donneur de thymus détermine la restriction au CMH des cellules T dans les souris chimériques. Ainsi, les cellules cible H-2^b étaient lysées dans l'expérimentation B, dans laquelle le donneur de thymus était H-2^b. (c) Les cellules cible H-2^k n'étaient lysées dans aucune des deux expériences, parce qu'aucun des thymus des donneurs n'exprimait de molécules H-2^k du CMH ; ainsi, les cellules T réactives à H-2^k n'étaient pas sélectionnées positivement dans les souris chimériques.

7. (a) Les protéine kinases. (b) Le CD45. (c) Le B7. (d) La protéine phosphatase. (e) L'IL-2. (f) Le CD28 ; le B7. (g) Le CD8. (h) La classe II du CMH ; le B7. (i) Le CD4. (j) La phospholipase. (k) Une protéine kinase.

8. (a) Étant donné que le récepteur des cellules pré-T, qui ne se lie pas à l'antigène, est associé au CD3, les cellules exprimant le pré-TCR aussi bien que le récepteur des cellules T qui se lie à l'antigène se coloreraient avec l'anti-CD3. Il est impossible de déterminer à partir de ce résultat combien de cellules colorables par l'anti-CD3 expriment des récepteurs de cellules T complets. Les cellules restantes sont des thymocytes encore plus immatures qui n'expriment pas le CD3. (b) Non. Étant donné que certaines des cellules colorables par l'anti-CD3 expriment le pré-TCR ou le TCR $\gamma\delta$ au lieu du TCR $\alpha\beta$ complet, vous ne pouvez pas calculer le nombre de cellules T_C par une simple soustraction. Pour déterminer le nombre de cellules T_C, vous avez besoin d'un anticorps anti-CD8 fluorescent qui ne colorera que les cellules T_C $CD8^+$.

Chapitre 11

1. (a) Faux : Le réarrangement V_H-D_H-J_H s'opère lors du stade cellule pro-B ; la fin fructueuse du réarrangement des chaînes lourdes marque le commencement du stade cellule pré-B, dans lequel les chaînes μ membranaires sont exprimées. (b) Faux : Les cellules B immatures n'expriment que l'IgM. (c) Faux : La TdT, qui catalyse l'addition des nucléotides N, n'est exprimée que dans les cellules pro-B. (d) Vrai. (e) Vrai. (f) Faux : Les cellules pro-B doivent nécessairement entrer en interaction avec les cellules stromales pour se développer en cellules pré-B. La progression des cellules pré-B en cellules B immatures nécessite de l'IL-7 libérée des cellules stromales, mais pas un contact direct. (g) Vrai. (Voir la figure 11.1.)

2. (a) Cellule B progénitrice : Pas de marquage cytoplasmique ni de marquage membranaire avec aucun des réactifs. (b) Cellule pré-B : Marquage anti-μ dans le cytoplasme et sur la membrane. (c) Cellule B immature : Marquage anti-μ dans le cytoplasme et sur la membrane. (d) Cellule B mature : Marquage anti-μ et anti-δ dans le cytoplasme et sur la membrane. (e) Plasmocytes : Marquage anti-μ dans le cytoplasme ; pas de marquage membranaire mais l'IgM pentamérique est sécrétée.

3. Le corécepteur des cellules B est constitué de trois protéines membranaires : le TAPA-1, le CR2 et le CD19 ; ce dernier appartient à la superfamille des Ig. Le composant CR2 peut se lier à l'antigène recouvert par le complément lié au récepteur des cellules B (BCR). Cette liaison se traduit par la phosphorylation du CD19. Les tyrosine kinases de la famille Src (Lyn et Fyn) se lient au CD19 phosphorylé et peuvent déclencher les voies de transduction du signal qui commencent par la phospholipase C (voir la figure 11.8).

4. (a) Les simple transgéniques et les double transgéniques portent le transgène anti-HEL. Étant donné que le transgène est déjà réarrangé, le réarrangement des gènes endogènes des chaînes lourdes et des chaînes légères des immunoglobulines ne se produit pas dans les cellules pro-B et pré-B ; par conséquent, l'immunoglobuline réarrangée codée par le transgène est exprimée préférentiellement par les cellules B matures. (b) Ajouter de l'HEL radiomarqué et utiliser l'autoradiographie pour voir s'il se lie à la membrane des cellules B. Pour déterminer l'isotype de l'anticorps membranaire (mIg) sur ces cellules B, incuber les cellules avec des anticorps marqués par un fluorochrome spécifiques de chaque isotype (par exemple, anti-μ, anti-δ, etc.) et voir quels anticorps fluorescents marquent les cellules B. (c) De telle façon que le transgène HEL puisse être induit par addition de Zn^{2+} à l'eau de boisson des souris. (d) Tout d'abord, les cellules B et les cellules T des souris double transgéniques et des souris syngéniques normales doivent être séparées les unes des autres. Ceci peut être réalisé en traitant une préparation de cellules spléniques avec un anticorps marqué par un fluorochrome spécifique du CD3 qui est exprimé sur la membrane des cellules T mais pas sur celle des cellules B et en analysant la préparation ainsi traitée par FACS (voir la figure 6.16). Cela donnera une fraction T et une fraction résiduelle contenant les cellules B et les autres cellules spléniques. Après avoir traité la fraction résiduelle avec un anti-IgM marqué par un fluorochrome, l'analyser par FACS pour obtenir une fraction de cellules B. Mélanger alors les cellules B transgéniques et les cellules T syngéniques normales (échantillon A), puis mélanger les cellules T transgéniques avec les cellules B syngéniques normales (échantillon B). Transférer chaque mélange de cellules chez des receveurs d'un transfert adoptif syngéniques irradiés létalement par les rayons X, tester les receveurs avec l'HEL et déterminer s'ils produisent des anticorps sériques anti-HEL. Si les cellules B sont anergiques, alors aucune réponse anticorps ne se produira avec l'échantillon A.

5. (a) L'activation des cellules B par des antigènes protéiques solubles nécessite l'implication des cellules T_H. La liaison croisée de la mIg sur une cellule B naïve par des antigènes thymodépendants donne le signal 1 de compétence ; la liaison ultérieure du CD40 de la cellule B au CD40L de la cellule T_H activée donne le signal 2 de compétence. Les effets combinés de ces signaux amènent la cellule B du stade G_0 au stade G_1 du cycle cellulaire et régulent positivement l'expression des récepteurs des cytokines de la cellule B. La liaison des cytokines dérivées des cellules T_H apporte alors un signal de progression qui stimule la prolifération des cellules B activées (voir la figure 11.10). (b) La liaison du LPS qui est un antigène thymodépendant de type 1 fournit les signaux 1 et 2 de compétence (voir la figure 11.6). Une prolifération efficace nécessite un signal de progression médié par des cytokines.

6. (a) Zone claire. (b) Paracortex. (c) Centroblastes ; zone sombre. (d) Centrocytes ; cellules dendritiques folliculaires. (e) Zone claire ; cellules T_H. (f) Zone claire. (g) Médullaire. (h) Cellules B à mémoire, plasmablastes et plasmocytes ; zone claire. (i) centroblastes.

7. (a) Voir le tableau 11.2. (b) Antigènes TI.

8. (a) Chaque molécule de mIg est associée à deux molécules d'un hétérodimère appelé Ig-α/Ig-β formant le récepteur des cellules B (BCR). L'Ig-α et l'Ig-β ont de longues queues cytoplasmiques qui sont capables de médier la transduction du signal vers l'intérieur de la cellule (voir la figure 11.8). L'activation des cellules B et les signaux de différenciation, apportés par la liaison de l'antigène, l'interaction avec les cellules T_H ou la liaison des cytokines, déclenchent les voies de transduction du signal intracellulaires qui en fin de compte créent des facteurs de transcription actifs. Ces derniers sont ensuite transloqués vers le noyau où ils stimulent ou inhibent la transcription de gènes spécifiques.

9. (a) Les souris receveuses ont un haplotype autre que $H\text{-}2^b$. (b) L'objet de ces expérimentations était de voir l'effet d'un autoantigène, représenté par K^b codé par le transgène, qui n'est exprimé que dans la périphérie. La liaison du transgène K^b à un promoteur spécifique du foie assurait que la molécule de classe I K^b serait exprimée à la périphérie, mais pas dans la moelle osseuse où les cellules immatures pourraient entrer en interaction avec lui. (c) Ces résultats suggèrent que l'exposition aux autoantigènes à la périphérie peuvent conduire à la sélection négative et à l'apoptose (délétion clonale) dans certains cas (voir figure 11.14).

10. (a) Vrai. (b) Vrai. (c) Vrai. (d) Faux : La compétition antigénique réduira la réponse aux SRBC.

11. (a) Les stades précoces de la réponse seront dominés par l'IgM. Bien que l'affinité moyenne de l'anticorps produit sera plus faible que celle qu'on peut attendre au cours d'une réponse secondaire après un défi par le même antigène, elle sera plus élevée que celle obtenue au cours d'une réponse primaire à une forte dose d'antigène. (b) L'anticorps tendra à être essentiellement de type IgG et d'une affinité plus élevée que celle qui est obtenue lors d'une réponse primaire à une faible dose d'antigène. (c) L'affinité moyenne de l'anticorps sera de plus faible affinité que celle qui est obtenue au cours de la réponse primaire à une faible dose d'antigène. La plupart de l'anticorps synthétisé lors des stades précoces de la réponse sera du type IgM. (d) L'affinité moyenne de l'anticorps sera plus élevée que celle de l'anticorps synthétisé lors d'une réponse primaire à une forte dose d'antigène, mais pas nécessairement plus faible que celle d'un anticorps synthétisé lors d'une réponse primaire à des doses faibles. L'anticorps aura une affinité moyenne plus faible que celle de l'anticorps produit lors d'une réponse secondaire à une faible dose d'antigène. Il sera essentiellement de type IgG.

12. (a) L'échantillon B donne un seul fragment de restriction avec chaque digestat caractéristique d'un DNA de la lignée germinale non réarrangé. Ainsi, cet échantillon vient des cellules du foie. (b) Les deux fragments obtenus par le digestat par *Bam*HI de l'échantillon C indiquent que les deux allèles des chaînes lourdes sont réarrangés, tandis qu'aucun réarrangement de la chaîne κ ne s'est opéré. Ainsi, cet échantillon vient des cellules d'un lymphome pré-B. (c) Les blots obtenus avec l'échantillon A indiquent qu'un allèle de chaîne lourde est réarrangé et qu'un allèle de chaîne légère est réarrangé. Ce profil indique que cet échantillon vient des cellules d'un myélome sécréteur d'IgM.

Chapitre 12

1. (a) Faux : Le récepteur de l'IL-2 de haute affinité est constitué de trois sous-unités, les chaînes α, β et γ, qui toutes sont des protéines membranaires. (b) Faux : L'anti-TAC se lie à la chaîne α de 55 kDa du récepteur de l'IL-2. (c) Faux : Bien que tous les récepteurs des cytokines de classe I ou de classe II contiennent deux ou trois sous-unités, les récepteurs de l'IL-1, de l'IL-8, du TNF-α, du TNF-β et de certaines autres cytokines n'ont qu'une seule chaîne (voir la figure 12.6). (d) Faux : Des taux faibles de la chaîne β de l'IL-2R sont exprimés dans les cellules T au repos, bien que cette expression soit largement augmentée après activation. La chaîne α n'est exprimée que par les cellules T activées. (e) Faux : Les domaines cytosoliques des récepteurs des cytokines de classe I ou de classe II semblent être étroitement associés aux tyrosine kinases intracellulaires, mais ils ne possèdent pas par eux-mêmes d'activité tyrosine kinase. (f) Vrai (voir la figure 12.7).

2. Seules les cellules T activées par l'antigène prolifèreront, étant donné qu'elles expriment le récepteur de l'IL-2 de haute affinité, alors que les cellules T au repos ne le font pas et par conséquent ne peuvent pas répondre à l'IL-2.

3. Les cytokines, les facteurs de croissance et les hormones sont tous des protéines sécrétées qui se lient à des récepteurs des cellules cible, déclenchant divers effets biologiques. Les cytokines tendent à être produites par toute une série de cellules, bien que leur production soit soigneusement régulée, et elles exercent leurs effets sur divers types de cellules ; la plupart des cytokines agissent aussi de façon autocrine ou paracrine. Les facteurs de croissance, contrairement aux cytokines, sont souvent produits de façon constitutive. Les hormones, contrairement aux cytokines, agissent généralement à longue distance (effet endocrine) sur un ou quelques types de cellules cible.

4. (a) La chaîne γ et la chaîne β (taux faible). (b) Les chaînes α, β et γ. (c) La chaîne γ et la chaîne β (taux faible) ; la cyclosporine A prévient l'activation des gènes qui conduit à une expression accrue des chaînes β et α. (d) La chaîne γ et la chaîne β (taux faible). (e) Les chaînes α, β et γ. (f) Les chaînes β et γ (voir la figure 12.9).

5. (a) Les superantigènes se lient aux molécules de classe II du CMH hors de la cavité de liaison au peptide normale ; contrairement aux antigènes normaux, ils ne sont pas internalisés et apprêtés par les cellules présentatrices de l'antigène. Mais ils se lient directement aux molécules de classe II. Les superantigènes se lient aussi à des régions du domaine V_{β} du récepteur des cellules T qui ne sont pas impliquées dans la liaison des peptides antigéniques normaux. Les superantigènes présentent une spécificité pour un domaine V_{β} ou pour quelques domaines V_{β} seulement ; ainsi, un superantigène donné peut activer toutes les cellules T qui expriment le(s) domaine(s) V_{β} pour le(s)quel(s) il est spécifique, indépendamment de la spécificité antigénique des cellules T. (b) Un superantigène donné peut activer 5 %-25 % des cellules T_H, ce qui conduit à une production excessive de cytokines. On pense que des taux élevés de cytokines sont la cause des symptômes associés à l'empoisonnement alimentaire ou au syndrome de choc toxique. (c) Oui. Pour exercer leur effet, les superantigènes doivent nécessairement former un complexe ternaire avec une molécule de classe II du CMH et un récepteur des cellules T.

6. Les récepteurs de l'IL-3, de l'IL-5 et du GM-CSF contiennent une chaîne β commune de transduction du signal. La liaison de la cytokine à chacun de ces récepteurs déclenche probablement une voie de transduction du signal semblable.

7. (a) La sous-population T_H1 est responsable des fonctions classiques à médiation cellulaire (par exemple, l'hypersensibilité retardée et l'activation des cellules T_C). Les infections virales et les pathogènes intracellulaires induisent vraisemblablement une réponse T_H1. (b) La sous-population T_H2 agit essentiellement comme auxiliaire de l'activation des cellules B. Ce sous-groupe pourrait être le mieux adapté pour répondre aux bactéries libres et aux helminthes parasites et il pourrait médier les réactions allergiques, étant donné que l'IL-4 et l'IL-5 sont connus pour induire une production d'IgE et une activation des éosinophiles, respectivement.

Chapitre 13

1. (a) Vrai. (b) Vrai. (c) Vrai. (d) Vrai. (e) Faux : Les virus enveloppés peuvent être lysés par le complément parce que leur enveloppe externe dérive de la membrane plasmique de la cellule hôte. (f) Vrai.

2. L'IgM sérique a une forme plane dans laquelle les sites de liaison au complément de la région Fc ne sont pas accessibles. Ce n'est qu'après l'addition de l'antigène que l'IgM prend une conformation dans laquelle les sites de liaison au complément sont accessibles (voir la figure 13.4).

3. Un déficit en C3 est cliniquement plus grave parce qu'il altère à la fois la voie classique et la voie alterne. En revanche, avec un déficit en C1, la voie alterne sera encore opérative.

4. L'anticorps dégradé sera moins capable de servir d'opsonine ou d'initier l'activation du complément.

5. (a) La voie classique est initiée par des complexes immuns impliquant l'IgG ou l'IgM, la voie alterne est généralement initiée par les composants de la paroi des cellules des bactéries et la voie lectine est initiée par la liaison des MBL (lectines qui se fixent au mannose) aux carbohydrates de la paroi des cellules microbiennes. (b) Les séquences de la réaction initiale qui créent la C5 convertase sont les mêmes, après l'étape 1, pour les voies classique et lectine, mais elles diffèrent entre ces deux voies et la voie alterne. La séquence terminale conduisant du C5b lié au complexe d'attaque membranaire est la même pour les trois voies. Voir la figure 13.2. (c) L'activation du complément par l'une de ces trois voies a les *mêmes* conséquences biologiques parce que les composants médiants tous les effets biologiques du complément sont créés dans ces trois voies.

6. (a) La lyse du spectateur pourrait se produire lorsque le C5b67 libre se lie aux cellules saines voisines, y compris les cellules rouges du sang. La liaison de la protéine S au C5b67 libre prévient son insertion dans la membrane des cellules rouges du sang et des autres cellules saines. De plus, les cellules rouges du sang contiennent deux protéines membranaires, le facteur de restriction homologue (HRF) et l'inhibiteur membranaire de la lyse réactive (MIRL), qui bloquent la séquence terminale conduisant à la formation du complexe d'attaque membranaire et protègent donc ces cellules d'une lyse non spécifique médiée par le complément. (b) Un déficit en protéine S, en HFR ou en MIRL membranaire, ou en points d'ancrage dans la membrane phospholipidique qui fixent l'HRF et le MIRL à la surface cellulaire pourrait théoriquement conduire à une augmentation de la lyse médiée par le complément des cellules rouges du sang. La présence de points d'ancrage membranaire défectueux a été associée à une anémie hémolytique chronique chez certains individus.

7. Voir le tableau 13.6.

8. (a) 4. (b) 5. (c) 6. (d) 2. (e) 7. (f) 11. (g) 3. (h) 1. (i) 8. (j) 10. (k) 9. (l) 12.

9.

	Composant knock-out						
	C1q	C4	C3	C5	C6	C9	Facteur B
Activation du complément							
Formation de la C3 convertase dans la voie classique	A	A	NE	NE	NE	NE	NE
Formation de la C3 convertase dans la voie alterne	NE	NE	A	NE	NE	NE	A

(suite page suivante)

	Composant knock-out						
	C1q	C4	C3	C5	C6	C9	Facteur B
Formation de la C5 convertase dans la voie classique	A	A	A	NE	NE	NE	NE
Formation de la C5 convertase dans la voie alterne	NE	NE	A	NE	NE	NE	A
Fonctions effectrices							
Opsonisation médiée par le C3b	D	D	A	NE	NE	NE	D
Chimiotaxie des neutrophiles	D	D	D	D	D	NE	D
Lyse des cellules	D	D	A	A	A	A	D

Chapitre 14

1. (a) Vrai. (b) Vrai. (c) Vrai. (d) Faux : Il y a deux voies par lesquelles les cellules T cytotoxiques tuent les cellules cible. Une voie est dépendante de la perforine et l'autre utilise le ligand de FAS présenté par le CTL afin d'induire la mort dans les cellules cible exprimant FAS.

2. L'anticorps monoclonal dirigé contre le LFA-1 devrait bloquer la formation du conjugué CTL-cellule cible. Ceci devrait inhiber la destruction de la cellule T et, par conséquent, devrait se traduire par une diminution du ^{51}Cr libéré dans le dosage par LMC.

3.

Population 1	Population 2	Prolifération
C57BL/6 (H-2^b)	CBA (H-2^k)	1 et 2
C57BL/6 (H-2^b)	CBA (H-2^k) traitée par la mytomycine C	1
C57BL/6 (H-2^b)	(CBA × C57BL/6)F_1 (H-$2^{k/b}$)	1
C57BL/6 (H-2^b)	C57L (H-2^b)	Aucun

4. (a) Cellules T_H CD4$^+$. (b) Pour démontrer l'identité des cellules proliférantes, vous devriez les incuber avec un anticorps monoclonal anti-CD4 marqué par la fluorescéine et par un anticorps monoclonal anti-CD8 marqué par la rhodamine. Les cellules proliférantes ne seraient marquées que par le réactif anti-CD4. (c) Étant donné que les cellules T_H CD4$^+$ reconnaissent les molécules de classe II du CMH allogéniques sur les cellules stimulatrices, elles sont activées et elles commencent à sécréter de l'IL-2 qui, par la suite, auto-stimulent la prolifération des cellules T_H. Ainsi, l'augmentation de la prolifération est directement fonction du taux de l'IL-2 produite.

5. (a) Aucun. (b) Les deux. (c) Le CTL. (d) Le CTL. (e) La cellule T_H. (f) Le CTL. (g) La cellule T_H. (h) Le CTL. (i) La cellule T_H. (j) La cellule T_H. (k) Aucun. (l) Les deux. (m) Le CTL. (l) Les deux. (o) Les deux. (p) La cellule T_H. (q) Aucun. (r) Le CTL. (s) La cellule T_H.

6.

	^{51}Cr libéré par les cellules cible infectées par le LCM			
Source des cellules spléniques activées	B10.D2 (H-2^d)	B10 (H-2^b)	B10.BR (H-2^k)	(BALB/c × B10)F_1 (H-$2^{b/d}$)
B10.D2 (H-2^d)	+	–	–	+
B10 (H-2^b)	–	+	–	+
BALB/c (H-2^d)	+	–	–	+
(BALB/c × B10) (H-$2^{b/d}$)	+	+	–	+

7. Pour déterminer l'activité T_C spécifique de la grippe, effectuer une réaction LMC en incubant des cellules spléniques venant de la souris infectée avec des cellules cible syngéniques infectées par le virus de la grippe. Pour déterminer l'activité T_H, incuber les cellules spléniques venant de la souris infectée avec des APC syngéniques présentant des peptides du virus de la grippe. Mesurer la production d'IL-2.

8. Les cellules NK médient la lyse des cellules tumorales et des cellules infectées par un virus au moyen de la formation de pores induite par la perforine, comme dans le mécanisme employé par le CTL. Les cellules NK sont capables de distinguer les cellules normales des cellules infectées, étant donné que les cellules normales expriment des taux relativement élevés de molécules de classe I du CMH, ce qui semble les protéger des cellules NK. L'équilibre entre les signaux positifs créés par l'engagement des récepteurs activateurs (NKR-P1 et autres) sur les cellules NK et les signaux négatifs induits par la reconnaissance des molécules du CMH du Soi par les récepteurs inhibiteurs, tels que CD94/NKG2 et la famille KIR sur les cellules NK, régule la destruction médiée par les cellules NK.

9. (a-e) Dans tous les cas, le résultat n'est pas une lyse médiée par les cellules T cytotoxiques. Il y a deux voies par lesquelles les cellules T cytotoxiques tuent les cellules cible, l'une qui est dépendante de la perforine et l'autre qui utilise FasL pour induire la mort cellulaire dans les cellules cible qui expriment Fas. Étant donné que ces deux voies ne sont pas opératives chez les souris double knock-out , il n'y aura pas de cytotoxicité médiée par les cellules T.

Chapitre 15

1. (a) Faux : Les diverses cytokines sont chimiotactiques pour tous les types de leucocytes. (b) Faux : Les intégrines sont exprimées par divers leucocytes, mais pas par les cellules endothéliales. (c) Vrai. (d) Vrai. (e) Vrai. (f) Faux : Les effets systémiques, appelés réponse de la phase aiguë, sont induits par les cytokines générées dans la réponse inflammatoire aiguë localisée. (g) Vrai. (h) Faux : Les granulomes peuvent se former dans les sites d'infection chronique, mais pas lors d'une réponse inflammatoire aiguë.

2. L'expression accrue des ICAM sur les cellules endothéliales vasculaires près d'un site d'inflammation facilite l'adhérence des leucocytes à la paroi des vaisseaux sanguins, ce dont il résulte une migration accrue des leucocytes dans cette zone.

3. (a) Roulement, activation, arrêt/adhésion et migration transendothéliale (voir les figures 15.3a et 15.7). (b) Les neutrophiles s'extravasent généralement au niveau des sites d'inflammation parce qu'ils se lient aux molécules d'adhésion cellulaire induites sur l'endothélium vasculaire tout au début de la réponse inflammatoire. (c) Diverses sous-populations de lymphocytes expriment les récepteurs du *homing* qui se lient aux molécules d'adhésion spécifiques d'un tissu (addressines vasculaires) sur les HEV de divers organes lymphoïdes, sur les endothéliums inflammatoires ou sur les veinules des sites tertiaires. Le *homing* de lymphocytes particuliers vers certains sites est facilité par les chémokines qui attirent préférentiellement certains lymphocytes. Ainsi, les différences dans (1) les addressines vasculaires, (2) les récepteurs du homing et (3) les chémokines et leurs récepteurs déterminent le profil de la recirculation de sous-populations de lymphocytes particuliers.

4. L'IL-1, l'IL-6 et le TNF-α (voir le tableau 15.3).

5. Le TNF-α libéré par les macrophages tissulaires activés lors d'une réponse inflammatoire aiguë localisée agit sur les cellules de l'endothélium vasculaire et les macrophages, en induisant la sécrétion de facteurs de stimulation des colonies (CSF), qui activent l'hématopoïèse dans la moelle osseuse. Cela fait partie de la réponse de la phase aiguë systémique.

6. (a) N. (b) 1. (c) N. (d) 3. (d) N. (f) 2. (g) 3 (voir la figure 15.3).

7. L'IFN-γ stimule l'activation des macrophages, ce dont il résulte une expression accrue des molécules de classe II du CMH, une activité microbicide augmentée et une production de cytokines. L'accumulation d'un grand nombre de macrophages activés est responsable de l'essentiel des lésions tissulaires associées à l'inflammation chronique. Le TNF-α sécrété par les macrophages activés contribue lui aussi à l'altération des tissus habituelle dans l'inflammation chronique. Ces deux cytokines agissent en synergie pour faciliter la migration d'un grand nombre de cellules vers les sites de l'inflammation chronique.

8. La liaison de toutes ces cytokines à leurs récepteurs sur les hépatocytes induit la formation du même facteur de transcription, le NF-16, qui stimule la transcription des protéines de la phase aiguë.

9. (a) 7. (b) 1, 6. (c) 10, 11. (d) 2. (e) 8. (f) 4. (g) 10.(h) 9.

Chapitre 16

1. (a) Faux : l'IgE est augmentée. (b) Faux : L'IL-4 augmente la production d'IgE. (c) Vrai. (d) Faux : Les antihistaminiques sont utiles dans l'hypersensibilité de type I qui implique la libération d'histamine par dégranulation des mastocytes. Étant donné que l'hypersensibilité de type III implique essentiellement le dépôt de complexes immuns, les antihistaminiques sont inefficaces. (e) Faux : La plupart des allergènes des pollens contiennent des composants allergiques multiples. (f) Faux : Contrairement à l'IgG, l'IgE ne peut pas passer à travers le placenta. (g) Vrai. (h) Vrai.

2. (a) Les anticorps complets feraient des liaisons croisées entre les molécules FcεRI de la membrane des mastocytes et des basophiles, ce dont il résulterait l'activation et la dégranulation de ces derniers. Les médiateurs libérés induiraient une vasodilatation, une contraction des muscles lisses et une réaction locale avec papule œdémateuse et érythémateuse. Étant donné que le fragment Fab est monovalent, il ne peut pas faire de liaisons croisées entre les molécules de FcεRI et il ne peut donc pas induire une dégranulation. Cependant, ce type d'anticorps anti-récepteur pourrait se lier au FcεRI et pourrait ainsi bloquer la liaison de l'IgE aux récepteurs. (b) La réponse induite par les anticorps anti-FcεRI complets ne dépend pas d'une IgE spécifique d'un allergène et pourrait donc être semblable chez les souris allergiques et chez les souris non allergiques. L'injection de fragments Fab de l'anti-FcεRI pourrait prévenir les souris allergiques d'une réaction contre un allergène si ces fragments bloquaient la liaison de l'IgE aux mastocytes et aux basophiles.

3. Fabriquer des anticorps monoclonaux chimériques contre le venin de serpent qui contiennent des régions variables de souris mais des régions constantes de chaînes lourdes et de chaînes légères humaines (voir la figure 5.22).

4. (a) Hypersensibilité de type I : Une réaction atopique localisée qui résulte de la formation de liaisons croisées dues aux allergènes de l'IgE fixée sur les mastocytes de la peau, ce qui induit la dégranulation et la libération de médiateurs. (b) Hypersensibilité de type III : Les complexes immuns d'anticorps et d'antigènes d'insectes se forment et se déposent localement, ce qui est à l'origine d'une réaction de type Arthus, résultant de l'activation du complément et de produits de coupure du complément. (c) Hypersensibilité de type IV : Les cellules T_{DTH} sensibilisées libèrent leurs médiateurs, ce qui induit une accumulation et une activation des macrophages. La lésion tissulaire est provoquée par les enzymes des lysosomes libérés par les macrophages.

5. (a) IV. (b) Les quatre types. (c) I et III. (d) IV. (e) I. (f) II. (g) I. (h) I. (i) II. (j) II. (k) I.

6. La réponse à la question 6 est donnée en haut de la page 638.

Chapitre 17

1. (a) Parce que les cellules cible infectées exprimaient des molécules H-2^k du CMH, mais que les cellules T activées étaient restreintes à H-2^b. (b) Parce que la nucléoprotéine de la grippe est apprêtée par la voie d'apprêtement endogène et que les peptides résultants sont présentés par des molécules de classe I du CMH. (c) Probablement parce que la molécule de classe I D^b transfectée n'est capable que de présenter le peptide 365-380, mais pas le peptide 50-63. De façon alternative, le peptide 50-63 ne peut pas être un épitope de cellule T. (d) Ces résultats suggèrent qu'un cocktail de divers peptides immunogéniques serait plus vraisemblablement présenté par des haplotypes du CMH différents chez l'Homme et donnerait le meilleur vaccin pour l'Homme.

2. Les défenses non spécifiques de l'hôte incluent les cellules épithéliales ciliées, les substances bactéricides des sécrétions muqueuses, les produits de coupure du complément activés par la voie alterne, qui jouent le rôle d'opsonines ainsi que de facteurs chimiotactiques, et les cellules phagocytaires.

3. Les défenses spécifiques de l'hôte incluent l'IgA sécrétoire des sécrétions des muqueuses, l'IgG et l'IgM des liquides tissulaires, la voie classique du complément, les produits de coupure du complément, les opsonines (l'IgM, l'IgG et le C3b) et les cellules phagocytaires. Les cytokines produites

Réponse à la question 6 du chapitre 16

Événement immunologique	Hypersensibilité			
	Type I	Type II	Type III	Type IV
Dégranulation des mastocytes médiée par l'IgE	+			
Lyse des cellules du sang recouvertes d'anticorps par le complément		+		
Destruction tissulaire en réponse au chêne vénéneux				+
Dégranulation des mastocytes médiée par le C3a ou le C5a		(certaines)	+	
Chimiotaxie des neutrophiles			+	
Chimiotaxie des éosinophiles	+			
Activation des macrophages par l'IFN-γ				+
Dépôt de complexes antigène-anticorps sur les membranes basales des capillaires			+	
Mort subite due à un collapsus vasculaire (choc) peu après l'injection ou l'ingestion de l'antigène	+			

lors de la réaction immunitaire spécifique, y compris l'IFN-γ, le TNF, l'IL-1 et l'IL-6 contribuent à l'intensité globale de la réaction inflammatoire.

4. L'anticorps humoral atteint son maximum dans les quelques jours qui suivent l'infection et il se lie à la glycoprotéine HA de la grippe, bloquant ainsi l'infection virale des cellules épithéliales hôte. Étant donné que l'anticorps est spécifique d'une souche, son rôle majeur réside dans la protection contre une réinfection avec la même souche de virus de la grippe.

5. (a) Les trypanosomes africains sont capables de substitutions antigéniques dans la glycoprotéine de surface du variant (VSG). Les substitutions antigéniques sont réalisées lorsque des segments géniques codants des parties de la VSG sont dupliqués et transloqués vers des sites d'expression transcriptionnellement actifs. (b) *Plasmodium* échappe au système immunitaire en subissant de façon continue des changements de maturation, de sporosoïte à mérozoïte et à gamétocyte, ce qui permet à l'organisme pathogène de changer de façon continue ses molécules de surface. De plus, les phases intracellulaires de son cycle vital réduisent le taux d'activation immunitaire. Finalement, l'organisme pathogène est capable de se dépouiller de son revêtement périsporozoïte après qu'un anticorps se soit fixé à ce dernier. (c) Le virus de la grippe est capable d'échapper à la réponse immunitaire grâce à de fréquents changements antigéniques de ses glycoprotéines hémagglutinine et neuraminidase. Les changements antigéniques sont accomplis par l'accumulation de petites mutations ponctuelles (dérive antigénique) ou par des réassortiments génétiques du RNA entre les virions de la grippe de l'Homme et des animaux (substitution antigénique).

6. (a) IA^b. (b) Parce que les cellules TH spécifiques d'un antigène et restreintes au CMH participent à l'activation des cellules B.

7. (a) Le BCG (bacille de Calmette-Guérin). (b) La substitution antigénique ; la dérive antigénique. (c) Conversion des gènes. (d) Nodules tuberculeux ; Cellules T_{DTH} ; Macrophages activés. (e) Toxoïde. (f) L'interféron α ; l'interféron β. (g) L'IgA sécrétoire. (h) L'IL-2 ; l'IFN-γ.

8. Une raison possible de l'émergence de nouveaux pathogènes est le surpeuplement des populations les plus pauvres du monde dans de très petites zones au sein de vastes cités, parce que la densité de population augmente la dissémination des maladies. Un autre facteur est l'augmentation des voyages internationaux. D'autres caractéristiques de la vie moderne qui peuvent participer à cette émergence sont la distribution de masse de la nourriture qui expose de vastes populations à des aliments potentiellement contaminés et les préparations d'aliments non hygiéniques.

Chapitre 18

1. (a) Vrai. (b) Vrai. (c) Vrai. (d) Faux : Étant donné que les vaccins utilisant le DNA permettent une exposition prolongée à l'antigène, ils génèrent vraisemblablement une mémoire immunologique. (e) Vrai. (f) Faux : Un vaccin utilisant du DNA contient le gène codant un antigène protéique entier qui très vraisemblablement contient de multiples épitopes.

2. Étant donné que les pathogènes atténués sont capables d'une croissance limitée au sein des cellules hôte, ils sont apprêtés par la voie cytosolique et présentés sur la membrane des cellules hôte infectées par des molécules de classe I du CMH. Ces vaccins peuvent donc induire habituellement une réponse immunitaire à médiation cellulaire. La croissance limitée des pathogènes atténués au sein de l'hôte élimine souvent la nécessité d'effectuer des doses de rappel du vaccin. De plus, lorsque le pathogène atténué est capable de croissance le long des muqueuses, le vaccin sera alors capable d'induire la production d'IgA sécrétoire. Le désavantage majeur des vaccins utilisant des pathogènes entiers atténués est qu'ils peuvent revenir à une forme virulente. Ils sont aussi plus instables que les autres types de vaccin, ce qui nécessite leur conservation au froid pour maintenir leur activité.

3. (a) L'antitoxine était donnée pour inactiver une toxine qui pouvait être produite lorsque *Clostridium tetani* infectait la blessure. L'antitoxine était nécessaire parce que la jeune fille n'avait pas été immunisée antérieurement et n'avait donc pas d'anticorps circulants contre la toxine tétanique ni de cellules B à mémoire spécifiques de la toxine tétanique. (b) En raison du traitement par l'antitoxine, la jeune fille n'a pas développé d'immunité contre le tétanos à la suite de la première blessure. Par conséquent, après la seconde blessure, trois ans plus tard, elle devra recevoir une autre dose d'antitoxine. Pour développer une immunité de longue durée, elle devrait être vaccinée par le toxoïde tétanique.

4. Le vaccin Sabin contre la polio est atténué, tandis que le vaccin Salk est inactivé. Le vaccin Sabin a donc les avantages habituels d'un vaccin atténué comparé au vaccin inactivé (voir la réponse 2). De plus, étant donné que le vaccin Sabin est capable d'une croissance limitée le long du tractus gastro-intestinal, il induit la production d'IgA sécrétoire.

5. Les épitopes de cellules T sont généralement des peptides internes qui contiennent habituellement une forte proportion de résidus hydrophobes. En revanche, les épitopes de cellules B sont localisés à la surface d'un antigène où ils sont accessibles à l'anticorps et ils contiennent une forte proportion de résidus hydrophiles. Ainsi, les peptides hydrophobes synthétiques représentent le plus souvent des épitopes de cellules T et induisent une réponse à médiation cellulaire, tandis que les peptides hydrophiles synthétiques représentent plus vraisemblablement des épitopes de cellules B et induisent une réponse anticorps.

6. Lorsque la majorité d'une population est immunisée contre un pathogène particulier, c'est-à-dire lorsqu'il y a une immunité collective, la probabilité pour que les quelques membres sensibles de la population entrent en contact avec un individu infecté est alors très faible. Ainsi, les individus sensibles ne seront vraisemblablement pas infectés par le pathogène. Lorsque le nombre d'individus immunisés décroît suffisamment, le plus souvent en raison de la diminution du taux de vaccination, alors l'immunité collective n'opère plus pour protéger les individus sensibles et l'infection peut se propager rapidement dans la population, ce dont il résulte une épidémie.

7. Dans cette situation hypothétique, le gène peut être cloné dans un système d'expression et la protéine peut être exprimée et purifiée afin de la tester en tant que protéine recombinante vaccinante. De façon alternative, le gène peut être cloné dans un vecteur plasmidique qui peut être injecté directement et testé en tant que DNA vaccinal. L'utilisation du gène cloné en tant que DNA vaccinal est plus efficace parce qu'elle élimine les étapes nécessaires à la préparation et à la purification de la protéine. Cependant, le plasmide contenant le gène de l'antigène protecteur doit être convenablement purifié pour une utilisation dans des essais chez l'Homme. Les vaccins qui utilisent le DNA ont une plus grande capacité à stimuler les branches humorale et cellulaire du système immunitaire que les vaccins utilisant les protéines et ils peuvent ainsi conférer une immunité plus complète. Le choix doit aussi prendre en considération le fait que les vaccins utilisant une protéine recombinante sont largement utilisés, mais que les vaccins utilisant du DNA chez l'Homme n'en sont encore qu'à leur toute première phase d'étude.

8. Les pathogènes dont la période d'incubation est courte (par exemple, le virus de la grippe) déclenchent les symptômes de la maladie avant qu'une réponse des cellules à mémoire puisse être induite. La protection contre de tels pathogènes est réalisée par des réimmunisations répétées pour maintenir des taux élevés d'anticorps neutralisants. Pour les pathogènes dont la période d'incubation est plus longue (par exemple, le virus de la polio), la réponse des cellules à mémoire est suffisamment rapide pour prévenir le développement des symptômes et des taux élevés d'anticorps neutralisants au moment de l'infection ne sont pas nécessaires.

9. Les polysaccharides de la capsule des bactéries, les exotoxines (les toxoïdes) des bactéries inactivées et les antigènes protéiques de surface. Les deux derniers sont habituellement produits par la technologie du DNA recombinant.

10. Le vaccin Sabin atténué peut provoquer une infection éventuellement mortelle chez certains individus, tels que les enfants atteints du SIDA, dont le système immunitaire est gravement diminué.

Chapitre 19

1. (a) Vrai. (b) Faux : L'agammaglobulinémie liée à l'X est caractérisée par une réduction des cellules B et une absence d'immunoglobuline. (c) Faux : Les défauts phagocytaires se traduisent par des affections bactériennes ou fongiques récurrentes. (d) Vrai. (e) Vrai. (f) Vrai. (g) Vrai. (h) Vrai. (i) Faux : Ces enfants sont habituellement capables d'éliminer les bactéries encapsulées communes grâce à un anticorps associé au complément, mais ils sont sensibles aux virus, aux protozoaires, aux champignons et aux pathogènes bactériens intracellulaires qui sont éliminés par la branche à médiation cellulaire du système immunitaire. (j) Faux : L'immunité humorale est elle aussi affectée parce que les cellules T_H restreintes à la classe II doivent être activées pour qu'une réponse anticorps se produise.

2. (a) La déficience de l'adhésion leucocytaire résulte de la biosynthèse d'une chaîne β défectueuse du LFA-1, du CR3 et du CR4 qui tous contiennent la même chaîne β. (b) Le LFA-1 joue un rôle dans l'adhésion cellulaire en se liant à l'ICAM-1 exprimée sur divers types de cellules. La liaison du LFA-1 à l'ICAM-1 est impliquée dans l'interaction entre les cellules T_H et les cellules B, entre les CTL et les cellules cible et entre les leucocytes circulants et les cellules endothéliales vasculaires.

3. (a) Les gènes réarrangés des chaînes lourdes des souris SCID n'ont pas les segments géniques V et/ou J (voir la figure 5.10). Selon le modèle de l'exclusion allélique discuté dans le chapitre 5, un réarrangement productif des gènes des chaînes lourdes doit s'opérer avant que les gènes des chaînes κ soient réarrangés. Étant donné que les souris SCID n'ont pas de réarrangement productif des chaînes lourdes, elles ne peuvent pas engager le réarrangement des chaînes légères κ. (c) Oui : Le gène réarrangé des chaînes lourdes μ serait transcrit pour donner une chaîne lourde μ fonctionnelle. La présence de la chaîne lourde μ induirait alors le réarrangement du gène des chaînes κ (voir la figure 5.13).

4. (a) 4. (b) 3. (c) 2. () 1. (e) 8. (f) 6. (g) 5. (h) 7.

5. (a) Faux : L'HIV-2 et le SIV sont plus étroitement apparentés. (b) Faux : L'HIV-1 infecte les chimpanzés mais ne provoque pas de suppression immunitaire. (c) Vrai. (d) Faux, le zidovudine (AZT) agit au niveau de la transcription inverse du génome viral, tandis que l'indinavir est un inhibiteur de la protéase viral. (e) Vrai. (f) Faux : Les patients atteints d'un SIDA avancé ont parfois des anticorps sériques dirigés contre l'HIV indétectables. (g) Faux : La PCR détecte le DNA proviral de l'HIV dans les cellules infectées de façon latente. (h) Vrai.

6. La raison la plus vraisemblable de la déplétion des cellules T dans le SIDA réside dans les effets cytopathiques de l'infection par l'HIV. Lorsque la quantité de virus circulants diminue grâce à l'utilisation d'agents antiviraux, le nombre des cellules T augmente.

7. Non. Dans la phase chronique de l'infection par l'HIV, la réplication virale et le nombre des cellules T $CD4^+$ sont en équilibre dynamique, et le taux du virus reste relativement constant.

8. Une augmentation de la charge virale et une diminution du taux des cellules T $CD4^+$ indiquent que l'infection par l'HIV est en cours d'évolution, de la phase chronique vers le SIDA. Une infection par un agent opportuniste a souvent lieu lorsque la charge virale augmente et que le taux des cellules T $CD4^+$ diminue. La maladie dénommée SIDA chez un individu infecté par l'HIV-1 est définie par la présence de certaines infections opportunistes ou par un nombre de cellules T $CD4^+$ inférieur à 200 cellules/mm^3 (voir le tableau 19.3).

9. La réactivité dans les tests cutanés est utilisée pour renseigner sur l'activité fonctionnelle des cellules T_{DTH}. Lorsque le SIDA progresse et que les cellules T $CD4^+$ sont en décroissance, il y a une diminution de la réactivité des tests cutanés aux antigènes banaux.

10. Les récepteurs de certaines cytokines, tels que le CXCR4 et le CCR5, se comportent aussi comme des corécepteurs de l'HIV-1. La chémokine qui est le ligand normal du récepteur entre en compétition avec le virus pour sa liaison avec le récepteur et peut ainsi inhiber l'infection cellulaire en bloquant la fixation du virus. Les cytokines qui activent les cellules T stimulent l'infection parce qu'elles augmentent l'expression des récepteurs utilisés par le virus (voir la figure 19.11c).

11. Non. Il y a des cellules infectées de façon latente qui résident dans les ganglions lymphatiques ou dans d'autres sites. Ces cellules peuvent être activées et commencer à produire du virus, déclenchant ainsi une rechute de la maladie. Dans un vrai traitement du SIDA, le patient doit être exempt de toutes cellules contenant le DNA de l'HIV.

12. Le patient LS correspond à la définition du SIDA, tandis que le patient BW n'y répond pas. Le diagnostic clinique de SIDA chez les individus infectés par l'HIV dépend du nombre de cellules T et de la présence de diverses maladies indicatrices (voir le tableau 19.3).

Chapitre 20

1. (a) 6. (b) 9. (c) 11. (d) 10. (e) 13. (f) 7. (g) 3. (h) 12. (i) 2. (j) 8. (k) 1. (l) 5. (m) 4.

2. (a) L'EAE est induite en injectant à des souris ou à des rats la protéine basique de la myéline dans l'adjuvant complet de Freund. (b) Les animaux qui guérissent de l'EAE sont alors résistants à l'EAE. Lorsqu'on leur administre une deuxième injection de protéine basique de la myéline dans l'adjuvant complet de Freund, ils ne développent plus d'EAE. (c) Lorsque des cellules T de souris atteintes d'EAE sont transférées à des souris syngéniques normales, ces dernières développent l'EAE (voir la figure 20.7).

3. On a montré que de nombreux virus possèdent des protéines qui partagent des séquences avec la protéine basique de la myéline (MBP). Étant donné que les peptides encéphalitogènes de la MBP sont connus, il est possible de les tester afin de voir s'ils ont des homologies de séquences avec des séquences de protéines virales connues. Une analyse informatisée a décelé de nombreux peptides viraux qui présentent une homologie de séquence avec les peptides encéphalitogènes de la MBP. En immunisant des lapins avec ces séquences virales, il a été possible d'induire une EAE. Les études portant sur les peptides encéphalitogènes de la MBP ont aussi révélé que des peptides différents induisent une EAE dans des souches différentes. Ainsi, l'haplotype du CMH déterminera quels peptides viraux réactifs seront présentés et, par conséquent, aura une influence sur le développement de l'EAE.

4. (1) Un virus pourrait exprimer un déterminant antigénique susceptible de faire des réactions croisées avec un composant du Soi. (2) Une infection virale pourrait induire des concentrations localisées d'IFN-γ. L'IFN-γ pourrait ensuite induire une expression inappropriée des molécules de classe II du CMH sur les cellules non présentatrices de l'antigène, ce qui permettrait à ces peptides du Soi présentés avec les molécules de classe II du CMH sur ces cellules d'activer les cellules T_H. (3) Un virus pourrait léser un organe, ce dont il résulterait une libération d'antigènes normalement isolés du système immunitaire.

5. (a) Afin que le transgène de l'IFN-γ ne soit exprimé que par les cellules bêta du pancréas. (b) Il y a une infiltration cellulaire de lymphocytes et de macrophages semblable à celle rencontrée dans le diabète sucré insulinodépendant. (c) Le transgène de l'IFN-γ induit les cellules bêta du pancréas à exprimer des molécules de classe II du CMH. (d) Une infection virale localisée du pancréas pourrait se traduire par une production localisée d'IFN-γ par les cellules T_H activées. L'IFN-γ pourrait ensuite induire une expression inappropriée de molécules de classe II du CMH par les cellules bêta du pancréas, ainsi que la production d'autres cytokines telles que l'IL-1 ou le TNF. Lorsque les peptides du Soi sont présentés par les molécules de classe II du CMH, l'IL-1 pourrait alors produire le signal de costimulation nécessaire pour activer les cellules T contre les peptides du Soi. Alternativement, le TNF pourrait aussi provoquer une lésion cellulaire localisée. Voir la figure 20.9.

6. Les anticorps monoclonaux anti-CD4 ont été utilisés pour bloquer l'activité T_H. Les anticorps monoclonaux (anti-TAC) spécifiques du récepteur de haute affinité de l'IL-2 ont été essayés pour bloquer les cellules T_H activées. L'association de certaines maladies auto-immunes à une expression restreinte du récepteur des cellules T a engagé les chercheurs à utiliser un anticorps monoclonal spécifique du récepteur des cellules T portant des domaines V particuliers. Finalement, des anticorps contre des allèles spécifiques du CMH associés à un risque accru d'auto-immunité ont été testés dans les modèles d'EAE.

7. (a) Vrai. (b) Faux : l'IL-12, qui provoque le développement des cellules T_H1, augmente la réponse auto-immune à la MBP dans l'adjuvant. (c) Faux : La présence de l'HLA B27 est fortement associée à la sensibilité à la spondylarthrite ankylosante, mais ce n'est pas le seul facteur requis pour le développement de la maladie. (d) Vrai. (e) Vrai.

8. Les observations selon lesquelles des femmes développent des réponses immunitaires plus fortes que les hommes et que ces réponses tendent à être plus de type T_H1 pourraient expliquer en partie les différences observées entre les genres dans la sensibilité à l'auto-immunité. Étant donné que la réponse de type T_H1 est pro-inflammatoire, le développement de l'auto-immunité pourrait être renforcé.

Chapitre 21

1. (a) Faux : Un rejet aigu et à médiation cellulaire implique probablement le mécanisme de rejet de première intention (voir les figures 21.1b et 21.7). (b) Vrai. (c) Faux : Les leucocytes passagers sont des cellules dendritiques du donneur qui expriment des molécules de classe I du CMH et des taux élevés de molécules de classe II du CMH. Ils migrent du tissu greffé vers les ganglions lymphatiques régionaux du receveur où les cellules immunitaires de l'hôte répondent aux allo-antigènes qu'ils portent (voir la figure 21.6). (d) Faux : Un greffon qui est apparié pour les antigènes majeurs d'histocompatibilité, codés dans le HLA, peut être rejeté en raison de différences dans les antigènes d'histocompatibilité mineurs codés au niveau d'autres locus. (e) Vrai.

2. (a) Le meilleur appariement possible est l'identité entre les haplotypes du CMH du donneur et du receveur. (b) Il y a 25 % de chances pour que des enfants de mêmes parents partagent des haplotypes identiques du CMH (voir la figure 7.2c). (c) Effectuer un typage de l'HLA en utilisant un test de microcytotoxicité avec un anticorps monoclonal dirigé contre les antigènes de classe I ou de classe II du CMH (voir la figure 21.4a). De plus, une réaction mixte lymphocytaire (MLR) unidirectionnelle peut être effectuée en utilisant les lymphocytes du donneur traités par la mitomycine C comme cellules stimulatrices et les lymphocytes du receveur non traités comme cellules répondeuses (voir la figure 21.4c).

3. La réponse à la question 3 est présenté dans le tableau ci-dessous.

Donneur	Receveur	Réponse	Type de rejet
BALB/c	C3H	R	FSR
BALB/c	Rat	R	FSR
BALB/c	Souris nue	A	
BALB/c	C3H, avait reçu précédemment un greffon de BALB/c	R	SSR
BALB/c	C3H, avait reçu précédemment un greffon de C57BL/6	R	FSR
BALB/c	BALB/c	A	
BALB/c	(BALB/c × C3H)F_1	A	FSR
BALB/c	(C3H × C57BL/6)F_1	R	FSR
(BALB/c × C3H)F_1	BALB/c	R	FSR
(BALB/c × C3H)F_1	BALB/c, avait reçu précédemment un greffon de F_1	R	SSR

4. (a) La maladie du greffon contre l'hôte (GVHD) se développe lorsque les cellules T du donneur reconnaissent les allo-antigènes sur les cellules d'un hôte sous immunosuppression. La réponse se développe lorsque les cellules T_H du donneur sont activées en réponse aux complexes peptide-CMH du receveur présentés sur les cellules présentatrices de l'antigène. Des cytokines élaborées par ces cellules T_H activent toute une variété de cellules effectrices, y compris les cellules NK, les CTL et les macrophages, qui lèsent le tissu de l'hôte. De plus, des cytokines telles que le TNF pourraient médier une lésion cytolytique directe contre les cellules de l'hôte. (b) Une GVHD se développe lorsque l'organe ou le tissu donné contient des lymphocytes immunocompétents et lorsque l'hôte est immunodéprimé. (c) L'organe ou le tissu donné peuvent être traités par des anticorps monoclonaux dirigés contre le CD3, le CD4 ou le récepteur de haute affinité de l'IL-2 pour éliminer les cellules T_H du donneur. La raison sous-jacente à cette approche est la diminution de l'activation des cellules T_H en réponse aux allo-antigènes de l'hôte. L'utilisation de l'anti-CD3 éliminera toutes les cellules T, celle de l'anti-CD4 toutes les cellules T_H et celle de l'anti-IL-2R les cellules T_H activées uniquement.

5. (a) L'enfant C est le meilleur donneur potentiel si l'on se base sur l'appariement du type sanguin ABO et de tous les antigènes de classe I du CMH. (b) L'enfant A est le meilleur donneur comme il est indiqué par la faible réponse proliférative dans une réaction mixte lymphocytaire unidirectionnelle avec le receveur. Ce résultat indique que les antigènes de classe II sont appariés avec ceux du receveur. Selon ces tests, l'enfant A devrait être sélectionné comme donneur, parce que les antigènes de classe II sont plus importants dans la détermination d'un rejet potentiel.

6. L'utilisation du CTLA-4 soluble ou de l'anticorps dirigé contre le ligand du CD40 pour favoriser l'acceptation des allogreffes est fondée sur la nécessité qu'a une cellule d'un signal de costimulation lorsque son récepteur est lié. Même si la cellule T du receveur reconnaît le greffon comme étranger, la présence du CTLA-4 ou de l'anti-CD40L empêchera la cellule T d'être activée parce qu'elle ne recevra pas un second signal venant du CD40 ou du récepteur du CD28 (voir la figure 21.10). Au lieu d'être activées, les cellules T stimulées en la présence de ces molécules bloquantes deviennent anergiques. L'avantage de l'utilisation du CTLA-4 soluble ou de l'anti-CD40L réside dans le fait que ces molécules n'affectent que les cellules T impliquées dans la réaction contre l'allogreffe. Ces cellules T spécifiques de l'allogreffe devriendront anergiques, mais la population générale des cellules T restera normale. Des mesures immunosuppressives plus générales telles que l'utilisation de la CsA ou du FK506, provoquent une immunodéficience et par conséquent une sensibilité à l'infection.

Chapitre 22

1. (a) Faux : Le rétinoblastome héréditaire résulte de l'inactivation des deux allèles de Rb, qui est un gène suppresseur de tumeur. (b) Vrai. (c) Vrai. (d) Vrai. (e) Faux : Certains rétrovirus oncogènes n'ont pas d'oncogènes viraux. (f) Vrai. (g) Faux : Les cellules LAK tuent toute une variété de cellules tumorales et ne sont pas spécifiques d'un seul type de tumeur.

2. Les cellules de la lignée pré-B ont réarrangé les gènes des chaînes lourdes et expriment la chaîne lourde μ dans leur cytoplasme (voir la figure 11.3). Vous pouvez effectuer une analyse par Southern blot avec une sonde C_μ pour voir si les gènes des chaînes lourdes ont été réarrangés. Vous pouvez aussi effectuer une coloration par fluorescence avec un anticorps spécifique de la chaîne lourde μ cytoplasmique.

3. (a) Les cellules de mélanome aux stades précoces semblent se comporter comme des cellules présentatrices de l'antigène ; elles apprêtent l'antigène par la voie exogène et présentent l'antigène toxoïde du tétanos associé à la molécule DR de classe II du CMH. (b) Les cellules de mélanome à des stades plus avancés pourraient avoir une diminution de leur expression de molécules de classe II du CMH ou encore pourraient ne pas être capables d'internaliser et d'apprêter l'antigène par la voie exogène. (c) Étant donné que les cellules de mélanome précoces fixées par le paraformaldéhyde peuvent présenter le toxoïde tétanique apprêté, elles doivent nécessairement exprimer les molécules de classe II du CMH à leur surface. (d) Colorer les cellules de mélanome précoce ou avancé avec un anticorps monoclonal fluorescent spécifique des molécules de classe II du CMH.

4. Voir les tableaux 22.4 et 22.5, ainsi que la figure 22.6.

5. L'IFN-α, l'IFN-β et l'IFN-γ augmentent l'expression des molécules de classe I du CMH sur les cellules tumorales, ce qui renforce donc la réponse des CTL aux tumeurs. L'IFN-γ augmente aussi l'activité des CTL, des macrophages et des cellules NK qui tous jouent un rôle dans la réponse immunitaire aux tumeurs. Le TNF-α et le TNF-β ont une activité anti-tumorale directe, en induisant une nécrose hémorragique et une régression des tumeurs ; l'IL-2 active les cellules LAK et TIL qui ont toutes deux une activité anti-tumorale.

6. (a) Les cellules de mélanome transfectées par le gène du B7 sont capables de délivrer le signal de costimulation nécessaire à l'activation des précurseurs des CTL en CTL effecteurs qui peuvent alors détruire les cellules tumorales. Les cellules de mélanome transfectées par le gène du GM-CSF sécrètent cette cytokine qui stimule l'activation et la différenciation des cellules présentatrices de l'antigène, particulièrement les cellules dendritiques, dans leur voisinage. Les cellules dendritiques peuvent ensuite présenter les antigènes tumoraux aux cellules T_H et aux précurseurs des CTL, augmentant ainsi la création de CTL effecteurs (voir la figure 22.11). (b) Étant donné que certains antigènes tumoraux des mélanomes humains sont exprimés par divers types de cancers, les cellules de mélanome transfectées pourraient être efficaces contre d'autres tumeurs portant des antigènes identiques.

Chapitre 23

1. (a) Le clone génomique contient des séquences intercalaires (introns) qui sont éliminées lors de la maturation du transcrit primaire et qui par conséquent ne codent pas de résidus amino acides dans la protéine produite. (b) Le DNA doit être micro-injecté dans un œuf fertilisé de telle façon que le DNA (transgène) soit transmis à toutes les cellules fille. (c) Les cultures de lymphoïdes primaires ont une durée de vie limitée et contiennent une population hétérogène de cellules.

2. (a) Homozygote ; syngénique. (b) B ; T. (c) Cellules B normales activées par l'antigène ; plasmocytes cancéreux (cellules de myélome) ; illimité ; anticorps monoclonaux. (d) Transformation ; indéfinie.

3.

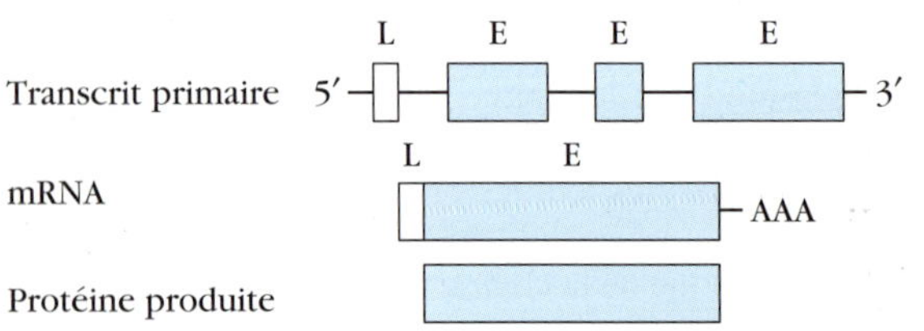

4. c.

5. a, b, d.

6. Le DNA transfecté ne s'intègre que dans un faible pourcentage de cellules. Lorsqu'un gène marqueur sélectionnable est également présent, le petit nombre des cellules T transfectées se développera dans le milieu approprié, tandis que le plus grand nombre des cellules non transfectées mourront.

7. La souris deviendrait une mosaïque dans laquelle le transgène aurait été incorporé par certaines cellules somatiques mais pas dans toutes.

8. Étant donné que le clivage par chaque enzyme de restriction utilisé seul produisait une seule bande, le plasmide, qui est circulaire, doit contenir un seul site de restriction pour chaque enzyme. Étant donné que le clivage simultané du plasmide de 5,4 kb par les deux enzymes donnait une seule bande, les fragments issus de chaque clivage doivent nécessairement avoir la même longueur. Ainsi, les sites de restriction doivent être équidistants dans les deux directions sur le plasmide, comme il est montré dans le diagramme ci-dessous.

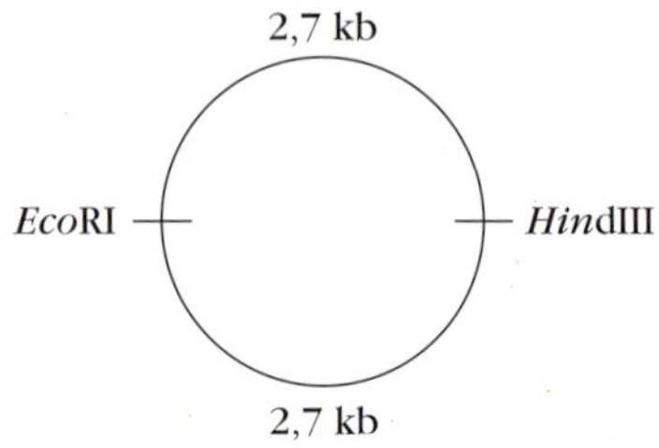

9. d.

10. Isoler le mRNA des cellules T activées et le transcrire en cDNA en utilisant la transcriptase inverse. Insérer le cDNA dans un vecteur d'expression appropriée, tel qu'un DNA plasmidique portant un gène de sélection pour l'ampicilline. Transférer le DNA plasmidique recombinant dans *E. coli* et faire croître en présence d'ampicilline pour sélectionner les bactéries contenant le DNA plasmidique. Rechercher dans le surnageant de la culture bactérienne la présence de l'IL-2 en regardant si l'anticorps monoclonal contre l'IL-2 réagit avec le surnageant de la culture. Une fois qu'une culture bactérienne est identifiée comme sécrétant l'IL-2, le cDNA peut être cloné.

11. Radiomarquer le mRNA et utiliser le mRNA marqué comme sonde pour cribler la banque génomique par hybridation *in situ*. Repiquer et cultiver le clone sélectionné, puis isoler le DNA cloné du DNA de l'hôte.

12. Dans la production de souris transgéniques, un gène étranger fonctionnel est ajouté au génome. Ce processus implique l'introduction d'un gène naturel cloné ou de cDNA dans un œuf fertilisé qui est ensuite implanté dans une femelle pseudogestante. Dans la production de souris knock-out, une forme non fonctionnelle d'un gène de souris remplace le gène fonctionnel, de telle façon que l'animal n'exprime pas le produit codé ; le processus implique la sélection de cellules souche embryonnaires (ES) transfectées portant le gène muté et l'injection des cellules ES dans un blastocyste qui est ensuite implanté dans une femelle pseudogestante.

13. Les souris knock-out sont des animaux dans lesquels un gène particulier ou une séquence de DNA a été délété, tandis que les souris knock-in sont des animaux dans lesquels un fragment de DNA a été échangé avec une séquence du DNA endogène.

14. Le système *Cre/lox* rend possible la délétion ou l'insertion spécifique d'une séquence de DNA choisie dans le tissu sélectionné à un moment particulier du développement en utilisant des promoteurs spécifiques du tissu pour conduire le changement dans la séquence du DNA. Cette technologie renforce donc les stratégies du knock-out et du knock-in en les rendant plus sélectives. De plus, dans certains cas, la limitation du changement de séquences à un tissu particulier permettra d'étudier les conséquences d'une délétion ou d'une insertion particulière dans un seul tissu même si cette délétion ou cette insertion est létale pour l'organisme lorsqu'elle est effectuée dans tous les tissus.

15. (a) 8. (b) 2. (c) 5. (d) 9. (e) 4. (f) 3. (g) 6. (h) 7. (i) 10.

CRÉDITS DES ILLUSTRATIONS

Illustration de couverture De D. Philips, Science Source/Photo Researchers.
***Figure de la préface*, p. xxii** De B. A. Osborne et S. Smith, *Journal of NIH Research*, Vol. 9, 1997, p. 35. Avec l'autorisation de Barbara Osborne, University of Massachusetts at Amherst.
Figure de la préface*, p. xxiii, *colonne de gauche De J. Lescar *et al.*, *Journal of Molecular Biology*, Vol. 267, 1997, p. 1207. Avec l'autorisation de Graham Bentley, Institut Pasteur.
Figure de la préface*, p. xxiii, *colonne de droite De D. A. Vignali et J. Strominger, *The Immunologist*, Vol. 2, 1994, p. 112.
***Figure de la préface*, p. xxiv** De M. Walter *et al.*, *Nature*, Vol. 376, 1995, p. 232. Avec l'autorisation de Mark Walter, University of Alabama.
***Figure de la préface*, p. xxv** D'après A. Fauci *et al.*, « Immunopathogenic Mechanisms of HIV Infection," *Annals of Internal Medicine*, Vol. 124, 1996, p. 654.
Vignette de la partie 1 De David Scharf, Peter Arnold, Inc.
Vignette du chapitre 1 De N. Sharon et H. Lis, *Scientific American*, Vol. 268, January 1993, p. 85. Photographie reproduite avec l'autorisation de Kazuhiko Fujita. Micrographie de Morten H. Nielsen et Ole Werdelin.
Figure 1.1 De *Harper's Weekly, Vol.* 29, 1885, p. 836. Avec l'autorisation de The National Library of Medicine.
Figure 1.2 De N. Sharon et H. Lis, *Scientific American*, Vol. 268, January 1993, p. 85. Photographie reproduite avec l'autorisation de Kazuhiko Fujita.
Tableau 1.3 Données de L. Du Pasquier, "Evolution of the Immune System," in *Fundamental Immunology*, 3e éd., W. E. Paul, éd., Raven, New York; B. Fritig, T. Heitz, et M. Legrand, "Antimicrobial Proteins in Induced Plant Defense," *Current Opinion in Immunology*, Vol. 10, 1998, p. 16 ; et K. Soderhall et L. Cerenius, "Role of the Prophenoloxidase-activating System in Invertebrate Immunology," *Current Opinion in Immunology*, Vol. 10, 1998, p. 23.
Figure 1.6 De A. S. Rosenthal *et al.*, *Phagocytosis-Past and Future*, Academic Press, 1982, p. 239. Reproduit avec autorisation.
Figure1.12 De *Immunology: Recognition and Response*, *W.* E. Paul, éd., W. H. Freeman and Company, 1991, p. 49. De "How T Cells See Antigen," de H. M. Grey *et al.*, *Scientific American*, Novembre 1989, p. 57. © 1989 Scientific American Inc. All rights reserved. Micrographie reproduite avec l'autorisation de Morten H. Nielsen et Ole Werdelin.
Figure 1.14 De B. Lemaitre *et al.*, *Cell*, Vol. 86, 1996, p. 973. © Cell Press, avec l'autorisation de Jules A. Hoffmann, University of Strasbourg.

Tableau des Regards sur la clinique du chapitre 1 Données de Centers for Disease Control and Prevention, National Center for Health Statistics, 1997, DHHS Publication No. (PHS)97-1790, Juin 1997.
Vignette du chapitre 2 De Lennart Nilsson, "Our Immune System: The Wars Within," *National Geographic*, Juin 1986, p. 718. © Boehringer Ingelheirn International. GmbH, Stockholm. Photo de Lennart Nilsson.
Figure 2.2b De M. J. Cline et D. W. Golde, "Cellular Interactions in Hematopoiesis," reproduit avec l'autorisation de *Nature*, Vol. 277, 1979, p. 180. © 1979 Macmillan Magazines Ltd. Micrographie reproduite avec l'autorisation de Shirley Quan.
Figure 2.4 De B. A. Osborne et S. Smith, *Journal of NIH Research*, Vol. 9, 1997, p. 35. Avec l'autorisation de Barbara Osborne, University of Massachusetts at Amherst.
Figure 2.7b Avec l'autorisation de Dr. Joseph R. Goodman, Department of Pediatrics, University of California at San Francisco.
Figure 2.9a De Lennart Nilsson, "Our Immune System: The Wars Within," *National Geographic*, Juin 1986, p. 718. © Boehringer Ingelheirn International GmbH, Stockholm. Photo de Lennart Nilsson.
Figure 2.11 Reproduit de J. H. Peters *et al.*, *Immunology Today*, Vol. 17, p. 273, © 1996, avec l'autorisation de Elsevier Science.
Figure 2.12 De A. K. Szakal *et al.*, "Isolated Follicular Dendritic Cells: Cytochemical Antigen Localization, Nomarski, SEM, and TEM Morphology," *Journal of Immunology*, Vol. 134, 1985, p. 1353. © 1985 American Association of Immunologists. Reproduit avec autorisation.
Figure 2.13 Adapté de Lodish *et al.*, *Molecular Cell Biology*, 3e éd., 1995, Scientific American Books.
Figure 2.14 Adapté, avec autorisation, de W. van Ewijk, *Annual Review of Immunology, Vol.* 9, 1991, p. 59. © 1991 Annual Reviews Inc.
Figure 2.15 De M. M. Compton et J. A. Cidlowski, *Trends in Endocrinology and Metabolism*, Vol. 3, 1992, p. 17.
Figure 2.17 De W. Bloom et D. W. Fawcett, *Textbook of Histology*, 10e éd., 1975. © 1975, W. B. Saunders Co.
Figure 2.20b De J. Klein, *Immunology, The Science of Self Nonself Discrimination*, *p.* 77. © 1982 John Wiley Publishers. Reproduit avec l'autorisation de John Wiley and Sons, Inc.
Vignette de la partie 2 Reproduit avec l'autorisation de K. Garcia *et al.*, *Science*, *Vol.* 274, p. 209. © 1996 American Association for the Advancement of Science. Avec l'autorisation de K. Garcia.

Vignette du chapitre 3 De G. J. V. H. Nossal, *Scientific American*, Vol. 269, 1993, p. 22.
Figure 3.2 De K. C. Garcia *et al.*, *Science*, Vol. 257, 1992, p. 502.
Figure 3.3 De A. G. Amit *et al.*, *Science*, Vol. 233, 1986, p. 747.
Figure 3.4 De I. A. Wilson et R. L. Stanfield, *Current Opinion in Structural Biology*, Vol. 3, 1993, p. 113.
Figure 3.5 Adapté de M. Sela, "Antigenicity: Some Molecular Aspects," *Science*, Vol. 166, 12 décembre, 1969, p. 1365. © 1969 The American Association for the Advancement of Science.
Tableau 3.5 D'après K. Landsteiner, *The Specificity of Serologic Reactions, 1962*, Dover Press. Modifié par J. Klein, *Immunology: The Science of Self-Nonself Discrimination, 1982*, John Wiley Publishers.
Figure 3.6 De G. J. V. H. Nossal, *Scientific American*, Vol. 269, Mars 1993, p. 22.
Figure 3.7a Adapté de M. Z. Atassi et A. L. Kazim, *Advanced Experimental Methods in Biology*, Vol. 98, 1978, p. 9.
Figure 3.7b Adapté de W.G. Laver *et al.*, *Cell*, Vol. 61, 1990, p. 554.
Figure 3.8 Adapté de D. Benjamin *et al.*, avec l'autorisation de *Annual Review of Immunology*, Vol. 2, 1984, p. 67. © 1984 Annual Reviews Inc.
Figure 3.10 De J. Rothbard *et al.*, *Modern Trends in Human Leukemia*, Vol. 7, 1987. Reproduit avec l'autorisation de Springer Verlag Inc.
Figure 3.11 De H. M. Grey *et al.*, *Scientific American*, Vol. 261, Mai 1989, p. 59. © 1989 Scientific American Inc. All rights reserved.
Figure des Regards sur la clinique du chapitre 3 Adapté de N. E Adkinson, *Manual of Clinical Laboratory Immunology*, 1995, p. 85. N. Rose *et al.*, éds., American Society of Microbiology, Washington, DC.
Figure 4.1 Adapté de A. Tiselius et E. A. Kabat, *Journal of Experimental Medicine*, Vol. 69, 1939, p. 119, avec l'autorisation de Rockefeller University Press, © Rockefeller University Press.
Tableau 4.3 Adapté de J. Newman, "How Breast Milk Protects Newborns", *Scientific American*, Vol. 273, Juin 1995, p. 76.
Figure 4.4 Adapté de H. Lodish *et al.*, *Molecular Cell Biology*, 4e éd., 1995, p. 58. © 1995 Scientific American Books. Reproduit avec l'autorisation de W. H. Freeman and Company.
Figure 4.5 Illustration fournie par le laboratoire du Dr. Alexander McPherson. La structure des immunoglobulines a été déterminée par Harris *et al.*, *Nature*, Vol. 360, 1992, pp. 369-372. Nous remercions tout particulièrement l'*American Computing and Graphics and Visual Imaging Lab, University of California, Riverside*, de son aide pour cette illustration. Cette illustration a été créée en utilisant le programme d'ordinateur RIBBONS. La référence de RIBBONS est M. Carson and C. E. Bugg, "An Algorithm for Ribbon Models of Proteins," *Journal of Molecular Graphics*, Vol. 4, 1986, pp. 121-122.
Figure 4.6a Adapté de M. Schiffer *et al.*; reproduit avec l'autorisation de *Biochemistry*, Vol. 12, 1973, p. 4620. © 1973 American Chemical Society.
Figure 4.6b Adapté de Williams et Barclay, *Annual Review of Immunology*, Vol. 6, 1988, p. 381.
Figure 4.7a De E. W. Silverton *et al.*, *Proceedings of the National Academy of Sciences USA*, Vol. 74, 1977, p. 5140.
Figure 4.8 D'après E. A. Kabat *et al.*, *Sequence of Immunoglobulin Chains*, U.S. Department of Health, Education, and Welfare, 1977.
Figure 4.9a De K. C. Garcia *et al.*, *Science*, Vol. 257, 1992, p. 502. Avec l'autorisation de Mario Amzel, Johns Hopkins University.
Figure 4.10 De J. M. Rini, W. Schulze-Gahmen, et I. A. Wilson, *Science*, Vol. 255, 1992, p. 959. Photographie reproduite avec l'autorisation de J. M. Rini, W. Schulze-Gahmen, et I. A. Wilson.
Figure 4.11 De J. Lescar *et al.*, *Journal of Molecular Biology*, Vol. 267, 1997, p. 1207. Avec l'autorisation de Academic Press Inc. (London) Ltd.
Figure 4.12 De R. C. Valentine et N. M. Green, *Journal of Molecular Biology*, Vol. 27, 1967, p. 615. Reproduit avec l'autorisation de Academic Press Inc. (London) Ltd.
Figure 4.18 Adapté de A. D. Keegan et W. E. Paul, *Immunology Today*, Vol. 13, 1992, p. 63, et M. E. Reth, *Annual Review of Immunology*, Vol. 10, 1992, p. 97.
Figure 5.2 Adapté de N. Hozumi et S. Tonegawa, *Proceedings of the National Academy of Sciences USA*, Vol. 73, 1976, p. 3628.
Figure 5.8 De K. Okazki *et al.*, *Cell*, Vol. 49, 1987, p. 477. Reproduit avec l'autorisation de Cell Press.
Figure 5.10 Adapté de E. W. Alt, *Immunology Today*, Vol. 13, 1992, p. 306. Elsevier Science Publishing Company, Inc. Reproduit avec autorisation.
Figure 5.13 Adapté avec l'autorisation de G. D. Yancopoulos et F. W. Alt, *Annual Review of Immunology*, Vol. 4, 1986, p. 339. © 1986 Annual Reviews, Inc.
Figure 5.16 Adapté de C. Berek et C. Milstein, *Immunological Reviews*, Vol. 96, 1987, p. 23. © Munksgaard International Publishers Ltd., Copenhagen, Denmark.
Figure 5.22 Adapté de M. Verhoeyen et L. Reichmann, *BioEssays*, Vol. 8, 1988, p.74. Reproduit avec l'autorisation de Cambridge University Press.
Figure 5.24 Adapté de W. D. Huse *et al.*, *Science*, Vol. 246, 1989, p.1275.
Tableau 6.1 Adapté de H. N. Eisen, Immunology, 3e éd., 1990, Harper &Row Publishers.
Tableau 6.3 Adapté de N. R. Rose *et al.* éds., 1986 et 1997 editions, *Manual of Clinical Laboratory* Immunology, American Society for Microbiology, Washington, DC.
Figure 6.7b De J. S. Garvey, N. E. Cremer, et D. H. Sussdorf, *Methods in Immunology*, 3e éd.; © 1977 Addison Wesley Publishing Company, Inc., Advanced Book Program. Reproduit avec l'autorisation de l'auteur.
Figure 6.8 Avec l'autorisation de Harriet C. W. Thompson, Louisiana State University Medical Center/ MIP.
Figure 6.14d Avec l'autorisation de P. Groscurth, Institute of Anatomy, University of Zurich-Irchel.
Figure 6.15d De H. A. Schreuder *et al.*, *Nature*, Vol. 386, 1997, p. 196. Avec l'autorisation de H. Schreuder, Hoechst Marion Roussel.
Figure 6.17 De A. Jenei *et al.*, *Proceedings of the National Academy of Sciences*, Vol. 94, 1997, pp. 7269-7274. Avec l'autorisation de Attila Jenei et Sandor Damjanovich, University Medical School of Debrecen, Hungary.
Vignette du chapitre 7 De M. Matsumura, D. H. Fremont, P. A. Paterson, et I. A. Wilson, *Science*,

Vol. 257, 1992, p. 927. Photographies reproduites avec l'autorisation de D. H. Fremont, M. Matsumura, M. Pique, et I. A. Watson.
Tableau 7.3 Adapté de S. Butts *et al.*, *Science*, Vol. 235, 1987, p.1353.
Tableau 7.4 Données de SAM CD: A *Comprehensive Knowledge Base on Internal Medicine*, D. C. Dale, D. D. Federman, éds., 1997, *Scientific American*, New York, NY.
Figures 7.7 et 7.8 a, b Adapté de J. H. Brown, T. S. Jerdetzky, J. C. Gorga, L. I. Stern, R. G. Urban, J. L. Strominger, et D. C. Wiley, *Nature*, Vol. 364, 1993, p. 33.
Figure 7.8c De Dessen *et al.*, *Immunity*, Vol. 7, 1997, pp. 473-481.
Figure 7.10 a, b De D. A. Vignali et J. Strominger, *The Immunologist*, Vol. 2, 1994, p. 112.
Figure 7.11 Données de V. H. Engelhard, *Current Opinion in Immunology*, Vol. 6, 1994, p. 13.
Figure 7.12 De M. Matsumura, D. H. Fremont, P. A. Paterson, et I. A. Wilson, *Science*, Vol. 257, 1992, p. 927. Photographies reproduites avec l'autorisation de D. H. Fremont, M. Matsumura, M. Pique, et I. A. Watson.
Figure 7.13a Adapté de P. Parham; reproduit avec l'autorisation de *Nature*, Vol. 360, 1992, p. 300. © 1992 Macmillan Magazines Limited.
Figure 7.13b Adapté, avec autorisation, de M. L. Silver *et al.*, *Nature*, Vol. 360, 1992, p. 367. © 1992 Macmillan Magazines Limited.
Figure 7.13c Adapté de D. R. Madden *et al.*, *Cell*, Vol. 70, 1992, p. 1035. Reproduit avec l'autorisation de Cell Press.
Figure 7.14a Adapté de R. Sodoyer *et al.*, *EMBO Journal*, Vol. 3, 1984, p. 879. Published by European Molecular Biology Organization. Reproduit avec l'autorisation de Oxford University Press.
Figure 7.14b Adapté, avec autorisation, de P. Parham, *Nature*, Vol. 342, 1989, p. 617. © 1989 Macmillan Magazines Limited.
Figure 7.17 Photographie prise dans le delta d'Okavango au Botswana, de T. J. Kindt.
Figure des Regards sur la clinique du chapitre 7 De SAM CD: A *Comprehensive Knowledge Base of Internal Medicine*, D. C. Dale, et D. D. Federman, éds., 1997, Ch. 4:1X Figure 6b, Scientific American, New York, NY.
Figure 8.1 Adapté de A. Rosenthal et E. Shevach, *Journal of Experimental Medicine*, Vol. 138, 1974, p. 1194, avec l'autorisation de The Rockefeller University Press, © Rockefeller University Press.
Figure 8.2 Adapté de P. C. Doherty et R. M. Zinkernagel, *Journal of Experimental Medicine*, Vol. 141, 1975, p. 502.
Tableau 8.2 Adapté de T. J. Braciale *et al.*, *Immunological Reviews*, Vol. 98, 1987, p. 95.
Figure 8.10b De Dessen *et al.*, *Immunity*. Vol. 7, 1997, pp. 473-481. Avec l'autorisation de Don Wiley, Harvard University.
Figure 8.11 Adapté de Melian *et al.*, *Current Opinions in Immunology*, Vol. 8, 1996, pp. 82-88.
Vignette du chapitre 9 De D. N. Garboczi *et al.*, *Nature*, Vol. 384, 1996, p. 134. Avec l'autorisation de D. N. Garboczi, MAID, NIH.
Tableau 9.1 Données de R. A. H. Moss *et al.*, *Annual Review of Immunology*, Vol. 10, 1992, p. 71.
Figure 9.2 D'après J. Kappler *et al.*, *Journal of Experimental Medicine*, Vol. 153, 1981, p. 1198.
Figure 9.4 D'après S. Hendrick *et al.*, *Nature*, Vol. 308, 1984, p. 149.
Figure 9.5 Adapté, avec autorisation, de D. Raulet, *Annual Review of Immunology*, Vol. 7, 1989, p. 175 ; et M. Davis, *Annual Review of Biochemistry*, Vol. 59, 1990, p. 475. © 1989 et 1990 Annual Reviews Inc.
Figure 9.11a Reproduit de S. J. Davis et P.A. van der Merve, *Immunology Today*, Vol. 17, p. 181, © 1996, avec l'autorisation de Elsevier Science.
Figure 9.11b De G. F. Gao *et al.*, *Nature*, Vol. 387, 1997, pp. 630-634. © Macmillan Magazines Ltd, avec l'autorisation de E. Yvonne Jones, University of Oxford.
Figure 9.14a et c De D. N. Garboczi *et al.*, *Nature*, Vol. 384, 1996, pp. 134-141. © Macmillan Magazines Ltd, avec l'autorisation de Don C. Wiley, Harvard University.
Figure 9.14 b et d De C. Garcia *et al.*, *Science*, Vol. 274, 1996, p. 209. Avec l'autorisation de Chris Garcia, © 1996 American Association for the Advancement of Science.
Figure 9.15 De C. Garcia *et al.*, *Science*, Vol. 274, 1996, p. 211. Avec l'autorisation de Chris Garcia, © 1996 American Association for the Advancement of Science.
Figure, 10.1 Adapté de B. J. Fowlkes et D. M. Pardoll, *Advances in Immunology*, Vol. 44, 1989, p. 207. Reproduit avec l'autorisation de Academic Press.
Tableau 10.3 Adapté de G. Crabtree, *Science*, Vol. 243, 1989, p. 357. © 1989 American Association for the Advancement of Science.
Figure 10.8 Adapté de H. Von Boehmer et P. Kisielow, *Science*, Vol. 248, 1990, p. 1370.
Figure 10.10 Adapté de A. Weiss, "T-cell Activation," in *Fundamental Immunology*, 3e éd., 1993, Raven, New York.
Figure 10.14 Adapté de P. S. Linsley et J. A. Ledbetter, *Annual Review of Immunology*, Vol. 11, 1993, p. 191.
Figures des Regards sur la clinique du chapitre 10 La première et la seconde figures sont extraites de Drappa *et al.*, *New England Journal of Medicine*, Vol. 335, p. 1643. © 1996 Massachusetts Medical Society. All rights reserved. La troisième figure est adaptée de G. H. Fisher *et al.*, *Cell*, Vol. 81, 1995, p.935.
Vignette du chapitre 11 De V. M. Sanders *et al.*, "Characterization of the Physical Interaction Between Antigen- Specific B and T Cells," *Journal of Immunology*, Vol. 137, 1986, p. 2395.
Tableau 11.1 Adapté de D.A. Nemazee et K. Burki, *Nature*, Vol. 337, 1989, p. 562.
Tableau 11.3 Adapté de C. C. Goodnow, *Annual Review of Immunology*, Vol. 10, 1992, p. 489.
Figure 11.5 Adapté de D. A. Nemazee et K. Burki, reproduit de *Nature*, Vol. 337, 1989, p. 562 ; S. L. Tiegs *et al.*, *Journal of Experimental Medicine*, Vol. 177, 1993, p. 1009.
Tableau 11.6 Adapté, avec autorisation, de H. N. Eisen et G. W. Siskind, *Biochemistry*, Vol. 3, 1964, p. 966. © 1964 American Chemical Society.
Figure 11.8 Adapté de A. Defranco, *Fundamental Immunology*, 4e éd., p. 239, W. E. Paul, éd., Lippincott-Raven, Philadelphia et New York.
Figure 11.11 De V. M. Saunders *et al.*, "Characterization of the Physical Interaction Between Antigen-Specific B and T cells," *Journal of Immunology*, Vol. 137, 1986, p. 2395.
Figure 11.12 De W. J. Poo *et al.*, *Nature*, Vol. 332, 1988, p. 378. © 1988 Macmillan Magazines Ltd.
Figure 11.19 Adapté avec l'autorisation de C. Berek, de Jacob *et al.*, *Nature*, Vol. 354, p. 389. © 1991 Macmillan Magazines, Ltd.

Figure 11.20 Adapté de P. Gearhart, *Fundamental Immunology*, 3e éd., 1993, Raven, New York, p. 877.
Vignette de la partie 3 De H. A. Schreuder *et al.*, *Nature*, *Vol.* 386, 1997, p. 196. © Macmillan Magazines Ltd, avec l'autorisation de Herman Schreuder, Hoechst Marion Roussel.
Tableau 12.2 Adapté de E. A. Bach, M. Aguet, et R. D. Schreiber, *Annual Review of Immunology*, Vol. 15, 1997, p. 563.
Figure 12.3b Avec l'autorisation de R&D Systems.
Tableau 12.4 Adapté de F. Powrie et R. L. Coffman, *Immunology Today*, Vol. 14, 1993, p. 270.
Figure 12.4b De J. L. Boulay et W. E. Paul, *Current Biology*, Vol. 3, 1993, p. 573.
Figure 12.7 Adapté de K. Sugamura *et al.*, *Annual Review of Immunology*, Vol. 14, 1996, p. 179.
Figure 12.8a Adapté de T. Kishimoto *et al.*, *Science*, Vol. 258, 1992, p. 593. © 1992 American Association for the Advancement of Science.
Figure 12.10a Adapté de Bach *et al.*, *Annual Review of Immunology*, Vol. 15, 1997, p. 563.
Figure 12.11 De M. R. Walter *et al.*, *Nature*, Vol. 376, 1995, p. 230. © Macmillan Magazines Ltd, avec l'autorisation de M. Walter, University of Alabama.
Figure 12.13 De P. A. Sieling et R. L. Modlin, *Immunobiology*, Vol. 191, 1994, p. 378.
Figure 13.3a De N. C. Hughes-Jones, "The Classical Pathway", *Immunobiology of the Complement System*, Academic Press, *1*986. Publié à l'origine par H. R. Knobel *et al.*, *European Journal of Immunology*, Vol. 5, 1975, p. 78.
Figure 13.3c De N. C. Hughes-Jones, "The Classical Pathway", *Immunobiology of the Complement System*, Academic Press, *1*986. Publié à l'origine par J. Tschopp *et al.*, *Proceedings of the National Academy of Science USA*, Vol. 77, 1980, p. 7014.
Tableau 13.3 De M. K. Pangburn, "The Alternate Pathway", *Immunobiology of the Complement System*, Academic Press, 1986.
Figure 13.4 De A. Feinstein, E. Munn, et N. Richardson, *Monographs in Allergy*, Vol. 17, 1981, p. 28, S. Karger AG, Basel ; et de A. Feinstein, E. Munn, et N. Richardson, *Annals of the New York Academy of Sciences*, Vol. 190, 1981, p. 1104.
Figure 13.8a De E. R. Podack, "Assembly and Functions of the Terminal Components,"Immunobiology *of the Complement* System, Academic Press, 1986.
Figure 13.8b De J. Humphrey et R. Dourmashkin, *Advances in Immunology*, Vol. 11, 1969, p. 75. Reproduit avec l'autorisation de Academic Press.
Figure 13.11 De R. D. Schreiber *et al.*, "Bacterial Activity of the Alternative Complement Pathway Generated from 11 Isolated Plasma Proteins." *Journal of Experimental Medicine*, Vol. 149, 1979, p. 870. Reproduit avec l'autorisation de Rockefeller University Press, © Rockefeller University Press.
Figure 13.12 De N. R. Cooper et G. R. Nemerow, "Complement-Dependent Mechanisms of Virus Neutralization", *Immunobiology of the Complement System*, Academic Press, 1986, p. 155.
Figure 13.13 De N. R. Cooper et G. R. Nemerow, "Complement-Dependent Mechanisms of Virus Neutralization", *Immunobiology of the Complement System*, Academic Press, 1986, p. 150.
Vignette du chapitre 14 De J. D. E. Young et Z. A. Cohn, *Scientific American*, Vol. 258, Janvier 1988, p. 38. © 1988 Scientific American Inc. SEM, Dr. Gilla Kaplan, The Rockefeller Universitv.
Figure 14.3 De J. D. E. Young et Z. A. Cohn, *Scientific American*, Vol. 258, Janvier 1988, p. 38. © 1988 Scientific American Inc. SEM, Dr. Gilla Kaplan, The Rockefeller University.
Figure 14.4 Adapté, avec autorisation, de P. A. Henkart, *Annual Review of Immunology*, Vol. 3, 1985, p. 31. © 1985 Annual Reviews Inc.
Figure 14.5 D'après M. L. Dustin et T. A. Springer, *Nature*, Vol. 341, 1989, p. 619.
Figure 14.6 De J. R. Yannelli *et al.*, "Reorientation and Fusion of Cytotoxic T Lymphocyte Granules after Interaction with Target Cells as Determined by High Resolution Cinemicrography", *The Journal of Immunology*, Vol. 136, 1986, pp. 377-382. Reproduit avec autorisation.
Figure 14.7a De J. D. E. Young et Z. A. Cohn, *Scientific American*, Vol. 258, Janvier 1988, p. 38. © 1988 Scientific American Inc.
Figure 14.7b De E. R. Podack et G. Dennert, *Nature*, Vol. 301, 1983, p. 442. © 1983 Macmillan Magazines Ltd.
Figure 14.9 Adapté de Shresta *et al.*, *Current Opinion in Immunology*, 1998, Vol. 10, p. 581.
Figure 14.17 Adapté de D. K. Dalton *et al.*, *Science*, Vol. 259, 1993, p. 1739. © 1993 The American Association for the Advancement of Science.
Vignette du chapitre 15 De S. D. Rosen et L. M. Stoolman, *Vertebrate Lectins*, 1987, Van Norstrand Reinhold.
Figure 15.1 Reproduit de A. Ager, *Trends in Cell Biology*, Vol. 4, p. 326, © 1994, avec l'autorisation de Elsevier Science.
Tableau 15.2 Adapté de P. J. Nelson et A. M. Krensky *Current Opinion in Immunology*, Vol. 10, 1998. p. 265, et M. Baggiolini, *Nature*, Vol. 392, 1998, p. 565.
Figure 15.4a Adapté de A. O. Anderson et N. D. Anderson, "Structure and Physiology of Lymphatic Tissues," in *Cellular Functions in Immunity and Inflammation*, J. J. Oppenheim *et al.*, éds., Elsevier, North-Holland, 1981, p. 39. Reproduit avec autorisation.
Figure 15.4b De S. D. Rosen et L. M. Stoolman, *Vertebrate Lectins*, 1987, Van Norstrand Reinhold.
Figure 15.4c De S. D. Rosen, *Current Opinion in Cell Biology*, Vol. 1, 1989, p. 913. Reproduit avec l'autorisation de Current Science.
Tableau 15.4 Adapté de J. P. Girard et T. A. Springer, *Immunology Today*, Vol. 16, 1995, p. 449.
Figure 15.8 Adapté de Premack *et al.*, *Nature Medicine*, Vol. 2, 1996, p. 1174.
Figure 15.9 Reproduit avec l'autorisation de M. Baggiolini, *Nature*, Vol. 392, p. 56-5. © 1998 Macmillan Magazines Ltd.
Figure 15.15 Adapté de Research News, *Science*, Vol. 259, 1993, p. 1693.
Figure 15.16a De L. J. Old, " Tumor Necrosis Factor", *Scientific American*, Vol. 258, Mai 1988, p. 59.
Figure 15.16b De B. Beutler, *Hospital Practice*, 15 Avril , 1993, p. 45.
Vignette du chapitre 16 De S. Burwen et B. Satir, reproduit d'après *Journal of Cell Biology*, Vol. 73, 1977, p. 662, avec l'autorisation de The Rockefeller University Press, © Rockefeller University Press.

Tableau 16.2 D'après K. Ishizaka et T. Ishizaka, *Journal of Immunology*, Vol. 99, 1967, p. 1187.
Figure 16.3 De S. Burwen et B. Satir, reproduit d'après *Journal of Cell Biology*, Vol. 73, 1977, p. 662, avec l'autorisation de The Rockefeller University Press, © Rockefeller University Press.
Figure 16.7 Adapté de T. Ishizaka *et al.*, *International Archives of Allergy and Applied Immunology*, Vol. 77, 1985, p. 137. Reproduit avec l'autorisation de S. Karger AG, Basel.
Figure 16.9 Adapté de G. Del Prete, *Journal of Immunology*, Vol. 140, 1988, p. 4193.
Figure 16.10 De L. M. Lichtenstein, *Scientific American*, Vol. 269, Février 1993, p. 117. Reproduit avec autorisation.
Figure 16.12 Adapté de K. Ishizaka et T. Ishizaka, *Asthma Physiology, Immunopharmacology, and Treatment*, K. F. Austen et L. M. Lichtenstein, éds., © 1973. Academic Press.
Figure 16.16 D'après F. G. Germuth, Jr., *Journal of Experimental Medicine*, Vol. 97, 1953, p. 257.
Vignette de la partie 4 De Andrejs Liepins, © Photo Researchers.
Vignette du chapitre 17 De M. E. Ward et P. J. Watt, *Journal of Infectious Diseases*, Vol. 126, 1972, p. 601. © 1972. Reproduit avec l'autorisation de The University of Chicago Press.
Tableau 17.1 Données de World Health Organization, U.S. Agency for International Development, and National Institute of Allergy and Infectious Diseases.
Figure 17.2 De G. Murti, Department of Virology, St. Jude Children's Research Hospital, Memphis,TN.
Figure17.4 Adapté de G. G. Brownlee, *Options for the Control of Influenza*, 1986, p. 47, Alan R. Liss. © 1986 John Wiley & Sons.
Tableau 17.5 Adapté de M. F. Good *et al.*, *Annual Review of Immunology*, Vol. 6, 1988, p. 633.
Figure 17.6 Adapté et reproduit avec l'autorisation de D. C. Wiley *et al.*, *Nature*, Vol. 289, 1981, p. 373. © 1981 Macmillan Magazines Ltd.
Figure 17.8 De M. E. Ward et P. J. Watt, *Journal of Infectious Diseases*, Vol. 126, 1972, p. 601. © 1972. Reproduit avec l'autorisation de The University of Chicago Press.
Figure 17.9 Adapté de A. M. Darmenberg, *Hospital Practice*, 15 Janvier, 1993, p. 51.
Figure 17.10 Avec l'autorisation de Mark S. Klempner, New England Medical Center.
Figure 17.12a Adapté de John Donelson, *The Biology of* Parasitism, Alan R. Liss. © 1988 John Wiley & Sons.
Figure 18.1 Données de Centers for Disease Control.
Figure 18.2 Données de Centers for Disease Control.
Figure 18.3 De M. Zanetti *et al.*, Immunology Today, Vol. 8, 1987, p. 18.
Tableau 18.3 Adapté de the ECBT website <www.ecbt.org>; reconnu par l'American Academy of Pediatrics.
Figure 18.4 Adapté de Polio: *The Beginning of the End*, 1997, World Health Organization, Geneva ; document disponible sur le site WHO sur les vaccins et la vaccination <http://www.who.int/gov/>.
Figure 18.5 Adapté de B. Moss, *Immunology Today*, Vol. 6, 1985, p. 241.
Figure 18.6 Adapté de D. B. Weiner et R. C. Kennedy, Scientific American, Vol. 281, 1999, p. 50.
Figures des Regards sur la clinique du chapitre 18 La partie (a) est extraite de A. Z. Kapikian *et al.*, *New England Journal of Medicine*, Vol. 294, pp. 965-972. © 1976 Massachusetts Medical Society. All rights reserved. Avec l'autorisation de Albert Z. Kapikian, NIALD, NIH. La partie (b) est reproduite avec l'autorisation de B. V. V. Prasad, Baylor College of Medicine.
Vignette du chapitre 19 De R. C. Gallo, « HIV—The Cause of AIDS, » *Journal of Acquired Immune Deficiency Syndromes*, Vol. 1, 1988, p. 521. Reproduit avec l'autorisation de Raven Press Ltd.
Figure 19.2 De J. W. Belmont, *Trends in Genetics*, Vol. 11, 1995, p. 112.
Figure 19.3 Adapté de B. A. Smart et H. D. Ochs, *Current Opinion in Pediatrics*, Vol. 9, 1997, p. 570.
Tableau 19.3 Données de CDC guidelines for AIDS diagnosis, 1993 revision.
Figure 19.4 De R. Kretschmer *et al.*, *The New England Journal of Medicine*, Vol. 279, 1968, p. 1295. Avec l'autorisation de F. S. Rosen.
Figure 19.5 Avec l'autorisation de The Jackson Laboratory, Bar Harbor, Maine.
Tableau 19.5 De I. G. Bartlett et R. D. Moore, "Improving HIV therapy," *Scientific American*, Vol. 279, 1998, p. 87.
Figure 19.6 De *National Vital Statistics Report*, Vol. 47, 1999, p. 19.
Tableau 19.6 Adapté de A. S. Fauci, "An HIV Vaccine: Breaking the Paradigms," *Proceedings of the American Association of Physicians*, Vol. 108, 1996, p. 6.
Figure 19.7 De UNAIDS et WHO, AIDs Epidemic Update: Décembre 1998, UNAIDS, Geneva.
Tableau 19.7 De D. Baltimore et C. Heilman, "HIV Vaccines: Prospects and Challenges," *Scientific American*, Vol. 279, 1998, p. 101.
Figure 19.8a Adapté de B. M. Peterlin et P. A. Luciw, AIDS, Vol. 2, 1988, p. S29.
Figure 19.8b De R. C. Gallo et L. Montagnier, "The AIDS Epidemic", *Scientific American*, Vol. 259, 1988, p. 41. © 1988 Scientific American Inc. All rights reserved. Micrographie reproduite avec l'autorisation de Hans Geldenblorn of the Robert Koch Institute, Berlin.
Figure 19.9 Avec l'autorisation de R. C. Gallo, *Journal of Acquired Immune Deficiency Syndromes*, Vol. 1, 1988, p. 521.
Figure 19.12 Adapté de A. Fauci *et al.*, "Immunopathogenic Mechanisms of HIV Infection," *Annals of Internal Medicine*, Vol. 124, 1996, p. 654.
Vignette du chapitre 20 De J. A. Charlesworth et B. A. Pussefl, *Clinical Immunology Illustrated*, J. V. Wells et D. S. Nelson, éds., Williams & Wilkins, 1986, p. 191.
Figure 20.1 De Web Path ; avec l'autorisation de E. C. Klatt, M.D., University of Utah.
Figure 20.2 De Web Path ; avec l'autorisation de E. C. Klatt, M.D., University of Utah.
Figure 20.3 De M. A. Atkinson et N. K. Maclaren, "What causes diabetes?" *Scientific American*, Vol. 263, Janvier 1990, p. 62. © 1990 Scientific American Inc. All rights reserved.
Tableau 20.3 Adapté de M. B. A. Oldstone, *Cell*, Vol. 50, 1987, p. 819. Reproduit avec l'autorisation de Cell Press.

Figure 20.6 De L. Steinman, *Scientific American*, Vol. 269, Mars 1993, p. 80.
Figure 20.8 Adapté de V. Kumar *et al.*, avec l'autorisation de *Annual Review of Immunology*, Vol. 7, 1989, p. 659. © 1989 Annual Reviews Inc.
Figure 20.9b De N. Sarvetnick *et al.*, *Cell*, Vol. 52, 1988, p. 773. Reproduit avec l'autorisation de Cell Press.
Figure 20.11 Adapté de D. Wofsy, "Treatment of Autoimmune Diseases with Monoclonal Antibodies," *Monoclonal Antibody Therapy, Progress in Allergy*, Vol. 45, p. 106. Publié par H. Waldmann, 1988. Reproduit avec l'autorisation de S. Karger AG, Basel.
Figure 20.12 Adapté, avec autorisation, de H. Acha-Orbea, I. Steinman, et H. O. McDevitt, "T-cell Receptors in Murine Autoimmune Diseases," *Annual Review of Immunology*, Vol. 7, 1989, p. 371. © 1988 Annual Reviews Inc. Publié à l'origine par *Cell*, Vol. 54, 1988, p. 268.
Figure 21.3 Adapté, avec autorisation, de S. P. Cobbold, G. Martin, et H. Walchnarm, *Nature*, Vol. 323, 1986, p. 165. © 1986 Macmillan Magazines Ltd.
Figure 21.5 Adapté, avec autorisation, de T. Moen *et al.*, The *New England Journal* of *Medicine*, Vol. 303, 1980, p. 850.
Figure 21.9 Adapté de S. M. Sabesin et J. W. Williams, "*Current Status of Liver Transplantation*," Hospital Practice, Vol. 15, Issue 7, 1987, p. 75. Illustration by Albert Miller. Reproduit avec autorisation.
Vignette du chapitre 22 De L. J. Old, "Tumor Necrosis Factor," *Scientific American*, Vol. 258, Mai 1988, p. 59. © 1988 Scientific American Inc. All rights reserved.
Figure 22.1 Adapté de J. Darnell, H. Lodish, et D. Baltimore, *Molecular Cell Biology*, 2e éd. © 1990 Scientific American Books. Reproduit avec l'autorisation de W.H. Freeman and Company.
Figure 22.4 Adapté de B. Vogelstein et K. W. Kinzler, *Trends in Genetics*, Vol. 9, 1993, p. 138.
Tableau 22.4 Adapté de Scott et Welt, *Current Opinion in Immunology*, Vol. 9, 1997, p. 717.
Tableau 22.5 Adapté de B. Van Den Eynde et P. van der Bruggen, *Current Opinion in Immunology*, Vol. 9, 1996, p. 684.
Figure 22.12 De L. J. Old, "Tumor Necrosis Factor," *Scientific American*, Vol. 258, Mai 1988, p. 59. © 1988 Scientific American Inc. All rights reserved.
Figure 22.13 Données de S. Rosenberg *et al.*, *Annals of Internal Medicine*, Vol. 108, 1988, p. 853.
Tableau 23.2 Adapté de Federation ofAmerican Societies for Experimental Biology, *Biological Handbooks*, Vol. III: *Inbred and Genetically Defined Strains of Laboratory Animals*, Pergamon Press Ltd., 1979.
Tableau 23.5 Source: New England Biolabs, <http://www.neb.com>.
Figure 23.5b De K. Weber et M. Osborne, *The Proteins*, 3e éd., Vol. 1, 1975, p. 179, Academic Press.
Figure 23.6 Avec l'autorisation de B. A. Osborne.
Figure 23.7 Avec l'autorisation de A. McPherson, University of California, Irvine.
Figure 23.8a De L. Stryer, Biochemistry, 4e éd., 1995, W. H. Freeman and Company, New York.
Figure 23.8b, c Avec l'autorisation de A. McPherson, University of California, Irvine.
Figure 23.9 Adapté de H. Lodish *et al.*, *Molecular Cell Biology*, 3e éd., 1995, Scientific American Books. © 1995 Scientific American Books.
Figure 23.12 De J. Darnell, H. Lodish, et D. Baltimore, *Molecular Cell* Biology, 2e éd., 1990, Scientific American Books. © 1990 Scientific American Books.
Figure 23.13 Adapté de H. Lodish *et al.*, *Molecular Cell* Biology, 3e éd., 1995, Scientific American Books. © 1995 Scientific American Books.
Figure 23.14 Adapté de J. D. Watson *et al.*, 1992, *Recombinant DNA*, 2e éd., 1992. © 1992 W. H. Freeman and Company.
Figure 23.15 Adapté de J. D. Watson. *et al.*, 1992, *Recombinant DNA*, 2e éd., 1992. © 1992 W. H. Freeman and Company.
Figure 23.18 Adapté de H. Lodish, *et al.*, *Molecular Cell Biology*, 3e éd., 1995. © 1995 Scientific American Books.
Figure 23.19 Adapté de M. R. Capecchi, *Trends in Genetics*, Vol. 5, 1989, p. 70.
Figure 23.20 Adapté de B. Sauer, *Methods*, Vol. 14, 1998, p. 381.

INDEX

045380 (I) (3.5) CSB 90° DES-API
Imprimé en France par I.M.E. - 25110 Baume-les-Dames
Dépôt légal : Août 2001 - N° imprimeur: 15010